JRC 蘇生ガイドライン 2015

Japan Resuscitation Council

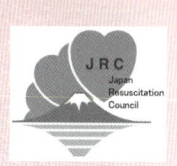

[監修] 一般社団法人 日本蘇生協議会

医学書院

JRC蘇生ガイドライン2015	
発　行	2016年2月15日　第1版第1刷©
監　修	一般社団法人　日本蘇生協議会
発行者	株式会社　医学書院
	代表取締役　金原　優
	〒113-8719　東京都文京区本郷1-28-23
	電話 03-3817-5600(社内案内)
印刷・製本	三美印刷

本書の複製権・翻訳権・上映権・譲渡権・公衆送信権(送信可能化権を含む)は(株)医学書院が保有します．

ISBN978-4-260-02508-9

本書を無断で複製する行為(複写，スキャン，デジタルデータ化など)は，「私的使用のための複製」など著作権法上の限られた例外を除き禁じられています．大学，病院，診療所，企業などにおいて，業務上使用する目的(診療，研究活動を含む)で上記の行為を行うことは，その使用範囲が内部的であっても，私的使用には該当せず，違法です．また私的使用に該当する場合であっても，代行業者等の第三者に依頼して上記の行為を行うことは違法となります．

JCOPY 〈出版者著作権管理機構　委託出版物〉
本書の無断複製は著作権法上での例外を除き禁じられています．複製される場合は，そのつど事前に，出版者著作権管理機構(電話 03-3513-6969，FAX 03-3513-6979，info@jcopy.or.jp)の許諾を得てください．

序言

　JRC蘇生ガイドライン2015のオンライン版が2015年10月16日に米国，欧州のガイドラインとともに同時発表された．このたび冊子版の出版に至り，長期間にわたる関係者の尽力に感謝したい．

　蘇生ガイドラインはエビデンスに基づき国際標準化された世界でも数少ないものであり，それには国際蘇生連絡委員会（International Liaison Committee on Resuscitation：ILCOR）のこれまでの活動によるところが大きい．わが国の蘇生科学における国際発信の契機となった院外心停止登録はウツタイン様式を用いているが，この様式が作成されたのは1992年のウツタイン会議である．そのメンバーが母体となり，ILCORが設立された．その後ILCORは2005年に"心肺蘇生に関わる科学的根拠と治療勧告コンセンサス（Consensus on Resuscitation Science and Treatment Recommendations：CoSTR）"を発表し，このCoSTRに基づき，各地域や国の実情に合わせてガイドラインが作成された．

　わが国の心肺蘇生の普及には，欧米の取り組みに比べて約30年の遅れはあったものの，過去10年間の進歩はめざましく，遅れを取り戻す動きが目立った．その要因には，米国心臓協会（AHA）との連携による一次救命処置（BLS）や二次救命処置（ACLS）トレーニングシステムの導入，日本蘇生協議会（Japan Resuscitation Council：JRC）の設立，日本を中心としたアジア蘇生協議会（Resuscitation Council of Asia：RCA）の設立とILCORへの加盟，CoSTR作成への関与，市民への自動体外式除細動器（AED）使用の解禁などの蘇生活動による救命意識の向上，さらには地域ウツタイン登録から全国登録による院外心停止大規模データベース解析からの国際発信，またそれを支える科学研究費による支援，JRCによる日本蘇生科学シンポジウム（J-ReSS）の開催，そして体温管理療法や胸骨圧迫のみのCPRに関するわが国からの発信などが挙げられる．これらの活動をもとに，わが国においても2010年，2015年と国際連携による世界標準のJRC蘇生ガイドラインを作成することが可能となった．

　2015年のCoSTRやガイドライン作成の背景となっているのが，エビデンスの評価と勧告の方法の大きな変革である．これまでのエビデンス毎の評価ではなく，複数のエビデンスをアウトカム毎にコクランレビュー等のシステマティックレビューを用い，診療の勧告をするもので，GRADE（Grading of Recommendations Assessment, Development and Evaluation）システム（以下GRADE）と呼ばれている．GRADEは，エビデンスの質評価や推奨度の決定に透明性のある明確なプロセスに欠ける，患者の価値観や好みが考慮されていないなどの従来の診療ガイドラインにみられた問題点を克服するため開発されたものである．WHOをはじめ世界の主要な団体が診療ガイドライン作成にGRADEを採用しており，ILCORも今回GRADEワーキンググループへ参画した．国際標準を目指すため，今回のJRCガイドライン2015もGRADEを採用した．わが国で大規模にGRADEを採用した初のガイドラインであり，今後のわが国における診療ガイドライン作成時の範となるものと自負している．

　CoSTR 2015では，初めてFirst Aidの章が加わった．今後わが国において東京オリンピック開催などの海外からの渡航者が急増するイベントに備えて，市民が可能な応急処置の適応拡大やトレーニングの必要性が求められるため本ガイドラインでも取り上げた．また，ILCORでは触れていないが，2010年と同様に国内外で大きな関心を集めている脳神経蘇生を取り上げた．わが国から6つの

序言

領域へ CoSTR 作成のタスクフォースのメンバーとして 6 名の専門医が参画した．わが国からの情報発信や国際連携に今後も若い人材が力を発揮できる場として，ILCOR や RCA での活動が期待される．

　本ガイドラインを，わが国での救命率のさらなる向上のために，蘇生科学の進展，市民と医療従事者への心肺蘇生法の標準化と普及啓発に役立てていただくことを切望する．CoSTR 入手以来，5 か月という短期間で日夜問わずガイドライン作成にご尽力いただいた，編集委員をはじめとした兼務含め 188 名の作成委員の先生方，外部評価をいただいた学会からの専門委員，市民代表委員，法律家，GRADE 勧告による独立した利益相反委員，御指導いただいた GRADE ワーキンググループのメンバーである相原守夫先生はじめ GRADE エキスパートの先生方に感謝申し上げる．

2016 年 1 月

一般社団法人日本蘇生協議会代表理事
JRC 蘇生ガイドライン 2015 作成編集委員長

野々木　宏

全作業部会員一覧

編集委員長（ACS 担当）	野々木　宏	静岡県立総合病院　院長代理
編集委員（ALS 担当）	相引　眞幸	愛媛大学大学院医学系研究科救急医学分野　教授
編集委員（EIT 担当）	石見　　拓	京都大学環境安全保健機構附属健康科学センター　教授
編集委員（BLS 担当）	坂本　哲也	帝京大学医学部救急医学講座　主任教授
編集委員（PLS 担当）	清水　直樹	東京都立小児総合医療センター救命・集中治療部　部門長
編集委員（FA 担当）	田邉　晴山	救急振興財団救急救命東京研修所　教授
編集委員（NCPR 担当）	田村　正徳	埼玉医科大学総合医療センター総合周産期母子医療センター　センター長・小児科教授
編集委員（脳神経蘇生担当）	永山　正雄	国際医療福祉大学熱海病院神経内科　教授・副院長
BLS 作業部会共同座長	石川　雅巳	呉共済病院麻酔・救急集中治療部　救急診療科部長
	畑中　哲生	救急振興財団救急救命九州研修所　教授
ALS 作業部会共同座長	小倉　真治	岐阜大学大学院医学系研究科救急・災害医学分野　教授
	黒田　泰弘	香川大学医学部救急災害医学講座　教授
	船崎　俊一	埼玉県済生会川口総合病院循環器内科・リハビリテーション科　部長・主任部長
	真弓　俊彦	産業医科大学医学部救急医学講座　教授
	森村　尚登	横浜市立大学大学院医学研究科救急医学　主任教授
PLS 作業部会共同座長	太田　邦雄	金沢大学医薬保健研究域小児科　准教授
	志馬　伸朗	広島大学大学院医歯薬保健学研究院応用生命科学部門救急医学　教授
	新田　雅彦	大阪医科大学救急医学教室（小児科兼務）　講師
NCPR 作業部会共同座長	杉浦　崇浩	静岡済生会総合病院新生児科（小児科）　科長
	細野　茂春	日本大学医学部小児科学系小児科学分野　准教授
ACS 作業部会共同座長	菊地　　研	獨協医科大学心臓・血管内科/救命救急センター　准教授
	田原　良雄	国立循環器病研究センター心臓血管内科　医長
脳神経蘇生作業部会共同座長	奥寺　　敬	富山大学大学院危機管理医学（救急・災害医学）　教授
	永山　正雄	国際医療福祉大学熱海病院神経内科　教授・副院長
FA 作業部会共同座長	田中　秀治	国士舘大学大学院救急システム研究科　教授
	中野　　浩	岡崎市民病院救命救急センター　センター所長
EIT 作業部会共同座長	加藤　啓一	日本赤十字社医療センター麻酔科　部長
	漢那　朝雄	帝京大学福岡医療技術学部医療技術学科　准教授
BLS 作業部会員	伊関　　憲	福島県立医科大学地域救急医療支援講座　教授
	今泉　　均	東京医科大学麻酔科学分野・集中治療部　教授
	貝沼　関志	名古屋大学医学部附属病院外科系集中治療部　病院教授・部長
	金子　　洋	名古屋市消防局名東消防署消防第一課　消防係長
	木下　浩作	日本大学医学部救急医学系救急集中治療医学分野　教授
	竹内　昭憲	JA 愛知厚生連江南厚生病院　救命救急センター長

全作業部会員一覧

	中川　　隆	愛知医科大学災害医療研究センター　教授
	長谷　敦子	長崎大学病院医療教育開発センター救急医療教育室　室長・教授
	中山　英人	埼玉医科大学病院麻酔科　教授
	野田英一郎	地方独立行政法人福岡市立病院機構福岡市民病院救急科　科長
	間渕　則文	中津川市民病院病院前救急診療科　部長
	森田　吉則	宇治徳洲会病院救急総合診療科　医員
	山下　和範	長崎大学病院救命救急センター　准教授
	若松　弘也	山口大学医学部附属病院集中治療部　准教授・副部長

ALS作業部会員

渥美　生弘　社会福祉法人聖隷福祉事業団総合病院聖隷浜松病院救命救急センター　副センター長
有元　秀樹　地方独立行政法人大阪市民病院機構大阪市立総合医療センター救命救急センター　副部長
内野　博之　東京医科大学麻酔科学分野　教授
垣花　泰之　鹿児島大学大学院医歯学総合研究科生体機能制御学講座救急・集中治療医学分野　教授
梶野健太郎　国立病院機構大阪医療センター統括診療部救命救急センター　医長
金子　一郎　帝京大学医学部救急医学講座　准教授
木下　浩作　日本大学医学部救急医学系救急集中治療医学分野　教授
木下　順弘　国立病院機構大阪医療センター集中治療部　部長
久保山一敏　兵庫医科大学救急・災害医学　講師
小畑　仁司　大阪府三島救命救急センター　所長代理
齋藤　伸行　日本医科大学千葉北総病院救命救急センター/感染制御部　助教
齋藤　博則　日本赤十字社岡山赤十字病院循環器内科　副部長
坂本　哲也　帝京大学医学部救急医学講座　主任教授
櫻井　淳　日本大学医学部救急医学系救急集中治療医学分野　准教授
澤村　淳　北海道大学大学院医学研究科侵襲制御医学講座救急医学分野　准教授
杉田　学　順天堂大学医学部附属練馬病院救急・集中治療科　先任准教授
鈴木　秀一　独立行政法人国立病院機構名古屋医療センター　集中治療科　医長
鈴木　昌　慶應義塾大学病院救急科　講師
高橋　弘　社会医療法人製鉄記念室蘭病院循環器内科　科長
田上　隆　日本医科大学多摩永山病院救命救急センター　病院講師
池主　雅臣　新潟大学医学部保健学科検査技術科学専攻　教授
鶴田　良介　山口大学大学院医学系研究科救急・総合診療医学分野　教授
寺坂　勇亮　京都桂病院救急科救急初療室　室長
中原　慎二　帝京大学医学部救急医学講座　准教授
中村　京太　横浜市立大学医学部医学科救急医学　准教授
永山　正雄　国際医療福祉大学熱海病院神経内科　教授・副院長
名知　祥　岐阜大学医学部附属病院高度救命救急センター　臨床講師
庭野　慎一　北里大学医学部循環器内科　診療教授
早川　峰司　北海道大学病院先進急性期医療センター　助教
平井　信孝　熊本市医師会熊本地域医療センター循環器内科　部長
丸橋　孝昭　北里大学医学部救命救急医学　助教
三宅　康史　昭和大学医学部救急医学　教授
宮部　浩道　総合大雄会病院集中治療科　部長
守谷　俊　自治医科大学附属さいたま医療センター救急部　教授

	山下　　進	JCHO徳山中央病院救命救急センター　センター長・主任部長
	山畑　佳篤	京都府立医科大学救急医療学講座　講師
PLS作業部会員	青木　一憲	国立成育医療研究センター集中治療科　医員
	池山　貴也	あいち小児保健医療総合センター集中治療科　医長
	井上　信明	東京都立小児総合医療センター救命救急科　医長
	大畠　雅之	高知大学医学部附属病院小児外科　特任教授
	岡本　吉生	香川県立中央病院小児科　部長
	小原崇一郎	埼玉県立小児医療センター麻酔科　医長
	賀来　典之	九州大学病院救命救急センター　助教
	神薗　淳司	北九州市立八幡病院小児救急センター　主任部長・センター長
	川崎　達也	静岡県立こども病院小児集中治療センター　センター長
	黒澤　寛史	兵庫県立こども病院救急集中治療科　医長
	小泉　　沢	宮城県立こども病院集中治療科　医長
	齊藤　　修	東京都立小児総合医療センター救命・集中治療部　医長
	佐藤　誠一	新潟市民病院小児科　部長
	椎間　優子	兵庫県立こども病院救急集中治療科　医長
	居石　崇志	東京都立小児総合医療センター集中治療科　医員
	竹内　宗之	大阪府立母子保健総合医療センター　集中治療科　主任部長
	戸田雄一郎	川崎医科大学麻酔・集中治療医学　准教授
	中山　祐子	金沢大学医薬保健研究域小児科　医員
	松藤　　凡	聖路加国際病院小児総合医療センター　副院長・センター長
	水野圭一郎	福岡市立こども病院手術・集中治療センター　センター長・診療統括部長
	六車　　崇	横浜市立大学総合医療センター高度救命救急センター　助教
	八坂　有起	沖縄県立南部医療センター・こども医療センター小児集中治療科　医員
	渡邉伊知郎	東京都立小児総合医療センター集中治療科　医員
NCPR作業部会員	諫山　哲哉	サニーブルック・ヘルスサイエンスセンター（Toronto, Canada）新生児科　臨床フェロー
	石川　　源	日本医科大学多摩永山病院女性診療科・産科　講師
	茨　　　聡	鹿児島市立病院総合周産期母子医療センター新生児内科　部長
	大浦　訓章	東京慈恵会医科大学付属病院総合母子健康医療センター　准教授
	加部　一彦	埼玉医科大学総合医療センター総合周産期母子医療センター新生児部門　教授
	草川　　功	聖路加国際大学・聖路加国際病院小児総合医療センター小児科　臨床教授・医長
	柴崎　　淳	神奈川県立こども医療センター新生児科　医長
	島袋　林秀	聖路加国際大学・聖路加国際病院小児総合医療センター小児科　医幹
	関　　博之	埼玉医科大学総合医療センター総合周産期母子医療センター　副センター長，母体・胎児部門教授
	関沢　明彦	昭和大学医学部産婦人科学講座　教授
	德増　裕宣	大原記念倉敷中央医療機構臨床研究支援センターコンサルテーション部兼大原記念倉敷中央医療機構倉敷中央病院小児科　チーフフェロー
	西田　俊彦	東京女子医科大学母子総合医療センター周産期研究事業支援室　助教
	藤原　崇志	大原記念倉敷中央医療機構臨床研究支援センターコンサルテーション部兼大原記念倉敷中央医療機構倉敷中央病院耳鼻咽喉科　フェロー・医員

全作業部会員一覧

正岡　直樹	東京女子医科大学八千代医療センター母体胎児科・婦人科　教授
村瀬　正彦	昭和大学医学部小児科学講座　助教
和田　雅樹	新潟大学地域医療教育センター魚沼基幹病院地域周産期母子医療センター　教授

ACS作業部会員

小島　淳	熊本大学医学部附属病院高度医療開発センター心不全先端医療寄附講座　特任准教授
朔　啓二郎	福岡大学医学部心臓・血管内科学講座　教授
白井　伸一	小倉記念病院循環器内科　部長
瀬尾　宏美	高知大学医学部附属病院総合診療部　教授
友渕　佳明	誠佑記念病院　院長
中島　啓裕	国立循環器病研究センター心臓血管内科　専門修練医
羽柴　克孝	横浜市立大学附属市民総合医療センター高度救命救急センター　助教
花田　裕之	青森県立中央病院救急救命センター　センター長
的場　哲哉	九州大学病院循環器内科　講師
真野　敏昭	兵庫医科大学内科学循環器内科　准教授
山本　剛	日本医科大学付属病院心臓血管集中治療科　講師
横山　広行	横山内科循環器科医院　院長

脳神経蘇生作業部会員

相引　眞幸	愛媛大学大学院医学系研究科救急医学分野　教授
安心院康彦	帝京大学医学部救急医学講座　准教授
阿部　康二	岡山大学大学院脳神経内科学　教授
荒木　尚	日本医科大学付属病院救命救急科　講師
有元　秀樹	地方独立行政法人大阪市民病院機構大阪市立総合医療センター救命救急センター　副部長
伊藤　勝博	弘前大学医学部附属病院高度救命救急センター　副センター長
稲桝　丈司	藤田保健衛生大学脳神経外科　准教授
内野　博之	東京医科大学麻酔科学分野　教授
畝本　恭子	日本医科大学多摩永山病院救命救急センター　講師・センター長
大貫　隆広	帝京大学附属病院救命救急センター　助手
桂　研一郎	国際医療福祉大学三田病院予防医学センター・神経内科　教授
亀井　聡	日本大学内科学系神経内科学分野　主任教授
木下　浩作	日本大学医学部救急医学系救急集中治療医学分野　教授
久保山一敏	兵庫医科大学救急・災害医学　講師
黒田　泰弘	香川大学医学部救急災害医学講座　教授
後藤　淳	済生会横浜市東部病院脳神経センター脳血管・神経内科　部長
小畑　仁司	大阪府三島救命救急センター　所長代理
坂本　哲也	帝京大学医学部救急医学講座　主任教授
櫻井　淳	日本大学医学部救急医学系救急集中治療医学分野　准教授
澤村　淳	北海道大学大学院医学研究科侵襲制御医学講座救急医学分野　准教授
園生　雅弘	帝京大学医学部神経内科学講座　主任教授
辻　亜紀	前・東京山手メディカルセンター糖尿病・内分泌科　医員
辻本　哲郎	国立国際医療研究センター病院糖尿病内分泌代謝科　医員
豊田　泉	岐阜大学大学院医学系研究科救急・災害医学分野　臨床教授
豊田　一則	国立循環器病研究センター脳血管部門（脳血管内科）　部門長
長島　久	信州大学医学部脳神経外科　准教授

	中村　丈洋	香川大学脳神経外科／脳神経生物学　准教授
	西山　和利	北里大学医学部神経内科学　主任教授
	野田　光彦	埼玉医科大学内分泌・糖尿病内科　教授
	本多　　満	東邦大学医療センター大森病院救命救急センター　センター長・准教授
	三宅　康史	昭和大学医学部救急医学　教授
	森田　昭彦	日本大学内科学系神経内科学分野　准教授
	守谷　　俊	自治医科大学附属さいたま医療センター救急部　教授
	梁　　成勲	国際医療福祉大学熱海病院神経内科　講師
	若杉　雅浩	富山大学救急・災害医学　診療教授
	（編集協力）	
	土田　暁子	一般社団法人アカデミックリサーチコミュニケーションズ
FA 作業部会員	石川　雅巳	呉共済病院麻酔・救急集中治療部　救急診療科部長
	加藤　啓一	日本赤十字社医療センター麻酔科　部長
	川瀬　正樹	公立陶生病院救急部 ICU・麻酔科　集中治療室主任室長
	工藤　孝志	日本赤十字社事業局救護・福祉部　次長
	笹野　　寛	名古屋市立大学臨床シミュレーションセンター　病院教授
	成川　憲司	帝京大学医療技術学部スポーツ医療学科　助教
	野田英一郎	地方独立行政法人福岡市立病院機構福岡市民病院救急科　科長
	増江　達彦	岐阜県総合医療センター麻酔科　第二部長
	宮野　　收	東京消防庁　救急部 救急指導課　救急指導課長
	安田　康晴	広島国際大学保健医療学部医療技術学科　教授
EIT 作業部会員	遠藤　智之	東北大学大学院医学系研究科総合地域医療研修センター　講師
	梶野健太郎	国立病院機構大阪医療センター統括診療部救命救急センター　医長
	小林　正直	市立ひらかた病院救急科　主任部長
	世良　俊樹	東京医科歯科大学医学部附属病院救命救急センター　助教
	髙橋　順一	日本赤十字社事業局救護・福祉部健康安全課　課長
	武田　　聡	東京慈恵会医科大学救急医学講座　准教授
	田島　典夫	愛知県小牧市消防本部　主査
	田中　秀治	国士舘大学大学院救急システム研究科　教授
	田邉　晴山	救急振興財団救急救命東京研修所　教授
	田村　有人	名古屋大学医学部救急・集中治療医学分野　助教
	名知　　祥	岐阜大学医学部附属病院高度救命救急センター　臨床講師
	西山　知佳	京都大学大学院医学研究科人間健康科学系専攻臨床看護学講座クリティカルケア看護学分野　講師
	守谷　　俊	自治医科大学附属さいたま医療センター救急部　教授
顧問	岡田　和夫	一般社団法人日本蘇生協議会　名誉会長
顧問	丸川征四郎	医療法人医誠会医誠会病院　病院長

（敬称略・五十音順）

外部評価委員およびCOI委員一覧

日本小児救急医学会	市橋　光　先生	自治医科大学附属さいたま医療センター小児科　教授・科長
日本集中治療医学会	氏家　良人　先生	川崎医科大学救急総合診療医学講座　特任教授
日本循環器学会	木村　一雄　先生	横浜市立大学附属市民総合医療センター心臓血管センター　教授（部長）
日本蘇生学会	佐藤　重仁　先生	医療法人弘遠会すずかけセントラル病院顧問　麻酔科・ペインクリニック科
日本麻酔科学会	武田　吉正　先生	岡山大学病院集中治療部　准教授
日本救急医学会	長尾　建　先生	日本大学病院循環器病センター　研究所教授
日本小児科学会	松裏　裕行　先生	東邦大学医療センター大森病院小児科　准教授
日本臨床救急医学会	横田順一朗　先生	地方独立行政法人堺市立病院機構理事　堺市立総合医療センター副院長
日本神経救急学会	横田　裕行　先生	日本医科大学大学院医学研究科救急医学分野（同付属病院高度救命救急センター）　教授（部長）
日本周産期・新生児医学会	渡部　晋一　先生	公益財団法人大原記念倉敷中央医療機構倉敷中央病院小児科部長　総合周産期母子医療センターセンター長

GRADE専門家	相原　守夫　先生	相原内科小児科医院　院長
	大田　えりか先生	国立成育医療研究センター研究所政策科学部政策開発研究室　室長
	南郷　栄秀　先生	東京北医療センター総合診療科　医長

法律家	児玉　安司　先生	新星総合法律事務所　弁護士

市民代表	日高　進　様	日本心臓ペースメーカー友の会　副会長

COI委員	委員長	多田　恵一　先生	医療法人社団おると会浜脇整形外科病院　理事・副院長
		笠貫　宏　先生	早稲田大学　特命教授
		児玉　安司　先生	新星総合法律事務所　弁護士

（以上五十音順）

JRC蘇生ガイドライン2015作成にご参画頂いた学会

日本救急医学会
日本周産期・新生児医学会
日本集中治療医学会
日本循環器学会
日本小児科学会
日本小児救急医学会
日本神経救急学会
日本蘇生学会
日本麻酔科学会
日本臨床救急医学会

（以上五十音順）

日本蘇生協議会正会員名簿

大阪ライフサポート協会
日本ACLS協会
日本医療教授システム学会
日本救急医学会
日本救急医療財団
日本救急救命士協会
日本救護救急財団
日本歯科麻酔学会
日本周産期・新生児医学会
日本集中治療医学会
日本循環器学会
日本小児科学会
日本小児救急医学会
日本神経救急学会
日本赤十字社
日本蘇生学会
日本内科学会
日本脳神経外科救急学会
日本脳低温療法学会
日本病院前救急診療医学会
日本麻酔科学会
日本臨床救急医学会

（以上五十音順）

利益相反（Conflict of Interest：COI）リスト

編集委員長	野々木　宏	研究費・助成金・奨学金：平成26年度科学研究費助成事業基礎研究C「蘇生科学のエビデンスの国際発信とガイドライン作成の国際化と標準化に関する研究」

学術上の利益相反：Yokoyama H, Circ J：2011；1063-1070. Iwami T, Circulation：2007；2900-2907. Iwami T, Circulation：2012；2844-2851. Kitamura T, Circulation：2012；2834-2843. Nishiyama C, Resuscitation：2008；90-96. Nishiyama C, Resuscitation：2010；1152-1155.

蘇生に関する提言などを出している委員会：日本循環器学会循環器救急医療委員会，日本循環器学会蘇生教育小委員会，日本循環器学会蘇生科学小委員会，日本循環器学会循環器救急制度小委員会，日本循環器学会医療倫理委員会，日本冠疾患学会救急医療検討委員会，日本麻酔科学会救急心肺蘇生法委員会，日本救急医療財団心肺蘇生法委員会，非医療従事者によるAED使用のあり方特別委員会

編集委員	相引　眞幸	なし
	石見　拓	研究費・助成金・奨学金：平成26年度公益財団法人三菱財団社会福祉事業助成金「心肺蘇生の体系的普及に向けた心肺蘇生実施の障害・促進因子に関する質的研究と効果的プログラムの開発」，平成27年度文部科学研究費補助金 研究課題番号 15H05006「院外心停止例救命のための効果的救急医療体制・治療ストラテジの構築に関する研究」，平成27年度公益財団法人JR西日本あんしん社会財団 公募助成（活動助成及び研究助成）「スマートフォンを活用した市民救助者に対する心停止及びAED設置情報提供の試みと効果検証」，ZOLL Medical Corporation, 30,000USD, August, 2015

学術上の利益相反：Iwami T, Circulation：2015；415-422. Nishiyama C, Resuscitation：2015；56-60. Sakai T, Circ J：2015；1052-1057. Kubota Y, Acute Medicine & Surgery：2015；237-243. Perkins GD, Circulation：2015；1286-1300. Kitamura T, BMJ Open：2014；e006462. Kitamura T, Resuscitation：2014；1432-1438. Kitamura T, Resuscitation：2014；1692-1698. Sakai T, Scand J Trauma Resusc Emerg Med：2014；53. Kishimoto H, J Epidemiol Community Health：2014；663-668. Nishiuchi T, Resuscitation：2014；1001-1006. Hirose T, Scand J Trauma Resusc Emerg Med：2014；31. Murakami Y, J Am Heart Assoc：2014；e000533. Sakai, Acute Medicine & Surgery：2014；150-158. Kitamura, Acute Medicine & Surgery：2014；135-144. Fukushima H, Emerg Med J：2015；314-317. Shin SD, Resuscitation：2014；203-210. Kajino K, Resuscitation：2014；59-64. Nishiyama C, Acad Emerg Med：2014；47-54. Finn JC, Resuscitation：2015；e203-e224. Shimamoto T, Resuscitation：2015；9-15.

蘇生に関する提言などを出している委員会：日本循環器学会AED検討委員会 委員，日本循環器学会蘇生科学小委員会 委員，日本臨床救急医学会学校へのBLS教育導入検討委員会 委員長，日本臨床救急医学会学校BLS教育導入についての普及に関する小委員会 委員，日本麻酔科学会救急・心肺蘇生法検討委員会 委員，日本救急医療財団非医療従事者によるAED使用のあり方特別委員会 オブザーバー，日本救急医療財団非医療従事者によるAED使用のあり方特別委員会・AED教育普及に関するWG会議 委員，日本救急医学会救命救急法検討委員会 委員，AED導入10年目プロジェクト減らせ突然死〜使おうAED〜実行委員会 委員（事務局長），日本救急医学会院外心停止救

命のための効果的救急医療体制・治療ストラテジの構築に関する学会主導研究推進特別委員会（OHCA特別委員会）委員

坂本　哲也　　印税：へるす出版

研究費・助成金・奨学金：平成24〜26年度厚生労働科学研究費補助金（循環器疾患・糖尿病等生活習慣病対策総合研究事業）「循環器疾患等の救命率向上に資する効果的な救急蘇生法の普及啓発に関する研究」

学術上の利益相反：Nishiyama C, Resuscitation：2015；56-60. Takeda Y, Resuscitation：2014；1647-1653. Narikawa K, Prehosp Disaster Med：2014；484-488. Nishiyama C, Acad Emerg Med：2014；47-54. Morimura N, Resuscitation：2011；10-14. Shimpuku G, Circ J：2010；1339-1345. Nakahara S, Acad Emerg Med：2012；782-792. Nakahara S, BMJ：2013；f6829. Sakamoto T, Resuscitation：2014；762-768. Nakahara S, JAMA：2015；247-254.

蘇生に関する提言などを出している委員会：日本救急医療財団心肺蘇生法委員会（委員長），日本救急医療財団非医療従事者によるAED使用のあり方特別委員会（委員長），日本救急医療財団AEDの設置基準に関する作業部会，日本循環器学会蘇生教育小委員会，日本麻酔科学会救急心肺蘇生法委員会，日本小児救急医学会心肺蘇生委員会，日本臨床救急医学会（代表理事）学校へのBLS教育導入検討委員会，消防庁救急業務のあり方に関する検討会

清水　直樹　　学術上の利益相反：JRC2010において 黒澤茶茶，日本集中治療医学会雑誌：2009；27-31.

田邉　晴山　　学術上の利益相反：Yasunaga H, Crit Care：2010；R199. Ogawa T, BMJ：2011；c7106. Koike S, Resuscitation：2011；863-868. Koike S, Prehosp Emerg Care：2011；393-400. Koike S, Crit Care：2011；R120. Akahane M, Am J Med：2011；325-333. Yasunaga H, Int J Health Geogr：2011；26. Tanabe S, Crit Care：2012；R219. Tanabe S, Circ Cardiovasc Qual Outcomes：2012；689-696. Akahane M, Crit Care Med：2012；1410-1416. Akahane M, Int J Emerg Med：2012；41. Tanabe S, J Emerg Med：2013；389-397. Akahane M, Pediatr Crit Care Med：2013；130-136.

蘇生に関する提言などを出している委員会：日本救急医療財団非医療従事者によるAED使用のあり方特別委員会，消防庁救急業務のあり方に関する検討会

田村　正徳　　研究費・助成金・奨学金：厚生労働省科学研究費補助金「地域格差是正を通した周産期医療体制の将来ビジョン実現に向けた先行研究」，厚生労働省科学研究費補助金「低酸素性虚血性脳症に対する自己臍帯血幹細胞治療に関する研究」，埼玉県小児在宅医療推進事業

学術上の利益相反：國方徹也，日本周産期・新生児医学会雑誌：2015；947-953. 田村正徳，新生児の蘇生．助産師基礎教育テキスト2015年版第5巻分娩期の診断とケア．pp189-200，日本看護協会出版会，2015. 田村正徳，重篤な疾患を持つ新生児の家族と医療スタッフの話し合いのガイドライン．周産期医療と生命倫理入門．pp207-220，メディカ出版，2014. 新生児医療連絡会，NICUマニュアル第5版．金原出版，2014. 谷口千絵，日本助産学会誌：2013；214-225.3 学会合同呼吸療法認定士認定委員会，新生児・乳幼児の呼吸管理．第18回3学会合同故郷療法認定士認定講習会テキスト．pp381-412，2013. 側島久典，日本周産期・新生児医学会雑誌：2013；178-182. 田村正徳，改訂第2版日本版救急蘇生ガイドライン2010に基づく新生児蘇生法テキスト．メジカルビュー社，2011.

蘇生に関する提言などを出している委員会：日本周産期・新生児医学会NCPR委員会．ILCOR Task Force

利益相反（Conflict of Interest：COI）リスト

	永山　正雄	蘇生に関する提言などを出している委員会：Neurocritical Care Society Guidelines Committee．日本蘇生協議会．日本救急医療財団心肺蘇生法委員会．日本救急医療財団倫理委員会．日本救急医学会脳死・臓器組織移植に関する委員会	
BLS作業部会 共同座長	石川　雅巳	蘇生に関する提言などを出している委員会：日本集中治療学会倫理委員会「救急・集中治療における終末期医療に関するガイドライン～3学会からの提言～」．日本麻酔科学会総会救急領域検討部会ECC講習会支部担当責任者WG委員	
	畑中　哲生	日本救急医療財団非医療従事者によるAED使用のあり方特別委員会．日本救急医療財団心肺蘇生法委員会	
ALS作業部会 共同座長	小倉　真治	なし	
	黒田　泰弘	研究費・助成金・奨学金：平成26年度厚生労働科学研究費補助金（新型インフルエンザ等新興・再興感染症研究事業）課題番号201420050A「抗毒素の品質管理及び抗毒素を使用した治療法に関する研究」	
	船崎　俊一	なし	
	真弓　俊彦	なし	
	森村　尚登	学術上の利益相反：Sakamoto T, Resuscitation：2014；762-768. Nakahara S, Acad Emerg Med：2012；782-792. Morimura N, Resuscitation：2011；10-14. Kitamura N, Crit Care：2015；322. Nakahara S, JAMA：2015；247-254. 蘇生に関する提言などを出している委員会：JRCガイドライン 2015ALS作業部会	
PLS作業部会 共同座長	太田　邦雄	なし	
	志馬　伸朗	講演料：ファイザー	
	新田　雅彦	学術上の利益相反：Kobayashi M, Resuscitation：2008；333-339. Kitamura T, Circulation：2012；2834-2843. Nitta M, Resuscitation：2013；1568-1573. 蘇生に関する提言などを出している委員会：日本小児救急医学会心肺蘇生委員会	
NCPR作業部会 共同座長	杉浦　崇浩	蘇生に関する提言などを出している委員会：日本周産期・新生児医学会新生児蘇生法委員会 委員	
	細野　茂春	学術上の利益相反：Hosono S, Arch Dis Child Fetal Neonatal Ed：2008；F14-F19. 蘇生に関する提言などを出している委員会：日本周産期・新生児医学会新生児蘇生法委員会 担当理事/委員長	
ACS作業部会 共同座長	菊地　研	なし	
	田原　良雄	なし	
脳神経蘇生作業部会 共同座長	奥寺　敬	なし	
	永山　正雄	前述	
FA作業部会 共同座長	田中　秀治	学術上の利益相反：Kitamura T, N Engl J Med：2010；994-1004. Iwami T, Circulation：2012；2844-2851. Kitamura T, Lancet：2010；1347-1354. Kitamura T, Circulation：2010；293-299. Kitamura T, Resuscitation：2011；3-9. Hock Ong ME, Prehosp Emerg Care：2013；491-500. Ong ME, Acad Emerg Med：2011；890-897. Shin SD, Prehosp Emerg Care：2012；477-496. Ong ME, Emerg Med Australas：2013；55-63. Ong ME, Scand J Trauma Resusc Emerg Med：2012；39. Tanaka H, Nihon Rinsho：2011；658-669. 蘇生に関する提言などを出している委員会：日本臨床救急医学会・学校へのBLS教育導入に関する検討委員会 委員および担当理事・バイスタンダーサポート検討特別委員会．日本救急医療財団AEDの設置基準に関する作業部会．日本救急医療財団心肺蘇生法委員会．日本救急医療財団非医療従事者によるAED使用のあり方特別委員会 委員・AEDの教育普及に関する作業部会 委員・減らせ突然死プロジェクト・減らせ突	

		然死プロジェクト実行委員会 委員
	中野　　浩	なし
EIT 作業部会 共同座長	加藤　啓一	蘇生に関する提言などを出している委員会：日本臨床救急医学会学校へのBLS教育導入に関する検討委員会 委員，日本救急医療財団非医療従事者によるAED使用のあり方特別委員会 委員・AEDの教育普及に関する作業部会 委員，減らせ突然死プロジェクト実行委員会 委員
	漢那　朝雄	蘇生に関する提言などを出している委員会：AHA日本ACLS協会福岡トレーニングサイト長，福岡応急手当普及の会 技術顧問，日本臨床救急医学会・学校へのBLS教育導入に関する検討委員会 委員およびWG長・バイスタンダーサポート検討特別委員会，日本救急医学会院外心停止例救命のため効果的救急医療体制・治療ストラテジの構築に関する学会主導研究推進特別委員会，日本救急医療財団AEDの設置基準に関する作業部会，日本麻酔科学会救急領域検討部会ECC講習会支部担当責任者WG委員
BLS 作業部会員	伊関　　憲	企業などが提供する寄付講座：福島市の寄付による寄付講座に在籍
	今泉　　均	蘇生に関する提言等を出している委員会：日本麻酔科学会総会救急領域検討部会ECC講習会支部担当責任者WG委員，AHA日本ACLS協会北海道トレーニングサイト サイト長
	貝沼　関志	なし
	金子　　洋	なし
	木下　浩作	学術上の利益相反：Sakurai A, Resuscitation：2006；52-58. Mukoyama T, Resuscitation：2009；755-761．河原弥生，日本救急医学会雑誌：2009；755-762．
	竹内　昭憲	なし
	中川　　隆	なし
	長谷　敦子	なし
	中山　英人	なし
	野田英一郎	なし
	間渕　則文	なし
	森田　吉則	なし
	山下　和範	なし
	若松　弘也	蘇生に関する提言などを出している委員会：AHA 山口トレーニングサイト サイト長
ALS 作業部会員	渥美　生弘	学術上の利益相反：Morimura N, Resuscitation：2011；10-14. Sakamoto T, Resuscitation：2014；762-768.
	有元　秀樹	なし
	内野　博之	なし
	垣花　泰之	講演料：旭化成ファーマ，日本血液製剤機構
	梶野健太郎	学術上の利益相反：Kajino K, Resuscitation：2013；54-59. Kajino K, Crit Care：2011；R236. Kajino K, Resuscitation：2010；549-554.
	金子　一郎	なし
	木下　浩作	前述
	木下　順弘	なし
	久保山一敏	なし
	小畑　仁司	学術上の利益相反：Yoshimasa T, Resuscitation：2014；1647-1653. Takeda Y, Resuscitation：2014；1647-1653.
	齋藤　伸行	なし
	齋藤　博則	なし

利益相反（Conflict of Interest：COI）リスト

坂本　哲也　前述

櫻井　　淳　学術上の利益相反：SOS-KANTO Committee, Circ J：2005；1157-1162. Sakurai A, Resuscitation：2006；52-58. SOS-KANTO study group, Lancet：2007；920-926. SOS-KANTO study group, Circ J：2009；490-496. SOS-KANTO study group, Circ J：2011；580-588. SOS-KANTO study group, Am J Emerg Med：2012；770-774. Nagao T, J Emerg Med：2012；162-170.

澤村　　淳　なし

杉田　　学　なし

鈴木　秀一　なし

鈴木　　昌　なし

高橋　　弘　なし

田上　　隆　研究費・助成金・奨学金：科学研究費助成事業若手研究（A）課題番号 15H05685「重症救急疾患 big data：データベース構築と臨床研究への活用」
　　　　　　学術上の利益相反：Tagami T, Circulation：2012；589-597.

池主　雅臣　講演料：日本ベーリンガーインゲルハイム
　　　　　　研究費・助成金・奨学金：平成27年度科学研究費助成事業基盤研究（C）（平成27〜29年）課題番号 15K09066「高周波イリゲーションカテーテル焼灼法による心腎自律神経系の機能と構造装飾の検証」，第一三共受託研究費（平成26年3月〜28年3月）「腎交感神経カテーテルアブレーション治療後の至適薬剤の検討」，平成24年度科学研究費助成事業基盤研究（C）（平成24〜26年）課題番号 24591036「神経電気刺激法による腎動脈アブレーションの至適通電部位同定と術中焼灼効果の評価」
　　　　　　学術上の利益相反：Komura S, Circ J：2010；864-869.

鶴田　良介　講演料：丸石製薬
　　　　　　研究費・助成金・奨学金：CSL ベーリング

寺坂　勇亮　なし

中原　慎二　学術上の利益相反：Nakahara S, Acad Emerg Med：2012；782-792. Nakahara S, BMJ：2013；f6829.

中村　京太　なし

永山　正雄　前述

名知　　祥　蘇生に関する提言などを出している委員会：日本臨床救急医学会学校へのBLS教育導入に関する検討委員会 委員，日本救急医学会院外心停止例救命のため効果的救急医療体制・治療ストラテジの構築に関する学会主導研究推進特別委員会 委員，日本救急医学会ICLSコース企画運営委員会 委員

庭野　慎一　講演料：ブリストル・マイヤーズ，日本ベーリンガーインゲルハイム

早川　峰司　なし

平井　信孝　なし

丸橋　孝昭　なし

三宅　康史　なし

宮部　浩道　なし

守谷　　俊　研究費・助成金・奨学金：厚生労働省科学研究費基盤研究（C）課題番号 26462770「心肺停止蘇生後に対する運動誘発電位を用いた脳低温療法の適応に関する研究」，国際交通安全学会研究プロジェクト（H2763）「睡眠呼吸障害早期発見・早期治療の普及推進を目指した学際的研究」，厚生労働科学研究費基盤研究（C）課題番号 23592685「心肺停止蘇生後に対する体性感覚誘発電位を用いた脳低温療法の適応に関する研究」

山下　　進　なし

	山畑　佳篤	講演料：メディカ出版
PLS 作業部会員	青木　一憲	なし
	池山　貴也	なし
	井上　信明	研究費・助成金・奨学金：公益財団法人タカタ財団平成 27 年度「小児医療関係者のためのチャイルドシート着用に関する教育ツールの開発」
	大畠　雅之	なし
	岡本　吉生	なし
	小原崇一郎	なし
	賀来　典之	研究費・助成金・奨学金：平成 26 年度一般社団法人救急振興財団受託研究「救急救命の高度化の推進に関する調査研究事業」
	神薗　淳司	なし
	川崎　達也	講演料：メディカ出版
	黒澤　寛史	学術上の利益相反：Kurosawa H, Crit Care Med：2014；610-618.
	小泉　沢	なし
	齊藤　修	なし
	佐藤　誠一	なし
	椎間　優子	なし
	居石　崇志	なし
	竹内　宗之	研究費・助成金・奨学金：米国 Covidien 社
	戸田雄一郎	なし
	中山　祐子	なし
	松藤　凡	なし
	水野圭一郎	なし
	六車　崇	なし
	八坂　有起	なし
	渡邉伊知郎	なし
NCPR 作業部会員	諫山　哲哉	なし
	石川　源	蘇生に関する提言などを出している委員会：日本周産期・新生児医学会新生児蘇生法委員会　委員
	茨　　聡	蘇生に関する提言などを出している委員会：日本周産期・新生児医学会新生児蘇生法委員会　委員
	大浦　訓章	蘇生に関する提言などを出している委員会：日本周産期・新生児医学会新生児蘇生法委員会　委員
	加部　一彦	蘇生に関する提言などを出している委員会：日本周産期・新生児医学会新生児蘇生法委員会　委員
	草川　功	蘇生に関する提言などを出している委員会：日本周産期・新生児医学会新生児蘇生法委員会　委員
	柴崎　淳	なし
	島袋　林秀	なし
	関　博之	なし
	関沢　明彦	なし
	徳増　裕宣	なし
	西田　俊彦	研究費・助成金・奨学金：平成 23 年度より厚生労働科学研究・地域医療基盤開発推進研究事業「周産期医療の質と安全の向上のための研究」

利益相反（Conflict of Interest：COI）リスト

	藤原　崇志	なし
	正岡　直樹	蘇生に関する提言などを出している委員会：日本周産期・新生児医学会新生児蘇生法委員会　委員
	村瀬　正彦	なし
	和田　雅樹	蘇生に関する提言などを出している委員会：日本周産期・新生児医学会新生児蘇生法委員会　委員
ACS作業部会員	小島　淳	研究費・助成金・奨学金：平成26年度第25回福田記念医療技術振興財団研究助成「メモリー機能付きパルスオキシメーターを用いた循環器疾患における睡眠呼吸障害の病態解明およびポリソムノグラフィーに依らない心血管イベント抑制のための治療的戦略構想」 企業などが提供する寄付講座：帝人在宅医療
	朔　啓二郎	講演料：バイエル薬品 研究費・助成金・奨学金：田辺三菱製薬，武田薬品工業，大日本住友製薬，第一三共，日清医療食品，MSD，大塚製薬，アステラス製薬，ノバルティスファーマ，ファイザー，日本ベーリンガーインゲルハイム 企業などが提供する寄付講座：ボストン・サイエンティフィックジャパン心血管疾患先進治療研究講座（2011.4.1〜2016.3.31），日本メドトロニック心血管疾患先進治療研究講座（2011.4.1〜2016.3.31），日本ライフライン心血管疾患先進治療研究講座（2011.4.1〜2016.3.31），セント・ジュード・メディカル心血管疾患先進治療研究講座（2011.4.1〜2016.3.31），MSD分子循環器病治療学講座（2011.4.1〜2016.3.31），出水市病院事業地域・救急医療学講座（2012.4.1〜2017.3.31），日本光電九州心臓病未来医療開発講座（2012.10.1〜2017.9.30），日本光電工業心臓病未来医療開発講座（2012.10.1〜2017.9.30）
	白井　伸一	なし
	瀬尾　宏美	なし
	友渕　佳明	なし
	中島　啓裕	なし
	羽柴　克孝	なし
	花田　裕之	なし
	的場　哲哉	なし
	真野　敏昭	なし
	山本　剛	講演料：第一三共
	横山　広行	学術上の利益相反：Yokoyama H. Circ J：2011；1063-1070. Iwami T. Circulation：2007；2900-2907.
脳神経蘇生 作業部会員	相引　眞幸	なし
	安心院康彦	なし
	阿部　康二	講演料：武田薬品工業，大塚製薬，エーザイ，バイエル薬品，日本ベーリンガーインゲルハイム，田辺三菱製薬，ヤンセンファーマ 研究費・助成金・奨学金：バイエル
	荒木　尚	なし
	有元　秀樹	なし
	伊藤　勝博	なし
	稲舛　丈司	なし
	内野　博之	なし

	畝本　恭子	なし
	大貫　隆広	なし
	桂　研一郎	なし
	亀井　聡	学術上の利益相反：「細菌性髄膜炎診療ガイドライン」作成委員会委員長．南江堂，2014．
	木下　浩作	前述
	久保山一敏	なし
	黒田　泰弘	前述
	後藤　淳	なし
	小畑　仁司	前述
	坂本　哲也	前述
	櫻井　淳	前述
	澤村　淳	なし
	園生　雅弘	講演料：エーザイ
	辻　亜紀	なし
	辻本　哲郎	なし
	豊田　泉	なし
	豊田　一則	講演料：バイエル薬品，日本ベーリンガーインゲルハイム，ブリストル・マイヤーズ
	長島　久	なし
	中村　丈洋	なし
	西山　和利	講演料：サノフィ，日本ベーリンガーインゲルハイム，大塚製薬，第一三共，ブリストル・マイヤーズ
		研究費・助成金・奨学金：グラクソスミスクライン
	野田　光彦	講演料：大正富山医薬品
		研究費・助成金・奨学金：武田薬品工業　奨学寄付金．平成26年度厚生労働科学研究費補助金（循環器疾患・糖尿病等生活習慣病対策総合研究事業）研究課題番号 H25-循環器等（生習）-一般-016「患者データベースに基づく糖尿病の新規合併症マーカーの探索と均てん化に関する研究─合併症予防と受診中断抑止の視点から」．平成27年度日本医療研究開発機構委託研究開発費（循環器疾患・糖尿病等生活習慣病対策実用化研究事業）課題管理番号 15Aek0210007h0003「患者データベースに基づく糖尿病の新規合併症マーカーの探索と均てん化に関する研究─合併症予防と受診中断抑止の視点から」．平成27年度科学研究費助成事業基盤研究（B）「レセプト・健診の大規模データベースを活用した糖尿病の新規関連疾患に関する研究」
	本多　満	なし
	三宅　康史	なし
	森田　昭彦	学術上の利益相反：「細菌性髄膜炎診療ガイドライン」作成委員会委員・事務担当．南江堂，2014．
	守谷　俊	前述
	梁　成勲	なし
	若杉　雅浩	なし
FA作業部会員	石川　雅巳	前述
	加藤　啓一	前述
	川瀬　正樹	なし
	工藤　孝志	なし
	笹野　寛	講演料：メディコン

利益相反(Conflict of Interest: COI)リスト

	成川　憲司	なし
	野田英一郎	なし
	増江　達彦	なし
	宮野　　收	なし
	安田　康晴	なし
EIT 作業部会員	遠藤　智之	蘇生に関する提言などを出している委員会：特定非営利活動法人救命救急と医療安全を学び実践する会 理事長，特定非営利活動法人日本エーシーエルエス協会 理事，AHA 日本エーシーエルエス協会仙台 ECC トレーニングサイト サイト長，特定非営利活動法人救命救急と医療安全を学び実践する会 理事長，日本救急医学会院外心停止例救命のため効果的救急医療体制・治療ストラテジの構築に関する学会主導研究推進特別委員会
	梶野健太郎	前述
	小林　正直	学術上の利益相反：Kobayashi M, Resuscitation：2008；333-339.
	世良　俊樹	なし
	髙橋　順一	蘇生に関する提言などを出している委員会：日本救急医療財団心肺蘇生法委員会，日本救急医療財団「非医療従事者による AED 使用のあり方」特別委員会，減らせ突然死プロジェクト実行委員会，日本臨床救急医学会バイスタンダーサポート検討特別委員会，日本臨床救急医学会学校への BLS 教育導入に関する検討委員会
	武田　　聡	報酬：エーザイ（アドバイザー）
	田島　典夫	学術上の利益相反：田島典夫，日本臨床救急医学会雑誌：2013；656-665. 蘇生に関する提言などを出している委員会：日本臨床救急医学会バイスタンダーサポート検討特別委員会
	田中　秀治	前述
	田邉　晴山	前述
	田村　有人	なし
	名知　　祥	前述
	西山　知佳	学術上の利益相反：Nishiyama C, Resuscitation：2008；90-96. Nishiyama C, Resuscitation：2009；1164-1168. Nishiyama C, Resuscitation：2011；1008-1012. Tanigawa K, Resuscitation：2011；523-528. Nishiyama C, Resuscitation：2013；558-563. Tanigawa-Sugihara K, Circ J：2013；2073-2078. Kitamura T, BMJ Open：2014；e006462. Sakai T, Scand J Trauma Resusc Emerg Med：2014；53. Shimamoto T, Resuscitation：2015；9-15. Sakai T, Circ J：2015；1052-1057. Kitamura T, Resuscitation：2014；1432-1438. Nishiuchi T, Resuscitation：2014；1001-1006. Kajino K, Resuscitation：2014；59-64. 蘇生に関する提言などを出している委員会：大阪ライフサポート協会 PUSH プロジェクト大阪委員 委員，日本臨床救急医学会学校への BLS 教育導入検討ワーキンググループ オブザーバー
	守谷　　俊	前述
顧問	岡田　和夫	なし
顧問	丸川征四郎	なし

目次

序文 … 1

1 JRC（日本版）ガイドライン 2015 までの作成経過 … 2
1 JRC 蘇生ガイドライン 2010 から 2015 へ … 2

2 わが国の心停止の状況 … 2
1 院外心停止 … 2
2 院内心停止 … 2

3 JRC（日本版）ガイドライン 2015 の特徴 … 3

4 今後の課題 … 4

5 利益相反（COI）管理委員会の設置と COI 管理について … 5

おわりに … 5

JRC 蘇生ガイドライン 2015 作成の方法論 … 7
1 JRC 蘇生ガイドライン 2015 作成委員会の組織 … 7
2 ILCOR への参画とガイドライン作成委員会の設置 … 7
3 委員の責務 … 7
4 GRADE によるエビデンスの質と推奨レベルの評価 … 8
5 GRADE と非 GRADE 部分の考え方 … 11

略語一覧 … 12

第1章　一次救命処置 … 13

1 はじめに … 14
1 成人 BLS の CoSTR 2015 作成プロセス … 14
2 JRC 蘇生ガイドライン 2015 の作成方法 … 16
3 JRC 蘇生ガイドライン 2015 の BLS の概要 … 16
4 JRC 蘇生ガイドライン 2015 の BLS についての重要なポイント … 17

2 BLS のアルゴリズム … 17
1 安全の確認 … 17
2 反応の確認 … 17
3 救急通報 … 17
4 呼吸の確認と心停止の判断 … 17
5 胸骨圧迫 … 18
6 胸骨圧迫と人工呼吸 … 19
7 AED … 19
8 BLS の継続 … 19

3 アルゴリズムの科学的背景 … 19
1 反応の確認と救急通報 … 19
2 CPR の開始と胸骨圧迫 … 21
3 気道確保と人工呼吸 … 28
4 CPR 中の胸骨圧迫と人工呼吸 … 29
5 AED … 31
6 BLS の継続 … 32
7 心停止でない傷病者に対する胸骨圧迫のリスク … 33

4 特殊な状況下の一次救命処置（BLS） … 33
1 気道異物 … 33
2 溺水 … 34
3 偶発性低体温症 … 34

■ CoSTR 2005 と CoSTR 2010 のトピックの中で今回は検討外としたトピック … 35

■ ILCOR BLS タスクフォースによるサマリー … 35

第2章 成人の二次救命処置　43

1 はじめに　44

2 心停止アルゴリズム　48

1 はじめに　48

2 一次救命処置（BLS）　48
1. 反応の確認と緊急通報　49
2. 心停止の判断　49
3. CPR　50
4. ECG解析・評価　50
5. 電気ショックが必要である場合　50
6. 電気ショックが必要でない場合　50

3 二次救命処置（ALS）　50
1. 可逆的な原因の検索と是正　51
2. 静脈路／骨髄路確保　51
3. 血管収縮薬　51
4. 抗不整脈薬　51
5. 気管挿管・声門上気道デバイスによる気道確保　51
6. 連続した胸骨圧迫　51

4 ROSC後のモニタリングと管理　51
1. 12誘導ECG・心エコー　51
2. 吸入酸素濃度と換気量の適正化　51
3. 循環管理　52
4. 体温管理療法（低体温療法等）　52
5. 再灌流療法　52
6. てんかん発作への対応　52
7. 原因の検索と治療　52

3 気道と換気　53

1 基本的な気道確保と換気　53
1. 下顎挙上法　53
2. 基本的な気道確保器具　53
3. バッグ・バルブ・マスク（BVM）　53
4. 輪状軟骨圧迫　54
5. CPR中の酸素濃度　54

2 高度な気道確保器具　55
1. 高度な気道確保器具とBVMの比較　55
2. 気管チューブ vs 声門上気道デバイス　57
3. 高度な気道確保のタイミング　58

3 気管チューブの先端位置確認　58

4 気道確保下の換気　60
1. 連続した胸骨圧迫中の換気回数　60
2. CPR中の受動的酸素吸入と人工呼吸による酸素投与　60
3. CPR中の換気モニタリング　61
4. CPRにおける人工呼吸器と用手的なバッグ換気　61

4 循環　62

1 胸骨圧迫　62
1. リアルタイムフィードバック　62
2. 生理学的モニタリング　64
3. 救急医療サービス（emergency medical service：EMS）による胸骨圧迫のみのCPR　65
4. 機械的CPR装置　66
5. Impedance threshold device（ITD）　68
6. Active compression-decompression CPR（ACD-CPR）　69
7. 開胸CPR（open-chest CPR）　69
8. CPRに関わるその他の問題　70

2 薬物　70
1. はじめに　70
2. 血管収縮薬　71
3. 心停止中の抗不整脈薬　75
4. 心停止中のその他の薬物　77
5. 心停止中の静脈内輸液　79

3 体外循環補助を用いたCPR（ECPR）　79

5 電気的治療　81

1 心室細動（VF）と無脈性心室頻拍（VT）への除細動戦略　81
トピックの概要　81

2 心肺蘇生（cardiopulmonary resuscitation：CPR）と電気ショック　81
1. CPRファースト　81
2. リズムチェックのためのCPR中断間隔　82
3. CPR中のECG解析　83

3 波形とエネルギー量 84
1 除細動波形—二相性と単相性波形 84
2 初回電気ショックエネルギー量 84
3 エネルギー量固定式とエネルギー量漸増式 85
4 波形—パルス型二相性波形 85
5 単回電気ショックと連続電気ショック 86
6 VF の再発 86
7 除細動器に関わるその他の問題 87

4 電極—患者インターフェイス 88
1 粘着性除細動パッドとパドルの比較 88
2 パドルパッドのサイズ 89
3 導電材の組成 89

5 特殊な状況下の電気的治療 89
1 心停止に対するペーシング（経皮，経静脈，拳ペーシング） 89
2 植込み型ペースメーカや ICD 患者に対する電気ショック 89

6 その他のトピック 90
1 除細動成功の予測 90
2 酸素供給装置の近くでの電気ショック 90
3 前胸部叩打 90
4 AF の電気的カルディオバージョン（同期電気ショック） 90

6 心停止前後の抗不整脈療法 92

1 はじめに 92

2 徐脈 92
1 徐脈のアルゴリズム 92
2 徐脈の治療 92

3 頻拍 93
1 頻拍のアルゴリズム 93

7 特殊な状況下の心停止 100

1 溺水による心停止 100

2 雪崩による心停止 103
1 救出までの時間と気道の開通 103
2 中心部体温 103
3 血清カリウム値 103

3 肺血栓塞栓症による心停止 104

4 妊婦の心停止 105

5 薬物過量投与と中毒 106
1 オピオイド中毒 106
2 薬物毒性に関連した心停止に対する脂質療法 107
3 ベンゾジアゼピン中毒 108
4 β遮断薬中毒 108
5 カルシウム拮抗薬中毒 109
6 一酸化炭素中毒 109
7 コカイン中毒 109
8 シアン中毒 110
9 三環系抗うつ薬中毒 110
10 ジゴキシン中毒 111

6 アナフィラキシーによる心停止 111

7 致死的喘息による心停止 111

8 高度肥満者の心停止 112

9 冠動脈カテーテル中の心停止 112

10 心臓手術後の心停止 113

11 心タンポナーデによる心停止 113

12 電解質異常による心停止 114
1 マグネシウム 114
2 カルシウム 114
3 カリウム 114

8 心拍再開後の集中治療 115

1 ROSC 後の包括的な治療手順 115

2 呼吸管理 115
1 成人における ROSC 後の酸素投与量 115
2 ROSC 後の換気量設定 117

3 循環管理 118
1 ROSC 後の循環管理 118
2 輸液療法 119
3 心血管作動薬 119
4 ROSC 後の抗不整脈薬 120
5 循環補助装置 120

4 体温調節 121

1 体温管理療法（低体温療法）………… 121
　　　2 心停止後の発熱の予防 ………………… 124

5 てんかん発作の予防と治療 ………… 125
　　　1 ROSC 後のてんかん発作の予防 ……… 125
　　　2 てんかん発作の治療 …………………… 126

6 その他の治療法 ……………………………… 127
　　　1 ROSC 後の血糖コントロール ………… 127
　　　2 ステロイド療法 ………………………… 127
　　　3 血液濾過 ………………………………… 127
　　　4 神経保護薬 ……………………………… 127

7 心停止の原因治療 ………………………… 128

9 予後評価　129

1 心停止中の生理学的予後評価 ………… 129
　　　1 呼気終末 CO_2 値による心停止の予後評価 … 129
　　　2 CPR 中の超音波検査 ………………… 130

2 ROSC 後の神経学的予後評価 ………… 130
　　　1 低体温による体温管理療法が施行された
　　　　昏睡患者の予後評価 …………………… 131
　　　2 体温管理療法を施行していない患者の
　　　　予後評価 ………………………………… 137

3 臓器提供 ……………………………………… 142

第3章　小児の蘇生　175

1 はじめに ……………………………………… 176
　　　1 ILCOR における小児蘇生（pediatric life
　　　　support：PLS）の議論 ………………… 176
　　　2 JRC 蘇生ガイドライン 2015 の小児蘇生
　　　　（PLS）の概要 …………………………… 176
　　　3 JRC 蘇生ガイドライン 2015 の小児蘇生
　　　　（PLS）の重要なポイント ……………… 177
　　　4 小児・乳児の定義および蘇生法の適応基準 … 178
　　　5 救命の連鎖 ……………………………… 178

2 院外心停止の防止 ………………………… 178
　　　1 事故防止の重要性 ……………………… 178
　　　2 乳児に対する一次救命処置の市民啓発 … 179

3 院内心停止の防止 ………………………… 180
　　　1 はじめに ………………………………… 180
　　　2 MET と RRT …………………………… 180
　　　3 小児早期警告スコア（Pediatric Early Warning Scores：PEWS）………………… 181

4 心停止リスクの早期認識と初期治療 ……… 181
　　　1 小児のバイタルサイン ………………… 181
　　　2 切迫心停止の早期認識と初期対応 …… 182

5 小児の一次救命処置（pediatric basic life support：PBLS）……………………… 182
　　　1 はじめに ………………………………… 182
　　　2 小児の一次救命処置（PBLS）………… 183
　　　3 背景となる考え方 ……………………… 185

6 小児の二次救命処置（pediatric advanced life support：PALS）……………………… 191
　　　1 はじめに ………………………………… 191
　　　2 小児の二次救命処置（PALS）………… 192
　　　3 背景となる考え方（気道と換気）…… 193
　　　4 背景となる考え方（血管確保と薬物投与）… 196
　　　5 背景となる考え方（電気ショック）… 199
　　　6 背景となる考え方（CPR の質の評価）… 201

7 徐脈・頻拍への緊急対応 ……………… 202
　　　1 はじめに ………………………………… 202
　　　2 徐脈アルゴリズム ……………………… 202
　　　3 頻拍アルゴリズム ……………………… 204

8 特殊な状況 ………………………………… 206
　　　1 外傷 ……………………………………… 206
　　　2 単心室　Stage I（第1期）手術後 …… 206
　　　3 単心室 Fontan および両方向性 Glenn
　　　　（Bidirectional Glenn：BDG）術後 …… 207
　　　4 肺高血圧 ………………………………… 207

9 ショック …………………………………… 208
　　　1 はじめに ………………………………… 208
　　　2 各種ショックに対する治療コンセンサス … 208

10 体外循環補助を用いた CPR（ECPR）…… 215

11 ROSC 後の集中治療 …………………… 217
　　　1 はじめに ………………………………… 217
　　　2 ROSC 後のモニタリングと管理 ……… 217

3 呼吸管理 ……………………………… 217
　　4 循環管理 ……………………………… 220
　　5 体温管理 ……………………………… 220
　　6 血糖・浸透圧管理 …………………… 222
　　7 モニタリング ………………………… 223

12 予後判定と原因検索 ………………… 223
　　1 予後判定 ……………………………… 223
　　2 家族の同席 …………………………… 226
　　3 原因検索 ……………………………… 227

第4章　新生児の蘇生　　243

1 はじめに …………………………………… 244
　　1 背景 …………………………………… 244
　　2 エビデンスの評価 …………………… 244
　　3 新生児蘇生法アルゴリズムの改訂コンセプト …………………………………………… 246
　　4 新生児の区分 ………………………… 246

2 蘇生の流れ ………………………………… 248
　　1 ルーチンケア ………………………… 248

　　2 蘇生のステップ ……………………… 248
　　3 初期評価と蘇生の初期処置 ………… 249
　　4 人工呼吸戦略 ………………………… 255
　　5 人工換気中・気管挿管中のモニタリング …… 261
　　6 循環補助 ……………………………… 263
　　7 体温管理 ……………………………… 268
　　8 蘇生後の管理 ………………………… 273
　　9 蘇生の中断，他 ……………………… 274
　　10 蘇生教育 ……………………………… 277

第5章　急性冠症候群（ACS）　　291

1 はじめに …………………………………… 292
　　1 ILCOR ACS タスクフォースの手順 ……… 292

2 ACS の初期診療アルゴリズム ………… 294

3 ACS 診断のための検査 ………………… 295
　　1 病院前または救急部門でのSTEMIの12誘導ECGの判読 ………………………… 296
　　2 心筋バイオマーカーによるACS除外診断 … 299
　　3 リスクの層別化 ……………………… 302
　　4 画像診断 ……………………………… 303

4 初期治療 …………………………………… 304
　　1 酸素，ニトログリセリン，鎮痛・鎮静 …… 305
　　2 アスピリン（アセチルサリチル酸） ……… 307
　　3 クロピドグレルやその他の血小板ADP受容体拮抗薬 ……………………………… 307
　　4 ヘパリン類 …………………………… 307
　　5 GpⅡb/Ⅲa 阻害薬 …………………… 311

5 再灌流療法に関する治療戦略 ………… 311

　　1 病院前トリアージ …………………… 313
　　2 医療従事者が接触してからの再灌流療法の選択 …………………………………… 314
　　3 PCI と血栓溶解療法との組み合わせ ……… 320

6 薬物追加治療 ……………………………… 321
　　1 抗不整脈薬の予防的投与 …………… 322
　　2 β遮断薬 ……………………………… 322
　　3 ACE阻害薬（ACEI）とアンジオテンシンⅡ受容体拮抗薬（ARB） ……………… 322
　　4 HMG CoA 還元酵素阻害薬（スタチン） …… 323

7 ACS 診療に関するシステムへの介入 ……… 323
　　1 病院前通知による心臓カテーテル室の準備とカテーテルチームの招集 ……… 323
　　2 その他の改善策 ……………………… 325

8 ROSC 後の PCI ………………………… 326
　　1 STEMI ………………………………… 326
　　2 STEMI 以外 …………………………… 328

第6章　脳神経蘇生　345

序文 346

1 脳神経救急・集中治療を要する症候（成人） 346

1. 急性意識障害 346
2. 意識消失発作 348
3. てんかん重積状態 348
4. 頭蓋内圧亢進・脳浮腫症候 351

2 脳神経救急・集中治療を要する疾患と病態（成人） 352

1. 脳血管障害 352
2. 急性脳症 365
3. 脳炎・髄膜炎 369
4. 神経・筋疾患 375
5. 悪性症候群 378
6. 暑熱環境による中枢神経障害 379
7. 頭部外傷 380
8. Spinal emergency 384
9. 遷延性意識障害と脳死 385

第7章　ファーストエイド　409

1 はじめに 410

1. ファーストエイドの定義 410
2. トピックスをどのように選択したか 411
3. エビデンスの評価手順 411
4. レビューした PICO 411

2 病気に対するファーストエイド 412

1. 回復体位 413
2. ショックの傷病者に最適な体位 415
3. ファーストエイドでの酸素投与 417
4. 呼吸苦を伴う喘息に対する気管支拡張薬の使用 418
5. 脳卒中の認知 420
6. 胸痛に対するアスピリン：薬の使用 424
7. 胸痛に対するアスピリン：早期 vs 後期 425
8. アナフィラキシーに対する2回目のアドレナリンの使用 427
9. 低血糖への対応 428
10. 激しい消耗に関連した脱水と経口脱水補正 432

3 けがに対するファーストエイド 438

1. 止血の方法 439
2. 止血ドレッシング 440
3. 止血帯の使用 441
4. 曲がった骨折の直線化 442
5. 開放性胸部外傷に対するファーストエイド 443
6. 頸椎の運動制限 444
7. 脳震盪 446
8. 熱傷の冷却 447
9. 熱傷に対する乾燥ドレッシングと湿潤ドレッシングの比較 448
10. 化学物質による眼の傷害：洗浄 449
11. 歯の脱落（外傷性の歯の完全脱臼） 450

4 教育 453

1. ファーストエイドの訓練 453

第8章　普及・教育のための方策　459

1 はじめに 460

1. EIT の CoSTR 2015 作成プロセス 460
2. EIT CoSTR 2015 における新しい治療勧告の要旨 461
3. JRC 蘇生ガイドライン 2015 における EIT の特徴 461

2 教育効果を高めるための工夫 462

1. BLS トレーニング 462
2. ALS トレーニング 472

3 バイスタンダーの救助意欲 476

1. バイスタンダーの救助意欲に関与する要因 476

4 BLS 実施者に対する危険性 476
　1 BLS および BLS トレーニングにおける
　　危険性 476
5 普及と実践，チーム 478
　1 普及と実践のための方策 478

2 救命に影響するシステムの要因 479
3 心停止に陥るリスクのある市民・院内患者
　の認識と予防 491
6 救命処置に関する倫理と法 496
　1 救命処置に関する倫理 496
　2 救命処置に関する法 499

補遺　2015 CoSTR の概要──Executive Summary　517

1 蘇生科学の国際的コンセンサスへの道程 518
2 エビデンス評価の経過 518
3 潜在的な利益相反の管理 519
4 生存改善のために科学を応用する 520
　CoSTR からガイドラインへ 520
5 蘇生に関する最新の知見 2010-2015 520
　BLS 520
　ALS 521
　ACS 521
　PLS 522
　NCPR 522
　EIT 522

　FA 523
6 2015 ILCOR Consensus on Science with
　Treatment Recommendations の要約 523
　BLS 523
　ALS 524
　ACS 526
　PLS 527
　NCPR 529
　EIT 532
　FA 534
　将来の方向性 535
■ 謝辞 536
■ 付表 537

索引 559

序 文

序文

1 JRC（日本版）ガイドライン2015までの作成経過

1 JRC蘇生ガイドライン2010から2015へ

　JRC蘇生ガイドライン2010は，近代心肺蘇生術が誕生して50年の節目に出版された意味とJRCがRCA（アジア蘇生協議会：Resuscitation Council of Asia）を介して，国際蘇生連絡委員会（International Liaison Committee on Resuscitation：ILCOR）の一員として初めてCoSTR（Consensus on Resuscitation Science and Treatment Recommendations）を得て，日本独自のガイドラインを作成したという歴史的に意義深いガイドラインであった．JRCがILCORの一員となれたのは，RCAを介してではあるが，この組織の立ち上げに中心的，いや孤軍奮闘された現在のJRC名誉会長の帝京大学名誉教授の岡田和夫先生の身を削るようなご尽力の賜物である．また，CoSTRからガイドラインという体制の確立に関与された人々の御尽力にも深く感謝するものである．

　2015年はRCAが設立されて10年目の年にあたり，今回のJRC蘇生ガイドライン2015は，その意味でも重要なガイドラインである．また，JRC蘇生ガイドライン2015は，CoSTRを基に日本の地域性を考慮したガイドラインとなった．特に，救命の連鎖の1つ目のリングに2010年のそれと同様に心停止の予防，兆候の把握を入れてあり，JRC蘇生ガイドライン2015が国際的にみて特徴的なものとなった．さらに，将来のRCAガイドラインの作成を意図し，市民向けのBLSアルゴリズムの部分のみではあるが，今回初めてアジア諸国の事情も考慮し作成されたガイドラインとなった．その意味でも意義深いものである．関係諸氏の御努力に感謝の意を表したい．

2 わが国の心停止の状況

1 院外心停止

　平成26年版救急・救助の現況（総務省消防庁）によれば，平成25年（2013年）に消防機関が搬送した院外心停止傷病者数は125,951人である．心停止傷病者数は依然として増加傾向にあり，特に80歳以上の増加が著しい．一方，消防機関が実施する応急手当普及講習の修了者数は年々増加し，平成21年（2009年）には150万人を超えた．その結果，救急搬送の対象となった心肺機能停止症例の44.9%において，バイスタンダーによる応急手当（胸骨圧迫・人工呼吸・AEDによる除細動）が実施されている．また心肺機能停止傷病者の1か月後の生存率および社会復帰率は年々上昇し，平成25年（2013年）中に救急搬送された心肺機能停止傷病者搬送人員のうち，心原性かつ一般市民により目撃のあった症例の1か月後生存率は11.9%と過去5か年のうち最も高く，平成17年（2005年）中と比べて1.6倍以上となっている．また1か月後社会復帰率についても，7.9%と過去5か年のうち最も高く，平成17年（2005年）中と比べて約2.4倍となっている．特に心原性かつ一般市民により目撃のあった心肺機能停止傷病者のうち，一般市民による応急手当の実施率は平成21年（2009年）において54.2%と年々増加しており，救命率の向上につながる大きな要因となっている．一般市民による除細動の件数は，平成25年（2013年）に1,030件と着実に増加したが，AEDが公共施設や事業所等，さらにわが国の特徴として学校現場に広く普及してきたこともその理由の1つであろう．

2 院内心停止

　院内心停止の登録については米国を中心としたNational Registry of Cardiopulmonary Resuscitation（NRCPR）が整備されているが，わが国における院内心停止レジストリについては，2008年1～12月に参加11施設で251例（平均年齢71.4歳，男性161例，女性90

例）が登録されたJ-RCPRを待たねばならなかった．これを同時期におけるNRCPRの報告と比較すると，院内心停止の発生場所として最も多いのはNRCPRでは集中治療室（52％）であるのに対し，J-RCPRでは一般病棟（55％）であった．院内心停止発見時の初期心電図調律は，心室細動（VF）/心室頻拍（VT）はNRCPRで21％，J-RCPRで28％，心静止はそれぞれ38％，31％，無脈性電気活動（PEA）はそれぞれ36％，41％と差はなかった．院内心停止の直接原因はNRCPR，J-RCPRとも致死的不整脈（それぞれ65％，32％），低血圧（44％，23％），呼吸不全（43％，27％）が高率であった．このように，院内心停止についてはわが国においても不整脈以外に低血圧や呼吸器疾患への対応が重要であることが指摘されている．

一方「循環器疾患等の救命率向上に資する効果的な救急蘇生法の普及啓発に関する研究」（厚生労働科学研究：主任研究者 丸川征四郎）によれば，小児の院内心停止の直接原因は循環不全（51％），呼吸不全（30.2％），不整脈（22.4％），代謝電解質異常（20.3％）の順となっている．さらに発見時の心電図所見は成人ではPEAが41％と多かったのに対して，小児では徐脈が40％と最も多かった．また心停止の直接原因に関しては，低血圧（54％），呼吸不全（38％），不整脈（20％）であり，ショックや呼吸原性心停止に対する対応が成人に比しても一層重要であることが明らかとなった．

同研究で清水らは，小児ウツタイン様式にも対応したNRCPR最新版を自施設における小児院内心停止症例に適応して報告したが，これは小児心停止についての，わが国で初めての小児ウツタイン様式に準拠した研究報告である．同時期に同様の形態での報告がなされた米国・フィラデルフィア小児病院との比較では，24時間生存率と生存退院率の両者において上記2施設間で統計学的有意差は認められず，日米間，施設間の客観的比較の有用性も確認された．こうしたレジストリを，わが国全国レベルでの小児や成人の院内心停止レジストリとして発展させる事業が現在進行中である．

3 JRC（日本版）ガイドライン2015の特徴

JRC蘇生ガイドライン2015は全8章で構成されている：一次救命処置（Basic Life Support：BLS），二次救命処置（Advanced Life Support：ALS），小児の救命処置（Pediatric Basic Life Support, Pediatric Advanced Life Support：PBLS, PALS），新生児の蘇生（Neonatal Cardiopulmonary Resuscitation：NCPR），急性冠症候群（Acute Coronary Syndrome：ACS），脳神経蘇生（Neuroresuscitation：NR），ファーストエイド（First Aid：FA），および普及・教育のための方策（Education, Implementation and Teams：EIT）．

一次救命処置（BLS）では，主に市民によるBLSに重点を置いた．心停止の予防に重点を置き，わが国で特徴的な熱中症，入浴関連死など防ぎうる心停止についての情報を強化した．アルゴリズムでは，心停止かどうかの判断に自信が持てなくても，心停止でなかった場合を恐れずに，ただちに心肺蘇生と自動体外式除細動器（AED）の使用を開始することを強調した．119番通報により，救急車を呼ぶだけでなく，口頭指導を受けることの大切さを強調した．全ての市民が，心停止の疑われるあらゆる人に対して胸骨圧迫を行うこととした上で，訓練を受けておりその技術と意思がある場合は，人工呼吸も行うべきとした．短時間の講習や，学校における心肺蘇生教育の強化により受講機会を増やし，市民による心肺蘇生のさらなる実施率向上を目指した．

二次救命処置（ALS）では，体温管理療法（低体温療法を含む）や脳機能モニタリングなど，心拍再開（ROSC）後の集中治療の重要性を強調した．

小児の蘇生（PBLS, PALS）では，手順を成人と共通にして，理解しやすくするとともに，少なくとも胸骨圧迫を実施することを前提に，人工呼吸を組み合わせた心肺蘇生を行うことが望ましいとした．

新生児の蘇生（NCPR）では，今回は26のトピックスが取り上げられたが2010年の時の改訂のような大きな変更はなかった．むしろ従来習慣的に行われてきた蘇生中の意図しない低体温の防止策や胸骨圧迫と人工呼吸の3：1の比や胸郭包み込み両母指圧迫法の有用性を科学的に支持するような内容となっている．日本の実情と一番乖離したILCORのCoSTRは「早産児に対する臍帯血結紮遅延の推奨」であるが，29週未満の早産児では蘇生処置を遅延なく実施するために日本では「臍帯血ミルキング」を実施している施設が多いので「早産児に対する臍帯血結紮遅延」に代わる手段として「臍帯血ミルキング」の役割を強調した点が，AHAやERCのガイドラインとは若干異なっている．

急性冠症候群（ACS）では，プレホスピタルから救急室までの勧告に主眼を置き，急性心筋梗塞の発症から治療までの時間を短縮するために，市民が早く症状に気づいて119番通報を行い，消防機関，医療機関の連携を強化することの重要性を強調した．特に救急隊からの12誘導心電図情報の事前通知の重要性や高感度トロポニンと重症度分類からACSの除外に関する勧告を行った．

脳神経蘇生（NR）では，脳を含む全神経系を対象としたneurocritical careに関するガイドラインであることをより明確にするために，本章のタイトルを「神経蘇生」から「脳神経蘇生」に改めた．CoSTR 2015は2010と同様に二次救命処置に関する章のなかで，心停止後の

脳障害について検討している．これに従い，JRC蘇生ガイドライン2015でも，第2章成人の二次救命処置（ALS）でその内容を記載した．それ以外の脳神経蘇生領域のトピックについてはCoSTR 2015では検討されていないため，GRADEシステムではなく，2010年と同様のエビデンスレビューに基づき作成した．策定は，日本神経救急学会を中心に，日本集中治療医学会，日本神経治療学会から37名の専門家による脳神経蘇生作業部会により行われた．最大の特徴は，ROSC後集中治療およびてんかん重積状態，特に非痙攣性てんかん重積状態（NCSE）において，てんかん発作の管理，持続脳波モニタリングの重要性を強調したことである．脳神経蘇生の章では心停止前後における脳保護だけでなく，中枢神経系の異常に関する警告サインや救急治療に関する重要な問題を取り扱っている．

また，初めてファーストエイドの章を設けた．急な病気に対するファーストエイドとして10のトピック，けがに対するファーストエイドとして11のトピック，そしてファーストエイドの教育に関する1トピックの計22のトピックを掲載している．内容は，CoSTR 2015の"Part 9：First Aid"をそのまま反映することを基本としたが，法的規制や教育体制の違いなどにより，ILCORの推奨をわが国でそのまま実践することは困難な部分があるため，わが国の状況に即して修正したJRCとしての推奨を追記した．

普及・教育のための方策（EIT）は，前回2010年から追加された章である．ILCORでは，心停止からの生存率を最大にするには，良質の科学だけでなく，教育・訓練，普及と実践が不可欠であるという考えに基づき，2010年版同様，普及教育のための方策に力を注いでいる．JRC蘇生ガイドライン2015では，CoSTR 2015に加え，わが国の事情を鑑み，PAD（public access defibrillation）プログラムに関わるわが国におけるAED普及の現状と課題，口頭指導の現状と改善に向けた取り組み，わが国の特徴としてJRC蘇生ガイドライン2010に記載した胸骨圧迫のみのCPRトレーニングの普及に加え，市民に対する心停止判断の教育，学校におけるBLS教育の普及について具体的に言及した．さらに，突然の心停止の原因となり得る活動状況・影響する環境要因を紹介し，心停止の予防の重要性を強調した．また，救命処置に関する倫理と法の項では，アドバンス・ディレクティブの項を強化するとともに，バイスタンダーの救命処置への参加を促すための倫理的，法的課題について言及した．JRC蘇生ガイドライン2015を効果的に普及し，真に意味のあるものにするための課題を第8章から読み取っていただきたい．

4 今後の課題

1990年にノルウェーのウツタイン修道院で開かれた国際蘇生委員会で提唱された「ウツタイン様式」は，心停止症例をその原因別に分類するとともに，心停止の目撃の有無，バイスタンダーによるCPRの有無やその開始時期，除細動の有無などを標準化されたフォーマットに則って記録することにより，蘇生割合等の変遷や地域間・国際間での客観的比較を可能とする．わが国における本様式による院外心停止の集計は，1998年5月に大阪府が導入して以来徐々に各地域で用いられるようになり，2005年1月1日からは全国の消防機関において一斉に導入されるに至った．これは世界最大のウツタイン統計であり，わが国における院外心停止症例の全例調査である．この集計により，毎年10万件にも上る膨大なデータが集められ，心肺停止の状況が詳らかにされるとともに心肺蘇生の効果を科学的に評価することが可能となった．

この膨大なデータを用いて実施された観察研究は，CoSTR 2015および本ガイドラインに大きく寄与した．

具体的には，わが国では2005年からの5年間で，院外心停止の神経学的転帰が改善し，市民によるAEDの使用とCPR実施，救急隊が到着するまでの時間がそれに関連したことを示すKitamuraらの研究が用いられた．BLSでは，未成年や小児でも口頭指導がCPRの実施率と生存率に関連することを示したAkahaneら，Gotoらの研究が用いられた．

胸骨圧迫のみのCPRと従来の人工呼吸＋胸骨圧迫のCPRを比較したKitamuraらの3つの研究から目撃のある非心原性心停止，特に小児の非心原性心停止，また，15分以上経過した目撃のある心原性心停止に対しては従来のCPRがよいこと，一方，Iwamiらの研究から市民によるAED使用例では胸骨圧迫のみのCPRが良好な転帰と関連することが用いられた．AEDの効果については，AEDの全国的な設置がショックの実施頻度増加と神経学的転帰に関連したKitamuraらの研究が用いられた．また，7～15歳の小児でも市民によるAED使用が神経学的転帰と関連することを示したMitaniらの研究が用いられた．CPRの前に電気ショックを行ったか，電気ショックの前にCPRを行ったかで転帰に差がないことを示したKoikeらの研究も用いられた．救急救命士によるALSにおいては，アドレナリン投与と転帰の関連についてのHagiharaらの研究や，投与のタイミングと転帰の関連についてのGotoら，Nakaharaらの研究，声門上気道デバイスや気管内チューブなどの高度な気道確保器具の使用と転帰の関連についてのHasegawaら，Tanabeらの研究が用いられた．

これらの研究による，日本からの情報発信が今回のガイドラインの作成にも非常に強い影響を与えたことは特筆すべきであろう．一方で，世界に類を見ない多数の症例による観察研究であるがゆえに注意すべき点があることが議論されている．第一に，症例数が多い研究は，臨床的な意義が疑問となるようなわずかな転帰の違いが統計的に有意な差となりやすいことである．したがって，介入によって得られる効果の価値を十分に評価した上で，推奨に値するかを議論する必要がある．第二に，観察研究の限界により，治療への反応の有無により次の段階の治療が選択されるようなプロトコールの評価においてはプロペンシティスコア-マッチング解析等の手法を用いてもRCTと同様の評価が完全にはできない点である．このような場合，ある治療と転帰の関連がみられたとしても，治療による結果であるとの因果関係を立証することは容易ではない．わが国でも，院外心停止に対する質の高いRCTを行うことが今後の課題である．

バイスタンダーによるAEDならびにCPR実施割合は増加し，近年特にわが国における院外心停止患者の救命率が大きく改善してきていることは喜ぶべきことであるが，取り組みは緒についたばかりである．院外心停止患者の救命率のさらなる向上については，バイスタンダーCPRの役割が従来以上に強調され，国家的事業としての取り組みが期待されよう．今後一層のAED普及と公共の場，とりわけわが国が誇る学校現場に配備されたAEDの有機的運用のみならず，学校を中心とした地域でのCPRの普及・啓発が要となる．こうした取り組みとともにその効果を客観的に検証することが極めて重要であり，これらについて世界最大のデータベースによって得られるエビデンスを発信し，さらに質の高いRCTによって検証することがわが国の使命である．

5 利益相反(COI)管理委員会の設置とCOI管理について

JRC蘇生ガイドライン2015に関わる利益相反について利益相反（Conflict of Interest：COI）の申告は，JRC蘇生ガイドライン2015の推奨内容が委員自身の研究成果に偏ったり，委員および家族，あるいは関係する企業に利益を誘導することを防止し，公平中立の立場で本ガイドラインが作成されることを担保することが目的である．

この目的のために，編集委員長は，JRCの中にガイドライン作成とは独立した理事1名を委員長として指名し，JRC最高顧問および外部委員それぞれ1名を委員とする計3名よりなるCOI管理委員会を設置，COI管理規定を制定，以下の作業を行うこととした．

① JRC蘇生ガイドライン2015策定に関わる全作業部会員およびその協力者に，COIに関する適切な情報開示を求め，COI申告書を受理．
② 受理したCOI申告書を，特定の企業の利益誘導によりガイドラインの内容が歪められる可能性がないかという視点から，当委員会において審査．
③ ILCORコンセンサス2015を基に，JRCガイドラインにて新たに追記された記述内容について利害関係を有する企業との関係の有無も念頭において，審査を行う．

COI委員会は以上の審査を行った結果を，編集委員長に報告し，編集委員長，共同座長は，改善の必要が認められる時は当該者に対して改善を求めるものとした．

おわりに

本ガイドラインの目的は，エビデンスに基づいて綿密に作成された蘇生科学のコンセンサスとそれに関連する推奨治療を日常の救命活動に活かし，最も望ましい救急医療を提供することにある．医療従事者あるいは市民の意思決定を支援する役割を担うものであり，その活動を制限したり拘束するものではなく，まして医療訴訟の判断基準となるものではない．

ILCORによるコンセンサスは5年ごとに改定されてきた．2015年はGRADEシステムの導入が図られ，より透明性の高いエビデンスの評価となった．JRC蘇生ガイドライン2015は，その方法論や考え方を重要視し，GRADEシステムの評価を忠実に再現し，わが国への適用をとり入れ，また適用できない内容については今後の課題として明示した．本ガイドラインを基にして今後5年間に救急医療の実践から蘇生科学が進展し，課題に関するわが国からのエビデンス発信により国際的な勧告がさらに改良され，2020年の改定につながることが期待される．また，本ガイドラインを基にアジアでの市民向けBLSアルゴリズムが統一されたことは，将来的にアジアの蘇生ガイドライン作成の一歩となり，またアジア各国における蘇生領域における救命率の向上に資するものと期待される．

ガイドラインはエビデンスを基にした推奨治療の勧告である．それを活かすためには，市民あるいは医療従事者が日常の実践のための教育方法や日常の救命処置や診療に役立つ具体的な指針が必要である．日本救急医療財団からの『救急蘇生法の指針』や，またJRCからの今後の解説書などの出版により，わが国における心肺蘇生法や救急医療の実践に供することになると考えられる．

JRCは一般社団法人として参画会員である学会，団体とともに救急蘇生の研究推進と普及啓発を継続できるような組織また財政的な基盤を確立し，わが国の研究成果に基づいて，わが国に適したガイドラインを作成し普

序文

及する努力を継続することが求められ，今後もその活動がさらに発展することが期待される．最後に，本ガイドラインの作成にあたり貴重な時間を割いて多大な尽力を頂いたガイドライン作成委員会委員，関連諸学会をはじめとする関係各位に心からの敬意と謝意を表する．

JRC 蘇生ガイドライン 2015 作成の方法論

1 JRC 蘇生ガイドライン 2015 作成委員会の組織

　JRC（Japan Resuscitation Council，日本蘇生協議会）蘇生ガイドライン 2015 の作成にあたっては，2010 年に作成した際の経験と実績を基礎に，GRADE（Grading of Recommendations Assessment, Development and Evaluation）システム（以下 GRADE）を中心としたいくつかの新たな手法や工夫が加えられた．さらに，これらの経験とノウハウを今後に継承し，国際蘇生連絡委員会（International Liaison Committee on Resuscitation：ILCOR）やアジア蘇生協議会（Resuscitation Council of Asia：RCA）連携を推進するために，JRC から推薦された ILCOR タスクフォース参画のメンバーを中心に構成され，JRC 参画学会からの支援，メンバー推薦にも配慮がなされた．
　以下，JRC 蘇生ガイドライン 2015 作成の経緯を概説する．

2 ILCOR への参画とガイドライン作成委員会の設置

　今回のガイドライン作成は，2012 年 10 月 20 日にウィーンで開催された ILCOR 会議に，RCA を通じ JRC から推薦された 6 名のメンバーがタスクフォースメンバーとして参加したことに端を発する．本会議で ILCOR の CoSTR（Consensus on Science and Treatment Recommendations）2015 作成に GRADE を用いる方針が発表され，ILCOR 内での啓発とシステム化の必要性が唱えられ，手法の解説が行われた．
　GRADE システムを利用した国内ガイドラインはほとんどない上に，GRADE を利用した国際的なコンセンサスに基づいて国内ガイドラインを作成するという新しい試みであった．帰国後，タスクフォースメンバーは，GRADE Working Group のメンバーである相原守夫先生（相原内科医院，弘前）に協力を依頼し，2012 年 11 月，2013 年 3 月に当時東京大学国際保健政策学に在籍されていた大田えりか先生（現，国立成育医療研究センター）を講師としてお迎えし，GRADE によるシステマティックレビューと質の評価方法について具体的な方法を学んだ[1]．
　ILCOR タスクフォースのメンバーが中心となり JRC 蘇生ガイドライン 2015 作成の準備を重ね，第 1 回作成準備会議（2014 年 4 月 25 日，東京）と第 2 回（2014 年 5 月 2 日 ILCOR 会議，カナダ Banff Fairmont Hotel）を開催し，参加メンバーに対し GRADE システムの導入，委員会組織のあり方を紹介するとともに作成作業の方法と工程について概略を検討した．
　ILCOR を構成する世界各地の蘇生協議会に参加する国・地域の蘇生ガイドラインは，ILCOR が作成する CoSTR に沿って策定することになっている．JRC 蘇生ガイドライン 2010 は，JRC が RCA の一員として ILCOR に参加後初のガイドラインであり，従来わが国のガイドライン的役割を担ってきた『救急蘇生法の指針』を作成してきた日本救急医療財団と合同で作成された．
　JRC 蘇生ガイドライン 2015 については，2014 年 10 月付で一般社団法人となった JRC が作成し，これに基づいて日本救急医療財団がより具体的な内容を盛り込んだ『救急蘇生法の指針』を作成することとなった．その理由は，JRC が RCA の傘下の団体として認められた，わが国を代表する蘇生協議学術団体であり，RCA を通して ILCOR の CoSTR を入手する資格を有する国内唯一の団体であるからである．JRC ガイドライン作成委員会は，編集委員長（1 名），編集委員（7 名）のもとに，具体的な課題を担当する作業部会として JRC 加盟の担当学会から作業部会共同座長（19 名）および作業部会委員（兼務含め 159 名，内訳は BLS14 名，ALS36 名，PLS23 名，NCPR16 名，ACS12 名，脳神経蘇生 35 名，FA10 名，EIT13 名），編集顧問 2 名の総勢 188 名で構成された．

3 委員の責務

　委員会の委員は，わが国の診療ガイドラインを適正かつ良質な内容にすること，これを国内外に発信することが主要な責務である．さらに，守秘義務と利益相反（COI）に関わる申告義務が全ての委員に課せられた．
　守秘義務は ILCOR から提供される CoSTR 情報の秘匿に関わるものである．ILCOR は 2010 年と同様に，その内容は，最終的に Circulation 誌および Resuscitation 誌に 2015 年 10 月 15 日に掲載されるまでは非公開となった．ILCOR 加盟団体（国あるいは地域組織）の守

序文

秘義務契約を交わした者のみがCoSTRの事前情報を提供されて，それぞれの蘇生ガイドライン作成に供することができるため，JRCと作業部会委員との間でCoSTRの内容に関する守秘契約を文書で交わした．この契約によって，委員は当委員会活動に関わらない場所および人に対してはCoSTR情報を漏らすことが禁じられた．また，2015年10月15日の本ガイドラインオンライン版の発表までは，漏洩の嫌疑がかからないように心肺蘇生に関連する講演や執筆を控えることが勧告された．

一方，COIの申告は，ガイドラインの推奨内容が委員自身の研究成果に偏ったり，委員および家族，あるいは関係する企業等に利益を誘導することを防止し，公平中立の立場でガイドラインが作成されることを担保することが目的である．COI管理規定が制定され，ガイドライン作成者とは独立したCOI管理委員会（3名）が設置されて，申告書の審査，規定の運用にあたった．全ての委員のCOIの有無については，ガイドラインに資料として添付されている．規定の申告書を提出しない委員は合同委員会から外すことが定められたが，全員の提出があり審査の上問題がないことが明示された．COI管理委員会の詳細は別途記載する（序文，→5頁参照）．

4 GRADEによるエビデンスの質と推奨レベルの評価

JRC蘇生ガイドライン2015は，CoSTR 2015を基盤として作成された．CoSTR 2015は，ILCORが蘇生科学に関する文献を克明に検索，吟味して作成した文書で，蘇生の分野におけるエビデンスの集大成である．世界中から招請されたILCORの専門家集団がCoSTR 2015の内容に関するGRADEを用いた最終的なコンセンサスに到達した過程については，本ガイドラインの補遺に詳しい．GRADEの方法論については補遺では記載が十分ではないため，ここで概説する．

今回は，エビデンスの質評価と勧告の方法に大きな変革がなされた．これまでの個別研究ごとのエビデンスの質評価ではなく，コクランレビューのシステマティックレビューのような，複数のエビデンスをアウトカム毎に統合したbody of evidence（エビデンス総体）を使って，推奨の強さを決定するものである．その目的にGRADEシステムを利用することが決定された．GRADEシステムは，システマティックレビュー（SR），医療技術評価（health technology assessment：HTA），および診療ガイドライン（CPG）におけるエビデンス総体の質を評価し，HTAやCPGに示される推奨の強さをグレーディングするための透明性の高いアプローチである．EBM導入以来の大きなパラダイムシフトが蘇生領域でも生じることになった．GRADEは，すでに多くの国際的な診療ガイドラインに適用されている方法であるが，国内の診療ガイドラインにおいてはGRADEを順守したものは極めて少ない．

1) PICOの決定

ILCORのそれぞれのタスクフォースが，2010年のワークシートで課題となったトピックについて，メンバー内での投票により優先順位をつけ，それぞれの臨床疑問（clinical question：CQ）を確定した．PICOとは，臨床疑問をより具体的に整理するために，patients：患者（傷病者），intervention：介入方法，comparator：比較対照，outcome：転帰（主要なアウトカム），の頭文字をとったものである．GRADEにおいては複数のアウトカムを用意して重みづけをしたうえでレビューを行うことに特徴があるが，最大7つまでのアウトカムを選択することを基本とし，各アウトカムの重要性の評価を，タスクフォース内の合意のもとに，患者にとって，重大（7〜9点），重要（4〜6点），重要でない（1〜3点）の9段階に分類した．このうち，重要でないアウトカムはエビデンス総体の質評価の対象にはならず，患者にとって重大あるいは重要なアウトカムが推奨決定のための対象とされた．

2) 文献検索

文献抽出では，PICO形式のトピックスに関するキーワードを組み合わせた検索式が重要となる．CoSTR 2010では，検索式はそれぞれのワークシート執筆者が作成したため，検索式の質に不揃いが生じた．そのため今回はPICOに応じた文献検索をILCOR専任のライブラリアン（Evidence Search Specialist：ESS）が検索式を作成し，文献が広く抽出された．この検索式や論文の適格基準（組み入れ基準と除外基準）は事前にエビデンス評価エクスパートの査読を受け，妥当なものであるか検証された．承認が得られればエビデンス評価者のもとへ論文リストが提示され，PICOの評価に適していると思われる論文を抄録やタイトルから絞り込み，絞り込まれた論文についてフルテキスト論文を使用してGRADEに沿ったレビューが行われた．研究デザインに関しては，ランダム化比較試験（randomized controlled trial：RCT）なのか観察研究であるかを明確にし，以後の評価で両者が混在しないように作業が進められた．この作業には2名の評価者がペアとなり独立して作業を行い，最終的には意見の一致が求められた．文献データベースとして，MEDLINE, the Cochrane Library, Embaseが使用された．

3) 文献評価システム

CoSTR 2010では，それぞれの文献を全て，3つのカテゴリー，すなわちPICOに対して，支持する，反対す

る，中立と分け，さらに，それらの論文の質を5段階（1〜5）尺度により，3段階（good, fair, poor）に評価された．しかし，この手法には，RCTから症例集積の観察研究，数学的モデルや実験データまで含んで評価がなされ，透明性や明確性に欠ける点があった．

そこで，CoSTR 2015では，これまでのガイドライン作成で行われていた個別研究毎のエビデンスの質評価ではなく，アウトカム毎のエビデンス総体の質評価を行うGRADEが導入された．

4）アウトカム毎のエビデンス総体の質評価

GRADEにおいては，アウトカム毎に複数の研究を横断的に統合したエビデンス総体の質を8つの要因を使って評価する．すなわち，治療介入に関するRCTや観察研究，治療や予後に関する研究に関しては5つのグレードダウン要因があり，良質な観察研究に関しては3つのグレードアップ要因がある．診断精度に関しては，QUADAS（Quality Assessment tool for Diagnosis Accuracy Studies）Ⅱが用いられた．また予後予測に関する観察研究のエビデンス総体の質の評価は「高」から開始される．

4）-1 エビデンスの質の評価を下げるグレードダウン5要因

下記①〜⑤の要因がある．それぞれ3段階（なし：0，深刻な：-1，非常に深刻な：-2）に評価し，"深刻な"では1段階グレードダウン，"非常に深刻な"では2段階グレードダウンを検討する．CoSTR 2015では，段階の表記が略されていることがある．

① バイアスのリスク（risk of bias）
バイアスのリスクは，下記の6つのドメインによる評価を統合した研究の限界をさす．GRADEにおけるバイアスのリスクの評価は，まず個々の論文について行い（within studies），その後にアウトカム毎に統合した研究群（across studies）について行う．個々の論文について低，不明，高の3段階に分ける．次に，研究群に対して3段階（深刻なバイアスのリスクなし，深刻なバイアスのリスクあり，非常に深刻なバイアスのリスクあり）に分類する．

個別研究のバイアスのリスク評価の6ドメイン：
ⅰ）適切な無作為化の方法が記載されていない（random sequence generations）
ⅱ）割り付けが隠蔽化されていない（allocation concealment）：組み入れる担当者が，次に組み入れられる対象がどの群に属するのか知っている場合に生じる．割り付けが，曜日，誕生日，カルテ番号などで実施するときにselection biasが生じやすい．
ⅲ）参加者や研究者，評価者などが盲検化されていない（blinding of outcome）
ⅳ）不完全なデータ追跡（脱落率が高い）やintention-to-treatが適用されていない（incomplete outcome data）
ⅴ）プロトコール通りのアウトカムが報告されていない（selective outcome reporting）
ⅵ）早期終了などの他の問題がある（others）

② 非一貫性（inconsistency）：研究間の異質性（heterogeneity）を示す．メタアナリシスの結果から，点推定値が研究間で大きく異なり，信頼区間の重なりが少ない．全研究での異質性検定で有意差があり（$p<0.05$），研究間の異質性検定I^2値が高い．具体的には，I^2値が40％未満なら低い，30〜60％は中等度，50〜90％はかなり高い，75〜100％は著しく高いと考えられる．説明のつかない異質性がある場合には，深刻な非一貫性ありとする．

③ 非直接性（indirectness）：集団間の差異や介入の差異，アウトカム指標の差異，アウトカムの期間の差異，間接比較があれば，その程度により深刻な非直接性があると判断する．

④ 不精確さ（imprecision）：サンプルサイズやイベント数が少なく，そのために効果推定値の信頼区間の幅が広いときには，その結果は不精確と判断する．診療ガイドラインにおいては，信頼区間が治療を推奨するかしないかの臨床決断のための閾値をまたぐ場合，閾値をまたがないならば最適情報量（例：総イベント発生数が300件未満，総サンプル数が3,000未満など）の場合には，不精確さがあると判断する．

⑤ 出版バイアス（publication bias）：研究が選択により偏って出版されることが原因で本来のプラス効果またはマイナス効果が系統的に過小または過大に評価されることをいう．有意差のある試験が，否定的な試験より報告されやすいという偏りがあり，メタ解析のファンネルプロットでの目視評価や統計的手法による非対称性を確認した場合に，出版バイアスがあると判断する．

4）-2 エビデンスの質の評価を上げるグレードアップ3要因

観察研究では，"低い"から開始して，グレードを上げる3つの要因を考慮する．通常GRADEでは，何らかの原因でグレードダウンとなった観察研究のエビデンスの質の評価を上げることはしないが，CoSTR 2015では，グレードダウンとグレードアップを同時に適用していることがある．

① 効果の程度が大きい（large magnitude）：大きい

RR（相対リスク）>2または<0.5．
② 用量反応効果がある（dose response effect）：用量反応性がある場合には結果の確信を高めるため，質を上げることがある．
③ 特別な交絡因子の影響がある（confounders）：全ての交絡因子が，明示された効果を減少させる方向へ働くにもかかわらず，それでもなお効果が認められた場合（またはその逆）．

これら5つのグレードダウン要因と3つのグレードアップ要因の8項目について，RCTの場合には初期の質として「高」から開始して，−1ならグレードを1段階下げて中等度とし，−2なら2段階下げて低い，−3以上なら3段階下げて非常に低いとする．RCTではグレードアップは原則として検討しない．

グレードダウン要因とグレードアップ要因に関しては，各評価を定量的に行ってはいけない．つまり，−1と−1が2つ存在したら，必ず2段階下げるということではない．エビデンスの質の評価に影響する要因は相加的だが（各要因の減少あるいは増加がその他すべての要因に加算され，それによって1つのアウトカムに関するエビデンスの質が上下する），単純なポイント計算によってエビデンスの質の評価が決定されるわけではない．

エビデンス総体に関する8要因の評価（quality assessment）と結果の要約（summary of findings：SoF）から構成され，アウトカムごとにまとめられたものをエビデンスプロファイルと呼ぶ．

4）-3 エビデンス総体の質のカテゴリー

GRADEを使った，各アウトカムに関する最終的なエビデンス総体の質は4段階に分類される．JRC蘇生ガイドラインにおいてもCoSTR 2015を活かして，この評価を付記している．

GRADEにおける，エビデンスの質（4段階）の各カテゴリーの意味は以下である．

- 高い（high）：真の効果が効果推定値に近いという確信がある．
- 中等度（moderate）：効果推定値に対し，中等度の確信がある．真の効果が効果推定値に近いと考えられるが，大幅に異なる可能性もある．
- 低い（low）：効果推定値に対する確信には限界がある．真の効果は効果推定値と大きく異なるかもしれない．
- 非常に低い（very low）：効果推定値に対しほとんど確信が持てない．真の効果は，効果推定値とは大きく異なるものと考えられる．

上記のエビデンスの質のGRADEカテゴリーと定義が，CoSTR 2015におけるCoS（Consensus on Science）に該当する．なお，複数のアウトカムにおいて，エビデンス総体の質が異なり，なおかつアウトカムが異なる方向（利益と害）を示している場合，アウトカム全般にわたるエビデンスの質は，「重大なアウトカムに関するエビデンスの質の中で最低のものを選択する」．全てのアウトカムが同じ方向（利益，または害のいずれか一方）を示している場合は，「重大なアウトカムに関するエビデンスの質の中で，最高のものを選択する」というのがGRADEの重要なルールの1つである．

5）エビデンスから推奨へ

臨床疑問に関連した治療的介入や治療方針の推奨レベルは，CoSTR 2015におけるGRADE表記の2段階（強い，弱い）に分類された．推奨の強さは4つの要因を考慮して決定される．つまり，アウトカム全般にわたるエビデンスの質，望ましい効果と望ましくない効果のバランス，患者の価値観や好み，コストや資源の利用を考慮し，診療の推奨の方向性（する・しない）と推奨の強さ（強い推奨，弱い推奨）が策定された．

強い推奨（We recommend，推奨する）とは，介入による望ましい効果（利益）が望ましくない効果（害・負担・コスト）を上回る，または下回る確信が強い．患者のほぼ全員が，その状況下において推奨される介入を希望し，希望しない人がごくわずかである．医療従事者のほぼ全員が推奨される介入の実施を受け入れる．政策作成者にとっては，ほとんどの状況下で推奨事項をパフォーマンス指標として政策に採用することが可能である．

弱い推奨（We suggest，提案する）とは，介入による望ましい効果（利益）が望ましくない効果（害・負担・コスト）を上回る，または下回る確信が弱い．患者の多くが，その状況下において提案される介入を希望するが，希望しない人も少なくない．医療従事者が，患者が意思決定できるように介入を提案しているかは，医療の質の基準やパフォーマンス指標として利用できるだろう．政策作成者にとっては，政策決定のためには，多数の利害関係者を巻き込んで実質的な議論を重ねる必要がある．

この推奨は，CoSTR 2015におけるTreatment recommendation（TR）に該当する．推奨作成のためのさまざまな過程において，タスクフォース内で議論され，合意形成が行われた．エビデンスが不十分で推奨もしくは提案の作成に至らなかったトピックについては，GRADEシステムでは地域や施設でこれまで行われてきた方法を用いることに同意している．ただし，CoSTR 2015では必ずしも明示されていないために，JRC蘇生ガイドライン2015では必要とされる補完を行った．

CoSTR 2015の"推奨と提案"であっても，法的規制や教育体制の違いなどにより，推奨をそのままわが国で実践できるわけではない．そのため，ILCORの"推奨と提

案"を記載した後に，それをわが国の状況に即して必要に応じて修正したJRCとしての推奨を追記した．具体的には，ILCORによる"推奨と提案"の和訳は，「ILCORは...を推奨（提案）する」と記載しILCORの推奨であることを強調し，JRCとしての推奨は，「わが国では...することを推奨（提案）する」などと記載した．

5 GRADEと非GRADE部分の考え方

CoSTR 2015では全部で169件のトピックが検討されているが，CoSTR 2005やCoSTR 2010で検討された重要なトピックの一部は，更新・改訂などの新たな検討がされなかったものも多い．JRC蘇生ガイドライン2015作成委員会では，CoSTR 2015で更新・改訂のために取り上げられなかったトピックについては，重要な追加情報があるものについては更新・改訂を加えることにした．トピックに関する2010年からの5年間に発表された論文をCoSTR 2010の検索式を利用してPubMed検索を行い，作業部会で抽出し，本ガイドラインへの採択を編集会議で最終決定した．強い根拠がない限りJRC蘇生ガイドライン2010の推奨内容を踏襲した．ただし，今回採用したGRADEによる推奨のセクションの部分との混乱を避けるため，2010年に使用されたAHAの5段階のエビデンスレベル（level of evidence：LOE）表記や，推奨に関するClass分類を削除した．CoSTR 2015のGRADE推奨と区別するため，CoSTR 2015で取り上げられた内容はPICOおよび推奨と提案が含まれるが，CoSTR 2010の内容には表記していない．

こうして作成された原案文の全てを，編集委員会と共同座長による編集会議が校閲した．この校閲は，作業部会が手分けして作成した原案文のバラツキをなくし，質を担保することが目的であり，これが不可欠の作業であることはJRC蘇生ガイドライン2010を策定した経験で実証されている．特に，文体・表記法・用語の統一，記述内容の整合性と一貫性などについて，一文一文，一字一句を吟味した．記述内容に疑問や矛盾があれば，原著論文やCoSTR 2015を確認した．

本ガイドラインは，作成支援を頂いた学会から10名，GRADE専門家として3名の外部評価委員，市民代表1名，法律家1名の計15名の外部評価委員から評価を頂きご意見を反映して修正を加えた．

文献

1. 相原守夫. 診療ガイドラインのためのGRADEシステム. 第2版. 弘前：凸版メディア, 2015.

略語一覧

統計関連略語一覧
- HR：hazard ratio（ハザード比）
- OR：odds ratio（オッズ比）
- RR：relative risk（相対リスク）
- CI：confidence interval（信頼区間）
- ARR：absolute risk reduction（絶対リスク減少）
- MD：mean difference（平均差）
- SMD：standard mean difference（標準化平均差）
- NNT：number needed to treat（治療必要数）
- IQR：interquartile range（四分位範囲）
- SD：standard deviation（標準偏差）

頻用する略語一覧
- ACS：acute coronary syndrome（急性冠症候群）
- AED：automated external defibrillator（自動体外式除細動器）
- ALS：advanced life support（二次救命処置）
- AMI：acute myocardial infarction（急性心筋梗塞）
- BLS：basic life support（一次救命処置）
- CAG：coronary angiography（冠動脈造影）
- CPAP：continuous positive airway pressure（持続的気道陽圧）
- CPR：cardiopulmonary resuscitation（心肺蘇生）
- CQI：continuous quality improvement（継続的な質の改善）
- DNAR：do not attempt resuscitation（蘇生を行わない主旨の事前指示）
- ECG：electrocardiogram（心電図）
- EMS：emergency medical service（救急医療サービス）
- EWS：Early Warning Score（早期警告スコア）
- IPPV：intermittent positive pressure ventilation（間欠的陽圧式人工呼吸）
- LMA：laryngeal mask airway（ラリンゲアルマスクエアウエイ）
- MC：medical control（メディカルコントロール）
- MEWS：Modified Early Warning Score（修正早期警告スコア）
- NICU：neonatal intensive care unit（新生児集中治療室）
- NSTEMI：non-ST elevation myocardial infarction（非ST上昇型心筋梗塞）
- PAD：public access defibrillation（市民による電気ショック）
- PCI：percutaneous coronary intervention（経皮的冠動脈インターベンション）
- PEEP：positive end-expiratory pressure（呼気終末陽圧）
- POLST：physician orders for life sustaining treatment（CPR等の医療処置に関する医師による指示書）
- RCT：randomized controlled trial（ランダム化比較試験）
- ROSC：return of spontaneous circulation（自己心拍再開）
- SI：sustained inflation（持続的肺拡張）
- STEMI：ST elevation myocardial infarction（ST上昇型心筋梗塞）
- UA：unstable angina（不安定狭心症）

＊薬物名の表記について：国内未承認薬は欧文表記とした．

第1章

一次救命処置

BLS: Basic Life Support

第1章　一次救命処置

1　はじめに

心停止や窒息という生命の危機的状況に陥った傷病者や，これらが切迫している傷病者を救命し，社会復帰に導くためには，「救命の連鎖」が必要となる．日本蘇生協議会（JRC）の提唱する救命の連鎖は，
1. 心停止の予防
2. 心停止の早期認識と通報
3. 一次救命処置（心肺蘇生とAED）
4. 二次救命処置と心拍再開後の集中治療

の4つの要素によって構成されている（図1）．

心停止の予防は，心停止や呼吸停止となる可能性のある傷病を未然に防ぐことである．例えば，小児では交通事故，窒息や溺水等による不慮の事故を防ぐことが重要となり，成人では急性冠症候群や脳卒中発症時の初期症状の気づきが重要であり，それによって心停止に至る前に医療機関で治療を開始することが可能になる．わが国では高齢者の窒息，入浴中の事故，熱中症等も重要な原因であり，これらを予防することも重要である．また，心臓震盪を含む運動中の突然死予防も望まれる．

早期認識は，突然倒れた人や，反応のない人を見たら，ただちに心停止を疑うことで始まる．心停止の可能性を認識したら，大声で叫んで応援を呼び，救急通報（119番通報）を行って，自動体外式除細動器（automated external defibrillator：AED）と蘇生器材を持った専門家や救急隊が少しでも早く到着するように努める．救急通報により適切なアドバイスも受けられる．

一次救命処置（basic life support：BLS）は，呼吸と循環をサポートする一連の処置である．BLSには胸骨圧迫と人工呼吸による心肺蘇生（cardiopulmonary resuscitation：CPR）とAEDの使用が含まれ，誰もがすぐに行える処置であるが，心停止傷病者の社会復帰においては大きな役割を果たす．

二次救命処置（advanced life support：ALS）は，BLSのみでは心拍が再開しない患者に対して，薬物や医療機器を用いて行うものである．心拍再開後は，必要に応じて専門の医療機関で集中治療を行うことで社会復帰の可能性を高めることができる．

1　成人BLSのCoSTR 2015作成プロセス

International Consensus on Cardiopulmonary Resuscitation（CPR）and Emergency Cardiovascular Care（ECC）Science with Treatment Recommendations（CoSTR）2015の本章には成人BLSとAEDに関する

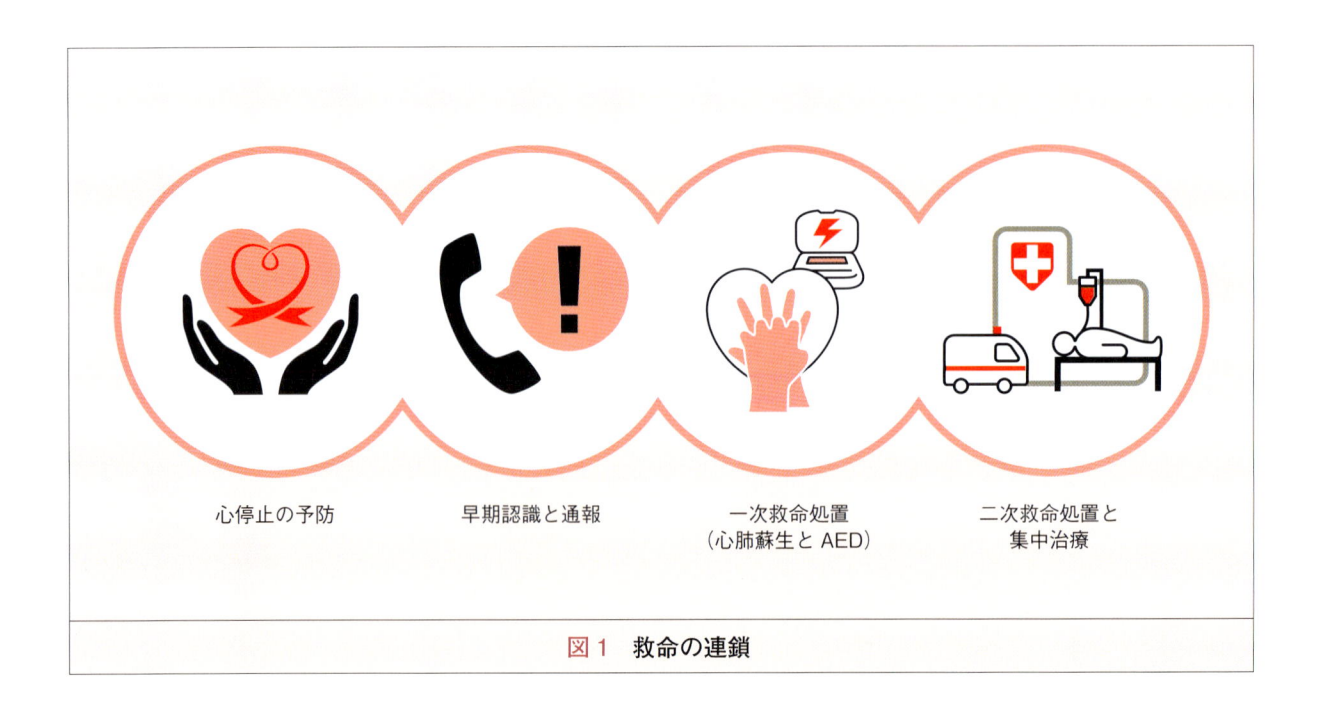

図1　救命の連鎖

科学についてのコンセンサスと推奨と提案が含まれている．CoSTR 2010の出版後，ILCOR成人BLSタスクフォースはPICO〔patients：患者（傷病者），intervention：介入方法，comparator：比較対照，outcome：転帰（主要なアウトカム）〕形式[1]の問いについての評価を行った．36のPICOがシステマティックレビューのために作成された．BLSタスクフォースはトピックについて議論し，2015年に取り組むべき最も重要な問いを優先すべく投票を行った．36の問いのうち，14は優先度が低いとされエビデンス評価の手順から除外された．2つの新しい問いがBLSタスクフォースから提案され，1つが公開部門から提案された．これらのうち，2つ（BLS 856「溺水による心停止」，BLS 891「オピオイド中毒の教育」）はエビデンス評価に進められた．3つ目の問い（BLS 368：気道異物）は，初回のエビデンス評価ののち，2005年に最後に評価された推奨と提案[2]を変えるような有力なエビデンスを見い出すことができなかったため除外された．

BLSタスクフォースのメンバーは，米国医科学研究所の推奨[3]に基づいて，詳細な採用基準と除外基準を用いてシステマティックレビューを行った．情報科学の専門家の助力を得て，3つのオンラインデータベース（MEDLINE, Embase, the Cochrane Library）を用いた関連する文献の詳細な検索が行われた．

レビュアーは，3つの問い（BLS 811「オピオイドの関連が疑われる救急事態の蘇生」，BLS 373「CPR中のECG心電図解析」，BLS 348「CPR中の脈拍の確認」）については有力なエビデンスを見つけることができず，他の1つ（BLS 790）の「硬い面の上でのCPR」については期限内にエビデンス評価を完了することができなかった．オピオイドについてPICOを追加し，（BLS 891）「オピオイド中毒の教育」として検討した．BLSタスクフォースはCoSTR 2015のために23のPICOを評価した．

それぞれの重大もしくは重要なアウトカムのエビデンス評価を進めるためにGrading of Recommendations Assessment, Development and Evaluation（GRADE）のエビデンスプロファイルが作成された．BLSの重大なアウトカムは，神経学的転帰良好（9点），生存（8点），自己心拍再開（ROSC：7点）とした．BLSとAEDに関する研究における転帰評価の時期は様々なので，それぞれの転帰について時期毎に検討された．神経学的転帰良好と生存については，退院時・30日後・60日後・180日後・1年後を対象とした．重要なアウトカムには生理学的指標とプロセスを評価対象とした．

このCoSTRに含まれる知識の本体は，最近35年間にわたる27件のランダム化試験（randomized controlled trial：RCT），181件の様々な研究計画と質管理による観察研究のGRADE評価から得られた23の独立したシステマティックレビューと32の推奨と提案から構成されている．本章の推奨と提案は成人に対するものに限られている．小児のトピックとの重複部分については，「第3章 小児の蘇生」（→175頁）を参照されたい．突然の心停止傷病者を救うためのいわゆる"救命の連鎖"と呼ばれる行動のつながりに従い，CoSTR 2015成人BLSのシステマティックレビューは以下の順で記載されている．

早期のアクセスと心停止の予防

通常，救急医療サービス（EMS）との最初の接触は，救急通報（119番通報）を通じて行われる．

通信指令員による正確かつ早期の心停止の認識は，(a) 優先度が高い出動隊への適切な指令，(b) CPR口頭指導の提供，(c) 地域のAEDを持って駆けつける市民救助者への対応要請を確実に行うために重要な意味がある．

オランダでの観察研究では，通報時の最初のトリアージで心停止が認識されなかった場合の生存率は5％で，心停止が認識された場合の生存率14％よりも低かった[4]．

救急隊の出動を最適化することは，心停止からの転帰を改善させるための施策として経済的に最も優れた方法の1つと思われる．したがって，傷病者が心停止であることを認識し，電話によるCPRの口頭指導を実施する通信指令員の能力を最適化することは傷病者の転帰改善に重要な意味を持つ．

- 通信指令員による心停止の認識（BLS 740）
- 通信指令員による口頭指導（BLS 359）
- オピオイドの関連が疑われる救急事態の蘇生（BLS 811）
- オピオイド中毒の教育（BLS 891）
- 溺水による心停止（BLS 856）

早期の質の高いCPR

良質なCPRは生命を救う．CPRの開始手順，最適な胸骨圧迫の構成要素，胸骨圧迫のみのCPR，脈拍の確認と人工呼吸に関するエビデンスが吟味された．システマティックレビューでは成人と小児，両者のデータを考慮したが，この章で推奨と提案がなされるのは成人傷病者についてのみである．

小児についての推奨と提案は，「第3章 小児の蘇生」（→175頁）を参照のこと．

これらの推奨と提案をするにあたって，胸骨圧迫の有用性は複数の構成要素に影響されることに着目した．すなわち，手を置く位置，救助者の位置，傷病者の位置，圧迫の深さとテンポ，および圧迫の解除である．これら

の構成要素の相対的重要度は明らかではないので，最適な胸骨圧迫の定義とは，正しい位置を，正しい深さとテンポで圧迫し，圧迫と圧迫の間の解除を完全にして，中断を最小限にすることとなる．

上記を含め，良質のCPRを行うことの重要性は従来どおりである．
- CPRの開始手順（BLS 661）
- 胸骨圧迫のみのCPR（BLS 372）
- CPRファースト（BLS 363）
- 胸骨圧迫の部位（BLS 357）
- 胸骨圧迫のテンポ（BLS 343）
- 胸骨圧迫の深さ（BLS 366）
- 胸骨圧迫の解除（BLS 367）
- CPR中の胸骨圧迫の中断（BLS 358）
- CPR中の胸骨圧迫と人工呼吸の比（BLS 362）
- リズムチェックのためのCPR中断間隔（BLS 346）
- CPR中の脈拍の確認（BLS 348）
- リアルタイムフィードバック（BLS 361）
- EMSによる胸骨圧迫のみのCPR（BLS 360）
- CPR中の受動的酸素吸入と人工呼吸による酸素投与（BLS 352）
- 心停止でない傷病者に対する胸骨圧迫のリスク（BLS 353）

早期除細動

早期の除細動は生命を救う．以下のセクションでは，①病院外において市民救助者や医療従事者がAEDを使用することの有益性に関する臨床的エビデンスと，②良質なCPRと効果的な電気ショックを確実に実行するために必要となる複雑な治療手順についてレビューした．これらを通じて強調されているのは，病院内外における心室細動の治療の第一選択としての早期除細動の重要性である．
- PADプログラムの効果（BLS 347）
- 電気ショック後の胸骨圧迫の再開（BLS 345）
- CPR中のECG解析（BLS 373）

CoSTR 2010と同様に，CoSTR 2015では良質なCPRの重要性が再度，強調された．CPRの質を左右する全ての要素を改善するために，胸骨圧迫のテンポと深さを適切に保ち，圧迫毎に圧を完全に解除し，胸骨圧迫の中断を最小限にすることが求められた．全ての救助者が，全ての心停止傷病者に対して胸骨圧迫を行うべきであるとした上で，訓練を受けており，その技術と意思のある救助者は，人工呼吸も行うべきであるとしている．また，市民救助者は，傷病者が心停止でなかった場合のCPRによる危害を恐れることなく，心停止を疑ったらCPRを開始すべきであるとしている．

2　JRC蘇生ガイドライン2015の作成方法

JRC蘇生ガイドライン2015は，CoSTRの考え方を踏襲して作成した．CoSTR 2010に準拠して作成されたJRC蘇生ガイドライン2010を元に，CoSTR 2015でGRADEの方法論によりエビデンスが評価され推奨がなされたPICOについては，これを取り入れた．ただし，わが国では法律等の理由で実行できないものについては，その説明を追記した．一方，CoSTR 2015で取り上げられなかったPICO（例えば，気道確保等）については，JRCのBLS作業部会が独自に，2010年以降の研究に対してCoSTR 2010で用いられたものと同様のエビデンス評価を行い，JRC蘇生ガイドライン2010の該当部分を加筆修正した．CoSTR 2015で取り上げられた内容にはPICOおよび推奨と提案が含まれ，CoSTR 2010の内容には表記していない．

3　JRC蘇生ガイドライン2015のBLSの概要

JRCのBLSガイドラインは，様々な背景を持つ市民が，あらゆる年齢層の傷病者へ対応する場合を想定して作成された共通のアプローチである．したがって，成人だけでなく小児を含む心肺危機に陥った傷病者を対象とした共通のアルゴリズムが採用されている．一方，保育士や教員，小児の保護者等，日常的に小児に接している者が行うBLSについては「第3章　小児の蘇生」（→175頁）に記載されている．小児BLSについての科学的背景は同章を参照されたい．

CoSTR 2015でILCOR BLSタスクフォースが検討したトピックのうち，JRCは市民救助者によるBLSに関する項目のみを本章に記載し，病院・救急車内等の医療環境の整った中で日常業務を行う者が行うBLSに関する以下の項目は「第2章　成人の二次救命処置」（→43頁）に移動した．
- オピオイドの関連が疑われる救急事態の蘇生（BLS 811）
- オピオイド中毒の教育（BLS 891）
- 溺水による心停止（BLS 856）
- CPRファースト（BLS 363）
- リズムチェックのためのCPR中断間隔（BLS 346）
- リアルタイムフィードバック（BLS 361）
- EMSによる胸骨圧迫のみのCPR（BLS 360）
- CPR中の受動的酸素吸入と人工呼吸による酸素投与（BLS 352）
- CPR中のECG解析（BLS 373）

また，CPR教育，通信指令を含む救急医療サービスに関する以下の項目は「第8章　普及・教育のための方

策」（→459頁）に移動した．
- 通信指令員による心停止の認識（BLS 740）
- 通信指令員による口頭指導（BLS 359）
- PADプログラムの効果（BLS 347）

4 JRC蘇生ガイドライン2015のBLSについての重要なポイント

- 訓練を受けていない救助者は，119番通報をして通信指令員の指示を仰ぐ．一方，通信指令員は訓練を受けていない救助者に対して電話を通じて心停止を確認し，胸骨圧迫のみのCPRを指導する．
- 救助者は，反応がみられず，呼吸をしていない，あるいは死戦期呼吸のある傷病者に対してはただちに胸骨圧迫を開始する．心停止かどうかの判断に自信が持てない場合も，心停止でなかった場合の危害を恐れずに，ただちに胸骨圧迫を開始する．
- 心停止を疑ったら，救助者は気道確保や人工呼吸より先に胸骨圧迫からCPRを開始する．
- 質の高い胸骨圧迫を行うことが重要である．胸骨圧迫の部位は胸骨の下半分とし，深さは胸が約5cm沈むように圧迫するが，6cmを超えないようにする．1分間あたり100～120回のテンポで胸骨圧迫を行い，圧迫解除時には完全に胸を元の位置に戻すため，力がかからないようにする．胸骨圧迫の中断を最小にする．
- 訓練を受けていない救助者は，胸骨圧迫のみのCPRを行う．
- 救助者が人工呼吸の訓練を受けており，それを行う技術と意思がある場合は，胸骨圧迫と人工呼吸を30：2の比で行う．特に小児の心停止では，人工呼吸を組み合わせたCPRを行うことが望ましい．
- 人工呼吸を2回行うための胸骨圧迫の中断は10秒以内とし，胸骨圧迫比率（CPR時間のうち，実際に胸骨圧迫を行っている時間の比率）をできるだけ大きく，最低でも60％とする．
- 市民によるAEDプログラム普及の重要性が国際的に確認された．AEDが到着したら，すみやかに電源を入れて，電極パッドを貼付する．AEDの音声メッセージにしたがってショックボタンを押し，電気ショックを行ったあとはただちに胸骨圧迫を再開する．
- CPRとAEDの使用は，救急隊など，二次救命処置（ALS）を行うことができる救助者に引き継ぐか，呼びかけへの応答，普段どおりの呼吸や目的のある仕草が出現するまで繰り返し続ける．

2 BLSのアルゴリズム

誰かが倒れるのを目撃した，あるいは倒れている傷病者を発見した時の手順は以下のとおりである．

1 安全の確認 ボックス1

周囲の安全を確認する．安全を脅かす具体的な状況としては，車の往来がある，室内に煙が立ち込めているなどがあり，それぞれの状況に応じて安全を確保するようにする．安全が確保されていないと判断した場合には，傷病者には接触せず，消防や警察等の到着を待つ．救助者自身の安全を確保して要救助者を増やさないことは，傷病者を助けることよりも優先される．

2 反応の確認 ボックス2

傷病者の肩を軽くたたきながら大声で呼びかける．何らかの応答や仕草がなければ「反応なし」とみなす．呼びかけても反応がなければ，まず，その場で大声で叫んで周囲の注意を喚起する．応答があり会話が可能であれば，どこか具合が悪いところがあるかを傷病者に尋ねる．

3 救急通報 ボックス3

周囲の者に救急通報（119番通報）とAEDの手配（近くにある場合）を依頼する．周囲に人がいなければ，自分で119番通報を行い，近くにAEDがあることがわかっていれば持ってくる．なお，反応の有無について迷った場合も119番通報して通信指令員の指導に従う．
※119番通報を受けた通信指令員は救助者との通話の間も通報内容から心停止を疑った時点でただちに救急車の手配を行うことになっている．119番通報をした救助者は，通信指令員から心停止の判断とCPRについて口頭指導を受けることができる．

4 呼吸の確認と心停止の判断 ボックス4

傷病者に反応がなく，呼吸がないか異常な呼吸（死戦期呼吸）が認められる場合，あるいはその判断に自信が持てない場合は心停止，すなわちCPRの適応と判断し，ただちに胸骨圧迫を開始する．

市民救助者が呼吸の有無を確認する時には，医療従事者や救急隊員等とは異なり，気道確保を行う必要はない．胸と腹部の動きを観察し，動きがなければ「呼吸なし」と判断する．死戦期呼吸はしゃくりあげるような不規則な呼吸であり，心停止直後の傷病者でしばしば認められる．死戦期呼吸であれば，胸と腹部の動きがあっても「呼吸なし」すなわち心停止と判断する．なお，呼吸の確認には10秒以上かけないようにする．

第1章　一次救命処置

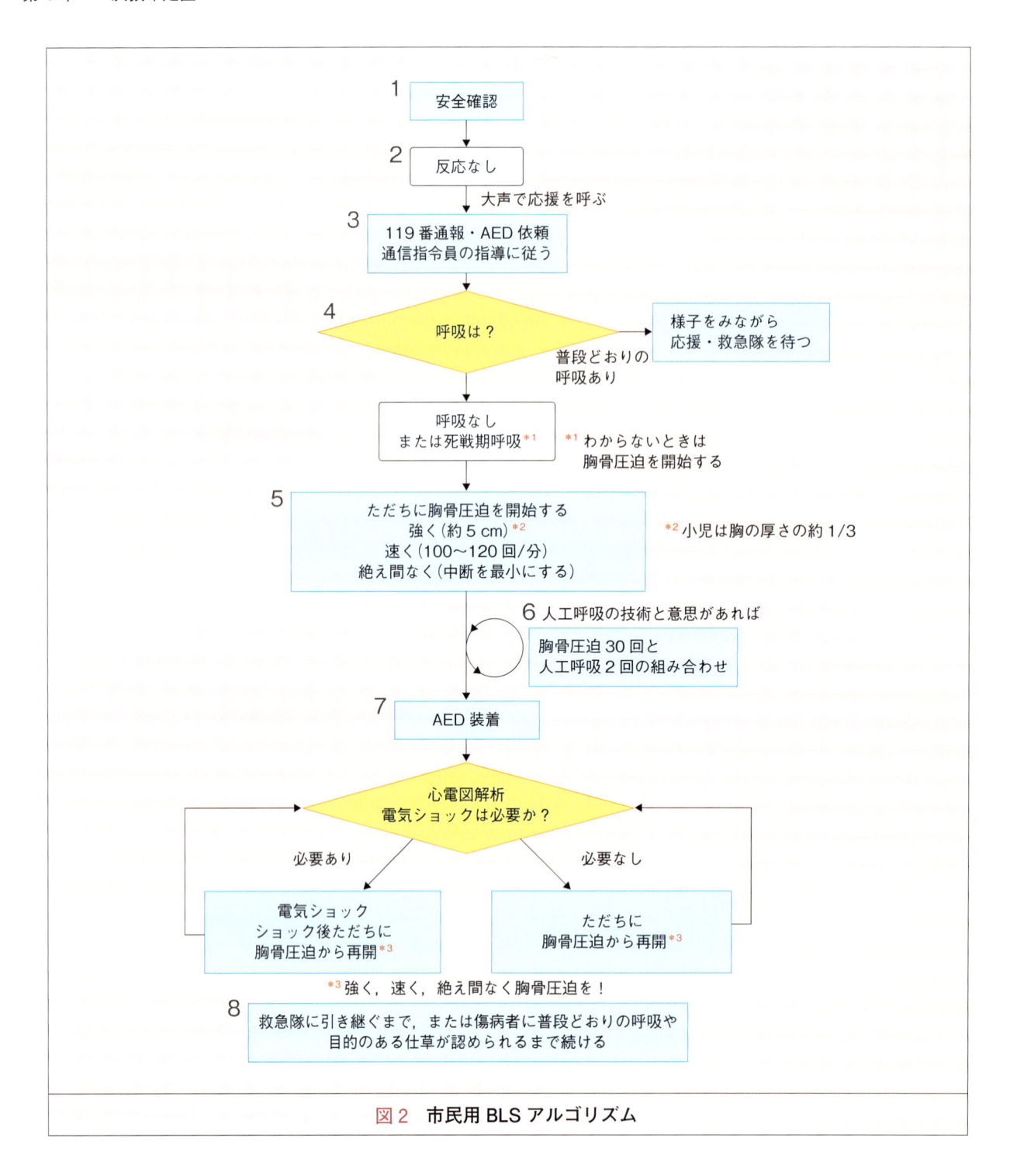

```
1  安全確認
       ↓
2  反応なし
       ↓ 大声で応援を呼ぶ
3  119番通報・AED依頼
   通信指令員の指導に従う
       ↓
4  呼吸は？ ──普段どおりの呼吸あり──→ 様子をみながら
                                        応援・救急隊を待つ
       ↓
   呼吸なし
   または死戦期呼吸*1        *1 わからないときは
       ↓                      胸骨圧迫を開始する
5  ただちに胸骨圧迫を開始する
   強く（約5 cm）*2           *2 小児は胸の厚さの約1/3
   速く（100〜120回/分）
   絶え間なく（中断を最小にする）
       ↓
   6  人工呼吸の技術と意思があれば
      胸骨圧迫30回と
      人工呼吸2回の組み合わせ
       ↓
7  AED装着
       ↓
   心電図解析
   電気ショックは必要か？
    ↙必要あり        必要なし↘
   電気ショック        ただちに
   ショック後ただちに   胸骨圧迫から再開*3
   胸骨圧迫から再開*3
       *3 強く、速く、絶え間なく胸骨圧迫を！
8  救急隊に引き継ぐまで、または傷病者に普段どおりの呼吸や
   目的のある仕草が認められるまで続ける
```

図2　市民用BLSアルゴリズム

　なお、CPRに熟練した医療従事者が心停止を判断する際には呼吸の確認と同時に頸動脈の脈拍を確認することがあるが、市民救助者の場合、その必要はない．

　傷病者に普段どおりの呼吸を認める時は、傷病者の呼吸状態を継続観察しながら救急隊の到着を待つ．気道確保のために頭部後屈あご先挙上を行える救助者はこれを実施する．ファーストエイドプロバイダーの訓練を受けた者は傷病者を回復体位としてもよい〔「第7章ファーストエイド」（→413頁）を参照〕．救急隊を待っている間に呼吸が認められなくなったり、普段どおりでない呼吸に変化した場合には、心停止とみなしてただちにCPRを開始する．

5　胸骨圧迫　ボックス5

　全ての救助者は、訓練されていてもそうでなくても、心停止の傷病者に胸骨圧迫を実施するべきである．質の高い胸骨圧迫を行うことが重要である．

1) CPR の開始手順

CPR は胸骨圧迫から開始する．傷病者を仰臥位に寝かせて，救助者は傷病者の胸の横にひざまずく．

2) 胸骨圧迫の部位・深さ・テンポ

胸骨圧迫の部位は胸骨の下半分とする．圧迫の深さは胸が約 5 cm 沈む程度とするが，6 cm を超えないようにする．1 分間あたり 100〜120 回のテンポで圧迫する．

なお，小児における深さは胸の厚さの約 1/3 とする．

3) 胸骨圧迫解除時の除圧

毎回の胸骨圧迫のあとには，胸を完全に元の位置に戻すために，圧迫と圧迫の間に胸壁に力がかからないようにする．ただし，胸骨圧迫が浅くならないよう注意する．

4) 胸骨圧迫の質の確認

複数の救助者がいる場合は，救助者が互いに注意しあって，胸骨圧迫の部位や深さ，テンポが適切に維持されていることを確認する．

5) CPR 中の胸骨圧迫の中断

CPR 中の胸骨圧迫の中断は最小にすべきである．人工呼吸や電気ショック（後述）を行う時に胸骨圧迫を中断するのはやむを得ないが，これらの場合でも胸骨圧迫の中断は最小にすべきである．

6) 救助者の交代

疲労による胸骨圧迫の質の低下を最小とするために，救助者が複数いる場合には，1〜2 分毎を目安に胸骨圧迫の役割を交代する．交代に要する時間は最小にする．

6 胸骨圧迫と人工呼吸　ボックス 6

1) 胸骨圧迫のみの CPR

訓練を受けていない市民救助者は，胸骨圧迫のみの CPR を行う．訓練を受けたことがある市民救助者であっても，気道を確保し人工呼吸をする技術または意思がない場合には，胸骨圧迫のみの CPR を行う．

2) 気道確保と人工呼吸

救助者が人工呼吸の訓練を受けており，それを行う技術と意思がある場合は，胸骨圧迫と人工呼吸を 30：2 の比で行う．特に小児の心停止では，人工呼吸を組み合わせた CPR を行うことが望ましい．

人工呼吸を行う際には気道確保を行う必要がある．気道確保は頭部後屈あご先挙上法で行う．

1 回換気量の目安は人工呼吸によって傷病者の胸の上がりを確認できる程度とする．CPR 中の過大な換気量は避ける．送気（呼気吹き込み）は約 1 秒かけて行う．

3) 感染防護具

口対口人工呼吸による感染の危険性は極めて低いので，感染防護具なしで人工呼吸を実施してもよいが，可能であれば感染防護具の使用を考慮する．ただし，傷病者に危険な感染症があることが判明している場合や血液等による汚染がある場合は，感染防護具を使用すべきである．

7 AED　ボックス 7

AED が到着したら，すみやかに装着する．AED には蓋を開けると自動的に電源が入るタイプと電源ボタンを押す必要のあるタイプとがある．後者では最初に電源ボタンを押す．

1) パッドの貼付

右前胸部と左側胸部に電極パッドを貼付する．未就学の小児に対しては，小児用パッドを用いる．小児用パッドがない場合には，成人用パッドで代用する．成人に対して小児用パッドを用いてはならない．

2) 電気ショックと胸骨圧迫の再開

AED による ECG 解析が開始されたら，傷病者に触れないようにする．AED の音声メッセージにしたがって，ショックボタンを押し電気ショックを行う．電気ショック後はただちに胸骨圧迫を再開する．

8 BLS の継続　ボックス 8

BLS は，救急隊など，二次救命処置（ALS）を行うことができる救助者に引き継ぐまで続ける．明らかに ROSC と判断できる反応（呼びかけへの応答，普段どおりの呼吸や目的のある仕草）が出現した場合には，十分な循環が回復したと判断して CPR を一旦中止してよい．ただし，AED を装着している場合は電源は切らず，パッドは貼付したままにしておく．

3 アルゴリズムの科学的背景

1 反応の確認と救急通報

1) 通信指令室への通報

救急隊への 119 番通報は，通常，虚脱した傷病者を発見した時の最初の行動である．救命の連鎖においても，

119番通報によって救急システムを起動することの重要性が強調されている．しかし虚脱した傷病者を前にして，市民が動揺せずに通報したり，傷病者が心停止であることを正しく認識したりすることは容易ではない．

傷病者に反応がないと判断した時点で119番通報をすることは理にかなっている．心停止か否かの判断に関して，通信指令員からの助言を受けることができるだけでなく，心停止と判断した場合に必要なCPRに関しても口頭指導を受けることができる．また救急隊の早期到着にもつながる．

2) 心停止の判断

心停止をすばやく判断することは迅速なCPRを開始するための重要な鍵である．心停止となった傷病者はまず反応がなくなり，間もなく呼吸が消失する．

本来は脈拍の消失が心停止の直接的な徴候であるが，その評価は容易ではない．

(1) 呼吸の確認

突然の心停止後には死戦期呼吸が高頻度にみられるが[5-8]，市民は死戦期呼吸を「呼吸をしている」と誤った判断をし，心停止を見逃すことが多い．市民が呼吸評価の手技を習得するのは容易ではなく，死戦期呼吸を認識できないことがしばしばである[9-12]．実際に正常な呼吸の認識方法を知っている市民は少ない[13]．傷病者に反応がなく，呼吸がないか死戦期呼吸が認められる場合，あるいはその判断に自信が持てない場合は心停止と判断する．心原性心停止の直後には正常な呼吸をしていることがある[14, 15]ので，継続的な観察が必要である．

呼吸は傷病者の上半身（胸と腹部を含む）の動きを見て評価する．以前は，救助者は頭部後屈あご先挙上法で気道を確保した上で，傷病者の顔に覆いかぶさるようにして自分の耳を傷病者の口元に近づけ，胸の動きを見ながら，「見て，聞いて，感じて」呼吸を観察することを推奨していた．しかし，市民にとって観察手技の簡略化は，CPRの迅速な開始と実施率向上につながる可能性があるため，JRC蘇生ガイドライン2010からは，市民による呼吸の確認では頭部後屈あご先挙上法を行わず，胸と腹部の動きを観察するのみとなった．

(2) 脈拍の確認

脈拍の有無を確認することによって心停止を判断する方法は信頼性に欠けるため，蘇生に関する従来のガイドラインでも，市民が行うCPRにおいて脈拍の確認は推奨されていない．医療従事者に対しても，その重要性は低下し，医療従事者が脈拍の確認を行う場合も，10秒以上をかけるべきでないとされている．

脈拍を確認することの正確性を実際の心停止患者において評価した研究はない．マネキンを用いた研究等9件の研究は，市民救助者，医療従事者のいずれにおいても，脈拍の確認手技の習得とその維持が難しいことを示している[9, 10, 16-22]．これに対して，3件の研究は医療従事者が脈拍を確認する能力を有していることを報告している．そのうち2件は救助者の耳を乳児の胸に直接当てて心音を確認する方法，もう1件の研究は歯科学生が健康ボランティアにおいて頸動脈の脈拍を確認できることを報告した[23, 24]．熟練救助者が脈拍と呼吸を同時に確認する方法により診断の精度が向上したとする報告がある[25]．

無拍動性体外式膜型人工肺を使用中の乳児と小児を対象として行われたRCT[22, 26]では，三次小児医療機関の医師や看護師でさえ，多くの場合に脈拍の状態を正確に評価できておらず，また，その確認にはしばしば10秒以上を要していた．これらの小児研究では，医療従事者が触診によって正確に脈拍を検出できたのは80%の事例にとどまっていた．脈がないのに誤って脈があると判断したのは14〜24%であり，脈があるのに脈拍を検出できなかったのが21〜36%に及んでいた．この研究では脈拍のない小児が含まれていたとはいえ，全ての小児で循環が維持されており（すなわち誰も心停止ではなかった），脈のない心停止の時に現れる典型的な徴候（毛細血管再充満時間の延長，チアノーゼ）は認められなかった．

(3) 痙攣

痙攣は心停止の徴候の1つであることを示した報告[27]が1件ある．また，通信指令員が心停止か否かを判断する材料に痙攣を追加することによって，バイスタンダーCPRの施行率が向上したとする報告[28]が1件ある．

(4) 心停止の原因判断

突然の心原性心停止と溺水，急性気道閉塞による心停止を鑑別することが可能かどうかについては，以下のような研究報告がある．1件の研究[29]では，36歳以上の傷病者の心停止は心原性であることが多く，35歳以下では非心原性であることが多かった．他の研究2件では[30, 31]，診断に有用な年齢のカットオフ値を示すことはできなかった．19歳以下の心停止の83%が非心原性であることを示した研究[32]もある．前向き研究1件[33]と他の後ろ向き研究1件[34]によれば，医療従事者による心停止の原因同定は不正確であり，非心原性心停止，特に失血による心停止の原因を誤って心原性とする可能性がある．

傷病者に反応がなく，呼吸がないか死戦期呼吸が認められる場合，あるいはその判断に自信が持てない場合に心停止と判断することは理にかなっている．

3) 心停止でない場合の対応

意識のない傷病者は舌根沈下による気道閉塞の可能性

があるので，気道確保が必要となることがある．

正常な呼吸があっても反応がない場合，市民救助者は呼吸の観察を継続し，正常な呼吸がなくなれば心停止とみなして胸骨圧迫を開始することは合理的である．この間，気道確保の目的で，頭部後屈あご先挙上を行ったり，傷病者の体位を回復体位としてもよい．自発呼吸のある傷病者の回復体位については，「第7章 ファーストエイド」（→413頁）を参照（今回のJRC蘇生ガイドライン2015より，回復体位はファーストエイドプロバイダーの訓練を受けた者が行うものとし，市民救助者のBLSからは省略した）．

Knowledge Gaps（今後の課題）

- 何らかの高度な技術を導入することによって，院外における心停止を確実に判断できるようになるか．
- 心停止判断の精度を高めるために，どのような判断基準を取り入れるとよいか．
- 心停止の判断までの所要時間と転帰に関連はあるか．
- 心停止判断のための呼吸観察で気道確保を行うことが呼吸停止の判断にどのような影響を与えるか．

2 CPRの開始と胸骨圧迫

1）CPRの開始手順

CQ：CPRは胸骨圧迫と人工呼吸のどちらから開始すべきか？

- P あらゆる状況での成人および小児の心停止
- I 胸骨圧迫から開始するCPR（30：2）
- C まず人工呼吸をしてから胸骨圧迫を行うCPR（2：30）
- O 退院時，30日後，60日後，180日後，1年後の神経学的転帰および生存，ROSC

推奨と提案

CPRは，人工呼吸からではなく，胸骨圧迫から開始することを提案する（弱い推奨，非常に低いエビデンス）．

エビデンスの評価に関する科学的コンセンサス

できる限り早期に良質の胸骨圧迫を実施することは良質のCPRにとって不可欠な要素であり，心停止からの生存やROSCの可能性を高める．したがって，CoSTR 2010では，成人に対するCPRは，気道を確保して人工呼吸を行うよりも，胸骨圧迫から始めるべきであることを推奨した．この推奨は成人の治療に関する推奨に主眼を置いた科学的レビューに基づくものであった．

CPRを胸骨圧迫から開始する（CAB）か，人工呼吸から開始する（ABC）かについてヒトを対象とした研究はなく，成人の蘇生に関するRCT 1件[35]，小児の蘇生に関するRCT 1件[36]，成人の蘇生に関する観察研究2件[37,38]，計4件のマネキンを使用した研究があった．

2010年のレビューに加え，今回のレビューでは新しい研究3件[35,36,38]を分析に含めた．これら全ての研究について，その方法論には大きな懸念がある．異なる2種類のCPR手順を比較する研究では，医療従事者が介入（CAB vs ABC）に関して盲検化されていないため，施行バイアスと検出バイアスの影響を免れない．

重要なアウトカムとしての胸骨圧迫を開始するまでの時間について，2人組155チームを対象としてマネキンを用いたRCTが1件[36]，および40名の救助者[37]，または6人組33チームを対象としてマネキンを用いた[38]観察研究が2件あった（非常に低いエビデンス：バイアスのリスクによりグレードダウン）．全ての研究において，CABの手順の場合に胸骨圧迫開始までの時間が短縮した．先のRCTでは，CABの手順の場合に胸骨圧迫までの時間が24.13秒，統計学的に有意に短縮した（$p<0.05$）[36]．先の観察研究2件では，CABの手順の場合に，それぞれ20.6秒（$p<0.001$）[38]，26秒（$p<0.001$）[37]，統計学的に有意に短縮した．

重要なアウトカムとしての人工呼吸開始までの時間について，2人組210チームを対象としてマネキンを用いたRCTが2件あった[35,36]（非常に低いエビデンス：バイアスのリスクによりグレードダウン）．Lubrano[36]によれば，人工呼吸開始までの時間は，呼吸停止のシナリオではCABの手順のほうが3.53秒，有意に短かった（$p<0.05$）が，心停止のシナリオではABCの手順のほうが5.74秒短かった（$p<0.05$）[35]．Marschは，CABの手順によって人工呼吸開始までの時間が5秒短くなる（$p=0.003$）とした．これら統計学的有意差の臨床的意義は不明である[35]．

重要なアウトカムとしての最初のCPRサイクル（30回の胸骨圧迫と2回の人工呼吸）を完了するまでの時間について，2人組55チームを対象としてマネキンを用いたRCTが1件あった[35]（低いエビデンス）．Marsch[35]は，CABの手順によって最初のCPRサイクル完了までの時間が15秒短くなるとした（$p<0.001$）．この統計学的有意差の臨床的意義は不明である．

患者にとっての価値とILCORの見解

ヒトの転帰を検証したデータが存在しない中でこの推奨を行うにあたっては，CPRの個々の要素（胸骨圧迫，人工呼吸，最初のCPRサイクルの完了）までに要する時間を重視した．

同様に，ヒトの転帰を検証したデータが存在しない中でこの推奨を行うにあたっては，成人の心停止のほとん

どが心原性であることから，CPRの個々の要素（胸骨圧迫および最初のCPRサイクルの完了）までの時間を短縮することを重視した．

小児に関する推奨についてはシステマティックレビュー「第3章　小児の蘇生」（→185頁）を参照のこと．

2）胸骨圧迫の実施

胸骨圧迫を行う際には，傷病者を仰臥位に寝かせて[39]，救助者は傷病者の胸の横にひざまずく[40]．ベッド上の胸骨圧迫はしばしば浅くなりすぎることが報告されている[41-45]．柔らかいベッドの上でCPRを行う場合は可能ならば傷病者をベッドから床に下ろすが，そのことの危険性と利点を検討した研究はない．

3）胸骨圧迫の部位

> **CQ：胸骨圧迫で圧迫すべき最適の部位はどこか？**
>
> P 胸骨圧迫を受ける，あらゆる状況での成人と小児
> I 胸骨の下半分を圧迫した場合
> C 他の部位を圧迫した場合
> O 退院時，30日後，60日後，180日後，1年後の神経学的転帰および生存，ROSC，心拍出量，傷害（例：肋骨骨折），冠灌流圧

推奨と提案

成人の心停止では，胸骨の下半分を圧迫することを提案する（弱い推奨，非常に低いエビデンス）．

エビデンスの評価に関する科学的コンセンサス

胸骨圧迫のために手を置く位置は，胸骨圧迫の有効性に影響を与える因子の1つである．この推奨を行うにあたり，最適な胸骨圧迫方法を定義するエビデンスを検討した．

胸骨圧迫の部位を胸骨の下半分[46]とした従来の推奨と，従来の推奨を変更した場合の様々な影響を比較検討した．また，救助者に「あなたの片手の手根部を胸の真ん中に置き，別の手をその手に重ねる」と指導することで，胸骨の下半分の位置を決定できるという従来の勧告に注目した[47,48]．この方法を指導する場合には，被訓練者の手の位置が胸骨の下半分にくるように矯正しなければならない[48]．

このレビューでは，胸骨圧迫の手の位置に関連する臨床的または生理学的な転帰を報告している研究に焦点を当てた．今回の検討では，CoSTR 2010の場合とは異なり，他の位置を圧迫した場合の解剖学的構造をCTやエコー，マネキンを用いて検討した研究や，圧迫する手の位置を指導する方法別の優劣に関する研究は含まれていない．

重大なアウトカムとしての神経学的転帰，生存またはROSCを報告した研究はなかった．

重要なアウトカムとしての生理学的転帰についての研究が3件あった[49-51]（非常に低いエビデンス：バイアスのリスク，非直接性，不精確さによりグレードダウン）．17名の成人の非外傷性心停止傷病者を対象としたクロスオーバー研究1件では，胸骨下端を圧迫した場合と，胸骨の下半分を圧迫した場合とを比較したところ，胸骨圧迫中の収縮期（圧迫時）血圧の最大値（114 mmHg ± 51 mmHg vs 95 mmHg ± 42 mmHg）と呼気終末CO_2分圧（$EtCO_2$）（11.0 mmHg ± 6.7 mmHg vs 9.6 mmHg ± 6.9 mmHg）は胸骨下端を圧迫した時のほうが高かったが，胸骨圧迫を解除した時の右心房圧の最大値や冠灌流圧には差がなかった[49]．30名の成人を対象とした2件目のクロスオーバー研究では，胸骨圧迫の手の位置を変えても$EtCO_2$に差はなかった[50]．10名の小児を対象とした3件目のクロスオーバー研究では，胸骨の下1/3を圧迫した場合は，胸骨の中央を圧迫した場合に比較して，収縮期血圧の最大値と平均動脈圧が高かった[51]．

患者にとっての価値とILCORの見解

この推奨を行うにあたり，従来の推奨を変更すべきことを強く示すデータがない現状では，従来の推奨治療との整合性を重視した．

Knowledge Gaps（今後の課題）

- 個々の傷病者で，生理学的な指標のフィードバックを利用して胸骨圧迫の位置を最適化すること．

4）胸骨圧迫部位の見つけ方

胸骨圧迫部位として推奨される「胸骨の下半分」をすばやく見つけ出すための簡便な指標として「胸の真ん中」や「乳頭間線」が用いられてきた．マネキンを用いた研究では，「胸の真ん中」を用いた場合には，肋骨弓と剣状突起により位置を決める方法に比較して，ハンズオフタイム（胸骨に救助者の手を載せていない時間）の減少を認めた[47,48,52-55]．手を置く位置の正確性に関しては，「胸の真ん中」を用いた場合には，肋骨弓と剣状突起により位置を決める方法に比較して正確性が失われたという報告[52,53,56]と失われなかったという報告[47,48,54,55]がある．「胸の真ん中」と「乳頭間線」を比較した研究では，「胸の真ん中」を用いた場合のほうが圧迫位置にばらつきが多かった[57]．

成人外科患者を対象に解剖学的観点で行われた研究では，救助者の手根部が乳頭間線に置かれた場合，圧迫が剣状突起に及ぶ，あるいは剣状突起を越えて，時には心

窩部にまで及ぶことがあった[58]．他方，胸骨圧迫部位の指標を「胸の真ん中」や「胸骨の下半分」とした場合でも，腹部を圧迫することがあった[59,60]．

胸骨圧迫の部位を「胸の真ん中」や「胸骨の下半分」と口頭で伝えることに加えて，視覚教材で圧迫位置を示すことで，圧迫位置の正確性が向上した[60]．傷病者の胸部を脱衣することは，胸骨圧迫の位置の不正確さを減少させる[61]が，脱衣に要する時間やプライバシー保護の問題がある．

胸骨圧迫部位の指標として「胸の真ん中」と「乳頭間線」のどちらが優れているかを比較した良質な研究はなかった．これらの位置を短時間に，かつ正確に見つけ出せる方法に関する良質な研究はない．胸骨圧迫部位の目安として「胸の真ん中」を指導する場合には，救助者の手の付け根が正しく胸骨の下半分に置かれるよう，指導者が実演を伴った指導を行っておくべきである．

Knowledge Gaps（今後の課題）

- 小児と成人における胸骨圧迫の部位を見つけ出すための最適の方法．

5) 胸骨圧迫の深さ

CQ：胸骨圧迫の最適の深さはどの程度か？
- P あらゆる状況での成人の心停止傷病者
- I CPR中の胸骨圧迫の深さが異なる場合
- C 深さが5 cmの場合
- O 退院時，30日後，60日後，180日後，1年後の神経学的転帰および生存，ROSC，CPRの質，冠灌流圧，心拍出量，バイスタンダーCPRの施行

推奨と提案

標準的な体格の成人に対する用手胸骨圧迫は，6 cmを超える過剰な圧迫を避けつつ（弱い推奨，低いエビデンス），約5 cmの深さで行う（強い推奨，低いエビデンス）ことを推奨する．

エビデンスの評価に関する科学的コンセンサス

CoSTR 2010では，全ての成人心停止傷病者に対して胸骨を少なくとも5 cm圧迫するのが合理的であると推奨した．推奨される胸骨圧迫の深さの上限についてのエビデンスは不十分であった．2010年以降，重要な新しいデータが出てきたことを受けて，推奨と提案についての見直しを行うこととした．

CoSTR 2010の推奨では，CPRは可能な限り硬い面の上で行うべきことを推奨した．CPR中は空気で膨らんだマットレスを常に脱気すべきである．CPR中に背板を使用することの是非についてのエビデンスは不十分である．背板を使用する場合，救助者は胸骨圧迫の開始の遅れや中断を最小限にすべきで，また背板を挿入する時にカテーテルやチューブが抜けないように注意すべきである．

重大なアウトカムとしての神経学的転帰（CPC 1～2）について，成人に対する用手胸骨圧迫では，5 cm以上の深さが，それ以外の深さよりも優れていることを示唆する観察研究が2件あった[62,63]（低いエビデンス：不精確さによりグレードダウン，用量反応効果によりグレードアップ）．神経学的転帰良好の調整後ORは，胸骨圧迫の深さの平均値の増加5 mmにつき1.33（95%CI 1.03～1.71）であった[62]．ILCORによるエビデンス評価の最終過程で，1件の研究[63]を評価対象から除外した．

重大なアウトカムとしての生存退院率について，圧迫の深さが増加するほど生存率が向上する可能性を示唆する観察研究が3件あった（非常に低いエビデンス：不精確さによりグレードダウン）[62,64,65]．生存退院の調整後ORは，胸骨圧迫の深さの平均値の増加5 mmにつき1.09（95%CI 0.94～1.27）[64]，1.04（95%CI 1.00～1.08）[65]，1.30（95%CI 1.03～1.65）[62]であった．このうち，対象者数が最大（9,136名）の研究では，共変量に関して補正後のデータを三次スプライン関数で補間した場合，適切な胸骨圧迫の深さの範囲は4.0～5.5 cmで，最適値は4.6 cmであった[65]．

重大なアウトカムとしてのROSCについて，成人の用手胸骨圧迫においては，圧迫の深さは5 cm以上が，それ以外の全ての深さよりも優れていることを示唆する観察研究が8件あった[63-70]（低いエビデンス：不精確さによりグレードダウン，用量反応効果によりグレードアップ）．対象者数が最大の研究では，圧迫の深さが5 mm増す毎にROSC率が向上していた〔調整後ORは深さの増加5 mmにつき1.06（95%CI 1.04～1.08，$p<0.001$）〕．また，深さが5.1 cm以上であった場合に比べると，深さが3.8～5.1 cmであった場合のROSCのORは0.86（95%CI 0.75～0.97）であった[65]．ILCORによるエビデンス評価の最終過程で，4件の研究を評価対象から除外した．

重要なアウトカムとしての胸骨圧迫による外傷について，成人の用手胸骨圧迫においては，圧迫の深さが6 cm以上の場合には，5～6 cmの場合に比較して外傷の割合が増加することを示唆する観察研究が1件あった（非常に低いエビデンス：深刻なバイアスのリスク，不精確さ，非常に深刻な非直接性によりグレードダウン）．この研究では，353名のうち170名が観察対象となったが（183名はデータが不完全で除外），男性傷病者における外傷の発生率は6 cmより深い圧迫の場合に63%，6 cm未満の場合に31%であった．また，全ての傷病者における外傷発生率は，圧迫の深さが5 cm未満の場合

28％，5〜6 cm の場合 27％，6 cm より深い場合 49％であった[71]．

患者にとっての価値と ILCOR の見解

この推奨を行うにあたっては，変更に伴う影響（トレーニングや CPR 資器材の設計変更等）を考慮し，従来の CoSTR の推奨との整合性，および胸骨圧迫が浅すぎる場合の害を示すデータとの整合性を重視した．さらに，米国およびカナダで展開されている ROC（US and Canadian Resuscitation Outcomes Consortium group）からの報告，すなわち圧迫の最適深度（"sweet spot"）は 4.0〜5.5 cm（ピーク 4.6 cm）であり，過度の圧迫は有害であるという新しい情報に着目した[65]．約 5 cm という表現は，これらの新しい知見と，傷病者の体型や体の大きさに関する国際的な多様性を考慮した結果である．小児における推奨については，システマティックレビュー「第 3 章　小児の蘇生」（→187 頁）を参照のこと．

Knowledge Gaps（今後の課題）

圧迫の深さと外傷の関連について，さらにその関連が体や胸の大きさ，胸壁のコンプライアンス，成人・小児によってどのような影響を受けるかについてさらなる研究が必要である．胸骨圧迫のテンポと深さの相互作用の関連についてもさらなる研究が必要である．

6）胸骨圧迫のテンポ

CQ：胸骨圧迫の最適のテンポはどの程度か？
P あらゆる状況での成人および小児の心停止傷病者
I 体外式胸骨圧迫の特定のテンポ
C 約 100 回/分のテンポ
O 退院時，30 日後，60 日後，180 日後，1 年後の神経学的転帰および生存，ROSC，CPR の質

推奨と提案

用手胸骨圧迫のテンポは 100〜120 回/分を推奨する（強い推奨，非常に低いエビデンス）．

エビデンスの評価に関する科学的コンセンサス

胸骨圧迫のテンポとは，胸骨圧迫が連続的に行われている期間について，中断を除いた 1 分間に実際に行われる圧迫の回数と定義される．これは，胸骨圧迫が中断している時間を含めた 1 分間に，実際に行われた胸骨圧迫の回数とは異なる．

CoSTR 2010 では用手胸骨圧迫のテンポとして，「少なくとも 100 回/分」を推奨した．圧迫のテンポの上限について，特定の数値は示されなかった[46]．今回のレビューでは胸骨圧迫のテンポに上限を設ける必要があることを示唆するヒトでの重要な新しい観察研究[72,73]に言及した．

重大なアウトカムとしての神経学的転帰について検討した研究はなかった．

重要なアウトカムとしての生存退院について，計 13,469 名の成人傷病者を対象とした観察研究が 2 件あった[72,73]（非常に低いエビデンス：バイアスのリスクによりグレードダウン）．1 件の研究[72]では，胸骨圧迫のテンポとして，≧140 回/分，120〜139 回/分，＜80 回/分，および 80〜99 回/分を，100〜119 回/分を対照として比較した．

- ≧140 回/分では，生存退院率が 4％減少した．
- 120〜139 回/分では生存退院率が 2％減少した．
- ＜80 回/分では，生存退院率が 1％減少した．
- 80〜99 回/分では，生存退院率が 2％減少した．

圧迫の深さや胸骨圧迫比率等，CPR の質に関する変数を含む共変量についての調整を行った場合も，調整を行わなかった場合も，いずれも胸骨圧迫のテンポと生存退院率の間に有意な関連を認めた（global test, $p = 0.02$）．この研究では，圧迫のテンポを増すと圧迫の深さが減ることが示された．それぞれの圧迫テンポのカテゴリーと，圧迫の深さの減少との関連は以下のようであった：テンポが 100〜119 回/分では 35％が 3.8 cm 未満の深さであった；テンポが 120〜139 回/分では 50％が 3.8 cm 未満の深さであった；テンポが ≧140 回/分では 70％前後が 3.8 cm 未満の深さであった．

もう一方の研究[73]では，80〜140 回/分のテンポを対照群として，＞140 回/分のテンポでは生存退院率が 4.1％低下し，＜80 回/分のテンポでは生存退院が 1.9％増加した．生存退院について調整された OR は ＞140 回/分のテンポでは 0.61（$p = 0.18$），＜80 回/分では 1.32（$p = 0.42$）であり，生存退院率に関して有意差はなかった．

重大なアウトカムとしての ROSC について，計 13,566 名の成人傷病者を対象とした観察研究が 3 件あった[72-74]（非常に低いエビデンス：バイアスのリスクのためにグレードダウン）．これらの研究における介入や胸骨圧迫のテンポはそれぞれ異なっていた：100〜119 回/分[72]，80〜140 回/分[73]，80〜119 回/分[74]．

＞140 回/分の速い圧迫のテンポでは ROSC 率が有意に低下した（OR 0.72，$p = 0.006$）．しかしモデルを共変量（性，心停止目撃，バイスタンダー CPR，EMS 初期 ECG，場所）で調整すると有意差はなくなった[72]．それぞれの研究の胸骨圧迫のコントロール群と比較した場合，＞140 回/分では ROSC 率が 5％減少し[73]，＞120 回/分では ROSC 率が 9％増加した[74]．

＜80 回/分の遅い圧迫のテンポでは，ROSC 率が 3％増加したとする研究が 1 件あり[73]，他の研究では 25％の減少があった[74]．ROSC について調整後 OR は，＞

140回/分のテンポでは1.01（$p=0.95$）[73]，＜80回/分のテンポでは1.18（$p=0.79$）[73]であった．平均の胸骨圧迫のテンポが87.1～94.8回/分の場合，40.3～72.0回/分の場合に比較してROSC率が33％増加した（$p=0.00371$）[74]．

重要なアウトカムとしての収縮期血圧について，観察研究が1件あった[75]（非常に低いエビデンス）．この研究では，18名の成人に機械的CPR装置（Thumper, Michigan Instruments, MI）を使用して，胸骨圧迫のテンポを段階的に増やした（80～140回/分）．各被験者別の分析では，胸骨圧迫のテンポを増すと収縮期血圧が低下した（テンポが140回/分の場合は基準値の74％，$p<0.05$）が，拡張期血圧には影響がなかった．

重要なアウトカムとしてのEtCO$_2$について，計41名の成人を対象とした観察研究が2件あった[75,76]（非常に低いエビデンス：バイアスのリスクによりグレードダウン）．1件の研究[75]では，60～140回/分の範囲の胸骨圧迫のテンポではEtCO$_2$に違いはなかった．もう1件の研究では胸骨圧迫のテンポが高い場合に，EtCO$_2$が若干（2 mmHg）高かった[76]．

重要なアウトカムとしての1分間に実施された胸骨圧迫の回数について，3,098名の成人を対象とした観察研究が1件あった[73]（非常に低いエビデンス：バイアスのリスクによりグレードダウン）．この研究は，対照群の胸骨圧迫回数を80～140回/分として，＞140回/分と＜80回/分を比較した．胸骨圧迫のテンポが速い場合，1分間に実施された胸骨圧迫の数が多かった．

患者にとっての価値とILCORの見解

今回の推奨にあたっては，追加のトレーニングや資器材のコスト（フィードバックデバイスや教育資器材のプログラム変更等）を最小とすること，および「少なくとも100回/分の胸骨圧迫のテンポ」という従来のガイドラインとの整合性を重視した．CoSTR 2010以降の新たなエビデンスは，胸骨圧迫のテンポは120回/分を超えないという新たな推奨を行うに足るものと判断した．

Knowledge Gaps（今後の課題）

傷病者の生理学的な反応に基づいて胸骨圧迫のテンポを適正化することによって転帰が改善するか？

7）胸骨圧迫の解除

> **CQ：胸骨圧迫で圧迫と圧迫の間は力を完全に抜くべきか？**
> P あらゆる状況での成人と小児の心停止
> I 胸壁の戻りを最大にすること
> C 胸壁の戻りを考慮しない場合
> O 退院時，30日後，60日後，180日後，1年後の神経学的転帰および生存，ROSC，冠灌流圧，心拍出量

> **推奨と提案**
> 救助者が用手胸骨圧迫を行う際には，胸壁が完全に元の位置に戻るように，圧迫と圧迫の間に胸壁に力がかからないようにすることを提案する（弱い推奨，非常に低いエビデンス）．

エビデンスの評価に関する科学的コンセンサス

循環動態的に有効なCPRを行う上で重要なのは，胸骨圧迫と胸骨圧迫の間に胸部に血液を灌流させることである．静脈還流の一部は胸郭内外の静脈圧較差に影響される．圧迫と圧迫の間に胸壁に力がかかったままになると，胸壁の完全な戻りが妨げられて胸腔内圧が上昇し，これにより右心への血液充満と冠灌流圧が減少し，心筋血流が減少する[77,78]．いくつかの観察研究によれば，成人でも小児でもCPR中に胸壁に力がかかったままになっていることが多い[77,79]．ここでの論点は，標準的な用手CPR中に胸壁に力がかかったままになることの影響である．

重大なアウトカムとしてのROSC，生存退院，および神経学的転帰についてのエビデンスはなかった．

重要なアウトカムとしての冠灌流圧について，観察研究が3件あった．2件は動物実験[78,80]，1件は心停止でない麻酔下の小児[81]を対象とした研究であった（非常に低いエビデンス：深刻なバイアスのリスク，非常に深刻な非直接性によりグレードダウン）．3件の研究全てで，胸壁の不完全な戻りにより冠灌流圧が減少した．Glatzらは，麻酔下で器械的人工呼吸が行われている心臓カテーテル中の小児において，体重の10％および20％に相当する力で胸壁を圧迫したところ，圧迫の強さに応じて冠灌流圧が減少した[81]．YannopoulosらとZuercherらによれば，ブタの心室細動（VF）モデルで胸壁に力がかかったままにして胸壁の完全な戻りを妨げると，冠灌流圧は用量依存性に減少した[78,80]．

重要なアウトカムとしての心拍出量または心係数について，観察研究が2件あった（1件は動物実験，1件は心停止でない麻酔下の小児）[78,81]（非常に低いエビデンス：深刻なバイアスのリスク，非常に深刻な非直接性によりグレードダウン）．動物実験では，圧迫と圧迫の間に体重の10％および20％に相当する力がかかったままにしたところ，心係数は用量依存性に減少した[78]．一方，Glatzらの報告では，胸壁にかかる力は心拍出量に影響を与えなかった[81]．

患者にとっての価値と ILCOR の見解

この推奨を行うにあたっては，従来の推奨（CoSTR 2010）との整合性を維持することと，CPR トレーニングする際にわかりやすい明確な推奨とすることを重視した．タスクフォースは，いくつかの研究において胸壁にかかったままになる力の大きさについて，循環動態に悪影響を及ぼすか及ぼさないかの閾値が報告されていることを承知しているが，この値を実際に測定したり教えたりするのは難しいだろうと考えている．

Knowledge Gaps（今後の課題）

- ヒトで胸壁が完全に戻るようにすることの影響，および，この推奨が胸骨圧迫の深さやテンポ，デューティーサイクル等の要素に与える影響．
- 胸壁が完全に戻ることをモニターするための最良の選択肢．

8）CPR 中の胸骨圧迫の中断

CQ：心電図解析や換気のために許される胸骨圧迫中断時間はどの程度か？

- P あらゆる状況での成人と小児の心停止
- I ECG 解析や換気のための胸骨圧迫中断時間を最小にすること
- C ECG 解析や換気のための胸骨圧迫中断時間が長引くこと
- O 退院時，30 日後，60 日後，180 日後，1 年後の神経学的転帰および生存，ROSC，初回電気ショックまでの時間，CPR の質，除細動成功率

推奨と提案

高度な気道確保器具が使用されていない成人の CPR 中には，2 回の換気に伴う胸骨圧迫の中断は 10 秒未満にすることを提案する（弱い推奨，低いエビデンス）．

電気ショック前後の胸骨圧迫中断時間をできるだけ短くすることを推奨する．マニュアル除細動では，電気ショック前の胸骨圧迫中断時間をできるだけ短くし，10 秒以下にすることを提案する（強い推奨，低いエビデンス）．

従来の CPR 中の胸骨圧迫比率（すなわち，CPR 時間のうち，実際に胸骨圧迫を行っている時間の比率）はできるだけ高くして，少なくとも 60％とすることを提案する（弱い推奨，低いエビデンス）．

エビデンスの評価に関する科学的コンセンサス

成人の心停止において，気管チューブ等の高度な気道確保器具が用いられていない場合，短時間ではあるが換気のために胸骨圧迫が中断されることがしばしばである．換気による胸骨圧迫中断時間が 5 秒を超えないことを推奨する CPR ガイドラインもある．しかし，この推奨に従おうとするあまりに強く送気すると，胃内へ送気する危険を伴うし，口対口人工呼吸の際には現実的ではないであろう．

電気ショック前の中断時間には，ECG 解析，充電，実際のショックに要する時間が含まれる．電気ショック後の時間には，ショックをかけたあとに胸骨圧迫を再開するまでの時間が影響する．

電気ショック前後の胸骨圧迫中断時間を短くするためには，中断時間を最小にすることの重要性を認識すること，訓練中から注意を払うこと，蘇生時に救助者同士が十分協力することが必要である．

このシステマティックレビューでは，胸骨圧迫の中断によって起こりうる，様々な重大および重要なアウトカムに対する影響について検討した．

重大なアウトカムとしての神経学的転帰について，199 名を対象とした観察研究が 1 件あった[82]（低いエビデンス：不精確さによりグレードダウン）．この研究では，市民救助者が 2 回の換気に 3〜5 秒かける群を基準にして，10〜12 秒かけて行う群（調整後 OR 1.30，95％ CI 0.29〜5.97）や 13 秒以上かけて行う群（調整後 OR 2.38，95％CI 0.46〜12.1）との間に，生存率の差はなかった．ECG 解析や電気ショックのための胸骨圧迫中断時間を検討した論文はなかった．

重大なアウトカムとしての生存退院について，2 回の換気に要する時間の影響を検討した研究はなかった．電気ショック前後の胸骨圧迫中断時間について，2 種類の AED のアルゴリズムを比較した RCT が 1 件あった[83]（中等度のエビデンス：非直接性によりグレードダウン）．この研究は 845 名の傷病者を対象としたが，電気ショック前後の胸骨圧迫中断時間を短くすることの有益性を見い出せなかった（OR 0.81，95％CI 0.33〜2.01）．計 3,327 名の傷病者を対象として，電気ショック前後の胸骨圧迫中断時間を短くすること（ショック後の中断時間は比較的影響が小さい）や胸骨圧迫比率（すなわち，CPR 時間のうち，実際に胸骨圧迫を行っている時間の比率）を上げることが，生存退院と強く関連することを示した観察研究が 3 件[84-86]あった（中等度のエビデンス：用量反応効果によりグレードアップ）．

重大なアウトカムとしての ROSC について，2 回の換気に要する時間の影響を検討した研究はなかった．電気ショック前後の胸骨圧迫中断時間について，35 名の傷病者を対象とし，ショック前後の胸骨圧迫中断時間の制限が有益であることを示唆する観察研究 1 件[87]（非常に低いエビデンス：バイアスのリスク，不精確さによりグレードダウン）と，2,103 名の傷病者を対象とし，胸骨圧迫比率が 40％を超えることの有益性を示唆する研究

が 1 件[88] あった（OR 1.89，95％CI 1.10〜3.15）（非常に低いエビデンス：バイアスのリスクによりグレードダウン）．

重要なアウトカムとしての除細動成功率に関して，60 名の傷病者を対象とし，電気ショック前の胸骨圧迫中断時間を短くすることの有益性を示した観察研究が 1 件[68] あった（非常に低いエビデンス：不精確さによりグレードダウン）．

患者にとっての価値と ILCOR の見解

この推奨を行うにあたっては，胸骨圧迫の中断を最小にすることを重視した．高度な気道確保がなされない傷病者で，胸骨圧迫と有効な換気 2 回との間でバランスをとることによって，この総合的な目標を達成するよう努めた．

Knowledge Gaps（今後の課題）

- 人工呼吸や電気ショック以外の理由による，あるいは明らかな理由のない胸骨圧迫中断の原因とその影響．
- 胸骨圧迫中の ECG 解析等，ECG 解析のための（不必要な）胸骨圧迫中断をなくす方法．

9）CPR 中の脈拍の確認

CQ：CPR 中は脈拍を確認するために定期的に胸骨圧迫を中断すべきか？
P あらゆる状況での成人および小児の心停止
I 循環チェックのための胸骨圧迫中断
C CPR の中断なし
O 退院時，30 日後，60 日後，180 日後，1 年後の神経学的転帰および生存，ROSC，胸骨圧迫比率

推奨と提案

観血的モニターが利用できる ALS 環境を除いては，CPR 中の脈拍チェックの価値についてのデータは不十分であるので，ILCOR は脈拍チェックの価値に関する推奨を作成しなかった．

エビデンスの評価に関する科学的コンセンサス

CoSTR 2015 では，CoSTR 2010 で指摘された「今後の課題」に対応するため，新たな PICO を設けた．BLS に関する他の PICO との類似点が多かったため，非常に厳格な組み入れ基準を適用し，PICO で取り上げられた転帰について検討したヒトにおける比較研究のみを取り挙げた．

文献検索で見つかった 654 件の報告と，2015 年初頭に行われた追加の検索で見つかった，関連する可能性のある研究 112 件において，この問題に関連するものは何もなかった．

患者にとっての価値と ILCOR の見解

胸骨圧迫の中断を最小にすること，および ROSC が強く疑われる場合（例えば臨床的に，または血行力学的モニタリングによる）以外には脈拍チェックのための圧迫中断を避けることの重要性は従来どおりである．

Knowledge Gaps（今後の課題）

- 循環評価の価値や信頼性に関するヒトのデータ．

10）救助者の交代

救助者は疲れてくると適切なテンポや深さで胸骨を圧迫できなくなる恐れがある．マネキンを用いた研究[89] で，熟練したパラメディックはガイドラインどおりの胸骨圧迫を 10 分間継続できたという報告もあるが，入院患者を対象とした研究[90] では，救助者にフィードバックをしながら 3 分間連続で胸骨圧迫をさせると，圧迫のテンポは維持できるが，深さは 90〜180 秒で浅くなることが示された．医療従事者を対象としてマネキンを用いた 4 件の研究[91-94] では，胸骨圧迫を連続して行うと時間経過とともに胸骨圧迫の質（主に深さ）が悪化することが示された．医療従事者を対象としてマネキンを用いた 2 件の研究[95, 96] で示されたように，胸骨圧迫によって救助者の心拍数が上昇し，酸素消費量が増加することがその原因の 1 つであると考えられる．一方で，市民による 30：2 の CPR について調べた研究[97, 98] では，胸骨圧迫の質に疲労による経時的低下はみられなかった．

高学年の医学生とレジデントを対象とした研究[99] では，8 分間の胸骨圧迫を，2 分毎に交代した群と，疲労度を考慮してリーダーの指示によって交代した群を比較したところ，リーダーの指示で交代したほうが胸骨圧迫の質が高かった．しかし，リーダーの指示で交代した場合の交代回数は平均 6.5 回（8 分間）で，これに伴って胸骨圧迫の中断時間は 2 分毎の交代の場合よりも長くなった．医学生を対象として 2 分毎の胸骨圧迫の交代と自らの疲労感での胸骨圧迫の交代を比較したマネキンを用いた研究[100] でも，自らの疲労感で胸骨圧迫を交代したほうが，胸骨圧迫の質が高かったと報告している．これらの報告は，救助者がおよそ 1〜2 分毎に胸骨圧迫を交代することは救助者の疲労による胸骨圧迫の質（特に圧迫の深さ）の悪化を防ぐために合理的であることを示唆している．動物実験[101-105] と臨床研究[106] では，CPR 中の胸骨圧迫の中断は ROSC 率と生存率を低下させた．

胸骨圧迫のみの CPR の場合，30：2 の CPR と比較しても[90, 107]，胸骨圧迫の質の低下はより早く出現し，圧迫開始後 1 分[107, 108]〜90 秒[90] ですでに認められている．

これらのほとんどの研究は，胸骨圧迫のみのCPRにおける質の低下は，換気時間がなく休息できないことに起因すると推測している．30：2のCPRと比べ，胸骨圧迫のみのCPRでは，胸骨圧迫を行っている救助者は疲れやすく，CPRの質は低下しやすいと考えられる．

したがって，疲労による胸骨圧迫の質が低下しないように，交代は1〜2分毎を目安に行うことを考慮する．胸骨圧迫のみのCPRではより短時間で圧迫が浅くなることに留意する．胸骨圧迫の交代は圧迫の中断時間が最短になるように行う．

3　気道確保と人工呼吸

1）気道確保

溺水の症例集積研究[109]や，麻酔下の患者を対象とした臨床研究または放射線画像で気道の開存性を検討した前向き臨床研究では，いずれの調査でも頭部後屈あご先挙上法は実行可能で安全かつ効果的であった[110-115]．小児に関しては，麻酔下に評価した臨床研究または放射線画像による検討[116, 117]で，気道確保法としてのあご先挙上法の有用性が示された．その一方で，前向き臨床研究[118-120]では，中間位と比較してあご先挙上法の有用性を実証できなかった．下顎挙上法に関しては，全身麻酔下の主に小児・乳児傷病者を対象とした5件の研究のうち，下顎挙上の有用性を示したのは3件[118, 121, 122]で，中立は1件[120]，そして有害は1件[123]であった．

遺体によるC1〜2頚椎損傷モデルを対象とした研究では，頭部後屈あご先挙上法は下顎挙上法と比較して，頚椎の動きが大きくなることが示された[124]．しかし，麻酔下の患者を対象とした放射線画像による検討では，下顎挙上によるマスク換気であっても，頚椎を確実に前方に移動させてしまうことが示されており[125]，下顎挙上による気道確保であっても注意が必要かもしれない．

熟練救助者は頚椎損傷が疑われる場合等必要に応じて下顎挙上法を用いてもよいが，市民救助者には下顎挙上法を指導していないので，一般向け心肺蘇生ガイドラインである本章では扱わず，医療者向けガイドラインであるALSの項でのみ解説することとした．

麻酔下の小児を対象とした研究[126]では，口腔内に母指を入れて行う下顎挙上法（下顎引き上げ法）が推奨された．しかし，別の研究は，気道を開通させるために口腔内に指を入れることは，傷病者[127, 128]または救助者[109]に有害であると報告している．

効果的な人工呼吸のために気道を確保することはCPRの重要事項である．反応のない成人や小児に対する気道確保法としては頭部後屈あご先挙上法を用いることは合理的である．熟練救助者は頚椎損傷が疑われる場合等必要に応じて下顎挙上法を用いてもよい．下顎挙上法で気道確保ができなければ，さらに頭部後屈を加える．なお，下顎挙上法は有害となりうるためにその適応決定と実施には注意が必要である．

頚椎損傷が疑われる傷病者における頭頚部の安定化は，器具を用いるのではなく，救助者が用手的に行う．

2）人工呼吸

成人の臨床研究[129-132]では，CPR中に過換気になっていることがしばしばであることが示された．動物実験では，CPR中に過換気にすることにより，脳灌流圧，ROSC率，生存率が低下することが示された．別の動物実験[133]では，心拍出量が低下した状況で換気回数を増加させた場合，肺胞換気量は増加したが酸素化は改善せず，冠灌流圧は低下した．

1回換気量に関するヒトの研究[134-136]では，無呼吸の患者に対して空気で1回換気量600 mLの換気をすれば，酸素化を維持し，二酸化炭素分圧を正常に保つことができた．1回換気量が500 mLより少ない場合は，十分な酸素化を行うために酸素投与が必要になった．しかし，これらの研究の多くは心停止傷病者ではなく麻酔患者を対象としており，この結果をそのまま心停止に応用するのは難しい．また，これらの研究で示されている酸素化の違いは小さく，100 mLという1回換気量の違いについて酸素運搬の観点から臨床的に有意であるかは不明である．600 mLという画一的な1回換気量ではなく，これらの研究の対象となった欧米人と日本人の体型の違いにも考慮が必要であろう．一方，8名の心停止患者を対象とした臨床研究[137]では，救助者の呼気で人工呼吸を行ったCPRでは低酸素血症と高二酸化炭素血症が発生していた．CPRにおいて過換気は避けるべきであるが，いずれの報告においても1回換気量の最適な値を示唆するデータは十分ではない．

小児や乳児のCPR中に，高度な気道確保下での適切な換気（1回換気量または換気回数）に関するデータはない．ある動物実験[138]では，CPR中の1回換気量を50％減少させて過換気を避けても，ROSC率に影響はなかった．

CoSTR 2005では約1秒かけて送気することが推奨された．力学的モデルを用いた研究[139-141]では，1秒または2秒の吸気時間の違いにより，臨床的に有意な1回換気量の差はなかった．人工呼吸による胸骨圧迫の中断を考慮すれば吸気時間は短時間であるほうがよい．

以上より，心肺蘇生法において最適な1回換気量を示す研究はないが，全ての年齢において，人工呼吸は酸素投与の有無にかかわらず，傷病者の胸の上がりを確認できる程度の1回換気量で，約1秒かけて行うのが望ましい．CPR中は呼吸原性，心原性等心停止の原因を問わず，それ以上の送気は胸腔内圧を上昇させて静

脈還流を妨げ，ひいては心拍出量を減少させるため，避ける．

3）感染防護具

感染防護具を使用して人工呼吸中に傷病者との接触を防ぐことが，安全で有効で実行可能であることを示した臨床研究はない．実際のCPRを行うことによって，ごくまれにではあるが救助者に傷病者の持つ微生物が感染したという報告がある[142-152]．一方，CPRによる感染症発生に関するレビューでは，CPRの実施によるB型肝炎ウイルス，C型肝炎ウイルス，HIV，サイトメガロウイルス等の危険な感染症の発生は報告されていない[153]．

アメリカ疾病予防管理センター（Centers for Disease Control and Prevention：CDC）の推奨[154]とガイドライン[155]や，臨床研究[148, 149, 153, 156-159]では，感染防御のために救助者が感染防護具を使用することを推奨している．研究室レベルでの実験では，感染防護具は細菌の伝染を減少させることを示した[160-162]．

院外における感染の危険性は極めて低いので，感染防護具なしで人工呼吸を実施してもよいが，可能であれば感染防護具の使用を考慮する．ただし，院内・院外を問わず，患者に危険な感染症〔ヒト免疫不全ウイルス（HIV）感染症，肺結核，B型肝炎，重症急性呼吸器症候群（SARS）〕の疑いがある場合や血液等による汚染がある場合は，感染防護具を使用する．また，医療従事者が業務としてCPRを行う場合は標準予防策を講じる．

Knowledge Gaps（今後の課題）

- 標準的なCPRと胸骨圧迫のみのCPRにおける効果的な気道管理とはどのようなものか．
- 心停止患者の理想的な1回換気量はどれくらいか．

4　CPR中の胸骨圧迫と人工呼吸

1）CPR中の胸骨圧迫と人工呼吸の比

> **CQ：胸骨圧迫と人工呼吸の組み合わせで最適な比はいくつか？**
> - P あらゆる状況での成人と小児の心停止
> - I 30：2以外の特定の胸骨圧迫と換気の比（C：V比）
> - C 30：2のC：V比
> - O 退院時，30日後，60日後，180日後，1年後の神経学的転帰および生存，ROSC，胸骨圧迫中断時間

推奨と提案

心停止時の胸骨圧迫と人工呼吸の比率は，他のいかなる比率よりも30：2を提案する（弱い推奨，低いエビデンス）．

エビデンスの評価に関する科学的コンセンサス

高度な気道確保器具（気管チューブ等）を使用していない成人の心停止では，換気のために胸骨圧迫が短時間中断されることがしばしばである．2005年のCPRガイドラインの多くで，成人のC：V比は15：2から30：2に変更された．

このシステマティックレビューでは，C：V比変更の前後を比較したコホート研究4件を同定した．いずれも院外心停止に対して，ガイドライン2005以前の15：2のC：V比を用いた治療と比較し，ガイドライン2005以降の30：2のC：V比を含む治療バンドル介入を評価した研究であった[163-166]．15：2以外のC：V比と30：2のC：V比を比較した研究はなかった．コホート研究1件[167]は組み入れ基準にかなっていたが，研究デザイン，解析手法，データ報告や要約に課題が懸念されたことから除外された．

重大なアウトカムとしての退院時の神経学的転帰について，観察研究が2件[163, 164]あった（非常に低いエビデンス：バイアスのリスク，非直接性によりグレードダウン）．対象となった計1,711名の傷病者のうち，30：2のC：V比のガイドライン2005の方法でCPRを受けた群は，15：2のガイドライン2000の方法でCPRを受けた群より神経学的に良好な状態での生存率がやや高かった（8.9% vs 6.5%）．

重大なアウトカムとしての生存退院について，観察研究が4件[163-166]あった（非常に低いエビデンス：バイアスのリスク，非直接性によりグレードダウン）．対象となった計4,183名の傷病者のうち，30：2のC：V比のガイドライン2005の方法でCPRを受けた群は，15：2のガイドライン2000の方法でCPRを受けた群より生存退院率がやや高かった（11.0% vs 7.0%）．

重大なアウトカムとしての30日後の生存率について，観察研究が1件[166]あった（非常に低いエビデンス：バイアスのリスク，非直接性によりグレードダウン）．ガイドライン2005の方法でCPRを受けた群は，ガイドライン2000の方法でCPRを受けた群より30日後の生存率がやや高かった（16.0% vs 8.3%）．

重大なアウトカムとしてのあらゆるROSCについて，観察研究が2件[163, 164]あった（非常に低いエビデンス：バイアスのリスク，非直接性によりグレードダウン）．ガイドライン2005の方法でCPRを受けた群は，ガイドライン2000の方法でCPRを受けた群よりROSC率

が高かった（38.7% vs 30.0%）．

重大なアウトカムとしての来院時ROSCについて，観察研究が2件[164,166]あった（非常に低いエビデンス：バイアスのリスク，非直接性によりグレードダウン）．ガイドライン2005の方法でCPRを受けた群は，ガイドライン2000の方法でCPRを受けた群より来院時ROSC率が高かった（34.5% vs 17.1%）．

重要なアウトカムとしての胸骨圧迫中断時間について，観察研究が2件[164,165]あった（非常に低いエビデンス：バイアスのリスク，非直接性によりグレードダウン）．ガイドライン2005の方法でCPRを受けた群は，ガイドライン2000の方法でCPRを受けた群より胸骨圧迫中断時間が短かった．

患者にとっての価値とILCORの見解

この推奨を行うにあたっては，CoSTR 2005やCoSTR 2010との一貫性や，治療バンドル（C：V比を15：2から30：2に変更したことを含む）がより多くの生命を救ってきたことという，本レビューで同定した結果を重視した．

推奨の変更は医療資源への影響（プログラムの修正や再訓練等）が大きく，また，重大なアウトカムについて検討されたデータは現在の推奨を変更する根拠としては不十分である．

2) 胸骨圧迫のみのCPR

CQ：胸骨圧迫のみのCPRの有効性は従来のCPRと比べてどうか？
- P 成人の院外心停止
- I 訓練されていない，または訓練されている市民によって，（人工呼吸なしに）胸骨圧迫を行うこと
- C 胸骨圧迫と人工呼吸を組み合わせること
- O 退院時，30日後，60日後，180日後，1年後の神経学的転帰および生存，ROSC，バイスタンダーCPR施行率，CPRの質

推奨と提案

心停止傷病者全てに胸骨圧迫を施行することを推奨する（強い推奨，非常に低いエビデンス）．

人工呼吸の訓練を受けており，それを行う意思がある救助者は，全ての成人心停止傷病者に対して胸骨圧迫と人工呼吸を実施することを提案する（弱い推奨，非常に低いエビデンス）．

エビデンスの評価に関する科学的コンセンサス

バイスタンダーCPRは，救命の連鎖の鍵となる要素である．この根幹的原則は，2000年のILCORコンセンサス会議で評価され，その後，2005年，2010年，2015年のCoSTRにおいて再評価なしに容認されてきた．2000年のレビューでは，EMS到着前のCPRが（1）VFから心静止に悪化するのを防ぎ，（2）除細動の成功率を高め，（3）心機能と脳機能の維持に貢献し，（4）生存率を向上させるとしている[168]．計142,740名の傷病者を対象とした79件の研究を検討した大規模なシステマティックレビューでは，バイスタンダーCPRによって生存率が3.9%から16.1%に改善した[169]．

バイスタンダーCPRは広く普及しているが，鍵となる問題は，バイスタンダーが行うべきなのは胸骨圧迫のみのCPRか，それとも従来法のCPRかということである．胸骨圧迫のみのCPRの提唱者は，胸骨圧迫と人工呼吸を組み合わせる場合と比べて，教育や理解，実行が容易であると主張する．従来法CPRの提唱者は，胸骨圧迫のみでは酸素化が不十分で呼吸性アシドーシスが進行するために効果が劣ることを懸念する．これらの懸念は，窒息による（あるいは他の非心原性による）心停止や長時間のCPRにおいて特に問題となる[170]．

バイスタンダーによる胸骨圧迫のみのCPRと従来法のCPRを比較するRCTを行うことは非現実的である．したがって，この問題に対する臨床的エビデンスは，観察研究と通信指令員が行うCPR口頭指導のRCTという，2つの方法によるしかない．電話によるCPR口頭指導の効果については，「第8章　普及・教育のための方策」（→484頁）を参照されたい．

さらに，この問題に関する研究の多くは心原性心停止の傷病者で行われてきたが，短時間のトレーニングでバイスタンダーが心原性か否かを判断できるように教育するのは，不可能ではなくとも困難である．また，研究の多くはEMSによる応答時間が短い地域で実施されている．換気しないことが有害となる時間閾値が存在する可能性があるため[171,172]，これらの研究の結論を全ての場面に当てはめる外的妥当性には注意すべきである．すなわち，この問題に関するデータは，全て間接的なものに過ぎない．

バイスタンダーCPRに関する観察研究がなされた場合，そのデータを評価する際の鍵となる問題は，実際に行われたバイスタンダーCPRの種別を研究者がどのようにして決定したかである．一部の研究では，救助者が現場に残ってバイスタンダーが行った処置内容を聴きとっていた．しかし，心停止データベースを解析した研究では，強いストレスに曝され，ハイリスクで時間を争う緊急事態におけるバイスタンダーの処置内容は救助者が見た目で判断していた．このような問題点のため，研究の多くはバイスタンダーCPRの種類の決定方法に関するバイアスによりエビデンス評価に際してグレードダ

ウンされた．

重大なアウトカムとしての1年後の神経学的転帰について，成人の心原性心停止傷病者1,327名を対象とした観察研究が1件[171]あった（非常に低いエビデンス：バイアスのリスク，非直接性，不精確さによりグレードダウン）．この研究では，胸骨圧迫と標準的なCPRとの間に有意差はなかった（OR 0.98，95%CI 0.54〜1.77）．

重大なアウトカムとしての30日後の神経学的転帰について，計40,646名の傷病者を対象とした観察研究が4件[170, 172-174]あった（非常に低いエビデンス：バイアスのリスク，非直接性によりグレードダウン）．これらの研究では，胸骨圧迫のみのCPRと標準的なCPRとの間の転帰に有意差はなかった．

重大なアウトカムとしての退院時の神経学的転帰について，RCT[175]が1件と観察研究が3件[176-178]あった（非常に低いエビデンス：バイアスのリスク，非一貫性，非直接性によりグレードダウン）．RCTは1,268名の傷病者を対象としたが，転帰に差はみられなかった（OR 1.25，95%CI 0.94〜1.66）．観察研究では計2,195名の傷病者が対象となったが，胸骨圧迫のみのCPRと標準的なCPRとの間に差はみられなかった．

重大なアウトカムとしての30日後生存について，RCTが1件[179]と観察研究が2件[180, 181]あった（非常に低いエビデンス：バイアスのリスク，非一貫性，非直接性によりグレードダウン）．RCT[179]では1,276名の傷病者が対象となったが転帰に差はなかった（OR 1.24，95%CI 0.85〜1.81）．観察研究では，計11,444名の傷病者が対象となったが，胸骨圧迫だけのCPRと標準的なCPRとの間に差はなかった．

重大なアウトカムとしての14日後生存について，829名の傷病者を対象とした観察研究が1件[182]あった（非常に低いエビデンス：バイアスのリスク，非直接性によりグレードダウン）．この研究では，胸骨圧迫のみのCPRと標準的なCPRとの間に差はなかった（OR 0.76，95%CI 0.46〜1.24）．

重大なアウトカムとしての生存退院について，RCTが1件[183]と観察研究が2件[184, 185]あった（非常に低いエビデンス：バイアスのリスク，非一貫性，非直接性によりグレードダウン）．RCT[183]では520名の傷病者が対象となったが転帰に差はなかった（OR 1.4，95%CI 0.88〜2.22）．観察研究では，計2,486名の傷病者が対象となったが，胸骨圧迫だけのCPRと標準的なCPRとの間に有意差はなかった．

患者にとっての価値とILCORの見解

これらの推奨と提案をするにあたっては，全ての救助者は全ての心停止傷病者に胸骨圧迫を行うべきであるというCoSTR 2010の推奨[46, 186]を重視した．また，CoSTR 2015では，成人の院外心停止を疑わせる情報の通報者に対して，通信指令員は胸骨圧迫のみのCPRを口頭指導すべきであることを推奨した点にも着目した．

胸骨圧迫のみのCPRに関する教育が単純であることは，潜在的に有用な点に注意を喚起したい．さらに，訓練された一般市民が従来法のCPRを行うことは，特にEMSの応答時間が長い地域，あるいは窒息による心停止に対して，より有用である可能性がある点を付言する．

小児の推奨に関しては，「第3章 小児の蘇生」（→189頁）を参照されたい．

5 AED

電気的除細動の詳細については「第2章 成人の二次救命処置」（→81頁）を参照．

1）パッドの貼付位置

VF/無脈性VT患者において，パッド/パドルを当てる位置の違いによる除細動成功率やROSC率を直接比較した研究はない．これまでのほとんどの研究は，同期電気ショック（例：AFに対する）の成功率や二次エンドポイント（例：TTI）を比較したものである．パドルを当てる4種類の位置（前胸部-心尖部，前胸壁-背部，前胸部-左肩甲骨下，前胸部-右肩甲骨下）を比較した11件の研究[187-197]では，VF/無脈性VTの非同期電気ショックやAFの待機的同期電気ショックに関して同等の効果が認められた．前胸壁-背部を支持する研究が5件[198-202]，前胸部-側胸部[203]を支持する研究が1件および前胸部-心尖部[204]を支持する研究が1件ある．

5件の研究[187, 189-192]によれば，電極を当てる位置はTTIに影響を与えない．パッド/パドルは乳房下に当てるべきことを示す研究[205]が1件，胸毛の濃い男性ではパッドを貼る前に胸毛を剃るべきであることを示す研究[206, 207]が2件ある．本トピックに関する36件の研究のうち，二相性波形と単相性波形との違いについて検討したのは4件のみであった[192, 195, 197, 208]．

パドルやパッドをはだけた胸の前胸部-側胸部に当てることは妥当である．代替の位置として，前胸壁-背部（パッドまたはパドル）および心尖部-背部（パッド）も容認される．乳房の大きい患者においては，左電極パッド（またはパドル）を乳房組織を避けて左乳房の左側または下部に当てることは妥当である．胸毛が濃い場合には，パッド/パドルを当てる前に迅速に除毛することを考慮するべきであるが，それによるショックの遅れは最小限にするべきことを強調する必要がある．

2) 電気ショック後の胸骨圧迫の再開

CQ：電気ショック直後はただちに胸骨圧迫を開始すべきか？

- P あらゆる状況での成人および小児の心停止
- I 電気ショックの直後にECGをチェックすること
- C 電気ショック後はただちに胸骨圧迫を再開し，その後，一定の時間後にECGをチェックする方法
- O 退院時，30日後，60日後，180日後，1年後の神経学的転帰および生存，ROSC，VFの再発

推奨と提案

あらゆる状況での成人の心停止傷病者に対して，電気ショック後はただちに胸骨圧迫を再開することを提案する（弱い推奨，非常に低いエビデンス）。心拍再開を示す生理学的証拠（例えば動脈圧波形またはEtCO$_2$の急激な上昇）があれば，ECG確認のために胸骨圧迫を短時間中断してもよい。

エビデンスの評価に関する科学的コンセンサス

ILCORによるCoSTR 2010では，CPR中の胸骨圧迫の中断は最小にすべきとされた。CPRを中断する正当な理由としては，人工呼吸，ECGまたは脈拍のチェック，電気ショックがある。この項目では，電気ショックに関連したECGチェックを行う最適のタイミングについて検討した。検討の過程でこの問題について寄せられたパブリックコメントは，電気ショックによってROSCしたかどうかを最初に確認せずに薬物を投与することへの懸念に集中した。この懸念は，ここでのトピックの範疇外であるが，将来の研究を必要としている領域として取り上げた。

このレビューでは，この問題に関連する観察研究5件が得られた。いずれの研究においても，治療バンドルの一環としてCPRの直後にECGのチェックを省略すること（例えば3連続電気ショックは行わず，ショック後のECGや脈拍のチェックを省略する）の是非が評価された。したがって，このレビューで取り上げられたエビデンスは，限定的な課題に関する間接的証拠とみなすべきである。

重大なアウトカムとしての神経学的転帰について，計763名の院外心停止傷病者を対象として，電気ショック直後にECGをチェックするために胸骨圧迫を中断することが有害であることを示した観察研究が3件[209-211]あった（非常に低いエビデンス：深刻なバイアスのリスク，非直接性，不精確さによりグレードダウン）（RR 0.62, 95%CI 0.51～0.75）。

重大なアウトカムとしての生存退院について，845名の院外心停止傷病者を対象として，電気ショック直後にECGをチェックするための胸骨圧迫中断に利益がないことを示したRCTが1件[83]あった（低いエビデンス）（RR 0.80, 95%CI 0.55～1.15）。また，計3,094名の院外心停止傷病者を対象として，電気ショック直後にECGをチェックすることの有害効果を示した観察研究が3件[209-211]あった（非常に低いエビデンス：深刻なバイアスのリスク，非直接性によりグレードダウン）（RR 0.55, 95%CI 0.45～0.67）。さらに，同様のアウトカムについて528名の院外心停止傷病者を対象として，電気ショック直後にECGをチェックするために必要な胸骨圧迫中断が有害である可能性を示した観察研究が1件[210]あった（非常に低いエビデンス）（RR 0.42, 95%CI 0.29～0.61）。

重大なアウトカムとしての生存入院について，845名の院外心停止傷病者を対象として，電気ショック直後にECGをチェックするための胸骨圧迫中断に利益が認められなかったことを示したRCTが1件[83]あった（低いエビデンス）（RR 0.99, 95%CI 0.85～1.15）。

重大なアウトカムとしてのROSCについて，計2,969名の院外心停止傷病者を対象として，電気ショック直後にECGをチェックするための胸骨圧迫中断が有害な影響を及ぼすことを示した観察研究が2件[210, 211]あった（非常に低いエビデンス：深刻なバイアスのリスク，非直接性によりグレードダウン）（RR 0.69, 95%CI 0.61～0.78）。

重要なアウトカムとしてのVFの再発について，136名の院外心停止傷病者を対象として，電気ショック直後にECGをチェックするための胸骨圧迫中断に利益がないことを示したRCTが1件[212]あった（低いエビデンス）（RR 1.00, 95%CI 0.81～1.23）。

患者にとっての価値とILCORの見解

この提案をするにあたっては，重大および重要なアウトカムに関する利益が示されていない治療手順のための胸骨圧迫中断を避けることを重視した。また，通常は電気ショックが効果的であるが，VFが消失した直後から脈拍が出現することは少ないことを前提とした。

Knowledge Gaps（今後の課題）

- 他のモニタリング方法（動脈圧波形，EtCO$_2$等）の有用性。
- 薬物投与を含むALSにおけるリズムチェックのタイミング。

6　BLSの継続

明らかにROSCと判断できる反応（呼びかけへの応

答，普段どおりの呼吸や目的のある仕草）が出現しない限り，CPRを中断してはならない．

ROSCと判断できる反応はあるが呼吸がない（または不十分な）場合は，人工呼吸を1分間に約10回の割合で行いながら救急隊が到着するのを待つ．循環も呼吸も十分に回復した場合は，気道確保のために頭部後屈あご先挙上を行える救助者はこれを実施した状態で応援の到着を待つ．

自発呼吸のある傷病者の回復体位については，「第7章 ファーストエイド」（→413頁）を参照．

7 心停止でない傷病者に対する胸骨圧迫のリスク

CQ：心停止でない傷病者に対する胸骨圧迫は重大な危害を与えるか？

- P 院外において，心停止でない成人と小児
- I 市民救助者が胸骨圧迫を行うこと
- C 胸骨圧迫を行わなかった場合
- O 退院時，30日後，60日後，180日後，1年後の神経学的転帰，有害事象（肋骨骨折等），合併症，出血，合併症リスク（誤嚥等），生存退院，および生存入院

推奨と提案

市民救助者は，傷病者が心停止でなかった場合のCPRによる危害を恐れることなく，心停止を疑った場合にはCPRを開始することを推奨する（強い推奨，非常に低いエビデンス）．

エビデンスの評価に関する科学的コンセンサス

多くの市民救助者が，心停止でない人に胸骨圧迫を加えることが重篤な合併症に至るかもしれないことを危惧し，倒れている人が実際に心停止でもCPRを開始することを躊躇している．心停止でない人へのCPRの有害事象に関する報告について検討した．

重要なアウトカムとしての有害事象について，院外において心停止でないのに市民救助者からCPRを受けた計762名を対象とした観察研究が4件[213-216]あった（非常に低いエビデンス：バイアスのリスク，不精確さによりグレードダウン）．このうち3件[213-215]は，診療記録を元に，CPRを受けたことによる有害事象を調査し，うち1件[213]では，その後の電話インタビューも行われていた．これら3件の研究の対象者は計345名で，1.7%（95%CI 0.4〜3.1）に骨折（肋骨と鎖骨），8.7%（95%CI 5.7〜11.7）に胸骨圧迫部位の痛みを認めたが，臨床的に問題となるような内臓損傷はなかった．別の1件[216]は，消防職員による現場での観察に基づいた報告で，417名の対象者において外傷の報告はなかった．

患者にとっての価値とILCORの見解

この推奨をするにあたって，心停止でない傷病者へCPRを行うことに伴うわずかなリスクよりも，市民救助者が心停止傷病者にCPRを開始することの有益性を重視した．

Knowledge Gaps（今後の課題）

- 有害事象の確認方法や退院後の追跡調査等の点で，しっかりした方法論を備えた研究がさらに必要である．心停止でない傷病者にCPRを開始しがちなのは，意識が低下しているような状態であり，転帰も不良なことが多い．胸骨圧迫や人工呼吸が，機械的な損傷以外にも，その状態をさらに悪化させる要因となるかどうかは（ありそうもないが），今のところ不明である．
- 胸郭の骨折の頻度は，実際に心停止であった傷病者にCPRを行った場合の発生頻度より大幅に低かった．これは，市民救助者がCPRを開始してから熟練救助者により中断させられるまでの時間が短かった（約6分）ことと，若年の傷病者が多かったことによるものと思われる．しかし，非体系的な診断学的研究のため，外傷が過少報告されている可能性は排除できず，さらなる研究が必要である．
- 通信指令員による口頭指導プロトコールの精度を高めることによって，心停止傷病者に対するCPR施行率を下げることなく，心停止ではない傷病者にCPRを行う頻度を減らすことができるか？

4 特殊な状況下の一次救命処置（BLS）

1 気道異物

1）気道異物への対応手順

気道異物による窒息を疑った場合には，ただちに大声で助けを呼ぶ．この時，声が出ないか十分に強い咳ができない時には，119番通報とAEDを依頼する．

声が出るか強い咳をしている時には，それを続けるように促すが，乳児では液状物による窒息が多いため側臥位にするのがよい．しかし，咳が長く続くようであれば119番通報をためらってはならない．

声が出ないか強い咳ができない，あるいは当初は咳をしていてもできなくなった場合には，成人や1歳以上の小児では腹部突き上げ・胸部突き上げ・背部叩打を組み

合わせて繰り返し行い，乳児では頭部を下げて背部叩打と胸部突き上げを組み合わせて繰り返す．いずれの年齢でも反応がなくなった場合には，ただちに胸骨圧迫からCPRを開始するが，まだ119番通報がされていない場合には，助けが来なくとも自身で通報しなければならない．この場合，傷病者の口腔内に視認できる固形物は指で取り除いてもよい．

2) 対応手順の科学的背景

異物による気道閉塞の解除は，CPRと同様に緊急性が高く，市民にも教育すべき手技である．最も安全性が高く，最も効果的で最も単純な方法についてのエビデンスが求められている．気道異物除去には2つ以上の手技が必要になるかもしれないが，どれを最初に行うべきかを決定する十分なエビデンスはない．意識のある傷病者に対して背部叩打[217, 218]，腹部突き上げ[219-221]，あるいは胸部突き上げ[217, 222]を行ったところ，気道異物が除去されたとする症例集積研究や症例報告がある．目撃のある気道異物による窒息50症例についての後ろ向き研究によれば，生存退院を左右する有意な因子は，救急通報から病院到着までの時間のみであった[223]．

多くの症例報告[2, 224]は腹部突き上げにより発生した致死的合併症について報告している．気道を開通させる手技についての死体を用いたRCT[225]と，麻酔下ボランティアを用いた前向き研究[222, 226]では，胸部突き上げは腹部突き上げよりもより高い気道内圧が得られた．いくつかの症例報告[217, 218, 227]によれば，フィンガースィープ（指による掻き出し）は意識のない成人や1歳以上の小児の気道異物除去に有用であった．フィンガースィープによって傷病者に害が及んだ，または救助者が指を咬まれたという症例報告[127, 128, 218, 229]がある．1歳未満の乳児の場合，異物は液体であることが多いのが特徴である[218]．現時点では，肥満や妊婦の気道異物についての特異的な治療に関するエビデンスはない．

意識のある成人や1歳以上の小児の気道異物による窒息では，応援を呼び，救急通報を依頼したあとに，背部叩打，腹部突き上げ，または胸部突き上げを用いて異物除去を試みるべきである．閉塞の解除には状況により2つ以上の手技が必要になる．これらの一連の手技は閉塞が解除されるまですばやく反復的に実施すべきである．

乳児については，有効な強い咳ができず，未だ反応のある場合には，背部叩打と胸部突き上げを行うことが理にかなっている．この場合，液体による閉塞が多いことから頭部を下げて行うのは理にかなっている．また，乳児が強い咳をしている場合には，原因となった液体を吐き出しやすいように側臥位にして咳を介助する．

気道異物による窒息により反応がなくなった場合には，ただちに胸骨圧迫からCPRを開始すべきである．

なお，気道が閉塞して意識のない傷病者で，固形の異物が気道に視認できる場合には，指で取り出してもよい．

2 溺水

溺水者に対して救助者が水中で呼気を吹き込むことは有効かもしれないが，これは熟練救助者だけが行ってもよい方法である[230-232]．救助者の安全が最優先されるべきである．深みで溺れている傷病者に対し，水中に踏み入っての救助や，水中での胸骨圧迫は非常に難しいばかりでなく救助者と溺水者のどちらにとっても危険であり行ってはならない．

溺水では低酸素症の持続時間が転帰を決定する重要な因子であり，CPRでは人工呼吸による酸素化が必要となる．

溺水傷病者であっても，明らかな損傷や運動麻痺を認めない場合，飛び込みやウォータースライドによる事故ではない場合，飲酒していない場合は脊髄損傷の可能性は低いという報告がある[233, 234]．したがって，全ての溺水者に対して頸椎保護を実施する必要はない．

溺水に関する用語の定義が統一されておらず[235]，報告者によって様々な定義のもとに報告がなされてきたため，疫学，転帰等を共通の尺度で評価することが困難であった．このような不備を解決するために，溺水症例に特化したウツタイン様式に基づくデータ収集が求められている[236]．

3 偶発性低体温症

低体温状態により脳をはじめとする重要臓器の保護作用が期待できるため[237, 238]，低体温の傷病者では心停止時間がたとえ長くても，救命できる可能性がある．しかし低体温を伴う心停止では，心停止後に体温が低下したのか体温低下が原因で心停止に至ったのか明確に判定できないことも多い．

体温が著しく低下すれば，呼吸数の著しい低下と浅い呼吸パターンとなり，徐脈（拍）で不整を認めるようになる．このような状態での心停止の判断は困難であるため，通常と異なり呼吸や脈の評価は30～45秒かけて注意深く行う．

心停止ではないと判断できても，低体温状態では心筋の被刺激性が高まるため，傷病者を粗雑に扱うと容易にVFへ移行する．そのため傷病者へは愛護的に接し，濡れた衣服の除去と保温に努めながら応援・救急隊の到着を待つことが理にかなっている．

CoSTR 2005 と CoSTR 2010 のトピックの中で今回は検討外としたトピック

CoSTR 2005 もしくは CoSTR 2010 で検討されたが, CoSTR 2015 で検討されなかった重要なトピックについては, JRC 蘇生ガイドライン 2010 の推奨内容を踏襲した. ただし, そのトピックに関する 2010 年からの 5 年間に発表された論文を CoSTR 2010 の検索式を利用して PubMed 検索を行い, 作業部会で抽出し, 本ガイドラインへの採択を編集会議で最終決定した.

以下は CoSTR 2010 で検討されたが, CoSTR 2015 では検討外(定型的なレビューの対象外)とされたトピックである.

- 心停止の原因判断 (BLS 364)
- 心停止の発生頻度 (BLS 355)
- 心停止の判断 (BLS 365)
- 腹臥位 CPR (BLS 344)
- 胸骨圧迫部位の決定 (BLS 356)
- (市民救助者による) 胸骨圧迫のみの CPR (BLS 547)
- 胸骨圧迫のみの CPR における救助者の疲労 (BLS 349)
- その他の胸骨圧迫手技 (BLS 374)
- Interposed abdominal compressions (IAC-CPR) (BLS 350)
- CPR および CPR 講習における危険性
- 気道確保 (BLS 427)
- 気道異物による窒息 (BLS 368)
- 感染防護具 (BLS 342)
- 口咽頭エアウエイ・鼻咽頭エアウエイ (BLS 351)
- 換気量と換気回数 (BLS 546)

上記に関しては CoSTR 2010 を参照のこと.

以下は CoSTR 2005 で検討されたが, CoSTR 2015 では検討外(定型的なレビューの対象外)とされたトピックである.

- 気道位置決め (airway positioning) の器具
- 圧迫時間比 (duty cycle)
- 腹臥位での CPR
- 脚-足 (Leg-Foot) 胸骨圧迫心臓マッサージ
- 口対鼻呼吸
- 口対気管切開孔人工呼吸
- 回復体位
- 気道確保
- 水中での溺水傷病者への CPR
- 溺水傷病者の水中からの救助
- EMS の応答時間の改善

上記に関しては CoSTR 2005 を参照のこと.

ILCOR BLS タスクフォースによるサマリー

ILCOR BLS タスクフォースによる本章のまとめは以下である.

今回のレビューは, 心停止傷病者に対する BLS の処置, 診断, 予後判定因子のうち, 国際的に最も重要と考えられている問題に関して, 徹底的な文献検索によって最新のエビデンスを吟味したものとなっている. ここで再び強調されているのは, BLS による救命においては, ①予防, ②心停止の早期認識と通報, ③早期かつ良質な CPR, ④VF/VT に対する早期の除細動が極めて重要であるということである.

予防に関しては溺水傷病者に対する合理的かつ慎重な捜索・救助活動, および麻薬中毒に関連する教育の重要性を取り上げた. 心停止の認識と通報に関しては, 心停止を認識し, 胸骨圧迫を口頭指導する際の通信指令員の役割を取り上げた. 胸骨圧迫の口頭指導については, 心停止傷病者の生存率を向上させることが世界中の様々な地域で一貫して示されている.

ILCOR による CoSTR 2010 と同様, 全ての心停止傷病者が胸骨圧迫を必要としていることを理解した上で, CPR の質のあらゆる側面, すなわち胸骨圧迫のテンポ, 深さ, 圧迫解除を適切に保ち, 胸骨圧迫の中断を短縮することの重要性を再度, 強調した. CPR の質を保つために, 胸骨圧迫と人工呼吸や電気ショックをスムーズに組み合わせることの重要性についても従来と同様である. さらに, CoSTR 2015 では, 心停止傷病者を医療機関へ搬送するまでの間に, 良質な胸骨圧迫を行うことに主眼を置いた治療バンドルを採用する EMS についても言及した. 除細動に関しては, PAD プログラムを世界中の, より多くの地域で展開することの重要性に言及した.

CoSTR 2010 は蘇生において「何をすべきか」に関して重要な指針を示したのに対し, CoSTR 2015 は蘇生の「質」に重点を置いた指針を定めるために, GRADE システムによってエビデンスを吟味した. 各国や地域の蘇生協議会や関連団体が独自の蘇生ガイドラインを策定する際に, こうして得られた知識が役立つことを願う.

文献

1. O'Connor D, Green S, Higgins J. Chapter 5: Defining the review questions and developing criteria for including studies. In: The Cochrane Collaboration. Higgins J, Green, S, eds. Cochrane Handbook for Systematic Reviews of Interventions. Version 5.1.0. 2011. Available at: http://handbook.cochrane.org/
2. 2005 International Consensus on Cardiopulmonary Resuscitation and Emergency Cardiovascular Care Science with Treatment Recommendations. Part 2: Adult basic life support. Resuscitation 2005; 67: 187-201.
3. Institute of Medicine. Standards for Systematic Reviews. 2011.

Available at：http://www.iom.edu/Reports/2011/Finding-What-Works-in-Health-Care-Standards-for-Systematic-Reviews/Standards.aspx
4. Berdowski J, Beekhuis F, Zwinderman AH, Tijssen JG, Koster RW. Importance of the first link：description and recognition of an out-of-hospital cardiac arrest in an emergency call. Circulation 2009；119：2096-102.
5. Bång A, Herlitz J, Martinell S. Interaction between emergency medical dispatcher and caller in suspected out-of-hospital cardiac arrest calls with focus on agonal breathing. A review of 100 tape recordings of true cardiac arrest cases. Resuscitation 2003；56：25-34.
6. Bohm K, Rosenqvist M, Hollenberg J, Biber B, Engerström L, Svensson L. Dispatcher-assisted telephone-guided cardiopulmonary resuscitation：an underused lifesaving system. Eur J Emerg Med 2007；14：256-9.
7. Bobrow BJ, Zuercher M, Ewy GA, et al. Gasping during cardiac arrest in humans is frequent and associated with improved survival. Circulation 2008；118：2550-4.
8. Vaillancourt C, Verma A, Trickett J, et al. Evaluating the effectiveness of dispatch-assisted cardiopulmonary resuscitation instructions. Acad Emerg Med 2007；14：877-83.
9. Brennan RT, Braslow A. Skill mastery in public CPR classes. Am J Emerg Med 1998；16：653-7.
10. Chamberlain D, Smith A, Woollard M, et al. Trials of teaching methods in basic life support(3)：comparison of simulated CPR performance after first training and at 6 months, with a note on the value of re-training. Resuscitation 2002；53：179-87.
11. Perkins GD, Stephenson B, Hulme J, Monsieurs KG. Birmingham assessment of breathing study(BABS). Resuscitation 2005；64：109-13.
12. Ruppert M, Reith MW, Widmann JH, et al. Checking for breathing：evaluation of the diagnostic capability of emergency medical services personnel, physicians, medical students, and medical laypersons. Ann Emerg Med 1999；34：720-9.
13. Aaberg AM, Larsen CE, Rasmussen BS, Hansen CM, Larsen JM. Basic life support knowledge, self-reported skills and fears in Danish high school students and effect of a single 45-min training session run by junior doctors：a prospective cohort study. Scand J Trauma Resusc Emerg Med 2014；22：24.
14. Zuercher M, Ewy GA, Hilwig RW, et al. Continued breathing followed by gasping or apnea in a swine model of ventricular fibrillation cardiac arrest. BMC Cardiovasc Disord 2010；10：36.
15. Haouzi P, Ahmadpour N, Bell HJ, et al. Breathing patterns during cardiac arrest. J Appl Physiol(1985)2010；109：405-11.
16. Bahr J, Klingler H, Panzer W, Rode H, Kettler D. Skills of lay people in checking the carotid pulse. Resuscitation 1997；35：23-6.
17. Eberle B, Dick WF, Schneider T, Wisser G, Doetsch S, Tzanova I. Checking the carotid pulse check：diagnostic accuracy of first responders in patients with and without a pulse. Resuscitation 1996；33：107-16.
18. Lapostolle F, Le Toumelin P, Agostinucci JM, Catineau J, Adnet F. Basic cardiac life support providers checking the carotid pulse：performance, degree of conviction, and influencing factors. Acad Emerg Med 2004；11：878-80.
19. Liberman M, Lavoie A, Mulder D, Sampalis J. Cardiopulmonary resuscitation：errors made by pre-hospital emergency medical personnel. Resuscitation 1999；42：47-55.
20. Moule P. Checking the carotid pulse：diagnostic accuracy in students of the healthcare professions. Resuscitation 2000；44：195-201.
21. Nyman J, Sihvonen M. Cardiopulmonary resuscitation skills in nurses and nursing students. Resuscitation 2000；47：179-84.
22. Tibballs J, Russell P. Reliability of pulse palpation by healthcare personnel to diagnose paediatric cardiac arrest. Resuscitation 2009；80：61-4.
23. Inagawa G, Morimura N, Miwa T, Okuda K, Hirata M, Hiroki K. A comparison of five techniques for detecting cardiac activity in infants. Paediatr Anaesth 2003；13：141-6.
24. Sarti A, Savron F, Casotto V, Cuttini M. Heartbeat assessment in infants：a comparison of four clinical methods. Pediatr Crit Care Med 2005；6：212-5.
25. Albarran JW, Moule P, Gilchrist M, Soar J. Comparison of sequential and simultaneous breathing and pulse check by healthcare professionals during simulated scenarios. Resuscitation 2006；68：243-9.
26. Tibballs J, Weeranatna C. The influence of time on the accuracy of healthcare personnel to diagnose paediatric cardiac arrest by pulse palpation. Resuscitation 2010；81：671-5.
27. Vaillancourt C, Charette ML, Bohm K, Dunford J, Castren M. In out-of-hospital cardiac arrest patients, does the description of any specific symptoms to the emergency medical dispatcher improve the accuracy of the diagnosis of cardiac arrest：a systematic review of the literature. Resuscitation 2011；82：1483-9.
28. Tanaka Y, Taniguchi J, Wato Y, Yoshida Y, Inaba H. The continuous quality improvement project for telephone-assisted instruction of cardiopulmonary resuscitation increased the incidence of bystander CPR and improved the outcomes of out-of-hospital cardiac arrests. Resuscitation 2012；83：1235-41.
29. Herlitz J, Svensson L, Engdahl J, et al. Characteristics of cardiac arrest and resuscitation by age group：an analysis from the Swedish Cardiac Arrest Registry. Am J Emerg Med 2007；25：1025-31.
30. Engdahl J, Bang A, Karlson BW, Lindqvist J, Herlitz J. Characteristics and outcome among patients suffering from out of hospital cardiac arrest of non-cardiac aetiology. Resuscitation 2003；57：33-41.
31. Weston CF, Jones SD, Wilson RJ. Outcome of out-of-hospital cardiorespiratory arrest in south Glamorgan. Resuscitation 1997；34：227-33.
32. Ong ME, Stiell I, Osmond MH, et al. Etiology of pediatric out-of-hospital cardiac arrest by coroner's diagnosis. Resuscitation 2006；68：335-42.
33. Kuisma M, Alaspaa A. Out-of-hospital cardiac arrests of non-cardiac origin. Epidemiology and outcome. Eur Heart J 1997；18：1122-8.
34. Kurkciyan I, Meron G, Behringer W, et al. Accuracy and impact of presumed cause in patients with cardiac arrest. Circulation 1998；98：766-71.
35. Marsch S, Tschan F, Semmer NK, Zobrist R, Hunziker PR, Hunziker S. ABC versus CAB for cardiopulmonary resuscitation：a prospective, randomized simulator-based trial. Swiss Med Wkly 2013；143：w13856.
36. Lubrano R, Cecchetti C, Bellelli E, et al. Comparison of times of intervention during pediatric CPR maneuvers using ABC and CAB sequences：a randomized trial. Resuscitation 2012；83：1473-7.
37. Kobayashi M, Fujiwara A, Morita H, et al. A manikin-based observational study on cardiopulmonary resuscitation skills at the Osaka Senri medical rally. Resuscitation 2008；78：333-9.
38. Sekiguchi H, Kondo Y, Kukita I. Verification of changes in the time taken to initiate chest compressions according to modified basic life support guidelines. Am J Emerg Med 2013；31：1248-50.
39. Kouwenhoven WB, Jude JR, Knickerbocker GG. Closed-chest cardiac massage. JAMA 1960；173：1064-7.
40. Handley AJ, Handley JA. Performing chest compressions in a confined space. Resuscitation 2004；61：55-61.
41. Nishisaki A, Nysaether J, Sutton R, et al. Effect of mattress deflection on CPR quality assessment for older children and adolescents. Resuscitation 2009；80：540-5.
42. Perkins GD, Kocierz L, Smith SC, McCulloch RA, Davies RP. Compression feedback devices over estimate chest compression depth when performed on a bed. Resuscitation 2009；80：79-82.
43. Chi CH, Tsou JY, Su FC. Effects of rescuer position on the kinematics of cardiopulmonary resuscitation(CPR)and the force of delivered compressions. Resuscitation 2008；76：69-75.

44. Larsen PD, Perrin K, Galletly DC. Patterns of external chest compression. Resuscitation 2002；53：281-7.
45. Perkins GD, Benny R, Giles S, Gao F, Tweed MJ. Do different mattresses affect the quality of cardiopulmonary resuscitation? Intensive Care Med 2003；29：2330-5.
46. Koster RW, Sayre MR, Botha M, et al. Part 5：Adult basic life support：2010 International consensus on cardiopulmonary resuscitation and emergency cardiovascular care science with treatment recommendations. Resuscitation 2010；81 Suppl 1：e48-70.
47. Chamberlain D, Smith A, Colquhoun M, Handley AJ, Kern KB, Woollard M. Randomised controlled trials of staged teaching for basic life support：2. Comparison of CPR performance and skill retention using either staged instruction or conventional training. Resuscitation 2001；50：27-37.
48. Handley AJ. Teaching hand placement for chest compression–a simpler technique. Resuscitation 2002；53：29-36.
49. Cha KC, Kim HJ, Shin HJ, Kim H, Lee KH, Hwang SO. Hemodynamic effect of external chest compressions at the lower end of the sternum in cardiac arrest patients. J Emerg Med 2013；44：691-7.
50. Qvigstad E, Kramer-Johansen J, Tømte Ø, et al. Clinical pilot study of different hand positions during manual chest compressions monitored with capnography. Resuscitation 2013；84：1203-7.
51. Orlowski JP. Optimum position for external cardiac compression in infants and young children. Ann Emerg Med 1986；15：667-73.
52. Woollard M, Smith A, Whitfield R, et al. To blow or not to blow：a randomised controlled trial of compression-only and standard telephone CPR instructions in simulated cardiac arrest. Resuscitation 2003；59：123-31.
53. Owen A, Harvey P, Kocierz L, Lewis A, Walters J, Hulme J. A randomised control trial comparing two techniques for locating chest compression hand position in adult Basic Life Support. Resuscitation 2011；82：944-6.
54. Assar D, Chamberlain D, Colquhoun M, et al. Randomised controlled trials of staged teaching for basic life support. 1. Skill acquisition at bronze stage. Resuscitation 2000；45：7-15.
55. Smith A, Colquhoun M, Woollard M, Handley AJ, Kern KB, Chamberlain D. Trials of teaching methods in basic life support（4）：comparison of simulated CPR performance at unannounced home testing after conventional or staged training. Resuscitation 2004；61：41-7.
56. Owen A, Kocierz L, Aggarwal N, Hulme J. Comparison of the errors in basic life support performance after training using the 2000 and 2005 ERC guidelines. Resuscitation 2010；81：766-8.
57. Yeung J, Butler T, Digby JW, et al. Basic life support providers' assessment of centre of the chest and inter-nipple line for hand position and their underlying anatomical structures. Resuscitation 2011；82：190-4.
58. Kusunoki S, Tanigawa K, Kondo T, Kawamoto M, Yuge O. Safety of the inter-nipple line hand position landmark for chest compression. Resuscitation 2009；80：1175-80.
59. Birkenes TS, Myklebust H, Kramer-Johansen J. New pre-arrival instructions can avoid abdominal hand placement for chest compressions. Scand J Trauma Resusc Emerg Med 2013；21：47.
60. Secher N, Grove EL, Adelborg K, Lofgren B. Visual-aided directions are superior to verbal instruction only in obtaining hand position for cardiopulmonary resuscitation. Am J Emerg Med 2011；29：1178-81.
61. Jo CH, Cho GC, Ahn JH, Ryu JY. The importance of victim chest exposure during cardiopulmonary resuscitation：a simulation study. J Emerg Med 2015；48：165-71.
62. Vadeboncoeur T, Stolz U, Panchal A, et al. Chest compression depth and survival in out-of-hospital cardiac arrest. Resuscitation 2014；85：182-8.
63. Hostler D, Everson-Stewart S, Rea TD, et al. Effect of real-time feedback during cardiopulmonary resuscitation outside hospital：prospective, cluster-randomised trial. BMJ 2011；342：d512.
64. Stiell IG, Brown SP, Christenson J, et al. What is the role of chest compression depth during out-of-hospital cardiac arrest resuscitation? Crit Care Med 2012；40：1192-8.
65. Stiell IG, Brown SP, Nichol G, et al. What is the optimal chest compression depth during out-of-hospital cardiac arrest resuscitation of adult patients? Circulation 2014；130：1962-70.
66. Babbs CF, Kemeny AE, Quan W, Freeman G. A new paradigm for human resuscitation research using intelligent devices. Resuscitation 2008；77：306-15.
67. Bohn A, Weber TP, Wecker S, et al. The addition of voice prompts to audiovisual feedback and debriefing does not modify CPR quality or outcomes in out of hospital cardiac arrest–a prospective, randomized trial. Resuscitation 2011；82：257-62.
68. Edelson DP, Abella BS, Kramer-Johansen J, et al. Effects of compression depth and pre-shock pauses predict defibrillation failure during cardiac arrest. Resuscitation 2006；71：137-45.
69. Edelson DP, Litzinger B, Arora V, et al. Improving in-hospital cardiac arrest process and outcomes with performance debriefing. Arch Intern Med 2008；168：1063-9.
70. Kramer-Johansen J, Myklebust H, Wik L, et al. Quality of out-of-hospital cardiopulmonary resuscitation with real time automated feedback：a prospective interventional study. Resuscitation 2006；71：283-92.
71. Hellevuo H, Sainio M, Nevalainen R, et al. Deeper chest compression - more complications for cardiac arrest patients? Resuscitation 2013；84：760-5.
72. Idris AH, Guffey D, Pepe PE, et al. Chest compression rates and survival following out-of-hospital cardiac arrest. Crit Care Med 2015；43：840-8.
73. Idris AH, Guffey D, Aufderheide TP, et al. Relationship between chest compression rates and outcomes from cardiac arrest. Circulation 2012；125：3004-12.
74. Abella BS, Sandbo N, Vassilatos P, et al. Chest compression rates during cardiopulmonary resuscitation are suboptimal：a prospective study during in-hospital cardiac arrest. Circulation 2005；111：428-34.
75. Ornato JP, Gonzalez ER, Garnett AR, Levine RL, McClung BK. Effect of cardiopulmonary resuscitation compression rate on end-tidal carbon dioxide concentration and arterial pressure in man. Crit Care Med 1988；16：241-5.
76. Kern KB, Sanders AB, Raife J, Milander MM, Otto CW, Ewy GA. A study of chest compression rates during cardiopulmonary resuscitation in humans. The importance of rate-directed chest compressions. Arch Intern Med 1992；152：145-9.
77. Niles D, Nysaether J, Sutton R, et al. Leaning is common during in-hospital pediatric CPR, and decreased with automated corrective feedback. Resuscitation 2009；80：553-7.
78. Zuercher M, Hilwig RW, Ranger-Moore J, et al. Leaning during chest compressions impairs cardiac output and left ventricular myocardial blood flow in piglet cardiac arrest. Crit Care Med 2010；38：1141-6.
79. Fried DA, Leary M, Smith DA, et al. The prevalence of chest compression leaning during in-hospital cardiopulmonary resuscitation. Resuscitation 2011；82：1019-24.
80. Yannopoulos D, McKnite S, Aufderheide TP, et al. Effects of incomplete chest wall decompression during cardiopulmonary resuscitation on coronary and cerebral perfusion pressures in a porcine model of cardiac arrest. Resuscitation 2005；64：363-72.
81. Glatz AC, Nishisaki A, Niles DE, et al. Sternal wall pressure comparable to leaning during CPR impacts intrathoracic pressure and haemodynamics in anaesthetized children during cardiac catheterization. Resuscitation 2013；84：1674-9.
82. Beesems SG, Wijmans L, Tijssen JG, Koster RW. Duration of ventilations during cardiopulmonary resuscitation by lay rescuers and first responders：relationship between delivering chest compressions and outcomes. Circulation 2013；127：1585-90.
83. Jost D, Degrange H, Verret C, et al. DEFI 2005：a randomized controlled trial of the effect of automated external defibrillator cardiopulmonary resuscitation protocol on outcome from out-of-

84. Cheskes S, Schmicker RH, Christenson J, et al. Perishock pause: an independent predictor of survival from out-of-hospital shockable cardiac arrest. Circulation 2011；124：58-66.
85. Cheskes S, Schmicker RH, Verbeek PR, et al. The impact of peri-shock pause on survival from out-of-hospital shockable cardiac arrest during the Resuscitation Outcomes Consortium PRIMED trial. Resuscitation 2014；85：336-42.
86. Christenson J, Andrusiek D, Everson-Stewart S, et al. Chest compression fraction determines survival in patients with out-of-hospital ventricular fibrillation. Circulation 2009；120：1241-7.
87. Sell RE, Sarno R, Lawrence B, et al. Minimizing pre- and post-defibrillation pauses increases the likelihood of return of spontaneous circulation（ROSC）. Resuscitation 2010；81：822-5.
88. Vaillancourt C, Everson-Stewart S, Christenson J, et al. The impact of increased chest compression fraction on return of spontaneous circulation for out-of-hospital cardiac arrest patients not in ventricular fibrillation. Resuscitation 2011；82：1501-7.
89. Bjørshol CA, Soreide E, Torsteinbo TH, Lexow K, Nilsen OB, Sunde K. Quality of chest compressions during 10 min of single-rescuer basic life support with different compression：ventilation ratios in a manikin model. Resuscitation 2008；77：95-100.
90. Sugerman NT, Edelson DP, Leary M, et al. Rescuer fatigue during actual in-hospital cardiopulmonary resuscitation with audiovisual feedback：a prospective multicenter study. Resuscitation 2009；80：981-4.
91. Ashton A, McCluskey A, Gwinnutt CL, Keenan AM. Effect of rescuer fatigue on performance of continuous external chest compressions over 3 min. Resuscitation 2002；55：151-5.
92. Hightower D, Thomas SH, Stone CK, Dunn K, March JA. Decay in quality of closed-chest compressions over time. Ann Emerg Med 1995；26：300-3.
93. Huseyin TS, Matthews AJ, Wills P, O'Neill VM. Improving the effectiveness of continuous closed chest compressions：an exploratory study. Resuscitation 2002；54：57-62.
94. Ochoa FJ, Ramalle-Gomara E, Lisa V, Saralegui I. The effect of rescuer fatigue on the quality of chest compressions. Resuscitation 1998；37：149-52.
95. Lucia A, de las Heras JF, Perez M, et al. The importance of physical fitness in the performance of adequate cardiopulmonary resuscitation. Chest 1999；115：158-64.
96. Riera SQ, Gonzalez BS, Alvarez JT, Fernandez Mdel M, Saura JM. The physiological effect on rescuers of doing 2 min of uninterrupted chest compressions. Resuscitation 2007；74：108-12.
97. Odegaard S, Saether E, Steen PA, Wik L. Quality of lay person CPR performance with compression：ventilation ratios 15：2, 30：2 or continuous chest compressions without ventilations on manikins. Resuscitation 2006；71：335-40.
98. Trowbridge C, Parekh JN, Ricard MD, Potts J, Patrickson WC, Cason CL. A randomized cross-over study of the quality of cardiopulmonary resuscitation among females performing 30：2 and hands-only cardiopulmonary resuscitation. BMC Nurs 2009；8：6.
99. Shin DH, Cho JH, Park SO. Individualized rescuer change by a team leader during uninterrupted cardiopulmonary resuscitation：comparison with rescuer change in 2-min intervals. Eur J Emerg Med 2015. [epub ahead of print]
100. Jo CH, Cho GC, Ahn JH, Park YS, Lee CH. Rescuer-limited cardiopulmonary resuscitation as an alternative to 2-min switched CPR in the setting of inhospital cardiac arrest：a randomised cross-over study. Emerg Med J 2015；32：539-43.
101. Kern KB, Hilwig RW, Berg RA, Sanders AB, Ewy GA. Importance of continuous chest compressions during cardiopulmonary resuscitation：improved outcome during a simulated single lay-rescuer scenario. Circulation 2002；105：645-9.
102. Berg RA, Sanders AB, Kern KB, et al. Adverse hemodynamic effects of interrupting chest compressions for rescue breathing during cardiopulmonary resuscitation for ventricular fibrillation cardiac arrest. Circulation 2001；104：2465-70.
103. Berg RA, Hilwig RW, Kern KB, Sanders AB, Xavier LC, Ewy GA. Automated external defibrillation versus manual defibrillation for prolonged ventricular fibrillation：lethal delays of chest compressions before and after countershocks. Ann Emerg Med 2003；42：458-67.
104. Yu T, Weil MH, Tang W, et al. Adverse outcomes of interrupted precordial compression during automated defibrillation. Circulation 2002；106：368-72.
105. Berg RA, Hilwig RW, Berg MD, et al. Immediate post-shock chest compressions improve outcome from prolonged ventricular fibrillation. Resuscitation 2008；78：71-6.
106. Eftestol T, Sunde K, Steen PA. Effects of interrupting precordial compressions on the calculated probability of defibrillation success during out-of-hospital cardiac arrest. Circulation 2002；105：2270-3.
107. Nishiyama C, Iwami T, Kawamura T, et al. Quality of chest compressions during continuous CPR；comparison between chest compression-only CPR and conventional CPR. Resuscitation 2010；81：1152-5.
108. Heidenreich JW, Berg RA, Higdon TA, Ewy GA, Kern KB, Sanders AB. Rescuer fatigue：standard versus continuous chest-compression cardiopulmonary resuscitation. Acad Emerg Med 2006；13：1020-6.
109. Elam JO, Ruben AM, Greene DG. Resuscitation of drowning victims. JAMA 1960；174：13-6.
110. Cheng KI, Yun MK, Chang MC, et al. Fiberoptic bronchoscopic view change of laryngopharyngeal tissues by different airway supporting techniques：comparison of patients with and without open mouth limitation. J Clin Anesth 2008；20：573-9.
111. Guildner CW. Resuscitation–opening the airway. A comparative study of techniques for opening an airway obstructed by the tongue. JACEP 1976；5：588-90.
112. Safar P, Escarraga LA, Chang F. Upper airway obstruction in the unconscious patient. J Appl Physiol 1959；14：760-4.
113. Greene DG, Elam JO, Dobkin AB, Studley CL. Cinefluorographic study of hyperextension of the neck and upper airway patency. JAMA 1961；176：570-3.
114. Morikawa S, Safar P, Decarlo J. Influence of the headjaw position upon upper airway patency. Anesthesiology 1961；22：265-70.
115. Ruben HM, Elam JO, Ruben AM, Greene DG. Investigation of upper airway problems in resuscitation. 1. Studies of pharyngeal x-rays and performance by laymen. Anesthesiology 1961；22：271-9.
116. Meier S, Geiduschek J, Paganoni R, Fuehrmeyer F, Reber A. The effect of chin lift, jaw thrust, and continuous positive airway pressure on the size of the glottic opening and on stridor score in anesthetized, spontaneously breathing children. Anesth Analg 2002；94：494-9；table of contents.
117. Reber A, Wetzel SG, Schnabel K, Bongartz G, Frei FJ. Effect of combined mouth closure and chin lift on upper airway dimensions during routine magnetic resonance imaging in pediatric patients sedated with propofol. Anesthesiology 1999；90：1617-23.
118. Bruppacher H, Reber A, Keller JP, Geiduschek J, Erb TO, Frei FJ. The effects of common airway maneuvers on airway pressure and flow in children undergoing adenoidectomies. Anesth Analg 2003；97：29-34, table of contents.
119. Reber A, Bobbia SA, Hammer J, Frei FJ. Effect of airway opening manoeuvres on thoraco-abdominal asynchrony in anaesthetized children. Eur Respir J 2001；17：1239-43.
120. Reber A, Paganoni R, Frei FJ. Effect of common airway manoeuvres on upper airway dimensions and clinical signs in anaesthetized, spontaneously breathing children. Br J Anaesth 2001；86：217-22.
121. Uzun L, Ugur MB, Altunkaya H, Ozer Y, Ozkocak I, Demirel CB. Effectiveness of the jaw-thrust maneuver in opening the airway：a flexible fiberoptic endoscopic study. ORL J Otorhinolaryngol Relat Spec 2005；67：39-44.
122. Hammer J, Reber A, Trachsel D, Frei FJ. Effect of jaw-thrust and

continuous positive airway pressure on tidal breathing in deeply sedated infants. J Pediatr 2001；138：826-30.
123. von Ungern-Sternberg BS, Erb TO, Frei FJ. Jaw thrust can deteriorate upper airway patency. Acta Anaesthesiol Scand 2005；49：583-5.
124. Prasarn ML, Horodyski M, Scott NE, Konopka G, Conrad B, Rechtine GR. Motion generated in the unstable upper cervical spine during head tilt-chin lift and jaw thrust maneuvers. Spine J 2014；14：609-14.
125. Hirabayashi Y, Fujita A, Sugimoto H.[Cervical spine movement during bag-mask ventilation]. Masui 2013；62：337-40.
126. Roth B, Magnusson J, Johansson I, Holmberg S, Westrin P. Jaw lift-a simple and effective method to open the airway in children. Resuscitation 1998；39：171-4.
127. Hartrey R, Bingham RM. Pharyngeal trauma as a result of blind finger sweeps in the choking child. J Accid Emerg Med 1995；12：52-4.
128. Kabbani M, Goodwin SR. Traumatic epiglottis following blind finger sweep to remove a pharyngeal foreign body. Clin Pediatr (Phila)1995；34：495-7.
129. Aufderheide TP, Sigurdsson G, Pirrallo RG, et al. Hyperventilation-induced hypotension during cardiopulmonary resuscitation. Circulation 2004；109：1960-5.
130. Abella BS, Alvarado JP, Myklebust H, et al. Quality of cardiopulmonary resuscitation during in-hospital cardiac arrest. JAMA 2005；293：305-10.
131. Wik L, Kramer-Johansen J, Myklebust H, et al. Quality of cardiopulmonary resuscitation during out-of-hospital cardiac arrest. JAMA 2005；293：299-304.
132. O'Neill JF, Deakin CD. Do we hyperventilate cardiac arrest patients? Resuscitation 2007；73：82-5.
133. Idris AH, Becker LB, Fuerst RS, et al. Effect of ventilation on resuscitation in an animal model of cardiac arrest. Circulation 1994；90：3063-9.
134. Wenzel V, Keller C, Idris AH, Dorges V, Lindner KH, Brimacombe JR. Effects of smaller tidal volumes during basic life support ventilation in patients with respiratory arrest：good ventilation, less risk? Resuscitation 1999；43：25-9.
135. Dorges V, Ocker H, Hagelberg S, Wenzel V, Idris AH, Schmucker P. Smaller tidal volumes with room-air are not sufficient to ensure adequate oxygenation during bag-valve-mask ventilation. Resuscitation 2000；44：37-41.
136. Dorges V, Ocker H, Hagelberg S, Wenzel V, Schmucker P. Optimisation of tidal volumes given with self-inflatable bags without additional oxygen. Resuscitation 2000；43：195-9.
137. Pytte M, Dorph E, Sunde K, Kramer-Johansen J, Wik L, Steen PA. Arterial blood gases during basic life support of human cardiac arrest victims. Resuscitation 2008；77：35-8.
138. Winkler M, Mauritz W, Hackl W, et al. Effects of half the tidal volume during cardiopulmonary resuscitation on acid-base balance and haemodynamics in pigs. Eur J Emerg Med 1998；5：201-6.
139. von Goedecke A, Bowden K, Wenzel V, Keller C, Gabrielli A. Effects of decreasing inspiratory times during simulated bag-valve-mask ventilation. Resuscitation 2005；64：321-5.
140. von Goedecke A, Bowden K, Keller C, Voelckel WG, Jeske HC, Wenzel V.[Decreased inspiratory time during ventilation of an unprotected airway. Effect on stomach inflation and lung ventilation in a bench model]. Anaesthesist 2005；54：117-22.
141. von Goedecke A, Paal P, Keller C, et al.[Ventilation of an unprotected airway：evaluation of a new peak-inspiratory-flow and airway-pressure-limiting bag-valve-mask]. Anaesthesist 2006；55：629-34.
142. Ahmad F, Senadhira DC, Charters J, Acquilla S. Transmission of Salmonella via mouth-to-mouth resuscitation. Lancet 1990；335：787-8.
143. Chalumeau M, Bidet P, Lina G, et al. Transmission of Panton-Valentine leukocidin-producing Staphylococcus aureus to a physician during resuscitation of a child. Clin Infect Dis 2005；41：e29-30.
144. Christian MD, Loutfy M, McDonald LC, et al. Possible SARS coronavirus transmission during cardiopulmonary resuscitation. Emerg Infect Dis 2004；10：287-93.
145. Feldman HA. Some recollections of the meningococcal diseases. The first Harry F. Dowling lecture. JAMA 1972；220：1107-12.
146. Figura N. Mouth-to-mouth resuscitation and Helicobacter pylori infection. Lancet 1996；347：1342.
147. Finkelhor RS, Lampman JH. Herpes simplex infection following cardiopulmonary resuscitation. JAMA 1980；243：650.
148. Hendricks AA, Shapiro EP. Primary herpes simplex infection following mouth-to-mouth resuscitation. JAMA 1980；243：257-8.
149. Heilman KM, Muschenheim C. Primary cutaneous tuberculosis resulting from mouth-to-mouth respiration. N Engl J Med 1965；273：1035-6.
150. Neiman R. Post manikin resuscitation stomatitis. J Ky Med Assoc 1982；80：813-4.
151. Nicklin G. Manikin tracheitis. JAMA 1980；244：2046-7.
152. Todd MA, Bell JS. Shigellosis from cardiopulmonary resuscitation. JAMA 1980；243：331.
153. Mejicano GC, Maki DG. Infections acquired during cardiopulmonary resuscitation：estimating the risk and defining strategies for prevention. Ann Intern Med 1998；129：813-28.
154. Centers for Disease Control. Recommendations for prevention of HIV transmission in health-care settings. MMWR 1987；36(suppl no.2S).
155. Centers for Disease Control. Guidelines for Prevention of Transmission of Human Immunodeficiency Virus and Hepatitis B Virus to Health-Care and Public-Safety Workers. MMWR 1989；38.
156. Cohen HJ, Minkin W. Transmission of infection during training for cardiopulmonary resuscitation. Ann Intern Med 1985；102：136-7.
157. Nickalls RW, Thomson CW. Mouth to mask respiration. Br Med J (Clin Res Ed)1986；292：1350.
158. Baskett PJ. Ethics in cardiopulmonary resuscitation. Resuscitation 1993；25：1-8.
159. Bierens JJ, Berden HJ. Basic-CPR and AIDS：are volunteer life-savers prepared for a storm? Resuscitation 1996；32：185-91.
160. Blenkharn JI, Buckingham SE, Zideman DA. Prevention of transmission of infection during mouth-to-mouth resuscitation. Resuscitation 1990；19：151-7.
161. Cydulka RK, Connor PJ, Myers TF, Pavza G, Parker M. Prevention of oral bacterial flora transmission by using mouth-to-mask ventilation during CPR. J Emerg Med 1991；9：317-21.
162. Lightsey DM, Shah PK, Forrester JS, Michael TA. A human immunodeficiency virus-resistant airway for cardiopulmonary resuscitation. Am J Emerg Med 1992；10：73-7.
163. Hinchey PR, Myers JB, Lewis R, et al. Improved out-of-hospital cardiac arrest survival after the sequential implementation of 2005 AHA guidelines for compressions, ventilations, and induced hypothermia：the Wake County experience. Ann Emerg Med 2010；56：348-57.
164. Olasveengen TM, Vik E, Kuzovlev A, Sunde K. Effect of implementation of new resuscitation guidelines on quality of cardiopulmonary resuscitation and survival. Resuscitation 2009；80：407-11.
165. Sayre MR, Cantrell SA, White LJ, Hiestand BC, Keseg DP, Koser S. Impact of the 2005 American Heart Association cardiopulmonary resuscitation and emergency cardiovascular care guidelines on out-of-hospital cardiac arrest survival. Prehosp Emerg Care 2009；13：469-77.
166. Steinmetz J, Barnung S, Nielsen SL, Risom M, Rasmussen LS. Improved survival after an out-of-hospital cardiac arrest using new guidelines. Acta Anaesthesiol Scand 2008；52：908-13.
167. Hostler D, Rittenberger JC, Roth R, Callaway CW. Increased chest compression to ventilation ratio improves delivery of CPR. Resuscitation 2007；74：446-52.
168. Guidelines 2000 for Cardiopulmonary Resuscitation and Emer-

gency Cardiovascular Care. Part 3：adult basic life support. The American Heart Association in collaboration with the International Liaison Committee on Resuscitation. Circulation 2000；102：I22-59.
169. Sasson C, Rogers MA, Dahl J, Kellermann AL. Predictors of survival from out-of-hospital cardiac arrest：a systematic review and meta-analysis. Circ Cardiovasc Qual Outcomes 2010；3：63-81.
170. Kitamura T, Iwami T, Kawamura T, Nagao K, Tanaka H, Hiraide A. Bystander-initiated rescue breathing for out-of-hospital cardiac arrests of noncardiac origin. Circulation 2010；122：293-9.
171. Iwami T, Kawamura T, Hiraide A, et al. Effectiveness of bystander-initiated cardiac-only resuscitation for patients with out-of-hospital cardiac arrest. Circulation 2007；116：2900-7.
172. Kitamura T, Iwami T, Kawamura T, et al. Time-dependent effectiveness of chest compression-only and conventional cardiopulmonary resuscitation for out-of-hospital cardiac arrest of cardiac origin. Resuscitation 2011；82：3-9.
173. Ong ME, Ng FS, Anushia P, et al. Comparison of chest compression only and standard cardiopulmonary resuscitation for out-of-hospital cardiac arrest in Singapore. Resuscitation 2008；78：119-26.
174. Cardiopulmonary resuscitation by bystanders with chest compression only(SOS-KANTO)：an observational study. Lancet 2007；369：920-6.
175. Rea TD, Fahrenbruch C, Culley L, et al. CPR with chest compression alone or with rescue breathing. N Engl J Med 2010；363：423-33.
176. Bobrow BJ, Spaite DW, Berg RA, et al. Chest compression-only CPR by lay rescuers and survival from out-of-hospital cardiac arrest. JAMA 2010；304：1447-54.
177. Olasveengen TM, Wik L, Steen PA. Standard basic life support vs. continuous chest compressions only in out-of-hospital cardiac arrest. Acta Anaesthesiol Scand 2008；52：914-9.
178. Panchal AR, Bobrow BJ, Spaite DW, et al. Chest compression-only cardiopulmonary resuscitation performed by lay rescuers for adult out-of-hospital cardiac arrest due to non-cardiac aetiologies. Resuscitation 2013；84：435-9.
179. Svensson L, Bohm K, Castrén M, et al. Compression-only CPR or standard CPR in out-of-hospital cardiac arrest. N Engl J Med 2010；363：434-42.
180. Bohm K, Rosenqvist M, Herlitz J, Hollenberg J, Svensson L. Survival is similar after standard treatment and chest compression only in out-of-hospital bystander cardiopulmonary resuscitation. Circulation 2007；116：2908-12.
181. Holmberg M, Holmberg S, Herlitz J, Swedish Cardiac Arrest R. Factors modifying the effect of bystander cardiopulmonary resuscitation on survival in out-of-hospital cardiac arrest patients in Sweden. Eur Heart J 2001；22：511-9.
182. Bossaert L, Van Hoeyweghen R. Evaluation of cardiopulmonary resuscitation(CPR)techniques. The Cerebral Resuscitation Study Group. Resuscitation 1989；17 Suppl：S99-109；discussion S99-206.
183. Hallstrom A, Cobb L, Johnson E, Copass M. Cardiopulmonary resuscitation by chest compression alone or with mouth-to-mouth ventilation. N Engl J Med 2000；342：1546-53.
184. Gallagher EJ, Lombardi G, Gennis P. Effectiveness of bystander cardiopulmonary resuscitation and survival following out-of-hospital cardiac arrest. JAMA 1995；274：1922-5.
185. Mohler MJ, Wendel CS, Mosier J, et al. Cardiocerebral resuscitation improves out-of-hospital survival in older adults. J Am Geriatr Soc 2011；59：822-6.
186. Sayre MR, Koster RW, Botha M, et al. Part 5：Adult basic life support：2010 International Consensus on Cardiopulmonary Resuscitation and Emergency Cardiovascular Care Science With Treatment Recommendations. Circulation 2010；122：S298-324.
187. Kerber RE, Jensen SR, Grayzel J, Kennedy J, Hoyt R. Elective cardioversion：influence of paddle-electrode location and size on success rates and energy requirements. N Engl J Med 1981；305：658-62.
188. Kerber RE, Martins JB, Ferguson DW, et al. Experimental evaluation and initial clinical application of new self-adhesive defibrillation electrodes. Int J Cardiol 1985；8：57-66.
189. Camacho MA, Lehr JL, Eisenberg SR. A three-dimensional finite element model of human transthoracic defibrillation：paddle placement and size. IEEE Trans Biomed Eng 1995；42：572-8.
190. Garcia LA, Kerber RE. Transthoracic defibrillation：does electrode adhesive pad position alter transthoracic impedance? Resuscitation 1998；37：139-43.
191. Mathew TP, Moore A, McIntyre M, et al. Randomised comparison of electrode positions for cardioversion of atrial fibrillation. Heart 1999；81：576-9.
192. Lateef F, Lim SH, Anantharaman V, Lim CS. Changes in chest electrode impedance. Am J Emerg Med 2000；18：381-4.
193. Chen CJ, Guo GB. External cardioversion in patients with persistent atrial fibrillation：a reappraisal of the effects of electrode pad position and transthoracic impedance on cardioversion success. Jpn Heart J 2003；44：921-32.
194. Dodd TE, Deakin CD, Petley GW, Clewlow F. External defibrillation in the left lateral position–a comparison of manual paddles with self-adhesive pads. Resuscitation 2004；63：283-6.
195. Brazdzionyte J, Babarskiene RM, Stanaitiene G. Anterior-posterior versus anterior-lateral electrode position for biphasic cardioversion of atrial fibrillation. Medicina(Kaunas)2006；42：994-8.
196. Boodhoo L, Mitchell AR, Bordoli G, Lloyd G, Patel N, Sulke N. DC cardioversion of persistent atrial fibrillation：a comparison of two protocols. Int J Cardiol 2007；114：16-21.
197. Stanaitiene G, Babarskiene RM.[Impact of electrical shock waveform and paddle positions on efficacy of direct current cardioversion for atrial fibrillation]. Medicina(Kaunas)2008；44：665-72.
198. Botto GL, Politi A, Bonini W, Broffoni T, Bonatti R. External cardioversion of atrial fibrillation：role of paddle position on technical efficacy and energy requirements. Heart 1999；82：726-30.
199. Kirchhof P, Eckardt L, Loh P, et al. Anterior-posterior versus anterior-lateral electrode positions for external cardioversion of atrial fibrillation：a randomised trial. Lancet 2002；360：1275-9.
200. Krasteva V, Matveev M, Mudrov N, Prokopova R. Transthoracic impedance study with large self-adhesive electrodes in two conventional positions for defibrillation. Physiol Meas 2006；27：1009-22.
201. Karlsson G, Zhang Y, Davies LR, Coddington W, Kerber RE. Does electrode polarity alter the energy requirements for transthoracic biphasic waveform defibrillation? Experimental studies. Resuscitation 2001；51：77-81.
202. Panescu D, Webster JG, Tompkins WJ, Stratbucker RA. Optimization of cardiac defibrillation by three-dimensional finite element modeling of the human thorax. IEEE Trans Biomed Eng 1995；42：185-92.
203. Alp NJ, Rahman S, Bell JA, Shahi M. Randomised comparison of antero-lateral versus antero-posterior paddle positions for DC cardioversion of persistent atrial fibrillation. Int J Cardiol 2000；75：211-6.
204. Caterine MR, Yoerger DM, Spencer KT, Miller SG, Kerber RE. Effect of electrode position and gel-application technique on predicted transcardiac current during transthoracic defibrillation. Ann Emerg Med 1997；29：588-95.
205. Pagan-Carlo LA, Spencer KT, Robertson CE, Dengler A, Birkett C, Kerber RE. Transthoracic defibrillation：importance of avoiding electrode placement directly on the female breast. J Am Coll Cardiol 1996；27：449-52.
206. Bissing JW, Kerber RE. Effect of shaving the chest of hirsute subjects on transthoracic impedance to self-adhesive defibrillation electrode pads. Am J Cardiol 2000；86：587-9, A510.
207. Sado DM, Deakin CD, Petley GW, Clewlow F. Comparison of the effects of removal of chest hair with not doing so before external defibrillation on transthoracic impedance. Am J Cardiol 2004；93：98-100.

208. Killingsworth CR, Melnick SB, Chapman FW, et al. Defibrillation threshold and cardiac responses using an external biphasic defibrillator with pediatric and adult adhesive patches in pediatric-sized piglets. Resuscitation 2002；55：177-85.
209. Kellum MJ, Kennedy KW, Ewy GA. Cardiocerebral resuscitation improves survival of patients with out-of-hospital cardiac arrest. Am J Med 2006；119：335-40.
210. Bobrow BJ, Clark LL, Ewy GA, et al. Minimally interrupted cardiac resuscitation by emergency medical services for out-of-hospital cardiac arrest. JAMA 2008；299：1158-65.
211. Rea TD, Helbock M, Perry S, et al. Increasing use of cardiopulmonary resuscitation during out-of-hospital ventricular fibrillation arrest：survival implications of guideline changes. Circulation 2006；114：2760-5.
212. Berdowski J, Tijssen JG, Koster RW. Chest compressions cause recurrence of ventricular fibrillation after the first successful conversion by defibrillation in out-of-hospital cardiac arrest. Circ Arrhythm Electrophysiol 2010；3：72-8.
213. White L, Rogers J, Bloomingdale M, et al. Dispatcher-assisted cardiopulmonary resuscitation：risks for patients not in cardiac arrest. Circulation 2010；121：91-7.
214. Haley KB, Lerner EB, Pirrallo RG, Croft H, Johnson A, Uihlein M. The frequency and consequences of cardiopulmonary resuscitation performed by bystanders on patients who are not in cardiac arrest. Prehosp Emerg Care 2011；15：282-7.
215. Moriwaki Y, Sugiyama M, Tahara Y, et al. Complications of bystander cardiopulmonary resuscitation for unconscious patients without cardiopulmonary arrest. J Emerg Trauma Shock 2012；5：3-6.
216. Tanaka Y, Nishi T, Takase K, et al. Survey of a protocol to increase appropriate implementation of dispatcher-assisted cardiopulmonary resuscitation for out-of-hospital cardiac arrest. Circulation 2014；129：1751-60.
217. Redding JS. The choking controversy：critique of evidence on the Heimlich maneuver. Crit Care Med 1979；7：475-9.
218. Vilke GM, Smith AM, Ray LU, Steen PJ, Murrin PA, Chan TC. Airway obstruction in children aged less than 5 years：the prehospital experience. Prehosp Emerg Care 2004；8：196-9.
219. Heimlich HJ, Hoffmann KA, Canestri FR. Food-choking and drowning deaths prevented by external subdiaphragmatic compression. Physiological basis. Ann Thorac Surg 1975；20：188-95.
220. Boussuges S, Maitrerobert P, Bost M.［Use of the Heimlich Maneuver on children in the Rhone-Alpes area］. Arch Fr Pediatr 1985；42：733-6.
221. Soroudi A, Shipp HE, Stepanski BM, et al. Adult foreign body airway obstruction in the prehospital setting. Prehosp Emerg Care 2007；11：25-9.
222. Guildner CW, Williams D, Subitch T. Airway obstructed by foreign material：the Heimlich maneuver. JACEP 1976；5：675-7.
223. 河原弥生, 木下浩作, 向山剛生, 他. 目撃のある気道異物による窒息症例50例の検討. 日本救急医学会雑誌 2009；20：755-762.
224. 2005 International Consensus on Cardiopulmonary Resuscitation and Emergency Cardiovascular Care Science with Treatment Recommendations. Part 2：Adult basic life support. Circulation 2005；112：III-5-III-16.
225. Langhelle A, Sunde K, Wik L, Steen PA. Airway pressure with chest compressions versus Heimlich manoeuvre in recently dead adults with complete airway obstruction. Resuscitation 2000；44：105-8.
226. Ruben H, Macnaughton FI. The treatment of food-choking. Practitioner 1978；221：725-9.
227. Brauner DJ. The Heimlich maneuver：procedure of choice? J Am Geriatr Soc 1987；35：78.
228. Elam JO, Greene DG, Schneider MA, et al. Head-tilt method of oral resuscitation. J Am Med Assoc 1960；172：812-5.
229. Abder-Rahman HA. Infants choking following blind finger sweep. J Pediatr (Rio J) 2009；85：273-5.
230. March NF, Matthews RC. New techniques in external cardiac compressions. Aquatic cardiopulmonary resuscitation. JAMA 1980；244：1229-32.
231. Perkins GD. In-water resuscitation：a pilot evaluation. Resuscitation 2005；65：321-4.
232. Szpilman D, Soares M. In-water resuscitation-is it worthwhile? Resuscitation 2004；63：25-31.
233. Hwang V, Shofer FS, Durbin DR, Baren JM. Prevalence of traumatic injuries in drowning and near drowning in children and adolescents. Arch Pediatr Adolesc Med 2003；157：50-3.
234. Branche CM, Sniezek JE, Sattin RW, Mirkin IR. Water recreation-related spinal injuries：risk factors in natural bodies of water. Accid Anal Prev 1991；23：13-7.
235. Papa L, Hoelle R, Idris A. Systematic review of definitions for drowning incidents. Resuscitation 2005；65：255-64.
236. Idris AH, Berg RA, Bierens J, et al. Recommended guidelines for uniform reporting of data from drowning：the "Utstein style". Circulation 2003；108：2565-74.
237. Holzer M, Behringer W, Schorkhuber W, et al. Mild hypothermia and outcome after CPR. Hypothermia for Cardiac Arrest (HACA) Study Group. Acta Anaesthesiol Scand Suppl 1997；111：55-8.
238. Sterz F, Safar P, Tisherman S, Radovsky A, Kuboyama K, Oku K. Mild hypothermic cardiopulmonary resuscitation improves outcome after prolonged cardiac arrest in dogs. Crit Care Med 1991；19：379-89.

第2章

成人の二次救命処置
ALS: Advanced Life Support

第2章
[1] はじめに

国際蘇生連絡委員会（International Liaison Committee on Resuscitation：ILCOR）の Advanced Life Support（ALS）タスクフォースは，米国医科学研究所の推奨に基づき，GRADE[1]（Grading of Recommendations Assessment, Development and Evaluation）working group の提案した方法を用いてシステマティックレビューを行った．検討する仮説は，PICO 形式[2]〔patients：患者（傷病者），intervention：介入方法，comparator：比較対照，outcome：転帰（主要なアウトカム）〕を用い，ALS タスクフォースによる投票によって優先順位を付けた．

優先基準には，意義ある新しいデータ，新たな議論，あるいは実地臨床での疑問等の認識から成り立っている．今回の PICO は，現在の実地臨床でもはやトピックでないものや，新たな研究が少ないものは低い優先順位となっている．

ALS タスクフォースは，文献再調査のため 42 個の PICO を優先的に選んだ．情報の専門家の支援を得て，関連した文献の詳細な検索を，3 つのオンラインデータベース（MEDLINE, Embase, the Cochrane Library）を用いて行った．

ALS タスクフォースは，PICO に対して，一貫して使用できるアウトカム決定基準を，あらかじめ選び設定した．長期で，しかも患者を中心にしたアウトカムが，経過上の測定項目や短期アウトカムより重要である．ほとんどの PICO に対して，アウトカムを以下のとおり，重大なものから階層化した：神経学的転帰良好，長期生存，短期生存，経過上の測定項目である．一般的に，長期とは退院後 180 日あるいはそれ以上，短期とは退院以内の期間，と定義されている．

除細動あるいは気管チューブの挿入位置確認等の PICO について，経過上の測定項目として，心室細動の終止や気管チューブの適正位置への設置は，重要である．少数の PICO，例えば臓器提供等に関するものは，特殊な転帰が必要である．この ALS 部分の CoSTR（Consensus on Cardiopulmonary Resuscitation and Emergency Cardiovascular Care Science With Treatment Recommendations）は，患者へのほぼ連続した治療介入に関する事項で構成されている．すなわち，心肺蘇生中の電気ショック，気道，酸素化と人工呼吸，循環補助，モニタリング，さらに心肺蘇生中および特殊な状況下の薬物についてである．さらに，心拍再開（return of spontaneous circulation：ROSC）後のケア，神経学的予後評価，そして臓器提供についての声明も含めている．

心室細動(VF)や無脈性心室頻拍(VT)への除細動戦略
- 除細動波形—二相性と単相性波形（ALS 470）
- 波形—パルス型二相性波形（ALS 470）
- 初回電気ショックエネルギー量（ALS 470）
- 単回電気ショックと連続電気ショック（ALS 470）
- エネルギー量固定式とエネルギー量漸増式（ALS 470）
- VF の再発（ALS 470）

気道，酸素化，および人工呼吸
- CPR 中の酸素濃度（ALS 889）
- 高度な気道確保器具と BVM の比較（ALS 783）
- 気管チューブ vs 声門上気道デバイス（ALS 714）
- 気管チューブの先端位置確認（ALS 469）
- 連続した胸骨圧迫中の換気回数（ALS 808）

CPR 中の循環補助
- Impedance threshold device（ITD）（ALS 579）
- 機械的 CPR 装置（ALS 782）
- 体外循環補助を用いた CPR（ECPR）（ALS 723）

CPR 中の生理学的モニタリング
- 呼気終末 CO_2 値による心停止の予後評価（ALS 459）
- 生理学的モニタリング（ALS 656）
- CPR 中の超音波検査（ALS 658）

CPR 中の薬物
- アドレナリンとプラセボ（ALS 788）
- アドレナリン vs バソプレシン（ALS 659）
- アドレナリン vs バソプレシンとアドレナリンを組み合わせた治療（ALS 789）
- 標準用量アドレナリンと高用量アドレナリン（ALS 778）
- アドレナリン投与のタイミング（ALS 784）
- ステロイド（ALS 433）
- 心停止中の抗不整脈薬（ALS 428）

特殊な状況下での心停止
- 妊婦の心停止（ALS 436）
- 薬物毒性に関連した心停止に対する脂質療法（ALS 834）
- オピオイド中毒の二次救命処置（ALS 441）
- 肺血栓塞栓症による心停止（ALS 435）
- 冠動脈カテーテル中の心停止（ALS 479）

ROSC後のケア

- 成人におけるROSC後の酸素投与量（ALS 448）
- ROSC後の換気量設定（ALS 571）
- ROSC後の循環管理（ALS 570）
- ROSC後の抗不整脈薬（ALS 493）
- 体温管理療法の実施と目標体温（ALS 790）
- 体温管理療法の維持期間（ALS 791）
- 低体温療法のタイミング（ALS 802）
- 心停止後の発熱の予防（ALS 879）
- ROSC後のてんかん発作の予防（ALS 431）
- てんかん発作の治療（ALS 868）
- ROSC後の血糖コントロール（ALS 580）
- 低体温による体温管理療法が施行された昏睡患者の予後評価（ALS 450）
- 体温管理療法を施行していない患者の予後評価（ALS 713）
- 臓器提供（ALS 449）

BLSから移動したトピック

2015年に触れなかった2010年CoSTRは，関係する部分の下方に列挙している．

CoSTR 2015でILCOR BLSタスクフォースが検討したトピックのうち，病院・救急車内等医療環境の整った中で日常業務を行う者が行うBLSに関する項目は，JRC蘇生ガイドライン2015においては本章で取り扱うこととした．ILCOR BLSタスクフォースから本章に移動したトピックは以下である．

- CPR中の受動的酸素吸入と人工呼吸による酸素投与（BLS 352）
- リアルタイムフィードバック（BLS 361）
- EMSによる胸骨圧迫のみのCPR（BLS 360）
- CPRファースト（BLS 363）
- リズムチェックのためのCPR中断間隔（BLS 346）
- CPR中のECG解析（BLS 373）
- 溺水による心停止（BLS 856）
- オピオイドの関連が疑われる救急事態の蘇生（BLS 811）
- オピオイド中毒の教育（BLS 891）

ALSの推奨と提案のまとめ

システマティックレビューによって示された，多くのALS治療介入に対するエビデンスの質は，低いか非常に低いであり，大勢はそれにより弱い推奨になった．しかし，課題によっては，質の低いエビデンスであっても，患者にとっての価値と優先性に関するILCORの評価によって，強い推奨となったものもある．これは，特にそれが行われなかった場合に有害となりうると考えられる場合である．さらに，"すべきでない"との理由がない限り，推奨と提案は変更しないままとした．変更した場合には，"患者にとっての価値とILCORの見解"項で，その理由を述べている．

2010年ILCORレビュー以降の最も重要なALSにおける進歩と推奨を，以下に述べる．

VFや無脈性VTに対する除細動戦略

- 2010年からの特段の進展はなかった．もし初回電気ショックが有効でなく，かつ使用する除細動器がより高いエネルギーで電気ショックが可能な場合，次の電気ショックのエネルギーを上げることは妥当である．

気道，酸素化，および人工呼吸

- 心肺蘇生中は，できるだけ高い吸入気酸素濃度を使用することを提案する．
- 心肺蘇生中の気道確保法として，高度な気道確保具とバッグ-マスクユニット，あるいは声門上エアウエイと気管挿管にも差がなかった．
- ALS中のカプノグラフィー（呼気炭酸ガス分析法）波形の役割が強調されており，それによるCPR中の気管チューブの位置確認と連続監視が含まれている．

CPR中の循環補助

- 標準CPRに追加してITDを日常的に使用しないことを推奨する．ACD（active compression-decompression）-CPRに加えてITDを使用することに関するコンセンサスは得られていない．
- 用手胸骨圧迫に代えて自動機械的CPR装置をルーチンには使用しないことを提案する．ただし，質の高い用手胸骨圧迫の継続が不可能な状況や，胸骨圧迫実施者が危険にさらされるような状況では，質の高い用手胸骨圧迫の理にかなった代替手段として，自動機械的CPR装置を用いることを提案する．
- ECPRは，実施可能な施設において当初の従来どおりのCPRが奏効しない場合に，一定の基準を満たした症例に対する理にかなった救命治療であることを提案する．
- 臨床におけるリアルタイムフィードバック装置は，心停止患者に対する包括的治療体制の一環としてのみ用いることを提案する．
- 除細動器による解析の準備ができるまで短時間のCPRを行い，適応があれば電気ショックを行うことを提案する．
- 心電図（ECG）を評価するために，2分毎に胸骨圧迫を一時中断することを提案する．

CPR中の生理学的モニタリング

- 二次救命処置において，診療徴候およびECGモニタリングに加えて生理学的指標を計測することにより処置内容を補助できる可能性がある．
- CPRのガイドとするために，いずれの生理学的指標の計測も推奨を行わない．現在参照可能なエビデンスはその効果のいかなる評価も推測の域を出るものではないためである．
- 生存予測や蘇生行為を中止する決断に呼気終末CO_2値のカットオフ値だけを使用しないことを推奨する．
- 心臓超音波検査は，標準的なALSを妨害することなく実施可能であれば，可逆性の原因を同定するための追加的診断機器として考慮されうることを提案する．

CPR中の薬物

- 心停止患者に標準用量（1 mg）のアドレナリン投与を提案する．これにあたり，短期転帰の利点（ROSCおよび生存入院の改善）はあるが，生存退院や神経学的転帰について有益か否かについては不明確であることを考慮した．この勧告は長期転帰に関する質の高いデータが出るまで，現状を変えようとするものではない．
- 成人の難治性VF/無脈性VTのROSC率を改善するためにアミオダロンの使用を提案する．この勧告は長期転帰に関する質の高いデータが出るまで，現状を変えようとするものではない．

特殊な状況下の心停止

- 溺水者の捜索・救助に関する体制を検討する際には予後因子として水没時間を用いることを推奨する．
- システマティックレビューでは，妊婦に対する特殊な二次救命処置に関するエビデンスの質は非常に低い．妊娠後期の心停止時の妊婦に対して死戦期帝王切開による胎児娩出を提案する．
- 薬物中毒に起因する心停止における脂質の静脈内投与に関して，ILCORタスクフォースは比較対照研究が欠如していることからエビデンスに基づいた治療勧告を行えない．
- オピオイド中毒による呼吸停止では，ナロキソンを，静脈内投与，筋肉内投与，皮下投与，骨髄内投与，鼻腔投与にて使用することを推奨する．オピオイド中毒による心停止では標準的ALS手順の変更に関する推奨はできない．
- オピオイド中毒のリスクを持つ人に，オピオイド中毒への対応の教育を提供することを提案する．

ROSC後のケア

- ROSC後の成人では低酸素症の回避を推奨する．
- ROSC後の成人では高酸素症の回避を提案する．
- ROSC後の成人では動脈血酸素飽和度（SaO_2）または動脈血酸素分圧（PaO_2）が確実に測定されるまでは100％吸入酸素濃度の使用を提案する．
- ROSC後のバンドル治療の一部として，$PaCO_2$を生理的な正常範囲内に維持することを提案する．
- ROSC後のケア，バンドル治療の一部として循環管理の目標（例：平均血圧，収縮期血圧）設定を考慮することを提案する．
- 体温管理療法施行時には，32〜36℃の間で設定した目標体温で維持することを推奨する．
- 成人の初期ECG波形が電気ショック適応の院外心停止でROSC後に反応がない場合は，体温管理療法を推奨し，かつ体温管理療法を行わないことに反対する．
- 成人の初期ECG波形が電気ショック非適応の院外心停止でROSC後に反応がない場合は，体温管理療法を提案し，かつ体温管理療法を行わないことに反対する．
- 成人の全ての初期ECG波形の院内心停止でROSC後に反応がない場合は，体温管理療法を提案し，かつ体温管理療法を行わないことに反対する．
- 体温管理療法を施行する場合，その持続期間は少なくとも24時間とすることを提案する．
- ROSC直後，急速な大量冷却輸液による病院前冷却を，ルーチンには行わないことを推奨する．
- 32〜36℃の体温管理療法終了後も昏睡状態が遷延している成人では，発熱を防止し治療することを提案する．
- ROSC後患者に対して，てんかん発作の予防をルーチンには行わないことを提案する．
- ROSC後患者ではてんかん発作の治療を推奨する．
- ROSC後の成人患者に対して，標準的血糖管理プロトコールを変更しないことを提案する．
- 低体温による体温管理療法が施行された昏睡患者の予後評価

  ROSC後72時間以前に，臨床所見のみで，予後を評価しないよう提案する．

  鎮静薬や筋弛緩薬の残存が疑われる場合は，臨床所見を継続して観察することを提案する．それにより，転帰不良を誤って予測する可能性を最小にすることができる．

  神経学的転帰不良を判定できる最短時間としてROSC後72時間を推奨する．鎮静薬あるいは筋弛緩薬の効果が残存し臨床所見に影響している場合にはこの時間はさらに延長するべきである．

単一の検査や所見に依存するのではなく，多元的検査（臨床所見，神経電気生理学的検査，画像検査，血液マーカー等）により予後を評価することを提案する．
- CPRのあとに循環が回復し，その後，死へ至る全ての患者が臓器提供のために評価されることを推奨する．

BLSから移動したトピック
- 臨床におけるリアルタイムフィードバック装置は，心停止患者に対する包括的治療体制の一環としてのみ用いることを提案する．
- 除細動器による解析の準備ができるまで短時間のCPRを行い，適応があれば電気ショックを行うことを提案する．
- 心電図を評価するために，2分毎に胸骨圧迫を一時中断することを提案する．
- 溺水者の捜索・救助に関する体制を検討する際には予後因子として水没時間を用いることを推奨する．
- オピオイド中毒のリスクを持つ人に，オピオイド中毒への対応の教育を提供することを提案する．

第2章 [2] 心停止アルゴリズム

1 はじめに

病院・救急車内等医療提供環境の整った中で日常業務として蘇生を行う者が心停止の患者に行う処置の手順の流れをまとめたものが心停止アルゴリズム（図1）である．アルゴリズムは，JRC蘇生ガイドラインにより示されている処置や治療の手順を整理したものであり，蘇生に従事する者が現場で蘇生を実践することを助けるものである．蘇生は連携のとれたチームで行うことにより最大の効果を得ることができるので，チームの全員が手順についての認識を共有する目的でもアルゴリズムは重要となる．アルゴリズムは心停止の認識から電気ショックまでの一次救命処置（Basic Life Support：BLS），BLSのみでROSC（return of spontaneous circulation）が得られない時の二次救命処置（Advanced Life Support：ALS），ROSC後のモニタリングと管理の3つの部分に大別される．

2 一次救命処置（BLS）

病院・救急車内等，医療環境の整った中で日常業務として医療従事者や救急隊員等が蘇生を行う場合は，ALSの端緒としてBLSが開始される．このような状況では，市民を対象として作成された市民用BLSアルゴリズムではなく，救助者の熟練度，資格，準備された資器材等が異なっていることを考慮して最適化された医療用BLSアルゴリズム（図2）を使用する．医療従事者，救急隊員等における医療用BLSアルゴリズムと市民におけるBLSアルゴリズムの主たる相違点は以下である．

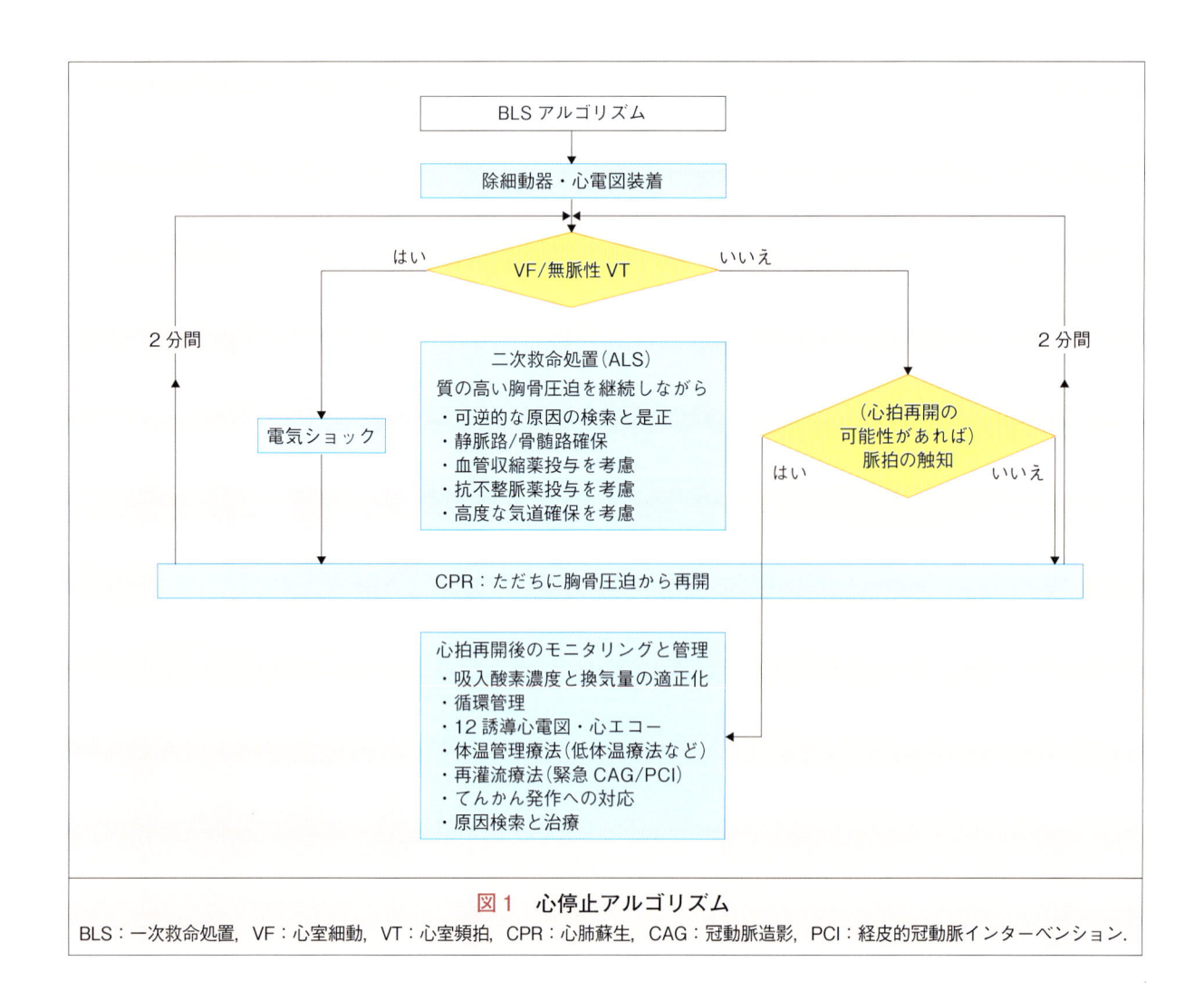

図1　心停止アルゴリズム

BLS：一次救命処置，VF：心室細動，VT：心室頻拍，CPR：心肺蘇生，CAG：冠動脈造影，PCI：経皮的冠動脈インターベンション．

(2) 心停止アルゴリズム／**2** 一次救命処置（BLS）

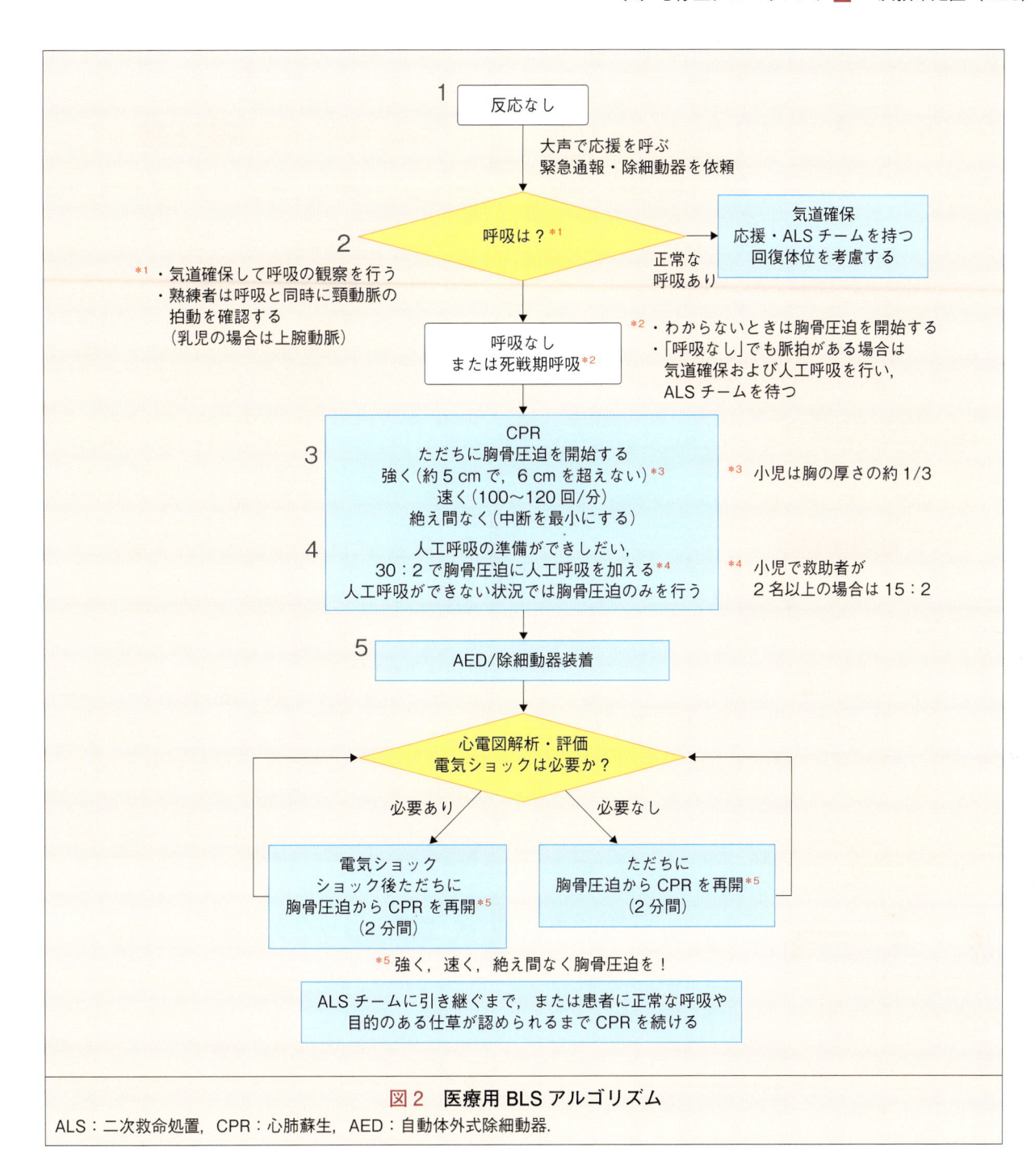

```
                    1  ┌─────────┐
                       │ 反応なし │
                       └────┬────┘
                        大声で応援を呼ぶ
                        緊急通報・除細動器を依頼
                            ↓
                                                    ┌──────────────────┐
                    2    ◇ 呼吸は？*1 ◇ ─正常な───→ │ 気道確保          │
                            │         呼吸あり      │ 応援・ALS チームを持つ│
  *1・気道確保して呼吸の観察を行う                   │ 回復体位を考慮する │
   ・熟練者は呼吸と同時に頸動脈の                    └──────────────────┘
     拍動を確認する
     （乳児の場合は上腕動脈）
                            ↓              *2 ・わからないときは胸骨圧迫を開始する
                       ┌────────────┐          ・「呼吸なし」でも脈拍がある場合は
                       │ 呼吸なし    │            気道確保および人工呼吸を行い，
                       │ または死戦期呼吸*2 │       ALS チームを待つ
                       └─────┬──────┘
                             ↓
                    ┌─────────────────────────┐
                    │ CPR                      │
                    │ ただちに胸骨圧迫を開始する │
                  3 │ 強く（約5 cm で，6 cm を超えない）*3 │   *3 小児は胸の厚さの約1/3
                    │ 速く（100〜120回/分）      │
                    │ 絶え間なく（中断を最小にする） │
                    │                          │
                  4 │ 人工呼吸の準備ができしだい， │
                    │ 30：2 で胸骨圧迫に人工呼吸を加える*4 │   *4 小児で救助者が
                    │ 人工呼吸ができない状況では胸骨圧迫のみを行う │      2名以上の場合は15：2
                    └─────────────┬───────────┘
                                  ↓
                    5        ┌──────────────┐
                             │ AED/除細動器装着 │
                             └──────┬───────┘
                                    ↓
                          ◇ 心電図解析・評価       ◇
                          ◇ 電気ショックは必要か？ ◇
                          必要あり ↓        ↓ 必要なし
                       ┌────────────┐   ┌──────────────┐
                       │ 電気ショック │   │ ただちに       │
                       │ ショック後ただちに │   │ 胸骨圧迫からCPRを再開*5 │
                       │ 胸骨圧迫からCPRを再開*5 │   │ （2分間）      │
                       │ （2分間）  │   └──────────────┘
                       └────────────┘
                       *5 強く，速く，絶え間なく胸骨圧迫を！
                   ┌──────────────────────────────┐
                   │ ALSチームに引き継ぐまで，または患者に正常な呼吸や │
                   │ 目的のある仕草が認められるまでCPRを続ける       │
                   └──────────────────────────────┘
```

図2 医療用 BLS アルゴリズム
ALS：二次救命処置，CPR：心肺蘇生，AED：自動体外式除細動器．

1 反応の確認と緊急通報 ボックス1

　医療従事者は倒れる患者を見たり，横になっている患者の顔色，体動，呼吸等の異常に気づいたら，ただちに反応を確認する．市民救助者による緊急通報は119番通報であるのに対し，病院内の緊急通報はALSチームのコールである等蘇生環境に依存する．医療従事者が日常的に蘇生を行う場所でマニュアル除細動器が準備されていればこれを依頼するが，マニュアル除細動器がなければ自動体外式除細動器（automated external defibllirator：AED）でもよい．

2 心停止の判断 ボックス2

　医療従事者でも市民救助者と同様に，反応がなく，かつ呼吸がない，または死戦期呼吸であれば心停止と判断し，ただちに心肺蘇生（cardiopulmonary resuscitation：CPR）を開始する．市民救助者と異なり，医療従事者や救急隊員等は，反応がない患者にはまず気道確保を行った上で呼吸の観察を行う．ただし，気道確保に手間取って，呼吸の観察がおろそかになったり，CPRの開始が遅れないようにするべきである．
　蘇生に熟練した救助者は患者の呼吸を観察しながら，

同時に頸動脈の拍動の有無を確認する．ただし，それ以外の医療従事者や，熟練していても脈拍の有無に自信が持てない時は呼吸の観察に専念し，呼吸がない，または死戦期呼吸と判断した場合，あるいは呼吸が正常か判断できない場合には心停止，すなわちCPRの適応と判断し，すみやかにCPRを開始する．脈拍の確認のために迅速なCPRの開始を遅らせてはならない．呼吸と脈拍の確認に10秒以上かけないようにする．

患者に呼吸はないが脈拍を認める場合は，気道を確保して1分間に約10回の人工呼吸を行いながらALSチームを待つ．到着までの間，正常な呼吸が続いているか継続して観察し，少なくとも2分毎に脈拍確認を行い，心停止となった場合に胸骨圧迫の開始が遅れないようにする．

3 CPR ボックス3, 4

CPRは胸骨圧迫から開始する．胸骨圧迫は，胸骨の下半分を約5cm（ただし，6cmを超えない）の深さで，1分間あたり100〜120回のテンポで，中断を最小限にして行う．毎回の胸骨圧迫のあとで完全に胸壁が元の位置に戻るように圧迫を解除する．ただし，完全な圧迫解除のために胸骨圧迫が浅くならないよう注意する．病院内のベッド上でCPRを行う場合は背板の使用を考慮するが，それによる胸骨圧迫の開始の遅れや胸骨圧迫の中断は最小にする．人工呼吸用デバイスの準備ができるまでは，胸骨圧迫のみのCPRを継続する．

人工呼吸用デバイスの準備ができ次第，人工呼吸を開始する．この場合，胸骨圧迫と人工呼吸は30：2の比で行う．人工呼吸を実施する場合には気道確保が必要となる．気道確保は頭部後屈あご先挙上法を用いるが，必要に応じて下顎挙上法を行う．下顎挙上法のみで気道確保ができなければさらに頭部後屈を加える．CPR中の人工呼吸はできうる限り高い吸入酸素濃度を選択するが，酸素投与の有無にかかわらず，約1秒かけて胸が上がる程度の換気量で行う．過大な換気量は避けるべきである．病院や救急車内等で人工呼吸を実施する際は，バッグ・バルブ・マスク（BVM）等を用いるべきである．救助者となる可能性のある者は，BVMを用いた人工呼吸に習熟しておくべきである．BVMを用いた人工呼吸は，救助者のうち，最も熟練した者が行う．複数の救助者が人工呼吸を担当する場合は，両手でマスクを保持することで顔面との密着がより確実になる．

病院や救急車内等日常業務として蘇生を行う場所では，必要時に迅速に人工呼吸が開始できるようにBVMを準備しておくべきである．特に，窒息，溺水，気道閉塞，目撃がない心停止，遷延する心停止状態，あるいは小児の心停止では，早期に人工呼吸を開始することが重要である．

4 ECG解析・評価 ボックス5

除細動器が到着するまでは，医療従事者であっても脈拍をチェックすることなくCPRを続ける．

マニュアル除細動器あるいはAEDのいずれを使用する場合でも，心電図（ECG）解析・評価を行う直前まで胸骨圧迫を継続する．AEDではECGが自動解析されるが，マニュアル除細動器では蘇生を行う者がECGを確認して判断する必要がある．

なお，AEDモードに切り換えられるタイプの除細動器の場合はECGの自動解析が可能であり，蘇生に従事する機会が少ない医療従事者にとって有用である．

5 電気ショックが必要である場合

AEDを用いる場合は，音声メッセージに従って電気ショックを行う．

マニュアル除細動器を用いる場合，心室細動（VF）/無脈性心室頻拍（VT）であれば，電気ショックを行う．電気ショックを1回実施したら，ただちに胸骨圧迫からCPRを再開し，2分間行う．以後2分おきに，ECG波形の確認と電気ショックを繰り返す．引き続いて実施される電気ショックで，エネルギー量を上げることが可能な機種であれば，エネルギー量を上げて行う．

6 電気ショックが必要でない場合

AEDを用いる場合は，音声メッセージに従ってただちにCPRを再開する．

マニュアル除細動器を用いる場合で，ROSCの可能性があるQRS波形が認められる場合は脈拍を確認する．脈拍を触知すればROSC後のモニタリングと管理を開始する．無脈性電気活動（pulseless electrical activity：PEA）や心静止であれば，ただちに胸骨圧迫からCPRを再開し2分間行う．以後2分おきにECG波形の確認を繰り返す．

3 二次救命処置（ALS）

BLSのみでROSCが得られない時にALSが必要となる．絶え間なく効果的な胸骨圧迫が行われていることは，BLSのみでなくALSが成功するための条件ともなる．ALSにおいても胸骨圧迫の中断はできるだけ避けるべきであり，やむなく胸骨圧迫を中断するのは，人工呼吸を行う時，ECGやROSCを評価する時，電気

ショックを実施する時のみとする.

1 可逆的な原因の検索と是正

質の高いCPRを実施しながら,蘇生の全ての段階において,心停止の可逆的な原因の検索と是正が求められる.原因検索は心停止に至った状況や既往歴,身体所見等から行うが,迅速に結果の得られる動脈血ガス分析や電解質の検査結果が役立つこともある.

2 静脈路/骨髄路確保

CPRを継続しながら,すみやかに静脈路を確保する.蘇生のための薬物投与経路を新たに確保する場合は,中心静脈路ではなく,末梢静脈路を第一選択とする.静脈路確保が難しい場合,あるいは静脈確保に時間を要する場合は骨髄路を確保する.

3 血管収縮薬

血管収縮薬（標準量のアドレナリン）が生存退院や神経学的転帰を改善するという根拠は乏しいが,ROSC率と短期間の生存率を改善するというエビデンスがあるので投与を考慮する.通常,アドレナリンは1回1mgを静脈内投与し,3～5分間隔で追加投与する.ショック非適応リズムの心停止においては,アドレナリンを投与する場合,できるだけすみやかに投与する.

4 抗不整脈薬

電気ショックで停止しない難治性のVF/無脈性VT,あるいはVF/無脈性VTが再発する治療抵抗性のVF/無脈性VTについて,抗不整脈薬が生存退院や神経学的転帰を改善するという根拠は乏しいが,ROSC率を改善するためにアミオダロンの投与を考慮する.アミオダロンは300 mgを静脈内投与する.

アミオダロンが使用できない場合にはニフェカラントあるいはリドカインを使用してもよい.ニフェカラントは0.3 mg/kgを静脈内投与し,リドカインは1～1.5 mg/kgを静脈内投与する.

5 気管挿管・声門上気道デバイスによる気道確保

気管挿管は食道挿管等リスクが高い処置であり,確実かつ迅速に施行するためには日常の教育と訓練が欠かせない.胸骨圧迫中断時間が長引くと気管挿管は有害となるので,気管挿管を行う場合も胸骨圧迫の中断時間は可能な限り短くするべきである.CPR中の気管チューブの位置確認には,身体所見に加えて,可能であれば波形表示のある呼気CO_2モニターを用いる.波形表示のある呼気CO_2モニターが使用できない場合には,波形表示のないCO_2モニターや比色式CO_2検出器,食道挿管検出器,あるいは気管超音波検査で代用する.

声門上気道デバイス〔コンビチューブとラリンゲアルマスクエアウエイ（LMA）〕を使う訓練を受けた救助者は,CPR中の使用を考慮してもよい.また,これらのデバイスは,気管挿管が困難な場合のバックアップとしても用いることができる.心停止における高度な気道確保器具挿入の最良のタイミングについては十分なエビデンスがない.

6 連続した胸骨圧迫

気管挿管後は,胸骨圧迫と人工呼吸は非同期とし,連続した胸骨圧迫を行う.胸骨圧迫は1分間に少なくとも100回のテンポで行い,人工呼吸は1分間に約10回として過換気を避ける.声門上気道デバイスを用いた場合は,適切な換気が可能な場合に限り連続した胸骨圧迫を行ってよい.

呼気CO_2モニターを行っている場合,呼気終末CO_2値はROSCおよび生存退院の予測因子の1つとなるが,単独で蘇生中止の決断に用いてはならない.

4 ROSC後のモニタリングと管理

1 12誘導ECG・心エコー

突然の心停止の可逆的な原因として急性冠症候群（acute coronary syndrome：ACS）および致死性不整脈は重要である.ROSC後にできるだけ早く12誘導ECGを記録し,ACSおよび致死性不整脈の鑑別を行うべきである.ただし急性冠動脈閉塞による心停止でも,12誘導ECGにおいてST上昇や左脚ブロック等の典型的なST上昇型心筋梗塞（ST elevation myocardial infarction：STEMI）の所見を呈さないこともある.

心エコーは,原因および心機能を評価する上で有用であり,非侵襲的かつ患者の移動なしに実施できるので,ROSC後に可能であれば実施する.

2 吸入酸素濃度と換気量の適正化

心停止後に自己心拍が再開した成人において,いかなる状況においても,低酸素症は回避する.また高酸素症

も回避するが，SaO_2 または PaO_2 が確実に測定されるまで 100％酸素吸入濃度を使用する．

心拍再開後治療のバンドルの一部として $PaCO_2$ を生理的な正常範囲内に維持できる換気量を用いる．

3 循環管理

循環管理目標は患者個人の要素によって異なり，心停止後の状況や既存の合併症等によっても影響を受けるため，特定の循環管理目標を推奨する十分なエビデンスはない．循環管理の目標（例：平均血圧，収縮期血圧）を心拍再開後ケアのバンドルの一部として設定する．

4 体温管理療法（低体温療法等）

院外での VF による心停止後，心拍が再開した昏睡状態（質問に対して意味のある応答がない）の成人患者に対しては，心拍再開後治療のバンドルの一部として体温管理療法（24 時間以上，32〜36℃）を行う．体温管理療法を施行する場合，その持続期間は少なくとも 24 時間とする．院内心停止および院外の PEA，心静止による心停止後に心拍が再開した昏睡状態の成人患者には体温管理療法を考慮する．ROSC 後に発熱を呈する患者の転帰は不良であり，体温管理療法終了後発熱を予防・治療することを考慮する．

5 再灌流療法

ROSC 後に 12 誘導 ECG で ST 上昇または新たな左脚ブロックを呈した院外心停止患者では，早期の冠動脈造影（CAG）とプライマリーPCI の施行を考慮するべきである．臨床的背景から心筋虚血が疑われれば，たとえ 12 誘導 ECG で ST 上昇や胸痛等の臨床所見がなくても，特定の患者で早期の CAG とプライマリーPCI を行うことは妥当である．ROSC 後にしばしばみられる昏睡状態は，緊急 CAG と PCI の禁忌要件とするべきではない．これらの患者で社会復帰率を改善させるために，ROSC 後ケアのバンドルの一部として CAG を含むことは妥当かもしれない．低体温療法はプライマリーPCI と組み合わせて行い，可能であれば PCI 開始前から始めることを考慮する．

6 てんかん発作への対応

てんかん発作が生じたら治療する．てんかん発作には筋活動を伴う痙攣性てんかん発作に加えて，筋活動を伴わない非痙攣性てんかん発作が含まれる．非痙攣性てんかん発作の認識は持続脳波モニタリングによる．また，てんかん発作の予防はルーチンには行わず，抗てんかん薬は発作に応じて投与する．

7 原因の検索と治療

心停止に至った原因の検索と治療は ROSC 後も引き続いて必要である．原因の治療は，心停止の再発を防ぎ，血行動態の安定化を図るために不可欠である．

第2章

〔3〕 気道と換気

　心肺蘇生（cardiopulmonary resuscitation：CPR）中，使用可能であれば酸素投与は，認められる治療行為であるが，急性心筋梗塞等の場合に，高濃度酸素投与は有害である可能性があるとの報告は増えている．

　至適な気道の管理戦略は，未だ決定されていないが，数件の観察研究では，気管挿管が転帰を改善するとの根拠に異を唱えている．気道管理の選択肢は，おおまかに，簡便なエアウエイを用いたバッグ・マスク換気，声門上気道デバイスおよび気管挿管である．本項では，CPR中の酸素投与，気道デバイス，気管チューブの先端位置確認法，高度な気道確保器具（気管チューブまたは声門上気道デバイス）が挿入された際の呼吸回数について示す．

1 基本的な気道確保と換気

1 下顎挙上法

　下顎挙上法に関しては，全身麻酔下の主に小児・乳児患者を対象とした5件の研究のうち，下顎挙上の有用性を示したのは3件[3-5]で，中立は1件[6]，そして有害は1件[7]であった．

　遺体によるC1～2頸椎損傷モデルを対象とした研究では，頭部後屈あご先挙上法は下顎挙上法と比較して，頸椎の動きが大きくなることが示された[8]．しかし，麻酔下の患者を対象とした放射線画像による検討では，下顎挙上によるマスク換気であっても，頸椎を確実に前方に移動させることが示されており[9]，下顎挙上による気道確保であっても注意が必要かもしれない．

　麻酔下の小児を対象とした研究[10]では，口腔内に母指を入れて行う下顎挙上法（下顎引き上げ法）が推奨された．しかし，別の研究は，気道を開通させるために口腔内に指を入れることは，患者[11, 12]または救助者[13]に有害であると報告している．

　熟練救助者は頸椎損傷が疑われる場合等必要に応じて下顎挙上法を用いてもよい．下顎挙上法で気道確保ができなければ，さらに頭部後屈を加える．なお，下顎引き上げ法は有害となりうるためにその適応決定と実施には注意が必要である．

2 基本的な気道確保器具

　口咽頭エアウエイや鼻咽頭エアウエイは臨床現場で頻繁に使用されている．全身麻酔下の患者に対して，バッグ・バルブ・マスク（BVM）換気を行う際に口咽頭エアウエイを使用すると，より大きな1回換気量が得られたとの報告がある[14]．

　鼻咽頭エアウエイ挿入により30％の患者で出血をきたすと報告されているが[15]，鼻咽頭損傷の頻度に，看護師と麻酔科医が施行した場合で差はなかった[16]．鼻咽頭エアウエイのサイズを，患者の小指や鼻孔の大きさに基づいて選択する古典的な方法は信頼性がない[17]．頭蓋底骨折を合併している患者に対して鼻咽頭エアウエイを使用し，頭蓋内へ迷入した報告[18, 19]があり注意を要する．

　心停止患者を対象とした臨床研究として，5,278名の院外心停止患者を対象とした観察研究があり，高度な気道確保器具〔気管チューブまたはラリンゲアルマスクエアウエイ（laryngeal mask airway：LMA）〕と口咽頭エアウエイを使用したBVM換気の群とでは，退院時の生存率は同等であった（6.6% vs 7.0%，OR 0.94，95%CI 0.7～1.3）[20]．

　口咽頭エアウエイ・鼻咽頭エアウエイをCPRの際に使用することは理にかなっている．しかし，頭蓋底骨折が疑われる患者に対しては，口咽頭エアウエイのほうが好ましい．

3 バッグ・バルブ・マスク（BVM）

　医学生を換気者として全身麻酔下にBVMによる換気を評価した研究では，訓練を受けていないとBVMによる換気成功率は高くないという報告がある[21]．全身麻酔下の成人を対象とした研究では，両手でマスクを保持すると，片手のECクランプ法と比べて換気量や換気成功率が良好であったという報告がある[22]．全身麻酔下の成人を対象とした研究[23]では，BVM換気時に頭の下に厚さ7cmの枕を置いた場合，枕を置かなかった場合と比べて，1回換気量，動的肺コンプライアンス，気道抵抗が頭位によらずに良好であった．

　BVMの換気には訓練が必要である．熟練救助者が2人以上でCPRを行う場合はBVMを用いた人工呼吸を行うことが合理的である．両手でマスクを保持したほうが，顔面との密着をより確実にすることができ，同じ力で換気量が増える[22, 24-26]．換気時には頭の下に厚さ7cm

4 輪状軟骨圧迫

心停止患者に対しての輪状軟骨圧迫の効果を検証した報告はなく，輪状軟骨圧迫に関する全ての報告は，全身麻酔下の患者や，健常成人，シミュレーション人形等を用いたものであった．輪状軟骨圧迫による，BVM換気に伴う胃膨満の防止効果についての，成人[27,28]と小児[29,30]での検証では，輪状軟骨圧迫によって胃への送気が減少した．しかし，これらの換気量はCPRの際に推奨されている換気量よりも多いものであった．

全身麻酔下の患者での検証では，輪状軟骨圧迫は多くの患者で換気を阻害したり，送気圧の上昇を招いたりした[27,28,31-36]．また圧迫の強さと方向によっては半数以上の患者で完全気道閉塞をきたしていたとの報告もある[37]．

輪状軟骨圧迫によって，ラリンゲアルチューブやLMAの挿入や挿入後の換気が阻害された[38-45]．気管挿管に関しては，輪状軟骨圧迫の悪影響はなかったという報告[46-49]と，輪状軟骨圧迫によってLMAを通じての気管挿管に要する時間が長くなる，成功率が低下する等の報告[50-56]がある．また，輪状軟骨圧迫により喉頭展開時の視野が悪化した[57,58]．

死体を用いた研究で，輪状軟骨圧迫によって食道から咽頭への液体の流入を防止できることが示されている[59-63]．しかし，全身麻酔をかけた患者では，輪状軟骨圧迫によって逆流の頻度を減少させることはできなかった[64]．

CPR中に誤嚥予防の目的で輪状軟骨圧迫を行うことを，ルーチンとするのは支持できない．輪状軟骨圧迫を行っていた場合でも，換気や気道確保器具の挿入が阻害されるようであれば，圧迫の程度を調整する．

5 CPR中の酸素濃度

CQ：CPR中の至適な酸素濃度はどの程度か？

- P あらゆる状況下の成人の心停止
- I 100％酸素（例えばフェイスマスクまたは閉鎖回路による100％酸素）投与
- C 酸素投与なし（21％）あるいは，より低い濃度（例えば40〜50％）
- O 退院時，30日後，60日後，180日後，1年後の神経学的転帰および生存，自己心拍再開（return of spontaneous circulation：ROSC）

推奨と提案

CPR中は可能な限り高い吸入酸素濃度を選択することを提案する（弱い推奨，非常に低いエビデンス）．

エビデンスの評価に関する科学的コンセンサス

100％酸素とそれ以外の酸素濃度とを直接比較した成人の臨床研究はない．

重大なアウトカムとしての退院時の神経学的転帰良好（CPC 1〜2）に関する検討では，1件の観察研究[65]があった（非常に低いエビデンス：非常に深刻なバイアスのリスク，非常に深刻な非直接性，深刻な不精確さによりグレードダウン）．145人の院外心停止患者を対象としたその研究は，CPR中のPaO_2の測定を行い，PaO_2が中間的値の群と低値の群の間で予後に差がなく〔11/83（13.3％）vs 1/32（3.1％），RR 4.2，95％CI 0.57〜31.52，$p=0.16$〕，PaO_2高値の群と低値の群の間にも差がない〔7/30（23.3％）vs 1/32（3.1％），RR 7.45，95％CI 0.98〜57.15，$p=0.053$〕ことを示した．

重要なアウトカムとしてのROSCに関する検討では，1件の観察研究[65]を認めた（非常に低いエビデンス：非常に深刻なバイアスのリスク，非常に深刻な非直接性，深刻な不精確さによりグレードダウン）．145人の院外心停止患者を対象としたその研究では，CPR中のPaO_2の測定を行い，PaO_2が高値であるほどROSCが得られる割合が高くなることを示した〔PaO_2中間的値群47/83（56.6％）vs 低値群7/32（21.9％），RR 2.59，95％CI 1.31〜5.12，$p=0.006$〕〔PaO_2高値群25/30（83.3％）vs 低値群7/32（21.9％），RR 3.81，95％CI 1.94〜7.48，$p=0.0001$〕〔PaO_2高値群25/30（83.3％）vs 中間的値群47/83（56.6％），RR 1.47，95％CI 1.15〜1.88，$p=0.002$〕．

上記の唯一の研究において，全患者が気管挿管されてCPR中100％酸素を投与されていた．CPR中の低いPaO_2値に関連して予後不良であったことは，疾病の重症度を示している可能性がある．

患者にとっての価値とILCORの見解

ILCORは，この推奨を行うにあたり，エビデンスが限られていることと，CPR中に組織の低酸素状態を改善する必要があることを考慮し，これまでの推奨を変更する理由はないと結論づけた．

Knowledge Gaps（今後の課題）

- CPR中の動脈血または組織の酸素化の至適目標は不明である．
- CPR中に酸素化目標をモニターする方法で信頼に足るものは確立されていない．
- CPR中の吸入酸素濃度を調節することの実行可能性は不明である．
- CPR中の異なる酸素濃度の効果を明確にするための

RCT が必要であろう．
- CPR 中の酸素/空気に代わる方法の役割と実現可能性は不明である．

2 高度な気道確保器具

1 高度な気道確保器具と BVM の比較

CQ：CPR 中の高度な気道確保器具の使用で，BVM よりも良好な転帰が得られるか？

P あらゆる状況下の成人の心停止患者
I 高度な気道確保器具（気管チューブもしくは声門上気道デバイス）の使用
C 基本的な気道確保（BVM±口咽頭エアウエイ）
O 退院時，30 日後，60 日後，180 日後，1 年後の神経学的転帰および生存，ROSC，CPR 中のパラメータ，誤嚥性肺炎の発症

推奨と提案

あらゆる状況下の心停止患者への CPR 中に高度な気道確保器具もしくは BVM を使用することを提案する（弱い推奨，非常に低いエビデンス）．

エビデンスの評価に関する科学的コンセンサス

心停止中の気道管理のための最適なアプローチは現時点では明らかでない．近年のいくつかの観察研究は，高度な気道確保器具が基本的な気道確保法に比して優れているという仮説に挑んでいる．

(1) 全ての高度な気道確保器具 vs BVM

重大なアウトカムとしての 1 年後の生命予後について，1 件の報告があった（非常に低いエビデンス：非常に深刻なバイアスのリスク，非直接性，不精確さ，深刻な非一貫性によりグレードダウン）．1,278 名の院外心停止患者を対象とした観察研究では，高度な気道確保器具〔気管チューブもしくは食道閉鎖式エアウエイ（esophageal obturator airway：EOA）や LMA〕使用群と BVM 群の 1 年後の非調整生存率が同等（3.7% vs 5.6%，OR 0.65, 95%CI 0.4〜1.1）であった[66]．

重大なアウトカムとしての 1 か月後の神経学的転帰について，1 件の報告があった（非常に低いエビデンス：非常に深刻なバイアスのリスク，非直接性，深刻な非一貫性によりグレードダウン）．648,549 名の院外心停止患者を対象とした観察研究では，高度な気道確保器具〔気管チューブもしくは LMA，ラリンゲアルチューブ（laryngeal tube：LT），コンビチューブ〕使用群における 1 か月後の神経学的転帰良好の非調整比率が BVM 群と比較して低いことが示されていた（1.1% vs 2.9%, OR 0.38, 95%CI 0.36〜0.39）[67]．得られた全ての変数を調整した OR は 0.32（95%CI 0.30〜0.33）であった．

重大なアウトカムとしての退院時の神経学的転帰について，1 件の報告があった（非常に低いエビデンス：非常に深刻なバイアスのリスク，非直接性，深刻な非一貫性によりグレードダウン）．10,691 名の院外心停止患者を対象とした観察研究では，高度な気道確保器具（気管チューブもしくは LMA，LT，コンビチューブ）使用群における退院時の神経学的転帰良好の非調整下比率が BVM 群と比較して低いことが示されていた（5.3% vs 18.6%, OR 0.25, 95%CI 0.2〜0.3）[68]．同報告における 3,398 名のプロペンシティスコア-マッチング解析では，全ての変数を調整した退院時の神経学的転帰良好に対する OR（BVM vs 高度な気道確保器具）は 4.19（95%CI 3.09〜5.70）であった．

重大なアウトカムとしての退院時の生命予後に対する検討では，2 件の報告があった（非常に低いエビデンス：非常に深刻なバイアスのリスク，非直接性，深刻な非一貫性によりグレードダウン）．10,691 名の院外心停止患者を対象とした観察研究では，高度な気道確保器具（気管チューブもしくは LMA）使用群における退院時の非調整下生存率が BVM 群と比較して低いことが示されていた（7.7% vs 21.9%：OR 0.30, 95% CI 0.3〜0.3）[68]．また，5,278 名の院外心停止患者を対象とした観察研究では，高度な気道確保器具（気管チューブもしくは LMA）使用群における退院時の非調整下生存率は BVM 群と同等であった（6.6% vs 7.0%：OR 0.94, 95% CI 0.7〜1.3）[20]．

(2) 気管チューブ vs BVM

重大なアウトカムとしての 1 か月後の神経学的転帰について，1 件の報告があった（非常に低いエビデンス：非常に深刻なバイアスのリスク，非直接性，深刻な非一貫性によりグレードダウン）．409,809 名の院外心停止患者を対象とした観察研究で，気管チューブ群における 1 か月後の神経学的転帰良好の非調整下比率が BVM 群と比較して低いことが示されていた（1.0% vs 2.9%, OR 0.35, 95%CI 0.31〜0.38）[67]．同じ報告における，357,228 名のプロペンシティスコア-マッチング解析では，全ての変数を調整した 1 か月後の神経学的転帰良好に対する OR（気管挿管 vs BVM）は 0.42（95%CI 0.34〜0.53）であった．

重大なアウトカムとしての 1 か月後の生命予後につい

て，2件の報告があった（非常に低いエビデンス：非常に深刻なバイアスのリスク，非直接性，深刻な非一貫性によりグレードダウン）．409,809名の院外心停止患者を対象とした観察研究で，気管チューブ群における1か月後の非調整下生存率がBVM群と比較して低いことが示されていた（4.2% vs 5.3%，OR 0.77，95%CI 0.74～0.81）[67]．同じ報告における，357,228名のプロペンシティスコア-マッチング解析では，全ての変数を調整した1か月後生存に対するOR（気管チューブ vs BVM）は0.88（95%CI 0.79～0.98）であった．別の10,783名の院外心停止患者を対象とした観察研究でも，気管チューブ群における1か月後の非調整下生存率がBVM群と比較して低いことが示されていた（3.6% vs 6.4%，OR 0.54，95%CI 0.5～0.7）[69]．

重大なアウトカムとしての退院時の神経学的転帰に対する検討では，1件の報告があった（非常に低いエビデンス：非常に深刻なバイアスのリスク，非直接性，深刻な非一貫性によりグレードダウン）．7,520名の院外心停止患者を対象とした観察研究で，気管チューブ群における退院時の神経学的転帰良好の非調整下比率がBVM群と比較して低いことが示された（5.4% vs 18.6%，OR 0.25，95%CI 0.2～0.3）[68]．

重大なアウトカムとしての退院時の生命転帰について，6件の報告があった（非常に低いエビデンス：非常に深刻なバイアスのリスク，非直接性，不精確さ，深刻な非一貫性によりグレードダウン）．7,520名の院外心停止患者を対象とした観察研究では，気管チューブ群の退院時の非調整下生存率はBVM群と比較して低いことが示されていた（8.3% vs 21.9%，OR 0.25，95%CI 0.2～0.3）[68]．4,887名の院外心停止患者を対象とした観察研究では，気管挿管群とBVM群における非調整下生存率が同等であることが示されていた（8.0% vs 7.0%，OR 1.16，95%CI 0.7～1.9）[20]．同じ報告における，496名のプロペンシティスコア-マッチング解析では，生存退院のOR（気管チューブ vs BVM）は，1.44（95%CI 0.66～3.15）であった[20]．1,158名の院外心停止患者を対象とした観察研究では，気管チューブ群の退院時の非調整下生存率はBVM群と比較して低いことが示されていた（3.7% vs 10.8%，OR 0.32，95%CI 0.2～0.6）[70]．8,651名の院外心停止患者を対象とした観察研究でも，気管チューブ群の退院時の非調整下生存率はBVM群と比較して低いことが示されていた（3.7% vs 9.1%，OR 0.41，95%CI 0.3～0.5）[71]．1,142名の院外心停止患者を対象とした観察研究でも，気管チューブ群の退院時の非調整下生存率はBVM群と比較して低いことが示されていた（6.3% vs 28.6%，OR 0.17，95%CI 0.1～0.2）[72]．

（3）声門上気道デバイス vs BVM

重大なアウトカムとしての1か月後の神経学的転帰について，1件の報告があった（非常に低いエビデンス：非常に深刻なバイアスのリスク，非直接性，深刻な非一貫性によりグレードダウン）．607,387名の院外心停止患者を対象とした観察研究では，声門上気道デバイス（LMAもしくはLT，コンビチューブ）を使用した群の1か月後の非調整下生存率はBVM群と比較して低いことが示された（1.1% vs 2.9%，OR 0.38，95%CI 0.37～0.40）[67]．同じ報告における，357,228名のプロペンシティスコア-マッチング解析では，全ての変数を調整した1か月後の神経学的転帰良好に対するOR（声門上気道デバイス vs BVM）は0.36（95%CI 0.33～0.40）であった．

重大なアウトカムとしての退院時の神経学的転帰について，1件の報告があった（非常に低いエビデンス：非常に深刻なバイアスのリスク，非直接性，深刻な非一貫性によりグレードダウン）．5,039名の院外心停止患者を対象とした観察研究では，声門上気道デバイス群の1か月後の神経学的転帰良好の非調整下比率はBVM群と比較して低いことが示された（5.2% vs 18.6%，OR 0.24，95%CI 0.2～0.3）[68]．

重大なアウトカムとしての退院時の生命転帰について，2件の報告があった（非常に低いエビデンス：非常に深刻なバイアスのリスク，非直接性，不精確さ，深刻な非一貫性によりグレードダウン）．5,039名の院外心停止患者を対象とした観察研究では，声門上気道デバイス群の退院時の非調整下生存率はBVM群と比較して低いことが示された（6.7% vs 21.9%，OR 0.26，95%CI 0.2～0.3）[68]．別の262名の院外心停止患者を対象とした観察研究でも同様に，声門上気道デバイス群の退院時の非調整下生存率はBVM群と比較して低かった（0.0% vs 10.7%）[70]．

（4）ラリンゲアルマスクエアウエイ（LMA）vs BVM

重大なアウトカムとしての退院時の生命転帰について，1件の報告があった（非常に低いエビデンス：非常に深刻なバイアスのリスク，非直接性，不精確さ，深刻な非一貫性によりグレードダウン）．5,028名の院外心停止患者を対象とした観察研究では，LMA群の退院時の非調整下生存率はBVM群と比較して低いことが示された（5.6% vs 7.0%，OR 0.80，95%CI 0.5～1.2）[20]．同じ報告における，772名のプロペンシティスコア-マッチング解析では，退院時生存に対するOR（LMA vs BVM）は0.45（95%CI 0.25～0.82）であった[20]．

患者にとっての価値とILCORの見解

院内心停止の研究による十分なデータがないため，院

外心停止から得られたデータを外挿する必要がある．

使用されるエアウエイの種類は医療従事者の技量や訓練に依存する可能性がある．気管挿管は，声門上気道デバイスやBVMと比較して，気づかれない食道挿管の頻度や胸骨圧迫の中断時間を増加させる可能性がある．BVMや高度な気道確保器具は，同一の患者に対して，しばしば段階的に使用されるが，正式に評価されていない．

Knowledge Gaps（今後の課題）

- 心停止に対する最初の気道管理に関するRCTはない．
- それぞれの気道確保器具に対し必要とされる訓練の方法や期間は不明である．
- 心停止中の気道管理に対する段階的アプローチは一般的に行われているのか？ この疑問をどのように厳密に研究するかは明らかではない．

2 気管チューブ vs 声門上気道デバイス

CQ：CPR中に，気管チューブと声門上気道デバイスのどちらを使用するのがよいか？

- P あらゆる状況下の成人の心停止患者
- I 最初の高度な気道確保器具としての声門上気道デバイス（SGA）の使用
- C 気管チューブの使用
- O 退院時，30日後，60日後，180日後，1年後の神経学的転帰および生存，ROSC，CPR中のパラメータ，誤嚥性肺炎の発症

推奨と提案

あらゆる状況下の成人の心停止患者のCPR中において，最初に選択する高度な気道確保法として，声門上気道デバイスまたは気管チューブを提案する（弱い推奨，非常に低いエビデンス）．

エビデンスの評価に関する科学的コンセンサス

一般的に，声門上気道デバイスは気管チューブより挿入が容易と考えられており，心停止での使用は増加し続けている．

(1) 声門上気道デバイス（コンビチューブ，LMA，ラリンゲアルチューブ）vs 気管チューブ

重大なアウトカムとしての退院時の神経学的転帰について，4件の報告があった（非常に低いエビデンス：非常に深刻なバイアスのリスク，非一貫性，非直接性によりグレードダウン）．院外心停止5,377例を対象とした1件の観察研究では，気管チューブとSGAで差がみられなかったことが示された（調整後OR 0.71，95％CI 0.39〜1.30）[73]．

院外心停止281,522例を対象とした1件の観察研究[67]の非調整データを用いて解析すると，SGAのほうが気管チューブより神経学的転帰良好の割合が高かった（OR 1.11, 95％CI 1.0〜1.2）．

また，2つの研究において気管チューブのほうがSGAよりも神経学的転帰良好の割合が高かった（院外心停止8,701例で調整後OR 1.44, 95％CI 1.10〜1.88[68]，院外心停止10,455例で調整後OR 1.40, 95％CI 1.04〜1.89[74]）．

(2) 声門上気道デバイス（食道閉鎖式エアウエイ，LMA）vs 気管チューブ

重大なアウトカムとしての1か月後の神経学的転帰について，1件の報告があった（非常に低いエビデンス：非常に深刻なバイアスのリスク，非一貫性，非直接性，不精確さによりグレードダウン）．院外心停止138,248例を対象とした1件の観察研究では，気管チューブが食道閉鎖式エアウエイやLMAに比して1か月後の神経学的転帰良好の率が高かったと報告された（OR 0.89, 95％CI 0.8〜1.0）[75]．

重大なアウトカムとしての1か月後の生存転帰について，1件の報告があった（非常に低いエビデンス：非常に深刻なバイアスのリスク，非一貫性，非直接性，不精確さによりグレードダウン）．

1件の観察研究において，気管チューブと食道閉鎖式エアウエイやLMAとの間で1か月後の生存率に差はなかったと報告された（OR 0.75, 95％CI 0.3〜1.9）[66]．

1件の観察研究では，気管チューブが食道閉鎖式エアウエイやLMAに比して1か月後の生存率が高かったことが示された（OR 1.03, 95％CI 0.9〜1.1）（非常に低いエビデンス：非常に深刻なバイアスのリスク，非一貫性，非直接性，不精確さによりグレードダウン）[75]．

(3) ラリンゲアルマスクエアウエイ（LMA）vs 気管チューブ

重大なアウトカムとしての退院時の生命転帰について，院外心停止641例を対象とした1件の観察研究において，LMAが気管チューブに比して退院時の生存率が低下していることが示された（OR 0.69, 95％CI 0.4〜1.3）[20]（非常に低いエビデンス：非常に深刻なバイアスのリスク，非一貫性，非直接性，不精確さによりグレードダウン）．

(4) 食道胃管エアウエイ vs 気管チューブ

重大なアウトカムとしての退院時の生命転帰につい

て，1件の報告があった（非常に低いエビデンス：非常に深刻なバイアスのリスク，不精確さによりグレードダウン）．院外心停止175例を対象としたRCTでは，食道胃管エアウエイ（EGTA）と気管チューブで差がみられなかったことが示された（OR 1.19, 95%CI 0.5〜3.0）[76]．

(5) コンビチューブ vs 気管チューブ

重大なアウトカムとしての退院時の生命予後に対する検討では，1件の報告があった（非常に低いエビデンス：非常に深刻なバイアスのリスク，非一貫性，非直接性，不精確さによりグレードダウン）．

院外心停止173例を対象にした1件のRCTでは，コンビチューブと気管チューブで差がみられなかったことが示された（OR 2.38, 95%CI 0.5〜12.1）[77]．

院外心停止症5,822例による1件の観察研究では，パラメディックによる気管挿管と救急隊員（emergency medical technicians：EMTs）によるコンビチューブとで差がみられなかったことが示された（調整後OR 1.02, 95%CI 0.79〜1.30）[78]．

患者にとっての価値とILCORの見解

院内心停止に関する十分なデータがないため，院外心停止から得られたデータを外挿する必要がある．

使用されるエアウエイの種類は医療従事者の技量や訓練に依存する可能性がある．気管挿管はより多くの訓練と練習が必要である．気管挿管は，声門上気道デバイスと比較して，気づかれない食道挿管の頻度や胸骨圧迫の中断時間を増加させる可能性がある．

声門上気道デバイスも気管チューブも，同一の患者に対して，しばしば気道管理の段階的なアプローチの一部として使用されているが，正式に評価されていない．

Knowledge Gaps（今後の課題）

- 心停止に対する最初の気道管理に関するRCTはない．
- それぞれの気道確保器具に対し必要とされる訓練の方法や期間は不明である．
- 心停止中の気道管理に対する段階的アプローチは一般的に行われているのか？ この疑問をどのように厳密に研究するかは明らかではない．

3 高度な気道確保のタイミング

院外心停止患者を対象とした報告では，高度な気道確保器具の挿入のタイミングの遅れと神経学的転帰が良好な症例の割合の減少の関係が示されている[73]．また，発症後12分以内に気管挿管が実施された院外心停止症例は，それ以降に気管挿管を実施された症例よりも生存退院率が高いことが報告されている[79]．院内心停止患者を対象とした検討では，5分以内に高度な気道確保器具を挿入された症例は，それ以降に挿入された症例よりも24時間後生存率が良好であったと報告されている[80]．しかしながら，いずれの報告も観察研究であり，その解釈には注意を要する．

遅いタイミングの高度な気道確保は転帰不良と関係していたが，適切なタイミングについては不明である．

3 気管チューブの先端位置確認

> CQ：CPR中に気管チューブの先端位置を確認するための至適な方法は何か？
>
> P あらゆる状況下の成人の心停止で，CPR中に高度な気道管理を必要とするか気道管理を行っている患者
> I 何らかの資機材（例えば，波形表示のある呼気CO_2モニター，CO_2検知器，食道挿管検知器，気管超音波検査）の使用
> C 非使用
> O 気管分岐部より上への気管内留置または気管挿管の成功

推奨と提案

CPR中の気管チューブの位置確認や連続モニターには，身体所見に加えて，波形表示のある呼気CO_2モニターを用いることを推奨する（強い推奨，低いエビデンス）．

もし，波形表示のある呼気CO_2モニターが使用できない場合には，身体所見に加えて，波形表示のないCO_2モニターや比色式CO_2検出器，食道挿管検出器，あるいは気管超音波検査で代用することを推奨する（強い推奨，低いエビデンス）．

エビデンスの評価に関する科学的コンセンサス

食道挿管に気づかないことはCPR中の気管挿管施行に関する重大な合併症である．正しく気管チューブが挿入されていることを確認するためにはいくつかの方法，すなわち，呼気CO_2モニター，CO_2検知器，食道挿管検知器，および気管超音波検査がある．

(1) 呼気CO_2モニター・食道挿管検知器
① 波形表示のある呼気CO_2モニター

重要なアウトカムとしてのCPR中の気管チューブの気管内留置の判定について，1件の観察研究[81]を認めた（非常に低いエビデンス：バイアスのリスクと非直接性によりグレードダウン）．153例の重症患者（うち51例が心停止）に対する病院前気管挿管において，波形表示

のある呼気CO_2モニターを使用すると，波形のないものと比較して，来院時の認識していない食道挿管の割合が低かった（0% vs 23%，OR 29，95%CI 4～122）．

その他に，3件の観察研究における401例[82-84]と，1件のRCTの48例において[85]，波形表示のある呼気CO_2モニターによる気管チューブの気管内留置の判定の特異度は100%（95%CI 87～100%）であった（非常に低いエビデンス：深刻なバイアスのリスクと不精確さによりグレードダウン）．

病院前における気管挿管の直後に波形表示のある呼気CO_2モニターを使用した1件の研究[82]では，感度は100%であり，食道挿管の割合は，平均（1.5%）よりも少なかったと報告された．

救急外来で院外心停止患者への気管挿管後に使用した他の3件の研究[83-85]では，感度は65～68%の間であった．

この結果の違いは，長時間の蘇生による肺血流障害もしくは血流不全に関連しているのかもしれない．

これらの研究で集積された感度/特異度の結果と，想定される食道挿管の発生割合が4.5%と仮定すると，波形表示のある呼気CO_2モニターの偽陽性率は0%（95%CI 0～0.6%）であった．

② 比色式CO_2検知器

重要なアウトカムとしての比色式CO_2検知器によるCPR中の気管チューブの気管内留置の判定について，7件の観察研究[82, 86-91]（総計1,119例）が認められた（非常に低いエビデンス：バイアスのリスク，非直接性によりグレードダウン）．それらの特異度は97%（95%CI 84～99%），感度は87%（95%CI 85～89%），偽陽性率は0.3%（0～1%）であった．

③ 食道挿管検知器

重要なアウトカムとしての食道挿管検知器によるCPR中の気管チューブの気管内留置の判定について，4件の観察研究（総計228例[83, 84, 87, 92]）（非常に低いエビデンス：バイアスのリスク，非直接性，非一貫性，強い出版バイアスの疑いによりグレードダウン）と1件のRCT（48例[85]）（低いエビデンス：バイアスのリスク，非直接性によりグレードダウン），および1件の観察研究（168例[93]）（非常に低いエビデンス：バイアスのリスク，非直接性，非一貫性，強い出版バイアスの疑いによりグレードダウン）が認められた．

これらの特異度は92%（95%CI 84～96%），感度88%（95%CI 84～92%），偽陽性率0.2%（95%CI 0～0.6%）であった．

1件の研究[85]は，自己膨張バルブで確認する食道挿管検知器と空気をシリンジで吸引するタイプとで精度に統計学的有意差はなかった（感度：71% vs 73%，特異度：100% vs 100%）（低いエビデンス：バイアスのリスク，出版バイアスの疑いによりグレードダウン）．

④ 気管チューブ同定のための超音波検査

重要なアウトカムとしての超音波検査によるCPR中の気管チューブの気管内留置の判定に関する検討では，3件の観察研究[94-96]（総計254例）が認められた（低いエビデンス：出版バイアスの疑い，非直接性によりグレードダウン）．これらの特異度は90%（95%CI 68～98%），感度100%（95%CI 98～100%），偽陽性率は0.8%（95%CI 0.2～2.6%）であった．

患者にとっての価値とILCORの見解

強い推奨をするにあたりILCORは，気づかれない食道挿管を避けることに重きを置いた．ILCORが検討した11の研究では，心停止症例で食道挿管に気づかれないことが4.3%（range 0～14%）に発生していた．食道挿管の見逃しは非常に高い死亡率につながる．したがって，偽陽性率（使用した器具が，気管チューブが実際には食道に留置されているにもかかわらず気管内にあると示す割合）の低い器具を推奨することを重視した．

さらに，波形表示のある呼気CO_2モニターは，CPR中の他の用途（例えば，呼吸数のモニターやCPRの質の評価）にも使用できる可能性を鑑みて強い推奨とした．

Knowledge Gaps（今後の課題）

- 遷延性心停止例でのCO_2測定器の意義についてのエビデンスは限られている．
- これらの器具の臨床的影響（費用，適時性）を比較した研究は非常に少ない．
- 超音波検査の使用についてはさらに研究が必要である．

(2) 胸郭インピーダンス法

全身麻酔下の成人を対象とした2件の研究[97, 98]と小児を対象とした1件の研究[99]において，胸郭インピーダンス法が高い感度（97.5～100%）と特異度（92.5～100%）で気管挿管と食道挿管を判別したことが示されている．また死体を対象にした観察研究において，食道挿管は気管挿管に比べて胸郭インピーダンスの変化が小さいことが示されている[100]．その他には，心停止症例に対する胸骨圧迫中の換気の確認を胸郭インピーダンス法によって試み，感度90.4%，陽性的中率95.5%で予測できたという報告がある[101]．また，2編の症例報告における心停止6症例において，CPR中の食道挿管時に，換気に伴う胸郭インピーダンス変化が消失することが報告されている[102, 103]．胸郭インピーダンス法による換気量の適切さの判断に関するエビデンスは乏しい．動物実

験において，胸郭のインピーダンスの信号の強度が換気量に比例することが示されている[104]．心停止患者を対象とした研究においても，胸骨圧迫をしていない時の胸郭インピーダンスの変化と1回換気量の変化の間にほぼ直線的な関係のあることが報告されているが，その直線の傾きに相当するインピーダンス係数（Ω/kg/mL）には大きなばらつきがあった[105]．

胸郭インピーダンス法は，心停止患者の気管チューブ先端位置確認のための補助手段として使用できるかもしれないが，今後の研究集積が得られるまでは，胸郭インピーダンス法単独で判断するべきではない．なお，わが国では胸郭インピーダンス法による気管チューブ先端位置確認は行われていない．

4 気道確保下の換気

1 連続した胸骨圧迫中の換気回数

CQ：CPR中の換気回数は，1分間に何回が最適であるか？
- P あらゆる状況下の成人の心停止で，（あらゆる場面で，標準的な換気量を用いた場合）
- I 1分間あたり10回の換気
- C それ以外の換気回数
- O 退院時，30日後，60日後，180日後，1年後の神経学的転帰および生存，ROSC

推奨と提案

連続した胸骨圧迫が行われ，気道が確保されている成人の心停止患者に対して，1分間あたり10回の換気を行うことを提案する（弱い推奨，非常に低いエビデンス）．

エビデンスの評価に関する科学的コンセンサス

重大なアウトカムとしての神経学的転帰良好ならびに生存率に関する検討について，エビデンスを有する報告を認めなかった．

重大なアウトカムとしてのROSCについて，10件の動物実験[106-115]に基づく研究と1件のヒトを対象とした観察研究[116]を認め，1分間あたり10回の換気回数は他の回数に比べ，ROSCに影響を与えていなかった（非常に低いエビデンス：非常に深刻なバイアスのリスク，非直接性，深刻な非一貫性，不精確さによりグレードダウン）．

患者にとっての価値とILCORの見解

この推奨を行うにあたりILCORは，すでに使われている呼吸数を提案する必要性に重きを置いた．ANZCOR（Australian and New Zealand Committee on Resuscitation）は最近6〜10回/分の換気回数を推奨しており，ILCORはこのANZCORの推奨を変える理由はないと考える．

1回換気量や他の換気諸量の検討を行っていないため，これらに関する推奨には言及しない．

Knowledge Gaps（今後の課題）
- ALS中の1分間あたり10回未満の換気回数について評価する必要がある．
- CPR中の最適な換気量および他の換気諸量についての知見はない．

2 CPR中の受動的酸素吸入と人工呼吸による酸素投与

CQ：胸骨圧迫のみのCPR中に受動的酸素吸入を加える方法は有益か？
- P あらゆる状況での成人と小児の心停止
- I 胸骨圧迫のみのCPRに，何らかの受動的換気（体位や気道確保，受動的酸素投与等）を加えること
- C 胸骨圧迫のみのCPRを単独で行うこと
- O 退院時，30日後，60日後，180日後，1年後の神経学的転帰および生存，ROSC，バイスタンダーによるCPRの開始，酸素化

推奨と提案

標準的CPRにおいては，受動的酸素投与法を日常的に用いないことを提案する（弱い推奨，非常に低いエビデンス）．ILCORは院外心停止傷病者に対する連続胸骨圧迫を含む治療バンドルをすでに採用しているEMSは，バンドルに受動的換気法を含めることを考慮してもよいと提案している（弱い推奨，非常に低いエビデンス）．わが国ではこのような治療バンドルが採用されているEMSは存在しない．

エビデンスの評価に関する科学的コンセンサス

院外において胸骨圧迫のみのCPR中に，気道確保や酸素マスク，気道確保器具を組み合わせる形で受動的換気を行うEMSシステムについて言及した研究が見受けられる．市民救助者に関する同様の研究はなかった．

3件の研究があり，このうち2件は気管挿管して間欠的に陽圧換気をした群と，改良した気管チューブで酸素を持続的に送気した群を比較した[117, 118]．残る1件は，

まず200回の連続胸骨圧迫をしたのちに挿管するという治療バンドルの間に，口咽頭エアウエイを挿入し，非再呼吸式マスクで酸素を投与する群と，バッグ・マスクで換気する群を比較した[119]．

重大なアウトカムとしての神経学的転帰について，後ろ向き研究1件では，対象となった1,019名において，受動的換気（非再呼吸式マスク）と能動的換気（バッグ・マスク）に差がなかった（調整後 OR 1.2, 95%CI 0.8〜1.9）（非常に低いエビデンス：深刻なバイアスのリスク，非直接性によりグレードダウン）[119]．

重大なアウトカムとしての生存率に関して，後ろ向き研究1件では，生存率に有意差を認めなかった（RR 1.1, 95%CI 0.72〜1.54）（非常に低いエビデンス：深刻な非直接性，バイアスのリスクによりグレードダウン）[119]．

重大なアウトカムとしてのROSCに関して，RCT 2件[117,118]と観察研究1件[119]では有意差はなかった（Bertrand[118]：OR 0.88, 95%CI 0.6〜1.3）(Bobrow[119]：OR 0.8, 95%CI 0.7〜1.0）(Saïssy[117]：RR 1.27, 95%CI 0.6〜2.61）（非常に低いエビデンス：深刻な非直接性，バイアスのリスクによりグレードダウン）．

患者にとっての価値とILCORの見解

ILCORが規定した重大なアウトカムのいずれに関しても，従来の推奨を変えるに足るエビデンスが欠如する状況で，この推奨を行うにあたっては従来の推奨との一貫性を重視した．

受動的酸素吸入を含む治療バンドルを採用しているEMSに関しては，否定するエビデンスが欠如しているため，それを継続するのが合理的であると思われる．

Knowledge Gaps（今後の課題）

- バンドル化された治療（胸骨圧迫，換気，その後の電気ショック）のうち，どの要素が最も重要か？
- 気道を確実に開存させる最適な方法は何か？
- 有効か無効かの境目となるような特定の換気量があるか？
- 小児に対して受動的換気は有効か？

3　CPR中の換気モニタリング

CPR中の換気モニタリングとして，換気回数については言及されているが，分時換気量や最高気道内圧が転帰に影響を及ぼすかどうかに直接言及した研究はない．

ある動物実験[108]では，過換気は冠灌流圧を減らし，生存率も低下した．蘇生中は過換気になりやすいが，蘇生中にリアルタイムで換気回数をフィードバックすると，現在のガイドラインが示している換気回数に近づけることができた[120]．

間欠的陽圧換気に10 cmH$_2$Oの呼気終末陽圧を加えると間欠的陽圧換気単独よりも酸素化が改善したという動物実験[121]がある．別の研究[122]では，蘇生中に胸骨圧迫の解除でトリガーされるプレッシャーサポートを持続的気道陽圧に加えると，酸素化と酸素摂取量が，間欠的陽圧換気あるいは持続的気道陽圧単独よりも改善した．

分時換気量や気道内圧のモニタリングが転帰を改善することを支持あるいは否定するためのエビデンスは十分ではない．リアルタイムのフィードバックを伴った換気回数モニタリングは，過換気を避け換気回数を理想とする回数に近づけるのに役立つという間接的なエビデンスはあるが，ROSCや生存率を改善することを支持あるいは否定するためのエビデンスは十分ではない．

4　CPRにおける人工呼吸器と用手的なバッグ換気

ある擬似RCT研究[123]では，気管挿管患者に搬送用人工呼吸器を使用すれば，用手的にバッグ換気した場合と比べて，EMSチームがより多くの作業を他に行うことができることが示唆された．また，別の研究[124]では，気管挿管患者に搬送用人工呼吸器を用いた場合，用手的なバッグ換気と同等の換気と酸素化が得られた．

気管挿管された心停止患者に対する蘇生中に，用手的なバッグ換気の代わりに搬送用人工呼吸器を使用することを支持あるいは否定するためのエビデンスは十分ではない．

第2章 〔4〕 循環

　ILCORは2010年から進歩のあった以下の3つの技術の研究をレビューした．すなわち（1）ITD（impedance threshold device），（2）機械的CPR（cardiopulmonary resuscitation）装置，（3）体外循環補助を用いたCPR（ECPR）である．以上の全ての技術は，ある状況下ですでに使用されており，強力な支持者がいること，一方で，科学的評価や推奨と提案に至るまでのコスト面の影響に関する相当な議論があった．さらに，これらの技術に関する研究は，機器製造会社との関与や支援がある．そのような問題を推奨と提案のあとに記載している．

1 胸骨圧迫

　どんな手法あるいは装置でも成功するかどうかは，資源（人的資源も含む）に依存しているのと同様に，使用する救助者に対する教育と訓練に依存している．いくつかのグループの研究によれば，新たに考案された手法や補助的手法は標準的CPRと比較し，短期的，あるいは長期的な転帰を改善するかもしれない．しかしながら，よく訓練されたチームのもとで使われた場合，あるいはテストされた場合には，質の高いCPRを供給できる装置や手法であっても，十分コントロールされていない実際の現場で使用された場合には，かえってCPRの質は低下し，しばしばCPRの中断を引き起こすことになる[125]．

　CPR中の生理学的モニタリングについて推奨されるものはないが，近年の院外心停止と院内心停止315症例を対象にした1件のシステマティックレビューとメタアナリシス[126]において，局所酸素飽和度（rSO_2）の初期値が高いほど自己心拍再開（return of spontaneous circulation：ROSC）のチャンスが高まることが報告されている（SMD −1.03，95％CI −1.39〜−0.67，$p<0.001$）．ROSC時に，呼気終末CO_2が上昇することを示した研究があり[127]，CPRを中断せずにROSCを判断できる可能性がある．

1 リアルタイムフィードバック

CQ：CPRの質に関するリアルタイムのフィードバック装置を使うことで患者の転帰が改善するか？

- P：あらゆる状況での成人および小児の心停止
- I：CPRの機械的要素（胸骨圧迫や人工呼吸のテンポや深さ等）を評価するリアルタイムのフィードバック装置
- C：フィードバック装置を使わないCPR
- O：退院時，30日後，60日後，180日後，1年後の神経学的転帰および生存，ROSC，バイスタンダーCPRの施行，最初の胸骨圧迫までの時間，初回電気ショックまでの時間，CPRの質

推奨と提案

　臨床におけるCPRでは，リアルタイムの視聴覚フィードバック装置は，心停止患者に対する包括的治療体制の一環として用いることを提案する（弱い推奨，非常に低いエビデンス）．

　包括的治療体制の枠組み外で，単独の方策としてリアルタイムの視聴覚フィードバック装置を使用しないことを提案する（弱い推奨，非常に低いエビデンス）〔「第8章　普及・教育のための方策」（→468頁）参照〕．

エビデンスの評価に関する科学的コンセンサス

　臨床やトレーニングにおけるCPRにおいて，CPRのフィードバック装置は，CPRの質を改善して，ROSC率や生存率を改善させることを目的として使用されている．CPRのフィードバック装置としては，音声による指示，メトロノーム，目に見えるダイアル，数字の表示，波形，言語による指示やアラーム灯のような視聴覚的な方式がある．ディスプレイがある場合は，胸骨圧迫の深さやテンポ等，胸骨圧迫ごとの質に関するパラメーターを救助者がリアルタイムに確認できる．音声による指示はCPRのテンポ（メトロノーム等）を指示したり，救助者に対する注意を喚起したりする（例えば，「もっと強く」や「しっかり押せています」等）．

　CPRのフィードバック装置を使うことは，個々の手技というより，むしろ総合的なCPRの質を改善させる戦略を含む，より大きなケアシステムの一部とみなすべきである〔「第8章　普及・教育のための方策」（→468頁）参照〕．

　このレビューでは，RCT 2件[128,129]と前後比較の観察研究10件[120,130-138]，計12件の研究が見い出された．これらの研究のうち，9件[120,128-131,134-137]は計3,716名の成人が対象で，3件[132,133,138]は計34名の小児が対象であった．4件[120,132,133,138]は院内心停止が対象で，7件[128,129,131,134-137]は院外心停止，1件[130]は院内・院外の心停止が対象であった．

検討の対象となったフィードバック装置としては，加速度計内蔵の機器[120, 128, 129, 131, 132, 134, 136-138]と録音音声による指示[130, 133, 135]があった．2010年に行われたエビデンス・レビューと比べ，今回のレビューでは，新たに8件の研究[128, 129, 131, 132, 134, 136-138]が特定された．これら全ての研究には，フィードバック装置を使用することに起因する施行バイアスおよび検出バイアスがつきまとう．医療従事者が介入（フィードバック装置の有無）について盲検化されていないからである．

重大なアウトカムとしての神経学的転帰について，1,586名の患者を対象としたクラスターRCT[128]（中等度のエビデンス：バイアスのリスクによりグレードダウン），計670名の成人患者を対象とした観察研究2件[134, 137]（非常に低いエビデンス：バイアスのリスクによりグレードダウン）があった．RCTでは，神経学的転帰良好を達成した患者の割合に差はなかった（対照群10.1% vs 使用群10.3%，$p = 0.855$）．CPRフィードバックの使用の有無による神経学的転帰良好の有意差を報告した研究はなかった．神経学的転帰良好を伴う生存に対するCPRフィードバックの効果は，−0.8〜5.8%であった．

重大なアウトカムとしての生存退院に関して，1,586名の患者を対象としたクラスターRCT 1件[128]（中等度のエビデンス：バイアスのリスクによりグレードダウン），計670名の成人患者を対象とした観察研究4件[120, 131, 134, 137]と1,192名の小児を対象とした観察研究1件[138]（非常に低いエビデンス：バイアスのリスクによりグレードダウン）があった．RCTでは，生存退院を達成した患者の割合に差がなかった（対照群44.7% vs 使用群44.3%，$p = 0.962$）．CPRフィードバックの使用の有無による生存退院率の統計学的有意差を示した研究はなかった．生存退院に対するCPRフィードバックの効果は，−0.9〜5.2%であった．

重大なアウトカムとしてのROSCに関して，計1,886名の患者を対象としたRCT 2件[128, 129]（中等度のエビデンス：バイアスのリスクによりグレードダウン），成人を対象とした観察研究7件[120, 129, 131, 134-137]と3,447名の小児を対象とした観察研究1件[138]（非常に低いエビデンス：バイアスのリスクによりグレードダウン）があった．RCTでは，ROSCを達成できた患者の割合に差はなかった（対照群 44.7% vs 使用群44.3%，$p = 0.962$）．フィードバックを使うことによるROSC率の統計学的有意差を示した研究[137]が1件あった．しかし，この研究ではフィードバックは医師の裁量によって使用され，フィードバックを使用するか否かの意思決定に関する詳細は示されていない．ROSCに対するCPRフィードバックの効果は，−4.4〜17.5%であった．CPRフィードバックによりROSC率が50%増加したとする研究[138]が1件あるが，この小規模な研究の被験者は，各群4名ずつのみであった．

重要なアウトカムとしての胸骨圧迫のテンポに関して，計1,474名の患者を対象としたRCT 2件[128, 129]（中等度のエビデンス：バイアスのリスクによりグレードダウン），および計777名の成人を対象とした観察研究3件[120, 131, 134]と8名の小児を対象とした観察研究1件[138]（非常に低いエビデンス：バイアスのリスクによりグレードダウン）があった．クラスターRCT[128]ではフィードバックが使われた場合は，1分間あたりの胸骨圧迫回数が4.7回（95%CI 3.0〜6.4回），有意に減少したが，前向きRCT[129]ではフィードバックの有無にかかわらず，胸骨圧迫のテンポに有意差はなかった．どちらのRCTにおいても，胸骨圧迫のテンポは，国際的に推奨されているテンポである100回/分に近かった．観察研究1件[120]では，フィードバックの有無にかかわらず，胸骨圧迫のテンポに差がなく，そのテンポは国際的に推奨されている100回/分に近かった．さらに，他の観察研究2件[131, 135]では，CPRフィードバックを用いると胸骨圧迫のテンポが128回/分から106回/分（−23回，95%CI −26〜−19回）に減少した．小児の研究[138]では，フィードバックを用いると，胸骨圧迫のテンポは平均で1分間あたり10回少なく，コントロール群では1分間あたり120回を超えていた．CPRのフィードバック装置を用いると胸骨圧迫のテンポをあまり早すぎないようにする効果があるかもしれない．

重要なアウトカムとしての胸骨圧迫の深さに関し，計1,296人の患者を対象としたRCT 2件[128, 129]（中等度のエビデンス：バイアスのリスクによりグレードダウン），および計777人の成人患者を対象とした観察研究3件[120, 131, 134]と8人の小児患者を対象とした観察研究1件[138]（非常に低いエビデンス：バイアスのリスクによりグレードダウン）があった．クラスターRCT[128]では，フィードバックを用いた場合には胸骨圧迫の深さに1.6 mm（95%CI 0.5〜2.7 mm，クラスター調整後）の有意な差が認められた．しかし，この差が臨床的に意味を持つか否かは疑わしく，いずれの群も胸骨圧迫の深さの平均は成人で国際的に推奨されている深さである5 cmに満たなかった．前向きRCT[129]では，フィードバックを用いても用いなくても，胸骨圧迫の深さに有意差はなく，全ての胸骨圧迫の深さは，成人に対して国際的に推奨されている5 cmにわずかに及ばなかった（4.4 cmと4.3 cm）．成人を対象とした観察研究2件[131, 134]では，CPRフィードバックを用いた場合に胸骨圧迫が有意に深かった．Bobrowら[134]によればフィードバックを用いた場合には，胸骨圧迫が1.06 cm深かった．（5.46 cm vs 4.52 cm, MD 0.97 cm, 95%CI 0.71〜1.19 cm）が，Kramer-Johansenら[131]の報告では，この差はわずかであった（3.4 cm vs 3.88 cm, MD 0.4 cm, 95%CI 0.2〜0.6

cm）．小児を対象とした研究[138]では，胸骨圧迫の深さの平均に有意差はなかった．フィードバック装置の使用によって，胸骨圧迫の深さに関して意味のあるような差が生じるとは思えない．

重要なアウトカムとしての胸骨圧迫比率に関して，RCT 1件[128]（中等度のエビデンス：バイアスのリスクによりグレードダウン），および成人を対象とした観察研究3件[120, 131, 134]と小児を対象とした観察研究1件[138]（非常に低いエビデンス：バイアスのリスクによりグレードダウン）があった．RCTによると，CPRフィードバック装置を使った場合，クラスター調整後の差は1.9％であった．この差は統計学的には有意であるが，その臨床的重要性は疑わしい．成人を対象とした研究では群間に有意差はなく，小児の研究ではサンプルサイズが小さすぎて，統計学的検討はできなかった．フィードバック装置の使用によって，胸骨圧迫比率に意味のあるような差が生じるとは思えない．

重要なアウトカムとしての換気回数に関して，計532人の成人患者を対象とした観察研究3件[120, 131, 134]（非常に低いエビデンス：バイアスのリスクによりグレードダウン）を得た．CPRフィードバックの有無にかかわらず，換気回数に有意差を示した研究はなかった．

重要なアウトカムとしての呼気終末CO_2分圧に関して計131名の患者を対象とした観察研究2件[130, 134]（非常に低いエビデンス：バイアスのリスクによりグレードダウン）があった．Kern[130]によれば，CPRフィードバック装置を用いると，呼気終末CO_2分圧は有意に増加する（1分間あたり120回の胸骨圧迫を指示した場合＋6.3 mmHg，1分間あたり80回の胸骨圧迫を指示した場合＋4.3 mmHg）．Bobrow[134]によれば，CPRフィードバックによって呼気終末CO_2分圧が4.7 mmHg増加したが，その差の臨床的重要性は疑わしい．

重要なアウトカムとしての胸骨圧迫の際に患者に寄りかかる力に関して，20名の小児患者を対象とした観察研究1件[132]（非常に低いエビデンス：バイアスのリスクによりグレードダウン）があった．CPRフィードバックを使うことで，患者に寄りかかる力が0.9 kg減少した．

患者にとっての価値とILCORの見解

この推奨にあたっては，治療の質に関する継続的な質改善システムの開発の意義を，そのコストよりも重視した．医療資源に乏しい地域では，このテクノロジーを採用することよりも，他のシステム開発に資源を分配することを優先するかもしれない．リアルタイムにCPRをフィードバックする装置は，CPRの質に関する指標を記録することによって，CPRの質の改善に向けて振り返りを行ったり，戦略を立てたりすることにも利用できる．現在の視聴覚フィードバック装置を使えば，胸骨圧迫や換気等，CPRの鍵となる指標に関する情報が得られる．しかし，これらの指標の最適な数値目標，あるいは異なる数値目標間の関係は明確には定義されていない．

Knowledge Gaps（今後の課題）

- 病院内外における成人や小児の心停止において，1分間あたり100～120回という胸骨圧迫のテンポが，100未満や120以上に比べ，CPRの質の改善のための取り組みにどのような影響を与えるか？　また，そのような取り組みがない場合の生存率その他の臨床的転帰や経済的効果にどう影響するか？

2　生理学的モニタリング

> CQ：CPR中における最適な生理学的指標のモニタリングは何か？
>
> P あらゆる状況下の成人心停止患者
> I CPRの質に関する生理学的なフィードバック（例：動脈圧ライン，呼気終末CO_2モニター，SpO_2波形等）の使用
> C フィードバックなしの場合と比較
> O 退院時，30日後，60日後，180日後，1年後の神経学的転帰および生存，ROSC，CPR方法の改良による生理学的指標の変化

推奨と提案

CPRのガイドとするために，いずれの生理学的指標の計測についても推奨を行わない．現在参照可能なエビデンスはその効果のいかなる評価も推測の域を出るものではないためである．

エビデンスの評価に関する科学的コンセンサス

呼気終末CO_2，冠灌流圧（CPP），大動脈拡張期圧，あるいは局所脳組織酸素飽和度のようないくつかの生理学的な指標がCPRの質の評価や指導に利用されている．

重大もしくは重要なアウトカムを扱った研究はなかった．

アウトカムとしてのCPRの方法を変えることにより生理学的指標が変化するかについて，計469名を対象にした13件の観察研究があった（非常に低いエビデンス：深刻なバイアスのリスク，深刻な非一貫性，深刻な非直接性，深刻な不精確さによりグレードダウン）．異なったCPRの方法〔標準的なCPR，胸骨下部の圧迫，ACD（active compression-decompression），腹部圧迫，機械による胸骨圧迫，バンド式の胸骨圧迫，チョッキ式のCPR〕で生理学的指標のモニタリング（動脈圧，呼

気終末CO₂，SpO₂による酸素飽和度，冠灌流圧，局所脳組織酸素飽和度，NIR）を比較していた[130, 139-150]．

異なる方法で行うCPRで違いは観察されたが，この差は異なる検討を通じて一致してはいなかった．これらの研究のデータではCPRの方法に多様性があるので，データを蓄積することができなかった．CPRの質を評価するような生理学的フィードバックを用いた研究はなかった．

患者にとっての価値とILCORの見解

推奨を行わないことに関して，エビデンスの欠如を重視した．この領域ではさらなる研究が必要である．

Knowledge Gaps（今後の課題）

- CPRの質や方法の改良を評価するため，生理学的指標を用いたフィードバックの有効性の研究が求められている．
- ROSCや良好な神経学的な転帰を伴う生存につながる蘇生行為を行うため，生理学的指標をモニタリングすることについて有効性を検討する研究が求められている．

3 救急医療サービス（emergency medical service：EMS）による胸骨圧迫のみのCPR

CQ：EMSが換気の開始を遅らせて胸骨圧迫のみのCPRを行う方法は有益か？

- P あらゆる状況下の成人の院外心停止
- I EMSが胸骨圧迫のみのCPRを行い，人工呼吸開始のタイミングを遅らせた場合
- C 胸骨圧迫開始後，早期に人工呼吸を加えた場合
- O 退院時，30日後，60日後，180日後，1年後の神経学的転帰および生存，ROSC，初回電気ショックまでの時間，最初の胸骨圧迫までの時間，CPRの質

推奨と提案

ILCORは，中断を最小限にする蘇生術（注1）を含む治療バンドルを採用しているEMSシステム（注2）においては，目撃があり，電気ショックの適応である院外心停止患者に対して，従来方式のCPRの代替法として，その治療バンドルを採用することは理にかなっていると提案している．（弱い推奨，非常に低いエビデンス）．

注1：受動的酸素吸入と気道確保器具の挿入，および電気ショックを挟んだ200回の連続的胸骨圧迫を3サイクルまで行う
注2：緊急度に応じた出動指令システムと多段階出動システムを備えた都市部または郊外部のEMSシステム

エビデンスの評価に関する科学的コンセンサス

院外心停止傷病者への対応は，様々な観点からみて非常に複雑である．体制の面では，EMSの構成〔EMS応答者，救急隊員（EMTs），パラメディック，医師等〕や利用可能な資源（救助者の数，資器材，エビデンスに基づいたプロトコール，質向上プログラム）等に関して，大きな違いがある．

臨床的には，都市部，郊外，僻地等，傷病者や心停止の発生場所は様々に異なるし，バイスタンダーCPR施行率やAEDの使用率等の環境には想像を超えた差異がある．運用面では，院外心停止に対するEMSの初期対応では，現場の安全性，傷病者評価，傷病者処置，情報伝達，救出，搬送といった個々の目標の間に複雑な相互作用が起こる．

このシステマティックレビューでは，EMSによる胸骨圧迫のみのCPRと標準的CPRとを直接比較した研究は見い出されなかった．北米において，心原性と推定される心停止傷病者に対して試行的治療バンドルを組み入れた地域に関する観察研究4件[119, 151-153]が見い出された．これらの地域のEMS応答時間は一般的に5～6分以内である．

これらの試行的治療バンドルは，ほぼ同様であり，200回の胸骨圧迫からCPRを開始して，連続ではなく単回のみの電気ショックを行い，さらに200回の胸骨圧迫を行った後に心電図（ECG）や脈拍をチェックする．アドレナリンは早期に投与するが，気管挿管のタイミングは遅らせる．簡単な気道確保器具を用いて，受動的酸素吸入やバッグ・マスク換気（換気回数8回/分）を行う．このレビューから得られるエビデンスは，人工呼吸のタイミングを遅らせることのみに特化したものではなく，試行的治療バンドル全体の効果に関するものである．

重大なアウトカムとしての院外心停止傷病者の退院時の神経学的転帰について，1,019人の傷病者において利点を全く認めなかったという観察研究1件[119]があった（未調整OR 1.07, 95%CI 1.41～8.79）（非常に低いエビデンス：バイアスのリスク，非直接性によりグレードダウン）．

重大なアウトカムとしての目撃あり・電気ショック適応の院外心停止傷病者の神経学的転帰に関して，計1,325人の傷病者において利点を認めたという観察研究3件[119, 151, 152]があった（OR 3.6, 95%CI 1.77～7.35）[151] (OR 5.24, 95%CI 2.16～12.75)[152]（調整OR 2.5, 95%CI 1.3～4.6）[119]（非常に低いエビデンス：バイアスのリスク，非直接性によりグレードダウン）．

重大なアウトカムとしての院外心停止傷病者全体の生存退院率に関して利点を認めたという観察研究3件[153]（コホート研究[154]，前後研究[154]）があった（OR 3.26, 95%CI 2.46～4.34）[153] (OR 2.50, 95%CI 1.75～3.58, コホート研究)[154] (OR 3.05, 95%CI 1.07～8.66, 前後研究)[154]

（非常に低いエビデンス：バイアスのリスク，非直接性，不精確さによりグレードダウン）．

重大なアウトカムとしての目撃あり・電気ショック適応の心停止傷病者の生存退院に関して利点を認めたという観察研究3件[151, 152, 154]があった（OR 3.67, 95%CI 1.98～7.12）[151]（OR 5.58, 95%CI 2.36～13.20）[152]（OR 2.94, 95%CI 1.82～4.74）（OR 4.3, 95%CI 0.98～19.35）[154]．

重大なアウトカムとしての院外心停止傷病者全体のROSCに関して利点を全く認めなかったという観察研究1件[119]があった（OR 0.85, 95%CI 0.64～1.11）（非常に低いエビデンス：バイアスのリスク，非直接性によりグレードダウン）．

患者にとっての価値とILCORの見解

この推奨を行うにあたっては，下記の2点を比較的重視した．(1) 質の高い胸骨圧迫の重要性，(2) 上記のようなEMSシステムにおいて，院外心停止に対する手順を簡略化したことによる臨床的有益性．一方，これらのEMSシステム以外における利益が不確実なこと，容認性，実行可能性，利用可能な資源等については，あまり重視しなかった．

退院時生存率を主要転帰として，連続した胸骨圧迫と胸骨圧迫中断を行う通常のCPRとを比較する重要かつ大規模な臨床調査[155]の結果待ちであることを付記する．

Knowledge Gaps（今後の課題）

- より良質なエビデンス（RCT等）．
- 人工呼吸開始のタイミングを遅らせるCPRと，良質な30：2のCPRとの比較．
- 人工呼吸開始を遅らせる時間の限界．

4 機械的CPR装置

CQ：用手胸骨圧迫と機械的CPR装置のどちらが良好な転帰をもたらすか？

- P あらゆる状況下の成人の心停止患者
- I 機械的CPR装置の使用
- C 用手胸骨圧迫
- O 退院時，30日後，60日後，180日後，1年後の神経学的転帰および生存，ROSC

推奨と提案

用手胸骨圧迫に代えて機械的CPR装置をルーチンには使用しないことを提案する（弱い推奨，中等度のエビデンス）．

質の高い用手胸骨圧迫の継続が実行不可能な状況や，胸骨圧迫実施者が危険にさらされるような状況では，質の高い用手胸骨圧迫の理にかなった代替手段として，機械的CPR装置を用いることを提案する（弱い推奨，低いエビデンス）．

エビデンスの評価に関する科学的コンセンサス

質の高い用手的なCPRは疲労により，CPRの質が時間とともに悪化するというエビデンスがある．

機械的CPR装置は高い質のCPRを持続期間の間提供できる可能性がある．しかし，CoSTR 2010作成時に，アウトカムへのそれらの影響は不明だった．

重大なアウトカムとしての1年後の生存率について，Lund University Cardiac Arrest System（LUCAS）を用いた1件のRCT[156]の報告があり，用手胸骨圧迫と比較して，有益性も有害性も示さなかった（5.4% vs 6.2%, RR 0.87, 95%CI 0.68～1.11）（中等度のエビデンス：深刻なバイアスのリスクによりグレードダウン）．

重大なアウトカムとしての180日後の生存について，LUCASを使用し2,589人の院外心停止患者が登録された1件のRCT[157]があり，用手胸骨圧迫と比較して有益性も有害性も示さなかった（8.5% vs 8.1%, RR 1.06, 95%CI 0.81～1.41）（中等度のエビデンス：強いバイアスのリスクによりグレードダウン）．

重大なアウトカムとしての180日後および30日後の神経学的転帰良好について，LUCASを使用し2,589人の院外心停止患者が登録された1件のRCT[157]があり，用手胸骨圧迫と比較して，180日後（8.5% vs 7.6%, RR 1.11, 95%CI 0.86～1.45）でも，30日後（7.3% vs 8.1%, RR 1.11, 95%CI 0.84～1.45）でも，有益性も有害性も示さなかった（中等度のエビデンス：深刻なバイアスのリスクによりグレードダウン）．

重大なアウトカムとしての神経学的転帰良好（CPC 1か2，またはmodified Rankin Scale 0～3で定義される）での生存退院率について，7,582人の院外心停止患者が登録され，様々な結果を示している3件のRCT[157-159]があった（中等度のエビデンス：深刻なバイアスのリスクによりグレードダウン）．1件の研究[158]（$n=767$）では，load-distributing band（負荷分散バンド）を用いた機械的CPR装置は，用手胸骨圧迫と比較して有害であることが示された（コントロール群の患者7.5% vs 介入群3.1%, $p=0.006$, RR 0.41, 95%CI 0.21～0.79）．

他の2件のRCT[157, 159]（$n=767$）では，1件はload-distributing band（負荷分散バンド）を，もう1件はLUCASを使用しており，用手胸骨圧迫と比較して，負荷分散バンド研究は介入群の生存率4.14% vs 用手胸骨圧迫群5.25%（RR 0.79, 95%CI 0.60～1.03），LUCAS研究では介入群8.31% vs 用手胸骨圧迫群7.76%（RR 1.07, 95%CI 0.83～1.39）で，有益性も有害性も示さな

かった．

重大なアウトカムとしての生存退院率について，7,734人の院外心停止患者と150人の院内心停止患者が登録され，不均一な結果を示している5件のRCT[157-161]があった（中等度のエビデンス：深刻なバイアスのリスクによりグレードダウン）．院内心停止患者を対象とした1件の研究[160]（$n=150$）では，ピストン器具を用いると用手胸骨圧迫と比べて有益であることが示された（32.9% vs 14.7%, $p=0.02$, RR 2.21, 95%CI 1.17〜4.17）．他の2件のLUCASを用いたRCT[157, 161]では有益性も有害性も示さなかった（LUCAS群 9.0% vs 用手胸骨圧迫群 9.15%, RR 0.98, 95%CI 0.77〜1.25）（LUCAS群 8.0% vs 用手胸骨圧迫群 9.72%, RR 0.82, 95%CI 0.29〜2.33）．負荷分散バンド装置を用いた1件の大規模RCT[159]（$n=4,231$）では，質の高い用手胸骨圧迫と比べて同等であることが示された（9.34% vs 10.93%, RR 0.85, 95%CI 0.71〜1.02）．

重大なアウトカムとしての30日後の生存率について，LUCASを用いた2件のRCT[156, 157]（$n=7,060$）があり，質の評価を受けていない用手胸骨圧迫と比較して，有益性も有害性も示さなかった（6.3% vs 6.85%, RR 0.92, 95%CI 0.73〜1.16）（8.82% vs 8.07%, RR 1.02, 95%CI 0.97〜1.31）（中等度のエビデンス：深刻なバイアスのリスクによりグレードダウン）．

重要なアウトカムとしてのROSCについて，11,638人の心停止患者（院内および院外）が登録された7件のRCT[140, 156, 157, 159-162]があった（低いエビデンス：深刻なバイアスのリスク，深刻な非一貫性によりグレードダウン）．2件の研究[160, 162]（$n=167$）から，用手胸骨圧迫と比較して，それぞれ14.29% vs 0%（RR適用できない）と55.26% vs 37.84%（RR 1.46, 95%CI 1.02〜2.08）で，機械的CPR装置の有用性が示された．1件の研究[159]（$n=4,231$）では，28.59% vs 32.32%（RR 0.88, 95%CI 0.81〜0.97）で，機械的CPR装置による有害性が示されたが，中間解析による修正は行われていない．4件の研究[140, 156, 157, 161]（$n=7,240$）では用手胸骨圧迫と比較して，それぞれ47.06% vs 17.75%（RR 2.67, 95%CI 0.85〜8.37），31.60% vs 31.39%（RR 1.01, 95%CI 0.92〜1.10），35.38% vs 34.60%（RR 1.02, 95%CI 0.92〜1.14），40.54% vs 31.94%（RR 1.27, 95%CI 0.82〜1.96）と，有益性も有害性も示さなかった．

患者にとっての価値とILCORの見解

ILCOR ALSタスクフォースは，機械によるものにせよ人間によるものにせよ，適切な深さ，速さと中断の最小化を伴った質の高い胸骨圧迫を確実に実施することに重きを置いた．またタスクフォースは，機械的CPR装置の適用を考慮するにあたり，圧迫の中断を最小化することや，有害となりうる電気ショックの遅延等には焦点を当てなかった．

機械的CPR装置の使用に関する推奨を作成するにあたり，厳格な使用訓練とCPRの質のモニタリングのもとに行われた大規模の1件のRCT[159]（高いエビデンス）での，非常に高い質の用手胸骨圧迫と負荷分散バンドを用いた機械的胸骨圧迫は同等であるという結果を重視した．さらに，タスクフォースは，質の高い用手胸骨圧迫の継続が現実には困難な状況が存在するという事実を認識した．例えば，胸骨圧迫実施者が危険にさらされるような走行中の救急車内でのCPRや，胸骨圧迫実施者の疲労により用手胸骨圧迫の質が保てないような長時間のCPR（例：低体温による心停止），特定の手技中のCPR（例：冠動脈造影や体外循環補助を用いたCPRの準備）等が挙げられる．

観察研究を除外しても，システマティックレビューを行うための十分な量のデータがRCTの結果から得られるという合意がタスクフォース内で得られた．用手胸骨圧迫と機械的胸骨圧迫を比較したいくつかの観察研究が存在はするが，患者の選択やグループの割り当て，それに制御不能な交絡因子というバイアスに関連した固有のリスクが存在するため，それらの研究はCoSTRステートメントを作成する過程から除外する決断をした．

世界中の文献から，あらゆるタイプの自動機械的CPR装置を研究対象としたRCTを検索した．レビューを開始するに先立ち，解析中に装置に固有な効果が認められるかもしれないため，装置の種類ごとに分けてデータを構成することを計画した．装置ごとの正式な解析を行うまでもなく，明らかに装置に特異的な効果は認められなかった．

ILCOR ALSタスクフォースは，エビデンス整理表やCoSTRステートメントに含まれないいくつかのデータも考慮に入れた．特にPARAMEDIC study[156]では，機械的胸骨圧迫と3か月後の神経学的転帰良好（CPC 1〜2）での生存の悪化との関連性が示された（調整後OR 0.72, 95%CI 0.52〜0.99）．神経学的転帰良好での90日後の生存は，研究グループが事前にアウトカムとして設定していなかった項目であるため，この研究結果は科学的コンセンサスに組み込まれなかった．

エビデンスを評価したのち，推奨の最終的な文言を決定するにあたり，多くの議論があった．自動機械的CPR装置を用手胸骨圧迫の理にかなった代替手段として弱い推奨にするのが最も適切であると考えるメンバーがいる一方で，他のメンバーは自動機械的CPR装置をルーチンには使用しないという推奨がより適切であると考えた．レビューしたエビデンスの大部分では，機械的胸骨圧迫と用手胸骨圧迫には，重大なもしくは重要なアウトカムと関連して有意差はないもしくは同等であるこ

とが示唆されたという点では，全般的な合意が得られた．タスクフォースはこの全般的な合意と，いくつかの研究で示唆されている機械的胸骨圧迫とアウトカムの負の相関や，様々な状況下で機械的CPR装置を装着する場合の潜在的な影響とを比較検討した．これらの要素を勘案した上でタスクフォースは，入手可能な臨床的エビデンスでは，質の高い用手胸骨圧迫が必要とされる全ての臨床現場において，広く普遍的に機械的CPR装置を導入することへの推奨は支持されない，と結論づけた．

ILCOR ALSタスクフォースはオンライン上のパブリックコメントをレビューした．質の高い用手胸骨圧迫を継続して実施するよりも機械的胸骨圧迫のほうがより実用的であると考えられる特別な状況があることや，状況によっては機械的胸骨圧迫が胸骨圧迫実施者の安全を改善する可能性があることが示唆された．走行中の救急車内で固定されずに用手胸骨圧迫を実施していることは，特に安全でない状況として認識された．このような状況下で胸骨圧迫を継続する上で，機械的CPR装置を使用することで実施者は椅子に座って固定されることが可能となる．これらの状況は文献的には直接記載されてはいないが，この技術を用いるのに理にかなった状況であると判断し，推奨と提案に含めることとした．

Knowledge Gaps（今後の課題）

- 走行中の救急車内や，長時間のCPR，それに冠動脈造影等の手技施行中等の特定の状況において，機械的CPR装置は用手胸骨圧迫よりも優れているか？
- 機械的胸骨圧迫もしくは用手胸骨圧迫により，有意に有用性がある患者サブグループはあるか（例：初期波形がショック適応のグループと非適応のグループ）？
- 重要な臨床アウトカムに関して，あるタイプの機械的CPR装置は，他のタイプの装置と比べて優れているか？

5　Impedance threshold device(ITD)

CQ：CPR中のITDの使用は，転帰を改善するか？

- P：あらゆる状況下の成人の心停止患者
- I：CPR中の吸気ITDの使用
- C：非使用
- O：退院時，30日後，60日後，180日後，1年後の神経学的転帰および生存，ROSC

推奨と提案

従来法のCPR時に，ITDをルーチンには使用しないことを提案する（強い推奨，高いエビデンス）．

Active compression-decompression CPR（ACD-CPR）の際にITDを使用することについては，推奨と提案についての合意を得られなかった．

エビデンスの評価に関する科学的コンセンサス

ITDは，胸骨圧迫解除の時相に胸腔内陰圧を作るよう考案されたものである．ITDの使用によって，CPR中の血流増加がもたらされるとするいくつかのエビデンスがある．ITDは従来法のCPR中ならびにACD-CPR中の使用下で研究されてきた．

1）ITD＋標準的なCPR vs 標準的なCPR

重大なアウトカムとしての退院時の神経学的転帰良好（modified Rankin Scale≦3）に関する検討では，8,718名の院外心停止を対象とした1件のRCT[163]があるが，標準的なCPRにITDを追加することによる臨床的に重要な有用性を示すことができなかった（RR 0.97, 95%CI 0.82～1.15）（高いエビデンス）．

重大なアウトカムとしての生存退院に関する検討では，8,718名の院外心停止を対象とした1件のRCT[163]は，ITDの標準CPRへの追加から臨床的な有用性を示すことができなかった（RR 1, 95%CI 0.87～1.15）（高いエビデンス）．

2）ITD＋ACD-CPR vs ACD-CPR

重大なアウトカムとしての神経学的転帰良好に関する検討では，心停止に対しITDとACD-CPRを用いた群とACD-CPRを用いた群を比較した研究はなかった．

重大なアウトカムとしての生存退院に関する検討では，計421例の院外心停止を対象とした2件のRCT[139, 164]があったが，臨床的に重要な有用性を示すことができなかった（RR 0.91, 95%CI 0.07～12.7）[139]（RR 1.25, 95%CI 0.5～3.1）[164]（非常に低いエビデンス：深刻な不精確さ，2000年以前の研究における非常に深刻な非直接性によりグレードダウン）．

3）ITD＋ACD-CPR vs 標準的なCPR

重大なアウトカムとしての12か月後の神経学的転帰良好（CPC 1～2）について，2,738例の院外心停止を対象として，ITD＋ACD-CPRを使用した群と標準的なCPR施行群を比較した1件の報告があった[165]．ITDをACD-CPRに追加した場合（標準的なCPR施行例と比較して）臨床的に有用性を示すことができなかった（RR 1.34, 95%CI 0.97～1.85）（低いエビデンス：非常に深刻なバイアスのリスク，深刻な不精確さによりグレードダウン）．

重大なアウトカムとしての退院時の神経学的転帰良好（CPC 1～2）について，Aufderheide 論文[166]にあるデータを組み込んだ，2,738 例の院外心停止を対象とした 1 件の RCT[165]があったが，臨床的に有用性を示すことができなかった（RR 1.28, 95%CI 0.98～1.69）（低いエビデンス：非常に深刻なバイアスのリスク，深刻な非一貫性，深刻な不精確さによりグレードダウン）．modified Rankin Scale 3 以下を指標にした退院時の神経学的転帰良好例に関する同様の報告があるが，臨床的な有用性は認められなかった[165, 166]．

重大なアウトカムとしての 12 か月後の生命転帰について，2,738 例の院外心停止を対象とした 1 件の RCT[165]があった．ITD を ACD-CPR に追加した場合，標準的な CPR 施行例と比較して臨床的に重要な有用性を示すことができなかった（RR 1.39, 95%CI 1.04～1.85, 1,000 例中 2～47 例で有効）（低いエビデンス：非常に深刻なバイアスのリスク，深刻な不精確さによりグレードダウン）．

重大なアウトカムとしての生存退院について，計 2,948 例の院外心停止を対象とした 2 件の RCT があり，3 件の結果を抽出した（Aufderheide 論文[166]の中の推定心原性症例を含む）[165, 167]．ITD を ACD-CPR に追加した場合，標準的な CPR 施行例と比較して臨床的に有用性を示すことはできなかった（Frascone：RR 1.17, 95%CI 0.94～1.45[165]，Aufderheide：RR 1.26, 95%CI 0.96～1.66[166]，Wolcke：RR 1.41, 95%CI 0.75～2.66[167]）（低いエビデンス：非常に深刻なバイアスのリスク，深刻な非直接性，深刻な不精確さによりグレードダウン）．

患者にとっての価値と ILCOR の見解

従来法の CPR 時に，ITD をルーチンには使用しないという提案にあたっては，重大なまたは重要なアウトカムをもたらす利点が証明されていない処置に対しては資源を割り当てないことをより重視した．ACD-CPR の際に ITD を使用することについては，重大なまたは重要なアウトカムをもたらす利点が不確かな処置に資源を割り当てることについて懸念があったため，合意のある推奨が得られなかった．ACD-CPR の際の ITD の使用は，それぞれの地域の協議会のガイドラインにおける選択肢の 1 つとした．パブリックコメントとして寄せられた意見のうち，特に ACD-CPR の際の ITD の使用に関する 2 つの同じ研究[165, 166]のデータに対するタスクフォースの GRADE に基づく ILCOR の見解に対する意見について検討した．ILCOR は，パブリックコメント受付期間中に公開の場で研究者から直接意見を受け取った．加えて，この研究解析における 1 編の論説[168]と 2 編の論文[165, 166]について臨床の意義を非公開の場で検討した．NNTs と，研究精度の手段として単一性を最も有する CI の使用について議論された．また，本項目および他の ALS における PICO における重大かつ重要なエンドポイントが検索をかける前にパブリックコメントによって演繹的に同意されたものであることについて言及した上で，本項目に関わる 2 つの報告におけるプライマリーならびにセカンダリーアウトカムの結果と ILCOR の解釈の相違について報告した．ACD-CPR の際の ITD の使用に関する研究への挑戦と大規模な心停止研究の実施は称賛に価する．しかし，製造業者による，研究デザインと研究報告への関与と，薬物・資器材研究に対する資金援助についての議論があり，これらがよりよい結果や結論を導いた可能性がある[169]．本項目について相当な議論を公開ならびに非公開の場で行った結果，ACD-CPR の際の ITD の使用に関する推奨と提案についての合意を得ることはできなかった．

Knowledge Gaps（今後の課題）

- 従来法の CPR に ITD を加えた場合と ACD-CPR に ITD を加えた場合の，理想的な胸骨圧迫と換気の比率については，従来法の CPR の場合との相違については不明である．
- ITD 単独あるいは ACD-CPR 単独の有用性については不明である．
- これらの有用性を評価するために，他の地域や対象においても調査が行われるべきである．

6 Active compression-decompression CPR（ACD-CPR）

ACD-CPR の使用を支持あるいは否定するためのエビデンスは十分ではない．

5 件の RCT[170-174]と 3 件の研究[175-177]では，ACD-CPR は標準的な CPR と比較して ROSC 率，生存率に差はなかった．6 件の研究[178-183]では，ROSC 率，生存率ともに改善したが，神経学的転帰良好な生存率については統計学的有意差はなかった．826 名の院内心停止患者を対象にした 1 件のメタアナリシス[174]では，標準的な CPR と比較して短期生存率および生存退院率に関して有意な改善は認められなかった．

7 開胸 CPR（open-chest CPR）

公表されている RCT データはなく，ヒトに関するデータそのものが極めて限られている．1 件の後ろ向き研究[184]では，開胸 CPR によって院外心停止の ROSC 率が改善した．院外心停止を対象とした 1 件の研究[185]では，標準的な CPR の実施が不可能と考えられた 33 例のうちの 13 例中 2 例が生存退院した．多くの動物研究[186-204]では，様々なエンドポイントで開胸 CPR の有効性が示唆されている．

心停止時に開胸 CPR をルーチン化することを支持あるいは否定するエビデンスは十分ではない．

8 CPR に関わるその他の問題

1) ベッド上の胸骨圧迫

胸骨圧迫を行う際には，患者を仰臥位に寝かせて[205]，救助者は患者の胸の横にひざまずく[206]．ベッド上の胸骨圧迫はしばしば浅くなりすぎることが報告されている[207-211]．柔らかいベッドの上で CPR を行う場合は，胸骨圧迫の効果を最大限に発揮させるために，可能ならば背板を用いて CPR を行うことは理にかなっている[211-216]．背板は患者の頭部から骨盤部までを保持する大きさであると胸骨圧迫の深さが増す[217]．背板を使用する場合は，胸骨圧迫の開始の遅れや胸骨圧迫の中断を最小にすべきで，背板を敷く時にカテーテルやチューブが外れないように注意する．脱気できるマットレスであれば CPR 中は脱気すべきである[216, 218, 219]．CPR を行うために患者をベッドから床に下ろすことの危険性と利点を検討した研究はない．

2) 腹臥位の胸骨圧迫

入院中に気管挿管された状態で腹臥位で CPR を受けた患者 22 例では，10 名が生存退院した[220-225]．仰臥位にすることができない入院中の気管挿管された腹臥位の患者では，腹臥位で CPR を行うことは合理的である．

3) デューティーサイクル

デューティーサイクルとは，胸骨圧迫開始から次の圧迫開始までの時間のうち実際に圧迫している時間の割合のことである．デューティーサイクルは冠動脈血流を決定する要素の 1 つである（デューティーサイクルが 50％ より大きいと冠動脈血流は減少する）[226]．心停止の動物では，20％と 50％のデューティーサイクルでは 24 時間後の神経学的転帰に有意な差はなかった[227]．機械式 CPR の数学的モデルでは，デューティーサイクルを 50％にした場合は，デューティーサイクルがそれ以上であった場合に比べ肺動脈，冠動脈，頸動脈の血流量が多かった[228]．動物モデルで 20～50％の範囲のデューティーサイクルでは，胸骨圧迫のテンポが 130～150 回/分に増えると冠血流および脳血流が増加した[229-231]．マネキンを用いて，救助者が漸次 40～100 回/分にテンポを増やした研究では，デューティーサイクルは胸骨圧迫のテンポには影響されなかった[232]．50％のデューティーサイクルはそれより小さいデューティーサイクルよりも練習により習得が容易である[233]．

以上より，デューティーサイクルを 50％とすることは合理的である．

4) 咳 CPR

いくつかの症例報告[234-241]は，電気生理検査のためにモニターされた患者に対して，心停止発生に備えて咳 CPR の実施方法を指導しておいたところ，心停止の最初の数秒間～数分間に限って有効であったと報告している．したがって，咳 CPR は，意識があって，ECG モニターされている病院内という特殊な状況下（心臓カテーテル室等）での目撃された VF か無脈性 VT の最初の数秒～数分間の患者に対してのみ考慮される方法である．ただし，この場合でも事前に患者に咳 CPR の実施方法について指導しておくことが条件である．

5) Interposed abdominal compression CPR（IAC-CPR）

IAC-CPR とは，通常の CPR に加えて，胸部を圧迫しない時に腹部の中央を圧迫し，胸部圧迫の際は腹部圧迫を解除するように，胸部と腹部を交互に圧迫し，心臓への還流を増やし，心臓からの拍出量を増やすことを意図した蘇生法である．

院内心停止患者を対象にした 2 件の RCT[242, 243] では，IAC-CPR は標準的な CPR と比較して ROSC 率と生存退院率を改善したが，神経学的転帰良好な生存率に有意な差はなかった．

院外心停止に関する 1 件の RCT[244] では，IAC-CPR には標準的な CPR と比較して一貫した有益性を示すことはできなかった．

院内心停止を対象にした 2 件の研究[149, 245]と 1 件の研究[142]では，IAC-CPR は標準的な CPR に比して循環動態が改善するかあるいは不変[246, 247]であった．IAC-CPR は標準的な CPR に比して有害事象は認められなかった[248]．IAC-CPR 使用を支持あるいは否定するためのエビデンスは十分ではない．

2 薬物

1 はじめに

2010 年に ILCOR は血管収縮薬や抗不整脈薬等，成人の心停止におけるルーチンの薬物投与を減少させた．血管収縮薬や抗不整脈薬のいずれも生存退院や神経学的転帰良好での退院等重要な転機に言及するエビデンスは不十分であった．また最適な転帰を得るための薬物投与の最適なタイミングについて言及する根拠も不十分であった．ILCOR はシステマティックレビューとメタアナリシスでは唯一 RCT のみを選択することを決定した．

RCTの数が少ない場合は，最近公開されたシステマティックレビューを探し，最近のレビューもない場合には，観察研究を含めるように検索を拡大した．

2 血管収縮薬

1) アドレナリンとプラセボ

> **CQ：CPR中のアドレナリン投与は転帰を改善するか？**
> P あらゆる状況下の成人心停止患者
> I アドレナリンの投与
> C プラセボ投与やアドレナリン非投与
> O 退院時，30日後，60日後，180日後，1年後の神経学的転帰および生存，ROSC，生存退院

推奨と提案

心停止患者に標準用量のアドレナリン投与を提案する（弱い推奨，非常に低いエビデンス）．

エビデンスの評価に関する科学的コンセンサス

2010年以降，薬物投与群と非投与群を比較したもの[249]，アドレナリンとプラセボを比較したもの[250]，の2つのRCTが行われた．Olasveengenの試験は薬物を静脈内投与した群と，コントロールとして静脈投与しなかった群，つまり薬物非投与群とで比較したものである．Post-hocサブグループ解析では無作為化されていない患者でアドレナリンを投与された群と投与されていない群を比較[251]して，アドレナリンは生存入院を改善させたものの，生存退院や神経学的転帰については有害である可能性を示唆した．しかしながらOlasveengenのオリジナルの研究[249]はレビューの対象から除外されたものの，この研究のpost-hocサブグループ解析は観察研究やRCTのシステマティックレビューに含まれており，ILCORはこのpost-hocサブグループ解析を調整済み，もしくは未調整の観察研究の1つとして定義しレビューに用いた[252]．

PICOで挙げた4つの長期的，短期的転帰について，標準的な量のアドレナリン（SDE）とプラセボとを比較した1件の534症例のRCT[250]があった（低いエビデンス：バイアスのリスクによりグレードダウン）．

重大なアウトカムとしての生存退院について，プラセボと比較してSDEの有益性も有害性も確認できなかった（RR 2.12, 95%CI 0.75〜6.02, $p=0.16$）（ARR 2.14%, 95%CI −0.91〜5.38%, つまりアドレナリンを用いた場合1,000例あたり21例生存数が増え，95%CIでは1,000例あたり9例減少〜54例増加）．

重大なアウトカムとしての神経学的転帰良好（CPC 1〜2）な退院については有益性も有害性も確認できなかった（RR 1.73, 95%CI 0.59〜5.11, $p=0.32$）（ARR 1.4%, 95%CI −1.5〜4.5%），つまりアドレナリン投与により1,000例あたり14例神経学的転帰良好が増したと解釈できる（95%CIでは1,000例あたり15例減少〜45例増加）．

重要なアウトカムとしての生存入院について，SDE投与を受けた症例で生存入院率が高かった（RR 1.95, 95%CI 1.34〜2.84, $p=0.0004$）（ARR 12%, 95%CI 5.7〜18.9%, つまりアドレナリンを投与することで1,000例あたり124例生存入院が増加し95%CIで1,000例あたり57〜189例生存入院が増加した）．

重大なアウトカムとしての院外でのROSCについて，プラセボを投与された群と比較してRRが2.80（95%CI 1.78〜4.41, $p<0.00001$），ARRは15%（95%CI 9〜21%）であり，つまりアドレナリンを投与することで1,000例あたり151名のROSCの増加を得た（95%CIで1,000例あたり90〜212例のROSCの増加を得た）．

当初観察研究はエビデンス評価からは除外されていたがILCORは過去の大規模観察データの結果とRCTの結果を比較することを試みた．

重大なアウトカムとしての生存と神経学的転帰良好について，JacobsのRCT[250]と2つの観察研究が含まれた2014年のPatanwalaのシステマティックレビュー[252]を用いて比較を行った．院外心停止[253]では4.7%，院内心停止[254]では14%と心停止後の生存率は非常に低かった．院外心停止の状況下では，アドレナリンの使用が生存退院の転帰悪化に関連し（アドレナリン投与群5.4% vs 非投与群4.7%, 未調整OR 1.15, 95%CI 1.07〜1.53, 調整後OR 0.46, 95%CI 0.42〜0.51），神経学的転帰不良とも関連していた（アドレナリン投与群1.4% vsアドレナリン非投与群2.2%, 未調整OR 0.61, 95%CI 0.53〜0.71%, 調整後OR 0.31, 95%CI 0.26〜0.36）[253]．院内心停止でのアドレナリン投与は，アドレナリン投与群と非投与群の生存退院（OR 1.16, 95%CI 0.52〜2.58）や神経学的転帰（OR 0.43, 95%CI 0.08〜2.29）にはいずれも差がなかった．

患者にとっての価値とILCORの見解

この勧告を作成するにあたり短期転帰の利点（ROSCおよび生存入院の改善）と生存退院や神経学的転帰について有益か否かについては，観察研究の限界があるため不明確であることを考慮した．この勧告は長期転帰に関する質の高いデータが出るまで，現状を変えようとするものではない．標準的アドレナリン量は1mgとする．

Knowledge Gaps（今後の課題）

- 心停止患者に対するアドレナリンの用量設定試験お

よびプラセボを対象とした有効性試験が必要である．ILCOR は英国で現在進行中である院外心停止のアドレナリンとプラセボの RCT（PARAMEDIC 2：The Adrenaline Trial, ISRCTN73485024）に注目している．

2）アドレナリン投与のタイミング

CQ：アドレナリンの適切な投与のタイミングはいつか？

- P あらゆる状況下の成人の心停止
- I 早期のアドレナリン投与（例えば静脈路あるいは骨髄路により蘇生を始めて 10 分以内）
- C アドレナリン投与のタイミングが遅い場合（例えば蘇生を始めて 10 分以上）
- O 退院時，30 日後，60 日後，180 日後，1 年後の神経学的転帰および生存，ROSC

推奨と提案

初期 ECG 波形がショック非適応リズムの心停止において，アドレナリンを投与する場合は，心停止後可能な限りすみやかに投与することを提案する（弱い推奨，低いエビデンス）．

初期 ECG 波形がショック適応リズムの心停止においては，アドレナリン投与時期に関する推奨や提案をするほどの十分なエビデンスを，特に電気ショックとの関係においては見い出すことができなかった．理想的なタイミングは患者自身や状況の違いによって大きく異なる可能性がある．

エビデンスの評価に関する科学的コンセンサス

（1）院内心停止

重大なアウトカムとしての生存退院について，ショック非適応リズムの院内心停止 25,905 例の観察研究が 1 件あった[255]（低いエビデンス：深刻なバイアスのリスクによりグレードダウン，用量反応効果によりグレードアップ）．その研究では早期のアドレナリン投与によって転帰の改善を認めた．投与時期によって調整した結果，心停止が起こって 1～3 分以内に投与した場合と比較すると，調整後 OR で 4～6 分において 0.91（95％CI 0.82～1.00），7～9 分で 0.74（95％CI 0.63～0.88），9 分以後で 0.63（95％CI 0.52～0.76）であった．

重大なアウトカムとしての退院時神経学的転帰良好（CPC 1～2）について，ショック非適応リズムの院内心停止 25,905 例の観察研究が 1 件あった[255]（低いエビデンス：深刻なバイアスのリスクによりグレードダウン，用量反応効果によりグレードアップ）．その研究では早期のアドレナリン投与は転帰の改善を認めた．投与時期によって調整した結果，心停止が起こって 1～3 分以内に投与した場合と比較すると，調整後 OR で 4～7 分において 0.93（95％CI 0.82～1.06），7～9 分で 0.77（95％CI 0.62～0.95），9 分以後で 0.68（95％CI 0.53～0.86）であった．

重要なアウトカムとしての ROSC について，ショック非適応リズムの院内心停止 25,905 例の観察研究[255]が 1 件あった（低いエビデンス：深刻なバイアスのリスクによりグレードダウン，用量反応効果によりグレードアップ）．その研究では早期のアドレナリン投与は転帰の改善を認めた．投与時期によって調整した結果，心停止が起こって 1～3 分以内に投与した場合と比較すると，調整後 OR で 4～7 分において 0.90（95％CI 0.85～0.94），7～9 分で 0.81（95％CI 0.74～0.89），9 分以後で 0.7（95％CI 0.61～0.75）であった．

初期 ECG がショック適応リズムであった院内心停止に対して，アドレナリン投与のタイミングが及ぼす効果に注目した研究は 1 件もなかった．

（2）院外心停止

重大なアウトカムとしての退院時神経学的良好な生存（CPC 1～2）について，アドレナリンが投与された 262,556 例以上の院外心停止症例を含む 4 件の観察研究[256-259]で，早期の投与によるいくつかの有益な効果が示された（非常に低いエビデンス：バイアスのリスク，非一貫性，非直接性，不精確さによりグレードダウン）．ROSC に至った 1,556 名の院外心停止患者での 1 件の研究[256]では，アドレナリン投与と退院時神経学的転帰不良には関連があったが，アドレナリン投与の時間が短いほど悪化する傾向は少なかった．病院前にアドレナリンを使用しなかった患者に比してアドレナリン投与患者の調整後 OR は 9 分未満で 0.54（95％CI 0.32～0.91），22 分以降では 0.17（95％CI 0.09～0.34）であった．

209,577 例の院外心停止症例の登録研究[257]では，アドレナリンを使用しない場合と比較し 9 分以内にアドレナリンを投与した場合，非投与の場合と比べて 1 か月後の神経学的転帰（CPC 1～2）に有意差を示さなかった（OR 0.95，95％CI 0.62～1.37）．

別の 3,161 例の院外心停止が登録されている研究[258]において，VF/無脈性 VT による院外心停止における早期のアドレナリン使用（救急通報からアドレナリン投与まで 10 分以内）はアドレナリンを使用しない場合と比較し，1 か月後の神経学的転帰良好と相関を認めた（OR 6.34，95％CI 1.49～27.02）．

49,000 例以上の院外心停止が登録された別の研究[259]では，早期（救急隊の CPR 開始から 10 分以内）にアドレナリンを投与された患者は統計的には有意でないものの神経学的転帰の改善傾向を認めた（心原性での OR

1.39，95％CI 1.08〜1.78，非心原性でのOR 2.01，95％CI 0.96〜4.22）．

重大なアウトカムとしての院外心停止後の生存退院について，4つの観察研究[257, 259-261]があり，それらは420,000例以上の院外心停止を含み，早期アドレナリン投与の様々な効果を示した（非常に低いエビデンス：バイアスのリスク，非一貫性，非直接性，不精確さによりグレードダウン）．Gotoによる観察研究[257]では，9分以内のアドレナリン投与によりショック適応症例の1か月生存率に有意差を示さなかったが（OR 0.95，95％CI 0.77〜1.16），非ショック適応症例の1か月生存率は改善した（OR 1.78，95％CI 1.5〜2.1）．別の研究[259]では，心原性心停止および非心原性心停止に対して早期（救急隊のCPR開始から10分以内）にアドレナリンを投与された患者で生存率の改善との関連が示されている（心原性でOR 1.73，95％CI 1.46〜2.04，非心原性でOR 1.89，95％CI 1.37〜2.61）．もう1つの研究[261]では，アドレナリンを10分以上経過して投与した場合と10分未満で投与した場合を比べて，全体としての生存退院率に差は認めなかった（OR 0.91，95％CI 0.35〜2.37）．

重要なアウトカムとしてのROSCについて4つの観察研究[257, 260-262]があり，210,000例以上の院外心停止症例を対象としてアドレナリン早期投与と転帰の改善の関連が示されている（非常に低いエビデンス：バイアスのリスク，非直接性，不精確さによりグレードダウン）．ある研究[262]では，最初の血管収縮薬を早期に投与（EMSコールから10分未満か以上で対比）した場合に有意なROSCの改善を認めた（OR 1.91，95％CI 1.01〜3.63）．別の研究[257]では，心停止後9分以内のアドレナリン投与は非投与に比べてROSCの改善と関連した（ショック非適応リズムでOR 8.83，95％CI 8.01〜9.73，ショック適応リズムでOR 1.45，95％CI 1.20〜1.75）．もう1つの研究[261]では，早期のアドレナリン投与（EMSコールから10分以内）とそれ以後の投与を比較して，早期投与でROSCとの関連が示された（OR 1.78，95％CI 1.15〜2.74）．

院外心停止の観察研究のほとんどにおけるデザインの欠点は，対照群にアドレナリンを使用しなかった症例が含まれるため，投与時期の効果に関する実際の推定が不可能なこと，さらには救急部門到着後のアドレナリン投与時期についての情報が欠落していることである．除細動の時期とアドレナリン投与の時期の関係がショック適応症例を含む研究で不明なことも欠点となる．こうしたデザインの問題があるため，他の交絡要因を排除しようとしても，院外心停止におけるアドレナリン投与時期の問題の解釈を困難にしている．

患者にとっての価値とILCORの見解

ショック非適応リズムへの推奨をする上で，最小限のコストで現在の標準治療を変更できることに高い価値を置いた．

ショック適応リズムに対してはアドレナリンの投与よりも早期の電気ショックに高い価値を置くが，治療を推奨する上で十分なエビデンスがあるとはいえない．院内心停止と院外心停止の病態生理学は異なると認識しているが，同じ推奨が両方の状況において適用されうると判断した．

Knowledge Gaps（今後の課題）

・アドレナリン投与群とプラセボ群を比較した質が高く強力な研究が完了するまでは，アドレナリン投与のタイミングに関する研究は，アドレナリン投与群とプラセボ群を比較した研究の一部として組み込まれる以外は必要ない．

3) 標準用量アドレナリンと高用量アドレナリン

CQ：高用量アドレナリン投与は，標準用量に比べて転帰を改善するか？
P あらゆる状況の成人の心停止患者
I 高用量アドレナリン（少なくとも0.2 mg/kgもしくは5 mgボーラス）
C 標準用量のアドレナリン（1 mgボーラス）
O 退院時，180日後の神経学的転帰および生存，生存入院，ROSC

推奨と提案

心停止に対する高用量アドレナリンのルーチンには使用しないことを提案する（弱い推奨，低いエビデンス）．

エビデンスの評価に関する科学的コンセンサス

重大なアウトカムとしての神経学的転帰良好（CPC 1〜2）を伴った生存退院について，標準量のアドレナリン（SDE）と高用量のアドレナリン（HDE）とを比較した2つのRCT[263, 264]（$n=1,920$）では，良好なCPCスコアを伴った生存退院についてRRは，HDEの優位性を示せなかった（RR 1.2，95％CI 0.74〜1.96）（ARR −0.4％，95％CI −1.2〜0.5，すなわちCPCスコア1〜2で生存退院する患者は1,000例あたり3名減少，95％CIでは1,000名あたり12名減少〜5名増加で生存退院する）（非常に低いエビデンス：非常に深刻な非直接性，深刻な不精確さによりグレードダウン）．

重大なアウトカムとしての生存退院について，SDEとHDEとを比較した5つのRCT[260, 263-266]（$n=2,859$）では，生存退院におけるHDEの優位性を示すことはできなかった（RR 0.97，95％CI 0.71〜1.32）（ARR −0.1％，

95％CI −0.1〜0.7，すなわち1,000例あたり1名減，95％ CIで1,000例あたり−10〜7名がHDEで生存退院できることになる）（非常に低いエビデンス：非常に深刻な非直接性，深刻な不精確さによりグレードダウン）．

重要なアウトカムである生存入院について，SDEとHDEとを比較した4つのRCT[263-265, 267]（$n=2,882$）では，HDEの生存入院におけるRRは1.15（95％CI 1.0〜1.32）であった（低いエビデンス：非常に深刻な非直接性によりグレードダウン）．

重要なアウトカムであるROSCについて，SDEとHDEを比較した6つのRCT[260, 263-267]（$n=3,130$）では，RR 1.17（95％CI 1.03〜1.34）と，HDEのROSCにおける優位性が示された（低いエビデンス：非常に深刻な非直接性によりグレードダウン）．

患者にとっての価値とILCORの見解

この勧告を作成するにあたり，HDEは短期転帰を改善するが，低いエビデンスレベルであり，生存退院率や神経学的転帰を改善できなかったことに留意した．SDEと比較したHDEのROSC（RR 1.17, 95％CI 1.03〜1.34）と生存入院（RR 1.15, 95％CI 1.0〜1.32）における絶対的な効果の大きさはわずかなものである．これらのHDE研究は1990年代に発表されたが，それ以降の心停止の治療と転帰は劇的に変化したため，これらの結果が現在の治療に関連していると解釈することは困難である．

Knowledge Gaps（今後の課題）

- アドレナリン投与群とプラセボ群を比較した質が高く強力な研究が完了するまでは，アドレナリンの用量と効果に関する研究は，アドレナリン投与群とプラセボ群を比較した研究の一部として組み込まれる以外は必要ない．

4）アドレナリン vs バソプレシン

CQ：CPR中のアドレナリンとバソプレシンは，どちらがより適切か？
- P あらゆる状況の成人の心停止
- I アドレナリン
- C バソプレシン
- O 退院時，30日後の神経学的転帰および生存，ROSC

推奨と提案

バソプレシンをアドレナリンの代用として使用すべきでないことを提案する（弱い推奨，低いエビデンス）．

バソプレシンがすでにアドレナリンの代わりに使用されている現場では今までどおり現状を維持してもよいと提案する（弱い推奨，低いエビデンス）．

エビデンスの評価に関する科学的コンセンサス

複数の標準用量のアドレナリンと複数の標準用量のバソプレシンを院外心停止で運ばれたあとの救急室で使用比較した1件のRCT研究（$n=336$）がある[268]．多くの手法については不詳であるが37％の無作為化後の症例除外がなされている．主要評価項目は神経学的転帰良好であったが，必要サンプル数の推計も検出力の算定についても記述されていない．

重大なアウトカムとしての神経学的転帰良好（CPC 1〜2）について，バソプレシンには有益性を見い出せなかった（RR 0.68, 95％CI 0.25〜1.82, $p=0.44$）（ARR −1.6, 95％CI −6〜2.4, すなわち，1,000人の患者に対してバソプレシン群では良好な神経学的予後退院が16名減少，95％CIでは1,000名に対して60人減少から24人増加）（低いエビデンス，深刻なバイアスのリスクによりグレードダウン）．

重大なアウトカムとしての生存退院について，RRが0.68であった（95％CI 0.25〜1.82, $p=0.44$）（ARR 1.8%, 95％CI −3.1〜6.7, すなわち，1,000人の患者に対してバソプレシン群では生存退院が18名増加，95％CIでは1,000名に対して31人減少から67人増加）．

重要なアウトカムであるROSCについてバソプレシンの有益性はみられなかった（RR 0.93, 95％CI 0.66〜1.31, $p=0.67$）．

患者にとっての価値とILCORの見解

この推奨は，現実にバソプレシンが使用されており，またデータからもバソプレシンがアドレナリンの代わりに使用されているなら，バソプレシンの使用を止めるべき理由がないという事実に基づいて作成されている．逆に，アドレナリンを使用している状況をバソプレシンに切り替えることにも根拠がないということになる．

Knowledge Gaps（今後の課題）

- アドレナリン投与群とプラセボ群を比較した質が高く強力な研究が完了するまでは，バソプレシンとプラセボを比較した研究は，アドレナリン投与群とプラセボ群を比較した研究の一部として組み込まれる以外は必要ない．

5）アドレナリン vs バソプレシンとアドレナリンを組み合わせた治療

> CQ：アドレナリンとバソプレシンの組み合わせはアドレナリン単独と比べて有効か？
> P あらゆる状況の成人の心停止
> I アドレナリンとバソプレシンを組み合わせた治療法
> C アドレナリン単独
> O 退院時，30日後，60日後，180日後，1年後の神経学的転帰および生存，ROSC，生存入院

推奨と提案

心停止患者に対して標準用量のアドレナリン投与をする場合にバソプレシンを追加投与しないことを提案する（弱い推奨，中等度のエビデンス）．

エビデンスの評価に関する科学的コンセンサス

重大なアウトカムとしての神経学的転帰について，3件のRCT[269-271]（$n=2,402$）の検討からアドレナリンを通常どおり投与した群とバソプレシンを併用し投与した併用群では生存退院には優位性を示さなかった（RR 1.32, 95%CI 0.88〜1.98）（ARR 0.5%, 95%CI −0.2〜1.3%，すなわち1,000人の患者に対して併用群で5名の増加，95%CIでは1,000名に対して2人減少〜13人増加）（非常に低いエビデンス：非常に深刻なバイアスのリスク，深刻な不精確さによりグレードダウン）．

重大なアウトカムとしての生存退院について，5件のRCT[269-273]（$n=2,438$）の検討からアドレナリンを通常どおり投与した群とバソプレシンを併用し投与した併用群では生存退院には優位性を示さなかった（RR 1.12, 95%CI 0.84〜1.49, $p=0.45$）（ARR −0.17%, 95%CI −1.3%〜1.0%，すなわち1,000人の患者に対して併用群で生存退院が2名減少，95%CIでは1,000名に対して13人減少〜10人増加）（非常に低いエビデンス：非常に深刻なバイアスのリスク，深刻な不精確さによりグレードダウン）．

重要なアウトカムとしての生存入院について，5件のRCT[269-273]（$n=2,438$）の研究ではアドレナリンとバソプレシンを組み合わせた併用群はアドレナリン単独群と比較して生存入院に関して差を認めなかった（RR 0.88, 95%CI 0.73〜1.06, $p=0.17$）（中等度のエビデンス：深刻なバイアスのリスクによりグレードダウン）．

重要なアウトカムとしてのROSCについて6件のRCT[269-274]があり，両群に差を認めなかった（RR 0.96, 95%CI 0.89〜1.04, $p=0.31$）（中等度のエビデンス：深刻なバイアスのリスクによりグレードダウン）．

患者にとっての価値とILCORの見解

この推奨にあたり，患者にとって有益性が増す根拠のない薬物（バソプレシン）の追加を行うための費用や普及に要する負担の増加を避けることを優先した．

Knowledge Gaps（今後の課題）

- アドレナリン投与群とプラセボ群を比較した質が高く強力な研究が完了するまでは，アドレナリンとバソプレシンとの併用に関する研究は，アドレナリン投与群とプラセボ群を比較した研究の一部として組み込まれる以外は必要ない．

3　心停止中の抗不整脈薬

> CQ：CPR中の抗不整脈薬の投与は転帰を改善するか？
> P あらゆる状況下の成人の心停止
> I 抗不整脈薬（アミオダロン，リドカイン等）の投与
> C 抗不整脈薬非投与（無投薬またはプラセボ）
> O 退院時，30日後，60日後，180日後，1年後の神経学的転帰および生存，ROSC

推奨と提案

成人の難治性VF/無脈性VTのROSC率を改善するためにアミオダロンの使用を提案する（弱い推奨，中等度のエビデンス）．

成人の難治性VF/無脈性VTにおいてアミオダロンの代替治療としてニフェカラントあるいはリドカインの使用を提案する（弱い推奨，非常に低いエビデンス）．

成人患者に対してマグネシウムをルーチンには使用しないことを推奨する（強い推奨，低いエビデンス）．

エビデンスの評価に関する科学的コンセンサス

心停止において，難治性心室性不整脈に対して抗不整脈薬を用いることができる．「難治性」VF/VTは，多くの試験において異なって定義されているが，一般に3連続あるいは初回のショックで停止できないVF/VTと定義される．現在進行中で，結果のまだ得られていない試験においては，難治性VF/VTは「1回以上のショック後も持続ないし再発するVF/VT」と定義されている[275]．

抗不整脈使用の有無に関する比較は，アミオダロン，リドカイン，マグネシウム，ニフェカラントに関しての報告がある．マグネシウムに関する検討は，トルサードポアントや低マグネシウム血症への治療ではなく，VF/VT全般に対する治療を対象としている．ニフェカラントはわが国で使用可能である．

(1) アミオダロンと非投与

重大なアウトカムとしての神経学的転帰良好な生存退院について，1件のRCT[276]では，504例の院外心停止症例において，アミオダロンの投与（1 mgのアドレナリンに続く300 mg投与）は非投与との間に有意な差を示さなかった（7.3% vs 6.6%，p＝NS，RR 1.11，95%CI 0.59～2.10）（中等度のエビデンス：深刻な非直接性によりグレードダウン）．

重大なアウトカムとしての生存退院について，1件のRCT[276]では，504例の院外心停止症例において，アミオダロンの投与（1 mgのアドレナリンに続く300 mg投与）は非投与との間に有意な差を示さなかった（13.4% vs 13.2%，p＝NS，RR 1.02，95%CI 0.65～1.59）（中等度のエビデンス：深刻な非直接性によりグレードダウン）．

重要なアウトカムとしてのROSCについて，1件のRCT[276]では，504例の院外心停止症例において，アミオダロンの投与（1 mgのアドレナリンに続く300 mg投与）は非投与に比して，高いROSC率を示した（64% vs 41%，p＝0.03，RR 1.55，95%CI 1.31～1.85）（中等度のエビデンス：深刻な非直接性によりグレードダウン）．

(2) リドカインと非投与

重大なアウトカムとしての生存退院について，2件の後ろ向き観察研究では両治療の差を認めなかった．290例の院外心停止症例では，リドカイン投与（50 mg，200 mgまで反復投与可）における生存率は非投与と差がなかった（14% vs 8%，p＝NS）[277]．116例の院外心停止症例でも，リドカイン投与（100 mg）の生存率は非投与と差がなかった（11% vs 2%，p＝NS）[278]（非常に低いエビデンス：非常に深刻なバイアスのリスク，深刻な非直接性によりグレードダウン）．

重要なアウトカムとしてのROSCについて，2件の単一施設の後ろ向き観察研究があった（非常に低いエビデンス：非常に深刻なバイアスのリスク，深刻な非直接性によりグレードダウン）．一方の研究では290例の院外心停止症例において，リドカイン投与（50 mg，200 mgまで反復投与可）のROSC率は非投与に比して高かった（45% vs 23%，p＜0.001）[277]．他方の研究では116例の3連続ショック治療に抵抗性であったVFによる院外心停止症例において，リドカイン投与（100 mg）は非投与と同様のROSC率であった（55% vs 54%，p＝NS）[278]．

(3) マグネシウムと非投与

重大なアウトカムとしての神経学的転帰良好について，1件の単一施設RCT[279]では，初期の調律を問わない156例の院内心停止症例（50%がVF/VT）において，マグネシウム投与〔2 g（8 mmol）ボーラス＋8 g（32 mmol）持続投与/24時間〕は非投与と同様の神経学的転帰を示した（14.5% vs 7.5%，p＝NS，RR 1.93，95%CI 0.75～4.96）〔退院時Glasgow Coma Scale（GCS）中央値15（IQR 15～15） vs 15（IQR 15～15），p＝NS〕（低いエビデンス：深刻な不精確さ，深刻な非直接性によりグレードダウン）．

重大なアウトカムとしての生存退院について，4件のRCTでは，いずれも治療による差を認めていない（低いエビデンス：深刻な不精確さ，深刻な非直接性によりグレードダウン）．1件の単一施設RCT[279]は，調律を問わない156例の院内心停止症例（50%がVF/VT）において，マグネシウム投与〔2 g（8 mmol）ボーラス＋8 g（32 mmol）持続投与/24時間〕は非投与と同様の生存率を示した（21% vs 21%，p＝NS，調整後OR 1.22，95%CI 0.53～2.81）．1件の単一施設の研究[280]では，CPRを施行されながら救急部門に搬送された調律を問わない院外心停止67例において，マグネシウム投与〔5 g（20 mmol）ボーラス〕と非投与の生存率には差がなかった（1例 vs 0例，p＝0.46）．

1件の多施設研究[281]では，109例のVFによる院外心停止症例において，マグネシウム投与〔2 g（8 mmol）ボーラス〕の生存率は非投与と差がなかった（3.6% vs 3.7%，p＝1.0，生存率上昇に関する未調整RR 0.98，95%CI 0.53～2.81）．1件の単施設研究[282]では，105例のVFによる院外心停止症例において，マグネシウム投与〔2 g（8 mmol）ボーラス，1回のみ反復投与可〕は非投与と生存率に差を認めなかった（4% vs 2%，p＝0.99）．

重要なアウトカムとしてのROSCについて，3件のRCTでは治療による差を認めていない（低いエビデンス：深刻な不精確さ，深刻な非直接性によりグレードダウン）．1件の単一施設の研究[280]では，CPRを施行されながら救急部門に搬送された調律を問わない院外心停止67例において，マグネシウム投与〔5 g（20 mmol）ボーラス〕と非投与はROSCに差を認めなかった（23% vs 22%，p＝0.97）．1件の多施設研究[281]では，109例のVFによる院外心停止症例において，マグネシウム投与〔2 g（8 mmol）ボーラス〕のROSCは非投与と差がなかった（25% vs 19%，p＝0.39）．1件の単一施設の研究[282]では，105例のVFによる院外心停止症例において，マグネシウム投与〔2 g（8 mmol）ボーラス，1回のみ反復投与可〕のROSC率は非投与と差を認めなかった（17% vs 13%，p＝0.56）．

(4) ニフェカラントと非投与

重大なアウトカムとしての生存退院について，1つの単一施設後ろ向き研究[283]では，63例の院外ないし院内心停止例において，ニフェカラント投与（初期投与0.27 mg/kg＋維持投与0.26 mg/kg/時）は非投与に比べて生存率を改善した（心臓死のOR 0.26，95%CI 0.07～

0.95, $p=0.041$)（非常に低いエビデンス：非常に深刻なバイアスのリスク，非常に深刻な非直接性，不精確さによりグレードダウン）．

患者にとっての価値とILCORの見解

これらの推奨を行うにあたり，重要なアウトカムとしての生存入院に対するアミオダロンの有益性を考慮した．しかし抗不整脈薬が，重大なアウトカムとしての生存退院率あるいは神経学的転帰良好に対して，有益であるか有害であるかの検証には不確実さが残ることに留意した．アミオダロンの代替としてニフェカラントやリドカインを使用することの推奨にあたり，これを支持するエビデンスは乏しいものの，一部の国においてアミオダロンが使用できないあるいは使用されていないことにILCOR ALSタスクフォースは留意した．新たなデータが少なかったことから，タスクフォースは現在の臨床行為を変更しないことが重要であると判断した．

Knowledge Gaps（今後の課題）

- 生存退院や神経学的転帰良好の差を検証するために，十分な検出力を有するRCTが必要である．
- これまでのアミオダロンの試験の信頼性を低減させる潜在的な要因は，ポリソルベート溶媒を使用していたことである．この溶媒は血圧を低下させることが知られており，これをプラセボとして使用した対照群では，これが転帰を悪化させるバイアスとして作用していたかもしれない．今後の研究では，この作用を考慮するかあるいは他の溶媒を使用すべきである．
- アミオダロンをリドカインないしプラセボと比較して機能的転帰を評価する試験が進行中である[275]．
- VF/VTが最初の薬物に抵抗性であった場合，次の薬物をどのように選択するかについてのデータはない．

4　心停止中のその他の薬物

1）ステロイド

CQ：CPR中のステロイド投与は，転帰を改善するか？
P あらゆる状況下の成人の心停止
I CPR中のコルチコステロイドあるいはミネラルコルチコイドの投与
C ステロイドを使用しない場合
O 退院時，30日後，60日後，180日後，1年後の神経学的転帰および生存，ROSC

推奨と提案

院内心停止について，ステロイド投与の賛否に関する推奨に至ることはできなかった．

院外心停止について，CPR中にステロイドをルーチンには投与しないことを提案する（弱い推奨，非常に低いエビデンス）．

エビデンスの評価に関する科学的コンセンサス

CPR中のメチルプレドニゾロン，ヒドロコルチゾン，デキサメタゾン使用を評価した研究があり，ステロイドが他の血管作動薬と組み合わせて使用されていた．どの研究も，院内心停止または院外心停止を調べていた．院内心停止，院外心停止の病態生理，疫学はそれぞれで大きく異なるので，これらを別々に扱った．

（1）院内心停止

重大なアウトカムとしての神経学的転帰良好な生存退院について，院内心停止患者268人の1件のRCT[284]があった（低いエビデンス：非直接性，不精確さによりグレードダウン）．その研究では，心停止中にメチルプレドニゾロン，バソプレシン，アドレナリンを使用しさらにROSC後ショックの場合にヒドロコルチゾンを使用した群では，アドレナリン＋プラセボ使用群に比べて転帰の改善が示された〔18/130（13.9％）vs 7/138（5.1％），RR 2.94，95％CI 1.16〜6.50〕．言い換えると，1,000人の神経学的転帰良好な生存退院数に対し，98人の増加が認められた（95％CI 8/1,000〜279/1,000）．

重大なアウトカムとしての生存退院について，院内心停止患者100人の1件のRCT[285]があった（低いエビデンス：非直接性，不精確さによりグレードダウン）．その研究によると，院内心停止患者において心停止中にメチルプレドニゾロン，バソプレシン，アドレナリンを使用し，さらにROSC後にショックである患者にヒドロコルチゾンを使用した群では，アドレナリン＋プラセボ使用の群に比べ転帰が改善したことが示された〔9/48（19％）vs 2/52（4％），RR 4.87，95％CI 1.17〜13.79，言い換えると1,000人の生存退院数に対し，149人の増加が認められ，95％CIで7/1,000〜492/1,000の生存退院〕．

重要なアウトカムとしてのROSCについて，院内心停止患者計368人での2件のRCT[284, 285]が報告された（低いエビデンス：非直接性，不精確さによりグレードダウン）．それらの報告では，院内心停止患者において，心停止中にアドレナリンに加えメチルプレドニゾロンとバソプレシンとを使用した群は，アドレナリン＋プラセボ使用の群に比べて有効な結果が示された（併用でのRR 1.34，95％CI 1.21〜1.43）．言い換えると心停止時に，アドレナリンに加えメチルプレドニゾロンとバソプレシンとを併用した群は，アドレナリンとプラセボ使用の群に比べて130〜267人多いROSC数であった（95％CI

130～267人).

(2) 院外心停止

重大なアウトカムとしての生存退院について，RCTと観察研究が各々1件あり[286,287]，ステロイド使用の有益性との関連は示されなかった（非常に低いエビデンス：深刻なバイアスのリスク，非直接性，不精確さによりグレードダウン）．Parisらの研究[286]では長期生存がなく，Tsaiらの研究[287]ではプラセボを投与された患者の生存退院が10％（6/61）であったのに対し，ヒドロコルチゾンを受けた患者の生存退院は8％（3/36）であった（$p=0.805$）．

重大なアウトカムとしてのROSCについて，RCT[286]と観察研究[287]で，患者総数あわせて183人の結果が報告されている（非常に低いエビデンス）．心停止中のデキサメタゾン投与群とプラセボ投与群とを比較したRCT[286]では，ROSC（ICU入院）〔5.4％（2/37）vs 8.7％（4/46）〕の改善は示されなかった．しかし，観察研究[287]ではヒドロコルチゾン投与群でROSCの改善が示された（58％ vs 38％, $p=0.049$）．

患者にとっての価値とILCORの見解

院内心停止の推奨を作成するにあたって，院内心停止に対する標準的治療にステロイドのみを追加する治療の効果を評価する研究はなかった．また，3剤のレジメン治療はアウトカム改善との関連性を示唆するようにみえるが，研究対象は極めて迅速にALSが行われており，心静止の割合が高く，他の院内心停止研究に比較し生存率のベースラインが低いので，観測された結果は研究対象に特異的なものである可能性がある．

院外心停止の推奨を作成するに当たって，われわれはコストを考察し，効果に関して極めて信頼性の低い治療はその追加を考慮しなかった．院外心停止と院内心停止との間で推奨が異なるのは，両者において，敗血症，重症病態による副腎不全，心血管系病因の発症頻度等の生理学的差異が影響していた．

Knowledge Gaps（今後の課題）

- アドレナリン，バソプレシン，ステロイドの治療バンドルのどの部分が観察された効果に関連しているのかは不明確である．別の可能性は，治療バンドルに相乗効果があるかもしれないことである．なぜならそれぞれの薬物（バソプレシンとステロイド）での研究では同様の効果はみられなかったからである．
- さらなる研究により確認されれば，治療バンドルの治療効果における信頼性は上がるであろう．

2) 炭酸水素ナトリウム

2件の研究でCPR中の緩衝液が評価された[288,289]．両研究とも制約があったが，転帰の改善は認めなかった．3件の後ろ向きコホート研究では，CPR中の緩衝液の有用性は認められなかった[290-292]．2件の研究では炭酸水素ナトリウムの使用によってROSC率，入院率，生存退院率が増加した[293,294]．4件のコホート研究では，炭酸水素ナトリウムの使用は短期および長期の転帰の悪化と関連していた[295-298]．

院内および院外心停止患者の治療として炭酸水素ナトリウムをルーチンに投与することは支持されない．

3) カルシウム

3件の研究のRCT[299-301]を含む複数の研究[295,302-304]では，院内・院外心停止におけるカルシウム投与は生存率に影響を与えなかった．成人における2件の研究[295,305]では心停止に対するカルシウム投与が生存退院率を低下させた．

VFによる心停止の場合，カルシウム投与はROSC率を改善しなかった[304]．PEAによる心停止では，長期的転帰を検討した報告はないが，広いQRS幅を呈するサブグループ群でカルシウム投与によってROSC率が改善したとする研究がある[300]．その他，ROSC率と生存入院率の改善を示す研究はあるが，生存率に関しては著明な効果はない[304]．その他，カルシウム投与群でROSC率が低下するという研究がある[305]．2件の研究[299,301]では心静止に対するカルシウム投与はROSC率，生存退院率を改善させていない．1件の研究[305]でカルシウム投与群はROSC率を低下させた．

院内および院外心停止患者に対してカルシウムをルーチンに投与することは支持されない．

4) アトロピン

成人における院内および院外の心停止（心静止，PEA，無脈性VT，VF）に際して，アトロピン単独あるいは他の薬物との併用がROSC率，生存率等の転帰を改善させるかについては以下の研究がある．

3件の研究[306-308]で心静止に対するアトロピン投与により生存率が改善した．2件はアドレナリンとともに投与した研究[306,307]で1件はスキサメトニウムとフェンタニル導入後の心静止にアトロピンを単独投与した研究[308]である．

院外心停止の心静止に対してアドレナリンと炭酸水素ナトリウムが投与された患者においては，アトロピン投与はROSC率と関連していたが，アトロピン投与群に生存退院例はなかった[309]．

1件の研究[310]および2件の研究[302,311]では，心停止時にアトロピンを投与しても生存率に影響はなかった．

4件の臨床研究[295, 312-314]ではアトロピンの使用は生存率の低下と関連していた．

わが国では院外心停止例でPEAと心静止に対するアトロピン投与の影響を検討した研究[315]があり，心静止ではROSCと生存入院率の増加に関連していたが，PEAに対するアトロピン投与は30日生存率の低下と関連していた．

心停止に対するアトロピンはPEAと心静止いずれにもルーチンには使用しない．なお，心静止でアドレナリン投与が無効な場合には考慮してもよい．

5 心停止中の静脈内輸液

2件の動物実験ではCPR中の常温輸液投与によって冠灌流圧が減少した[316, 317]．別の動物実験ではCPR中のアドレナリン投与による冠灌流圧の増加は，輸液投与の有無によらず一定であった[318]．CPR中の輸液投与に関するほとんどの動物実験では，輸液のない対照群がなく，輸液療法の有害性，有益性を論じることは困難である[319-330]．

1) 高張輸液

成人を対象としたCPR中の等張輸液と高張輸液の効果を検討した小規模なRCTでは，ROSC率あるいは生存率に有意な差はなかった[319, 331]．一方で，後方視的な症例対照研究では高張輸液が等張輸液に比しROSC率，生存入院率が有意に改善していた[332]．いずれも同じグループからの報告であり解釈には注意を要する．1件の動物実験では，高張食塩液の投与によってCPR中の脳血流が改善した[325]．2件の動物実験からは高張食塩液の有益性や有害性は示されなかった[323, 330]．

2) 低温輸液と常温輸液

2件の成人の研究[321, 324]で低温輸液がCPR中に行われた場合，常温輸液と比較してROSC率の改善は認められなかった．

1件の後ろ向き観察研究で病院前の4℃で2Lの生理食塩水の投与がROSC率を上昇させたが，生存入院と退院の率は上昇させなかった[333]．

1件のRCTで，冷却（4～8℃）した食塩水2Lで病院前低体温療法の導入を蘇生中に施行したところ病院到着時の体温が通常治療群に比して有意に低下したが，生命予後や神経学的転帰改善には至らなかった．同じ研究で病院前の低温輸液による低体温療法導入群での血清学的マーカーによる評価による神経障害の軽減はみられなかった[334]．

蘇生中の低温急速輸液が有効であるエビデンスはなかった．

3 体外循環補助を用いたCPR（ECPR）

CQ：体外循環補助を用いたCPR（ECPR）により，転帰は改善するか？
- P あらゆる状況下の成人の心停止患者
- I ECPRの使用
- C 用手または機械によるCPRとの比較
- O 退院時，30日後，60日後，180日後，1年後の神経学的転帰および生存，ROSC

推奨と提案

ECPRは，実施可能な施設において当初の従来どおりのCPRが奏効しない場合に，一定の基準を満たした症例に対する理にかなった救命治療であると提案する（弱い推奨，非常に低いエビデンス）．

エビデンスの評価に関する科学的コンセンサス

体外循環補助には，血管カテーテル留置，ポンプと人工肺を含む回路が必要であるが，酸素化された血液を循環させることが可能で組織灌流を補うことができる．体外循環補助を用いることで，適切な自己循環の回復と，可逆的な背景疾患を治療する時間稼ぎとなる可能性を持つ．これは，一般にECLS（extracorporeal life support）と言われ，心停止中に使う際はECPR（extracorporeal cardiopulmonary resuscitation）と呼ばれる．この治療法は院外心停止症例にも使われることが多くなってきている．よって，院内心停止と院外心停止症例を別々に論ずる．

(1) 院内心停止に対するECPR

重大なアウトカムである院内心停止から180日後，1年後の神経学的転帰に関する検討では，2件の観察研究があり，ECPRで治療された144例と，従来のCPRが行われた434例が比較された[335, 336]．180日後では神経学的転帰良好例がECPRで増加しており（RR 3.78, 95%CI 2.26～6.31），プロペンシティスコア-マッチングを行っても同様であった[336]．しかし1年後ではECPRと差がなかった（RR 1.72, 95%CI 0.74～4.01）（非常に低いエビデンス：バイアスのリスク，不精確さによりグレードダウン）．

重大なアウトカムである院内心停止から30日後，180日後，1年後の生存については，2件の観察研究があり，ECPRで治療された144例と，従来のCPRが行われた434例が比較された[335, 336]．30日後（RR 2.25, 95%CI 1.28～3.96）と180日後（RR 2.81, 95%CI 1.79～4.39）

（RR 2.50, 95%CI 1.31～4.80）では生存が改善していたのに対し，1年後は改善していなかった（RR 1.92, 95%CI 0.88～4.15）．プロペンシティスコア-マッチングを行った検討では180日後の生存が改善していた[336]（RR 3.20, 95%CI 1.25～8.18）（非常に低いエビデンス：バイアスのリスク，不精確さによりグレードダウン）．

重要なアウトカムである院内心停止の退院時神経学的転帰について，2つの観察研究[335, 336]があり，ECPRで治療された144例と，従来のCPRが行われた434例が比較され，良好な転帰が示された（RR 2.23, 95%CI 1.11～4.52，調整後 RR 3.63, 95%CI 2.18～6.02，プロペンシティスコア-マッチング後の RR 4.67, 95%CI 1.41～15.41[336]）（非常に低いエビデンス：バイアスのリスク，不精確さによりグレードダウン）．

重要なアウトカムである院内心停止症例の退院時生存に関する検討では，2件の観察研究があり，ECPRで治療された144例と，従来のCPRが行われた434例が比較された[335, 336]．コホート全体での退院時生存は改善していた（RR 2.33, 95%CI 1.23～4.38）（RR 2.81, 95%CI 1.85～4.26）．1件の研究ではプロペンシティスコア-マッチングにおいても退院時生存が改善していた（RR 3.17, 95%CI 1.36～7.37）[336]（非常に低いエビデンス：バイアスのリスク，不精確さによりグレードダウン）．

(2) 院外心停止に対するECPR

重大なアウトカムとしての院外心停止症例の発症30日後，90日後，180日後の神経学的転帰について，2件の観察研究があり，ECPRで治療された311例と，従来のCPRをされた312例が比較された[337, 338]．1件の研究ではECPRで30日後（RR 7.92, 95%CI 2.46～25.48），180日後（RR 4.34, 95%CI 1.71～11.00）の神経学的転帰良好例が増加した[338]．もう1件の研究では90日後の神経学的転帰良好例が増加した（RR 5.48, 95%CI 1.52～19.84）が，プロペンシティスコア-マッチングでは有意差が得られなかった（RR 3.50, 95%CI 0.81～15.16）[337]（非常に低いエビデンス：バイアスのリスク，不精確さによりグレードダウン）．

重大なアウトカムとしての院外心停止症例の発症30日後，90日後，180日後の生存について，2件の観察研究があり，ECPRで治療された311例と，従来のCPRをされた312例が比較された[337, 338]．1件の研究ではECPRで30日後（RR 3.94, 95%CI 2.24～6.92），180日後（RR 5.42, 95%CI 2.65～11.09）の生存が増加した[338]．もう1件の研究では90日後の生存が増加し（RR 6.17, 95%CI 2.37～16.07），プロペンシティスコア-マッチングでも同様の結果であった（RR 4.50, 95%CI 1.08～18.69）[337]（非常に低いエビデンス：バイアスのリスク，不精確さによりグレードダウン）．

重要なアウトカムとしての院外心停止症例の退院時神経学的転帰については，比較した研究がなかった．

重要なアウトカムとしての院外心停止症例の退院時の生存について，1件の観察研究があり，ECPRで治療された53例と，従来のCPRをされた109例が比較された[337]．退院時の生存はECPRで増加したが（RR 4.99, 95%CI 2.21～11.30），プロペンシティスコア-マッチングでは有意差が得られなかった（RR 3.00, 95%CI 0.92～9.74）[338]（非常に低いエビデンス：バイアスのリスク，不精確さによりグレードダウン）．

患者にとっての価値とILCORの見解

この弱い推奨にあたり，報告された研究ではECPRの適応として選ばれた症例のみを対象としている（注）ことに注意する必要があり，本推奨についても同様の症例群に対してのみ適応されるべきである．ECPRは相当量の医療資源を必要とする複雑な処置であるため，全ての病院では施行困難であるが，通常のCPRが奏効しない症例において，成功する可能性がある．また，ECPRは冠動脈造影や経皮的冠動脈インターベンション（PCI）等他の処置までの時間稼ぎとなるかもしれない．

注：報告された研究における適応基準は以下のとおりである：①初回ECGがVFまたは無脈性VT，②病院到着時心停止（病院到着までの間のROSCの有無は問わない），③119番通報あるいは心停止から病院到着まで45分以内，④病院到着後（医師が患者に接触後）15分間心停止が持続している（1分以上のROSCがない）．除外基準：①年齢20歳未満または75歳以上，②発症前の日常生活動作（ADL）不良，③原疾患が非心原性，④深部体温30℃未満，⑤代諾者の同意が得られない，⑥救命の対象外である．

Knowledge Gaps（今後の課題）

- ECPRと通常のCPRについて，心停止症例の臨床的転帰に関して評価する比較臨床試験が必要である
- 心停止症例へのECPRにおける至適流速
- ECPR戦略によって最も利益を受ける患者のサブグループは何か
- ECPRを考慮すべき患者の類型は何か
- 院外心停止症例の蘇生に関する，病院前ECPRの役割（役割の有無）
- 心停止後ECPR実施中の症例における至適体温
- 心停止後ECPR実施症例における信頼できる予後因子

第2章
[5] 電気的治療

1 心室細動（VF）と無脈性心室頻拍（VT）への除細動戦略

トピックの概要

　ILCOR ALS タスクフォースは検証対象を CoSTR 2010[339, 340] からとし，2010年以前は対象としなかった．トピックに関しては2015年と2010年の CoSTR の勧告には大きな違いはなかった．PICO の質問は以下にグループ化された：（1）波形，（2）最初のショックエネルギー，（3）単回ショック対3連続ショック，（4）固定対漸増エネルギー量，（5）VF 再発作（refibrillation）．上記の検証においては，「ショックの成功」を，通常ショック後少なくとも5秒間 VF が停止していることと定義した．

　CoSTR 2015 では，市民による自動体外式除細動器（AED）の使用のための科学と治療勧告コンセンサスは「第8章 普及・教育のための方策」（→481頁）に，そして除細動を必要とする乳児や小児については「第3章 小児の蘇生」（→199頁）で検討されている．

2 心肺蘇生（cardiopulmonary resuscitation：CPR）と電気ショック

1 CPR ファースト

> **CQ：CPR のあとの電気ショックは有効か？**
> **P** あらゆる状況での成人と小児の VF/無脈性 VT
> **I** 電気ショック前の長時間の胸骨圧迫
> **C** 電気ショック前の短時間の胸骨圧迫
> **O** 退院時，30日後，60日後，180日後，1年後の神経学的転帰および生存，生存退院，自己心拍再開（return of spontaneous circulation：ROSC），除細動の成功

推奨と提案

　心電図（ECG）モニターのない傷病者の心停止では，除細動器による解析の準備ができるまで短時間の CPR を行い，適応があれば電気ショックを行うことを提案する（弱い推奨，低いエビデンス）．

エビデンスの評価に関する科学的コンセンサス

　院外において VF で発見された傷病者への適切な初期対応については明らかではない．いくつかの観察研究は，短時間の CPR を行ったのち，できるだけ早く ECG 解析を行い，適応があれば電気ショックを行うことを支持している．他のいくつかの研究は，電気ショック前に，長時間の CPR を行うことを支持している．

　ここでは13件の研究が検討の対象となった．これらにはランダム化比較試験（RCT）5件[341-345]，コホート研究4件[346-349]，メタアナリシス3件[350-352]の他，Rea らによる RCT のサブグループ解析1件[353]が含まれる．エビデンス評価の目的で，RCT 5件のみから GRADE を用いて検討を行った．1件の RCT では，初期 ECG が VF/無脈性 VT であった23名について，筆頭著者から追加のデータを得た[343]．いずれも院外心停止について行われた研究である．

　評価の対象となった介入は，電気ショック前に行う短時間の胸骨圧迫と長時間（90～180秒と定義）の胸骨圧迫である．検討した RCT 全てにおいて除細動器が準備されるまでの間，初回の ECG 解析に先立って胸骨圧迫が行われていた．この胸骨圧迫の実際の時間が正確に記載されていたのは RCT 1件のみで[344]，30～60秒であった．

　重大なアウトカムとしての1年後の神経学的転帰良好について1件の RCT[345]があり，電気ショックの前に短時間の CPR を行っても利益がなかった（OR 1.18, 95% CI 0.522～2.667）（低いエビデンス：バイアスのリスク，不精確さによりグレードダウン）．

　重大なアウトカムとしての退院時の神経学的転帰良好（CPC≤2，MRS≤3）について4件の RCT[341, 343-345]があり，電気ショックの前に短時間の CPR を行っても利益がなかった（OR 0.95, 95% CI 0.786～1.15）（低いエビデンス：非一貫性，不精確さによりグレードダウン）．

　重大なアウトカムとしての1年後の生存について2件の RCT[342, 345]があり，電気ショックの前に短時間の CPR を行っても利益はなかった（OR 1.15, 95% CI 0.625～2.115）（低いエビデンス：バイアスのリスク，不精確さによりグレードダウン）．

　重大なアウトカムとしての生存退院について4件の RCT[341-343, 345]があり，電気ショックの前に短時間の CPR を行っても利益がなかった（OR 1.095, 95% CI

0.695〜1.725）（低いエビデンス：バイアスのリスク，不精確さによりグレードダウン）．

ROSC率について4件のRCT[341-343, 345]があり，電気ショックの前に短時間のCPRを行っても利益がなかった（OR 1.193, 95％CI 0.871〜1.634）（低いエビデンス：バイアスのリスク，不精確さによりグレードダウン）．

(1) サブグループ解析

2通りのサブグループ解析についても検討した．1つ目のサブグループ解析は，症例登録に注目し，EMSの応答時間が4〜5分未満の群と，4〜5分以上の群に分けて比較した．このサブグループ解析を行った研究のうち，1件は応答時間が5分以上であった群では電気ショック前に180秒のCPRを行うことが良好な転帰と関係するとしたが[345]，他のRCT 3件ではこの傾向は認められなかった[341, 342, 344]．

2つ目のサブグループ解析は，EMS組織群を初期ECGがVF/無脈性VTの場合の生存退院率が20％を超えるかどうかで分類し，早期のECG解析と，より長時間のCPRを行ったのちのECG解析での転帰を比較したものである[353]．元々の生存率が低いEMS組織群では，CPRを長く行ったあとに解析して電気ショックを行う場合に比べて，早期に解析・電気ショックを行うほうが神経学的転帰良好での生存率が高かった．一方，元々の生存退院率が高いEMS組織群では，まずCPRを3分間行ってからECGの解析・電気ショックを行ったほうが神経学的転帰良好を伴った生存率が高かった．

電気ショック前の180秒までのCPRが有害であることを示唆する研究は存在しないが，1件のRCT[344]に関する予備的解析では，バイスタンダーCPRを受けていた傷病者で，初期ECGがVF/無脈性VTであった場合に，180秒間のCPRに引き続く遅めの電気ショックが，より短時間のCPR（30〜60秒）を行ってからの電気ショックと比較して，生存退院率を低下させることを示唆していた．

(2) エビデンスのまとめ

ECGモニターのない傷病者の院外心停止で，初期ECGがVF/無脈性VTの場合，除細動器が準備されるまでの間にCPRを行い，除細動器の準備ができ次第，ただちに電気ショックをするのに比べて，電気ショックの前に90〜180秒間CPRをしてから電気ショックを行うことに有益性がないということを，エビデンスは示唆している．

患者にとっての価値とILCORの見解

この推奨にあたっては，電気ショック前により長い時間のCPRを行うという，有益性が証明されていない戦略より，早期に電気ショックを行うことを重視した．この推奨のもととなるエビデンスは，様々な国における，様々な救急医療サービス（emergency medical service：EMS）体制のもとで行われた，様々な質のRCTから得られたものである．

現在のエビデンスでは，長時間のCPRは全体としての効果は非常に小さいことを示している．しかし従来，高い救命率が得られているEMS体制においては，電気ショック前により長時間のCPRを行うほうがよいという可能性は残る．

ILCOR BLSタスクフォースは，これらの推奨は，ECGモニターのない状態で心停止をきたした傷病者に適応すべきものと考えている．目撃があり，除細動器が装着されていて，VF/VTがモニターされている傷病者では，電気ショックの実施を遅らせてはならない．

Knowledge Gaps（今後の課題）

- EMS組織のレベルと特徴により，採用すべき除細動戦略に影響が生じうるか？
- バイスタンダーCPRの質がどのような影響を与えるか？
- ECG波形の特徴が適切な除細動戦略の決定に使えるか？
- CPRファーストの除細動戦略が用いられた場合，どのくらいの時間のCPRが適切か？（90秒か120秒か，それとも180秒か？）

2 リズムチェックのためのCPR中断間隔

> **CQ：CPR中のECG評価は何分毎に行うべきか？**
> P あらゆる状況での成人の心停止
> I 胸骨圧迫を中断するタイミングとして，2分毎以外の時間間隔
> C ECGを評価するために2分毎に胸骨圧迫を中断する
> O 退院時，30日後，60日後，180日後，1年後の神経学的転帰および生存，ROSC，冠灌流圧，心拍出量

推奨と提案

ECGを評価するために，2分毎に胸骨圧迫を一時中断することを提案する（弱い推奨，低いエビデンス）．

エビデンスの評価に関する科学的コンセンサス

ILCORのCoSTR 2005とCoSTR 2010では，リズムチェックを行うための胸骨圧迫中断は2分毎とすることが推奨された．この推奨は，胸骨圧迫の施行者が約2分

で疲労すること，また，リズムチェックのタイミングは，可能であればCPR施行者が交替するのに都合のよいポイントであるという間接的な証拠に支持されている．このトピックに関してパブリックコメント期間中に寄せられたフィードバックは，以前の推奨との整合性を維持することに肯定的であった．

現時点では，CPR中断の最適な時間間隔，あるいは，それらが重大なアウトカムとしての神経学的転帰や生存退院率，あるいは，重要なアウトカムとしてのROSCや冠灌流圧，心拍出量等に及ぼす影響を直接検討した研究はない．

患者にとっての価値とILCORの見解

この推奨を行うにあたっては，従来の推奨との整合性，および，推奨を変えるべきことを示す根拠がないことに重点を置いた．また，胸骨圧迫の施行者を2分毎に交替させるという標準的な推奨に合わせたタイミングでECGと脈拍をチェックすることによって，蘇生の手順を単純化することの価値を尊重した．

Knowledge Gaps（今後の課題）

- ECGチェックのための最適な時間間隔は，傷病者の初期心調律によって異なるか？
- 心停止発生からEMS到着までの時間は，ECGチェックのために圧迫を中断する最適な時間間隔に影響を及ぼすか？
- 異なる時間間隔は，胸骨圧迫の中断を最小にするという非常に重要な目的に悪影響を与えるか？
- 救助者の疲労，胸骨圧迫の質，ECGチェックの最適間隔の相互関係は？
- ECGチェックのタイミングが薬物投与のタイミングに与える影響は？

3 CPR中のECG解析

> **CQ：アーチファクト除去装置を用いて胸骨圧迫を止めずにECG解析を行うことで患者の転帰が改善するか？**
>
> P あらゆる状況での成人および小児の心停止
> I 胸骨圧迫中のECG解析
> C 標準的治療法（胸骨圧迫を中断してECGを解析する）
> O 退院時，30日後，60日後，180日後，1年後の神経学的転帰および生存，ROSC，初回電気ショックまでの時間，CPR開始までの時間，CPRの質

推奨と提案

研究の一環としてでない限り，CPR中のECG解析のために，アーチファクト・フィルタリング・アルゴリズムを導入しないことを提案する．

すでにアーチファクト・フィルタリング・アルゴリズムを現場活動に取り入れているEMSシステムにおいては，ILCORは引き続きこのアルゴリズムを使用することが合理的であると提案している．

エビデンスの評価に関する科学的コンセンサス

体動によるアーチファクトは，実際上，胸骨圧迫中のECG解析の信頼性を低下させる．これは，2つの好ましくない結果をもたらす．第一に，ショックが必要とされる（または必要としない）ECGかどうかを評価するために，胸骨圧迫の中断を救助者に強いる．第二に，胸骨圧迫中にVFが再発しても，それを認識できないので，VF再発の場合に効果的な可能性がある即時の電気ショックを妨げる．

最新の除細動器のいくつかは，胸骨圧迫中に目視または自動化アルゴリズムによるECG解析を可能にするフィルター機能を備えている．このレビューでは，ヒトの心停止において，このようなテクノロジーの使用が臨床的に意味のある転帰の改善につながるかどうかについて検討した．

重大なアウトカムとしての神経学的転帰，生存率，またはROSC率，あるいは重要なアウトカムとしてのCPRの質，CPR開始までの時間，または初回電気ショックまでの時間について検討した臨床研究は現在のところない．

患者にとっての価値とILCORの見解

この推奨を行うにあたっては，患者転帰に及ぼす効果や危害が未確定の新技術を導入するためのコストを避けることを重視した．そのようなテクノロジーがすでに導入されている地域では，その運用を廃止することに伴うコストと不便さを避けることを重視した．ILCORはそのような地域に対して，これらのテクノロジーの使用経験を報告し，そのエビデンスを集積できるようにすることを促している．

Knowledge Gaps（今後の課題）

- 心停止の成人と小児において，胸骨圧迫中のECG解析によって，胸骨圧迫の中断が減少する可能性がある．この臨床的な価値については，今後の評価が必要である．

3 波形とエネルギー量

1 除細動波形—二相性と単相性波形

CQ：二相性波形による電気ショックは転帰を改善するか？

- P あらゆる状況下でのVF/無脈性VTに陥っている成人
- I 特定の電気ショック方法（二相性波形）
- C 標準的な治療法（あるいは他の電気ショックの方法）（単相性波形）
- O 退院時，30日後，60日後，180日後，1年後の神経学的転帰および生存，ROSC不整脈停止

推奨と提案

心房性および心室性不整脈の治療において，単相性波形よりも二相性波形〔二相性切断指数（biphasic truncated exponential：BTE）波形と二相性矩形（rectilinear biphasic：RLB）波形〕を推奨する（強い推奨，非常に低いエビデンス）．二相性除細動器が使用できない場合は，単相性除細動器を使用してもよい．

エビデンスの評価に関する科学的コンセンサス

全ての新しい除細動器は，二相性波形を用いて電気ショックを行うように製造されている．しかしながら二相性除細動器が単相性除細動器よりも多くの命を救うことができるのか，そして二相性除細動器はより低いエネルギー量で高い初回電気ショック成功率を得ることができるのか，電気ショック後の心筋障害を減らすことができるのか，についてRCTによって結論づけられているわけではない[339, 340]．

2010年以降に二相性波形における新しいRCTは見当たらなかった．

患者にとっての価値とILCORの見解

この強い推奨を行うにあたり，VF/無脈性VTに対する二相性波形の高い初回電気ショック成功率と電気ショック後に心筋障害が少ない可能性があること，そしてこれまでのCoSTR 2010の推奨に重きを置いた[339, 340]．ILCOR ALSタスクフォースは世界中の多くのEMSシステムや病院で古い単相性除細動器が使用され続けていることに留意している．

2 初回電気ショックエネルギー量

CQ：初回の電気ショックエネルギー量はどれくらいが適切か？

- P 種々の状況の成人のVF/無脈性VT患者
- I 初回電気ショックエネルギー量
- C 標準的治療（あるいはその他の電気ショック戦略），例えば異なる初回エネルギー量
- O 退院時，30日後，60日後，180日後，1年後の神経学的転帰および生存，ROSC，不整脈の停止

推奨と提案

二相性切断指数波形では150J以上，二相性矩形波形では120J以上の初回二相性の電気ショックエネルギーを推奨する（強い推奨，非常に低いエビデンス）．もし単相性除細動器を使う時は，初回電気ショックのエネルギー量として360Jを推奨する（強い推奨，非常に低いエビデンス）．

エビデンスの評価に関する科学的コンセンサス

CoSTR 2010では十分なエビデンスがないものの，VF/無脈性VTによる心停止に対しての電気ショックは二相性切断指数波形では150〜200J，二相性矩形波形では120Jを下限として設定させることは妥当と結論された[339, 340]．

重要なアウトカムであるVF/無脈性VTの心停止について，1件のRCTからのpost hoc報告と1件のコホート研究があり，二相性矩形波形で120Jを用いた時の初回電気ショックの成功率はそれぞれ86人中73人（85％）と90人中79人（87.8％）であった[354, 355]（低いエビデンス：バイアスのリスク，不精確さによりグレードダウン）．

患者にとっての価値とILCORの見解

この強い推奨を行うにあたり，ILCOR ALSタスクフォースは最適な初回電気ショックのエネルギー量についてのエビデンスが欠如していることを認識し，製造会社の指示に従うことを強く望んでいる．単相性除細動器はもはや製造されていないものの，多くの国で今もなお使用されていることも考慮した．

3 エネルギー量固定式とエネルギー量漸増式

> **CQ：2度目以降の電気ショックはエネルギー量を漸増すべきか？**
> - **P** あらゆる状況における，VF/無脈性VTの成人
> - **I** ある特定の電気ショック戦略（エネルギー量固定式）
> - **C** 標準的治療（エネルギー量漸増式）
> - **O** 退院時，30日後，60日後，180日後，1年後の神経学的転帰および生存，ROSC，不整脈の停止

推奨と提案

最初の電気ショックが成功せず，より高いエネルギー量で電気ショックを行う能力を除細動器が有する場合には，引き続いて実施される電気ショックでエネルギー量を上げることは合理的であることを提案する（弱い推奨，非常に低いエビデンス）．

エビデンスの評価に関する科学的コンセンサス

CoSTR 2010において，2回目およびそれに続く二相性電気ショックのエネルギー量として，最初と同じエネルギー量で行うことは許容されるが，可能であれば（例えば手動式除細動器で）エネルギー量を漸増することが合理的であると推奨した[339, 340]．

重大なアウトカムとしての退院時の神経学的転帰良好について1件のRCTがあり[356]，登録された221例の院外心停止患者に対して，他者を凌駕する有益性を示す戦略はなかった（OR 0.78, 95%CI 0.34～1.78）（非常に低いエビデンス：深刻なバイアスのリスク，深刻な不精確さ，深刻な非直接性によりグレードダウン）．

重大なアウトカムとしての生存退院について1件のRCTがあり[356]，登録された221例の院外心停止患者に対して，他者を凌駕する有益性を示す戦略はなかった（OR 1.06, 95%CI 0.52～2.16）（非常に低いエビデンス：深刻なバイアスのリスク，深刻な不精確さ，深刻な非直接性によりグレードダウン）．

重大なアウトカムとしてのROSCについて1件のRCTがあり[356]，登録された221例の院外心停止患者に対して，他者を凌駕する有益性を示す戦略はなかった（OR 1.095, 95%CI 0.65～1.86）（非常に低いエビデンス：深刻なバイアスのリスク，深刻な不精確さ，深刻な非直接性によりグレードダウン）．

患者にとっての価値とILCORの見解

この推奨を行うにあたって，漸増式に電気ショックのエネルギー量を上げることは再発した心室細動の停止につながると考えている〔「3 波形とエネルギー量 6. VFの再発」の項（→86頁）参照〕．同時に，もし初回の電気ショックが不成功に終わり，それ以上の高いエネルギー量が使用可能な場合に現場の救助者が現在行っていることに合致していると考えた．

4 波形—パルス型二相性波形

> **CQ：パルス型二相性波形による電気ショックは転帰を改善するか？**
> - **P** 種々の状況下でVF/無脈性VTに陥っている成人
> - **I** 特定の電気ショック方法（パルス型二相性波形）
> - **C** 標準的な治療法（あるいは他の電気ショック手法）
> - **O** 退院時，30日後，60日後，180日後，1年後の神経学的転帰および生存，ROSC，不整脈の停止

推奨と提案

パルス型二相性波形を用いる際は，初回もしくはそれ以降の電気ショックのエネルギー量については製造会社の指導に従うことを推奨する（強い推奨，非常に低いエビデンス）．

エビデンスの評価に関する科学的コンセンサス

臨床で用いられているパルス型二相性波形は，CoSTR 2010では検証されなかった．パルス型波形の研究は，インピーダンス非補正波形を用いたものが1つあるのみで，臨床で用いられているインピーダンス補正波形（胸壁インピーダンスにより補正された電流が流される）によるものではない．

重要なアウトカムとしての生存退院について1件のコホート研究[357]（過去の症例集積との比較）があり，104名の患者で130J-130J-180Jのパルス型二相性波形を用いたプロトコールを用いた場合の生存退院率は9.8%であった．これまでの症例集積の報告を加重平均したBTE 150～200Jの生存率33.1%と比較された（非常に低いエビデンス：非常に深刻なバイアスのリスク，深刻な非直接性によりグレードダウン）．

重要なアウトカムとしてのVFの停止について，同じ104名の患者を対象にしたコホート研究[357]があり，初回電気ショックでの停止率が130Jで90.4%と報告されていた．これまでの症例集積の報告を加重平均したBTE 150～200JのVF停止率91.8%と同等のものであった（非常に低いエビデンス：非常に深刻なバイアスのリスク，深刻な非直接性によりグレードダウン）．

患者にとっての価値とILCORの見解

この強い推奨を行うにあたり，製造会社のガイダンスに従うこと以外に，他の方法を推奨するだけの質の高いデータがなかった．インピーダンス非補正のパルス型二相性波形に有効性を示す非常に質の低いデータがあるものの，他の二相性波形との比較はできていない．さらに，現在用いられているインピーダンス補正型のパルス型二相性波形の有効性を検証した臨床試験は行われていない．

5 単回電気ショックと連続電気ショック

CQ：単回電気ショックと連続電気ショックは，どちらがより有効か？
- P あらゆる状況下でのVF/無脈性VTの成人
- I 特定の電気ショック戦略（単回電気ショック）
- C 標準治療（あるいは当該以外の電気ショック戦略）：3電気ショック
- O 退院時，30日後，60日後，180日後，1年後の神経学的転帰および生存，ROSC，不整脈の停止

推奨と提案

除細動が必要な時には単回電気ショックを推奨する（強い推奨，低いエビデンス）．

エビデンスの評価に関する科学的コンセンサス

CoSTR 2010では，除細動が必要な時単回電気ショックが電気ショック後の胸骨圧迫の即時の再開とともに実施されるべきとの推奨であった[339,340]．この推奨は2つの理由から作られた．1つは電気ショック前後の胸骨圧迫の中断を最小限にする努力という点と，もう1つは，二相性電気ショックはより有効性が高いことが知られているので，単回の二相性電気ショックで除細動に成功しなかったとしても，さらなる胸骨圧迫を行うほうが有益である可能性がある点であった．

この戦略による転帰の改善を支持する臨床的なエビデンスはないことは知られていた．

重大なアウトカムとしての1年後の生存について，1件のRCT[358]があり，845人の院外心停止に対して単回電気ショックと3連続電気ショックに有意差がなかった（OR 1.64, 95%CI 0.53〜5.06）（低いエビデンス：深刻なバイアスのリスク，深刻な非直接性によりグレードダウン）．

重大なアウトカムとしての生存退院について，1件のRCT[358]があり，845人の院外心停止に対して単回電気ショックと3連続電気ショックに有意差がなかった（OR 1.29, 95%CI 0.85〜1.96）（低いエビデンス：深刻なバイアスのリスク，深刻な非直接性によりグレードダウン）．

重大なアウトカムとしての生存入院について，1件のRCT[358]があり，845人の院外心停止に対して単回電気ショックと3連続電気ショックに有意差がなかった（OR 1.02, 95%CI 0.78〜1.34）（非常に低いエビデンス：深刻なバイアスのリスク，深刻な非直接性によりグレードダウン）．

重大なアウトカムとしてのROSCについて，1件のRCT[358]があり，845人の院外心停止に対して単回電気ショックと3連続電気ショックに有意差がなかった（OR 0.94, 95%CI 0.72〜1.23）（非常に低いエビデンス：深刻なバイアスのリスク，深刻な非直接性によりグレードダウン）．

重要なアウトカムとしてのVFの再発（再細動化）について，1件のRCT[359]があり，136人の院外心停止に対して単回電気ショックと3連続電気ショックに有意差がなかった（OR 1.00, 95%CI 0.47〜2.13）（非常に低いエビデンス：深刻なバイアスのリスク，深刻な非直接性，深刻な不精確さによりグレードダウン）．

患者にとっての価値とILCORの見解

この強い推奨を行う上で，ILCOR ALSタスクフォースは現在の臨床を変えないこと，および胸骨圧迫の中断を最小限にすることに重きを置いた．一方，2010年以降の研究で，どの時期の生存の転帰に関しても他のものを凌駕する特定の電気ショック戦略が示されなかったことにも留意している．単回電気ショックが3連続電気ショックに比べてROSC，VFの再発に関して有益であると結論づけるエビデンスはないが，胸骨圧迫の中断時間を最小限にすることにより転帰が改善することを示唆するエビデンスがあることにも留意し，単回電気ショックが推奨され続けた．ILCOR ALSタスクフォースは迅速な3連続の電気ショックが考慮されうるいくつかの状況（例：除細動器が即座に利用しうる目撃のあるモニター上VFの心停止）があることも認識している．

6 VFの再発

CQ：再発したVFの停止に有効な電気ショック戦略はあるか？
- P 種々の状況の成人のVF/無脈性VT
- I 特定の電気ショック戦略
- C 標準的治療（あるいは当該の電気ショック戦略以外）
- O 再発したVFの停止

推奨と提案

再発VFを止めるためには，漸増式エネルギー量のプロ

トコールを提案する（弱い推奨，低いエビデンス）．

エビデンスの評価に関する科学的コンセンサス

VFの再発は初回の除細動が成功した患者ではしばしば認められている[360]．VFの再発はCoSTR 2010では特には論じられなかった．難治性VFとはVFが1回以上の電気ショック実施後も持続する場合と定義される．一方，VFの再発は通常心停止の記録の中で再発するVFと定義され，患者が同一の医療チームに治療を受けている間に最初のVFが停止したのち，再び出現するものをいう（病院外で生じるものが多い）．

重要なアウトカムである再発VFの停止について，2つの観察研究[355, 361]があり，合わせて191例の症例で検討された結果，初回VFと再発VFでの除細動率は120Jあるいは150Jではいずれも同じであった（低いエビデンス：バイアスのリスクによりグレードダウン）．

また他の観察研究[360]では467名の初回VF患者で反復して200Jの電気ショックを用いた場合には，360Jのエネルギー量にしない限り，再発VFの停止率が減少することが示された（交絡因子によりグレードダウン）．

患者にとっての価値とILCORの見解

この弱い推奨作成に際して，二相性波形による心筋障害に関する研究が不足していることを考慮し，VFの再発ではもし除細動器がより高いエネルギー量を出せる場合に出力するエネルギー量を漸増させることは妥当と考える．現時点では反復するVFが初回のものより電気ショック抵抗性であるか，より高いエネルギー量が必要であるか，あるいは固定エネルギー量が適当であるかについては答えが出ていない．

Knowledge Gaps（今後の課題）

- 電気ショックが心停止患者の転帰を改善することのできる数少ない治療のひとつであるにもかかわらず，最適な電気ショック戦略に関する質の高い研究は希有である．
- 電気ショック適応となるリズムでの電気ショックのエネルギー量と効果の関係は不明であり，初回エネルギー量，続くショックエネルギー量，そして最大エネルギー量等についてもわかっていない．特に，除細動効率を向上させる最大エネルギー量については答えが見つかっていない．
- 再発したVFへの電気ショックにおける至適エネルギー量についても意見が分かれており，再発VFと初回VFで電気ショックに用いるエネルギー量が同じか，異なるか等も不明である．
- 設定エネルギー量を用いて異なる電気ショック波形を比較することは難しい．なぜならインピーダンス補正や波形の微妙な違いが心筋に流れる電流にデバイスごとに異なる結果を生むからである．
- ILCORは，製造業者には製造した除細動器を用いた電気ショック戦略を支援する高い質の臨床研究を実施するように働きかけるつもりであるとしている．除細動器の様々な機能のうちどの要素が転帰に影響を与えているのかということについての注意喚起も行われている．
- 今回，ILCOR ALSタスクフォースは胸骨圧迫を続けたまま実施する電気ショックの有効性や安全性については触れていないが，今後の研究として興味深いテーマであると考えている．

7　除細動器に関わるその他の問題

1）単相性波形〔減衰正弦（damped sinusoidal），あるいは切断指数（truncated exponential）〕

単相性波形による除細動を検討した3件の研究によれば，初回エネルギー量の大小にかかわらず生存率や除細動の効果は同等であった[362-364]．

2）二相性切断指数（biphasic truncated exponential：BTE）波形

二相性切断指数波形の除細動器を用いた1件のRCT[356]と他の1件の臨床試験[365]によれば，エネルギー量と除細動成功率には正の関連があるが，このRCTにおける150Jと200Jの初回の除細動成功率はほぼ同等であった[356]．

3）二相性矩形（rectilinear biphasic：RLB）波形

二相性矩形波形を用い，ROSCをもって除細動の成功率と定義（これは他の研究における定義と異なる）した研究によると，23％の症例で初回の電気ショック（120J）により規則的なリズムが回復した[366]．この研究では，ショック5秒後におけるVFの停止率は報告されていない．

また院外停止患者94名に対する二相性矩形波形を用いた除細動の観察研究では，初回ショック成功率は87.8％であった[355]．

異なる二相性波形については様々な規模，質の研究がなされ，それぞれが個別に発表されてきた．どの波形に関しても明確な推奨ができるだけのエビデンスは十分ではない．

4）多相性波形と二相性波形

除細動において二相性波形よりも多相性波形の使用が好ましいとする臨床データはない．動物実験では多相性

波形のほうが，より低いエネルギー量で除細動可能であり，ショック後の心筋障害も少ないという報告がある[367, 368]．しかしこれらの結果の解釈は，VFの持続時間が非常に短く（およそ30秒），臨床研究ではない点で限界がある．また18種類の三相性波形の効果を検証した動物実験でも二相性波形と比較して有効性を示すことはできなかった[369]．

現時点では多相性波形を用いる除細動器は販売されていない．

5) 高エネルギーショックに伴う心筋障害

いくつかの動物実験で，二相性切断指数波形や単相性波形の高エネルギーショックが心筋障害を引き起こす可能性が示唆されている[370-373]．しかしながら二相性切断指数波形を用いた臨床研究では，最高360Jのエネルギー量でも心筋マーカー，ECG所見，駆出率等で検出しうる障害は認められていない[356, 374]．

VF/無脈性VTによる心停止に対して二相性切断指数波形で除細動を行う場合は，150〜200Jの機種毎の推奨エネルギー量で始めるのが適当である．その他の二相性波形を用いる場合の適正な初回エネルギー量についてはエビデンスは十分ではない．単相性波形の除細動は一般に成功率が低いため，エビデンスは十分ではないが，初回およびそれに続くショックは可能な限り360Jで行う．

6) 手動モードと半自動モード

最新型の除細動器は手動モードでも半自動（AED類似）モードでも使用可能である．しかし，その両者を比較した研究は少ない．1件のRCTではマニュアル除細動器とAEDとの間に生存退院率の差はなかったが，初回の電気ショックまでに要した時間はAEDのほうがマニュアル除細動器よりも有意に短かった（1.1 vs 2.0分）[375]．36の地方都市において同時期の対照群と比較した良質な研究では，ROSC率，生存率，神経学的転帰に差はなかったものの，パラメディックが除細動器を半自動モードで使用したほうが手動モードの場合よりも初回の電気ショックまでに要する時間が短く，また除細動成功率も高かった[376]．ある観察研究ではパラメディックが除細動器を半自動モードで使用したほうが手動モードの場合よりも胸骨圧迫中断時間が有意に短く，またROSC率の増大とも関連していた[377]．

成人の院内心停止患者についてAEDとマニュアル除細動器とを比較した後ろ向き調査では，両者の間に生存退院率の差はなかった[378]．初期調律が心静止やPEAであった場合は，AEDを装着された患者のほうがマニュアル除細動器を装着された患者よりも生存率が有意に低かった（15% vs 23%, $p=0.04$）[378]．

3つの異なる救急医療サービス（EMS）と1つの院内センターで行われた調査では，手動モードのほうが半自動モードよりも無灌流時間比（全CPR時間のうち，胸骨圧迫を行っていない時間の比率）が小さかった[379]．しかし，手動モードを使った救助者のほうが不適切な電気ショックを与えることが多かった（手動モード26% vs 半自動モード6%）．マネキンを使った擬似心停止のRCTによれば，熟練したパラメディックが行う場合には，手動モードで除細動器を使ったほうが，半自動モードよりも，主に電気ショック前の中断時間が短く，このことが無灌流時間比の低減に貢献していた[380]．ここでも不適切な電気ショックは手動モードを用いた場合のほうが多かった（12% vs 0%）．VFについては全てが検知され，適切に電気ショックが行われた．

電気ショック前の中断時間が短ければ短いほど，また無灌流時間比が小さければ小さいほど，重要臓器の灌流が増加し，ROSC率も高くなる[381-383]．

院外および院内の蘇生において，電気ショックを半自動モードで行っても手動モードで行っても生存率に統計学的に有意な差はない．しかし，半自動モードのほうが簡単に使え，不適切な電気ショックを与えることも少ないので好んで用いられる．

熟練者は手動モードで電気ショックを行ってもよい．手動モードを使えば，充電中も胸骨圧迫を続けることが可能であり，その結果電気ショック前の胸骨圧迫中断時間を短くできる．しかし，除細動器を手動モードで使うには，チーム訓練を頻回に行うこと，およびECG判読能力を向上させることが必須である．

どちらの除細動モードが最良の転帰につながるかは，医療体制の他，救助者の技能や訓練，ECG判読能力によって左右される．

4 電極—患者インターフェイス

1 粘着性除細動パッドとパドルの比較

心停止患者における粘着性除細動パッドとパドル（用手）とを比較した2005年以降の研究はない．1987年に報告された小規模で良質な対照比較研究[384]によれば，粘着性除細動パッドの使用は，パドルと比較してROSC率および入院率を有意に改善した．ルーチンのモニタリング目的で使用する場合や除細動の現場では，パドルと比較してパッドが優れていたとする報告もある[223, 385-388]．

パッドとパドルを比較した前向き研究[389]では，適切な力（8kg）で圧着したパドルのほうがパッドよりも経胸

壁インピーダンス（transthoracic impedance：TTI）は低かった．AF 患者に関するコホート研究[390] では，前胸壁と背部（心臓を前後で挟むような位置）にパドルを当てた場合は，同じ部位にパッドを貼った場合と比較して単相性除細動器による洞調律化成功率が高かった．二相性除細動器による洞調律化成功率は，研究で試されたどのような方法（パッド vs パドル，パドル/パッドを当てる位置の違い等）を用いても概して高かった（>95％）．粘着性除細動パッドを使用した研究のほとんどにおいて，同様の高い洞調律化成功率が得られている．

二相性除細動器を使用した場合，VF に対する非同期電気ショックおよび AF に対する同期電気ショックのいずれにおいても，粘着性除細動パッドは安全かつ効果的であり，標準的なパドルの代替として使用してもよい．単相性除細動器を使用して AF に同期電気ショックを行う場合には，パドルを用いるほうが好ましい．

2　パドルパッドのサイズ

この項目に関する 2005 年以降の臨床研究は発表されていない．パッドのサイズを大きくする（8 cm から 10 cm へ）と TTI が下がり，ショック成功率が増えることが 1 件の研究で示されている[391]．より大きいサイズ（直径 8〜12 cm）のパッド/パドルでは TTI が低下するが，その最大サイズは体格によって制限されることが，他の 10 件の研究[370, 392-400] で示されている．これらの研究には生存転帰に関するデータは含まれていない．

成人の除細動に最適な，特定の電極サイズが理にかなっているとするエビデンスは十分ではない．しかし，8 cm より大きいサイズのパッドを使用することは合理的である．

3　導電材の組成

導電材（生理食塩液，高張食塩液，銀-塩化銀等）の組成によって，TTI が 20％以上異なる可能性を 14 件の研究[391, 394, 401-412] が示している．5 件の研究[413-417] では，導電材の組成は TTI に影響を与えない．これらの研究は全て TTI をエンドポイントとしており，心停止後の転帰を検討した研究はない．

除細動電極の導電材の組成は TTI に影響を与える．心停止後の転帰に関して，除細動電極の特定の導電材組成を推奨するにはエビデンスは十分ではない．

5　特殊な状況下の電気的治療

1　心停止に対するペーシング（経皮，経静脈，拳ペーシング）

心停止におけるペーシングの効果を検討した研究が 4 件あるが[418-421]，これらの研究のいずれにおいても心停止患者に対してルーチンに行うペーシングの有益性は認められていない．院外や院内の心停止に対して経皮あるいは経静脈ペーシングを行っても ROSC 率あるいは生存率は改善されなかった．ペーシングを開始した時期（心静止して間もないのか，心静止して時間が経っているのか），心停止の場所（院内か，院外か），あるいは初期調律（心静止か，PEA か）にかかわらず，明らかな利益は得られなかった．5 件の観察研究[422-426]，2 件の症例報告を含むレビュー[427]，および 1 件の中規模観察研究[428] は，P 波のある心静止，完全房室ブロックあるいは血行動態が不安定な徐脈患者に対する拳ペーシングを支持している．また，これらの報告は異なるペーシング手技によって脈拍を伴った洞調律が回復したと報告している．

心静止の患者に対してルーチンで行う電気ペーシングは有効ではない．拳ペーシングは心停止患者に対する一般的治療としては行わない．しかし，循環動態が不安定な徐脈患者において電気ペーシング（経皮または経静脈）が行われるまでの間は拳ペーシングを考慮してもよい．

心臓手術後の患者には心外膜ペーシングが効果的である．

2　植込み型ペースメーカや ICD 患者に対する電気ショック

ペースメーカ本体付近に電極パッドを装着して体外式除細動を行ったところ，ペースメーカあるいは植込み型除細動器（ICD）が誤作動した症例が報告されている[429, 430]．心房性不整脈に対する同期電気ショックに関する 1 件の小規模研究では，パッドをペースメーカ本体より少なくとも 8 cm 離すことで，ペースメーカによるセンシングや心室捕捉に明らかな支障はなかった[429]．

1 件の観察研究によると単極ペーシングでプログラミングされたペースメーカの電気刺激は，AED の ECG 解析と救助者の判断に混乱をきたし VF の同定が妨げられる可能性がある[431]．

前胸部に ICD やペースメーカを植込まれている心停止患者に対しても，すみやかに電気ショックを実施するべきである．この場合，ICD やペースメーカ本体の膨らみ部分を避けて電極を当てることは合理的である．

6 その他のトピック

1 除細動成功の予測

VF波形の詳細解析により心筋灌流/冠動脈灌流圧を推定することができる。したがって，理論的にはVF波形の詳細解析は電気ショックの効果を予測し，電気ショックを行う最適のタイミングを知る手段となりうる。

VF波形に関する多数の後ろ向き臨床研究[432-437]と動物実験[438-440]，理論的モデル研究によれば，信頼性に差はあるものの，電気ショックの効果をVF波形から予測できる可能性がある．1件の動物実験はその結論に中立的であった[441]．電気ショックの効果の予測に基づいて治療法を変更することによって，除細動成功率やROSC率，生存率を改善できるか否かを検討した臨床研究はない．電気ショックの効果を予測するための指標として重要なのは何であるかのコンセンサスがないままに，VF波形を規定する様々な因子に関する検討がなされている．

成人の院内または院外心停止患者に対して，電気ショックのタイミングを決めるためにVF波形の詳細解析をルーチンに行うことを支持するエビデンスは十分ではない．

2 酸素供給装置の近くでの電気ショック

成人に関する4編の症例報告[442-445]と新生児に関する1編の症例報告において[446]，高流量（>10 L/分）酸素供給装置の近くでパドルを使用して電気ショックを行った際，電気スパークが引火した事例が記載されている．粘着性除細動パッドを使用した電気ショックが引火した事例の報告はない．人形を用いた2件の研究では，人工呼吸器具（自己膨張式バッグ等）が気管チューブに接続されている場合，あるいは酸素供給源が患者の口から1m以上離れている場合は，除細動電極周辺の酸素濃度は上昇しないとされている[447,448]．適切な換気のない狭い空間で酸素を投与すると，酸素濃度が高くなりやすく，排出により長い時間を要するという1編の報告がある[449]．

電気ショックを行う場合は，事前に電気スパークの発生を防ぐための注意を払うべきである（パッドやパドルの装着不良や接触の防止等）．救助者は，酸素濃度の上昇した環境で電気ショックが行われていないことを確認するべきである（例えば，胸部に向かって高流量の酸素が流れていないか）．

3 前胸部叩打

VFによる心停止に関する院外[450-454]および院内[451,452]の研究では，医療従事者が行った前胸部叩打によってROSCを得る試みは不成功に終わっている．一方，EMSにより目撃されたVF/VTによる心停止患者に対して最初に前胸部叩打を行う群と最初から電気的除細動の効果を比較した後ろ向き研究（n=434）がある[455]．前胸部叩打を最初に行った103名中17名でリズムの変化が認められ，5名（29.4%）でROSCを得ることができたが，10名（58.8%）ではリズムの悪化が認められた．しかし，電気的除細動による患者と比較しても最終転帰に差は認めらなかった．電気生理検査でのVTについての研究[451,456,457]では，熟練した循環器科専門医による前胸部叩打によりROSCを得たのは1.3%にとどまっており，その有用性は限定されていた．電気生理検査室以外の院内・院外の症例報告[452-454,458-460]では，前胸部叩打はVT患者の19%でROSCをもたらした．一方，前胸部叩打によるリズムの悪化は3%の患者にみられ，その大部分は遷延した虚血あるいはジギタリス中毒の患者であった．胸骨骨折を含めた前胸部叩打による合併症の危険性も散見される[454,461,462]．以上より，前胸部叩打はVFに対してそれほど効果は期待できないし，目撃のない院外心停止例に対して用いられるべきでない．前胸部叩打は，モニタリングされており，不安定なVTですぐに除細動器が使用できない場合には考慮してもよいかもしれない．目撃された房室伝導障害による心静止に対する前胸部叩打を推奨する十分なエビデンスはない．

4 AFの電気的カルディオバージョン（同期電気ショック）

22件の研究が，循環器医が病院内で急性または慢性AFの洞調律化のために同期電気ショックを行う場合の方式（単相性か二相性か，等）について検討している[390,463-482]．これらの研究のほとんどが，二相性波形のほうが単相性波形よりも洞調律化成功率が高いことを示している．

二相性除細動器を使用する場合の様々な方式（エネルギー固定またはエネルギー漸増）やエネルギー量を検討した研究は，全て高い洞調律化成功率を示しており，どの方式やエネルギー量がより優れているかについての明らかなエビデンスはない．二相性切断指数波形を用いる場合，体重90 kg以下の患者では200 J，90 kg以上の患者では360 Jで電気ショックを行うことが望ましいことを示唆する研究[483]もある等，AFの洞調律化に必要なエネルギー量は体重に影響される可能性がある．単相性波形については，低エネルギーから高エネルギーへ漸増

させるよりも，初回から高エネルギー（360 J）を用いたほうが洞調律化成功率が高く，必要なエネルギー総量も少ない．一般に，エネルギー総量が増加するにつれて皮膚障害やショック後疼痛が強くなる[468, 477, 484]．

AFの電気的洞調律化には二相性波形による同期電気ショックが好ましい．二相性波形やエネルギー量設定の方式（初回エネルギー，エネルギー固定か漸増か）についてのエビデンスは十分ではない．持続性AFに対して単相性波形による同期電気ショックを行う場合は，初回から高エネルギー（360 J）を用いることを考慮する．

第2章 〔6〕 心停止前後の抗不整脈療法

1 はじめに

　不整脈を認識したら、ただちに気道、呼吸、循環の評価を行う。心停止と判断したら心肺蘇生（cardiopulmonary resuscitation：CPR）を開始する。心停止でなければ、心電図（ECG）モニター、パルスオキシメータを装着し、必要に応じて酸素投与を開始する。次に、患者の状態が不安定か否かを判断し、緊急薬物投与の必要が生じる可能性があれば、末梢静脈路を確保しておく。患者の症候が、不整脈に伴う心拍出量低下が原因で生じているのか、あるいは不整脈とは無関係な原因で生じているのかを判断する。前者であれば不整脈の治療が優先されるが、後者であれば不整脈そのものの治療は必要ない。
　参考：不安定を示唆する症候は以下である。
　症状：意識状態の悪化，失神，持続する胸痛，呼吸困難等
　徴候：血圧低下，ショックの所見（冷汗，末梢冷感，尿量減少，意識障害）等

2 徐脈

1 徐脈のアルゴリズム

　徐脈（拍）の定義：心拍数60／分未満

1）徐脈への対応のポイント（図3）

　徐脈で緊急治療の対象となるのは患者の状態が不安定で、その症候の原因が徐脈の場合である（注1）。後述するようにⅢ度（完全）房室ブロックおよび高度房室ブロック（注2）は例外であり、症候の有無に関係なく緊急治療の対象である。これらの場合は循環器医に連絡し、アルゴリズムに従って治療を開始する。よく訓練されたスポーツ選手は平常時でも、しばしば心拍数が40／分程度になる。健康人でも睡眠時には、しばしば心拍数が50／分以下になる。しかし、これらの人々に治療の必要がないことは明白である。一方、急性心筋梗塞（AMI）の患者が徐脈によって血圧が低下した場合、この徐脈は新たな心筋虚血の原因となるので緊急治療の対象になる。症候の原因である徐脈に対する緊急治療は、基本的に患者の状態が安定か不安定かによって決まる。

不安定な徐脈の治療は、Ⅲ度（完全）房室ブロックであっても洞性徐脈であっても、後述するアルゴリズムに示すように対応法は同じである。Ⅲ度（完全）房室ブロックや高度房室ブロックは、症候の有無にかかわらず可及的すみやかな経静脈ペーシングが必要であり、その識別は重要である。徐脈のECGで識別すべきリズムを図示した（図3）。

　注1）症候と徐脈の関係：患者の状態が不安定であるがその原因が徐脈ではない場合は、徐脈そのものは緊急対応の対象ではない。徐脈の原因は低酸素症、電解質異常等多様であるが、徐脈性無脈性電気活動（PEA）に進展しうるこれら病態の治療を優先する。
　注2）高度房室ブロックの定義：一過性の房室ブロックで、QRSを伴わないP波が2つ以上連続して出現する場合（3つ以上のP波に対して1つのQRSが出現する場合）である。高度房室ブロックにはⅢ度（完全）房室ブロックは含まれない。

2 徐脈の治療

1）アトロピン

　1件のランダム化比較試験（RCT）[485]、2件の後ろ向きコホート研究[486,487]、2件の観察研究[488,489]によるとアトロピンは心拍数と徐脈による徴候を改善した。投与量0.5～1.0 mg（総投与量1.5～3 mg）を繰り返し使用することで、院内、院外のいずれにおいても症候性徐脈を改善した。1件の研究では[489]アトロピン0.8 mg以上の使用は頻拍の頻度を増加させた。さらに10人の健康なボランティアを対象に行った研究[490]は、3 mgのアトロピンによって安静時心拍数が生理的最大心拍数までに上昇することを示している。2件の研究では心移植を受けた患者にアトロピンを使用したところ、むしろ高度房室ブロックを生じたことを示している[491,492]。

2）経皮ペーシング

　4件の観察研究により、院内で施行される経皮ペーシング成功率が高く[493]、生存退院率も院外で実施された場合（69%）よりも院内で施行された場合（18～75%）[494-496]が高いことが示されている[497]。経皮ペーシングが院外で実施された場合の生存退院率は15～70%である[498]。
　徐脈の治療で薬物と経皮ペーシングを比較した研究は少ない。アトロピン不応性の徐脈患者において、ドパミ

〔6〕心停止前後の抗不整脈療法／3 頻拍

```
                    徐脈
                心拍数 60/分未満
                     │
                     ▼
              徐脈によって生じて
              いる症候はあるか？
      いいえ   症状；意識状態の悪化，失神，   はい
    ◄─────   持続する胸痛，呼吸困難など   ─────►
              徴候；血圧低下，ショックの
                   所見など
```

図中テキスト：

- Ⅲ度（完全）・高度* あるいはモビッツ型Ⅱ度房室ブロックはあるか？
  - いいえ → 経過観察
  - はい → 循環器医コンサルト／急変に備え，注意深い経過観察／スタンバイ・経皮ペーシングを考慮／経静脈ペーシングを考慮／専門的な治療が可能な施設への搬送を考慮

- （はい側）
  1. 循環器医コンサルト
  2. アトロピン；初回 0.5 mg，総量 3 mg まで反復投与可
  3. 経皮ペーシング施行
     アドレナリン（2～10 μg/分）
     またはドパミン（2～10 μg/kg/分）
  → 経静脈ペーシングを考慮

*高度房室ブロックとは 3 つ以上の P 波に対して 1 つの QRS が出現する場合をいう．

図3　徐脈

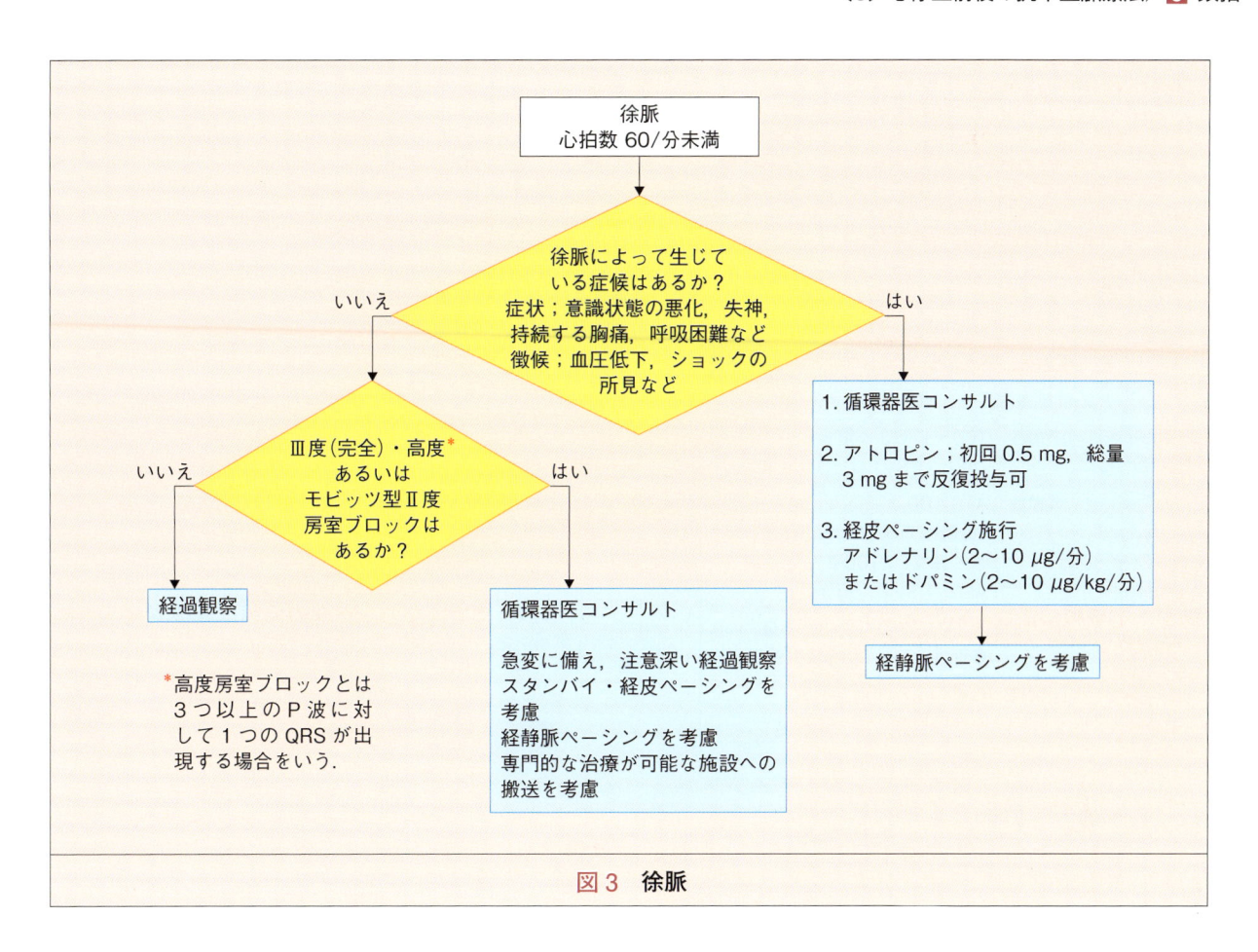

ンと経皮ペーシングを比較した予備調査[497]では，両群間に生存退院率の差はなかった（70% vs 69%）．

3）その他の薬物

血行動態が不安定な徐脈で，その原因が不明な場合，第二選択薬であるドパミン[497]またはアドレナリンによって徐脈が改善する．個々の患者が抱えている潜在的な原因に応じた治療を行うべきである．アトロピン不応性の下壁心筋梗塞[499,500]，心移植後[501]，脊髄損傷後[502]等の徐脈には，キサンチン系薬物（テオフィリン，アミノフィリン）による治療が有用である．

4）経静脈ペーシング

経皮ペーシングやアトロピン等は一時的あるいは緊急避難的な治療であり，徐脈が持続する場合は経静脈ペーシングが適応となる．

症候性徐脈の初期治療の第一選択は，アトロピンを 0.5 mg 静脈内投与し，必要に応じて 3～5 分おきに総投与量 3 mg まで反復投与を行うことである．効果がなければ，アドレナリン（2～10 μg/分）もしくはドパミン（2～10 μg/kg/分）の使用を考慮する．アトロピンを最大量投与しても効果がなく，第二選択薬に十分な効果が期待できない場合は，経皮ペーシングを考慮してもよい．アトロピンはⅢ度房室ブロックで広い QRS 幅の補充調律を伴う場合には効果が期待できないため，経皮ペーシングもしくは第二選択薬を用いる．

症候性徐脈に対する他の第二選択薬は，潜在的原因に応じた選択をするべきである．下壁心筋梗塞，心移植後，脊髄損傷後には，キサンチン系薬物（テオフィリン 100～200 mg，最大量 250 mg）をゆっくり静脈内投与することを考慮してもよい．心移植後の患者の徐脈に対して，アトロピンを使用する際には逆に房室ブロックをきたす可能性があり，十分な注意を要する．

3 頻拍

1 頻拍のアルゴリズム

頻拍（脈）の定義：心拍数 100/分以上

1）頻拍への対応のポイント

状態が安定か不安定か，症候の原因となっている頻拍であるかを判断する．状態は症状や徴候（主に血行動態）で評価する．

第2章 成人の二次救命処置

```
                              頻拍
                          心拍数 100/分以上
                              ↓
                       状態は不安定か?
          いいえ       症状;意識状態の悪化, 失神,
          (安定)  ←   持続する胸痛, 呼吸困難など
  安定頻拍のアルゴリズムへ   徴候;血圧低下, ショックの
                          所見など
                              ↓はい
                       症候は頻拍に
                       よるものか?      いいえ
                      (通常 150/分以上) ─→ 原因の検索と治療
                              ↓はい
                      ・迅速な電気ショック(左表)
                      ・循環器医へコンサルト
```

表 頻拍への初回電気ショックのエネルギー量

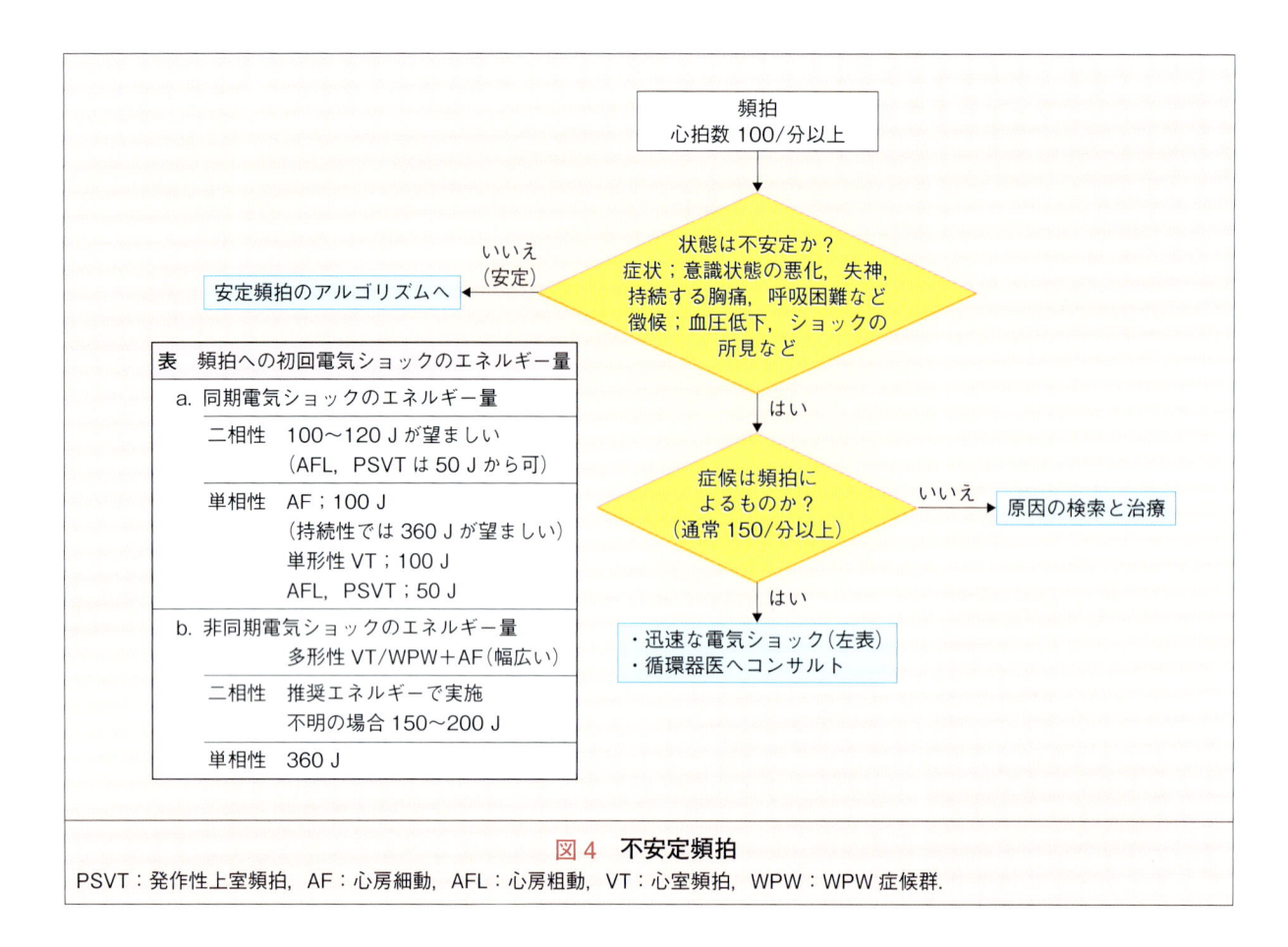

a. 同期電気ショックのエネルギー量
- 二相性　100～120 J が望ましい
　　　　　(AFL, PSVT は 50 J から可)
- 単相性　AF；100 J
　　　　　(持続性では 360 J が望ましい)
　　　　　単形性 VT；100 J
　　　　　AFL, PSVT；50 J

b. 非同期電気ショックのエネルギー量
　　　　　多形性 VT/WPW＋AF(幅広い)
- 二相性　推奨エネルギーで実施
　　　　　不明の場合 150～200 J
- 単相性　360 J

図4　不安定頻拍
PSVT：発作性上室頻拍, AF：心房細動, AFL：心房粗動, VT：心室頻拍, WPW：WPW症候群.

(1) 安定か不安定かの判断

不安定を示唆する症候は，症状としては意識状態の悪化，失神，持続する胸痛，呼吸困難等で，徴候としては血圧低下，ショックの所見（冷汗，末梢冷感，尿量減少，意識障害等）等がある．しかし，上記症候が1つでもあれば，ただちに不安定な状態と断定できるわけではない．状態が安定か不安定かは，これらの症候を総合的に判断して決定する．不安定な頻拍は，一般に心拍数150/分以上である．さらに，これらの症候が頻拍によって生じているか，別の基礎疾患で生じているかの判断も重要である．

(2) 症候の原因となっている頻拍の判断

患者の症候が頻拍によって生じている場合は，頻拍の治療が必要であり，状態が不安定であれば，迅速に電気ショック（同期，または非同期）を行う．しかし，症候が基礎疾患によって起こっている場合，頻拍の治療は必要でない．例えば，敗血症や出血等が原因でショック状態になっている場合，心拍出量を維持しようとする代償反応によって洞性頻拍となる．この洞性頻拍は治療対象ではない．心拍数を下げる治療を行うと，代償反応を抑制することになるので，状態がさらに悪化し心停止状態に移行することがある．

2) 不安定な頻拍への対応（図4）

(1) 対応のポイント

頻拍が原因で不安定な状態に陥った場合，この不整脈を迅速に治療することで状態を改善し安定化することが重要である．不安定な状態の原因となる頻拍に対する治療の第一選択は，同期電気ショックである．脈拍が触れなければ心停止アルゴリズムへ移行する．

(2) 電気ショック

状態が不安定な頻拍と判断した場合は，同期電気ショックを迅速に施行する．同期電気ショックの具体的な方法は「〔5〕電気的治療」（→81頁参照）に記述した．循環器医へのコンサルトも考慮するが，そのために同期電気ショックを遅らせてはならない．不安定な頻拍では，対応が遅れれば心停止に移行する可能性があることを常に念頭におくべきである．同期電気ショックには時間がかかることがあり，その間に状態が急速に悪化する場合（心拍数のさらなる増加やショックの場合等），あるいは状態がすでに重篤な場合には，非同期電気ショックを推奨されるエネルギー量（除細動時の量）で行う．この電気ショック後は，心停止となることがあるので必要な対応をとる．頻拍に対する電気ショックのエネルギー量を図4の表に示した．

図5 安定頻拍

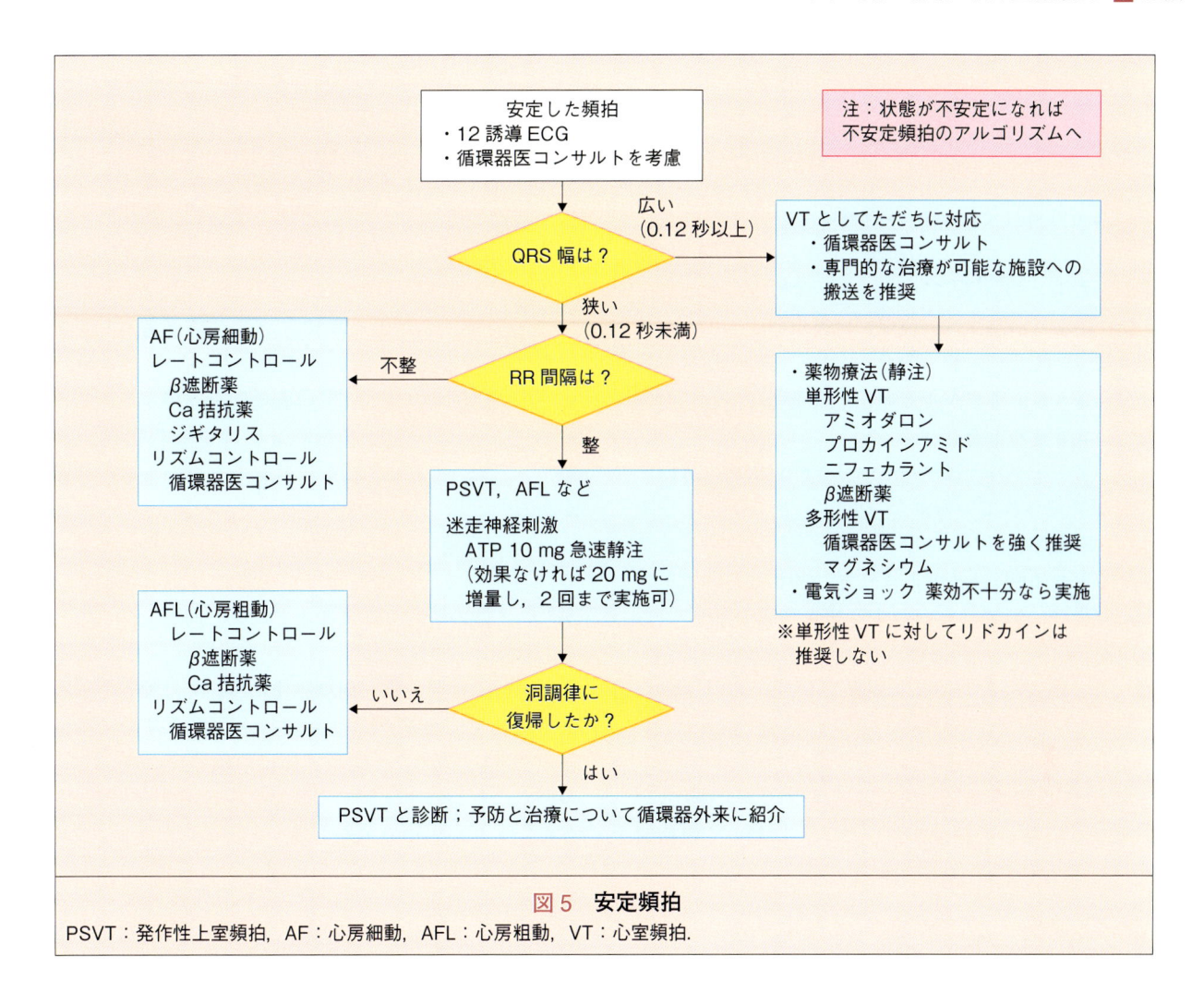

```
                    安定した頻拍              注：状態が不安定になれば
                    ・12誘導ECG              不安定頻拍のアルゴリズムへ
                    ・循環器医コンサルトを考慮
                           ↓
                                    広い
                       QRS幅は？ ──(0.12秒以上)──→ VTとしてただちに対応
                           │                      ・循環器医コンサルト
                         狭い                     ・専門的な治療が可能な施設への
                       (0.12秒未満)                 搬送を推奨
                           ↓
    AF（心房細動）      不整
    レートコントロール ←── RR間隔は？          ・薬物療法（静注）
      β遮断薬                │                   単形性VT
      Ca拮抗薬              整                    アミオダロン
      ジギタリス              ↓                    プロカインアミド
    リズムコントロール   PSVT, AFLなど              ニフェカラント
    循環器医コンサルト   迷走神経刺激               β遮断薬
                        ATP 10 mg急速静注         多形性VT
                        (効果なければ20 mgに         循環器医コンサルトを強く推奨
                         増量し, 2回まで実施可)      マグネシウム
    AFL（心房粗動）             ↓                ・電気ショック 薬効不十分なら実施
    レートコントロール          
      β遮断薬        いいえ   洞調律に            ※単形性VTに対してリドカインは
      Ca拮抗薬    ←────── 復帰したか？              推奨しない
    リズムコントロール        │
    循環器医コンサルト       はい
                            ↓
                 PSVTと診断；予防と治療について循環器外来に紹介
```

PSVT：発作性上室頻拍，AF：心房細動，AFL：心房粗動，VT：心室頻拍．

3) 安定な頻拍への対応（図5）

(1) 対応のポイント

状態が安定していると判断した場合，診断を可能な限り進めるために12誘導ECGを記録し，循環器医にすぐにコンサルトすることを考慮する．12誘導ECGがすぐに記録できなければECGモニター記録を印刷して，初期対応に必要な判読を行う．循環器医が到着するまでに状態が悪化することもあるので，引き続き注意深く観察する．血圧が低下する等不安定な状態になれば，不安定な頻拍への対応アルゴリズムに従って対応する．意識，呼吸，脈拍（脈）がなくなれば，ただちに心停止アルゴリズムに従う．循環器医に相談できない場合は，安定な頻拍への対応アルゴリズム（図5）に従って対応する．

(2) 狭いQRS幅の頻拍の治療

① AF以外

心停止前後における狭いQRS幅の頻拍（上室頻拍）の治療法には4つの方法がある．すなわち，同期電気ショックおよび薬物による洞調律化，迷走神経刺激，そしてレートコントロールである．治療法の選択は，患者の病状と調律の状況に依存する．血行動態が不安定な患者においては，狭いQRS幅の頻拍に対する最良の治療法は同期電気ショックである．

5件の臨床試験が，狭いQRS幅の頻拍の治療におけるアデノシン静脈内投与の有用性を支持している[503-507]．この5件の臨床試験では，洞調律に復するのにベラパミルの有効性も示している[503-506, 508, 509]．洞調律復帰に関するジルチアゼムの有効性については，3件の臨床試験によって支持されている[504, 508, 510, 511]．他の薬物（sotalol[512]，アミオダロン[513]，プロパフェノン[514]，ナドロール[515]等）については，有効性を示す臨床試験は限られている．ナドロールは，洞調律に復帰させる効果以外にレートコントロールの効果もある．1件のRCTにてシベンゾリンは術後にみられた狭いQRS幅の頻拍を停止させた[516]．一方，マグネシウムでは，狭いQRS幅の頻拍に対して停止効果を示した報告はない[517-519]．迷走神経刺激（頸動脈洞マッサージおよびバルサルバ法）が，洞調律化に有用であることを示した報告が2つ出されている[520, 521]．

狭いQRS幅の頻拍を停止させるための第一選択治療として，迷走神経刺激，ATPまたはアデノシン静脈内投与，ベラパミル，ジルチアゼムが理にかなっている．

ナドロール，sotalol（適用外），プロパフェノン，アミオダロン（適用外）を考慮してもよい．

② AF

循環器医以外によるAFの治療は房室結節の抑制によるレートコントロール（薬物による心拍数の適正化）が中心となり，リズムコントロール（薬物または電気ショックによる洞調律への復帰）は循環器医へのコンサルトに基づいて行う．レートコントロールに成功したあとは，リズムコントロールと血栓形成予防に関して循環器医へのコンサルトを行う．

なお，アミオダロンはワルファリンの目標治療域内にINR値が管理されている割合（TTR）を低下させワルファリン服用患者において脳卒中と全身性塞栓症リスクを上げるとする報告[522]がある一方，アミオダロンを含む抗不整脈薬の影響はないとする報告[523]もあり，さらなる研究結果を待つ必要がある．

成人AF患者において，入院前，入院中にかかわらず，薬物を単独あるいは併用で使用するほうが使用しないことよりも転帰を改善するかどうかについては，今もヨーロッパ心臓病学会（ESC），アメリカ心臓協会（AHA），アメリカ心臓病学会（ACC）において包括的なレビューが続いている[524]．

③ AFにおけるレートコントロール

体系的なレビュー[525]によれば，WPW症候群を合併しないAFの心拍数調節に用いられる第一選択薬としては，目標心拍数の達成率はβ遮断薬（エスモロール，メトプロロール，プロプラノロール等）が70％と優れ，ベラパミル，ジルチアゼムは54％であった[526]．WPW症候群を合併する場合はアミオダロン，心不全を合併している場合はアミオダロンとジゴキシンが有効であることが示されている[525]．わが国では心不全に合併する頻拍性不整脈（AF，AFL）に対してβ$_1$選択性β遮断薬ランジオロールが2013年に適応追加された[527, 528]．4件の研究が入院中[529-532]，1件の研究が入院外[533]のAFの心拍数調節において，ジルチアゼムが有効であることを示している．2件の研究が，ベラパミルもジルチアゼムと同等に有効であることを示している[534, 535]．これらのCa拮抗薬の副作用の発現率は18％であることが報告されている[535]．アミオダロン注は洞調律維持のみならずレートコントロール（心拍数調節）にも有効であるが[536]，副作用の発現率が高い（26.8％）ことがプラセボとの比較研究で示されている．副作用の種類としては静脈炎，徐脈，低血圧が多い[536]．

ジゴキシンについては，除細動効果はないものの[537-539]，いくつかの研究で中等度にAFの心拍数を下げることが示されている[532, 538, 539]．

④ AFにおけるリズムコントロール

IbutilideによるAFの洞調律化についてはプラセボ[540-542]，sotalol[543]，プロカインアミド[544]，アミオダロン[545]に対しては一貫してより優れ，フレカイニドに対しては同等であった[546]．プロパフェノンがプラセボに比べてAFの除細動に有効であることが示されている[547-549]．しかし，その効果はアミオダロン[536]，プロカインアミド[550]，フレカイニド[551]と比べると劣る．冠動脈疾患に起因しない患者の除細動において，フレカイニド[552-555]とdofetilide[556, 557]の有効性を支持する報告がある．アミオダロンの有効性を支持する報告は乏しいが[545, 558-560]，アミオダロンにはレートコントロール効果がある[558, 561]．

Sotalol（適用外）が他の抗不整脈薬（フレカイニド等）と比べて，除細動効果が劣ることが示されているが[543]，1件の研究ではアミオダロンと同等であることが示されている[560]．

大部分の研究では，洞調律化についてはマグネシウムを否定しているが[562, 563]，1件のメタアナリシスは逆に肯定している[564]．心拍数調節におけるマグネシウムについては有益性を支持する研究が多いが[530, 564, 565]，支持も否定もしない中立的な立場をとる報告が1つある[563]．

2件の研究で，キニジンのほうがsotalolに比べて洞調律化効果が高いことを示しているが[566, 567]キニジンは副作用が多い薬物である．クロニジン（α遮断薬）はプラセボと比べるとレートコントロール効果はあるものの[568, 569]，洞調律化については不明である．

プロカインアミドはプラセボ[570]およびプロパフェノン[550]と比べると洞調律化効果が高く，アミオダロンと比べると同等である[571]．

AFをきたし血行動態的に不安定な患者では，電気的除細動が行われるべきである．

AFにおけるレートコントロールでは，β遮断薬とジルチアゼムが急性期に治療薬として選択されることは理にかなっている．ジゴキシンとアミオダロンおよびランジオロール[527, 528]は心不全を伴った患者では選択してもよい．マグネシウムとクロニジンについてはレートコントロール効果があり考慮してもよい．

AFにおけるリズムコントロールとその維持では，フレカイニド，dofetilide，ibutilideを考慮してもよい．アミオダロンも有効であるが，その効果はやや劣る．キニジン，プロカインアミド，およびプロパフェノンを考慮してもよい．

わが国で多く使用されている薬物（ピルジカイニド，シベンゾリン，ジソピラミド，ベプリジル，アプリンジン）はCoSTRでの検証がなされていないため，使用方法については心房細動治療（薬物）ガイドライン（2013年改訂版）[572]を参照する．

(3) 広いQRS幅の頻拍の治療

　広いQRS幅の頻拍の治療は電気ショックまたは薬物による洞調律への復帰である．広いQRS幅の頻拍で最も多いのはVTである．広いQRS幅の頻拍は，VTが明確に否定できない場合，VTとみなして対応するべきである．なぜなら，VTは，最初の状態が安定していても，急速に悪化し，不安定なVT（ショック状態等）から無脈性VTやVFに移行する可能性が高いからである．いずれの治療を選択するかは患者の状態によって決まる．血行動態が不安定な患者では，広いQRS幅の頻拍に対する最良の治療法は電気ショックである．

① 単形性VT（monomorphic VT）

　広いQRS幅の頻拍のQRS波形が単一で揃っている場合（単形性VT）で，患者の状態が十分に安定していれば，以下に述べる薬物使用を考慮してもよい．ただし，薬物治療を開始する場合でも，常に急変の可能性を念頭におき，除細動器を準備しておくべきである．

i) 急性発症した血行動態の安定した単形性VTの治療
- プロカインアミド

　リドカインをプロカインアミドと比較した1件のRCTでは，急性心筋梗塞を除外した成人の血行動態が安定している単形性VTの停止効果は，プロカインアミド（10 mg/kg）がリドカイン（1.5 mg/kg）に比べて優れていた[573]．わが国でも同様に，1件の後ろ向きの検討でも，安定した単形性VTを停止させる効果はプロカインアミド（358±50 mg）がリドカイン（81±30 mg）よりも優れていることを示唆している[574]．別の症例集積研究においても，プロカインアミドは院内発症の安定した単形性VTを停止させるのに有効であることが示された[575]．1件のメタアナリシスによればプロカインアミドの効果はアミオダロンより優れていた[576]．

- Sotalol

　血行動態が安定している持続性単形性VTの停止効果を静脈内投与用sotalol（100 mg）とリドカイン（100 mg）で比較検討した1件のRCTではsotalolはリドカインよりも優れていた[577]．

- アミオダロン

　冠動脈疾患で心機能低下がある症例を対象としたRCTでは，反復性単形性VTの急性停止率はアミオダロンが78％，リドカインは27％で有意な差を認めた[578]．しかし，3件の症例集積研究[579-581]では一貫した結論は得られていない．アミオダロン300 mgの使用は副作用（主に血圧低下）と関連したが[579, 581]，これらが転帰に影響したかどうかは不明である．

- リドカイン

　リドカインはsotalol[577]，プロカインアミド[573]，アミオダロン[578]に比べてVT（院内）を停止させる効果は高くない．3件の後ろ向きの分析では，心筋梗塞の既往の有無にかかわらず安定したVT（院内）に対するリドカインの効果は有益といえなかった[582-584]．AMI患者に対して院外でリドカインの予防的筋肉内投与が行われた1件のRCT[585]でVTの停止効果が比較された．投与後平均10分間でリドカイン群は9名中6名でVTを停止させたが，対照群（5名）では1例の停止効果も認めなかった．また院外患者にみられた非ACSのVT[586]を検討した1件の症例集積研究では，リドカインのVT停止効果は36％であった．加えてわが国の後ろ向きの検討の1件でも，リドカインの安定した単形性VTを停止する効果は35％であり，プロカインアミドの停止効果76％と比較すると優れているとはいえなかった[574]．

- シベンゾリン

　1件の症例集積研究ではシベンゾリン（70±12 mg）のVT停止効果は81％で，有効である可能性を示した[587]．

- マグネシウム

　1件の症例集積研究はマグネシウムが32％のVTの停止に有効であったことを報告している[588]．

- Adenosine（適応外）

　AdenosineはVTを診断するための助けとなるが，停止効果はないと考えられる[589, 590]．

- カルシウム拮抗薬

　カルシウム拮抗薬のVTに対する効果については一貫しておらず，多くの研究は使用について否定的であるが[591-593]，冠動脈疾患がない場合においてカルシウム拮抗薬の使用を支持する1件の研究がある[594]．わが国でもカルシウム拮抗薬が一部のVTの停止に有効であることが示されている[595]．

- ニフェカラント

　CoSTRで検証されているニフェカラントの研究は致死的心室性不整脈（電気ショック抵抗性のVFやVT等）を対象としており「3 心停止中の抗不整脈薬」（→75頁）参照．

ii) 治療抵抗性の単形性VTの再発予防と急性期以後の停止について
- 同期電気ショック

　同期電気ショックが治療早期または第一選択治療とし

て妥当であることを1件の前向き症例集積研究[596]が報告している．同様のことが3件の症例集積研究[582,597,598]でも示された．

・アミオダロン

アミオダロンとリドカイン[578]，アミオダロンとbretylium[599]の効果を比較した2件のRCT，2件の二重盲検した用量比較研究[600,601]，5件の症例集積研究[602-606]によって，アミオダロンは再発性・治療抵抗性のVT（院内）症例に対し，危険な心室性不整脈の出現回数，電気ショック実施回数，持続性VTの出現回数を減少させることが示された．わが国の1件の検討でも，VTの再発予防にアミオダロンが有効であることが示唆されている[607]．

・β遮断薬

1件の前向き症例集積研究[608]によれば，electrical stormに際して交感神経遮断治療（β遮断薬を含む）を行った患者では，再発性あるいは治療抵抗性の心室性不整脈が減少して短期・長期の生存率が改善した．わが国の1件の検討においても，electrical stormに際する短期作動型β遮断薬（ランジオロール）の有効性が示唆されている[609]．

・ニフェカラント

2件の後ろ向きコントロール研究[283,610]，1件の症例集積研究[611]，その他1件の研究[612]において，ニフェカラントは電気ショック抵抗性のVF/VTによる心停止患者の転帰を改善することが示唆されている．しかしながらニフェカラントは，VTを停止させる効果に優れているとは思われない[611]．

プロカインアミドを重症心不全またはAMIがなく血行動態が安定している単形性持続性VTの患者に用いることは合理的である．血行動態が安定した単形性VTに対しては，重症心不全やAMIの有無にかかわらずアミオダロンを使用することは理にかなっている．ニフェカラントはVF/VTをただちに停止させる効果は乏しいものの，電気ショック抵抗性のVF/VTによる心停止患者の転帰を改善するのに役立つかもしれない．SotalolはAMIを含む血行動態が安定した単形性VTで使用を考慮してもよい．

iii）診断不明の規則正しい広いQRS幅の頻拍

300症例以上を対象とした5件の研究において[589,590,613-615]，規則正しい広いQRS幅の頻拍に対してアデノシンは安全に投与することが可能かもしれない：変行伝導による広いQRS幅の頻拍なら洞調律に復帰することが期待できるが，VTではほとんど停止しない．別の少人数を対象とした研究では，アデノシンがVTを洞調律に復帰させる可能性は低いとしている[582]．これらの報告の中では深刻な副作用を呈した症例はなかったが，不規則な広いQRS幅の頻拍（一般に早期興奮症候群を伴うAF）において，アデノシン投与によってVFが引き起こされたとする症例報告がある[616-619]．リドカインに関する複数の報告では，VTを有する患者の洞調律復帰率は低いとしている[582]．VTを有する患者にベラパミルを投与すると，25例中11例で低血圧が引き起こされたという報告もある[620]．

診断不明の規則正しい広いQRS幅の頻拍において，adenosineの静脈内投与は比較的安全と考えられ，洞調律復帰ないし頻拍の診断に考慮してもよい．

② 多形性で広いQRS幅の頻拍

QRS波形が揃っていない場合（多形性VT）は，循環器医へのコンサルトまたは専門的な治療が可能な施設へ搬送することが合理的である．これらの治療の利点に関するエビデンスは限定的である．多くは経験的，推論的ないし少数の観察研究の結果に基づいているか，不整脈の発生機序に基づいて推定されたものにすぎない．多形性VTには3つの亜型がある．

i）遅延した異常な再分極に伴う多形性VT

多形性VTの特別なものとして トルサードドポアント（torsade de pointes：TdP）がある．TdPはR波の頂点方向が基線を軸としてねじれるように振幅しながら変化するECG上特徴的な所見を呈する．非発作時12誘導ECGでQT延長が認めることで遺伝性等の先天性あるいは薬物誘発性，電解質異常等の二次性QT延長症候群に気づくことが多いため12誘導ECGにてのQT測定が重要である．TdPはQT延長，長い先行RR間隔（ポーズ）に依存した頻拍出現，不均一な再分極を伴い，下記の2つの亜型がある．

・先天性(家族性)QT延長(TdP)

先天性QT延長に伴う多形性で広いQRS幅の頻拍の再発は，以下の治療による予防効果が期待できる．マグネシウム静脈内投与は少数の小児例の報告ではTdP出現を抑制した[621]．2件の症例登録研究ではペースメーカ（心房あるいは心室）やβ遮断薬は，先天性QT延長患者でのTdPのその後の発作予防に有用であった[622,623]．しかし，いずれも急性期の治療手段としては確立されていない．

・後天性QT延長(TdP)

後天性ないし薬物誘発性QT延長に伴う多形性で広いQRS幅の頻拍の再発は，以下の治療による予防が期待できる．5件の研究はマグネシウム静脈内投与の有用

性を示した[621, 624-627]．7件の研究はオーバードライブペーシング（心房ないし心室）の有用性を示し[622, 623, 625, 628-631]，4件の研究はイソプロテレノール静脈内投与の有用性を示した[625, 627, 629, 632]が，1件の研究では否定されている[629]．

家族性QT延長に伴う多形性で広いQRS幅の頻拍では，マグネシウム静脈内投与，ペーシング，β遮断薬による治療を考慮してもよいが，イソプロテレノールの使用は避けるべきである．後天性QT延長に伴う多形性で広いQRS幅の頻拍では，マグネシウム静脈内投与による治療を考慮する．多形性で広いQRS幅の頻拍が，徐脈や，ポーズ（RR間隔の延長）に依存する発生を示している場合には，ペーシングやイソプロテレノール静脈内投与を考慮してもよい．

ii) 虚血による多形性VT

通常はQT短縮を呈し，病歴，臨床像，虚血や梗塞のECG所見等，虚血の徴候を認める．

急性心筋虚血に合併する多形性で広いQRS幅の頻拍にβ遮断薬静脈内投与が有用であることが，ある程度の規模の研究で示されている[608]．マグネシウム静脈内投与はQT延長を示さない症例では効果がないことが小規模な研究で報告されている[624]．

iii) その他：原因不明の多形性VT

QT短縮による多形性で広いQRS幅の頻拍の管理に関する知見は，アミオダロン，β遮断薬，キニジンを使用した症例報告に限られている[633, 634]．

イソプロテレノールによってブルガダ症候群でのelectrical stormが抑制されることが示された[635]．また一連の症例報告[636]でイソプロテレノールがブルガダ型ST上昇を軽減し，逆にIa群抗不整脈薬はST上昇を増悪することが示された[636]．

広いQRS幅のカテコラミン誘発性多形性頻拍に関する小児の症例報告[637]，および二次予防としてβ遮断薬単独[638]またはβ遮断薬とベラパミルを併用[639, 640]した小規模の症例集積研究によれば，プロプラノロールの静脈内投与は頻拍の停止に有効であったと報告されている．

VTのうち，特定の波形に限定せずに実施した3件のRCT[599-601]からの推定によれば，器質的心疾患により心機能が障害され，QT延長，薬物誘発性等の要素を除外できる患者では，アミオダロンの静脈内投与が血行動態の不安定なVTの再発頻度を抑制する．わが国の報告では，血行動態不良の持続性心室性不整脈に対してニフェカラントが停止，再発予防ともに有用であり[283, 611, 641-645]，その有効率はアミオダロンと同等だとされている．

QT延長を伴わない多形性で広いQRS幅の頻拍の場合はβ遮断薬（虚血性VT，カテコラミン誘発性VT），またはイソプロテレノール（ブルガダ症候群）の静脈内投与が有効なこともある．QT延長を伴わない多形性で広いQRS幅の頻拍では，アミオダロンとニフェカラントを考慮してもよい．

[7] 特殊な状況下の心停止

　通常のALS（advanced life support）に追加の介入や修飾を加える必要のある，多くの特殊な状況がある．ILCOR ALSタスクフォースは，（1）妊婦の心停止，（2）薬物過量による心停止に対する脂質療法，（3）オピオイド中毒の二次救命処置，（4）肺血栓塞栓症による心停止，および（5）冠動脈カテーテル中の心停止の5つのトピックを検討した．

　JRC蘇生ガイドライン2015では，これに加えてILCOR BLSタスクフォースが検討した溺水による心停止，オピオイド中毒への市民の対応と教育を本項に移動した．

1　溺水による心停止

CQ：溺水患者の予後を判定する因子として有用なものがあるか？

- P　水没した成人と小児
- I　捜索・救助における特定の要因（例えば水没時間，塩分濃度，水温，患者の年齢）
- C　なし
- O　退院時，30日後，60日後，180日後，1年後の神経学的転帰および生存，自己心拍再開（return of spontaneous circulation：ROSC）

推奨と提案

　溺水者の捜索・救助に関する体制を検討する際には予後因子として水没時間を用いることを推奨する（強い推奨，予後因子に関する中等度のエビデンス）．

　年齢，救急医療サービス（emergency medical service：EMS）応答時間，淡水か塩水か，水温，目撃の有無は，予後因子としては用いないことを提案する（弱い推奨，予後因子に関する低いエビデンス）．

　このレビューでは氷水中での長時間の溺水で転帰がよかったとする例外的でまれな症例報告は除外した．

エビデンスの評価に関する科学的コンセンサス

　このレビューは，溺水事故に関した転帰の予測因子に関するエビデンスを検討してほしいというILCORへの要望に対応したものである．溺死は，世界的には予期しない外因死の第3位で，毎年約400,000人が死亡している．高所得国における溺水患者への対応は，水からの初期救出，現場での蘇生，病院への搬送，病院・リハビリテーション施設における治療のそれぞれについて独立して責任を持つ複数の組織が対応することが多い．水没患者の救出には，相当な資源が必要で，救助隊にもリスクがある．

　このシステマティックレビューは，対照群のある観察研究のうち，以下の予後因子について相対危険度が算出可能，またはオッズ比（OR）が報告されているものを対象とした：(i) 年齢，(ii) EMS応答時間，(iii) 塩分濃度，(iv) 水没時間，(v) 水温．

　ケースシリーズのうち，症例数が5例以下または比較症例のないものは除外した．検索方法の詳細と採用した論文をまとめた．予後因子に関する研究のためのGRADEガイドラインに従って，観察研究からのエビデンスは，当初のエビデンスレベルを「高」として検討を進めたことを特記する．総合的なエビデンスを参考にするにあたっては，このレビューで検討された研究が行われた期間が30年にわたるという点に注意が必要である．この間，溺水患者の転帰は経年的に変化している可能性がある．もっとも，この期間における変化傾向を調査した研究2件[646, 647]では，経年変化は認められていない．これらの研究の対象患者の背景は様々であり，データの抽出元にはEMS，検視登録，救急部門，集中治療部等が含まれている．

(1) 年齢

　重大なアウトカムとしての神経学的転帰について，計4,054名を対象とした観察研究11件[646, 648-657]があった（非常に低いエビデンス：バイアスのリスク，非直接性，非一貫性，不精確さによりグレードダウン）．小児に関する研究7件のうち6件において，年齢（年齢区切りは3歳未満，4歳，5歳，6歳等様々）と神経学的転帰の関連はなかった[648-652, 654]．15歳未満の小児166名を対象とした研究1件では，5歳未満の場合の転帰が良好であった（RR 0.12, 95%CI 0.03～0.44）[653]．あらゆる年齢の溺水患者を対象とした研究4件のうち，3件[655-657]では年齢と転帰に関連はなかった．1件[646]では5歳超の場合に転帰が悪かった（RR 0.66, 95%CI 0.51～0.85）．

　重大なアウトカムとしての生存率について，計1,313名を対象とした観察研究6件[658-663]があった（非常に低いエビデンス：バイアスのリスク，非一貫性，非直接性，不精確さによりグレードダウン）．このうち3件[659, 661, 663]では，年齢は転帰と関連しなかった．2件では，低年齢が転帰良好と関連していた（＜58歳のRR

0.27, 95%CI 0.08〜0.96)[660]）（または＜46歳[662]）1件では高齢のほうが転帰がよかった（年齢＞3歳で，RR 1.51, 95%CI 1.19〜1.9)[658].

(2) EMS応答時間

重大なアウトカムとしての神経学的転帰について検討した研究はなかった．重大なアウトカムとしての生存率について，スウェーデンのEMS OHCAレジストリの登録患者，計746名を対象とした観察研究2件[660, 664]があった（非常に低いエビデンス：バイアスのリスク，非直接性，不精確さによりグレードダウン）．EMSの応答時間が10分以内の場合には生存率が高かった（RR 0.29, 95%CI 0.13〜0.66)[664]（OR 0.44, 95%CI 0.06〜0.83)[660].

(3) 塩分濃度

重大なアウトカムとしての神経学的転帰について，計1,842名の溺水患者を対象とした観察研究[646, 652, 656, 665]があった（非常に低いエビデンス：バイアスのリスク，非直接性，不精確さによりグレードダウン）．そのうち370名は塩水中の溺水，1,427名は淡水中の溺水であった．このうちの2件では，塩水は転帰良好と関連していた（RR 1.3, 95%CI 1.12〜1.5)[656]（RR 1.2 95%CI 1.1〜1.4)[652]が，2件では塩分濃度と転帰に関連はなかった（RR 1.1, 95%CI 0.95〜1.2)[665]（RR 1.14, 95%CI 0.9〜1.4)[646].

重大なアウトカムとしての生存率について，3件の研究[658, 661, 666]があった（非常に低いエビデンス：非一貫性，非直接性，不精確さによりグレードダウン）．1件[666]では塩水のほうが転帰良好で（RR 1.34, 95%CI 1.19〜1.52），1件では差がなく（RR 1.22, 95%CI 0.95〜1.56)[658]，1件[661]では，塩水のほうが転帰が悪かった（RR 0.18, 95%CI 0.03〜1.43）．

(4) 水没時間

このレビューでは，研究を3群に分けて検討した．すなわち，短時間の水没（＜5〜6分），中間的な時間の水没（＜10分）および，長時間の水没（＜15〜25分）である．

① 短時間の水没（＜5〜6分）

重大なアウトカムとしての神経学的転帰良好について，計2,409名を対象とした観察研究12件があった[646-648, 650-654, 657, 667-669]（中等度のエビデンス：バイアスのリスク，非直接性によりグレードダウン，用量反応効果によりグレードアップ）．いずれの研究においても水没時間が5分以上の場合に転帰が悪かった（RR 0.05[646]〜0.61)[653]．転帰の情報のある患者のうち，水没時間の短い場合には826名中713名（86.3％）が転帰良好で，より長時間の水没では1,150名中128名（11％）

が転帰良好であった．

重大なアウトカムとしての生存率について，計317名を対象とした観察研究5件[658, 659, 666, 670, 671]があった（非常に低いエビデンス：バイアスのリスク，非直接性，不精確さによりグレードダウン，用量反応効果によりグレードアップ）．いずれの研究においても，水没時間が長い場合には，水没時間が短い場合に比べて転帰が悪かった（RR 0.27[670]〜0.83)[671]．水没時間が短かった患者では170名中159名（93.5％）の患者の転帰が良好であったのに対し，水没時間が長かった患者で転帰が良好であったのは84名中45名（53％）であった．

② 中間的な時間の水没（＜10分）

重大なアウトカムとしての神経学的転帰について，計2,453名を対象とした観察研究9件があった[646, 647, 650, 652, 653, 667, 668, 672, 673]（中等度のエビデンス：バイアスのリスク，非直接性，不精確さによりグレードダウン，用量反応効果によりグレードアップ）．いずれの研究においても，水没が長時間の場合には，中間的な時間に比べ転帰が悪かった（RR 0.02[646]〜0.45)[653, 668]．水没時間が中間的であった場合には1,019名中787名（77.2％）の転帰が良好であったのに対し，水没時間が長かった場合に転帰が良好であったのは962名中36名（3.7％）であった．

重大なアウトカムとしての生存率について，計121名を対象とした観察研究2件[666, 674]があった（非常に低いエビデンス：バイアスのリスク，非直接性，不精確さによりグレードダウン，用量反応効果によりグレードアップ）．このうちの1件[666]では，10分未満の水没では73名中56名（77％）が生存したのに対し，より長期間の水没では7名中，生存者はなかった〔RRは算出不能．生存率の絶対差76.7％（39.7〜94.9％）〕．

2件目の研究[674]では，水没時間が10分未満の場合（46/50, 92％生存）のほうが，水没時間が長い場合よりも〔＞10分（2/5），40％生存〕[674]生存率が高かった．

③ 長時間の水没（＜15〜25分）

重大なアウトカムとしての神経学的転帰について，計739名を対象とした観察研究3件[647, 650, 652]があった（非常に低いエビデンス：バイアスのリスク，不精確さによりグレードダウン，用量反応効果によりグレードアップ）．このうちの1件[652]（$n=398$）では，水没時間＜20分の場合に生存率が高かった（289/370, 78％ vs 1/27, 4％, RR 0.05, 95%CI 0.01〜0.31）．2件目の研究[650]では，水没時間＜25分（68/101, 67％）の場合は，水没時間＞25分（0/4, 0％）の場合と比較して転帰が良好であった．心停止により低体温をきたした小児を含む3件目の研究[647]では，25分を超えない水没での生存は12/66

（18％）であったのに対し，25分を超える水没での生存は0/39であった．

重大なアウトカムとしての生存率について，計49名を対象とした観察研究1件[670]があった（非常に低いエビデンス：バイアスのリスク，非直接性，不精確さによりグレードダウン）．水没時間＜15分の場合の生存率が84.6％（33/39）であったのに対し，水没時間＞15分の場合の生存率は0％（0/2）であった（RRは算出不能，生存率の絶対差84.6％，95％CI 17.3〜92.8％）．

(5) 水温

重大なアウトカムとしての神経学的転帰について，計1,254名を対象とした研究2件[646, 647]があった（非常に低いエビデンス：バイアスのリスク，非一貫性，非直接性，不精確さによりグレードダウン）．このうち，最大の研究[646]（$n=1,094$）は，広範囲な単一地域における意図しない溺水（湖，池，川，海）の全例について検視官，EMSシステム，および全地域病院からデータを収集した．水温は溺水事故から1か月以内に測定された．水温についての単変量解析では，水温6℃以上・以下，あるいは16℃以上・以下で見た場合，神経系学的転帰に差はなかった（RR 1.11, 95％CI 0.9〜1.37）（RR 1.02, 95％CI 0.81〜1.27）（絶対差はそれぞれ−0.5％, 95％CI −7.5〜6.1％）．多変量解析においても，水温と転帰に関連はなかった．水温が6℃未満のOR 1.0，6〜16℃のOR 1.13, 95％CI 0.84〜1.52，水温17℃のOR 0.97, 95％CI 0.71〜1.33．2件目の研究は，溺水後に蘇生を必要とした小児低体温患者160名が対象であった．水温は季節から推定した．冬（推定水温は0〜8℃）の溺水は，春もしくは夏（推定水温6〜28℃）より良好な転帰と関連していた（単変量解析によるOR 4.55, 95％CI 1.37〜15.09）．

重大なアウトカムとしての生存率について，250名を対象とした研究1件[660]があった（非常に低いエビデンス：バイアスのリスク，非一貫性，非直接性，不精確さによりグレードダウン）．本研究の対象は，院外心停止でEMS治療を受けた患者で，意図的な（自殺と殺人）溺水も含まれている．水温15℃以下か，それ以上かでは転帰に差はなかった（RR 0.94, 95％CI 0.34〜2.62）（絶対差0.36％, 95％CI −6.4〜6.5％）．

(6) 目撃の有無

目撃の有無の定義は，それぞれの研究により異なっていた．「目撃」が溺水の目撃を意味しているのか，心停止の目撃を意味しているのかが不明確なことが多かった．

重大なアウトカムとしての神経学的転帰について，1,737名を対象とした観察研究1件[655]があった（非常に低いエビデンス：非直接性，不精確さによりグレードダウン）．単変量解析では，目撃があった場合に転帰良好となる未調整ORは16.33, 95％CI 5.58〜47.77であった．多変量解析では，目撃は転帰良好と関連していた（調整後OR 11.8, 95％CI 2.84〜49.08）．しかし，この多変量解析には，いくつかの研究によって独立予測因子であるとされている水没時間が含まれていなかった．

重大なアウトカムとしての生存率に関して，計2,857名を対象とした研究4件[655, 661, 662, 664]があった（非常に低いエビデンス：バイアスのリスク，非直接性，不精確さによりグレードダウン）．このうち2件[660, 662]は，同一のEMSシステムからの報告であり，いずれも多変量解析を行っていた．このうち，小さいほうの研究[660]（症例数255名）では，目撃と生存率と間に有意な関連はなかった（RR 0.55, 95％CI 0.17〜1.75）（絶対差3％, 95％CI −3.1〜11.2％）．しかし，同一のEMSシステムで検討された，より大規模な追加研究[662]では，目撃が良好な転帰と関連していた（単変量解析 $p=0.05$，調整後OR 2.5, 95％CI 1.38〜4.52）．さらに別の研究[661]では，目撃の有無と生存には関連がなかった（RR 0.82, 95％CI 0.26〜2.59）．わが国からの大規模観察研究[655]では，浴槽での溺水患者における，目撃ありの場合のORは7.38（未調整OR, 95％CI 3.81〜14.3），または6.5（調整後OR, 95％CI 2.81〜15.02）であったが，これは高齢者集団の浴槽での事故に関する検討であり，生存率も極めて低く，これらの結果を一般化することは困難である．

患者にとっての価値とILCORの見解

これらの推奨をするにあたって，タスクフォースは捜索・救助活動の管理を助けるための単純なガイドラインを作成することを重視した．

パブリックコメントでは，感情的にも過酷で状況も刻々と変わることの多い中，救助者が道徳上の厳しいジレンマに直面するという点が指摘された．これらの情報は，溺水患者の初期蘇生や集中治療の管理において有用であることを願うが，評価の対象となった因子は，溺水事故の現場で入手可能なものに限られており，救出後に得られるような因子（水を吐いたかどうか，心停止時間，EMS応答時間，CPA時間，入院[675, 676]等）は含まれていない．

ここで提示された推奨は，主に探査的な予後判定モデルに基づくものであり，臨床的意思決定モデルとしての妥当性が前向き研究によって検証されたわけではない．

水没時間が10分未満の場合には転帰が良好となる可能性が高く，水没時間が25分を超える場合には，転帰が良好となる可能性は低い．正確な時系列を捉えるのは難しいため，推定の水没時間とは，119番通報の時点から計測した時間とすることを提案する．

この検討については，全体会議やタスクフォース会議，パブリックコメントにおいて激しい議論が持ち上

がった．その主な論点は，(a) ILCOR は，この情報が，どのように使われることを想定しているのか，(b) 予後因子としての水温の有用性である．「はじめに」で述べたように，このレビューの目的は，捜索・救助に対応する組織の活動をサポートするために，溺水患者の生存の可能性について，発表済みの文献から得られるエビデンスを提供することである．

予後因子として水没時間を推奨するにあたって，水没の定義がない，または研究により異なっていたこと，および多くの研究において，正確な水没時間は不明であったことを付記する．

溺水に関する 2015 年の Utstein コンセンサスでは，水没時間とは，鼻と口とが液体で覆われ，肺への空気流入が妨げられている時間[677]と定義されている．われわれは，水没が持続的になった時点と解釈している（すなわち，人がもがき，断続的に水につかって呼吸している時ではない）．水中にいる時間は，時計で記録されるわけではなく，推定値は不正確である．Utstein コンセンサスは，可能な場合は緊急通報時刻と救急隊到達時刻から水没時点を考えることを推奨している．

この系統的レビューの対象範囲は，大規模なケースシリーズとコホート研究のうち対照群のあるものに限定した．したがって，氷水中で長時間にわたる水没から生存した等のまれで例外的な症例報告は除外した．その一例として，Tipton らによって発表された溺水からの生存者 26 名の報告がある．そのうち転帰が良好であった 8 名のほとんどは，中に 25 分以上水没していた[678]．もう 1 つのケースシリーズでは，氷水（2℃）中で，最長 2.5 時間までの水没による心停止後に 80％ が生存していた[679]．このレビューには 1,000 名以上の溺水患者が含まれているが，水温の役割についての見解は異なる．いずれの研究も，実際の救出状況でから水温を推定することの困難さに触れているが，これは捜索・救助活動における現実的な問題であろう．このように，文献上のエビデンスが不確かなこと，および水温測定の実際的な困難さを考慮すれば，溺水患者の予後因子として水温をルーチンに用いることは提案しない．

タスクフォースは，パブリックコメントで寄せられた洞察力に満ちた意見に深謝する．

2 雪崩による心停止

1 救出までの時間と気道の開通

救出までの時間が長いほど，生存率は低くなる[680-683]．救出まで 35 分以上を要した患者で雪崩の氷雪塊等により気道が閉塞している場合の生存例はない[681, 682, 684-689]．

雪崩に巻き込まれても空洞部（エアポケット）がある場合，低酸素血症と高 CO_2 血症が進行するが，10 分後にはプラトーに達するという実験がある[690]．この結果からは，空洞部が最低 1 L あれば，救出まで時間がかかっても長期生存が期待できる．ボランティアでの研究[691]によれば，呼気中の CO_2 を空洞部から除去することで低酸素血症と高 CO_2 血症の発生を遅延できるかもしれない．

2 中心部体温

一般に低体温では中心部体温が 32℃ 以下では生存率が低下するので，体外循環による復温はこれらの症例に限って試みられている[692, 693]．

雪崩に埋没した遭難者の中心部体温は最大 8℃/時の割合で低下する[694]が，9℃/時で低下した症例もある[688]．これらの報告によれば，救出まで 35 分を要した症例では，中心部体温が 32℃ まで低下する可能性がある．

中心部体温が 32℃ 以下の心停止例で，体外循環により積極的な加温を行い心拍が再開した 22 例のうち，生存退院できた症例は 7 例であった[685, 688, 693-697]．

3 血清カリウム値

来院時血清カリウム値 8 mEq/L 以下は ROSC[685]や，生存退院[684, 694]の予測因子となる．

一般に低体温で発見された心停止患者では，来院時の血清カリウム値と生存退院は逆相関する[684, 692, 695, 698, 699]．

一方，低体温で発見された心停止患者で，血清カリウム値が高値の場合は窒息を伴っていることが多い[684, 694, 700, 701]．

雪崩による心停止から生存した症例の血清カリウム値の最高値は 6.4 mEq/L であったのに対し[694]，原因によらず低体温で発見された心停止から生存した症例の血清カリウム値の最高値は 11.8 mEq/L であった[702]．

雪崩は，救助者が迅速に対応することが困難な場所で発生し，しばしば複数の遭難者が雪に埋まる．完全な蘇生を開始するかの判断は遭難者の数と，使用できる資源，生存可能性の情報によって決定される必要がある．

雪崩の遭難者は以下の場合，救命が困難である．

- 35 分以上埋まっていて，雪の中からの救出時に気道閉塞による心停止となっている場合
- 雪の中からの救出時に気道閉塞による心停止となっていて，最初の中心部体温が 32℃ 以下である場合
- 雪の中からの救出時に気道閉塞による心停止となっていて，最初の血清カリウムが 8 mEq/L 以上である

場合

体外循環による加温が可能であれば，これを含む完全な蘇生処置は致命的な外傷の証拠がなく，上記の救命困難例にあたらない他の全ての雪崩の遭難者に対して適応となる．

Knowledge Gaps（今後の課題）

- 雪崩による心停止患者における気道の開通，中心部体温と血中カリウム値が予後判定因子になりうるかについての前向き研究．
- 雪崩による心停止患者の救出時の中心部体温の測定．
- 雪崩による非心停止の低体温患者の病院前治療の前向き研究．

3 肺血栓塞栓症による心停止

CQ：肺血栓塞栓症による心停止は，特異的な治療で転帰が改善するか？

P 肺血栓塞栓症による心停止および肺血栓塞栓症が疑われた心停止の成人患者
I 特異的な治療アルゴリズム（例えば，血栓溶解薬，もしくはその他）への変更
C 標準治療（2010治療アルゴリズム）
O 退院時，30日後，60日後，180日後，1年後の神経学的転帰および生存，ROSC

推奨と提案

心停止の原因に肺血栓塞栓症が疑われる場合には，血栓溶解薬を投与することを提案する（弱い推奨，非常に低いエビデンス）．

心停止の原因が肺血栓塞栓症であることが明らかな場合は，血栓溶解薬の投与，外科的塞栓除去術，もしくは経皮的機械的塞栓除去術を行うことを提案する（弱い推奨，非常に低いエビデンス）．

エビデンスの評価に関する科学的コンセンサス

広範な肺血栓塞栓症に対する可能性のある治療には，血栓溶解療法，外科的塞栓除去術，経皮的機械的塞栓除去術がある．多くの後ろ向き研究では，肺血栓塞栓症および肺血栓塞栓症疑い患者のサブグループ解析が行われていない．これらの治療法は，肺塞栓の結果，発生した心停止の際の治療として別々に評価された．報告された転帰と，フォローアップされた患者は研究間で著しく不均一である．

(1) 血栓溶解療法

重大なアウトカムとしての30日後，90日後，180日後の神経学的転帰良好な生存について，心停止患者に対する血栓溶解薬とプラセボのRCTによる研究がある（非常に低いエビデンス：深刻な不精確さによりグレードダウン）[703]．この二重盲検RCTでは，CPR中に，血栓溶解療法治療群（tenecteplase）かプラセボ群かの2群に割り付けた1,050人の患者のうち37人の心停止の原因が肺血栓塞栓と確定診断された．しかしながら，この研究はサブグループ解析で，症例数が少なく，差を見い出すための十分な検出力がなかった．さらに，肺血栓塞栓症が疑われた患者には盲検化から外れて血栓溶解薬が使用されており，これらの患者は研究から除外された．結果として30日後の生存は，両群間で差を認めなかった〔tenecteplase群：13.3%（2/15）vs プラセボ群 0%（0/22），$p=0.31$，RR 7.19，95%CI 0.37～139.9〕．

重要なアウトカムとしての生存退院について，2件の後ろ向き観察研究があり血栓溶解療法とプラセボの間で差を認めなかった（血栓溶解療法：9.5% vs プラセボ：4.8%）[704]，（19.4% vs 6.7%，RR 2.9，95%CI 0.75～13.8）[705]（非常に低いエビデンス：非常に深刻なバイアスのリスク，不精確さによりグレードダウン）．

重要なアウトカムとしてのROSCについて，肺血栓塞栓症の患者に対して血栓溶解療法と対照を比較した2件の研究があり，血栓溶解療法の有益性が示されている（非常に低いエビデンス：非常に深刻なバイアスのリスクによりグレードダウン）．1件の後ろ向き研究では，血栓溶解療法のほうがROSCの割合が有意に高かった（血栓溶解療法 81% vs 対照 42.9%，$p=0.03$）[704]．一方，別の研究では，ROSCでは差を認めなかったが（血栓溶解療法群 66.7% vs 対照群 3.3%，RR 1.5，95%CI 0.8～8.6），血栓溶解薬使用のほうが24時間後の生存率が高かった（52.8% vs 23.3%，RR 2.3，95%CI 1.1～4.7）[705]．

(2) 外科的塞栓除去術

広範な肺血栓塞栓症による心停止に対する外科的塞栓除去術については，対照群がなく，合計21例のCPRを要した患者での外科的塞栓除去術の2件の症例集積研究[706,707]があり，その生存率はそれぞれ12.5%と71.4%であった（非常に低いエビデンス：非常に深刻な出版バイアスのリスクによりグレードダウン）．

(3) 経皮的機械的塞栓除去術

重要なアウトカムであるROSCについて，対照のない7人の心停止の症例集積研究があり[708]，経皮的機械的塞栓除去術を行った7人中6人（85.7%）でROSCが得られた（非常に低いエビデンス：非常に深刻なバイアスのリスク，非常に深刻な不精確さによりグレードダウン）．

患者にとっての価値と ILCOR の見解

この推奨を作成するにあたり，心停止でない肺血栓塞栓症の患者に対する血栓溶解薬投与，外科的塞栓除去術，経皮的機械的塞栓除去術，もしくはこれらを組み合わせて行われていることをタスクフォースは理解している．血栓溶解薬投与後の潜在的な出血リスク，治療場所，治療の実施可能性，血栓溶解薬による合併症について考慮する必要がある．

Knowledge Gaps（今後の課題）

- 肺血栓塞栓症および心停止中の肺血栓塞栓の診断や管理に関するデータは不十分である．さらなる，質の高い研究が望まれる．
- わが国ではPCPS（percutaneous cardiopulmonary support：経皮的心肺補助）が普及しつつあり，血栓溶解療法，外科的塞栓除去術，経皮的機械的塞栓除去術の前に導入されることが多く，この介入の効果を検証する必要がある．

4 妊婦の心停止

CQ：妊婦の心停止は，特別な治療で転帰が改善するか？

- P あらゆる状況下の心停止の妊婦
- I 何らかの特殊な介入
- C 標準治療（通常の蘇生行為）
- O 退院時，30日後，60日後，180日後，1年後の神経学的転帰および生存，ROSC

推奨と提案

妊娠後半の心停止時の妊婦に対して死戦期帝王切開により胎児の娩出を行うことを提案する（弱い推奨，非常に低いエビデンス）．

帝王切開を始める特定の時期を決定する十分なエビデンスはない．この患者群でも，質の高い通常の蘇生法と心停止の原因として最も疑わしい病因に対しての治療的介入が重要である．

妊婦での蘇生中の左方骨盤傾斜や子宮の用手圧排についての推奨を決めるには十分なエビデンスがない．

エビデンスの評価に関する科学的コンセンサス

PICOの目的は，標準的な蘇生法に加えて一般的に適用されている方法が妊婦の心停止の転帰を改善するかどうかを評価することであった．特に大動脈・下大静脈圧迫の解除を目的とした妊娠子宮圧排と母児の転帰を改善するために行われる死戦期帝王切開について特に強調した．

分娩前の心停止に対して妊婦の子宮圧排を行った比較研究はなかった．それに加えて分娩前の心停止に対して妊婦の適切な子宮圧排がなされるための方法（例：用手圧排 vs 左方骨盤傾斜）を比較した研究もなかった．

妊婦の生理学についてのレビューおよび非心停止の妊婦の子宮圧排法についての研究からは，心停止の妊婦に対しても子宮圧排は生理学的に有益であるかもしれないことを支持する[709]．どの有益性も通常の蘇生法への干渉や遅延の可能性を加味した上で検討されなければならない．

重大なアウトカムとしての退院時，30日後，60日後，180日後，1年後の神経学的転帰良好な生存，重要なアウトカムとしての生存のみ，ROSCについて，心停止で蘇生中の合計154人の妊婦を対象として，死戦期帝王切開の有無により比較した3件の観察研究がある[710-712]（非常に低いエビデンス：非常に深刻なバイアスのリスク，不精確さ，深刻な非一貫性によりグレードダウン）．これらの研究では症例とコントロールの確認方法がそれぞれの研究で著しく異なるので，決められたどのアウトカムについても症例を合算して比較するのは不適当であった．

患者にとっての価値と ILCOR の見解

この推奨を作成するにあたり，妊婦の心停止時における左方骨盤傾斜や子宮の用手圧排のデータが欠落し，かつ妊娠子宮圧排あるいは心肺蘇生中の死戦期帝王切開がどの転帰についても明白な効果が不確実であるため，妊婦および新生児の生存に価値を置いた．

左方骨盤傾斜や子宮傾斜に関して，現状の診療やガイドラインを変更する可能性があるような賛成もしくは反対の推奨は作らないこととした．

Knowledge Gaps（今後の課題）

- 妊婦の心停止はまれであるため，母体蘇生領域に関する研究は欠如している．ほとんどのエビデンスは非妊娠患者，マネキン，シミュレーション研究や症例報告から推定されている．
- 妊娠時の心停止の病因の不均一な性質，各症例の妊娠週数とBMIの多様性，場所（例：院外，救急部門，分娩室）の多様性，心停止の背景，迅速に反応できる救助者がすぐ近くにいたのかどうか，そして通常の蘇生法の質に関する情報の不足等，あらゆる点は，入手可能な限定的なデータの解釈をさらに困難としている．
- 妊婦のROSC，妊婦の生存，機能的に良好な妊婦の生存，新生児の生存，機能的に良好な新生児の生存についての，妊娠子宮圧排や死戦期帝王切開の効果を評価することを目的として，全国的あるいは国際的な大規模かつ正確な，前向きでよく調整された，

妊婦の心停止症例に関する系統的データの収集が求められるであろう．
- 特に心停止の原因が心血管系の場合に強調すべきことは，先天性心疾患の女性が妊娠した場合，妊婦や分娩後の女性に心筋症の有病率が増加し，心血管系疾患による死亡が多いことが，周産期死亡のサーベイランスで報告されていることである[713]．

5 薬物過量投与と中毒

1 オピオイド中毒

1) オピオイドの関連が疑われる救急事態の蘇生

> CQ：麻薬中毒が疑われる心肺停止に対して，市民によるナロキソン投与が転帰を改善するか？
> P 病院外でオピオイドの関連が疑われる心停止または呼吸停止の成人もしくは小児
> I バイスタンダーによるナロキソンの投与（筋肉内または鼻腔内）を従来のCPRに追加
> C 従来のCPRのみ
> O 退院時，30日後，60日後，180日後，1年後の神経学的転帰および生存，ROSC

推奨と提案

ILCORは，病院外でオピオイド中毒の関連が疑われる心停止または呼吸停止の成人または小児へのBLSについて，従来のBLSにナロキソンを加えるような推奨や提案は作成できなかった．

わが国ではオピオイド中毒は少なく，ナロキソン配布が求められる状況ではない．

エビデンスの評価に関する科学的コンセンサス

オピオイド中毒は多くの社会で，リスクのある年代の主たる死因である．地域社会に対するナロキソン配布プログラムの広範な普及により，政策立案者に指標を提供するため，ナロキソン配布プログラムのエビデンスを評価する必要が生じた．

病院外でオピオイドの関連が疑われる心停止または呼吸停止の成人または小児への対応において，従来のCPRのみに比べて鼻腔内もしくは筋肉内のナロキソン投与を加えるべきかの研究は出版されていなかった．

オピオイド中毒の教育とナロキソン配布プログラムに関する入手可能なエビデンスの検索が追加で行われた．

患者にとっての価値とILCORの見解

オピオイド中毒に関連する心停止または呼吸停止の傷病者は全てナロキソン投与の有無にかかわらず標準的なBLSを受けるべきである．この推奨を行うにあたっては，ナロキソンの投与・配備や教育にかかるコストには重きを置かず，ナロキソンの有無にかかわらずただちにBLSを行うことと教育を行うことによる救命の可能性を重視した．

Knowledge Gaps（今後の課題）

- 市民救助者とファーストエイドプロバイダーに対するオピオイド中毒への対応の教育の最適な構成要素，ナロキソンの役割，教育プログラムの普及と評価方法について，さらなる研究が必要である．

2) オピオイド中毒の二次救命処置

> CQ：オピオイド中毒の二次救命処置で，特異的治療の追加は転帰を改善するか？
> P あらゆる状況下でオピオイド中毒により心停止または呼吸停止を生じた成人
> I 全ての特異的療法（例えば，ナロキソン，重炭酸塩，他の薬）
> C 通常のALS
> O 退院時，30日後，60日後，180日後，1年後の神経学的転帰および生存，ROSC

推奨と提案

オピオイド中毒による呼吸停止では，ナロキソンを，静脈内投与，筋肉内投与，皮下投与，骨髄内投与，鼻腔投与にて使用することを推奨する（強い推奨，非常に低いエビデンス）．

ナロキソン投与量は，投与経路により異なる．

オピオイド中毒による心停止では標準的ALS手順の変更に関する推奨や提案はできなかった．

エビデンスの評価に関する科学的コンセンサス

オピオイド中毒は呼吸抑制を伴い，心停止をきたす．この病態は多くの国でよくみられるようになってきた[714]．ここでは，オピオイド中毒による心停止におけるALSでの特別な変法が必要かについて述べる．

心停止と呼吸停止は，各々別に検討した．われわれは，オピオイド中毒で通常の蘇生術や介入と変更した結果を比較した研究を探した．オピオイド拮抗薬であるナロキソンの投与のみが，文献で特定された唯一の介入で

あった．

重要なアウトカムとしての，オピオイド中毒による心停止からの退院時，30日後，60日後，180日後，1年後での神経学的転帰，生存のみ，ROSCについて，標準ALS治療を越えるエビデンスを見つけられなかった．

重要なアウトカムとしての，オピオイド中毒による呼吸停止からの退院時，30日後，60日後，180日後，1年後での神経学的転帰良好な生存，生存のみ，あるいはROSCについて12件の研究があった．5件の研究はナロキソン投与ルートを筋肉内投与か静脈内投与かで比較したもので（2件のRCT[715, 716]と3件の観察研究[717-719]），残りの7件の研究はナロキソン使用の安全性を評価したものか，ナロキソン使用の観察研究であった[720-728]．

これらの研究では，オピオイドによる呼吸抑制に対する治療で，ナロキソンは安全で効果があり，合併症はまれで，量に依存し，ナロキソン初回投与後に搬送を拒否した場合以外は，死亡はまれである．

患者にとっての価値とILCORの見解

これらの推奨の決定において，オピオイドの拮抗薬であるナロキソンがオピオイドによる呼吸抑制を改善させる可能性に高い価値を置いた．

Knowledge Gaps（今後の課題）

- オピオイドによる心停止においてALSに追加すべき治療に関するデータはない．呼吸停止において，ナロキソン使用のエビデンスがあるのみで，その他の薬物，手順の変更についてのエビデンスはない．呼吸停止でのナロキソン使用の研究は，観察研究で，安全性や投与経路を比較した研究であった．

3) オピオイド中毒の教育

CQ：オピオイド中毒のリスクが高い人に中毒時の対応を教育することで転帰が改善するか？

P オピオイド中毒による院外心停止または呼吸停止のリスクがあると考えられる成人または小児
I ナロキソン配布の有無にかかわらず，オピオイド中毒への対応の教育
C オピオイド中毒への対応の教育をしない，もしくはオピオイド中毒の予防教育のみ
O 退院時，30日後，60日後，180日後，1年後の神経学的転帰および生存，ROSC

推奨と提案

ILCORはオピオイド中毒のリスクを持つ人に，ナロキソンを配布するかどうかにかかわらず，オピオイド中毒への対応の教育を提供することを提案している．（弱い推奨，低いエビデンス）

わが国ではオピオイド中毒は少なく，市民への中毒時の対応の教育が求められる状況ではない．

エビデンスの評価に関する科学的コンセンサス

オピオイド中毒は劇的に増加しており，多くの社会で若年者の主要な「防ぎうる死因」となっている．様々な社会的なプログラムが広がるにつれて，プログラムに関するエビデンスを評価して，政策立案者に指標を提供する必要が生じている．

重大なアウトカムとしての生存退院に関して，前後比較の観察研究3件[729-731]があった（低いエビデンス：バイアスのリスク，非一貫性，非直接性，不精確さによりグレードダウン）．そのうちの1件のみに，ヒストリカルコントロールを用いた介入研究において予測される交絡因子に関する統計学的調整が行われている．この研究によれば，プログラム実施率の低い地域と高い地域における致死的な中毒の調整後発生率は，それぞれ0.73（95％CI 0.57〜0.91）と0.54（95％CI 0.39〜0.76）で，用量依存性が認められた．他の2件の研究における中毒発生率の前後比は0.62（95％CI 0.54〜0.72）[732]と0.70（95％CI 0.65〜0.74）[729]であった．

患者にとっての価値とILCORの見解

この推奨を行うにあたっては，ナロキソンの投与・配備や教育にかかるコストには重きを置かず，ナロキソン配布の可能性を含めた麻薬中毒対処の教育による救命の可能性を重視した．

Knowledge Gaps（今後の課題）

- オピオイド中毒への対応の教育の最適な構成要素，ナロキソンの役割，教育プログラムの普及と評価方法を決めるために，さらなる研究が必要である．

2 薬物毒性に関連した心停止に対する脂質療法

CQ：薬物毒性（局所麻酔薬，三環系抗うつ薬他）が原因の心停止は，脂質製剤の静脈内投与が有効か？

P あらゆる状況下の薬物毒性（局所麻酔薬，三環系抗うつ薬，他）によると考えられる成人心停止
I 脂質製剤の静脈内投与
C 投与を行わない治療

第2章　成人の二次救命処置

○ 退院時，30日後，60日後，180日後，1年後の神経学的転帰および生存，ROSC

推奨と提案

薬物中毒に起因する心停止における脂質の静脈内投与に関して，エビデンスに基づいた推奨や提案は作成できない．

エビデンスの評価に関する科学的コンセンサス

薬物毒性，特に局所麻酔薬に関連した心停止に対する脂質療法が一般化しつつある．実験や臨床前のデータによれば脂質製剤の静脈内投与は脂溶性薬物を吸着することができる．いくつかの研究がこの治療が薬物の過量投与による心停止における有効性を検討している．われわれは脂質の静脈内投与の有無によるアウトカムの比較検討をした試験を確認することとした．

われわれはPICOに関連した心停止，心停止前のヒトでの比較検討試験を確認できなかった．脂質投与を含む蘇生に関する多くの症例報告，症例集積研究はなされている．

患者にとっての価値とILCORの見解

脂質投与後に蘇生された多くの症例報告，症例集積研究はあるものの，比較検討されたデータがなく，治療と転帰の一時的な関係の他に（推奨に関する）結論を出すことはできない．データが少ないとはいえ，臨床的に差し迫った状況で理論的背景のある解毒剤の投与を躊躇させることは望んでいない．

Knowledge Gaps（今後の課題）

- 薬物中毒が疑われた状況で脂質を投与した治療と投与しない治療の比較検討試験が必要である．

3　ベンゾジアゼピン中毒

ベンゾジアゼピン単独の毒性により心停止となった症例報告や臨床研究はない．ベンゾジアゼピンを含む多剤服用による心停止について5件の報告[733-737]がある．ある症例報告[738]では，標準的な治療のみでベンゾジアゼピンへのアナフィラキシー反応による心血管毒性が改善した．別の症例報告[739]では，ベンゾジアゼピンによる微弱な心血管毒性がフルマゼニルにより治療され予後が改善した．4件の研究[736, 740-742]で，ベンゾジアゼピン過量投与時にフルマゼニルが血行動態を改善することはなく，さらに他の治療を困難にするかもしれないことが示されている．2件の研究[736, 743]では，ベンゾジアゼピンまたは原因不明により意識レベルが低下している患者に，フルマゼニル投与後に発生する痙攣，不整脈，低血圧，離脱症候群のような重大な副作用について記述している．これらの副作用は，多剤服用者（三環系抗うつ薬やオピオイド等），ベンゾジアゼピン慢性使用者や乱用者，痙攣疾患ではよく知られている．

ベンゾジアゼピン中毒による心停止患者に対して，心停止の蘇生アルゴリズムを変更するためのエビデンスは十分でない．原因不明の意識障害のある患者へのフルマゼニルのルーチン使用は合理的でない．

4　β遮断薬中毒

β遮断薬による心停止を対象として標準的な治療法と特別な治療法とを比較したRCTはない．動物実験や症例報告，非致死的症例からの推定，重篤な心血管毒性を示した症例からのエビデンスのみで限界がある．β遮断薬は，多彩な薬理学的，生理化学的作用を持つため，限られたデータから一般論を述べることは困難である．13編（症例数16例）の症例報告[744-756]では，バソプレシンを含む標準的治療に反応しない難治性のβ遮断薬による強力な心血管毒性に対し，グルカゴン（50〜150μg/kg）投与が血行動態を改善し生存率を改善した．2件の動物実験[757, 758]では，β遮断薬による心血管毒性に対して，高用量のインスリン持続投与（1U/kg/時）とグルコース投与と電解質測定が生存率と血行動態の改善に効果的であった．ある症例報告[759]では，β遮断薬による強力な心血管毒性に対して，高用量のインスリン持続投与（10U/kg/時）とグルコース投与と電解質測定が，血行動態の改善と生存退院を示した．また，β遮断薬中毒による心停止症例に対して，標準的治療に加え，20%脂肪乳剤100 mLを静脈投与することでROSCが得られたとする症例報告[760]や，静脈内脂肪乳剤投与と高用量インスリンとグルコース投与の組み合わせが同様の効果を示した症例報告[761, 762]があった．その他，ホスホジエステラーゼ阻害薬[763]，カルシウム[764-766]や体外循環[767]〔IABP（intra-aortic balloon pump）[768]，ECMO（extracorporeal membrane oxygeneration）[769]〕が奏効したとする症例報告や，ホスホジエステラーゼ阻害薬（アムリノン）[770]の動物実験がある．また，ドパミン単独[771]，ドパミンとイソプロテレノールの併用[772]，およびミルリノンを投与した動物実験[773]では，β遮断薬の拮抗薬としてのグルカゴンの効果を弱める可能性が示唆されている．

β遮断薬中毒による心停止患者に対して，心停止の蘇生アルゴリズムを変更するためのエビデンスは十分でない．動物実験や症例報告によれば，β遮断薬による強力な心血管毒性への治療は，従来の治療法に加えて，グルカゴン，高用量インスリンとグルコース投与と電解質測

定，静脈内脂肪乳剤投与，カルシウムの静脈内投与が効果的かもしれない．

5 カルシウム拮抗薬中毒

カルシウム拮抗薬による心停止を対象として標準的な治療法と特別な治療法とを比較したRCTはない．エビデンスは，重篤であるが致命的でない心血管毒性をきたした症例報告に限られている．カルシウム拮抗薬に関連した重篤な心血管毒性に関する16編の症例報告（$n=28$）では，ブドウ糖投与と電解質モニタリング下での高用量インスリン投与（0.5～2 U/kgのボーラス後，0.5 U/kg/時の持続投与）は，血行動態の安定化（25/28）や生存率の改善（26/28）に効果的と思われた[774-789]．

カルシウム拮抗薬中毒による心停止患者に対して，心停止の蘇生アルゴリズムを変更するためのエビデンスは十分ではない．症例報告では，カルシウム拮抗薬に起因する重篤な心血管毒性では，従来の治療に加えて，ブドウ糖投与と電解質モニタリング下での高用量インスリンに反応する可能性が示唆されている．

6 一酸化炭素中毒

3件の研究によれば，一酸化炭素中毒による心停止患者は，ROSC後の高圧酸素療法の有無にかかわらず，ほとんど生存退院できない[790-792]．2件の研究（心停止を除外した重症患者[793]や，意識喪失があったり血行動態が不安定な患者を除外した軽度から中等度の患者[794]）によれば，一酸化炭素中毒で高気圧酸素療法を受けた患者は，神経学的転帰が改善した．しかしながら，他の2件の研究[795,796]では，神経学的に良好な生存に差はなかった．RCTを含めた3件のシステマティックレビュー[797,798]では，一酸化炭素中毒患者に対する高気圧酸素療法は神経学的に良好な生存をもたらす可能性はあるが，十分には証明されていない．2件の研究[799,800]では一酸化炭素中毒で高圧酸素療法を用いられ心筋梗塞を呈した患者では，少なくとも7年後までの心血管に起因するおよび全ての死亡のリスクが高かった．

一酸化炭素に起因する心停止では自己心拍が再開しても，生存退院できることはまれである．しかしながら，引き続くあるいは遅延性の神経学的な障害の危険を減らす可能性があるので，これらの患者では，できるだけ早期から100％酸素吸入を行い，高圧酸素療法を行うことを考慮する．心停止となっていた非常に重篤な患者を高圧酸素療法施設へ搬送するリスクがあるため，症例毎にそのリスクと有用性を考慮しなければならない．心停止に限らず，一酸化炭素に起因する心筋障害を生じた患者は，その後少なくとも7年後まで心臓および全原因死亡のリスクが増加している．そのため，これらの患者に心機能のフォローアップを助言することは理にかなっている．

Knowledge Gaps（今後の課題）

一酸化炭素に起因する心停止と重篤な心毒性の疫学をさらに記録する必要がある．そして，様々な介入方法で治療される重篤な一酸化炭素中毒で，生存退院したり，神経学的に完全に回復したりする患者をより正確に推定する方法が必要である．挑戦的であるが，さらなる前向きの治療法の研究は重要かつ必要である．

7 コカイン中毒

コカインによる心停止を対象として標準的な治療法と特別な治療法とを比較したRCTはない．コカイン関連の心停止患者で標準治療と比較し，全般的および神経学的に良好な生存（12/22，55％）を示した小規模な症例報告に限られている[801]．

コカインに起因する重篤な心毒性の治療についての研究はない．しかしながら，コカインに起因する広いQRS幅の頻拍（脈），急性冠症候群，冠動脈攣縮に対する治療を評価した臨床研究がある．コカイン関連の心停止間近の状態（重篤な高血圧，頻拍，コカイン誘発性の不整脈で定義される）の特異的薬物の有益性または有害性は，非心停止患者や，コカインを初回投与された患者における研究からの類推でしか得られない．

ある研究[802]では，冠動脈検査室でのコカインによって誘発された冠動脈攣縮をα受容体遮断薬のフェントラミンによって改善した．

別の研究[803]では，コカイン誘発性の胸痛患者に対しジアゼパムにより自律神経徴候が改善し，胸痛が消失した．他の研究[804]では，すでにニトログリセリンが投与されていた患者へのベンゾジアゼピンの追加投与は，さらなる有用性を示さなかった．

コカインに関連した急性冠症候群（ACS）のために入院した患者の後ろ向き研究[805]では，β受容体遮断薬によって死亡と非致死的心筋梗塞の発生率が減少した．コカインを初めて投与されたボランティアにおける前向き臨床研究[806]では，プロプラノロールがコカインによって誘発された頻拍を減らした．他の前向き臨床研究[807]では，コカインを初めて投与された被験者へのプロプラノロール投与は，コカイン誘発性の冠動脈攣縮を悪化させた．コカイン誘発性の心血管毒性を生じた7症例の後ろ向き研究[808]では，エスモロールによる高血圧や頻拍の改善は一定しなかった．7例のうち3例では，明らかな副作用（高血圧，血圧低下，嘔吐を伴う意識障害）を認めた．

コカイン使用の既往のあるボランティアに対する2件

の二重盲検化クロスオーバー研究では，部分的なα交感神経拮抗作用を伴うβ受容体遮断薬の経口カルベジロール[809]やラベタロール[810]による前処置は，プラセボと比較して，明らかに副作用なく，コカイン誘発性の心拍数と血圧の増加を減弱した．コカインを初めて投与されたボランティアでの前向き臨床研究[811]では，発症後のラベタロール投与はコカイン誘発性の冠動脈攣縮を改善しなかった．

コカインを初めて投与されたボランティアによる研究[812]では，ベラパミルはコカイン誘発性の冠動脈攣縮を消失させた．

コカインが関連する心筋梗塞にリドカインが投与された29例の患者に対する後ろ向き研究[813]には，8例の広いQRS幅の頻拍（2例が持続性，6例は非持続性）の患者が含まれていたが，全例が副作用なく生存した．

コカインを初めて投与されたボランティアに対する研究[814]では，モルヒネはコカイン誘発性の冠動脈攣縮の一部を改善した．

コカインを初めて投与されたボランティアによる臨床研究[815]では，ニトログリセリン投与はコカイン誘発性の冠動脈攣縮を改善した．コカイン誘発性の急性冠症候群を呈している患者の前向き観察研究[816]では，ニトログリセリンは患者の37/83（45％）で胸痛の程度を減少させ，5例では他の臨床症状（ECGの虚血所見2例，高血圧2例，うっ血性心不全1例）を改善した．

コカイン中毒による心停止患者に対して，心停止の蘇生アルゴリズムを変更するためのエビデンスは十分ではない．重篤な心血管毒性（重篤な高血圧，頻拍，コカイン起因性の不整脈で定義される）を示す患者において，ACSに効果的であることを知られている薬を試みることは，合理的である場合がある．それらにはα受容体遮断薬（フェントラミン），ベンゾジアゼピン（ロラゼパム，ジアゼパム），カルシウム拮抗薬（ベラパミル），モルヒネとニトログリセリン（舌下）がある．特定の薬物併用を支持するデータはない．

Knowledge Gaps（今後の課題）

コカイン誘発性の心停止と心毒性の治療を進歩させるためには，比較臨床試験が必要である．将来の研究として，炭酸水素ナトリウムとリドカインの意義，コカイン誘発性のVTでの処置としての他の抗不整脈薬（例えばアミオダロン）の安全性と効果を評価しなければならない．

8　シアン中毒

シアン中毒による心停止を対象として標準的な治療法と特定の治療法とを比較したRCTはない．シアン中毒による心停止に対して，3件の研究[817-819]では，ヒドロキソコバラミン（単独またはチオ硫酸ナトリウムとの併用）の使用が支持された．致死的心血管毒性に対しても，7件の研究[817-823]でヒドロキソコバラミン（単独またはチオ硫酸ナトリウム併用）の使用が支持された．

3件の研究[821,824,825]で硝酸塩とチオ硫酸ナトリウムの使用が支持されたが，心停止で使用された例はなかった．ある研究[826]ではこの方法は無効であった．

シアン中毒またはその疑いによる重篤な心毒性（心停止，循環不安定，代謝性アシドーシス，精神状態変調）を呈する患者は，酸素吸入とシアン解毒療法をできるだけ早期に行うべきである．通常の蘇生法に加えてシアン化合物の除去療法（ヒドロキソコバラミン静脈内投与か亜硝酸塩：例えば，亜硝酸ナトリウムの静脈内投与か亜硝酸アミル吸入）をできるだけ早期に行い，その後できるだけすみやかにチオ硫酸ナトリウムの静脈内投与を行うべきである．ヒドロキソコバラミンと亜硝酸塩の効果は同等であるが，ヒドロキソコバラミンはメトヘモグロビン生成や低血圧をきたさないため，より安全である．シアン中毒では，救助者の二次被害を避けるため，口対口人工呼吸を行ってはならない．

Knowledge Gaps（今後の課題）

シアン中毒による心停止や心毒性に関するRCTが必要である．どのような薬物の組み合わせの解毒療法が生命や神経学的転帰の改善に有効かの研究が必要である．

9　三環系抗うつ薬中毒

三環系抗うつ薬中毒による心停止を対象として標準的な治療法と特定の治療法とを比較したRCTはない．エビデンスは炭酸水素ナトリウムとアドレナリンの使用が心停止に有効であったとの小規模症例集積研究[827]からのものに限られている．

三環系抗うつ薬中毒による心毒性の治療に関するエビデンスは症例報告，症例集積研究あるいは動物実験からのものに限られていた．2件の症例集積研究[828,829]と6件の動物実験[830-835]で炭酸水素ナトリウムが使用された．1件の症例集積研究[836]と動物実験[833]で過換気療法が使用された．症例報告[833,837-843]によると抗不整脈薬（リドカイン，マグネシウム，アミオダロン，フェニトイン）の効果は否定的である．ノルアドレナリン[839,844-846]，アドレナリン[832,839,847]，ドパミン[846,848,849]，ドブタミン[848]を含む血管収縮薬は三環系抗うつ薬による低血圧を改善した．ある動物実験[848]でジアゼパムは痙攣を抑制し生存率を上げた．三環系抗うつ薬による抗コリン症状に対するフィゾスチグミンについては，いくつかの症例集積研究[829,834,850,851]で相反する効果がみられており，最近では支持されていない．動物実験[852,853]

では三環系抗うつ薬の毒性に脂肪乳剤の静脈内投与が有効であった。抗三環系抗うつ薬抗体は、動物実験[854-859]で様々な程度の心毒性に有効であり、小規模の臨床研究[860]で安全性と薬物動態的効果が証明された。

三環系抗うつ薬中毒による心停止患者に対して、心停止の蘇生アルゴリズムを変更するためのエビデンスは十分ではないが、特にROSC後に広いQRS幅の頻拍を認める場合は、三環系抗うつ薬の心毒性に対する治療として炭酸水素ナトリウムの投薬を考慮してもよい。人工呼吸を必要とする時は呼吸性アシドーシスを避けるべきである。

Knowledge Gaps（今後の課題）

三環系抗うつ薬中毒による心停止に対する治療の進歩には、比較臨床試験が必要である。新しい治療法（抗三環系抗うつ薬抗体、脂肪乳剤の静脈内投与）を模索する将来の試みと、伝導障害を伴わない低血圧に対する炭酸水素ナトリウムの使用はいずれも有益であろう。

10 ジゴキシン中毒

ジゴキシン中毒による心停止を対象として標準的な治療法と特定の治療法とを比較したRCTはない。ジゴキシンの心毒性に対する抗ジゴキシンFabフラグメントの有用性について14件の研究[861-874]がある。

ジゴキシン中毒による心停止患者に対して、心停止の蘇生アルゴリズムを変更するためのエビデンスは十分ではない。成人と小児において、ジゴキシンや配糖体の高度な心毒性に対しては抗ジゴキシンFabフラグメント療法を行うべきとされているが、わが国では販売されていない。

Knowledge Gaps（今後の課題）

動物実験や比較臨床研究がジゴキシン中毒による心停止の治療の進歩に必要である。ジゴキシンの心毒性に対する抗ジゴキシンFabフラグメントの薬物動態や臨床研究が抗体の投与量の確立に有益であろう。

6 アナフィラキシーによる心停止

アナフィラキシーによる心停止に関して、これまでの蘇生法と他の蘇生法とを比べたRCTは存在せず、症例報告、心停止にならなかった症例からの推論、病態生理からの考察または動物実験によるエビデンスしかない。

アリの毒を使って21人中19人にアナフィラキシー症状を起こさせたヒトのRCTでは、輸液とアドレナリンの持続点滴が有効であることを示している（ただし心停止になってはいない）[875]。また、ブタクサに感作させたイヌのRCTでは、0.01 mg/kgのアドレナリンの持続静脈内投与が何も使わなかった群や1回静脈内投与群よりもショック前の70%の血圧を保つのに有効であった[876]。

少数例の症例報告で、心停止の有無にかかわらずアナフィラキシーショックの患者で一般的な治療が無効の場合に、バソプレシンが有効であった[877,878]。同様に少数例の症例報告で、以下のα作用薬が初期に有効である可能性を示している：ノルアドレナリン[879]、メトキサミン[880]、terlipressin[881]、metaraminol[882-884]。また少数例ではあるが、アナフィラキシーから心停止に至った場合には人工心肺[885,886]や、循環補助装置（LUCAS）[887]が有用であった。その他に通常のALSに加えてステロイドおよび抗ヒスタミン薬を使用して救命できたという症例報告もある[888]。

アナフィラキシーによる心停止患者に対して、心停止の蘇生アルゴリズムをルーチンに変更するためのエビデンスは十分ではない。

アナフィラキシーは急速な循環虚脱と気道閉塞から心停止に至ることがあるので、徴候を早期に認識し、アドレナリンの投与と輸液による治療を早期に開始するべきである。

Knowledge Gaps（今後の課題）

アナフィラキシーによる心停止の分野で今後の研究課題として挙げられるのは、様々なα作用を有する静脈投与薬間の比較、持続静脈投与と1回投与の比較である。また、グルカゴンや抗ヒスタミン薬また輸液やステロイドの有用性も研究する必要がある。

7 致死的喘息による心停止

重篤な喘息による心停止に対して、一般的な蘇生法以外の方法の有効性を比較検討したRCTはない。文献の多くは症例報告かそれをまとめたものである。

気管支喘息によって換気が困難な時には、換気量の減少・換気回数の減少・呼気時間の延長が効果的である[889]。心停止ではない喘息患者を扱った3編の症例報告（合計35名）によれば、特に1回換気量や回数の多い換気を行った場合には、心停止患者においても、肺内に気体が溜まって過膨張してしまう可能性が高い[890-892]。また、健康成人を扱った研究によれば、PEEPを上げるにつれて経胸郭インピーダンスは増加する[893]。

合計37名の患者を扱った7編の症例報告によれば、いわゆるスクイージングは換気を楽にしてROSC率を増加させる可能性があるが[894-900]、スクイージングによって心停止を起こしたとの1例報告がある[901]。

換気が困難な時には、換気を短時間中断する方法で効

第2章 成人の二次救命処置

果があった[902-905]．また，喘息による心停止を扱った3編の1例報告（2つは手術中，1つは救急外来）によれば，開胸して肺を圧縮することによって換気が良好となり心拍が再開できた[895, 899, 900]．

心停止ではない喘息患者においてではあるが，様々な薬物療法が致死的喘息発作に効果があるのかを検討した研究が小児患者を対象に報告されている．合計143人の小児患者を対象にした1件のRCTによれば，硫酸マグネシウムの静注投与によって人工呼吸器管理を行った患者数，PICU入室期間を減少することができた[906]．合計1,558人の小児喘息患者を対象にした1件の後ろ向き観察研究で47人に揮発性麻酔薬を使用したところ，死亡率に差がないばかりか，コスト上昇および在院期間延長を認めた[907]．合計120人の小児喘息患者を対象にした1件の後ろ向き観察研究では，救急外来において早期にテルブタリン静注を行った群は，PICUに入室してからテルブタリン静注を行った群と比較して人工呼吸器管理を行った患者数が減少した[908]．

喘息による心停止患者に対して，心停止の蘇生アルゴリズムをルーチンに変更するためのエビデンスは十分ではないが，致死的気管支喘息は末梢気道の閉塞と肺の過膨張を特徴とし，呼吸停止から心停止に至ることを理解して蘇生を行うのは合理的である．

喘息による心停止患者でエアートラッピングによる肺の過膨張によって換気が困難または不可能な場合には，30～60秒間の換気を中断する（呼吸回路を大気に開放する）方法を試みてよい．肺の過膨張に伴い，経胸郭インピーダンスが増加しているので，初回の電気ショックが不成功の場合，2回目以降の除細動ではエネルギーの増加を考えてもよい．また，肺の過膨張に伴い気胸が発生する可能性があるので，気胸の発生を常に念頭におき，必要に応じて脱気を考慮する．

Knowledge Gaps（今後の課題）

喘息による心停止の分野で今後の研究課題として挙げられるのは，以下のようなものである．陽圧換気を中止する方法の有用性の確立とその適切な時間，スクイージングの意義と胸骨圧迫とのタイミング，またこれらの方法の比較と組み合わせ効果の有無，マグネシウム等の薬物投与とECMOの役割．

8 高度肥満者の心停止

高度肥満者の院外心停止についての複数の研究2件[909-911]では，除細動に必要なエネルギー量や転帰に差があることは示されていない．

肥満のある心停止患者に対して，心停止の蘇生アルゴリズムを変更するためのエビデンスは十分ではない．

Knowledge Gaps（今後の課題）

この分野の研究はほとんど行われていない．高度肥満者の心停止の疫学的分析，特殊な蘇生手技とその有効性，およびこれらに関する簡単な動物実験等が今後必要である．

9 冠動脈カテーテル中の心停止

> **CQ**：心臓カテーテル中の心停止は，特殊な治療で転帰が改善するか？
>
> **P** 心臓カテーテル検査室内で心停止した成人
> **I** 特殊な治療あるいは処置の変更（CPR中のカテーテル治療，人工心肺，大動脈バルーンパンピング，電気ショック実施のタイミングの変更等）
> **C** 一般的な蘇生処置（例えばJRC蘇生ガイドライン2010治療アルゴリズムに沿ったCPR，薬物投与，電気ショック等）
> **O** 退院時，30日後，60日後，180日後，1年後の神経学的転帰および生存，ROSC

推奨と提案

冠動脈カテーテル検査中に心停止を生じた患者に対して初期治療が奏効しない場合は，緊急処置として体外循環補助（ECLS）を提案する（弱い推奨，非常に低いエビデンス）．

エビデンスの評価に関する科学的コンセンサス

心臓カテーテル検査中に発生した心停止に対して一般的なALS（例えば除細動）に加えて，新しい治療を比較した数件の研究の文献を調査した．この調査により，治療の順序あるいは最新の循環補助装置のルーチンでの使用について変化をもたらす研究を見つけることを目的とした．

機械的CPR装置による生存に関する有益性を評価する比較対照研究はなかった．しかし，個々の対照症例のない症例報告では，様々な生存率が示された．

重大なアウトカムとしての退院時，30日後，60日後，180日後もしくは1年後での神経学的転帰および生存，退院時，30日後，60日後，180日後，1年後での生存のみについての研究はなかった．

重大なアウトカムとしての生存退院や6か月生存，重要なアウトカムとしてのROSCについて，1件の観察研究[912]では，ST上昇型心筋梗塞（STEMI）に対する

PCI（経皮的冠動脈インターベンション）の最中に起こった心原性ショックに対して大動脈内バルーンパンピング（IABP）を併用した体外循環補助による蘇生（extracorporeal life support：ECLS）と，内科的治療とが比較された（非常に低いエビデンス：深刻な不精確さ，バイアスのリスクによりグレードダウン）．PCI中の心停止21例において，生存者は全てECLSグループであった．

患者にとっての価値とILCORの見解

この弱い推奨を行うにあたり，ILCOR ALSタスクフォースは，除細動のような従来の二次救命処置により高い価値を置いた．

この質問に取り組んだ研究を見つけられなかったため，機械的CPR装置の使用について特別な推奨をここでは行わなかった．しかしながら，機械的CPR装置は，質の高い用手胸骨圧迫が実行不可能であったり，救助者を危険にさらすような場面においては，質の高い用手胸骨圧迫に代わる合理的な手段であることをこれまでに提案した．したがってこの弱い推奨は，冠動脈カテーテル検査中の心停止にも適用される．ECLSはECPRを含んでいる．ECPRが実施可能なところでは，当初の従来のCPRが成功しない時に，特定の患者に対する緊急処置として用いることは合理的であるとすでに提案している．

Knowledge Gaps（今後の課題）

- 冠動脈カテーテル検査中の心停止を治療するための特別な介入についてのデータは欠如している．

10 心臓手術後の心停止

11件の研究[913-923]で，心臓手術後に心停止した患者に対し，集中治療室内で経験を積んだ者が胸骨再切開と開胸心マッサージを実施した場合，標準的なプロトコルに従った治療に比較して転帰が改善した．他の5件の研究[924-928]は，このことに関して支持も否定もしていない．ある研究[922]では，手術室の外で適切に遂行された胸骨再切開後の感染リスクは大きくないとしているが，一方，他の3件の研究[913, 919, 928]では，胸骨再切開が集中治療室の外で実施された場合，転帰が非常に悪いとしている．

6件の研究[923, 929-933]は，心臓手術後の心停止中に人工心肺等の循環補助装置を使用することを支持している．3件の研究[934-936]は中立的である．循環補助装置の使用を否定する研究はない．

2編の症例報告[937, 938]では，胸骨再切開前の胸骨圧迫心マッサージが原因と思われる心損傷について記述されている．

ある研究[939]では，2症例が徐々に増量したアドレナリンに反応した．別の研究[940]では，18症例で心臓手術後にVF/VTを発症した．

心臓手術後に心停止した患者に対しては，経験を積んだ者が集中治療室で胸骨再切開を実施することを考慮するべきである．胸骨再切開がこのような特別な状況以外で実施されると転帰は不良である．緊急胸骨再切開の準備をしている間も，胸骨圧迫を躊躇するべきではない．心臓手術後の心停止に対し，人工心肺等の循環補助装置の使用を考慮してもよい．

アドレナリン使用量，抗不整脈薬の使用，あるいはその他の治療法については，標準的なプロトコル以外に推奨できる治療についてのエビデンスは十分でない．

Knowledge Gaps（今後の課題）

心臓手術後の心停止に対する治療として，循環補助装置，胸骨圧迫，そして薬理学的補助療法の安全性と有効性を決定づけるための臨床試験が必要である．

11 心タンポナーデによる心停止

5編の報告[941-945]によれば，心エコーガイド下の，特に心囊ドレーンの留置を伴う心囊穿刺が，心タンポナーデを解除するための安全で効果的な方法である．

穿通性外傷による心停止に対し，病院前で医師により緊急開胸された39例について記載している研究[946]では，18例の心タンポナーデのうち4例（22％）が生存していた．2件の研究[947, 948]では，救急室開胸術が心タンポナーデによる心停止患者に対して効果があり，標準的な心囊穿刺術よりも結果を改善する可能性を示した．また，ある研究[949]では，救急室開胸術が多量の出血によってできた凝血塊が心囊穿刺針を塞ぐ場合には有用であり，2件の研究[915, 950]では，何らかの処置後合併症を有している患者に対して有益であった．一方で，手術室への移送が有意な遅れをもたらさないのであれば，手術室でのより決定的な胸骨縦切開や開胸のほうが有益であるとする研究もある[951]．また，病院前に心停止に陥っていたとしても，鈍的外傷では心肺蘇生術が10分以内であれば，蘇生的な救急室開胸術により救命できる可能性があることが報告されている[952]．

心エコーが使用できない状況で，画像なしでの心囊穿刺は1つの手段として容認されるが，心タンポナーデに起因する心停止患者の治療にはエコーガイド下の心囊穿刺が考慮されるべきである．心囊ドレーンの留置は効果的であり，その後の手術室での治療を不要にすることがある．救急室における開胸術と心囊切開術は，心タンポナーデによる外傷性心停止に対する治療として，手術室

においてこれらを行う代わりに容認される．救急室における開胸術と心嚢切開術は，非外傷性心停止患者に対しても心嚢穿刺による心タンポナーデの解除が不成功の場合に行う治療として考慮されてよい．

Knowledge Gaps（今後の課題）

心タンポナーデによる心停止における治療の比較試験が必要である．外傷性心タンポナーデによる心停止では，救急室開胸術による迅速な蘇生法の有効性が単独で示されているため，標準的な心嚢穿刺術との比較が期待される．

12 電解質異常による心停止

1 マグネシウム

低マグネシウム血症に対する補正についての研究はないが，3件の研究[953-955]によれば，低マグネシウム血症は心停止患者の転帰不良と関連している．心停止の際のマグネシウム使用は5編の症例報告[956-960]で支持されているが，5件のRCT[279-282, 961]とシステマティックレビュー[962]では心停止に対するマグネシウム使用の有効性は認められていない．

2 カルシウム

低カルシウム血症，もしくは高カルシウム血症による心停止の治療についての研究はない．

3 カリウム

心停止の際の血清カリウム値の異常に対する治療に関してのRCTはなく，心停止時の低カリウム血症と高カリウム血症の治療は症例報告と動物実験に基づくものである．低カリウム血症の患者に対するカリウム投与によるトルサードドポアントの消失が2症例報告されている[963]．いくつかの臨床的研究[953, 964-966]では，低カリウム血症とVFの発生とに関連を認め，動物実験[967]では低カリウム血症が心室細動になる閾値を低くしている．動物実験[968]の心停止モデルでは，高カリウム血症の動物では高い生存率を示した．

Knowledge Gaps（今後の課題）

CPR中の電解質異常に対するこれまでの治療法を支持あるいは否定するエビデンスは十分ではない．JRC蘇生ガイドライン2010以降も電解質異常による心停止に関する文献は不十分であった．基礎的な電解質異常が心停止を引き起こす頻度についての疫学的な研究が求められている．さらに，心停止に対する現行の電解質補正療法の安全性と有効性についての研究が必要である．

第2章 〔8〕心拍再開後の集中治療

2010年以降，自己心拍再開（return of spontaneous circulation：ROSC）後のケア領域では相当な量のデータが誌上発表されている．ILCORは以下の9つのトピックを優先して検討した．ROSC後の酸素投与量，呼吸管理，循環管理，抗不整脈薬，体温調節，てんかん発作の予防と治療，血糖コントロール，予後評価，臓器提供である．

注：ILCOR CoSTR 2015の"Post resuscitation Care"の項ではPost Cardiac Arrestとして主に心拍再開について言及しているので，本項では「心拍再開後（ROSC後）」という表現を用いる．

1 ROSC後の包括的な治療手順

ROSC後において，包括的な治療手順の効果を検討したランダム化比較試験（RCT）はない．数件の研究[969-974]では，包括的な治療手順の実施によりROSC後の生存率，神経学的転帰が改善した．治療手順には，低体温療法，経皮的冠動脈インターベンション（PCI：percutaneous coronary intervention），循環管理（early goal-directed therapy），血糖管理，呼吸管理が含まれるが，各治療法単独の効果は確立されていない．地域ごとに質の高い二次救命処置と心停止後の集中治療を機能的にリンクさせることにより，生存率，神経学的転帰が改善している[975-977]．

2 呼吸管理

1 成人におけるROSC後の酸素投与量

CQ：ROSC後の酸素量の調整は転帰を変えるか？
- P ROSC後のあらゆる状況下の成人
- I 正常な酸素飽和度もしくは酸素分圧になるように調整した吸入酸素濃度の使用
- C 100％吸入酸素濃度の使用
- O 退院時，30日後，1年後の神経学的転帰および生存，集中治療室退室時，退院時，30日後の生存

推奨と提案

ROSC後のあらゆる状況下の成人において，低酸素症の回避を推奨する（強い推奨，非常に低いエビデンス）．

ROSC後のあらゆる状況下の成人において，高酸素症の回避を提案する（弱い推奨，非常に低いエビデンス）．

ROSC後のあらゆる状況下の成人で，動脈血酸素飽和度（SaO_2）またはPaO_2が確実に測定されるまで100％吸入酸素濃度の使用を提案する（弱い推奨，非常に低いエビデンス）．

エビデンスの評価に関する科学的コンセンサス

従来の基礎研究は，高酸素症が心停止後有害である可能性を示唆している．しかし，これが人でも同様であるかは不明確のままである．このPICOは，心停止後患者における酸素の調整が転帰を変えるかどうかを評価した．

（1）ROSC後60分間における30％と100％吸入酸素濃度の比較

重大なアウトカムとしての神経学的転帰良好な生存退院について，32人（そのうちの4人は除く）の院外心停止患者を登録したあるRCT[978]（非常に低いエビデンス：深刻なバイアスのリスク，非直接性，不精確さによりグレードダウン）は，ROSC後60分間の30％と100％吸入酸素濃度の間で転帰の差がないことを示した（8/14 vs 6/14，生存率についての未調整RR 1.33，95％CI 0.63～2.84）．

重大なアウトカムとしての生存退院について，上記のRCT（非常に低いエビデンス：少人数での検討，盲検化の欠如，非直接性，患者の不適正な割付によりグレードダウン）[978]は，ROSC後60分間の30％と100％吸入酸素濃度の間に転帰の差がないことを示した（10/14 vs 10/14，生存率についての未調整RR 1.00，95％CI 0.63～1.60）．

（2）高酸素症 vs 正常酸素症

重大なアウトカムとしての12か月後の神経学的転帰良好な生存について，ある研究[979]（非常に低いエビデンス：非常に深刻なバイアスのリスク，非直接性によりグレードダウン）は，最初の24時間の集中治療室における高酸素症と，それに関連した有害な影響はないこと

を示した．

重大なアウトカムとしての退院時の神経学的転帰良好な生存について，5件の観察研究[980-984]（低いエビデンス：非常に深刻なバイアスのリスク，深刻な非一貫性，非直接性，交絡因子によりグレードダウン）は，矛盾する結果を示した．2件の研究[980, 982]では高酸素症が正常酸素症より転帰が不良であった．

3件の研究は神経学的転帰良好をCPC 1～2として報告した．低体温療法を施行された170人の集中治療患者の単一施設における研究[982]（非常に低いエビデンス：非常に深刻なバイアスのリスク，深刻な非一貫性，非直接性，交絡因子によりグレードダウン）は，心停止後最初の24時間におけるPaO_2最高値が退院時の神経学的転帰不良に関連していることを示した（調整後OR 1.485, 95%CI 1.032～2.136）．193人の集中治療患者の単一施設における研究[983]（非常に低いエビデンス：非常に深刻なバイアスのリスク，深刻な非一貫性，非直接性，交絡因子によりグレードダウン）は，ROSC後の最初のPaO_2が転帰に関連していないことを示した（神経学的転帰不良に対する高酸素症による調整後OR 1.05, 95%CI 0.45～2.42）．184人の集中治療患者の単一施設研究における研究[984]（非常に低いエビデンス：非常に深刻なバイアスのリスク，深刻な非一貫性，非直接性，交絡因子によりグレードダウン）は，最初の人工呼吸24時間以上の酸素曝露が（非調整後解析および調整後解析ともに）転帰に関連していないことを示した（効果の程度「effect size」はこのデータから推測できない）．

2件の研究は神経学的転帰を他の方法で報告した．ある観察研究[980]（非常に低いエビデンス：非常に深刻なバイアスのリスク，深刻な非一貫性，非直接性，交絡因子によりグレードダウン）は，高酸素症群が退院時の自立度がより低いことを報告した（高酸素症群 124/1,156 10.7% vs 正常酸素症群 245/1,171 20.9%，未調整OR 0.45, 95%CI 0.36～0.58）．ある観察研究[981]（非常に低いエビデンス：非常に深刻なバイアスのリスク，深刻な非一貫性，非直接性，交絡因子によりグレードダウン）は，高酸素症群と正常酸素症群で自宅退院率に差がないことを報告した（高酸素症群 27% vs 正常酸素症群 34%，効果の程度「effect size」はこのデータから推測できない）．

重大なアウトカムとしての生存退院（または30日生存）について，7件の観察研究[980-982, 984-987]（非常に低いエビデンス：非常に深刻なバイアスのリスク，深刻な非一貫性，非直接性，交絡因子によりグレードダウン）は，矛盾する結果を示した．7件のうち4件の研究では高酸素症が正常酸素症より転帰が不良であった[980, 982, 984, 985]．

ある研究[980]は，集中治療室入室後最初のPaO_2に基づき高酸素症が正常酸素症と比較してより転帰が不良であることを示した（院内死亡率 63% vs 45%，高酸素症曝露による調整後OR 1.8, 95%CI 1.5～2.2）．他のある研究[985]はPaO_2が100 mmHg増加すると死亡率が24%増加することを示した（OR 1.24, 95%CI 1.18～1.31）．

ある研究[981]は高酸素症もしくは正常酸素症が院内死亡率と関連していないことを示した（集中治療室入室24時間以内のPaO_2最低値に基づく：院内死亡率に関する調整後OR 1.2, 95%CI 1.0～1.5）．低体温療法を施行された170人の集中治療患者の単一施設における研究[982]は，心停止後最初の24時間におけるPaO_2最高値がより不良な転帰に関連していることを示した．この研究では生存者のPaO_2最高値（198 mmHg, IQR 152.5～282）は，非生存者（254 mmHg, IQR 172～363）よりも低値であった（PaO_2高値と院内死亡率増加に関する調整後OR 1.439, 95%CI 1.028～2.015）．集中治療の最初の24時間におけるPaO_2最大異常値（最高値/最低値）と病院前レジストリデータをリンクさせた研究[986]は，高酸素症が院内死亡率と関連していないことを示した（高酸素症 47% vs 正常酸素症 41%，調整後OR 1.2, 95%CI 0.51～2.82）．122例の集中治療患者についての別の研究[987]は，高酸素症群（心停止後最初の24時間のPaO_2 > 300 mmHg）と正常酸素症群の間で，生存退院（20/49 vs 24/70, 未調整OR 0.76, 95%CI 0.36～1.61），および30日生存（22/49 vs 25/70, 未調整OR 0.68, 95%CI 0.32～1.44）に関して差がないことを示した．184例の集中治療患者についての別の研究[984]は，36%の患者が著明な高酸素症に曝露され死亡率は54%であり，著明な高酸素症が生存率低下に関連していた（非調整後解析および調整後解析ともに）（生存率に関する曝露1時間あたりの調整後OR 0.83, 95%CI 0.69～0.99）．

重要なアウトカムとしての集中治療室生存退室について，2件の観察研究[986, 987]（非常に低いエビデンス：非常に深刻なバイアスのリスク，深刻な非直接性，交絡因子によりグレードダウン）は，高酸素症に関連する有害事象を示していない．集中治療の最初の24時間におけるPaO_2最大異常値（最高値/最低値）と病院前レジストリデータをリンクさせた研究[986]は，高酸素症が集中治療室死亡率と関連していないことを示した（高酸素症 35% vs 正常酸素症 32%，未調整OR 1.16, 95%CI 0.56～2.40）．122人の集中治療患者を登録した観察研究[987]は，高酸素症群（心停止後最初の24時間のPaO_2 >300 mmHg）と正常酸素症群の間で，集中治療室生存退室率に差がないことを示した（53% vs 46%，調整後OR 0.75, 95%CI 0.36～1.55）．

(3) 低酸素症 vs 正常酸素症

重大なアウトカムとしての生存退院（または30日後生存）について，3件の[980, 981, 986]うち2件の観察研究

（非常に低いエビデンス：非常に深刻なバイアスのリスク，深刻な非直接性，交絡因子によりグレードダウン）は，低酸素症でより転帰が不良であることを示した．ある研究[980]は，集中治療室入室後のPaO_2初期値に基づく低酸素症が正常酸素症と比較してより転帰不良であることを示した（57% vs 45%，酸素曝露に関する調整後 OR 1.3, 95%CI 1.1～1.5）．また別の研究[981]は，集中治療室入室後24時間以内のPaO_2最低値に基づく低酸素症が正常酸素症と比較してより高い院内死亡率（60% vs 47%，OR 1.2, 95%CI 1.1～1.4）と関連していることを示したが，自宅退院率（26% vs 24%）には差がなかった．集中治療の最初24時間におけるPaO_2最大異常値（最高値/最低値）と病院前レジストリデータをリンクさせた研究[986]は，低酸素症と正常酸素症との間で院内死亡率に差がないことを示した（51% vs 41%，調整後 OR 0.93, 95%CI 0.47～1.87）．

重要なアウトカムとしての集中治療室からの生存退室について，ある観察研究[986]（非常に低いエビデンス：非常に深刻なバイアスのリスク，深刻な非直接性，交絡因子によりグレードダウン）は，低酸素症が転帰不良に関連していることを示した．この研究は集中治療における最初の24時間のPaO_2最大異常値（最高値/最低値）が，集中治療室死亡率に関連していることを示した（低酸素症 49% vs 正常酸素症 32%，未調整 OR 2.15, 95%CI 1.23～3.77）（RR 0.74, 95%CI 0.56～0.96）．

患者にとっての価値とILCORの見解

これらの推奨の作成にあたり，非常に低いエビデンスではあるが，低酸素症ははるかに大きな実害をもたらすと考え，低酸素症を避けるべきであると強く推奨する．高酸素症に関連した有害事象のエビデンスの質は非常に低く，また非一貫性があるため，弱い推奨となった．

Knowledge Gaps（今後の課題）

- ROSC後の酸素の調整方法を評価するための臨床検討が不足している．
- 観察研究のデータは高酸素症の定義，測定の最適なタイミングあるいは測定方法（PaO_2かSaO_2か）によりかなり異なる．
- 測定のタイミングや期間と同時に，測定方法を考慮した上で，ROSC後患者における酸素投与量を調節する最適なアプローチを決定する今後の研究が必要である．

2 ROSC後の換気量設定

CQ：ROSC後の至適な$PaCO_2$レベルはあるか？

- **P** あらゆる状況下のROSC後の成人
- **I** 特定の$PaCO_2$値を目標とする呼吸管理
- **C** 特定の目標のない，あるいは異なった$PaCO_2$値を目標とする呼吸管理
- **O** 退院時，30日後，60日後，180日後，1年後の神経学的転帰および生存

推奨と提案

ROSC後の治療バンドルの一部として，$PaCO_2$を生理的な正常範囲内に維持することを提案する（弱い推奨，非常に低いエビデンス）．

エビデンスの評価に関する科学的コンセンサス

ROSC後患者にはしばしば肺障害や誤嚥が起こり，さらに脳に虚血再灌流傷害が起こることを考えておく必要がある．そのため，ROSC後の人工呼吸管理では，人工呼吸による治療戦略を決定する際に，脳傷害と肺傷害の両方を考えておく必要がある．このPICOでは，心停止後の人工呼吸管理において，特定の$PaCO_2$の目標値を設定して管理することが，他の$PaCO_2$目標値よりも優れているのかどうかを評価した．

患者をランダム化し，特定の$PaCO_2$目標値を設定して呼吸管理を行った研究はない．

(1) 低炭酸ガス血症

重大なアウトカムとしての神経学的転帰について，計8,376人を対象とした2件のコホート研究[983, 988]（非常に低いエビデンス：非常に深刻なバイアスのリスク，不精確さによりグレードダウン）は，低炭酸ガス血症（それぞれ<23 mmHgと<35 mmHg）が転帰不良と関連があることを示した．

重大なアウトカムとしての死亡（あるいは自宅退院できない）について，6,881人を対象としたコホート研究[989]（非常に低いエビデンス：非常に深刻なバイアスのリスク，不精確さによりグレードダウン）は，低炭酸ガス血症（35 mmHg）が転帰不良と関連があることを示した．

(2) 高炭酸ガス血症

重大なアウトカムとしての神経学的転帰について，3件の観察コホート研究[979, 983, 988]（非常に低いエビデン

ス：非常に深刻なバイアスのリスク，不精確さ，非一貫性によりグレードダウン）は，高炭酸ガス血症と転帰との関連が報告により一致していないことを示している．123人を対象にした研究[983]では高炭酸ガス血症（$PaCO_2 > 50$ mmHg）で管理された患者の転帰が悪化することが示された．850人を対象にした研究[988]では，高炭酸ガス血症（$PaCO_2 > 45$ mmHg）で管理された患者とそうでない患者に転帰の差はみられなかった．409人を対象にした研究[979]では，高炭酸ガス血症（$PaCO_2$ 38〜76 mmHg）で管理された患者の転帰は良好であった．

重大なアウトカムとしての死亡（あるいは自宅退院できない）について，2件のコホート研究[988,989]は，転帰との相関は報告により一定ではないことを示した（非常に深刻なバイアスのリスク，不精確さによりグレードダウン）．16,542人を対象にした研究[989]は，高炭酸ガス血症（$PaCO_2 > 45$ mmHg）で管理された患者の転帰は非管理患者と差がないことを示した．850人を対象にした研究[988]は，生存群の平均$PaCO_2$値が死亡群より高値であることを示した．

患者にとっての価値とILCORの見解

この推奨を作成するにあたり，ILCORは高炭酸ガス血症あるいは低炭酸ガス血症を推奨あるいは提案するエビデンスを見つけることができなかった．有害事象を引き起こす可能性についてのエビデンスもなかったため，正常炭酸ガス血症を維持することを提案する．様々な生理学的状況により，患者毎に異なる目標$PaCO_2$値が選択されるのかもしれない．

Knowledge Gaps（今後の課題）

- ROSC後症例に対する異なった目標$PaCO_2$値を評価する前向きRCTはない．
- 至適な$PaCO_2$目標値を評価するには，肺傷害の有無で2群に分けて検討する必要があるかもしれない．

3 循環管理

1 ROSC後の循環管理

CQ：ROSC後の循環管理に特定の目標値はあるか？

- P: あらゆる状況下のROSC後の成人
- I: 特定の値（例：平均血圧>65 mmHg）を目標とする循環管理
- C: 目標値を設定しない循環管理
- O: 退院時，30日後，60日後，180日後，1年後の神経学的転帰および生存

推奨と提案

ROSC後の管理において，治療バンドルの一部として循環管理の目標値（例：平均血圧，収縮期血圧）設定を考慮することを提案する（弱い推奨，低いエビデンス）．

特定の循環管理目標値を推奨する十分なエビデンスは存在しない．ROSC後の状況および既存の合併症等によっても影響されるので，これらの目標は，個々の患者によって考慮する（弱い推奨，低いエビデンス）．

エビデンスの評価に関する科学的コンセンサス

ROSC後は，しばしば組織低灌流や循環動態不安定に陥る．ROSC後の患者に対する至適な循環管理法は確立されていない．

ROSC後の循環動態の目標に関するRCTは存在しない．

(1) 特定の値（例：平均血圧>65 mmHg）を目標とする循環管理と目標値を設定しない循環管理の比較

重大なアウトカムとしての神経学的転帰な生存について，8,736人のROSC後症例を含むある多施設後ろ向き非介入研究[990]は，収縮期血圧90 mmHg未満であったことが高い死亡率と関連し（65% vs 37%），さらに退院時生存者の機能悪化と関連していた（49% vs 38%）（非常に低いエビデンス：バイアスのリスク，出版バイアスによりグレードダウン）．

重大なアウトカムとしての生存について，2,282人の症例を含む2つの単施設の後ろ向き研究では，収縮期血圧がそれぞれ90 mmHg未満[991]，100 mmHg未満[992]であったことが生存率低下と関連していた（非常に低いエビデンス：バイアスのリスク，出版バイアスによりグレードダウン）．

(2) 目標血圧値達成を含んだ治療バンドルと，治療バンドルを行わない場合の比較

重大なアウトカムとしての神経学的転帰良好な生存について，合計813人の症例を含む7件の研究がある（非常に低いエビデンス：バイアスのリスク，出版バイアスによりグレードダウン）．36人を含むある比較研究[970]は，平均血圧>80 mmHgを目標としたearly goal-directed therapyの導入前後で，退院時の死亡率，神経学的転帰に有意差がないことを示した．

118人を含むある前向き観察研究[971]は，平均血圧>65 mmHgを目標とした循環管理により1年後の神経学

的転帰良好での退院率（34/61，56％）が，ヒストリカルコントロール（15/58，26％）と比較して上昇していることを示した（OR 3.61, CI 1.66〜7.84, $p=0.001$）．

148人を含むあるコホート研究[993]は，介入閾値を平均血圧<75 mmHgとした場合，退院時の神経学的転帰に差がないことを示した．

ROSC後の136人を平均血圧100 mmHgで2群に分けたある後ろ向き研究[994]は，ROSC後2時間以内に測定された平均血圧が神経学的転帰と独立した因子として直接関連していることを示した（$r^2=0.26$）．

ROSC後6時間以内に平均血圧>65 mmHgにすることを目標とする治療バンドルの導入前後を比較した55人の観察研究[973]は，院内死亡率〔55.2％（導入後）vs 69.2％（導入前）〕，およびCPC 1〜2率（31％ vs 12％）に差がないことを示した．

ある151人の治療バンドルを含む前向きの単施設観察研究[995]は，44例（29％）が神経学的転帰良好であったが，時間加重平均した血圧>70 mmHgが神経学的転帰良好と最も強い相関を示した（OR 4.11, 95％CI 1.34〜12.66, $p=0.014$）．

平均血圧>80 mmHgを目標とした治療バンドルが施行された168人を含むある後ろ向き研究[996]は，生存例は死亡例に比べて平均血圧が高いことを示した（1時間後：96 mmHg vs 84 mmHg）（6時間後：96 mmHg vs 90 mmHg, $p=0.014$）（24時間後：86 mmHg vs 78 mmHg）．この報告では全ての時点において，血管作動薬の必要量の増加と死亡率の上昇に関連がみられた．血管作動薬の投与下患者で，生存例の平均血圧は死亡例よりも高かった．（1時間後：97 mmHg vs 82 mmHg, 6時間後：94 mmHg vs 87 mmHg）．

重大なアウトカムとしての生存退院について，計91人を含む2件の研究では，血圧管理を含むgoal-directed therapyあるいは治療バンドルで生存率に差がなかった（非常に低いエビデンス：バイアスのリスク，出版バイアスによりグレードダウン）．平均血圧>80 mmHgという目標を含むearly goal-directed therapyの導入前と導入後を比較した36例での研究[970]は，退院時死亡率に有意差を示さなかった．6時間以内に平均血圧>65 mmHgにすることを目標に含んだ治療バンドルの導入前後を比較した55例の研究[973]は，院内死亡率が55.2％（導入後），69.2％（導入前）であった（$p=0.29$, RR 0.80, 95％CI 0.53〜1.21）．

患者にとっての価値とILCORの見解

これらの推奨の作成にあたり，循環管理目標を設定することが，よりよい転帰のために重要と考えられる一方で，現時点で特定の目標値は不明であり，その目標とする数値は患者個人の状態や合併症によって異なるとの認識に重きを置いている．

Knowledge Gaps（今後の課題）

- 特定の循環管理目標値を設定した転帰に関連するRCTは存在しない．
- 循環管理目標値についての今後の研究では，理想的には合併症や患者毎の生理学的複雑性も考慮に入れるべきである．
- 臓器血流量，組織循環，特に脳循環の測定，非侵襲的な測定方法に関する今後の研究が望まれる．

2　輸液療法

ROSC後の心機能不全を持つ成人患者において，輸液を行った場合と行わなかった場合を比較した臨床研究はない．1件の小規模臨床研究では，心停止後症候群（PCAS）に対する低体温療法およびearly goal-directed therapyの一部としての輸液（生理食塩液，乳酸リンゲル液）による生存率の改善は，統計学的に有意ではなかった[970]．

1件の小規模RCTでPCASに対する低体温療法での輸液を等張性晶質液群（生理食塩液，酢酸リンゲル液）と高張性コロイド群（6％ヒドロキシエチルスターチ200/0.5が入った7.2％食塩液）で検討したところ，生存率の改善は統計学的に有意ではなかったが，24時間の輸液総量は高張性コロイド群で有意に低下した[997]．

院外あるいは院内心停止後のROSC成人患者に関する1件の研究[971]では，PCIおよび低体温療法を含む包括的治療の一部として行われた輸液（生理食塩液，乳酸リンゲル液，膠質液）療法により，神経学的転帰良好である生存者の割合が増加した．この研究では，包括的治療施行中の輸液バランスが有意にプラスとなっていた（345 mL vs 2,300 mL）．

3　心血管作動薬

ROSC後の成人患者において，血管収縮薬あるいは変力作用薬の循環不全および生存退院率へのそれぞれの効果を比較検討した臨床試験はない．4件の臨床試験では，血管収縮薬や変力作用薬の使用により生存退院率が改善することが示唆されているが，それらの結果は同時に施行された多くの治療内容により修飾されており，さらに生存率を評価するには統計学的検出力が不足している[970, 971, 993, 998]．1件の研究では，PCASにおける循環不全時のカテコラミン使用に関して，心機能正常時はノルアドレナリン，心機能低下時はドブタミンを使用し，低体温療法併用時は十分な輸液療法および同様のカテコラミンを使用している[970]．6件の実験研究では，ドブタミ

ンやlevosimendan（心筋カルシウム感受性増強薬）のような心血管作動薬によりROSC後の心機能（左心機能）不全が改善することが示されたが，心機能の改善が生存率の改善につながるか否かは不明である[999-1004]．

CPR中にアドレナリンとバソプレシン，ステロイドの併用またはROSC後のショックに対するステロイドの使用はアドレナリン単独に比べて神経学的転帰を改善するRCTがある[284]．

4　ROSC後の抗不整脈薬

CQ：ROSC後の予防的抗不整脈薬の投与は，非投与に比して，転帰を改善するか？
- P　あらゆる状況下の成人心停止例
- I　ROSC直後の予防的抗不整脈薬の投与
- C　抗不整脈薬非投与
- O　退院時，30日後，60日後，180日後，1年後の神経学的転帰良好および生存，心停止発症，VF再発，不整脈頻度

推奨と提案

ROSC後に，ルーチンに抗不整脈薬の予防的投与を行うことについて，何の推奨も提案も行わない（GRADEはエビデンスの評価と統合のためにのみ用いられたが，効果の推定の信頼性が極めて低い）．

エビデンスの評価に関する科学的コンセンサス

心停止後のROSCで，抗不整脈薬治療を導入あるいは継続して行うべきかの判断は依然として明確でない．文献的にはβ遮断薬とリドカインについて検討されている．マグネシウム，アミオダロン，プロカインアミド，ブレチリウムまたはニフェカラントに関する研究は見つからなかった．

（1）β遮断薬投与と非投与

重大なアウトカムとしての6か月後の生存について，院外心停止から蘇生された98症例を対象とした1件の観察研究では，ROSCから72時間後の未調整生存率はβ遮断薬（メトプロロール，ビソプロロール）を使用した症例群が使用しなかった症例群よりも良好であった（55.7% vs 21.1%，$p<0.001$，RR 2.65，95%CI 1.08〜6.46）（非常に低いエビデンス：深刻なバイアスのリスク，非直接性，不精確さのためグレードダウン）．この結果は，ウツタインの変数による調整生存率でも，β遮断薬投与群は非投与群に比して優れていた（specific ORは得られず，$p=0.002$）[1005]．

（2）リドカイン投与と非投与

重要なアウトカムとしてのVFの再発について，院外心停止から蘇生された1,721症例を対象とした1件の観察研究では，ROSC直後にリドカインを単回または持続注射することは，投与しない場合と比べて，症例背景を調整後のVF再発率（ウツタインの変数によるプロペンシティスコア−マッチングで調整）が低かった（OR 0.34，95%CI 0.26〜0.44）[1006]（非常に低いエビデンス：深刻なバイアスのリスク，非直接性のためグレードダウン）．

重大なアウトカムとしての生存退院について，院外心停止から蘇生された1,721症例を対象とした1件の観察研究では，ROSC直後にリドカインを単回または持続注射することは，投与しない場合と比べて，ウツタインの変数による調整生存退院率が高かったが（OR 1.49，95%CI 1.15〜1.95），プロペンシティスコア−マッチングによる調整後は差がなかった（OR未報告）[1006]（非常に低いエビデンス：深刻なバイアスのリスク，非直接性のためグレードダウン）．

患者にとっての価値とILCORの見解

採用できるデータは非常に少なく，いかなる効果においても信頼性を得るに足りないため，推奨するに至らなかった．

治療効果が証明されない，または未知の場合，薬物の既知の副作用を避けることに重きを置いた．評価した研究は全て観察研究で，因果関係が決定できなかった．さらに，それらの研究は現行治療への変更前に行われたものであった（例えば心停止の際，現在ではリドカインよりもアミオダロンをよく用いている）．

Knowledge Gaps（今後の課題）

- 心停止後における抗不整脈薬の効果を検討したRCTはない．
- 心停止中に抗不整脈薬治療を受けたVF/VTからの蘇生患者が，特に重要な研究対象となる．

5　循環補助装置

ROSC後で，心血管機能が障害された成人患者に対する循環補助装置の効果に関する研究はない．ブタを用いた動物実験では，ROSC直後にIABPを使用すると，ドブタミン等を使用した通常の管理と比較して左心機能の悪化がみられた[1003]．

5件の研究では，重篤な心原性ショックもしくは重症心不全の患者に対する左心補助装置，continuous aortic flow augmentation（CAFA）装置の使用により，血行動態は改善するが生存率は改善しなかった[1007-1011]．

ROSC後の心機能不全に対してIABPを使用した2件の症例集積研究においては，IABPの効果は他の治療（PCI，低体温療法等）の効果と分離できていない[971, 1012]．

現時点では心血管機能不全を呈するROSC後の患者において，循環補助装置の効果に関するエビデンスは十分ではない．

4 体温調節

1 体温管理療法（低体温療法）

ROSC後の脳への虚血再灌流傷害は，低体温療法によって軽減できる可能性がある．ここでは以下のいくつかのPICOについて検討する．

- 電気ショック適応の院外心停止に対する体温管理療法
- 電気ショック非適応の院外心停止に対する体温管理療法
- 心電図（ECG）波形にかかわらず院内心停止に対する体温管理療法，至適目標体温，体温管理療法の期間，体温管理療法導入のタイミング

1) 体温管理療法の実施と目標体温

CQ：体温管理療法の目標体温は何℃が至適か？

- P あらゆる状況下のROSC後の患者
- I 32〜34℃を目標体温とした軽度低体温療法
- C 正常体温
- O 退院時，30日後，60日後，180日後，1年後の神経学的転帰および生存，あるいは生存を変えるか？

推奨と提案

体温管理療法施行時には，32〜36℃の間で目標体温を設定し，その温度で一定に維持することを推奨する（強い推奨，中等度のエビデンス）．特定の心停止患者において，低い目標体温（32〜34℃）と高い目標体温（36℃）のどちらがより有益であるかは不明であり，今後の研究でこの点が明らかになるかもしれない．

初期ECG波形が電気ショック適応の成人院外心停止で，ROSC後に反応がない場合は，体温管理療法を行うことを推奨し，体温管理療法を行わないことに反対する（強い推奨，低いエビデンス）．

初期ECG波形が電気ショック非適応の成人院外心停止でROSC後に反応がない場合は，体温管理療法を行うことを提案し，体温管理療法を行わないことに反対する（弱い推奨，非常に低いエビデンス）．

全ての初期ECG波形の成人院内心停止でROSC後に反応がない場合は，体温管理療法を行うことを提案し，体温管理療法を行わないことに反対する（弱い推奨，非常に低いエビデンス）．

エビデンスの評価に関する科学的コンセンサス

このPICOは2つのクエスチョンに分けられた．最初のクエスチョンは，ROSC後患者に低体温療法を導入すべきかどうかである．エビデンスは，電気ショック適応の院外心停止，電気ショック非適応の院外心停止で，全ての波形の院内心停止に分けて評価された．もう1つのクエスチョンは，ROSC後の患者に対する至適目標体温を評価するものである．

(1) 電気ショック適応の院外心停止

重大なアウトカムとしての神経学的転帰良好での生存について，275人が登録されたRCT[1013]および77人が登録された準RCT[1014]があり，初期リズムがVFまたは無脈性VTの院外心停止患者に有益であることが示された（低いエビデンス：バイアスのリスク，不精確さによりグレードダウン）．これらの研究では，低体温療法（32〜34℃）が体温管理なしと比較し，6か月後の神経学的転帰良好（RR1.4，95%CI 1.08〜1.81），生存退院（OR 2.65，95%CI 1.02〜6.88）に関連していた．

重大なアウトカムとしての生存について，ある研究[1013]は，低体温療法が施行された患者に有益性を認めた（180日後の死亡率に対するRR 0.74，95%CI 0.58〜0.95）が，別の研究[1014]は，有意差がなかった（51% vs 68%，院内死亡率：RR 0.76，95%CI，0.52〜1.10）．

(2) 電気ショック非適応の院外心停止

初期リズムがPEAあるいは心静止（すなわち電気ショック非適応）の院外心停止患者に対して，軽度低体温療法（32〜34℃）と体温管理なしを比較したRCTは見つからなかった．

重大なアウトカムとしての神経学的転帰良好での生存について，計1,034人の電気ショック非適応の院外心停止患者を対象とした3つのコホート研究[1015-1017]を統合すると，神経学的転帰不良に有意差がなかった（まとめた調整OR 0.90，95%CI 0.45〜1.82）（非常に低いエビデンス：バイアスのリスク，不精確さによりグレードダウン）．

さらに，大規模なレジストリを使用した1,830人の後ろ向き研究[1018]では，電気ショック非適応の院外心停止患者について，低体温療法が神経学的転帰不良を増加させていた（調整OR1.44，95%CI，1.039〜2.006）（非常に

低いエビデンス：バイアスのリスク，不精確さによりグレードダウン）．体温データの欠如や利用できる患者情報に限界があるため，本研究のデータは前述の研究のものとは統合しなかった．

重大なアウトカムとしての生存について，ある研究[1016]では，低体温療法は6か月後の生存と関連していた（OR 0.56, 95%CI 0.34〜0.93）（非常に低いエビデンス：バイアスのリスク，不精確さによりグレードダウン）．

(3) 院内心停止

院内心停止に関して，軽度低体温療法（32〜34℃）と体温管理なしとを比較したRCTは存在しない．

重大なアウトカムとしての生存退院について，8,316人を登録したある後ろ向きコホート研究[1019]は，全ての初期ECG波形の院内心停止患者に対して体温管理療法と積極的体温管理を行わない場合で有意差を認めないことを示した（OR 0.9, 95%CI 0.65〜1.23）（非常に低いエビデンス：バイアスのリスク，不精確さによりグレードダウン）．

重大なアウトカムとしての神経学的転帰良好での生存について，前述の観察研究[1019]は，有意差を認めない（OR 0.93, 95%CI 0.65〜1.32）ことを示した（非常に低いエビデンス：バイアスのリスク，不精確さによりグレードダウン）．

体温管理療法を採り入れる前後で比較した数多くの研究はあるが，同時に採り入れられたその他のROSC後の治療の変更に影響されるためデータの解釈は極めて難しく，ROSC後の転帰に対する体温管理の効果のみをとりだすことを不可能としている．そのため，体温管理療法を採り入れる前後で比較した研究は全て除外した．同時期のコントロール群と比較しているその他の観察研究も，残存する交絡因子およびそれ以外の因子により低いエビデンスとなっている．以上より，RCTのような高いエビデンスを持つ特殊な患者群を対象とする研究でない限り，これらの観察研究をエビデンス評価には含めなかった．

(4) 目標体温

重大なアウトカムとしての生存および神経学的転帰良好での生存について，939人を対象としたRCT[1020]では，目撃のない心停止を除く全ての初期ECG波形の院外心停止成人患者について，33℃の低体温療法群は36℃に厳格に体温管理した群と比較して有益性を示さなかった（研究終了時の死亡率についてのHR 1.06, 95%CI 0.89〜1.28；死亡もしくは6か月後の神経学的転帰不良についてのRR 1.02, 95%CI 0.88〜1.16）（中等度のエビデンス：不精確さによりグレードダウン）．

重大なアウトカムとしての神経学的転帰良好での生存について，院外心停止のVF/VTもしくは心静止の36人を登録した小さな試行的RCT[1021]は，32℃の低体温療法が34℃と比較して，少数例で統計学的検出力不足ではあるが，有益性（神経学的転帰良好な生存率44.4% vs 11.1%，$p=0.12$）を示せなかった（低いエビデンス：バイアスのリスク，不精確さによりグレードダウン）．

患者にとっての価値とILCORの見解

この推奨を作成するにあたり，体温管理療法に伴う（おそらく非常に小さい）想定されるリスクとコストに比べて，神経学的転帰良好な生存が増加する可能性に重きを置いた．ROSC後の死亡率は高く，治療の選択肢が少ないことを強調する．体温管理なしと比べた体温管理療法のエビデンスの質は低いが，体温管理療法は神経学的転帰良好な生存が増加することを確認できたROSC後の唯一の治療法である．したがって，低いエビデンスではあるが，強い推奨とした．

Knowledge Gaps（今後の課題）

- 初期ECG波形が電気ショック非適応の成人院外心停止，および初期ECG波形にかかわらず成人の院内心停止に対して，体温管理療法を支持あるいは否定する高いエビデンスはない．
- ROSC後の傷害の重症度に基づいた個々の症例の目標体温の設定を支持あるいは否定するエビデンスもない．
- 転帰決定にあたって，より詳細な認知機能の評価を含むさらに緻密な研究も必要である．

2) 体温管理療法の維持期間

> CQ：体温管理療法の至適な維持期間は何時間か？
> P あらゆる状況下のROSC後の患者
> I 24時間以外の維持期間の低体温療法
> C 24時間の維持期間の低体温療法
> O 退院時，30日後，60日後，180日後，1年後の神経学的転帰および生存

推奨と提案

体温管理療法を施行する場合は，過去の2件の大規模なRCT[1013, 1020]と同様に，維持期間を少なくとも24時間とすることを提案する（弱い推奨，非常に低いエビデンス）．

エビデンスの評価に関する科学的コンセンサス

2002年に発表された低体温療法の臨床研究[1013, 1014]で用いられた12時間および24時間という低体温療法の維持期間が，それ以降のガイドラインで採用されてい

る[1022].体温管理療法の至適な維持期間は未だ明らかではない.

ROSC 後の体温管理療法について,異なった維持期間を比較した RCT はない.

重大なアウトカムとしての神経学的転帰について,2件の観察研究は,維持期間による転帰の差を認めなかった(非常に低いエビデンス:バイアスのリスク,不精確さによりグレードダウン).一方の研究では神経学的転帰良好群と不良群の間で低体温療法の維持期間に差はなく[1023],もう一方では低体温療法維持期間が 24 時間群と 72 時間群との間で死亡率や神経学的転帰不良率の差はみられなかった[1024].過去の臨床研究試験における体温管理療法の維持期間は 12〜28 時間であった[1013, 1014, 1020].ある研究[1020]では,ROSC 後 72 時間まで厳格な体温管理療法(<37.5℃)を施行していた.

患者にとっての価値と ILCOR の見解

この推奨を作成するにあたっては,実臨床で一般的に行われている方法を変更しないことに重きを置き,体温管理療法の維持期間として最も普及している 24 時間とした.また,2 件の大規模臨床試験における体温管理療法の維持期間は 24 時間以上であり,そのうちの 1 つは,体温管理療法を行わない場合と比較して,転帰の改善がみられたことをさらに強調しておく.

Knowledge Gaps(今後の課題)

- 体温管理療法において特定の維持期間を支持あるいは反対する直接的なエビデンスはない.
- 体温管理療法の維持期間を評価するための RCT が必要である.

3) 低体温療法のタイミング

CQ:病院到着前からの低体温療法導入は転帰を改善するか?

- P あらゆる状況下の ROSC 後の患者
- I あるタイミング(例えば,病院到着前あるいは ROSC 後 1 時間以内)の低体温療法の導入
- C そのタイミング以降の低体温療法の導入
- O 退院時,30 日後,60 日後,180 日後,1 年後の神経学的転帰および生存

推奨と提案

ROSC 直後の,急速な大量冷却輸液による病院前冷却を,ルーチンには行わないことを推奨する(強い推奨,中等度のエビデンス).

エビデンスの評価に関する科学的コンセンサス

CoSTR 2010 では,ROSC 後できるだけ早く冷却を開始することを推奨したが,この推奨は単に動物実験のデータと理にかなった推測に基づいていた[1022].このクエスチョンは,早期からの冷却が遅い時期からの冷却より優れているのかについてのものである.早期冷却は病院到着前の救急搬送時の冷却と定義した.多くの研究が存在するので,RCT のみを検討した.

ROSC 後,冷却輸液を用いて低体温療法を導入した 5 件の RCT[1025-1029]があった.ある報告では[334]冷却輸液を心肺蘇生中に,さらにある報告では[1030]鼻腔冷却を心停止中から施行した.これらの報告における冷却輸液量は 20〜30 mL/kg で,2 L まで投与されたが,症例によっては病院到着までに規定された全量が投与されていなかった.このエビデンス評価には,冷却輸液の実現可能性を試した少数例の研究[1031]は含めなかった.上記 7 件の全ての研究で,研究の性質上,診療チームに盲検化をすることができず,3 件では転帰を判定する者にも盲検化できなかった.

重大なアウトカムとしての神経学的転帰について,計 1,867 人を含む 5 件の院外心停止患者の研究[1026-1030]を統合したところ,病院前での低体温療法開始群が,病院到着後の開始群と比較して神経学的転帰に差はなかった(RR 1.00, 95%CI 0.95〜1.06)(中等度のエビデンス:バイアスのリスクによりグレードダウン).

重大なアウトカムとしての死亡率について,計 2,237 人を含む 7 件の研究を統合したところ,病院前での冷却開始群が病院前での非冷却群と比較して,死亡率に差はなかった(RR 0.98, 95%CI 0.92〜1.04)(中等度のエビデンス:バイアスのリスクによりグレードダウン).それぞれの研究を個別にみても,神経学的転帰不良あるいは死亡率への影響を見い出すことはできなかった.

アウトカムとしての再心停止について,4 件の RCT[1025, 1026, 1028, 1029]は,病院前で低体温療法を導入した症例がリスクを増加させた(RR 1.22, 95%CI 1.01〜1.46)(低いエビデンス:バイアスのリスク,非一貫性によりグレードダウン).この結果は,4 件のうち最大規模の研究[1029]に影響されている.

アウトカムとしての肺水腫について,3 件の研究があった(低いエビデンス:バイアスのリスク,非一貫性によりグレードダウン).2 件の小規模なパイロット研究[334, 1025]では二群間に差がなく,他の研究[1029]では病院前での冷却群で肺水腫の頻度が増加した(RR 1.34, 95%CI 1.15〜1.57).

患者にとっての価値と ILCOR の見解

この推奨の作成に際して,多数の症例の検討にもかかわらず有益性を証明できなかった処置は推奨しないこと

に重きを置いた．最大規模の研究結果に影響されたメタアナリシスは，冷却輸液を用いた急速静脈内投与による病院前からの軽度低体温導入に際して，再心停止のリスクが増加することを示していること[1029]を注意喚起する．この推奨はROSC後の病院前の状況に限定的なものであり，その他の状況や，有効性がすでに評価されている患者への冷却輸液が現在も行われていることをILCORは認識している．

Knowledge Gaps（今後の課題）

- 大量急速冷却輸液および病院前での心肺蘇生中の冷却以外の早期冷却戦略に関する適切な研究はまだない．
- ある患者群（例えば病院までの搬送時間が平均より長い）での，早期冷却戦略が有益か否かに関しては依然不明である．

4）冷却方法

13件の研究では，血管内冷却装置を使用して低体温導入と維持を行った[970, 971, 1032-1042]．12件の研究ではアイスパックと，空気もしくは水循環システムによる体表冷却によって低体温療法の導入と維持を行っている[970, 971, 1032, 1038, 1040, 1043-1049]．7件の研究では，アイスパック（時々湿ったタオルを併用して）単独で低体温の導入と維持を行っている[1014, 1034, 1039, 1050-1053]．4件の研究ではアイスパック単独で低体温を維持している[1012, 1054-1056]．7件の研究では冷却ブランケットもしくはパッドを使用して低体温導入と維持を行っている[1038, 1057-1062]．8件の研究は水循環ゲル被覆パッドを低体温の導入と維持，もしくは維持のみに使用した[971, 992, 1038, 1048, 1060, 1063-1065]．また，鼻腔冷却による低体温導入の安全性[1066]と有効性[1067]，食道冷却についての実験[1068]とシミュレーション[1069]が報告された．血管内冷却法と体表冷却法の比較では，目標体温到達までの時間に有意差はなかったが，体表冷却群で体温変動が大きく[1070]，高血糖が多く，低マグネシウム血症が少なく[1071]，有害事象が多かった[1072]．しかし，アウトカムに差はみられなかった．低体温の導入および維持に関するRCTとしては，冷却空気テント[1013]と冷却ヘルメット[1073]，鼻腔冷却[1074]，咽頭冷却[1075]の報告がある．心停止蘇生中から開始する鼻腔冷却[1074]や咽頭冷却[1075]を併用した低体温の導入では，併用しない場合よりも迅速な冷却効果が示された．1件の症例登録研究[1076]では，低体温維持にはアイスパック（17％），冷却空気（8％），水循環ブランケット（63％），血管内冷却装置（16％），その他（8％）が使用された．経皮的心肺補助装置を用いた低体温導入により，ROSC後の患者に対する迅速な冷却効果[1077]，ROSC前の患者に対する神経学的転帰良好率の増加[338, 1078, 1079]が報告されている．

2　心停止後の発熱の予防

> **CQ：ROSC後の厳格な発熱の予防は転帰を改善するか？**
> - P あらゆる状況下のROSC後の成人
> - I 厳格な正常体温維持のための発熱の予防
> - C 発熱の管理をしない
> - O 退院時，30日後，60日後，180日後，1年後の神経学的転帰および生存

推奨と提案

32〜36℃の体温管理療法終了後も昏睡状態が遷延している成人では，発熱を防止し治療することを提案する（弱い推奨，非常に低いエビデンス）．

エビデンスの評価に関する科学的コンセンサス

発熱は神経損傷を伴う多くの重症病態で転帰不良と関連している．体温上昇は，代謝の亢進により虚血再灌流傷害と神経傷害を増悪させるかもしれない．発熱防止が体温管理療法を施行されなかった患者および体温管理療法を施行後の患者の転帰を改善するかを検討した．

ROSC後の発熱防止あるいは発熱治療が転帰を改善するかどうかを検討した介入研究や観察研究はなかった．そのため，発熱と転帰との関連を調べた研究を集め検討した．

(1) 体温管理療法を施行しなかった場合

重大なアウトカムとしての神経学的転帰良好な生存，あるいは生存について，5件の観察研究[1080-1084]は，ROSC後の発熱が体温管理療法を施行しなかった場合に転帰不良と関連していることを示した（非常に低いエビデンス：バイアスのリスク，非直接性によりグレードダウン）．

(2) 体温管理療法を施行した場合

重大なアウトカムとしての神経学的転帰良好な生存，あるいは生存について，856人を対象とした6件の観察研究[1084-1089]は，体温管理療法施行後の発熱が転帰と関連していないことを示した（非常に低いエビデンス：バイアスのリスク，非直接性によりグレードダウン）．また，同じ重大なアウトカムについて411人を対象とした2件の観察研究は，体温管理療法後の発熱が転帰不良と関連していることを示した（非常に低いエビデンス：バイアスのリスク，非一貫性，非直接性によりグレードダ

ウン）[1090, 1091].

患者にとっての価値とILCORの見解

この推奨の作成にあたって，体温管理療法は，ROSC後の昏睡患者に常に行うべきであり，この間は発熱が生じないことを認識している．したがって，発熱の管理は，体温管理療法の終了後に主たる関心事となる．対象とした研究には重大な限界があるが，ILCOR ALSタスクフォースの専門家の見解としては，発熱防止は，集中治療室での他の神経損傷に対して一般的に行われている対応であり，発熱防止に関連する有害事象のリスクが相対的に低いという事実に鑑みて，発熱防止が好ましいという推奨に至った．

Knowledge Gaps（今後の課題）

- RCTがない状況で，ROSC後の発熱防止あるいは治療が有益であるか否かは未だ明らかではない．
- どれくらいの期間，発熱を防止するのか，どのような方法（例えば，体表から，体内から，薬理学的に）が最善なのかは明らかでない．
- 最近のデータからは，発熱が神経傷害を増悪させているのか，重篤な神経傷害自体が体温調節不全の原因となっているのかの区別はできない．

5 てんかん発作の予防と治療

1 ROSC後のてんかん発作の予防

CQ：ROSC後のてんかん発作の予防は転帰を改善するか？
- P あらゆる状況下のROSC後の成人
- I てんかん発作の予防
- C てんかん発作の予防をしない
- O てんかん発作の発生頻度，退院時，30日後，60日後，180日後，1年後の神経学的転帰および生存

推奨と提案

ROSC後の患者に対して，てんかん発作の予防をルーチンには行わないことを提案する（弱い推奨，非常に低いエビデンス）

エビデンスの評価に関する科学的コンセンサス

ROSC後の昏睡患者において，てんかん発作（注），特にてんかん重積状態は転帰不良と関連している．てんかん発作やてんかん重積状態は心停止による重症の脳損傷の結果であるとともに，この状態が心停止に起因する脳損傷をさらに増悪する可能性がある．てんかん発作の予防および効果的な管理がROSC後患者の転帰を改善するかどうかを検討した．

注：ここでいうてんかん発作（seizure）とは，脳波上のてんかん性異常波により痙攣性あるいは非痙攣性の発作が生じることをいう．詳しくは「第6章 脳神経蘇生」（→345頁）を参照．

重大なアウトカムとしての神経学的転帰良好な生存について，計312人を含む2つの前向き二重盲検RCT[961, 1092]，およびヒストリカルコントロールを用いた107人を含む1件の前向き観察研究[1093]があり，てんかん発作の予防による有益性はなかった（中等度のエビデンス：非直接性によりグレードダウン）．

あるRCTの1つ[961]は，院外心停止のROSC例に対してプラセボ，ジアゼパム，硫酸マグネシウム，ジアゼパム＋硫酸マグネシウムのいずれかを投与した群で検討が行われた．この研究では3か月後に自立していた患者の割合は，プラセボ群25.3％（19/75），硫酸マグネシウム群34.7％（26/75），ジアゼパム群17.3％（13/75），およびジアゼパム＋硫酸マグネシウム群17.3％（13/75）であった（硫酸マグネシウムに関するRR 1.22, 95%CI 0.81～1.83）．患者背景調整後の解析では，転帰に群間差はみられなかった．

ROSC後1時間以内のチオペンタールとプラセボとの比較試験[1092]において，1年後の脳機能良好な生存例はプラセボ群で15％（20/131），チオペンタール群で18％（24/131）であり（RR 1.20, 95%CI 0.70～2.06），多変量解析では両群に差はみられなかった（OR 1.18, 95%CI 0.76～1.84）．

またROSC後の昏睡患者について，チオペンタールおよびフェノバルビタールを投与した群とヒストリカルコントロールを比較した観察研究[1093]では，バルビツレート療法の有益性はみられなかった．この研究では，神経学的転帰良好な生存退院例はバルビツレート使用群で38％（20/53例），ヒストリカルコントロールで26％（14/54例）であった（ARR 11.8％, 95%CI −5.8～28.5）（つまり118人増加/1,000人，95%CI 58人減少～285人増加/1,000人）．ある症例集積研究[1094]は，麻酔関連の心停止でROSC後早期にフェニトイン単回投与した場合，10人中9人に神経学的転帰良好で生存したことを示している．

重要なアウトカムとしてのてんかん発作の予防について，2つの前向き二重盲検RCT[961, 1092]は，てんかん発

作に有益性を示さなかった（低いエビデンス：非直接性によりグレードダウン）．チオペンタールを用いた研究[1092]では，対照患者で21％（28/131例），チオペンタール治療患者で13％（17/131例）にてんかん発作を認めた．（ARR −8.4％，95％CI −17.5〜0.8）（つまり84人減少/1,000人，95％CI 175人減少〜8人増加/1,000人）．もう1つの研究[961]では，てんかん発作の発生頻度は全体（二重プラセボ群，マグネシウム＋プラセボ群，ジアゼパム＋プラセボ群，ジアゼパム＋マグネシウム群）として11.9％であった．

患者にとっての価値とILCORの見解

この推奨を作成するにあたり，重大なアウトカムとしての神経学的転帰について，信頼に足る治療効果が欠落していることを認識した．また他の急性脳損傷におけるてんかん発作の予防は転帰改善に結びついていないという事実，そしてほとんどの薬物は重大な副作用を有しているという事実についても考慮した．

Knowledge Gaps（今後の課題）

- ROSC後の昏睡状態の患者において，てんかん発作を診断する上で標準化された定義は用いられていない．
- ROSC後の昏睡状態の患者のてんかん発作の診断と治療における各方法（持続脳波モニタリング，間欠的脳波モニタリング，脳波検査の非施行）の有用性については，装置が利用できないこと，および転帰が改善するとのエビデンス不足のため結論がでていない．
- ROSC後のてんかん発作の発生および神経学的転帰に関して，てんかん発作の予防効果を評価するRCTは存在しない．
- ROSC後の昏睡状態の患者におけるてんかん発作の予防のための，抗てんかん薬投与の時期，期間，投与量，薬物選択に関するデータは不十分である．

2 てんかん発作の治療

CQ：ROSC後のてんかん発作の治療は，転帰を改善するか？

- P あらゆる状況下のROSC後の成人
- I てんかん発作の治療
- C 無治療
- O 退院時，30日後，60日後，180日後，1年後の神経学的転帰および生存

推奨と提案

ROSC後患者ではてんかん発作の治療を推奨する（強い推奨，非常に低いエビデンス）．

エビデンスの評価に関する解説

この問題を扱ったRCTは存在しない．

重大なアウトカムとしての退院後，30日後，60日後，180日後，1年後における神経学的転帰良好な生存について，3件の症例集積研究[1095-1097]は，てんかん発作またはてんかん重積状態を治療したROSC患者47名中1名のみが神経学的機能良好で生存したことを示した（非常に低いエビデンス：比較データの欠損によりグレードダウン）．用いられた抗てんかん薬はフェニトイン，レベチラセタム，バルプロ酸ナトリウム，クロナゼパム，プロポフォール，ミダゾラム等広い範囲に及んでおり，全身麻酔薬さえ使用された．使用薬物，投与量，治療時期は，必ずしも報告されていない．これらの報告では，てんかん発作を伴うROSC後の患者で無治療例はなかったため，抗てんかん薬治療の生存や神経学的転帰への効果は不明である．ある研究[1097]では，てんかん発作を治療された5人中4人でてんかん発作をコントロールできたが，神経学的機能良好な生存はなかった．ある研究[1095]では，てんかん重積状態24人中，てんかん発作をコントロールできた例は0であるにもかかわらず，1人は神経学的機能良好で生存した．

患者にとっての価値とILCORの見解

この推奨を作成するにあたり，評価を受けた治療効果の信頼度は非常に低いことが認識された．しかし，発症しているてんかん発作は脳損傷を増悪させる可能性があり，再発するてんかん発作およびてんかん重積状態の治療は他の病態の患者では標準的ケアである．

Knowledge Gaps（今後の課題）

- ROSC後の昏睡状態の患者において，てんかん発作を診断する上で標準化された定義は用いられていない．
- ROSC後の昏睡状態の患者のてんかん発作の診断と治療における各方法（持続脳波モニタリング，間欠的脳波モニタリング，脳波検査の非施行）の有用性については，装置が利用できないこと，および転帰が改善するとのエビデンス不足のため結論がでていない．
- ROSC後のてんかん発作の発生および神経学的転帰に関して，てんかん発作の予防効果を評価するRCTは存在しない．
- ROSC後の昏睡状態の患者におけるてんかん発作予防のための，抗てんかん薬投与の時期，期間，投与量，薬物の選択に関するデータは不十分である．
- 痙攣性てんかん発作（全般性てんかん様放電等）以

〔8〕心拍再開後の集中治療／6 その他の治療法

外のてんかん様活動の治療に関する基準は十分に定められていない．

6 その他の治療法

1 ROSC後の血糖コントロール

CQ：ROSC後の血糖管理の至適範囲はあるか？
- P あらゆる状況下のROSC後の成人
- I 特定の目標範囲（例えば厳格に72〜108 mg/dL）での血糖管理
- C その他の目標範囲での血糖管理
- O 退院時，30日後，60日後，180日後，あるいは1年後の神経学的転帰および生存

推奨と提案
ROSC後の成人患者に対して，標準的血糖管理プロトコールを変更しないことを提案する（弱い推奨，中等度のエビデンス）．

エビデンスの評価に関する科学的コンセンサス

インスリンを用いた血糖コントロールは，現在のところ重症患者に対する一般的治療法であり，ROSC後の高血糖は神経学的転帰不良に関連している．他の重症患者に対して設定された目標血糖値を，ROSC後の患者の目標値としてよいかどうかを調べた．

重大なアウトカムとしての退院時での生存について，90人を含むRCT[1098]は，厳格な血糖管理群（72〜108 mg/dL）が中等度血糖管理群（108〜144 mg/dL）に対して，30日後の死亡率に差がないことを示した（RR 0.94，95％CI 0.53〜1.68）（中等度のエビデンス：非盲検化に伴うバイアスのリスクによりグレードダウン）．119人の前後比較の観察研究[971]は，設定された血糖管理（90〜144 mg/dL）を含む治療バンドルが院内死亡率の減少と関連していることを示した（RR 0.46，95％CI 0.28〜0.76）（非常に低いエビデンス：多数の潜在的な交絡因子によりグレードダウン）．血糖管理単独の効果はバンドルの他の部分から分離できなかった．

患者にとっての価値とILCORの見解

この推奨を作成するにあたり，他の重症患者に対する血糖管理を，ROSC後の患者において修正すべきとのエビデンスが欠如していることを考慮した．さらに，厳格な血糖コントロールは労力を要し，他の病態の患者においても厳格な血糖管理は低血糖の頻度を増加させ，それらは有害となりうることに留意した．低血糖を回避することは，有益性が証明されていない中等度の高血糖の治療より重要であると考えられた．

Knowledge Gaps（今後の課題）
- ROSC後の患者において，血糖値を特定の範囲内や最小限の変動に維持することが生存率または神経学的転帰を改善するかどうかは不明である．

2 ステロイド療法

2件の観察研究[1099,1100]と2件の動物実験[1101,1102]では，ROSC後のステロイド投与に関して有益性や副作用は明らかでなかった．

ROSC後のコルチコステロイド投与の効果は，それを支持あるいは否定するためのエビデンスは十分ではない．

Knowledge Gaps（今後の課題）

ROSC後で，副腎不全の発生率を調査することが重要である．心停止後に投与されるステロイドの効果を評価するために臨床研究が必要である．

3 血液濾過

1件のRCTでは，ROSC後の成人患者において大量血液濾過（200 mL/kg/時を8時間持続）治療群，および大量血液濾過に低体温療法を併用した群は，（血液濾過のない）対照群よりも，6か月後の生存率は高かった[1103]．1件の研究では，ROSC後の大量血液濾過は，生存率と神経学的転帰が改善することを示唆した[1104]．

ROSC後の患者で，血液濾過の効果を支持あるいは否定するためのデータは十分ではない．

4 神経保護薬

1件の小規模な予備実験では，心原性と推定された目撃のある成人の院外心停止ROSC後において，低体温療法（35℃）にコエンザイムQ10（250 mgに続いて5日間150 mg，1日3回）経口投与を併用する方法は，低体温療法単独と比較して3か月生存率が改善したが，神経学的転帰良好な患者の生存率には差がなかった[1059]．4件のRCTでは，院外心停止患者に投与されたnimodipine[1105,1106]，lidoflazine[1107]，またはジアゼパム[961]は，標準的な治療と比較して有益性を示さなかった．2件のRCTでは，院外心停止患者に投与されたチオペンター

ル[1107]または nimodipine[1108]は，標準的な治療と比較して有益性を示さなかった．

ROSC 後昏睡状態の患者において，低体温療法の併用にかかわらず薬物（コエンザイム Q10，チオペンタール，nimodipine，lidoflazine，ジアゼパム）使用を支持あるいは否定するためのデータは十分ではない．

7 心停止の原因治療

肺血栓塞栓症と診断された ROSC 例における早期血栓溶解療法は，標準的な治療と比較して有益かもしれない正当な理由があるにもかかわらず，その有用性を示すエビデンスはない．数件の研究[705, 1109-1112]および症例集積研究[1113]では，早期血栓溶解療法による生存退院率の有意な増加は示されていない．これらの研究の大部分では，血栓溶解療法後に出血性合併症が増加している．1件の研究では，CPR 中に血栓溶解療法を受けた患者において大量出血の危険性がさらに増加することが示唆されている[705]．

5 件の後ろ向き研究では，心停止後の塞栓摘出術では死亡率が高いことが示されている[706, 1114-1117]．ショックを伴う重症肺血栓塞栓症においては経皮的心肺補助（PCPS）が使用される[1118]．肺血栓塞栓症によって心停止を起こし経皮的血栓摘出術を施行された 7 人の患者の転帰を検討した症例集積研究では，そのうち 3 人は rt-PA の投与を受けていた[708]．7 人のうち死亡は 1 人のみであり，肺循環は大多数の患者で回復している（85.7％）．

ROSC 後に確診もしくは疑診された肺血栓塞栓症に対して，ヘパリン投与に血栓溶解療法を併用する効果に関するエビデンスは不十分である．ROSC 後に血栓溶解療法を受けた肺血栓塞栓症患者に対する外科的血栓塞栓摘出術は死亡率が高いので，CPR を受けた患者では避けるべきである．経皮的血栓摘出術はその効果に関するデータが乏しいが，肺血栓塞栓症による心停止で血栓溶解療法が適応にならない場合には有益である可能性があり考慮してもよい．

第2章

〔9〕予後評価

1 心停止中の生理学的予後評価

臨床的な症候や心電図（ECG）モニターに加えて，生理学的指標をリアルタイムに監視したり，超音波画像を参照できれば，二次救命処置における病態に応じた治療的介入を実現できる可能性がある．監視する生理学的指標として，呼気終末 CO_2 値，動脈圧と中心静脈圧（冠灌流圧や大動脈拡張期圧の監視を可能にする），および脳組織酸素飽和度（脳局所の酸素化）が検討されている．

1 呼気終末 CO_2 値による心停止の予後評価

CQ：心肺蘇生（cardiopulmonary resuscitation：CPR）中の呼気終末 CO_2 値で，予後の評価ができるか？

- P あらゆる状況下の成人の心停止患者
- I 一定の呼気終末 CO_2 値
- C そのレベルを下回る呼気終末 CO_2 値
- O 退院時，30日後，60日後，180日後，1年後の神経学的転帰および生存，ROSC

推奨と提案

呼気終末 CO_2 値のカットオフ値のみでは，死亡予測や蘇生行為を中止する決定を行わないことを推奨する（強い推奨，低いエビデンス）．

気管挿管後あるいは蘇生開始20分後に呼気終末 CO_2 値が 10 mmHg 以上であることが ROSC の予測因子となりうることを提案する（弱い推奨，低いエビデンス）．

気管挿管後，あるいは蘇生開始20分後に呼気終末 CO_2 値が 20 mmHg 以上であることが生存退院の予測因子となりうることを提案する（弱い推奨，低いエビデンス）．

エビデンスの評価に関する科学的コンセンサス

呼気終末 CO_2 値は呼気終末時の二酸化炭素の分圧であり，心拍出量と肺血流量とを反映する．CPR中は，胸骨圧迫による低心拍出量を反映して，呼気終末 CO_2 値は低値となる．10 mmHg を超える呼気終末 CO_2 値はROSC に関係するとされるが[1119-1123]，CPR中にどのレベルの呼気終末 CO_2 値が検出されると生存や神経学的転帰良好を高い信頼度で予測できるのかは明らかでない．

重大なアウトカムとしての神経学的転帰良好な生存に言及するいかなるエビデンスも認められなかった．

重大なアウトカムとしての生存退院について，1件の観察研究[1124]があった（低いエビデンス：深刻なバイアスのリスク，深刻な不精確さによりグレードダウン）．対象患者127名において，初回の呼気終末 CO_2 値が 10 mmHg（1.33 kPa）以上の場合，10 mmHg 未満と比較して生存退院が多かった（OR 11.4, 95%CI 1.4〜90.2）．

重大なアウトカムとしての生存退院について，1件の観察研究[1124]があった（低いエビデンス：深刻なバイアスのリスク，深刻な不精確さによりグレードダウン）．対象患者127名において，20分後の呼気終末 CO_2 値が 20 mmHg 以上の場合，20 mmHg 未満と比較して生存退院が多かった（OR 20.0, 95%CI 2.0〜202.3）．

重要なアウトカムとしての ROSC について，3件の観察研究があった[1124-1126]（中等度のエビデンス：深刻なバイアスのリスクによりグレードダウン）．計302名の対象患者において，初回の呼気終末 CO_2 値が 10 mmHg 以上の場合，10 mmHg 未満と比較して ROSC が多かった（OR 10.7 95% CI 5.6〜20.3）．

重要なアウトカムとしての ROSC について，3件の観察研究[1124, 1127, 1128]があった（非常に低いエビデンス：非常に深刻なバイアスのリスク，深刻な非一貫性，深刻な不精確さによりグレードダウン）．計367名の対象患者において，20分後の呼気終末 CO_2 値が 10 mmHg 以上の場合，10 mmHg 未満と比較して ROSC が多かった（OR 181.6, 95%CI 40.1〜822.6）．

患者にとっての価値と ILCOR の見解

死亡の予測因子として，あるいは蘇生行為を中止する決断のために，特定の呼気終末 CO_2 値だけをカットオフ値として使用しないことを強く推奨するにあたり，われわれは1つの指標（呼気終末 CO_2 値）にだけ依存しないこと，あるいはカットオフ値に依存しないことに重きを置いている．実際の臨床における有用性や，心停止の原因によって値が異なることについて，未だに確立されていないからである．よってこれらは，考慮すべき今後の課題である．心停止の原因（例：窒息や肺血栓塞栓症）が呼気終末 CO_2 値に影響しうること，そして，特定のカットオフ値が与えられることによって，それが既成事実化していくことを懸念している．また，CPR中に計測される呼気終末 CO_2 値の精度についての懸念もある．公開の議論では，無益で長時間にわたる蘇生行為の継続を避けるため，ILCOR の推奨がより規範的であ

るべきとの意見があった．

Knowledge Gaps（今後の課題）

- 呼気終末 CO_2 値に対して，その計測のタイミング，心停止の原因，換気回数，あるいは胸骨圧迫の質が与える影響については完全には理解されていない．
- バッグ・マスクや声門上気道エアウエイを使用している際の呼気終末 CO_2 値についてはさらに検討を要する．
- CPR 中に呼気終末 CO_2 値は正しく計測されるか？
- 呼気終末 CO_2 のカットオフ値は短期あるいは長期の予後を正確に評価できるかどうかわからない．

2　CPR 中の超音波検査

CQ：CPR 中の超音波検査で予後を評価できるか？

- P　あらゆる状況下の心停止の成人
- I　CPR 中の超音波検査（心エコーや他の組織の評価含む）
- C　標準的 CPR のみで超音波を使用しない場合
- O　退院時，30 日後，60 日後，180 日後，1 年後の神経学的転帰および生存，ROSC

推奨と提案

心臓超音波検査は，標準的な ALS を妨害することなく実施可能であれば，可逆性の原因の可能性を同定するための追加的診断機器として考慮されうることを提案する（弱い推奨，非常に低いエビデンス）．

エビデンスの評価に関する科学的コンセンサス

超音波検査は重症患者に対する診断と予後判定のツールとして使用が増加してきた[1129]．CPR 中の評価のための特別なプロトコールにより，心筋収縮力の評価を可能とし，患者の管理を中断することなく，循環血液量減少，気胸，肺血栓塞栓症，心臓の動きを制限する心囊液貯留のような潜在する治療可能な原因の同定に寄与しうる[1130]．

重大なアウトカムとしての生存について，1 件の観察研究があった[1131]（非常に深刻なバイアスのリスク，不精確さのためグレードダウン）．それゆえ，このデータからは PICO に応える十分なエビデンスが得られなかった．

重要なアウトカムとしての ROSC について 1 件の RCT があり[1132]，無脈性電気活動（PEA）成人患者の ALS 中の心臓超音波を使用するものとしないものとで比較した（非常に低いエビデンス：深刻なバイアスのリスク，不精確さによりグレードダウン）．とりあえずのサンプルとして 100 例の患者を登録し，少なくとも 10 秒以上の ROSC を超音波使用群の 34%，非使用群の 28% で認めたと報告した（$p=0.52$）．

患者にとっての価値と ILCOR の見解

この推奨にあたり，胸骨圧迫の中断による潜在的危険に高い価値を置いた．ALS 中の心臓超音波に利益があるかどうかを評価するエビデンスは現在十分ではない．これはこの PICO に対する特異的なものではないが，胸骨圧迫中断を最小限にするために蘇生中の超音波検査についてそれぞれの個人が訓練する必要の重要性について議論した．超音波検査が，潜在的に可逆的な心停止あるいは「偽」PEA の認識において役に立つかもしれない状況があることについて合意した．

Knowledge Gaps（今後の課題）

- ALS 中の超音波検査の追加が転帰を改善するかは明らかではない．
- 全てのデータは院外心停止のものであり，非心室細動（VF）患者で，当初 PEA と評価された患者のものである．
- 超音波検査の診断における有用性についてのシステマティックレビューがなされるべきである．超音波検査が生存の可能性を予測できるかどうかについていくつかの論文が存在する．
- 検査前確率（超音波で検出可能な原因の疑い）が超音波検査実施のために重要である，なぜなら超音波は CPR を一定時間妨げる可能性があるためである．
- CPR 中の超音波検査所見が正しく解釈できるかどうかは不明である．なぜならば，画像は心拍のある患者の所見と比較されるからである（例：肺血栓塞栓症でなくても全ての心停止で右室拡大が起こる）．
- CPR 中の超音波検査の追加が転帰を改善するかは不明確である．心停止中の超音波検査に関する大多数の文献は心臓超音波所見の診断的価値に焦点を当てている．心停止中の超音波の使用が患者の転帰に影響を与えるかどうかについての RCT が必要である．

2　ROSC 後の神経学的予後評価

現代の実地臨床において，多くの ROSC 後の意識障害患者が，生存できないか，あるいは神経学的転帰不良で生存するという現状がある．

ある地域では，神経学的転帰不良が予想される場合，家族や診療チームが生命維持治療を制限あるいは，撤退する可能性がある．その意味で，妥当な時期に予後評価を行い，信頼に足る治療戦略を立てることは，心停止治療体制における 1 つの重大な要素である．

〔9〕予後評価／2 ROSC 後の神経学的予後評価

昏睡下の ROSC 後症例に対する治療制限の決定は，単一の予後評価項目のみに頼るべきでない．ILCOR のこの点に関するコンセンサスは，臨床症状との関連で，全ての補助検査を考慮した，多元的な予後評価が，全ての症例において行われるべきであるとしている．それぞれの評価に対する，測定項目の最も信頼性の高い組み合わせや時期は，未だ不明であり，今後のさらなる研究が必要である．

これまで報告されている ROSC 後の患者における予後不良を評価する因子の信頼性（偽陽性率と 95%CI）は，心停止後もしくは復温から測定された時点までの時間によって左右される．

さらに，ROSC 後 72 時間以内に測定された因子が予後不良と関連しているとしても，神経学的予後の評価に基づいて治療を制限するにあたっては，ROSC から 72 時間以内に決定すべきではないとするのが ILCOR のコンセンサスである．ILCOR は他の非神経学的因子も治療制限に関与していることを認識している．

ROSC 後の昏睡患者における予後評価は，低体温による体温管理療法（低体温療法）を受けたか，否かによって別々の PICO で検討した．低体温療法は昏睡の自然経過を変化させかねないし，中枢神経機能の回復も遅延させうるため，この方法を選択した．さらに，体温管理療法中のシバリングを予防・治療するために患者はより大量，より長期に鎮静薬や筋弛緩薬にさらされる．これらの薬物の代謝は低体温療法中に遷延する可能性がある．低体温療法を受けていない ROSC 後の昏睡患者では信頼できる予後評価因子であっても，低体温療法を受けている患者では，同時点で評価した場合はその信頼性が劣るかもしれない．

本項では，死亡，植物状態あるいは重度の脳障害（CPC 3〜5）の神経学的予後不良に対して，高い特異度を持つ臨床所見，神経電気生理学的検査，血液もしくは脳脊髄液マーカー，画像検査を明らかにした．

延命治療の制限の根拠となる徴候や検査法を特定するために，神経学的予後不良に対して高い特異度を認める検査法を明らかにすることは妥当と考えられた．

検査結果の特異度を評価するために，神経学的予後不良を評価するための各徴候の偽陽性率が 0% となることを目標にした．95%CI を計算し，偽陽性率の上限が 5% 未満なら有用として推奨し，10% 未満なら有用かもしれないと提案した．臨床所見の組み合わせを検討した研究は少なかったので，ほとんどの場合，臨床徴候や所見は個別に検討した．

1 低体温による体温管理療法が施行された昏睡患者の予後評価

> CQ：低体温療法を施行した昏睡患者で，転帰不良と評価できる臨床指標は何か？
> P ROSC 後の昏睡状態で低体温療法を施行された成人
> I 臨床的指標（①臨床所見，②脳波，③SSEP，④画像，⑤その他）が異常
> C 臨床的指標が正常
> O 退院時，30 日後，60 日後，180 日後，1 年後の神経学的転帰不良もしくは死亡について信頼に足る評価

推奨と提案

心拍再開後 72 時間以前に，臨床所見のみで，予後を評価しないよう提案する（弱い推奨，非常に低いエビデンス）．

単一の検査または所見のみを信用することなく，多元的な検査（臨床所見，神経電気生理学的な手法，画像検査，あるいは血液マーカー）を，予後評価のため使用することを提案する（弱い推奨，非常に低いエビデンス）．

(1) 臨床所見

ROSC 後の昏睡状態で体温管理療法を施行された患者の転帰不良を評価するには，ROSC から少なくとも 72 時間以後において，両側対光反射消失，もしくは両側の瞳孔および角膜反射消失を使用することを推奨する（強い推奨，非常に低いエビデンス）．

高い偽陽性率のため，疼痛に対する無反応（M1）もしくは異常伸展運動反応（M2）のみで，転帰不良を評価しないよう提案する．しかし，これらの検出感度は高いため，この徴候は予後評価が必要な神経学的状態が悪い患者の同定あるいは，転帰不良を予測するために他のより強い予測指標と組み合わせて使用できる可能性がある（弱い推奨，非常に低いエビデンス）．

ROSC 後 72 時間までは，神経学的転帰不良の評価指標として，ミオクローヌスを使用しないことを提案する（弱い推奨，低いエビデンス）．

ROSC 後 72 時間以降にみられるミオクローヌス重積状態は，他の検査所見と組み合わせて ROSC 後 72 時間の時点で神経学的転帰不良の評価指標として考慮することを提案する（弱い推奨，低いエビデンス）．

鎮静薬や筋弛緩薬の残存効果の影響が疑われる場合は，臨床所見を継続して観察することを提案する．それにより，転帰評価の偽陽性を最小化することができる．

神経学的転帰不良を評価する最も早い時期は，ROSC 後 72 時間であり，鎮静薬または筋弛緩薬の残留によって臨床症状が影響される場合は，観察時間を

より長く延長することを推奨する（弱い推奨，低いエビデンス）．

(2) 神経電気生理学的検査

ROSC後の昏睡状態で体温管理療法を施行された患者において，転帰不良を評価するために，ROSCから少なくとも72時間後に計測された短潜時体性感覚誘発電位（SSEP）のN20波の両側消失を使用することを推奨する（強い推奨，低いエビデンス）．

SSEP記録には，しかるべき技術と経験が必要で，筋由来のアーチファクトや，ICU環境から，さらに薬物からの電気的影響を避けるために最大限の注意を払うべきである．

この検査は適切な臨床的環境がある場合のみ依頼すべきである．

ROSC後の昏睡状態で体温管理療法を施行された患者において，転帰不良を評価するために，ROSC後72時間以降における（弱い推奨，低いエビデンス）外部疼痛刺激に対する脳波反応性の持続的消失，復温後における持続する burst-suppression，難治性で持続的なてんかん重積状態（弱い推奨，非常に低いエビデンス）を使用することを提案する．

ROSC後の昏睡状態で体温管理療法を施行中の患者，および体温管理療法を施行された患者において，転帰不良を評価するために，Bispectral Index（BIS）の使用を避けるように推奨する（強い推奨，非常に低いエビデンス）．

(3) 血液と髄液マーカー

神経特異エノラーゼ（neuron specific enolase：NSE）を評価する際は，溶血による偽陽性結果を避けるため，細心の注意を払い，可能であれば複数の連続した時点で（24～72時間），サンプリングすることを提案する（弱い推奨，非常に低いエビデンス）．

ROSC後の昏睡状態で体温管理療法を施行された患者において，転帰不良を評価するために，ROSC後48～72時間のNSEが連続高値であり，さらに他の予測指標を組み合わせることを提案する（弱い推奨，非常に低いエビデンス）．偽陽性率0％という予測を可能とする推奨できる閾値がないため，NSE単独で予後を特異的に評価することは不十分である．

(4) 画像検査

画像検査の経験豊富な診療施設で行われた予後評価のための研究成果を使用することを提案する（弱い推奨，非常に低いエビデンス）．

ROSC後の昏睡状態で体温管理療法を施行された患者において，神経学的転帰不良を評価するために，ROSC後2時間以内の灰白質/白質（GM/WM）のCT値の比率（GWR）の顕著な減少，またはROSC後2～6日における脳MRI上の広範囲な拡散制限領域の存在を他の予測指標との組み合わせた上で指標として使用することを提案する（弱い推奨，非常に低いエビデンス）．

高機能のCTスキャン所見は脳ヘルニアや脳死を同定できる場合があるが，たとえCT上で転帰不良を示す早期画像所見があったとしても，臨床所見の観察に費やす十分な時間を制限するようなことがあってはならない．

エビデンスの評価に関する科学的コンセンサス

(1) 臨床所見

臨床所見に関する研究において，検査結果に対して医療チームの盲検化がなされた報告はない．

重大なアウトカムとしての退院時の神経学的転帰不良での生存や死亡について，角膜反射，瞳孔反射，運動反応，Glasgow Coma Scale，ミオクローヌスを指標とした295人を含む4件の研究[1096, 1133-1135]がある（非常に低いエビデンス：非常に深刻なバイアスのリスク，不精確さによりグレードダウン）．

重大なアウトカムとしての90日後の神経学的転帰不良での生存や死亡について，角膜反射，瞳孔反射，運動反応，脳幹反射，ミオクローヌスを指標とした388人を含む5件の研究[1136-1140]がある（非常に低いエビデンス：非常に深刻なバイアスのリスク，非常に深刻な不精確さによりグレードダウン）．

重大なアウトカムとしての180日後の神経学的転帰不良での生存や死亡について，角膜反射，瞳孔反射，運動反応，脳幹反射，ミオクローヌスを指標とした642人を含む4件の研究[1141-1144]がある（低いもしくは非常に低いエビデンス：非常に深刻なバイアスのリスク，深刻なもしくは非常に深刻な不精確さによりグレードダウン）．

① 角膜反射

ROSC後の昏睡患者で，体温管理療法が施行された場合，ROSCから72～120時間での両側角膜反射消失による転帰不良の評価について，偽陽性率2％（95％CI 0～7％），感度25％（95％CI 18～32％）であった（301人，非常に低いエビデンス）[1133, 1140, 1143, 1145]．

② 瞳孔反射

来院時の両側対光反射（PLR）消失による転帰不良の評価について，偽陽性率32％（95％CI 19～48％），感度86％（95％CI 71～95％）であった（86人，非常に低いエビデンス）[1134, 1146]．5件の研究[1133, 1140, 1141, 1143, 1146]では，ROSCから72～108時間後の両側対光反射（PLR）

〔9〕予後評価／**2** ROSC後の神経学的予後評価

消失による転帰不良の評価について，偽陽性率1%（95%CI 0〜3%），感度19%（95%CI 14〜25%）であった（383人，低いエビデンス：非常に深刻なバイアスのリスク）．

③ 疼痛に対する運動反応

66人を含むある研究[1134]では，来院時に両側の運動反応が消失あるいは異常伸展運動反応がある場合，すなわちGCSの運動スコアが1あるいは2（M1〜2）の場合における転帰不良の評価について，偽陽性率53%（95%CI 36〜68%），感度92%（95%CI 75〜99%）であった（非常に低いエビデンス）．635人を含む研究[1137, 1139-1143]では，ROSCから36〜108時間後においてM1〜2の場合における転帰不良の評価について，偽陽性率10%（95%CI 7〜15%），感度70%（95%CI 65〜74%）であった（非常に低いエビデンス）．

ある研究では[1140]，72時間後に，角膜反射と疼痛に対する運動反応の両方が消失している場合，神経学的評価を行う12時間以内には鎮静薬を投与されていない症例では，投与されている症例に比較して，転帰不良（CPC 4〜5）をより正確に評価できた．

④ 臨床徴候の組み合わせ

304人を含む3件の研究[1138, 1139, 1147]では，心停止から36〜72時間の時点で1つ以上の脳幹反射（瞳孔反射，角膜反射，頭位変換眼球反射）が両側消失した場合，偽陽性率8%（95%CI 4〜14%），感度56%（95%CI 48〜63%）であった（非常に低いエビデンス）．103人を含むある研究[1137]は，ROSCから72時間後に，角膜反射，対光反射（PLR）が全て消失しM1〜2の場合における転帰不良の評価について，偽陽性率0%（95%CI 0〜8%），感度15%（95%CI 7〜26%）であった（非常に低いエビデンス）．その研究では指標となる検査は，生命維持治療からの撤退の基準として使用された．72人を含むある研究[1135]は，ROSCから96時間後でのGCS score 4以下における転帰不良の評価について，偽陽性率5%（95%CI 1〜15%），感度46%（95%CI 28〜66%）であった（非常に低いエビデンス）．

⑤ ミオクローヌスとミオクローヌス重積状態

845人を含む6件の研究[1096, 1138, 1139, 1141, 1142, 1144]では，ROSCから72時間以内にミオクローヌスがみられる場合における転帰不良の評価について，偽陽性率5%（95%CI 3〜8%），感度39%（95%CI 35〜44%）であった（非常に低いエビデンス）．

103人を含むある研究[1137]は，ROSCから7日以内にミオクローヌスがみられる場合における転帰不良の評価について，偽陽性率11%（95%CI 3〜26%），感度54%（95%CI 41〜66%）であった（非常に低いエビデンス）．

215人を含む3件の研究[1133, 1140, 1148]は，ROSCから72〜120時間にミオクローヌス重積状態（持続性で遷延する全身性のミオクローヌスと定義）がみられる場合における転帰不良の評価について，偽陽性率0%（95%CI 0〜4%），感度16%（95%CI 11〜22%）であった（低いエビデンス）．しかし，早期に発現し遷延した全身性のミオクローヌスであっても，神経学的に良好に回復した例が報告されている[1144, 1149-1151]．これらの症例のいくつかは[1144, 1149]覚醒後にもミオクローヌスが続いており，慢性期に動作性ミオクローヌスに移行した（Lance-Adams症候群）．

(2) 神経電気生理学的検査

① 短潜時体性感覚誘発電位（SSEP）

重大なアウトカムとしての退院時の神経学的転帰不良での生存もしくは死亡について，571人を含む7件のSSEP，脳波，あるいはBIS（Bispectral Index）を指標とした研究[1096, 1133, 1146, 1148, 1152-1154]がある（非常に低いエビデンス：非常に深刻なバイアスのリスク，非常に深刻な不精確さによりグレードダウン）．

重大なアウトカムとしての30日後の神経学的転帰不良での生存もしくは死亡について，77人を含む1件のSSEPに関する研究[1155]がある（非常に低いエビデンス：深刻なバイアスのリスク，非常に深刻な不精確さによりグレードダウン）．

重大なアウトカムとしての60日後の神経学的転帰不良での生存もしくは死亡について，26人を含む1件のBAEPs（brainstem auditory evoked potentials）に関する研究[1156]がある（非常に低いエビデンス：深刻なバイアスのリスク，非常に深刻な不精確さによりグレードダウン）．

重大なアウトカムとしての90日後の神経学的転帰不良での生存もしくは死亡について，362人を含む5件のSSEPや脳波に関する研究[1137-1140, 1157]がある（低いもしくは非常に低いエビデンス：非常に深刻なあるいは深刻なバイアスのリスク，非常に深刻な不精確さによりグレードダウン）．

重大なアウトカムとしての180日後の神経学的転帰不良での生存もしくは死亡について，566人を含む10件のSSEP，EEG，BISに関する研究[1141-1143, 1158-1164]がある（中等度，低い，あるいは非常に低いエビデンス：非常に深刻なあるいは深刻なバイアスのリスク，非常に深刻な不精確さによりグレードダウン）．

重大なアウトカムとしての1年後の神経学的転帰不良での生存あるいは死亡について，106人を含む1件の脳波に関する研究[1144]がある（非常に低いエビデンス）．

ほとんどの予後評価の研究で，復温後のN20波の消

失は，それ単独か他の測定を組み合わせて，生命維持治療からの撤退を決定する際の判断基準として用いられている．しかし，それは結果として，自己充足的予言（注）となる危険性がある．

注：自己充足的予言（self-fulfilling prophecy）：このようになるのではないかといった予期が，無意識のうちに予期に適合した行動に人を向かわせ，結果として予言された状況を現実につくってしまうプロセスを指す（中島義明，他編．心理学辞典．有斐閣，東京，1999，p.331 より）

ROSC 後の昏睡患者で体温管理療法が施行された場合，424 人を含む 4 件の研究[1141, 1155, 1158, 1163]では，施行中に SSEP で両側の N20 波が同定されないことによる転帰不良の評価について，偽陽性率 2%（95%CI 0～4%），感度 28%（95%CI 22～34%）であった（中等度のエビデンス：深刻なバイアスのリスクによりグレードダウン）．629 人を含む 10 件の研究[1137-1143, 1146, 1153, 1157]では，復温後 SSEP の N20 波が両側消失していることによる転帰不良の評価について，偽陽性率 1%（95%CI 0～3%），感度 45%（95%CI 41～50%）であった（非常に低いエビデンス：非常に深刻なバイアスのリスク，深刻な非一貫性によりグレードダウン）．

SSEP の測定は電気的干渉を受けやすい．ある研究では[1141]，体温管理療法中に両側の N20 波が同定できなかった 3 症例が，復温後に意識が急速に回復して最終的には転帰良好であった．事後解析により，2 人の経験豊かな神経生理学者が盲検化された状態で元の SSEP 記録を再調査し，SSEP は過度のノイズにより評価不能であったと結論した．

② 脳波

burst-suppression は，その定義が報告間で一致していない．てんかん様活動（epileptiform activity），脳波上てんかん発作（electrographic seizures），てんかん重積状態（status epilepticus）の定義も報告間で一致していない．

i) 背景脳波活動の反応性消失

249 人を含む 3 件の研究[1096, 1138, 1139]では，体温管理療法中に脳波を測定して背景脳波活動の反応性が消失していることによる転帰不良の評価について，偽陽性率 2%（95%CI 1～7%），感度 63%（95%CI 54～72%）であった（非常に低いエビデンス：非常に深刻なバイアスのリスク，深刻な不精確さによりグレードダウン）．223 人を含む 3 件の研究[1096, 1139, 1142]では，復温後の脳波を測定して背景脳波活動の反応性が消失していることによる転帰不良の評価について，偽陽性率 0%（95%CI 0～3%），感度 62%（95%CI 53～70%）であった（非常に低いエビデンス：非常に深刻なバイアスのリスク，深刻な不精確さによりグレードダウン）．ROSC 後の背景脳波活動の反応性の消失について報告している 4 件の予後評価の研究のうち，3 件は 1 つの研究者のグループからの報告である．

ii) burst-suppression

119 人を含む 2 件の研究[1159, 1160]では，体温管理療法導入直後に測定した最初の脳波で burst-suppression が存在することによる転帰不良の評価について，偽陽性率 0%（95%CI 0～5%），感度 31%（95%CI 19～44%）であった（非常に低いエビデンス：非常に深刻なバイアスのリスク，深刻な非一貫性によりグレードダウン）．107 人を含む 2 件の研究[1139, 1158]では，体温管理療法施行中に脳波で burst-suppression が存在することによる転帰不良の評価について，偽陽性率 6%（95%CI 1～15%），感度 70%（95%CI 56～82%）であった（非常に低いエビデンス：非常に深刻なバイアスのリスク，深刻な非一貫性，非常に深刻な不精確さによりグレードダウン）．95 人を含むある研究[1160]では，復温後に脳波で burst-suppression が存在することによる転帰不良の評価について，偽陽性率 0%（95%CI 0～5%），感度 18%（95%CI 8～34%）であった（非常に低いエビデンス）．

iii) てんかん様活動

体温管理療法に脳波測定した 38 人を含む研究[1154]，および復温後に脳波測定した 108 人を含む研究[1142]では，てんかん様放電の存在による転帰不良の評価について，偽陽性率それぞれ 8%（95%CI 0～39%），12%（95%CI 3～31%）であった（非常に低いエビデンス：非常に深刻なバイアスのリスク，非常に深刻な不精確さによりグレードダウン）．

体温管理療法中に背景脳波活動の反応性がなく，脳波上てんかん発作がみられた 61 人を含む研究[1139]，体温管理療法中に脳波上てんかん発作がみられた 38 人を含む研究[1154]，体温管理療法中と復温後の両方で脳波上てんかん発作がみられた 54 人を含む研究[1096]では，転帰不良の評価について偽陽性率 0%（95%CI それぞれ 0～10%，0～22%，0～9%）であった（非常に低いエビデンス：非常に深刻なバイアスのリスク，深刻もしくは非常に深刻な不精確さによりグレードダウン）．

体温管理療法中（51 人を含む研究[1165]），および復温後（30 人を含む研究[1164]）のてんかん重積状態の出現による転帰不良の評価について，偽陽性率 0%（95%CI それぞれ 0～22%，0～13%）であった．しかし別の研究[1144]では，ROSC から 72 時間以内にてんかん重積状

態が出現し，かつ転帰良好であった2症例が報告されている（偽陽性率6%，95%CI 1〜21%）．この2症例において，てんかん重積状態はROSCから40時間以上経って（復温後短時間のうちに）最初の記録がなされ，背景脳波活動に反応性がみられた（非常に低いエビデンス：深刻もしくは非常に深刻なバイアスのリスク，非常に深刻な不精確さによりグレードダウン）．

95人を含むある研究[1160]では，burst-suppressionパターンから脳波上てんかん重積状態に移行したことによる絶対的な転帰不良（CPC 4〜5）の評価について，偽陽性率0%，95%CI 0〜5%であった．一方，持続的な背景脳波活動から脳波上てんかん重積状態に移行した場合はまだ意識が回復する可能性があることを示した（偽陽性率4%，95%CI 0〜12%）（非常に低いエビデンス：非常に深刻なバイアスのリスク，非常に深刻な不精確さによりグレードダウン）．

iv）平坦・低振幅脳波

46人を含むある研究[1158]では，心停止からの24時間後の体温管理療法中の平坦または低振幅（<20μV）脳波による転帰不良の評価について，偽陽性率0%（95%CI 0〜11%）と感度40%（95%CI 19〜64%）であった．

しかし別の95人を含むある研究[1160]では，心停止から中央値が8時間後の体温管理療法中，あるいは復温後ただちに記録された平坦（<10μV）脳波が存在しても，のちに意識が回復した例があることが示された（それぞれ偽陽性率46%，95%CI 32〜59%，偽陽性率5%，95%CI 1〜15%）（非常に低いエビデンス：深刻もしくは非常に深刻なバイアスのリスク，非常に深刻な不精確さによりグレードダウン）．

v）Bispectral Index（BIS）

45人を含むある研究[1162]では，体温管理療法中の最も低いBIS値0（平坦または低振幅脳波に相当する）による転帰不良の評価について，偽陽性率0%（95%CI 0〜6%）と感度50%（95%CI 31〜69%）であった．しかし，別の75人を含むある研究[1161]では，体温管理療法中の最低のBIS値0による転帰不良の評価について，偽陽性率10%（95%CI 3〜23%）であった（非常に低いエビデンス：非常に深刻なバイアスのリスク，非常に深刻な不精確さによりグレードダウン）．

vi）脳波評価システム

54人を含むある研究[1096]では，脳波評価システムgrade 3（=重度），すなわち背景脳波活動の刺激に対する反応性消失，burst-suppression，焦点性または全般性てんかん発作，全般性周期性てんかん様放電（generalized periodic epileptiform discharge：GPED），てんかん重積状態，低振幅（10μV未満），アルファ-シータ昏睡の中のいずれかに相当する場合における転帰不良の評価について，低体温療法中では偽陽性率6%（95%CI 1〜20%），復温後では偽陽性率0%（95%CI 0〜9%），であった（非常に低いエビデンス）．

③ 他の神経電気生理学的検査

26人を含むある研究[1156]では，体温管理療法導入中の聴性脳幹誘発電位（brainstem auditory evoked potentials：BAEP）V波の消失による転帰不良の評価について，偽陽性率0%（95%CI 0〜31%），感度56%（95%CI 31〜78%）であった．17人を含むある予備的研究（非常に低いエビデンス）[1157]では，疼痛関連中潜時皮質誘発電位（middle-latency cortical evoked potentials：MLCEP）の両側性消失による転帰不良の評価について，偽陽性率0%（95%CI 0〜53%）と感度85%（95%CI 55〜98%）であった（非常に低いエビデンス）．

(3) 血液と髄液マーカー

血液マーカーの閾値は一定していない．その理由として，測定方法の多様性[1166-1168]，神経組織でない起源のバイオマーカー（溶血，非中枢神経系由来，NSE産生神経内分泌腫瘍[1169]，筋脂肪組織崩壊によるS-100Bの遊離[1170]）の存在等が挙げられる．さらにROSC後の数日間におけるバイオマーカーの血中濃度動態に関する知識が十分ではないことも理由の1つである．

重大なアウトカムとしての退院時の神経学的転帰不良での生存や死亡について，354人を含むNSEに関する4件の研究[1133,1171-1173]がある（低いもしくは非常に低いエビデンス：深刻なあるいは非常に深刻なバイアスのリスク，非常に深刻な不精確さによりグレードダウン）．

重大なアウトカムとしての60日後の神経学的転帰不良での生存や死亡について，73人を含むNSEに関するある研究[1174]がある（非常に低いエビデンス）．

重大なアウトカムとしての90日後の神経学的転帰不良での生存や死亡について，248人を含むNSEに関する3件の研究[1138-1140]がある（非常に低いエビデンス：深刻なもしくは非常に深刻なバイアスのリスク，非常に深刻な不精確さによりグレードダウン）．

重大なアウトカムとしての180日後の神経学的転帰不良での生存や死亡について，810人を含むNSEまたはS-100Bに関する8件の研究[1141,1143,1161,1164,1175-1178]がある（中等度，低い，あるいは非常に低いエビデンス：深刻な，あるいは非常に深刻なバイアスのリスク，深刻な，あるいは非常に深刻な不精確さによりグレードダウン）．

① 神経特異エノラーゼ（NSE）

体温管理療法を施行されたROSC後の昏睡患者にお

いて，偽陽性率0%で転帰不良を評価する閾値は，ROSCから24時間後では309人を含む4件の研究において 49.6～151.4 μg/L であった（非常に低いエビデンス：深刻な，あるいは非常に深刻なバイアスのリスク，非常に深刻な不精確さによりグレードダウン）[1164, 1176, 1177, 1179]．48時間後では919人を含む10件の研究において 25～151.5 μg/L であった（中等度から非常に低いエビデンス：深刻な，あるいは非常に深刻なバイアスのリスク，非常に深刻な不精確さによりグレードダウン）[1143, 1164, 1171, 1173, 1174, 1176-1179]．72時間後では193人を含む3件の研究は 57.2～78.9 μg/L であった（低いあるいは非常に低いエビデンス）[1172-1174]．

NSEは，その絶対的濃度だけでなく時間経過に伴う変化度も転帰不良と関連する可能性がある[1174, 1176, 1180]（エビデンスは限定される）．転帰不良を識別するNSE値は，ROSC後24時間よりも48～72時間でより高値の可能性がある[1176, 1180]（エビデンスは限定される）．

② S-100 B

S-100 Bの偽陽性率0%と記録された転帰不良を評価する閾値は，ROSCから24時間後では66人を含む2件の研究において 0.18～0.21 μg/L であった（非常に低いエビデンス：深刻あるいは非常に深刻なバイアスのリスク，非常に深刻な不精確さによりグレードダウン）[1175, 1177]．48時間後では75人を含む1件の研究において 0.3 μg/L であった（非常に低いエビデンス：深刻あるいは非常に深刻なバイアスのリスク，非常に深刻な不精確さによりグレードダウン）．

(4) 画像検査

画像による予後評価の研究はいずれもサンプルサイズが小さく，治療担当医の裁量によって撮像がなされており，選択バイアスがあるため指標となる検査結果を過大評価しているかもしれない．研究の限界としてまた，検討すべき関心領域の特定や結果の解釈が主観的な決定に一部依存していることが挙げられる．

イメージング研究は，関心のある領域を研究のために同定し，結果を解釈するといった人間の主観的な評価に依存している部分がある．

重大なアウトカムとしての退院時の神経学的転帰不良での生存や死亡について，CTに関する273人を含む3件の研究[1133, 1171, 1181]がある（低いあるいは非常に低いエビデンス：深刻あるいは非常に深刻なバイアスのリスク，非常に深刻な不精確さによりグレードダウン）．

重大なアウトカムとしての180日後の神経学的転帰不良での生存や死亡について，CTまたはMRIに関する246人を含む6件の研究[1143, 1179, 1182-1185]がある（非常に低いエビデンス：深刻あるいは非常に深刻なバイアスのリスク，非常に深刻な不精確さによりグレードダウン）．

① CT

心停止後のびまん性無酸素性虚血性脳損傷の主要なCT所見は脳浮腫[1186]である．脳浮腫は皮質のCT値が減少するため，脳溝の深さの減少（脳溝消失）および灰白質/白質（GM/WM）境界の不鮮明化として観察できる．この不鮮明化はGMとWMのCT値の比率（GWR）として定量的に計測されている．

276人を含む4件の研究[1146, 1171, 1181, 1182]では，ROSC後2時間以内に施行された脳CTにおける基底核レベルのGWR減少による転帰不良の評価について，偽陽性率0～8%であった（低いあるいは非常に低いエビデンス：深刻あるいは非常に深刻なバイアスのリスク，非常に深刻な不精確さによりグレードダウン）．GWRの計測技術と閾値は報告間で異なっている．

102人を含むある研究[1133]では，心停止後1日（中央値）の脳CTでのびまん性脳浮腫による転帰不良の評価について，偽陽性率0%（95%CI 0～5%）であった（低いエビデンス：深刻なバイアスのリスク，深刻な不精確さによりグレードダウン）．

② MRI

無酸素性虚血性脳損傷の主要MRI所見は，拡散強調画像（DWI）での細胞毒性浮腫のための高信号である．21人を含むある研究（非常に低いエビデンス）では皮質もしくは基底核におけるDWI異常所見の存在が，30人を含む2件の研究（非常に低いエビデンス）ではROSC後2～6日における皮質・基底核の両方のDWI異常所見の存在による転帰不良の評価について，偽陽性率0～9%であった．しかし，予測の精度は症例数が少ないため非常に低い．

虚血後のDWI異常は，絶対性拡散係数（ADC）を使って，定量化することが可能である．ADC値 $700～800\times10^{-6}$ mm^2/秒は正常であると考えられる．22人を含むある研究[1185]では，ADC値 650×10^{-6} mm^2/秒未満の組織が全脳の10%以上存在する場合における転帰不良の評価について，偽陽性率0%（95%CI 0～28%）であった（非常に低いエビデンス：非常に深刻なバイアスのリスク，非常に深刻な不精確さによりグレードダウン）．別のある研究[1187]では，被殻，視床または後頭葉皮質の低いADC値による転帰不良の評価について，偽陽性率0%（95%CI 0～24%）であった．ADC閾値は調査された脳の領域によって異なった．

Knowledge Gaps（今後の課題）

(1) 臨床所見

・特に体温管理療法を施行されたROSC患者において，

鎮静薬と筋弛緩薬の薬物動態力学を調査する前向き研究が必要である．
- ROSC 後の昏睡患者の転帰を評価するための臨床所見の再現性を確認するための研究が必要である．
- ミオクローヌス重積状態について普遍的に承認された定義がない．最近では，ミオクローヌス重積状態とは，ROSC 後の昏睡患者において，30 分間持続する持続性で全般的なミオクローヌスである，との定義が提案されている[1188]．

(2) 神経電気生理学的検査
- ほとんどの予後評価研究において，SSEP の結果は盲検化されておらず，延命治療の制限または保留のための基準として使用された．
- SSEP の盲検された研究は，同検査に対する自己充足的予言の妥当性を評価するため必要である．
- 脳波を基礎とした予測指標の定義は研究報告の間で一貫性がない．将来の研究は最近推奨された定義[1189]に従うべきである．
- 外部刺激に対する脳波の反応性を引き出すための刺激様式は標準化されていない．

(3) 血液と髄液マーカー
- ROSC 後の患者における NSE と S-100 B の測定技術の標準化が必要である．
- ROSC 後の数日間における，バイオマーカーの血中濃度の動態に関する情報はほとんどない．

(4) 画像検査
- ROSC 後の昏睡患者において，画像診断に関する研究の予後評価の精度を検討するためには，任意抽出の患者を対象とした前向き研究が必要である．

2 体温管理療法を施行していない患者の予後評価

> CQ：体温管理療法を施行していない昏睡患者で，転帰不良を評価できる臨床指標は何か？
>
> P ROSC 後の昏睡状態で体温管理療法を施行していない成人
> I 臨床的指標（1. 臨床所見，2. 脳波，3. SSEP，4. 画像，5. その他）が異常
> C 臨床的指標が正常
> O 退院時，30 日後，60 日後，180 日後，1 年後の神経学的転帰不良もしくは死亡についての信頼に足る評価

推奨と提案

(1) 臨床所見
体温管理療法を行っていない ROSC 後の昏睡患者において，ROSC 後 72 時間以降における対光反射消失を転帰不良の評価に用いることを推奨する（強い推奨，非常に低いエビデンス）．

疼痛に対する運動反応の消失か伸展（M≦2）は，偽陽性率が高いため，単独で転帰不良の評価には用いないことを提案する（弱い推奨，非常に低いエビデンス）．しかしながら感度は高いので，この徴候を，予後評価が必要な神経学的状態が悪い患者を同定するために，あるいは転帰不良を評価するために他のより強い予測指標と組み合わせて使用できる可能性がある．

ROSC 後 72 時間以内のミオクローヌスやミオクローヌス重積状態の発現を，他の予測指標と組み合わせて，ROSC 後の昏睡患者の転帰不良の評価に用いることを提案する（弱い推奨，非常に低いエビデンス）．

鎮静薬や筋弛緩薬の残存効果の影響が疑われる際には，偽陽性に陥る可能性を最小にするために，臨床所見を継続して観察することを提案する（弱い推奨，非常に低いエビデンス）．

(2) 神経電気生理学的検査
体温管理療法を行っていない ROSC 後の昏睡患者において，ROSC 後から 72 時間以内での両側 SSEP N20 波の消失を，転帰不良の評価に用いることを推奨する（強い推奨，非常に低いエビデンス）．SSEP の記録には適切な技術と経験が必要であり，筋肉アーチファクトや ICU 環境からの電気的干渉を避けるべく最大限の注意を払うべきである．

体温管理療法を受けていない ROSC 後の昏睡患者において，ROSC 後 72 時間での脳波上の burst-suppression の発現と，他の予測指標と組み合わせて神経学的転帰不良の評価に用いることを提案する（強い推奨，非常に低いエビデンス）．

脳波評価システムは，定義が一致していないので，予後評価に用いないよう提案する（弱い推奨，非常に低いエビデンス）．

低振幅脳波は，技術的な要素が脳波の振幅に干渉する可能性があるので予後評価に用いないよう提案する（弱い推奨，非常に低いエビデンス）．

(3) 血液と髄液マーカー
体温管理療法を行っていない ROSC 後の昏睡患者において，ROSC 後から 24〜72 時間での血清 NSE 高値を，他の指標因子と組み合わせて神経学的転帰不良の評価に用いることを提案する（弱い推奨，非常に低いエビデンス）．しかしながら，偽陽性率 0% で予測を可

能にする閾値として勧められるものはない．NSEを評価する際には，溶血による偽陽性の結果を避けるために最大限の注意を払い，なるべく複数の時点で採血すること提案する．

(4) 画像検査

体温管理療法を行っていないROSC後の昏睡患者において，ROSC後48時間以内での脳CT上のGM/WM比の著明な低下あるいは，同2～6日での脳MRI上の拡散強調像における高信号域の広範な減少は，より確実な他の予測指標と組み合わせた場合においてのみ神経学的転帰不良の評価に用いることを提案する（弱い推奨，非常に低いエビデンス）．

脳画像を予後評価に用いるのは，特定の経験を有する施設に限定することを提案する（弱い推奨，非常に低いエビデンス）．

エビデンスの評価に関する科学的コンセンサス

臨床所見に関する研究において，検査結果に対して医療チームの盲検化がなされた報告はない．臨床所見に基づき予測する場合，医療チームを盲検化することは非常に難しく，それによる自己充足的予言のリスクがあることを意味している．

重大なアウトカムとしての退院時の神経学的転帰不良での生存もしくは死亡について，瞳孔反射，運動反応，あるいは頭位変換眼球反射に関する151人を含む2件の研究[1190,1191]がある（非常に低いエビデンス：非常に深刻なバイアスのリスク，非常に深刻な不精確さによりグレードダウン）．

重大なアウトカムとしての30日後の神経学的転帰不良での生存もしくは死亡について，Glasgow Coma Scale（GCS）に関する97人を含む1件の研究[1192]がある（非常に低いエビデンス：非常に深刻なバイアスのリスク，非常に深刻な不精確さによりグレードダウン）．

重大なアウトカムとしての90日後の神経学的転帰不良での生存もしくは死亡について，角膜反射，瞳孔反射，運動反応，眼球前提反射，GCS，もしくはミオクローヌスを指標とした97人を含む2件の研究[1193,1194]がある（非常に低いエビデンス：深刻あるいは非常に深刻なバイアスのリスク，深刻あるいは非常に深刻な不精確さによりグレードダウン）．

重大なアウトカムとしての180日後の神経学的転帰不良での生存もしくは死亡について，脳幹反射，運動反応，もしくはミオクローヌスを指標とした650人を含む4件の研究[1195-1198]がある（非常に低いエビデンス：深刻あるいは非常に深刻なバイアスのリスク，非常に深刻な不精確さによりグレードダウン）．

重大なアウトカムとしての1年後の神経学的転帰不良での生存もしくは死亡について，脳幹反射，運動反応，GCS，もしくはミオクローヌスを指標とした172人を含む3件の研究[1199-1201]がある（非常に低いエビデンス：深刻あるいは非常に深刻なバイアスのリスク，非常に深刻な不精確さによりグレードダウン）．

(1) 臨床所見

① 瞳孔反射

98人を含むある研究[1191]では，入院時の対光反射（PLR）消失による転帰不良の評価について偽陽性率8％（95％CI 1～25％），感度56％（95％CI 43～67％）であった（非常に低いエビデンス）．ROSC後24時間（3件の研究，496人）[1190,1194,1198]，48時間（3件の研究，403人）[1190,1195,1198]，72時間（2件の研究，382人）[1190,1198]では，対光反射（PLR）消失による転帰不良の評価について，偽陽性率はそれぞれ9％（95％CI 4～18％），4％（95％CI 0～12％），0％（95％CI 0～8％），感度は18％（95％CI 15～23％）から21％（95％CI 17～25％）の範囲であった（非常に低いエビデンス：深刻あるいは非常に深刻なバイアスのリスク，非常に深刻な不精確さによりグレードダウン）．

② 角膜反射

ROSC後の昏睡状態で体温管理療法を施行していない患者において，497人を含む3件の研究[1194,1195,1198]では，ROSC後24時間と48時間での角膜反射消失による転帰不良の評価について，偽陽性率17％（95％CI 9～27％）と7％（95％CI 2～20％），感度37％（95％CI 32～42％）と30％（95％CI 25～35％）であった（非常に低いエビデンス：非常に深刻なバイアスのリスク，深刻な非一貫性，非常に深刻な不精確さによりグレードダウン）．

③ 眼球前庭反射

65人を含む2件の研究[1194,1195]では，ROSC後24時間における眼球前庭反射の両側消失による転帰不良の評価について，偽陽性率0％（95％CI 0～18％），感度38％（95％CI 25～53％）であった（非常に低いエビデンス：非常に深刻なバイアスのリスク，深刻な非一貫性，非常に深刻な不精確さによりグレードダウン）．19人を含むある研究[1195]では，ROSC後48時間における眼球前庭反射の両側消失による転帰不良の評価について，偽陽性率0％（95％CI 0～35％），感度25％（95％CI 5～57％）であった（非常に低いエビデンス：非常に深刻なバイアスのリスク，非常に深刻な不精確さによりグレードダウン）．

④ 眼球反射の組み合わせ

386人を含むある研究[1198]では，ROSC後24時間，48時間，72時間における瞳孔反射・角膜反射両者の消失による転帰不良の評価について，それぞれ偽陽性率5%（95%CI 1〜17%），3%（95%CI 0〜17%），0%（95%CI 0〜15%），感度13〜14%であった（非常に低いエビデンス：非常に深刻なバイアスのリスク，非常に深刻な不精確さによりグレードダウン）．60人を含むある研究[1199]では，ROSC後6〜12時間，24時間，48時間における瞳孔反射，角膜反射，頭位変換眼球反射のうちいずれか1つ以上の消失による転帰不良の評価について，偽陽性率0%（95%CI 0〜22%）であった（非常に低いエビデンス：深刻なバイアスのリスク，非常に深刻な不精確さによりグレードダウン）．

⑤ 疼痛に対する運動反応

462人を含む2件の研究[1194, 1198]では，ROSC後24時間において運動反応が消失あるいは異常伸展運動反応がある場合，すなわちGCSの運動スコアが1あるいは2（M1〜2）の場合の転帰不良の評価について，偽陽性率27%（95%CI 12〜48%），感度76%（95%CI 71〜80%）であった（非常に低いエビデンス：深刻なバイアスのリスク，深刻な非一貫性，深刻な不精確さによりグレードダウン）．322人を含む2件の研究[1193, 1198]では，ROSCから72時間後においてM1〜2である場合の転帰不良の評価について，偽陽性率15%（95%CI 5〜31%），感度39%（95%CI 33〜44%）であった（非常に低いエビデンス：深刻なバイアスのリスク，深刻な非一貫性，非常に深刻な不精確さによりグレードダウン）．

120人を含む3件の研究[1190, 1195, 1198]では，ROSC後12時間，24時間，48時間において運動反応の消失・異常伸展・異常屈曲（M1〜3）である場合の転帰不良の評価について，それぞれ偽陽性率57%（95%CI 37〜76%），35%（95%CI 21〜52%），10%（95%CI 3〜24%）であった（非常に低いエビデンス：非常に深刻なバイアスのリスク，深刻な非一貫性，非常に深刻な不精確さによりグレードダウン）．27人を含むある研究[1190]では，ROSC後72時間においてこの徴候を認めた場合の転帰不良の評価について，偽陽性率6%（95%CI 0〜29%）であった（非常に低いエビデンス：非常に深刻なバイアスのリスク，非常に深刻な不精確さによりグレードダウン）．

⑥ GCS

119人を含む2件の研究[1199, 1200]では，来院時，ROSC後24時間，48時間におけるGCS score≦4による転帰不良の評価について，それぞれ偽陽性率40%（95%CI 19〜64%），25%（95%CI 5〜57%），0%（95%CI 0〜22%），感度は54%（95%CI 37〜71%）から74%（95%CI 58〜86%）の範囲であった（非常に低いエビデンス：深刻なバイアスのリスク，非常に深刻な不精確さによりグレードダウン）．ROSC後72時間におけるGCS score≦5による予後不良の評価について，偽陽性率7%（95%CI 1〜24%），感度75%（95%CI 63〜86%）であった．

⑦ ミオクローヌスおよびミオクローヌス重積状態

来院時[1197]（1研究，107人，非常に低いエビデンス）もしくはROSC後24時間[1194]（1研究，75人，非常に低いエビデンス）における研究では，ミオクローヌスの出現による転帰不良の評価について，それぞれ偽陽性率0%（95%CI 0〜5%）と0%（95%CI 0〜14%）であった．464人を含む2つの研究[1196, 1198]では，ROSC後24時間以内，36〜48時間，72時間におけるミオクローヌス重積状態による転帰不良の評価について，それぞれ偽陽性率0%（95%CI 0〜7%），0%（95%CI 0〜5%），0%（95%CI 0〜14%），感度は2〜29%の範囲であった（非常に低いエビデンス：非常に深刻なバイアスのリスク，深刻な不精確さによりグレードダウン）．

(2) 神経電気生理学的検査

① SSEP

重大なアウトカムとしての退院時での神経学的転帰不良での生存か死亡について，SSEPの研究2件[1202, 1203]（63人，非常に低いエビデンス：非常に深刻なバイアスのリスク，非常に深刻な不精確さによりグレードダウン）と脳波の3件の研究[1204-1206]がある（46人：非常に低いエビデンス：非常に深刻なバイアスのリスク，非常に深刻な不精確さによりグレードダウン）．

重大なアウトカムとしての30日後の神経学的転帰不良での生存か死亡について，SSEPの2件の研究[1207, 1208]がある（80人，非常に低いエビデンス：非常に深刻なバイアスのリスク，非常に深刻な不精確さによりグレードダウン）．

重大なアウトカムとしての60日後の神経学的転帰不良での生存か死亡について，脳波の研究2件[1209, 1210]がある（54人，非常に低いエビデンス：非常に深刻なバイアスのリスク，非常に深刻な不精確さによりグレードダウン）．

重大なアウトカムとしての90日後の神経学的転帰不良での生存か死亡について，SSEPもしくは脳波の研究2件[1194, 1211]がある（102人，非常に低いエビデンス：非常に深刻なバイアスのリスク，非常に深刻な不精確さによりグレードダウン）．

重大なアウトカムとしての180日後の神経学的転帰不良での生存か死亡について，SSEPもしくは脳波の6件の研究[1163, 1195, 1212-1215]がある（733人，非常に低いエビデ

ンス：深刻あるいは非常に深刻なバイアスのリスク，深刻あるいは非常に深刻な不精確さによりグレードダウン）．

重大なアウトカムとしての1年後の神経学的転帰不良での生存か死亡について，SSEPもしくは脳波の6件の研究[1198,1199,1216-1219]がある（829人，低いあるいは非常に低いエビデンス：深刻あるいは非常に深刻なバイアスのリスクと，非常に深刻な不精確さによりグレードダウン）．

ROSCから8時間後におけるSSEPのN20波の両側消失による死亡か植物状態の予測について，偽陽性率0％（95％CI 0～12％）であった．偽陽性率0％は，ROSC後24時間，48時間，72時間でも（95％CI 0～3％から0～9％）一貫した感度（43～46％）で確認された．心停止から最初の7日間にSSEPのN20波が消失していた全患者において，偽陽性となったのは1人のみであった[1198]（非常に低いエビデンス：深刻あるいは非常に深刻なバイアスのリスク，深刻あるいは非常に深刻な不精確さによりグレードダウン）．

ROSC後24～72時間におけるSSEP N70波の遅延もしくは消失による転帰不良の評価について，偽陽性率は1％（95％CI 0～7％）から58％（95％CI 28～85％）であった[1194,1198,1212,1213,1216]（5研究，657人，非常に低いエビデンス：深刻あるいは非常に深刻なバイアスのリスク，深刻あるいは非常に深刻な不精確さによりグレードダウン）．

体温管理療法で治療しなかったROSC後の予後評価研究のほとんどで，SSEPの結果の盲検化の有無は，生命維持治療からの撤退の基準と同様に報告がなかった．

② 脳波

ある研究[1195]では，24時間もしくは48時間における脳波評価システムのgrade 3～5による転帰不良の評価について，偽陽性率0％（24時間：95％CI 0～22％）（48時間：95％CI 0～24％）であった（26人：非常に低いエビデンス：深刻なバイアスのリスク，非常に深刻な不精確さによりグレードダウン）．ROSCから72時間以内の脳波評価システムのgrade 4～5による転帰不良の評価について，偽陽性率0％（95％CI 0～11％），感度44％（95％CI 34～54％）であった（3件の研究，125人，非常に低いエビデンス：深刻なバイアスのリスク，非常に深刻な不精確さによりグレードダウン）[1199,1205,1207]．脳波評価システムは，研究によって一定ではなかった．

ROSC後48時間以内のburst-suppressionの存在による転帰不良の評価について，偽陽性率5％（95％CI 0～26％）であり，意識が回復する場合があると示された（1件の研究，72人，非常に低いエビデンス：深刻なバイアスのリスク，非常に深刻な不精確さによりグレードダウン）[1194]．その一方でROSC後72時間でのburst-suppressionによる転帰不良の評価について，偽陽性率0％（95％CI 0～11％）であった（1研究，277症例，非常に低いエビデンス：非常に深刻なバイアスのリスクと，非常に深刻な不精確さによりグレードダウン）[1198]．

低振幅脳波所見（20～21μV以下）による転帰不良の評価について，ROSC後48時間以内では偽陽性率0％（95％CI 0～15％）[1194]であった（1研究，72人，常に低いエビデンス：非常に深刻なバイアスのリスク，非常に深刻な不精確さによりグレードダウン）．またROSC後72時間では偽陽性率0％（95％CI 0～11％）[1198]であった（1研究，283人，非常に低いエビデンス：非常に深刻なバイアスのリスク，非常に深刻な不精確さによりグレードダウン）．感度はそれぞれ15％（95％CI 7～28％）と31％（95％CI 25～37％）であった．

ROSC後72時間以内あるいは1～7日でのアルファ昏睡の存在と，転帰不良とは必ずしも関連しなかった[1195,1204,1206,1210,1217,1218]（陽性予測値96％，95％CI 80～100％）（陽性予測値88％，95％CI 74～96％）（6研究，69人，非常に低いエビデンス：非常に深刻なバイアスのリスク，非常に深刻な不精確さによりグレードダウン）．

(3) 血液と髄液マーカー

体温管理療法を施行していないROSC後の昏睡患者において，バイオマーカーが高値であることによって転帰不良を評価する．バイオマーカーが脳波や臨床所見といった他の予測因子より優る点としては，定量的結果が示されることと鎮静薬の効果に影響されないであろうという点が挙げられる．しかしながら，偽陽性率0％となる閾値は研究によって異なっており，S-100 Bの閾値はNSEの閾値ほど詳しく論じられていない．

バイオマーカーの閾値が一定しない主な原因として，多様な測定法が用いられていること[1166-1168]，バイオマーカーの神経外発生源の存在（NSEにとっては溶血や神経内分泌腫瘍[1169]，S-100 Bにとっては筋や脂肪組織の崩壊[1170]），ROSC後の数日間における血中濃度の動態に関する知識が不足していることが挙げられる．

重大なアウトカムとしての退院時での神経学的転帰不良での生存か死亡について，S-100 Bの研究が2件あった[1220,1221]（99人，非常に低いエビデンス：非常に深刻なバイアスのリスク，非常に深刻な不精確さによりグレードダウン）．またNSEの研究1件があった[1172]（73人，非常に深刻なバイアスのリスク，非常に深刻な不精確さによりグレードダウン）．

重大なアウトカムとしての90日後の神経学的転帰不良での生存か死亡について，NSEの研究が1件あった[1140]（32人，非常に低いエビデンス：非常に深刻なバイアスのリスク，非常に深刻な不精確さによりグレード

ダウン).またS-100 Bの研究1件があった[1211](27人:非常に低いエビデンス:非常に深刻なバイアスのリスクと非常に深刻な不精確さによりグレードダウン).

重大なアウトカムとしての180日後の神経学的転帰不良での生存か死亡について,NSEもしくはS-100 Bの研究が3件あった[1177,1215,1222](618人,中等度,低い,もしくは非常に低いエビデンス:深刻なバイアスのリスク,深刻もしくは非常に深刻な不精確さによりグレードダウン).

重大なアウトカムとしての1年後の神経学的転帰不良での生存か死亡について,NSEもしくはS-100 Bの研究が2件あった[1223,1224](86人,非常に低いエビデンス:非常に深刻なバイアスのリスク,非常に深刻な不精確さによりグレードダウン).

① 神経特異エノラーゼ(NSE)

ROSC後の神経学的転帰不良の患者では,NSEの血中レベルは,神経学的転帰良好の患者より高い.しかしながら偽陽性率0％で転帰不良と評価するための閾値は,ROSC後から24時間で13.3μg/Lと47.6μg/Lの間であった[1177,1198,1211](3研究,332症例,非常に低いエビデンス).48時間では8.8μg/Lと65μg/Lの間であった[1177,1211,1222,1223](4研究,277症例,中等度から非常に低いエビデンス).72時間では15μg/Lと90.9μg/Lの間とばらつきがみられた[1181,1211,1223](3研究,301症例,低いもしくは非常に低いエビデンス).

② S-100 B

S-100 Bについては,立証された偽陽性率0％の閾値は,ROSC後24時間で0.19〜5.2μg/Lの範囲であった[1177,1211](2研究,60症例:非常に低いエビデンス).48時間で0.12〜0.8μg/Lの範囲[1177,1211,1221,1223](4研究,158症例,非常に低いエビデンス)であった.ある研究(27症例,非常に低いエビデンス)[1220]では,偽陽性率0％の転帰不良の評価閾値は72時間で0.5μg/Lであった.

(4) 画像検査

画像による予後評価の研究はいずれもサンプルサイズが小さく,治療担当医の裁量によって撮像がなされており,選択バイアスがあるため指標となる検査結果を過大評価しているかもしれない.研究の限界として他に,検討すべき関心領域の特定や結果の解釈が,主観的な決定に一部依存していることが挙げられる.

重大なアウトカムとしての退院時の神経学的転帰不良の生存もしくは死亡について,CTの研究が3件あった(113症例,非常に低いエビデンス)[1186,1225,1226].またMRI研究2件[1208,1227](40症例,非常に低いエビデンス)があった.

重大なアウトカムとしての90日後の神経学的転帰不良での生存もしくは死亡について,MRIの研究が2件あった[1193,1228](61症例,低いもしくは非常に低いエビデンス).

重大なアウトカムとしての180日後の神経学的転帰不良での生存もしくは死亡について,MRIの研究が3件あった[1184,1185,1229](34症例,低いもしくは非常に低いエビデンス).

① CT

ROSC後の全脳無酸素性虚血傷害の主たるCT所見は脳浮腫[1186]である.それは脳溝の深さの減少(脳溝消失)や,灰白質のCT値の低下による灰白質/白質(GM/WM)境界の不鮮明化として発現する.この減少は,GMとWMのCT値の比率(GWR)として定量的に計測される.

2件の研究[1225,1226]で,尾状核と内包後脚の間のGWRがROSC後24時間以内に1.22未満であるか48時間以内に1.18未満であることによる転帰不良の評価について,偽陽性率0％(95％CI 0〜28％)と17％(95％CI 0〜64％)であった(60症例,非常に低いエビデンス).ROSC後72時間のびまん性脳腫脹の発現による転帰不良の評価について,偽陽性率0％(95％CI 0〜45％)と感度52％(95％CI 37〜67％)であった(1研究[1186],53症例,非常に低いエビデンス).

② MRI

無酸素性虚血脳傷害の主たるMRI所見は,細胞毒性浮腫による拡散強調画像(DWI)上の高intensityである.ある小規模研究のサブ群では,ROSC後の中央値80時間での皮質か脳幹におけるDWIでのびまん性異常の出現による転帰不良の評価について,偽陽性率0％(95％CI 0〜35％)であった(12症例:非常に低いエビデンス)[1184].他の小規模研究では,広範な(皮質,基底核,小脳)DWI変化の発現による転帰不良の評価について,偽陽性率0％(95％CI 0〜45％)であった(12症例:非常に低いエビデンス)[1229].

虚血後のDWI異常は,ADCを用いて定量化できる.ADCの正常値は$700×10^{-6}$ mm^2/秒と$800×10^{-6}$ mm^2/秒の間であり,ある研究では,全脳ADC<$665×10^{-6}$ mm^2/秒による転帰不良の評価について,偽陽性率0％(95％CI 0〜21％)と感度40％(95％CI 28〜53％)であった(80症例:非常に低いエビデンス)[1230].他の研究の小サブセットでは,脳容積の10％以上でのADC<$650×10^{-6}$ mm^2/秒の検出による転帰不良の評価について,偽陽性率0％(95％CI 0〜78％)と感度88％(95％CI 47〜100％)であった(10症例:非常に低いエビデンス)[1185].他の研究では,ROSC後120時間未満での被

殻，視床あるいは後頭葉におけるADCレベルによる転帰不良の評価について，偽陽性0％（95％CI 0～31％）であった[1228]．最後に，2件の研究で，心停止から7日以内の広範な全脳皮質のDWIもしくはFLAIRの変化で，転帰不良の評価について偽陽性率0％（95％CI 0～78％）であった（計24症例：非常に低いエビデンス）[1193,1227]．

Knowledge Gaps（今後の課題）

(1) 臨床所見
- 体温管理療法とは独立して，ROSC後の患者における鎮静薬と筋弛緩薬の薬物動態を検討するための前向き研究が必要である．
- ROSC後の昏睡患者で，臨床所見の予後評価における再現性を検討するための臨床研究が必要である．
- ミオクローヌス重積状態の，広く受け入れられている定義は存在しない．ROSC後の昏睡患者において，30分以上の持続的かつ全身性のミオクローヌスをミオクローヌス重積状態と定義することについての議論があった．

(2) 神経電気生理学的検査
- 本予測因子が自己充足的予言にならないよう評価するため，SSEPの盲検化研究が必要である．
- 低振幅脳波，burst-suppression，脳波評価システムの定義は，予後評価研究間で一定していない．今後の研究は，最近勧められている定義に準拠し行われるべきである．

(3) 血液と髄液マーカー
- 心停止患者におけるNSEとS-100Bの測定法は標準化される必要がある．
- 心停止後数日間におけるバイオマーカーの血中濃度の動態に関しては，ほとんど情報がない．

(4) 画像検査
- ROSC後の昏睡患者において，画像診断に関する研究の予後評価の精度を検討するためには，任意抽出の患者を対象とした前向き研究が必要である．

3 臓器提供

CQ：心肺蘇生後に提供される移植臓器の機能に問題はあるか？
- P あらゆる状況下で臓器移植を受ける成人と小児
- I CPRを受けたことがあるドナーからの臓器提供
- C CPRを受けたことがないドナーからの臓器提供
- O 直後（30日），1年後，5年後の移植臓器機能

推奨と提案

(1) 心停止に至りCPRを施行されたドナー
ILCORは，CPRのあとに循環が回復したものの，そのまま死に至ることが予見される全ての患者に対し，臓器の提供について評価することを推奨している．（強い推奨，弱いエビデンス）

わが国では，脳死とみなしうる状態と判断した場合に，家族の脳死についての理解の状況をふまえ，臓器提供の機会があることを説明するのが一般的である．それ以外でも，心停止下の臓器提供が家族の同意により実施される．

(2) 継続中のドナー（自己心拍を維持できないドナー，または循環死後の管理の行き届かない臓器提供）
ILCORは，突然の臓器提供に対応可能なシステムを持つ施設においては，CPRによってROSCを得られずに蘇生中止になる患者について腎臓または肝臓のドナー候補とすることを提案している（弱い推奨，弱いエビデンス）．

わが国でも腎臓については心停止下の提供が家族の同意により可能であるが，このようなシステムは一般的でない．

エビデンスの評価に関する科学的コンセンサス

心停止からの蘇生は常に成功するとは限らず，当初心停止から蘇生した多くの患者はその後病院内で死亡する．心停止の間の臓器への潜在的傷害のため，これらの助からない患者が臓器提供者になることができるかどうかが，議論された．

こうした患者からの臓器提供例が近年蓄積され，この経験をレビューした．

2つの状況が考えられる．1つはCPRで一旦蘇生に成功したあとに脳死となるか，生命維持治療が中止されてドナーとなる場合である．2つ目は，突然の臓器提供に対応可能なシステムを持つ施設において，CPRが不成功に終わりドナーとなる場合である．

腎臓移植に関しての主要アウトカムは移植腎の機能とした．その理由は，レシピエントに移植臓器機能不全が生じても，腎臓代替療法で生存することができるからである．しかしながらその他の臓器に関しては，レシピエントの死亡をもって，移植臓器機能不全とみなした．

こうした状況下でドナーから得られた臓器と，CPRを受けなかったドナーから得られた臓器を比較した研究だけが，このレビューの対象となった．

(1) 心停止に至りCPRを施行されたドナー

2つの観察研究では，臓器提供の前に心停止に至りCPRによって蘇生されたドナーから提供された臓器の平均数は3.9[1231]と2.9[1232]であった（低いエビデンス）．

重要なアウトカムとしての移植直後の臓器機能について，ドナーがCPRを受け蘇生された場合に，以下の臓器において悪くはなかった（低いエビデンス）．成人の心臓（3,239の臓器[1232-1239]），小児の心臓（557の臓器，4件の研究），成人の肺（1,031の臓器[1232, 1237, 1240]），小児の肺（105の臓器[1232]），成人の腎臓（5,000の臓器[1232, 1241]），小児の腎臓（1,122の臓器[1232, 1242]），成人の肝臓（2,911の臓器[1232, 1233]），小児の肝臓（689の臓器[1232, 1242]），成人の小腸（25の臓器[1232, 1243]），小児の小腸（79の臓器[1232]）．

重要なアウトカムとしての1年後の臓器機能について，ドナーがCPRを受け蘇生された場合に，以下の臓器において悪くはなかった（低いエビデンス）．成人の心臓（3,230の臓器[1232-1234, 1236-1239]），小児の心臓（1,605の臓器[1232, 1242, 1244, 1245]），成人の肺（1,031の臓器[1232, 1237, 1240]），小児の肺（105の臓器[1232]），成人の腎臓（5,000の臓器[1232, 1233]），小児の腎臓（1,122の臓器[1232]），成人の肝臓（2,911の臓器[1232, 1233]），小児の肝臓（689の臓器[1232]），成人の小腸（25の臓器[1232, 1243]），小児の小腸（79の臓器[1232]）．

重要なアウトカムとしての5年後の臓器機能について，ドナーがCPRを受け蘇生された場合に，以下の臓器において悪くはなかった（低いエビデンス）．成人の心臓（3,230の臓器[1232-1234, 1236-1239]），小児の心臓（1,537の臓器[1232, 1245, 1246]），成人の肺（1,031の臓器[1232, 1237, 1240]），小児の肺（105の臓器[1232]），成人の腎臓（5,000の臓器[1232, 1233]），小児の腎臓（1,122の臓器[1232]），成人の肝臓（2,911の臓器[1232, 1233]），小児の肝臓（689の臓器[1232]），成人の小腸（25の臓器[1232, 1243]），小児の小腸（79の臓器[1232]）．

患者にとっての価値とILCORの見解

ILCORはこの推奨をするにあたって，CPRから蘇生したドナーからの移植臓器機能がよくないという根拠がないこと，臓器を待っているレシピエントにより多くの臓器を提供すること，ドナーへのリスクがないことを考慮した．あらゆる臓器提供と同様に，移植臓器の機能は，臓器の摘出と移植の過程によって決まる．したがって，レシピエントの安全を確保することにも注意が必要であるとしている．

(2) CPR継続中のドナー（突然の心停止後に自己心拍のないドナー，または心臓死後の臓器提供）

エビデンスの評価に関する科学的コンセンサス

2件の観察研究では，CPR継続中のドナーから提供される臓器の平均数は1.5[1247]と3.2[1248]であった（低いエビデンス）．

重要なアウトカムとしての移植直後の臓器機能についての観察研究では，成人の腎臓（203の臓器[1249-1252]）または成人の肝臓（64の臓器[1247, 1250, 1253, 1254]）において，CPR継続中の自己心拍がないドナーから摘出された臓器の機能は，他のタイプのドナーからの臓器と比較して悪くはなかった（低いエビデンス）．

重要なアウトカムとしての1年後の臓器機能についての観察研究では，成人の腎臓（199臓器[1249, 1250, 1252]）または成人の肝臓（60臓器[1247, 1250, 1253]）において，CPR継続中の自己心拍がないドナーから摘出された臓器の機能は，他のタイプのドナーからの臓器と比較して悪くはなかった（低いエビデンス）．

重要なアウトカムとしての5年後の臓器機能についての観察研究では，成人の腎臓（177臓器[1249, 1252]）または成人の肝臓（34臓器[1247]）において，CPR継続中の自己心拍がないドナーから摘出された臓器の機能は，他のタイプのドナーからの臓器と比較して悪くはなかった（低いエビデンス）．

患者にとっての価値とILCORの見解

ILCORはこの推奨をするにあたって，CPR継続中のドナーから得られる移植腎がそれ以外の提供者から得られる移植腎と同等に機能するというエビデンスを考慮した．このようにして得た移植腎では一般的にみられる移植後の機能の回復遅延を，レシピエントは安全に持ちこたえることができる．またILCORは，CPR継続中のドナーから得られる肝臓には長期的には移植臓器機能不全が生じる可能性が高いものの，移植肝臓により当面の急性期を乗り切れる可能性を考慮した．

Knowledge Gaps（今後の課題）

- CPRが不成功に終わったあとの臓器提供の適切な方法は定まっていない．
- 臓器提供への説明と同意に関する障壁や，異なった状況下における臓器移植に関する忍容性は明らかでない．

文　献

1. Schünemann H, Brożek J, Guyatt G, Oxman A. GRADE Handbook. 2013 Updated October 2013 Available at：http://www.guidelinedevelopment.org/handbook/

2. O'Connor D, Green S, Higgins J. Chapter 5：Defining the review questions and developing criteria for including studies. In：The Cochrane Collaboration. Cochrane Handbook for Systematic Reviews of Interventions. Version 5.1.0. 2011. Available at：http://handbook.cochrane.org/
3. Bruppacher H, Reber A, Keller JP, Geiduschek J, Erb TO, Frei FJ. The effects of common airway maneuvers on airway pressure and flow in children undergoing adenoidectomies. Anesth Analg 2003；97：29-34, table of contents.
4. Uzun L, Ugur MB, Altunkaya H, Ozer Y, Ozkocak I, Demirel CB. Effectiveness of the jaw-thrust maneuver in opening the airway：a flexible fiberoptic endoscopic study. ORL J Otorhinolaryngol Relat Spec 2005；67：39-44.
5. Hammer J, Reber A, Trachsel D, Frei FJ. Effect of jaw-thrust and continuous positive airway pressure on tidal breathing in deeply sedated infants. J Pediatr 2001；138：826-30.
6. Reber A, Paganoni R, Frei FJ. Effect of common airway manoeuvres on upper airway dimensions and clinical signs in anaesthetized, spontaneously breathing children. Br J Anaesth 2001；86：217-22.
7. von Ungern-Sternberg BS, Erb TO, Frei FJ. Jaw thrust can deteriorate upper airway patency. Acta Anaesthesiol Scand 2005；49：583-5.
8. Prasarn ML, Horodyski M, Scott NE, Konopka G, Conrad B, Rechtine GR. Motion generated in the unstable upper cervical spine during head tilt-chin lift and jaw thrust maneuvers. Spine J 2014；14：609-14.
9. Hirabayashi Y, Fujita A, Sugimoto H.［Cervical spine movement during bag-mask ventilation］. Masui 2013；62：337-40.
10. Roth B, Magnusson J, Johansson I, Holmberg S, Westrin P. Jaw lift−a simple and effective method to open the airway in children. Resuscitation 1998；39：171-4.
11. Hartrey R, Bingham RM. Pharyngeal trauma as a result of blind finger sweeps in the choking child. J Accid Emerg Med 1995；12：52-4.
12. Kabbani M, Goodwin SR. Traumatic epiglottis following blind finger sweep to remove a pharyngeal foreign body. Clin Pediatr (Phila) 1995；34：495-7.
13. Elam JO, Ruben AM, Greene DG. Resuscitation of drowning victims. JAMA 1960；174：13-6.
14. Koga K, Sata T, Kaku M, Takamoto K, Shigematsu A. Comparison of no airway device, the Guedel-type airway and the Cuffed Oropharyngeal Airway with mask ventilation during manual in-line stabilization. J Clin Anesth 2001；13：6-10.
15. Stoneham MD. The nasopharyngeal airway. Assessment of position by fibreoptic laryngoscopy. Anaesthesia 1993；48：575-80.
16. Chung CH, Sum CW, Li HL, Cheng KS, Tan PC. Comparison of nasal trauma associated with nasopharyngeal airway applied by nurses and experienced anesthesiologists. Changgeng Yi Xue Za Zhi 1999；22：593-7.
17. Roberts K, Porter K. How do you size a nasopharyngeal airway. Resuscitation 2003；56：19-23.
18. Schade K, Borzotta A, Michaels A. Intracranial malposition of nasopharyngeal airway. J Trauma 2000；49：967-8.
19. Muzzi DA, Losasso TJ, Cucchiara RF. Complication from a nasopharyngeal airway in a patient with a basilar skull fracture. Anesthesiology 1991；74：366-8.
20. Shin SD, Ahn KO, Song KJ, Park CB, Lee EJ. Out-of-hospital airway management and cardiac arrest outcomes：a propensity score matched analysis. Resuscitation 2012；83：313-9.
21. Timmermann A, Russo SG, Crozier TA, et al. Novices ventilate and intubate quicker and safer via intubating laryngeal mask than by conventional bag-mask ventilation and laryngoscopy. Anesthesiology 2007；107：570-6.
22. Joffe AM, Hetzel S, Liew EC. A two-handed jaw-thrust technique is superior to the one-handed "EC-clamp" technique for mask ventilation in the apneic unconscious person. Anesthesiology 2010；113：873-9.
23. Mitterlechner T, Paal P, Kuehnelt-Leddhin L, et al. Head position angles to open the upper airway differ less with the head positioned on a support. Am J Emerg Med 2013；31：80-5.
24. Elam JO. Bag-valve-mask O2 ventilation. In：Safar P, Elam JO, eds, eds. Advances in Cardiopulmonary Resuscitation：The Wolf Creek Conference on Cardiopulmonary Resuscitation. New York：Springer-Verlag；1977：73-9.
25. Elling R, Politis J. An evaluation of emergency medical technicians' ability to use manual ventilation devices. Ann Emerg Med 1983；12：765-8.
26. Olasveengen TM, Vik E, Kuzovlev A, Sunde K. Effect of implementation of new resuscitation guidelines on quality of cardiopulmonary resuscitation and survival. Resuscitation 2009；80：407-11.
27. Petito SP, Russell WJ. The prevention of gastric inflation−a neglected benefit of cricoid pressure. Anaesth Intensive Care 1988；16：139-43.
28. Lawes EG, Campbell I, Mercer D. Inflation pressure, gastric insufflation and rapid sequence induction. Br J Anaesth 1987；59：315-8.
29. Salem MR, Wong AY, Mani M, Sellick BA. Efficacy of cricoid pressure in preventing gastric inflation during bag-mask ventilation in pediatric patients. Anesthesiology 1974；40：96-8.
30. Moynihan RJ, Brock-Utne JG, Archer JH, Feld LH, Kreitzman TR. The effect of cricoid pressure on preventing gastric insufflation in infants and children. Anesthesiology 1993；78：652-6.
31. Allman KG. The effect of cricoid pressure application on airway patency. J Clin Anesth 1995；7：197-9.
32. Hocking G, Roberts FL, Thew ME. Airway obstruction with cricoid pressure and lateral tilt. Anaesthesia 2001；56：825-8.
33. Mac GPJH, Ball DR. The effect of cricoid pressure on the cricoid cartilage and vocal cords：an endoscopic study in anaesthetised patients. Anaesthesia 2000；55：263-8.
34. Georgescu A, Miller JN, Lecklitner ML. The Sellick maneuver causing complete airway obstruction. Anesth Analg 1992；74：457-9.
35. Ho AM, Wong W, Ling E, Chung DC, Tay BA. Airway difficulties caused by improperly applied cricoid pressure. J Emerg Med 2001；20：29-31.
36. Shorten GD, Alfille PH, Gliklich RE. Airway obstruction following application of cricoid pressure. J Clin Anesth 1991；3：403-5.
37. Hartsilver EL, Vanner RG. Airway obstruction with cricoid pressure. Anaesthesia 2000；55：208-11.
38. Asai T, Goy RW, Liu EH. Cricoid pressure prevents placement of the laryngeal tube and laryngeal tube-suction II. Br J Anaesth 2007；99：282-5.
39. Asai T, Barclay K, Power I, Vaughan RS. Cricoid pressure impedes placement of the laryngeal mask airway. Br J Anaesth 1995；74：521-5.
40. Ansermino JM, Blogg CE. Cricoid pressure may prevent insertion of the laryngeal mask airway. Br J Anaesth 1992；69：465-7.
41. Aoyama K, Takenaka I, Sata T, Shigematsu A. Cricoid pressure impedes positioning and ventilation through the laryngeal mask airway. Can J Anaesth 1996；43：1035-40.
42. Brimacombe J, White A, Berry A. Effect of cricoid pressure on ease of insertion of the laryngeal mask airway. Br J Anaesth 1993；71：800-2.
43. Gabbott DA, Sasada MP. Laryngeal mask airway insertion using cricoid pressure and manual in-line neck stabilisation. Anaesthesia 1995；50：674-6.
44. Xue FS, Mao P, Li CW, et al.［Influence of pressure on cricoid on insertion ProSeal laryngeal mask airway and ventilation function］. Zhongguo Wei Zhong Bing Ji Jiu Yi Xue 2007；19：532-5.
45. Li CW, Xue FS, Xu YC, et al. Cricoid pressure impedes insertion of, and ventilation through, the ProSeal laryngeal mask airway in anesthetized, paralyzed patients. Anesth Analg 2007；104：1195-8, tables of contents.
46. Turgeon AF, Nicole PC, Trepanier CA, Marcoux S, Lessard MR.

Cricoid pressure does not increase the rate of failed intubation by direct laryngoscopy in adults. Anesthesiology 2005 ; 102 : 315-9.
47. McCaul CL, Harney D, Ryan M, Moran C, Kavanagh BP, Boylan JF. Airway management in the lateral position : a randomized controlled trial. Anesth Analg 2005 ; 101 : 1221-5, table of contents.
48. Vanner RG, Clarke P, Moore WJ, Raftery S. The effect of cricoid pressure and neck support on the view at laryngoscopy. Anaesthesia 1997 ; 52 : 896-900.
49. Asai T, Murao K, Johmura S, Shingu K. Effect of cricoid pressure on the ease of fibrescope-aided tracheal intubation. Anaesthesia 2002 ; 57 : 909-13.
50. Asai T, Barclay K, Power I, Vaughan RS. Cricoid pressure impedes placement of the laryngeal mask airway and subsequent tracheal intubation through the mask. Br J Anaesth 1994 ; 72 : 47-51.
51. McNelis U, Syndercombe A, Harper I, Duggan J. The effect of cricoid pressure on intubation facilitated by the gum elastic bougie. Anaesthesia 2007 ; 62 : 456-9.
52. Harry RM, Nolan JP. The use of cricoid pressure with the intubating laryngeal mask. Anaesthesia 1999 ; 54 : 656-9.
53. Noguchi T, Koga K, Shiga Y, Shigematsu A. The gum elastic bougie eases tracheal intubation while applying cricoid pressure compared to a stylet. Can J Anaesth 2003 ; 50 : 712-7.
54. Asai T, Murao K, Shingu K. Cricoid pressure applied after placement of laryngeal mask impedes subsequent fibreoptic tracheal intubation through mask. Br J Anaesth 2000 ; 85 : 256-61.
55. Smith CE, Boyer D. Cricoid pressure decreases ease of tracheal intubation using fibreoptic laryngoscopy (WuScope System). Can J Anaesth 2002 ; 49 : 614-9.
56. Heath ML, Allagain J. Intubation through the laryngeal mask. A technique for unexpected difficult intubation. Anaesthesia 1991 ; 46 : 545-8.
57. Levitan RM, Kinkle WC, Levin WJ, Everett WW. Laryngeal view during laryngoscopy : a randomized trial comparing cricoid pressure, backward-upward-rightward pressure, and bimanual laryngoscopy. Ann Emerg Med 2006 ; 47 : 548-55.
58. Snider DD, Clarke D, Finucane BT. The "BURP" maneuver worsens the glottic view when applied in combination with cricoid pressure. Can J Anaesth 2005 ; 52 : 100-4.
59. Fanning GL. The efficacy of cricoid pressure in preventing regurgitation of gastric contents. Anesthesiology 1970 ; 32 : 553-5.
60. Salem MR, Wong AY, Fizzotti GF. Efficacy of cricoid pressure in preventing aspiration of gastric contents in paediatric patients. Br J Anaesth 1972 ; 44 : 401-4.
61. Vanner RG, Pryle BJ. Regurgitation and oesophageal rupture with cricoid pressure : a cadaver study. Anaesthesia 1992 ; 47 : 732-5.
62. Strang TI. Does the laryngeal mask airway compromise cricoid pressure? Anaesthesia 1992 ; 47 : 829-31.
63. Salem MR, Joseph NJ, Heyman HJ, Belani B, Paulissian R, Ferrara TP. Cricoid compression is effective in obliterating the esophageal lumen in the presence of a nasogastric tube. Anesthesiology 1985 ; 63 : 443-6.
64. Fenton PM, Reynolds F. Life-saving or ineffective? An observational study of the use of cricoid pressure and maternal outcome in an African setting. Int J Obstet Anesth 2009 ; 18 : 106-10.
65. Spindelboeck W, Schindler O, Moser A, et al. Increasing arterial oxygen partial pressure during cardiopulmonary resuscitation is associated with improved rates of hospital admission. Resuscitation 2013 ; 84 : 770-5.
66. Takei Y, Enami M, Yachida T, Ohta K, Inaba H. Tracheal intubation by paramedics under limited indication criteria may improve the short-term outcome of out-of-hospital cardiac arrests with noncardiac origin. J Anesth 2010 ; 24 : 716-25.
67. Hasegawa K, Hiraide A, Chang Y, Brown DF. Association of prehospital advanced airway management with neurologic outcome and survival in patients with out-of-hospital cardiac arrest. JAMA 2013 ; 309 : 257-66.
68. McMullan J, Gerecht R, Bonomo J, et al. Airway management and out-of-hospital cardiac arrest outcome in the CARES registry. Resuscitation 2014 ; 85 : 617-22.
69. Holmberg M, Holmberg S, Herlitz J. Low chance of survival among patients requiring adrenaline (epinephrine) or intubation after out-of-hospital cardiac arrest in Sweden. Resuscitation 2002 ; 54 : 37-45.
70. Hanif MA, Kaji AH, Niemann JT. Advanced airway management does not improve outcome of out-of-hospital cardiac arrest. Acad Emerg Med 2010 ; 17 : 926-31.
71. Adams JN, Sirel J, Marsden K, Cobbe SM. Heartstart Scotland : the use of paramedic skills in out of hospital resuscitation. Heart 1997 ; 78 : 399-402.
72. Studnek JR, Thestrup L, Vandeventer S, et al. The association between prehospital endotracheal intubation attempts and survival to hospital discharge among out-of-hospital cardiac arrest patients. Acad Emerg Med 2010 ; 17 : 918-25.
73. Kajino K, Iwami T, Kitamura T, et al. Comparison of supraglottic airway versus endotracheal intubation for the pre-hospital treatment of out-of-hospital cardiac arrest. Crit Care 2011 ; 15 : R236.
74. Wang HE, Szydlo D, Stouffer JA, et al. Endotracheal intubation versus supraglottic airway insertion in out-of-hospital cardiac arrest. Resuscitation 2012 ; 83 : 1061-6.
75. Tanabe S, Ogawa T, Akahane M, et al. Comparison of neurological outcome between tracheal intubation and supraglottic airway device insertion of out-of-hospital cardiac arrest patients : a nationwide, population-based, observational study. J Emerg Med 2013 ; 44 : 389-97.
76. Goldenberg IF, Campion BC, Siebold CM, McBride JW, Long LA. Esophageal gastric tube airway vs endotracheal tube in prehospital cardiopulmonary arrest. Chest 1986 ; 90 : 90-6.
77. Rabitsch W, Schellongowski P, Staudinger T, et al. Comparison of a conventional tracheal airway with the Combitube in an urban emergency medical services system run by physicians. Resuscitation 2003 ; 57 : 27-32.
78. Cady CE, Weaver MD, Pirrallo RG, Wang HE. Effect of emergency medical technician-placed Combitubes on outcomes after out-of-hospital cardiopulmonary arrest. Prehosp Emerg Care 2009 ; 13 : 495-9.
79. Shy BD, Rea TD, Becker LJ, Eisenberg MS. Time to intubation and survival in prehospital cardiac arrest. Prehosp Emerg Care 2004 ; 8 : 394-9.
80. Wong ML, Carey S, Mader TJ, Wang HE. Time to invasive airway placement and resuscitation outcomes after inhospital cardiopulmonary arrest. Resuscitation 2010 ; 81 : 182-6.
81. Silvestri S, Ralls GA, Krauss B, et al. The effectiveness of out-of-hospital use of continuous end-tidal carbon dioxide monitoring on the rate of unrecognized misplaced intubation within a regional emergency medical services system. Ann Emerg Med 2005 ; 45 : 497-503.
82. Grmec S. Comparison of three different methods to confirm tracheal tube placement in emergency intubation. Intensive Care Med 2002 ; 28 : 701-4.
83. Takeda T, Tanigawa K, Tanaka H, Hayashi Y, Goto E, Tanaka K. The assessment of three methods to verify tracheal tube placement in the emergency setting. Resuscitation 2003 ; 56 : 153-7.
84. Tanigawa K, Takeda T, Goto E, Tanaka K. Accuracy and reliability of the self-inflating bulb to verify tracheal intubation in out-of-hospital cardiac arrest patients. Anesthesiology 2000 ; 93 : 1432-6.
85. Tanigawa K, Takeda T, Goto E, Tanaka K. The efficacy of esophageal detector devices in verifying tracheal tube placement : a randomized cross-over study of out-of-hospital cardiac arrest patients. Anesth Analg 2001 ; 92 : 375-8.
86. Ornato JP, Shipley JB, Racht EM, et al. Multicenter study of a portable, hand-size, colorimetric end-tidal carbon dioxide detection device. Ann Emerg Med 1992 ; 21 : 518-23.
87. Bozeman WP, Hexter D, Liang HK, Kelen GD. Esophageal detector device versus detection of end-tidal carbon dioxide level in emergency intubation. Ann Emerg Med 1996 ; 27 : 595-9.

88. Hayden SR, Sciammarella J, Viccellio P, Thode H, Delagi R. Colorimetric end-tidal CO_2 detector for verification of endotracheal tube placement in out-of-hospital cardiac arrest. Acad Emerg Med 1995；2：499-502.
89. MacLeod BA, Heller MB, Gerard J, Yealy DM, Menegazzi JJ. Verification of endotracheal tube placement with colorimetric end-tidal CO_2 detection. Ann Emerg Med 1991；20：267-70.
90. Anton WR, Gordon RW, Jordan TM, Posner KL, Cheney FW. A disposable end-tidal CO_2 detector to verify endotracheal intubation. Ann Emerg Med 1991；20：271-5.
91. Sanders KC, Clum WB, 3rd, Nguyen SS, Balasubramaniam S. End-tidal carbon dioxide detection in emergency intubation in four groups of patients. J Emerg Med 1994；12：771-7.
92. Oberly D, Stein S, Hess D, Eitel D, Simmons M. An evaluation of the esophageal detector device using a cadaver model. Am J Emerg Med 1992；10：317-20.
93. Pelucio M, Halligan L, Dhindsa H. Out-of-hospital experience with the syringe esophageal detector device. Acad Emerg Med 1997；4：563-8.
94. Chou HC, Tseng WP, Wang CH, et al. Tracheal rapid ultrasound exam（T.R.U.E.）for confirming endotracheal tube placement during emergency intubation. Resuscitation 2011；82：1279-84.
95. Zadel S, Strnad M, Prosen G, Mekiš D. Point of care ultrasound for orotracheal tube placement assessment in out-of hospital setting. Resuscitation 2015；87：1-6.
96. Chou HC, Chong KM, Sim SS, et al. Real-time tracheal ultrasonography for confirmation of endotracheal tube placement during cardiopulmonary resuscitation. Resuscitation 2013；84：1708-12.
97. Mehta KH, Turley A, Peyrasse P, Janes J, Hall JE. An assessment of the ability of impedance respirometry distinguish oesophageal from tracheal intubation. Anaesthesia 2002；57：1090-3.
98. Yong-xing Y, Zhen J, Xia-hui L, et al. A clinical study of impedenance graph in verigying trachea intubation. Natl Med Journal China 2007；87：898-901.
99. Absolom M, Roberts R, Bahlmann UB, Hall JE, Armstrong T, Turley A. The use of impedance respirometry to confirm tracheal intubation in children. Anaesthesia 2006；61：1145-8.
100. Kramer-Johansen J, Eilevstjonn J, Olasveengen TM, Tomlinson AE, Dorph E, Steen PA. Transthoracic impedance changes as a tool to detect malpositioned tracheal tubes. Resuscitation 2008；76：11-6.
101. Risdal M, Aase SO, Stavland M, Eftestol T. Impedance-based ventilation detection during cardiopulmonary resuscitation. IEEE Trans Biomed Eng 2007；54：2237-45.
102. Pytte M, Olasveengen TM, Steen PA, Sunde K. Misplaced and dislodged endotracheal tubes may be detected by the defibrillator during cardiopulmonary resuscitation. Acta Anaesthesiol Scand 2007；51：770-2.
103. Kramer-Johansen J, Wik L, Steen PA. Advanced cardiac life support before and after tracheal intubation–direct measurements of quality. Resuscitation 2006；68：61-9.
104. Pellis T, Bisera J, Tang W, Weil MH. Expanding automatic external defibrillators to include automated detection of cardiac, respiratory, and cardiorespiratory arrest. Crit Care Med 2002；30：S176-8.
105. Losert H, Risdal M, Sterz F, et al. Thoracic impedance changes measured via defibrillator pads can monitor ventilation in critically ill patients and during cardiopulmonary resuscitation. Crit Care Med 2006；34：2399-405.
106. Sanders AB, Kern KB, Berg RA, Hilwig RW, Heidenrich J, Ewy GA. Survival and neurologic outcome after cardiopulmonary resuscitation with four different chest compression-ventilation ratios. Ann Emerg Med 2002；40：553-62.
107. Aufderheide TP, Lurie KG. Death by hyperventilation：a common and life-threatening problem during cardiopulmonary resuscitation. Crit Care Med 2004；32：S345-51.
108. Aufderheide TP, Sigurdsson G, Pirrallo RG, et al. Hyperventilation-induced hypotension during cardiopulmonary resuscitation. Circulation 2004；109：1960-5.
109. Yannopoulos D, Sigurdsson G, McKnite S, Benditt D, Lurie KG. Reducing ventilation frequency combined with an inspiratory impedance device improves CPR efficiency in swine model of cardiac arrest. Resuscitation 2004；61：75-82.
110. Yannopoulos D, Aufderheide TP, Gabrielli A, et al. Clinical and hemodynamic comparison of 15：2 and 30：2 compression-to-ventilation ratios for cardiopulmonary resuscitation. Crit Care Med 2006；34：1444-9.
111. Hayes MM, Ewy GA, Anavy ND, et al. Continuous passive oxygen insufflation results in a similar outcome to positive pressure ventilation in a swine model of out-of-hospital ventricular fibrillation. Resuscitation 2007；74：357-65.
112. Cavus E, Meybohm P, Bein B, et al. Impact of different compression-ventilation ratios during basic life support cardiopulmonary resuscitation. Resuscitation 2008；79：118-24.
113. Hwang SO, Kim SH, Kim H, et al. Comparison of 15：1, 15：2, and 30：2 compression-to-ventilation ratios for cardiopulmonary resuscitation in a canine model of a simulated, witnessed cardiac arrest. Acad Emerg Med 2008；15：183-9.
114. Gazmuri RJ, Ayoub IM, Radhakrishnan J, Motl J, Upadhyaya MP. Clinically plausible hyperventilation does not exert adverse hemodynamic effects during CPR but markedly reduces end-tidal PCO_2. Resuscitation 2012；83：259-64.
115. Kill C, Hahn O, Dietz F, et al. Mechanical ventilation during cardiopulmonary resuscitation with intermittent positive-pressure ventilation, bilevel ventilation, or chest compression synchronized ventilation in a pig model. Crit Care Med 2014；42：e89-95.
116. Abella BS, Alvarado JP, Myklebust H, et al. Quality of cardiopulmonary resuscitation during in-hospital cardiac arrest. JAMA 2005；293：305-10.
117. Saïssy JM, Boussignac G, Cheptel E, et al. Efficacy of continuous insufflation of oxygen combined with active cardiac compression-decompression during out-of-hospital cardiorespiratory arrest. Anesthesiology 2000；92：1523-30.
118. Bertrand C, Hemery F, Carli P, et al. Constant flow insufflation of oxygen as the sole mode of ventilation during out-of-hospital cardiac arrest. Intensive Care Med 2006；32：843-51.
119. Bobrow BJ, Ewy GA, Clark L, et al. Passive oxygen insufflation is superior to bag-valve-mask ventilation for witnessed ventricular fibrillation out-of-hospital cardiac arrest. Ann Emerg Med 2009；54：656-62. e1.
120. Abella BS, Edelson DP, Kim S, et al. CPR quality improvement during in-hospital cardiac arrest using a real-time audiovisual feedback system. Resuscitation 2007；73：54-61.
121. Voelckel WG, Lurie KG, Zielinski T, et al. The effects of positive end-expiratory pressure during active compression decompression cardiopulmonary resuscitation with the inspiratory threshold valve. Anesth Analg 2001；92：967-74.
122. Kleinsasser A, Lindner KH, Schaefer A, Loeckinger A. Decompression-triggered positive-pressure ventilation during cardiopulmonary resuscitation improves pulmonary gas exchange and oxygen uptake. Circulation 2002；106：373-8.
123. Weiss SJ, Ernst AA, Jones R, et al. Automatic transport ventilator versus bag valve in the EMS setting：a prospective, randomized trial. South Med J 2005；98：970-6.
124. Johannigman JA, Branson RD, Johnson DJ, Davis K, Jr., Hurst JM. Out-of-hospital ventilation：bag–valve device vs transport ventilator. Acad Emerg Med 1995；2：719-24.
125. Wik L, Kramer-Johansen J, Myklebust H, et al. Quality of cardiopulmonary resuscitation during out-of-hospital cardiac arrest. JAMA 2005；293：299-304.
126. Sanfilippo F, Serena G, Corredor C, et al. Cerebral oximetry and return of spontaneous circulation after cardiac arrest：A systematic review and meta-analysis. Resuscitation 2015；94：67-72.
127. Pokorna M, Necas E, Kratochvil J, Skripsky R, Andrlik M, Franek O. A sudden increase in partial pressure end-tidal carbon dioxide （P（ET）CO_2）at the moment of return of spontaneous circulation. J

Emerg Med 2010 ; 38 : 614-21.
128. Hostler D, Everson-Stewart S, Rea TD, et al. Effect of real-time feedback during cardiopulmonary resuscitation outside hospital : prospective, cluster-randomised trial. BMJ 2011 ; 342 : d512.
129. Bohn A, Weber TP, Wecker S, et al. The addition of voice prompts to audiovisual feedback and debriefing does not modify CPR quality or outcomes in out of hospital cardiac arrest–a prospective, randomized trial. Resuscitation 2011 ; 82 : 257-62.
130. Kern KB, Sanders AB, Raife J, Milander MM, Otto CW, Ewy GA. A study of chest compression rates during cardiopulmonary resuscitation in humans. The importance of rate-directed chest compressions. Arch Intern Med 1992 ; 152 : 145-9.
131. Kramer-Johansen J, Myklebust H, Wik L, et al. Quality of out-of-hospital cardiopulmonary resuscitation with real time automated feedback : a prospective interventional study. Resuscitation 2006 ; 71 : 283-92.
132. Niles D, Nysaether J, Sutton R, et al. Leaning is common during in-hospital pediatric CPR, and decreased with automated corrective feedback. Resuscitation 2009 ; 80 : 553-7.
133. Berg RA, Sanders AB, Milander M, Tellez D, Liu P, Beyda D. Efficacy of audio-prompted rate guidance in improving resuscitator performance of cardiopulmonary resuscitation on children. Acad Emerg Med 1994 ; 1 : 35-40.
134. Bobrow BJ, Vadeboncoeur TF, Stolz U, et al. The influence of scenario-based training and real-time audiovisual feedback on out-of-hospital cardiopulmonary resuscitation quality and survival from out-of-hospital cardiac arrest. Ann Emerg Med 2013 ; 62 : 47-56. e1.
135. Chiang WC, Chen WJ, Chen SY, et al. Better adherence to the guidelines during cardiopulmonary resuscitation through the provision of audio-prompts. Resuscitation 2005 ; 64 : 297-301.
136. Lukas RP, Gräsner JT, Seewald S, et al. Chest compression quality management and return of spontaneous circulation : a matched-pair registry study. Resuscitation 2012 ; 83 : 1212-8.
137. Sainio M, Kämäräinen A, Huhtala H, et al. Real-time audiovisual feedback system in a physician-staffed helicopter emergency medical service in Finland : the quality results and barriers to implementation. Scand J Trauma Resusc Emerg Med 2013 ; 21 : 50.
138. Sutton RM, Niles D, French B, et al. First quantitative analysis of cardiopulmonary resuscitation quality during in-hospital cardiac arrests of young children. Resuscitation 2014 ; 85 : 70-4.
139. Plaisance P, Lurie KG, Payen D. Inspiratory impedance during active compression-decompression cardiopulmonary resuscitation : a randomized evaluation in patients in cardiac arrest. Circulation 2000 ; 101 : 989-94.
140. Halperin HR, Tsitlik JE, Gelfand M, et al. A preliminary study of cardiopulmonary resuscitation by circumferential compression of the chest with use of a pneumatic vest. N Engl J Med 1993 ; 329 : 762-8.
141. Axelsson C, Karlsson T, Axelsson AB, Herlitz J. Mechanical active compression-decompression cardiopulmonary resuscitation（ACD-CPR）versus manual CPR according to pressure of end tidal carbon dioxide（P（ET）CO_2）during CPR in out-of-hospital cardiac arrest （OHCA）. Resuscitation 2009 ; 80 : 1099-103.
142. Berryman CR, Phillips GM. Interposed abdominal compression-CPR in human subjects. Ann Emerg Med 1984 ; 13 : 226-9.
143. Cha KC, Kim HJ, Shin HJ, Kim H, Lee KH, Hwang SO. Hemodynamic effect of external chest compressions at the lower end of the sternum in cardiac arrest patients. J Emerg Med 2013 ; 44 : 691-7.
144. Duchateau FX, Gueye P, Curac S, et al. Effect of the AutoPulse automated band chest compression device on hemodynamics in out-of-hospital cardiac arrest resuscitation. Intensive Care Med 2010 ; 36 : 1256-60.
145. Manning JE. Feasibility of blind aortic catheter placement in the prehospital environment to guide resuscitation in cardiac arrest. J Trauma Acute Care Surg 2013 ; 75 : S173-7.
146. Orliaguet GA, Carli PA, Rozenberg A, Janniere D, Sauval P, Delpech P. End-tidal carbon dioxide during out-of-hospital cardiac arrest resuscitation : comparison of active compression-decompression and standard CPR. Ann Emerg Med 1995 ; 25 : 48-51.
147. Segal N, Parquette B, Ziehr J, Yannopoulos D, Lindstrom D. Intrathoracic pressure regulation during cardiopulmonary resuscitation : a feasibility case-series. Resuscitation 2013 ; 84 : 450-3.
148. Timerman S, Cardoso LF, Ramires JA, Halperin H. Improved hemodynamic performance with a novel chest compression device during treatment of in-hospital cardiac arrest. Resuscitation 2004 ; 61 : 273-80.
149. Ward KR, Sullivan RJ, Zelenak RR, Summer WR. A comparison of interposed abdominal compression CPR and standard CPR by monitoring end-tidal PCO_2. Ann Emerg Med 1989 ; 18 : 831-7.
150. Ward KR, Menegazzi JJ, Zelenak RR, Sullivan RJ, McSwain NE, Jr. A comparison of chest compressions between mechanical and manual CPR by monitoring end-tidal PCO_2 during human cardiac arrest. Ann Emerg Med 1993 ; 22 : 669-74.
151. Kellum MJ, Kennedy KW, Barney R, et al. Cardiocerebral resuscitation improves neurologically intact survival of patients with out-of-hospital cardiac arrest. Ann Emerg Med 2008 ; 52 : 244-52.
152. Kellum MJ, Kennedy KW, Ewy GA. Cardiocerebral resuscitation improves survival of patients with out-of-hospital cardiac arrest. Am J Med 2006 ; 119 : 335-40.
153. Mosier J, Itty A, Sanders A, et al. Cardiocerebral resuscitation is associated with improved survival and neurologic outcome from out-of-hospital cardiac arrest in elders. Acad Emerg Med 2010 ; 17 : 269-75.
154. Bobrow BJ, Clark LL, Ewy GA, et al. Minimally interrupted cardiac resuscitation by emergency medical services for out-of-hospital cardiac arrest. JAMA 2008 ; 299 : 1158-65.
155. U.S. National Institutes of Health. ClinicalTrials.gov. Continuous Chest Compressions vs AHA Standard CPR of 30 : 2(CCC). Available at : https://clinicaltrials.gov/ct2/show/NCT01372748
156. Perkins GD, Lall R, Quinn T, et al. Mechanical versus manual chest compression for out-of-hospital cardiac arrest（PARAMEDIC）: a pragmatic, cluster randomised controlled trial. Lancet 2015 ; 385 : 947-55.
157. Rubertsson S, Lindgren E, Smekal D, et al. Mechanical chest compressions and simultaneous defibrillation vs conventional cardiopulmonary resuscitation in out-of-hospital cardiac arrest : the LINC randomized trial. JAMA 2014 ; 311 : 53-61.
158. Hallstrom A, Rea TD, Sayre MR, et al. Manual chest compression vs use of an automated chest compression device during resuscitation following out-of-hospital cardiac arrest : a randomized trial. JAMA 2006 ; 295 : 2620-8.
159. Wik L, Olsen JA, Persse D, et al. Manual vs. integrated automatic load-distributing band CPR with equal survival after out of hospital cardiac arrest. The randomized CIRC trial. Resuscitation 2014 ; 85 : 741-8.
160. Lu XG, Kang X, Gong DB.［The clinical efficacy of Thumper modal 1007 cardiopulmonary resuscitation : a prospective randomized control trial］. Zhongguo Wei Zhong Bing Ji Jiu Yi Xue 2010 ; 22 : 496-7.
161. Smekal D, Johansson J, Huzevka T, Rubertsson S. A pilot study of mechanical chest compressions with the LUCAS device in cardiopulmonary resuscitation. Resuscitation 2011 ; 82 : 702-6.
162. Dickinson ET, Verdile VP, Schneider RM, Salluzzo RF. Effectiveness of mechanical versus manual chest compressions in out-of-hospital cardiac arrest resuscitation : a pilot study. Am J Emerg Med 1998 ; 16 : 289-92.
163. Aufderheide TP, Nichol G, Rea TD, et al. A trial of an impedance threshold device in out-of-hospital cardiac arrest. N Engl J Med 2011 ; 365 : 798-806.
164. Plaisance P, Lurie KG, Vicaut E, et al. Evaluation of an impedance threshold device in patients receiving active compression-decompression cardiopulmonary resuscitation for out of hospital cardiac

165. Frascone RJ, Wayne MA, Swor RA, et al. Treatment of non-traumatic out-of-hospital cardiac arrest with active compression decompression cardiopulmonary resuscitation plus an impedance threshold device. Resuscitation 2013；84：1214-22.
166. Aufderheide TP, Frascone RJ, Wayne MA, et al. Standard cardiopulmonary resuscitation versus active compression-decompression cardiopulmonary resuscitation with augmentation of negative intrathoracic pressure for out-of-hospital cardiac arrest：a randomised trial. Lancet 2011；377：301-11.
167. Wolcke BB, Mauer DK, Schoefmann MF, et al. Comparison of standard cardiopulmonary resuscitation versus the combination of active compression-decompression cardiopulmonary resuscitation and an inspiratory impedance threshold device for out-of-hospital cardiac arrest. Circulation 2003；108：2201-5.
168. Prescott RJ. Designing a clinical trial for out-of-hospital cardiac arrest：what lessons can we learn? Resuscitation 2013；84：1161-2.
169. Lundh A, Sismondo S, Lexchin J, Busuioc OA, Bero L. Industry sponsorship and research outcome. Cochrane Database Syst Rev 2012；12：MR000033.
170. Stiell IG, Hebert PC, Wells GA, et al. The Ontario trial of active compression-decompression cardiopulmonary resuscitation for in-hospital and prehospital cardiac arrest. JAMA 1996；275：1417-23.
171. Mauer D, Schneider T, Dick W, Withelm A, Elich D, Mauer M. Active compression-decompression resuscitation：a prospective, randomized study in a two-tiered EMS system with physicians in the field. Resuscitation 1996；33：125-34.
172. Goralski M, Villeger JL, Cami G, et al. Evaluation of active compression-decompression cardiopulmonary resuscitation in out-of-hospital cardiac arrest. Reanimation Urgences 1998；7：543-50.
173. Skogvoll E, Wik L. Active compression-decompression cardiopulmonary resuscitation：a population-based, prospective randomised clinical trial in out-of-hospital cardiac arrest. Resuscitation 1999；42：163-72.
174. Lafuente-Lafuente C, Melero-Bascones M. Active chest compression-decompression for cardiopulmonary resuscitation. Cochrane Database Syst Rev 2004：CD002751.
175. Nolan J, Smith G, Evans R, et al. The United Kingdom pre-hospital study of active compression-decompression resuscitation. Resuscitation 1998；37：119-25.
176. Schwab TM, Callaham ML, Madsen CD, Utecht TA. A randomized clinical trial of active compression-decompression CPR vs standard CPR in out-of-hospital cardiac arrest in two cities. JAMA 1995；273：1261-8.
177. Luiz T, Ellinger K, Denz C. Active compression-decompression cardiopulmonary resuscitation does not improve survival in patients with prehospital cardiac arrest in a physician-manned emergency medical system. J Cardiothorac Vasc Anesth 1996；10：178-86.
178. Plaisance P, Adnet F, Vicaut E, et al. Benefit of active compression-decompression cardiopulmonary resuscitation as a prehospital advanced cardiac life support. A randomized multicenter study. Circulation 1997；95：955-61.
179. Plaisance P, Lurie KG, Vicaut E, et al. A comparison of standard cardiopulmonary resuscitation and active compression-decompression resuscitation for out-of-hospital cardiac arrest. French Active Compression-Decompression Cardiopulmonary Resuscitation Study Group. N Engl J Med 1999；341：569-75.
180. Cohen TJ, Goldner BG, Maccaro PC, et al. A comparison of active compression-decompression cardiopulmonary resuscitation with standard cardiopulmonary resuscitation for cardiac arrests occurring in the hospital. N Engl J Med 1993；329：1918-21.
181. Lurie KG, Shultz JJ, Callaham ML, et al. Evaluation of active compression-decompression CPR in victims of out-of-hospital cardiac arrest. JAMA 1994；271：1405-11.
182. Tucker KJ, Galli F, Savitt MA, Kahsai D, Bresnahan L, Redberg RF. Active compression-decompression resuscitation：effect on resuscitation success after in-hospital cardiac arrest. J Am Coll Cardiol 1994；24：201-9.
183. He Q, Wan Z, Wang L.［Random control trial of the efficacy of cardiopump on pre-hospital cardiac arrest］. Zhongguo Wei Zhong Bing Ji Jiu Yi Xue 2003；15：292-4.
184. Takino M, Okada Y. The optimum timing of resuscitative thoracotomy for non-traumatic out-of-hospital cardiac arrest. Resuscitation 1993；26：69-74.
185. Hachimi-Idrissi S, Leeman J, Hubloue Y, Huyghens L, Corne L. Open chest cardiopulmonary resuscitation in out-of-hospital cardiac arrest. Resuscitation 1997；35：151-6.
186. Angelos MG, DeBehnke DJ, Leasure JE. Arterial pH and carbon dioxide tension as indicators of tissue perfusion during cardiac arrest in a canine model. Crit Care Med 1992；20：1302-8.
187. Arai T, Dote K, Tsukahara I, Nitta K, Nagaro T. Cerebral blood flow during conventional, new and open-chest cardio-pulmonary resuscitation in dogs. Resuscitation 1984；12：147-54.
188. Barnett WM, Alifimoff JK, Paris PM, Stewart RD, Safar P. Comparison of open-chest cardiac massage techniques in dogs. Ann Emerg Med 1986；15：408-11.
189. Bartlett RL, Stewart NJ, Jr., Raymond J, Anstadt GL, Martin SD. Comparative study of three methods of resuscitation：closed-chest, open-chest manual, and direct mechanical ventricular assistance. Ann Emerg Med 1984；13：773-7.
190. Benson DM, O'Neil B, Kakish E, et al. Open-chest CPR improves survival and neurologic outcome following cardiac arrest. Resuscitation 2005；64：209-17.
191. Bircher N, Safar P. Cerebral preservation during cardiopulmonary resuscitation. Crit Care Med 1985；13：185-90.
192. DeBehnke DJ, Angelos MG, Leasure JE. Comparison of standard external CPR, open-chest CPR, and cardiopulmonary bypass in a canine myocardial infarct model. Ann Emerg Med 1991；20：754-60.
193. Emerman CL, Pinchak AC, Hancock D, Hagen JF. Effect of injection site on circulation times during cardiac arrest. Crit Care Med 1988；16：1138-41.
194. Fleisher G, Sagy M, Swedlow DB, Belani K. Open- versus closed-chest cardiac compressions in a canine model of pediatric cardiopulmonary resuscitation. Am J Emerg Med 1985；3：305-10.
195. Jackson RE, Joyce K, Danosi SF, White BC, Vigor D, Hoehner TJ. Blood flow in the cerebral cortex during cardiac resuscitation in dogs. Ann Emerg Med 1984；13：657-9.
196. Kern KB, Sanders AB, Badylak SF, et al. Long-term survival with open-chest cardiac massage after ineffective closed-chest compression in a canine preparation. Circulation 1987；75：498-503.
197. Kern KB, Sanders AB, Janas W, et al. Limitations of open-chest cardiac massage after prolonged, untreated cardiac arrest in dogs. Ann Emerg Med 1991；20：761-7.
198. Raessler KL, Kern KB, Sanders AB, Tacker WA, Jr., Ewy GA. Aortic and right atrial systolic pressures during cardiopulmonary resuscitation：a potential indicator of the mechanism of blood flow. Am Heart J 1988；115：1021-9.
199. Redding JS, Cozine RA. A comparison of open-chest and closed-chest cardiac massage in dogs. Anesthesiology 1961；22：280-5.
200. Rubertsson S, Grenvik A, Wiklund L. Blood flow and perfusion pressure during open-chest versus closed-chest cardiopulmonary resuscitation in pigs. Crit Care Med 1995；23：715-25.
201. Rubertsson S, Grenvik A, Zemgulis V, Wiklund L. Systemic perfusion pressure and blood flow before and after administration of epinephrine during experimental cardiopulmonary resuscitation. Crit Care Med 1995；23：1984-96.
202. Sanders AB, Kern KB, Ewy GA, Atlas M, Bailey L. Improved resuscitation from cardiac arrest with open-chest massage. Ann Emerg Med 1984；13：672-5.
203. Sanders AB, Kern KB, Atlas M, Bragg S, Ewy GA. Importance of the duration of inadequate coronary perfusion pressure on resuscitation from cardiac arrest. J Am Coll Cardiol 1985；6：

113-8.
204. Weiser FM, Adler LN, Kuhn LA. Hemodynamic effects of closed and open chest cardiac resuscitation in normal dogs and those with acute myocardial infarction. Am J Cardiol 1962；10：555-61.
205. Kouwenhoven WB, Jude JR, Knickerbocker GG. Closed-chest cardiac massage. JAMA 1960；173：1064-7.
206. Handley AJ, Handley JA. Performing chest compressions in a confined space. Resuscitation 2004；61：55-61.
207. Nishisaki A, Nysaether J, Sutton R, et al. Effect of mattress deflection on CPR quality assessment for older children and adolescents. Resuscitation 2009；80：540-5.
208. Chi CH, Tsou JY, Su FC. Effects of rescuer position on the kinematics of cardiopulmonary resuscitation (CPR) and the force of delivered compressions. Resuscitation 2008；76：69-75.
209. Larsen PD, Perrin K, Galletly DC. Patterns of external chest compression. Resuscitation 2002；53：281-7.
210. Perkins GD, Benny R, Giles S, Gao F, Tweed MJ. Do different mattresses affect the quality of cardiopulmonary resuscitation? Intensive Care Med 2003；29：2330-5.
211. Perkins GD, Kocierz L, Smith SC, McCulloch RA, Davies RP. Compression feedback devices over estimate chest compression depth when performed on a bed. Resuscitation 2009；80：79-82.
212. Andersen LO, Isbye DL, Rasmussen LS. Increasing compression depth during manikin CPR using a simple backboard. Acta Anaesthesiol Scand 2007；51：747-50.
213. Perkins GD, Smith CM, Augre C, et al. Effects of a backboard, bed height, and operator position on compression depth during simulated resuscitation. Intensive Care Med 2006；32：1632-5.
214. Sato H, Komasawa N, Ueki R, et al. Backboard insertion in the operating table increases chest compression depth：a manikin study. J Anesth 2011；25：770-2.
215. Nishisaki A, Maltese MR, Niles DE, et al. Backboards are important when chest compressions are provided on a soft mattress. Resuscitation 2012；83：1013-20.
216. Oh J, Kang H, Chee Y, et al. Use of backboard and deflation improve quality of chest compression when cardiopulmonary resuscitation is performed on a typical air inflated mattress configuration. J Korean Med Sci 2013；28：315-9.
217. Cloete G, Dellimore KH, Scheffer C, Smuts MS, Wallis LA. The impact of backboard size and orientation on sternum-to-spine compression depth and compression stiffness in a manikin study of CPR using two mattress types. Resuscitation 2011；82：1064-70.
218. Delvaux AB, Trombley MT, Rivet CJ, et al. Design and development of a cardiopulmonary resuscitation mattress. J Intensive Care Med 2009；24：195-99.
219. Oh J, Chee Y, Song Y, Lim T, Kang H, Cho Y. A novel method to decrease mattress compression during CPR using a mattress compression cover and a vacuum pump. Resuscitation 2013；84：987-91.
220. Tobias JD, Mencio GA, Atwood R, Gurwitz GS. Intraoperative cardiopulmonary resuscitation in the prone position. J Pediatr Surg 1994；29：1537-8.
221. Dequin PF, Hazouard E, Legras A, Lanotte R, Perrotin D. Cardiopulmonary resuscitation in the prone position：Kouwenhoven revisited. Intensive Care Med 1996；22：1272.
222. Sun WZ, Huang FY, Kung KL, Fan SZ, Chen TL. Successful cardiopulmonary resuscitation of two patients in the prone position using reversed precordial compression. Anesthesiology 1992；77：202-4.
223. Brown J, Rogers J, Soar J. Cardiac arrest during surgery and ventilation in the prone position：a case report and systematic review. Resuscitation 2001；50：233-8.
224. Loewenthal A, De Albuquerque AM, Lehmann-Meurice C, Otteni JC.[Efficacy of external cardiac massage in a patient in the prone position]. Ann Fr Anesth Reanim 1993；12：587-9.
225. Kelleher A, Mackersie A. Cardiac arrest and resuscitation of a 6-month old achondroplastic baby undergoing neurosurgery in the prone position. Anaesthesia 1995；50：348-50.
226. Wolfe JA, Maier GW, Newton JR, Jr., et al. Physiologic determinants of coronary blood flow during external cardiac massage. J Thorac Cardiovasc Surg 1988；95：523-32.
227. Kern KB, Carter AB, Showen RL, et al. Twenty-four hour survival in a canine model of cardiac arrest comparing three methods of manual cardiopulmonary resuscitation. J Am Coll Cardiol 1986；7：859-67.
228. Talley DB, Ornato JP, Clarke AM. Computer-aided characterization and optimization of the Thumper compression waveform in closed-chest CPR. Biomed Instrum Technol 1990；24：283-8.
229. Maier GW, Tyson GS, Jr., Olsen CO, et al. The physiology of external cardiac massage：high-impulse cardiopulmonary resuscitation. Circulation 1984；70：86-101.
230. Feneley MP, Maier GW, Kern KB, et al. Influence of compression rate on initial success of resuscitation and 24 hour survival after prolonged manual cardiopulmonary resuscitation in dogs. Circulation 1988；77：240-50.
231. Halperin HR, Tsitlik JE, Guerci AD, et al. Determinants of blood flow to vital organs during cardiopulmonary resuscitation in dogs. Circulation 1986；73：539-50.
232. Handley AJ, Handley JA. The relationship between rate of chest compression and compression：relaxation ratio. Resuscitation 1995；30：237-41.
233. Handley AJ, Handley SA. Improving CPR performance using an audible feedback system suitable for incorporation into an automated external defibrillator. Resuscitation 2003；57：57-62.
234. Criley JM, Blaufuss AH, Kissel GL. Cough-induced cardiac compression. Self-administered from of cardiopulmonary resuscitation. JAMA 1976；236：1246-50.
235. Girsky MJ, Criley JM. Images in cardiovascular medicine. Cough cardiopulmonary resuscitation revisited. Circulation 2006；114：e530-1.
236. Keeble W, Tymchak WJ. Triggering of the Bezold Jarisch Reflex by reperfusion during primary PCI with maintenance of consciousness by cough CPR：a case report and review of pathophysiology. J Invasive Cardiol 2008；20：E239-42.
237. Miller B, Lesnefsky E, Heyborne T, et al. Cough-cardiopulmonary resuscitation in the cardiac catheterization laboratory：hemodynamics during an episode of prolonged hypotensive ventricular tachycardia. Cathet Cardiovasc Diagn 1989；18：168-71.
238. Petelenz T, Iwinski J, Chlebowczyk J, et al. Self-administered cough cardiopulmonary resuscitation (c-CPR) in patients threatened by MAS events of cardiovascular origin. Wiad Lek 1998；51：326-36.
239. Rieser MJ. The use of cough-CPR in patients with acute myocardial infarction. J Emerg Med 1992；10：291-3.
240. Saba SE, David SW. Sustained consciousness during ventricular fibrillation：case report of cough cardiopulmonary resuscitation. Cathet Cardiovasc Diagn 1996；37：47-8.
241. Wei JY, Greene HL, Weisfeldt ML. Cough-facilitated conversion of ventricular tachycardia. Am J Cardiol 1980；45：174-6.
242. Sack JB, Kesselbrenner MB, Bregman D. Survival from in-hospital cardiac arrest with interposed abdominal counterpulsation during cardiopulmonary resuscitation. JAMA 1992；267：379-85.
243. Sack JB, Kesselbrenner MB, Jarrad A. Interposed abdominal compression-cardiopulmonary resuscitation and resuscitation outcome during asystole and electromechanical dissociation. Circulation 1992；86：1692-700.
244. Mateer JR, Stueven HA, Thompson BM, Aprahamian C, Darin JC. Pre-hospital IAC-CPR versus standard CPR：paramedic resuscitation of cardiac arrests. Am J Emerg Med 1985；3：143-6.
245. Barranco F, Lesmes A, Irles JA, et al. Cardiopulmonary resuscitation with simultaneous chest and abdominal compression：comparative study in humans. Resuscitation 1990；20：67-77.
246. Adams CP, Martin GB, Rivers EP, Ward KR, Smithline HA, Rady MY. Hemodynamics of interposed abdominal compression during human cardiopulmonary resuscitation. Acad Emerg Med 1994；1：498-502.

247. McDonald JL. Effect of interposed abdominal compression during CPR on central arterial and venous pressures. Am J Emerg Med 1985；3：156-9.
248. Li JK, Wang J, Li TF. Interposed abdominal compression-cardiopulmonary resuscitation after cardiac surgery. Interact Cardiovasc Thorac Surg 2014；19：985-9.
249. Olasveengen TM, Sunde K, Brunborg C, Thowsen J, Steen PA, Wik L. Intravenous drug administration during out-of-hospital cardiac arrest：a randomized trial. JAMA 2009；302：2222-9.
250. Jacobs IG, Finn JC, Jelinek GA, Oxer HF, Thompson PL. Effect of adrenaline on survival in out-of-hospital cardiac arrest：A randomised double-blind placebo-controlled trial. Resuscitation 2011；82：1138-43.
251. Olasveengen TM, Wik L, Sunde K, Steen PA. Outcome when adrenaline (epinephrine) was actually given vs. not given - post hoc analysis of a randomized clinical trial. Resuscitation 2012；83：327-32.
252. Patanwala AE, Slack MK, Martin JR, Basken RL, Nolan PE. Effect of epinephrine on survival after cardiac arrest：a systematic review and meta-analysis. Minerva Anestesiol 2014；80：831-43.
253. Hagihara A, Hasegawa M, Abe T, Nagata T, Wakata Y, Miyazaki S. Prehospital epinephrine use and survival among patients with out-of-hospital cardiac arrest. JAMA 2012；307：1161-8.
254. Machida M, Miura S, Matsuo K, Ishikura H, Saku K. Effect of intravenous adrenaline before arrival at the hospital in out-of-hospital cardiac arrest. J Cardiol 2012；60：503-7.
255. Donnino MW, Salciccioli JD, Howell MD, et al. Time to administration of epinephrine and outcome after in-hospital cardiac arrest with non-shockable rhythms：retrospective analysis of large in-hospital data registry. BMJ 2014；348：g3028.
256. Dumas F, Bougouin W, Geri G, et al. Is epinephrine during cardiac arrest associated with worse outcomes in resuscitated patients? J Am Coll Cardiol 2014；64：2360-7.
257. Goto Y, Maeda T, Goto Y. Effects of prehospital epinephrine during out-of-hospital cardiac arrest with initial non-shockable rhythm：an observational cohort study. Crit Care 2013；17：R188.
258. Hayashi Y, Iwami T, Kitamura T, et al. Impact of early intravenous epinephrine administration on outcomes following out-of-hospital cardiac arrest. Circ J 2012；76：1639-45.
259. Nakahara S, Tomio J, Nishida M, Morimura N, Ichikawa M, Sakamoto T. Association between timing of epinephrine administration and intact neurologic survival following out-of-hospital cardiac arrest in Japan：a population-based prospective observational study. Acad Emerg Med 2012；19：782-92.
260. Stiell IG, Hebert PC, Weitzman BN, et al. High-dose epinephrine in adult cardiac arrest. N Engl J Med 1992；327：1045-50.
261. Koscik C, Pinawin A, McGovern H, et al. Rapid epinephrine administration improves early outcomes in out-of-hospital cardiac arrest. Resuscitation 2013；84：915-20.
262. Cantrell CL, Jr., Hubble MW, Richards ME. Impact of delayed and infrequent administration of vasopressors on return of spontaneous circulation during out-of-hospital cardiac arrest. Prehosp Emerg Care 2013；17：15-22.
263. Callaham M, Madsen CD, Barton CW, Saunders CE, Pointer J. A randomized clinical trial of high-dose epinephrine and norepinephrine vs standard-dose epinephrine in prehospital cardiac arrest. JAMA 1992；268：2667-72.
264. Gueugniaud PY, Mols P, Goldstein P, et al. A comparison of repeated high doses and repeated standard doses of epinephrine for cardiac arrest outside the hospital. European Epinephrine Study Group. N Engl J Med 1998；339：1595-601.
265. Brown CG, Martin DR, Pepe PE, et al. A comparison of standard-dose and high-dose epinephrine in cardiac arrest outside the hospital. The Multicenter High-Dose Epinephrine Study Group. N Engl J Med 1992；327：1051-5.
266. Sherman BW, Munger MA, Foulke GE, Rutherford WF, Panacek EA. High-dose versus standard-dose epinephrine treatment of cardiac arrest after failure of standard therapy. Pharmacotherapy 1997；17：242-7.
267. Choux C, Gueugniaud PY, Barbieux A, et al. Standard doses versus repeated high doses of epinephrine in cardiac arrest outside the hospital. Resuscitation 1995；29：3-9.
268. Mukoyama T, Kinoshita K, Nagao K, Tanjoh K. Reduced effectiveness of vasopressin in repeated doses for patients undergoing prolonged cardiopulmonary resuscitation. Resuscitation 2009；80：755-61.
269. Gueugniaud PY, David JS, Chanzy E, et al. Vasopressin and epinephrine vs. epinephrine alone in cardiopulmonary resuscitation. N Engl J Med 2008；359：21-30.
270. Ong ME, Tiah L, Leong BS, et al. A randomised, double-blind, multi-centre trial comparing vasopressin and adrenaline in patients with cardiac arrest presenting to or in the Emergency Department. Resuscitation 2012；83：953-60.
271. Wenzel V, Krismer AC, Arntz HR, et al. A comparison of vasopressin and epinephrine for out-of-hospital cardiopulmonary resuscitation. N Engl J Med 2004；350：105-13.
272. Ducros L, Vicaut E, Soleil C, et al. Effect of the addition of vasopressin or vasopressin plus nitroglycerin to epinephrine on arterial blood pressure during cardiopulmonary resuscitation in humans. J Emerg Med 2011；41：453-9.
273. Lindner KH, Dirks B, Strohmenger HU, Prengel AW, Lindner IM, Lurie KG. Randomised comparison of epinephrine and vasopressin in patients with out-of-hospital ventricular fibrillation. Lancet 1997；349：535-7.
274. Callaway CW, Hostler D, Doshi AA, et al. Usefulness of vasopressin administered with epinephrine during out-of-hospital cardiac arrest. Am J Cardiol 2006；98：1316-21.
275. Kudenchuk PJ, Brown SP, Daya M, et al. Resuscitation Outcomes Consortium-Amiodarone, Lidocaine or Placebo Study (ROC-ALPS)：Rationale and methodology behind an out-of-hospital cardiac arrest antiarrhythmic drug trial. Am Heart J 2014；167：653-9. e4.
276. Kudenchuk PJ, Cobb LA, Copass MK, et al. Amiodarone for resuscitation after out-of-hospital cardiac arrest due to ventricular fibrillation. N Engl J Med 1999；341：871-8.
277. Herlitz J, Ekström L, Wennerblom B, et al. Lidocaine in out-of-hospital ventricular fibrillation. Does it improve survival? Resuscitation 1997；33：199-205.
278. Harrison EE. Lidocaine in prehospital countershock refractory ventricular fibrillation. Ann Emerg Med 1981；10：420-3.
279. Thel MC, Armstrong AL, McNulty SE, Califf RM, O'Connor CM. Randomised trial of magnesium in in-hospital cardiac arrest. Duke Internal Medicine Housestaff. Lancet 1997；350：1272-6.
280. Fatovich DM, Prentice DA, Dobb GJ. Magnesium in cardiac arrest (the magic trial). Resuscitation 1997；35：237-41.
281. Allegra J, Lavery R, Cody R, et al. Magnesium sulfate in the treatment of refractory ventricular fibrillation in the prehospital setting. Resuscitation 2001；49：245-9.
282. Hassan TB, Jagger C, Barnett DB. A randomised trial to investigate the efficacy of magnesium sulphate for refractory ventricular fibrillation. Emerg Med J 2002；19：57-62.
283. Ando J, Kakishita M, Sakai K, et al. Efficacy of nifekalant hydrochloride in the treatment of fatal ventricular arrhythmia in patients with ischemic heart disease. Int Heart J 2005；46：647-56.
284. Mentzelopoulos SD, Malachias S, Chamos C, et al. Vasopressin, steroids, and epinephrine and neurologically favorable survival after in-hospital cardiac arrest：a randomized clinical trial. JAMA 2013；310：270-9.
285. Mentzelopoulos SD, Zakynthinos SG, Tzoufi M, et al. Vasopressin, epinephrine, and corticosteroids for in-hospital cardiac arrest. Arch Intern Med 2009；169：15-24.
286. Paris PM, Stewart RD, Deggler F. Prehospital use of dexamethasone in pulseless idioventricular rhythm. Ann Emerg Med 1984；13：1008-10.
287. Tsai MS, Huang CH, Chang WT, et al. The effect of hydrocortisone on the outcome of out-of-hospital cardiac arrest patients：a pilot

288. Dybvik T, Strand T, Steen PA. Buffer therapy during out-of-hospital cardiopulmonary resuscitation. Resuscitation 1995；29：89-95.
289. Vukmir RB, Katz L. Sodium bicarbonate improves outcome in prolonged prehospital cardiac arrest. Am J Emerg Med 2006；24：156-61.
290. Weng YM, Wu SH, Li WC, Kuo CW, Chen SY, Chen JC. The effects of sodium bicarbonate during prolonged cardiopulmonary resuscitation. Am J Emerg Med 2013；31：562-5.
291. Aufderheide TP, Martin DR, Olson DW, et al. Prehospital bicarbonate use in cardiac arrest：a 3-year experience. Am J Emerg Med 1992；10：4-7.
292. Suljaga-Pechtel K, Goldberg E, Strickon P, Berger M, Skovron ML. Cardiopulmonary resuscitation in a hospitalized population：prospective study of factors associated with outcome. Resuscitation 1984；12：77-95.
293. Bar-Joseph G, Abramson NS, Kelsey SF, Mashiach T, Craig MT, Safar P. Improved resuscitation outcome in emergency medical systems with increased usage of sodium bicarbonate during cardiopulmonary resuscitation. Acta Anaesthesiol Scand 2005；49：6-15.
294. Weaver WD, Fahrenbruch CE, Johnson DD, Hallstrom AP, Cobb LA, Copass MK. Effect of epinephrine and lidocaine therapy on outcome after cardiac arrest due to ventricular fibrillation. Circulation 1990；82：2027-34.
295. van Walraven C, Stiell IG, Wells GA, Hebert PC, Vandemheen K. Do advanced cardiac life support drugs increase resuscitation rates from in-hospital cardiac arrest? The OTAC Study Group. Ann Emerg Med 1998；32：544-53.
296. Skovron ML, Goldberg E, Suljaga-Petchel K. Factors predicting survival for six months after cardiopulmonary resuscitation：multivariate analysis of a prospective study. Mt Sinai J Med 1985；52：271-5.
297. Delooz HH, Lewi PJ. Are inter-center differences in EMS-management and sodium-bicarbonate administration important for the outcome of CPR? The Cerebral Resuscitation Study Group. Resuscitation 1989；17 Suppl：S161-72；discussion S99-206.
298. Roberts D, Landolfo K, Light RB, Dobson K. Early predictors of mortality for hospitalized patients suffering cardiopulmonary arrest. Chest 1990；97：413-9.
299. Stueven HA, Thompson BM, Aprahamian C, Tonsfeldt DJ. Calcium chloride：reassessment of use in asystole. Ann Emerg Med 1984；13：820-2.
300. Stueven HA, Thompson B, Aprahamian C, Tonsfeldt DJ, Kastenson EH. The effectiveness of calcium chloride in refractory electromechanical dissociation. Ann Emerg Med 1985；14：626-9.
301. Stueven HA, Thompson B, Aprahamian C, Tonsfeldt DJ, Kastenson EH. Lack of effectiveness of calcium chloride in refractory asystole. Ann Emerg Med 1985；14：630-2.
302. Stiell IG, Wells GA, Hebert PC, Laupacis A, Weitzman BN. Association of drug therapy with survival in cardiac arrest：limited role of advanced cardiac life support drugs. Acad Emerg Med 1995；2：264-73.
303. Gando S, Tedo I, Tujinaga H, Kubota M. Variation in serum ionized calcium on cardiopulmonary resuscitation. J Anesth 1988；2：154-60.
304. Harrison EE, Amey BD. The use of calcium in cardiac resuscitation. Am J Emerg Med 1983；1：267-73.
305. Stueven H, Thompson BM, Aprahamian C, Darin JC. Use of calcium in prehospital cardiac arrest. Ann Emerg Med 1983；12：136-9.
306. Brown DC, Lewis AJ, Criley JM. Asystole and its treatment：the possible role of the parasympathetic nervous system in cardiac arrest. JACEP 1979；8：448-52.
307. Lovstad RZ, Granhus G, Hetland S. Bradycardia and asystolic cardiac arrest during spinal anaesthesia：a report of five cases. Acta Anaesthesiol Scand 2000；44：48-52.
308. Sorensen M, Engbaek J, Viby-Mogensen J, Guldager H, Molke Jensen F. Bradycardia and cardiac asystole following a single injection of suxamethonium. Acta Anaesthesiol Scand 1984；28：232-5.
309. Stueven HA, Tonsfeldt DJ, Thompson BM, Whitcomb J, Kastenson E, Aprahamian C. Atropine in asystole：human studies. Ann Emerg Med 1984；13：815-7.
310. Coon GA, Clinton JE, Ruiz E. Use of atropine for brady-asystolic prehospital cardiac arrest. Ann Emerg Med 1981；10：462-7.
311. Tortolani AJ, Risucci DA, Powell SR, Dixon R. In-hospital cardiopulmonary resuscitation during asystole. Therapeutic factors associated with 24-hour survival. Chest 1989；96：622-6.
312. Dumot JA, Burval DJ, Sprung J, et al. Outcome of adult cardiopulmonary resuscitations at a tertiary referral center including results of "limited" resuscitations. Arch Intern Med 2001；161：1751-8.
313. Engdahl J, Bang A, Lindqvist J, Herlitz J. Can we define patients with no and those with some chance of survival when found in asystole out of hospital? Am J Cardiol 2000；86：610-4.
314. Engdahl J, Bang A, Lindqvist J, Herlitz J. Factors affecting short- and long-term prognosis among 1069 patients with out-of-hospital cardiac arrest and pulseless electrical activity. Resuscitation 2001；51：17-25.
315. Japan（SOS-KANTO）Study Group. Atropine Sulfate for Patients With Out-of-Hospital Cardiac Arrest due to Asystole and Pulseless Electrical Activity. Circ J 2011；75：580-8.
316. Ditchey RV, Lindenfeld J. Potential adverse effects of volume loading on perfusion of vital organs during closed-chest resuscitation. Circulation 1984；69：181-9.
317. Voorhees WD, 3rd, Ralston SH, Kougias C, Schmitz PM. Fluid loading with whole blood or Ringer's lactate solution during CPR in dogs. Resuscitation 1987；15：113-23.
318. Gentile NT, Martin GB, Appleton TJ, Moeggenberg J, Paradis NA, Nowak RM. Effects of arterial and venous volume infusion on coronary perfusion pressures during canine CPR. Resuscitation 1991；22：55-63.
319. Bender R, Breil M, Heister U, et al. Hypertonic saline during CPR：Feasibility and safety of a new protocol of fluid management during resuscitation. Resuscitation 2007；72：74-81.
320. Breil M, Krep H, Sinn D, et al. Hypertonic saline improves myocardial blood flow during CPR, but is not enhanced further by the addition of hydroxy ethyl starch. Resuscitation 2003；56：307-17.
321. Bruel C, Parienti JJ, Marie W, et al. Mild hypothermia during advanced life support：a preliminary study in out-of-hospital cardiac arrest. Crit Care 2008；12：R31.
322. D'Alecy LG, Lundy EF, Barton KJ, Zelenock GB. Dextrose containing intravenous fluid impairs outcome and increases death after eight minutes of cardiac arrest and resuscitation in dogs. Surgery 1986；100：505-11.
323. Fischer M, Dahmen A, Standop J, Hagendorff A, Hoeft A, Krep H. Effects of hypertonic saline on myocardial blood flow in a porcine model of prolonged cardiac arrest. Resuscitation 2002；54：269-80.
324. Kamarainen A, Virkkunen I, Tenhunen J, Yli-Hankala A, Silfvast T. Prehospital induction of therapeutic hypothermia during CPR：a pilot study. Resuscitation 2008；76：360-3.
325. Krep H, Breil M, Sinn D, Hagendorff A, Hoeft A, Fischer M. Effects of hypertonic versus isotonic infusion therapy on regional cerebral blood flow after experimental cardiac arrest cardiopulmonary resuscitation in pigs. Resuscitation 2004；63：73-83.
326. Longstreth WT, Jr., Copass MK, Dennis LK, Rauch-Matthews ME, Stark MS, Cobb LA. Intravenous glucose after out-of-hospital cardiopulmonary arrest：a community-based randomized trial. Neurology 1993；43：2534-41.
327. Miclescu A, Basu S, Wiklund L. Methylene blue added to a hypertonic-hyperoncotic solution increases short-term survival in experimental cardiac arrest. Crit Care Med 2006；34：2806-13.
328. Nordmark J, Rubertsson S. Induction of mild hypothermia with

328. ... infusion of cold (4 degrees C) fluid during ongoing experimental CPR. Resuscitation 2005；66：357-65.
329. Nozari A, Safar P, Stezoski SW, et al. Critical time window for intra-arrest cooling with cold saline flush in a dog model of cardiopulmonary resuscitation. Circulation 2006；113：2690-6.
330. Ujhelyi MR, Winecoff AP, Schur M, et al. Influence of hypertonic saline solution infusion on defibrillation efficacy. Chest 1996；110：784-90.
331. Breil M, Krep H, Heister U, et al. Randomised study of hypertonic saline infusion during resuscitation from out-of-hospital cardiac arrest. Resuscitation 2012；83：347-52.
332. Hahn C, Breil M, Schewe JC, et al. Hypertonic saline infusion during resuscitation from out-of-hospital cardiac arrest：a matched-pair study from the German Resuscitation Registry. Resuscitation 2014；85：628-36.
333. Garrett JS, Studnek JR, Blackwell T, et al. The association between intra-arrest therapeutic hypothermia and return of spontaneous circulation among individuals experiencing out of hospital cardiac arrest. Resuscitation 2011；82：21-5.
334. Debaty G, Maignan M, Savary D, et al. Impact of intra-arrest therapeutic hypothermia in outcomes of prehospital cardiac arrest：a randomized controlled trial. Intensive Care Med 2014；40：1832-42.
335. Chen YS, Lin JW, Yu HY, et al. Cardiopulmonary resuscitation with assisted extracorporeal life-support versus conventional cardiopulmonary resuscitation in adults with in-hospital cardiac arrest：an observational study and propensity analysis. Lancet 2008；372：554-61.
336. Shin TG, Choi JH, Jo IJ, et al. Extracorporeal cardiopulmonary resuscitation in patients with inhospital cardiac arrest：A comparison with conventional cardiopulmonary resuscitation. Crit Care Med 2011；39：1-7.
337. Maekawa K, Tanno K, Hase M, Mori K, Asai Y. Extracorporeal cardiopulmonary resuscitation for patients with out-of-hospital cardiac arrest of cardiac origin：a propensity-matched study and predictor analysis. Crit Care Med 2013；41：1186-96.
338. Sakamoto T, Morimura N, Nagao K, et al. Extracorporeal cardiopulmonary resuscitation versus conventional cardiopulmonary resuscitation in adults with out-of-hospital cardiac arrest：a prospective observational study. Resuscitation 2014；85：762-8.
339. Jacobs I, Sunde K, Deakin CD, et al. Part 6：Defibrillation：2010 International Consensus on Cardiopulmonary Resuscitation and Emergency Cardiovascular Care Science With Treatment Recommendations. Circulation 2010；122：S325-37.
340. Sunde K, Jacobs I, Deakin CD, et al. Part 6：Defibrillation：2010 international consensus on cardiopulmonary resuscitation and emergency cardiovascular care science with treatment recommendations. Resuscitation 2010；81 Suppl 1：e71-85.
341. Baker PW, Conway J, Cotton C, et al. Defibrillation or cardiopulmonary resuscitation first for patients with out-of-hospital cardiac arrests found by paramedics to be in ventricular fibrillation? A randomised control trial. Resuscitation 2008；79：424-31.
342. Jacobs IG, Finn JC, Oxer HF, Jelinek GA. CPR before defibrillation in out-of-hospital cardiac arrest：a randomized trial. Emerg Med Australas 2005；17：39-45.
343. Ma MH, Chiang WC, Ko PC, et al. A randomized trial of compression first or analyze first strategies in patients with out-of-hospital cardiac arrest：results from an Asian community. Resuscitation 2012；83：806-12.
344. Stiell IG, Nichol G, Leroux BG, et al. Early versus later rhythm analysis in patients with out-of-hospital cardiac arrest. N Engl J Med 2011；365：787-97.
345. Wik L, Hansen TB, Fylling F, et al. Delaying defibrillation to give basic cardiopulmonary resuscitation to patients with out-of-hospital ventricular fibrillation：a randomized trial. JAMA 2003；289：1389-95.
346. Bradley SM, Gabriel EE, Aufderheide TP, et al. Survival increases with CPR by Emergency Medical Services before defibrillation of out-of-hospital ventricular fibrillation or ventricular tachycardia：observations from the Resuscitation Outcomes Consortium. Resuscitation 2010；81：155-62.
347. Cobb LA, Fahrenbruch CE, Walsh TR, et al. Influence of cardiopulmonary resuscitation prior to defibrillation in patients with out-of-hospital ventricular fibrillation. JAMA 1999；281：1182-8.
348. Hayakawa M, Gando S, Okamoto H, Asai Y, Uegaki S, Makise H. Shortening of cardiopulmonary resuscitation time before the defibrillation worsens the outcome in out-of-hospital VF patients. Am J Emerg Med 2009；27：470-4.
349. Koike S, Tanabe S, Ogawa T, et al. Immediate defibrillation or defibrillation after cardiopulmonary resuscitation. Prehosp Emerg Care 2011；15：393-400.
350. Huang Y, He Q, Yang LJ, Liu GJ, Jones A. Cardiopulmonary resuscitation (CPR) plus delayed defibrillation versus immediate defibrillation for out-of-hospital cardiac arrest. Cochrane Database Syst Rev 2014；9：CD009803.
351. Meier P, Baker P, Jost D, et al. Chest compressions before defibrillation for out-of-hospital cardiac arrest：a meta-analysis of randomized controlled clinical trials. BMC Med 2010；8：52.
352. Simpson PM, Goodger MS, Bendall JC. Delayed versus immediate defibrillation for out-of-hospital cardiac arrest due to ventricular fibrillation：A systematic review and meta-analysis of randomised controlled trials. Resuscitation 2010；81：925-31.
353. Rea T, Prince D, Morrison L, et al. Association between survival and early versus later rhythm analysis in out-of-hospital cardiac arrest：do agency-level factors influence outcomes? Ann Emerg Med 2014；64：1-8.
354. Morrison LJ, Henry RM, Ku V, Nolan JP, Morley P, Deakin CD. Single-shock defibrillation success in adult cardiac arrest：a systematic review. Resuscitation 2013；84：1480-6.
355. Hess EP, Agarwal D, Myers LA, Atkinson EJ, White RD. Performance of a rectilinear biphasic waveform in defibrillation of presenting and recurrent ventricular fibrillation：a prospective multicenter study. Resuscitation 2011；82：685-9.
356. Stiell IG, Walker RG, Nesbitt LP, et al. BIPHASIC Trial：a randomized comparison of fixed lower versus escalating higher energy levels for defibrillation in out-of-hospital cardiac arrest. Circulation 2007；115：1511-7.
357. Didon JP, Fontaine G, White RD, Jekova I, Schmid JJ, Cansell A. Clinical experience with a low-energy pulsed biphasic waveform in out-of-hospital cardiac arrest. Resuscitation 2008；76：350-3.
358. Jost D, Degrange H, Verret C, et al. DEFI 2005：a randomized controlled trial of the effect of automated external defibrillator cardiopulmonary resuscitation protocol on outcome from out-of-hospital cardiac arrest. Circulation 2010；121：1614-22.
359. Berdowski J, Tijssen JG, Koster RW. Chest compressions cause recurrence of ventricular fibrillation after the first successful conversion by defibrillation in out-of-hospital cardiac arrest. Circ Arrhythm Electrophysiol 2010；3：72-8.
360. Koster RW, Walker RG, Chapman FW. Recurrent ventricular fibrillation during advanced life support care of patients with prehospital cardiac arrest. Resuscitation 2008；78：252-7.
361. Hess EP, Russell JK, Liu PY, White RD. A high peak current 150-J fixed-energy defibrillation protocol treats recurrent ventricular fibrillation (VF) as effectively as initial VF. Resuscitation 2008；79：28-33.
362. Weaver WD, Cobb LA, Copass MK, Hallstrom AP. Ventricular defibrillation – a comparative trial using 175-J and 320-J shocks. N Engl J Med 1982；307：1101-6.
363. Gascho JA, Crampton RS, Cherwek ML, Sipes JN, Hunter FP, O'Brien WM. Determinants of ventricular defibrillation in adults. Circulation 1979；60：231-40.
364. Kerber RE, Jensen SR, Gascho JA, Grayzel J, Hoyt R, Kennedy J. Determinants of defibrillation：prospective analysis of 183 patients. Am J Cardiol 1983；52：739-45.
365. Walsh SJ, McClelland AJ, Owens CG, et al. Efficacy of distinct

energy delivery protocols comparing two biphasic defibrillators for cardiac arrest. Am J Cardiol 2004；94：378-80.
366. Morrison LJ, Dorian P, Long J, et al. Out-of-hospital cardiac arrest rectilinear biphasic to monophasic damped sine defibrillation waveforms with advanced life support intervention trial(ORBIT). Resuscitation 2005；66：149-57.
367. Pagan-Carlo LA, Allan JJ, Spencer KT, Birkett CL, Myers R, Kerber RE. Encircling overlapping multipulse shock waveforms for transthoracic defibrillation. J Am Coll Cardiol 1998；32：2065-71.
368. Zhang Y, Ramabadran RS, Boddicker KA, et al. Triphasic waveforms are superior to biphasic waveforms for transthoracic defibrillation：experimental studies. J Am Coll Cardiol 2003；42：568-75.
369. Davis R, Malkin R. Simultaneous comparison of many triphasic defibrillation waveforms. Open Biomed Eng J 2012；6：1-4.
370. Killingsworth CR, Melnick SB, Chapman FW, et al. Defibrillation threshold and cardiac responses using an external biphasic defibrillator with pediatric and adult adhesive patches in pediatric-sized piglets. Resuscitation 2002；55：177-85.
371. Tang W, Weil MH, Sun S, et al. The effects of biphasic waveform design on post-resuscitation myocardial function. J Am Coll Cardiol 2004；43：1228-35.
372. Xie J, Weil MH, Sun S, et al. High-energy defibrillation increases the severity of postresuscitation myocardial dysfunction. Circulation 1997；96：683-8.
373. Walcott GP, Melnick SB, Killingsworth CR, Ideker RE. Comparison of low-energy versus high-energy biphasic defibrillation shocks following prolonged ventricular fibrillation. Prehosp Emerg Care 2010；14：62-70.
374. Higgins SL, Herre JM, Epstein AE, et al. A comparison of biphasic and monophasic shocks for external defibrillation. Physio-Control Biphasic Investigators. Prehosp Emerg Care 2000；4：305-13.
375. Cummins RO, Eisenberg MS, Litwin PE, Graves JR, Hearne TR, Hallstrom AP. Automatic external defibrillators used by emergency medical technicians. A controlled clinical trial. JAMA 1987；257：1605-10.
376. Stults KR, Brown DD, Kerber RE. Efficacy of an automated external defibrillator in the management of out-of-hospital cardiac arrest：validation of the diagnostic algorithm and initial clinical experience in a rural environment. Circulation 1986；73：701-9.
377. Tomkins WG, Swain AH, Bailey M, Larsen PD. Beyond the preshock pause：the effect of prehospital defibrillation mode on CPR interruptions and return of spontaneous circulation. Resuscitation 2013；84：575-9.
378. Forcina MS, Farhat AY, O'Neil WW, Haines DE. Cardiac arrest survival after implementation of automated external defibrillator technology in the in-hospital setting. Crit Care Med 2009；37：1229-36.
379. Kramer-Johansen J, Edelson DP, Abella BS, Becker LB, Wik L, Steen PA. Pauses in chest compression and inappropriate shocks：a comparison of manual and semi-automatic defibrillation attempts. Resuscitation 2007；73：212-20.
380. Pytte M, Pedersen TE, Ottem J, Rokvam AS, Sunde K. Comparison of hands-off time during CPR with manual and semi-automatic defibrillation in a manikin model. Resuscitation 2007；73：131-6.
381. Yu T, Weil MH, Tang W, et al. Adverse outcomes of interrupted precordial compression during automated defibrillation. Circulation 2002；106：368-72.
382. Eftestol T, Sunde K, Steen PA. Effects of interrupting precordial compressions on the calculated probability of defibrillation success during out-of-hospital cardiac arrest. Circulation 2002；105：2270-3.
383. Edelson DP, Abella BS, Kramer-Johansen J, et al. Effects of compression depth and pre-shock pauses predict defibrillation failure during cardiac arrest. Resuscitation 2006；71：137-45.
384. Stults KR, Brown DD, Cooley F, Kerber RE. Self-adhesive monitor/defibrillation pads improve prehospital defibrillation success. Ann Emerg Med 1987；16：872-7.
385. Bojar RM, Payne DD, Rastegar H, Diehl JT, Cleveland RJ. Use of self-adhesive external defibrillator pads for complex cardiac surgical procedures. Ann Thorac Surg 1988；46：587-8.
386. Wilson RF, Sirna S, White CW, Kerber RE. Defibrillation of high-risk patients during coronary angiography using self-adhesive, preapplied electrode pads. Am J Cardiol 1987；60：380-2.
387. Bradbury N, Hyde D, Nolan J. Reliability of ECG monitoring with a gel pad/paddle combination after defibrillation. Resuscitation 2000；44：203-6.
388. Perkins GD, Davies RP, Soar J, Thickett DR. The impact of manual defibrillation technique on no-flow time during simulated cardiopulmonary resuscitation. Resuscitation 2007；73：109-14.
389. Deakin CD. Paddle size in defibrillation. Br J Anaesth 1998；81：657-8.
390. Kirchhof P, Monnig G, Wasmer K, et al. A trial of self-adhesive patch electrodes and hand-held paddle electrodes for external cardioversion of atrial fibrillation(MOBIPAPA). Eur Heart J 2005；26：1292-7.
391. Dalzell GW, Cunningham SR, Anderson J, Adgey AA. Electrode pad size, transthoracic impedance and success of external ventricular defibrillation. Am J Cardiol 1989；64：741-4.
392. Kerber RE, Grayzel J, Hoyt R, Marcus M, Kennedy J. Transthoracic resistance in human defibrillation. Influence of body weight, chest size, serial shocks, paddle size and paddle contact pressure. Circulation 1981；63：676-82.
393. Camacho MA, Lehr JL, Eisenberg SR. A three-dimensional finite element model of human transthoracic defibrillation：paddle placement and size. IEEE Trans Biomed Eng 1995；42：572-8.
394. Connell PN, Ewy GA, Dahl CF, Ewy MD. Transthoracic impedance to defibrillator discharge. Effect of electrode size and electrode-chest wall interface. J Electrocardiol 1973；6：313-7.
395. Dahl CF, Ewy GA, Warner ED, Thomas ED. Myocardial necrosis from direct current countershock. Effect of paddle electrode size and time interval between discharges. Circulation 1974；50：956-61.
396. Hoyt R, Grayzel J, Kerber RE. Determinants of intracardiac current in defibrillation. Experimental studies in dogs. Circulation 1981；64：818-23.
397. Thomas ED, Ewy GA, Dahl CF, Ewy MD. Effectiveness of direct current defibrillation：role of paddle electrode size. Am Heart J 1977；93：463-7.
398. Atkins DL, Kerber RE. Pediatric defibrillation：current flow is improved by using "adult" electrode paddles. Pediatrics 1994；94：90-3.
399. Atkins DL, Sirna S, Kieso R, Charbonnier F, Kerber RE. Pediatric defibrillation：importance of paddle size in determining transthoracic impedance. Pediatrics 1988；82：914-8.
400. Samson RA, Atkins DL, Kerber RE. Optimal size of self-adhesive preapplied electrode pads in pediatric defibrillation. Am J Cardiol 1995；75：544-5.
401. Sirna SJ, Ferguson DW, Charbonnier F, Kerber RE. Factors affecting transthoracic impedance during electrical cardioversion. Am J Cardiol 1988；62：1048-52.
402. Razumov KV, Vostrikov VA, Kholin PV.[Optimisation of electro-impulse therapy of life threatening arrhythmia in patients with ischemic heart disease]. Anesteziol Reanimatol 2003；45-7.
403. Drury NE, Petley GW, Clewlow F, Deakin CD. Evidence-based guidelines for the use of defibrillation pads. Resuscitation 2001；51：283-6.
404. Bissing JW, Kerber RE. Effect of shaving the chest of hirsute subjects on transthoracic impedance to self-adhesive defibrillation electrode pads. Am J Cardiol 2000；86：587-9, A10.
405. Das DP, Webster JG. Defibrillation recovery curves for different electrode materials. IEEE Trans Biomed Eng 1980；27：230-3.
406. Deakin CD, Petley GW, Drury NE, Clewlow F. How often should defibrillation pads be changed？：the effect of evaporative drying. Resuscitation 2001；48：157-62.

407. Lloyd MS, Heeke B, Walter PF, Langberg JJ. Hands-on defibrillation : an analysis of electrical current flow through rescuers in direct contact with patients during biphasic external defibrillation. Circulation 2008；117：2510-4.
408. Ewy GA, Horan WJ, Ewy MD. Disposable defibrillator electrodes. Heart Lung 1977；6：127-30.
409. Ewy GA, Taren D. Impedance to transthoracic direct current discharge : a model for testing interface material. Med Instrum 1978；12：47-8.
410. Deakin CD, McLaren RM, Petley GW, Clewlow F, Dalrymple-Hay MJ. A comparison of transthoracic impedance using standard defibrillation paddles and self-adhesive defibrillation pads. Resuscitation 1998；39：43-6.
411. Meyer PF, Gadsby PD, Van Sickle D, Schoenlein WE, Foster KS, Graber GP. Impedance-gradient electrode reduces skin irritation induced by transthoracic defibrillation. Med Biol Eng Comput 2005；43：225-9.
412. Aylward PE, Kieso R, Hite P, Charbonnier F, Kerber RE. Defibrillator electrode-chest wall coupling agents : influence on transthoracic impedance and shock success. J Am Coll Cardiol 1985；6：682-6.
413. Kerber RE, Martins JB, Kelly KJ, et al. Self-adhesive preapplied electrode pads for defibrillation and cardioversion. J Am Coll Cardiol 1984；3：815-20.
414. Andersen C, Larsen B.［A comparative study of contact media for defibrillation］. Ugeskr Laeger 1989；151：1987-8.
415. Atkins DL, Jorgenson DB. Attenuated pediatric electrode pads for automated external defibrillator use in children. Resuscitation 2005；66：31-7.
416. Berg RA, Chapman FW, Berg MD, et al. Attenuated adult biphasic shocks compared with weight-based monophasic shocks in a swine model of prolonged pediatric ventricular fibrillation. Resuscitation 2004；61：189-97.
417. Krasteva VT, Papazov SP. Estimation of current density distribution under electrodes for external defibrillation. Biomed Eng Online 2002；1：7.
418. Barthell E, Troiano P, Olson D, Stueven HA, Hendley G. Prehospital external cardiac pacing : a prospective, controlled clinical trial. Ann Emerg Med 1988；17：1221-6.
419. Cummins RO, Graves JR, Larsen MP, et al. Out-of-hospital transcutaneous pacing by emergency medical technicians in patients with asystolic cardiac arrest. N Engl J Med 1993；328：1377-82.
420. Hedges JR, Syverud SA, Dalsey WC, Feero S, Easter R, Shultz B. Prehospital trial of emergency transcutaneous cardiac pacing. Circulation 1987；76：1337-43.
421. White JD, Brown CG. Immediate transthoracic pacing for cardiac asystole in an emergency department setting. Am J Emerg Med 1985；3：125-8.
422. Chan L, Reid C, Taylor B. Effect of three emergency pacing modalities on cardiac output in cardiac arrest due to ventricular asystole. Resuscitation 2002；52：117-9.
423. Dowdle JR. Ventricular standstill and cardiac percussion. Resuscitation 1996；32：31-2.
424. Eich C, Bleckmann A, Paul T. Percussion pacing in a three-year-old girl with complete heart block during cardiac catheterization. Br J Anaesth 2005；95：465-7.
425. Iseri LT, Allen BJ, Baron K, Brodsky MA. Fist pacing, a forgotten procedure in bradyasystolic cardiac arrest. Am Heart J 1987；113：1545-50.
426. Tucker KJ, Shaburihvili TS, Gedevanishvili AT. Manual external (fist)pacing during high-degree atrioventricular block : a life-saving intervention. Am J Emerg Med 1995；13：53-4.
427. Eich C, Bleckmann A, Schwarz SK. Percussion pacing–an almost forgotten procedure for haemodynamically unstable bradycardias? A report of three case studies and review of the literature. Br J Anaesth 2007；98：429-33.
428. Zeh E, Rahner E.［The manual extrathoracal stimulation of the heart. Technique and effect of the precordial thump（author's transl）］. Z Kardiol 1978；67：299-304.
429. Manegold JC, Israel CW, Ehrlich JR, et al. External cardioversion of atrial fibrillation in patients with implanted pacemaker or cardioverter-defibrillator systems : a randomized comparison of monophasic and biphasic shock energy application. Eur Heart J 2007；28：1731-8.
430. Alferness CA. Pacemaker damage due to external countershock in patients with implanted cardiac pacemakers. Pacing Clin Electrophysiol 1982；5：457-8.
431. Monsieurs KG, Conraads VM, Goethals MP, Snoeck JP, Bossaert LL. Semi-automatic external defibrillation and implanted cardiac pacemakers : understanding the interactions during resuscitation. Resuscitation 1995；30：127-31.
432. Weaver WD, Cobb LA, Dennis D, Ray R, Hallstrom AP, Copass MK. Amplitude of ventricular fibrillation waveform and outcome after cardiac arrest. Ann Intern Med 1985；102：53-5.
433. Yang Z, Lu W, Harrison RG, Eftestol T, Steen PA. A probabilistic neural network as the predictive classifier of out-of-hospital defibrillation outcomes. Resuscitation 2005；64：31-6.
434. Box MS, Watson JN, Addison PS, Clegg GR, Robertson CE. Shock outcome prediction before and after CPR : a comparative study of manual and automated active compression-decompression CPR. Resuscitation 2008；78：265-74.
435. Watson JN, Addison PS, Clegg GR, Steen PA, Robertson CE. Practical issues in the evaluation of methods for the prediction of shock outcome success in out-of-hospital cardiac arrest patients. Resuscitation 2006；68：51-9.
436. Jagric T, Marhl M, Stajer D, Kocjancic ST, Podbregar M, Perc M. Irregularity test for very short electrocardiogram（ECG）signals as a method for predicting a successful defibrillation in patients with ventricular fibrillation. Transl Res 2007；149：145-51.
437. Strohmenger HU, Lindner KH, Brown CG. Analysis of the ventricular fibrillation ECG signal amplitude and frequency parameters as predictors of countershock success in humans. Chest 1997；111：584-9.
438. Li Y, Ristagno G, Bisera J, Tang W, Deng Q, Weil MH. Electrocardiogram waveforms for monitoring effectiveness of chest compression during cardiopulmonary resuscitation. Crit Care Med 2008；36：211-5.
439. Menegazzi JJ, Wang HE, Lightfoot CB, et al. Immediate defibrillation versus interventions first in a swine model of prolonged ventricular fibrillation. Resuscitation 2003；59：261-70.
440. Young S, Wolff M, Lucey P, Maurana CA. The Milwaukee General Assistance Medical Program : patient perspectives on primary care in an urban safety net. WMJ 2004；103：56-60.
441. Holzer M, Behringer W, Sterz F, et al. Ventricular fibrillation median frequency may not be useful for monitoring during cardiac arrest treated with endothelin-1 or epinephrine. Anesth Analg 2004；99：1787-93, table of contents.
442. Miller PH. Potential fire hazard in defibrillation. JAMA 1972；221：192.
443. ECRI. Defibrillation in oxygen-enriched environments［hazard］. Health Devices 1987；16：113-4.
444. Hummel RS, 3rd, Ornato JP, Weinberg SM, Clarke AM. Spark-generating properties of electrode gels used during defibrillation. A potential fire hazard. JAMA 1988；260：3021-4.
445. Lefever J, Smith A. Risk of fire when using defibrillation in an oxygen enriched atmosphere. Medical Devices Agency Safety Notices 1995；3：1-3.
446. Theodorou AA, Gutierrez JA, Berg RA. Fire attributable to a defibrillation attempt in a neonate. Pediatrics 2003；112：677-9.
447. Robertshaw H, McAnulty G. Ambient oxygen concentrations during simulated cardiopulmonary resuscitation. Anaesthesia 1998；53：634-7.
448. Cantello E, Davy TE, Koenig KL. The question of removing a ventilation bag before defibrillation. J Accid Emerg Med 1998；15：286.

449. Deakin CD, Paul V, Fall E, Petley GW, Thompson F. Ambient oxygen concentrations resulting from use of the Lund University Cardiopulmonary Assist System (LUCAS) device during simulated cardiopulmonary resuscitation. Resuscitation 2007；74：303-9.

450. Pellis T, Kette F, Lovisa D, et al. Utility of pre-cordial thump for treatment of out of hospital cardiac arrest：a prospective study. Resuscitation 2009；80：17-23.

451. Amir O, Schliamser JE, Nemer S, Arie M. Ineffectiveness of precordial thump for cardioversion of malignant ventricular tachyarrhythmias. Pacing Clin Electrophysiol 2007；30：153-6.

452. Volkmann H, Klumbies A, Kuhnert H, Paliege R, Dannberg G, Siegert K.[Terminating ventricular tachycardias by mechanical heart stimulation with precordial thumps]. Z Kardiol 1990；79：717-24.

453. Caldwell G, Millar G, Quinn E, Vincent R, Chamberlain DA. Simple mechanical methods for cardioversion：defence of the precordial thump and cough version. Br Med J (Clin Res Ed) 1985；291：627-30.

454. Miller J, Tresch D, Horwitz L, Thompson BM, Aprahamian C, Darin JC. The precordial thump. Ann Emerg Med 1984；13：791-4.

455. Nehme Z, Andrew E, Bernard SA, Smith K. Treatment of monitored out-of-hospital ventricular fibrillation and pulseless ventricular tachycardia utilising the precordial thump. Resuscitation 2013；84：1691-6.

456. Haman L, Parizek P, Vojacek J. Precordial thump efficacy in termination of induced ventricular arrhythmias. Resuscitation 2009；80：14-6.

457. Miller J, Addas A, Akhtar M. Electrophysiology studies：precordial thumping patients paced into ventricular tachycardia. J Emerg Med 1985；3：175-9.

458. Morgera T, Baldi N, Chersevani D, Medugno G, Camerini F. Chest thump and ventricular tachycardia. Pacing Clin Electrophysiol 1979；2：69-75.

459. Nejima J.[Clinical features and treatment of ventricular tachycardia associated with acute myocardial infarction]. Nippon Ika Daigaku Zasshi 1991；58：40-9.

460. Befeler B. Mechanical stimulation of the heart：its therapeutic value in tachyarrhythmias. Chest 1978；73：832-8.

461. Muller GI, Ulmer HE, Bauer JA. Complications of chest thump for termination of supraventricular tachycardia in children. Eur J Pediatr 1992；151：12-4.

462. Ahmar W, Morley P, Marasco S, Chan W, Aggarwal A. Sternal fracture and osteomyelitis：an unusual complication of a precordial thump. Resuscitation 2007；75：540-2.

463. Boodhoo L, Mitchell AR, Bordoli G, Lloyd G, Patel N, Sulke N. DC cardioversion of persistent atrial fibrillation：a comparison of two protocols. Int J Cardiol 2007；114：16-21.

464. Botto GL, Politi A, Bonini W, Broffoni T, Bonatti R. External cardioversion of atrial fibrillation：role of paddle position on technical efficacy and energy requirements. Heart 1999；82：726-30.

465. Kirchhof P, Eckardt L, Loh P, et al. Anterior-posterior versus anterior-lateral electrode positions for external cardioversion of atrial fibrillation：a randomised trial. Lancet 2002；360：1275-9.

466. Alp NJ, Rahman S, Bell JA, Shahi M. Randomised comparison of antero-lateral versus antero-posterior paddle positions for DC cardioversion of persistent atrial fibrillation. Int J Cardiol 2000；75：211-6.

467. Deakin CD, Ambler JJ. Post-shock myocardial stunning：a prospective randomised double-blind comparison of monophasic and biphasic waveforms. Resuscitation 2006；68：329-33.

468. Page RL, Kerber RE, Russell JK, et al. Biphasic versus monophasic shock waveform for conversion of atrial fibrillation：the results of an international randomized, double-blind multicenter trial. J Am Coll Cardiol 2002；39：1956-63.

469. Alatawi F, Gurevitz O, White RD, et al. Prospective, randomized comparison of two biphasic waveforms for the efficacy and safety of transthoracic biphasic cardioversion of atrial fibrillation. Heart Rhythm 2005；2：382-7.

470. Ambler JJ, Deakin CD. A randomized controlled trial of efficacy and ST change following use of the Welch-Allyn MRL PIC biphasic waveform versus damped sine monophasic waveform for external DC cardioversion. Resuscitation 2006；71：146-51.

471. Boos C, Thomas MD, Jones A, Clarke E, Wilbourne G, More RS. Higher energy monophasic DC cardioversion for persistent atrial fibrillation：is it time to start at 360 joules? Ann Noninvasive Electrocardiol 2003；8：121-6.

472. Glover BM, Walsh SJ, McCann CJ, et al. Biphasic energy selection for transthoracic cardioversion of atrial fibrillation. The BEST AF Trial. Heart 2008；94：884-7.

473. Joglar JA, Hamdan MH, Ramaswamy K, et al. Initial energy for elective external cardioversion of persistent atrial fibrillation. Am J Cardiol 2000；86：348-50.

474. Kawabata VS, Vianna CB, Moretti MA, et al. Monophasic versus biphasic waveform shocks for atrial fibrillation cardioversion in patients with concomitant amiodarone therapy. Europace 2007；9：143-6.

475. Khaykin Y, Newman D, Kowalewski M, Korley V, Dorian P. Biphasic versus monophasic cardioversion in shock-resistant atrial fibrillation. J Cardiovasc Electrophysiol 2003；14：868-72.

476. Kmec J. Comparison the effectiveness of damped sine wave monophasic and rectilinear biphasic shocks in patients with persistent atrial fibrillation. Kardiologia 2006；15：265-78.

477. Koster RW, Dorian P, Chapman FW, Schmitt PW, O'Grady SG, Walker RG. A randomized trial comparing monophasic and biphasic waveform shocks for external cardioversion of atrial fibrillation. Am Heart J 2004；147：e20.

478. Marinsek M, Larkin GL, Zohar P, et al. Efficacy and impact of monophasic versus biphasic countershocks for transthoracic cardioversion of persistent atrial fibrillation. Am J Cardiol 2003；92：988-91.

479. Mittal S, Ayati S, Stein KM, et al. Transthoracic cardioversion of atrial fibrillation：comparison of rectilinear biphasic versus damped sine wave monophasic shocks. Circulation 2000；101：1282-7.

480. Mortensen K, Risius T, Schwemer TF, et al. Biphasic versus monophasic shock for external cardioversion of atrial flutter：a prospective, randomized trial. Cardiology 2008；111：57-62.

481. Pinski SL, Sgarbossa EB, Ching E, Trohman RG. A comparison of 50-J versus 100-J shocks for direct-current cardioversion of atrial flutter. Am Heart J 1999；137：439-42.

482. Ermis C, Zhu AX, Sinha S, et al. Efficacy of biphasic waveform cardioversion for atrial fibrillation and atrial flutter compared with conventional monophasic waveforms. Am J Cardiol 2002；90：891-2.

483. Rashba EJ, Gold MR, Crawford FA, Leman RB, Peters RW, Shorofsky SR. Efficacy of transthoracic cardioversion of atrial fibrillation using a biphasic, truncated exponential shock waveform at variable initial shock energies. Am J Cardiol 2004；94：1572-4.

484. Ambler JJ, Deakin CD. A randomised controlled trial of the effect of biphasic or monophasic waveform on the incidence and severity of cutaneous burns following external direct current cardioversion. Resuscitation 2006；71：293-300.

485. Smith I, Monk TG, White PF. Comparison of transesophageal atrial pacing with anticholinergic drugs for the treatment of intraoperative bradycardia. Anesth Analg 1994；78：245-52.

486. Brady WJ, Swart G, DeBehnke DJ, Ma OJ, Aufderheide TP. The efficacy of atropine in the treatment of hemodynamically unstable bradycardia and atrioventricular block：prehospital and emergency department considerations. Resuscitation 1999；41：47-55.

487. Swart G, Brady WJ, Jr., DeBehnke DJ, Ma OJ, Aufderheide TP. Acute myocardial infarction complicated by hemodynamically unstable bradyarrhythmia：prehospital and ED treatment with atropine. Am J Emerg Med 1999；17：647-52.

488. Chadda KD, Lichstein E, Gupta PK, Choy R. Bradycardia-

hypotension syndrome in acute myocardial infarction. Reappraisal of the overdrive effects of atropine. Am J Med 1975 ; 59 : 158-64.

489. Chadda KD, Lichstein E, Gupta PK, Kourtesis P. Effects of atropine in patients with bradyarrhythmia complicating myocardial infarction. Usefulness of an optimum dose for overdrive. Am J Med 1977 ; 63 : 503-10.

490. Chamberlain DA, Turner P, Sneddon JM. Effects of atropine on heart-rate in healthy man. Lancet 1967 ; 2 : 12-5.

491. Bernheim A, Fatio R, Kiowski W, Weilenmann D, Rickli H, Brunner-La Rocca HP. Atropine often results in complete atrioventricular block or sinus arrest after cardiac transplantation : an unpredictable and dose-independent phenomenon. Transplantation 2004 ; 77 : 1181-5.

492. Brunner-La Rocca HP, Kiowski W, Bracht C, Weilenmann D, Follath F. Atrioventricular block after administration of atropine in patients following cardiac transplantation. Transplantation 1997 ; 63 : 1838-9.

493. Sodeck GH, Domanovits H, Meron G, et al. Compromising bradycardia : management in the emergency department. Resuscitation 2007 ; 73 : 96-102.

494. Clinton JE, Zoll PM, Zoll R, Ruiz E. Emergency noninvasive external cardiac pacing. J Emerg Med 1985 ; 2 : 155-62.

495. Vukov LF, Johnson DQ. External transcutaneous pacemakers in interhospital transport of cardiac patients. Ann Emerg Med 1989 ; 18 : 738-40.

496. Rosenthal E, Thomas N, Quinn E, Chamberlain D, Vincent R. Transcutaneous pacing for cardiac emergencies. Pacing Clin Electrophysiol 1988 ; 11 : 2160-7.

497. Morrison LJ, Long J, Vermeulen M, et al. A randomized controlled feasibility trial comparing safety and effectiveness of prehospital pacing versus conventional treatment : 'PrePACE'. Resuscitation 2008 ; 76 : 341-9.

498. Sherbino J, Verbeek PR, MacDonald RD, Sawadsky BV, McDonald AC, Morrison LJ. Prehospital transcutaneous cardiac pacing for symptomatic bradycardia or bradyasystolic cardiac arrest : a systematic review. Resuscitation 2006 ; 70 : 193-200.

499. Strasberg B, Bassevich R, Mager A, Kusniec J, Sagie A, Sclarovsky S. Effects of aminophylline on atrioventricular conduction in patients with late atrioventricular block during inferior wall acute myocardial infarction. Am J Cardiol 1991 ; 67 : 527-8.

500. Goodfellow J, Walker PR. Reversal of atropine-resistant atrioventricular block with intravenous aminophylline in the early phase of inferior wall acute myocardial infarction following treatment with streptokinase. Eur Heart J 1995 ; 16 : 862-5.

501. Bertolet BD, Eagle DA, Conti JB, Mills RM, Belardinelli L. Bradycardia after heart transplantation : reversal with theophylline. J Am Coll Cardiol 1996 ; 28 : 396-9.

502. Schulz-Stubner S. The use of small-dose theophylline for the treatment of bradycardia in patients with spinal cord injury. Anesth Analg 2005 ; 101 : 1809-11.

503. DiMarco JP, Miles W, Akhtar M, et al. Adenosine for paroxysmal supraventricular tachycardia : dose ranging and comparison with verapamil. Assessment in placebo-controlled, multicenter trials. The Adenosine for PSVT Study Group. Ann Intern Med 1990 ; 113 : 104-10.

504. Lim SH, Anantharaman V, Teo WS, Chan YH. Slow infusion of calcium channel blockers compared with intravenous adenosine in the emergency treatment of supraventricular tachycardia. Resuscitation 2009 ; 80 : 523-8.

505. Cheng KA. [A randomized, multicenter trial to compare the safety and efficacy of adenosine versus verapamil for termination of paroxysmal supraventricular tachycardia]. Zhonghua Nei Ke Za Zhi 2003 ; 42 : 773-6.

506. Hood MA, Smith WM. Adenosine versus verapamil in the treatment of supraventricular tachycardia : a randomized double-crossover trial. Am Heart J 1992 ; 123 : 1543-9.

507. Rankin AC, Oldroyd KG, Chong E, Dow JW, Rae AP, Cobbe SM. Adenosine or adenosine triphosphate for supraventricular tachycardias? Comparative double-blind randomized study in patients with spontaneous or inducible arrhythmias. Am Heart J 1990 ; 119 : 316-23.

508. Lim SH, Anantharaman V, Teo WS. Slow-infusion of calcium channel blockers in the emergency management of supraventricular tachycardia. Resuscitation 2002 ; 52 : 167-74.

509. Ferreira JF, Pamplona D, Cesar LA, et al. [Comparative study between verapamil and adenosine triphosphate in the treatment of paroxysmal supraventricular tachycardia]. Arq Bras Cardiol 1996 ; 66 : 55-7.

510. Gupta A, Naik A, Vora A, Lokhandwala Y. Comparison of efficacy of intravenous diltiazem and esmolol in terminating supraventricular tachycardia. J Assoc Physicians India 1999 ; 47 : 969-72.

511. Boudonas G, Lefkos N, Efthymiadis AP, Styliadis IG, Tsapas G. Intravenous administration of diltiazem in the treatment of supraventricular tachyarrhythmias. Acta Cardiol 1995 ; 50 : 125-34.

512. Sung RJ, Tan HL, Karagounis L, et al. Intravenous sotalol for the termination of supraventricular tachycardia and atrial fibrillation and flutter : a multicenter, randomized, double-blind, placebo-controlled study. Sotalol Multicenter Study Group. Am Heart J 1995 ; 129 : 739-48.

513. Cybulski J, Kulakowski P, Makowska E, Czepiel A, Sikora-Frac M, Ceremuzynski L. Intravenous amiodarone is safe and seems to be effective in termination of paroxysmal supraventricular tachyarrhythmias. Clin Cardiol 1996 ; 19 : 563-6.

514. Shen EN, Keung E, Huycke E, et al. Intravenous propafenone for termination of reentrant supraventricular tachycardia. A placebo-controlled, randomized, double-blind, crossover study. Ann Intern Med 1986 ; 105 : 655-61.

515. Olukotun AY, Klein GJ. Efficacy and safety of intravenous nadolol for supraventricular tachycardia. Am J Cardiol 1987 ; 60 : 59D-62D.

516. Ollitrault J, Quilliet L, Scheck F, et al. Single infusion of intravenous cibenzoline in the treatment of supraventricular tachyarrhythmias following heart surgery. A double-blind placebo-controlled parallel study. Eur Heart J 1994 ; 15 : 1274-8.

517. Joshi PP, Deshmukh PK, Salkar RG. Efficacy of intravenous magnesium sulphate in supraventricular tachyarrhythmias. J Assoc Physicians India 1995 ; 43 : 529-31.

518. Wesley RC, Jr., Haines DE, Lerman BB, DiMarco JP, Crampton RS. Effect of intravenous magnesium sulfate on supraventricular tachycardia. Am J Cardiol 1989 ; 63 : 1129-31.

519. Stiles MK, Sanders P, Disney P, et al. Differential effects of intravenous magnesium on atrioventricular node conduction in supraventricular tachycardia. Am J Cardiol 2007 ; 100 : 1249-53.

520. Lim SH, Anantharaman V, Teo WS, Goh PP, Tan AT. Comparison of treatment of supraventricular tachycardia by Valsalva maneuver and carotid sinus massage. Ann Emerg Med 1998 ; 31 : 30-5.

521. Wen ZC, Chen SA, Tai CT, Chiang CE, Chiou CW, Chang MS. Electrophysiological mechanisms and determinants of vagal maneuvers for termination of paroxysmal supraventricular tachycardia. Circulation 1998 ; 98 : 2716-23.

522. Flaker G, Lopes RD, Hylek E, et al. Amiodarone, anticoagulation, and clinical events in patients with atrial fibrillation : insights from the ARISTOTLE trial. J Am Coll Cardiol 2014 ; 64 : 1541-50.

523. Steinberg BA, Hellkamp AS, Lokhnygina Y, et al. Use and outcomes of antiarrhythmic therapy in patients with atrial fibrillation receiving oral anticoagulation : results from the ROCKET AF trial. Heart Rhythm 2014 ; 11 : 925-32.

524. Fuster V, Ryden LE, Cannom DS, et al. ACC/AHA/ESC 2006 Guidelines for the Management of Patients with Atrial Fibrillation : a report of the American College of Cardiology/American Heart Association Task Force on Practice Guidelines and the European Society of Cardiology Committee for Practice Guidelines (Writing Committee to Revise the 2001 Guidelines for the Management of Patients With Atrial Fibrillation) : developed in collaboration with the European Heart Rhythm Association and

the Heart Rhythm Society. Circulation 2006 ; 114 : e257-354.
525. Segal JB, McNamara RL, Miller MR, et al. The evidence regarding the drugs used for ventricular rate control. J Fam Pract 2000 ; 49 : 47-59.
526. Olshansky B, Rosenfeld LE, Warner AL, et al. The Atrial Fibrillation Follow-up Investigation of Rhythm Management (AFFIRM) study : approaches to control rate in atrial fibrillation. J Am Coll Cardiol 2004 ; 43 : 1201-8.
527. Nagai R, Kinugawa K, Inoue H, et al. Urgent management of rapid heart rate in patients with atrial fibrillation/flutter and left ventricular dysfunction : comparison of the ultra-short-acting beta1-selective blocker landiolol with digoxin (J-Land Study). Circ J 2013 ; 77 : 908-16.
528. Taenaka N, Kikawa S. The effectiveness and safety of landiolol hydrochloride, an ultra-short-acting beta1-blocker, in postoperative patients with supraventricular tachyarrhythmias : a multicenter, randomized, double-blind, placebo-controlled study. Am J Cardiovasc Drugs 2013 ; 13 : 353-64.
529. Sticherling C, Tada H, Hsu W, et al. Effects of diltiazem and esmolol on cycle length and spontaneous conversion of atrial fibrillation. J Cardiovasc Pharmacol Ther 2002 ; 7 : 81-8.
530. Chiladakis JA, Stathopoulos C, Davlouros P, Manolis AS. Intravenous magnesium sulfate versus diltiazem in paroxysmal atrial fibrillation. Int J Cardiol 2001 ; 79 : 287-91.
531. Siu CW, Lau CP, Lee WL, Lam KF, Tse HF. Intravenous diltiazem is superior to intravenous amiodarone or digoxin for achieving ventricular rate control in patients with acute uncomplicated atrial fibrillation. Crit Care Med 2009 ; 37 : 2174-9 ; quiz 80.
532. Wattanasuwan N, Khan IA, Mehta NJ, et al. Acute ventricular rate control in atrial fibrillation : IV combination of diltiazem and digoxin vs. IV diltiazem alone. Chest 2001 ; 119 : 502-6.
533. Wang HE, O'Connor R E, Megargel RE, et al. The use of diltiazem for treating rapid atrial fibrillation in the out-of-hospital setting. Ann Emerg Med 2001 ; 37 : 38-45.
534. Waxman HL, Myerburg RJ, Appel R, Sung RJ. Verapamil for control of ventricular rate in paroxysmal supraventricular tachycardia and atrial fibrillation or flutter : a double-blind randomized cross-over study. Ann Intern Med 1981 ; 94 : 1-6.
535. Phillips BG, Gandhi AJ, Sanoski CA, Just VL, Bauman JL. Comparison of intravenous diltiazem and verapamil for the acute treatment of atrial fibrillation and atrial flutter. Pharmacotherapy 1997 ; 17 : 1238-45.
536. Hilleman DE, Spinler SA. Conversion of recent-onset atrial fibrillation with intravenous amiodarone : a meta-analysis of randomized controlled trials. Pharmacotherapy 2002 ; 22 : 66-74.
537. Falk RH, Knowlton AA, Bernard SA, Gotlieb NE, Battinelli NJ. Digoxin for converting recent-onset atrial fibrillation to sinus rhythm. A randomized, double-blinded trial. Ann Intern Med 1987 ; 106 : 503-6.
538. Intravenous digoxin in acute atrial fibrillation. Results of a randomized, placebo-controlled multicentre trial in 239 patients. The Digitalis in Acute Atrial Fibrillation (DAAF) Trial Group. Eur Heart J 1997 ; 18 : 649-54.
539. Jordaens L, Trouerbach J, Calle P, et al. Conversion of atrial fibrillation to sinus rhythm and rate control by digoxin in comparison to placebo. Eur Heart J 1997 ; 18 : 643-8.
540. Abi-Mansour P, Carberry PA, McCowan RJ, Henthorn RW, Dunn GH, Perry KT. Conversion efficacy and safety of repeated doses of ibutilide in patients with atrial flutter and atrial fibrillation. Study Investigators. Am Heart J 1998 ; 136 : 632-42.
541. Ellenbogen KA, Stambler BS, Wood MA, et al. Efficacy of intravenous ibutilide for rapid termination of atrial fibrillation and atrial flutter : a dose-response study. J Am Coll Cardiol 1996 ; 28 : 130-6.
542. Soucier R, Silverman D, Abordo M, et al. Propafenone versus ibutilide for post operative atrial fibrillation following cardiac surgery : neither strategy improves outcomes compared to rate control alone (the PIPAF study). Med Sci Monit 2003 ; 9 : PI19-23.

543. Vos MA, Golitsyn SR, Stangl K, et al. Superiority of ibutilide (a new class III agent) over DL-sotalol in converting atrial flutter and atrial fibrillation. The Ibutilide/Sotalol Comparator Study Group. Heart 1998 ; 79 : 568-75.
544. Volgman AS, Carberry PA, Stambler B, et al. Conversion efficacy and safety of intravenous ibutilide compared with intravenous procainamide in patients with atrial flutter or fibrillation. J Am Coll Cardiol 1998 ; 31 : 1414-9.
545. Kafkas NV, Patsilinakos SP, Mertzanos GA, et al. Conversion efficacy of intravenous ibutilide compared with intravenous amiodarone in patients with recent-onset atrial fibrillation and atrial flutter. Int J Cardiol 2007 ; 118 : 321-5.
546. Reisinger J, Gatterer E, Lang W, et al. Flecainide versus ibutilide for immediate cardioversion of atrial fibrillation of recent onset. Eur Heart J 2004 ; 25 : 1318-24.
547. Fak AS, Tezcan H, Caymaz O, Tokay S, Oktay S, Oktay A. Intravenous Propafenone for Conversion of Atrial Fibrillation or Flutter to Sinus Rhythm : A Randomized, Placebo-controlled, Crossover Study. J Cardiovasc Pharmacol Ther 1997 ; 2 : 251-8.
548. Bianconi L, Mennuni M. Comparison between propafenone and digoxin administered intravenously to patients with acute atrial fibrillation. PAFIT-3 Investigators. The Propafenone in Atrial Fibrillation Italian Trial. Am J Cardiol 1998 ; 82 : 584-8.
549. Ganau G, Lenzi T. Intravenous propafenone for converting recent onset atrial fibrillation in emergency departments : a randomized placebo-controlled multicenter trial. FAPS Investigators Study Group. J Emerg Med 1998 ; 16 : 383-7.
550. Mattioli AV, Lucchi GR, Vivoli D, Mattioli G. Propafenone versus procainamide for conversion of atrial fibrillation to sinus rhythm. Clin Cardiol 1998 ; 21 : 763-6.
551. Martinez-Marcos FJ, Garcia-Garmendia JL, Ortega-Carpio A, Fernandez-Gomez JM, Santos JM, Camacho C. Comparison of intravenous flecainide, propafenone, and amiodarone for conversion of acute atrial fibrillation to sinus rhythm. Am J Cardiol 2000 ; 86 : 950-3.
552. Donovan KD, Power BM, Hockings BE, Dobb GJ, Lee KY. Intravenous flecainide versus amiodarone for recent-onset atrial fibrillation. Am J Cardiol 1995 ; 75 : 693-7.
553. Reisinger J, Gatterer E, Heinze G, et al. Prospective comparison of flecainide versus sotalol for immediate cardioversion of atrial fibrillation. Am J Cardiol 1998 ; 81 : 1450-4.
554. Alp NJ, Bell JA, Shahi M. Randomised double blind trial of oral versus intravenous flecainide for the cardioversion of acute atrial fibrillation. Heart 2000 ; 84 : 37-40.
555. Crijns HJ, van Wijk LM, van Gilst WH, Kingma JH, van Gelder IC, Lie KI. Acute conversion of atrial fibrillation to sinus rhythm : clinical efficacy of flecainide acetate. Comparison of two regimens. Eur Heart J 1988 ; 9 : 634-8.
556. Falk RH, Pollak A, Singh SN, Friedrich T. Intravenous dofetilide, a class III antiarrhythmic agent, for the termination of sustained atrial fibrillation or flutter. Intravenous Dofetilide Investigators. J Am Coll Cardiol 1997 ; 29 : 385-90.
557. Norgaard BL, Wachtell K, Christensen PD, et al. Efficacy and safety of intravenously administered dofetilide in acute termination of atrial fibrillation and flutter : a multicenter, randomized, double-blind, placebo-controlled trial. Danish Dofetilide in Atrial Fibrillation and Flutter Study Group. Am Heart J 1999 ; 137 : 1062-9.
558. Galve E, Rius T, Ballester R, et al. Intravenous amiodarone in treatment of recent-onset atrial fibrillation : results of a randomized, controlled study. J Am Coll Cardiol 1996 ; 27 : 1079-82.
559. Cotter G, Blatt A, Kaluski E, et al. Conversion of recent onset paroxysmal atrial fibrillation to normal sinus rhythm : the effect of no treatment and high-dose amiodarone. A randomized, placebo-controlled study. Eur Heart J 1999 ; 20 : 1833-42.
560. Joseph AP, Ward MR. A prospective, randomized controlled trial comparing the efficacy and safety of sotalol, amiodarone, and digoxin for the reversion of new-onset atrial fibrillation. Ann

561. Thomas SP, Guy D, Wallace E, et al. Rapid loading of sotalol or amiodarone for management of recent onset symptomatic atrial fibrillation: a randomized, digoxin-controlled trial. Am Heart J 2004;147:E3.
562. Ho KM, Sheridan DJ, Paterson T. Use of intravenous magnesium to treat acute onset atrial fibrillation: a meta-analysis. Heart 2007;93:1433-40.
563. Chu K, Evans R, Emerson G, Greenslade J, Brown A. Magnesium sulfate versus placebo for paroxysmal atrial fibrillation: a randomized clinical trial. Acad Emerg Med 2009;16:295-300.
564. Onalan O, Crystal E, Daoulah A, Lau C, Crystal A, Lashevsky I. Meta-analysis of magnesium therapy for the acute management of rapid atrial fibrillation. Am J Cardiol 2007;99:1726-32.
565. Davey MJ, Teubner D. A randomized controlled trial of magnesium sulfate, in addition to usual care, for rate control in atrial fibrillation. Ann Emerg Med 2005;45:347-53.
566. Halinen MO, Huttunen M, Paakkinen S, Tarssanen L. Comparison of sotalol with digoxin-quinidine for conversion of acute atrial fibrillation to sinus rhythm (the Sotalol-Digoxin-Quinidine Trial). Am J Cardiol 1995;76:495-8.
567. Hohnloser SH, van de Loo A, Baedeker F. Efficacy and proarrhythmic hazards of pharmacologic cardioversion of atrial fibrillation: prospective comparison of sotalol versus quinidine. J Am Coll Cardiol 1995;26:852-8.
568. Simpson CS, Ghali WA, Sanfilippo AJ, Moritz S, Abdollah H. Clinical assessment of clonidine in the treatment of new-onset rapid atrial fibrillation: a prospective, randomized clinical trial. Am Heart J 2001;142:E3.
569. Roth A, Kaluski E, Felner S, Heller K, Laniado S. Clonidine for patients with rapid atrial fibrillation. Ann Intern Med 1992;116:388-90.
570. Kochiadakis GE, Igoumenidis NE, Solomou MC, et al. Conversion of atrial fibrillation to sinus rhythm using acute intravenous procainamide infusion. Cardiovasc Drugs Ther 1998;12:75-81.
571. Xanthos T, Prapa V, Papadimitriou D, Papadimitriou L. Comparative study of intravenous amiodarone and procainamide in the treatment of atrial fibrillation of recent onset. Minerva Cardioangiol 2007;55:433-41.
572. 日本循環器学会,日本心臓病学会,日本心電学会,日本不整脈学会.心房細動治療(薬物)ガイドライン(2013年改訂版). 2013. Available at: http://www.j-circ.or.jp/guideline/pdf/JCS2013_inoue_h.pdf
573. Gorgels AP, van den Dool A, Hofs A, et al. Comparison of procainamide and lidocaine in terminating sustained monomorphic ventricular tachycardia. Am J Cardiol 1996;78:43-6.
574. Komura S, Chinushi M, Furushima H, et al. Efficacy of procainamide and lidocaine in terminating sustained monomorphic ventricular tachycardia. Circ J 2010;74:864-9.
575. Berry K, Garlett EL, Bellet S, Gefter WI. Use of pronestyl in the treatment of ectopic rhythms; treatment of 98 episodes in 78 patients. Am J Med 1951;11:431-41.
576. deSouza IS, Martindale JL, Sinert R. Antidysrhythmic drug therapy for the termination of stable, monomorphic ventricular tachycardia: a systematic review. Emerg Med J 2015;32:161-7.
577. Ho DS, Zecchin RP, Richards DA, Uther JB, Ross DL. Double-blind trial of lignocaine versus sotalol for acute termination of spontaneous sustained ventricular tachycardia. Lancet 1994;344:18-23.
578. Somberg JC, Bailin SJ, Haffajee CI, et al. Intravenous lidocaine versus intravenous amiodarone (in a new aqueous formulation) for incessant ventricular tachycardia. Am J Cardiol 2002;90:853-9.
579. Marill KA, deSouza IS, Nishijima DK, Stair TO, Setnik GS, Ruskin JN. Amiodarone is poorly effective for the acute termination of ventricular tachycardia. Ann Emerg Med 2006;47:217-24.
580. Schutzenberger W, Leisch F, Kerschner K, Harringer W, Herbinger W. Clinical efficacy of intravenous amiodarone in the short term treatment of recurrent sustained ventricular tachycardia and ventricular fibrillation. Br Heart J 1989;62:367-71.
581. Tomlinson DR, Cherian P, Betts TR, Bashir Y. Intravenous amiodarone for the pharmacological termination of haemodynamically-tolerated sustained ventricular tachycardia: is bolus dose amiodarone an appropriate first-line treatment? Emerg Med J 2008;25:15-8.
582. Armengol RE, Graff J, Baerman JM, Swiryn S. Lack of effectiveness of lidocaine for sustained, wide QRS complex tachycardia. Ann Emerg Med 1989;18:254-7.
583. Nasir N, Jr., Taylor A, Doyle TK, Pacifico A. Evaluation of intravenous lidocaine for the termination of sustained monomorphic ventricular tachycardia in patients with coronary artery disease with or without healed myocardial infarction. Am J Cardiol 1994;74:1183-6.
584. Marill KA, Greenberg GM, Kay D, Nelson BK. Analysis of the treatment of spontaneous sustained stable ventricular tachycardia. Acad Emerg Med 1997;4:1122-8.
585. Koster RW, Dunning AJ. Intramuscular lidocaine for prevention of lethal arrhythmias in the prehospitalization phase of acute myocardial infarction. N Engl J Med 1985;313:1105-10.
586. Roth A, Malov N, Bloch Y, Schlesinger Z, Laniado S, Kaplinski E. Usefulness of self-administration of intramuscular lidocaine in the prehospital setting for ventricular tachyarrhythmias unassociated with acute myocardial infarction (the "Shahal" experience in Israel). Am J Cardiol 1997;79:611-4.
587. Chevalier P, Dacosta A, Chalvidan T, et al. Safety and tolerability of intravenous cibenzoline for acute termination of spontaneous sustained ventricular tachycardia. Cibenzoline and spontaneous VT. Int J Cardiol 1998;64:265-70.
588. Manz M, Pfeiffer D, Jung W, Lueritz B. Intravenous treatment with magnesium in recurrent persistent ventricular tachycardia. New Trends in Arrhythmias 1991;7:437-42.
589. Marill KA, Wolfram S, Desouza IS, et al. Adenosine for wide-complex tachycardia: efficacy and safety. Crit Care Med 2009;37:2512-8.
590. Rankin AC, Oldroyd KG, Chong E, Rae AP, Cobbe SM. Value and limitations of adenosine in the diagnosis and treatment of narrow and broad complex tachycardias. Br Heart J 1989;62:195-203.
591. Heng MK, Singh BN, Roche AH, Norris RM, Mercer CJ. Effects of intravenous verapamil on cardiac arrhythmias and on the electrocardiogram. Am Heart J 1975;90:487-98.
592. Rankin AC, Rae AP, Cobbe SM. Misuse of intravenous verapamil in patients with ventricular tachycardia. Lancet 1987;2:472-4.
593. Stewart RB, Bardy GH, Greene HL. Wide complex tachycardia: misdiagnosis and outcome after emergent therapy. Ann Intern Med 1986;104:766-71.
594. Wang JC, Lim SH, Teo WS, Anantharaman V. Calcium channel blockers as first line treatment for broad complex tachycardia with right bundle branch block: ingenuity or folly? Resuscitation 2002;52:175-82.
595. Kasanuki H, Ohnishi S, Tanaka E, Hirosawa K. Idiopathic sustained ventricular tachycardia responsive to verapamil: clinical electrocardiographic and electrophysiologic considerations. Jpn Circ J 1986;50:109-18.
596. van der Watt MJ, Aboo AA, Millar RN. A prospective study of electrical cardioversion for sustained tachycardias by emergency unit personnel. S Afr Med J 1995;85:508-11.
597. Desanctis RW. Electrical Conversion of Ventricualar Tachycardia. JAMA 1965;191:632-6.
598. Domanovits H, Paulis M, Nikfardjam M, et al. Sustained ventricular tachycardia in the emergency department. Resuscitation 1999;42:19-25.
599. Kowey PR, Levine JH, Herre JM, et al. Randomized, double-blind comparison of intravenous amiodarone and bretylium in the treatment of patients with recurrent, hemodynamically destabilizing ventricular tachycardia or fibrillation. The Intravenous Amiodarone Multicenter Investigators Group. Circulation 1995;92:3255-63.
600. Levine JH, Massumi A, Scheinman MM, et al. Intravenous amiodarone for recurrent sustained hypotensive ventricular

tachyarrhythmias. Intravenous Amiodarone Multicenter Trial Group. J Am Coll Cardiol 1996；27：67-75.
601. Scheinman MM, Levine JH, Cannom DS, et al. Dose-ranging study of intravenous amiodarone in patients with life-threatening ventricular tachyarrhythmias. The Intravenous Amiodarone Multicenter Investigators Group. Circulation 1995；92：3264-72.
602. Helmy I, Herre JM, Gee G, et al. Use of intravenous amiodarone for emergency treatment of life-threatening ventricular arrhythmias. J Am Coll Cardiol 1988；12：1015-22.
603. Klein RC, Machell C, Rushforth N, Standefur J. Efficacy of intravenous amiodarone as short-term treatment for refractory ventricular tachycardia. Am Heart J 1988；115：96-101.
604. Mooss AN, Mohiuddin SM, Hee TT, et al. Efficacy and tolerance of high-dose intravenous amiodarone for recurrent, refractory ventricular tachycardia. Am J Cardiol 1990；65：609-14.
605. Morady F, Scheinman MM, Shen E, Shapiro W, Sung RJ, DiCarlo L. Intravenous amiodarone in the acute treatment of recurrent symptomatic ventricular tachycardia. Am J Cardiol 1983；51：156-9.
606. Ochi RP, Goldenberg IF, Almquist A, et al. Intravenous amiodarone for the rapid treatment of life-threatening ventricular arrhythmias in critically ill patients with coronary artery disease. Am J Cardiol 1989；64：599-603.
607. Aiba T, Yamagata K, Shimizu W, et al. Electrophysiologic study-guided amiodarone for sustained ventricular tachyarrhythmias associated with structural heart diseases. Circ J 2008；72：88-93.
608. Nademanee K, Taylor R, Bailey WE, Rieders DE, Kosar EM. Treating electrical storm：sympathetic blockade versus advanced cardiac life support-guided therapy. Circulation 2000；102：742-7.
609. Miwa Y, Ikeda T, Mera H, et al. Effects of landiolol, an ultra-short-acting beta1-selective blocker, on electrical storm refractory to class III antiarrhythmic drugs. Circ J 2010；74：856-63.
610. Yusu S, Ikeda T, Mera H, et al. Effects of intravenous nifekalant as a lifesaving drug for severe ventricular tachyarrhythmias complicating acute coronary syndrome. Circ J 2009；73：2021-8.
611. Katoh T, Mitamura H, Matsuda N, Takano T, Ogawa S, Kasanuki H. Emergency treatment with nifekalant, a novel class III antiarrhythmic agent, for life-threatening refractory ventricular tachyarrhythmias：post-marketing special investigation. Circ J 2005；69：1237-43.
612. Shiga T, Tanaka K, Kato R, et al. Nifekalant versus lidocaine for in-hospital shock-resistant ventricular fibrillation or tachycardia. Resuscitation 2010；81：47-52.
613. Domanovits H, Laske H, Stark G, et al. Adenosine for the management of patients with tachycardias–a new protocol. Eur Heart J 1994；15：589-93.
614. Ilkhanipour K, Berrol R, Yealy DM. Therapeutic and diagnostic efficacy of adenosine in wide-complex tachycardia. Ann Emerg Med 1993；22：1360-4.
615. Wilber DJ, Baerman J, Olshansky B, Kall J, Kopp D. Adenosine-sensitive ventricular tachycardia. Clinical characteristics and response to catheter ablation. Circulation 1993；87：126-34.
616. Parham WA, Mehdirad AA, Biermann KM, Fredman CS. Case report：adenosine induced ventricular fibrillation in a patient with stable ventricular tachycardia. J Interv Card Electrophysiol 2001；5：71-4.
617. Exner DV, Muzyka T, Gillis AM. Proarrhythmia in patients with the Wolff-Parkinson-White syndrome after standard doses of intravenous adenosine. Ann Intern Med 1995；122：351-2.
618. Gupta AK, Shah CP, Maheshwari A, Thakur RK, Hayes OW, Lokhandwala YY. Adenosine induced ventricular fibrillation in Wolff-Parkinson-White syndrome. Pacing Clin Electrophysiol 2002；25：477-80.
619. Shah CP, Gupta AK, Thakur RK, Hayes OW, Mehrotra A, Lokhandwala YY. Adenosine-induced ventricular fibrillation. Indian Heart J 2001；53：208-10.
620. Buxton AE, Marchlinski FE, Doherty JU, Flores B, Josephson ME. Hazards of intravenous verapamil for sustained ventricular tachycardia. Am J Cardiol 1987；59：1107-10.
621. Hoshino K, Ogawa K, Hishitani T, Isobe T, Etoh Y. Successful uses of magnesium sulfate for torsades de pointes in children with long QT syndrome. Pediatr Int 2006；48：112-7.
622. Moss AJ, Liu JE, Gottlieb S, Locati EH, Schwartz PJ, Robinson JL. Efficacy of permanent pacing in the management of high-risk patients with long QT syndrome. Circulation 1991；84：1524-9.
623. Moss AJ, Zareba W, Hall WJ, et al. Effectiveness and limitations of beta-blocker therapy in congenital long-QT syndrome. Circulation 2000；101：616-23.
624. Tzivoni D, Banai S, Schuger C, et al. Treatment of torsade de pointes with magnesium sulfate. Circulation 1988；77：392-7.
625. Stern S, Keren A, Tzivoni D. Torsade de pointes：definitions, causative factors, and therapy：experience with sixteen patients. Ann N Y Acad Sci 1984；427：234-40.
626. Bando S, Yamamoto H, Nishikado A, et al. Effect of magnesium sulfate on ventricular refractoriness and its efficacy for torsade de pointes. Tokushima J Exp Med 1990；37：69-73.
627. Yamamoto H, Bando S, Nishikado A, Hamai K, Yamamoto K, Shinohara A.[Efficacy of isoproterenol, magnesium sulfate and verapamil for torsade de pointes］. Kokyu To Junkan 1991；39：261-5.
628. Keren A, Tzivoni D, Gavish D, et al. Etiology, warning signs and therapy of torsade de pointes. A study of 10 patients. Circulation 1981；64：1167-74.
629. Keren A, Tzivoni D, Golhman JM, Corcos P, Benhorin J, Stern S. Ventricular pacing in atypical ventricular tachycardia. J Electrocardiol 1981；14：201-5.
630. Nguyen PT, Scheinman MM, Seger J. Polymorphous ventricular tachycardia：clinical characterization, therapy, and the QT interval. Circulation 1986；74：340-9.
631. Khan MM, Logan KR, McComb JM, Adgey AA. Management of recurrent ventricular tachyarrhythmias associated with Q-T prolongation. Am J Cardiol 1981；47：1301-8.
632. Yamamoto H, Bando S, Nishikado A, et al. The efficacy of isoproterenol on quinidine induced torsade de pointes. Tokushima J Exp Med 1991；38：1-4.
633. Lu LX, Zhou W, Zhang X, Cao Q, Yu K, Zhu C. Short QT syndrome：a case report and review of literature. Resuscitation 2006；71：115-21.
634. Schimpf R, Wolpert C, Gaita F, Giustetto C, Borggrefe M. Short QT syndrome. Cardiovasc Res 2005；67：357-66.
635. Ohgo T, Okamura H, Noda T, et al. Acute and chronic management in patients with Brugada syndrome associated with electrical storm of ventricular fibrillation. Heart Rhythm 2007；4：695-700.
636. Miyazaki T, Mitamura H, Miyoshi S, Soejima K, Aizawa Y, Ogawa S. Autonomic and antiarrhythmic drug modulation of ST segment elevation in patients with Brugada syndrome. J Am Coll Cardiol 1996；27：1061-70.
637. De Rosa G, Delogu AB, Piastra M, Chiaretti A, Bloise R, Priori SG. Catecholaminergic polymorphic ventricular tachycardia：successful emergency treatment with intravenous propranolol. Pediatr Emerg Care 2004；20：175-7.
638. Leenhardt A, Lucet V, Denjoy I, Grau F, Ngoc DD, Coumel P. Catecholaminergic polymorphic ventricular tachycardia in children. A 7-year follow-up of 21 patients. Circulation 1995；91：1512-9.
639. Rosso R, Kalman JM, Rogowski O, et al. Calcium channel blockers and beta-blockers versus beta-blockers alone for preventing exercise-induced arrhythmias in catecholaminergic polymorphic ventricular tachycardia. Heart Rhythm 2007；4：1149-54.
640. Sumitomo N, Harada K, Nagashima M, et al. Catecholaminergic polymorphic ventricular tachycardia：electrocardiographic characteristics and optimal therapeutic strategies to prevent sudden death. Heart 2003；89：66-70.
641. Ohashi J, Yasuda S, Miyazaki S, et al. Prevention of life-threatening ventricular tachyarrhythmia by a novel and pure class-III agent,

642. Yoshioka K, Amino M, Morita S, et al. Can nifekalant hydrochloride be used as a first-line drug for cardiopulmonary arrest (CPA)?: comparative study of out-of-hospital CPA with acidosis and in-hospital CPA without acidosis. Circ J 2006;70:21-7.
643. Hirasawa S, Niwano S, Kishihara J, Kiryu M, Imaki R, Izumi T. Effect of nifekalant on life-threatening ventricular arrhythmias in patients with cardiopulmonary resuscitation or during the perioperative state J Arrhythmia 2008;24:141-8.
644. Tahara Y, Kimura K, Kosuge M, et al. Comparison of nifekalant and lidocaine for the treatment of shock-refractory ventricular fibrillation. Circ J 2006;70:442-6.
645. Washizuka T, Chinushi M, Watanabe H, et al. Nifekalant hydrochloride suppresses severe electrical storm in patients with malignant ventricular tachyarrhythmias. Circ J 2005;69:1508-13.
646. Quan L, Mack CD, Schiff MA. Association of water temperature and submersion duration and drowning outcome. Resuscitation 2014;85:790-4.
647. Kieboom JK, Verkade HJ, Burgerhof JG, et al. Outcome after resuscitation beyond 30 minutes in drowned children with cardiac arrest and hypothermia: Dutch nationwide retrospective cohort study. BMJ 2015;350:h418.
648. Frates RC, Jr. Analysis of predictive factors in the assessment of warm-water near-drowning in children. Am J Dis Child 1981;135:1006-8.
649. Nagel FO, Kibel SM, Beatty DW. Childhood near-drowning–factors associated with poor outcome. S Afr Med J 1990;78:422-5.
650. Quan L, Wentz KR, Gore EJ, Copass MK. Outcome and predictors of outcome in pediatric submersion victims receiving prehospital care in King County, Washington. Pediatrics 1990;86:586-93.
651. Niu YW, Cherng WS, Lin MT, Tsao LY. An analysis of prognostic factors for submersion accidents in children. Zhonghua Min Guo Xiao Er Ke Yi Xue Hui Za Zhi 1992;33:81-8.
652. Mizuta R, Fujita H, Osamura T, Kidowaki T, Kiyosawa N. Childhood drownings and near-drownings in Japan. Acta Paediatr Jpn 1993;35:186-92.
653. Kyriacou DN, Arcinue EL, Peek C, Kraus JF. Effect of immediate resuscitation on children with submersion injury. Pediatrics 1994;94:137-42.
654. Al-Mofadda SM, Nassar A, Al-Turki A, Al-Sallounm AA. Pediatric near drowning: the experience of King Khalid University Hospital. Ann Saudi Med 2001;21:300-3.
655. Nitta M, Kitamura T, Iwami T, et al. Out-of-hospital cardiac arrest due to drowning among children and adults from the Utstein Osaka Project. Resuscitation 2013;84:1568-73.
656. Blasco Alonso J, Moreno Pérez D, Milano Manso G, Calvo Macías C, Jurado Ortiz A.[Drowning in pediatric patients]. An Pediatr (Barc) 2005;62:20-4.
657. Anderson KC, Roy TM, Danzl DF. Submersion incidents: a review of 39 cases and development of the submersion outcome score. Journal of Wilderness Medicine 1991;2:27-36.
658. Orlowski JP. Prognostic factors in pediatric cases of drowning and near-drowning. JACEP 1979;8:176-9.
659. Mosayebi Z, Movahedian AH, Mousavi GA. Drowning in children in Iran: outcomes and prognostic factors. Med J Malaysia 2011;66:187-90.
660. Claesson A, Lindqvist J, Ortenwall P, Herlitz J. Characteristics of lifesaving from drowning as reported by the Swedish Fire and Rescue Services 1996-2010. Resuscitation 2012;83:1072-7.
661. Dyson K, Morgans A, Bray J, Matthews B, Smith K. Drowning related out-of-hospital cardiac arrests: characteristics and outcomes. Resuscitation 2013;84:1114-8.
662. Claesson A, Lindqvist J, Herlitz J. Cardiac arrest due to drowning–changes over time and factors of importance for survival. Resuscitation 2014;85:644-8.
663. Vähätalo R, Lunetta P, Olkkola KT, Suominen PK. Drowning in children: Utstein style reporting and outcome. Acta Anaesthesiol Scand 2014;58:604-10.
664. Claesson A, Svensson L, Silfverstolpe J, Herlitz J. Characteristics and outcome among patients suffering out-of-hospital cardiac arrest due to drowning. Resuscitation 2008;76:381-7.
665. Forler J, Carsin A, Arlaud K, et al.[Respiratory complications of accidental drownings in children]. Arch Pediatr 2010;17:14-8.
666. Bierens JJ, van der Velde EA, van Berkel M, van Zanten JJ. Submersion in The Netherlands: prognostic indicators and results of resuscitation. Ann Emerg Med 1990;19:1390-5.
667. Kruus S, Bergström L, Suutarinen T, Hyvönen R. The prognosis of near-drowned children. Acta Paediatr Scand 1979;68:315-22.
668. Graf WD, Cummings P, Quan L, Brutocao D. Predicting outcome in pediatric submersion victims. Ann Emerg Med 1995;26:312-9.
669. Torres SF, Rodríguez M, Iolster T, et al.[Near drowning in a pediatric population: epidemiology and prognosis]. Arch Argent Pediatr 2009;107:234-40.
670. Kaukinen L. Clinical course and prognostic signs in near-drowned patients. Ann Chir Gynaecol 1984;73:34-9.
671. Veenhuizen L, Haasnoot K, van Vught AJ, Bierens JJ, Thunnissen BT, Gemke RJ.[Submersion in children; the role of hypothermia and development of adult respiratory distress syndrome]. Ned Tijdschr Geneeskd 1994;138:906-10.
672. Quan L, Kinder D. Pediatric submersions: prehospital predictors of outcome. Pediatrics 1992;90:909-13.
673. Suominen PK, Korpela RE, Silfvast TG, Olkkola KT. Does water temperature affect outcome of nearly drowned children. Resuscitation 1997;35:111-5.
674. Panzino F, Quintillá JM, Luaces C, Pou J.[Unintentional drowning by immersion. Epidemiological profile of victims attended in 21 Spanish emergency departments]. An Pediatr(Barc) 2013;78:178-84.
675. Szpilman D, Soares M. In-water resuscitation–is it worthwhile? Resuscitation 2004;63:25-31.
676. Szpilman D. Near-drowning and drowning classification: a proposal to stratify mortality based on the analysis of 1,831 cases. Chest 1997;112:660-5.
677. Bierens J. Utstein Drowning Meeting. Presented at: 2013 World Congress Drowning Prevention. October 19, 2013; Potsdam, Germany. http://www.wcdp2013.org/home
678. Tipton MJ, Golden FS. A proposed decision-making guide for the search, rescue and resuscitation of submersion(head under) victims based on expert opinion. Resuscitation 2011;82:819-24.
679. Wanscher M, Agersnap L, Ravn J, et al. Outcome of accidental hypothermia with or without circulatory arrest: experience from the Danish Præstø Fjord boating accident. Resuscitation 2012;83:1078-84.
680. Falk M, Brugger H, Adler-Kastner L. Avalanche survival chances. Nature 1994;368:21.
681. Buser O, Etter HJ, Jaccard C.[Probability of dying in an avalanche]. Z Unfallchir Versicherungsmed 1993;Suppl 1:263-71.
682. Brugger H, Falk M.[New perspectives of avalanche disasters. Phase classification using pathophysiologic considerations]. Wien Klin Wochenschr 1992;104:167-73.
683. Brugger H, Durrer B, Adler-Kastner L, Falk M, Tschirky F. Field management of avalanche victims. Resuscitation 2001;51:7-15.
684. Locher T, Walpoth B, Pfluger D, Althaus U.[Accidental hypothermia in Switzerland(1980-1987)–case reports and prognostic factors]. Schweiz Med Wochenschr 1991;121:1020-8.
685. Mair P, Kornberger E, Furtwaengler W, Balogh D, Antretter H. Prognostic markers in patients with severe accidental hypothermia and cardiocirculatory arrest. Resuscitation 1994;27:47-54.
686. Grosse AB, Grosse CA, Steinbach LS, Zimmermann H, Anderson S. Imaging findings of avalanche victims. Skeletal Radiol 2007;36:515-21.
687. Stalsberg H, Albretsen C, Gilbert M, et al. Mechanism of death in avalanche victims. Virchows Arch A Pathol Anat Histopathol 1989;414:415-22.

688. Oberhammer R, Beikircher W, Hormann C, et al. Full recovery of an avalanche victim with profound hypothermia and prolonged cardiac arrest treated by extracorporeal re-warming. Resuscitation 2008；76：474-80.
689. Radwin MI, Grissom CK. Technological advances in avalanche survival. Wilderness Environ Med 2002；13：143-52.
690. Brugger H, Sumann G, Meister R, et al. Hypoxia and hypercapnia during respiration into an artificial air pocket in snow：implications for avalanche survival. Resuscitation 2003；58：81-8.
691. Grissom CK, Radwin MI, Harmston CH, Hirshberg EL, Crowley TJ. Respiration during snow burial using an artificial air pocket. JAMA 2000；283：2266-71.
692. Danzl DF, Pozos RS, Auerbach PS, et al. Multicenter hypothermia survey. Ann Emerg Med 1987；16：1042-55.
693. Walpoth BH, Walpoth-Aslan BN, Mattle HP, et al. Outcome of survivors of accidental deep hypothermia and circulatory arrest treated with extracorporeal blood warming. N Engl J Med 1997；337：1500-5.
694. Locher T, Walpoth BH.［Differential diagnosis of circulatory failure in hypothermic avalanche victims：retrospective analysis of 32 avalanche accidents］. Praxis（Bern 1994）1996；85：1275-82.
695. Ruttmann E, Weissenbacher A, Ulmer H, et al. Prolonged extracorporeal membrane oxygenation-assisted support provides improved survival in hypothermic patients with cardiocirculatory arrest. J Thorac Cardiovasc Surg 2007；134：594-600.
696. Althaus U, Aeberhard P, Schupbach P, Nachbur BH, Muhlemann W. Management of profound accidental hypothermia with cardiorespiratory arrest. Ann Surg 1982；195：492-5.
697. Kornberger E, Mair P. Important aspects in the treatment of severe accidental hypothermia：the Innsbruck experience. J Neurosurg Anesthesiol 1996；8：83-7.
698. Silfvast T, Pettila V. Outcome from severe accidental hypothermia in Southern Finland-a 10-year review. Resuscitation 2003；59：285-90.
699. Hauty MG, Esrig BC, Hill JG, Long WB. Prognostic factors in severe accidental hypothermia：experience from the Mt. Hood tragedy. J Trauma 1987；27：1107-12.
700. Farstad M, Andersen KS, Koller ME, Grong K, Segadal L, Husby P. Rewarming from accidental hypothermia by extracorporeal circulation. A retrospective study. Eur J Cardiothorac Surg 2001；20：58-64.
701. Schaller MD, Fischer AP, Perret CH. Hyperkalemia. A prognostic factor during acute severe hypothermia. JAMA 1990；264：1842-5.
702. Dobson JA, Burgess JJ. Resuscitation of severe hypothermia by extracorporeal rewarming in a child. J Trauma 1996；40：483-5.
703. Böttiger BW, Arntz HR, Chamberlain DA, et al. Thrombolysis during resuscitation for out-of-hospital cardiac arrest. N Engl J Med 2008；359：2651-62.
704. Kürkciyan I, Meron G, Sterz F, et al. Pulmonary embolism as a cause of cardiac arrest：presentation and outcome. Arch Intern Med 2000；160：1529-35.
705. Janata K, Holzer M, Kürkciyan I, et al. Major bleeding complications in cardiopulmonary resuscitation：the place of thrombolytic therapy in cardiac arrest due to massive pulmonary embolism. Resuscitation 2003；57：49-55.
706. Doerge HC, Schoendube FA, Loeser H, Walter M, Messmer BJ. Pulmonary embolectomy：review of a 15-year experience and role in the age of thrombolytic therapy. Eur J Cardiothorac Surg 1996；10：952-7.
707. Konstantinov IE, Saxena P, Koniuszko MD, Alvarez J, Newman MA. Acute massive pulmonary embolism with cardiopulmonary resuscitation：management and results. Tex Heart Inst J 2007；34：41-5；discussion 5-6.
708. Fava M, Loyola S, Bertoni H, Dougnac A. Massive pulmonary embolism：percutaneous mechanical thrombectomy during cardiopulmonary resuscitation. J Vasc Interv Radiol 2005；16：119-23.
709. Cyna AM, Andrew M, Emmett RS, Middleton P, Simmons SW. Techniques for preventing hypotension during spinal anaesthesia for caesarean section. Cochrane Database Syst Rev 2006：CD002251.
710. Einav S, Kaufman N, Sela HY. Maternal cardiac arrest and perimortem caesarean delivery：evidence or expert-based? Resuscitation 2012；83：1191-200.
711. Dijkman A, Huisman CM, Smit M, et al. Cardiac arrest in pregnancy：increasing use of perimortem caesarean section due to emergency skills training? BJOG 2010；117：282-7.
712. Baghirzada L, Balki M. Maternal cardiac arrest in a tertiary care centre during 1989-2011：a case series. Can J Anaesth 2013；60：1077-84.
713. Knight M, Kenyon S, Brocklehurst P, Neilson J, Shakespeare J, Kurinczuk J. Saving Lives, Improving Mothers' Care：Lessons Learned to Inform Future Maternity Care from the UK and Ireland, Confidential Enquiries Into Maternal Deaths and Morbidity 2009-2012. Oxford, England：National Perinatal Epidemiology Unit, University of Oxford；2014.
714. World Health Organization. Community management of opioid overdose. 2014. Available at：http://www.who.int/substance_abuse/publications/management_opioid_overdose/en/
715. Kelly AM, Kerr D, Dietze P, Patrick I, Walker T, Koutsogiannis Z. Randomised trial of intranasal versus intramuscular naloxone in prehospital treatment for suspected opioid overdose. Med J Aust 2005；182：24-7.
716. Kerr D, Kelly AM, Dietze P, Jolley D, Barger B. Randomized controlled trial comparing the effectiveness and safety of intranasal and intramuscular naloxone for the treatment of suspected heroin overdose. Addiction 2009；104：2067-74.
717. Barton ED, Colwell CB, Wolfe T, et al. Efficacy of intranasal naloxone as a needleless alternative for treatment of opioid overdose in the prehospital setting. J Emerg Med 2005；29：265-71.
718. Robertson TM, Hendey GW, Stroh G, Shalit M. Intranasal naloxone is a viable alternative to intravenous naloxone for prehospital narcotic overdose. Prehosp Emerg Care 2009；13：512-5.
719. Wanger K, Brough L, Macmillan I, Goulding J, MacPhail I, Christenson JM. Intravenous vs subcutaneous naloxone for out-of-hospital management of presumed opioid overdose. Acad Emerg Med 1998；5：293-9.
720. Boyd JJ, Kuisma MJ, Alaspää AO, Vuori E, Repo JV, Randell TT. Recurrent opioid toxicity after pre-hospital care of presumed heroin overdose patients. Acta Anaesthesiol Scand 2006；50：1266-70.
721. Buajordet I, Naess AC, Jacobsen D, Brørs O. Adverse events after naloxone treatment of episodes of suspected acute opioid overdose. Eur J Emerg Med 2004；11：19-23.
722. Cantwell K, Dietze P, Flander L. The relationship between naloxone dose and key patient variables in the treatment of non-fatal heroin overdose in the prehospital setting. Resuscitation 2005；65：315-9.
723. Cetrullo C, Di Nino GF, Melloni C, Pieri C, Zanoni A.［Naloxone antagonism toward opiate analgesic drugs. Clinical experimental study］. Minerva Anestesiol 1983；49：199-204.
724. Nielsen K, Nielsen SL, Siersma V, Rasmussen LS. Treatment of opioid overdose in a physician-based prehospital EMS：frequency and long-term prognosis. Resuscitation 2011；82：1410-3.
725. Osterwalder JJ. Naloxone-for intoxications with intravenous heroin and heroin mixtures-harmless or hazardous? A prospective clinical study. J Toxicol Clin Toxicol 1996；34：409-16.
726. Sporer KA, Firestone J, Isaacs SM. Out-of-hospital treatment of opioid overdoses in an urban setting. Acad Emerg Med 1996；3：660-7.
727. Stokland O, Hansen TB, Nilsen JE.［Prehospital treatment of heroin intoxication in Oslo in 1996］. Tidsskr Nor Laegeforen 1998；118：3144-6.
728. Wampler DA, Molina DK, McManus J, Laws P, Manifold CA. No deaths associated with patient refusal of transport after naloxone-

728. reversed opioid overdose. Prehosp Emerg Care 2011；15：320-4.
729. Maxwell S, Bigg D, Stanczykiewicz K, Carlberg-Racich S. Prescribing naloxone to actively injecting heroin users：a program to reduce heroin overdose deaths. J Addict Dis 2006；25：89-96.
730. Walley AY, Xuan Z, Hackman HH, et al. Opioid overdose rates and implementation of overdose education and nasal naloxone distribution in Massachusetts：interrupted time series analysis. BMJ 2013；346：f174.
731. Walley AY, Doe-Simkins M, Quinn E, Pierce C, Xuan Z, Ozonoff A. Opioid overdose prevention with intranasal naloxone among people who take methadone. J Subst Abuse Treat 2013；44：241-7.
732. Albert S, Brason FW, 2nd, Sanford CK, Dasgupta N, Graham J, Lovette B. Project Lazarus：community-based overdose prevention in rural North Carolina. Pain Med 2011；12 Suppl 2：S77-85.
733. Beauvoir C, Passeron D, du Cailar G, Millet E.[Diltiazem poisoning：hemodynamic aspects]. Ann Fr Anesth Reanim 1991；10：154-7.
734. Gillart T, Loiseau S, Azarnoush K, Gonzalez D, Guelon D. [Resuscitation after three hours of cardiac arrest with severe hypothermia following a toxic coma]. Ann Fr Anesth Reanim 2008；27：510-3.
735. Nordt SP, Clark RF. Midazolam：a review of therapeutic uses and toxicity. J Emerg Med 1997；15：357-65.
736. Lheureux P, Vranckx M, Leduc D, Askenasi R. Flumazenil in mixed benzodiazepine/tricyclic antidepressant overdose：a placebo-controlled study in the dog. Am J Emerg Med 1992；10：184-8.
737. Machin KL, Caulkett NA. Cardiopulmonary effects of propofol and a medetomidine-midazolam-ketamine combination in mallard ducks. Am J Vet Res 1998；59：598-602.
738. Fujita Y, Ishikawa H, Yokota K. Anaphylactoid reaction to midazolam. Anesth Analg 1994；79：811-2.
739. Mullins ME. First-degree atrioventricular block in alprazolam overdose reversed by flumazenil. J Pharm Pharmacol 1999；51：367-70.
740. Spivey WH, Roberts JR, Derlet RW. A clinical trial of escalating doses of flumazenil for reversal of suspected benzodiazepine overdose in the emergency department. Ann Emerg Med 1993；22：1813-21.
741. Geller E, Halpern P, Chernilas J, Niv D, Miller HB. Cardiorespiratory effects of antagonism of diazepam sedation with flumazenil in patients with cardiac disease. Anesth Analg 1991；72：207-11.
742. Hara Y, Kobayashi H, Ooshiro S, et al. Negative inotropic effect of diazepam in isolated guinea pig heart. J Vet Med Sci 2001；63：135-43.
743. The Flumazenil in Benzodiazepine Intoxication Multicenter Study Group. Treatment of benzodiazepine overdose with flumazenil. Clin Ther 1992；14：978-95.
744. Fahed S, Grum DF, Papadimos TJ. Labetalol infusion for refractory hypertension causing severe hypotension and bradycardia：an issue of patient safety. Patient Saf Surg 2008；2：13.
745. Fernandes CM, Daya MR. Sotalol-induced bradycardia reversed by glucagon. Can Fam Physician 1995；41：659-60, 63-5.
746. Frishman W, Jacob H, Eisenberg E, Ribner H. Clinical pharmacology of the new beta-adrenergic blocking drugs. Part 8. Self-poisoning with beta-adrenoceptor blocking agents：recognition and management. Am Heart J 1979；98：798-811.
747. Gabry AL, Pourriat JL, Hoang TD, Lapandry C.[Cardiogenic shock caused by metoprolol poisoning. Reversibility with high doses of glucagon and isoproterenol]. Presse Med 1985；14：229.
748. Hazouard E, Ferrandiere M, Lesire V, Joye F, Perrotin D, de Toffol B. Peduncular hallucinosis related to propranolol self-poisoning：efficacy of intravenous glucagon. Intensive Care Med 1999；25：336-7.
749. Khan MI, Miller MT. Beta-blocker toxicity–the role of glucagon. Report of 2 cases. S Afr Med J 1985；67：1062-3.
750. Moller BH. Letter：Massive intoxication with metoprolol. Br Med J 1976；1：222.
751. O'Mahony D, O'Leary P, Molloy MG. Severe oxprenolol poisoning：the importance of glucagon infusion. Hum Exp Toxicol 1990；9：101-3.
752. Wallin CJ, Hulting J. Massive metoprolol poisoning treated with prenalterol. Acta Med Scand 1983；214：253-5.
753. Weinstein RS, Cole S, Knaster HB, Dahlbert T. Beta blocker overdose with propranolol and with atenolol. Ann Emerg Med 1985；14：161-3.
754. Alderfliegel F, Leeman M, Demaeyer P, Kahn RJ. Sotalol poisoning associated with asystole. Intensive Care Med 1993；19：57-8.
755. Kenyon CJ, Aldinger GE, Joshipura P, Zaid GJ. Successful resuscitation using external cardiac pacing in beta adrenergic antagonist-induced bradyasystolic arrest. Ann Emerg Med 1988；17：711-3.
756. Freestone S, Thomas HM, Bhamra RK, Dyson EH. Severe atenolol poisoning：treatment with prenalterol. Hum Toxicol 1986；5：343-5.
757. Kerns W, 2nd, Schroeder D, Williams C, Tomaszewski C, Raymond R. Insulin improves survival in a canine model of acute beta-blocker toxicity. Ann Emerg Med 1997；29：748-57.
758. Holger JS, Engebretsen KM, Fritzlar SJ, Patten LC, Harris CR, Flottemesch TJ. Insulin versus vasopressin and epinephrine to treat beta-blocker toxicity. Clin Toxicol(Phila)2007；45：396-401.
759. Page C, Hacket LP, Isbister GK. The use of high-dose insulin-glucose euglycemia in beta-blocker overdose：a case report. J Med Toxicol 2009；5：139-43.
760. Dean P, Ruddy JP, Marshall S. Intravenous lipid emulsion in propranolol[corrected]overdose. Anaesthesia 2010；65：1148-50.
761. Stellpflug SJ, Harris CR, Engebretsen KM, Cole JB, Holger JS. Intentional overdose with cardiac arrest treated with intravenous fat emulsion and high-dose insulin. Clin Toxicol(Phila)2010；48：227-9.
762. Barton CA, Johnson NB, Mah ND, Beauchamp G, Hendrickson R. Successful treatment of a massive metoprolol overdose using intravenous lipid emulsion and hyperinsulinemia/euglycemia therapy. Pharmacotherapy 2015；35：e56-60.
763. Kollef MH. Labetalol overdose successfully treated with amrinone and alpha-adrenergic receptor agonists. Chest 1994；105：626-7.
764. O'Grady J, Anderson S, Pringle D. Successful treatment of severe atenolol overdose with calcium chloride. CJEM 2001；3：224-7.
765. Pertoldi F, D'Orlando L, Mercante WP. Electromechanical dissociation 48 hours after atenolol overdose：usefulness of calcium chloride. Ann Emerg Med 1998；31：777-81.
766. Brimacombe JR, Scully M, Swainston R. Propranolol overdose–a dramatic response to calcium chloride. Med J Aust 1991；155：267-8.
767. McVey FK, Corke CF. Extracorporeal circulation in the management of massive propranolol overdose. Anaesthesia 1991；46：744-6.
768. Lane AS, Woodward AC, Goldman MR. Massive propranolol overdose poorly responsive to pharmacologic therapy：use of the intra-aortic balloon pump. Ann Emerg Med 1987；16：1381-3.
769. Rooney M, Massey KL, Jamali F, Rosin M, Thomson D, Johnson DH. Acebutolol overdose treated with hemodialysis and extracorporeal membrane oxygenation. J Clin Pharmacol 1996；36：760-3.
770. Love JN, Leasure JA, Mundt DJ, Janz TG. A comparison of amrinone and glucagon therapy for cardiovascular depression associated with propranolol toxicity in a canine model. J Toxicol Clin Toxicol 1992；30：399-412.
771. Toet AE, Wemer J, Vleeming W, te Biesebeek JD, Meulenbelt J, de Wildt DJ. Experimental study of the detrimental effect of dopamine/glucagon combination in d,l-propranolol intoxication. Hum Exp Toxicol 1996；15：411-21.
772. Toet AE, te Biesebeek JD, Vleeming W, Wemer J, Meulenbelt J, de Wildt DJ. Reduced survival after isoprenaline/dopamine in d,l-propranolol intoxicated rats. Hum Exp Toxicol 1996；15：120-8.
773. Sato S, Tsuji MH, Okubo N, Nishimoto C, Naito H. Combined use of

glucagon and milrinone may not be preferable for severe propranolol poisoning in the canine model. J Toxicol Clin Toxicol 1995；33：337-42.
774. Boyer EW, Duic PA, Evans A. Hyperinsulinemia/euglycemia therapy for calcium channel blocker poisoning. Pediatr Emerg Care 2002；18：36-7.
775. Cohen V, Jellinek SP, Fancher L, et al. Tarka® (Trandolapril/Verapamil Hydrochloride Extended-Release) overdose. J Emerg Med 2011；40：291-5.
776. Greene SL, Gawarammana I, Wood DM, Jones AL, Dargan PI. Relative safety of hyperinsulinaemia/euglycaemia therapy in the management of calcium channel blocker overdose：a prospective observational study. Intensive Care Med 2007；33：2019-24.
777. Harris NS. Case records of the Massachusetts General Hospital. Case 24-2006. A 40-year-old woman with hypotension after an overdose of amlodipine. N Engl J Med 2006；355：602-11.
778. Herbert J, O'Malley C, Tracey J, Dwyer R, Power M. Verapamil overdosage unresponsive to dextrose/insulin therapy. J Toxicol Clin Toxicol 2001；39：293-4.
779. Johansen KK, Belhage B.〔A 48-year-old woman's survival from a massive verapamil overdose〕. Ugeskr Laeger 2007；169：4074-5.
780. Kanagarajan K, Marraffa JM, Bouchard NC, Krishnan P, Hoffman RS, Stork CM. The use of vasopressin in the setting of recalcitrant hypotension due to calcium channel blocker overdose. Clin Toxicol (Phila) 2007；45：56-9.
781. Marques M, Gomes E, de Oliveira J. Treatment of calcium channel blocker intoxication with insulin infusion：case report and literature review. Resuscitation 2003；57：211-3.
782. Meyer M, Stremski E, Scanlon M. Successful resuscitation of a verapamil intoxicated child with a dextrose-insulin infusion. Clin Intensive Care 2003；14：109-13.
783. Morris-Kukoski C, Biswas A, Para M. Insulin "euglycemia" therapy for accidental nifedipine overdose. J Toxicol Clin Toxicol 2000；38：557.
784. Ortiz-Munoz L, Rodriguez-Ospina LF, Figueroa-Gonzalez M. Hyperinsulinemic-euglycemic therapy for intoxication with calcium channel blockers. Bol Asoc Med P R 2005；97：182-9.
785. Patel NP, Pugh ME, Goldberg S, Eiger G. Hyperinsulinemic euglycemia therapy for verapamil poisoning：case report. Am J Crit Care 2007；16：520, 18-9.
786. Place R, Carlson A, Leikin J, Hanashiro P. Hyperinsulin therapy in the treatment of verapamil overdose. J Toxicol Clin Toxicol 2000：576-7.
787. Rasmussen L, Husted SE, Johnsen SP. Severe intoxication after an intentional overdose of amlodipine. Acta Anaesthesiol Scand 2003；47：1038-40.
788. Smith SW, Ferguson KL, Hoffman RS, Nelson LS, Greller HA. Prolonged severe hypotension following combined amlodipine and valsartan ingestion. Clin Toxicol (Phila) 2008；46：470-4.
789. Yuan TH, Kerns WP, 2nd, Tomaszewski CA, Ford MD, Kline JA. Insulin-glucose as adjunctive therapy for severe calcium channel antagonist poisoning. J Toxicol Clin Toxicol 1999；37：463-74.
790. Hampson NB, Zmaeff JL. Outcome of patients experiencing cardiac arrest with carbon monoxide poisoning treated with hyperbaric oxygen. Ann Emerg Med 2001；38：36-41.
791. Sloan EP, Murphy DG, Hart R, et al. Complications and protocol considerations in carbon monoxide-poisoned patients who require hyperbaric oxygen therapy：report from a ten-year experience. Ann Emerg Med 1989；18：629-34.
792. Chou KJ, Fisher JL, Silver EJ. Characteristics and outcome of children with carbon monoxide poisoning with and without smoke exposure referred for hyperbaric oxygen therapy. Pediatr Emerg Care 2000；16：151-5.
793. Weaver LK, Hopkins RO, Chan KJ, et al. Hyperbaric oxygen for acute carbon monoxide poisoning. N Engl J Med 2002；347：1057-67.
794. Thom SR, Taber RL, Mendiguren, II, Clark JM, Hardy KR, Fisher AB. Delayed neuropsychologic sequelae after carbon monoxide poisoning：prevention by treatment with hyperbaric oxygen. Ann Emerg Med 1995；25：474-80.
795. Scheinkestel CD, Bailey M, Myles PS, et al. Hyperbaric or normobaric oxygen for acute carbon monoxide poisoning：a randomised controlled clinical trial. Med J Aust 1999；170：203-10.
796. Raphael JC, Elkharrat D, Jars-Guincestre MC, et al. Trial of normobaric and hyperbaric oxygen for acute carbon monoxide intoxication. Lancet 1989；2：414-9.
797. Juurlink DN, Buckley NA, Stanbrook MB, Isbister GK, Bennett M, McGuigan MA. Hyperbaric oxygen for carbon monoxide poisoning. Cochrane Database Syst Rev 2005：CD002041.
798. Buckley NA, Isbister GK, Stokes B, Juurlink DN. Hyperbaric oxygen for carbon monoxide poisoning：a systematic review and critical analysis of the evidence. Toxicol Rev 2005；24：75-92.
799. Satran D, Henry CR, Adkinson C, Nicholson CI, Bracha Y, Henry TD. Cardiovascular manifestations of moderate to severe carbon monoxide poisoning. J Am Coll Cardiol 2005；45：1513-6.
800. Henry CR, Satran D, Lindgren B, Adkinson C, Nicholson CI, Henry TD. Myocardial injury and long-term mortality following moderate to severe carbon monoxide poisoning. JAMA 2006；295：398-402.
801. Hsue PY, McManus D, Selby V, et al. Cardiac arrest in patients who smoke crack cocaine. Am J Cardiol 2007；99：822-4.
802. Lange RA, Cigarroa RG, Yancy CW, Jr., et al. Cocaine-induced coronary-artery vasoconstriction. N Engl J Med 1989；321：1557-62.
803. Baumann BM, Perrone J, Hornig SE, Shofer FS, Hollander JE. Randomized, double-blind, placebo-controlled trial of diazepam, nitroglycerin, or both for treatment of patients with potential cocaine-associated acute coronary syndromes. Acad Emerg Med 2000；7：878-85.
804. Honderick T, Williams D, Seaberg D, Wears R. A prospective, randomized, controlled trial of benzodiazepines and nitroglycerine or nitroglycerine alone in the treatment of cocaine-associated acute coronary syndromes. Am J Emerg Med 2003；21：39-42.
805. Dattilo PB, Hailpern SM, Fearon K, Sohal D, Nordin C. Beta-blockers are associated with reduced risk of myocardial infarction after cocaine use. Ann Emerg Med 2008；51：117-25.
806. Vongpatanasin W, Mansour Y, Chavoshan B, Arbique D, Victor RG. Cocaine stimulates the human cardiovascular system via a central mechanism of action. Circulation 1999；100：497-502.
807. Lange RA, Cigarroa RG, Flores ED, et al. Potentiation of cocaine-induced coronary vasoconstriction by beta-adrenergic blockade. Ann Intern Med 1990；112：897-903.
808. Sand IC, Brody SL, Wrenn KD, Slovis CM. Experience with esmolol for the treatment of cocaine-associated cardiovascular complications. Am J Emerg Med 1991；9：161-3.
809. Sofuoglu M, Brown S, Babb DA, Pentel PR, Hatsukami DK. Carvedilol affects the physiological and behavioral response to smoked cocaine in humans. Drug Alcohol Depend 2000；60：69-76.
810. Sofuoglu M, Brown S, Babb DA, Pentel PR, Hatsukami DK. Effects of labetalol treatment on the physiological and subjective response to smoked cocaine. Pharmacol Biochem Behav 2000；65：255-9.
811. Boehrer JD, Moliterno DJ, Willard JE, Hillis LD, Lange RA. Influence of labetalol on cocaine-induced coronary vasoconstriction in humans. Am J Med 1993；94：608-10.
812. Negus BH, Willard JE, Hillis LD, et al. Alleviation of cocaine-induced coronary vasoconstriction with intravenous verapamil. Am J Cardiol 1994；73：510-3.
813. Shih RD, Hollander JE, Burstein JL, Nelson LS, Hoffman RS, Quick AM. Clinical safety of lidocaine in patients with cocaine-associated myocardial infarction. Ann Emerg Med 1995；26：702-6.
814. Saland KE, Hillis LD, Lange RA, Cigarroa JE. Influence of morphine sulfate on cocaine-induced coronary vasoconstriction. Am J Cardiol 2002；90：810-1.
815. Brogan WC, 3rd, Lange RA, Kim AS, Moliterno DJ, Hillis LD. Alleviation of cocaine-induced coronary vasoconstriction by nitroglycerin. J Am Coll Cardiol 1991；18：581-6.
816. Hollander JE, Hoffman RS, Gennis P, et al. Nitroglycerin in the

816. treatment of cocaine associated chest pain–clinical safety and efficacy. J Toxicol Clin Toxicol 1994；32：243-56.
817. Borron SW, Baud FJ, Barriot P, Imbert M, Bismuth C. Prospective study of hydroxocobalamin for acute cyanide poisoning in smoke inhalation. Ann Emerg Med 2007；49：794-801, e1-2.
818. Fortin JL, Giocanti JP, Ruttimann M, Kowalski JJ. Prehospital administration of hydroxocobalamin for smoke inhalation-associated cyanide poisoning：8 years of experience in the Paris Fire Brigade. Clin Toxicol(Phila)2006；44 Suppl 1：37-44.
819. Baud FJ, Barriot P, Toffis V, et al. Elevated blood cyanide concentrations in victims of smoke inhalation. N Engl J Med 1991；325：1761-6.
820. Borron SW, Baud FJ, Megarbane B, Bismuth C. Hydroxocobalamin for severe acute cyanide poisoning by ingestion or inhalation. Am J Emerg Med 2007；25：551-8.
821. Espinoza OB, Perez M, Ramirez MS. Bitter cassava poisoning in eight children：a case report. Vet Hum Toxicol 1992；34：65.
822. Houeto P, Hoffman JR, Imbert M, Levillain P, Baud FJ. Relation of blood cyanide to plasma cyanocobalamin concentration after a fixed dose of hydroxocobalamin in cyanide poisoning. Lancet 1995；346：605-8.
823. Pontal P, Bismuth C, Garnier R. Therapeutic attitude in cyanide poisoning：Retrospective study of 24 non-lethal cases. Veterinary and Human Toxicology 1982；24：286-7.
824. Kirk MA, Gerace R, Kulig KW. Cyanide and methemoglobin kinetics in smoke inhalation victims treated with the cyanide antidote kit. Ann Emerg Med 1993；22：1413-8.
825. Chen KK, Rose CL. Nitrite and thiosulfate therapy in cyanide poisoning. J Am Med Assoc 1952；149：113-9.
826. Yen D, Tsai J, Wang LM, et al. The clinical experience of acute cyanide poisoning. Am J Emerg Med 1995；13：524-8.
827. Pentel P, Peterson CD. Asystole complicating physostigmine treatment of tricyclic antidepressant overdose. Ann Emerg Med 1980；9：588-90.
828. Hoffman JR, Votey SR, Bayer M, Silver L. Effect of hypertonic sodium bicarbonate in the treatment of moderate-to-severe cyclic antidepressant overdose. Am J Emerg Med 1993；11：336-41.
829. Koppel C, Wiegreffe A, Tenczer J. Clinical course, therapy, outcome and analytical data in amitriptyline and combined amitriptyline/chlordiazepoxide overdose. Hum Exp Toxicol 1992；11：458-65.
830. Brown TC. Tricyclic antidepressant overdosage：experimental studies on the management of circulatory complications. Clin Toxicol 1976；9：255-72.
831. Hedges JR, Baker PB, Tasset JJ, Otten EJ, Dalsey WC, Syverud SA. Bicarbonate therapy for the cardiovascular toxicity of amitriptyline in an animal model. J Emerg Med 1985；3：253-60.
832. Knudsen K, Abrahamsson J. Epinephrine and sodium bicarbonate independently and additively increase survival in experimental amitriptyline poisoning. Crit Care Med 1997；25：669-74.
833. Nattel S, Mittleman M. Treatment of ventricular tachyarrhythmias resulting from amitriptyline toxicity in dogs. J Pharmacol Exp Ther 1984；231：430-5.
834. Pentel P, Benowitz N. Efficacy and mechanism of action of sodium bicarbonate in the treatment of desipramine toxicity in rats. J Pharmacol Exp Ther 1984；230：12-9.
835. Sasyniuk BI, Jhamandas V, Valois M. Experimental amitriptyline intoxication：treatment of cardiac toxicity with sodium bicarbonate. Ann Emerg Med 1986；15：1052-9.
836. Bessen HA, Niemann JT. Improvement of cardiac conduction after hyperventilation in tricyclic antidepressant overdose. J Toxicol Clin Toxicol 1985；23：537-46.
837. Hagerman GA, Hanashiro PK. Reversal of tricyclic-antidepressant-induced cardiac conduction abnormalities by phenytoin. Ann Emerg Med 1981；10：82-6.
838. Knudsen K, Abrahamsson J. Effects of magnesium sulfate and lidocaine in the treatment of ventricular arrhythmias in experimental amitriptyline poisoning in the rat. Crit Care Med 1994；22：494-8.
839. Knudsen K, Abrahamsson J. Effects of epinephrine, norepinephrine, magnesium sulfate, and milrinone on survival and the occurrence of arrhythmias in amitriptyline poisoning in the rat. Crit Care Med 1994；22：1851-5.
840. Kline JA, DeStefano AA, Schroeder JD, Raymond RM. Magnesium potentiates imipramine toxicity in the isolated rat heart. Ann Emerg Med 1994；24：224-32.
841. Barrueto F, Jr., Chuang A, Cotter BW, Hoffman RS, Nelson LS. Amiodarone fails to improve survival in amitriptyline-poisoned mice. Clin Toxicol(Phila)2005；43：147-9.
842. Callaham M, Schumaker H, Pentel P. Phenytoin prophylaxis of cardiotoxicity in experimental amitriptyline poisoning. J Pharmacol Exp Ther 1988；245：216-20.
843. Mayron R, Ruiz E. Phenytoin：does it reverse tricyclic-antidepressant-induced cardiac conduction abnormalities? Ann Emerg Med 1986；15：876-80.
844. Tran TP, Panacek EA, Rhee KJ, Foulke GE. Response to dopamine vs norepinephrine in tricyclic antidepressant-induced hypotension. Acad Emerg Med 1997；4：864-8.
845. Tobis JM, Aronow WS. Effect of amitriptyline antidotes on repetitive extrasystole threshold. Clin Pharmacol Ther 1980；27：602-6.
846. Vernon DD, Banner W, Jr., Garrett JS, Dean JM. Efficacy of dopamine and norepinephrine for treatment of hemodynamic compromise in amitriptyline intoxication. Crit Care Med 1991；19：544-9.
847. Knudsen K, Abrahamsson J. Effects of epinephrine and norepinephrine on hemodynamic parameters and arrhythmias during a continuous infusion of amitriptyline in rats. J Toxicol Clin Toxicol 1993；31：461-71.
848. Follmer CH, Lum BK. Protective action of diazepam and of sympathomimetic amines against amitryptyline-induced toxicity. J Pharmacol Exp Ther 1982；222：424-9.
849. Sangster B, de Groot G, Borst C, de Wildt D. Dopamine and isoproterenol in imipramine intoxication in the dog. J Toxicol Clin Toxicol 1985；23：407-20.
850. Johnson PB. Physostigmine in tricyclic antidepressant overdose. JACEP 1976；5：443-5.
851. Newton RW. Physostigmine salicylate in the treatment of tricyclic antidepressant overdosage. JAMA 1975；231：941-3.
852. Yoav G, Odelia G, Shaltiel C. A lipid emulsion reduces mortality from clomipramine overdose in rats. Vet Hum Toxicol 2002；44：30.
853. Harvey M, Cave G. Intralipid outperforms sodium bicarbonate in a rabbit model of clomipramine toxicity. Ann Emerg Med 2007；49：178-85, 185. e1-4.
854. Brunn GJ, Keyler DE, Pond SM, Pentel PR. Reversal of desipramine toxicity in rats using drug-specific antibody Fab' fragment：effects on hypotension and interaction with sodium bicarbonate. J Pharmacol Exp Ther 1992；260：1392-9.
855. Brunn GJ, Keyler DE, Ross CA, Pond SM, Pentel PR. Drug-specific F(ab')2 fragment reduces desipramine cardiotoxicity in rats. Int J Immunopharmacol 1991；13：841-51.
856. Hursting MJ, Opheim KE, Raisys VA, Kenny MA, Metzger G. Tricyclic antidepressant-specific Fab fragments alter the distribution and elimination of desipramine in the rabbit：a model for overdose treatment. J Toxicol Clin Toxicol 1989；27：53-66.
857. Pentel PR, Scarlett W, Ross CA, Landon J, Sidki A, Keyler DE. Reduction of desipramine cardiotoxicity and prolongation of survival in rats with the use of polyclonal drug-specific antibody Fab fragments. Ann Emerg Med 1995；26：334-41.
858. Pentel PR, Ross CA, Landon J, Sidki A, Shelver WL, Keyler DE. Reversal of desipramine toxicity in rats with polyclonal drug-specific antibody Fab fragments. J Lab Clin Med 1994；123：387-93.
859. Dart RC, Sidki A, Sullivan JB, Jr., Egen NB, Garcia RA. Ovine desipramine antibody fragments reverse desipramine cardiovas-

cular toxicity in the rat. Ann Emerg Med 1996 ; 27 : 309-15.
860. Heard K, Dart RC, Bogdan G, et al. A preliminary study of tricyclic antidepressant(TCA)ovine FAB for TCA toxicity. Clin Toxicol (Phila)2006 ; 44 : 275-81.
861. Eddleston M, Rajapakse S, Rajakanthan, et al. Anti-digoxin Fab fragments in cardiotoxicity induced by ingestion of yellow oleander : a randomised controlled trial. Lancet 2000 ; 355 : 967-72.
862. Smith TW, Butler VP, Jr., Haber E, et al. Treatment of life-threatening digitalis intoxication with digoxin-specific Fab antibody fragments : experience in 26 cases. N Engl J Med 1982 ; 307 : 1357-62.
863. Wenger TL, Butler VP, Jr., Haber E, Smith TW. Treatment of 63 severely digitalis-toxic patients with digoxin-specific antibody fragments. J Am Coll Cardiol 1985 ; 5 : 118A-23 A.
864. Antman EM, Wenger TL, Butler VP, Jr., Haber E, Smith TW. Treatment of 150 cases of life-threatening digitalis intoxication with digoxin-specific Fab antibody fragments. Final report of a multicenter study. Circulation 1990 ; 81 : 1744-52.
865. Woolf AD, Wenger T, Smith TW, Lovejoy FH, Jr. The use of digoxin-specific Fab fragments for severe digitalis intoxication in children. N Engl J Med 1992 ; 326 : 1739-44.
866. Hickey AR, Wenger TL, Carpenter VP, et al. Digoxin Immune Fab therapy in the management of digitalis intoxication : safety and efficacy results of an observational surveillance study. J Am Coll Cardiol 1991 ; 17 : 590-8.
867. Wenger TL. Experience with digoxin immune Fab(ovine)in patients with renal impairment. Am J Emerg Med 1991 ; 9 : 21-3 ; discussion 33-4.
868. Wolf U, Bauer D, Traub WH. Metalloproteases of Serratia liquefaciens : degradation of purified human serum proteins. Zentralbl Bakteriol 1991 ; 276 : 16-26.
869. Taboulet P, Baud FJ, Bismuth C, Vicaut E. Acute digitalis intoxication–is pacing still appropriate? J Toxicol Clin Toxicol 1993 ; 31 : 261-73.
870. Lapostolle F, Borron SW, Verdier C, et al. Digoxin-specific Fab fragments as single first-line therapy in digitalis poisoning. Crit Care Med 2008 ; 36 : 3014-8.
871. Hougen TJ, Lloyd BL, Smith TW. Effects of inotropic and arrhythmogenic digoxin doses and of digoxin-specific antibody on myocardial monovalent cation transport in the dog. Circ Res 1979 ; 44 : 23-31.
872. Clark RF, Selden BS, Curry SC. Digoxin-specific Fab fragments in the treatment of oleander toxicity in a canine model. Ann Emerg Med 1991 ; 20 : 1073-7.
873. Brubacher JR, Lachmanen D, Ravikumar PR, Hoffman RS. Efficacy of digoxin specific Fab fragments(Digibind)in the treatment of toad venom poisoning. Toxicon 1999 ; 37 : 931-42.
874. Lechat P, Mudgett-Hunter M, Margolies MN, Haber E, Smith TW. Reversal of lethal digoxin toxicity in guinea pigs using monoclonal antibodies and Fab fragments. J Pharmacol Exp Ther 1984 ; 229 : 210-3.
875. Brown SG. Cardiovascular aspects of anaphylaxis : implications for treatment and diagnosis. Curr Opin Allergy Clin Immunol 2005 ; 5 : 359-64.
876. Mink SN, Simons FE, Simons KJ, Becker AB, Duke K. Constant infusion of epinephrine, but not bolus treatment, improves haemodynamic recovery in anaphylactic shock in dogs. Clin Exp Allergy 2004 ; 34 : 1776-83.
877. Schummer C, Wirsing M, Schummer W. The pivotal role of vasopressin in refractory anaphylactic shock. Anesth Analg 2008 ; 107 : 620-4.
878. Kill C, Wranze E, Wulf H. Successful treatment of severe anaphylactic shock with vasopressin. Two case reports. Int Arch Allergy Immunol 2004 ; 134 : 260-1.
879. Kluger MT. The bispectral index during an anaphylactic circulatory arrest. Anaesth Intensive Care 2001 ; 29 : 544-7.
880. McBrien ME, Breslin DS, Atkinson S, Johnston JR. Use of methoxamine in the resuscitation of epinephrine-resistant electromechanical dissociation. Anaesthesia 2001 ; 56 : 1085-9.
881. Rocq N, Favier JC, Plancade D, Steiner T, Mertes PM. Successful use of terlipressin in post-cardiac arrest resuscitation after an epinephrine-resistant anaphylactic shock to suxamethonium. Anesthesiology 2007 ; 107 : 166-7.
882. Green R, Ball A. Alpha-agonists for the treatment of anaphylactic shock. Anaesthesia 2005 ; 60 : 621-2.
883. Heytman M, Rainbird A. Use of alpha-agonists for management of anaphylaxis occurring under anaesthesia : case studies and review. Anaesthesia 2004 ; 59 : 1210-5.
884. Higgins DJ, Gayatri P. Methoxamine in the management of severe anaphylaxis. Anaesthesia 1999 ; 54 : 1126.
885. Allen SJ, Gallagher A, Paxton LD. Anaphylaxis to rocuronium. Anaesthesia 2000 ; 55 : 1223-4.
886. Lafforgue E, Sleth JC, Pluskwa F, Saizy C.[Successful extracorporeal resuscitation of a probable perioperative anaphylactic shock due to atracurium]. Ann Fr Anesth Reanim 2005 ; 24 : 551-5.
887. Vatsgar TT, Ingebrigtsen O, Fjose LO, Wikstrom B, Nilsen JE, Wik L. Cardiac arrest and resuscitation with an automatic mechanical chest compression device(LUCAS)due to anaphylaxis of a woman receiving caesarean section because of pre-eclampsia. Resuscitation 2006 ; 68 : 155-9.
888. Gibbs MW, Kuczkowski KM, Benumof JL. Complete recovery from prolonged cardio-pulmonary resuscitation following anaphylactic reaction to readministered intravenous cefazolin. Acta Anaesthesiol Scand 2003 ; 47 : 230-2.
889. Brenner B, Corbridge T, Kazzi A. Intubation and mechanical ventilation of the asthmatic patient in respiratory failure. Proc Am Thorac Soc 2009 ; 6 : 371-9.
890. Williams TJ, Tuxen DV, Scheinkestel CD, Czarny D, Bowes G. Risk factors for morbidity in mechanically ventilated patients with acute severe asthma. Am Rev Respir Dis 1992 ; 146 : 607-15.
891. Woda RP, Dzwonczyk R, Bernacki BL, Cannon M, Lynn L. The ventilatory effects of auto-positive end-expiratory pressure development during cardiopulmonary resuscitation. Crit Care Med 1999 ; 27 : 2212-7.
892. Leatherman JW, McArthur C, Shapiro RS. Effect of prolongation of expiratory time on dynamic hyperinflation in mechanically ventilated patients with severe asthma. Crit Care Med 2004 ; 32 : 1542-5.
893. Deakin CD, McLaren RM, Petley GW, Clewlow F, Dalrymple-Hay MJ. Effects of positive end-expiratory pressure on transthoracic impedance–implications for defibrillation. Resuscitation 1998 ; 37 : 9-12.
894. Barker P. Resuscitation in status asthmaticus. Med J Aust 1985 ; 142 : 238.
895. Diament RH, Sloan JP. Failed resuscitation in acute severe asthma : a medical indication for emergency thoracotomy? Arch Emerg Med 1987 ; 4 : 233-5.
896. Eason J, Tayler D, Cottam S, et al. Manual chest compression for total bronchospasm. Lancet 1991 ; 337 : 366.
897. Fisher MM, Bowey CJ, Ladd-Hudson K. External chest compression in acute asthma : a preliminary study. Crit Care Med 1989 ; 17 : 686-7.
898. Fisher MM, Whaley AP, Pye RR. External chest compression in the management of acute severe asthma–a technique in search of evidence. Prehosp Disaster Med 2001 ; 16 : 124-7.
899. Mostert JW. Lung massage for total bronchospasm : a case report. S Afr Med J 1960 ; 34 : 703-4.
900. Smolnikoff VP. Total bronchospasm and lung massage. Anaesthesia 1960 ; 15 : 40-4.
901. Narimatsu E, Nara S, Kita A, Kurimoto Y, Asai Y, Ishikawa A. Serious circulatory deficiency during external chest compression for asthma attack. Am J Emerg Med 2001 ; 19 : 169-71.
902. Lapinsky SE, Leung RS. Auto-PEEP and electromechanical dissociation. N Engl J Med 1996 ; 335 : 674.
903. Rogers PL, Schlichtig R, Miro A, Pinsky M. Auto-PEEP during

CPR. An "occult" cause of electromechanical dissociation? Chest 1991；99：492-3.
904. Rosengarten PL, Tuxen DV, Dziukas L, Scheinkestel C, Merrett K, Bowes G. Circulatory arrest induced by intermittent positive pressure ventilation in a patient with severe asthma. Anaesth Intensive Care 1991；19：118-21.
905. Sprung J, Hunter K, Barnas GM, Bourke DL. Abdominal distention is not always a sign of esophageal intubation：cardiac arrest due to "auto-PEEP". Anesth Analg 1994；78：801-4.
906. Torres S, Sticco N, Bosch JJ, et al. Effectiveness of magnesium sulfate as initial treatment of acute severe asthma in children, conducted in a tertiary-level university hospital：a randomized, controlled trial. Arch Argent Pediatr 2012；110：291-6.
907. Char DS, Ibsen LM, Ramamoorthy C, Bratton SL. Volatile anesthetic rescue therapy in children with acute asthma：innovative but costly or just costly? Pediatr Crit Care Med 2013；14：343-50.
908. Doymaz S, Schneider J, Sagy M. Early administration of terbutaline in severe pediatric asthma may reduce incidence of acute respiratory failure. Ann Allergy Asthma Immunol 2014；112：207-10.
909. Bunch TJ, White RD, Lopez-Jimenez F, Thomas RJ. Association of body weight with total mortality and with ICD shocks among survivors of ventricular fibrillation in out-of-hospital cardiac arrest. Resuscitation 2008；77：351-5.
910. White RD, Blackwell TH, Russell JK, Jorgenson DB. Body weight does not affect defibrillation, resuscitation, or survival in patients with out-of-hospital cardiac arrest treated with a nonescalating biphasic waveform defibrillator. Crit Care Med 2004；32：S387-92.
911. White RD, Blackwell TH, Russell JK, Snyder DE, Jorgenson DB. Transthoracic impedance does not affect defibrillation, resuscitation or survival in patients with out-of-hospital cardiac arrest treated with a non-escalating biphasic waveform defibrillator. Resuscitation 2005；64：63-9.
912. Tsao NW, Shih CM, Yeh JS, et al. Extracorporeal membrane oxygenation-assisted primary percutaneous coronary intervention may improve survival of patients with acute myocardial infarction complicated by profound cardiogenic shock. J Crit Care 2012；27：530. e1-11.
913. Mackay JH, Powell SJ, Charman SC, Rozario C. Resuscitation after cardiac surgery：are we ageist? Eur J Anaesthesiol 2004；21：66-71.
914. Raman J, Saldanha RF, Branch JM, et al. Open cardiac compression in the postoperative cardiac intensive care unit. Anaesth Intensive Care 1989；17：129-35.
915. Anthi A, Tzelepis GE, Alivizatos P, Michalis A, Palatianos GM, Geroulanos S. Unexpected cardiac arrest after cardiac surgery：incidence, predisposing causes, and outcome of open chest cardiopulmonary resuscitation. Chest 1998；113：15-9.
916. Dimopoulou I, Anthi A, Michalis A, Tzelepis GE. Functional status and quality of life in long-term survivors of cardiac arrest after cardiac surgery. Crit Care Med 2001；29：1408-11.
917. el-Banayosy A, Brehm C, Kizner L, et al. Cardiopulmonary resuscitation after cardiac surgery：a two-year study. J Cardiothorac Vasc Anesth 1998；12：390-2.
918. Fairman RM, Edmunds LH, Jr. Emergency thoracotomy in the surgical intensive care unit after open cardiac operation. Ann Thorac Surg 1981；32：386-91.
919. Mackay JH, Powell SJ, Osgathorp J, Rozario CJ. Six-year prospective audit of chest reopening after cardiac arrest. Eur J Cardiothorac Surg 2002；22：421-5.
920. Ngaage DL, Cowen ME. Survival of cardiorespiratory arrest after coronary artery bypass grafting or aortic valve surgery. Ann Thorac Surg 2009；88：64-8.
921. Karhunen JP, Sihvo EI, Suojaranta-Ylinen RT, Ramo OJ, Salminen US. Predictive factors of hemodynamic collapse after coronary artery bypass grafting：a case-control study. J Cardiothorac Vasc Anesth 2006；20：143-8.

922. Kriaras I, Anthi A, Michelopoulos A, et al. Antimicrobial protection in cardiac surgery patients undergoing open chest CPR. Resuscitation 1996；31：10-1.
923. Rousou JA, Engelman RM, Flack JE, 3rd, Deaton DW, Owen SG. Emergency cardiopulmonary bypass in the cardiac surgical unit can be a lifesaving measure in postoperative cardiac arrest. Circulation 1994；90：II280-4.
924. Beyersdorf F, Kirsh M, Buckberg GD, Allen BS. Warm glutamate/aspartate-enriched blood cardioplegic solution for perioperative sudden death. J Thorac Cardiovasc Surg 1992；104：1141-7.
925. Feng WC, Bert AA, Browning RA, Singh AK. Open cardiac massage and periresuscitative cardiopulmonary bypass for cardiac arrest following cardiac surgery. J Cardiovasc Surg(Torino) 1995；36：319-21.
926. Wahba A, Gotz W, Birnbaum DE. Outcome of cardiopulmonary resuscitation following open heart surgery. Scand Cardiovasc J 1997；31：147-9.
927. Kaiser GC, Naunheim KS, Fiore AC, et al. Reoperation in the intensive care unit. Ann Thorac Surg 1990；49：903-7；discussion 8.
928. Pottle A, Bullock I, Thomas J, Scott L. Survival to discharge following open chest cardiac compression(OCCC). A 4-year retrospective audit in a cardiothoracic specialist centre–Royal Brompton and Harefield NHS Trust, United Kingdom. Resuscitation 2002；52：269-72.
929. Chen YS, Chao A, Yu HY, et al. Analysis and results of prolonged resuscitation in cardiac arrest patients rescued by extracorporeal membrane oxygenation. J Am Coll Cardiol 2003；41：197-203.
930. Overlie PA. Emergency use of cardiopulmonary bypass. J Interv Cardiol 1995；8：239-47.
931. Newsome LR, Ponganis P, Reichman R, Nakaji N, Jaski B, Hartley M. Portable percutaneous cardiopulmonary bypass：use in supported coronary angioplasty, aortic valvuloplasty, and cardiac arrest. J Cardiothorac Vasc Anesth 1992；6：328-31.
932. Dalton HJ, Siewers RD, Fuhrman BP, et al. Extracorporeal membrane oxygenation for cardiac rescue in children with severe myocardial dysfunction. Crit Care Med 1993；21：1020-8.
933. Parra DA, Totapally BR, Zahn E, et al. Outcome of cardiopulmonary resuscitation in a pediatric cardiac intensive care unit. Crit Care Med 2000；28：3296-300.
934. Ghez O, Feier H, Ughetto F, Fraisse A, Kreitmann B, Metras D. Postoperative extracorporeal life support in pediatric cardiac surgery：recent results. ASAIO J 2005；51：513-6.
935. del Nido PJ, Dalton HJ, Thompson AE, Siewers RD. Extracorporeal membrane oxygenator rescue in children during cardiac arrest after cardiac surgery. Circulation 1992；86：II300-4.
936. Duncan BW, Ibrahim AE, Hraska V, et al. Use of rapid-deployment extracorporeal membrane oxygenation for the resuscitation of pediatric patients with heart disease after cardiac arrest. J Thorac Cardiovasc Surg 1998；116：305-11.
937. Bohrer H, Gust R, Bottiger BW. Cardiopulmonary resuscitation after cardiac surgery. J Cardiothorac Vasc Anesth 1995；9：352.
938. Ricci M, Karamanoukian HL, D'Ancona G, Jajkowski MR, Bergsland J, Salerno TA. Avulsion of an H graft during closed-chest cardiopulmonary resuscitation after minimally invasive coronary artery bypass graft surgery. J Cardiothorac Vasc Anesth 2000；14：586-7.
939. Cipolotti G, Paccagnella A, Simini G. Successful cardiopulmonary resuscitation using high doses of epinephrine. Int J Cardiol 1991；33：430-1.
940. Kron IL, DiMarco JP, Harman PK, et al. Unanticipated postoperative ventricular tachyarrhythmias. Ann Thorac Surg 1984；38：317-22.
941. Maggiolini S, Bozzano A, Russo P, et al. Echocardiography-guided pericardiocentesis with probe-mounted needle：report of 53 cases. J Am Soc Echocardiogr 2001；14：821-4.
942. Salem K, Mulji A, Lonn E. Echocardiographically guided pericardiocentesis - the gold standard for the management of pericardial

943. Susini G, Pepi M, Sisillo E, et al. Percutaneous pericardiocentesis versus subxiphoid pericardiotomy in cardiac tamponade due to postoperative pericardial effusion. J Cardiothorac Vasc Anesth 1993；7：178-83.
944. Tsang TS, Barnes ME, Gersh BJ, Bailey KR, Seward JB. Outcomes of clinically significant idiopathic pericardial effusion requiring intervention. Am J Cardiol 2003；91：704-7.
945. Tsang TS, Enriquez-Sarano M, Freeman WK, et al. Consecutive 1127 therapeutic echocardiographically guided pericardiocenteses：clinical profile, practice patterns, and outcomes spanning 21 years. Mayo Clin Proc 2002；77：429-36.
946. Coats TJ, Keogh S, Clark H, Neal M. Prehospital resuscitative thoracotomy for cardiac arrest after penetrating trauma：rationale and case series. J Trauma 2001；50：670-3.
947. Powell DW, Moore EE, Cothren CC, et al. Is emergency department resuscitative thoracotomy futile care for the critically injured patient requiring prehospital cardiopulmonary resuscitation? J Am Coll Surg 2004；199：211-5.
948. Lewis G, Knottenbelt JD. Should emergency room thoracotomy be reserved for cases of cardiac tamponade? Injury 1991；22：5-6.
949. Wang JC, Jiang P, Huang J, Qian GS.［The protective effects and mechanisms of peroxisome proliferator-activated receptor-gamma agonist in rats with acute lung injury］. Zhonghua Jie He He Hu Xi Za Zhi 2008；31：425-30.
950. Bernard SA, Rosalion A. Therapeutic hypothermia induced during cardiopulmonary resuscitation using large-volume, ice-cold intravenous fluid. Resuscitation 2008；76：311-3.
951. Degiannis E, Loogna P, Doll D, Bonanno F, Bowley DM, Smith MD. Penetrating cardiac injuries：recent experience in South Africa. World J Surg 2006；30：1258-64.
952. Moore EE, Knudson MM, Burlew CC, et al. Defining the limits of resuscitative emergency department thoracotomy：a contemporary Western Trauma Association perspective. J Trauma 2011；70：334-9.
953. Higham PD, Adams PC, Murray A, Campbell RW. Plasma potassium, serum magnesium and ventricular fibrillation：a prospective study. Q J Med 1993；86：609-17.
954. Buylaert WA, Calle PA, Houbrechts HN. Serum electrolyte disturbances in the post-resuscitation period. The Cerebral Resuscitation Study Group. Resuscitation 1989；17 Suppl：S189-96；discussion S199-206.
955. Cannon LA, Heiselman DE, Dougherty JM, Jones J. Magnesium levels in cardiac arrest victims：relationship between magnesium levels and successful resuscitation. Ann Emerg Med 1987；16：1195-9.
956. Allen BJ, Brodsky MA, Capparelli EV, Luckett CR, Iseri LT. Magnesium sulfate therapy for sustained monomorphic ventricular tachycardia. Am J Cardiol 1989；64：1202-4.
957. Baraka A, Ayoub C, Kawkabani N. Magnesium therapy for refractory ventricular fibrillation. J Cardiothorac Vasc Anesth 2000；14：196-9.
958. Craddock L, Miller B, Clifton G, Krumbach B, Pluss W. Resuscitation from prolonged cardiac arrest with high-dose intravenous magnesium sulfate. J Emerg Med 1991；9：469-76.
959. Jensen PK, Hansen SL, Lyngborg K.［Recurrent ventricular fibrillation treated with magnesium］. Ugeskr Laeger 1987；149：663-4.
960. Tobey RC, Birnbaum GA, Allegra JR, Horowitz MS, Plosay JJ, 3rd. Successful resuscitation and neurologic recovery from refractory ventricular fibrillation after magnesium sulfate administration. Ann Emerg Med 1992；21：92-6.
961. Longstreth WT, Jr., Fahrenbruch CE, Olsufka M, Walsh TR, Copass MK, Cobb LA. Randomized clinical trial of magnesium, diazepam, or both after out-of-hospital cardiac arrest. Neurology 2002；59：506-14.
962. Reis AG, Ferreira de Paiva E, Schvartsman C, Zaritsky AL. Magnesium in cardiopulmonary resuscitation：critical review. Resuscitation 2008；77：21-5.
963. Curry P, Fitchett D, Stubbs W, Krikler D. Ventricular arrhythmias and hypokalaemia. Lancet 1976；2：231-3.
964. Clausen TG, Brocks K, Ibsen H. Hypokalemia and ventricular arrhythmias in acute myocardial infarction. Acta Med Scand 1988；224：531-7.
965. Nordrehaug JE. Malignant arrhythmia in relation to serum potassium in acute myocardial infarction. Am J Cardiol 1985；56：20D-3D.
966. Nordrehaug JE, von der Lippe G. Hypokalaemia and ventricular fibrillation in acute myocardial infarction. Br Heart J 1983；50：525-9.
967. Obeid AI, Verrier RL, Lown B. Influence of glucose, insulin, and potassium on vulnerability to ventricular fibrillation in the canine heart. Circ Res 1978；43：601-8.
968. Gay WA, Jr., Ebert PA, Kass RM. The protective effects of induced hyperkalemia during total circulatory arrest. Surgery 1975；78：22-6.
969. Kirves H, Skrifvars MB, Vahakuopus M, Ekstrom K, Martikainen M, Castren M. Adherence to resuscitation guidelines during prehospital care of cardiac arrest patients. Eur J Emerg Med 2007；14：75-81.
970. Gaieski DF, Band RA, Abella BS, et al. Early goal-directed hemodynamic optimization combined with therapeutic hypothermia in comatose survivors of out-of-hospital cardiac arrest. Resuscitation 2009；80：418-24.
971. Sunde K, Pytte M, Jacobsen D, et al. Implementation of a standardised treatment protocol for post resuscitation care after out-of-hospital cardiac arrest. Resuscitation 2007；73：29-39.
972. Kim JY, Shin SD, Ro YS, et al. Post-resuscitation care and outcomes of out-of-hospital cardiac arrest：a nationwide propensity score-matching analysis. Resuscitation 2013；84：1068-77.
973. Walters EL, Morawski K, Dorotta I, et al. Implementation of a post-cardiac arrest care bundle including therapeutic hypothermia and hemodynamic optimization in comatose patients with return of spontaneous circulation after out-of-hospital cardiac arrest：a feasibility study. Shock 2011；35：360-6.
974. Tømte O, Andersen GO, Jacobsen D, Draegni T, Auestad B, Sunde K. Strong and weak aspects of an established post-resuscitation treatment protocol-A five-year observational study. Resuscitation 2011；82：1186-93.
975. Lund-Kordahl I, Olasveengen TM, Lorem T, Samdal M, Wik L, Sunde K. Improving outcome after out-of-hospital cardiac arrest by strengthening weak links of the local Chain of Survival；quality of advanced life support and post-resuscitation care. Resuscitation 2010；81：422-6.
976. Bosson N, Kaji AH, Niemann JT, et al. Survival and neurologic outcome after out-of-hospital cardiac arrest：results one year after regionalization of post-cardiac arrest care in a large metropolitan area. Prehosp Emerg Care 2014；18：217-23.
977. Spaite DW, Bobrow BJ, Stolz U, et al. Statewide regionalization of postarrest care for out-of-hospital cardiac arrest：association with survival and neurologic outcome. Ann Emerg Med 2014；64：496-506. e1.
978. Kuisma M, Boyd J, Voipio V, Alaspää A, Roine RO, Rosenberg P. Comparison of 30 and the 100% inspired oxygen concentrations during early post-resuscitation period：a randomised controlled pilot study. Resuscitation 2006；69：199-206.
979. Vaahersalo J, Bendel S, Reinikainen M, et al. Arterial blood gas tensions after resuscitation from out-of-hospital cardiac arrest：associations with long-term neurologic outcome. Crit Care Med 2014；42：1463-70.
980. Kilgannon JH, Jones AE, Shapiro NI, et al. Association between arterial hyperoxia following resuscitation from cardiac arrest and in-hospital mortality. JAMA 2010；303：2165-71.
981. Bellomo R, Bailey M, Eastwood GM, et al. Arterial hyperoxia and in-hospital mortality after resuscitation from cardiac arrest. Crit Care 2011；15：R90.

982. Janz DR, Hollenbeck RD, Pollock JS, McPherson JA, Rice TW. Hyperoxia is associated with increased mortality in patients treated with mild therapeutic hypothermia after sudden cardiac arrest. Crit Care Med 2012；40：3135-9.
983. Roberts BW, Kilgannon JH, Chansky ME, Mittal N, Wooden J, Trzeciak S. Association between postresuscitation partial pressure of arterial carbon dioxide and neurological outcome in patients with post-cardiac arrest syndrome. Circulation 2013；127：2107-13.
984. Elmer J, Scutella M, Pullalarevu R, et al. The association between hyperoxia and patient outcomes after cardiac arrest：analysis of a high-resolution database. Intensive Care Med 2015；41：49-57.
985. Kilgannon JH, Jones AE, Parrillo JE, et al. Relationship between supranormal oxygen tension and outcome after resuscitation from cardiac arrest. Circulation 2011；123：2717-22.
986. Ihle JF, Bernard S, Bailey MJ, Pilcher DV, Smith K, Scheinkestel CD. Hyperoxia in the intensive care unit and outcome after out-of-hospital ventricular fibrillation cardiac arrest. Crit Care Resusc 2013；15：186-90.
987. Nelskylä A, Parr MJ, Skrifvars MB. Prevalence and factors correlating with hyperoxia exposure following cardiac arrest–an observational single centre study. Scand J Trauma Resusc Emerg Med 2013；21：35.
988. Lee BK, Jeung KW, Lee HY, et al. Association between mean arterial blood gas tension and outcome in cardiac arrest patients treated with therapeutic hypothermia. Am J Emerg Med 2014；32：55-60.
989. Schneider AG, Eastwood GM, Bellomo R, et al. Arterial carbon dioxide tension and outcome in patients admitted to the intensive care unit after cardiac arrest. Resuscitation 2013；84：927-34.
990. Trzeciak S, Jones AE, Kilgannon JH, et al. Significance of arterial hypotension after resuscitation from cardiac arrest. Crit Care Med 2009；37：2895-903；quiz 904.
991. Bray JE, Bernard S, Cantwell K, Stephenson M, Smith K, Committee VS. The association between systolic blood pressure on arrival at hospital and outcome in adults surviving from out-of-hospital cardiac arrests of presumed cardiac aetiology. Resuscitation 2014；85：509-15.
992. Kilgannon JH, Roberts BW, Stauss M, et al. Use of a standardized order set for achieving target temperature in the implementation of therapeutic hypothermia after cardiac arrest：a feasibility study. Acad Emerg Med 2008；15：499-505.
993. Laurent I, Monchi M, Chiche JD, et al. Reversible myocardial dysfunction in survivors of out-of-hospital cardiac arrest. J Am Coll Cardiol 2002；40：2110-6.
994. Müllner M, Sterz F, Binder M, et al. Arterial blood pressure after human cardiac arrest and neurological recovery. Stroke 1996；27：59-62.
995. Kilgannon JH, Roberts BW, Jones AE, et al. Arterial blood pressure and neurologic outcome after resuscitation from cardiac arrest*. Crit Care Med 2014；42：2083-91.
996. Beylin ME, Perman SM, Abella BS, et al. Higher mean arterial pressure with or without vasoactive agents is associated with increased survival and better neurological outcomes in comatose survivors of cardiac arrest. Intensive Care Med 2013；39：1981-8.
997. Heradstveit BE, Guttormsen AB, Langorgen J, et al. Capillary leakage in post-cardiac arrest survivors during therapeutic hypothermia - a prospective, randomised study. Scand J Trauma Resusc Emerg Med 2010；18：29.
998. Mayr V, Luckner G, Jochberger S, et al. Arginine vasopressin in advanced cardiovascular failure during the post-resuscitation phase after cardiac arrest. Resuscitation 2007；72：35-44.
999. Wang J, Weil MH, Tang W, Sun S, Huang L. Levosimendan improves postresuscitation myocardial dysfunction after beta-adrenergic blockade. J Lab Clin Med 2005；146：179-83.
1000. Meyer RJ, Kern KB, Berg RA, Hilwig RW, Ewy GA. Post-resuscitation right ventricular dysfunction：delineation and treatment with dobutamine. Resuscitation 2002；55：187-91.
1001. Vasquez A, Kern KB, Hilwig RW, Heidenreich J, Berg RA, Ewy GA. Optimal dosing of dobutamine for treating post-resuscitation left ventricular dysfunction. Resuscitation 2004；61：199-207.
1002. Huang L, Weil MH, Tang W, Sun S, Wang J. Comparison between dobutamine and levosimendan for management of postresuscitation myocardial dysfunction. Crit Care Med 2005；33：487-91.
1003. Tennyson H, Kern KB, Hilwig RW, Berg RA, Ewy GA. Treatment of post resuscitation myocardial dysfunction：aortic counterpulsation versus dobutamine. Resuscitation 2002；54：69-75.
1004. Kern KB, Hilwig RW, Berg RA, et al. Postresuscitation left ventricular systolic and diastolic dysfunction. Treatment with dobutamine. Circulation 1997；95：2610-3.
1005. Skrifvars MB, Pettilä V, Rosenberg PH, Castrén M. A multiple logistic regression analysis of in-hospital factors related to survival at six months in patients resuscitated from out-of-hospital ventricular fibrillation. Resuscitation 2003；59：319-28.
1006. Kudenchuk PJ, Newell C, White L, Fahrenbruch C, Rea T, Eisenberg M. Prophylactic lidocaine for post resuscitation care of patients with out-of-hospital ventricular fibrillation cardiac arrest. Resuscitation 2013；84：1512-8.
1007. Stevenson LW, Miller LW, Desvigne-Nickens P, et al. Left ventricular assist device as destination for patients undergoing intravenous inotropic therapy：a subset analysis from REMATCH（Randomized Evaluation of Mechanical Assistance in Treatment of Chronic Heart Failure）. Circulation 2004；110：975-81.
1008. Thiele H, Sick P, Boudriot E, et al. Randomized comparison of intra-aortic balloon support with a percutaneous left ventricular assist device in patients with revascularized acute myocardial infarction complicated by cardiogenic shock. Eur Heart J 2005；26：1276-83.
1009. Burkhoff D, Cohen H, Brunckhorst C, O'Neill WW. A randomized multicenter clinical study to evaluate the safety and efficacy of the TandemHeart percutaneous ventricular assist device versus conventional therapy with intraaortic balloon pumping for treatment of cardiogenic shock. Am Heart J 2006；152：469. e1-8.
1010. Greenberg B, Czerska B, Delgado RM, et al. Effects of continuous aortic flow augmentation in patients with exacerbation of heart failure inadequately responsive to medical therapy：results of the Multicenter Trial of the Orqis Medical Cancion System for the Enhanced Treatment of Heart Failure Unresponsive to Medical Therapy（MOMENTUM）. Circulation 2008；118：1241-9.
1011. Seyfarth M, Sibbing D, Bauer I, et al. A randomized clinical trial to evaluate the safety and efficacy of a percutaneous left ventricular assist device versus intra-aortic balloon pumping for treatment of cardiogenic shock caused by myocardial infarction. J Am Coll Cardiol 2008；52：1584-8.
1012. Hovdenes J, Laake JH, Aaberge L, Haugaa H, Bugge JF. Therapeutic hypothermia after out-of-hospital cardiac arrest：experiences with patients treated with percutaneous coronary intervention and cardiogenic shock. Acta Anaesthesiol Scand 2007；51：137-42.
1013. Hypothermia after Cardiac Arrest Study G. Mild therapeutic hypothermia to improve the neurologic outcome after cardiac arrest. N Engl J Med 2002；346：549-56.
1014. Bernard SA, Gray TW, Buist MD, et al. Treatment of comatose survivors of out-of-hospital cardiac arrest with induced hypothermia. N Engl J Med 2002；346：557-63.
1015. Dumas F, Grimaldi D, Zuber B, et al. Is hypothermia after cardiac arrest effective in both shockable and nonshockable patients？：insights from a large registry. Circulation 2011；123：877-86.
1016. Testori C, Sterz F, Behringer W, et al. Mild therapeutic hypothermia is associated with favourable outcome in patients after cardiac arrest with non-shockable rhythms. Resuscitation 2011；82：1162-7.
1017. Vaahersalo J, Hiltunen P, Tiainen M, et al. Therapeutic hypothermia after out-of-hospital cardiac arrest in Finnish intensive care units：the FINNRESUSCI study. Intensive Care Med 2013；39：826-37.
1018. Mader TJ, Nathanson BH, Soares WE, 3rd, Coute RA, McNally BF.

Comparative Effectiveness of Therapeutic Hypothermia After Out-of-Hospital Cardiac Arrest: Insight from a Large Data Registry. Ther Hypothermia Temp Manag 2014; 4: 21-31.
1019. Nichol G, Huszti E, Kim F, et al. Does induction of hypothermia improve outcomes after in-hospital cardiac arrest? Resuscitation 2013; 84: 620-5.
1020. Nielsen N, Wetterslev J, Cronberg T, et al. Targeted temperature management at 33℃ versus 36℃ after cardiac arrest. N Engl J Med 2013; 369: 2197-206.
1021. Lopez-de-Sa E, Rey JR, Armada E, et al. Hypothermia in comatose survivors from out-of-hospital cardiac arrest: pilot trial comparing 2 levels of target temperature. Circulation 2012; 126: 2826-33.
1022. Nolan JP, Morley PT, Vanden Hoek TL, et al. Therapeutic hypothermia after cardiac arrest: an advisory statement by the advanced life support task force of the International Liaison Committee on Resuscitation. Circulation 2003; 108: 118-21.
1023. Yokoyama H, Nagao K, Hase M, et al. Impact of therapeutic hypothermia in the treatment of patients with out-of-hospital cardiac arrest from the J-PULSE-HYPO study registry. Circ J 2011; 75: 1063-70.
1024. Lee BK, Lee SJ, Jeung KW, Lee HY, Heo T, Min YI. Outcome and adverse events with 72-hour cooling at 32℃ as compared to 24-hour cooling at 33℃ in comatose asphyxial arrest survivors. Am J Emerg Med 2014; 32: 297-301.
1025. Kim F, Olsufka M, Longstreth WT, Jr., et al. Pilot randomized clinical trial of prehospital induction of mild hypothermia in out-of-hospital cardiac arrest patients with a rapid infusion of 4 degrees C normal saline. Circulation 2007; 115: 3064-70.
1026. Kämäräinen A, Virkkunen I, Tenhunen J, Yli-Hankala A, Silfvast T. Prehospital therapeutic hypothermia for comatose survivors of cardiac arrest: a randomized controlled trial. Acta Anaesthesiol Scand 2009; 53: 900-7.
1027. Bernard SA, Smith K, Cameron P, et al. Induction of therapeutic hypothermia by paramedics after resuscitation from out-of-hospital ventricular fibrillation cardiac arrest: a randomized controlled trial. Circulation 2010; 122: 737-42.
1028. Bernard SA, Smith K, Cameron P, et al. Induction of prehospital therapeutic hypothermia after resuscitation from nonventricular fibrillation cardiac arrest*. Crit Care Med 2012; 40: 747-53.
1029. Kim F, Nichol G, Maynard C, et al. Effect of prehospital induction of mild hypothermia on survival and neurological status among adults with cardiac arrest: a randomized clinical trial. JAMA 2014; 311: 45-52.
1030. Castrén M, Nordberg P, Svensson L, et al. Intra-arrest transnasal evaporative cooling: a randomized, prehospital, multicenter study (PRINCE: Pre-ROSC IntraNasal Cooling Effectiveness). Circulation 2010; 122: 729-36.
1031. Callaway CW, Tadler SC, Katz LM, Lipinski CL, Brader E. Feasibility of external cranial cooling during out-of-hospital cardiac arrest. Resuscitation 2002; 52: 159-65.
1032. Arrich J. Clinical application of mild therapeutic hypothermia after cardiac arrest. Crit Care Med 2007; 35: 1041-7.
1033. Holzer M, Mullner M, Sterz F, et al. Efficacy and safety of endovascular cooling after cardiac arrest: cohort study and Bayesian approach. Stroke 2006; 37: 1792-7.
1034. Aberle J, Kluge S, Prohl J, al. e. Hypothermia after CPR through conduction and convection - Initial experience on an ICU. Intensivmedizin und Notfallmedizin 2006; 43: 37-43.
1035. Al-Senani FM, Graffagnino C, Grotta JC, et al. A prospective, multicenter pilot study to evaluate the feasibility and safety of using the CoolGard System and Icy catheter following cardiac arrest. Resuscitation 2004; 62: 143-50.
1036. Kliegel A, Losert H, Sterz F, et al. Cold simple intravenous infusions preceding special endovascular cooling for faster induction of mild hypothermia after cardiac arrest–a feasibility study. Resuscitation 2005; 64: 347-51.
1037. Spiel AO, Kliegel A, Janata A, et al. Hemostasis in cardiac arrest patients treated with mild hypothermia initiated by cold fluids. Resuscitation 2009; 80: 762-5.
1038. Hoedemaekers CW, Ezzahti M, Gerritsen A, van der Hoeven JG. Comparison of cooling methods to induce and maintain normo- and hypothermia in intensive care unit patients: a prospective intervention study. Crit Care 2007; 11: R91.
1039. Feuchtl A, al. e. Endovascular cooling improves neurological short-term outcome after prehospital cardiac arrest. Intensivmed 2007; 44: 37-42.
1040. Flint AC, Hemphill JC, Bonovich DC. Therapeutic hypothermia after cardiac arrest: performance characteristics and safety of surface cooling with or without endovascular cooling. Neurocrit Care 2007; 7: 109-18.
1041. Pichon N, Amiel JB, Francois B, Dugard A, Etchecopar C, Vignon P. Efficacy of and tolerance to mild induced hypothermia after out-of-hospital cardiac arrest using an endovascular cooling system. Crit Care 2007; 11: R71.
1042. Wolff B, Machill K, Schumacher D, Schulzki I, Werner D. Early achievement of mild therapeutic hypothermia and the neurologic outcome after cardiac arrest. Int J Cardiol 2009; 133: 223-8.
1043. Castrejon S, Cortes M, Salto ML, et al. Improved prognosis after using mild hypothermia to treat cardiorespiratory arrest due to a cardiac cause: comparison with a control group. Rev Esp Cardiol 2009; 62: 733-41.
1044. Oddo M, Schaller MD, Feihl F, Ribordy V, Liaudet L. From evidence to clinical practice: effective implementation of therapeutic hypothermia to improve patient outcome after cardiac arrest. Crit Care Med 2006; 34: 1865-73.
1045. Don CW, Longstreth WT, Jr., Maynard C, et al. Active surface cooling protocol to induce mild therapeutic hypothermia after out-of-hospital cardiac arrest: a retrospective before-and-after comparison in a single hospital. Crit Care Med 2009; 37: 3062-9.
1046. Bro-Jeppesen J, Kjaergaard J, Horsted TI, et al. The impact of therapeutic hypothermia on neurological function and quality of life after cardiac arrest. Resuscitation 2009; 80: 171-6.
1047. Felberg RA, Krieger DW, Chuang R, et al. Hypothermia after cardiac arrest: feasibility and safety of an external cooling protocol. Circulation 2001; 104: 1799-804.
1048. Heard KJ, Peberdy MA, Sayre MR, et al. A randomized controlled trial comparing the Arctic Sun to standard cooling for induction of hypothermia after cardiac arrest. Resuscitation 2010; 81: 9-14.
1049. Merchant RM, Abella BS, Peberdy MA, et al. Therapeutic hypothermia after cardiac arrest: unintentional overcooling is common using ice packs and conventional cooling blankets. Crit Care Med 2006; 34: S490-4.
1050. Belliard G, Catez E, Charron C, et al. Efficacy of therapeutic hypothermia after out-of-hospital cardiac arrest due to ventricular fibrillation. Resuscitation 2007; 75: 252-9.
1051. Bernard SA, Jones BM, Horne MK. Clinical trial of induced hypothermia in comatose survivors of out-of-hospital cardiac arrest. Ann Emerg Med 1997; 30: 146-53.
1052. Busch M, Soreide E, Lossius HM, Lexow K, Dickstein K. Rapid implementation of therapeutic hypothermia in comatose out-of-hospital cardiac arrest survivors. Acta Anaesthesiol Scand 2006; 50: 1277-83.
1053. Fries M, Stoppe C, Brucken D, Rossaint R, Kuhlen R. Influence of mild therapeutic hypothermia on the inflammatory response after successful resuscitation from cardiac arrest. J Crit Care 2009; 24: 453-7.
1054. Knafelj R, Radsel P, Ploj T, Noc M. Primary percutaneous coronary intervention and mild induced hypothermia in comatose survivors of ventricular fibrillation with ST-elevation acute myocardial infarction. Resuscitation 2007; 74: 227-34.
1055. Larsson IM, Wallin E, Rubertsson S. Cold saline infusion and ice packs alone are effective in inducing and maintaining therapeutic hypothermia after cardiac arrest. Resuscitation 2010; 81: 15-9.
1056. Skulec R, Kovarnik T, Dostalova G, Kolar J, Linhart A. Induction of mild hypothermia in cardiac arrest survivors presenting with cardiogenic shock syndrome. Acta Anaesthesiol Scand 2008; 52:

188-94.
1057. Benson DW, Williams GR, Jr., Spencer FC, Yates AJ. The use of hypothermia after cardiac arrest. Anesth Analg 1959；38：423-8.
1058. Yanagawa Y, Ishihara S, Norio H, et al. Preliminary clinical outcome study of mild resuscitative hypothermia after out-of-hospital cardiopulmonary arrest. Resuscitation 1998；39：61-6.
1059. Damian MS, Ellenberg D, Gildemeister R, et al. Coenzyme Q10 combined with mild hypothermia after cardiac arrest：a preliminary study. Circulation 2004；110：3011-6.
1060. Hay AW, Swann DG, Bell K, Walsh TS, Cook B. Therapeutic hypothermia in comatose patients after out-of-hospital cardiac arrest. Anaesthesia 2008；63：15-9.
1061. Uray T, Malzer R. Out-of-hospital surface cooling to induce mild hypothermia in human cardiac arrest：a feasibility trial. Resuscitation 2008；77：331-8.
1062. Zeiner A, Holzer M, Sterz F, et al. Mild resuscitative hypothermia to improve neurological outcome after cardiac arrest. A clinical feasibility trial. Hypothermia After Cardiac Arrest(HACA)Study Group. Stroke 2000；31：86-94.
1063. Storm C, Steffen I, Schefold JC, et al. Mild therapeutic hypothermia shortens intensive care unit stay of survivors after out-of-hospital cardiac arrest compared to historical controls. Crit Care 2008；12：R78.
1064. Scott BD, Hogue T, Fixley MS, Adamson PB. Induced hypothermia following out-of-hospital cardiac arrest：initial experience in a community hospital. Clin Cardiol 2006；29：525-9.
1065. Haugk M, Sterz F, Grassberger M, et al. Feasibility and efficacy of a new non-invasive surface cooling device in post-resuscitation intensive care medicine. Resuscitation 2007；75：76-81.
1066. Busch HJ, Eichwede F, Fodisch M, et al. Safety and feasibility of nasopharyngeal evaporative cooling in the emergency department setting in survivors of cardiac arrest. Resuscitation 2010；81：943-9.
1067. Boller M, Lampe JW, Katz JM, Barbut D, Becker LB. Feasibility of intra-arrest hypothermia induction：A novel nasopharyngeal approach achieves preferential brain cooling. Resuscitation 2010；81：1025-30.
1068. Kulstad EB, Courtney DM, Waller D. Induction of therapeutic hypothermia via the esophagus：a proof of concept study. World J Emerg Med 2012；3：118-22.
1069. Vaicys V, Eason A, Schieber JD, Kulstad EB. Therapeutic hypothermia induction via an esophageal route–a computer simulation. Am J Emerg Med 2012；30：932-5.
1070. de Waard MC, Banwarie RP, Jewbali LS, Struijs A, Girbes AR, Groeneveld AB. Intravascular versus surface cooling speed and stability after cardiopulmonary resuscitation. Emerg Med J 2015；32：775-80.
1071. Tømte O, Draegni T, Mangschau A, Jacobsen D, Auestad B, Sunde K. A comparison of intravascular and surface cooling techniques in comatose cardiac arrest survivors. Crit Care Med 2011；39：443-9.
1072. Oh SH, Oh JS, Kim YM, et al. An observational study of surface versus endovascular cooling techniques in cardiac arrest patients：a propensity-matched analysis. Crit Care 2015；19：85.
1073. Hachimi-Idrissi S, Corne L, Ebinger G, Michotte Y, Huyghens L. Mild hypothermia induced by a helmet device：a clinical feasibility study. Resuscitation 2001；51：275-81.
1074. Castrén M, Nordberg P, Svensson L, et al. Intra-arrest transnasal evaporative cooling：a randomized, prehospital, multicenter study (PRINCE：Pre-ROSC IntraNasal Cooling Effectiveness). Circulation 2010；122：729-36.
1075. Takeda Y, Kawashima T, Kiyota K, et al. Feasibility study of immediate pharyngeal cooling initiation in cardiac arrest patients after arrival at the emergency room. Resuscitation 2014；85：1647-53.
1076. Nielsen N, Hovdenes J, Nilsson F, et al. Outcome, timing and adverse events in therapeutic hypothermia after out-of-hospital cardiac arrest. Acta Anaesthesiol Scand 2009；53：926-34.
1077. Testori C, Holzer M, Sterz F, et al. Rapid induction of mild therapeutic hypothermia by extracorporeal veno-venous blood cooling in humans. Resuscitation 2013；84：1051-5.
1078. Mochizuki K, Imamura H, Iwashita T, Okamoto K. Neurological outcomes after extracorporeal cardiopulmonary resuscitation in patients with out-of-hospital cardiac arrest：a retrospective observational study in a rural tertiary care center. J Intensive Care 2014；2：33.
1079. Nagao K, Kikushima K, Watanabe K, et al. Early induction of hypothermia during cardiac arrest improves neurological outcomes in patients with out-of-hospital cardiac arrest who undergo emergency cardiopulmonary bypass and percutaneous coronary intervention. Circ J 2010；74：77-85.
1080. Zeiner A, Holzer M, Sterz F, et al. Hyperthermia after cardiac arrest is associated with an unfavorable neurologic outcome. Arch Intern Med 2001；161：2007-12.
1081. Langhelle A, Tyvold SS, Lexow K, Hapnes SA, Sunde K, Steen PA. In-hospital factors associated with improved outcome after out-of-hospital cardiac arrest. A comparison between four regions in Norway. Resuscitation 2003；56：247-63.
1082. Nolan JP, Laver SR, Welch CA, Harrison DA, Gupta V, Rowan K. Outcome following admission to UK intensive care units after cardiac arrest：a secondary analysis of the ICNARC Case Mix Programme Database. Anaesthesia 2007；62：1207-16.
1083. Suffoletto B, Peberdy MA, van der Hoek T, Callaway C. Body temperature changes are associated with outcomes following in-hospital cardiac arrest and return of spontaneous circulation. Resuscitation 2009；80：1365-70.
1084. Gebhardt K, Guyette FX, Doshi AA, Callaway CW, Rittenberger JC, Post Cardiac Arrest S. Prevalence and effect of fever on outcome following resuscitation from cardiac arrest. Resuscitation 2013；84：1062-7.
1085. Aldhoon B, Melenovsky V, Kettner J, Kautzner J. Clinical predictors of outcome in survivors of out-of-hospital cardiac arrest treated with hypothermia. Cor et Vasa 2012；54：e68-e75.
1086. Benz-Woerner J, Delodder F, Benz R, et al. Body temperature regulation and outcome after cardiac arrest and therapeutic hypothermia. Resuscitation 2012；83：338-42.
1087. Bouwes A, Robillard LB, Binnekade JM, et al. The influence of rewarming after therapeutic hypothermia on outcome after cardiac arrest. Resuscitation 2012；83：996-1000.
1088. Leary M, Grossestreuer AV, Iannacone S, et al. Pyrexia and neurologic outcomes after therapeutic hypothermia for cardiac arrest. Resuscitation 2013；84：1056-61.
1089. Cocchi MN, Boone MD, Giberson B, et al. Fever after rewarming：incidence of pyrexia in postcardiac arrest patients who have undergone mild therapeutic hypothermia. J Intensive Care Med 2014；29：365-9.
1090. Bro-Jeppesen J, Hassager C, Wanscher M, et al. Post-hypothermia fever is associated with increased mortality after out-of-hospital cardiac arrest. Resuscitation 2013；84：1734-40.
1091. Winters SA, Wolf KH, Kettinger SA, Seif EK, Jones JS, Bacon-Baguley T. Assessment of risk factors for post-rewarming "rebound hyperthermia" in cardiac arrest patients undergoing therapeutic hypothermia. Resuscitation 2013；84：1245-9.
1092. Randomized clinical study of thiopental loading in comatose survivors of cardiac arrest. Brain Resuscitation Clinical Trial I Study Group. N Engl J Med 1986；314：397-403.
1093. Monsalve F, Rucabado L, Ruano M, Cuñat J, Lacueva V, Viñuales A. The neurologic effects of thiopental therapy after cardiac arrest. Intensive Care Med 1987；13：244-8.
1094. Aldrete JA, Romo-Salas F, Mazzia VD, Tan SL. Phenytoin for brain resuscitation after cardiac arrest：an uncontrolled clinical trial. Crit Care Med 1981；9：474-7.
1095. Hofmeijer J, Tjepkema-Cloostermans MC, Blans MJ, Beishuizen A, van Putten MJ. Unstandardized treatment of electroencephalographic status epilepticus does not improve outcome of comatose patients after cardiac arrest. Front Neurol 2014；5：39.
1096. Crepeau AZ, Rabinstein AA, Fugate JE, et al. Continuous EEG in

1096. therapeutic hypothermia after cardiac arrest: prognostic and clinical value. Neurology 2013; 80: 339-44.
1097. Knight WA, Hart KW, Adeoye OM, et al. The incidence of seizures in patients undergoing therapeutic hypothermia after resuscitation from cardiac arrest. Epilepsy Res 2013; 106: 396-402.
1098. Oksanen T, Skrifvars MB, Varpula T, et al. Strict versus moderate glucose control after resuscitation from ventricular fibrillation. Intensive Care Med 2007; 33: 2093-100.
1099. Grafton ST, Longstreth WT, Jr. Steroids after cardiac arrest: a retrospective study with concurrent, nonrandomized controls. Neurology 1988; 38: 1315-6.
1100. Jastremski M, Sutton-Tyrrell K, Vaagenes P, Abramson N, Heiselman D, Safar P. Glucocorticoid treatment does not improve neurological recovery following cardiac arrest. Brain Resuscitation Clinical Trial I Study Group. JAMA 1989; 262: 3427-30.
1101. Ebmeyer U, Safar P, Radovsky A, et al. Thiopental combination treatments for cerebral resuscitation after prolonged cardiac arrest in dogs. Exploratory outcome study. Resuscitation 2000; 45: 119-31.
1102. Katz L, Vaagenes P, Safar P, Diven W. Brain enzyme changes as markers of brain damage in rat cardiac arrest model. Effects of corticosteroid therapy. Resuscitation 1989; 17: 39-53.
1103. Laurent I, Adrie C, Vinsonneau C, et al. High-volume hemofiltration after out-of-hospital cardiac arrest: a randomized study. J Am Coll Cardiol 2005; 46: 432-7.
1104. Huang D, Xu R, al. e. Effect of high volume hemofiltration on outcome of cerebral edema following cerebral reperfusion injury. [Chinese]. Chinese Journal of Clinical Rehabilitation 2004; 8: 3796-7.
1105. Roine RO, Kaste M, Kinnunen A, Nikki P, Sarna S, Kajaste S. Nimodipine after resuscitation from out-of-hospital ventricular fibrillation. A placebo-controlled, double-blind, randomized trial. JAMA 1990; 264: 3171-7.
1106. Roine RO, Kajaste S, Kaste M. Neuropsychological sequelae of cardiac arrest. JAMA 1993; 269: 237-42.
1107. A randomized clinical study of a calcium-entry blocker (lidoflazine) in the treatment of comatose survivors of cardiac arrest. Brain Resuscitation Clinical Trial II Study Group. N Engl J Med 1991; 324: 1225-31.
1108. Gueugniaud PY, Gaussorgues P, Garcia-Darennes F, et al. Early effects of nimodipine on intracranial and cerebral perfusion pressures in cerebral anoxia after out-of-hospital cardiac arrest. Resuscitation 1990; 20: 203-12.
1109. Bottiger BW, Bode C, Kern S, et al. Efficacy and safety of thrombolytic therapy after initially unsuccessful cardiopulmonary resuscitation: a prospective clinical trial. Lancet 2001; 357: 1583-5.
1110. Thabut G, Thabut D, Myers RP, et al. Thrombolytic therapy of pulmonary embolism: a meta-analysis. J Am Coll Cardiol 2002; 40: 1660-7.
1111. Lederer W, Lichtenberger C, Pechlaner C, Kroesen G, Baubin M. Recombinant tissue plasminogen activator during cardiopulmonary resuscitation in 108 patients with out-of-hospital cardiac arrest. Resuscitation 2001; 50: 71-6.
1112. Wan S, Quinlan DJ, Agnelli G, Eikelboom JW. Thrombolysis compared with heparin for the initial treatment of pulmonary embolism: a meta-analysis of the randomized controlled trials. Circulation 2004; 110: 744-9.
1113. Spohr F, Bottiger BW. Thrombolytic therapy during or after cardiopulmonary resuscitation. Efficacy and safety of a new therapeutic approach. Minerva Anestesiol 2003; 69: 357-64.
1114. Clarke DB, Abrams LD. Pulmonary embolectomy: a 25 year experience. J Thorac Cardiovasc Surg 1986; 92: 442-5.
1115. Dauphine C, Omari B. Pulmonary embolectomy for acute massive pulmonary embolism. Ann Thorac Surg 2005; 79: 1240-4.
1116. Ullmann M, Hemmer W, Hannekum A. The urgent pulmonary embolectomy: mechanical resuscitation in the operating theatre determines the outcome. Thorac Cardiovasc Surg 1999; 47: 5-8.
1117. Schmid C, Zietlow S, Wagner TO, Laas J, Borst HG. Fulminant pulmonary embolism: symptoms, diagnostics, operative technique, and results. Ann Thorac Surg 1991; 52: 1102-5; discussion 5-7.
1118. Tayama E, Ouchida M, Teshima H, et al. Treatment of acute massive/submassive pulmonary embolism. Circ J 2002; 66: 479-83.
1119. Kolar M, Krizmaric M, Klemen P, Grmec S. Partial pressure of end-tidal carbon dioxide successful predicts cardiopulmonary resuscitation in the field: a prospective observational study. Crit Care 2008; 12: R115.
1120. Grmec S, Krizmaric M, Mally S, Kozelj A, Spindler M, Lesnik B. Utstein style analysis of out-of-hospital cardiac arrest–bystander CPR and end expired carbon dioxide. Resuscitation 2007; 72: 404-14.
1121. Grmec S, Lah K, Tusek-Bunc K. Difference in end-tidal CO2 between asphyxia cardiac arrest and ventricular fibrillation/pulseless ventricular tachycardia cardiac arrest in the prehospital setting. Crit Care 2003; 7: R139-44.
1122. Grmec S, Klemen P. Does the end-tidal carbon dioxide (EtCO2) concentration have prognostic value during out-of-hospital cardiac arrest? Eur J Emerg Med 2001; 8: 263-9.
1123. Sanders AB, Kern KB, Otto CW, Milander MM, Ewy GA. End-tidal carbon dioxide monitoring during cardiopulmonary resuscitation. A prognostic indicator for survival. JAMA 1989; 262: 1347-51.
1124. Ahrens T, Schallom L, Bettorf K, et al. End-tidal carbon dioxide measurements as a prognostic indicator of outcome in cardiac arrest. Am J Crit Care 2001; 10: 391-8.
1125. Callaham M, Barton C. Prediction of outcome of cardiopulmonary resuscitation from end-tidal carbon dioxide concentration. Crit Care Med 1990; 18: 358-62.
1126. Cantineau JP, Lambert Y, Merckx P, et al. End-tidal carbon dioxide during cardiopulmonary resuscitation in humans presenting mostly with asystole: a predictor of outcome. Crit Care Med 1996; 24: 791-6.
1127. Levine RL, Wayne MA, Miller CC. End-tidal carbon dioxide and outcome of out-of-hospital cardiac arrest. N Engl J Med 1997; 337: 301-6.
1128. Wayne MA, Levine RL, Miller CC. Use of end-tidal carbon dioxide to predict outcome in prehospital cardiac arrest. Ann Emerg Med 1995; 25: 762-7.
1129. Narasimhan M, Koenig SJ, Mayo PH. Advanced echocardiography for the critical care physician: part 1. Chest 2014; 145: 129-34.
1130. Breitkreutz R, Walcher F, Seeger FH. Focused echocardiographic evaluation in resuscitation management: concept of an advanced life support-conformed algorithm. Crit Care Med 2007; 35: S150-61.
1131. Prosen G, Križmarić M, Završnik J, Grmec S. Impact of modified treatment in echocardiographically confirmed pseudo-pulseless electrical activity in out-of-hospital cardiac arrest patients with constant end-tidal carbon dioxide pressure during compression pauses. J Int Med Res 2010; 38: 1458-67.
1132. Chardoli M, Heidari F, Rabiee H, Sharif-Alhoseini M, Shokoohi H, Rahimi-Movaghar V. Echocardiography integrated ACLS protocol versus conventional cardiopulmonary resuscitation in patients with pulseless electrical activity cardiac arrest. Chin J Traumatol 2012; 15: 284-7.
1133. Fugate JE, Wijdicks EF, Mandrekar J, et al. Predictors of neurologic outcome in hypothermia after cardiac arrest. Ann Neurol 2010; 68: 907-14.
1134. Okada K, Ohde S, Otani N, et al. Prediction protocol for neurological outcome for survivors of out-of-hospital cardiac arrest treated with targeted temperature management. Resuscitation 2012; 83: 734-9.
1135. Schefold JC, Storm C, Krüger A, Ploner CJ, Hasper D. The Glasgow Coma Score is a predictor of good outcome in cardiac arrest patients treated with therapeutic hypothermia. Resuscitation 2009; 80: 658-61.

1136. Al Thenayan E, Savard M, Sharpe M, Norton L, Young B. Predictors of poor neurologic outcome after induced mild hypothermia following cardiac arrest. Neurology 2008；71：1535-7.
1137. Bisschops LL, van Alfen N, Bons S, van der Hoeven JG, Hoedemaekers CW. Predictors of poor neurologic outcome in patients after cardiac arrest treated with hypothermia：a retrospective study. Resuscitation 2011；82：696-701.
1138. Oddo M, Rossetti AO. Early multimodal outcome prediction after cardiac arrest in patients treated with hypothermia. Crit Care Med 2014；42：1340-7.
1139. Rossetti AO, Carrera E, Oddo M. Early EEG correlates of neuronal injury after brain anoxia. Neurology 2012；78：796-802.
1140. Samaniego EA, Mlynash M, Caulfield AF, Eyngorn I, Wijman CA. Sedation confounds outcome prediction in cardiac arrest survivors treated with hypothermia. Neurocrit Care 2011；15：113-9.
1141. Bouwes A, Binnekade JM, Kuiper MA, et al. Prognosis of coma after therapeutic hypothermia：a prospective cohort study. Ann Neurol 2012；71：206-12.
1142. Rossetti AO, Oddo M, Logroscino G, Kaplan PW. Prognostication after cardiac arrest and hypothermia：a prospective study. Ann Neurol 2010；67：301-7.
1143. Cronberg T, Rundgren M, Westhall E, et al. Neuron-specific enolase correlates with other prognostic markers after cardiac arrest. Neurology 2011；77：623-30.
1144. Legriel S, Hilly-Ginoux J, Resche-Rigon M, et al. Prognostic value of electrographic postanoxic status epilepticus in comatose cardiac-arrest survivors in the therapeutic hypothermia era. Resuscitation 2013；84：343-50.
1145. Bouwes A, van Poppelen D, Koelman JH, et al. Acute posthypoxic myoclonus after cardiopulmonary resuscitation. BMC Neurol 2012；12：63.
1146. Choi SP, Youn CS, Park KN, et al. Therapeutic hypothermia in adult cardiac arrest because of drowning. Acta Anaesthesiol Scand 2012；56：116-23.
1147. Rossetti AO, Urbano LA, Delodder F, Kaplan PW, Oddo M. Prognostic value of continuous EEG monitoring during therapeutic hypothermia after cardiac arrest. Crit Care 2010；14：R173.
1148. Rittenberger JC, Popescu A, Brenner RP, Guyette FX, Callaway CW. Frequency and timing of nonconvulsive status epilepticus in comatose post-cardiac arrest subjects treated with hypothermia. Neurocrit Care 2012；16：114-22.
1149. Accardo J, De Lisi D, Lazzerini P, Primavera A. Good functional outcome after prolonged postanoxic comatose myoclonic status epilepticus in a patient who had undergone bone marrow transplantation. Case Rep Neurol Med 2013；2013：872127.
1150. Greer DM. Unexpected good recovery in a comatose post-cardiac arrest patient with poor prognostic features. Resuscitation 2013；84：e81-2.
1151. Lucas JM, Cocchi MN, Salciccioli J, et al. Neurologic recovery after therapeutic hypothermia in patients with post-cardiac arrest myoclonus. Resuscitation 2012；83：265-9.
1152. Leary M, Fried DA, Gaieski DF, et al. Neurologic prognostication and bispectral index monitoring after resuscitation from cardiac arrest. Resuscitation 2010；81：1133-7.
1153. Leithner C, Ploner CJ, Hasper D, Storm C. Does hypothermia influence the predictive value of bilateral absent N20 after cardiac arrest? Neurology 2010；74：965-9.
1154. Mani R, Schmitt SE, Mazer M, Putt ME, Gaieski DF. The frequency and timing of epileptiform activity on continuous electroencephalogram in comatose post-cardiac arrest syndrome patients treated with therapeutic hypothermia. Resuscitation 2012；83：840-7.
1155. Bouwes A, Binnekade JM, Zandstra DF, et al. Somatosensory evoked potentials during mild hypothermia after cardiopulmonary resuscitation. Neurology 2009；73：1457-61.
1156. Sakurai A, Kinoshita K, Moriya T, et al. Reduced effectiveness of hypothermia in patients lacking the wave V in auditory brainstem responses immediately following resuscitation from cardiac arrest. Resuscitation 2006；70：52-8.
1157. Zanatta P, Messerotti Benvenuti S, Baldanzi F, Bosco E. Pain-related middle-latency somatosensory evoked potentials in the prognosis of post anoxic coma：a preliminary report. Minerva Anestesiol 2012；78：749-56.
1158. Cloostermans MC, van Meulen FB, Eertman CJ, Hom HW, van Putten MJ. Continuous electroencephalography monitoring for early prediction of neurological outcome in postanoxic patients after cardiac arrest：a prospective cohort study. Crit Care Med 2012；40：2867-75.
1159. Kawai M, Thapalia U, Verma A. Outcome from therapeutic hypothermia and EEG. J Clin Neurophysiol 2011；28：483-8.
1160. Rundgren M, Westhall E, Cronberg T, Rosén I, Friberg H. Continuous amplitude-integrated electroencephalogram predicts outcome in hypothermia-treated cardiac arrest patients. Crit Care Med 2010；38：1838-44.
1161. Stammet P, Wagner DR, Gilson G, Devaux Y. Modeling serum level of s100β and bispectral index to predict outcome after cardiac arrest. J Am Coll Cardiol 2013；62：851-8.
1162. Stammet P, Werer C, Mertens L, Lorang C, Hemmer M. Bispectral index（BIS）helps predicting bad neurological outcome in comatose survivors after cardiac arrest and induced therapeutic hypothermia. Resuscitation 2009；80：437-42.
1163. Tiainen M, Kovala TT, Takkunen OS, Roine RO. Somatosensory and brainstem auditory evoked potentials in cardiac arrest patients treated with hypothermia. Crit Care Med 2005；33：1736-40.
1164. Wennervirta JE, Ermes MJ, Tiainen SM, et al. Hypothermia-treated cardiac arrest patients with good neurological outcome differ early in quantitative variables of EEG suppression and epileptiform activity. Crit Care Med 2009；37：2427-35.
1165. Legriel S, Bruneel F, Sediri H, et al. Early EEG monitoring for detecting postanoxic status epilepticus during therapeutic hypothermia：a pilot study. Neurocrit Care 2009；11：338-44.
1166. Bloomfield SM, McKinney J, Smith L, Brisman J. Reliability of S100 B in predicting severity of central nervous system injury. Neurocrit Care 2007；6：121-38.
1167. Rundgren M, Cronberg T, Friberg H, Isaksson A. Serum neuron specific enolase - impact of storage and measuring method. BMC Res Notes 2014；7：726.
1168. Stern P, Bartos V, Uhrova J, et al. Performance characteristics of seven neuron-specific enolase assays. Tumour Biol 2007；28：84-92.
1169. Johnsson P, Blomquist S, Lührs C, et al. Neuron-specific enolase increases in plasma during and immediately after extracorporeal circulation. Ann Thorac Surg 2000；69：750-4.
1170. Anderson RE, Hansson LO, Nilsson O, Dijlai-Merzoug R, Settergren G. High serum S100 B levels for trauma patients without head injuries. Neurosurgery 2001；48：1255-8；discussion 8-60.
1171. Lee BK, Jeung KW, Lee HY, Jung YH, Lee DH. Combining brain computed tomography and serum neuron specific enolase improves the prognostic performance compared to either alone in comatose cardiac arrest survivors treated with therapeutic hypothermia. Resuscitation 2013；84：1387-92.
1172. Steffen IG, Hasper D, Ploner CJ, et al. Mild therapeutic hypothermia alters neuron specific enolase as an outcome predictor after resuscitation：97 prospective hypothermia patients compared to 133 historical non-hypothermia patients. Crit Care 2010；14：R69.
1173. Storm C, Nee J, Jörres A, Leithner C, Hasper D, Ploner CJ. Serial measurement of neuron specific enolase improves prognostication in cardiac arrest patients treated with hypothermia：a prospective study. Scand J Trauma Resusc Emerg Med 2012；20：6.
1174. Huntgeburth M, Adler C, Rosenkranz S, et al. Changes in neuron-specific enolase are more suitable than its absolute serum levels for the prediction of neurologic outcome in hypothermia-treated patients with out-of-hospital cardiac arrest. Neurocrit Care 2014；20：358-66.
1175. Mörtberg E, Zetterberg H, Nordmark J, Blennow K, Rosengren L,

Rubertsson S. S-100 B is superior to NSE, BDNF and GFAP in predicting outcome of resuscitation from cardiac arrest with hypothermia treatment. Resuscitation 2011；82：26-31.
1176. Oksanen T, Tiainen M, Skrifvars MB, et al. Predictive power of serum NSE and OHCA score regarding 6-month neurologic outcome after out-of-hospital ventricular fibrillation and therapeutic hypothermia. Resuscitation 2009；80：165-70.
1177. Tiainen M, Roine RO, Pettilä V, Takkunen O. Serum neuron-specific enolase and S-100 B protein in cardiac arrest patients treated with hypothermia. Stroke 2003；34：2881-6.
1178. Zellner T, Gärtner R, Schopohl J, Angstwurm M. NSE and S-100 B are not sufficiently predictive of neurologic outcome after therapeutic hypothermia for cardiac arrest. Resuscitation 2013；84：1382-6.
1179. Kim J, Choi BS, Kim K, et al. Prognostic performance of diffusion-weighted MRI combined with NSE in comatose cardiac arrest survivors treated with mild hypothermia. Neurocrit Care 2012；17：412-20.
1180. Rundgren M, Karlsson T, Nielsen N, Cronberg T, Johnsson P, Friberg H. Neuron specific enolase and S-100 B as predictors of outcome after cardiac arrest and induced hypothermia. Resuscitation 2009；80：784-9.
1181. Kim SH, Choi SP, Park KN, Youn CS, Oh SH, Choi SM. Early brain computed tomography findings are associated with outcome in patients treated with therapeutic hypothermia after out-of-hospital cardiac arrest. Scand J Trauma Resusc Emerg Med 2013；21：57.
1182. Inamasu J, Miyatake S, Suzuki M, et al. Early CT signs in out-of-hospital cardiac arrest survivors：Temporal profile and prognostic significance. Resuscitation 2010；81：534-8.
1183. Kim J, Kim K, Hong S, et al. Low apparent diffusion coefficient cluster-based analysis of diffusion-weighted MRI for prognostication of out-of-hospital cardiac arrest survivors. Resuscitation 2013；84：1393-9.
1184. Mlynash M, Campbell DM, Leproust EM, et al. Temporal and spatial profile of brain diffusion-weighted MRI after cardiac arrest. Stroke 2010；41：1665-72.
1185. Wijman CA, Mlynash M, Caulfield AF, et al. Prognostic value of brain diffusion-weighted imaging after cardiac arrest. Ann Neurol 2009；65：394-402.
1186. Morimoto Y, Kemmotsu O, Kitami K, Matsubara I, Tedo I. Acute brain swelling after out-of-hospital cardiac arrest：pathogenesis and outcome. Crit Care Med 1993；21：104-10.
1187. Kim J, Choi BS, Kim K, et al. Prognostic performance of diffusion-weighted MRI combined with NSE in comatose cardiac arrest survivors treated with mild hypothermia. Neurocrit Care 2012；17：412-20.
1188. Sandroni C, Cariou A, Cavallaro F, et al. Prognostication in comatose survivors of cardiac arrest：an advisory statement from the European Resuscitation Council and the European Society of Intensive Care Medicine. Resuscitation 2014；85：1779-89.
1189. Hirsch LJ, LaRoche SM, Gaspard N, et al. American Clinical Neurophysiology Society's Standardized Critical Care EEG Terminology：2012 version. J Clin Neurophysiol 2013；30：1-27.
1190. Bertini G, Margheri M, Giglioli C, et al. Prognostic significance of early clinical manifestations in postanoxic coma：a retrospective study of 58 patients resuscitated after prehospital cardiac arrest. Crit Care Med 1989；17：627-33.
1191. Earnest MP, Breckinridge JC, Yarnell PR, Oliva PB. Quality of survival after out-of-hospital cardiac arrest：predictive value of early neurologic evaluation. Neurology 1979；29：56-60.
1192. Pfeifer R, Börner A, Krack A, Sigusch HH, Surber R, Figulla HR. Outcome after cardiac arrest：predictive values and limitations of the neuroproteins neuron-specific enolase and protein S-100 and the Glasgow Coma Scale. Resuscitation 2005；65：49-55.
1193. Topcuoglu MA, Oguz KK, Buyukserbetci G, Bulut E. Prognostic value of magnetic resonance imaging in post-resuscitation encephalopathy. Intern Med 2009；48：1635-45.
1194. Young GB, Doig G, Ragazzoni A. Anoxic-ischemic encephalopathy：clinical and electrophysiological associations with outcome. Neurocrit Care 2005；2：159-64.
1195. Edgren E, Hedstrand U, Nordin M, Rydin E, Ronquist G. Prediction of outcome after cardiac arrest. Crit Care Med 1987；15：820-5.
1196. Krumholz A, Stern BJ, Weiss HD. Outcome from coma after cardiopulmonary resuscitation：relation to seizures and myoclonus. Neurology 1988；38：401-5.
1197. Wijdicks EF, Parisi JE, Sharbrough FW. Prognostic value of myoclonus status in comatose survivors of cardiac arrest. Ann Neurol 1994；35：239-43.
1198. Zandbergen EG, Hijdra A, Koelman JH, et al. Prediction of poor outcome within the first 3 days of postanoxic coma. Neurology 2006；66：62-8.
1199. Bassetti C, Bomio F, Mathis J, Hess CW. Early prognosis in coma after cardiac arrest：a prospective clinical, electrophysiological, and biochemical study of 60 patients. J Neurol Neurosurg Psychiatry 1996；61：610-5.
1200. Fischer C, Luauté J, Némoz C, Morlet D, Kirkorian G, Mauguiére F. Improved prediction of awakening or nonawakening from severe anoxic coma using tree-based classification analysis. Crit Care Med 2006；34：1520-4.
1201. Thömke F, Marx JJ, Sauer O, et al. Observations on comatose survivors of cardiopulmonary resuscitation with generalized myoclonus. BMC Neurol 2005；5：14.
1202. Brunko E, Zegers de Beyl D. Prognostic value of early cortical somatosensory evoked potentials after resuscitation from cardiac arrest. Electroencephalogr Clin Neurophysiol 1987；66：15-24.
1203. Stelzl T, von Bose MJ, Hogl B, Fuchs HH, Flugel KA. A comparison of the prognostic value of neuron-specific enolase serum levels and somatosensory evoked potentials in 13 reanimated patients. Eur J Emerg Med 1995；2：24-7.
1204. Chokroverty S. "Alpha-like" rhythms in electroencephalograms in coma after cariac arrest. Neurology 1975；25：655-63.
1205. Scollo-Lavizzari G, Bassetti C. Prognostic value of EEG in post-anoxic coma after cardiac arrest. Eur Neurol 1987；26：161-70.
1206. Vignaendra V, Wilkus RJ, Copass MK, Chatrian GE. Electroencephalographic rhythms of alpha frequency in comatose patients after cardiopulmonary arrest. Neurology 1974；24：582-8.
1207. Rothstein TL. The role of evoked potentials in anoxic-ischemic coma and severe brain trauma. J Clin Neurophysiol 2000；17：486-97.
1208. Berek K, Lechleitner P, Luef G, et al. Early determination of neurological outcome after prehospital cardiopulmonary resuscitation. Stroke 1995；26：543-9.
1209. Rothstein TL, Thomas EM, Sumi SM. Predicting outcome in hypoxic-ischemic coma. A prospective clinical and electrophysiologic study. Electroencephalogr Clin Neurophysiol 1991；79：101-7.
1210. Grindal AB, Suter C, Martinez AJ. Alpha-pattern coma：24 cases with 9 survivors. Ann Neurol 1977；1：371-7.
1211. Zingler VC, Krumm B, Bertsch T, Fassbender K, Pohlmann-Eden B. Early prediction of neurological outcome after cardiopulmonary resuscitation：a multimodal approach combining neurobiochemical and electrophysiological investigations may provide high prognostic certainty in patients after cardiac arrest. Eur Neurol 2003；49：79-84.
1212. Gendo A, Kramer L, Häfner M, et al. Time-dependency of sensory evoked potentials in comatose cardiac arrest survivors. Intensive Care Med 2001；27：1305-11.
1213. Madl C, Kramer L, Domanovits H, et al. Improved outcome prediction in unconscious cardiac arrest survivors with sensory evoked potentials compared with clinical assessment. Crit Care Med 2000；28：721-6.
1214. Zhang Y, Su YY, Haupt WF, et al. Application of electrophysiologic techniques in poor outcome prediction among patients with severe focal and diffuse ischemic brain injury. J Clin Neurophysiol 2011；28：497-503.
1215. Zandbergen EG, Koelman JH, de Haan RJ, Hijdra A, Group PR-S.

1215. SSEPs and prognosis in postanoxic coma: only short or also long latency responses? Neurology 2006; 67: 583-6.
1216. Bauer E, Funk GC, Gendo A, et al. Electrophysiological assessment of the afferent sensory pathway in cardiac arrest survivors. Eur J Clin Invest 2003; 33: 283-7.
1217. Berkhoff M, Donati F, Bassetti C. Postanoxic alpha(theta)coma: a reappraisal of its prognostic significance. Clin Neurophysiol 2000; 111: 297-304.
1218. Kaplan PW, Genoud D, Ho TW, Jallon P. Etiology, neurologic correlations, and prognosis in alpha coma. Clin Neurophysiol 1999; 110: 205-13.
1219. Nakabayashi M, Kurokawa A, Yamamoto Y. Immediate prediction of recovery of consciousness after cardiac arrest. Intensive Care Med 2001; 27: 1210-4.
1220. Hachimi-Idrissi S, Van der Auwera M, Schiettecatte J, Ebinger G, Michotte Y, Huyghens L. S-100 protein as early predictor of regaining consciousness after out of hospital cardiac arrest. Resuscitation 2002; 53: 251-7.
1221. Rosén H, Rösengren L, Herlitz J, Blomstrand C. Increased serum levels of the S-100 protein are associated with hypoxic brain damage after cardiac arrest. Stroke 1998; 29: 473-7.
1222. Reisinger J, Höllinger K, Lang W, et al. Prediction of neurological outcome after cardiopulmonary resuscitation by serial determination of serum neuron-specific enolase. Eur Heart J 2007; 28: 52-8.
1223. Rosén H, Sunnerhagen KS, Herlitz J, Blomstrand C, Rosengren L. Serum levels of the brain-derived proteins S-100 and NSE predict long-term outcome after cardiac arrest. Resuscitation 2001; 49: 183-91.
1224. Mussack T, Biberthaler P, Kanz KG, et al. Serum S-100 B and interleukin-8 as predictive markers for comparative neurologic outcome analysis of patients after cardiac arrest and severe traumatic brain injury. Crit Care Med 2002; 30: 2669-74.
1225. Choi SP, Park HK, Park KN, et al. The density ratio of grey to white matter on computed tomography as an early predictor of vegetative state or death after cardiac arrest. Emerg Med J 2008; 25: 666-9.
1226. Torbey MT, Geocadin R, Bhardwaj A. Brain arrest neurological outcome scale (BrANOS): predicting mortality and severe disability following cardiac arrest. Resuscitation 2004; 63: 55-63.
1227. Wijdicks EF, Campeau NG, Miller GM. MR imaging in comatose survivors of cardiac resuscitation. AJNR Am J Neuroradiol 2001; 22: 1561-5.
1228. Choi SP, Park KN, Park HK, et al. Diffusion-weighted magnetic resonance imaging for predicting the clinical outcome of comatose survivors after cardiac arrest: a cohort study. Crit Care 2010; 14: R17.
1229. Els T, Kassubek J, Kubalek R, Klisch J. Diffusion-weighted MRI during early global cerebral hypoxia: a predictor for clinical outcome? Acta Neurol Scand 2004; 110: 361-7.
1230. Wu O, Sorensen AG, Benner T, Singhal AB, Furie KL, Greer DM. Comatose patients with cardiac arrest: predicting clinical outcome with diffusion-weighted MR imaging. Radiology 2009; 252: 173-81.
1231. Faucher A, Savary D, Jund J, et al. Out-of-hospital traumatic cardiac arrest: an underrecognized source of organ donors. Transpl Int 2014; 27: 42-8.
1232. Orioles A, Morrison WE, Rossano JW, et al. An under-recognized benefit of cardiopulmonary resuscitation: organ transplantation. Crit Care Med 2013; 41: 2794-9.
1233. Adrie C, Haouache H, Saleh M, et al. An underrecognized source of organ donors: patients with brain death after successfully resuscitated cardiac arrest. Intensive Care Med 2008; 34: 132-7.
1234. Ali AA, Lim E, Thanikachalam M, et al. Cardiac arrest in the organ donor does not negatively influence recipient survival after heart transplantation. Eur J Cardiothorac Surg 2007; 31: 929-33.

1235. Hsu RB, Chu SH, Chien CY, et al. Heart transplantation with marginal recipients and donors. J Formos Med Assoc 1999; 98: 663-7.
1236. Quader MA, Wolfe LG, Kasirajan V. Heart transplantation outcomes from cardiac arrest-resuscitated donors. J Heart Lung Transplant 2013; 32: 1090-5.
1237. Pilarczyk K, Osswald BR, Pizanis N, et al. Use of donors who have suffered cardiopulmonary arrest and resuscitation in lung transplantation. Eur J Cardiothorac Surg 2011; 39: 342-7.
1238. Sánchez-Lázaro IJ, Almenar-Bonet L, Martínez-Dolz L, et al. Can we accept donors who have suffered a resuscitated cardiac arrest? Transplant Proc 2010; 42: 3091-2.
1239. Southerland KW, Castleberry AW, Williams JB, Daneshmand MA, Ali AA, Milano CA. Impact of donor cardiac arrest on heart transplantation. Surgery 2013; 154: 312-9.
1240. Castleberry AW, Worni M, Osho AA, et al. Use of lung allografts from brain-dead donors after cardiopulmonary arrest and resuscitation. Am J Respir Crit Care Med 2013; 188: 466-73.
1241. Mercatello A, Roy P, Ng-Sing K, et al. Organ transplants from out-of-hospital cardiac arrest patients. Transplant Proc 1988; 20: 749-50.
1242. Finfer S, Bohn D, Colpitts D, Cox P, Fleming F, Barker G. Intensive care management of paediatric organ donors and its effect on post-transplant organ function. Intensive Care Med 1996; 22: 1424-32.
1243. Matsumoto CS, Kaufman SS, Girlanda R, et al. Utilization of donors who have suffered cardiopulmonary arrest and resuscitation in intestinal transplantation. Transplantation 2008; 86: 941-6.
1244. de Begona JA, Gundry SR, Razzouk AJ, Boucek MM, Kawauchi M, Bailey LL. Transplantation of hearts after arrest and resuscitation. Early and long-term results. J Thorac Cardiovasc Surg 1993; 106: 1196-201; discussion 200-1.
1245. L'Ecuyer T, Sloan K, Tang L. Impact of donor cardiopulmonary resuscitation on pediatric heart transplant outcome. Pediatr Transplant 2011; 15: 742-5.
1246. Conway J, Chin C, Kemna M, et al. Donors' characteristics and impact on outcomes in pediatric heart transplant recipients. Pediatr Transplant 2013; 17: 774-81.
1247. Fondevila C, Hessheimer AJ, Flores E, et al. Applicability and results of Maastricht type 2 donation after cardiac death liver transplantation. Am J Transplant 2012; 12: 162-70.
1248. Mateos-Rodríguez AA, Navalpotro-Pascual JM, Del Rio Gallegos F, Andres-Belmonte A. Out-hospital donors after cardiac death in Madrid, Spain: a 5-year review. Australas Emerg Nurs J 2012; 15: 164-9.
1249. Alonso A, Fernández-Rivera C, Villaverde P, et al. Renal transplantation from non-heart-beating donors: a single-center 10-year experience. Transplant Proc 2005; 37: 3658-60.
1250. Casavilla A, Ramirez C, Shapiro R, et al. Experience with liver and kidney allografts from non-heart-beating donors. Transplantation 1995; 59: 197-203.
1251. Morozumi J, Matsuno N, Sakurai E, Nakamura Y, Arai T, Ohta S. Application of an automated cardiopulmonary resuscitation device for kidney transplantation from uncontrolled donation after cardiac death donors in the emergency department. Clin Transplant 2010; 24: 620-5.
1252. Nicholson ML, Metcalfe MS, White SA, et al. A comparison of the results of renal transplantation from non-heart-beating, conventional cadaveric, and living donors. Kidney Int 2000; 58: 2585-91.
1253. Otero A, Gómez-Gutiérrez M, Suárez F, et al. Liver transplantation from maastricht category 2 non-heart-beating donors: a source to increase the donor pool? Transplant Proc 2004; 36: 747-50.
1254. Totsuka E, Fung JJ, Hakamada K, Narumi S, Sasaki M. [Experience of orthotopic liver transplantation from non-heart-beating donors at the University of Pittsburgh Medical Center]. Nihon Geka Gakkai Zasshi 1999; 100: 818-21.

第3章

小児の蘇生
PLS: Pediatric Life Support

第3章 小児の蘇生

1 はじめに

1 ILCORにおける小児蘇生(pediatric life support：PLS)の議論

　小児蘇生を検討するILCOR PLSタスクフォースは，ILCORに加盟していた蘇生協議会から2010年に提案された全てのPICO〔patients：患者（傷病者），intervention：介入方法，comparator：比較対照，outcome：転帰（主要なアウトカム）〕，全蘇生協議会の教育用教材，蘇生ガイドラインとアルゴリズムを見直し，最近注目されている分野や旧来から議論の対象になっていた点についても協議を行った．心肺蘇生開始時のABCとCABアプローチ，推奨される胸骨圧迫のテンポの上限，電気ショック時の初回エネルギー量，異物による気道閉塞に対する背部叩打法と腹部突き上げ法等，いくつかの分野について，従来の推奨に基づいた各蘇生協議会独自のガイドラインの間に鍵となる相違があることが判明した．ILCORは，重点課題やトピックについて新たな研究によるエビデンスと擦り合わせつつ，作業リストを作成した．その結果，ILCOR PLSタスクフォースが焦点を当てる，重要な21のPICOが作成された．

　他のILCORタスクフォースと重複するPICOがある場合や，小児のデータが不十分な場合は，成人のデータから小児患者の結果を外挿した．まれではあるが，適切な動物実験があれば吟味すべき文献に加えた．動物実験の結果は，（ヒトでの）高い質のエビデンスが得られず，かつ重大なトピックについてのみ利用した．

　PICOの策定においては，総じて乳児を含めた小児を対象とし，多くの場合において自己心拍再開（return of spontaneous circulation：ROSC）やPICU退室時転帰に限定しないことを共通の方針とした．長期に拡大した転帰は，医療従事者のみならず，両親や養育者，また子どもたちにとっても意味があることであり，30日・60日・180日・1年にわたる遠隔期における神経学的転帰が，関連するPICOに加えられた．

　2015年2月，ダラス（C2015）において，ILCOR外部からも各分野の専門家が会議に出席し，パブリックコメントで得られた以上のさらなる独自のレビューが行われた．この会議には，ガイドラインを世界各地で適用することも想定し，世界保健機関（WHO）の代表者も参加した．この協働は，ヘルスケアの多様性について参加者の理解を深めることに貢献し，先進国においても，医療資源に限りある環境との類似性を持ちうると認識されるようになった．"低・中・高所得国"といった経済的分類だけでは，各々の国において利用可能なヘルスケアの範囲を説明するには不十分であり，各地域のガイドラインを適切に策定するためには，科学的論文のレビュー過程で得られた情報を各地域で利用可能な医療資源に準じて再検討しなければならないということが明確になった．WHOもガイドライン作成に際してGrading of Recommendations Assessment, Development and Evaluation（GRADE）評価方法を用いており，ILCORの作業とWHOのそれには類似性がみられた．両者に共通する課題を討議するために，有用な情報を提供してくれたWHOの代表者と，関係する臨床医たちに感謝する．

2 JRC蘇生ガイドライン2015の小児蘇生(PLS)の概要

　小児蘇生学における，2010年以降の最も重要で新たな進展は，小児院外心停止におけるROSC後の体温管理療法に関する研究成果の公表である．その他の新たな進展には，輸液療法と抗不整脈薬に関しての旧来の推奨の改訂が含まれる．

　ILCOR PLSタスクフォースでは，上記のとおり，システマティックレビューを用いて21のPICOを評価した．これらは，心停止前のケア，心停止してからの一次救命処置（basic life support：BLS）と二次救命処置（advanced life support：ALS），心停止後のケアのグループに分けられた．

　JRC蘇生ガイドライン2015の小児蘇生領域の策定にあたっては，関連諸学会から委員が選出された．前節の経緯で策定されたILCOR CoSTR 2015を踏襲しつつも，その範囲内において，わが国の医療事情（救急医療体制，使用可能薬剤等）ならびにJRC蘇生ガイドライン2010からの連続性も加味した地域化（localization）を考慮した．また，不整脈治療をはじめとする既存の他のガイドラインとの整合性にも配慮した．

　非GRADE部分については最新の論文を吟味して追

記した．なお，PLSにおいて非GRADEとされていても，BLSはじめ他領域において小児を対象に含めたGRADEで検討されている部分については，再度吟味した上で，その推奨と提案を用いることとした．

JRC蘇生ガイドライン2015における変更点の1つとして，アルゴリズムの統合が挙げられる．市民におけるBLSのみならず，医療従事者・救急隊員等における医療用BLSアルゴリズム，ならびにALSまでを含めた心停止アルゴリズムについても，小児用と成人用とをことさら分けることはせず，統合して医療従事者の便を図った．

したがって，PLSにおいて解説するBLSについては，医療従事者における小児に対するBLSを前提としている．市民における小児に対するBLSについては，「第1章 一次救命処置」（→13頁）を参照されたい．ただし，市民における乳児に対するBLSについては，啓発する対象者が限定されており，かつ重要な今後の課題があるため，本章と「第8章 普及・教育のための方策」（→470頁）とに併記した．

3 JRC蘇生ガイドライン2015の小児蘇生（PLS）の重要なポイント

以上の経緯で策定されたJRC蘇生ガイドライン2015のなかで，PLSにかかる最も重要な，エビデンスに基づいた推奨と提案を以下に示す．

METとRRT

小児を診療しうる病院では，小児のmedical emergency team（MET）/rapid response team（RRT）を活用することを提案した．小児早期警告システムの使用についても検討したが，エビデンスが限られており，推奨に至る一定の見解は得られなかった．

CPRの開始手順（CAB vs ABC）

CABアプローチとABCアプローチを比較検討したが，エビデンスが限られており，推奨に至る一定の見解は得られなかった．各蘇生協議会がどちらかのアプローチを採用して異なるガイドラインを作成したとしても，ILCORとしてはそれらに同意する．

胸骨圧迫の深さ

ILCORは，救助者が小児に対して胸骨圧迫をする際の深さとして，乳児では胸郭前後径の少なくとも1/3あるいは約1½インチ（4cm）を，乳児を除く小児では胸郭前後径の少なくとも1/3あるいは約2インチ（5cm）を提案した．

わが国では，JRC蘇生ガイドライン2010において具体的なcm表記を排除し，約1/3が合理的であるとした．今回のガイドラインにおいても，CoSTR 2015勧告の記載と過去のガイドラインでの議論をふまえ，乳児・小児ともに胸郭前後径（胸の厚さ）の約1/3と提案する．

胸骨圧迫のみのCPR

院内および院外における小児の心停止においては，救助者は人工呼吸と胸骨圧迫を行うことを推奨した．なぜなら，小児の心停止の比較的多くが呼吸原性によって起こるからである．救助者が人工呼吸を施行することができない場合は，少なくとも胸骨圧迫だけは行うべきある．

電気ショックのエネルギー量

ILCORは，小児心停止におけるVFや無脈性VTに対して，単相性あるいは二相性波形の初回の除細動エネルギー量としては，2〜4J/kgをルーチンに用いることとして提案した．2回目やそれ以降の除細動エネルギー量については，推奨の根拠となる十分なエビデンスはない．

わが国では，除細動エネルギー量は，初回もそれ以降も4J/kgで統一して提案する．

心停止に対する血管収縮薬と抗不整脈薬

心停止に対する血管収縮薬の使用について検討したが，エビデンスが限られており，推奨に至る一定の見解は得られなかった．

アドレナリン投与に関して，それによる長期転帰と神経学的転帰に対する効果がたとえ不確定であっても，ROSCと生存入院等の短期転帰が優先されると考えた．小児に対する使用根拠が乏しいとはいえ，医療従事者は各蘇生協議会のガイドラインに基づいて，小児心停止に対してアドレナリンを投与し続ける現状に変化はないと合意した．

ショック抵抗性心室細動/無脈性心室頻拍（VF/無脈性VT）に対するリドカインあるいはアミオダロンの使用は短期転帰を改善するが，長期転帰に関するデータは乏しい．

敗血症性ショックに対する輸液蘇生

等張晶質液のボーラス輸液の制限は，特殊な状況下においては，小児敗血症性ショックの転帰を改善するかもしれない．発熱性疾患の小児において，ことに明らかな敗血症性ショックの兆候がない場合は，患者評価を繰り返し行いつつ慎重な輸液療法が施行されるべきである．

ECPR（extracorporeal CPR）

蘇生中あるいは蘇生後に，専門家，医療資源，医療体制においてECMO（Extracorporeal Membrane Oxygenation）管理を適正化できる環境下では，院内心停止に陥った小児の心疾患患者に対して，ECMOの使用が考慮されることを提案した．

心疾患を持たない小児の院内心停止の蘇生に対しては，ECMOのルーチンでの使用について提案，否定に足る十分な根拠はないと考えている．

ROSC後の集中治療

蘇生後の治療は持続的にROSCが得られた時から始まる．院外心停止後に意識がない小児に対して，発熱を回避し，一定期間の中等度の低体温療法，あるいは正常体温に厳格に維持することで，転帰は改善するとした報告があった．

ROSC後にPaO_2を測定し，患者の状況に適した値を目標値とすることを提案した．特定の患者データがない場合は，ROSC後は正常酸素血症を目標とすることを提案した．

ROSC後に$PaCO_2$を測定し，患者の状況に適した値を目標値とすることを提案した．特定の$PaCO_2$の目標値を推奨する根拠に乏しい．

ROSC後の小児に対しては，少なくとも年齢相当の5パーセンタイル値を超える収縮期血圧値を維持するように，輸液や血管作動薬/血管収縮薬を使用することを強く推奨した．

ROSC後の予後予測因子

小児の心停止後7日以内に行う脳波検査が，予後予測を補完しうることを提案した．小児の心停止後の予後予測のために脳波を単独で用いることを推奨するには根拠が不十分であると判断した．

院内心停止の小児については，患者年齢が1歳未満，初期波形がショック適応といった，良好な転帰の予測因子を，予後判断の補助として使用することを提案した．院外心停止の小児については，患者年齢が1歳以上，初期波形VF/無脈性VTが良好な転帰の予測因子であった．

心肺蘇生時間は，それ自体は有用ではない．重要なこととして，未だ証明されていない予後予測因子に固執することなく，蘇生中の予後予測と方針決定の指針となる複数の因子を総合して判断すべきである．

心停止後の小児の転帰を予測しようとする際には複数の変数を使用する．また，ROSC後の集中治療が予後予測因子にどのような影響を与えるかは不確かである．

4 小児・乳児の定義および蘇生法の適応基準

出生後から思春期まで（目安としてはおよそ中学生までを含む）を広く小児という．1歳未満を乳児とし，1歳から思春期までを狭義の小児とすることもある．国際的にも生理学的観点からも，小児と成人の区切りは思春期頃とするのが妥当とされている．

なお，WHO等では出生28日未満を新生児期と定義しており，分娩室，新生児室，新生児集中治療室，産科病棟等新生児蘇生法（NCPR）を修得した医療従事者がいる場所ではNCPRが適応されうる．一方，病院前救護，救命救急センター，小児病棟，小児集中治療室等における新生児期の心停止に対しては，小児蘇生法（PLS）の適応を原則とするが，各施設や組織におけるPLSとNCPRの適応範囲にかかる独自の決定を妨げるものではない．

5 救命の連鎖

小児と成人を包括した「救命の連鎖」は，①心停止の予防，②心停止の早期認識と通報，③一次救命処置（心肺蘇生とAED），④二次救命処置とROSC後の集中治療の4つの要素からなる〔「第1章　一次救命処置」（→14頁，図1）参照〕．

心停止の予防は，不慮の事故による傷害の防止から始まり，疾病予防，疾病警告サインの認識による心停止・呼吸停止の防止も含めた概念である．小児ではことに，不慮の事故による傷害の防止による心停止の予防を強調してきた．

早期認識と通報は，心停止の早期認識，救急医療システムへの通報，院内でのMET/RRTの始動を含めた概念である．

小児の心停止の原因としては，呼吸状態悪化や呼吸停止に引き続く心停止（呼吸原性心停止）が成人に比較して多く，乳児をはじめ低年齢の小児になるほどその傾向が強いと考えられている．

一旦心停止になった小児の転帰は不良であるが，呼吸停止だけの状態で発見され，心停止に至る前に治療が開始された場合の救命率は70％以上と報告されている[1]．一方，院内心停止においては，小児においても循環不全・ショックに引き続く心停止が最大の原因であることが報告されている．すなわち，小児の心停止に直結する呼吸障害とショックに早期に気づいて，すみやかに対応することが救命率改善に欠かせない．

2 院外心停止の防止

1 事故防止の重要性

1）小児の死因

わが国における1歳以後の小児の死亡原因第1位は「不慮の事故」であった．事故防止の努力等により，平成26年人口動態統計では第2位となったものの，その

発生数はまだ多い．多くの事故は防止可能であり，これによる心停止を未然に防ぐことは重要である．事故は偶発的で避けられないもの（accident）ではなく，防止可能な傷害（injury）と捉え，不慮の事故による傷害の防止（injury prevention）についての市民啓発が重要である．

2）交通事故

2000年に義務化されたチャイルドシートの装着率は75％を超えた．しかし，未装着による死亡重傷率は適切装着時の約2倍であり，不適切装着も未だに見受けられる[2]．妊婦の交通事故は少なくなく，それに伴う胎児損傷の報告がみられる．シートベルト装着が母体と胎児にかかる交通事故損傷を軽減できると報告されている[3]．

15歳未満の自転車同乗中死傷者は未だに年間約18,000名であり，6歳未満ではその40％に頭部外傷がみられる[2]．頭部外傷の重症度がヘルメット装着で著しく軽減することが知られているが，わが国では自転車乗車時のヘルメット着用に対する意識がまだ低い．また，2歳未満の子どもが自転車補助椅子から転落する事故が多いのも，わが国の特徴である．

3）異物誤嚥・誤飲・中毒

小児の不慮の事故で最も多いのは「その他の不慮の窒息」であり，食物誤嚥による気道閉塞の死亡の70％以上は4歳以下である[4]．嚥下機能・咀嚼力・咳嗽反射の未発達な小児への食材（ピーナッツ，ブドウ，キャンディー，ミニトマト等）の制限等が必要となる[5]．

小児の誤飲事故は日用品，医薬品，タバコ，電池，洗剤等多岐にわたる．タバコの浸漬液の誤飲では，血圧低下や意識障害・痙攣の危険性がある．ボタン型電池誤飲による喉頭・食道損傷が報告されており，特に起電力の高いリチウム電池は緊急性が高い．5歳以下の誤飲事故で医薬品の占める割合はここ10年ほどで徐々に増加している[6,7]．このほとんどが，小児の発達段階を考慮した同居者の薬物管理により予防可能な事故である．

乳児健診等の定期的な診察の機会を利用して，子どもの発達段階に応じた予防指導だけでなく同居家族への注意喚起が大切である．

4）溺水

わが国では自宅浴槽での溺水が多い[4]．特に未就学児のいる家庭では，浴槽に残し湯をしない，風呂場に入る扉の高い位置に鍵を装着する等，様々な可能性を想定した防止策が必要である．

一方，自然水域での溺水事故は，5歳以降が多くを占める[4]．遊泳時ライフジャケット着用をはじめ，事故防止意識の確立が必要となる．

5）火災

小児の火災による死亡の多くは，自宅火災によるものである．家屋への煙探知機や消火スプリンクラーの設置が，火災による死亡を減らすのに有用とされるが，自宅に残された子どもの火遊びによる出火が後を絶たない．難燃素材の指定や，子どもが使えないライターの開発等が検討されているが，保護者による監督が不可欠という認識が前提である．

2 乳児に対する一次救命処置の市民啓発

医療従事者，救急隊員等に対しては，小児のなかでも乳児（1歳未満）に対する心肺蘇生（cardiopulmonary resuscitation：CPR）の方法を区別して啓発し，理解を促している．一方，市民が乳児の心停止に遭遇する確率は極めて低く，市民に対しては，CPR啓発方法を単純化し浸透を促すために，ことさら乳児に対するBLS（以下，乳児BLS）の各論を啓発しないこととしており，JRC蘇生ガイドライン2015もその方針を堅持する．

しかしながら，出産後の子どもを抱えた両親や，昨今の保育環境の変遷を鑑みて乳児保育に従事している保育士等に対しては，市民とはいえ乳児BLSを啓発する必要性が高まってきている．JRC蘇生ガイドライン2010においては，乳児BLSについて市民も医療従事者用を参照する形になっていたが，煩雑で参照しがたい問題があった．

市民に対して乳児BLSを啓発するにあたっては，

- 胸骨圧迫の際の2本指圧迫法〔「5 小児の一次救命処置 3.背景となる考え方 7）乳児の胸骨圧迫：2本指圧迫法，胸郭包み込み両母指圧迫法」（→187頁）参照〕
- 人工呼吸の呼気吹き込み方法
- 人工呼吸が重要であることの強調〔「5 小児の一次救命処置 3.背景となる考え方 19）胸骨圧迫のみのCPR」（→189頁）参照〕
- AEDも使用可能であること〔「5 小児の一次救命処置 3.背景となる考え方 22）乳児に対するAED」（→190頁）参照〕
- 気道異物除去法（背部叩打と胸部突上法）〔「5 小児の一次救命処置 3.背景となる考え方 24）窒息に対する気道異物除去」（→190頁）参照〕

等を追加して指導することとして，ここに要約して記載した（「第8章 普及・教育のための方策」（→470頁）にも記載）．

Knowledge Gaps（今後の課題）

乳児心停止に対するCPR（呼気吹き込み法を含む）の効果的指導法．

市民が行う乳児BLSの最適な胸骨圧迫方法について（2本指圧迫法に代わる新たな方法）．

3 院内心停止の防止

1 はじめに

1) 心停止前の状態に関連したPICOについてのエビデンスレビュー

小児の心停止の生存率は，特に院内において，世界中の多くの（全てではない）地域[8-10]で改善を認めているが，状態が悪化傾向にある小児の認識と早期治療が，心停止の発生防止のための最優先課題であることに変わりはない．

この項は以下のレビューを含んでいる．
- METとRRT（Peds 397）
- 小児早期警告スコア（Pediatric Early Warning Scores：PEWS）（Peds 818）

METやRRT，PEWSといったシステムは広く導入され，多くの病院で義務化されてすらいるが，その効果は評価困難である．これらのシステムの入力（認識）と出力（対応）を導入することは，重篤な病態の悪化をいかに察知し防止するかという教育と密接に関わっている．MET/RRTそのものに起因する影響よりもむしろ，MET/RRTチームを創り上げた結果としてのシステム全体の影響力が変化につながっているのかもしれない．この結果，患者の増悪がより早い段階で認識され，患者の状態の変化に関してより密に情報交換が行われるようになり，ひいてはより早期に介入が行われることでMET/RRT起動の必要性が回避されるのかもしれない．ILCORの見解としては，MET/RRTおよびPEWSに関する様々なPICOは院内セーフティネットに対して相互に関連する要素であり，個別に評価することは困難であるとされた．

2 METとRRT

CQ：MET/RRTの利用は，小児の院内心停止の発生と死亡を減らすか？
- P 入院中の小児
- I MET/RRTの利用
- C それらを利用しない場合
- O ICU外における心停止または呼吸停止の発生，病院全体の死亡

推奨と提案

小児の治療にあたる病院では，小児MET/RRTシステムを利用することを提案する（弱い推奨，非常に低いエビデンス）．

エビデンスの評価に関する科学的コンセンサス

重大なアウトカムとしてのICU外での心停止について，7件の小児領域の観察研究[11-17]があり，7件全ての研究で，MET/RRTの導入後にICU外での心停止の発生率が減少した（RR＜1）ことが示されたが，いずれの報告においても統計学的有意差は得られなかった．各研究間には，データを統合しないという決定を下すに足るだけの差異（基準値となる心停止の発生率を含めて，患者と医療体制の双方の要因に関して）を認めた（非常に低いエビデンス：バイアスのリスク，非一貫性，不精確さによりグレードダウン）．

重大なアウトカムとしてのICU外での心停止と呼吸停止について，4件の小児領域の観察研究があり，1件の研究[18]においては統計学的に有意な減少が示されたが（$p=0.0008$），それ以外の3件の研究[13,19,20]では有意な減少は示されなかった（非常に低いエビデンス：バイアスのリスク，不精確さによりグレードダウン）．

重大なアウトカムとしての呼吸停止について，1件の小児領域の観察研究[13]があり，呼吸停止の減少が観察された（RR 0.27, 95%CI 0.05〜1.01, $p=0.035$）（非常に低いエビデンス：バイアスのリスク，不精確さによりグレードダウン）．

重要なアウトカムとしての心停止の頻度について，1件の小児領域の観察研究[12]があったが，有意差に達していなかった（RR 0.3, 95%CI 0〜1.04, $p=0.07$）（非常に低いエビデンス：バイアスのリスク，不精確さによりグレードダウン）．

重要なアウトカムとしての病院全体の院内死亡について，6件の小児領域の観察研究があり，3件の研究[12,14,18]では死亡の減少が観察されたが（RR 0.35〜0.52），残りの3件[15,20,21]では減少は観察されなかった（非常に低いエビデンス：バイアスのリスク，非一貫性，不精確さによりグレードダウン）．

患者にとっての価値とILCORの見解

本推奨を作成するにあたっては，多くの医療資源を投じてMET/RRTシステムを導入することで医療体制にかかる負荷よりも，増悪しつつある病態を抱えた患者を発見して介入できる可能性に重きを置いている．MET/

RRT システムを利用するかどうかの決定は，施設ごとの既存の医療資源と能力を天秤にかけて判断すべきである．

Knowledge Gaps（今後の課題）

MET/RRT システムの役割に関するエビデンスは，成人領域に比して小児領域では量・質とも非常に乏しい．これらのシステムを評価する上での大きな制約の1つは，この検討を行うためのデータソースとなるべき病院内を含めた（特に ICU 外において）小児の心停止や死亡率の低さである．そのため，新しくシステムを導入しても統計学的に有意な効果を示すことが困難である．このことは，ほとんどの研究において心停止の発生率や死亡率の改善傾向が示されながら，統計学的な有意差に至っていないことからも明らかである．Critical deterioration event（CDE）[22]〔ICU への予定外入室後12時間以内に非侵襲的人工呼吸（NIV）を含んだ陽圧呼吸管理や循環作動薬投与が開始される事象で，心停止・呼吸停止の8倍以上の頻度で発生するとされており，臨床研究でのエンドポイントとして提唱されている〕のようなより手近な転帰を使用することで，小児入院患者の領域でも MET/RRT の導入がより支持されるようになるかもしれない．

この解析におけるもう1つの大きな制約として，前後比較研究を使用したことが挙げられる．これらの研究では，未知の変数や交絡変数といった制約がつきものであり，比較に耐えうる対照群を設定できない．Joffe らは，MET/RRT チームを導入・組織していない自施設での死亡率を5つの公表されている研究（全てこのレビューで取り上げたもの）と比較し，バイアスのリスクや交絡変数の関与の可能性を唱えた[23]．研究者らの施設での同時期における死亡率の低下は公表された研究結果と同程度であり，交絡変数や時代の趨勢といった問題を明らかにした．質の向上の方法論を用いることにより，教育過程やフィードバックシステムを備えた記録上の振り返り，その他のケアを向上させると思われる要因の変更等の一連の変化の影響を調整することができるであろう．

3 小児早期警告スコア（Pediatric Early Warning Scores：PEWS）

CQ：PEWS の利用は，小児の院内心停止の発生と死亡を減らすか？
- P 入院中の小児
- I PEWS の利用
- C それを利用しない場合
- O ICU 外における心停止の発生，病院全体の死亡

推奨と提案

効果推定に関する信頼性がとても低いため，推奨する根拠に乏しいと判断した．

エビデンスの評価に関する科学的コンセンサス

PEWS は，初期の臨床的悪化を検出する急変対応システムの入力を重視したシステムである．このシステムでは，いくつかの臨床領域における特定の観察項目の異常を点数化する．

重大なアウトカムとしての心停止による死亡の減少について，PEWS が PICU 外での心停止あるいは死亡に変化を及ぼしたというエビデンスはない．

重大なアウトカムとしての心停止発生について，1件の観察研究[24]があり，MET/RRT システムが確立された病院に PEWS を導入することで，心停止の発生頻度が1,000患者・日あたり0.15から0.12に低下した（非常に低いエビデンス：バイアスのリスク，非直接性，不精確さ，出版バイアスによりグレードダウン）．

Knowledge Gaps（今後の課題）

PEWS 導入の影響に関する大規模な小児を対象とした無作為化多施設共同研究が進行中である．

心停止率や院内死亡以外の転帰を追加する必要がある．

PEWS が，他の介入とは独立して結果に影響を及ぼしうるのか？

今後の研究では，呼吸原性・心原性・神経原性を含む，様々な形の代償不全のリスクがある患者を同定・予測するための，いくつかの異なる PEWS スコアを前向きに評価することに焦点を当てる必要がある．

4 心停止リスクの早期認識と初期治療

1 小児のバイタルサイン

小児救急患者の診療では，病名診断から入りがちであり，診断がつくまで治療が開始されないことも少なくない．しかし病名診断に至らなくとも，以下に述べるように，バイタルサインに基づき迅速な呼吸循環機能の生理学的把握を行えば，これをもとに初期治療をただちに開始することが可能となる．最終的には，状態を安定させつつ診断をつける努力をして，診断に応じた根本治療に結びつけることができる．

トリアージ，PEWS，MET/RRT といった患者の重症化を早期に発見するためのシステムでは，バイタルサインの適切な評価が必須である．しかし，近年報告された小児の呼吸数と心拍数に関するシステマティックレビューや観察研究[25-28]により，従来，AHA（American Heart Association），AAP（American Academy of Pediatrics）が提供する PALS（Pediatric Advanced Life Support）やアメリカ小児科学会救急医学コース（APLS），各種の教科書等に掲載されてきたバイタルサインの基準値は十分な根拠を欠いており，健常児でも患児でも異常値に対するアンダートリアージやオーバートリアージが多いことが示された．

また，健常児と入院中の患児とではこれらのバイタルサインの基準値が異なること，また小児の心拍数の基準値の評価には体温補正が必要であることも指摘されており，単純な基準値の表を作成することは困難である．小児の心拍数や呼吸数は体動や啼泣，情動によっても大きく変化することにも留意し，単なる数値的評価だけではなく，呼吸努力症状や末梢循環不全症状等と合わせて常に総合的に評価することが重要である．

Knowledge Gaps（今後の課題）

近年報告された小児のバイタルサインの研究では，従来使用されてきた各種の基準値とはかなり異なる複雑な評価基準が提唱されているが，実臨床の現場でどのように応用するかは慎重な検討を要する．また，日本人の小児でのバイタルサインのデータが存在せず，今後の研究が必要である．

2　切迫心停止の早期認識と初期対応

1）小児の心停止に至る病態

小児の心停止に至る病態は，年齢，基礎疾患，発生場所等により様々であるが，突然の不整脈（心室細動等）を除いては最終的には呼吸障害とショックが進行し，心肺機能不全に陥り心停止に至る．

2）呼吸障害

呼吸障害が認められる場合には，その重症度により，呼吸窮迫と呼吸不全の2つのレベルに分類する．

呼吸窮迫は，呻吟，多呼吸，陥没呼吸，鼻翼呼吸等，呼吸障害・呼吸努力が認められるものの，酸素化や換気が正常，またはそれに近く保たれている状態と定義される．呼吸不全は，呼吸窮迫の状態がさらに進行し，酸素化や換気が正常に保たれない程度まで悪化している状態と定義される．

呼吸窮迫と判断すれば，ただちに酸素投与を開始する．低酸素血症を伴えば，より高濃度な酸素を投与する．低換気状態を伴う場合は，バッグ・マスク換気等により呼吸を補助する．その際，短時間の呼吸補助ですむのか，気管挿管が必要なのかを判断する．

3）ショック

ショックとは，組織灌流傷害により組織の代謝需要と比較して酸素と栄養が十分に供給されないことにより，細胞の酸素不足，代謝性アシドーシス等が進行し，生命維持に危機が迫った急性全身性の病的状態のことである．意識状態の悪化，頻拍（脈）または徐脈（拍），脈拍の減弱，血圧低下，毛細血管再充満時間の延長（2秒以上），網状皮膚斑，四肢冷感，尿量減少等が，循環障害の一般的な徴候としてみられる．

1回拍出量が低下していても，心拍数増加による心拍出量増加や，末梢血管収縮による体血管抵抗上昇等の代償機転により，血圧が各年齢における許容下限値以上に保たれている状態が，代償性ショックと定義される．代償性ショックの状態からさらに悪化し，生体の代償機転の限界を越え，血圧が各年齢における許容下限値未満の低血圧になってしまった状態が，低血圧性ショックと定義される．

ショックの原因は様々であるが，初期治療としては，その原因にかかわらず等張性輸液（生理食塩液やリンゲル液等）10〜20 mL/kg を急速投与する．低張性輸液は使用しない．迅速な初期評価に続いて再評価し，必要があれば等張性輸液を再投与するが，同時にショックの原因の検索も行う．また，ショック状態においても，体組織の酸素需要が供給を上回っているので，ただちに酸素投与を行う．

4）心肺機能不全

心肺機能不全とは，呼吸不全やショックが進行した，心停止直前の致死的状態である．心肺機能不全では，皮膚蒼白，チアノーゼ，あえぎ様呼吸を呈し，徐脈からすみやかに心停止に至る．心停止に至る前に，ただちに蘇生手段を講じる必要がある．

5　小児の一次救命処置（pediatric basic life support：PBLS）

1　はじめに

BLS における各蘇生協議会の推奨の中で最も大きな違いは，CPR の開始手順，つまり CAB か ABC かと，胸骨圧迫のテンポ上限である．この領域における他の推奨項目については，蘇生協議会の間で類似したものに

なっている．現在の成人のBLSでは，胸骨圧迫と人工呼吸を組み合わせるよりも，質の高い胸骨圧迫をより一層強調している．これは，市民救助者への教育を簡素化し，バイスタンダーCPRの施行率を上げるという考えに基づいている．ILCOR PLSタスクフォースは，年齢や原因によらず統一されたCPRを推奨することに付加価値があると認識している．しかし，小児の心停止の多くが呼吸原性であることは，効果的なCPRの要素としての人工呼吸の重要性を示唆しており，小児へのこのアプローチが必ずしも最適ではないことを，現在のエビデンスが示していると確信している．

ILCOR PLSタスクフォースは，BLSでの下記の分野について焦点を当てることにした．
- CPRの開始手順（Peds 709）
- 胸骨圧迫の深さ（Peds 394）
- 胸骨圧迫のみのCPR（Peds 414）

2　小児の一次救命処置（PBLS）

市民救助者が小児に対してCPRを行う場合は，成人と共通の，市民におけるBLSアルゴリズムに従う．

一方，病院・救急車内等の医療環境の整った中で日常業務として医療従事者や救急隊員等が蘇生を行う場合は，小児の二次救命処置（pediatric advanced life support：PALS）の端緒としてPBLSが開始される．このような状況では，市民を対象として作成された市民用BLSアルゴリズムではなく，救助者の熟練度，資格，準備された資器材等が異なっていることを考慮して最適化された，成人と共通の医療用BLSアルゴリズムを使用し，小児・乳児の特性を加味する（図1）．

医療従事者・救急隊員等における医療用BLSアルゴリズムと市民におけるBLSアルゴリズムの主たる相違点，ならびに小児・乳児の特性は以下のとおりである．

1）反応の確認と緊急通報　ボックス1

医療従事者は倒れる患者を見たり，横になっている患者の顔色，体動，呼吸等の異常に気づいたら，ただちに反応を確認する．市民救助者による緊急通報は119番通報であるのに対し，病院内の緊急通報はALS（PALS）チームのコールである等，蘇生環境に依存する．医療従事者が日常的に蘇生を行う場所でマニュアル除細動器が準備されていればこれを依頼するが，マニュアル除細動器がなければAED（automated external defibrillator）でもよい．

2）心停止の判断　ボックス2

医療従事者でも市民救助者と同様に，反応がなく，かつ呼吸がない，または死戦期呼吸であれば心停止と判断し，ただちにCPRを開始する．市民救助者と異なり，医療従事者や救急隊員等は，反応がない患者にはまず気道確保を行った上で呼吸の観察を行う．ただし，気道確保に手間取って，呼吸の観察がおろそかになったり，CPRの開始が遅れたりしないようにするべきである．

蘇生に熟練した救助者は患者の呼吸を観察しながら，同時に頸動脈の拍動の有無を確認する（乳児の場合は上腕動脈，小児は頸動脈の他，大腿動脈でもよい）．ただし，それ以外の医療従事者や，熟練していても脈拍の有無に自信が持てない時は呼吸の観察に専念し，呼吸がない，または死戦期呼吸と判断した場合，あるいは呼吸が正常か判断できない場合には心停止，すなわちCPRの適応と判断し，すみやかにCPRを開始する．脈拍の確認のために迅速なCPRの開始を遅らせてはならない．呼吸と脈拍の確認に10秒以上かけないようにする．

患者に呼吸はないが脈拍を認める場合は，気道を確保して1分間に12〜20回の人工呼吸を行いながらALS（PALS）チームを待つ．到着までの間，正常な呼吸が続いているか継続して観察し，頻回の脈拍確認を行い，心停止となった場合に胸骨圧迫の開始が遅れないようにする．

なお，脈拍が確信できても，脈拍60/分未満で，かつ循環が悪い（皮膚の蒼白，チアノーゼ等）場合には，CPRが必要と判断する〔図3「7 徐脈・頻拍への緊急対応2．徐脈アルゴリズム」（→203頁）参照〕．また，呼吸数が10/分未満の徐呼吸の場合も，呼吸停止と同様に人工呼吸を考慮する．

3）CPR　ボックス3，4

CPRは胸骨圧迫から開始する．胸骨圧迫は，胸骨の下半分を胸郭前後径（胸の厚さ）の約1/3の深さで，1分間あたり100〜120回のテンポで，中断を最小限にして行う．毎回の胸骨圧迫のあとで完全に胸壁が元の位置に戻るように圧迫を解除する．ただし，完全な圧迫解除のために胸骨圧迫が浅くならないよう注意する．病院内のベッド上でCPRを行う場合は背板の使用を考慮するが，それによる胸骨圧迫の開始の遅れや胸骨圧迫の中断は最小にする．

人工呼吸用デバイスの準備ができ次第，人工呼吸を開始する．この場合，胸骨圧迫と人工呼吸は，救助者が1人の場合は30：2の比で行うが，救助者が複数の場合は15：2の比で行う．人工呼吸を実施する場合には気道確保が必要となる．気道確保は頭部後屈あご先挙上法を用いるが，必要に応じて下顎挙上法を行う．下顎挙上法のみで気道確保ができなければさらに頭部後屈を加える．CPR中の人工呼吸は，約1秒かけて胸が上がる程度の換気量で行い，過大な換気量は避けるべきである．小児のCPR中における適切な酸素濃度の推奨はないが，できうる限り高い吸入酸素濃度の使用を否定するデータは

第3章 小児の蘇生

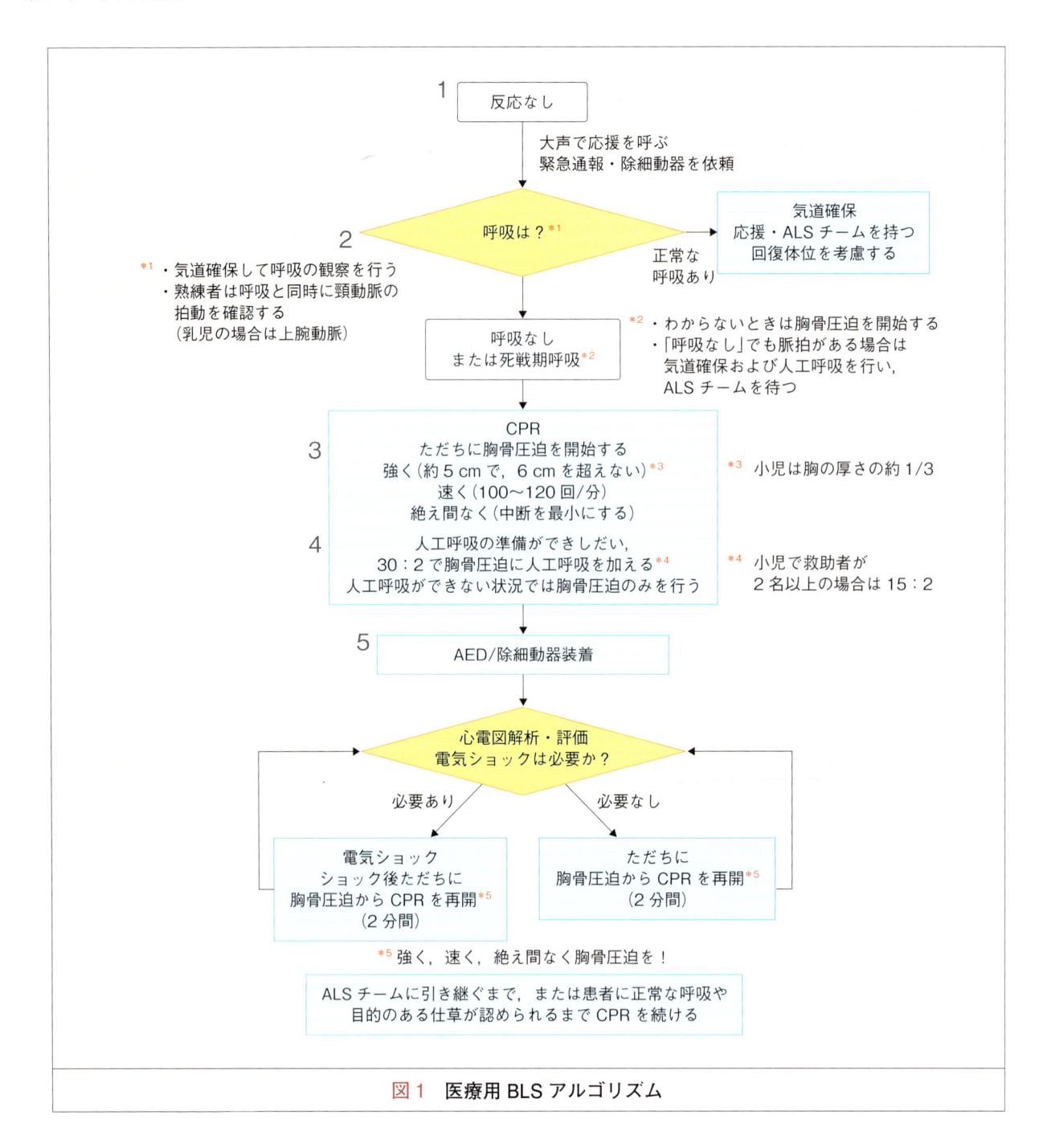

```
1  [反応なし]
      │ 大声で応援を呼ぶ
      │ 緊急通報・除細動器を依頼
      ▼
2  ＜呼吸は？*1＞ ──正常な呼吸あり──→ [気道確保
                                    応援・ALSチームを持つ
                                    回復体位を考慮する]
      │
   *1・気道確保して呼吸の観察を行う
     ・熟練者は呼吸と同時に頸動脈の
       拍動を確認する
       （乳児の場合は上腕動脈）
      ▼
   [呼吸なし
    または死戦期呼吸*2]

   *2・わからないときは胸骨圧迫を開始する
     ・「呼吸なし」でも脈拍がある場合は
       気道確保および人工呼吸を行い，
       ALSチームを待つ

3  CPR
   ただちに胸骨圧迫を開始する
   強く（約5cmで，6cmを超えない）*3
   速く（100〜120回/分）
   絶え間なく（中断を最小にする）

   *3 小児は胸の厚さの約1/3

4  人工呼吸の準備ができしだい，
   30：2で胸骨圧迫に人工呼吸を加える*4
   人工呼吸ができない状況では胸骨圧迫のみを行う

   *4 小児で救助者が
      2名以上の場合は15：2

5  [AED/除細動器装着]
      ▼
   ＜心電図解析・評価
     電気ショックは必要か？＞
     │              │
   必要あり         必要なし
     ▼              ▼
   [電気ショック     [ただちに
    ショック後ただちに 胸骨圧迫からCPRを再開*5
    胸骨圧迫からCPRを再開*5  （2分間）]
    （2分間）]

   *5 強く，速く，絶え間なく胸骨圧迫を！

   ALSチームに引き継ぐまで，または患者に正常な呼吸や
   目的のある仕草が認められるまでCPRを続ける
```

図1　医療用BLSアルゴリズム

ない．病院や救急車内等で人工呼吸を実施する際は，BVM（バッグ・バルブ・マスク）等を用いるべきである．救助者となる可能性のある者は，BVMを用いた人工呼吸に習熟しておくべきである．BVMを用いた人工呼吸は，救助者のうち，最も熟練した者が行う．複数の救助者が人工呼吸を担当する場合は，両手でマスクを保持することで顔面との密着がより確実になる．

病院や救急車内等日常業務として蘇生を行う場所では，必要時に迅速に人工呼吸が開始できるようにBVMを準備しておくべきである．特に，小児であることに加えて，窒息，溺水，気道閉塞，目撃がない心停止，遷延する心停止状態では，早期に人工呼吸を開始することが重要である．

4）ECG解析・評価　ボックス5

除細動器が到着するまでは，医療従事者であっても脈拍をチェックすることなくCPRを続ける．

マニュアル除細動器あるいはAEDのいずれを使用する場合でも，ECG解析・評価を行う直前まで胸骨圧迫を継続する．AEDではECGが自動解析されるが，マニュアル除細動器では蘇生を行う者がECGを確認して判断する必要がある．

なお，AEDモードに切り換えられるタイプの除細動器の場合はECGの自動解析が可能であり，蘇生に従事する機会が少ない医療従事者にとって有用である．

AEDを未就学児（就学前の小児）に対して用いる場合は，小児用モード/キーあるいはエネルギー減衰機能

付き小児用パッドを用いる．小児用パッドがない場合，成人用パッドを用いる．

5) 電気ショックが必要である場合

AEDを用いる場合は，音声メッセージに従って電気ショックを行う．

マニュアル除細動器を用いる場合，VF/無脈性VTであれば，電気ショックを行う．電気ショックを1回実施したら，ただちに胸骨圧迫からCPRを再開し，2分間行う．以後2分おきに，ECG波形の確認と電気ショックを繰り返す．なお，電気ショックのエネルギー量は，初回も2回目以降もともに4 J/kgとするが，成人量を上限とする〔「6 小児の二次救命処置 5．背景となる考え方（電気ショック） 3）電気ショックのエネルギー量」（→200頁）参照〕．

6) 電気ショックが必要でない場合

AEDを用いる場合は，音声メッセージに従ってただちにCPRを再開する．

マニュアル除細動器を用いる場合で，ROSCの可能性があるQRS波形が認められる場合は脈拍を確認する．脈拍を触知すればROSC後のモニタリングと管理を開始する．無脈性電気活動（pulseless electrical activity：PEA）や心静止であれば，ただちに胸骨圧迫からCPRを再開し2分間行う．以後2分おきにECG波形の確認を繰り返す．

3　背景となる考え方

1) 心停止の判断

胸郭，腹部の動きを観察し，「呼吸がない」あるいは呼吸が正常か判断できない場合にはCPRの適応と判断し，CPRを開始するべきである．市民救助者が呼吸の有無を確認する時には気道確保を行う必要はない．その代わりに上半身（胸と腹部を含む）の動きの観察に集中する．ただし，呼吸の確認に10秒以上かけないようにする．

死戦期呼吸は心停止のサインであり「呼吸なし」と同じ扱いである．死戦期呼吸とは，心停止直後に時折認められる，しゃくりあげるような不規則な呼吸をいう．ただし，小児では死戦期呼吸がみられることが少ないとされている．

医療従事者や救急隊員等は，反応がない患者にはまず気道確保を行った上で呼吸の観察を行う．ただし，気道確保に手間取って，呼吸の観察がおろそかになったり，CPRの開始が遅れないようにするべきである．

市民は心停止確認のために脈拍の触知を行う必要はない．医療従事者であってもCPRに熟練していない救助者は同様の対応でよい．一方，熟練救助者は患者の呼吸を観察しながら，同時に脈拍の有無を確認してもよい．ただし，脈拍の確認のために迅速なCPRの開始を遅らせてはならない．救助者が脈拍の有無に自信が持てない時は呼吸の有無の確認に専念し，呼吸がないと判断した場合にはすみやかにCPRを開始する．

2) 脈拍の確認

脈拍チェックのみで心停止を判断するのは信頼性がないと考えられる．そのため，もし患者の反応がなく，正常な呼吸をしておらず（呼吸がない，死戦期呼吸），あるいは呼吸が正常か判断できない場合，生命徴候がないならCPRを始めるべきである．経験のある救助者は呼吸の確認と同時に脈拍を確認する（小児の場合は頸動脈か大腿動脈，乳児の場合は上腕動脈で確認する）が，10秒以内に脈の触知を確信できない限りCPRを始めるべきである．

この根拠として，次のような研究がある．多数の研究[29-41]によれば，市民も医療従事者も健康な成人や乳児に対して10秒以内に脈拍の確認を正確にすることはできない．成人における研究[42,43]と，2件の非拍動性循環の小児における盲検化研究[44,45]では，医療従事者は脈拍の状態を不正確に評価することが多く，その評価にはしばしば10秒以上を要することが示されている．小児の研究では，医療従事者が正確に脈拍触知できたのは80％のみであった．脈拍がない時に14～24％が，脈拍があると誤認し，脈拍がある時は21～36％が脈拍を確認することができなかった．脈拍がある時にそれを確認するための平均時間は約15秒，脈拍がないことを確認するための平均時間は30秒であった．ただし，この脈拍のない患者はECMOサポートを受けていたので，このデータから心停止の状況を推論するにあたっては注意が必要である．すなわち，全ての脈拍のない患者には循環があり，それゆえ毛細血管再充満時間が迅速で皮膚温も温かいという循環の徴候があった．また，評価を受けた全ての患者はCPRを受けておらず，ICUで治療中であった．

3) CPRの開始手順

> **CQ：小児のCPRは，胸骨圧迫と人工呼吸のどちらから開始すべきか？**
>
> P あらゆる状況における小児の心停止
> I C-A-Bの手順（胸骨圧迫から開始）
> C A-B-Cの手順（人工呼吸から開始）
> O 胸骨圧迫開始までの時間，ROSC，生存退院，180日後の神経学的転帰

推奨と提案

効果推定に関する信頼性がとても低いため，推奨する根

拠に乏しいとILCORは判断した．

わが国では，JRC蘇生ガイドライン2010を踏襲して，小児に対しても胸骨圧迫から開始することとする．

エビデンスの評価に関する科学的コンセンサス

2010年当時には，明確なエビデンスは欠けていたが，いくつかの蘇生協議会はCPRの開始手順としてCABアプローチを導入した．それは，胸骨圧迫開始までの時間短縮と，小児と成人での推奨の一貫性を維持する考えに基づくものであった．CABアプローチとそれによる換気開始の遅れが小児の心停止の転帰にどのように影響するかは課題として残ったままである．ヒトを対象とした研究がない（このトピックについてはマネキンでの研究しかない）ため，ILCOR PLSタスクフォースの中でも大きな議論となった．

重要なアウトカムとしての胸骨圧迫開始までの時間について，3件のシミュレーションによるRCTがあり，これら3件のRCTのうち2件は成人マネキンでの研究[46,47]，1件は小児マネキンでの研究[48]であるが，いずれもABCアプローチよりCABアプローチのほうが胸骨圧迫開始までの時間を短縮できたことを示している．これら3件のシミュレーションを用いたRCTにおいて，胸骨圧迫を開始するまでの時間については，CABアプローチ（15.4～25.0秒）がABCアプローチ（36.0～43.4秒）と比較して，18.0～24.3秒早いことが示されている．さらに，2件のマネキンを用いた研究[46,47]では，CABアプローチ（28.4～43.0秒）がABCアプローチ（22.7～37.0秒）と比較して，人工呼吸開始までの時間が5.7～6.0秒しか遅れなかったことを示している（非常に低いエビデンス：不精確さ，非常に深刻な非直接性によりグレードダウン）．心停止に対する最初の蘇生手順に関して，CABとABCのアプローチを比較して，ROSC，生存退院，180日後の神経学的転帰について言及した（ヒトを対象とした）臨床研究はない．

患者にとっての価値とILCORの見解

この推奨を作成するにあたり，小児の心停止の原因の多くが呼吸原性であることから，換気開始が著しく遅れることがないように，蘇生行為の一部としての人工呼吸を適切に行うことの重要性を強調したい．小児の心肺蘇生法では，CAB，ABCどちらのアプローチも支持される根拠がある．CABアプローチは，成人のBLSがこの方法で行われるため，蘇生教育の簡素化につながる．ABCアプローチでは，小児の心停止は呼吸原性が多いこと，小児には早期の人工呼吸が重要であることを意識づけることができる．このトピックに関してはマネキンのデータしかなく，また過去には蘇生協議会ごとに異なる推奨をしていることから，各蘇生協議会がどちらかの根拠に基づいて異なるガイドラインを作成したとしても，ILCOR PLSタスクフォースとしてはそれらに同意する．

Knowledge Gaps（今後の課題）

この質問に対する唯一のエビデンスは，マネキンを用いた研究から得られたものである．心肺蘇生時の2つのアプローチ手順を比較する臨床研究の転帰として，ROSC，生存退院，神経学的転帰良好等の重症患者の転帰に加え，その他の代用できる転帰（例えば胸骨圧迫／人工呼吸開始までの時間）を用いてもよいだろう．

4）胸骨圧迫の実施

患者を仰臥位に寝かせて[49]，救助者は患者の胸の横にひざまずく[50]．

胸骨圧迫の効果を最大限に発揮させるために，可能ならば硬いものの上でCPRを行うことは理にかなっている[51-53]．脱気できるマットレスであればCPR中は常に脱気するべきである[54]．CPR中に背板を使用することを支持あるいは否定するためのエビデンスは十分でないが，背板を使用する場合は，救助者は胸骨圧迫の開始の遅れや胸骨圧迫の中断を最小にすべきで，背板を敷く時にカテーテルやチューブが外れないように注意する．ベッド上の胸骨圧迫はしばしば浅くなりすぎることが報告されている[51,55-58]．CPRを行うために患者をベッドから床に下ろすことの危険性と利点を検討した研究はない．

5）小児の胸骨圧迫：圧迫部位

成人の心停止では，胸骨の下半分を圧迫することを提案する（弱い推奨，非常に低いエビデンス）．この推奨は，ILCOR BLSタスクフォースで成人と小児を対象としたPICOから検討されたものである．成人についてのみ提案がなされている〔「第1章　一次救命処置」（→22頁）参照〕が，JRCは小児にも適応することとした．

6）小児の胸骨圧迫：片手・両手での胸骨圧迫

心停止の小児への胸骨圧迫で，片手での胸骨圧迫と両手での胸骨圧迫を比較した研究はない．小児マネキンを用いた無作為クロスオーバー研究[59]によると，医療従事者による両手での胸骨圧迫のほうが，より高い胸骨圧迫圧が発生していた．2件の研究の報告[60,61]では，医療従事者が小児マネキンに片手と両手とで行った胸骨圧迫を比較したところ，疲労について差はなかった．したがって小児に対して胸骨圧迫を行う場合には，片手か両手の手技のどちらを使用してもよい．

7) 乳児の胸骨圧迫：2本指圧迫法，胸郭包み込み両母指圧迫法

市民救助者が乳児を救助する場合，医療従事者が1人で救助にあたる場合は，2本指圧迫法で行う．胸の真ん中に指を2本当て，胸骨を圧迫する．BLSを学んだ者が2人以上で救助にあたる場合は，胸郭包み込み両母指圧迫法が合理的である．この場合，乳児の胸部に両手を当て，指を広げて胸郭を包み，両母指を胸の真ん中に当てる．救助者が1人であるか，患者の胸部に指を回すことができない場合は，胸骨を2本の指で圧迫する．

胸郭包み込み両母指圧迫法では，冠動脈により高い灌流圧がかかり，適切な深度・強度の圧迫が一定して行え[62-65]，またより高い収縮期圧と拡張期圧を発生させることが可能であるため[66-69]，2本指による圧迫より好ましい方法である．ただし，胸郭包み込み両母指圧迫法において，両母指で強く胸骨を圧迫しながら，他の指と手掌も含めた両手全体で胸郭を包み込むように圧迫し，全周性に圧を加える方法を支持あるいは否定するためのデータは十分でない．

Knowledge Gaps（今後の課題）

2010年以降にも，2本指法は胸郭包み込み両母指圧迫法と比較して圧迫深度が浅くなるという，マネキンを対象とした研究が重ねて報告されている[70-72]．圧迫深度が浅くなりやすい2本指法に代わる，市民による乳児に対する胸骨圧迫手法にかかる研究が求められる．

8) 胸骨圧迫の深さ

CQ：小児の心停止に対する胸骨圧迫の最適な深さはどの程度か？
P 胸骨圧迫を受ける小児（院外もしくは院内）
I ある特定の深さでの胸骨圧迫
C 現在の治療アルゴリズムにおいて規定されている深さでの胸骨圧迫
O 生存退院，180日後の神経学的転帰，合併症発生や生理学的エンドポイント

推奨と提案

ILCORは，乳児では，胸郭前後径の少なくとも1/3，あるいは約1½インチ（4 cm）の胸骨圧迫を提案している．小児では，胸郭前後径の少なくとも1/3，あるいは約2インチ（5 cm）の胸骨圧迫を提案している（弱い推奨，非常に低いエビデンス）．

わが国では，JRC蘇生ガイドライン2010において具体的なcm表記を排除し，約1/3が合理的であるとした．今回のガイドラインにおいても，CoSTR 2015勧告の記載と過去のガイドラインでの議論をふまえ，乳児・小児ともに胸郭前後径（胸の厚さ）の約1/3と提案する．

エビデンスの評価に関する科学的コンセンサス

ILCOR PLSタスクフォースでは，小児に対して質の高いCPRを提供することは，取り組む課題として優先度が高いと判断した．よって，胸骨圧迫の理想的な深さをPICOとして取り上げた．

重大なアウトカムとしての神経学的転帰と生存退院について，1件の小児院内心停止の観察研究（89例の心停止イベント）[73]があり，51 mmより深い（>2インチ）胸骨圧迫深度により統計学的に有意な転帰改善を認めた（神経学的転帰良好：RR 3.71, 95%CI 0.90〜15.33）（生存退院：RR 3.48, 95%CI 1.02〜11.84）（非常に低いエビデンス：非直接性，不精確さによりグレードダウン）．

重要なアウトカムとしての24時間生存とROSCについて，1件の観察研究[73]があり，89例の小児院内心停止イベントを対象として，胸骨圧迫が51 mmより深いと24時間生存（調整後 OR 10.3, 95%CI 2.75〜38.8, $p<0.001$）やROSC（調整後 OR 4.21, 95%CI 1.34〜13.2, $p=0.014$）がより良好であった（非常に低いエビデンス：非直接性，不精確さによりグレードダウン）．

重要なアウトカムとしての生理学的エンドポイント（あらかじめ決められた血圧目標値）について，2件の観察研究があり，小児における院内および院外心停止（6例[74]，9例[75]）のCPR中に胸骨圧迫深度のリアルタイム測定や主観的な胸郭前後径を目標にすることは転帰と統計学的に有意な関連がなかった（Sutton：OR 1.04, 95%CI 0.63〜1.71）（Maher：RR 6.0, 95%CI 1.00〜35.91）（非常に低いエビデンス：バイアスのリスク，非直接性，不精確さによりグレードダウン）．

重大な合併症について，エビデンスは存在しない．

患者にとっての価値とILCORの見解

これらの推奨を作成する際，理論上推奨されている深さを越えて胸骨圧迫をしてしまう危険性や，それにより患者に害を与えてしまう可能性があるとしても，十分な胸骨圧迫の深度を達成する価値のほうがより高いと判断した．最近発表された小児院外心停止の研究（発表が最近であるためGRADE評価には含まれていない）では，胸骨圧迫深度と短期間の転帰（すなわちROSC）の関連について調べている[76]．胸骨圧迫深度と患者転帰の関連性について，小児でのエビデンスは限られているが，近年発表された成人のデータ[77]によると，より深い胸骨圧迫を用いることで臨床的転帰が改善した説得力のあるデータが提示された．しかしながら，胸骨圧迫深度が深すぎると，患者の転帰が悪化する可能性があるというデータも同様に存在する．

Knowledge Gaps（今後の課題）

このトピックで利用可能な小児データの大部分は，単一研究施設からのものであり，小児の全体像を表しきれていない可能性がある．

患者サンプルサイズは非常に小さく，またデータの多くは思春期の患者のものである．小児のデータはわずかである．

小児における院外のデータは存在せず，また患者背面の（ベッド等の）硬さの違いが胸骨圧迫の適切性に与える影響を調査したデータも存在しない（つまり大部分のデータはマットレスを圧迫した分の補正を行っていない）．集中治療室の設定では，異なる胸骨圧迫深度ごとの侵襲的モニタリングのデータ（血圧やカプノグラフィー）が，今後推奨を作成していく際に有益となるだろう．

適切な深度で胸骨圧迫を行うために一貫したアプローチが必要であることは，ILCOR PLSタスクフォースの議論で述べられている．また，BLSの質を高めるためにフィードバック技術を用いることもILCOR PLSタスクフォースの対面会議で議論された．

わが国の研究[78]では，日本人の1～7歳の小児の胸の厚さの平均は109.2～141.4 mmと報告されており，その1/3は36.4～47.1 mmとなるため，5 cmでは深すぎる可能性がある．ただし，単施設研究であり，日本語論文であることから，今後は日本人を含めたアジア人の体格を勘案した検討が必要である．

9）胸骨圧迫解除時の除圧

救助者が用手CPRを行う際には，胸壁が完全に元の位置に戻るように，圧迫と圧迫の間に胸壁に力がかからないようにすることを提案する（弱い推奨，非常に低いエビデンス）．この推奨は，ILCOR BLSタスクフォースで成人と小児を対象としたPICOから検討されたものである〔「第1章　一次救命処置」（→25頁）参照〕．

10）胸骨圧迫のテンポ

用手胸骨圧迫のテンポは100～120回/分を推奨する（強い推奨，非常に低いエビデンス）．この推奨は，ILCOR BLSタスクフォースで成人と小児を対象としたPICOから検討されたものである〔「第1章　一次救命処置」（→24頁）参照〕．

11）CPRのフィードバック

臨床におけるCPRでは，リアルタイムの視聴覚的フィードバック装置は，心停止患者に対する包括的治療体制の一環として用いることを提案する（弱い推奨，非常に低いエビデンス）．

包括的治療体制の枠組み外で，単独の方策としてリアルタイムの視聴覚的フィードバック装置を使用しないことを提案する（弱い推奨，非常に低いエビデンス）．

これらの推奨は，ILCOR BLSタスクフォースで成人と小児を対象としたPICOから検討されたものである〔「第2章　成人の二次救命処置」（→62頁）参照〕．

12）CPR中の脈拍の確認

観血的モニターが利用できるALS環境を除いては，CPR中の脈拍チェックの価値についてのデータは不十分であるので，ILCORは脈拍チェックの価値に関する推奨を作成しなかった．これは，ILCOR BLSタスクフォースで成人と小児を対象としたPICOから検討されたものである．

胸骨圧迫の中断を最小にすること，およびROSCが強く疑われる場合（例えば臨床的に，または血行力学的モニタリングによる）以外には脈拍チェックのための圧迫中断を避けることの重要性は従来どおりである〔「第1章　一次救命処置」（→27頁）参照〕．

13）救助者の交代のタイミング

疲労によって胸骨圧迫の質が低下しないように，1～2分ごとを目安に胸骨圧迫の役割を交代することを考慮する．交代に要する時間は最小にするべきである．

14）気道確保

効果的な人工呼吸のためには気道の確保が必要である．反応のない小児に対する気道確保法としては頭部後屈あご先挙上法が合理的である．訓練を受けた者は脊椎損傷が疑われる場合等，必要に応じて下顎挙上法を用いてもよい．下顎挙上法のみで気道確保ができなければ，さらに頭部後屈を加える．なお，下顎挙上法は有害となりうるためにその適応決定と実施には注意が必要である．

15）換気量と換気回数

1回換気量の目安は人工呼吸によって患者の胸の上がりを確認できる程度とするのが合理的である．CPR中は，呼吸原性，心原性等心停止の原因を問わず，過換気は避けるべきである．小児においては，CPR中に過換気の害を避けるために，年齢相応より少ない分時換気量で換気することは理にかなっている．

Knowledge Gaps（今後の課題）

蘇生中は換気回数が早くなる傾向があるため[79,80]，換気回数を調節する方略について，さらなる検討が必要である．

1回換気量を適正化する方法に関しても試み[81]があるが，実際の患者の胸部挙上と比較する等，経験の乏しい人でも1回換気量を適正化できるような検討が必要である．

16）感染防護具

院外における感染の危険性は極めて低いので、感染防護具なしで人工呼吸を実施してもよいが、可能であれば感染防護具の使用を考慮する。ただし、院内・院外を問わず、患者に危険な感染症〔ヒト免疫不全ウイルス（HIV）感染症、肺結核、B型肝炎、重症急性呼吸器症候群（SARS）等の新興感染症等〕の疑いがある場合や血液等による汚染がある場合は、感染防護具を使用するべきである。また、医療従事者が業務としてCPRを行う場合は標準予防策を講じるべきである。

17）バッグ・バルブ・マスク換気

熟練救助者が2人以上でCPRを行う場合はBVMを用いた人工呼吸を行うことは合理的である。さらに多くの救助者がいればマスクの保持とバッグの送気を分担することが有益かもしれない。両手でマスクを保持したほうが、顔面との密着をより確実にすることができる[82,83]。

院内で、小児の呼吸停止あるいは心停止の可能性が察知されたならば、ただちに酸素投与とBVM等を用いた人工呼吸が開始できる準備を整えておくべきである。

18）小児の胸骨圧迫と人工呼吸の比

ILCORは心停止時の胸骨圧迫と人工呼吸の比率は、他のいかなる比率よりも30：2を提案する（弱い推奨、低いエビデンス）としている。この推奨は、ILCOR BLSタスクフォースで成人と小児を対象としたPICOから検討されたものである〔「第1章　一次救命処置」（→29頁）参照〕。

ただし小児に対して医療従事者が2名で行う場合は、CoSTR 2005で15：2の比が合理的であるとされ、現在わが国で普及している。JRCはこの場合の15：2の比を変更するに足る根拠がないと判断した。

19）胸骨圧迫のみのCPR

> **CQ：小児の心停止に対しては、胸骨圧迫のみのCPRと標準的CPRのどちらが適切か？**
> P あらゆる状況における小児の心停止
> I 胸骨圧迫のみのCPR
> C 標準的CPR（胸骨圧迫と人工呼吸との組み合わせのCPR）
> O ICU滞在日数、生存退院、30日後・1年後の神経学的転帰

推奨と提案

院外および院内における小児の心停止において、救助者は人工呼吸と胸骨圧迫を行うことを推奨する。救助者が人工呼吸を施行することができない場合は、小児の心停止においても少なくとも胸骨圧迫だけは行うべきである（強い推奨、低いエビデンス）。

エビデンスの評価に関する科学的コンセンサス

胸骨圧迫のみのCPRは、市民救助者による成人のBLSとして広く受け入れられるようになった。しかしながら、小児の心停止においてはCPRの一部として人工呼吸を実施することが非常に重要であるとされている。ILCOR PLSタスクフォースとしては、思春期を含めた小児の患者に対して、人工呼吸を行うための知識と技術を救助者が有している必要があり、CPR教育ではこの点を強調しなければならないと認識している。

重大なアウトカムとしての1年後の神経学的転帰と、ICU滞在日数の改善に関するデータはない。

重大なアウトカムとしての30日後の神経学的転帰良好について、2件の小児院外心停止の観察研究があり（$n=5,170$[84]、$n=5,056$[85]）、胸骨圧迫のみのCPRは、人工呼吸と胸骨圧迫によるCPRと比較して30日後の神経学的転帰良好率の悪化と関連がみられた（RR 0.46、95%CI 0.34〜0.62）。これらの2件の研究を合わせた解析では（プールしたデータ）、バイスタンダーによる胸骨圧迫のみのCPRは、バイスタンダーによるCPRが何も行われなかった場合と比べて、30日後の神経学的転帰良好についての効果はみられなかった（RR 1.21、95%CI 0.89〜1.65）（低いエビデンス：非直接性によりグレードダウン、効果の程度が大きいことによりグレードアップ）。

重要なアウトカムとしての生存退院について、小児のエビデンスはなかった。

患者にとっての価値とILCORの見解

これらの推奨を作成するにあたり、人工呼吸を強調しない戦略よりも、CPRの一部としての人工呼吸の重要性により高い価値があると考えた。小児の心停止の原因の多くが呼吸原性であることからも、人工呼吸は効果的なCPRの一部として必要である。ILCOR PLSタスクフォースとしては、低いエビデンスではあるが、院外および院内における小児の心停止においては（胸骨圧迫のみのCPRを含めた）何らかのCPRを施行することを強く推奨する。これは心停止の小児に対して何の介入もなされないより望ましい。症例登録データ[84]を用いた研究では、CPRが何も施行されなかった場合と胸骨圧迫のみのCPRが施行された場合とで、乳児の転帰に違いはみられなかったが、乳児より年長の小児においてはCPRが施行されない場合に比べて、少なくとも胸骨圧迫によるCPRが施行された群でよりよい生存率と神経

学的転帰が認められた．

Knowledge Gaps（今後の課題）

引用された研究は単一地域に由来する2件の症例登録データのみであるため，院外と院内の状況を分けた追加データが必要である．

目撃ありの小児心停止に関するさらなるデータが必要である．現時点では，それぞれの蘇生協議会が各々のアプローチを用いているため，（異なったアプローチをしている蘇生協議会のデータを比較することで）異なるアプローチによる転帰の違いを自然に比較できる可能性が高い．また，胸骨圧迫のみのCPRと胸骨圧迫に人工呼吸を加えることについて，救急指令員が無作為に指示を出す，あるいは指示を出すようにした前後の期間での効果を判定するという方法も可能である．

20）小児に対するAED

わが国のガイドラインにおいては，小児用モード/キーあるいはエネルギー減衰機能付き小児用パッドの使用年齢の区切りを，未就学児（およそ6歳）と規定している．

Knowledge Gaps（今後の課題）

小児用モード/キーの就学児童に対する取り違いの発生については，今後の慎重な症例蓄積と，エラー防止に対する検討が必要である．

21）パッドの選択と貼付位置

小児ではパッドの貼付位置によってROSCに差がなく[86]，また胸郭のインピーダンスが変わるという明確な証拠もない[87-90]．成人ではパッドの距離が近すぎたり[91]，女性の乳房の上に貼ったりした場合[92]に胸郭のインピーダンスが増加するとの報告がある．さらに胸郭に対して水平に貼ると胸郭のインピーダンスが減少するとの報告[93]もある．

未就学児（就学前の小児）に対しては，小児用モード/キーあるいはエネルギー減衰機能付き小児用パッドを用いる．小児用パッドがない場合，成人用パッドを用いる．

未就学児に対してより大きなパドルやパッドの使用がより合理的である明確な根拠はない．

いままでと同様に成人用パッドと同様の位置，あるいは胸部前面と背面に貼付する．成人用パッドを使用する際には，パッド同士が重なり合わないように注意する．

22）乳児に対するAED

乳児においても，院内院外心停止において電気的除細動が必要なVF/無脈性VTがみられる[94-96]．また乳児でのAEDの安全性と有効性は示されている[97-99]が，適切なAEDの除細動エネルギー量についてはよくわかっていない．しかし，動物モデルによる間接的なデータ[100-104]によると，幼若な心筋は高エネルギーに耐えうることが示されている．また，別の動物モデルでは，単相性の体重あたりのエネルギー量[100-105]や，二相性の成人のエネルギー量[106,107]に比べ，小児用の減衰器を用いた二相性のAEDのほうが有効でかつ害がないことが報告されている．

乳児に対するAEDを用いた院外心停止の症例報告[108,109]がいくつかなされている．成人のエネルギー量を用いても心筋の障害は少なく，よい結果[110,111]をもたらしている．

1歳未満の乳児の院外発生VF/無脈性VTに対してもAEDを使用できる．小児用モード/キーあるいはエネルギー減衰機能付き小児用パッドがない場合，成人用パッドを用いる．

乳児に対して除細動を行う際に使用するデバイスの優先順位は以下のとおりであるが，成人用パッド等すぐに使用できるデバイスを躊躇なく使用するべきである．
(1) マニュアル除細動器
(2) 小児用モード/キーあるいは小児用パッド（AED）
(3) 成人用パッド（AED）

Knowledge Gaps（今後の課題）

体格の小さい乳児にAEDパッドを装着したまま胸骨圧迫を行うと，圧迫部位や深さの確認が困難になる場合があるが，適切な解決方法は未だない．

23）パッド・パドルのサイズ

成人ではパッドのサイズを8×8cmから12×12cmへ大きくするとショックの成功率が31%から82%へ増加したという[112]．また小児[87,113,114]や成人[92,112,115]，動物モデル[89,116,117]でもパッドのサイズを大きくすることで胸郭のインピーダンスが減少することが示されている．胸郭のインピーダンスが減少することは，胸郭すなわち心筋への電流量の増加を意味する．

24）窒息に対する気道異物除去

意識のある1歳以上の小児の気道異物による窒息では，応援と救急通報依頼を行ったあとに，背部叩打，腹部突き上げ，または胸部突き上げを用いることは有効かもしれない．閉塞の解除には状況により2つ以上の手技が必要になる．これらの一連の手技は閉塞が解除されるまですばやく反復実施されるべきである．

一方，乳児については，有効な強い咳ができず未だ反応のある場合には，背部叩打と胸部突き上げを行うことは有効かもしれない．この場合，液体による閉塞が多い

ことから頭部を下げて行うことは理にかなっている．また，乳児が強い咳をしている場合には，原因となった液体を吐き出しやすいように側臥位にして咳を介助する．

気道異物による窒息により反応がなくなった場合には，ただちに CPR を開始するべきである．市民救助者は，通常の心停止例への対応と同様に胸骨圧迫から CPR を開始してもよい．熟練者は，人工呼吸から開始するのが理にかなっている．なお，意識のない窒息の患者では，口腔内に視認できる固形物は指でつまみ出してもよい．

CPR と同様に，異物による気道閉塞の解除は市民にも教育するべき緊急性の高い行為である．最も安全性が高く，最も効果的で最も単純な方法についてのエビデンスが求められている．気道異物除去には 1 つ以上の手技が必要になるかもしれないが，どれを最初に行うべきかを決定する十分なエビデンスはない．症例集積研究と症例報告は，意識のある患者に背部叩打[118, 119]，腹部突き上げ[120-122]，胸部突き上げ[118, 123]を行って気道異物の解除ができたと報告している．

32 例の症例報告[124, 125]が腹部突き上げにより起こった致死的合併症について報告している．気道を開通させる手技についての死体を用いた無作為研究[126]と，麻酔下ボランティアの 2 件の前向き研究[123, 127]では，胸部突き上げは腹部突き上げよりもより高い気道内圧が得られると報告している．いくつかの症例報告[118, 119, 128]は，フィンガースィープは意識のない成人や 1 歳以上の小児で気道異物除去に有用であったと報告している．フィンガースィープが患者に有害またはその際に救助者の指が咬まれた，という症例報告[129-132]がある．50 例の目撃のある異物による気道閉塞の後ろ向き解析によれば，救急通報から病院到着までの時間のみが生存退院に有意な因子であった[133]．

乳児の場合，異物は液体であることが多いのが特徴である[119]．肥満や妊婦の気道異物に対しては推奨される特異的治療に関するエビデンスはない．

25）新生児期の小児への対応

WHO 等では出生 28 日未満を新生児期と定義しており，分娩室，新生児室，新生児集中治療室，産科病棟等新生児蘇生法（NCPR）を修得した医療従事者がいる場所では NCPR が適応されうる．一方，病院前救護・救命救急センター・小児病棟・小児集中治療室等における新生児期の心停止に対しては，小児蘇生法（PLS）の適応を原則とするが，各施設や組織における PLS と NCPR の適応範囲にかかる独自の決定を妨げるものではない．

出生直後に AED を用いることの利点と欠点にかかる評価は，十分にはされていない．さらに，出生直後の心停止において AED 適応波形となることはほとんどないことを勘案すると，AED 使用を優先させる利点はないであろう．

新生児期の中でも，ことに出生直後においては特殊な生理的特性があるため，臍帯の処理とともにルーチンケア，すなわち，以下の諸点に配慮することが望ましい．

- 羊水を拭き取って保温に努める
- 気道確保の体位をとらせる
- 必要に応じて吸引する
- 皮膚刺激をして呼吸誘発する

出生時には，子宮内での生活から子宮外での生活に変わることで，解剖学的・生理学的調節機構は，胎盤でのガス交換を終えてただちに肺呼吸に移行しなければならない．この移行は肺への吸気の開始と胎盤循環の停止によってもたらされる．出生直後に自力で自発呼吸の出現しないいわゆる"新生児仮死"は正期産でさえも 15％と高頻度に発生するが，幸いなことにわが国では 99.8％の分娩は病院や産科クリニック・助産所等の医療現場でなされる．0.2％の自宅分娩も多くの場合は国家資格を有する助産師が立ち会っている．しかも新生児仮死の 90％はバッグ・マスク人工呼吸までの比較的簡単な処置で蘇生に成功する．一方で，全ての新生児は羊水に包まれて出生し，体重の割に体表面積が大きいので蘇生処置中に羊水が蒸散して低体温に陥り肺高血圧や脳損傷等の重篤な合併症をきたすことがあるので，CoSTR 2015 でも蘇生時の低体温防止のための種々の対応の重要性を強調している．日本周産期・新生児医学会では 2007 年から全ての分娩に新生児の蘇生ができる医療スタッフが立ち会う体制の確立を目指して NCPR ガイドライン新生児蘇生法普及事業を開始し，すでに学会の公認講習会の受講者が 9 万人を超えている．出生時の"新生児仮死"に対しては現場に NCPR の講習会受講生がいる場合は NCPR で蘇生処置を実施することを原則とする．また総合周産期母子医療センター（2015 年時点で 104 か所）と地域周産期医療センター（2015 年時点で 292 か所）を含めた全国のほとんどの NICU には NCPR 受講生だけでなく NCPR インストラクターの有資格者がいるので，出生 28 日未満の新生児の急変時の心肺蘇生法は NCPR に則ることを原則とする．

6 小児の二次救命処置（pediatric advanced life support：PALS）

1 はじめに

ALS は，心停止に対する治療の一部分に含まれ，患者の生理学的情報と BLS への反応のモニタリングに基

づく質の高いCPR，致死的不整脈の認識と介入，ならびに薬物や機械的補助による循環の適正化から成り立っている．これらの介入に対する患者の生理学的反応を頻回にモニタリングすることで，よりよい転帰を目標として個々のケアの適正化を図ることができる．

全ての患者が標準的なBLSやALSに反応するわけではなく，特殊な蘇生の状況下での特別な介入やより高度な蘇生処置に進むかどうかは，最も利益がある患者を選定できるか否かに依存している．これらの介入のうち，医療資源の制約のために特殊な状況下に制限されるものがあるので（院内心停止 vs 院外心停止），これらの使用にあたっては，短期的な転帰（例えばROSC）だけでなく，より長期的な患者の利点（例えば神経学的転帰良好）も考慮すべきである．現在のALSに関する推奨は全ての蘇生協議会で似通っているが，VF/無脈性VTに対する電気ショックの初回エネルギー量としての2 vs 4 J/kg等，異なる推奨もある．

ILCOR PLSタスクフォースは，ALSでの下記の分野について焦点を当てることにした．
- 血管収縮薬（Peds 424）
- 抗不整脈薬（Peds 825）
- 電気ショックのエネルギー量（Peds 405）
- 心停止中のモニタリングとCPRの質の評価
  - 呼気終末CO_2モニタリング（Peds 827）
  - 侵襲的モニタリング（Peds 826）

2　小児の二次救命処置（PALS）

日常的に蘇生を行う者が，小児の心停止時に対して行う処置を1つの流れにまとめたのものが，心停止アルゴリズムである．これは成人と共通のアルゴリズムであるが，小児・乳児の特性を加味して実施する（図2）．

BLSのみでROSCが得られない時にALSが必要となる．絶え間なく効果的な胸骨圧迫が行われていることは，BLSのみでなくALSが成功するための条件ともなる．ALSにおいても胸骨圧迫の中断はできるだけ避けるべきであり，やむなく胸骨圧迫を中断するのは，人工呼吸を行う時，ECGやROSCを評価する時，電気ショックを実施する時のみとする．

1) 可逆的な原因の検索と是正

質の高いCPRを実施しながら，蘇生の全ての段階において，心停止の可逆的な原因の検索と是正が求められる．原因検索は心停止に至った状況や既往歴，身体所見等から行うが，迅速に結果の得られる動脈血ガス分析や電解質の検査結果が役立つこともある．

2) 薬剤投与経路（骨髄路/静脈路）の確保

CPRを継続しながら，すみやかに薬剤投与経路を確保する．薬剤や輸液の投与が緊急に必要とされる全ての小児において，迅速な静脈路確保ができない場合もしくは困難と予想される場合は，骨髄路確保を行う．

3) 血管収縮薬

血管収縮薬（標準用量のアドレナリン）が生存退院や神経学的転帰を改善するという根拠は乏しいが，ROSCと短期間の生存率を改善するというエビデンスがあるので投与を考慮する．通常，アドレナリンは1回0.01 mg/kgを骨髄路もしくは静脈路から投与し，3〜5分間隔で追加投与する．ショック非適応リズムの心停止においては，アドレナリンを投与する場合，できるだけすみやかに投与する．なお，薬剤投与量は，成人量を上限とする．

4) 抗不整脈薬

電気ショックで停止しない難治性のVF/無脈性VT，あるいはVF/無脈性VTが再発する治療抵抗性のVF/無脈性VTについて，抗不整脈薬が生存退院や神経学的転帰を改善するという根拠は乏しいが，ROSCを改善するためにアミオダロンかリドカインの投与を考慮する．

アミオダロンは2.5〜5 mg/kg（最大300 mg），リドカインは1〜1.5 mg/kg（最大3 mg/kg）を静脈内投与とする．なお，薬物投与量は，成人量を上限とする．

5) 気管挿管・声門上気道デバイスによる気道確保

気管挿管は食道挿管等リスクが高い処置であり，確実かつ迅速に施行するためには日常の教育と訓練が欠かせない．胸骨圧迫中断時間が長引くと気管挿管は有害となるので，気管挿管を行う場合も胸骨圧迫の中断時間は可能な限り短くするべきである．CPR中の気管チューブの位置確認には，身体所見に加えて，可能であれば波形表示のある呼気CO_2モニターを用いる．波形表示のある呼気CO_2モニターが使用できない場合には，波形表示のないCO_2モニターや比色式CO_2検出器で代用する．

声門上気道デバイス〔コンビチューブとラリンゲアルマスクエアウエイ（LMA）〕を使う訓練を受けた救助者は，CPR中の使用を考慮してもよい．また，これらのデバイスは，気管挿管が困難な場合のバックアップとしても用いることができる．心停止における高度な気道確保器具挿入の最良のタイミングについては十分なエビデンスがない．

6) 連続した胸骨圧迫

気管挿管後は，胸骨圧迫と人工呼吸は非同期とし，連続した胸骨圧迫を行う．胸骨圧迫は1分間に100〜120回のテンポで行い，人工呼吸は1分間に約10回として

6 小児の二次救命処置（PALS）

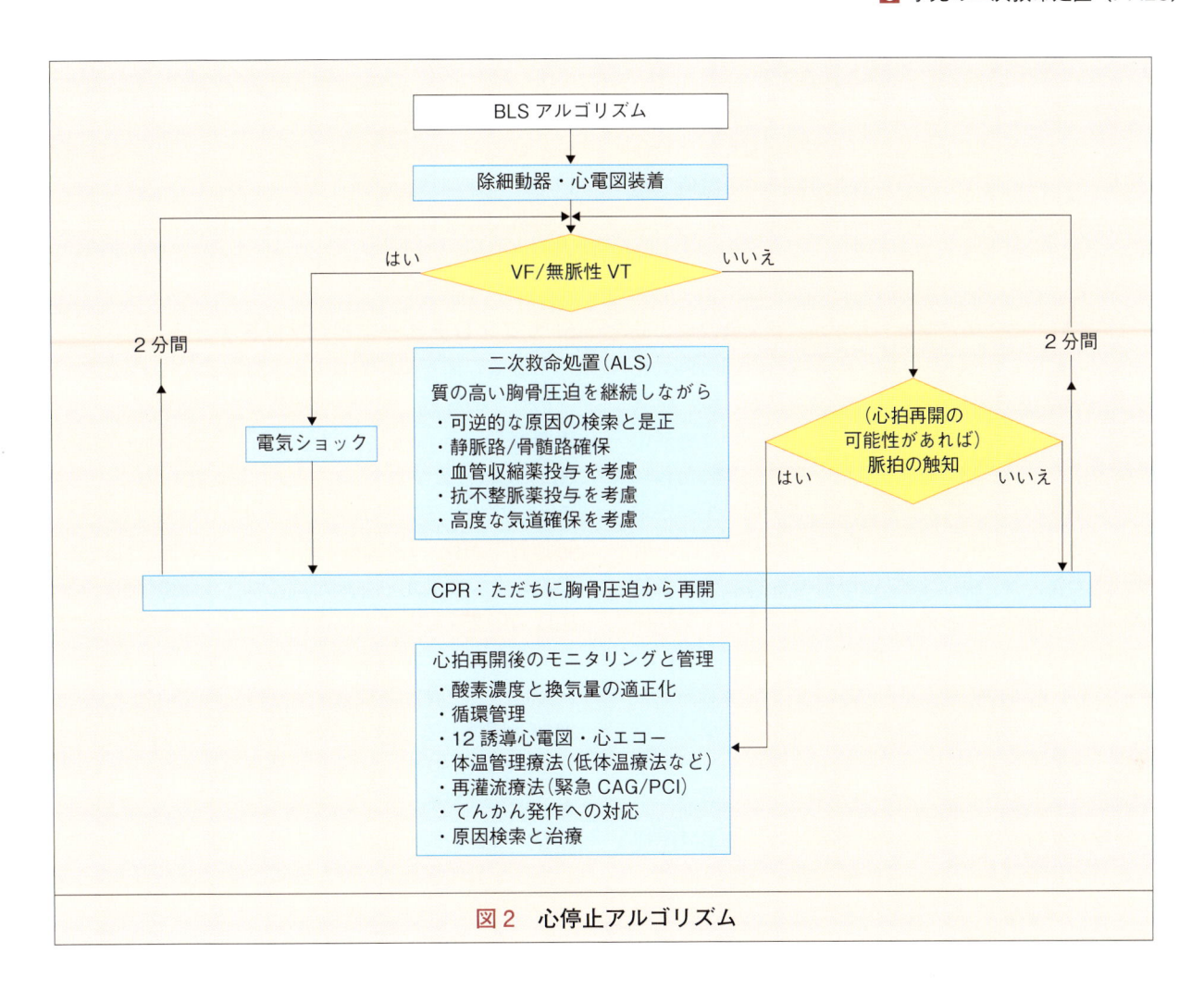

図2　心停止アルゴリズム

```
                    BLS アルゴリズム
                          ↓
                    除細動器・心電図装着
                          ↓
              はい ← VF/無脈性VT → いいえ
               ↓                      ↓
         2分間                    2分間
               ↓                      ↓
          電気ショック          二次救命処置（ALS）
                         質の高い胸骨圧迫を継続しながら
                         ・可逆的な原因の検索と是正
                         ・静脈路/骨髄路確保
                         ・血管収縮薬投与を考慮
                         ・抗不整脈薬投与を考慮
                         ・高度な気道確保を考慮

                                        （心拍再開の
                                        可能性があれば）
                                        脈拍の触知
                                        はい／いいえ

               CPR：ただちに胸骨圧迫から再開

                 心拍再開後のモニタリングと管理
                 ・酸素濃度と換気量の適正化
                 ・循環管理
                 ・12誘導心電図・心エコー
                 ・体温管理療法（低体温療法など）
                 ・再灌流療法（緊急CAG/PCI）
                 ・てんかん発作への対応
                 ・原因検索と治療
```

過換気を避ける．声門上気道デバイスを用いた場合は，適切な換気が可能な場合に限り連続した胸骨圧迫を行ってよい．

呼気 CO_2 モニタリングを行っている場合，呼気終末 CO_2 値は ROSC および生存退院の予測因子の1つとなるが，単独で蘇生中止の決断に用いてはならない．

3　背景となる考え方（気道と換気）

1）気道確保

小児の心停止の原因としては，呼吸原性が成人と比較して多く，気道確保と換気は小児の CPR においてより重要となる．病院前救護の現場において，気道管理や陽圧換気が必要な小児に対して短時間行う用手気道確保（口咽頭エアウエイの使用の有無にかかわらず）とバッグ・マスク換気に関する新知見はなく，CoSTR 2005 勧告ならびに JRC 蘇生ガイドライン 2010 からの変更点はない．気道確保とバッグ・マスク換気が有効でない場合，適切な訓練を受けていれば声門上気道デバイスが有効なことがある．気管挿管にあたり，輪状軟骨圧迫の常用は誤嚥予防に有効とは限らず，気管挿管に支障をきたす可能性を示唆するデータがある．小児の心停止では呼気中の CO_2 濃度が比色式 CO_2 検知器の検出限界値を下回ることがある点に留意した上で，気管チューブの位置は常にカプノグラフィーやカプノメトリーを用いて確認することを推奨する．

2）投与酸素濃度

小児の心停止で，異なる酸素濃度で換気を行った比較研究はない．新生児の蘇生開始時に空気と100％酸素を用いた複数の RCT を対象とした2件のメタアナリシス[134,135]では，空気で蘇生を開始した場合に救命率が上昇することが示された．7件の動物実験[136-142]では，心停止時に空気もしくは1.0未満の F_IO_2 で換気をすると，100％酸素で換気するよりも神経障害が少ないことが示唆されたが，他の動物実験[143]では転帰に差を認めなかった．5件の動物実験[137,139-141,144]では，蘇生中および ROSC 後の100％酸素による換気がフリーラジカルを介した脳の再灌流傷害の一因となっていた．

小児の心停止に対する CPR 時の換気に，特定の酸素濃度を推奨するにはデータが不足している．循環が回復したあとは，血中酸素分圧が過剰にならないように酸素濃度を調整することは理にかなっている．

3）バッグ・マスク換気と声門上気道デバイス

分娩室の出生直後の新生児を除き，小児の蘇生でバッグ・マスク換気と声門上気道デバイスを直接比較した研究はない．9編の症例報告[145-153]で，声門上の気道異常に対する気道管理手段としての声門上気道デバイスの有効性が示され，声門上気道デバイスとして主にLMAが用いられた．病院前での成人の研究[154]では，第一応答者によるLMAの使用が支持されたが，他の病院前の成人心停止に関する研究[155]では，救急隊員が補助換気をバッグ・マスクで行ってもLMAで行っても，換気（$PaCO_2$）に関して有意差を認めなかった．全身麻酔中に実施された7件の研究[156-161]では，患者の年齢と体格が小さくなるにつれてLMA使用時の合併症発生率が増加することが示された．マネキンを用いた2件の研究[162, 163]では，専門家ではないが訓練された実施者によってLMAを用いて有効に陽圧換気ができた．気管挿管ではチューブの位置異常（食道あるいは右主気管支）が多く認められ，そのような問題はLMAでは認められなかったが，バッグ・マスク換気のほうが有効な換気を得られるまでの時間が短く，1回換気量が多かった．全身麻酔下の小児を対象とした2件の研究[164, 165]では，十分に訓練を受けたICUや病棟の看護師によるLMA挿入の成功率は高かったが，初回換気までの時間はバッグ・マスク換気群のほうが短かった．少数ではあったが，バッグ・マスク換気ができなかったがLMAで換気を行うことができた症例があった．

小児蘇生の初期の換気には，従来どおりバッグ・マスク換気が望ましい．小児のバッグ・マスク換気がうまくいかない時は，適切に訓練を受けた者であれば気道管理や換気補助にLMAの使用を考慮してよい．

4）バッグ・マスク換気と気管挿管

病院前救護の現場において，短時間の搬送を伴う小児の心停止，呼吸停止あるいは呼吸不全に対するパラメディックによるバッグ・マスク換気と気管挿管を比較した研究[166]では，生存退院および神経学的転帰の率は同等であることが示された．この研究を含むシステマティックレビュー[167]でも同様の結論に到達した．小児外傷患者を対象とした研究[168]では，病院前で気管挿管された患者は，病院で気管挿管された患者より高い死亡リスクと退院後の神経障害率を伴っていた．この結果は重度外傷と頭部外傷を階層化しても変わらなかった．病院前での小児の研究[169]では，パラメディックがバッグ・マスクで換気し，医師の到着後に医師が気管挿管すれば，パラメディックが気管挿管するよりも心停止リスクと全体の死亡率が低かった．この結果はGlasgow Coma Scale（GCS）の点数で調整したあとも変わらなかった．病院前および救急部門での気管挿管を検討した4件の研究[170-173]では，気管挿管の失敗率と合併症発生率が小児は成人よりも有意に高いことが示された．反対に，病院前の研究[174, 175]では，成人と小児の気管挿管失敗率に差を認めなかった．

院外で小児に換気補助が必要で搬送時間が短い場合は，気管挿管よりもバッグ・マスク換気が合理的である．

5）カフなしチューブとカフ付きチューブ

緊急気管挿管が必要な小児を対象として，気管チューブのカフの有無で安全性を比較した研究はない．小児の手術麻酔で行われたRCT 2件[176, 177]とコホート対照研究[178]では，カフ付き気管チューブを用いることで気管チューブのサイズ選択がより適切に行われ（したがって再挿管率が低く），周術期のリスクや気道合併症発生率を高めないことが示された．これら3件の研究ではカフ圧は20〜25 cmH$_2$O未満に保たれた．周術期の小児患者を対象とした2件のコホート対照研究[178, 179]においても同様に，カフ付き気管チューブは周術期の気道合併症の増加と関連しないことが示された．小児の症例集積研究[180]では，先天性心疾患の修復手術を受けた患者で，カフ付き気管チューブの使用は声門下狭窄の危険因子ではないことが観察された．集中治療部での2件の前向きコホート対照研究[181, 182]と1件の後ろ向きコホート対照研究[183]では，8歳未満の小児でカフ付き気管チューブを使用した場合，カフなし気管チューブと比較して合併症発生率が増加しないことが判明した．小規模の症例対照研究[184]では，カフ付き気管チューブは小児ICUでの誤嚥の頻度を減少させることが示され，熱傷で全身麻酔を受けた小児の症例集積研究[178]では，最初にカフなし気管チューブで挿管された患者で高率に直後の再挿管を要する多量のエアリークを認めた．市販されている小児用のカフ付きおよびカフなし気管チューブのカフデザインを調査した研究[185]では，カフの長径や先端からの位置が製品によって異なり，患者の体格によっては気管チューブ先端を喉頭と気管分岐部の中間に置いた時に，カフ上部が声門に及ぶ危険があることが示された．

2010年以降の研究では，日帰り手術で全身麻酔を受ける3〜16歳の小児患者500名を対象として術後の咽頭痛をカフなしチューブとカフ付チューブで比較した前向き観察研究において，カフ付きチューブ使用時の高いカフ圧と，カフなしチューブの使用が，それぞれ術後咽頭痛の予測因子として有意な関連が認められた[186]．

小児の緊急気管挿管に用いる気管チューブは，カフ付きでもカフなしでもよい．カフ付き気管チューブを用いる時は，カフ圧が過剰にならないようにするべきである．カフの長径や先端からの位置が製品によってまちまちであるため，患者の体格と気管チューブサイズの組み合わせによって，声門と気管分岐部の間にカフが収まら

ない可能性があることに留意する．

6）気管チューブサイズ

気管挿管される予定手術の小児患者を対象としたRCT[176]の結果から，気管チューブ内径（mm）＝（年齢/4）＋3で示される現行のカフ付き気管チューブの内径サイズの推定式が用いられてきた．しかしこの論文を詳細に検討すると，著者の計算では年齢が極端に切り上げられており，この式によって求められるサイズよりも内径で0.5 mm太いサイズが選択されていた．2件のRCT[177, 187]および3件の前向き観察研究[188-190]によれば，体重3.5 kg以上の乳児には内径3.0 mmのカフ付きチューブが，1～2歳の小児には内径3.5 mmのカフ付きチューブを用いることが適当と考えられた．手術室で予定気管挿管を受ける小児患者に対してマイクロカフ®気管チューブを用いた前向きRCT[177]と3件の前向き観察研究[188-190]では，2歳以降の小児にカフ付き気管チューブを用いる際のサイズ推定に次の式を用いることが適当と考えられた．

気管チューブ内径（mm）＝（年齢/4）＋3.5

気管挿管を受ける予定手術小児患者に対する前向き観察研究[187]では，上記の式を用いた場合，Khineの式「内径（mm）＝（年齢/4）＋3」を用いた場合よりも再挿管率がわずかに高かった．

また，2歳以降の小児にカフなし気管チューブを用いる際のサイズ推定には次の式を用いることが適当と考えられた．

気管チューブ内径（mm）＝（年齢/4）＋4

（ただし，体重3.5 kg以上の乳児には内径3.5 mmの気管チューブが，1～2歳の小児には内径4.0 mmの気管チューブが適切である）．胸郭が十分に挙上する程度に加圧した際に，気管チューブと声門の間から適度の空気の漏れ（リーク）が認められる程度の太さが適切なサイズである．適度のリークの存在はチューブサイズが過大でないことを示し，喉頭浮腫や抜管困難の発生を防ぐ．気道内圧を20～30 cmH$_2$Oとしてもリークがまったくない場合は過大なチューブサイズであるため，1サイズ（0.5 mm）細い気管チューブに入れ替える．加圧時に気道内圧が10 cmH$_2$O以上にならない場合はリークが過剰であり，1サイズ太い気管チューブに入れ替える．

Knowledge Gaps（今後の課題）

カフ付き気管チューブの形態や外形は製品による相違が大きく，それによる臨床的な影響や，日本人の体格の相違による影響等については，まだ十分には検討されていない．さらに，至適なカフ圧についての検討も不十分である．

2010年以降の研究では，超音波による声門下気道径の測定値を気管チューブサイズの選択に用いる試みがあり，全身麻酔下の小児を対象とした2件の観察研究で，年齢による計算式より有意に高い適合率が得られた[191, 192]が，1件の観察研究では有意差を認めなかった[193]．しかし，心肺蘇生現場における有用性については評価されていない．

7）輪状軟骨圧迫

小児に対する迅速気管挿管や緊急気管挿管で，輪状軟骨圧迫が誤嚥予防に有効であることを示すデータはない．2件の研究[194, 195]では，輪状軟骨圧迫が小児の（陽圧換気時の）胃膨満を軽減する可能性が示された．小児での1件の研究[196]と，成人の死体を用いた1件の研究[197]で，輪状軟骨圧迫が食道の逆流を減少させたことが示された．成人のシステマティックレビュー[198]では，喉頭の用手操作はバッグ・マスク換気や気管挿管を容易にする一方で，逆に困難にすることもあった．気管挿管下に気管支鏡検査を受ける3か月～15歳の小児を対象とした観察研究において，輪状軟骨の圧迫圧が30 Nよりも低い圧で，気管の圧排や偏位が起きる可能性が示唆された[199]．頭頸部CTを撮像した小児の研究では，8歳未満の小児は8～17歳の小児と比較して，輪状軟骨より左に食道が偏位していることが有意に高率であった[200]．

小児の緊急気管挿管時に誤嚥防止の目的で輪状軟骨圧迫を用いる場合，換気や気管挿管の妨げとなる時は，圧迫を解除する．

8）気管チューブの位置確認

気管チューブの先端位置を常に正確に確認しうる単一の方法はない．3件の研究[201-203]では，体重2 kg以上の小児で脈拍がある場合，比色式CO$_2$検知器やカプノメータによる呼気CO$_2$の検出は気管チューブの位置確認に高い感度と特異度を有することが示された．これらの研究のうち，1件は心停止の小児も研究対象に含まれていた．心停止患者では，呼気CO$_2$の検出の感度は85％にすぎないが（偽陰性等が含まれるため），特異度は100％であった．分娩室での新生児に対する気管挿管に関する研究[204]では，カプノグラフィーによる呼気CO$_2$による食道挿管の検出は，感度・特異度ともに100％であり，臨床的に評価するよりも短時間で確認できた．新生児に関するさらに2件の研究[205, 206]では，気管チューブの位置確認は臨床的評価よりもカプノグラフィーを用いるほうが早かった．2件の小児の研究[207, 208]では，脈拍がある場合は呼気CO$_2$の検出や測定によって搬送時に気管チューブが正しい位置にあることを確認できることが示され，さらに2件の動物実験[209, 210]では気管チューブの位置異常はパルスオキシメータよりもCO$_2$検出のほうがより早期に発見できることが示された．手術室で

行われた研究[211]では，脈拍がある体重20kg以上の小児で食道挿管検知器（esophageal detector device：EDD）は気管チューブが正しい位置にあることを，極めて高い感度と特異度で確認できることが示された．心停止の小児にEDDを用いた研究はなされていない．手術室で行われた研究[212]では，体重20kg未満の小児でもEDDは問題なく使用できるものの，正確さに劣ることが示された．

循環がある小児の気管挿管では，処置を行う場所（病院前，救急部門，ICU，病棟，手術部）にかかわらず，呼気CO_2の検出（比色式CO_2検知器あるいはカプノグラフィー）を用いて気管チューブの位置を確認するべきである．CO_2の呼出は数呼吸以上換気をしたあとに確認する．CPR中は肺血流量が少ないため，気管チューブが気管内にあっても呼気CO_2が検出されないことがある．CPR中の気管挿管で挿入位置が疑わしい時は，喉頭鏡を用いて直視下で確認する．循環がある乳児の病院間あるいは病院内搬送で，カプノグラフィーの持続モニタリングや頻回の間欠的呼気CO_2検出を行うことは有用と考えられる．循環がある体重20kg以上の小児では，気管チューブの位置確認に食道挿管検知器の使用を考慮してもよい．

9）蘇生中の分時換気量

心停止の原因にかかわらず，CPR中に高度な気道確保器具を介して行う人工呼吸の至適分時換気量（1回換気量あるいは呼吸数）を決定するためのデータはない．3件の動物実験[213-215]では，VFや呼吸原性心停止に対するCPR時の換気は，陽圧呼吸をしない場合と比較して，ROSCや生存率，神経学的転帰を改善することが示された．成人での4件の研究[216-219]で，心停止の蘇生で過剰な換気が普通に行われていることが示された．動物実験[218]では，心停止の蘇生における過換気は，換気数を減らした場合と比較して脳灌流圧，ROSCおよび生存率を減少させた．よくデザインされた動物実験[215]では，心拍出量が減少した状態で換気数を増加させると，肺胞換気は改善するが酸素化は改善せず，しかも冠灌流圧を低下させた．成人を対象としたRCT[220]では，CPR中の一定流量の酸素投与は，通常の人工呼吸と比較して転帰（ROSC，生存入院，生存退室）に差がなかった．他の成人での研究[221]では，受動的酸素吸入はバッグ・マスク換気と比較して，目撃されたVFによる心停止患者の神経学的な障害を残さない生存率を改善したが，目撃されていない場合は差がなかった．2件の動物実験で，酸素を用いた人工呼吸あるいは持続的気道陽圧（continuous positive airway pressure：CPAP）を行った群は，換気をまったくしない群と比較すると動脈血液ガスは改善した[222]が，神経学的な障害を残さない生存率に差はなかった[223]．よくデザインされた動物実験[224]では，CPR中の1回換気量を半減させると，ROSCに影響を及ぼすことなく過換気を減らすことが示された．

小児のCPRでは，低酸素やVF等の心停止の原因にかかわらず，高度な気道確保器具の留置後は過換気を避ける．過換気の有害作用を避けつつCPR中の換気血流比が適切に保たれるような換気を行うには，年齢相応の分時換気量より少なめとすることが理にかなっている．十分なデータがないため，1回換気量や呼吸数の至適値を決定するには至っていない．

4 背景となる考え方（血管確保と薬物投与）

早めに骨髄路を確保することや，薬物の気管内投与に重きを置かないこと等をうたっている血管確保に関する2005年のILCOR勧告ならびにJRC蘇生ガイドライン2010から変更するに足る新しいエビデンスはない．主にCPRの症例登録制度（National Registry of CPR：NRCPR，現在のGet With The Guidelines®：GWG）からの疫学的データでは，バソプレシン，カルシウム，炭酸水素ナトリウム投与と死亡の可能性との関連性が示された．しかしながら，このデータから因果関係があるとみなすことはできない．これらの薬物がBLSやALSに反応しない患者に多用されたために，関連性が認められた可能性があるからである．成人におけるこれらのデータは，蘇生中に静脈内投与される薬物の有益性を疑問視しており，質の高いCPRの重要性を再強調している．

1）骨髄路

小児の心停止での静脈路確保もしくは骨髄路確保の優劣を比較した研究はない．ショックの小児に関する1件の研究[225]において，骨髄路確保は，静脈路確保より成功する率が高く，すみやかに行われていたことを示している．8件の症例報告[226-233]では様々な訓練のレベルにある医療提供者が，心停止の小児に最小限の合併症で骨髄路を確保することができていることを示している．

薬物や輸液の投与が緊急に必要とされる全ての小児において，迅速な静脈路確保ができない場合もしくは困難と予想される場合は，骨髄路確保が推奨される．骨髄路からは蘇生に関連する薬物のほぼ全てが投与可能である．

2）気管内投与

静脈に代わり，気管からアドレナリンが投与された場合，小児の院内心停止に関する研究[234]ではROSCと生存率に差が出なかったが，3件の成人の心停止に関する研究[235,236]では，退院とROSCは低下を示した．新生児仮死の徐脈に対する研究では，アドレナリン投与が静脈内または気管内にかかわらず，ROSCは同程度の率を示

したが，1件の新生児の研究[237]ではアドレナリンの静脈内投与と対照的に気管内投与ではROSCが低い率を示した．ヒトを対象とした多数の研究では，気管内投与のアドレナリン量は0.1 mg/kg以下で使われている．

6件の動物実験[238-243]では，低用量アドレナリン（0.01〜0.05 mg/kg）の気管内投与は，一過性に冠灌流を低下させる血管に有害なβアドレナリン作用を示した．1件のVF，心停止の動物実験[244]では，ROSCは，プラセボの静脈内投与に比較してバソプレシンの気管内投与のほうで，より高い率を示した．

4件の心停止に関する動物実験[245-248]では，アドレナリン投与は，気管内，静脈内投与とも同様のROSCと生存率を示した．これらの研究では，等価の生物学的効果を得るための気管内投与量は静脈内投与量の10倍が必要であることを示している．

心停止の小児に対する薬物投与は，静脈路および骨髄路からが好ましい．心停止の小児（新生児を含まない）にアドレナリンが気管内投与される場合，推奨される投与量は0.1 mg/kgである．その他の薬物に関しては下記のとおりである（リドカイン：2〜3 mg/kg，アトロピン：0.03 mg/kg）．

3）薬物投与量の計算

8件の研究[249-256]は，体重の推定にあたっては，身長から求める方法が，年齢からの推定や親または医療従事者による推定より正確であると結論した．4件の研究[249,251,257,258]では，体型を加味した上で身長から体重を推定するとより近い値が得られることが示唆された．

6件の研究[259-264]は，薬物動態と生理学に基づいて成人に対する投与量から小児用量を求める計算式の考案が試みられた．

肥満でない小児患者では，蘇生に用いる薬物の初回薬用量は，実際の体重（標準体重に近似する）に基づいて決定するべきである．必要であれば，身長から体重を推定してもよい．

肥満患者では，蘇生に用いる薬物の初回薬用量は，身長から推定される標準体重に基づいて決定するべきである．肥満患者に対する投与量を実体重から決定すると，過量になることがある．

非肥満，肥満にかかわらず蘇生に用いる薬物の2回目以降の投与量は，得られた臨床効果と毒性を考慮し決定するべきである．治療効果が得られるまで滴定しながら投与することが合理的であるが，成人用量を超えない．

4）血管収縮薬

CQ：小児の心停止に対して血管収縮薬は必要か？　どの血管収縮薬が適切か？
P 小児の心停止
I いずれの血管収縮薬（アドレナリン，バソプレシン，血管収縮薬の組み合わせ）も使わない場合
C いずれかの血管収縮薬を使用する場合
O ROSC，生存退院，180日後の神経学的転帰

推奨と提案

効果推定に関する信頼性がとても低いため，推奨する根拠に乏しいとILCORは判断した．

わが国では，JRC蘇生ガイドライン2010を踏襲して，アドレナリンを用いることとする．

エビデンスの評価に関する科学的コンセンサス

心停止中の血管収縮薬の使用については未だ議論の余地があるが，蘇生協議会は推奨し続けている．血管収縮薬は冠動脈血流を最適化することにより心拍を再開させる一方で，脳灌流の維持を補助する役割がある．血管収縮薬の使用は，強力な血管収縮と心筋酸素消費増大のリスクを伴う．1件の成人におけるRCTにおいて，院外心停止でのアドレナリン使用は，短期的なアウトカム（ROSC）を改善するが，より長期的なアウトカムを改善しないことが確認された[265]．このレビューは，小児の心停止における血管収縮薬の使用に対するエビデンスを確かめるために策定された．

小児の心停止において，どの血管収縮薬（アドレナリン，バソプレシン，血管収縮薬の組み合わせ）も使わない場合は，いずれかの血管収縮薬を使用する場合と比較して，180日後の神経学的転帰，生存退院尤度，ROSCに影響を及ぼすか否かについて，直接情報を提供する研究はなかった．

重大なアウトカムとしての神経学的転帰良好について，2件の小児院外心停止の観察研究があった．これらは74症例を対象としており，血管収縮薬非使用に対して血管収縮薬使用の利点は不明確であるとされた[266,267]（Dieckmann：RR 2.0，95％CI 0.50〜7.98）（非常に低いエビデンス：深刻なバイアスのリスク，非直接性，不精確さ，非一貫性によりグレードダウン）．

重要なアウトカムとしての生存退院について，2件の小児の院外心停止の観察研究があった．これらは74症例を対象としており，血管収縮薬非使用に対して血管収縮薬使用の利点は不明確であるとされた[266,267]（Dieckmann：RR 1.67，95％CI 0.82〜3.41）（非常に低いエビデンス：深刻なバイアスのリスク，非直接性，

不精確さ，非一貫性によりグレードダウン）．

重要なアウトカムとしてのROSCについて，2件の小児院外心停止の観察研究があった．これらは74症例を対象としており，血管収縮薬非使用に対して血管収縮薬使用の利点は不明確であるとされた[266, 267]（Dieckmann：RR 0.95，95%CI 0.80〜1.14）（非常に低いエビデンス：深刻なバイアスのリスク，非直接性，不精確さ，非一貫性によりグレードダウン）．

全ての重大かつ重要なアウトカムについて，1件の成人の院外心停止RCTがあり，標準用量アドレナリンとプラセボを比較したが検出力が弱いことが示された[265]（非常に低いエビデンス：深刻な非直接性，不精確さ，非一貫性，バイアスのリスクによりグレードダウン）．

重大なアウトカムとしての神経学的転帰良好と重要なアウトカムとしての生存退院について，標準用量アドレナリンはプラセボと比較して，有益か有害かについては不確かであった．重要なアウトカムとしての生存入院とROSCについて，プラセボと比較して標準用量アドレナリンのほうが有用である可能性があった．

患者にとっての価値とILCORの見解

推奨の作成にあたり，有益か有害かの小児におけるエビデンスは不十分であるため，ILCOR PLSタスクフォースは，長期生存や神経学的転帰に及ぼす影響の不確かさよりも，ROSCや生存入院という短期的転帰に重きを置いた．医療従事者が標準用量アドレナリンを小児の心停止に用いることは妥当である．

5）抗不整脈薬

CQ：小児のショック抵抗性VF/無脈性VTに対して，アミオダロンとリドカインのどちらが適切か？
P 小児のショック抵抗性VF/無脈性VT
I アミオダロンの投与
C リドカインの投与
O 不整脈の停止，VFの再発，ROSC，生存退院，合併症のリスク（例えばチューブ交換の必要性，気道損傷，誤嚥）

推奨と提案

小児のショック抵抗性VF/無脈性VTの治療には，アミオダロンかリドカインの使用を提案する（弱い推奨，非常に低いエビデンス）．

エビデンスの評価に関する科学的コンセンサス

アミオダロンは，小児のVFや無脈性VTの治療に推奨されている．リドカインとアミオダロンは，成人のVFや無脈性VTの治療に用いられている．ILCOR PLSタスクフォースは，小児におけるVFや無脈性VTに対する治療で，一方の抗不整脈薬がもう一方を上回ることを支持するエビデンスがあるかどうかを明らかにしようとした．

重大なアウトカムとしての退院時生存について，1件のコホート観察研究[268]があり，小児院内心停止に対してアミオダロンあるいはリドカインのいずれかを投与した場合と生存退院の間に有意な関連を認めなかった（OR 0.8，95%CI 0.51〜1.25）．（非常に低いエビデンス：バイアスのリスク，不精確さ，非直接性，出版バイアスよりグレードダウン）．

重要なアウトカムとしてのROSCについて，1件のコホート観察研究[268]があり，小児院内心停止において，アミオダロン使用と比較し，リドカイン使用がROSCの改善と関連していることを示した〔ROSCは，アミオダロン群50.9%（87/171），リドカイン群62.4%（184/295），$p = 0.002$〕．リドカイン非投与に比して，リドカイン投与はROSCの尤度の増加に対して有意に関連していた（調整後OR 2.02，95%CI 1.36〜3）（非常に低いエビデンス：バイアスのリスク，不精確さ，非直接性，出版バイアスによりグレードダウン）．

重要なアウトカムとしての生存入院について，1件の成人院外心停止のRCTがあり[269]，リドカイン静注と比較して，アミオダロン静注は高い生存入院率を示した（OR 2.17，95%CI 1.21〜3.83，$p = 0.009$）（非常に低いエビデンス：バイアスのリスク，非直接性，不精確さによりグレードダウン）．

患者にとっての価値とILCORの見解

この推奨を決めるにあたっては，成人例からのデータよりも，不確かな有益性を示している小児症例登録からのデータに重きを置いた．アミオダロン投与が転帰改善を示しているものの，短期的な転帰のみである．いずれの薬剤を選択するかに際しては，両薬剤のコストと入手しやすさも考慮にいれる．

Knowledge Gaps（今後の課題）

わが国では，成人に対してニフェカラントも用いられるが，小児の心停止に対しては，アミオダロンやリドカインとの比較研究はないので，推奨と提案には記載しなかった．

わが国における，小児に対する抗不整脈薬の使用の詳細に関しては，日本循環器学会（JCS）の「不整脈薬物治療に関するガイドライン」，日本小児循環器学会の「小児不整脈の診断・治療ガイドライン」等を参照されたい〔図4,「7 徐脈・頻拍への緊急対応 3. 頻拍アル

ゴリズム」（→204頁）参照］．

6）カルシウム

3件の小児の研究[270-272]，5件の成人の研究[273-277]では，低カルシウム血症，カルシウム拮抗薬の過量投与，高マグネシウム血症または高カリウム血症がない心肺停止に対して，カルシウム投与は入院，退院時の生存または神経学的転帰を改善しなかった．4件の動物実験[278-281]では，心肺停止に対するカルシウム投与は，アドレナリンまたはプラセボに比較して，ROSCの改善を示さなかった．

2件の小児院内心停止の研究は，カルシウムが有害である可能性を示唆した．そのうちNRCPRのデータによる研究[271]は，カルシウム投与を受けた小児の退院時生存のOR 0.6であるのに対し，多施設研究[270]では院内死亡率のORが2.24となりカルシウム使用に関連していることを明らかにした．1件の小児ICUでの心停止の研究[272]は，心停止時のカルシウム投与は有害である可能性を示唆し，1回以上のボーラス投与は，院内死亡率の独立予測因子であった．

小児の心停止に対するカルシウム投与は，低カルシウム血症，カルシウム拮抗薬の過量投与，高マグネシウム血症，高カリウム血症のない場合のルーチンの治療としては合理的でない．

7）炭酸水素ナトリウム

心停止に対する炭酸水素ナトリウムの効果について調べたRCTは小児にはない．年齢，性，初期調律を適合させた小児院内心停止に関する後ろ向き多施設試験[270]では，心停止中の炭酸水素ナトリウム投与は生存率の減少との関連を認めた．

2件のRCTは，他の年代の心停止に対する炭酸水素ナトリウムの有用性について調べている．成人の院外心停止に関する研究[282]と分娩室での新生児の呼吸原性心停止の研究[283]はともに，生存率の改善は示していない．

炭酸水素ナトリウムのルーチンの投与は，小児心停止の治療では合理的でない．

5 背景となる考え方（電気ショック）

小児の電気ショックに関して，安全性，有効なエネルギー量，ショックの回数，1歳未満の乳児に対するAEDの使用，パドルとパッドのサイズと位置についてはいくつかの報告があったが，再発性または治療抵抗性のVF/無脈性VTに対する治療を変更させるような新しいデータはなかった．電気ショックのエネルギー量についてもいくつかの報告があったが，一致した報告はなく，適切かつ安全で有効なエネルギー量については未だに不明である．

最初の電気ショックのエネルギー量2～4 J/kgは，従来の2 J/kgでは成功率が低いというコホート研究による．しかし，これらの研究ではより高エネルギー量で除細動を行った際の効果や安全性を保証するものではない．Single shockの推奨は2005年になされたが，これは成人での二相性の除細動器を用いたデータが基になっている．

1）パッドとパドル

小児に対してマニュアル除細動器を用いて電気ショックをする際に，パッドとパドルのどちらが有効かという明確なエビデンスはない．1件の小児の研究[86]ではパッドとパドルの使用でROSCに差はなかった．1件の成人の研究[284]では，パドルよりもパッドの使用のほうが院外心停止に対して効果があった．また1件の成人の研究では，パドルよりパッドのほうが心房頻拍に対する同期電気ショックの効果が低い[285]か，同等[286]であった．成人の2件の研究[287, 288]では胸郭のインピーダンスに関して，パドルでもパッドでも同じであったが，別の成人の研究[90]や動物モデルを用いた研究[289, 290]では，パッドのほうがパドルよりも胸郭のインピーダンスが高かった．1件の研究[291]では，未熟児の胸郭に重ならないようにパッドを貼付するのは困難であった．また別の研究[292]では，パッドは，パドルとゲルパッドを併用したECGモニタリングに比べて，ショック後のリズムチェックの信頼性が高かった．蘇生のシミュレーション教育の現場の検討でも，パドルとパッドでショックまでの時間[293]に差がなく，胸骨圧迫の中断時間[294]にも差がなかった．

小児に対してのマニュアル除細動器での電気ショックの際には，パッドとパドルのどちらを使用してもよい．

2）電気ショックの回数

小児では電気ショックを1回行う場合（single shock）と連続して行う場合（stacked shock）を比較した研究はない．しかし，成人では，胸骨圧迫の中断時間が短くなるため電気ショック（二相性）を1回行う場合（single shock）のほうが優れているという7件の研究[295-301]がある．

小児のVF/無脈性VTに対しては，電気ショックを行ったあとはただちに胸骨圧迫を行う1回ショック法（single shock strategy）が合理的である．

3）電気ショックのエネルギー量

CQ：小児の VF/無脈性 VT に対して，適切な電気ショックのエネルギー量はどれくらいか？

- P　あらゆる状況における VF/無脈性 VT の小児
- I　初回およびそれ以降の電気ショック施行における，ある特定のエネルギー量またはエネルギー量のレジメン
- C　2～4 J/kg
- O　不整脈の停止，ROSC，生存退院尤度，退院時・30日後・60日後・180日後・1年後の神経学的転帰

推奨と提案

ILCOR は小児心停止における VF や無脈性 VT に対して，単相性あるいは二相性波形の初回の除細動エネルギー量としては，2～4 J/kg をルーチンに用いることを提案している（弱い推奨，非常に低いエビデンス）．2回目やそれ以降の除細動エネルギー量については，推奨の根拠となる十分なエビデンスはない．

わが国では，除細動エネルギー量は，初回もそれ以降も統一して 4 J/kg を提案する．

エビデンスの評価に関する科学的コンセンサス

小児の VF や無脈性 VT に対する電気ショックのエネルギー量については，多くの世界中の蘇生協議会から異なった推奨がなされている．今回，ILCOR PLS タスクフォースは既存の限定された（概して低い質の）エビデンスについて議論を行い，一方で，初回またはそれ以降の電気ショックのエネルギー量についての数々のガイドラインに対して，コンセンサスを得られるように試みた．

重大なアウトカムとしての生存退院について，3件の小児の院内心停止と院外心停止の観察研究[100, 302, 303]があった．これら 108 例において，初回の電気ショックのエネルギー量である 2～4 J/kg は，その他の特定のエネルギー量に対して利点はなかった（絶対的効果サイズ幅 -18.5％～6.5％）（非常に低いエビデンス：深刻なバイアスのリスク，非直接性，不精確さによりグレードダウン）．

重要なアウトカムとしての不整脈の停止について，2件の小児の院内心停止[304]と院外心停止[100]の観察研究[100, 304]があり，どちらの研究においても，2 J/kg[304]と 2～4 J/kg[100]のいずれでも VF の停止が得られた（非常に低いエビデンス）．

重要なアウトカムとしての ROSC について，40 例を対象とした1件の小児院内心停止の観察研究[302]があり，ある特定の初回の除細動エネルギー量に利点はなかった（$p=0.11$）（非常に低いエビデンス：深刻なバイアスのリスク，非直接性，不精確さによりグレードダウン）．さらに，285 例を対象とした1件の小児院内心停止の観察研究[305]があり，初回の除細動エネルギー量が 3～5 J/kg 以上では，1～3 J/kg よりも効果が小さかった（OR 0.42, 95％CI 0.18～0.98, $p=0.04$）（非常に低いエビデンス：深刻なバイアスのリスク，不精確さによりグレードダウン）．

重大なアウトカムとしての1年後の生存や重要なアウトカムとしての患者への有害性について，評価するためのエビデンスはなかった．

患者にとっての価値と ILCOR の見解

この推奨の作成にあたり，エビデンスがないある特定のエネルギー量を選択することにより電気ショックが遅れることよりも，ショック適応のリズムに対する迅速な除細動に重きに置いた．加えて，世界中の蘇生協議会の間で，2～4 J/kg の範囲で異なる推奨が存在しているが，あるエネルギー量がその他を上回るという強いエビデンスはない．小児の電気ショックのガイドライン変更を考慮する際には，実際的な考え方を重要視しなければならない．新たに作られた教育資料を用いて，広い範囲の医療従事者に影響を及ぼしたり教育しようとしたりする時には，相当な難題が存在し，また臨床研究の対象を再設定する必要がある．限られたデータに直面した時には，異なったエネルギー量へ変更することのリスク対利益評価よりも，「現在の推奨」を維持するほうが重要であろう．

わが国では JRC 蘇生ガイドライン 2010 において，電気ショックのエネルギー量は初回もそれ以降も 4 J/kg で統一した．JRC 蘇生ガイドライン 2015 においても上記に従い，CoSTR 2015 勧告（2～4 J/kg）の範疇である「現在の推奨」を維持することとした．

Knowledge Gaps（今後の課題）

小児のエビデンスはこれまでのところ観察研究であり，様々な交絡因子によってバイアスがかかっている（例えば CPR の様々な質，VF が原発性か二次性か，除細動器が単相性波形か二相性波形か）．今回のレビューでは非常に低いエビデンスしか得られなかったことにより，十分な検出力を持った RCT（あるいは高い質の，適切な検出力を持った観察研究）が必要であることが強調された．検討項目としては以下に示す項目の有効性が挙げられる．

- 初回の電気ショックのエネルギー量 2 J/kg vs 4 J/kg
- 初回の電気ショックのエネルギー量 2～4 J/kg vs 新たなエネルギー量
- 初回以降の電気ショックのエネルギー量 2～4 J/kg

vs 新たなエネルギー量またはレジメン
- 現在の小児領域の論文は，主に症例登録に基づいたデータなので，有害性のリスクを明らかにできない

6 背景となる考え方（CPRの質の評価）

1) 呼気終末 CO_2 モニタリング

CQ：小児の心停止において，呼吸終末 CO_2 値を指標とした胸骨圧迫は有用か？
- P 小児の心停止
- I 特定の呼気終末 CO_2 値を目標とする胸骨圧迫の調整
- C 呼気終末 CO_2 値による調整を行わない胸骨圧迫
- O ROSC，生存退院尤度，180日後の神経学的転帰

推奨と提案

効果推定に関する信頼性がとても低いため，推奨する根拠に乏しいと判断した．

エビデンスの評価に関する科学的コンセンサス

呼気終末 CO_2 と心拍出量の間の直接的な関連を示す動物とヒト成人のデータがある．カプノグラフィーは小児の心停止時の気管チューブの位置確認に用いられており，ROSCとCPRの質のモニターにも用いられる．このレビューは，呼気終末 CO_2 がCPRの質や患者の転帰改善に有用であるかどうかを検討するために策定された．

重要なアウトカムとしての生存退院や，重大なアウトカムとしての神経学的転帰についてのエビデンスは認められなかった．重要なアウトカムとしてのROSCについて，1件の幼若動物のRCT研究[306]があり，呼気終末 CO_2 を指標とした胸骨圧迫が，目印やビデオ・口頭フィードバックで最適化された標準的な胸骨圧迫と同様に有効であることが示された（非常に低いエビデンス：非常に深刻な非直接性，不精確さによりグレードダウン）．

患者にとっての価値とILCORの見解

なし．

Knowledge Gaps（今後の課題）

小児の心停止時のカプノグラフィーの使用は，これまでに動物実験データと成人の観察研究データからの外挿による情報に限られている．

2) 侵襲的モニタリング

CQ：CPR中の小児に対する侵襲的血行動態モニタリングは有用か？
- P CPR中の小児
- I 特定の収縮期/拡張期血圧に調節するための侵襲的血行動態モニタリングの使用
- C 特定の収縮期/拡張期血圧に調節するための侵襲的血行動態モニタリングを使用しない場合
- O ROSC，生存退院尤度，退院時・60日後・180日後の神経学的転帰

推奨と提案

効果推定に関する信頼性がとても低いため，推奨する根拠に乏しいと判断した．

エビデンスの評価に関する科学的コンセンサス

侵襲的血圧モニタリング（動脈血圧等）がすでに存在する，あるいは確保されようとしている状況で，小児が心停止に陥ることがしばしばある．このレビューでは，CPRの質を改善するために，侵襲的血行動態モニタリングを用いることを推奨するエビデンスがあるかどうかを検討した．

ILCOR PLSタスクフォースで広範囲にわたる議論が行われた結果，今回のPICOの最終的な表現に至った．PICOの「I」すなわち介入はそもそも，よりよいCPRの質を目指す調節のための侵襲的モニタリングの使用を意味していた．ILCOR PLSタスクフォースの中には，質の高いCPRの一部として達成すべき特定の血圧目標値を「I」で言及すべきだと考える者もいた．ILCOR PLSタスクフォースは最終的に，このレビューでは特定の血圧目標値に注目するよりも，「侵襲的モニタリングの使用」に限定して，より単純で幅広い疑問を評価すべきだと意見が一致した．

重大なアウトカムとしての退院時・60日後・180日後の神経学的転帰良好についての研究は，認められなかった．

重大なアウトカムとしての生存退院尤度について，総計43例を対象とした2件の幼若動物でのRCT研究[307,308]があった（非常に低いエビデンス：非常に深刻な非一貫性，非常に深刻な非直接性，バイアスのリスク，不精確さによりグレードダウン）．

重要なアウトカムとしてのROSCについて，総計43例を対象とした2件の幼若動物でのRCT[307,308]で，利点があることが示された（非常に低いエビデンス：非常に深刻な非直接性，バイアスのリスク，非一貫性，不精確さによりグレードダウン）．

患者にとっての価値と ILCOR の見解

推奨を作成するにあたり，ILCOR PLS タスクフォースは，CPR の質を改善するために観血的な血行動態の値を得ることよりも，質の高い CPR の確立と維持が重要と考えた．患者が侵襲的な動脈内カテーテル留置を受けている間に，質の高い CPR が中断されたり集中力を損ねたりする可能性がある．CPR 中の（モニターによる）血行動態の最適化は概念としての価値は認めるが，盲検化されていない動物データのみに基づいており，重要な交絡因子の影響下にある特定のパラメータを目標とすることは，患者に有害である可能性があることを認識している．侵襲的動脈圧モニタリングを利用できる状況で ALS を行う救助者は，専門家のコンセンサスによる推奨に基づいた目標値を用い続けてもよい．

Knowledge Gaps（今後の課題）

これらの研究から示唆される効果の可能性を考慮すると，前向き臨床研究とさらなる基礎研究が必要である．

3) 心エコーと心停止の原因

小規模な小児の症例集積研究[309]において，心エコーは胸骨圧迫の中断を長引かせることなく，迅速に心臓の動きを描出することが可能で，壁運動は大血管の脈拍の有無と関連していた．小児の症例報告[310]では，心エコーが心停止の原因である心タンポナーデの診断に有効で，処置のためのガイドとしても有用であった．8件の成人の症例集積研究[311-318]において，心エコーの所見は心停止時の心臓の活動性の有無と関連していた．これらの報告は，治療可能な原因で心停止となった患者を見い出すにあたって，心エコーが有用であることを示唆している．

小児の CPR 時に心エコーをルーチンに使用することの是非を明らかにするにはデータが不足している．心エコーの技術を有する人員が確保できる場合は，治療可能な心停止の原因である心タンポナーデの評価に心エコーを考慮してもよいが，心エコーでの評価には一定の胸骨圧迫中断が避けられないので，その欠点とのバランスを十分に踏まえておくべきである．

7 徐脈・頻拍への緊急対応

1 はじめに

小児の呼吸障害・ショックが進行すると，心肺機能不全に至り，すみやかに心停止になる．心肺機能不全や心停止に陥る前に，呼吸不全・ショックの早い段階（呼吸窮迫・代償性ショック）で治療介入をすることで心停止を防止することが重要なのは，既出のとおりである（「4 心停止のリスクの早期認識と初期治療」，→181 頁）．

様々な原因から心停止に至る直前には，著しい徐脈（拍）あるいは頻拍（脈）になることがしばしば認められる．したがって，この心停止になる前の徐脈や頻拍をいち早く認識して，迅速に対応することが重要である．なお，徐拍・頻拍は心電図上の心拍数で定義され，徐脈・頻脈は触知もしくは動脈圧モニター等で観察される脈拍数で定義される．

ことに小児の徐脈は，こうした心停止直前の心肺機能不全の現れとしてみられることがほとんどのため，ただちに BLS に移行する危機感を持って対峙することが求められる．

2 徐脈アルゴリズム

心拍数が 60/分未満あるいは急激な低下，かつ心肺機能不全を認める時に行う処置を，ひとつの流れにまとめたものが，小児の徐脈アルゴリズムである（図 3）．

ボックス 1
脈が触れ，心拍数が 60/分未満あるいは急激な低下，かつ心肺機能不全を認める小児が対象となる．

ボックス 2
気道を確保し，酸素を用いたバッグ・マスク換気を開始する（すでに機械的人工呼吸管理下にある患児では，用手的人工呼吸を開始しつつ，気管チューブの開通と位置確認をする）．

ECG モニター，パルスオキシメータを装着し，除細動器を準備する．

ボックス 3
心拍数が 60/分未満かチェックする．

ボックス 4
心拍数が 60/分未満で心肺機能不全を認める場合は，ただちに胸骨圧迫を開始する．

ボックス 5
胸骨圧迫開始後も心拍数が 60/分未満が継続する場合は，アドレナリン（0.01 mg/kg）を投与する．

- 胸骨圧迫の開始とアドレナリン投与で改善がない場合は，多くの場合はすみやかに心停止に至る．無脈性電気活動（PEA）もしくは心静止に進展した場合は，心停止アルゴリズムへ移行し，原因検索を含めた救急蘇生を実施する．

7 徐脈・頻拍への緊急対応

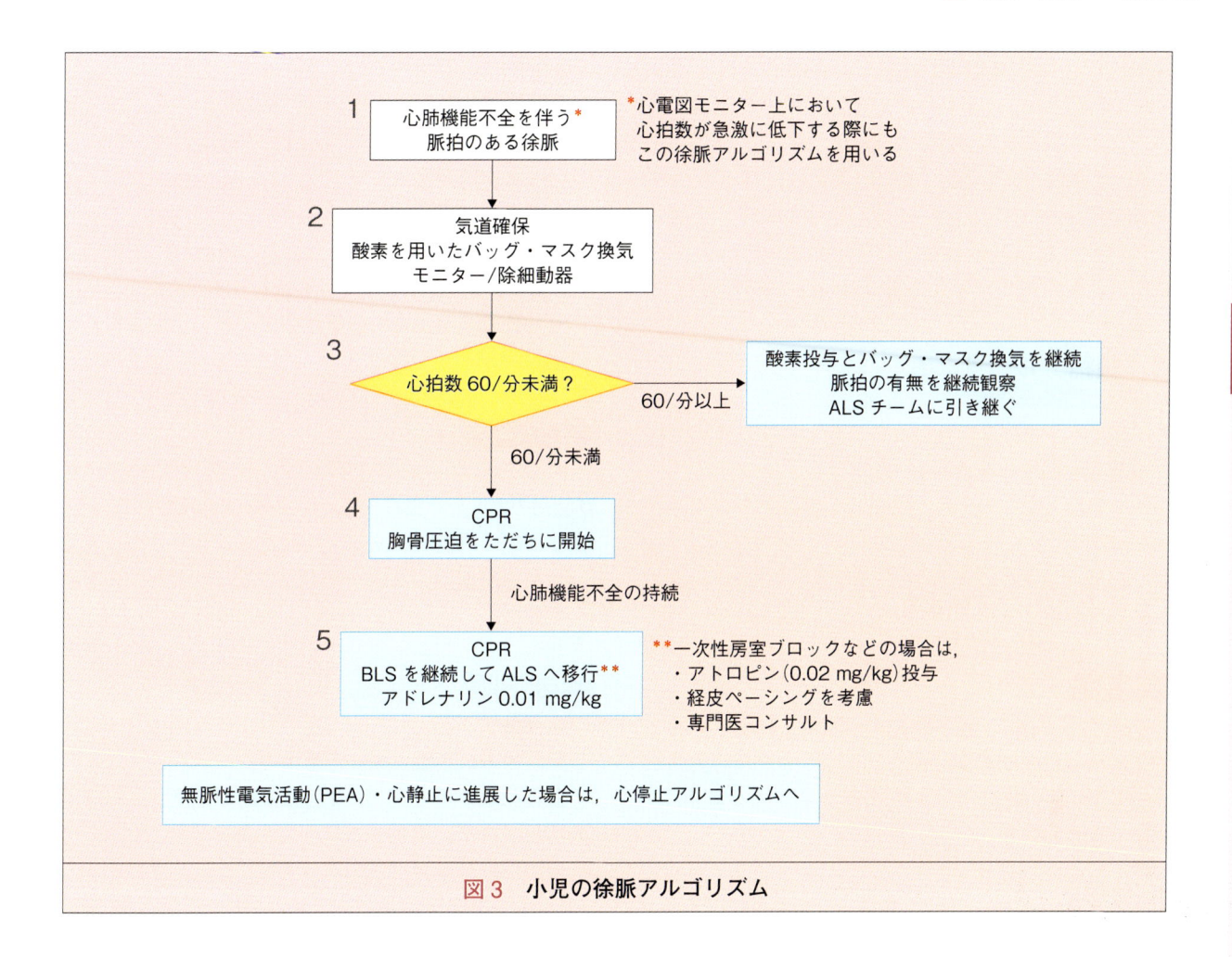

```
1  心肺機能不全を伴う*       *心電図モニター上において
   脈拍のある徐脈              心拍数が急激に低下する際にも
                              この徐脈アルゴリズムを用いる
        ↓
2  気道確保
   酸素を用いたバッグ・マスク換気
   モニター/除細動器
        ↓
3  心拍数 60/分未満？ ── 60/分以上 → 酸素投与とバッグ・マスク換気を継続
        ↓                          脈拍の有無を継続観察
     60/分未満                     ALS チームに引き継ぐ
        ↓
4  CPR
   胸骨圧迫をただちに開始
        ↓
   心肺機能不全の持続
        ↓
5  CPR                          **一次性房室ブロックなどの場合は，
   BLS を継続して ALS へ移行**      ・アトロピン（0.02 mg/kg）投与
   アドレナリン 0.01 mg/kg         ・経皮ペーシングを考慮
                                  ・専門医コンサルト

無脈性電気活動（PEA）・心静止に進展した場合は，心停止アルゴリズムへ
```

図3　小児の徐脈アルゴリズム

- なお，徐脈が完全房室ブロックか洞結節機能不全に起因するもので換気，酸素投与，胸骨圧迫や薬剤の投与に反応しない場合（特に先天性または後天性の心疾患が伴う場合）は，経皮ペーシングの緊急的実施で救命可能な場合がある．徐脈が迷走神経刺激に明確に起因している場合は，アトロピン（0.02 mg/kg）の投与を考慮することもある．
- 脈拍と呼吸が正常で血行動態が安定している場合は緊急治療は不要であるが，急変に備えて注意深い経過観察が必要である．専門医に相談する．

1) 徐脈におけるアトロピンとアドレナリン

多変量解析に基づく1件の研究[319]では，小児の院内心停止症例に対しては，アトロピン投与は生存退院の可能性を高くするが，アドレナリン投与は生存の可能性を低くすることが示された．別の大規模な研究[320]からは，アトロピン投与と生存率との間に関係がないことが示された．

1件の成人の症例集積研究[321]では，アドレナリンには反応しなかった8例の心停止患者のうち，6例はアトロピンに反応して心拍が再開したことを報告している．そのうちの3例は退院できるまで回復した．一方，1件の成人に関する後ろ向き研究[322]では，心停止症例でアドレナリン投与に反応せずにアトロピンに反応した症例は少数であり，退院まで至った症例はなかった，と報告している．

4件の成人に対する研究[323-326]では，迷走神経が関連する徐脈にはアトロピンが有効であることを示している．1件の小児における小規模な症例集積研究[327]では，心臓手術後の小児例に出現した「血圧低下＋徐脈」（Bezold-Jarisch 反射による徐脈）には，アトロピンがアドレナリンよりも心拍数増加と血圧上昇に効果的であることを示した．

4件の成人での研究[324, 328-330]と，4件の動物実験[331-334]では，徐脈や心停止に対するアトロピン投与には効果がないことが示された．1件の動物実験[335]では，アトロピンはアドレナリンと併用して投与された症例では効果があったことが報告された．

アドレナリンは，徐脈と循環不全を呈する小児の症例において，酸素投与や人工呼吸に反応しない場合に使用されうる．迷走神経の緊張かコリン作動性薬物の毒性によって引き起こされた徐脈に対するアトロピン投与は妥当である．アトロピンを小児の心停止に対して日常的に使用することを支持あるいは否定するエビデンスは十分でない．

- 小児の徐脈に対しては，酸素投与と気道確保，適切な換気を開始する．
- 酸素投与と適切な換気にもかかわらず，心拍数が60/分

未満あるいは急激な低下を示し，かつ心肺機能不全（皮膚蒼白，チアノーゼ，あえぎ様呼吸等）の場合にはただちに胸骨圧迫を開始する．
- 小児の徐脈に対する第一選択の薬剤は，アドレナリンである．
- 小児の心停止に対するアトロピンの使用については推奨，否定に足る十分な根拠はない．

3 頻拍アルゴリズム

頻拍に対する治療を一連の流れにまとめたものが，小児の頻拍アルゴリズムである（図4）．

脈拍を触知しない場合は，前述の心停止アルゴリズムに従う（図2）．

血行動態が安定しているか不安定かを区別することが，重要である．

ボックス1
頻拍の小児に対してはすみやかに気道，呼吸，循環を評価し，酸素を投与する．必要ならば呼吸の補助を開始する．ECGモニター，パルスオキシメータを装着し，除細動器を準備する．

ボックス2
QRS幅を評価して，QRS幅が0.08秒以下（狭いQRS幅）か，0.08秒を超える（広いQRS幅）か，を判定する．血行動態が不安定な広いQRS幅の頻拍はVTが明白に否定できない場合，VTとみなして対応する．変行伝導を伴う上室頻拍（SVT）である場合もある．

ボックス3
標準12誘導ECGの評価（心拍数とP波の存在）と，頻拍の既往歴やWPW症候群等の病歴を確認する．

ボックス4
洞性頻拍が疑われる場合には，原疾患の治療が可能であるか等をチェックする．

ボックス5
SVTが疑われる場合の治療法は，血行動態が安定か不安定かに基づいて選択する．患児の状態が不安定でなければ，まず迷走神経刺激を試みる．

ボックス6
血行動態が安定している場合は，迷走神経刺激が無効であれば，ATPの急速投与を行う．投与量は0.1～0.3 mg/kgで開始し，効果がなければ増量できる（最大投与量0.3 mg/kg）．ATPも無効であれば，専門医にコンサルトして，他の抗不整脈薬を考慮する．

血行動態が不安定でも静脈路が確保されている場合は，心拍モニタリング下にATPの急速投与を行う．あるいはまた同期電気ショックを行ってもよいが，その際には，必要に応じて鎮静を考慮する．同期電気ショックのエネルギー量は0.5～1 J/kgから開始し，不成功の場合には2 J/kgまで上げて再度施行する．

血行動態が不安定で静脈路確保が難しい場合には，同期電気ショックを行う．

ボックス7
血行動態が不安定な場合は，同期電気ショックを0.5～1.0 J/kgで施行するが，不成功の場合には2 J/kgまで上げて再度施行する．同期電気ショックの実施を遅らせない範囲内の状況であれば，まず先にATPを投与してもよい．

ボックス8
血行動態が安定している場合は，専門医にコンサルトして，他の抗不整脈薬を考慮する．

血行動態が不安定で，2回目の同期電気ショックが不成功な場合や，頻拍が短時間で再発する場合には，3回目の同期電気ショックを試みる前に，抗不整脈薬の投与（プロカインアミドまたはアミオダロン）を考慮する．

小児の頻拍に対して用いる薬物の投与量は以下のとおりである．
- プロカインアミド：15 mg/kgを約30分以上かけて緩徐に静脈内投与．正常洞調律にかえった場合，中毒症状が現れた場合，あるいは，QRS幅の延長が50％以上となる場合は投与を中止する
- アミオダロン：2.5～5 mg/kg（最大300 mg）を約30分以上かけて緩徐に静脈内投与

アミオダロンとプロカインアミドの併用等，QT延長をもたらす薬物の併用はしない．

小児ではベラパミルは低血圧や心筋抑制をもたらすことがあるため，投与は慎重に行うべきである．

乳児に対してベラパミルを投与すると難治性低血圧や心停止をきたすことがあるため，用いない．

1）不安定なVT

小児の血行動態が不安定なVTに対する緊急治療に関して，「同期電気ショックが薬物療法よりも有効である」「ある薬物治療が有効である」ということを支持あるいは否定するためのエビデンスは十分でない．2件の成人の症例集積研究[336, 337]で，血行動態が不安定なVTの治療について，早期に同期電気ショックを施行することが効果的であると報告されている．

4件の小規模な小児の症例集積研究[338-341]では，アミ

7 徐脈・頻拍への緊急対応

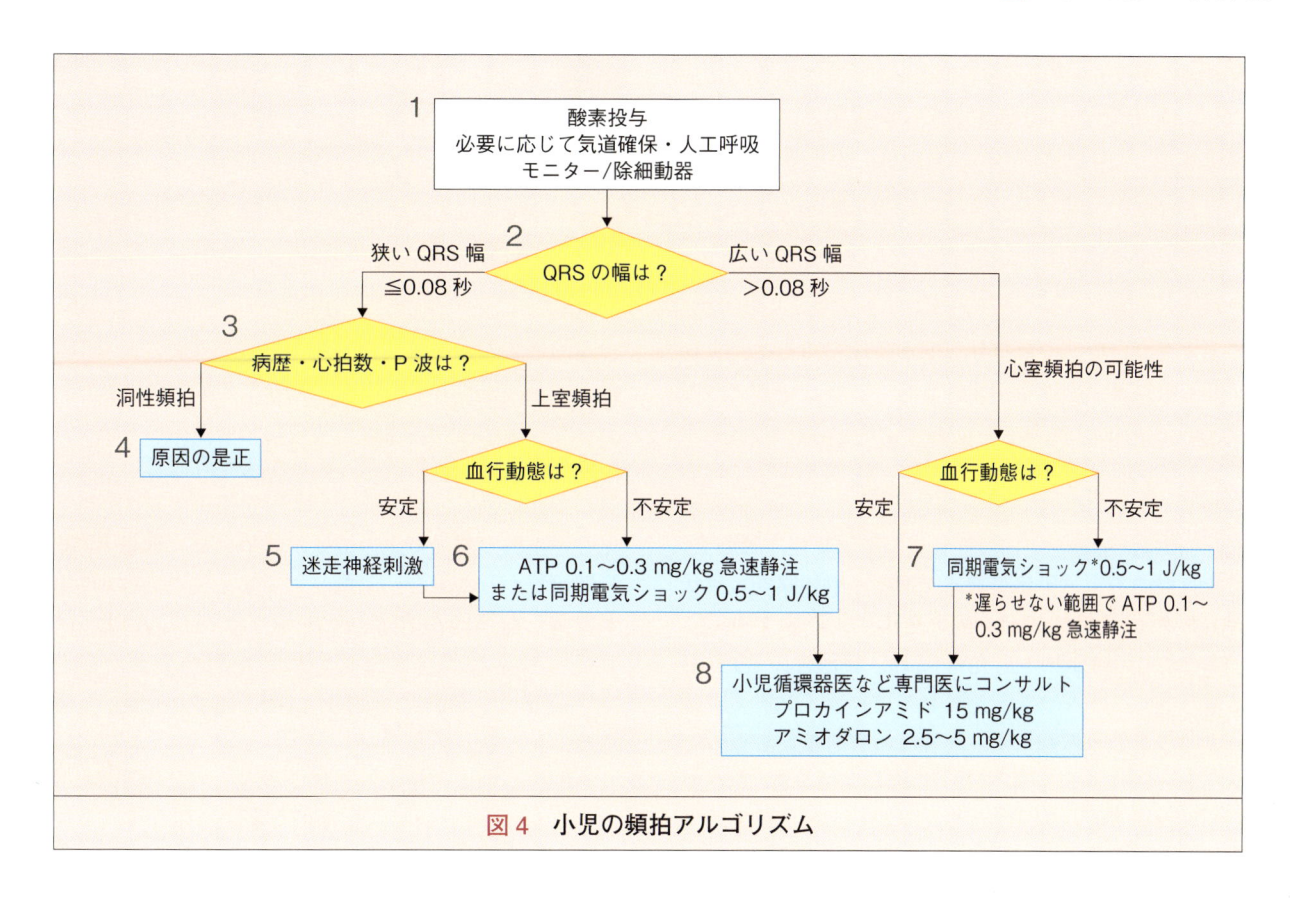

図4 小児の頻拍アルゴリズム

1. 酸素投与
   必要に応じて気道確保・人工呼吸
   モニター/除細動器

2. QRSの幅は？
   - 狭いQRS幅 ≦0.08秒
   - 広いQRS幅 >0.08秒

3. 病歴・心拍数・P波は？
   - 洞性頻拍
   - 上室頻拍

   広いQRS幅 → 心室頻拍の可能性

4. 原因の是正

   血行動態は？（上室頻拍）
   - 安定
   - 不安定

   血行動態は？（心室頻拍）
   - 安定
   - 不安定

5. 迷走神経刺激

6. ATP 0.1～0.3 mg/kg 急速静注
   または同期電気ショック 0.5～1 J/kg

7. 同期電気ショック*0.5～1 J/kg
   *遅らせない範囲でATP 0.1～0.3 mg/kg 急速静注

8. 小児循環器医など専門医にコンサルト
   プロカインアミド 15 mg/kg
   アミオダロン 2.5～5 mg/kg

オダロンがVTの治療に有効であることが示された．小児の頻拍性不整脈に対するアミオダロンの安全性と有効性を検討するRCT[342]では，アミオダロンが投与された小児例の71％に心血管系の副作用が認められた．アミオダロンの有効性と有害事象の両方が投与量と関連していた．

小児の血行動態が不安定なVTに対して，同期電気ショックをすみやかに施行する．血行動態が不安定なVTに対してアミオダロンを選択する場合は，慎重な血行動態モニタリングを行いつつ緩徐に投与する．

ニフェカラントについては，特に小児における使用経験は少なく，論文数も限られ，RCTによるエビデンスはない．一方，アミオダロンの使用経験は，2010年以降では特に心内修復術後を含めて増加し，安全性も含めて十分な効果が期待できる．不安定なVTの治療として，アミオダロンの投与は合理的であるが，ニフェカラントはトルサードドポアント等の副作用にも十分な注意が必要と考えられる．

ニフェカラントの添付書類に記載されている成人への投与量は，初期投与量は0.15～0.3 mg/kgを5分で，維持量は0.2～0.4 mg/kg/時であるが，Ⅲ群薬に共通のQT延長に起因するトルサードドポアント（3.9％：小児の報告では18％）や徐脈等の副作用を考慮すると，小児への初期投与は0.15～0.3 mg/kgを10分程度かけてゆっくりと静脈内投与し，次いで0.05～0.15 mg/kg/時の比較的少量投与から開始し，効果とQT時間延長を確認しつつ増減することが望ましい．特に他のⅢ群やⅠa群抗不整脈薬から変更する際には注意を要する[343-347]．

Knowledge Gaps（今後の課題）

ニフェカラントは，わが国で開発されたⅢ群薬で，純粋なIKrチャネル遮断作用を有している．1999年に認可され，国内のみで使用可能である．2007年に認可された，同じくⅢ群抗不整脈薬のアミオダロンとの頻拍に対する使い分けに関しては，一定の見解はない．今後の比較研究が必要である．

2) SVTに対する薬物治療

22件の小児の研究[348-369]では，血行動態の安定・不安定にかかわらず，SVTではアデノシンが有効であることを示している．1件の研究[370]と，4件の10代を含む成人の大規模研究[371-374]では，アデノシンの有効性も示されているが，副作用が一時的ではあるが頻回に認められることを報告した．

1件の研究[375]では，小児のSVTに対する治療にアデノシンもしくはベラパミルを投与することで90％近い高い成功率であり，ジギタリスの成功率（61～71％）よりも優れていることが報告された．1件の成人に対するRCT[376]と，数例の小児を含む主として成人における1件のメタアナリシス[377]では，SVT治療に関するベラパミルとアデノシンの有効性を示しているが，費用対効果

の面ではベラパミルのほうがアデノシンより優れていた．

1件のRCT[342]と，15件の小児に関する小規模な症例集積研究[338-341]と観察研究[378-388]では，アミオダロンが上室頻拍性不整脈の治療に有効であることを示した．これらの研究における小児のSVTには手術後の接合部頻拍（JET）が含まれているので，アミオダロンが小児のSVT治療へ一般化されることは限定されるかもしれない．

アミオダロン療法では投与速度が急速であると，まれではあるが重篤な副作用が報告されている．徐脈と低血圧が1件の前向き研究[342]で報告され，2件の症例報告[389,390]で心血管虚脱が報告され，1件の小規模な症例集積研究[391]で多形性VTが報告された．他の症例報告[390,392]には，肺毒性（間質性肺炎，肺線維症，肺胞炎）と甲状腺機能不全（甲状腺機能亢進症，甲状腺炎，甲状腺機能低下症）等の遅発性の副作用について述べている．

1件の小児のコホート研究[393]では，難治性のSVT治療に関してアミオダロンと比較してプロカインアミドは高い成功率を認められたが，同程度の有害事象も報告された．5件の観察研究[394-398]と，5編の症例報告[399-403]では，小児例のSVTでプロカインアミドは頻拍停止効果や徐拍化効果を認めた．

小児[404]や成人[405,406]，および動物[407]での研究から，プロカインアミド投与による血圧低下は血管拡張によるものであり，心収縮力低下によるものではないことが結論づけられた．初期の観察研究[408-410]と，1件の症例集積研究[411]では，ベラパミルは小児のSVTの治療に有効であった．しかしながら，複数の小規模な症例集積[375,412]や症例報告[413,414]では，ベラパミルは乳児のSVTに対して，重篤な血圧低下，徐脈，伝導ブロックから循環虚脱を引き起こした．2件の小規模な小児の症例集積研究[415,416]では，SVTの治療で（β_1選択性β遮断薬：短時間作用性）エスモロールと（α_2刺激薬：静脈内投与鎮静薬）デクスメデトミジンについて述べている．

小児では，脈拍を触知できるSVTの症例で，アデノシンは第一選択の薬物療法である．ベラパミルは年長児に対しては代替的な療法とされるべきで，乳児ではルーチンに使用するべきではない．プロカインアミドかアミオダロンは，慎重な血行動態モニタリング下においてゆっくりと静脈内投与される場合のみ，難治性のSVTの治療として考慮される．

脈のある小児のSVTに対する薬物療法として，アデノシンを第一に考慮するべきである．わが国ではATPとする．投与量は0.1～0.3 mg/kgで開始し，効果がなければ増量できる（最大投与量0.3 mg/kg）．心拍モニタリング下に投与する．

8 特殊な状況

1 外傷

鈍的外傷および穿通性外傷等の重症外傷による小児心停止（院外および院内）症例の死亡率は非常に高い[417-419]．2件の研究[167,419]では，交通事故による小児の院外心停止例に気管挿管を行っても生存率にほとんど影響しなかった．2件の研究[420,421]では，穿通性外傷の小児心停止例で現場で生命徴候が認められ，病院への搬送時間が短かった場合，開胸心マッサージによって生存率が改善した．2010年以後のメタアナリシスでは，小児のほうが成人よりも生存の機会が高いことが示された[422]．また，蘇生中に血圧・脈拍等の生命徴候がみられた場合は生存率が高かった[423]．

外傷性心停止の転帰は不良である．小児の重症外傷におけるCPRにおいても標準的な蘇生を施行すべきである．小児の穿通性胸部外傷による心停止において，現場で生命徴候が認められ，搬送時間が短かった場合，選択的に開胸心マッサージを行ってもよい．

2 単心室 Stage I（第1期）手術後

1件の症例集積研究[424]は，単心室に対する第1期手術後の高い心停止率（112症例の20％）を報告している．別の症例集積研究では，第1期手術後の心停止率は12.7％で死亡率も高かった[425]．2件の症例集積研究[426,427]では，術前に筋弛緩薬投与下に人工呼吸を施行されている単心室患児では，吸気CO_2分圧を増加させて$PaCO_2$を50～60 mmHgに保つことで，高肺血流量を短期的には減少させる可能性があることを報告している．同様の対象患児において，吸入酸素濃度を21％以下にしても全身の酸素運搬量を改善しえなかった．3件の研究[428-430]によると，単心室患児が切迫心停止状態であることを臨床的に同定することは困難であるが，上大静脈酸素飽和度（$ScvO_2$）や近赤外分光法（near-infrared spectroscopy：NIRS）を用いた脳あるいは内臓の循環をモニタリングすることによる全身の酸素摂取率の観察が参考になるかもしれない．

第1期手術後の乳児を対象とした研究[431]では，CO_2の吸入が全身の酸素運搬量を増加させた．また，3件の研究[432-434]ではphenoxybenzamine等で体血管抵抗を下げると全身の酸素運搬量が改善され[433]，循環虚脱のリスクを下げ[432]，生存率が改善した[434]．

6件の小児の研究[435-440]では，体外循環を用いたCPR

〔extracorporeal CPR（ECPR）〕を施行された単心室患児の生存退院は，心臓手術を受けた他の新生児のそれと変わらなかった．また別の研究[437]では，単心室に対して第1期手術の体-肺動脈シャント閉塞に対する体外循環を用いたCPR後の生存率は，他の原因によるROSC後生存率より一貫して高かった．

単心室患児の第1期手術後患者のCPRは標準的な方法で行うべきである．第1期手術前の乳児が肺体血流比の増加に伴うショックとなった場合は，軽度高CO_2血症（$PaCO_2$ 50～60 mmHg）が有効なことがある．肺血流と全身への酸素運搬を改善する目的で，phenoxybenzamine等α受容体遮断薬が有効なことがある．$ScvO_2$およびNIRSによる脳や内臓の血流モニタリングで評価することで，第1期手術後の乳児において，切迫心停止の前兆となるような血行動態変化をつかむことができるかもしれない．

3 単心室Fontanおよび両方向性Glenn（Bidirectional Glenn：BDG）術後

2件の症例集積研究[441,442]では，Fontan術後患児の蘇生にはECMOが有用で，hemi-Fontan/BDG術後でも41%が生存した[443]．また，症例報告[444]では，modified Fontan術後のCPRに際し標準的な胸骨圧迫に用手的な腹部圧迫を加えた症例が報告されている．

心停止やショックではないBDG術後患児では，CO_2分圧の増加と低換気によって脳，上大静脈，肺の血流を改善し，全身への酸素運搬量を増加させることを支持する4件の研究[445-448]がある．2件の研究[449,450]では，心停止や切迫心停止状態ではないBDG患者では，過換気によって脳酸素飽和度が低下した．心停止や切迫心停止状態ではないFontan術後の患児を対象とした2件の研究[451,452]では，陰圧換気（NPV）は間欠的陽圧換気（IPPV）に比して1回拍出量，心拍出量を増加させた．

心停止や切迫心停止状態ではないFontan術後の患児を対象とした症例集積研究[453]では高頻度ジェット換気が肺血管抵抗を低下させ心係数を改善した．一方，1件の症例集積研究[454]では高頻度振動換気は心係数の増加や肺血管抵抗の低下は認められなかった．

一般的に肺血流の増減は心拍出量の変化を反映する．しかし，先天性心疾患や肺高血圧症にみられる右-左シャントを有する小児において，肺をバイパスする右-左シャントが増加した場合は肺循環を通過する血流の割合が低下するため心拍出量の低下はないが，呼気終末CO_2は低下する[455]．逆に，チアノーゼ性心疾患の乳児にシャントを造設し，肺血流が増加した場合は呼気終末CO_2が増加して実測値である$PaCO_2$と呼気終末CO_2との較差が低下する[456,457]．同様に，肺胞をバイパスする肺内シャントがある場合は，$PaCO_2$と呼気終末CO_2との較差は大きい[458]．

Fontan術後，BDG術/hemi-Fontan術後患者のCPRは標準的な方法で行うべきである．BDG術後患者の切迫心停止状態に対しては，低換気による高CO_2血症が酸素化や心拍出の改善に有益かもしれない．Fontan術後患者に対しては陰圧換気が可能であれば心拍出の改善に有益かもしれない．また，Fontan術後のCPRにおいてはECPRは考慮しうる．BDG術/hemi-Fontan術後患者に対しての体外循環を用いたCPRを支持あるいは否定する十分なエビデンスはない．

4 肺高血圧

小児を対象とした2件の観察研究[459,460]では肺高血圧症を伴った患児は心停止のリスクが高いと報告されている．また肺高血圧危機による小児の心停止症例に対する蘇生では，ある特定の治療法が優れていることを示すエビデンスはない．

成人における1件の後ろ向き研究[461]は，肺高血圧患者の心停止に対する標準的なCPRは多くの場合不成功に終わると報告している．蘇生に成功した症例では，心停止の原因が可逆的で，プロスタサイクリン製剤（イロプロスト：国内未承認）のボーラス静脈内投与あるいは一酸化窒素（NO）の吸入が蘇生中に実施されていた．

1件の心移植後の成人を対象とした研究[462]と2件の先天性心疾患の小児を対象とした研究[463,464]はNOの吸入とプロスタサイクリンまたはその類縁体のエアゾル吸入は肺血管抵抗を低下させるのに等しく有用であった．また，心臓手術後の肺高血圧を合併した小児を対象とした1件の研究[465]はNOの吸入とアルカローシスは肺血管抵抗を低下させるのに等しく有用であった．

小児において過換気は，肺高血圧による心停止の蘇生に有用であるとのエビデンスも有害であるとのエビデンスもない．

成人および小児の心停止，肺高血圧危機に関する4件の研究[466-469]では右心の機械的補助が生存率を改善させた．

肺高血圧は心停止のリスクが高い．肺高血圧患者のCPRにおいても標準的な蘇生を施行すべきである．有効性は確立していないが，蘇生時の補助的治療として高CO_2血症の補正，NO吸入，プロスタサイクリン静脈内投与・吸入の開始，またはこれらの肺血管拡張療法が中止されている場合はその再開等が考慮されてもよい．CPRの際，体外循環を早期より用いることは有益かもしれない．

9 ショック

ショックとは，灌流傷害により細胞/組織/臓器の機能不全を呈し，生命維持に危機が迫った急性全身性状態であり，本病態は短時間で進行し心肺停止に陥る危険な病態である．換言すれば，各種ショックに対する診断治療介入とは，心停止前のケアという広義の心肺蘇生に含まれると理解できる．ここでは，敗血症性ショックに対する輸液蘇生に関する新しい知見を含め，各種ショックおよび関連病態における介入について記載した．

1 はじめに

小児の心停止の生存率は，特に院内において，世界中の多くの（全てではない）地域[8-10]で改善を認めているが，状態が悪化傾向にある小児の認識と早期治療が，心停止の予防にとって最優先事項であることに変わりはない．

この項は，以下のレビューを含んでいる．

- 敗血症性ショックに対する輸液蘇生（Peds 545）
- ショックの際の気管挿管と使用薬物（Peds 821）
- 心停止が切迫している心筋炎・拡張型心筋症に対する緊急治療（Peds 819）
- ECPR（Peds 407）（→215頁参照）

2 各種ショックに対する治療コンセンサス

1）敗血症性ショックに対する輸液蘇生

CQ：敗血症性ショックの小児に対する，適切な輸液製剤の選択と輸液量はどのくらいか？
- P 敗血症性ショックの小児
- I₁ 輸液蘇生時の投与量を制限（20 mL/kg 未満）
- I₂ 非晶質液の輸液
- C₁ 輸液蘇生時の投与量を制限しない（20 mL/kg 以上）
- C₂ 晶質液の輸液
- O 総輸液投与量，ショックからの離脱時間，人工呼吸器や血管作動薬の必要性，人工呼吸器非使用日数，入院期間，生存退院，合併症

推奨と提案

以下の疾患群でショック状態にある小児に対しては，初期輸液 20 mL/kg を投与し，患者の再評価を実施することを提案する．

- 重症敗血症（弱い推奨，低いエビデンス）
- 重症マラリア（弱い推奨，低いエビデンス）
- デングショック症候群（弱い推奨，低いエビデンス）

ショック状態ではない"重症発熱性疾患"の小児に対しては，ルーチンでの静脈内ボーラス輸液投与（晶質液，膠質液にかかわらず）を実施しないことを提案する（弱い推奨，低いエビデンス）．状態悪化を早期発見するため，治療内容にかかわらず，患者を繰り返し評価すべきであることを強調する．

エビデンスの評価に関する科学的コンセンサス

ILCOR PLS タスクフォースは，全ての医療資源の程度を考慮した設定に対して治療方針を推奨することが困難であったため，背景にある病態生理に対して適切な治療レジメンが対応するように，異なる臨床的状況を考慮した．また，利用可能な医療資源を用いて治療可能なうちにショックを早期認識することの重要性に対して，より明確なショックの徴候（WHO基準，低血圧）が確立する時まで静脈輸液のボーラス投与を保留するか否かに議論が及んだ．

(1) 重大なアウトカムとしての生存退院について

① 輸液制限との関係性

- 敗血症および敗血症性ショックにおいては，1件の小児のRCT[470]と1件の小児の観察研究[471]があった．RCT は 147 例を対象としており，輸液制限により転帰は変わらなかった（RR 0.99，95%CI 0.86〜1.16）．観察研究は 34 例を対象としており，輸液制限により転帰は変わらなかった（RR 0.71，95%CI 0.35〜1.44）（非常に低いエビデンス：バイアスのリスク，非直接性，不精確さによりグレードダウン）．
- 重症マラリアにおいては，2件のRCT[472, 473]があった．これらは 106 例を対象としており，輸液制限により転帰は変わらなかった（RR 1.09，95%CI 0.94〜1.27）（低いエビデンス：バイアスのリスク，不精確さによりグレードダウン）．
- デングショック症候群においては，エビデンスが得られなかった．
- ショック徴候のいくつかを満たすが全ては満たさない"重症発熱性疾患"において，2件の小児のRCT[474, 475]があった．これらは 2,091 例を対象としており，輸液制限が転帰を改善した（RR 1.05，95%CI 1.03〜1.07）（低いエビデンス：バイアスのリスク，不精確さによりグレードダウン）．

② 非晶質液との関係性

- 敗血症および敗血症性ショックにおいては，60 例を対象とした1件の小児のRCT[476]があり，非晶質液による輸液で転帰は変わらなかった（RR 1.13，95%CI 0.77〜1.63）（低いエビデンス：バイアスのリスク，不精確さによりグレードダウン）．

- 重症マラリアにおいては，エビデンスが得られなかった．
- デングショック症候群において，4件の小児のRCT[477-480]があった．これらは682例を対象としており，非晶質液による輸液で転帰は変わらなかった（RR 0.98, 95%CI 0.96〜1.00）（中等度のエビデンス：バイアスのリスクによりグレードダウン）．
- ショック徴候のいくつかを満たすが全ては満たさない"重症発熱性疾患"においては，2,097例を対象とした1件の小児のRCT[475]があり，非晶質液による輸液で転帰は変わらなかった（RR 0.99, 95%CI 0.97〜1.03）（低いエビデンス：バイアスのリスク，不精確さによりグレードダウン）．

(2) 重大なアウトカムとしての合併症—輸血や利尿薬の必要性について

① 輸液制限との関係性

敗血症および敗血症性ショックにおいて，34例を対象とした1件の小児の観察研究[471]があり，輸液制限により転帰は変わらなかった（RR 1.43, 95%CI 0.71〜2.88）（非常に低いエビデンス：バイアスのリスク，不精確さによりグレードダウン）．

重症マラリアにおいて，2件の小児のRCT[472, 473]があった．これらは106例を対象としており，輸液制限により転帰は変わらなかった（0% vs 5.4%, $p=0.09$）（低いエビデンス：バイアスのリスク，不精確さによりグレードダウン）．

デングショック症候群においては，エビデンスが得られなかった．

ショック徴候のいくつかを満たすが全ては満たさない"重症発熱性疾患"においては，2,091例を対象とした1件の小児のRCT[475]があり，輸液制限により転帰は変わらなかった（RR 0.59, 95%CI 0.3〜1.17）（低いエビデンス：バイアスのリスク，不精確さによりグレードダウン）．

② 非晶質液との関係性

- 敗血症ならびに敗血症性ショックにおいては，60例を対象とした1件の小児のRCT[476]があり，非晶質液による輸液で転帰は変わらなかった（RR 1.18, 95%CI 0.48〜2.87）（低いエビデンス：バイアスのリスク，不精確さによりグレードダウン）．
- 重症マラリアにおいては，52例を対象とした1件の小児の観察研究[481]があり，非晶質液による輸液で転帰は変わらなかった（0% vs 0%）（非常に低いエビデンス：不精確さによりグレードダウン）．
- デングショック症候群においては，4件の小児のRCT[477-480]があった．これらは682例を対象としており，非晶質液による輸液で転帰は変わらなかった（RR 1.3, 95%CI 0.95〜1.79）（低いエビデンス：バイアスのリスク，不精確さによりグレードダウン）．
- ショック徴候のいくつかを満たすが全ては満たさない"重症発熱性疾患"においては，2,097例を対象とした1件の小児のRCT[475]があり，非晶質液による輸液で転帰は変わらなかった（RR 1.17, 95%CI 0.68〜2.02）（低いエビデンス：バイアスのリスク，不精確さによりグレードダウン）．

(3) 重大なアウトカムとしての合併症—輸液蘇生の必要性について

① 輸液制限との関係性

- 敗血症および敗血症性ショックにおいては，エビデンスが得られなかった．
- 重症マラリアにおいては，2件の小児のRCT[472, 473]があった．これらは106例を対象としており，輸液制限により転帰が悪化した（17.6% vs 0.0%, $p<0.005$）（低いエビデンス：バイアスのリスク，不精確さによりグレードダウン）．
- デングショック症候群においては，エビデンスが得られなかった．
- ショック徴候のいくつかを満たすが全ては満たさない"重症発熱性疾患"においては，エビデンスが得られなかった．

② 非晶質液との関係性

- 敗血症および敗血症性ショックにおいては，エビデンスが得られなかった．
- 重症マラリアにおいては，エビデンスが得られなかった．
- デングショック症候群においては，4件の小児のRCT[477-480]があった．これらは655例を対象としており，非晶質液による輸液で転帰は変わらなかった（RR 0.98, 95%CI 0.76〜1.27）（低いエビデンス：バイアスのリスク，不精確さによりグレードダウン）．
- ショック徴候のいくつかを満たすが全ては満たさない"重症発熱性疾患"においては，2,097例を対象とした1件の小児のRCT[475]があり，非晶質液による輸液で転帰は変わらなかった（RR 0.49, 95%CI 0.05〜5.49）（低いエビデンス：バイアスのリスク，不精確さによりグレードダウン）．

(4) 重大なアウトカムとしての人工呼吸器または血管作動薬の必要性について

① 輸液制限との関係性

- 敗血症および敗血症性ショックにおいては，147例を対象とした1件の小児のRCT[470]があり，輸液制限により転帰は変わらなかった（RR 1.32, 95%CI 0.91〜

第3章 小児の蘇生

1.91）（非常に低いエビデンス：バイアスのリスク，非直接性，不精確さによりグレードダウン）．
- 重症マラリアにおいては，エビデンスが得られなかった．
- デングショック症候群においては，エビデンスが得られなかった．
- ショック徴候のいくつかを満たすが全ては満たさない"重症発熱性疾患"においては，エビデンスが得られなかった．

② 非晶質液との関係性
- 敗血症および敗血症性ショックにおいては，60例を対象とした1件の小児のRCT[476]があり，非晶質液による輸液で転帰は変わらなかった（RR 1.18, 95%CI 0.83～1.69）（低いエビデンス：バイアスのリスク，不精確さによりグレードダウン）．
- 重症マラリアにおいては，エビデンスが得られなかった．
- デングショック症候群においては，エビデンスが得られなかった．
- ショック徴候のいくつかを満たすが全ては満たさない"重症発熱性疾患"においては，エビデンスが得られなかった．

(5) 重大なアウトカムとしてのショックからの離脱時間について
① 輸液制限との関係性
- 敗血症および敗血症性ショックにおいては，34例を対象とした1件の小児の観察研究[471]があり，輸液制限により転帰は変わらなかった（RR 0.63, 95%CI 0.39～1.02）（非常に低いエビデンス：バイアスのリスク，非直接性，不精確さによりグレードダウン）．
- 重症マラリアにおいては，2件の小児のRCT[472, 473]があった．これらは211例を対象としており，輸液制限により転帰は変わらなかった（8時間後の酸塩基平衡改善：33% vs 24%, $p=0.37$）（42% vs 36%, $p=0.81$）（低いエビデンス：バイアスのリスク，不精確さによりグレードダウン）．
- デングショック症候群においては，エビデンスが得られなかった．
- ショック徴候のいくつかを満たすが全ては満たさない"重症発熱性疾患"においては，2,091例を対象とした1件の小児のRCT[475]があり，輸液制限により転帰が悪化した（RR 0.76, 95%CI 0.68～0.85）（低いエビデンス：バイアスのリスク，不精確さによりグレードダウン）．

② 非晶質液との関係性
- 敗血症および敗血症性ショックにおいては，60例を対象とした1件の小児のRCT[476]があり，非晶質液による輸液で転帰は変わらなかった（RR 0.96, 95%CI 0.68～1.38）（低いエビデンス：バイアスのリスク，不精確さによりグレードダウン）．
- 重症マラリアにおいては，52例を対象とした1件の小児の観察研究[481]があり，非晶質液による輸液で転帰は変わらなかった〔base deficitの%変化：−41から−19%（非晶質液）vs −35から−19%（晶質液）〕（非常に低いエビデンス：不精確さによりグレードダウン）．
- デングショック症候群においては，222例を対象とした1件の小児のRCT[479]があり，非晶質液による輸液で転帰が改善した（RR 1.09, 95%CI 1.004～1.19）（中等度のエビデンス：不精確さによりグレードダウン）．
- ショック徴候のいくつかを満たすが全ては満たさない"重症発熱性疾患"において，2,097例を対象とした1件の小児のRCT[475]があり，非晶質液による輸液で転帰は変わらなかった（RR 1.02, 95%CI 0.93～1.13）（低いエビデンス：バイアスのリスク，不精確さによりグレードダウン）．

(6) 重要なアウトカムとしての総輸液投与量について
① 輸液制限との関係性
- 敗血症および敗血症性ショックにおいては，エビデンスが得られなかった．
- 重症マラリアにおいては，68例を対象とした1件の小児のRCT[473]があり，輸液制限により転帰は変わらなかった（総輸液投与量：35 mL/kg vs 48 mL/kg, $p=0.14$）（低いエビデンス：バイアスのリスク，不精確さによりグレードダウン）．
- デングショック症候群においては，エビデンスが得られなかった．
- ショック徴候のいくつかを満たすが全ては満たさない"重症発熱性疾患"においては，2,091例を対象とした1件の小児のRCT[475]があり，輸液制限により転帰は変わらなかった（49 mL/kg vs 73.9 mL/kg, $p=0.7$）（低いエビデンス：バイアスのリスク，不精確さによりグレードダウン）．

② 非晶質液との関係性
- 敗血症および敗血症性ショックにおいては，エビデンスが得られなかった．
- 重症マラリアにおいては，エビデンスが得られなかった．
- デングショック症候群においては，3件の小児のRCT[477-479]があった．これらは632例を対象としてお

り，非晶質液による輸液で転帰は変わらなかった〔中央値 31.7 mL/kg（介入群）vs 40.63 mL/kg（対照群），$p=0.24$〕〔総輸液投与量：134.3 mL/kg（デキストラン）vs 134.2 mL/kg（乳酸リンゲル），$p=0.98$〕〔100（66〜163）mL/kg（介入群）vs 100（65〜157）mL/kg（対照群）〕（中等度のエビデンス：不精確さによりグレードダウン）．
- ショック徴候のいくつかを満たすが全ては満たさない"重症発熱性疾患"においては，2,097 例を対象とした 1 件の小児の RCT [475] があり，非晶質液による輸液で転帰は変わらなかった（中央値 76.2 vs 78.1 mL/kg. NS）（低いエビデンス：バイアスのリスク，不精確さによりグレードダウン）．

(7) 重要なアウトカムとしての入院期間について
① 輸液制限との関係性
- 敗血症および敗血症性ショックにおいては，エビデンスが得られなかった．
- 重症マラリアにおいては，エビデンスが得られなかった．
- デングショック症候群においては，エビデンスが得られなかった．
- ショック徴候のいくつかを満たすが全ては満たさない"重症発熱性疾患"においては，エビデンスが得られなかった．

② 非晶質液との関係性
- 敗血症および敗血症性ショックにおいては，エビデンスが得られなかった．
- 重症マラリアにおいては，エビデンスが得られなかった．
- デングショック症候群においては，27 例を対象とした 1 件の小児の RCT [477] があり，非晶質液による輸液で転帰は変わらなかった（ICU 在室日数 3.55 vs 3.31，$p=0.45$）（低いエビデンス：バイアスのリスクによりグレードダウン）．
- ショック徴候のいくつかを満たすが全ては満たさない"重症発熱性疾患"においては，エビデンスが得られなかった．

(8) 重要なアウトカムとしての人工呼吸器非使用日数について
① 輸液制限との関係性
- 敗血症および敗血症性ショックにおいては，エビデンスが得られなかった．
- 重症マラリアにおいては，エビデンスが得られなかった．
- デングショック症候群においては，エビデンスが得られなかった．
- ショック徴候のいくつかを満たすが全ては満たさない"重症発熱性疾患"においては，エビデンスが得られなかった．

② 非晶質液との関係性
- 敗血症および敗血症性ショックにおいては，エビデンスが得られなかった．
- 重症マラリアにおいては，エビデンスが得られなかった．
- デングショック症候群においては，エビデンスが得られなかった．
- ショック徴候のいくつかを満たすが全ては満たさない"重症発熱性疾患"においては，エビデンスが得られなかった．

患者にとっての価値と ILCOR の見解

これらの推奨をするにあたって ILCOR PLS タスクフォースは，重大または重要な転帰に関する不確かな利益よりも，ショック徴候のいくつかを満たすが全ては満たさない小児を頻繁に評価すること・輸液療法への反応や合併症発生を繰り返し評価することに医療資源を配分することに，より高い価値を置いた．

ILCOR PLS タスクフォースは，ショック徴候のいくつかを満たすが全ては満たさない"重症発熱性疾患"の治療を検討した Fluid Expansion as Supportive Therapy（FEAST）トライアル（注）からの重要な情報を認識しつつも，敗血症性ショックの小児に対する蘇生時の輸液量制限を推奨しない．デングショック症候群のような特定の疾患は，細菌性敗血症性ショックと比較して，輸液療法への反応が異なるようだ．ILCOR PLS タスクフォースは，種々の疾患のタイプに応じて分類した上で，ボーラス輸液療法に関するエビデンスを解析した．引用文献で用いられている輸液組成の詳細に関しては，ILCOR の Scientific Evidence Evaluation and Review System（SEERS）ホームページ参照のこと（https://volunteer.heart.org/apps/pico/pages/default.aspx）．

敗血症性ショックを早期診断して効果的な治療を開始し，低血圧とそれに伴い増加する合併症と死亡のリスクを防ぐことが最優先であると，ILCOR PLS タスクフォースは認識している．正確な早期診断は困難であり，患者背景・その地域で蔓延している疾患・栄養状態・その他の脆弱性（例えばマラリアによる重度の貧血）を考慮しつつ多様な臨床徴候と合わせて総合的に判断する必要がある．"重症発熱性疾患"とは，FEAST トライアルの研究者が独自に用いた，ショックの定義である．この拡大された定義を用いると，輸液が有益となる小児まで含まれてしまう可能性があると，ILCOR PLS

タスクフォースは懸念している.

敗血症性ショックの治療においては，輸液療法に加えて血管作動薬や人工呼吸管理が必要となる可能性がある．こうした治療はどこでも実施できるわけではないので，状況に応じて輸液療法のアプローチを変更する必要があるかもしれないと，ILCOR PLSタスクフォースは考えている．また，推奨と提案の中で"医療資源が限られた状況"と言うことを避けているが，それはこの言葉を定義することが困難であり，また個々の医療体制の中や狭い地域内でさえ，大きな多様性があるからである．

Knowledge Gaps（今後の課題）

敗血症性ショックを早期に認識して治療し，重篤化を防ぐことが必要だが，敗血症性ショックの定義のほとんどが，その基準を満たすために高度な診断や介入を必要とする．FEASTトライアルはこれまでの概念を一変させた研究であり，敗血症性ショックあるいは敗血症以外の原因によるショックの小児を認識して治療する必要性に加えて，ショックではない小児への輸液療法によって起こりうる合併症を避けることを強調した．

敗血症性ショックの患者をより早期に特定するための研究だけではなく，どのようなモニタリングや合併症に対する支持療法が患者の転帰に影響を与えるかを，さらに研究する必要がある．

注：FEAST (Fluid Expansion As Supportive Therapy) トライアルとは，サハラ以南の3つのアフリカ諸国の6施設において，循環不全を合併した重症発熱性疾患を有する生後60日から12歳までの3,141人の小児を対象に，初期の輸液蘇生の効果を検討した多施設非盲検RCTである．文献[475]で定義された"重症発熱性疾患"とは，発熱に加え，"意識変容"，"呼吸窮迫"および"組織灌流傷害（毛細血管充満速度の延長，下肢の温度低下，弱い橈骨動脈脈拍，あるいは重度の頻脈)"を認めるものを指す．比較群は，生理食塩液20 mL/kg/時※の急速静注群，5%アルブミン20 mL/kg/時※の急速静注群，急速静注なし（対照）群の3群で，一次エンドポイントとして48時間後の死亡率，また，二次エンドポイントとして肺水腫，頭蓋内圧亢進の合併，4週間後の死亡率，神経学的転帰を比較検討した．結果は，48時間後，4週間後の死亡率ともに，輸液の組成にかかわらず急速輸液群で対照群よりも明らかに死亡率が高い結果となった．肺水腫，頭蓋内圧亢進の合併，4週間後の神経学的転帰においては各群で有意差はなかった．この研究では，総数の57%がマラリアに罹患しており，32%が貧血（Hgb<5 g/dL）である等，先進国とは異なった対象患者群であり，また，集中治療施設を持たない，医療資源の限られたアフリカの施設で行われたものではあるが，これまで常識だと考えられてきた初期輸液のあり方に一石を投じる重要な研究となった．

※2010年6月，研究プロトコール改訂以降，40 mL/kg/時へ変更されている[482]．

2) 敗血症性ショックに対するステロイド

6件の成人敗血症性ショックにおけるRCT[483-488]において，低用量のヒドロコルチゾンの投与は，ショックからの回復時間を短縮した．1件の成人敗血症性ショックの研究[484]では，低用量のヒドロコルチゾンとフルドロコルチゾンの投与が行われた．3件の血管作動薬依存性の成人敗血症性ショック[484,489,490]においては，低用量のヒドロコルチゾンの投与が生存率を改善した．1件の小規模成人RCT[491]では，生存率の改善傾向が示された．反対に，4件の成人敗血症性ショックの試験[483,486-488]では，低用量コルチコステロイド療法は生存率を改善しなかった．1件の成人敗血症性ショックを対象とした大規模RCT[483]にてコルチコステロイドの投与が，二次感染のリスク増加と関連があった．2010年以後のメタアナリシスでは，成人敗血症性ショックに対する低用量ヒドロコルチゾン（300 mg/日以下）投与は，ショックからの早期離脱効果は認められたが，28日死亡率は改善しなかった[492-494]．

1件の良質な小児敗血症性ショック症例への低用量ステロイド投与の研究[495]で，早期のショック離脱が示された．1件の病院退院データベース[496]からは，重症敗血症へのステロイド使用と生存率の低下の間の関連が示された．一方で，1件の良質な小規模研究[497]によると，小児敗血症性ショックにおいて低用量のヒドロコルチゾンの投与は生存率改善を認めなかった．また，1件のメタアナリシス[498]によると，小児ショック患者を対象とした8件のRCTを検証し，ステロイド投与は死亡率を改善させなかった．しかし，対象となったRCTは異質性が高く，8件全てが発展途上国での研究であり，6件はデング熱患者を対象としていた．

小児の敗血症性ショックにおけるステロイドの常用を支持あるいは否定するためのエビデンスは十分ではない．輸液負荷および循環作動薬に抵抗性のショックに対して補充療法を考慮してもよい．

3) ショックの治療・管理の指針となる診断的検査

1件のRCT[499]で，小児重症敗血症または輸液抵抗性の敗血症性ショックに，臨床的ショック症状（毛細血管再充満時間の延長，尿量減少，血圧低下等）を改善することと組み合わせて，ScvO$_2$ 70%以上を目標としたプロトコール主導の治療は，臨床症状の評価のみを指標とした治療に比較して生存退院を向上させた．

2件の成人敗血症性ショックの研究，すなわち1件の

RCT[500]と1件のコホート研究[501]にて，$ScvO_2$ 70％以上の調整を含むプロトコール主導の早期目標指向型治療の遂行は，生存退院を改善させた．一方，成人でSurviving Sepsis Campaignを検証した1件の大規模多施設共同研究[502]において，$ScvO_2$ 70％をめざす目標指向型治療は，生存率との関連が認められなかったが，$ScvO_2$が測定されていたのは登録患者の25％未満にすぎなかった．また，成人敗血症性ショックに対する早期目標指向型治療の効果を検証した，その後の3件の大規模多施設共同RCTでは，$ScvO_2$ 70％以上への調整を含むプロトコール主導のearly goal-directed therapy（EGDT）は，$ScvO_2$測定を含まない通常治療と比較し，生存率を改善しなかった[503-505]．

小児のショック管理の指針を補助する他の診断的検査（例えば，pHや乳酸値，心臓超音波検査，心拍出量モニター等）の使用に関する十分なデータはない．

小児の輸液負荷に反応しない敗血症性ショックにおいて早期目標指向型治療を実践するにあたり，$ScvO_2$測定を行ってもよい．

Knowledge Gaps（今後の課題）

わが国のみではなく，世界的にも，小児敗血症性ショックに対する早期目標指向型治療の重大な転帰（生存率）に与える影響に関して検証された高いエビデンスはない．

4）ショックの際の気管挿管と使用薬物

CQ：緊急気管挿管を要する小児において，アトロピンは必要か？
- P 緊急気管挿管を要する小児
- I 前投薬としてアトロピンを投与
- C アトロピンを投与しない場合
- O 心停止の発生，生存退院，退院時・30日後・60日後・90日後・180日後・1年後の神経学的転帰，気管挿管前後でのショック・不整脈の発生

推奨と提案

効果推定に関する信頼性がとても低いため，推奨する根拠に乏しいと判断した．

エビデンスの評価に関する科学的コンセンサス

緊急気管挿管は心停止の危険性があるため，好ましくない転帰の防止のためにアトロピンのルーチン使用が有用であるかどうかを明らかにすることを目的とした．

重大なアウトカムとしての神経学的転帰について，院内での緊急気管挿管におけるアトロピン投与のタイミングと生存率を検証したエビデンスはなかった．

重大なアウトカムとしてのICU生存退室率について，264件を対象とした1件の小児の観察研究[506]があり，院内での緊急気管挿管において，生後28日を超えた小児への気管挿管前のアトロピン投与を支持している．新生児に対する気管挿管前のアトロピン投与は，ICU生存退室率とは有意な関連がなかった（新生児：プロペンシティスコア調整後OR 1.3，95％CI 0.31～5.1，$p=0.74$）（新生児期を超えた患者のOR 0.22，95％CI 0.06～0.85，$p=0.028$）（非常に低いエビデンス：バイアスのリスク，不精確さによりグレードダウン）．

重大なアウトカムとしての心停止の発生率について，院内での緊急気管挿管におけるアトロピン投与の効果を検証したエビデンスは得られなかった．

重大なアウトカムとしてのショックや不整脈の発生率について，2件の小児の観察研究があった．そのうち1件[507]は322例を対象としており，気管挿管前のアトロピン投与は，不整脈発生率の減少と関連していた（OR 0.14，95％CI 0.06～0.35）．もう1件[508]は143例を対象としており，気管挿管前のアトロピン投与と徐脈発生率の減少に関連を認めなかった（OR 1.11，95％CI 0.22～5.68）（非常に低いエビデンス：バイアスのリスク，非一貫性，不精確さによりグレードダウン）．

患者にとっての価値とILCORの見解

なし．

Knowledge Gaps（今後の課題）

検討可能なデータは観察研究で交絡の程度が高い．急性疾患の小児の気管挿管の際によくアトロピンが投与されている現状を踏まえると，アトロピン投与による潜在的な有害事象や，アトロピン投与が気管挿管に伴う短期的合併症（徐脈等）を減らすことによる有益性がある患者群や，重大なアウトカムである生存率を検討するためには，強固な前向き研究が必要である．

5）ショックに対する気道確保のタイミング

小児のショックにおいて呼吸不全になる以前での気管挿管や呼吸補助の効果を検討した研究はない．敗血症性ショックにおける2件の動物実験[509, 510]と1件の動物を用いた心タンポナーデによるショックの研究[511]では，呼吸不全に至る前に気管挿管することで血行動態や選択的臓器灌流を改善させることが示された．2例の成人症例のまとめ[512]では，1例は穿通性外傷による心タンポナーデに対する気管挿管により心停止をきたし，1例は心臓外科術後のタンポナーデに対する人工呼吸管理中の自発呼吸により循環動態が改善したことを報告した．

1件の成人敗血症性ショックのヒストリカルコント

ロール研究[513]では呼吸不全に陥ってからの呼吸管理を受けていた者よりも、早期の呼吸管理を受けたほうが、死亡率を下げることができた。敗血症性ショックの動物モデルによる1件の研究[514]では、早期の呼吸管理では酸素摂取を減らしたり、乳酸アシドーシスの進展を防ぐことができなかった。

小児のショックにおいて、呼吸不全に至る前の気管挿管を支持または否定するエビデンスはない。呼吸不全や意識障害がある場合は気管挿管を考慮する。ただし、循環動態が不安定な小児においては、挿管手技による迷走神経刺激により徐拍、低血圧を容易にきたしうるため、注意を要する。

Knowledge Gaps(今後の課題)

わが国ではetomidateは未承認薬であり使用できない。重症患者に対する緊急気管挿管導入薬の優劣を検証したエビデンスは乏しい。緊急気管挿管が必要な成人を対象として、気管挿管時にetomidate＋サクシニルコリンを投与する群と、ケタミン＋サクシニルコリンを投与する群を比較した多施設無作為化試験では、ICU入室3日以内の最大SOFA（sequential organ failure assessment）スコア・28日死亡率・気管挿管手技の容易さに有意差はなかった。Etomidate群で有意に副腎機能不全発症率は高いものの、重篤な合併症発生にも有意差はなかった。ケタミンは、重症患者の気管挿管時にetomidateの代替薬となりうると結論されている[515]。

6) 出血性ショックに対するgraded volume resuscitation

小児の低血圧を呈する出血性ショックに対して、輸液蘇生の適切な投与時期、投与量を示した報告はない。9件の報告[516-524]では投与時期、投与量において矛盾する結果が報告されている。

小児の外傷による出血性ショックに対する輸液・輸血治療の最適な投与時期、投与量についての十分なエビデンスはない。ショックへの初期対応としては生理食塩液等の等張晶質液10〜20 mL/kgを急速投与する。低張液は使用しない。等張晶質液の投与で循環の安定化が図れない場合は、輸血を行い止血による出血コントロールを行う必要がある。

Knowledge Gaps(今後の課題)

小児の外傷後の出血性ショックに対して、輸血や輸液を行う際に、容量負荷の指標として何を用いるべきかを明らかにした研究はない。

7) 血液分布異常性ショックに対する血管作動薬

1件の観察研究[525]では、小児敗血症性ショックの病態生理はダイナミックに変動するため、適切な血行動態を得るための循環作動薬の使用には継続的な評価が必要である。

4件の小児のRCT[526-529]と3件の成人におけるRCT[530-532]、さらに1件の成人のシステマティックレビュー[533]では特定の循環作動薬が転帰を改善したということはなかった。

2件の小児におけるRCT[526, 527]では、末梢血管抵抗の上昇した敗血症性ショック（cold shock）ではミルリノンの短時間の投与が血行動態を改善させたと報告している。1件の小児におけるRCT[529]では、末梢血管抵抗の低下した敗血症性ショック（warm shock）においてはバソプレシンが通常の血管作動薬と比べて転帰を悪化させる傾向が認められた。

11編の小規模な症例報告[534-544]では、小児難治性敗血症性ショックにおけるwarm shockではバソプレシンやterlipressinが生存率は改善しないものの、血行動態を改善させたことを示した。

小児の血液分布異常性ショックに対して、最適な血管作動薬を特定するだけの十分なエビデンスはない。Cold shockに対してはミルリノンを、あるいはカテコラミン不応性のwarm shockにはバソプレシンを副作用に注意しながら考慮してもよい。

8) 心原性ショックに対する血管作動薬

1件の症例集積研究[545]において、カテコラミンを必要とする重症患児では、ドブタミン投与に対する血行動態の変化は、様々であることが示された。また、盲検交差研究[546]にて、ドパミンとドブタミンは、心臓外科術後にカテコラミンが必要な小児において同等の作用を有しているが、ドパミンは7μg/kg/分より多い投与にて肺血管抵抗を増すことが示された。

6件の研究[547-552]では、心原性ショックの小児においてはドパミンおよびドブタミンの両者が、血行動態を改善させた。

1件の小児のRCT[553]では、ミルリノンが、二心室形態の心内修復術の小児の低心拍出症候群の予防に効果があった。また1件の研究[554]においてミルリノンが心臓外科術後の低心拍出の新生児の心係数を改善した。

1件の小規模研究[555]で、小児Fallot四徴症修復術後のミルリノンの投与は、低用量のアドレナリンとニトログリセリンの併用に比較して血行動態パラメータの改善とICU滞在期間を短縮させた。

2件の小規模症例集積研究[556, 557]において、心駆出率を改善させることが示されているlevosimendanを、心筋機能不全に続発した小児心不全に投与した場合、カテコラミン投与期間を短縮させ[556]、血行動態を改善し動脈血乳酸値を減少させた[557]。中程度の侵襲〔RACHS （risk adjustment for congenital heart surgery）3～4］の心臓手術後に行われた小規模のRCTにおいて，levosimendanは対照群と比較して，低心拍出量症候群の発生を抑制し，乳酸値を低下させた[558]．

1件のRCT[559]のサブ解析において，ドパミンに比較してノルアドレナリンで治療された心原性ショックの成人患者のほうが，28日生存率が改善した．あらゆる原因のショックを含めた場合，ノルアドレナリンで治療された患者はドパミンで治療された患者よりも不整脈が少なかった（12% vs 24%）．

小児の心原性ショックや低心拍出量症候群による低灌流状態には，循環作動薬（アドレナリン，ドパミン，ドブタミン等）の持続静脈内投与や輸液の急速静脈内投与を標準的な治療として行う．心臓外科術後の低心拍出量状態の予防にはミルリノンを推奨する．なお，小児でノルアドレナリンの使用を推奨，否定する十分な根拠はない．

Knowledge Gaps（今後の課題）

ある特定のカテコラミンまたは血管作動薬が，心臓外科術後でない心原性ショックの小児の転帰を改善するか否かを調査することは今後の課題である．

9）心停止が切迫している心筋炎・拡張型心筋症に対する緊急治療

CQ：心停止が切迫している心筋炎あるいは拡張型心筋症の小児に対し，有用な特定の治療戦略はあるか？
- P 心停止が切迫している心筋炎あるいは拡張型心筋症の小児
- I 特定のアプローチ
- C ショックや心停止に対する通常の管理
- O 心停止の発生，ROSC，生存退院，退院時・30日後・60日後・180日後・1年後の神経学的転帰

推奨と提案

効果推定に関する信頼性がとても低いため，推奨する根拠に乏しいと判断した．

エビデンスの評価に関する科学的コンセンサス

この検討課題は，急性心筋炎あるいは拡張型心筋症の小児患者群を対象としていたが，関連する入手可能な文献は急性劇症型心筋炎に限られていた．

重大なアウトカムとしての生存退院について，拡張型心筋症・心筋炎患者の心停止前における有益な治療戦略に関するエビデンスは得られなかった．

重大なアウトカムとしての生存退院について，拡張型心筋症患者における有益な麻酔方法に関するエビデンスは得られなかった．

重大なアウトカムとしての生存退院について，20例を対象とした1件の観察研究[560]があり，急性劇症型心筋炎患者への心停止前のECMO導入が有益であることが示された（非常に低いエビデンス：バイアスのリスク，不精確さによりグレードダウン）．

患者にとっての価値とILCORの見解

なし．

Knowledge Gaps（今後の課題）

拡張型心筋症や心筋炎の患者における心停止と関連した因子は，十分には研究されていない．

麻酔手法，循環作動薬と/または血管拡張薬と/または人工呼吸器と/またはECMOの使用の是非と/またはタイミングを含めた心停止前の特定のアプローチが，拡張型心筋症または心筋炎の小児の生存ならびに神経学的転帰に関する利益に言及した論文は少なく，非常に質の低いエビデンスであった．したがって，これらの研究はGRADE評価（あるいは引き続く推奨と提案の策定）において実質的でないため，ILCOR PLSタスクフォースは推奨と提案を策定しないこととした．

10 体外循環補助を用いたCPR（ECPR）

CQ：小児の院内心停止に対してECPRは有効か？
- P 院内心停止の小児
- I ECPRと言われるECMOを用いた蘇生
- C ECMOを使用しない標準的蘇生
- O ICU生存退室，生存退院，退院時・180日後の神経学的転帰

推奨と提案

蘇生中あるいは蘇生後に，専門家・医療資源・医療体制においてECMO管理を適正化できる環境下においては，院内心停止に陥った小児の心疾患者に対して，ECMOを用いたCPR（ECPR）を考慮しうると提案する（弱い推奨，非常に低いエビデンス）．

効果推定に関する信頼性がとても低いため，院内心停止に陥った心疾患を持たない小児に対するECPRのルーチンでの使用については，支持または反対を提案するだけの根拠に乏しい．

エビデンスの評価に関する科学的コンセンサス

小児の心停止の症例登録[438]，ELSO（extracorporeal life support organization）症例登録[561]，施設報告[435, 562]による症例集積研究から，ECMO は小児の蘇生において安全かつ効果的に使用されうることが示唆されている．この治療法は，個々の患者に発生する合併症（出血等）や，医療体制における多大な医療費と関連する[563]．小児の院内心停止における生存，回復，神経学的転帰を最適化するために，従来の蘇生法に加えて ECMO を使用するための指針を提供することが，この課題を検討する動機となった．臓器提供のために終末期患者の生命維持を目的に行う ECPR については，蘇生の目的や目標が異なるため，このレビューでは対象としない．

重大なアウトカムとしての 180 日後の神経学的転帰良好について，1 件の小児院内心停止の観察研究[564]があり，ECPR は，ECMO を用いない CPR と比較して改善を示さなかった（RR 1.21, 95%CI 0.67〜2.17）（非常に低いエビデンス：バイアスのリスク，非直接性，非精確さによりグレードダウン）．

重大なアウトカムとしての生存退院について，4 件の小児院内心停止の観察研究[272, 563-565]があり，ECPR は ECMO を用いない CPR と比較して改善を示さなかった（RR 0.64〜1.63）（非常に低いエビデンス：非直接性，非一貫性，バイアスのリスクによりグレードダウン[272, 563-565]）．また，1 件の未発表研究データ分析[566]があり，ECPR は，ECMO を用いない CPR と比較して改善を示さなかった（RR 0.64〜1.63）（非常に低いエビデンス：深刻なバイアスのリスクによりグレードダウン[566]．

さらに，他の 1 件の小児院内心停止の研究[567]では，ECPR は ECMO を用いない CPR と比較して改善を示した（外科的心疾患 OR 2.5，95%CI 1.3〜4.5，$p=0.007$）（内科的心疾患 OR 3.8，95%CI 1.4〜5.8，$p=0.011$）（低いエビデンス：非直接性，非一貫性，バイアスのリスクによりグレードダウン）．

患者にとっての価値と ILCOR の見解

この推奨を作成するにあたりわれわれは，院内心停止の小児のために ECMO を普遍的に設置するのに必要とされる医療資源よりも，選択的な患者（心疾患）の生存率改善に，より高い価値を置いた．今日に至るまでの全ての報告は，ECPR 対象者にかかる選択バイアスによって強く影響を受けている．この治療戦略を適切に用いるためには，高度な専門知識と十分な医療資源が必要である．また，この治療を院内患者へ適応する際には，心疾患患者のみならず心疾患のない患者に対しても，その疾患が心停止原因と関連しているかどうかにかかわらず，リスクベネフィットの分析をすることを含めて上記について考慮しなければならない．ILCOR PLS タスクフォースは，患者選択や地域毎の診療に差異が大きく，さらなる比較対照研究が必要であることを認識している．

Knowledge Gaps（今後の課題）

小児の院内あるいは院外心停止に対する，蘇生における ECMO あり/なしの比較試験は不足している．

ECMO カニュレーションの前あるいは最中における CPR の質（脳循環や全身循環の質）は，小児では研究されていない．

小児の蘇生中における ECMO 導入の一般的に最適なタイミングについては，研究されていない．蘇生開始から ECMO 導入までの最小限あるいは最大限の時間も確立していない（これらの閾値を設定する研究が必要である）．

著しい低体温を伴う院外心停止，肺塞栓，ハイリスク複雑心奇形（単心室形態等）のような選択的患者群においても，蘇生中における ECMO 導入の最適なタイミングについては，研究されていない．

蘇生中に神経系と循環器系とを適切に保護するための，解剖学的に至適な ECMO カニュレーションの血管確保経路（頸部 vs 大腿 vs 胸骨正中切開）については研究されていない．

小児の院内心停止において，ECMO 導入時と循環サポート中に同時に介入される治療の効果についても，研究されていない．

以下に述べる治療介入については，さらなる評価研究が必要である：体温管理療法と復温速度，再灌流時の血流速度，拍動流 vs 非拍動流，酸素化および二酸化炭素の目標値，血液希釈（晶質液による回路プライミングに伴う），血液濾過，人工呼吸器設定，循環作動薬の使い方，血栓溶解薬，ステロイド．

神経学的転帰を包括した研究が急務である．

ECMO の有益性を評価するためには，クラスター RCT やベイズ法による前向き観察研究のような，患者レベルで無作為化された代替的な研究デザインの適応が必要である．いくつかの施設においては，ECMO を用いた蘇生を，小児院内心停止の選択的症例に対する標準的診療として位置づけている．個々の患者レベルで ECMO を用いた蘇生を無作為に割り当てることは，従来の RCT の実現可能性を下げる問題を孕んでおり，それぞれの介入方法を比較して臨床に役立つエビデンスを創出するためには，最小限のバイアスとなる代替的な研究デザインの必要性が示唆される．ECMO を用いた蘇生の際の，インフォームドコンセント取得過程や，倫理的枠組みについての研究も欠如している．

従来の患者レベルでの RCT を導入する上で最も大きな障壁のひとつは，医療環境下で ECMO の有用性が認識されていることにより，研究の実施が困難になっている可能性である（均衡性の欠如）．それにもかかわらず

選択バイアスがよくみられ，拠り所となるエビデンスは限定的である．ILCOR PLS タスクフォースとしては，ことにこうした医療サービスが得られる状況や国々においては，この知識が重要な価値を有することを示唆する．

11 ROSC 後の集中治療

1 はじめに

ROSC 後の集中治療のセクションでは，心停止後に ROSC に至った小児の回復を適正化するための具体的な治療介入や，予後予測因子に焦点を当てた．

蘇生後症候群における論点は広範囲に及ぶが，ILCOR PLS タスクフォースは，エビデンスレビューを 6 つのトピックに限定した．これらは表 1 に示され，下記の項目を含んでいる：
- ROSC 後の換気（$PaCO_2$ の目標値）(Peds 815)
- ROSC 後の PaO_2 の目標値（Peds 544）
- ROSC 後の輸液と強心薬（Peds 820）
- ROSC 後の体温管理療法（Peds 387）
- ROSC 後の脳波検査（Peds 822）
- ROSC 後の予後予測因子（Peds 813）

2 ROSC 後のモニタリングと管理

1) 吸入酸素濃度と換気量の適正化

心停止後に ROSC に至った小児において，いかなる状況においても，低酸素症は回避する．また高酸素症も回避するが，動脈血酸素飽和度または動脈血酸素分圧が確実に測定されるまでは，十分な酸素吸入濃度を使用する．

ROSC 後治療のバンドルの一部として $PaCO_2$ を生理的な正常範囲内に維持できる換気量を用いる．

2) 循環管理

循環管理目標は患者個人の要素によって異なり，心停止後の状況や既存の合併症等によっても影響を受けるため，特定の循環管理目標を推奨する十分なエビデンスはない．循環管理の目標（例えば平均血圧，収縮期血圧）を ROSC 後治療のバンドルの一部として設定する．

3) 心エコー

心エコーは，原因および心機能を評価する上で有用であり，非侵襲的かつ患者の移動なしに実施できるので，ROSC 後に可能であれば実施する．

4) 体温管理療法（低体温療法等）

院外での心停止後，心拍が再開した昏睡状態（質問に対して意味のある応答がない）の小児患者に対しては，ROSC 後治療のバンドルの一部として低体温管理（32～34℃）または，正常体温管理（36～37.5℃）のいずれかの体温管理療法を施行するのは合理的である．体温管理療法を施行する場合，その持続期間や至適な体温目標値についての明確な推奨はない．ROSC 後に高体温を呈する患者の転帰は不良であり，体温管理療法終了後高体温を予防・治療することを考慮する．

院内心停止後の小児の生存者においては，体温管理療法にかかる明確な推奨はない．

5) 原因の検索と治療

心停止に至った原因の検索と治療は ROSC 後も引き続いて必要である．原因の治療は，心停止の再発を防ぎ，血行動態の安定化を図るために不可欠である．

3 呼吸管理

1) 換気の適正化

CQ：ROSC 後の小児に対する，適切な $PaCO_2$ の目標値は？
P あらゆる状況における心停止後 ROSC した小児
I 特定の $PaCO_2$ を目標とした換気
C 特定の値を目標としていない換気
O ICU 退室時・退院時・30 日後・60 日後・6 か月後の生存，30 日後・180 日後の神経学的転帰，退院後の生活の質

推奨と提案

効果推定に関する信頼性がとても低いため，特定の $PaCO_2$ の目標値を推奨する根拠に乏しいと判断したが，ROSC 後に $PaCO_2$ を測定し，患者の状況に適した値を目標値とすることを提案する．

エビデンスの評価に関する科学的コンセンサス

ROSC 後の期間は，心臓と脳の相互作用が変化しており，大きな 1 回換気量と胸腔内圧上昇が，心臓と肺の相互作用に影響を与える可能性がある．低い $PaCO_2$ は，肺や脳の血流に影響を与える血管の緊張を変化させ，血液量とコンパートメントの圧に影響を与える．脳血管の自動調節能は，ROSC 後においては異常である可能性がある．

心停止後の小児で特定の $PaCO_2$ を目標とした換気法を比較した研究はない．さらには，病院前の設定での研究もない．

表1 ROSC後の集中治療にかかるチェックリスト

分類	項目	
酸素化と換気	PaO_2の測定・血中酸素濃度は正常範囲を目標とする	☐
	低酸素血症を避ける	☐
	$PaCO_2$の測定・臨床的に適切な値を目標とする	☐
	低二酸化炭素血症を避ける	☐
循環モニタリング	血圧のモニタリング	☐
	蘇生後管理における循環管理目標を定める	☐
	経静脈的な輸液と/または強心薬または血管収縮薬の投与目標として，収縮期血圧で5パーセンタイル以上を維持する	☐
体温管理療法（TTM）	深部体温を測定，モニタリングして高体温を治療，回避する	☐
	小児においては，ROSC後に反応がない場合，少なくとも24時間のTTMとして［32〜34℃］または［36〜37.5℃］を目標とする	☐
	成人においては，ROSC後に反応がない場合，少なくとも24時間のTTMとして32〜36℃の間のどこかに目標を設定する	☐
	復温に伴う発熱を避ける	☐
神経モニタリング	臨床的な痙攣を治療する	☐
	抗痙攣薬を予防的にルーチン使用しない	☐
血糖コントロール	血糖測定を行う	☐
	低血糖を避ける	☐
	成人においては，標準的な血糖管理プロトコールに従う	☐
予後予測	単独の予後予測因子だけではなく，複数の因子（臨床的その他）を常に考慮する	☐
	最初の7日間以内の脳波は有用かもしれない	☐
	SSEPは72時間後に有用かもしれない	☐
	血中バイオマーカーは72時間以降も繰り返し測定を行ってもよい	☐
	最初の数時間のCT検査や，最初の6日間でのMRI検査等，神経画像検査は有用かもしれない	☐
	評価の結果は，体温管理療法や低体温療法導入により修飾されることを理解しておく	☐

SSEP：somatosensory evoked potentials.

(1) 高二酸化炭素血症と正常二酸化炭素血症の比較

重大なアウトカムとしての退院時の神経学的転帰良好〔PCPC（Pediatric Cerebral Performance Category Scale）1〜2あるいは心停止前から変化なし〕について，1件の小児の院外・院内心停止の観察研究[568]があった．これは，心停止後少なくとも6時間生存した195例を対象としており，高二酸化炭素血症（$PaCO_2>50$ mmHg）と転帰の間に関連はみられなかった（RR 0.76，95%CI 0.50〜1.16）（非常に低いエビデンス：深刻なバイアスのリスク，非直接性，不精確さによりグレードダウン）．

重要なアウトカムとしての生存退院について，1件の小児院内心停止の観察研究[569]があった．これは223例を対象としており，高二酸化炭素血症（$PaCO_2\geq50$ mmHg）が，$PaCO_2<50$ mmHgと比較して転帰悪化と関係があることが示された（RR 0.48，95%CI 0.27〜0.86）（非常に低いエビデンス：深刻なバイアスのリスク，非一貫性，非直接性，不精確さによりグレードダウン）．

(2) 低二酸化炭素血症と正常二酸化炭素血症の比較

重大なアウトカムとしての退院時の神経学的転帰良好（PCPC 1〜2あるいは心停止前から変化なし）について，1件の小児の院外・院内心停止の観察研究[568]があった．これは，心停止後少なくとも6時間生存した195例を対象としており，低二酸化炭素血症（$PaCO_2<30$ mmHg）と転帰の間に関連はみられなかった（RR 0.70，95%CI 0.43〜1.14）（非常に低いエビデンス：深刻なバイアスのリスク，非直接性，不精確さによりグレードダウン）．

重要なアウトカムとしての生存退院について，1件の小児院内心停止の観察研究[569]があった．これは223例を対象としており，低二酸化炭素血症（$PaCO_2<30$ mmHg）と転帰の間に関連はみられなかった（RR 0.83，95%CI 0.46〜0.51）（非常に低いエビデンス：深刻なバイアスのリスク，非一貫性，非直接性，不精確さによりグレードダウン）．

11 ROSC後の集中治療

患者にとっての価値とILCORの見解
なし．

Knowledge Gaps（今後の課題）

ROSC後の小児で，特定の$PaCO_2$を目標とした換気でよりよい転帰が得られることを示した研究はない．有害となる$PaCO_2$の上限値や下限値は不明である．成人の研究では，心停止後の期間における低二酸化炭素血症が転帰悪化と関係があることが示されている．成人の研究で，軽度の高二酸化炭素血症が神経保護作用をいくらか有する可能性が示されているが，同様のことは小児では観察されていない．"正常二酸化炭素血症"の基準は，特定の状況（病院前 vs 院内）と疾患とに依存している．(ROSC後の）低体温療法を受けている患者で換気の目標値を設定することを支持する，あるいは反対する小児でのエビデンスは得られなかった．ROSC後に低体温療法を受けている成人のサブグループにおいて，低二酸化炭素血症も高二酸化炭素血症も，いずれも利益はなかった．

心停止前から肺保護人工呼吸戦略を受けていて，"高二酸化炭素血症を許容"していた患者では，高い$PaCO_2$値を維持することに利益があるかどうかはわかっていない．

2）酸素化の適正化

CQ：ROSC後の小児に対する，適切なPaO_2の目標値は？
P ROSC後の小児（院内あるいは院外の設定）
I PaO_2の目標値を設定
C PaO_2の目標値を設定しない治療戦略
O ICU滞在期間，ICU退室時・6か月後の生存，退院時・180日後の神経学的転帰

推奨と提案

ROSC後にPaO_2を測定し，患者の状況に適した値を目標値とすることを提案する．特定の患者データがない場合は，ROSC後は正常酸素血症を目標とすることを提案する（弱い推奨，非常に低いエビデンス）．

エビデンスの評価に関する科学的コンセンサス

動物実験や成人の観察研究（のいくつか）において，ROSC後に組織のPaO_2が上昇することで，心停止後症候群が悪化する可能性が示されている．ROSC後の酸素化に関する前向き研究がないので，ILCOR PLSタスクフォースは，ROSC後の異なるPaO_2値と転帰との関連を調べた後ろ向きコホート研究に依存することとした．

重大なアウトカムとしての退院時の神経学的転帰良好について，153例を対象とした1件の小児の院外・院内心停止の観察研究があり[568]，ROSC後の正常酸素血症または高酸素血症に，何の有益性も有害性も示されなかった（RR 1.27，95%CI 0.86〜1.90）（非常に低いエビデンス：深刻なバイアスのリスク，非直接性，不精確さによりグレードダウン）．

重大なアウトカムとしての6か月後の生存について，64例を対象とした1件の観察研究[570]があり，小児院内・院外心停止後にPICUに入室した生存患者において，ROSC後の正常酸素血症または高酸素血症に，何の有益性も有害性も示されなかった（RR 1.09，95%CI 0.81〜1.46）（非常に低いエビデンス：深刻なバイアスのリスク，非直接性，不精確さによりグレードダウン）．

重大なアウトカムとしての生存退院について，164例を対象とした1件の小児院内心停止の観察研究[569]があり，ROSC後の正常酸素血症または高酸素血症に，何の有益性も有害性も示されなかった（RR 1.25，95%CI 0.76〜2.05）（非常に低いエビデンス：深刻なバイアスのリスク，非直接性，不精確さによりグレードダウン）．

重要なアウトカムとしてのPICU生存退室率について，1,427例を対象とした1件の観察研究があり[571]，院内・院外心停止でPICUに入室した生存患者において，ROSC後の正常酸素血症または高酸素血症に，何の有益性も有害性も示されなかった（RR 1.08，95%CI 0.95〜1.23）（非常に低いエビデンス：深刻なバイアスのリスク，非直接性によりグレードダウン）．

患者にとっての価値とILCORの見解

ROSC後に正常酸素血症を目標として正確に管理することは，院内の状況においては可能であり許容されるかもしれない．しかし，病院前の状況においては研究されておらず，低酸素血症をもたらす危険性も排除できない．ROSC後の小児に対する酸素投与量のいかなる調節においても，過度にF_IO_2を下げることによる低酸素血症の危険性とのバランスで実施されなければならない．特定の患者サブグループにおいて（チアノーゼ性心疾患の小児等），どのような目標値が適切なのかを同定することは，小児におけるさらなる課題である．

Knowledge Gaps（今後の課題）

引用された4件の観察研究は，ROSC後に様々な程度（F_IO_2と曝露期間）の酸素"量"に曝露された，多様な患者群（院内 vs 院外心停止，心停止の異なる原因，異なる患者群）の観察研究から得られたデータであり，異なる転帰との関連性が報告されている．さらに，ROSC後の酸素分圧評価のタイミングが，研究間あるいは同一研究の中でさえも異なっている．より多くのより均一な患者群における，限定された酸素の量/曝露，限定された共通の転帰を用いた多施設共同研究がデザインされなけ

4 循環管理

> **CQ：ROSC後の小児に対する，適切な循環管理の目標値は？**
> - P ROSC後の小児
> - I 血圧値のように設定された循環指標を維持するために輸液や血管作動薬/血管収縮薬を使用
> - C これらの介入を行わない
> - O 退院時，30日後，60日後，180日後，1年後の生存および神経学的転帰，患者有害事象

推奨と提案

ROSC後の小児に対しては，少なくとも年齢相当の5パーセンタイル値を超える収縮期血圧値を維持するように，輸液や血管作動薬/血管収縮薬を使用することを推奨する（強い推奨，非常に低いエビデンス）。

エビデンスの評価に関する科学的コンセンサス

ROSC後の小児でショックとなることは多くみられる。このレビューは，ショックを避けるために適切なROSC後の血圧値と，それに到達するために最善の治療介入（輸液vs血管作動薬/血管収縮薬）を同定するエビデンスを調査するために構成された。

重大なアウトカムとしての退院時の神経学的転帰良好について，367例を対象とした1件の小児院内・院外心停止の観察研究があり[572]，ROSC後に5パーセンタイル値よりも低い収縮期血圧にさらされた小児で，神経学的転帰が悪化したことが示された（RR 0.78，95%CI 0.62〜0.99）（非常に低いエビデンス：バイアスのリスク，非直接性，不精確さによりグレードダウン）。

重大なアウトカムとしての患者満足度について，エビデンスは得られなかった。

重要なアウトカムとしての生存退院について，3件の小児院内・院外心停止の観察研究があった[423, 572, 573]。これらは615例を対象としており，ROSC後に低血圧にさらされた小児では転帰が悪かった。3件の研究の著しい異質性のため（$I^2=0.87$），これらのデータは統合しなかった（Topjian：OR 0.62，95%CI 0.41〜0.93）（Lin：OR 0.10，95%CI 0.03〜0.32）（Lin：OR 0.07，95%CI 0.02〜0.25）（非常に低いエビデンス：バイアスのリスク，非直接性，不精確さ，非一貫性によりグレードダウン）。

重要なアウトカムとしての患者に対する有害事象について，エビデンスは得られなかった。

患者にとっての価値とILCORの見解

この推奨を作成するにあたっては，輸液や血管作動薬/血管収縮薬に関連する未知の有害事象よりも，低血圧によって臓器不全が進行することや死亡を避けることに，より高い価値を置いた。重要臓器への灌流を評価する際に血圧測定を用いることに限界はあるが，血行動態の評価指標としては実用的で価値がある。現時点で利用可能なエビデンスレベルは低いものの，重要臓器の灌流を減少しうる低血圧を避けることは直感的にも必要であると考えているため，ILCOR PLSタスクフォースとして強い推奨をした。患者満足度は治療を推奨する上で重要であるが，関連する利用可能なデータは存在しなかった。

Knowledge Gaps（今後の課題）

- 全てのエビデンスが観察研究であるため，低血圧と転帰の関連性が示されうる一方で，認識されていないあるいは調整されていない交絡因子がこの関連性に寄与している可能性がある。他のKnowledge Gapsは以下のとおり。
- 心停止後にROSCした小児で，低血圧を避けるために最適な治療戦略，つまり輸液や血管作動薬/血管収縮薬をどのような割合で使用すべきなのかは現時点で不明である。
- 目標とすべき至適な灌流のエンドポイントはまだ決定されていないが，それは収縮期血圧，平均血圧，心拍出量測定や血清乳酸値等の灌流についての他の指標を含む可能性がある。
- 至適な灌流指標を達成するための方略を実施する至適期間は不明である。
- 至適な灌流指標を達成するための輸液や血管作動薬/血管収縮薬を使用することで，患者に有害事象や副作用が発生するかどうかは不明である。
- 前負荷や後負荷の変化に特に敏感な心疾患や外傷患者のように，治療介入のコンポーネントによって異なる反応をする小児のサブグループが存在するかどうかは不明である。

5 体温管理

> **CQ：ROSC後の小児に対する，適切な体温管理の目標値は？**
> - P あらゆる状況におけるROSC後の小児
> - I 体温管理療法（低体温療法等）
> - C 正常体温管理
> - O ICU滞在期間，生存退院尤度

11 ROSC後の集中治療

推奨と提案

院外心停止の小児に対して，ROSC後に体温管理療法（targeted temperature management：TTM）の施行を提案する．至適な体温目標値や期間は不明であるが，低体温管理（32～34℃）または，正常体温管理（36～37.5℃）のいずれかを施行するのは合理的である（弱い推奨，中等度のエビデンス）．

院内心停止のROSC後の小児においては，TTM施行による効果推定に関する信頼性がとても低いため，推奨する根拠に乏しいと判断した．

エビデンスの評価に関する科学的コンセンサス

重大なアウトカムとしての1年後の神経学的転帰について，260例を対象とした1件の小児院外心停止のRCT[574]があり，33℃と36.8℃のTTMを比較して有意差がなかった〔Vineland適応行動スケール（第2版）が1年後に70より高かったのは27/138 vs 15/122，RR 1.54，95%CI 0.85～2.76〕（中等度のエビデンス：不精確さによりグレードダウン）．

重大なアウトカムとしての6か月後の神経学的転帰良好について，79例を対象とした1件の小児院内・院外心停止の多施設観察研究[575]があり，TTM施行によって神経学的転帰（特にPCPC 4～6）に有意差がなかった（調整後OR 2.00，95%CI 0.45～9.01）（非常に低いエビデンス：バイアスのリスク，不精確さによりグレードダウン）．

重大なアウトカムとしての退院時の神経学的転帰良好について，24例を対象とした1件の小児呼吸原性院内・院外心停止の観察研究[576]があり，TTM施行によって転帰（PCPC 1～2）に有意差はなかった（RR 1.77，95%CI 0.92～3.04）（非常に低いエビデンス：バイアスのリスク，不精確さによりグレードダウン）．

重大なアウトカムとしての6か月生存について，79例を対象とした1件の小児院内・院外心停止の多施設観察研究[575]があり，転帰に有意差がなかった（調整後OR 1.99，95%CI 0.45～8.85）（非常に低いエビデンス：バイアスのリスク，不精確さによりグレードダウン）．

重大なアウトカムとしての30日生存について，79例を対象とした1件の小児院内・院外心停止の多施設観察研究[575]があり，転帰に有意差がなかった（調整後OR 2.50，95%CI 0.55～11.49）（非常に低いエビデンス：バイアスのリスク，不精確さによりグレードダウン）．

重大なアウトカムとしての生存退院について，2件の小児の観察研究があった．1件は小児の呼吸原性院内・院外心停止の42例を対象とした観察研究[576]であり，TTM施行で転帰が有意に改善した（RR 1.69，95%CI 1.04～2.74）．もう1件は単施設6年間で小児院外心停止の73例を対象とした観察研究[577]であり，生存退院に差がみられなかった〔13/38 TTM vs 8/35 STM（標準体温管理，Standard Temperature Management），$p=0.28$〕（非常に低いエビデンス：バイアスのリスク，不精確さによりグレードダウン）．

重要なアウトカムとしての1年生存について，287例を対象とした1件の小児院外心停止のRCT[574]があり，33℃と36.8℃のTTMを比較して有意差がなかった〔57/151（33℃）vs 39/136（36.8℃），RR 1.29，95%CI 0.93～1.79〕（中等度のエビデンス：不精確さによりグレードダウン）．

重要なアウトカムとしてのPICU滞在期間について，3件の小児院内・院外心停止の観察研究[575, 577, 578]があった．それぞれ79，181，73例を対象とし，このうち2件の研究では，PICU滞在期間に差はみられなかった〔Doherty：TTM群の滞在期間中央値16日（IQR 4～30.5日）vs 非TTM群の中央値9日（IQR 5～22.5日），$p=0.441$〕（Fink：TTM群の平均PICU滞在期間20±47.7日，正常体温管理群20.1±35.9日，$p=0.5$）．1件の研究[577]では，TTM群で中央値4.1日（IQR 3.0～6.8），STM群で1.3日（IQR 0.5～6.7）と，TTM群で滞在期間が長かった（$p<0.001$）．TTM群では，STM群に比べて介入が多く，治療の中止が遅くなるために，このような結果になったと筆者らは考えている（非常に低いエビデンス：バイアスのリスク，不精確さによりグレードダウン）．

患者にとっての価値とILCORの見解

THAPCA（Therapeutic Hypothermia After Pediatric Cardiac Arrest）研究では[574]，1次エンドポイント（1年後の神経学的転帰）の改善を示さなかったが，生存率の有意差を示すには検出力が足りず，95%CI（0.85～2.76）の下限値が1に近かった．Kaplan-Meier生存曲線では低体温管理において転帰がよい傾向があるという事実に基づき，ILCOR PLSタスクフォースがこの推奨を作成する際には，正常体温ではなく32～34℃の体温管理目標を用いるほうが好ましいと考えた．さらにILCORは，心停止後に高体温が頻繁に起きており，高体温が有害である可能性があるため避けるべきと認識している．院内心停止患者は母集団が異なる可能性があり，データが不十分であった．またILCORは，個々の患者へROSC後にTTMを導入することで，他の患者への集中治療の提供が制限されるかもしれないという，医療資源上の重要な側面にも留意している．ROSC後に至適なケアを提供するためには，TTMを導入・維持するための医療資源やそれに関連した専門知識と，適切な集中治療システムの存在が必要である．TTM適用により，

おそらく鎮静や鎮痛，筋弛緩を用いる必要があり，それが神経学的評価を変えることも ILCOR PLS タスクフォースは認識している．

Knowledge Gaps（今後の課題）

- THAPCA の院外心停止研究は[574]，33℃ あるいは 36.8℃ を目標とする TTM を比較した時に，死亡率や 1 年後の神経学的転帰に差がないことを示した．これは，特定の体温目標値や目標体温到達までの時間，TTM の期間を含む，さらなる研究のための課題が存在することを示唆する．TTM や STM を施行された ROSC 後の小児の長期転帰を観察し，関連するリスクや利点を明確にする必要がある．例えば，院内心停止といった心停止患者のサブグループに対して，TTM による利益があるかどうかは依然として不明である．小児院内心停止に対する TTM の多施設共同研究（THAPCA の院内心停止群）の結果が待たれる．この RCT は下記ホームページに登録されている（http://www.clinicaltrials.gov Trial NCT00880087 Therapeutic Hypothermia to Improve Survival After Cardiac Arrest in Pediatric Patients-THAPCA-IH [In Hospital] Trial）．次のホームページも参照のこと（THAPCA https://www.thapca.org）．
- TTM や冷却に関連して起こりうる合併症に関しては，情報が不十分である．

注：THAPCA 研究では，TTM の適応として選ばれた症例のみを対象としていることに注意する必要がある．適応基準を満たした 1,355 名の ROSC 後の症例のうち，除外基準で 880 名が除かれ，そのうちの 208 名が現場の医療チームにより積極的な治療をすべきでないと判断されている．さらには，無作為振り分けされた両群 295 名の患者のうち，69 名（23.4%）が脳死判定を受け，77 名（26.1%）では神経学的転帰が不良であることを理由に集中治療が中断されて死亡している[574]．

6 血糖・浸透圧管理

1）血糖管理

ROSC 後は，治療可能な血糖値や電解質異常も検索する．心停止中の血糖値を確認し，その後も注意深く血糖値をモニターして正常血糖値の維持を目標とする．低血糖でない限り，CPR 中は糖含有輸液を用いない．厳格な血糖管理が転帰を改善することが成人の研究で報告されている．しかし，小児においては，血糖値を厳格にコントロールすることの利点が，偶発的な低血糖の危険性を凌駕することを示す十分なデータがない．

小児の心停止後の血糖管理の是非に関しての十分なエビデンスはない．高血糖や低血糖は心停止からの ROSC 後の不良な転帰に関係しているが，その因果関係を示した研究はなく，また，ROSC 後に低血糖や高血糖を治療することで転帰が改善することを示した研究もない．

心停止後の高血糖および低血糖を避けるために注意深く血糖値をモニターする．とりわけ，血糖降下療法を行っている最中は低血糖に注意する．また，ROSC 後の小児において，高血糖を管理する上での目標とするべき血糖値についてはまだ十分な根拠がない．なお，蘇生中は糖含有輸液製剤を用いないほうがよい．

Knowledge Gaps（今後の課題）

ROSC 後の小児において特定の範囲の血糖値を保つことで，転帰を改善することを示した研究はない．また，どのくらいの期間，どのような方法で血糖値を保つかも不明である．また，ROSC 後の血糖コントロールに関わる合併症に関しても不明である．

2）浸透圧管理

低ナトリウム血症は血清浸透圧低下をきたし，脳浮腫を助長する．ROSC 後の管理をはじめ，ことに中枢神経系の病変のある重症小児患者に対して低張性輸液を用いることは，低浸透圧による医原性の脳浮腫を惹起する危険性がある．疾患の重症度を問わず外科系の入院患者で，最初の 24 時間以内に低張性輸液を用いた維持輸液を投与すると低ナトリウム血症のリスクが増大することは，最近のメタアナリシスにより明らかになっており，低ナトリウム血症の弊害に関して指摘されはじめている．ROSC 後の管理では，特に中枢神経系の異常を伴う場合には，低ナトリウム血症を避けるべきである[579]．

海外では低張性輸液による中枢神経系に対する弊害に関する文献が多く報告されつつあり[492, 579-581]，低ナトリウム血症を避けた管理が行われるようになってきた．わが国においては，未だに重症小児患者にも低張性輸液が用いられることが多く，ROSC 後においても同様である可能性がある．ROSC 後の管理においては，少なくとも低ナトリウム血症を避けることに意義がある可能性があり，わが国での ROSC 後の輸液製剤の選択やナトリウム管理に関して，今後の横断的研究が必要である．

Knowledge Gaps（今後の課題）

ROSC 後の小児において特定の範囲の血清ナトリウム値を保つことで，転帰を改善することを示した研究はない．また，いつからどのくらいの期間，どのような方法で血清ナトリウム値を保つべきかも不明である．また，ROSC 後の血清ナトリウム値の管理に関わる合併症に関しても不明である．

7 モニタリング

CQ：ROSC 後の小児の予後予測において，脳波は有用か？
- P 院内・院外での ROSC 後の小児
- I 神経電気生理学的情報（脳波）の利用
- C 利用しない場合
- O 生存退院の予測，退院時，30日後，60日後，180日後，1年後の神経学的転帰の予測

推奨と提案

小児心停止後の予後予測を補完するために，心停止後7日以内に脳波測定を行うことを提案する（弱い推奨，非常に低いエビデンス）．

小児の院内・院外心停止後に，脳波を単独で予後予測判定に用いることは信頼性がとても低いため，意思決定をするために脳波を単独で用いることを推奨するには根拠が不十分であると判断した．

エビデンスの評価に関する科学的コンセンサス

このレビューは，ROSC 後によくみられる脳波や電気生理学的検査の異常が心停止後の小児の転帰を予測するのに有用かどうか決定するために行われた．

重要なアウトカムとしての退院時の神経学的転帰良好について，2件の小児院内・院外心停止の観察研究[582, 583]があった．これらは68例の患者を対象としており，心停止後7日以内に施行された脳波において活動性が持続的で反応性のある波形を示す場合は，退院時の神経学的転帰良好である可能性がより高かった（RR 4.18, 95% CI 2.25～7.75）．一方，脳波の活動性に連続性がない，あるいは平坦な波形を示す時は，退院時の神経学的転帰が不良である可能性がより高かった（RR 2.19, 95%CI 1.51～3.77）（非常に低いエビデンス：バイアスのリスク，非直接性，不精確さ，出版バイアスによりグレードダウン）．

重大なアウトカムとしての180日後あるいは1年後の神経学的転帰良好については，エビデンスは得られなかった．

患者にとっての価値とILCORの見解

ILCOR PLS タスクフォースは，研究が不十分でありながら単独で用いられてしまうかもしれない予後予測ツールを根拠に治療を制限するよりも，回復の機会を失わないようにすることに，より大きい価値を置いた．

Knowledge Gaps（今後の課題）

- いずれの研究も，脳波検査結果を臨床家に盲検化していないため，高いバイアスが存在する．予後予測ツールとして有効性が確立していない検査を用いることは，臨床経過に対して自己充足的予言（注）による影響を与え，より悪い転帰に繋がるかもしれない．
- これら2つの限定的な研究データは，比較的限られた患者群から得られたものであり，小児の広い母集団を代表していないかもしれない．院内心停止と院外心停止，さらに様々な原因の心停止が含まれているが，どちらの研究も同一施設からの単施設研究である．脳波解析の標準的アプローチ（背景活動の分析，心停止後の脳波測定のタイミングの標準化）を調査することと，多施設からの研究対象を取り込むことを試みるべきである．
- 脳波背景活動の分類の，合意された明確な定義があれば，有益であろう．
- より長期的な転帰を含む前向き多施設共同研究があれば，有益であろう．

注：このようになるのではないかといった予期が，無意識のうちに予期に適合した行動に人を向かわせ，結果として予言された状況を現実につくってしまうプロセスを指す（中島義明，他編：心理学辞典，有斐閣，東京，1999, p.331 より）．

12 予後判定と原因検索

1 予後判定

1）心停止中の予後判定

CQ：心停止中の小児において，予後予測に有用な特定因子はあるか？
- P 心停止した小児
- I 心停止中の特定の因子
- C 予後予測因子を用いない場合
- O 退院時，30日後，60日後，180日後，1年後の生存および神経学的転帰の予測

推奨と提案

院内心停止の小児については，患者年齢が1歳未満，初期波形がショック適応といった，良好な転帰の予測因子を，予後判断の補助として使用することを提案する（弱い推奨，非常に低いエビデンス）．

院外心停止の小児については，患者年齢が1歳以上，初期波形がショック適応といった，良好な転帰の予測因子を，予後判断の補助として使用を考慮することを提案する（弱い推奨，非常に低いエビデンス）．

院内・院外での患者予後予測因子として蘇生時間の長さを用いるには，効果推定に関する信頼性がとても低いため，推奨する根拠に乏しいと判断した．

エビデンスの評価に関する科学的コンセンサス

蘇生に関する医療資源（人員や技術）が適切に使われるならば，利益を最も受ける可能性の高い患者が，理想的には，CPR開始前や開始早期の段階で同定されるべきである．このレビューは，小児心停止の際に救助者が予後予測するためにどのようなエビデンスが存在するか決定するために策定された．

(1)院外心停止：1歳以上か1歳未満か

重要なアウトカムとしての30日後の神経学的転帰良好について，1件の小児院外心停止の観察研究[84]があり，予後予測が行われた．5,158例を対象としており，1歳以上の小児は1歳未満の小児と比較して神経学的転帰がよかった（未調整RR 2.4, 95%CI 1.7〜3.4）（低いエビデンス：深刻なバイアスのリスクによりグレードダウン，効果の程度によりグレードアップ）．

重要なアウトカムとしての30日後の生存について，5,158例を対象とした1件の小児院外心停止の観察研究[84]があり，予後予測が行われた．1歳以上の小児では1歳未満の患者と比較して生存率がよかった（未調整RR 1.5, 95%CI 1.3〜1.8）（非常に低いエビデンス：深刻なバイアスのリスクによりグレードダウン）．

重要なアウトカムとしての生存退院について，以下の研究があった．621例を対象とした1件の小児院外心停止の観察研究[94]があり，予後予測が行われた．1歳以上の小児は（1歳未満と比較して）転帰がよかった（RR 2.7, 95%CI 1.3〜5.7）（低いエビデンス：深刻な不精確さによりグレードダウン，効果の程度によりグレードアップ）．他に2件の小児院外心停止の観察研究[584,585]があった．これらは738例を対象としており，1歳以上の小児は1歳未満と比較して転帰に有意差を認めなかった（Young：RR 1.3, 95%CI 0.8〜2.1）（Moler：RR 1.4, 95%CI 0.8〜2.4）（非常に低いエビデンス：非常に深刻なバイアスのリスク，深刻な不精確さによりグレードダウン）．

(2)院外心停止：ショック適応リズム対ショックの適応でないリズム

重要なアウトカムとしての30日後の神経学的転帰良好について，5,170例を対象とした1件の小児院外心停止の観察研究[84]があり，予後予測が行われた．初期波形がVFの場合，PEA/心静止を合わせた群と比較して神経学的転帰がよかった（未調整RR 4.4, 95%CI 3.6〜5.3）（低いエビデンス：深刻なバイアスのリスクによりグレードダウン，中等度の効果サイズによりグレードアップ）．

重要なアウトカムとしての30日後の生存について，5,170例を対象とした1件の小児院外心停止の観察研究[84]があり，予後予測ができた．初期波形がVFの場合，PEA/心静止を合わせた群と比較して生存率がよかった（未調整RR 9.0, 95%CI 6.7〜12.3）（中等度のエビデンス：深刻なバイアスのリスクによりグレードダウン，大きな効果サイズによりグレードアップ）．

重要なアウトカムとしての生存退院について，2件の小児院外心停止の観察研究[94,585]があり，予後予測ができた．これらは504例を対象としており，初期波形がVF/無脈性VTの場合には，PEA/心静止を合わせた群と比較して転帰がよかった（Atkins：RR 4.0, 95%CI 1.8〜8.9）（Moler：RR 2.7, 95%CI 1.3〜5.6）（非常に低いエビデンス：非常に深刻なバイアスのリスク，深刻な不精確さによりグレードダウン，中等度の効果サイズによりグレードアップ）．他に548例を対象とした1件の小児院外心停止の観察研究[584]があり，予後予測ができた．初期波形がVF/無脈性VTの場合と，PEA/心静止を合わせた群と比較して生存率に差がなかった（RR 1.3, 95%CI 0.5〜3.0）（非常に低いエビデンス：非常に深刻なバイアスのリスクによりグレードダウン）．

(3)院外心停止：蘇生時間

重要なアウトカムとしての生存退院と1年後の生存について，3件の小児院外心停止の観察研究[584-586]があり，予後予測ができた．これらは833例を対象としており，CPR時間が短いと生存尤度が高いことが示された．それらのうち1件の研究では，20分未満のCPRが1年後の生存率改善と関連しており（RR 6.6, 95%CI 2.9〜14.9[586]），その他の2件の研究[584,585]では，CPR時間の中央値16分間（IQR 10〜30）と19分間（IQR 3.5〜28.5）が，生存退院と関連していた（非常に低いエビデンス：非常に深刻なバイアスのリスク，深刻な不精確さによりグレードダウン，大きな効果サイズによりグレードアップ）．

(4)院内心停止：1歳以上か1歳未満か

重要なアウトカムとしての生存退院について，3,419例を対象とした1件の小児院内心停止の観察研究[9]があり，予後予測ができた．1歳以上の小児が1歳未満と比較して，生存退院がより低いことを示した（未調整RR 0.7, 95%CI 0.6〜0.8）（低いエビデンス）．他に502例を

12 予後判定と原因検索

対象とした1件の小児観察研究[587]があり，低いエビデンス（グレードダウンなし）が得られた．さらに他の2件の小児院内心停止の観察研究[270, 272]があった．これらは444例を対象とし，1歳以上と1歳未満を比較しても統計学的有意差は得られなかった（非常に低いエビデンス：非常に深刻なバイアスのリスク，不精確さによりグレードダウン）．

重大なアウトカムとしての退院時の神経学的転帰良好について，464例を対象とした1件の小児院内心停止の観察研究[319]があり，予後予測ができた．1歳以上と1歳未満とを比較して統計学的有意差は得られなかった（未調整RR 0.7，95%CI 0.4〜1.0）（非常に低いエビデンス：非常に深刻なバイアスのリスクによりグレードダウン）．

(5) 院内心停止：ショック適応リズム対ショック適応でないリズム

重要なアウトカムとしての生存退院について，280例を対象とした1件の小児院内心停止の観察研究[587]があり，予後予測ができた．初期波形がVF/無脈性VTの場合，PEA/心静止と比較して転帰がよいことが示された（未調整RR 1.6，95%CI 1.1〜2.4）（低いエビデンス：グレードダウンなし）．他に2,903例を対象とした1件の小児観察研究[9]があり，予後予測ができた．初期波形の差異で統計学的な有意差は得られなかった（未調整RR 1.1，95%CI 1.0〜1.3）（低いエビデンス：グレードダウンなし）．

重要なアウトカムとしての1年生存について，37例を対象とした1件の小児院内心停止の観察研究[588]があり，予後予測ができた．初期波形がVF/無脈性VTの場合，PEA/心静止と比較して，統計学的な有意差が得られなかった（未調整RR 2.2，95%CI 0.7〜6.5）（非常に低いエビデンス：非常に深刻なバイアスのリスク，不精確さによりグレードダウン）．

(6) 院内心停止：蘇生時間

重要なアウトカムとしての30日生存について，129例を対象とした1件の小児院内心停止の観察研究[320]があり，予後予測ができた．より短い蘇生事象の長さが良好な転帰と関連していた（調整RR 0.95，95%CI 0.91〜0.98，CPR開始から1分経過するごと）（非常に低いエビデンス：非常に深刻なバイアスのリスク，不精確さによりグレードダウン）．

重要なアウトカムとしての生存退院について，103例を対象とした1件の小児院内心停止の観察研究[589]があり，予後予測ができた．より短い蘇生時間が生存率の改善と関連していた（調整後RR 5.8，95%CI 1.3〜25.5）（非常に低いエビデンス：非常に深刻なバイアスのリスク，不精確さによりグレードダウン）．他に3,419例を

対象とした1件の小児院内心停止の観察研究[9]があり，より短い蘇生時間が生存率の改善と関連があることが示された〔10分（IQR 4〜25）vs 25分（IQR 12〜45）〕（低いエビデンス：グレードダウンなし）．また，この同じ研究では，小児内科患者と比較して小児心臓外科患者は，蘇生時間の長さにかかわらず，有意に転帰がよかった（OR 2.2〜3.7）．また他に330例を対象とした1件の小児院内心停止の観察研究[270]があり，より短い蘇生時間が生存率の改善と関連していた〔8分（IQR 3〜19）vs 13分（IQR 5〜31）〕（非常に低いエビデンス：非常に深刻なバイアスのリスクによりグレードダウン）．さらに他の451例を対象とした1件の小児院内心停止の観察研究[587]があり，20分以内の蘇生時間の場合とそれ以上の場合とを比較して，転帰に統計学的な有意差が得られなかった（未調整RR 0.8，95%CI 0.3〜2.1）（非常に低いエビデンス：不精確さによりグレードダウン）．

重大なアウトカムとしての退院時の神経学的転帰良好について，3,419例を対象とした1件の小児院内心停止の観察研究[9]があり，蘇生時間が短いほど退院時の神経学的転帰良好が得られた．また，小児心臓外科の患者は小児内科患者と比較して，蘇生時間の長さにかかわらず，退院時の神経学的転帰良好が得られることが示された（調整後OR 2.2〜3.7）（低いエビデンス）．

重大なアウトカムとしての180日後，60日後の神経学的転帰良好について，十分なエビデンスが得られなかった．

重要なアウトカムとしての180日後，60日後の生存について，エビデンスが得られなかった．

患者にとっての価値とILCORの見解

この推奨を作成するにあたり，早すぎる蘇生努力の中止に伴う死亡の危険性を避け，予後不良因子があったとしても，個々の小児が心停止から回復して神経学的転帰良好が得られる可能性に重きを置いた．蘇生時間のカットオフを決めようとする際に，蘇生時間の長さに加えてCPRの質にかかる情報が，判断を難しくさせていることに留意しなければならない．蘇生中の予後予測や意思決定の際には，複数の患者因子や臨床的観察事項・検査を思慮深く用いることで，蘇生が無益であるという自己充足的予言による判断を避ける．

Knowledge Gaps（今後の課題）

救助者が転帰を正しく予測するために，また蘇生を中止するための判断基準として，小児心停止の危険因子と転帰との関連を調査する大規模な前向き研究が必要である．年齢や心停止波形，蘇生時間の長さに加え，他の予後予測変数として，病因や心停止の契機（溺水，外傷，薬物過量使用等），蘇生の場所（手術室，ICU，救急外

来）が含まれるが，これらに限定しない．

ROSC 後のケアを含めて，治療戦略の変更によって生じるバイアスを減らすため，類似した蘇生プロトコールを維持するような研究が必要である．

2）ROSC 後の予後判定

> **CQ：ROSC 後の小児において，予後予測に有用な特定因子はあるか？**
> P ROSC 後の小児
> I 特定の予後予測因子
> C 予後予測因子を用いない場合
> O 退院時，30 日後，60 日後，180 日後，1 年後の生存および神経学的転帰の予測

推奨と提案

心停止後の小児の予後を予測しようとする際には，複数の変数を使用することを提案する（弱い推奨，非常に低いエビデンス）．

エビデンスの評価に関する科学的コンセンサス

このレビューの目的は，蘇生後の特定の変数（血液や血清中のバイオマーカーや臨床所見等）が，ROSC 後の小児の予後予測の補助となりうるかどうかを決定することであった．

重大なアウトカムとしての180日後の神経学的転帰良好について，43例を対象とした1件の院内・院外心停止の前向きコホート観察研究[590]があり，予後予測ができた．ROSC後24時間に対光反射があることが，良好な転帰と関連していることが示された（RR 5.94, 95% CI 1.5〜22.8）（非常に低いエビデンス：不精確さ，バイアスのリスクによりグレードダウン）．

重要なアウトカムとしての生存退院について，4件の小児院内・院外心停止の観察研究[270, 583, 585, 591]があり，予後予測ができた．これらは513例を対象としており，ROSC後12〜24時間に対光反射があることが，良好な転帰と関連していた（RR 2.3, 95%CI 1.8〜2.9）（非常に低いエビデンス：不精確さ，バイアスのリスクによりグレードダウン）．

重要なアウトカムとしての退院時の神経学的転帰良好について，2件の小児院内・院外心停止の観察研究[583, 591]があり，予後予測ができた．これらは69例を対象としており，低体温療法導入前もしくはROSC後24時間に対光反射があることが，良好な転帰と関連していた（OR 3.0, 95%CI 1.4〜6.5）（非常に低いエビデンス：中等度の効果の程度があるが，バイアスのリスク，不精確さによりグレードダウン）．

重要なアウトカムとしての生存退院ならびに退院時の神経学的転帰について，2件の小児院内・院外心停止の観察研究[590, 592]があった．これらは78例を対象としており，24・48・72時間後の血清神経特異エノラーゼ（NSE）あるいはS100-Bの値がより低いことが良好な転帰と関連していた（$p<0.001$〜$p<0.02$）（非常に低いエビデンス：バイアスのリスク，不精確さによりグレードダウン）．

重要なアウトカムとしての生存退院について，264件を対象とした1件の小児院内・院外心停止の観察研究[593]があり，予後予測ができた．ROSC後0〜6時間（$p<0.001$）と7〜12時間（$p<0.001$）の血清乳酸値がより低いことが良好な転帰と関連していた（非常に低いエビデンス：バイアスのリスク，不精確さによりグレードダウン）．

患者にとっての価値と ILCOR の見解

ILCOR PLS タスクフォースは，研究が不十分な予後予測ツールを根拠に治療を制限するよりも，回復の機会を失わないようにすることに，より大きい価値を置いた．

Knowledge Gaps（今後の課題）

複数の Knowledge Gaps が存在する．
- ROSC 後のケア（体温管理療法，低血圧の防止・心機能の適正化）の発展が，予後予測マーカーに及ぼす影響は何か？
- 加えて，心停止の原因や心停止した場所の違いが，ROSC 後の予後予測因子の使い方に影響を及ぼすかもしれない．
- 予後予測因子を用いる妥当性を立証するために，前向き盲検試験が必要である．妥当性が立証されないままでは，これらの因子によって，自己充足的予言により転帰不良の判断がされてしまう可能性がある．

2 家族の同席

10件の研究[594-603]が，両親は子どもの蘇生に立ち会う機会を与えて欲しいと希望していることを示している．5件の研究[594, 595, 597, 603, 604]が，ほとんどの両親が他人に対して蘇生現場に立ち会うことを勧めるとしている．

10件の研究[594-596, 598, 603-608]が，家族の蘇生に立ち会った親族は，彼ら自身の存在は患者にとって有益であったと信じていると報告した．

10件の研究[594-597, 600-603, 608, 609]が，家族の蘇生に立ち会った親族のほとんどは，その経験が有益であったとしていると報告した．

3件の研究[596, 597, 608]が，病院での蘇生に親族が立ち会うことに害はないことを示しているが，別の研究[610]は，

何人かの親族は短期間にせよ精神的なダメージを受ける可能性を示唆している．

8件の研究[594, 596, 604, 607, 608, 611-613]が，蘇生に家族が立ち会うことはスタッフに対してストレスを与えたり，スタッフの行動に悪い影響を与えるものではないとしている．しかし，1件の調査[614]では，蘇生事象に携わった医療従事者の39～66％は院外心停止に際して親族により脅されたり，親族の存在が蘇生処置の妨げになることも示している．

蘇生の現場に患児の家族が同伴することは，悲嘆過程において有益であることがわかっており，概して混乱を招くとは示されていない．そのため，もし蘇生処置の妨げにならなければ，家族の立ち会いは考慮されてもよい．

医療従事者は，小児の蘇生時の家族の立ち会いに関して，家族の希望を確認する機会を設けるべきである．このためには，蘇生チームの一員が十分な家族対応をとれるようなシステムが必要である．

ただし，家族の立ち会いに関しては，わが国特有の文化・社会的背景，すなわち急性期医療の現場に市民が立ち会うことは決して一般的ではないことや，医療従事者と家族間に存在する知識の解離に関して配慮するべきである．また，家族の存在が適切な蘇生処置遂行の妨げになることのないような配慮も必要である．

3　原因検索

4件の研究[417, 419, 615, 616]が，突然の予期しない死亡をきたした若年者の14～35％が，剖検にて何ら異常所見を認めなかったとしている．7件の研究[617-623]が，channelopathy（イオンチャネル異常）をきたすような遺伝子異常が乳児突然死症候群の2～10％でその死亡原因として認められたとしている．3件の研究[624-626]が，突然の予期しない死亡をきたした若年者の14～20％が，剖検にて何ら異常所見を認めなかったものの，イオンチャネル異常をきたす遺伝子変異を有していたと報告した．4件の研究[627-630]が，突然の予期しない死亡をきたした若年者の第一親等あるいは第二親等の親族が，検査（ECGや分子生物学的スクリーニング）により遺伝的な催不整脈性の疾患を有していたと報告している．

予期しない心停止により死亡した患者に対して，死後に原因検索を行う努力は重要である．この目的で積極的なECGの解析，剖検の施行が合理的である．海外報告に加えてわが国でも，乳児突然死症候群（sudden infant death syndrome：SIDS）の原因の1つにイオンチャネル異常の関与が示唆されており，これには遺伝子レベルでの変異が関係していることも報告されている[621]．

わが国においては，このようなイオンチャネル異常も含めて，一般的な感染症の検索（RSウイルス・百日咳を含む）や，先天性代謝異常症の検索[631]が必要であり，体系的な検索体制の整備が望まれる．また，学校心臓検診と連動した心原性心停止に対する検索診断方法の確立が必要である．さらに，死亡症例の登録制度，死後画像診断（autopsy imaging：Ai），病理・行政・司法解剖制度等の整備も併せて考慮されるべきである．

文　献

1. Schoenfeld PS, Baker MD. Management of cardiopulmonary and trauma resuscitation in the pediatric emergency department. Pediatrics 1993；91：726-9.
2. 警察庁交通局．平成26年中の交通事故の発生状況．平成27年3月19日．Available at：https://www.npa.go.jp/toukei/koutuu48/before/hasseijokyo/PDF/H26hasseijokyo.pdf
3. 日本産科婦人科学会．産婦人科診療ガイドライン産科編2014．2014. Available at：http://www.jsog.or.jp/activity/pdf/gl_sanka_2014.pdf
4. 厚生労働省．平成25年人口動態統計．2014. Available at：http://www.e-stat.go.jp/SG1/estat/List.do?lid=000001108740
5. 馬場美年子，一杉正仁，武原格，相磯貞和．小児の食物誤嚥による窒息事故死の現状と予防策について公共施設などにおける事故死例からの検討．日本職業・災害医学会会誌 2010；58：276-82.
6. 厚生労働省．平成25年度 家庭用品等に係る健康被害病院モニター報告．平成27年3月31日．Available at：http://www.mhlw.go.jp/stf/houdou/0000079541.html
7. 公益財団法人日本中毒情報センター．Available at：http://www.j-poison-ic.or.jp/
8. Girotra S, Spertus JA, Li Y, et al. Survival trends in pediatric in-hospital cardiac arrests：an analysis from Get With the Guidelines-Resuscitation. Circ Cardiovasc Qual Outcomes 2013；6：42-9.
9. Matos RI, Watson RS, Nadkarni VM, et al. Duration of cardiopulmonary resuscitation and illness category impact survival and neurologic outcomes for in-hospital pediatric cardiac arrests. Circulation 2013；127：442-51.
10. Straney LD, Schlapbach LJ, Yong G, et al. Trends in PICU Admission and Survival Rates in Children in Australia and New Zealand Following Cardiac Arrest. Pediatr Crit Care Med 2015；16：613-20.
11. Hanson CC, Randolph GD, Erickson JA, et al. A reduction in cardiac arrests and duration of clinical instability after implementation of a paediatric rapid response system. Qual Saf Health Care 2009；18：500-4.
12. Brilli RJ, Gibson R, Luria JW, et al. Implementation of a medical emergency team in a large pediatric teaching hospital prevents respiratory and cardiopulmonary arrests outside the intensive care unit. Pediatr Crit Care Med 2007；8：236-46；quiz 47.
13. Hunt EA, Zimmer KP, Rinke ML, et al. Transition from a traditional code team to a medical emergency team and categorization of cardiopulmonary arrests in a children's center. Arch Pediatr Adolesc Med 2008；162：117-22.
14. Tibballs J, Kinney S. Reduction of hospital mortality and of preventable cardiac arrest and death on introduction of a pediatric medical emergency team. Pediatr Crit Care Med 2009；10：306-12.
15. Kotsakis A, Lobos AT, Parshuram C, et al. Implementation of a multicenter rapid response system in pediatric academic hospitals is effective. Pediatrics 2011；128：72-8.
16. Anwar ul H, Saleem AF, Zaidi S, Haider SR. Experience of pediatric rapid response team in a tertiary care hospital in Pakistan. Indian J Pediatr 2010；77：273-6.
17. Bonafide CP, Localio AR, Roberts KE, Nadkarni VM, Weirich CM, Keren R. Impact of rapid response system implementation on critical deterioration events in children. JAMA Pediatr 2014；168：25-33.

18. Sharek PJ, Parast LM, Leong K, et al. Effect of a rapid response team on hospital-wide mortality and code rates outside the ICU in a Children's Hospital. JAMA 2007；298：2267-74.
19. Hayes LW, Dobyns EL, DiGiovine B, et al. A multicenter collaborative approach to reducing pediatric codes outside the ICU. Pediatrics 2012；129；e785-91.
20. Zenker P, Schlesinger A, Hauck M, et al. Implementation and impact of a rapid response team in a children's hospital. Jt Comm J Qual Patient Saf 2007；33：418-25.
21. Hanson CC, Randolph GD, Erickson JA, et al. A reduction in cardiac arrests and duration of clinical instability after implementation of a paediatric rapid response system. Postgrad Med J 2010；86：314-8.
22. Bonafide CP, Localio AR, Song L, et al. Cost-benefit analysis of a medical emergency team in a children's hospital. Pediatrics 2014；134：235-41.
23. Joffe AR, Anton NR, Burkholder SC. Reduction in hospital mortality over time in a hospital without a pediatric medical emergency team：limitations of before-and-after study designs. Arch Pediatr Adolesc Med 2011；165：419-23.
24. Randhawa S, Roberts-Turner R, Woronick K, DuVal J. Implementing and sustaining evidence-based nursing practice to reduce pediatric cardiopulmonary arrest. West J Nurs Res 2011；33：443-56.
25. Fleming S, Thompson M, Stevens R, et al. Normal ranges of heart rate and respiratory rate in children from birth to 18 years of age：a systematic review of observational studies. Lancet 2011；377：1011-8.
26. Bonafide CP, Brady PW, Keren R, Conway PH, Marsolo K, Daymont C. Development of heart and respiratory rate percentile curves for hospitalized children. Pediatrics 2013；131：e1150-7.
27. Nijman RG, Thompson M, van Veen M, Perera R, Moll HA, Oostenbrink R. Derivation and validation of age and temperature specific reference values and centile charts to predict lower respiratory tract infection in children with fever：prospective observational study. BMJ 2012；345：e4224.
28. Daymont C, Bonafide CP, Brady PW. Heart rates in hospitalized children by age and body temperature. Pediatrics 2015；135：e1173-81.
29. Bahr J, Klingler H, Panzer W, Rode H, Kettler D. Skills of lay people in checking the carotid pulse. Resuscitation 1997；35：23-6.
30. Brearley S, Shearman CP, Simms MH. Peripheral pulse palpation：an unreliable physical sign. Ann R Coll Surg Engl 1992；74：169-71.
31. Cavallaro DL, Melker RJ. Comparison of two techniques for detecting cardiac activity in infants. Crit Care Med 1983；11：189-90.
32. Inagawa G, Morimura N, Miwa T, Okuda K, Hirata M, Hiroki K. A comparison of five techniques for detecting cardiac activity in infants. Paediatr Anaesth 2003；13：141-6.
33. Kamlin CO, O'Donnell CP, Everest NJ, Davis PG, Morley CJ. Accuracy of clinical assessment of infant heart rate in the delivery room. Resuscitation 2006；71：319-21.
34. Lee CJ, Bullock LJ. Determining the pulse for infant CPR：time for a change? Mil Med 1991；156：190-3.
35. Mather C, O'Kelly S. The palpation of pulses. Anaesthesia 1996；51：189-91.
36. Ochoa FJ, Ramalle-Gomara E, Carpintero JM, Garcia A, Saralegui I. Competence of health professionals to check the carotid pulse. Resuscitation 1998；37：173-5.
37. Owen CJ, Wyllie JP. Determination of heart rate in the baby at birth. Resuscitation 2004；60：213-7.
38. Sarti A, Savron F, Casotto V, Cuttini M. Heartbeat assessment in infants：a comparison of four clinical methods. Pediatr Crit Care Med 2005；6：212-5.
39. Sarti A, Savron F, Ronfani L, Pelizzo G, Barbi E. Comparison of three sites to check the pulse and count heart rate in hypotensive infants. Paediatr Anaesth 2006；16：394-8.
40. Tanner M, Nagy S, Peat JK. Detection of infant's heart beat/pulse by caregivers：a comparison of 4 methods. J Pediatr 2000；137：429-30.
41. Whitelaw CC, Goldsmith LJ. Comparison of two techniques for determining the presence of a pulse in an infant. Acad Emerg Med 1997；4：153-4.
42. Dick WF, Eberle B, Wisser G, Schneider T. The carotid pulse check revisited：what if there is no pulse? Crit Care Med 2000；28：N183-5.
43. Eberle B, Dick WF, Schneider T, Wisser G, Doetsch S, Tzanova I. Checking the carotid pulse check：diagnostic accuracy of first responders in patients with and without a pulse. Resuscitation 1996；33：107-16.
44. Tibballs J, Russell P. Reliability of pulse palpation by healthcare personnel to diagnose paediatric cardiac arrest. Resuscitation 2009；80：61-4.
45. Tibballs J, Weeranatna C. The influence of time on the accuracy of healthcare personnel to diagnose paediatric cardiac arrest by pulse palpation. Resuscitation 2010；81：671-5.
46. Marsch S, Tschan F, Semmer NK, Zobrist R, Hunziker PR, Hunziker S. ABC versus CAB for cardiopulmonary resuscitation：a prospective, randomized simulator-based trial. Swiss Med Wkly 2013；143：w13856.
47. Sekiguchi H, Kondo Y, Kukita I. Verification of changes in the time taken to initiate chest compressions according to modified basic life support guidelines. Am J Emerg Med 2013；31：1248-50.
48. Lubrano R, Cecchetti C, Bellelli E, et al. Comparison of times of intervention during pediatric CPR maneuvers using ABC and CAB sequences：a randomized trial. Resuscitation 2012；83：1473-7.
49. Kouwenhoven WB, Jude JR, Knickerbocker GG. Closed-chest cardiac massage. JAMA 1960；173：1064-7.
50. Handley AJ, Handley JA. Performing chest compressions in a confined space. Resuscitation 2004；61：55-61.
51. Perkins GD, Kocierz L, Smith SC, McCulloch RA, Davies RP. Compression feedback devices over estimate chest compression depth when performed on a bed. Resuscitation 2009；80：79-82.
52. Andersen LO, Isbye DL, Rasmussen LS. Increasing compression depth during manikin CPR using a simple backboard. Acta Anaesthesiol Scand 2007；51：747-50.
53. Perkins GD, Smith CM, Augre C, et al. Effects of a backboard, bed height, and operator position on compression depth during simulated resuscitation. Intensive Care Med 2006；32：1632-5.
54. Delvaux AB, Trombley MT, Rivet CJ, et al. Design and development of a cardiopulmonary resuscitation mattress. J Intensive Care Med 2009；24：195-99.
55. Nishisaki A, Nysaether J, Sutton R, et al. Effect of mattress deflection on CPR quality assessment for older children and adolescents. Resuscitation 2009；80：540-5.
56. Chi CH, Tsou JY, Su FC. Effects of rescuer position on the kinematics of cardiopulmonary resuscitation(CPR)and the force of delivered compressions. Resuscitation 2008；76：69-75.
57. Larsen PD, Perrin K, Galletly DC. Patterns of external chest compression. Resuscitation 2002；53：281-7.
58. Perkins GD, Benny R, Giles S, Gao F, Tweed MJ. Do different mattresses affect the quality of cardiopulmonary resuscitation? Intensive Care Med 2003；29：2330-5.
59. Stevenson AG, McGowan J, Evans AL, Graham CA. CPR for children：one hand or two? Resuscitation 2005；64：205-8.
60. Peska E, Kelly AM, Kerr D, Green D. One-handed versus two-handed chest compressions in paediatric cardio-pulmonary resuscitation. Resuscitation 2006；71：65-9.
61. Udassi JP, Udassi S, Theriaque DW, Shuster JJ, Zaritsky AL, Haque IU. Effect of alternative chest compression techniques in infant and child on rescuer performance. Pediatr Crit Care Med 2009；10：328-33.
62. Menegazzi JJ, Auble TE, Nicklas KA, Hosack GM, Rack L, Goode JS. Two-thumb versus two-finger chest compression during CRP

63. Houri PK, Frank LR, Menegazzi JJ, Taylor R. A randomized, controlled trial of two-thumb vs two-finger chest compression in a swine infant model of cardiac arrest. Prehosp Emerg Care 1997；1：65-7.
64. Dorfsman ML, Menegazzi JJ, Wadas RJ, Auble TE. Two-thumb vs. two-finger chest compression in an infant model of prolonged cardiopulmonary resuscitation. Acad Emerg Med 2000；7：1077-82.
65. Whitelaw CC, Slywka B, Goldsmith LJ. Comparison of a two-finger versus two-thumb method for chest compressions by healthcare providers in an infant mechanical model. Resuscitation 2000；43：213-6.
66. David R. Closed chest cardiac massage in the newborn infant. Pediatrics 1988；81：552-4.
67. Todres ID, Rogers MC. Methods of external cardiac massage in the newborn infant. J Pediatr 1975；86：781-2.
68. Thaler MM, Stobie GH. An Improved Technic of External Cardiac Compression in Infants and Young Children. N Engl J Med 1963；269：606-10.
69. Ishimine P, Menegazzi J, Weinstein D. Evaluation of two-thumb chest compression with thoracic squeeze in a swine model of infant cardiac arrest. Acad Emerg Med 1998；5：397.
70. Jiang J, Zou Y, Shi W, et al. Two-thumb-encircling hands technique is more advisable than 2-finger technique when lone rescuer performs cardiopulmonary resuscitation on infant manikin. Am J Emerg Med 2015；33：531-4.
71. Martin PS, Kemp AM, Theobald PS, Maguire SA, Jones MD. Do chest compressions during simulated infant CPR comply with international recommendations? Arch Dis Child 2013；98：576-81.
72. Udassi S, Udassi JP, Lamb MA, et al. Two-thumb technique is superior to two-finger technique during lone rescuer infant manikin CPR. Resuscitation 2010；81：712-7.
73. Sutton RM, French B, Niles DE, et al. 2010 American Heart Association recommended compression depths during pediatric in-hospital resuscitations are associated with survival. Resuscitation 2014；85：1179-84.
74. Maher KO, Berg RA, Lindsey CW, Simsic J, Mahle WT. Depth of sternal compression and intra-arterial blood pressure during CPR in infants following cardiac surgery. Resuscitation 2009；80：662-4.
75. Sutton RM, Wolfe H, Nishisaki A, et al. Pushing harder, pushing faster, minimizing interruptions... but falling short of 2010 cardiopulmonary resuscitation targets during in-hospital pediatric and adolescent resuscitation. Resuscitation 2013；84：1680-4.
76. Sutton RM, Case E, Brown SP, et al. A quantitative analysis of out-of-hospital pediatric and adolescent resuscitation quality–A report from the ROC epistry-cardiac arrest. Resuscitation 2015；93：150-7.
77. Idris AH, Guffey D, Pepe PE, et al. Chest compression rates and survival following out-of-hospital cardiac arrest. Crit Care Med 2015；43：840-8.
78. 黒澤茶采, 清水直樹, 宮嵜治, 中川温子, 阪井裕一, 宮坂勝之. 小児心肺蘇生での胸骨圧迫の至適な深さ（強さ）について—胸部CT画像と病理解剖所見からの検討. 日本集中治療医学会雑誌 2009；16：27-31.
79. McInnes AD, Sutton RM, Orioles A, et al. The first quantitative report of ventilation rate during in-hospital resuscitation of older children and adolescents. Resuscitation 2011；82：1025-9.
80. Niebauer JM, White ML, Zinkan JL, Youngblood AQ, Tofil NM. Hyperventilation in pediatric resuscitation：performance in simulated pediatric medical emergencies. Pediatrics 2011；128：e1195-200.
81. Park SO, Lee KR, Baek KJ, Shim HW, Hong DY. Evaluation of a novel paediatric self-inflating bag to improve accuracy of tidal volumes delivered during simulated advanced paediatric resuscitation. Resuscitation 2012；83：101-6.
82. Elam JO. Bag-valve-mask O_2 ventilation. In：Safar P, Elam JO, eds. Advances in Cardiopulmonary Resuscitation：The Wolf Creek Conference on Cardiopulmonary Resuscitation. New York, NY：Springer-Verlag, Inc.；1977：73-9.
83. Elling R, Politis J. An evaluation of emergency medical technicians' ability to use manual ventilation devices. Ann Emerg Med 1983；12：765-8.
84. Kitamura T, Iwami T, Kawamura T, et al. Conventional and chest-compression-only cardiopulmonary resuscitation by bystanders for children who have out-of-hospital cardiac arrests：a prospective, nationwide, population-based cohort study. Lancet 2010；375：1347-54.
85. Goto Y, Maeda T, Goto Y. Impact of dispatcher-assisted bystander cardiopulmonary resuscitation on neurological outcomes in children with out-of-hospital cardiac arrests：a prospective, nationwide, population-based cohort study. J Am Heart Assoc 2014；3：e000499.
86. Tibballs J, Carter B, Kiraly NJ, Ragg P, Clifford M. External and internal biphasic direct current shock doses for pediatric ventricular fibrillation and pulseless ventricular tachycardia. Pediatr Crit Care Med 2011；12：14-20.
87. Atkins DL, Sirna S, Kieso R, Charbonnier F, Kerber RE. Pediatric defibrillation：importance of paddle size in determining transthoracic impedance. Pediatrics 1988；82：914-8.
88. Garcia LA, Kerber RE. Transthoracic defibrillation：does electrode adhesive pad position alter transthoracic impedance? Resuscitation 1998；37：139-43.
89. Killingsworth CR, Melnick SB, Chapman FW, et al. Defibrillation threshold and cardiac responses using an external biphasic defibrillator with pediatric and adult adhesive patches in pediatric-sized piglets. Resuscitation 2002；55：177-85.
90. Dodd TE, Deakin CD, Petley GW, Clewlow F. External defibrillation in the left lateral position–a comparison of manual paddles with self-adhesive pads. Resuscitation 2004；63：283-6.
91. Caterine MR, Yoerger DM, Spencer KT, Miller SG, Kerber RE. Effect of electrode position and gel-application technique on predicted transcardiac current during transthoracic defibrillation. Ann Emerg Med 1997；29：588-95.
92. Pagan-Carlo LA, Spencer KT, Robertson CE, Dengler A, Birkett C, Kerber RE. Transthoracic defibrillation：importance of avoiding electrode placement directly on the female breast. J Am Coll Cardiol 1996；27：449-52.
93. Deakin CD, Sado DM, Petley GW, Clewlow F. Is the orientation of the apical defibrillation paddle of importance during manual external defibrillation? Resuscitation 2003；56：15-8.
94. Atkins DL, Everson-Stewart S, Sears GK, et al. Epidemiology and outcomes from out-of-hospital cardiac arrest in children：the Resuscitation Outcomes Consortium Epistry-Cardiac Arrest. Circulation 2009；119：1484-91.
95. Rodriguez-Nunez A, Lopez-Herce J, Garcia C, Dominguez P, Carrillo A, Bellon JM. Pediatric defibrillation after cardiac arrest：initial response and outcome. Crit Care 2006；10：R113.
96. Samson RA, Nadkarni VM, Meaney PA, Carey SM, Berg MD, Berg RA. Outcomes of in-hospital ventricular fibrillation in children. N Engl J Med 2006；354：2328-39.
97. Cecchin F, Jorgenson DB, Berul CI, et al. Is arrhythmia detection by automatic external defibrillator accurate for children?：sensitivity and specificity of an automatic external defibrillator algorithm in 696 pediatric arrhythmias. Circulation 2001；103：2483-8.
98. Atkins DL, Scott WA, Blaufox AD, et al. Sensitivity and specificity of an automated external defibrillator algorithm designed for pediatric patients. Resuscitation 2008；76：168-74.
99. Atkinson E, Mikysa B, Conway JA, et al. Specificity and sensitivity of automated external defibrillator rhythm analysis in infants and children. Ann Emerg Med 2003；42：185-96.
100. Berg MD, Samson RA, Meyer RJ, Clark LL, Valenzuela TD, Berg RA. Pediatric defibrillation doses often fail to terminate prolonged

100. out-of-hospital ventricular fibrillation in children. Resuscitation 2005 ; 67 : 63-7.
101. Tang W, Weil MH, Jorgenson D, et al. Fixed-energy biphasic waveform defibrillation in a pediatric model of cardiac arrest and resuscitation. Crit Care Med 2002 ; 30 : 2736-41.
102. Babbs CF, Tacker WA, VanVleet JF, Bourland JD, Geddes LA. Therapeutic indices for transchest defibrillator shocks : effective, damaging, and lethal electrical doses. Am Heart J 1980 ; 99 : 734-8.
103. Gaba DM, Talner NS. Myocardial damage following transthoracic direct current countershock in newborn piglets. Pediatr Cardiol 1982 ; 2 : 281-8.
104. Berg RA. Attenuated adult biphasic shocks for prolonged pediatric ventricular fibrillation : support for pediatric automated defibrillators. Crit Care Med 2004 ; 32 : S352-5.
105. Berg RA, Chapman FW, Berg MD, et al. Attenuated adult biphasic shocks compared with weight-based monophasic shocks in a swine model of prolonged pediatric ventricular fibrillation. Resuscitation 2004 ; 61 : 189-97.
106. Berg MD, Banville IL, Chapman FW, et al. Attenuating the defibrillation dosage decreases postresuscitation myocardial dysfunction in a swine model of pediatric ventricular fibrillation. Pediatr Crit Care Med 2008 ; 9 : 429-34.
107. Berg RA, Samson RA, Berg MD, et al. Better outcome after pediatric defibrillation dosage than adult dosage in a swine model of pediatric ventricular fibrillation. J Am Coll Cardiol 2005 ; 45 : 786-9.
108. Bar-Cohen Y, Walsh EP, Love BA, Cecchin F. First appropriate use of automated external defibrillator in an infant. Resuscitation 2005 ; 67 : 135-7.
109. Divekar A, Soni R. Successful parental use of an automated external defibrillator for an infant with long-QT syndrome. Pediatrics 2006 ; 118 : e526-9.
110. Gurnett CA, Atkins DL. Successful use of a biphasic waveform automated external defibrillator in a high-risk child. Am J Cardiol 2000 ; 86 : 1051-3.
111. Konig B, Benger J, Goldsworthy L. Automatic external defibrillation in a 6 year old. Arch Dis Child 2005 ; 90 : 310-1.
112. Dalzell GW, Cunningham SR, Anderson J, Adgey AA. Electrode pad size, transthoracic impedance and success of external ventricular defibrillation. Am J Cardiol 1989 ; 64 : 741-4.
113. Atkins DL, Kerber RE. Pediatric defibrillation : current flow is improved by using "adult" electrode paddles. Pediatrics 1994 ; 94 : 90-3.
114. Samson RA, Atkins DL, Kerber RE. Optimal size of self-adhesive preapplied electrode pads in pediatric defibrillation. Am J Cardiol 1995 ; 75 : 544-5.
115. Kerber RE, Grayzel J, Hoyt R, Marcus M, Kennedy J. Transthoracic resistance in human defibrillation. Influence of body weight, chest size, serial shocks, paddle size and paddle contact pressure. Circulation 1981 ; 63 : 676-82.
116. Hoyt R, Grayzel J, Kerber RE. Determinants of intracardiac current in defibrillation. Experimental studies in dogs. Circulation 1981 ; 64 : 818-23.
117. Pagan-Carlo LA, Birkett CL, Smith RA, Kerber RE. Is there an optimal electrode pad size to maximize intracardiac current in transthoracic defibrillation? Pacing Clin Electrophysiol 1997 ; 20 : 283-92.
118. Redding JS. The choking controversy : critique of evidence on the Heimlich maneuver. Crit Care Med 1979 ; 7 : 475-9.
119. Vilke GM, Smith AM, Ray LU, Steen PJ, Murrin PA, Chan TC. Airway obstruction in children aged less than 5 years : the prehospital experience. Prehosp Emerg Care 2004 ; 8 : 196-9.
120. Heimlich HJ, Hoffmann KA, Canestri FR. Food-choking and drowning deaths prevented by external subdiaphragmatic compression. Physiological basis. Ann Thorac Surg 1975 ; 20 : 188-95.
121. Boussuges S, Maitrerobert P, Bost M.[Use of the Heimlich Maneuver on children in the Rhone-Alpes area]. Arch Fr Pediatr 1985 ; 42 : 733-6.
122. Soroudi A, Shipp HE, Stepanski BM, et al. Adult foreign body airway obstruction in the prehospital setting. Prehosp Emerg Care 2007 ; 11 : 25-9.
123. Guildner CW, Williams D, Subitch T. Airway obstructed by foreign material : the Heimlich maneuver. JACEP 1976 ; 5 : 675-7.
124. 2005 International Consensus on Cardiopulmonary Resuscitation and Emergency Cardiovascular Care Science with Treatment Recommendations. Part 2 : Adult basic life support. Circulation 2005 ; 112 : III-5-III-16.
125. International Liaison Committee on R. 2005 International Consensus on Cardiopulmonary Resuscitation and Emergency Cardiovascular Care Science with Treatment Recommendations. Part 2 : Adult basic life support. Resuscitation 2005 ; 67 : 187-201.
126. Langhelle A, Sunde K, Wik L, Steen PA. Airway pressure with chest compressions versus Heimlich manoeuvre in recently dead adults with complete airway obstruction. Resuscitation 2000 ; 44 : 105-8.
127. Ruben H, Macnaughton FI. The treatment of food-choking. Practitioner 1978 ; 221 : 725-9.
128. Brauner DJ. The Heimlich maneuver : procedure of choice? J Am Geriatr Soc 1987 ; 35 : 78.
129. Elam JO, Greene DG, Schneider MA, et al. Head-tilt method of oral resuscitation. J Am Med Assoc 1960 ; 172 : 812-5.
130. Hartrey R, Bingham RM. Pharyngeal trauma as a result of blind finger sweeps in the choking child. J Accid Emerg Med 1995 ; 12 : 52-4.
131. Kabbani M, Goodwin SR. Traumatic epiglottis following blind finger sweep to remove a pharyngeal foreign body. Clin Pediatr (Phila) 1995 ; 34 : 495-7.
132. Abder-Rahman HA. Infants choking following blind finger sweep. J Pediatr (Rio J) 2009 ; 85 : 273-5.
133. 河原弥生, 木下浩作, 向山剛生, 他. 目撃のある気道異物による窒息症例50例の検討. 日本救急医学会雑誌 2009 ; 20 : 755-62.
134. Davis PG, Tan A, O'Donnell CP, Schulze A. Resuscitation of newborn infants with 100% oxygen or air : a systematic review and meta-analysis. Lancet 2004 ; 364 : 1329-33.
135. Rabi Y, Rabi D, Yee W. Room air resuscitation of the depressed newborn : a systematic review and meta-analysis. Resuscitation 2007 ; 72 : 353-63.
136. Balan IS, Fiskum G, Hazelton J, Cotto-Cumba C, Rosenthal RE. Oximetry-guided reoxygenation improves neurological outcome after experimental cardiac arrest. Stroke 2006 ; 37 : 3008-13.
137. Liu Y, Rosenthal RE, Haywood Y, Miljkovic-Lolic M, Vanderhoek JY, Fiskum G. Normoxic ventilation after cardiac arrest reduces oxidation of brain lipids and improves neurological outcome. Stroke 1998 ; 29 : 1679-86.
138. Marsala J, Marsala M, Vanicky I, Galik J, Orendacova J. Post cardiac arrest hyperoxic resuscitation enhances neuronal vulnerability of the respiratory rhythm generator and some brainstem and spinal cord neuronal pools in the dog. Neurosci Lett 1992 ; 146 : 121-4.
139. Richards EM, Rosenthal RE, Kristian T, Fiskum G. Postischemic hyperoxia reduces hippocampal pyruvate dehydrogenase activity. Free Radic Biol Med 2006 ; 40 : 1960-70.
140. Richards EM, Fiskum G, Rosenthal RE, Hopkins I, McKenna MC. Hyperoxic reperfusion after global ischemia decreases hippocampal energy metabolism. Stroke 2007 ; 38 : 1578-84.
141. Vereczki V, Martin E, Rosenthal RE, Hof PR, Hoffman GE, Fiskum G. Normoxic resuscitation after cardiac arrest protects against hippocampal oxidative stress, metabolic dysfunction, and neuronal death. J Cereb Blood Flow Metab 2006 ; 26 : 821-35.
142. Zwemer CF, Whitesall SE, D'Alecy LG. Cardiopulmonary-cerebral resuscitation with 100% oxygen exacerbates neurological dysfunction following nine minutes of normothermic cardiac arrest in dogs. Resuscitation 1994 ; 27 : 159-70.
143. Lipinski CA, Hicks SD, Callaway CW. Normoxic ventilation during resuscitation and outcome from asphyxial cardiac arrest in rats. Resuscitation 1999 ; 42 : 221-9.

144. Feet BA, Yu XQ, Rootwelt T, Oyasaeter S, Saugstad OD. Effects of hypoxemia and reoxygenation with 21% or 100% oxygen in newborn piglets: extracellular hypoxanthine in cerebral cortex and femoral muscle. Crit Care Med 1997; 25: 1384-91.
145. Carenzi B, Corso RM, Stellino V, et al. Airway management in an infant with congenital centrofacial dysgenesia. Br J Anaesth 2002; 88: 726-8.
146. Fraser J, Hill C, McDonald D, Jones C, Petros A. The use of the laryngeal mask airway for inter-hospital transport of infants with type 3 laryngotracheo-oesophageal clefts. Intensive Care Med 1999; 25: 714-6.
147. Iohom G, Lyons B, Casey W. Airway management in a baby with femoral hypoplasia-unusual facies syndrome. Paediatr Anaesth 2002; 12: 461-4.
148. Johr M, Berger TM, Ruppen W, Schlegel C. Congenital laryngo-tracheo-oesophageal cleft: successful ventilation with the Laryngeal Mask Airway. Paediatr Anaesth 2003; 13: 68-71.
149. Leal-Pavey YR. Use of the LMA classic to secure the airway of a premature neonate with Smith-Lemli-Opitz syndrome: a case report. AANA J 2004; 72: 427-30.
150. Russell P, Chambers N, du Plessis J, Vijayasekeran S. Emergency use of a size 1 laryngeal mask airway in a ventilated neonate with an undiagnosed type IV laryngotracheo-oesophageal cleft. Paediatr Anaesth 2008; 18: 658-62.
151. Scheller B, Schalk R, Byhahn C, et al. Laryngeal tube suction II for difficult airway management in neonates and small infants. Resuscitation 2009; 80: 805-10.
152. Stocks RM, Egerman R, Thompson JW, Peery M. Airway management of the severely retrognathic child: use of the laryngeal mask airway. Ear Nose Throat J 2002; 81: 223-6.
153. Yao CT, Wang JN, Tai YT, Tsai TY, Wu JM. Successful management of a neonate with Pierre-Robin syndrome and severe upper airway obstruction by long term placement of a laryngeal mask airway. Resuscitation 2004; 61: 97-9.
154. Stone BJ, Chantler PJ, Baskett PJ. The incidence of regurgitation during cardiopulmonary resuscitation: a comparison between the bag valve mask and laryngeal mask airway. Resuscitation 1998; 38: 3-6.
155. Comparison of arterial blood gases of laryngeal mask airway and bag-valve-mask ventilation in out-of-hospital cardiac arrests. Circ J 2009; 73: 490-6.
156. Lopez-Gil M, Brimacombe J, Alvarez M. Safety and efficacy of the laryngeal mask airway. A prospective survey of 1400 children. Anaesthesia 1996; 51: 969-72.
157. Lopez-Gil M, Brimacombe J, Cebrian J, Arranz J. Laryngeal mask airway in pediatric practice: a prospective study of skill acquisition by anesthesia residents. Anesthesiology 1996; 84: 807-11.
158. Park C, Bahk JH, Ahn WS, Do SH, Lee KH. The laryngeal mask airway in infants and children. Can J Anaesth 2001; 48: 413-7.
159. Bagshaw O. The size 1.5 laryngeal mask airway (LMA) in paediatric anaesthetic practice. Paediatr Anaesth 2002; 12: 420-3.
160. Harnett M, Kinirons B, Heffernan A, Motherway C, Casey W. Airway complications in infants: comparison of laryngeal mask airway and the facemask-oral airway. Can J Anaesth 2000; 47: 315-8.
161. Flick RP, Wilder RT, Pieper SF, et al. Risk factors for laryngospasm in children during general anesthesia. Paediatr Anaesth 2008; 18: 289-96.
162. Chen L, Hsiao AL. Randomized trial of endotracheal tube versus laryngeal mask airway in simulated prehospital pediatric arrest. Pediatrics 2008; 122: e294-7.
163. Guyette FX, Roth KR, LaCovey DC, Rittenberger JC. Feasibility of laryngeal mask airway use by prehospital personnel in simulated pediatric respiratory arrest. Prehosp Emerg Care 2007; 11: 245-9.
164. Rechner JA, Loach VJ, Ali MT, Barber VS, Young JD, Mason DG. A comparison of the laryngeal mask airway with facemask and oropharyngeal airway for manual ventilation by critical care nurses in children. Anaesthesia 2007; 62: 790-5.
165. Blevin AE, McDouall SF, Rechner JA, et al. A comparison of the laryngeal mask airway with the facemask and oropharyngeal airway for manual ventilation by first responders in children. Anaesthesia 2009; 64: 1312-6.
166. Gausche M, Lewis RJ, Stratton SJ, et al. Effect of out-of-hospital pediatric endotracheal intubation on survival and neurological outcome: a controlled clinical trial. JAMA 2000; 283: 783-90.
167. Lecky F, Bryden D, Little R, Tong N, Moulton C. Emergency intubation for acutely ill and injured patients. Cochrane Database Syst Rev 2008; CD001429.
168. DiRusso SM, Sullivan T, Risucci D, Nealon P, Slim M. Intubation of pediatric trauma patients in the field: predictor of negative outcome despite risk stratification. J Trauma 2005; 59: 84-90; discussion -1.
169. Gerritse BM, Draaisma JM, Schalkwijk A, van Grunsven PM, Scheffer GJ. Should EMS-paramedics perform paediatric tracheal intubation in the field? Resuscitation 2008; 79: 225-9.
170. A prospective multicenter evaluation of prehospital airway management performance in a large metropolitan region. Prehosp Emerg Care 2009; 13: 304-10.
171. Garza AG, Algren DA, Gratton MC, Ma OJ. Populations at risk for intubation nonattempt and failure in the prehospital setting. Prehosp Emerg Care 2005; 9: 163-6.
172. Hon KL, Olsen H, Totapally B, Leung TF. Hyperventilation at referring hospitals is common before transport in intubated children with neurological diseases. Pediatr Emerg Care 2005; 21: 662-6.
173. Wang HE, Lave JR, Sirio CA, Yealy DM. Paramedic intubation errors: isolated events or symptoms of larger problems? Health Aff (Millwood) 2006; 25: 501-9.
174. Tam RK, Maloney J, Gaboury I, et al. Review of endotracheal intubations by Ottawa advanced care paramedics in Canada. Prehosp Emerg Care 2009; 13: 311-5.
175. Warner KJ, Sharar SR, Copass MK, Bulger EM. Prehospital management of the difficult airway: a prospective cohort study. J Emerg Med 2009; 36: 257-65.
176. Khine HH, Corddry DH, Kettrick RG, et al. Comparison of cuffed and uncuffed endotracheal tubes in young children during general anesthesia. Anesthesiology 1997; 86: 627-31; discussion 27A.
177. Weiss M, Dullenkopf A, Fischer JE, Keller C, Gerber AC. Prospective randomized controlled multi-centre trial of cuffed or uncuffed endotracheal tubes in small children. Br J Anaesth 2009; 103: 867-73.
178. Dorsey DP, Bowman SM, Klein MB, Archer D, Sharar SR. Perioperative use of cuffed endotracheal tubes is advantageous in young pediatric burn patients. Burns 2010; 36: 856-60.
179. Bordet F, Allaouchiche B, Lansiaux S, et al. Risk factors for airway complications during general anaesthesia in paediatric patients. Paediatr Anaesth 2002; 12: 762-9.
180. Mossad E, Youssef G. Subglottic stenosis in children undergoing repair of congenital heart defects. J Cardiothorac Vasc Anesth 2009; 23: 658-62.
181. Newth CJ, Rachman B, Patel N, Hammer J. The use of cuffed versus uncuffed endotracheal tubes in pediatric intensive care. J Pediatr 2004; 144: 333-7.
182. Deakers TW, Reynolds G, Stretton M, Newth CJ. Cuffed endotracheal tubes in pediatric intensive care. J Pediatr 1994; 125: 57-62.
183. Mhanna MJ, Zamel YB, Tichy CM, Super DM. The "air leak" test around the endotracheal tube, as a predictor of postextubation stridor, is age dependent in children. Crit Care Med 2002; 30: 2639-43.
184. Browning DH, Graves SA. Incidence of aspiration with endotracheal tubes in children. J Pediatr 1983; 102: 582-4.
185. Weiss M, Dullenkopf A, Gysin C, Dillier CM, Gerber AC. Shortcomings of cuffed paediatric tracheal tubes. Br J Anaesth 2004; 92: 78-88.
186. Calder A, Hegarty M, Erb TO, von Ungern-Sternberg BS.

Predictors of postoperative sore throat in intubated children. Paediatr Anaesth 2012;22:239-43.
187. Duracher C, Schmautz E, Martinon C, Faivre J, Carli P, Orliaguet G. Evaluation of cuffed tracheal tube size predicted using the Khine formula in children. Paediatr Anaesth 2008;18:113-8.
188. Dullenkopf A, Gerber AC, Weiss M. Fit and seal characteristics of a new paediatric tracheal tube with high volume-low pressure polyurethane cuff. Acta Anaesthesiol Scand 2005;49:232-7.
189. Dullenkopf A, Kretschmar O, Knirsch W, et al. Comparison of tracheal tube cuff diameters with internal transverse diameters of the trachea in children. Acta Anaesthesiol Scand 2006;50:201-5.
190. Salgo B, Schmitz A, Henze G, et al. Evaluation of a new recommendation for improved cuffed tracheal tube size selection in infants and small children. Acta Anaesthesiol Scand 2006;50:557-61.
191. Shibasaki M, Nakajima Y, Ishii S, Shimizu F, Shime N, Sessler DI. Prediction of pediatric endotracheal tube size by ultrasonography. Anesthesiology 2010;113:819-24.
192. Bae JY, Byon HJ, Han SS, Kim HS, Kim JT. Usefulness of ultrasound for selecting a correctly sized uncuffed tracheal tube for paediatric patients. Anaesthesia 2011;66:994-8.
193. Schramm C, Knop J, Jensen K, Plaschke K. Role of ultrasound compared to age-related formulas for uncuffed endotracheal intubation in a pediatric population. Paediatr Anaesth 2012;22:781-6.
194. Moynihan RJ, Brock-Utne JG, Archer JH, Feld LH, Kreitzman TR. The effect of cricoid pressure on preventing gastric insufflation in infants and children. Anesthesiology 1993;78:652-6.
195. Salem MR, Wong AY, Mani M, Sellick BA. Efficacy of cricoid pressure in preventing gastric inflation during bag-mask ventilation in pediatric patients. Anesthesiology 1974;40:96-8.
196. Salem MR, Wong AY, Fizzotti GF. Efficacy of cricoid pressure in preventing aspiration of gastric contents in paediatric patients. Br J Anaesth 1972;44:401-4.
197. Salem MR, Joseph NJ, Heyman HJ, Belani B, Paulissian R, Ferrara TP. Cricoid compression is effective in obliterating the esophageal lumen in the presence of a nasogastric tube. Anesthesiology 1985;63:443-6.
198. Ellis DY, Harris T, Zideman D. Cricoid pressure in emergency department rapid sequence tracheal intubations: a risk-benefit analysis. Ann Emerg Med 2007;50:653-65.
199. Walker RW, Ravi R, Haylett K. Effect of cricoid force on airway calibre in children: a bronchoscopic assessment. Br J Anaesth 2010;104:71-4.
200. Dotson K, Kiger J, Carpenter C, et al. Alignment of cricoid cartilage and esophagus and its potential influence on the effectiveness of Sellick maneuver in children. Pediatr Emerg Care 2010;26:722-5.
201. Bhende MS, Karasic DG, Karasic RB. End-tidal carbon dioxide changes during cardiopulmonary resuscitation after experimental asphyxial cardiac arrest. Am J Emerg Med 1996;14:349-50.
202. Bhende MS, Thompson AE, Cook DR, Saville AL. Validity of a disposable end-tidal CO_2 detector in verifying endotracheal tube placement in infants and children. Ann Emerg Med 1992;21:142-5.
203. Kelly JS, Wilhoit RD, Brown RE, James R. Efficacy of the FEF colorimetric end-tidal carbon dioxide detector in children. Anesth Analg 1992;75:45-50.
204. Hosono S, Inami I, Fujita H, Minato M, Takahashi S, Mugishima H. A role of end-tidal CO_2 monitoring for assessment of tracheal intubations in very low birth weight infants during neonatal resuscitation at birth. J Perinat Med 2009;37:79-84.
205. O'Donnell CP, Kamlin CO, Davis PG, Morley CJ. Endotracheal intubation attempts during neonatal resuscitation: success rates, duration, and adverse effects. Pediatrics 2006;117:e16-21.
206. Salthe J, Kristiansen SM, Sollid S, Oglaend B, Soreide E. Capnography rapidly confirmed correct endotracheal tube placement during resuscitation of extremely low birthweight babies (<1000 g). Acta Anaesthesiol Scand 2006;50:1033-6.
207. Bhende MS, Allen WD, Jr. Evaluation of a Capno-Flo resuscitator during transport of critically ill children. Pediatr Emerg Care 2002;18:414-6.
208. Singh S, Allen WD, Jr., Venkataraman ST, Bhende MS. Utility of a novel quantitative handheld microstream capnometer during transport of critically ill children. Am J Emerg Med 2006;24:302-7.
209. Gonzalez del Rey JA, Poirier MP, Digiulio GA. Evaluation of an ambu-bag valve with a self-contained, colorimetric end-tidal CO2 system in the detection of airway mishaps: an animal trial. Pediatr Emerg Care 2000;16:121-3.
210. Poirier MP, Gonzalez Del-Rey JA, McAneney CM, DiGiulio GA. Utility of monitoring capnography, pulse oximetry, and vital signs in the detection of airway mishaps: a hyperoxemic animal model. Am J Emerg Med 1998;16:350-2.
211. Sharieff GQ, Rodarte A, Wilton N, Silva PD, Bleyle D. The self-inflating bulb as an esophageal detector device in children weighing more than twenty kilograms: a comparison of two techniques. Ann Emerg Med 2003;41:623-9.
212. Sharieff GQ, Rodarte A, Wilton N, Bleyle D. The self-inflating bulb as an airway adjunct: is it reliable in children weighing less than 20 kilograms? Acad Emerg Med 2003;10:303-8.
213. Berg RA, Hilwig RW, Kern KB, Babar I, Ewy GA. Simulated mouth-to-mouth ventilation and chest compressions (bystander cardiopulmonary resuscitation) improves outcome in a swine model of prehospital pediatric asphyxial cardiac arrest. Crit Care Med 1999;27:1893-9.
214. Yannopoulos D, Matsuura T, McKnite S, et al. No assisted ventilation cardiopulmonary resuscitation and 24-hour neurological outcomes in a porcine model of cardiac arrest. Crit Care Med 2010;38:254-60.
215. Idris AH, Becker LB, Fuerst RS, et al. Effect of ventilation on resuscitation in an animal model of cardiac arrest. Circulation 1994;90:3063-9.
216. Wik L, Kramer-Johansen J, Myklebust H, et al. Quality of cardiopulmonary resuscitation during out-of-hospital cardiac arrest. JAMA 2005;293:299-304.
217. Abella BS, Alvarado JP, Myklebust H, et al. Quality of cardiopulmonary resuscitation during in-hospital cardiac arrest. JAMA 2005;293:305-10.
218. Aufderheide TP, Sigurdsson G, Pirrallo RG, et al. Hyperventilation-induced hypotension during cardiopulmonary resuscitation. Circulation 2004;109:1960-5.
219. O'Neill JF, Deakin CD. Do we hyperventilate cardiac arrest patients? Resuscitation 2007;73:82-5.
220. Bertrand C, Hemery F, Carli P, et al. Constant flow insufflation of oxygen as the sole mode of ventilation during out-of-hospital cardiac arrest. Intensive Care Med 2006;32:843-51.
221. Bobrow BJ, Ewy GA, Clark L, et al. Passive oxygen insufflation is superior to bag-valve-mask ventilation for witnessed ventricular fibrillation out-of-hospital cardiac arrest. Ann Emerg Med 2009;54:656-62.e1.
222. Hevesi ZG, Thrush DN, Downs JB, Smith RA. Cardiopulmonary resuscitation: effect of CPAP on gas exchange during chest compressions. Anesthesiology 1999;90:1078-83.
223. Hayes MM, Ewy GA, Anavy ND, et al. Continuous passive oxygen insufflation results in a similar outcome to positive pressure ventilation in a swine model of out-of-hospital ventricular fibrillation. Resuscitation 2007;74:357-65.
224. Winkler M, Mauritz W, Hackl W, et al. Effects of half the tidal volume during cardiopulmonary resuscitation on acid-base balance and haemodynamics in pigs. Eur J Emerg Med 1998;5:201-6.
225. Banerjee S, Singhi SC, Singh S, Singh M. The intraosseous route is a suitable alternative to intravenous route for fluid resuscitation in severely dehydrated children. Indian Pediatr 1994;31:1511-20.
226. Rosetti VA, Thompson BM, Miller J, Mateer JR, Aprahamian C. Intraosseous infusion: an alternative route of pediatric intravascular access. Ann Emerg Med 1985;14:885-8.

227. Brunette DD, Fischer R. Intravascular access in pediatric cardiac arrest. Am J Emerg Med 1988；6：577-9.
228. Seigler RS, Tecklenburg FW, Shealy R. Prehospital intraosseous infusion by emergency medical services personnel：a prospective study. Pediatrics 1989；84：173-7.
229. Glaeser PW, Hellmich TR, Szewczuga D, Losek JD, Smith DS. Five-year experience in prehospital intraosseous infusions in children and adults. Ann Emerg Med 1993；22：1119-24.
230. Ellemunter H, Simma B, Trawoger R, Maurer H. Intraosseous lines in preterm and full term neonates. Arch Dis Child Fetal Neonatal Ed 1999；80：F74-5.
231. Claudet I, Baunin C, Laporte-Turpin E, Marcoux MO, Grouteau E, Cahuzac JP. Long-term effects on tibial growth after intraosseous infusion：a prospective, radiographic analysis. Pediatr Emerg Care 2003；19：397-401.
232. Fiorito BA, Mirza F, Doran TM, et al. Intraosseous access in the setting of pediatric critical care transport. Pediatr Crit Care Med 2005；6：50-3.
233. Horton MA, Beamer C. Powered intraosseous insertion provides safe and effective vascular access for pediatric emergency patients. Pediatr Emerg Care 2008；24：347-50.
234. Guay J, Lortie L. An evaluation of pediatric in-hospital advanced life support interventions using the pediatric Utstein guidelines：a review of 203 cardiorespiratory arrests. Can J Anaesth 2004；51：373-8.
235. Niemann JT, Stratton SJ. Endotracheal versus intravenous epinephrine and atropine in out-of-hospital "primary" and post-countershock asystole. Crit Care Med 2000；28：1815-9.
236. Quinton DN, O'Byrne G, Aitkenhead AR. Comparison of endotracheal and peripheral intravenous adrenaline in cardiac arrest. Is the endotracheal route reliable？ Lancet 1987；1：828-9.
237. Lindemann R. Resuscitation of the newborn. Endotracheal administration of epinephrine. Acta Paediatr Scand 1984；73：210-2.
238. Efrati O, Barak A, Ben-Abraham R, et al. Should vasopressin replace adrenaline for endotracheal drug administration？ Crit Care Med 2003；31：572-6.
239. Elizur A, Ben-Abraham R, Manisterski Y, et al. Tracheal epinephrine or norepinephrine preceded by beta blockade in a dog model. Can beta blockade bestow any benefits？ Resuscitation 2003；59：271-6.
240. Manisterski Y, Vaknin Z, Ben-Abraham R, et al. Endotracheal epinephrine：a call for larger doses. Anesth Analg 2002；95：1037-41, table of contents.
241. Orlowski JP, Gallagher JM, Porembka DT. Endotracheal epinephrine is unreliable. Resuscitation 1990；19：103-13.
242. Paret G, Vaknin Z, Ezra D, et al. Epinephrine pharmacokinetics and pharmacodynamics following endotracheal administration in dogs：the role of volume of diluent. Resuscitation 1997；35：77-82.
243. Vaknin Z, Manisterski Y, Ben-Abraham R, et al. Is endotracheal adrenaline deleterious because of the beta adrenergic effect？ Anesth Analg 2001；92：1408-12.
244. Wenzel V, Lindner KH, Prengel AW, Lurie KG, Strohmenger HU. Endobronchial vasopressin improves survival during cardiopulmonary resuscitation in pigs. Anesthesiology 1997；86：1375-81.
245. Hornchen U, Schuttler J, Stoeckel H, Eichelkraut W, Hahn N. Endobronchial instillation of epinephrine during cardiopulmonary resuscitation. Crit Care Med 1987；15：1037-9.
246. Ralston SH, Tacker WA, Showen L, Carter A, Babbs CF. Endotracheal versus intravenous epinephrine during electromechanical dissociation with CPR in dogs. Ann Emerg Med 1985；14：1044-8.
247. Redding JS, Asuncion JS, Pearson JW. Effective routes of drug administration during cardiac arrest. Anesth Analg 1967；46：253-8.
248. Yang LY, He CQ, Zhang ZG. Endotracheal administration of epinephrine during cardiopulmonary resuscitation. Chin Med J (Engl) 1991；104：986-91.
249. Black K, Barnett P, Wolfe R, Young S. Are methods used to estimate weight in children accurate？ Emerg Med (Fremantle) 2002；14：160-5.
250. Chan GM, Moyer-Mileur L, Rallison L. An easy and accurate method of estimating newborn birthweight for resuscitation. Am J Perinatol 1992；9：371-3.
251. Garland JS, Kishaba RG, Nelson DB, Losek JD, Sobocinski KA. A rapid and accurate method of estimating body weight. Am J Emerg Med 1986；4：390-3.
252. Krieser D, Nguyen K, Kerr D, Jolley D, Clooney M, Kelly AM. Parental weight estimation of their child's weight is more accurate than other weight estimation methods for determining children's weight in an emergency department？ Emerg Med J 2007；24：756-9.
253. Lubitz DS, Seidel JS, Chameides L, Luten RC, Zaritsky AL, Campbell FW. A rapid method for estimating weight and resuscitation drug dosages from length in the pediatric age group. Ann Emerg Med 1988；17：576-81.
254. Varghese A, Vasudevan VK, Lewin S, Indumathi CK, Dinakar C, Rao SD. Do the length-based (Broselow) Tape, APLS, Argall and Nelson's formulae accurately estimate weight of Indian children？ Indian Pediatr 2006；43：889-94.
255. Vilke GM, Marino A, Fisher R, Chan TC. Estimation of pediatric patient weight by EMT-PS. J Emerg Med 2001；21：125-8.
256. Hofer CK, Ganter M, Tucci M, Klaghofer R, Zollinger A. How reliable is length-based determination of body weight and tracheal tube size in the paediatric age group？ The Broselow tape reconsidered. Br J Anaesth 2002；88：283-5.
257. DuBois D, Baldwin S, King WD. Accuracy of weight estimation methods for children. Pediatr Emerg Care 2007；23：227-30.
258. Yamamoto LG, Inaba AS, Young LL, Anderson KM. Improving length-based weight estimates by adding a body habitus (obesity) icon. Am J Emerg Med 2009；27：810-5.
259. Johnson TN. The problems in scaling adult drug doses to children. Arch Dis Child 2008；93：207-11.
260. Mahmood I. Prediction of drug clearance in children：impact of allometric exponents, body weight, and age. Ther Drug Monit 2007；29：271-8.
261. Edginton AN, Schmitt W, Willmann S. Development and evaluation of a generic physiologically based pharmacokinetic model for children. Clin Pharmacokinet 2006；45：1013-34.
262. Gill MA, Ueda CT. Novel method for the determination of pediatric dosages. Am J Hosp Pharm 1976；33：389-92.
263. Rodriguez W, Selen A, Avant D, et al. Improving pediatric dosing through pediatric initiatives：what we have learned. Pediatrics 2008；121：530-9.
264. Traub SL, Kichen L. Estimating ideal body mass in children. Am J Hosp Pharm 1983；40：107-10.
265. Jacobs IG, Finn JC, Jelinek GA, Oxer HF, Thompson PL. Effect of adrenaline on survival in out-of-hospital cardiac arrest：A randomised double-blind placebo-controlled trial. Resuscitation 2011；82：1138-43.
266. Enright K, Turner C, Roberts P, Cheng N, Browne G. Primary cardiac arrest following sport or exertion in children presenting to an emergency department：chest compressions and early defibrillation can save lives, but is intravenous epinephrine always appropriate？ Pediatr Emerg Care 2012；28：336-9.
267. Dieckmann RA, Vardis R. High-dose epinephrine in pediatric out-of-hospital cardiopulmonary arrest. Pediatrics 1995；95：901-13.
268. Valdes SO, Donoghue AJ, Hoyme DB, et al. Outcomes associated with amiodarone and lidocaine in the treatment of in-hospital pediatric cardiac arrest with pulseless ventricular tachycardia or ventricular fibrillation. Resuscitation 2014；85：381-6.
269. Dorian P, Cass D, Schwartz B, Cooper R, Gelaznikas R, Barr A. Amiodarone as compared with lidocaine for shock-resistant ventricular fibrillation. N Engl J Med 2002；346：884-90.
270. Meert KL, Donaldson A, Nadkarni V, et al. Multicenter cohort study of in-hospital pediatric cardiac arrest. Pediatr Crit Care Med 2009；10：544-53.

271. Srinivasan V, Morris MC, Helfaer MA, Berg RA, Nadkarni VM. Calcium use during in-hospital pediatric cardiopulmonary resuscitation: a report from the National Registry of Cardiopulmonary Resuscitation. Pediatrics 2008；121：e1144-51.
272. de Mos N, van Litsenburg RR, McCrindle B, Bohn DJ, Parshuram CS. Pediatric in-intensive-care-unit cardiac arrest: incidence, survival, and predictive factors. Crit Care Med 2006；34：1209-15.
273. Harrison EE, Amey BD. The use of calcium in cardiac resuscitation. Am J Emerg Med 1983；1：267-73.
274. Ornato JP, Gonzales ER, Morkunas AR, Coyne MR, Beck CL. Treatment of presumed asystole during pre-hospital cardiac arrest: superiority of electrical countershock. Am J Emerg Med 1985；3：395-9.
275. Stueven H, Thompson BM, Aprahamian C, Darin JC. Use of calcium in prehospital cardiac arrest. Ann Emerg Med 1983；12：136-9.
276. Stueven HA, Thompson B, Aprahamian C, Tonsfeldt DJ, Kastenson EH. The effectiveness of calcium chloride in refractory electromechanical dissociation. Ann Emerg Med 1985；14：626-9.
277. Stueven HA, Thompson B, Aprahamian C, Tonsfeldt DJ, Kastenson EH. Lack of effectiveness of calcium chloride in refractory asystole. Ann Emerg Med 1985；14：630-2.
278. Blecic S, De Backer D, Huynh CH, et al. Calcium chloride in experimental electromechanical dissociation: a placebo-controlled trial in dogs. Crit Care Med 1987；15：324-7.
279. Niemann JT, Adomian GE, Garner D, Rosborough JP. Endocardial and transcutaneous cardiac pacing, calcium chloride, and epinephrine in postcountershock asystole and bradycardias. Crit Care Med 1985；13：699-704.
280. Redding JS, Haynes RR, Thomas JD. Drug therapy in resuscitation from electromechanical dissociation. Crit Care Med 1983；11：681-4.
281. Redding JS, Pearson JW. Evaluation of drugs for cardiac resuscitation. Anesthesiology 1963；24：203-7.
282. Vukmir RB, Katz L. Sodium bicarbonate improves outcome in prolonged prehospital cardiac arrest. Am J Emerg Med 2006；24：156-61.
283. Lokesh L, Kumar P, Murki S, Narang A. A randomized controlled trial of sodium bicarbonate in neonatal resuscitation-effect on immediate outcome. Resuscitation 2004；60：219-23.
284. Stults KR, Brown DD, Cooley F, Kerber RE. Self-adhesive monitor/defibrillation pads improve prehospital defibrillation success. Ann Emerg Med 1987；16：872-7.
285. Kirchhof P, Monnig G, Wasmer K, et al. A trial of self-adhesive patch electrodes and hand-held paddle electrodes for external cardioversion of atrial fibrillation(MOBIPAPA). Eur Heart J 2005；26：1292-7.
286. Jakobsson J, Odmansson I, Nordlander R. Comparison of two different electrodes for the delivery of dc-shocks. Resuscitation 1990；20：25-9.
287. Deakin CD, McLaren RM, Petley GW, Clewlow F, Dalrymple-Hay MJ. A comparison of transthoracic impedance using standard defibrillation paddles and self-adhesive defibrillation pads. Resuscitation 1998；39：43-6.
288. Kerber RE, Martins JB, Kelly KJ, et al. Self-adhesive preapplied electrode pads for defibrillation and cardioversion. J Am Coll Cardiol 1984；3：815-20.
289. Ewy GA, Horan WJ, Ewy MD. Disposable defibrillator electrodes. Heart Lung 1977；6：127-30.
290. Kerber RE, Martins JB, Ferguson DW, et al. Experimental evaluation and initial clinical application of new self-adhesive defibrillation electrodes. Int J Cardiol 1985；8：57-66.
291. Cornwell L, Mukherjee R, Kelsall AW. Problems with the use of self-adhesive electrode pads in neonates. Resuscitation 2006；68：425-8.
292. Bradbury N, Hyde D, Nolan J. Reliability of ECG monitoring with a gel pad/paddle combination after defibrillation. Resuscitation 2000；44：203-6.
293. Perkins GD, Roberts C, Gao F. Delays in defibrillation: influence of different monitoring techniques. Br J Anaesth 2002；89：405-8.
294. Perkins GD, Davies RP, Soar J, Thickett DR. The impact of manual defibrillation technique on no-flow time during simulated cardiopulmonary resuscitation. Resuscitation 2007；73：109-14.
295. Eftestol T, Sunde K, Steen PA. Effects of interrupting precordial compressions on the calculated probability of defibrillation success during out-of-hospital cardiac arrest. Circulation 2002；105：2270-3.
296. Mittal S, Ayati S, Stein KM, et al. Comparison of a novel rectilinear biphasic waveform with a damped sine wave monophasic waveform for transthoracic ventricular defibrillation. ZOLL Investigators. J Am Coll Cardiol 1999；34：1595-601.
297. van Alem AP, Chapman FW, Lank P, Hart AA, Koster RW. A prospective, randomised and blinded comparison of first shock success of monophasic and biphasic waveforms in out-of-hospital cardiac arrest. Resuscitation 2003；58：17-24.
298. Rea TD, Helbock M, Perry S, et al. Increasing use of cardiopulmonary resuscitation during out-of-hospital ventricular fibrillation arrest: survival implications of guideline changes. Circulation 2006；114：2760-5.
299. Menegazzi JJ, Hsieh M, Niemann JT, Swor RA. Derivation of clinical predictors of failed rescue shock during out-of-hospital ventricular fibrillation. Prehosp Emerg Care 2008；12：347-51.
300. Rea TD, Shah S, Kudenchuk PJ, Copass MK, Cobb LA. Automated external defibrillators: to what extent does the algorithm delay CPR? Ann Emerg Med 2005；46：132-41.
301. Becker L, Gold LS, Eisenberg M, White L, Hearne T, Rea T. Ventricular fibrillation in King County, Washington: a 30-year perspective. Resuscitation 2008；79：22-7.
302. Rodríguez-Núñez A, López-Herce J, del Castillo J, Bellón JM, Iberian-American Paediatric Cardiac Arrest Study Network R. Shockable rhythms and defibrillation during in-hospital pediatric cardiac arrest. Resuscitation 2014；85：387-91.
303. Rossano JW, Quan L, Kenney MA, Rea TD, Atkins DL. Energy doses for treatment of out-of-hospital pediatric ventricular fibrillation. Resuscitation 2006；70：80-9.
304. Gutgesell HP, Tacker WA, Geddes LA, Davis S, Lie JT, McNamara DG. Energy dose for ventricular defibrillation of children. Pediatrics 1976；58：898-901.
305. Meaney PA, Nadkarni VM, Atkins DL, et al. Effect of defibrillation energy dose during in-hospital pediatric cardiac arrest. Pediatrics 2011；127：e16-23.
306. Hamrick JL, Hamrick JT, Lee JK, Lee BH, Koehler RC, Shaffner DH. Efficacy of chest compressions directed by end-tidal CO_2 feedback in a pediatric resuscitation model of basic life support. J Am Heart Assoc 2014；3：e000450.
307. Sutton RM, Friess SH, Bhalala U, et al. Hemodynamic directed CPR improves short-term survival from asphyxia-associated cardiac arrest. Resuscitation 2013；84：696-701.
308. Friess SH, Sutton RM, Bhalala U, et al. Hemodynamic directed cardiopulmonary resuscitation improves short-term survival from ventricular fibrillation cardiac arrest. Crit Care Med 2013；41：2698-704.
309. Tsung JW, Blaivas M. Feasibility of correlating the pulse check with focused point-of-care echocardiography during pediatric cardiac arrest: a case series. Resuscitation 2008；77：264-9.
310. Steiger HV, Rimbach K, Muller E, Breitkreutz R. Focused emergency echocardiography: lifesaving tool for a 14-year-old girl suffering out-of-hospital pulseless electrical activity arrest because of cardiac tamponade. Eur J Emerg Med 2009；16：103-5.
311. Blaivas M, Fox JC. Outcome in cardiac arrest patients found to have cardiac standstill on the bedside emergency department echocardiogram. Acad Emerg Med 2001；8：616-21.
312. Menaker J, Cushman J, Vermillion JM, Rosenthal RE, Scalea TM. Ultrasound-diagnosed cardiac tamponade after blunt abdominal trauma-treated with emergent thoracotomy. J Emerg Med 2007；32：99-103.

313. Niendorff DF, Rassias AJ, Palac R, Beach ML, Costa S, Greenberg M. Rapid cardiac ultrasound of inpatients suffering PEA arrest performed by nonexpert sonographers. Resuscitation 2005；67：81-7.
314. Querellou E, Meyran D, Petitjean F, Le Dreff P, Maurin O. Ventricular fibrillation diagnosed with trans-thoracic echocardiography. Resuscitation 2009；80：1211-3.
315. Salen P, Melniker L, Chooljian C, et al. Does the presence or absence of sonographically identified cardiac activity predict resuscitation outcomes of cardiac arrest patients? Am J Emerg Med 2005；23：459-62.
316. Salen P, O'Connor R, Sierzenski P, et al. Can cardiac sonography and capnography be used independently and in combination to predict resuscitation outcomes? Acad Emerg Med 2001；8：610-5.
317. Tayal VS, Kline JA. Emergency echocardiography to detect pericardial effusion in patients in PEA and near-PEA states. Resuscitation 2003；59：315-8.
318. Varriale P, Maldonado JM. Echocardiographic observations during in hospital cardiopulmonary resuscitation. Crit Care Med 1997；25：1717-20.
319. Meaney PA, Nadkarni VM, Cook EF, et al. Higher survival rates among younger patients after pediatric intensive care unit cardiac arrests. Pediatrics 2006；118：2424-33.
320. Reis AG, Nadkarni V, Perondi MB, Grisi S, Berg RA. A prospective investigation into the epidemiology of in-hospital pediatric cardiopulmonary resuscitation using the international Utstein reporting style. Pediatrics 2002；109：200-9.
321. Brown DC, Lewis AJ, Criley JM. Asystole and its treatment：the possible role of the parasympathetic nervous system in cardiac arrest. JACEP 1979；8：448-52.
322. Stueven HA, Tonsfeldt DJ, Thompson BM, Whitcomb J, Kastenson E, Aprahamian C. Atropine in asystole：human studies. Ann Emerg Med 1984；13：815-7.
323. Yilmaz O, Eser M, Sahiner A, Altintop L, Yesildag O. Hypotension, bradycardia and syncope caused by honey poisoning. Resuscitation 2006；68：405-8.
324. Brady WJ, Swart G, DeBehnke DJ, Ma OJ, Aufderheide TP. The efficacy of atropine in the treatment of hemodynamically unstable bradycardia and atrioventricular block：prehospital and emergency department considerations. Resuscitation 1999；41：47-55.
325. Smith I, Monk TG, White PF. Comparison of transesophageal atrial pacing with anticholinergic drugs for the treatment of intraoperative bradycardia. Anesth Analg 1994；78：245-52.
326. Chadda KD, Lichstein E, Gupta PK, Kourtesis P. Effects of atropine in patients with bradyarrhythmia complicating myocardial infarction. Usefulness of an optimum dose for overdrive. Am J Med 1977；63：503-10.
327. Fullerton DA, St Cyr JA, Clarke DR, Campbell DN, Toews WH, See WM. Bezold-Jarisch reflex in postoperative pediatric cardiac surgical patients. Ann Thorac Surg 1991；52：534-6.
328. Chow LT, Chow SS, Anderson RH, Gosling JA. Autonomic innervation of the human cardiac conduction system：changes from infancy to senility−an immunohistochemical and histochemical analysis. Anat Rec 2001；264：169-82.
329. Coon GA, Clinton JE, Ruiz E. Use of atropine for brady-asystolic prehospital cardiac arrest. Ann Emerg Med 1981；10：462-7.
330. Iseri LT, Humphrey SB, Siner EJ. Prehospital brady-asystolic cardiac arrest. Ann Intern Med 1978；88：741-5.
331. Angelos MG, Butke RL, Panchal AR, et al. Cardiovascular response to epinephrine varies with increasing duration of cardiac arrest. Resuscitation 2008；77：101-10.
332. Kaplan JL, Gao E, De Garavilla L, Victain M, Minczak B, Dalsey WC. Adenosine A1 antagonism attenuates atropine-resistant hypoxic bradycardia in rats. Acad Emerg Med 2003；10：923-30.
333. McCaul CL, McNamara PJ, Engelberts D, et al. Epinephrine increases mortality after brief asphyxial cardiac arrest in an in vivo rat model. Anesth Analg 2006；102：542-8.
334. DeBehnke DJ, Swart GL, Spreng D, Aufderheide TP. Standard and higher doses of atropine in a canine model of pulseless electrical activity. Acad Emerg Med 1995；2：1034-41.
335. Blecic S, Chaskis C, Vincent JL. Atropine administration in experimental electromechanical dissociation. Am J Emerg Med 1992；10：515-8.
336. Desanctis RW. Electrical Conversion of Ventricualar Tachycardia. JAMA 1965；191：632-6.
337. Domanovits H, Paulis M, Nikfardjam M, et al. Sustained ventricular tachycardia in the emergency department. Resuscitation 1999；42：19-25.
338. Perry JC, Fenrich AL, Hulse JE, Triedman JK, Friedman RA, Lamberti JJ. Pediatric use of intravenous amiodarone：efficacy and safety in critically ill patients from a multicenter protocol. J Am Coll Cardiol 1996；27：1246-50.
339. Perry JC, Knilans TK, Marlow D, Denfield SW, Fenrich AL, Friedman RA. Intravenous amiodarone for life-threatening tachyarrhythmias in children and young adults. J Am Coll Cardiol 1993；22：95-8.
340. Burri S, Hug MI, Bauersfeld U. Efficacy and safety of intravenous amiodarone for incessant tachycardias in infants. Eur J Pediatr 2003；162：880-4.
341. Drago F, Mazza A, Guccione P, Mafrici A, Di Liso G, Ragonese P. Amiodarone used alone or in combination with propranolol：a very effective therapy for tachyarrhythmias in infants and children. Pediatr Cardiol 1998；19：445-9.
342. Saul JP, Scott WA, Brown S, et al. Intravenous amiodarone for incessant tachyarrhythmias in children：a randomized, double-blind, antiarrhythmic drug trial. Circulation 2005；112：3470-7.
343. 神保詩乃, 三浦大, 高畠和章, 他. 頻拍性不整脈に対する塩酸ニフェカラントの使用経験. 日本小児循環器学会雑誌 2013；29：300-5.
344. Harayama N, Nihei S, Nagata K, et al. Comparison of nifekalant and amiodarone for resuscitation of out-of-hospital cardiopulmonary arrest resulting from shock-resistant ventricular fibrillation. J Anesth 2014；28：587-92.
345. Shiga T, Tanaka K, Kato R, et al. Nifekalant versus lidocaine for in-hospital shock-resistant ventricular fibrillation or tachycardia. Resuscitation 2010；81：47-52.
346. Yoshioka K, Amino M, Morita S, et al. Can nifekalant hydrochloride be used as a first-line drug for cardiopulmonary arrest（CPA）？：comparative study of out-of-hospital CPA with acidosis and in-hospital CPA without acidosis. Circ J 2006；70：21-7.
347. 住友直方, 岩本眞理, 牛ノ濱大也, 他. 小児不整脈の診断・治療ガイドライン. 日本小児循環器学会雑誌 2010；Suppl：1-62.
348. Dilber E, Mutlu M, Dilber B, Aslan Y, Gedik Y, Celiker A. Intravenous amiodarone used alone or in combination with digoxin for life-threatening supraventricular tachyarrhythmia in neonates and small infants. Pediatr Emerg Care 2010；26：82-4.
349. Balaguer Gargallo M, Jordan Garcia I, Caritg Bosch J, Cambra Lasaosa FJ, Prada Hermogenes F, Palomaque Rico A.［Supraventricular tachycardia in infants and children］. An Pediatr（Barc）2007；67：133-8.
350. Dixon J, Foster K, Wyllie J, Wren C. Guidelines and adenosine dosing in supraventricular tachycardia. Arch Dis Child 2005；90：1190-1.
351. Moghaddam M, Mohammad Dalili S, Emkanjoo Z. Efficacy of Adenosine for Acute Treatment of Supraventricular Tachycardia in Infants and Children. J Teh Univ Heart Ctr 2008；3：157-62.
352. Van der Merwe DM, Van der Merwe PL. Supraventricular tachycardia in children. Cardiovasc J S Afr 2004；15：64-9.
353. Losek JD, Endom E, Dietrich A, Stewart G, Zempsky W, Smith K. Adenosine and pediatric supraventricular tachycardia in the emergency department：multicenter study and review. Ann Emerg Med 1999；33：185-91.
354. Koh E, Chan I, Wong KY. Five paediatric case reports of the use of adenosine in supraventricular tachycardia. Ann Acad Med Singapore 1998；27：363-5.
355. Sherwood MC, Lau KC, Sholler GF. Adenosine in the management of supraventricular tachycardia in children. J Paediatr Child Health

1998；34：53-6.
356. Dimitriu AG, Nistor N, Russu G, Cristogel F, Streanga V, Varlam L. Value of intravenous ATP in the diagnosis and treatment of tachyarrhythmias in children. Rev Med Chir Soc Med Nat Iasi 1998；102：100-2.
357. Bakshi F, Barzilay Z, Paret G. Adenosine in the diagnosis and treatment of narrow complex tachycardia in the pediatric intensive care unit. Heart Lung 1998；27：47-50.
358. Lenk M, Celiker A, Alehan D, Kocak G, Ozme S. Role of adenosine in the diagnosis and treatment of tachyarrhythmias in pediatric patients. Acta Paediatr Jpn 1997；39：570-7.
359. Paret G, Steinmetz D, Kuint J, Hegesh J, Frand M, Barzilay Z. Adenosine for the treatment of paroxysmal supraventricular tachycardia in full-term and preterm newborn infants. Am J Perinatol 1996；13：343-6.
360. Pfammatter JP, Paul T, Bachmann D, Weber JW, Stocker FP, Kallfelz HC.［Therapeutic efficacy and diagnostic potential of adenosine in infants and children］. Z Kardiol 1995；84：243-9.
361. De Wolf D, Rondia G, Verhaaren H, Matthys D. Adenosine-triphosphate treatment for supraventricular tachycardia in infants. Eur J Pediatr 1994；153：793-6.
362. Muller G, Deal BJ, Benson DW, Jr. "Vagal maneuvers" and adenosine for termination of atrioventricular reentrant tachycardia. Am J Cardiol 1994；74：500-3.
363. Crosson JE, Etheridge SP, Milstein S, Hesslein PS, Dunnigan A. Therapeutic and diagnostic utility of adenosine during tachycardia evaluation in children. Am J Cardiol 1994；74：155-60.
364. Ralston MA, Knilans TK, Hannon DW, Daniels SR. Use of adenosine for diagnosis and treatment of tachyarrhythmias in pediatric patients. J Pediatr 1994；124：139-43.
365. Reyes G, Stanton R, Galvis AG. Adenosine in the treatment of paroxysmal supraventricular tachycardia in children. Ann Emerg Med 1992；21：1499-501.
366. Rossi AF, Steinberg LG, Kipel G, Golinko RJ, Griepp RB. Use of adenosine in the management of perioperative arrhythmias in the pediatric cardiac intensive care unit. Crit Care Med 1992；20：1107-11.
367. Till J, Shinebourne EA, Rigby ML, Clarke B, Ward DE, Rowland E. Efficacy and safety of adenosine in the treatment of supraventricular tachycardia in infants and children. Br Heart J 1989；62：204-11.
368. Overholt ED, Rheuban KS, Gutgesell HP, Lerman BB, DiMarco JP. Usefulness of adenosine for arrhythmias in infants and children. Am J Cardiol 1988；61：336-40.
369. Clarke B, Till J, Rowland E, Ward DE, Barnes PJ, Shinebourne EA. Rapid and safe termination of supraventricular tachycardia in children by adenosine. Lancet 1987；1：299-301.
370. Jaeggi E, Chiu C, Hamilton R, Gilljam T, Gow R. Adenosine-induced atrial pro-arrhythmia in children. Can J Cardiol 1999；15：169-72.
371. Riccardi A, Arboscello E, Ghinatti M, Minuto P, Lerza R. Adenosine in the treatment of supraventricular tachycardia：5 years of experience（2002-2006）. Am J Emerg Med 2008；26：879-82.
372. Ertan C, Atar I, Gulmez O, et al. Adenosine-induced ventricular arrhythmias in patients with supraventricular tachycardias. Ann Noninvasive Electrocardiol 2008；13：386-90.
373. Tan HL, Spekhorst HH, Peters RJ, Wilde AA. Adenosine induced ventricular arrhythmias in the emergency room. Pacing Clin Electrophysiol 2001；24：450-5.
374. Glatter KA, Cheng J, Dorostkar P, et al. Electrophysiologic effects of adenosine in patients with supraventricular tachycardia. Circulation 1999；99：1034-40.
375. Greco R, Musto B, Arienzo V, Alborino A, Garofalo S, Marsico F. Treatment of paroxysmal supraventricular tachycardia in infancy with digitalis, adenosine-5'-triphosphate, and verapamil：a comparative study. Circulation 1982；66：504-8.
376. Lim SH, Anantharaman V, Teo WS, Chan YH. Slow infusion of calcium channel blockers compared with intravenous adenosine in the emergency treatment of supraventricular tachycardia. Resuscitation 2009；80：523-8.
377. Holdgate A, Foo A. Adenosine versus intravenous calcium channel antagonists for the treatment of supraventricular tachycardia in adults. Cochrane Database Syst Rev 2006：CD005154.
378. Haas NA, Camphausen CK. Acute hemodynamic effects of intravenous amiodarone treatment in pediatric patients with cardiac surgery. Clin Res Cardiol 2008；97：801-10.
379. Valsangiacomo E, Schmid ER, Schupbach RW, et al. Early postoperative arrhythmias after cardiac operation in children. Ann Thorac Surg 2002；74：792-6.
380. Laird WP, Snyder CS, Kertesz NJ, Friedman RA, Miller D, Fenrich AL. Use of intravenous amiodarone for postoperative junctional ectopic tachycardia in children. Pediatr Cardiol 2003；24：133-7.
381. Hoffman TM, Bush DM, Wernovsky G, et al. Postoperative junctional ectopic tachycardia in children：incidence, risk factors, and treatment. Ann Thorac Surg 2002；74：1607-11.
382. Juneja R, Shah S, Naik N, Kothari SS, Saxena A, Talwar KK. Management of cardiomyopathy resulting from incessant supraventricular tachycardia in infants and children. Indian Heart J 2002；54：176-80.
383. Cabrera Duro A, Rodrigo Carbonero D, Galdeano Miranda JM, et al.［The treatment of postoperative junctional ectopic tachycardia］. An Esp Pediatr 2002；56：505-9.
384. Dodge-Khatami A, Miller OI, Anderson RH, Gil-Jaurena JM, Goldman AP, de Leval MR. Impact of junctional ectopic tachycardia on postoperative morbidity following repair of congenital heart defects. Eur J Cardiothorac Surg 2002；21：255-9.
385. Michael JG, Wilson WR, Jr., Tobias JD. Amiodarone in the treatment of junctional ectopic tachycardia after cardiac surgery in children：report of two cases and review of the literature. Am J Ther 1999；6：223-7.
386. Celiker A, Ceviz N, Ozme S. Effectiveness and safety of intravenous amiodarone in drug-resistant tachyarrhythmias of children. Acta Paediatr Jpn 1998；40：567-72.
387. Soult JA, Munoz M, Lopez JD, Romero A, Santos J, Tovaruela A. Efficacy and safety of intravenous amiodarone for short-term treatment of paroxysmal supraventricular tachycardia in children. Pediatr Cardiol 1995；16：16-9.
388. Figa FH, Gow RM, Hamilton RM, Freedom RM. Clinical efficacy and safety of intravenous Amiodarone in infants and children. Am J Cardiol 1994；74：573-7.
389. Ng GY, Hampson Evans DC, Murdoch LJ. Cardiovascular collapse after amiodarone administration in neonatal supraventricular tachycardia. Eur J Emerg Med 2003；10：323-5.
390. Daniels CJ, Schutte DA, Hammond S, Franklin WH. Acute pulmonary toxicity in an infant from intravenous amiodarone. Am J Cardiol 1997；80：1113-6.
391. Yap SC, Hoomtje T, Sreeram N. Polymorphic ventricular tachycardia after use of intravenous amiodarone for postoperative junctional ectopic tachycardia. Int J Cardiol 2000；76：245-7.
392. Gandy J, Wonko N, Kantoch MJ. Risks of intravenous amiodarone in neonates. Can J Cardiol 1998；14：855-8.
393. Chang PM, Silka MJ, Moromisato DY, Bar-Cohen Y. Amiodarone versus procainamide for the acute treatment of recurrent supraventricular tachycardia in pediatric patients. Circ Arrhythm Electrophysiol 2010；3：134-40.
394. Wang JN, Wu JM, Tsai YC, Lin CS. Ectopic atrial tachycardia in children. J Formos Med Assoc 2000；99：766-70.
395. Mandapati R, Byrum CJ, Kavey RE, et al. Procainamide for rate control of postsurgical junctional tachycardia. Pediatr Cardiol 2000；21：123-8.
396. Walsh EP, Saul JP, Sholler GF, et al. Evaluation of a staged treatment protocol for rapid automatic junctional tachycardia after operation for congenital heart disease. J Am Coll Cardiol 1997；29：1046-53.
397. Rhodes LA, Walsh EP, Saul JP. Conversion of atrial flutter in pediatric patients by transesophageal atrial pacing：a safe, effective, minimally invasive procedure. Am Heart J 1995；130：

323-7.

398. Benson DW, Jr., Dunnigan A, Green TP, Benditt DG, Schneider SP. Periodic procainamide for paroxysmal tachycardia. Circulation 1985；72：147-52.
399. Gouin S, Ali S. A patient with chaotic atrial tachycardia. Pediatr Emerg Care 2003；19：95-8.
400. Azzam FJ, Fiore AC. Postoperative junctional ectopic tachycardia. Can J Anaesth 1998；45：898-902.
401. Wu MH, Wang JK, Lin JL, et al. Supraventricular tachycardia in patients with right atrial isomerism. J Am Coll Cardiol 1998；32：773-9.
402. Dodo H, Gow RM, Hamilton RM, Freedom RM. Chaotic atrial rhythm in children. Am Heart J 1995；129：990-5.
403. Cowan RH, Waldo AL, Harris HB, Cassady G, Brans YW. Neonatal paroxysmal supraventricular tachycardia with hydrops. Pediatrics 1975；55：428-30.
404. Karlsson E, Sonnhag C. Haemodynamic effects of procainamide and phenytoin at apparent therapeutic plasma levels. Eur J Clin Pharmacol 1976；10：305-10.
405. Singh BN, Kehoe R, Woosley RL, Scheinman M, Quart B. Multicenter trial of sotalol compared with procainamide in the suppression of inducible ventricular tachycardia : a double-blind, randomized parallel evaluation. Sotalol Multicenter Study Group. Am Heart J 1995；129：87-97.
406. Jawad-Kanber G, Sherrod TR. Effect of loading dose of procaine amide on left ventricular performance in man. Chest 1974；66：269-72.
407. Shih JY, Gillette PC, Kugler JD, et al. The electrophysiologic effects of procainamide in the immature heart. Pediatr Pharmacol (New York) 1982；2：65-73.
408. Bein G, Wolf D. The treatment of supraventricular tachycardia in infants and children with verapamil. Cardiol Pneumol 1971；9：151.
409. Soler-Soler J, Sagrista-Sauleda J, Cabrera A, et al. Effect of verapamil in infants with paroxysmal supraventricular tachycardia. Circulation 1979；59：876-9.
410. Leitner RP, Hawker RE, Celermajer JM. Intravenous verapamil in the treatment of paroxysmal supraventricular tachycardia in children. Aust Paediatr J 1983；19：40-4.
411. Wu MH, Chang YC, Lin JL, Young ML, Wang JK, Lue HC. Probability of supraventricular tachycardia recurrence in pediatric patients. Cardiology 1994；85：284-9.
412. Kirk CR, Gibbs JL, Thomas R, Radley-Smith R, Qureshi SA. Cardiovascular collapse after verapamil in supraventricular tachycardia. Arch Dis Child 1987；62：1265-6.
413. Garland JS, Berens RJ, Losek JD, Wilson AD. An infant fatality following verapamil therapy for supraventricular tachycardia : cardiovascular collapse following intravenous verapamil. Pediatr Emerg Care 1985；1：198-200.
414. Sreeram N, Wren C. Supraventricular tachycardia in infants : response to initial treatment. Arch Dis Child 1990；65：127-9.
415. Adamson PC, Rhodes LA, Saul JP, et al. The pharmacokinetics of esmolol in pediatric subjects with supraventricular arrhythmias. Pediatr Cardiol 2006；27：420-7.
416. Chrysostomou C, Beerman L, Shiderly D, Berry D, Morell VO, Munoz R. Dexmedetomidine : a novel drug for the treatment of atrial and junctional tachyarrhythmias during the perioperative period for congenital cardiac surgery : a preliminary study. Anesth Analg 2008；107：1514-22.
417. Doolan A, Langlois N, Semsarian C. Causes of sudden cardiac death in young Australians. Med J Aust 2004；180：110-2.
418. Katz LM, Wang Y, Ebmeyer U, Radovsky A, Safar P. Glucose plus insulin infusion improves cerebral outcome after asphyxial cardiac arrest. Neuroreport 1998；9：3363-7.
419. Eckart RE, Scoville SL, Campbell CL, et al. Sudden death in young adults : a 25-year review of autopsies in military recruits. Ann Intern Med 2004；141：829-34.
420. Powell RW, Gill EA, Jurkovich GJ, Ramenofsky ML. Resuscitative thoracotomy in children and adolescents. Am Surg 1988；54：188-91.
421. Rothenberg SS, Moore EE, Moore FA, Baxter BT, Moore JB, Cleveland HC. Emergency Department thoracotomy in children–a critical analysis. J Trauma 1989；29：1322-5.
422. Zwingmann J, Mehlhorn AT, Hammer T, Bayer J, Sudkamp NP, Strohm PC. Survival and neurologic outcome after traumatic out-of-hospital cardiopulmonary arrest in a pediatric and adult population : a systematic review. Crit Care 2012；16：R117.
423. Lin YR, Wu HP, Chen WL, et al. Predictors of survival and neurologic outcomes in children with traumatic out-of-hospital cardiac arrest during the early postresuscitative period. J Trauma Acute Care Surg 2013；75：439-47.
424. Graham EM, Forbus GA, Bradley SM, Shirali GS, Atz AM. Incidence and outcome of cardiopulmonary resuscitation in patients with shunted single ventricle : advantage of right ventricle to pulmonary artery shunt. J Thorac Cardiovasc Surg 2006；131：e7-8.
425. Gupta P, Jacobs JP, Pasquali SK, et al. Epidemiology and outcomes after in-hospital cardiac arrest after pediatric cardiac surgery. Ann Thorac Surg 2014；98：2138-43；discussion 44.
426. Ramamoorthy C, Tabbutt S, Kurth CD, et al. Effects of inspired hypoxic and hypercapnic gas mixtures on cerebral oxygen saturation in neonates with univentricular heart defects. Anesthesiology 2002；96：283-8.
427. Tabbutt S, Ramamoorthy C, Montenegro LM, et al. Impact of inspired gas mixtures on preoperative infants with hypoplastic left heart syndrome during controlled ventilation. Circulation 2001；104：I159-64.
428. Charpie JR, Dekeon MK, Goldberg CS, Mosca RS, Bove EL, Kulik TJ. Postoperative hemodynamics after Norwood palliation for hypoplastic left heart syndrome. Am J Cardiol 2001；87：198-202.
429. Hoffman GM, Mussatto KA, Brosig CL, et al. Systemic venous oxygen saturation after the Norwood procedure and childhood neurodevelopmental outcome. J Thorac Cardiovasc Surg 2005；130：1094-100.
430. Johnson BA, Hoffman GM, Tweddell JS, et al. Near-infrared spectroscopy in neonates before palliation of hypoplastic left heart syndrome. Ann Thorac Surg 2009；87：571-7；discussion 7-9.
431. Bradley SM, Simsic JM, Atz AM. Hemodynamic effects of inspired carbon dioxide after the Norwood procedure. Ann Thorac Surg 2001；72：2088-93；discussion 93-4.
432. De Oliveira NC, Van Arsdell GS. Practical use of alpha blockade strategy in the management of hypoplastic left heart syndrome following stage one palliation with a Blalock-Taussig shunt. Semin Thorac Cardiovasc Surg Pediatr Card Surg Annu 2004；7：11-5.
433. Hoffman GM, Tweddell JS, Ghanayem NS, et al. Alteration of the critical arteriovenous oxygen saturation relationship by sustained afterload reduction after the Norwood procedure. J Thorac Cardiovasc Surg 2004；127：738-45.
434. Tweddell JS, Hoffman GM, Mussatto KA, et al. Improved survival of patients undergoing palliation of hypoplastic left heart syndrome : lessons learned from 115 consecutive patients. Circulation 2002；106：I82-9.
435. Alsoufi B, Al-Radi OO, Nazer RI, et al. Survival outcomes after rescue extracorporeal cardiopulmonary resuscitation in pediatric patients with refractory cardiac arrest. J Thorac Cardiovasc Surg 2007；134：952-9. e2.
436. Chan T, Thiagarajan RR, Frank D, Bratton SL. Survival after extracorporeal cardiopulmonary resuscitation in infants and children with heart disease. J Thorac Cardiovasc Surg 2008；136：984-92.
437. Ravishankar C, Dominguez TE, Kreutzer J, et al. Extracorporeal membrane oxygenation after stage I reconstruction for hypoplastic left heart syndrome. Pediatr Crit Care Med 2006；7：319-23.
438. Raymond TT, Cunnyngham CB, Thompson MT, Thomas JA, Dalton HJ, Nadkarni VM. Outcomes among neonates, infants, and children after extracorporeal cardiopulmonary resuscitation for

refractory inhospital pediatric cardiac arrest : a report from the National Registry of Cardiopulmonary Resuscitation. Pediatr Crit Care Med 2010 ; 11 : 362-71.
439. Tajik M, Cardarelli MG. Extracorporeal membrane oxygenation after cardiac arrest in children : what do we know? Eur J Cardiothorac Surg 2008 ; 33 : 409-17.
440. Jolley M, Yarlagadda VV, Rajagopal SK, Almodovar MC, Rycus PT, Thiagarajan RR. Extracorporeal membrane oxygenation-supported cardiopulmonary resuscitation following stage 1 palliation for hypoplastic left heart syndrome. Pediatr Crit Care Med 2014 ; 15 : 538-45.
441. Rood KL, Teele SA, Barrett CS, et al. Extracorporeal membrane oxygenation support after the Fontan operation. J Thorac Cardiovasc Surg 2011 ; 142 : 504-10.
442. Booth KL, Roth SJ, Thiagarajan RR, Almodovar MC, del Nido PJ, Laussen PC. Extracorporeal membrane oxygenation support of the Fontan and bidirectional Glenn circulations. Ann Thorac Surg 2004 ; 77 : 1341-8.
443. Jolley M, Thiagarajan RR, Barrett CS, et al. Extracorporeal membrane oxygenation in patients undergoing superior cavopulmonary anastomosis. J Thorac Cardiovasc Surg 2014 ; 148 : 1512-8.
444. Tewari P, Babu SG. Resuscitation after modified Fontan procedure. Ann Thorac Surg 1994 ; 58 : 880-2.
445. Hoskote A, Li J, Hickey C, et al. The effects of carbon dioxide on oxygenation and systemic, cerebral, and pulmonary vascular hemodynamics after the bidirectional superior cavopulmonary anastomosis. J Am Coll Cardiol 2004 ; 44 : 1501-9.
446. Li J, Hoskote A, Hickey C, et al. Effect of carbon dioxide on systemic oxygenation, oxygen consumption, and blood lactate levels after bidirectional superior cavopulmonary anastomosis. Crit Care Med 2005 ; 33 : 984-9.
447. Fogel MA, Durning S, Wernovsky G, Pollock AN, Gaynor JW, Nicolson S. Brain versus lung : hierarchy of feedback loops in single-ventricle patients with superior cavopulmonary connection. Circulation 2004 ; 110 : II147-52.
448. Bradley SM, Simsic JM, Mulvihill DM. Hypoventilation improves oxygenation after bidirectional superior cavopulmonary connection. J Thorac Cardiovasc Surg 2003 ; 126 : 1033-9.
449. Bradley SM, Simsic JM, Mulvihill DM. Hyperventilation impairs oxygenation after bidirectional superior cavopulmonary connection. Circulation 1998 ; 98 : II372-6 ; discussion II6-7.
450. Mott AR, Alomrani A, Tortoriello TA, Perles Z, East DL, Stayer SA. Changes in cerebral saturation profile in response to mechanical ventilation alterations in infants with bidirectional superior cavopulmonary connection. Pediatr Crit Care Med 2006 ; 7 : 346-50.
451. Shekerdemian LS, Shore DF, Lincoln C, Bush A, Redington AN. Negative-pressure ventilation improves cardiac output after right heart surgery. Circulation 1996 ; 94 : II49-55.
452. Shekerdemian LS, Bush A, Shore DF, Lincoln C, Redington AN. Cardiopulmonary interactions after Fontan operations : augmentation of cardiac output using negative pressure ventilation. Circulation 1997 ; 96 : 3934-42.
453. Meliones JN, Bove EL, Dekeon MK, et al. High-frequency jet ventilation improves cardiac function after the Fontan procedure. Circulation 1991 ; 84 : III364-8.
454. Kornecki A, Shekerdemian LS, Adatia I, Bohn D. High-frequency oscillation in children after Fontan operation. Pediatr Crit Care Med 2002 ; 3 : 144-7.
455. Burrows FA. Physiologic dead space, venous admixture, and the arterial to end-tidal carbon dioxide difference in infants and children undergoing cardiac surgery. Anesthesiology 1989 ; 70 : 219-25.
456. Matthews IL, Bjornstad PG, Kaldestad RH, Heiberg L, Thaulow E, Gronn M. The impact of shunt size on lung function in infants with univentricular heart physiology. Pediatr Crit Care Med 2009 ; 10 : 60-5.
457. Tugrul M, Camci E, Sungur Z, Pembeci K. The value of end-tidal carbon dioxide monitoring during systemic-to-pulmonary artery shunt insertion in cyanotic children. J Cardiothorac Vasc Anesth 2004 ; 18 : 152-5.
458. Chuang ML, Chang HC, Lim KE, Vintch JR. Gas exchange detection of right-to-left shunt in dyspneic patients : report of three cases. Int J Cardiol 2006 ; 108 : 117-9.
459. Polderman FN, Cohen J, Blom NA, et al. Sudden unexpected death in children with a previously diagnosed cardiovascular disorder. Int J Cardiol 2004 ; 95 : 171-6.
460. Sanatani S, Wilson G, Smith CR, Hamilton RM, Williams WG, Adatia I. Sudden unexpected death in children with heart disease. Congenit Heart Dis 2006 ; 1 : 89-97.
461. Hoeper MM, Galie N, Murali S, et al. Outcome after cardiopulmonary resuscitation in patients with pulmonary arterial hypertension. Am J Respir Crit Care Med 2002 ; 165 : 341-4.
462. Khan TA, Schnickel G, Ross D, et al. A prospective, randomized, crossover pilot study of inhaled nitric oxide versus inhaled prostacyclin in heart transplant and lung transplant recipients. J Thorac Cardiovasc Surg 2009 ; 138 : 1417-24.
463. Rimensberger PC, Spahr-Schopfer I, Berner M, et al. Inhaled nitric oxide versus aerosolized iloprost in secondary pulmonary hypertension in children with congenital heart disease : vasodilator capacity and cellular mechanisms. Circulation 2001 ; 103 : 544-8.
464. Limsuwan A, Wanitkul S, Khosithset A, Attanavanich S, Samankatiwat P. Aerosolized iloprost for postoperative pulmonary hypertensive crisis in children with congenital heart disease. Int J Cardiol 2008 ; 129 : 333-8.
465. Morris K, Beghetti M, Petros A, Adatia I, Bohn D. Comparison of hyperventilation and inhaled nitric oxide for pulmonary hypertension after repair of congenital heart disease. Crit Care Med 2000 ; 28 : 2974-8.
466. Strueber M, Hoeper MM, Fischer S, et al. Bridge to thoracic organ transplantation in patients with pulmonary arterial hypertension using a pumpless lung assist device. Am J Transplant 2009 ; 9 : 853-7.
467. Liu KS, Tsai FC, Huang YK, et al. Extracorporeal life support : a simple and effective weapon for postcardiotomy right ventricular failure. Artif Organs 2009 ; 33 : 504-8.
468. Dhillon R, Pearson GA, Firmin RK, Chan KC, Leanage R. Extracorporeal membrane oxygenation and the treatment of critical pulmonary hypertension in congenital heart disease. Eur J Cardiothorac Surg 1995 ; 9 : 553-6.
469. Arpesella G, Loforte A, Mikus E, Mikus PM. Extracorporeal membrane oxygenation for primary allograft failure. Transplant Proc 2008 ; 40 : 3596-7.
470. Santhanam I, Sangareddi S, Venkataraman S, Kissoon N, Thiruvengadamudayan V, Kasthuri RK. A prospective randomized controlled study of two fluid regimens in the initial management of septic shock in the emergency department. Pediatr Emerg Care 2008 ; 24 : 647-55.
471. Carcillo JA, Davis AL, Zaritsky A. Role of early fluid resuscitation in pediatric septic shock. JAMA 1991 ; 266 : 1242-5.
472. Maitland K, Pamba A, English M, et al. Pre-transfusion management of children with severe malarial anaemia : a randomised controlled trial of intravascular volume expansion. Br J Haematol 2005 ; 128 : 393-400.
473. Maitland K, Pamba A, English M, et al. Randomized trial of volume expansion with albumin or saline in children with severe malaria : preliminary evidence of albumin benefit. Clin Infect Dis 2005 ; 40 : 538-45.
474. Maitland K, George EC, Evans JA, et al. Exploring mechanisms of excess mortality with early fluid resuscitation : insights from the FEAST trial. BMC Med 2013 ; 11 : 68.
475. Maitland K, Kiguli S, Opoka RO, et al. Mortality after fluid bolus in African children with severe infection. N Engl J Med 2011 ; 364 : 2483-95.
476. Upadhyay M, Singhi S, Murlidharan J, Kaur N, Majumdar S.

Randomized evaluation of fluid resuscitation with crystalloid (saline) and colloid (polymer from degraded gelatin in saline) in pediatric septic shock. Indian Pediatr 2005；42：223-31.

477. Cifra H, Velasco J. A comparative study of the efficacy of 6% Haes-Steril and Ringer's lactate in the management of dengue shock syndrome. Crit Care Shock 2003；6：95-100.

478. Dung NM, Day NP, Tam DT, et al. Fluid replacement in dengue shock syndrome：a randomized, double-blind comparison of four intravenous-fluid regimens. Clin Infect Dis 1999；29：787-94.

479. Ngo NT, Cao XT, Kneen R, et al. Acute management of dengue shock syndrome：a randomized double-blind comparison of 4 intravenous fluid regimens in the first hour. Clin Infect Dis 2001；32：204-13.

480. Wills BA, Nguyen MD, Ha TL, et al. Comparison of three fluid solutions for resuscitation in dengue shock syndrome. N Engl J Med 2005；353：877-89.

481. Maitland K, Pamba A, Newton CR, Levin M. Response to volume resuscitation in children with severe malaria. Pediatr Crit Care Med 2003；4：426-31.

482. Todd J, Heyderman RS, Musoke P, Peto T. When enough is enough：how the decision was made to stop the FEAST trial：data and safety monitoring in an African trial of Fluid Expansion As Supportive Therapy (FEAST) for critically ill children. Trials 2013；14：85.

483. Sprung CL, Annane D, Keh D, et al. Hydrocortisone therapy for patients with septic shock. N Engl J Med 2008；358：111-24.

484. Annane D, Sebille V, Charpentier C, et al. Effect of treatment with low doses of hydrocortisone and fludrocortisone on mortality in patients with septic shock. JAMA 2002；288：862-71.

485. Bollaert PE, Charpentier C, Levy B, Debouverie M, Audibert G, Larcan A. Reversal of late septic shock with supraphysiologic doses of hydrocortisone. Crit Care Med 1998；26：645-50.

486. Briegel J, Forst H, Haller M, et al. Stress doses of hydrocortisone reverse hyperdynamic septic shock：a prospective, randomized, double-blind, single-center study. Crit Care Med 1999；27：723-32.

487. Oppert M, Reinicke A, Graf KJ, Barckow D, Frei U, Eckardt KU. Plasma cortisol levels before and during "low-dose" hydrocortisone therapy and their relationship to hemodynamic improvement in patients with septic shock. Intensive Care Med 2000；26：1747-55.

488. Oppert M, Schindler R, Husung C, et al. Low-dose hydrocortisone improves shock reversal and reduces cytokine levels in early hyperdynamic septic shock. Crit Care Med 2005；33：2457-64.

489. Bollaert PE, Bauer P, Audibert G, Lambert H, Larcan A. Effects of epinephrine on hemodynamics and oxygen metabolism in dopamine-resistant septic shock. Chest 1990；98：949-53.

490. Russell JA, Walley KR, Gordon AC, et al. Interaction of vasopressin infusion, corticosteroid treatment, and mortality of septic shock. Crit Care Med 2009；37：811-8.

491. Yildiz O, Doganay M, Aygen B, Guven M, Kelestimur F, Tutuu A. Physiological-dose steroid therapy in sepsis [ISRCTN36253388]. Crit Care 2002；6：251-9.

492. Wang C, Sun J, Zheng J, et al. Low-dose hydrocortisone therapy attenuates septic shock in adult patients but does not reduce 28-day mortality：a meta-analysis of randomized controlled trials. Anesth Analg 2014；118：346-57.

493. Sherwin RL, Garcia AJ, Bilkovski R. Do low-dose corticosteroids improve mortality or shock reversal in patients with septic shock？ A systematic review and position statement prepared for the American Academy of Emergency Medicine. J Emerg Med 2012；43：7-12.

494. Moran JL, Graham PL, Rockliff S, Bersten AD. Updating the evidence for the role of corticosteroids in severe sepsis and septic shock：a Bayesian meta-analytic perspective. Crit Care 2010；14：R134.

495. Valoor HT, Singhi S, Jayashree M. Low-dose hydrocortisone in pediatric septic shock：an exploratory study in a third world setting. Pediatr Crit Care Med 2009；10：121-5.

496. Markovitz BP, Goodman DM, Watson RS, Bertoch D, Zimmerman J. A retrospective cohort study of prognostic factors associated with outcome in pediatric severe sepsis：what is the role of steroids？ Pediatr Crit Care Med 2005；6：270-4.

497. Slusher T, Gbadero D, Howard C, et al. Randomized, placebo-controlled, double blinded trial of dexamethasone in African children with sepsis. Pediatr Infect Dis J 1996；15：579-83.

498. Menon K, McNally D, Choong K, Sampson M. A systematic review and meta-analysis on the effect of steroids in pediatric shock. Pediatr Crit Care Med 2013；14：474-80.

499. de Oliveira CF, de Oliveira DS, Gottschald AF, et al. ACCM/PALS haemodynamic support guidelines for paediatric septic shock：an outcomes comparison with and without monitoring central venous oxygen saturation. Intensive Care Med 2008；34：1065-75.

500. Rivers E, Nguyen B, Havstad S, et al. Early goal-directed therapy in the treatment of severe sepsis and septic shock. N Engl J Med 2001；345：1368-77.

501. Nguyen HB, Corbett SW, Steele R, et al. Implementation of a bundle of quality indicators for the early management of severe sepsis and septic shock is associated with decreased mortality. Crit Care Med 2007；35：1105-12.

502. Levy MM, Dellinger RP, Townsend SR, et al. The Surviving Sepsis Campaign：results of an international guideline-based performance improvement program targeting severe sepsis. Crit Care Med 2010；38：367-74.

503. Pro CI, Yealy DM, Kellum JA, et al. A randomized trial of protocol-based care for early septic shock. N Engl J Med 2014；370：1683-93.

504. Investigators A, Group ACT, Peake SL, et al. Goal-directed resuscitation for patients with early septic shock. N Engl J Med 2014；371：1496-506.

505. Mouncey PR, Osborn TM, Power GS, et al. Trial of early, goal-directed resuscitation for septic shock. N Engl J Med 2015；372：1301-11.

506. Jones P, Peters MJ, Pinto da Costa N, et al. Atropine for critical care intubation in a cohort of 264 children and reduced mortality unrelated to effects on bradycardia. PLoS One 2013；8：e57478.

507. Jones P, Dauger S, Denjoy I, et al. The effect of atropine on rhythm and conduction disturbances during 322 critical care intubations. Pediatr Crit Care Med 2013；14：e289-97.

508. Fastle RK, Roback MG. Pediatric rapid sequence intubation：incidence of reflex bradycardia and effects of pretreatment with atropine. Pediatr Emerg Care 2004；20：651-5.

509. Hussain SN, Roussos C. Distribution of respiratory muscle and organ blood flow during endotoxic shock in dogs. J Appl Physiol 1985；59：1802-8.

510. Tang W, Pakula JL, Weil MH, Noc M, Fukui M, Bisera J. Adrenergic vasopressor agents and mechanical ventilation for the treatment of experimental septic shock. Crit Care Med 1996；24：125-30.

511. Viires N, Sillye G, Aubier M, Rassidakis A, Roussos C. Regional blood flow distribution in dog during induced hypotension and low cardiac output. Spontaneous breathing versus artificial ventilation. J Clin Invest 1983；72：935-47.

512. Ho AM, Graham CA, Ng CS, et al. Timing of tracheal intubation in traumatic cardiac tamponade：a word of caution. Resuscitation 2009；80：272-4.

513. Ledingham IM, McArdle CS. Prospective study of the treatment of septic shock. Lancet 1978；1：1194-7.

514. Griffel MI, Astiz ME, Rackow EC, Weil MH. Effect of mechanical ventilation on systemic oxygen extraction and lactic acidosis during early septic shock in rats. Crit Care Med 1990；18：72-6.

515. Jabre P, Combes X, Lapostolle F, et al. Etomidate versus ketamine for rapid sequence intubation in acutely ill patients：a multicentre randomised controlled trial. Lancet 2009；374：293-300.

516. Bickell WH, Wall MJ, Jr., Pepe PE, et al. Immediate versus delayed fluid resuscitation for hypotensive patients with penetrating torso injuries. N Engl J Med 1994；331：1105-9.

517. Dunham CM, Belzberg H, Lyles R, et al. The rapid infusion

517. system: a superior method for the resuscitation of hypovolemic trauma patients. Resuscitation 1991;21:207-27.
518. Dutton RP, Mackenzie CF, Scalea TM. Hypotensive resuscitation during active hemorrhage: impact on in-hospital mortality. J Trauma 2002;52:1141-6.
519. Hambly PR, Dutton RP. Excess mortality associated with the use of a rapid infusion system at a level 1 trauma center. Resuscitation 1996;31:127-33.
520. Kwan I, Bunn F, Roberts I. Timing and volume of fluid administration for patients with bleeding. Cochrane Database Syst Rev 2003:CD002245.
521. Mattox KL, Maningas PA, Moore EE, et al. Prehospital hypertonic saline/dextran infusion for post-traumatic hypotension. The U.S.A. Multicenter Trial. Ann Surg 1991;213:482-91.
522. Sampalis JS, Tamim H, Denis R, et al. Ineffectiveness of on-site intravenous lines: is prehospital time the culprit? J Trauma 1997;43:608-15;discussion 15-7.
523. Turner J, Nicholl J, Webber L, Cox H, Dixon S, Yates D. A randomised controlled trial of prehospital intravenous fluid replacement therapy in serious trauma. Health Technol Assess 2000;4:1-57.
524. Wade CE, Grady JJ, Kramer GC. Efficacy of hypertonic saline dextran fluid resuscitation for patients with hypotension from penetrating trauma. J Trauma 2003;54:S144-8.
525. Ceneviva G, Paschall JA, Maffei F, Carcillo JA. Hemodynamic support in fluid-refractory pediatric septic shock. Pediatrics 1998;102:e19.
526. Barton P, Garcia J, Kouatli A, et al. Hemodynamic effects of i.v. milrinone lactate in pediatric patients with septic shock. A prospective, double-blinded, randomized, placebo-controlled, interventional study. Chest 1996;109:1302-12.
527. Lindsay CA, Barton P, Lawless S, et al. Pharmacokinetics and pharmacodynamics of milrinone lactate in pediatric patients with septic shock. J Pediatr 1998;132:329-34.
528. Yildizdas D, Yapicioglu H, Celik U, Sertdemir Y, Alhan E. Terlipressin as a rescue therapy for catecholamine-resistant septic shock in children. Intensive Care Med 2008;34:511-7.
529. Choong K, Bohn D, Fraser DD, et al. Vasopressin in pediatric vasodilatory shock: a multicenter randomized controlled trial. Am J Respir Crit Care Med 2009;180:632-9.
530. Annane D, Vignon P, Renault A, et al. Norepinephrine plus dobutamine versus epinephrine alone for management of septic shock: a randomised trial. Lancet 2007;370:676-84.
531. Russell JA, Walley KR, Singer J, et al. Vasopressin versus norepinephrine infusion in patients with septic shock. N Engl J Med 2008;358:877-87.
532. Staubach KH, Schroder J, Stuber F, Gehrke K, Traumann E, Zabel P. Effect of pentoxifylline in severe sepsis: results of a randomized, double-blind, placebo-controlled study. Arch Surg 1998;133:94-100.
533. Mullner M, Urbanek B, Havel C, Losert H, Waechter F, Gamper G. Vasopressors for shock. Cochrane Database Syst Rev 2004:CD003709.
534. Masutani S, Senzaki H, Ishido H, et al. Vasopressin in the treatment of vasodilatory shock in children. Pediatr Int 2005;47:132-6.
535. Jerath N, Frndova H, McCrindle BW, Gurofsky R, Humpl T. Clinical impact of vasopressin infusion on hemodynamics, liver and renal function in pediatric patients. Intensive Care Med 2008;34:1274-80.
536. Vasudevan A, Lodha R, Kabra SK. Vasopressin infusion in children with catecholamine-resistant septic shock. Acta Paediatr 2005;94:380-3.
537. Nosovitch MA, Johnson JO, Tobias JD. Noninvasive intraoperative monitoring of carbon dioxide in children: endtidal versus transcutaneous techniques. Paediatr Anaesth 2002;12:48-52.
538. Efrati O, Modan-Moses D, Vardi A, Matok I, Bazilay Z, Paret G. Intravenous arginine vasopressin in critically ill children: is it beneficial? Shock 2004;22:213-7.
539. Zeballos G, Lopez-Herce J, Fernandez C, Brandstrup KB, Rodriguez-Nunez A. Rescue therapy with terlipressin by continuous infusion in a child with catecholamine-resistant septic shock. Resuscitation 2006;68:151-3.
540. Michel F, Thomachot L, David M, et al. Continuous low-dose infusion of terlipressin as a rescue therapy in meningococcal septic shock. Am J Emerg Med 2007;25:863.e1-2.
541. Matok I, Vard A, Efrati O, et al. Terlipressin as rescue therapy for intractable hypotension due to septic shock in children. Shock 2005;23:305-10.
542. Peters MJ, Booth RA, Petros AJ. Terlipressin bolus induces systemic vasoconstriction in septic shock. Pediatr Crit Care Med 2004;5:112-5.
543. Rodriguez-Nunez A, Fernandez-Sanmartin M, Martinon-Torres F, Gonzalez-Alonso N, Martinon-Sanchez JM. Terlipressin for catecholamine-resistant septic shock in children. Intensive Care Med 2004;30:477-80.
544. Rodriguez-Nunez A, Lopez-Herce J, Gil-Anton J, Hernandez A, Rey C. Rescue treatment with terlipressin in children with refractory septic shock: a clinical study. Crit Care 2006;10:R20.
545. Berg RA, Donnerstein RL, Padbury JF. Dobutamine infusions in stable, critically ill children: pharmacokinetics and hemodynamic actions. Crit Care Med 1993;21:678-86.
546. Booker PD, Evans C, Franks R. Comparison of the haemodynamic effects of dopamine and dobutamine in young children undergoing cardiac surgery. Br J Anaesth 1995;74:419-23.
547. Driscoll DJ, Gillette PC, McNamara DG. The use of dopamine in children. J Pediatr 1978;92:309-14.
548. Lang P, Williams RG, Norwood WI, Castaneda AR. The hemodynamic effects of dopamine in infants after corrective cardiac surgery. J Pediatr 1980;96:630-4.
549. Outwater KM, Treves ST, Lang P, Castaneda AR, Crone RK. Renal and hemodynamic effects of dopamine in infants following cardiac surgery. J Clin Anesth 1990;2:253-7.
550. Williams DB, Kiernan PD, Schaff HV, Marsh HM, Danielson GK. The hemodynamic response to dopamine and nitroprusside following right atrium-pulmonary artery bypass(Fontan procedure). Ann Thorac Surg 1982;34:51-7.
551. Bohn DJ, Poirier CS, Edmonds JF, Barker GA. Hemodynamic effects of dobutamine after cardiopulmonary bypass in children. Crit Care Med 1980;8:367-71.
552. Perkin RM, Levin DL, Webb R, Aquino A, Reedy J. Dobutamine: a hemodynamic evaluation in children with shock. J Pediatr 1982;100:977-83.
553. Hoffman TM, Wernovsky G, Atz AM, et al. Efficacy and safety of milrinone in preventing low cardiac output syndrome in infants and children after corrective surgery for congenital heart disease. Circulation 2003;107:996-1002.
554. Chang AC, Atz AM, Wernovsky G, Burke RP, Wessel DL. Milrinone: systemic and pulmonary hemodynamic effects in neonates after cardiac surgery. Crit Care Med 1995;23:1907-14.
555. Abdallah I, Shawky H. A randomised controlled trial comparing milrinone and epinephrine as inotropes in paediatric patients undergoing total correction of Tetralogy of Fallot. Egyptian Journal of Anaesthesia 2003;19:323-9.
556. Namachivayam P, Crossland DS, Butt WW, Shekerdemian LS. Early experience with Levosimendan in children with ventricular dysfunction. Pediatr Crit Care Med 2006;7:445-8.
557. Egan JR, Clarke AJ, Williams S, et al. Levosimendan for low cardiac output: a pediatric experience. J Intensive Care Med 2006;21:183-7.
558. Ricci Z, Garisto C, Favia I, Vitale V, Di Chiara L, Cogo PE. Levosimendan infusion in newborns after corrective surgery for congenital heart disease: randomized controlled trial. Intensive Care Med 2012;38:1198-204.
559. De Backer D, Biston P, Devriendt J, et al. Comparison of dopamine and norepinephrine in the treatment of shock. N Engl J Med 2010;362:779-89.

560. Teele SA, Allan CK, Laussen PC, Newburger JW, Gauvreau K, Thiagarajan RR. Management and outcomes in pediatric patients presenting with acute fulminant myocarditis. J Pediatr 2011; 158: 638-43. e1.
561. Doski JJ, Butler TJ, Louder DS, Dickey LA, Cheu HW. Outcome of infants requiring cardiopulmonary resuscitation before extracorporeal membrane oxygenation. J Pediatr Surg 1997; 32: 1318-21.
562. del Nido PJ, Dalton HJ, Thompson AE, Siewers RD. Extracorporeal membrane oxygenator rescue in children during cardiac arrest after cardiac surgery. Circulation 1992; 86: II300-4.
563. Lowry AW, Morales DL, Graves DE, et al. Characterization of extracorporeal membrane oxygenation for pediatric cardiac arrest in the United States: analysis of the kids' inpatient database. Pediatr Cardiol 2013; 34: 1422-30.
564. Wu ET, Li MJ, Huang SC, et al. Survey of outcome of CPR in pediatric in-hospital cardiac arrest in a medical center in Taiwan. Resuscitation 2009; 80: 443-8.
565. Odegard KC, Bergersen L, Thiagarajan R, et al. The frequency of cardiac arrests in patients with congenital heart disease undergoing cardiac catheterization. Anesth Analg 2014; 118: 175-82.
566. Moler FW, Meert K, Donaldson AE, et al. In-hospital versus out-of-hospital pediatric cardiac arrest: a multicenter cohort study. Crit Care Med 2009; 37: 2259-67.
567. Ortmann L, Prodhan P, Gossett J, et al. Outcomes after in-hospital cardiac arrest in children with cardiac disease: a report from Get With the Guidelines-Resuscitation. Circulation 2011; 124: 2329-37.
568. Bennett KS, Clark AE, Meert KL, et al. Early oxygenation and ventilation measurements after pediatric cardiac arrest: lack of association with outcome. Crit Care Med 2013; 41: 1534-42.
569. Del Castillo J, López-Herce J, Matamoros M, et al. Hyperoxia, hypocapnia and hypercapnia as outcome factors after cardiac arrest in children. Resuscitation 2012; 83: 1456-61.
570. Guerra-Wallace MM, Casey FL, 3rd, Bell MJ, Fink EL, Hickey RW. Hyperoxia and hypoxia in children resuscitated from cardiac arrest. Pediatr Crit Care Med 2013; 14: e143-8.
571. Ferguson LP, Durward A, Tibby SM. Relationship between arterial partial oxygen pressure after resuscitation from cardiac arrest and mortality in children. Circulation 2012; 126: 335-42.
572. Topjian AA, French B, Sutton RM, et al. Early postresuscitation hypotension is associated with increased mortality following pediatric cardiac arrest. Crit Care Med 2014; 42: 1518-23.
573. Lin YR, Li CJ, Wu TK, et al. Post-resuscitative clinical features in the first hour after achieving sustained ROSC predict the duration of survival in children with non-traumatic out-of-hospital cardiac arrest. Resuscitation 2010; 81: 410-7.
574. Moler FW, Silverstein FS, Holubkov R, et al. Therapeutic hypothermia after out-of-hospital cardiac arrest in children. N Engl J Med 2015; 372: 1898-908.
575. Doherty DR, Parshuram CS, Gaboury I, et al. Hypothermia therapy after pediatric cardiac arrest. Circulation 2009; 119: 1492-500.
576. Lin JJ, Hsia SH, Wang HS, Chiang MC, Lin KL. Therapeutic hypothermia associated with increased survival after resuscitation in children. Pediatr Neurol 2013; 48: 285-90.
577. Scholefield BR, Morris KP, Duncan HP, et al. Evolution, safety and efficacy of targeted temperature management after pediatric cardiac arrest. Resuscitation 2015; 92: 19-25.
578. Fink EL, Clark RS, Kochanek PM, Bell MJ, Watson RS. A tertiary care center's experience with therapeutic hypothermia after pediatric cardiac arrest. Pediatr Crit Care Med 2010; 11: 66-74.
579. McNab S, Ware RS, Neville KA, et al. Isotonic versus hypotonic solutions for maintenance intravenous fluid administration in children. Cochrane Database Syst Rev 2014; 12: CD009457.
580. Foster BA, Tom D, Hill V. Hypotonic versus isotonic fluids in hospitalized children: a systematic review and meta-analysis. J Pediatr 2014; 165: 163-9 e2.
581. Friedman JN, Beck CE, DeGroot J, Geary DF, Sklansky DJ, Freedman SB. Comparison of isotonic and hypotonic intravenous maintenance fluids: a randomized clinical trial. JAMA Pediatr 2015; 169: 445-51.
582. Kessler SK, Topjian AA, Gutierrez-Colina AM, et al. Short-term outcome prediction by electroencephalographic features in children treated with therapeutic hypothermia after cardiac arrest. Neurocrit Care 2011; 14: 37-43.
583. Nishisaki A, Sullivan J, 3rd, Steger B, et al. Retrospective analysis of the prognostic value of electroencephalography patterns obtained in pediatric in-hospital cardiac arrest survivors during three years. Pediatr Crit Care Med 2007; 8: 10-7.
584. Young KD, Gausche-Hill M, McClung CD, Lewis RJ. A prospective, population-based study of the epidemiology and outcome of out-of-hospital pediatric cardiopulmonary arrest. Pediatrics 2004; 114: 157-64.
585. Moler FW, Donaldson AE, Meert K, et al. Multicenter cohort study of out-of-hospital pediatric cardiac arrest. Crit Care Med 2011; 39: 141-9.
586. López-Herce J, García C, Domínguez P, et al. Outcome of out-of-hospital cardiorespiratory arrest in children. Pediatr Emerg Care 2005; 21: 807-15.
587. López-Herce J, Del Castillo J, Matamoros M, et al. Factors associated with mortality in pediatric in-hospital cardiac arrest: a prospective multicenter multinational observational study. Intensive Care Med 2013; 39: 309-18.
588. Tibballs J, Kinney S. A prospective study of outcome of in-patient paediatric cardiopulmonary arrest. Resuscitation 2006; 71: 310-8.
589. Haque A, Rizvi A, Bano S. Outcome of in-hospital pediatric cardiopulmonary arrest from a single center in Pakistan. Indian J Pediatr 2011; 78: 1356-60.
590. Fink EL, Berger RP, Clark RS, et al. Serum biomarkers of brain injury to classify outcome after pediatric cardiac arrest*. Crit Care Med 2014; 42: 664-74.
591. Abend NS, Topjian AA, Kessler SK, et al. Outcome prediction by motor and pupillary responses in children treated with therapeutic hypothermia after cardiac arrest. Pediatr Crit Care Med 2012; 13: 32-8.
592. Topjian AA, Lin R, Morris MC, et al. Neuron-specific enolase and S-100B are associated with neurologic outcome after pediatric cardiac arrest. Pediatr Crit Care Med 2009; 10: 479-90.
593. Topjian AA, Clark AE, Casper TC, et al. Early lactate elevations following resuscitation from pediatric cardiac arrest are associated with increased mortality*. Pediatr Crit Care Med 2013; 14: e380-7.
594. Dudley NC, Hansen KW, Furnival RA, Donaldson AE, Van Wagenen KL, Scaife ER. The effect of family presence on the efficiency of pediatric trauma resuscitations. Ann Emerg Med 2009; 53: 777-84. e3.
595. Tinsley C, Hill JB, Shah J, et al. Experience of families during cardiopulmonary resuscitation in a pediatric intensive care unit. Pediatrics 2008; 122: e799-804.
596. Mangurten J, Scott SH, Guzzetta CE, et al. Effects of family presence during resuscitation and invasive procedures in a pediatric emergency department. J Emerg Nurs 2006; 32: 225-33.
597. McGahey-Oakland PR, Lieder HS, Young A, Jefferson LS. Family experiences during resuscitation at a children's hospital emergency department. J Pediatr Health Care 2007; 21: 217-25.
598. Jones M, Qazi M, Young KD. Ethnic differences in parent preference to be present for painful medical procedures. Pediatrics 2005; 116: e191-7.
599. Boie ET, Moore GP, Brummett C, Nelson DR. Do parents want to be present during invasive procedures performed on their children in the emergency department? A survey of 400 parents. Ann Emerg Med 1999; 34: 70-4.
600. Andrews R. Family presence during a failed major trauma resuscitation attempt of a 15-year-old boy: lessons learned. J Emerg Nurs 2004; 30: 556-8.
601. Dill K, Gance-Cleveland B. With you until the end: family presence during failed resuscitation. J Spec Pediatr Nurs 2005; 10: 204-7.
602. Gold KJ, Gorenflo DW, Schwenk TL, Bratton SL. Physician

experience with family presence during cardiopulmonary resuscitation in children. Pediatr Crit Care Med 2006；7：428-33.
603. Duran CR, Oman KS, Abel JJ, Koziel VM, Szymanski D. Attitudes toward and beliefs about family presence：a survey of healthcare providers, patients' families, and patients. Am J Crit Care 2007；16：270-9；quiz 80；discussion 81-2.
604. Doyle CJ, Post H, Burney RE, Maino J, Keefe M, Rhee KJ. Family participation during resuscitation：an option. Ann Emerg Med 1987；16：673-5.
605. Hanson C, Strawser D. Family presence during cardiopulmonary resuscitation：Foote Hospital emergency department's nine-year perspective. J Emerg Nurs 1992；18：104-6.
606. Meyers TA, Eichhorn DJ, Guzzetta CE. Do families want to be present during CPR? A retrospective survey. J Emerg Nurs 1998；24：400-5.
607. Meyers TA, Eichhorn DJ, Guzzetta CE, et al. Family presence during invasive procedures and resuscitation. Am J Nurs 2000；100：32-42；quiz 3.
608. Holzhauser K, Finucane J, De Vries S. Family Presence During Resuscitation：A Randomised Controlled Trial Of The Impact Of Family Presence. Australasian Emergency Nursing Journal 2005；8：139-47.
609. Robinson SM, Mackenzie-Ross S, Campbell Hewson GL, Egleston CV, Prevost AT. Psychological effect of witnessed resuscitation on bereaved relatives. Lancet 1998；352：614-7.
610. van der Woning M. Relatives in the resuscitation area：a phenomenological study. Nursing in Critical Care 1999；4：186-92.
611. O'Connell KJ, Farah MM, Spandorfer P, Zorc JJ. Family presence during pediatric trauma team activation：an assessment of a structured program. Pediatrics 2007；120：e565-74.
612. Engel KG, Barnosky AR, Berry-Bovia M, Desmond JS, Ubel PA. Provider experience and attitudes toward family presence during resuscitation procedures. J Palliat Med 2007；10：1007-9.
613. Boyd R, White S. Does witnessed cardiopulmonary resuscitation alter perceived stress in accident and emergency staff? Eur J Emerg Med 2000；7：51-3.
614. Compton S, Madgy A, Goldstein M, Sandhu J, Dunne R, Swor R. Emergency medical service providers' experience with family presence during cardiopulmonary resuscitation. Resuscitation 2006；70：223-8.
615. Ong ME, Stiell I, Osmond MH, et al. Etiology of pediatric out-of-hospital cardiac arrest by coroner's diagnosis. Resuscitation 2006；68：335-42.
616. Puranik R, Chow CK, Duflou JA, Kilborn MJ, McGuire MA. Sudden death in the young. Heart Rhythm 2005；2：1277-82.
617. Ackerman MJ, Siu BL, Sturner WQ, et al. Postmortem molecular analysis of SCN5A defects in sudden infant death syndrome. JAMA 2001；286：2264-9.
618. Arnestad M, Crotti L, Rognum TO, et al. Prevalence of long-QT syndrome gene variants in sudden infant death syndrome. Circulation 2007；115：361-7.
619. Cronk LB, Ye B, Kaku T, et al. Novel mechanism for sudden infant death syndrome：persistent late sodium current secondary to mutations in caveolin-3. Heart Rhythm 2007；4：161-6.
620. Millat G, Kugener B, Chevalier P, et al. Contribution of long-QT syndrome genetic variants in sudden infant death syndrome. Pediatr Cardiol 2009；30：502-9.
621. Otagiri T, Kijima K, Osawa M, et al. Cardiac ion channel gene mutations in sudden infant death syndrome. Pediatr Res 2008；64：482-7.
622. Plant LD, Bowers PN, Liu Q, et al. A common cardiac sodium channel variant associated with sudden infant death in African Americans, SCN5A S1103Y. J Clin Invest 2006；116：430-5.
623. Tester DJ, Dura M, Carturan E, et al. A mechanism for sudden infant death syndrome(SIDS)：stress-induced leak via ryanodine receptors. Heart Rhythm 2007；4：733-9.
624. Albert CM, Nam EG, Rimm EB, et al. Cardiac sodium channel gene variants and sudden cardiac death in women. Circulation 2008；117：16-23.
625. Chugh SS, Senashova O, Watts A, et al. Postmortem molecular screening in unexplained sudden death. J Am Coll Cardiol 2004；43：1625-9.
626. Tester DJ, Spoon DB, Valdivia HH, Makielski JC, Ackerman MJ. Targeted mutational analysis of the RyR2-encoded cardiac ryanodine receptor in sudden unexplained death：a molecular autopsy of 49 medical examiner/coroner's cases. Mayo Clin Proc 2004；79：1380-4.
627. Behr E, Wood DA, Wright M, et al. Cardiological assessment of first-degree relatives in sudden arrhythmic death syndrome. Lancet 2003；362：1457-9.
628. Behr ER, Dalageorgou C, Christiansen M, et al. Sudden arrhythmic death syndrome：familial evaluation identifies inheritable heart disease in the majority of families. Eur Heart J 2008；29：1670-80.
629. Hofman N, Tan HL, Clur SA, Alders M, van Langen IM, Wilde AA. Contribution of inherited heart disease to sudden cardiac death in childhood. Pediatrics 2007；120：e967-73.
630. Tan HL, Hofman N, van Langen IM, van der Wal AC, Wilde AA. Sudden unexplained death：heritability and diagnostic yield of cardiological and genetic examination in surviving relatives. Circulation 2005；112：207-13.
631. Yamamoto Y, Fujita K, Nakazawa S, et al. Clinical characteristics and risk factors for septic shock in patients receiving emergency drainage for acute pyelonephritis with upper urinary tract calculi. BMC Urol 2012；12：4.

第4章

新生児の蘇生

NCPR: Neonatal Cardiopulmonary Resuscitation

第4章 新生児の蘇生

1 はじめに

1 背景

　出生時には，子宮内での生活から子宮外での生活に変わることで，解剖学的・生理学的調節機構は，胎盤でのガス交換を終えてただちに肺呼吸に移行しなければならない．この移行は肺への吸気の開始と胎盤循環の停止によってもたらされる．肺への吸気は，肺血管を強く弛緩させ，そのために肺血流は劇的に増加し，酸素化された血液が左房を経て左室に還流し，左室の駆出を増加させる．血管抵抗の低い胎盤循環からの離脱により体血圧は上昇し，動脈管を通る右-左シャント血は減少する．各臓器は急激に起こる血圧上昇と酸素曝露にただちに適応しなければならず，同時に子宮内にいたことで一定に保たれていた体温は，出生を契機に酸素消費量増加のもと，体温調節機構を確立しなければならない．

　正期産児の約85％は，出生後10～30秒のうちに自発呼吸を開始する．10％の正期産児は皮膚乾燥と刺激に反応して自発呼吸を開始し，約3％の児は陽圧換気を経て呼吸を開始する．2％の児は気管挿管による呼吸補助を要し，0.1％の児では，肺循環への移行を確立するために，胸骨圧迫ならびに/またはアドレナリン投与を要する[1-3]．ほとんど大多数の新生児は介入を必要とせずに肺循環に移行するが，全世界で，毎年多くの新生児が呼吸循環機能の安定のために何らかの手助けを必要としている．

　出生直後から呼吸や啼泣，そして良好な筋緊張を示す新生児では，低体温を避けるために皮膚乾燥と保温を行う必要がある．これらのケアは母体の胸の上に新生児を寝かせながら行うことも可能で，必ずしも母体から離れた場所でなければ行えないと言うことはない．このような良好な状態の新生児であれば評価は不要と言うことはない．

　皮膚乾燥による刺激や低体温を避けるための保温によっても自発呼吸の開始が上手くいかない新生児で，フェイスマスクや気管挿管による効果的な人工呼吸を完遂しても60/分未満の徐脈（拍）や心停止が持続する場合には，胸骨圧迫や薬物投与や，血漿増量剤の投与といった医療行為を必要とする〔詳細は図1 NCPRアルゴリズム（→247頁）を参照〕．

2 エビデンスの評価

1) GRADE

　タスクフォースは米国医科学研究所[4]の推奨に基づき，Grading of Recommendations, Assessment, Development and Evaluation（GRADE）ワーキンググループから提案されている手法を用い，詳細なシステマティックレビューを実施した[5]．PICO〔patients：患者（傷病者），intervention：介入方法，comparator：比較対照，outcome：転帰（主要なアウトカム）〕の形で臨床的疑問を抽出[6]，優先順位を付け，情報専門家の援助のもと，3つのデータベース（MEDLINE, Embase, the Cochrane Library）における詳細な文献検索を実施した．

　詳細な採用，不採用条件を用い，文献はスクリーニングされ評価された．各疑問に対するレビューアーは，RCTに対しThe Cochrane Collaboration's tool for assessing risk of bias[7]，診断の正確性にはQUADAS（Quality Assessment tool for Diagnosis Accuracy Studies）II[8]，治療や予後予測の観察研究にはJRCで統一したバイアスのリスク評価に準じそれぞれの採用文献に対し検討した[9]．

　GRADEは新興のコンセンサスを形成する方法で，価値観や好みに沿って，根拠の質と推奨の強さを段階づけする手法である．GRADEのエビデンスプロファイル[10]は重大，重要なアウトカムに則り，エビデンスの評価を促進するために作成された．

　エビデンスの質（または推定効果の確実性）は，高い（文献の統合によって報告からの推定効果に高い確実性を持てる），中等度（中等度の確実性，しかしさらに導かれる事実により異なるかもしれない），低い（効果の推定に対し低い確実性で，事実とは実質的に異なるかもしれない），非常に低い（推定の効果は，事実とは実質的に異なりうる）に分類された[11]．

　これらの分類は研究方法論と5つのGRADEドメイン〔バイアスのリスク，非一貫性，非直接性（例：ガイドラインで使用されるのと異なった対象での研究），不精確さ，出版バイアスを含む他の考慮事項〕に基づいて

1 はじめに

分類された[12]．RCT は高い質から評価を開始し，方法論からグレードダウンし，一方，観察研究，コホート研究は低い質から評価を開始し，方法論，また positive outcome effect からグレードを上げ下げしうる．

ガイドライン使用者は，推奨により益が害を上回ることが，どの程度信頼できるか判断しなければならない．推奨の強さは（"推奨する"の言葉の使用で認識される）強い推奨の明確な期待と，（"提案する"の言葉の使用で認識される）弱い推奨での軽い要求で傾斜づけされている．さらに効果の方向性は好ましい場合もあれば，推奨とは反する場合もあるかもしれない．GRADE では推奨の強さに影響する，益-不利益のバランス，エビデンスの質，患者の価値観と好み，最終的にはコストや資源の活用を含むいくつかの因子について指摘している．もし価値観や好みに対する信頼性が高く，ばらつきが少なければその推奨は強くなるだろう（また逆もしかりである）．推奨は強い，弱いにかかわらず患者，医療従事者に様々な結果をもたらすことが予想される〔詳細は序文参照（→6頁）〕．

2）PICO 課題の策定

CoSTR 2010 の公表のあとも，分娩室における蘇生に関して，詳細不明，また議論のある問題が課題として残された．2012 年に新生児部門の ILCOR メンバーは主たる知識の欠落部分を特定した『新生児蘇生：知識における欠落した根拠の探求（In pursuit of evidence gaps in knowledge）』という名の論文を発刊した[13]．そこで下記に掲げる RCT が CoSTR 2015 の前に完了することを目指し，提案された．

- 羊水混濁のある活気のない児における気管挿管による吸引の実施の有無の比較
- 早産児での，追加酸素投与量決定のための異なる酸素飽和度パーセンタイルを使用した比較
- 機能的残気量を確立し心拍を増加させるのに，吸気時間を延長した持続的肺拡張（SI）が従来のものと比べより有効であるかの検討
- 極低出生体重児の体温を分娩から入院まで維持する最適な手技の研究

最近の1件のRCTが，羊水混濁のある活気のない児における気管挿管による予防吸引について検討し[14]〔NRP865「胎便性羊水混濁時の気管内吸引」（→251頁）を参照〕，1件の持続的肺拡張についてのRCTが出版された[15]〔NRP804「分娩時低体温または高体温の母体から出生した児の予後」（→273頁）を参照〕．これらの重大な（臨床的）疑問に対しさらなる研究が進行中であるが，CoSTR 2015 のレビューには利用できなかった．

これらの問題に関連する PICO の特定を目的とし，13か国，38 名による新生児部門の ILCOR メンバーは2012年5月ワシントンで一堂に会した．会議では一連の（臨床的）疑問を特定，吟味，選択し，引き続きの会議でGRADE 手法を用い，最終的に 25 の PICO を決定した．2014年12月の会議では，もう1つ，正確，迅速に心拍を判定する方法に関する疑問が最新の PICO として追加された．2012 年の5月以来，3回の ILCOR 会議（2012年10月ウィーン，2013年4月メルボルン，2014年4月バンフ）と新生児部門のみの会議がデンバー（2013年5月），ワシントン DC（2013年12月），バンクーバー（2014年5月），ワシントン DC（2014年12月）で開催された．

3）吟味された 26 の PICO 課題と CoSTR 2010 との融合

下記の問題につき文献が吟味され，コンセンサスが形成された．

- 心拍確認における ECG モニターとパルスオキシメータまたは聴診の比較（NRP 898）
- 蘇生を必要とする早産時の臍帯遅延結紮（NRP 787）
- 臍帯ミルキング（NRP 849）
- 分娩室での体温維持（NRP 589）
- 分娩室での蘇生中の児の体温維持（介入）（NRP 599）
- 意図しない低体温の新生児の保温（介入）（NRP 858）
- 分娩時低体温または高体温の母体から出生した児の予後（NRP 804）
- 資源の限られた環境下における分娩室での蘇生中の児の体温維持（介入）（NRP 793）
- CPAP と IPPV（介入）（NRP 590）
- 持続的肺拡張（介入）（NRP 809）
- 分娩室での PEEP 使用の有無に関するアウトカム（介入）（NRP 897）
- T ピース蘇生装置と自己膨張式バッグ（NRP 870）
- 胎便性羊水混濁時の気管内吸引（NRP 865）
- 蘇生を受ける早産児の酸素濃度（NRP 864）
- 胸郭包み込み両母指圧迫法 vs 2本指圧迫法（NRP 605）
- 胸骨圧迫と人工呼吸の比率（介入）（NRP 895）
- 胸骨圧迫中の酸素濃度（NRP 738）
- ラリンゲアルマスクエアウエイ（LMA）（NRP 618）
- 人工換気中の呼吸機能の評価のための機器の使用（NRP 806）
- 新生児心停止に対するフィードバック機器の使用（NRP 862）
- 資源が限られた環境での低体温療法（NRP 734）
- 分娩室での25週未満の早産児の評価と予後予測スコア（NRP 805）
- 10分以上 Apgar スコア0点が持続する場合（転帰）（NRP 896）

第4章 新生児の蘇生

- 34週を超える新生児でApgarスコアもしくは呼吸の有無による死亡もしくは障害発生の予測（予後）（NRP 860）
- 蘇生法トレーニングの受講頻度（NRP 859）
- 新生児蘇生法のインストラクター（NRP 867）

上記のPICOのうち，「資源が限られた環境での低体温療法（NRP 734）」は，ILCORの原文ではその実施が（弱い推奨，低いエビデンス）で提案されたが，わが国ではすでに標準的推奨法で低体温療法を実施できる施設が全国展開されており，対象患者はできるだけそれらの施設において標準的推奨法に則った低体温療法を実施することが望ましいので，このPICOはJRC蘇生ガイドライン2015では不採用とした．

さらにJRCではCoSTR 2015で取り上げられなかったCoSTR 2010の主要部分について独自にMEDLINEでの文献検索を行い，CoSTR 2010を踏襲してよいか吟味，検討し，このガイドラインを補完する形とした〔詳細は序文（→11頁）参照〕．

3 新生児蘇生法アルゴリズムの改訂コンセプト

NCPRアルゴリズムでは，蘇生に立ち会う医療従事者が誰であっても遅延なき有効な人工呼吸が実践でき，質の高い安全な医療が担保されることを主眼としている．特にNCPRアルゴリズムにある生後60秒以内の行動は，遅延なく人工呼吸をするための流れであり，その中で行う初期処置は，有効な人工呼吸をするための準備の一面でもある．

以下に，CoSTR 2015のNCPRアルゴリズムの主な改訂点を示す．

(1) 生後60秒以内の時間軸の表示

今回の改訂にあたり，ILCOR新生児タスクフォースでは，生後60秒の時間軸の表示についてかなりの論議がなされた．30秒のルールの表示はエビデンスに乏しいとの意見が多くある一方で，蘇生に慣れていない術者にとって致命的な蘇生の遅れを防ぐための方法として維持すべきとの強い意見もあった．JRC蘇生ガイドライン2015新生児作業部会では後者の意見を重んじ，アルゴリズムから30秒の時間表示を削除するものの，概ね30秒間の処置を実施し，再評価することを明記した．これは分娩施設の多くを周産期センターではない一次分娩施設が占めるわが国の実情を加味したものである．したがって，この30秒の意味は初期処置を必ず30秒間続けることを示すものではなく，初期処置を確実に実践するとともに人工呼吸のタイミングを遅延させないための概ねの指標であり，無呼吸・徐脈の児に対し生後60秒以内に確実に有効な人工呼吸を開始することを目標としている．

またそれ以降の各処置の実施についても30秒間を概ねの目安とするが，これもエビデンスに基づいたものではなく，絶対的なものではないことに留意する．

(2) 心電図(ECG)モニターについて

CoSTR 2015では迅速で正確な心拍の評価方法としてECGモニターの活用が新たに提案されている（NRP 898）が，わが国の多くの分娩を担う一次施設では，新生児用のECGモニターが十分普及しているとは言えない[16]．新生児用のECGモニターの有用性は後述のとおりであるが，現状のパルスオキシメータを活用したモニタリングを否定するものではなく，必要に応じECGモニターの装着も考慮すればしてよい．また今後ハイリスク分娩を取り扱う施設においては蘇生処置を必要とする新生児用のECGモニターの普及が望まれる．

(3) 蘇生中の体温管理

低体温が死亡率の予後予測因子であることや複数の研究から中等度の低体温は単純な介入で避けられるとのエビデンスから，新たなアルゴリズムでは分娩から入院までの新生児早期の体温管理を再認識させる表示が盛り込まれている．

4 新生児の区分

新生児は医学的には出生28日未満の児を指すが，CoSTR 2010以降，小児と新生児の心肺蘇生（cardiopulmonary resuscitation：CPR）の方法に違いが目立つ．そのため，病棟や救急外来での生後1か月未満の乳児のCPRの実施においては混乱が生じることが予想される．日本蘇生協議会は，新生児と小児の細かな分類にこだわって心肺蘇生が手控えられたり開始が遅れる事態を回避することを最優先して，乳児のCPRに関しては以下のような実施ポリシーを推奨することとした．

- 分娩室，新生児室と新生児集中治療室（neonatal intensive care unit：NICU）入院中の（修正月齢1か月未満）児の蘇生は，新生児蘇生法に則って行う．
- 病院前救護や小児科病棟ならびに小児集中治療部門をはじめ，病棟や外来における救急蘇生において，28日未満の乳児（新生児）の心停止には，乳児に対する心肺蘇生法を適応してもよい．

新生児の蘇生を乳児蘇生法で行うか新生児蘇生法で行うかは，あらかじめ決められたそれぞれの施設・団体等のポリシーに従う．

1 はじめに

```
出生 ──┐
       │  60秒以内
       │                ┌──────────────────┐
       │                │ 出生直後の        │  すべて認めない
       │                │ チェックポイント   │ ─────────────→ ┌──────────────┐
       │                │ ・早産児          │                │ ルーチンケア  │
       │                │ ・弱い呼吸・啼泣  │                │ (母親の側で) │
       │                │ ・筋緊張低下      │                │ ・保温       │
       │                └──────────────────┘                │ ・気道開通   │
       │                        │ いずれかを認める           │ ・皮膚乾燥   │
       │                        ▼                           │ さらなる評価 │
       │                ┌──────────────────┐                └──────────────┘
       │                │ 保温，体位保持，気道開通
       │                │ (胎便除去を含む) 皮膚乾燥と刺激
       │                └──────────────────┘
```

目標 SpO₂ 値

経過時間	SpO₂ 値
1分	60%以上
3分	70%以上
5分	80%以上
10分	90%以上

（以下フローチャート続き）

- 自発呼吸なし あるいは 心拍100/分未満 → 呼吸・心拍を確認（SpO₂モニター装着を検討）
- 自発呼吸あり かつ 心拍100/分以上 → 努力呼吸・チアノーゼの確認

左ルート（自発呼吸なし/心拍100未満）：
- 人工呼吸(a)
- SpO₂モニター装着
- ECGモニター装着を検討

↓

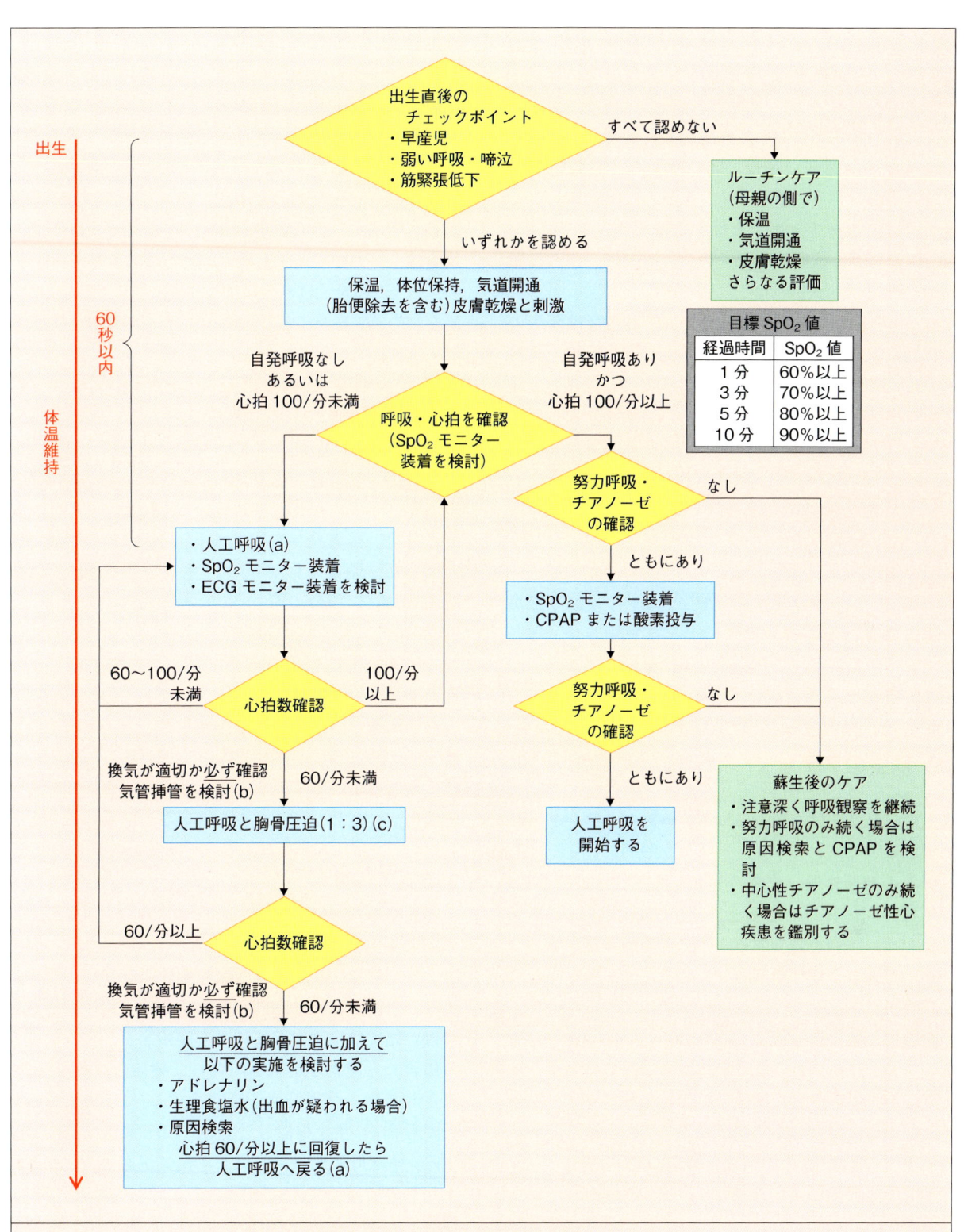

心拍数確認
- 60～100/分未満 → （左へ戻る）
- 100/分以上 → （上へ戻る）
- 60/分未満 → 換気が適切か必ず確認／気管挿管を検討(b)
  → 人工呼吸と胸骨圧迫(1:3)(c)

↓ 心拍数確認
- 60/分以上 → （上へ戻る）
- 60/分未満 → 換気が適切か必ず確認／気管挿管を検討(b)

→ 人工呼吸と胸骨圧迫に加えて以下の実施を検討する
- アドレナリン
- 生理食塩水（出血が疑われる場合）
- 原因検索
  心拍60/分以上に回復したら人工呼吸へ戻る(a)

右ルート（自発呼吸あり/心拍100以上）：
- 努力呼吸・チアノーゼの確認
  - なし → 蘇生後のケア
  - ともにあり → SpO₂モニター装着／CPAPまたは酸素投与
- 努力呼吸・チアノーゼの確認
  - なし → 蘇生後のケア
  - ともにあり → 人工呼吸を開始する

蘇生後のケア
- 注意深く呼吸観察を継続
- 努力呼吸のみ続く場合は原因検索とCPAPを検討
- 中心性チアノーゼのみ続く場合はチアノーゼ性心疾患を鑑別する

（左側に「体温維持」の縦帯）

図1 2015年版 NCPR アルゴリズム

(a) 人工呼吸：新生児仮死では90%以上はバッグ・マスク換気だけで改善するので急いで挿管しなくてよい．はじめ空気で開始し皮膚色，またはSpO₂値の改善がなければ酸素を追加．
(b) 適切に換気できていない場合は，胸骨圧迫にステップを進める前に，換気の確保・実施に専念する．
(c) 人工呼吸と胸骨圧迫：1分間では人工呼吸30回と胸骨圧迫90回となる．

2 蘇生の流れ

出生直後の新生児において蘇生が必要かどうかの判断は，①早産児，②弱い呼吸・弱い啼泣，③筋緊張の低下，の3項目で行う．それら全てを認めない児に対しては母のそばでルーチンケアを行う．ルーチンケアでは，保温，気道開通，皮膚の乾燥を行い，その後，さらに児の評価を行う．

一方，3項目のうち1つでも当てはまる場合は蘇生のステップに入り，初期処置，人工呼吸，胸骨圧迫，薬物投与または補液の処置が必要かどうかを順番に評価し，評価に基づいて処置を行う．次のステップへ行くかどうかは2つのバイタルサイン（心拍と呼吸）を同時に評価して決定し，前のステップの完了ののちに次のステップに進む．

1 ルーチンケア

正期産で，しっかり呼吸するか泣いていて，筋緊張がよい新生児は，皮膚の羊水を拭き取って乾燥させ，保温に努めるべきである．これらの処置は母のそばで実施することが望ましい．

2 蘇生のステップ

蘇生の必要な児は，順番に以下の処置が必要かどうかを評価する．
(1) 蘇生の初期処置（皮膚の羊水を拭き取り，保温し，気道確保の体位をとらせ，必要であれば気道を吸引して，呼吸を誘発するように皮膚刺激をする）
(2) 人工呼吸および呼吸補助
(3) 胸骨圧迫
(4) 薬物投与または補液

次のステップに進むかどうかは，まず2つのバイタルサイン（心拍と呼吸）を同時に評価して決定する．次のステップへは，前のステップを完了してから進む．各々のステップでその処置の実施に概ね30秒を割り当て，約6秒間で処置の効果を再評価し，次へ進むかどうかを決める．

1) 蘇生の初期処置とその評価

まず，蘇生の初期処置では早産児の臍帯結紮に関して，臍帯遅延結紮もしくは臍帯ミルキングを検討する．この際，迅速な蘇生を必要とする場合は臍帯ミルキングが合理的かもしれない．そして皮膚の羊水を拭き取り，保温し，気道確保の体位をとらせ，必要であれば気道を吸引し，呼吸誘発のために皮膚刺激をする．胎便性の羊水混濁を認めていても，気道の吸引は初期処置の中で行う．胎便性羊水混濁があって活気のない児においても，ルーチンに気管内吸引をする必要はない．蘇生の初期処置終了後，概ね生後30秒後に，その効果を心拍と呼吸で評価する．心拍の確認は臍帯拍動の触知よりも聴診がより確実である．また，蘇生が必要と予見される児では心拍と酸素化の評価のためにパルスオキシメータの装着を検討する．自発呼吸があり，かつ心拍が100/分以上の場合は，努力呼吸と中心性チアノーゼの有無を評価する．特に人工呼吸を受ける児に対し，より早く正確な心拍の測定を目的に，必要に応じECGモニターの装着を検討する．

2)-1 呼吸補助（空気を用いたCPAPかフリーフロー酸素投与）

努力呼吸と中心性チアノーゼを認める場合はパルスオキシメータを装着した上で，空気を用いた持続的気道陽圧（continuous positive airway pressure：CPAP）かフリーフロー酸素投与を開始する．SpO_2値は生後時間に対応して，生後1分で60%，生後3分で70%，生後5分で80%，生後10分で90%を概ねの目安とするが，SpO_2値の結果を必ずしも待つ必要はない．さらに概ね30秒後に心拍と呼吸を評価し，心拍が100/分以上にもかかわらず努力呼吸と中心性チアノーゼの改善が認められない場合には人工呼吸を開始する．人工呼吸の回数は40〜60回/分とする．どちらか一方だけが持続する場合は，原因検索（先天性心疾患，新生児一過性多呼吸，呼吸窮迫症候群等）をしながら適切な対応を選ぶ．

2)-2 人工呼吸

初期処置後の評価で自発呼吸がないか心拍が100/分未満の場合は，人工呼吸を開始した上でパルスオキシメータを装着する．喘ぎ呼吸も無呼吸と同様に扱う．人工呼吸の回数は40〜60回/分とする．正期産児や正期産に近い児では空気で人工呼吸を開始する．酸素を投与する場合でも酸素と空気を混合して投与し，SpO_2値を指標として吸入酸素濃度の調節をする．35週未満の早産児でもSpO_2値を指標として21〜30%の酸素濃度で開始する．人工呼吸実施の際は必ず換気が適切かどうか胸の上がり等で確認する．有効な人工呼吸開始後，概ね30秒後に心拍と呼吸を評価し，心拍が60〜100/分の場合には換気が適切か確認し，気管挿管の施行を検討する．

3) 胸骨圧迫

有効な人工呼吸を30秒以上施行しても心拍が60/分未満の場合には胸骨圧迫と人工呼吸を連動して開始する．ただし人工呼吸の実施にあたり，適切に換気できていない場合は，胸骨圧迫にはステップを進めず，換気の確保・実施に専念する．胸骨圧迫と人工呼吸の比は3：1とし，1サイクル2秒間を目安に行う．胸骨圧迫は胸

郭包み込み両母指圧迫法（両母指法）が推奨され，胸骨の下1/3の部位を胸郭前後径の1/3が凹む深さまで圧迫する．薬物投与のために臍帯にカテーテルを挿入する場合は2本指圧迫法（2本指法）を考慮する．CoSTR 2015では胸骨圧迫中の酸素投与が推奨されたが必ずしも高濃度酸素である必要はなく，その濃度の幅が広く許容された．

4）薬物投与または補液

有効な人工呼吸と胸骨圧迫にもかかわらず心拍が60/分未満の場合には，アドレナリンの投与を検討する．ただしアドレナリンのエビデンスは乏しく，人工呼吸と胸骨圧迫を中断してまで実施する処置ではない．人工呼吸と胸骨圧迫を優先しながらその投与を検討する．アドレナリンは0.01〜0.03 mg/kgの静脈内投与を第一選択とする．静脈路がすぐに確保できない場合は，気管挿管の上，気管内にアドレナリン0.05〜0.1 mg/kgを投与する．児の失血が疑われる場合には，循環血液増量剤（生理食塩液等）10 mL/kgを5〜10分かけて静脈内投与する．薬物投与の際にも胸骨圧迫と人工呼吸は連動して続ける．在胎36週以上で出生し，中等度から重度の低酸素性虚血性脳症の児では，NICUにおけるプロトコールに則った低体温療法を検討する．

3　初期評価と蘇生の初期処置

1）心肺の適応過程と蘇生の必要性

心拍のすみやかな上昇は蘇生の効果を示す最も信頼できる指標である[17]．臨床評価上では聴診による心拍が最も正確であり，臍帯の拍動触知はそれに劣るが，両測定法とも感度は比較的低い[18,19]．分娩室においてもSpO$_2$は正しく測定でき，新生児蘇生中も使用できることが示されているが，どの研究もパルスオキシメータの使用が蘇生結果にどう影響するかは検討していない[18,20]．SpO$_2$と心拍は新生児用プローブと体動に対するアーチファクトを軽減する仕様のパルスオキシメータの使用により出生から90秒以内で測定可能である[21,22]．右手首もしくは右手掌から得られる動脈管前のSpO$_2$値は動脈管後のSpO$_2$値よりも高く[20,23]脳動脈の酸素化のよい指標と考えられる．プローブを患児に装着してから機器に接続することで，よりすみやかに信頼できる値が得られる[22]．

基礎疾患のない児でさえ，酸素化および皮膚色の改善には数分が必要で，さらに出生直後の高酸素血症は各臓器の細胞機能レベルにおいて有害であるとの知見が増加している．このため"皮膚色"は蘇生効果を評価する指標から外された．パルスオキシメータは出生直後の正期産児において酸素化を調整するのにも利用できる．

心拍は，蘇生の必要性と効果を判定するために第一選択とされるバイタルサインである．前胸部の聴診を第一選択とする．臍帯の触診は心拍を過小評価する可能性は高いが，他の部位の触診よりは優れている．蘇生や呼吸補助を必要とする新生児に対しては，パルスオキシメータを使用するべきである．さらに，より正確かつ迅速な心拍の測定にはECGモニターの併用を検討する．パルスオキシメータのプローブは動脈管の影響を受けない右手に装着するべきである．一貫した正確な測定の観点からパルスオキシメータは，これまで使用してきた臨床的な心拍測定法，ECGモニターと組み合わせて使用するべきである．

(1) 心拍確認におけるECGモニターとパルスオキシメータまたは聴診の比較

CQ：ECGモニターを使用すれば，蘇生を必要とする児の心拍をより迅速かつ正確に測定できるか？
P　蘇生を必要とする児
I　ECGモニター
C　パルスオキシメータまたは聴診
O　より迅速かつ正確な心拍の測定

推奨と提案

蘇生を必要とする児において，迅速かつ正確な心拍測定のためにECGモニターを使用してもよい（弱い推奨，非常に低いエビデンス）．

エビデンスの評価に関する科学的コンセンサス

新生児蘇生の成功は従来聴診による心拍の上昇の確認によって決定されてきた．心拍は介入の変更，またより進んだケアの必要性を決定する．しかし最近の研究では聴診は不正確であり，またパルスオキシメータはその測定に数分を要し，また出生直後の数分は不正確かもしれない．このPICOは生後の最良の心拍測定についてのエビデンスのレビューを意図するものである．

重要なアウトカムとしての蘇生を必要とする児における迅速かつ正確な心拍測定について

- 213名の児が採用された観察研究から，パルスオキシメータと比較し，ECGモニターの益が見い出された（非常に低いエビデンス：非直接性，不精確さによりグレードダウン）[18,24-27]．
- 26名の児が採用された観察研究から，聴診と比較し，ECGモニターの益が見い出された（非常に低いエビデンス：非直接性，不精確さによりグレードダウン）[28]．

今回採用されたエビデンスは観察研究で，非直接性と不精確さのためグレードダウンした．

患者にとっての価値とILCORの見解

心拍測定のためのECGモニターについて多くの熱い議論がなされた．生後3分以内ではECGモニターはより正確な心拍を検出するが，その情報による行動がどう転帰に影響したかについての有用なエビデンスは存在しなかった．重要な問題はパルスオキシメータや聴診により間違って過小評価された（低）心拍によって不適切な介入が実施されることである．ここでパルスオキシメータは依然，酸素飽和度を測定し，酸素投与の必要性を判断するのに非常に重要であることを指摘しておく．分娩室にECGモニターを導入するには時間がかかるのと同時に導線を即座に装着する技術の習得も必要である．偽陽性の多いこれまでの心拍測定方法の観点から，従来の測定方法で検出された徐脈（拍）に対しどのタイミングで適切な行動をとるかについて助言するエビデンスは見当たらない．一過性の徐脈は生理的なもので，また臍帯結紮のタイミングでもみられる．さらなる研究が必要である．

Knowledge Gaps（今後の課題）

- ECGとパルスオキシメータの比較で，介入や患者転帰の違いについて検討した研究．
- 蘇生を必要とする極低出生体重児における心拍の研究，また心拍と臍帯結紮のタイミングとの関係に関する研究．
- 迅速なECGモニター装着のための技術改善．

2）酸素の使用について

人工呼吸で蘇生を受ける児では100％酸素は空気と比べ短期的転帰に対し何ら利点はなく，第一啼泣までの時間を延長させる[29, 30]．メタアナリシスでは空気を使用し蘇生を開始した群で死亡率の減少が示されている[31, 32]．

新生児仮死動物モデルでは，蘇生において高濃度酸素への曝露は何の臨床的利点もなく細胞レベルでは有害である可能性が示されている[33, 34]．低酸素/虚血と徐脈の2件のモデルでは，100％酸素を使用した蘇生では脳に有害な生化学的変化をもたらしたが，空気を使用した蘇生ではそうではなかった[35, 36]．

出生時，陽圧人工呼吸で蘇生を受ける正期産児に対して，蘇生は100％酸素ではなく，空気を使用して開始することが最善である．もし効果的な人工呼吸にもかかわらず，心拍の増加が得られない場合やパルスオキシメータで示される酸素化の改善が受容できない場合は，酸素濃度の増量を考慮してもよいが，心拍が100/分以上でかつ酸素飽和度が上昇傾向にあれば緊急に酸素を投与する必要はない．高酸素血症，低酸素血症ともに避けるべきである．

（1）蘇生を受ける早産児の酸素濃度

> **CQ：早産児に対する分娩室での人工換気には，高濃度酸素を使用したほうがよいか？**
> P 分娩室で人工換気を受ける37週未満の早産児
> I 高濃度酸素（50〜100％）の使用
> C 低濃度酸素（21〜30％）
> O 死亡，慢性肺疾患，未熟児網膜症，頭蓋内出血の低下

推奨と提案

35週未満の早産児の蘇生開始時には，高い酸素濃度（65〜100％）の補充を用いないことを推奨する．

低濃度酸素（21〜30％）を用いて蘇生を開始することを推奨する（強い推奨，中等度のエビデンス）．

エビデンスの評価に関する科学的コンセンサス

2000年以降，高濃度酸素は新生児の肺に対し毒性を示しうることが認識されてきた．当初は21％酸素と100％酸素の比較のみが研究され，これにより健常な正期産児での経験を反映させた酸素飽和度に達するよう濃度を調節した混合ガスを使用するとの推奨に至った．酸素開始濃度は何％がよいのかという議論はまだ継続されている．正期産児では空気（21％酸素）で開始すべきである．しかし早産児ではパルスオキシメータを装着し，高濃度酸素（50〜100％）で開始すべきか，低濃度酸素（21〜30％）で開始すべきか不詳である．このPICOは目標SpO_2値ではなく，酸素開始濃度のみについて調べることを意図した．

非常に重大なアウトカムとしての

- 退院前死亡：7件のRCT[23, 37-42]の607名において，高濃度酸素は低濃度酸素と比べ何ら益を認めなかった（RR 1.48，95％CI 0.8〜2.73）（中等度のエビデンス：不精確さによりグレードダウン）．
  配分を盲検化した研究に限った場合，5件のRCT[23, 38, 40-42]の468名において，高濃度酸素は低濃度酸素と比べ何ら益を認めなかった（RR 1.33，95％CI 0.68〜2.62）（中等度のエビデンス：不精確さによりグレードダウン）．
  1件のコホート研究[20]の125名において，高濃度酸素は低濃度酸素と比べ何ら益を認めなかった（RR 1.31，95％CI 0.41〜4.24）（非常に低いエビデンス：深刻な不精確さによりグレードダウン）．
- 肺気管支異形成：5件のRCT[23, 38, 40-42]の502名において，高濃度酸素は低濃度酸素と比べ何ら益を認めなかった（RR 1.08，95％CI 0.59〜1.98）（低いエビデンス：非一貫性，不精確さによりグレードダウン）．

2 蘇生の流れ

- 頭蓋内出血：4件のRCT[23, 38, 41, 42]の400名において，高濃度酸素は低濃度酸素と比べ何ら益を認めなかった（RR 0.90, 95%CI 0.47〜1.72）（中等度のエビデンス：不精確さによりグレードダウン）．

重大なアウトカムとしての
- 未熟児網膜症：3件のRCT[38, 41, 42]の359名において，高濃度酸素は低濃度酸素と比べ何ら益を認めなかった（RR 1.28, 95%CI 0.59〜2.77）（中等度のエビデンス：不精確さによりグレードダウン）．

患者にとっての価値とILCORの見解

　この推奨を作成するにあたり，重大または重要なアウトカムに対する利点を証明することなく，追加酸素に曝露させないことに重点を置いた．したがってそれぞれのアウトカムに対し高濃度酸素のリスクを記載する傾向となった．全ての研究において，蘇生を空気，または100%酸素を含む高濃度酸素で開始しても，ほとんどの児は安定する頃には概ね30%程度の酸素濃度で管理されていた．1件の研究を除き，全ての研究で酸素濃度はパルスオキシメータによって調節されていた．

　心拍と酸素飽和度について，同時かつ別々に両者をモニターするという推奨の関わり合いが懸念されるが，依然両者を正確に測定することは重要である〔NRP898「心拍確認におけるECGモニターとパルスオキシメータまたは聴診の比較」（→249頁）参照〕．21〜30%という低濃度酸素の幅の選択にも疑問が残るが，利用できる文献より定義した．また60%より高い濃度を高濃度とすることも議論された．

Knowledge Gaps（今後の課題）

- 早産児に対し，適切な分単位の目標酸素飽和度が決定される必要がある．
- 低，高濃度酸素で蘇生された早産児の神経学的転帰が決定される必要がある．

3）出生前後の吸引

　分娩前後の吸引は2つの観点から検討された．
（1）羊水が清明で活気のない児の上気道吸引
（2）胎便性羊水混濁を認めた活気のない児の気管内吸引

(1) 上気道吸引

　出生時，清明な羊水で活気のない児に対する口鼻吸引を支持あるいは否定するためのエビデンスは十分ではない．健常な児における口鼻吸引は心拍の低下や酸素化の悪化と関連がある[43, 44]．鎮静，または筋弛緩状態で気管挿管された蘇生後の新生児において，分泌物がない状態での気管内吸引は酸素化の悪化，脳血流の増加，頭蓋内圧の上昇，肺コンプライアンスの低下と関連している[45]．

　羊水混濁の有無にかかわらず，児の分娩中のルーチンの口咽頭・鼻咽頭吸引は推奨されない．

(2) 胎便性羊水混濁時の気管内吸引

> **CQ：胎便性羊水混濁（MSAF）をきたした活気のない児では，気管内吸引のために気管挿管を行うべきか？**
>
> P 出生時に胎便性羊水混濁をきたした活気のない児
> I 気管内吸引のために気管挿管を行うこと
> C 気管内吸引のために気管挿管を行わない場合
> O 胎便吸引症候群（MAS）の発症および死亡

推奨と提案

　胎便性羊水混濁をきたした活気のない児に対して，吸引のための気管挿管をルーチンに行うか，行わないかに関して，ヒトにおけるエビデンスは不十分である．

エビデンスの評価に関する科学的コンセンサス

　30年以上にわたって，MSAFの児に対して気管挿管が行われ，吸引装置として気管内チューブを用いることが推奨されてきた．約15年前に多施設無作為臨床試験（多施設RCT）の結果，その推奨は出生時に呼吸障害のある（すなわち，活気のない）児に制限された．活気のない児においてもこの処置の有効性に関しては議論がある．このPICOはこの問題に取り組むことを目的とする．

　重大なアウトカムとしての死亡率や胎便吸引症候群（MAS）の発症に対して：

- 122人の活気のない児に対して吸引のために気管挿管を行うか行わないかの1件のRCTがあり，死亡とMAS発症の両方において吸引することの益は認めなかった（低いエビデンス：バイアスのリスク，不精確さによりグレードダウン）[14]．
- 3件の研究[46-48]（12,389人のMSAFの児）では，吸引のために気管挿管された抑制された児は活気のある気管挿管されていない児に比較してMASの発症頻度が高かった（268/1,022：26% vs 34/11,367：0.3%）（非常に低いエビデンス：非直接性によりグレードダウン）．
- 7件の観察研究[49-55]では，MSAFをきたし吸引のために気管挿管された児（抑制された児も活気のある児も含む）では生存率の改善とMAS発症率の低下が認められた（非常に低いエビデンス：非直接性，非一貫性によりグレードダウン）．
- 9件の観察研究[46-48, 56-61]では，MSAFを合併し，吸

引のために気管挿管された児（抑制された児も活気のある児も含む）では生存率，MAS発症率とも改善が認められなかった（非常に低いエビデンス：非直接性によりグレードダウン）．

患者にとっての価値とILCORの見解

この提案をする際に，われわれは危険回避（バッグ・マスク換気の開始の遅れと処置の危険性）とルーチンに気管挿管と吸引を行う処置の不確かな利点の両方に価値を置いた．

特に処置者がただちに児に気管挿管することができなかったり，繰り返し吸引を試みたりした場合，ルーチンの吸引は活気のない児に対する人工呼吸の開始の遅れという結果に結びつくかもしれない．バッグ・マスク換気の開始の遅れは死亡率の増加に関係する．したがって，呼吸をしていない，または不十分な呼吸の児に対して最初の1分以内に人工呼吸を開始することに重点を置いた．

検討の最初の段階において，3つの異なる治療の推奨があった：

1. MSAFの児に対してルーチンには気管挿管を行わないことを提案する（弱い推奨，非常に低いエビデンス）．
2. 活気のない児に対して胎便を吸引するためにルーチンに気管挿管をすることは標準治療とすべきではなく，いくつかの条件において気管挿管を行わないことは合理的と考えられるかもしれない（弱い推奨，非常に低いエビデンス）．
3. 活気のない児に対する胎便を吸引するためのルーチンの気管挿管は標準治療として考慮すべきではないが，胎便栓が疑われる場合は気管挿管を考慮することは合理的である（弱い推奨，非常に低いエビデンス）．法律の専門家が「標準治療」という語を誤解する懸念があった．コンセンサスは最終的な推奨となった．

Knowledge Gaps（今後の課題）

活気のない児に対して吸引のために気管挿管を行うか行わないかの有益性と有害性．これは現在ILCORタスクフォースのメンバーを中心にRCTが実施されており，その結果が待たれる．

4）臍帯処置について

合併症のない正期産児の出生では，児娩出後1分から臍帯拍動の停止までのいずれかの時期での臍帯結紮，あるいは最低1分以上の臍帯遅延結紮は有益である．遅延結紮された児は乳児期早期まで鉄貯蔵量が改善するが，光線療法を受けることが多い[62]．わが国では，経皮的に測定したビリルビン値が白人に比べて有意に高く[63]，黄疸が多い原因として，人種的にビリルビンウリジン2リン酸グルクロン酸転移酵素遺伝子変異の頻度が高い[64,65]

ことが報告されている．これらのことから臍帯遅延結紮を導入した場合，光線療法の頻度の増加とそれに伴う児の入院期間の延長が危惧される等，わが国において臍帯遅延結紮を支持あるいは否定するエビデンスは十分ではない．

Knowledge Gaps（今後の課題）

わが国で臍帯遅延結紮の導入を検討する場合，日本人を対象とした質の高い臨床研究を行う必要がある．

(1) 蘇生を必要とする早産時の臍帯遅延結紮

> **CQ：早産児では30秒以上の臍帯遅延結紮が転帰を改善するか？**
>
> P 早産児（蘇生を必要とする早産児を含む）
> I 臍帯遅延結紮（>30秒）
> C 臍帯早期結紮
> O 生存，長期の神経学的転帰，循環系の安定，頭蓋内出血（IVH），壊死性腸炎，入院時の体温と黄疸の頻度

推奨と提案

ただちに蘇生を必要としない早産児の出生時の臍帯遅延結紮を提案する（弱い推奨，非常に低いエビデンス）．

蘇生を必要とするリスクの高い児の多くが研究から除外または取り下げられているため，出生後ただちに蘇生を必要とする早産児に対して臍帯結紮の取り扱いを推奨する十分なエビデンスは存在しない．

エビデンスの評価に関する科学的コンセンサス

過去50年間，分娩後ただちに新生児を蘇生チームのもとに運ぶために，一般的に早産児では出生後ただちに臍帯は結紮切離されていた．しかしながら，近年のエビデンスでは，特に臍帯結紮切離前に啼泣が始まった場合に，臍帯結紮を出生後30～60秒遅らせることでよりすみやかな生理学的な移行が生じることが明らかになった．動物や人間のモデルの両者で，心拍出量の増加，血圧の基礎値の高値と早期の血圧の安定化から臍帯遅延結紮は胎盤血輸血量の増加と関係があると考えられている．児が蘇生を必要とした場合，適切な臍帯遅延結紮の時間について結論は出ていない．

重大なアウトカムとしての

- 新生児死亡：11件のRCTに登録された591人の結果では臍帯遅延結紮に益を見い出せなかった（OR 0.6，95%CI 0.26～1.36）（非常に低いエビデンス：不精確さ，非常に深刻なバイアスのリスクによりグレードダウン）[66-76]．
- 重症IVH：5件のRCTで登録された265人の結果で

2 蘇生の流れ

は臍帯遅延結紮に益を見い出せなかった（OR 0.85, 95%CI 0.20～3.69）（非常に低いエビデンス：不精確さ，非常に深刻なバイアスのリスクによりグレードダウン）[67, 68, 72, 73].

- PVH/IVH：9件のRCTで登録された499人の結果では臍帯遅延結紮に益を見い出せた（OR 0.49, 95%CI 0.29～0.82）（非常に低いエビデンス：不精確さ，非常に深刻なバイアスのリスクによりグレードダウン）[67, 68, 70-76].
- 神経学的発達：エビデンスは見い出せなかった．
- 循環器系の安定性：評価項目は以下のとおり．
  - 出生時の平均血圧：2件のRCTで登録された97人の結果では臍帯遅延結紮施行で出生時の平均血圧の高値が見い出せた（MD 3.52 mmHg, 95%CI 0.6～6.45 mmHg）（非常に低いエビデンス：不精確さ，非常に深刻なバイアスのリスクによりグレードダウン）[70, 72].
  - 生後4時間での平均血圧：3件のRCTで登録された143人の結果では臍帯遅延結紮施行で生後4時間の平均血圧の高値が見い出せた（MD 2.49 mmHg, 95%CI 0.74～4.24 mmHg）（非常に低いエビデンス：不精確さ，非常に深刻なバイアスのリスクによりグレードダウン）[66, 72, 73].
  - 血液量：2件のRCTで登録された81人の結果では臍帯遅延結紮施行で益が見い出せた（MD 8.25 mL/kg, 95%CI 4.39～12.11 mL/kg）（非常に低いエビデンス：不精確さ，非常に深刻なバイアスのリスクによりグレードダウン）[76, 77].
- 体温：入院時の体温について4件のRCTで登録された208人の結果では臍帯遅延結紮により統計学的な益は見い出せなかった（MD 0.1℃, 95%CI −0.04～0.24℃）（非常に低いエビデンス：不精確さ，非常に深刻なバイアスのリスクによりグレードダウン）[70, 72, 73, 75].

重要なアウトカムとしての

- 輸血の必要性：7件のRCTで登録された398人の結果では，臍帯遅延結紮に益が見い出せた（OR 0.44, 95%CI 0.26～0.75）（非常に低いエビデンス）[69-71, 73, 75-77].
- 壊死性腸炎：5件のRCTで登録された241人の結果では臍帯遅延結紮で壊死性腸炎の発生率の低下がみられた（OR 0.3, 95%CI 0.19～0.8）（非常に低いエビデンス：不精確さ，非常に深刻なバイアスのリスクによりグレードダウン）[70, 72-75].
- 高ビリルビン血症と最高血中濃度（mmol/L）：6件のRCTで登録された280人の結果では臍帯遅延結紮を施行された児では最高ビリルビン値が有意に高かった（MD 16.15, 95%CI 6.13～26.17）（中等度のエビデンス）[70-74, 76].
- 治療された高ビリルビン血症（光線療法の必要性）：1件のRCTで登録された143人の結果では臍帯遅延結紮の有無で有意差はみられなかった（RR 1.29, 95%CI 1.00～1.67）（低いエビデンス）[76].

患者にとっての価値とILCORの見解

総合的にみると，このPICOに対するエビデンスはとても低かった．RCTから見い出されたエビデンスにもかかわらず，多くの臨床試験のサンプルサイズは少なく，関連する不精確さは関心ある全ての転帰に関してのエビデンスの質を制限した．2件の大規模観察研究が検討されたがこの結論に影響を与えるほどの十分な質とサンプル数ではなかった．壊死性腸炎や高ビリルビン血症に対するエビデンスの質は，一貫性のない転帰の定義および研究間で統一性のない光線療法適応値によって限定的であった．

- 今回の多くの検討事項で，価値ある結果は好ましくないと予測される結果を上回るため，総合的な結果のバランスは臍帯遅延結紮に有利に働いた．対照群とのRCTおよび非ランダム化観察研究の結果は，概して一致していた．しかしながら，ただちに蘇生を必要とする体重が小さく病的な児は入手できたRCTではほぼ除外されていた．そのため，生理的に不安定で，未熟性による合併症や死亡率に関して最も危険性の高いこの群について，介入により最高の益を享受するか害となるかのデータは非常に限られたものであった．
- （現在ルーチンに臍帯遅延結節を実施している国や地域では）患児の親はソーシャルメディアやインターネットサイトを通じて強い大衆の支持を受けている臍帯遅延結紮を望んでいる．臍帯遅延結紮の有利な点は特に早産児に対する専門的ケアが限られた環境であり，医療資源が制限されている状況において重要性が高まっていることを前提としている．新生児集中治療室への入院が限られている場合でも，体温保持した状態で初期の心血管系の安定性の改善と壊死性腸炎や重症頭蓋内出血等の合併症罹患率の軽減は有意な生存率改善をもたらすかもしれない．母体の貧血が一般的な地域では，鉄剤の補充は制限されており安全な血液製剤の供給もしばしば利用できない．輸血の必要性の減少および出生時に血液量が十分保たれていることは益が増すことになる．

主な議論は研究の質が非常に低いかどうかという問題が中心となった．新生児タスクフォースグループ内では最もランダム化されている部分で，GRADEツールによって提案されるようにエビデンスをグレードダウンす

ることは合理的ではないとの見解だった．しかし，GRADE の原理に基づくと，最終的には成果の大半を非常に低いエビデンスとして分類する必要があった．既存の研究では超早産児の登録はとても少なく蘇生を受けた児もとても少なかったことは注目しなければならなかった．新生児タスクフォースグループでは，より高いエビデンスの必要性という同様の意見を反映したコクランレビューと並行した追加調査の必要性を強調することで全会一致とした．一部のメンバーから蘇生を必要とする児について記載のある産科ガイドライン[78]とどのように整合性をとるかについての疑問も浮上した．

Knowledge Gaps（今後の課題）

- 現在進行中の大規模 RCT の結果．
- 人工呼吸を必要とする蘇生中の早産児での臍帯遅延結紮と早期結紮の比較．
- 臍帯遅延結紮と臍帯ミルキングとの比較．
- 最も重要な長期的な神経学的転帰のデータ．
- 分娩時の蘇生介入の必要性．
- ハイリスク群での高ビリルビン血症．

(2) 臍帯ミルキング

CQ：28 週以下の早産児では臍帯ミルキングが転帰を改善するか？

P 28 週以下の早産児
I 臍帯ミルキング
C 出生直後の臍帯結紮
O 死亡，2～3 歳時の神経学的発達転帰，昇圧剤の必要性，ボーラス輸液の必要性，初期平均血圧等の循環的安定，頭蓋内出血，入院時体温，血液学的指標-初期ヘモグロビン値，輸血の必要性，高ビリルビン血症，光線療法の必要性，交換輸血の必要性

推奨と提案

28 週以下の新生児に対し，ヒトにおける有益性のエビデンスが不十分であり，臍帯ミルキングを積極的にルーチンで使用する根拠は乏しい．

臍帯ミルキングは個々の状況，また研究といった環境で考慮され，初期血圧，血液学的指標，頭蓋内出血を改善しうる．長期的転帰の改善や安全性に関する根拠は認められない（弱い推奨，低いエビデンス）．

ただし，在胎 28 週以下での早産児で蘇生処置を必要とする場合は，CoSTR 2015 で推奨する臍帯遅延結紮は実施困難であり，蘇生処置の妨げとならない臍帯ミルキングで代用するのは合理的である．

今回レビューされた全ての文献では，胎盤より下のレベル，もしくは切開口，腟口と同じ高さで，20 cm の臍帯を3 回ミルキングされていた．

エビデンスの評価に関する科学的コンセンサス

臍帯を胎盤から新生児方向にミルキングすることは臍帯遅延結紮と同等の目的を果たしうる根拠がいくらか存在する（例：経胎盤輸血の増加，心拍出量の改善，血圧の上昇）．もしこれが正しければ，この手法は蘇生手技の実質的な遅れを未然に防ぐかもしれない．

重大なアウトカムとしての

- 死亡：3 件の RCT[79-81] で登録された 86 人の結果では有意差を認めなかった（低いエビデンス：非常に深刻な不精確さによりグレードダウン）．
- 循環安定性：2 件の RCT で登録された 50 人の結果では[79,80]初期平均血圧が 5.43 mmHg（1.98～8.87 mmHg の幅）高いことが見い出された（低いエビデンス：不精確さによりグレードダウン）．
- 頭蓋内出血：2 件の RCT[79,81] で登録された 56 人の結果では全てのグレードの頭蓋内出血が減少することが見い出された（OR 0.37, 95%CI 0.18～0.77）（低いエビデンス：非常に深刻な不精確さによりグレードダウン）．
  深刻な頭蓋内出血に有意差を認めなかった（OR 0.44, 95%CI 0.07～2.76）（低いエビデンス：非常に深刻な不精確さによりグレードダウン）[79]．
- 2～3 歳時の神経学的発達転帰：いかなるエビデンスも見い出せなかった．

重要なアウトカムとしての

- 血液学的指標：2 件の RCT[79,80] で登録された 56 人の結果では初期ヘモグロビン値を上昇させることが見い出された（MD 2.27 g/dL, 95%CI 1.57～2.98 g/dL）（低いエビデンス：不精確さによりグレードダウン），3 件の RCT[79-81] で登録された 86 人の結果では輸血を減少させることが見い出された（OR 0.2, 95%CI 0.09～0.44）（低いエビデンス：不精確さによりグレードダウン）．
- 体温：1 件の RCT[80] で登録された 30 人の結果では体温に有意差は認めなかった（低いエビデンス：非常に深刻な不精確さによりグレードダウン）．
- ビリルビン指標：ビリルビン測定値（3 件の RCT で登録された 86 人の結果[79-81]），光線療法の必要性（1 件の RCT で登録された 36 人の結果[81]）に有意差は認めなかった（低いエビデンス：非常に深刻な不精確さによりグレードダウン）．

患者にとっての価値と ILCOR の見解

この推奨作成では，安全性が不詳であることに重点を置き，介入の単純さや経済性に関し，さほど重点を置かなかった．

審議の多くで推奨の言い回しに焦点が当てられた．最初に提案された推奨は「臍帯ミルキングは極低出生体重児の分娩の際，即座の臍帯結紮に対し好ましいと示唆する」であった．2番目の推奨は「臍帯ミルキングは極低出生体重児の分娩の際，即座の臍帯結紮に対し好ましいが，標準的なケアとはみなすべきではない」，3番目の推奨は「臍帯ミルキングは極低出生体重児の分娩の際，即座の臍帯結紮に対し初期血圧，血液学的指標，頭蓋内出血（Grade 1, 2）を改善する点で好ましい．ただし長期的な転帰や神経学的転帰に関する適切な根拠はなく，それに関連した懸念が生じる」であった．さらに深刻なデータの不精確さも存在した．これらの要素によって今回の推奨に至った．

Knowledge Gaps（今後の課題）

- 神経学的転帰に関する根拠．
- この対象でのいくつかの研究が現在進行形であり2020年までには追加データが得られるだろう．
- 蘇生を必要とする場合の臍帯遅延結紮と臍帯ミルキングとの比較．
- わが国の研究で，臍帯の捻転を解除してからのミルキングの重要性が指摘されており（http://nrn.shiga-med.ac.jp/milking/），その検証が必要である．

4　人工呼吸戦略

新生児の呼吸管理は，まずは児の呼吸努力があるかどうかにかかっている．呼吸をしている正期産児あるいは早産児の場合，持続的気道陽圧（CPAP）を適用することで，呼吸努力を増大させるのに十分かもしれない．呼吸努力がない場合，症例によっては，機能的残気量（FRC）を確保することは困難な可能性がある．正期産児では，吸気圧（PIP）をかけることでFRCを確立するのに十分である可能性があり，別の症例では，呼気終末陽圧（PEEP）と/または持続的肺拡張（sustained inflation：SI）が有用かもしれない．本章では，自発呼吸のある児におけるCPAP使用，自発呼吸のない児におけるSIと/またはPEEPの使用についてレビューを行う．

人工呼吸戦略について，3つの観点から調査された．
(1) 出生後の最初の呼吸補助の特性とPEEP
(2) 蘇生中あるいはそれに引き続くCPAP
(3) 呼吸補助器具

1) 出生後の初期人工呼吸

無呼吸の新生児において最初の肺拡張を達成するためには間欠的陽圧人工呼吸（intermittent positive pressure ventilation：IPPV）が有用である．

(1) 持続的肺拡張（介入）

> **CQ：圧制御された持続的肺拡張（SI）は短い吸気時間の IPPV よりも有用か？**
>
> P 出生後自発呼吸が確立していない正期産，早産の新生児
> I 1回あるいは複数回の圧制御された持続的肺拡張
> C 短い吸気時間の IPPV
> O Apgarスコア5分値，FRCの確立，生後72時間の機械的人工換気，心拍＞100/分までの時間，気管挿管，全死亡

推奨と提案

出生直後に自発呼吸のない早産児に対する（5秒以上の）初期持続的肺拡張をルーチンには行わないことを提案する．しかし持続的肺拡張について個々の臨床現場や研究のセッティングでは考慮してもよい（弱い推奨，低いエビデンス）．

エビデンスの評価に関する科学的コンセンサス

重大なアウトカムとしての

- 生後72時間の機械的換気の必要性：3件のRCT（計404名登録）[82-84]から，持続的肺拡張に有意な益が示された（低いエビデンス：非一貫性，非直接性，不精確さによりグレードダウン）．さらに2件のコホート研究（計331名登録）[84, 85]では，持続的肺拡張は短い吸気時間による間欠的陽圧換気と比べ益を認めた（非常に低いエビデンス：持続的肺拡張群と対照群のばらつきによりグレードダウン）．1件のRCT[86]が，持続的肺拡張が様々な介入の1つに過ぎず，研究対象集団間の介入が多様であり，方法論的な懸念から除外された．
- 死亡率：3件のRCT（404名登録）[82, 84, 85]（低いエビデンス：非直接性，不精確さによりグレードダウン），2件のコホート研究（331名登録）[82, 84, 85]（非常に低いエビデンス：持続的肺拡張群と対照群のばらつきによりグレードダウン）があり，短い吸気時間でのIPPVと比較して，益は見い出せなかった．
- 気管支肺異形成：3件のRCT（404名登録）[82, 84, 85]（低いエビデンス：非一貫性，非直接性，不精確さによりグレードダウン），2件のコホート研究（331名登録）[84, 85]（非常に低いエビデンス：SI群と対照群の

ばらつきによりグレードダウン）があり，短い吸気時間でのIPPVと比較して，SI群で有意な益を認めた．
- 気胸：3件のRCT（404名登録）[82-84]（低いエビデンス：非一貫性，非直接性，不精確さによりグレードダウン），2件のコホート研究（331名登録）[82,83]（非常に低いエビデンス：SI群と対照群のばらつきによりグレードダウン）があり，短い吸気時間でのIPPVと比較して，SIの効果は認めなかった．

重要なアウトカムとしての
- Apgarスコア：群間で比較した研究を認めなかった[82-85]．
- 気管挿管の必要性：1件のコホート研究[84]（非常に低いエビデンス：対照群がないことによりグレードダウン）があり，分娩室での気管挿管の必要性は，従来管理に比べ，持続的肺拡張群で有意な減少を認めた．
- 心拍>100/分：エビデンスを認めなかった．
- FRCの確立：エビデンスを認めなかった．
- 分娩室における吸入酸素濃度：エビデンスを認めなかった．
- 分娩室における胸骨圧迫：エビデンスを認めなかった．

追加コメント
- 心拍100/分を超えるまでの時間，FRCの確立，分娩室での吸入酸素濃度，胸骨圧迫の必要性を評価した，ヒトを対象とした研究はなかった．
- 9名の正期産仮死児からなる症例集積研究では，5秒間の初期肺拡張により，既存コントロールと比較して，FRCが2倍に増加した（非常に低いエビデンス）[87]．
- 全ての研究（RCTとコホート研究）の比較は，方法論的な異質性〔すなわち，初期持続的肺拡張の時間（5～20秒）の差異のみならず，最大吸気圧（20～30 cmH₂O），持続的肺拡張を提供するために様々なインターフェースデバイス（気管チューブ，フェイスマスク，鼻咽腔チューブ）が用いられたこと〕により困難であった．
- 3件の研究では1回のみ拡張を実施[84-86]，1件の研究[84]ではPIPは高値だった．一方1件の研究では2回の拡張を実施し，PIPを上昇させていた[83]．
- 1回の持続的肺拡張と複数回の持続的肺拡張の効果を比較した研究はなかった．
- 肺胞リクルートメントへの持続的肺拡張の効果に関する動物実験では，機械的換気を開始する前に持続的肺拡張を受けた場合に，より均一な肺拡張と良好な肺コンプライアンスが得られることが，仔ヒツジ[86]，未熟ウサギ[88]で示された．しかしながら，Klopping-Ketelaarsによる研究[89]では，未熟仔ヒツジで初期のSI後に益は示されず，別の研究では初期持続的肺拡張のみより，段階的なPEEPの増加のほうが，全般的に良好な肺力学が得られた[90]．

患者にとっての価値とILCORの見解

本推奨作成に際し，長期的な益の欠如のため，生後72時間時の気管挿管の必要性の減少に対して，どのように持続的肺拡張を実施するかという点で明確さに欠けるというネガティブな観点をより重視した．

持続的肺拡張が生後72時間の機械的人工換気の必要性を減少させることがレビューされた研究で示されたが，気管支肺異形成，全死亡率のリスクを含め，肺機能に関連した重要な長期転帰には影響しなかった．これまでの研究は，これらの転帰に関しては検出力が低いようである．

持続的肺拡張（SI）使用に関して多くの論争があった．研究間で，SIの実施上用いられた方法が様々であった．異なるデバイスで咽頭圧を生成する効果が様々であったということが主張された．さらに，最近の動物実験では，SIに関連した，意図しない声門閉鎖の可能性があることが示されている．また現行の推奨と提案の言い回しが，将来の臨床研究を制限しているとみられかねないという懸念もあった．

エビデンスの評価者は，te Pasの論文[91]を含めるかどうか，決断するよう依頼を受けた．決定は除外することであったが，その理由は，複合的で交絡を引き起こしうる介入にあった．用いられたSIが5～25秒と幅があった研究を反映させるためには，科学的コンセンサスにさらなる詳細が必要と考えられた．「行わないことを推奨する」という言い回しについて，議論があった．何人かのメンバーは，この言い回しを支持したが，それはどのように持続的肺拡張を実施するか，何回そのような呼吸を実施すべきか，あるいはPEEPがあったほうがよいのか，ないほうがよいのか，等のエビデンスが不足しているためであった．動物のデータから外挿することも困難である．それは，実験動物には呼吸がなく，気管切開をされている状態であったため，解剖学，物理学，生理学が異なっているからである．現行の言い回しで合意としたが，個々の協議会にこの推奨を様々に解釈する余地があることも言及された．

Knowledge Gaps（今後の課題）

- 持続的肺拡張の持続時間，最適な初期最高圧，実施する持続的肺拡張の回数，反応の早期評価といった項目が不明確．
- FRCを確立し，その一方で新生児の圧損傷のリスクや長期の合併症を最小限にとどめるための最適圧や持続的肺拡張の持続時間を決定するため，さらなる

研究が必須である．

2）吸気圧

心拍の改善や胸郭を膨らませるために必要以上の高い吸気圧を使用することを支持する根拠はない．心拍や胸郭拡張の改善は，通常正期産児においては 30 cmH$_2$O [87, 92]，早産児では 20〜25 cmH$_2$O [15] の吸気圧で達成される．時にはさらに高い圧が必要とされることもある [93]．未熟な動物において，出生時に高容量，かつ高い最大吸気圧で換気を補助することは，数分間であっても肺損傷，ガス交換の悪化，肺コンプライアンスの低下の原因となる．

圧がモニタリングされるのであれば，早産児において 20 cmH$_2$O の初期吸気圧が効果的であろう．正期産児では 30〜40 cmH$_2$O の圧を要することもある．もし圧がモニタリングされていなければ，心拍増加を達成するのに必要な最小圧が使われるべきで，出生直後の早産児の換気中に，過剰な胸壁の動きは避けるべきである．もし心拍や胸郭の動きの迅速な改善がみられなければ，効果的な換気を達成するためにさらに高い圧が必要かもしれない．

3）呼気終末陽圧（PEEP）

(1) 分娩室での PEEP 使用の有無に関するアウトカム（介入）

> **CQ：出生時，呼吸が確立しない新生児に PEEP は有用か？**
>
> P 出生時，呼吸が確立しない早産児/正期産児
> I 初期の人工呼吸戦略としての PEEP をかけること
> C PEEP をかけない場合
> O Apgar スコア 5 分値，分娩室での気管挿管，分娩室での胸骨圧迫，出生後 2 分での心拍 100/分を超える，心拍 100/分以上に上昇するのにかかる時間，エアリーク，酸素飽和度/酸素化，分娩室の F$_I$O$_2$，生後 72 時間の人工呼吸器，気管支肺異形成，生存退院等

推奨と提案

分娩室での蘇生の間，早産児に対し終末呼気陽圧換気（PEEP）を使用することを提案する（弱い推奨，低いエビデンス）．正期産児に関してはデータが不十分で推奨には至らない．

エビデンスの評価に関する科学的コンセンサス

CoSTR 2010 では，呼吸障害を呈する新生児に対して CPAP を使用することと，IPPV が必要な時に常にPEEP を使用することが新たに推奨されていた．しかし，確実に PEEP をかけることができない自己膨張式バッグが一般に最も普及している点が問題である．他のデバイスの有用性と IPPV を要する蘇生での PEEP の必要性を検討することをここでの PICO と後述のテーマ〔NRP870「T ピース蘇生装置と自己膨張式バッグ」（→259 頁）〕の課題とする．

重大なアウトカムとしての

- 退院時死亡率：596 人の早産児を対象とした 2 件の RCT [94, 95] から，PEEP なしの場合と比較し，PEEP ありの場合に益は認められなかった（RR 0.616, 95% CI 0.274〜1.382）（非常に低いエビデンス：深刻な不精確さ，バイアスのリスクによりグレードダウン）．
- 気管支肺異形成：596 人の早産児を対象とした 2 件の RCT [94, 95] から，PEEP なしの場合と比較し，PEEP ありの場合に益は認められなかった（RR 1.153, 95% CI 0.711〜1.871）（中等度のエビデンス：不精確さ，バイアスのリスクによりグレードダウン）．
- 分娩室での心臓への薬物と胸骨圧迫の必要性：596 人の早産児を対象とした 2 件の RCT [94, 95] から，PEEP なしの場合と比較し，PEEP ありの場合に益は認められなかった（RR 1.468, 95%CI 0.550〜3.917）（低いエビデンス：不精確さ，バイアスのリスクによりグレードダウン）．

重要なアウトカムとしての

- 出生 5 分後の酸素飽和度：80 人の早産児を対象とした 1 件の RCT [94] から，PEEP なしの場合（中央値 SpO$_2$ 59%，IQR 33〜66%）と比較して，PEEP ありの場合（中央値 SpO$_2$ 49%，IQR 25〜90%）に益は認められなかった（$p=0.55$）（中等度のエビデンス：不精確さ，バイアスのリスクによりグレードダウン）．
- 蘇生中に使用する最小限の酸素濃度：516 人の早産児を対象とした 1 件の RCT [95] から，PEEP なしの場合（平均値 53%，SD 0.2）と比較し，PEEP ありの場合（平均値 48%，SD 0.2）に中等度の益が示された（$p=0.005$）（低いエビデンス）．
- 出生 2 分後に心拍が 100/分以上：516 人の早産児を対象とした 1 件の RCT [95] から，PEEP なしの場合と比較し，PEEP ありの場合に益は認められなかった（RR 1.656, 95%CI 0.938〜2.923）（低いエビデンス：不精確さ，バイアスのリスクによりグレードダウン）．
- 心拍が 100/分以上まで上昇する時間：516 人の早産児を対象とした 1 件の RCT [95] から，PEEP なしの場合（中央値 1 分，IQR 0.5〜1.9）と比較し，PEEP ありの場合（中央値 1 分，IQR 0.5〜1.8）に益は認められなかった（RR 1.656, 95%CI 0.938〜2.923）（中等度のエビデンス：不精確さ，バイアスのリスクにより

- 分娩室での気管挿管の必要性：596人の早産児を対象とした2件のRCT[94,95]から，PEEPなしの場合と比較し，PEEPありの場合に益は認められなかった（RR 1.208，95%CI 0.907〜1.609）（中等度のエビデンス：不精確さ，バイアスのリスクによりグレードダウン）．
- 生後72時間での人工呼吸器の必要性：80人の早産児を対象とした1件のRCT[94]から，PEEPなしの場合と比較し，PEEPありの場合に益は認められなかった（RR 0.317，95%CI 0.093〜1.086）（低いエビデンス：不精確さ，バイアスのリスクによりグレードダウン）．また，正期産を含めたRCT[95]が1件あったが，サブグループ解析の2次アウトカム指標に関するデータが不十分であった（非常に低いエビデンス：深刻な不精確さ，バイアスのリスクによりグレードダウン）．
- エアリーク：596人の早産児を対象とした2件のRCT[94,95]から，PEEPなしの場合と比較し，PEEPありの場合に益は認められなかった（RR 1.401，95%CI 0.414〜4.735）（低いエビデンス：不精確さ，バイアスのリスクによりグレードダウン）．
- 出生5分でApgarスコアが6点未満：516人の早産児を対象とした1件のRCT[95]から，PEEPなしの場合と比較し，PEEPありの場合に益は認められなかった（RR 0.813，95%CI 0.472〜1.402）（中等度のエビデンス：不精確さ，バイアスのリスクによりグレードダウン）．

非重要なアウトカムとしての
- 出生5分でのApgarスコア：80人の早産児を対象とした1件のRCT[94]から，PEEPなしの場合（中央値7，IQR 6〜9）と比較し，PEEPありの場合（中央値7，IQR 6〜8）に益は認められなかった（$p=0.18$）（中等度のエビデンス：不精確さ，バイアスのリスクによりグレードダウン）．

患者にとっての価値とILCORの見解

この提言の作成にあたり，$5\,cmH_2O$のPEEPを用いて蘇生した場合とPEEPをかけずに蘇生した場合の最大酸素濃度の減量について，ヒトを対象とした実験と動物実験から得られたエビデンスを検討している〔NRP 809「持続的肺拡張（介入）」（→255頁）参照〕．ヒトを対象とした実験では，インターフェース（マスク，気管チューブ）やPEEPの方法（自己膨張式バッグによるPEEP，Tピース蘇生装置によるPEEP）の違いがあり，複雑である．また，サブグループを比較したPICO課題への間接的な研究[95]が1件だけであった．動物実験の中には価値のあるものもあったが，エビデンスレベルの分類は低くなってしまう〔NRP 809「持続的肺拡張（介入）」（→255頁）参照〕．GRADE分類に基づくエビデンスでは低いとみなされるという懸念もあり，非常に苦慮した．$5\,cmH_2O$のPEEPを用いて蘇生した場合，F_IO_2を5％変化できたことが唯一の得た結果であった．NRP 870「Tピース蘇生装置と自己膨張式バッグ」（→259頁）のコメントも参照されたい．

Knowledge Gaps（今後の課題）

- 特に分娩室でのPEEP効果のアウトカムに関して，説得力があり，巧みにデザインされたRCTが必要である．
- 適切なPEEPレベルに関しては不明なままである．
- 静的PEEPか動的PEEPについて，さらなる記載が必要である．
- 在胎週数の違いや病態の違いによるPEEP効果の差は，未確定である．

4）持続的気道陽圧（CPAP）
(1) CPAPとIPPV（介入）

> **CQ：呼吸障害のある早産児でCPAPを使用することは転帰を改善するか？**
> P 呼吸のサポートを必要とする程度の呼吸障害がある，自発呼吸のある早産児
> I 分娩室でCPAPを使用すること
> C 挿管，IPPVを行うこと
> O 死亡，気管支肺異形成，気胸，重症脳室内出血等の発生

推奨と提案

分娩室で呼吸のサポートを必要とする呼吸障害のある，自発呼吸のみられる早産児に対し，挿管，IPPVを行うよりも，まずはCPAPを使用することを推奨する（弱い推奨，中等度のエビデンス）．

エビデンスの評価に関する科学的コンセンサス

CPAPは1970年代に，呼吸窮迫症候群の治療として新生児に導入された．しかしながら，設備的な限界が理由で，この治療は新生児蘇生の初期の推奨には含まれなかった．この10年間で，出生後自発呼吸が十分でない早産児に即座に気管挿管し，人工換気を行うことに代わり，CPAPを利用することが検討されてきた．当初32週未満の早産児にはサーファクタントを投与する目的で出生時に選択的に挿管すべきであるという教えが一般的であったため，この論議は複雑であった．また分娩室で

のCPAP使用は，気胸の発生につながるのではないかという懸念もあった．いくつかのRCTで以下の2件のPICOにつながる，これらの懸念につき検証を行った．

重大なアウトカムとしての

- 死亡または気管支肺異形成：3件のRCT[96-98]で，在胎30週未満の早産児2,358名に出生後15分以内にCPAPで治療を開始した場合，潜在的な益が認められた（RR 0.9, 95%CI 0.83～1.00）（中等度のエビデンス：バイアスのリスクによりグレードダウン）．
- 死亡：同じ3件のRCT[96-98]で，CPAPで治療を開始する場合の益は認められなかった（RR 0.82, 95%CI 0.66～1.03）（中等度のエビデンス：バイアスのリスク，不精確さによりグレードダウン）．点推定値は潜在的な益を示している一方で，95%CIは1.03と，1をまたいではいるものの害の可能性は最小であることを示しているともいえる．
- 気管支肺異形成：同じ3件のRCT[96-98]で，CPAPで治療を開始する場合の益は認められなかった（RR 0.92, 95%CI 0.82～1.03）（中等度のエビデンス：非直接性によりグレードダウン）．点推定値は潜在的な益を示している一方で，95%CIは1.03と，1をまたいではいるものの害の可能性は最小であることを示しているともいえる．
- 気胸：同じ3件のRCT[96-98]で，CPAPで治療を開始する場合の益は認められなかった（RR 1.24, 95%CI 0.91～1.69）（非常に低いエビデンス：非一貫性，非常に深刻な不精確さによりグレードダウン）．
- 重症脳室内出血：同じ3件のRCT[96-98]で，CPAPで治療を開始する場合の益は認められなかった（RR 1.09, 95%CI 0.86～1.39）（非常に低いエビデンス：非一貫性，深刻な不精確さによりグレードダウン）．

重要なアウトカムとしての

- 壊死性腸炎：同じ3件のRCT[96-98]で，CPAPで治療を開始する場合の益は認められなかった（RR 1.19, 95%CI 0.92～1.55）（中等度のエビデンス：不精確さによりグレードダウン）．
- 重症未熟児網膜症：1,359名を対象とした2件のRCT[97,98]で，CPAPで治療を開始する場合の益は認められなかった（RR 1.03, 95%CI 0.77～1.39）（低いエビデンス：非常に深刻な不精確さによりグレードダウン）．

患者にとっての価値とILCORの見解

推奨を提案するにあたり，CPAPで開始することに伴う有害転帰のリスクの絶対的な低下は少ないこと，臨床試験に参加した児は高率に出生前ステロイド治療を受けていたことを認識したが，このより非侵襲的なアプローチに価値を置いた．

CPAPは，CoSTR 2010では，自発呼吸はあるが，呼吸障害を伴う児へのオプションとして導入された．以前の推奨は，単純に酸素吹き流しを行うことであった．現在のPICOにはサポートなしというオプションはなかった．正反対のエビデンスはないが，酸素を投与するしないにかかわらず，CPAPを使用することは，資源が許せば好ましいという合意に至った．

Knowledge Gaps（今後の課題）

- 出生前ステロイド投与を受けていない児の場合に，このアプローチ（CPAP）の益と害のバランスは不明である．
- より週数の早いハイリスクな早産児の場合に，CPAP vs 気管挿管，IPPVに関するさらなる臨床試験が，益と害のバランスを確定するために必要である．死亡率に著明な効果があるかどうか不明である．罹患率の95%CIから，気管支肺異形成に対する利点と極軽度の重度IVH，NECの増加とバランスをとる必要があるかもしれない．
- CPAP単独に対して，CPAP使用の上，さらに早期の安定化を促進するためのINSUREアプローチの効用について，少なくとも2件の臨床試験で比較された．これについて今後のワークシートの対象とすべきである．

5) Tピース蘇生装置

(1) Tピース蘇生装置と自己膨張式バッグ

CQ：出生直後のTピース蘇生装置の使用は転帰を改善するか？
P 蘇生中に陽圧換気を受けている新生児（早産・正期産）
I PEEPが可能なTピース蘇生装置
C PEEPができない自己膨張式バッグ
O すみやかな自発呼吸の確立，気胸，気管支肺異形成，死亡

推奨と提案

デバイス（ここでは人工呼吸装置）の優位性については単なる推測の範疇であり，エビデンスは十分でない．これまで各施設で行われていた方法を踏襲することが妥当であると考える．

エビデンスの評価に関する科学的コンセンサス

多くの施設でTピース蘇生装置が自己膨張式バッグや流量調節式バッグに代わりつつある．わが国でもT

第4章　新生児の蘇生

ピース蘇生装置が徐々に普及しつつある．主な理由に自己膨張式バッグではCPAPやPEEPが活用しにくいこともある．一方，Tピース蘇生装置は容易に操作でき，CPAP，PEEPあるいはIPPVが使用可能である．しかしながら，Tピース蘇生装置を作動するためには圧供給源が必要となる．このPICOは自己膨張式バッグとTピース蘇生装置の有用性について比較検討することを意図する．

以下の科学的コンセンサスは，80人を対象とした研究[94]と453人を対象とした2次研究におけるサブグループ解析[95]に基づいている．

重大なアウトカムとしての

- 死亡退院：532人を対象とした2件のRCT[94,95]で，自己膨張式バッグと比較してTピース蘇生装置に益は認められなかった（OR 0.68，95%CI 0.31〜1.56）（低いエビデンス：バイアスのリスク，不精確さによりグレードダウン）．
- 気管支肺異形成：1,500g未満の新生児だけでの評価となるが，151人を対象とした2件のRCT[94,95]で，自己膨張式バッグと比較してTピース蘇生装置の益は認められなかった（OR 0.92，95%CI 0.59〜1.43）（低いエビデンス：バイアスのリスク，不精確さによりグレードダウン）．
- エアリーク：532人を対象とした2件のRCT[94,95]で，自己膨張式バッグと比較してTピース蘇生装置の益は認められなかった（OR 1.72，95%CI 0.51〜5.78）（低いエビデンス：バイアスのリスク，不精確さによりグレードダウン）．

重要なアウトカムとしての

- 自発呼吸の確立，あるいは分娩室の挿管を減らすこと：532人を対象とした2件のRCT[94,95]で，自己膨張式バッグと比較してTピース蘇生装置の益は認められなかった（OR 0.80，95%CI 0.59〜1.07）（非常に低いエビデンス：バイアスのリスク，不精確さ，非一貫性によりグレードダウン）．

患者にとっての価値とILCORの見解

最近の研究では，羊水で満たされた肺からの移行時，機能的残気量を確保するのにPEEPの使用は有効とされる．しかしながら，PEEPが使用できない状況においては，PEEP管理が困難な自己膨張式バッグを否定するほどの十分なエビデンスもない．$5\,cmH_2O$ までのPEEPを確実に供給可能な施設や器材がある状況の時には，PEEPは推奨される．

Knowledge Gaps（今後の課題）

- あるクラスターRCT[95]では，正期産に近い児（平均在胎週数：36週）で自発呼吸の確立のためにTピース蘇生装置を使用することの有効性が示されている．正期産児に対するさらなる研究が必要である．
- 新生児蘇生において，流量調節式バッグと自己膨張式バッグ，あるいはTピース蘇生装置（PEEPの有無も含めて）を比較した研究はない．使い勝手が有効性より上回るかもしれないが，論理的には流量調節式バッグはTピース蘇生装置と同等とすべきである．
- 自己膨張式バッグと他の2つのデバイスを比較する研究は有用であろう．

6）ラリンゲアルマスクエアウエイ（LMA）

(1) ラリンゲアルマスクエアウエイ（LMA）

> **CQ：34週を超えて出生した早産児や正期産児にラリンゲアルマスクは有用か？**
>
> **P** IPPVによる蘇生が必要な34週を超えて出生した早産児，あるいは正期産児
> **I** 第一あるいは第二のデバイスとしてラリンゲアルマスクを使用すること
> **C** マスク換気あるいは気管挿管
> **O** 新生児の脳損傷やバイタルサインの安定，Apgarスコアの上昇，長期転帰，その後の挿管の必要性，新生児罹病，死亡

推奨と提案

34週を超える早産児や正期産児の蘇生においては，フェイスマスクでの換気がうまくいかなければ，LMAを気管挿管に代わる手段として提案する（弱い推奨，低いエビデンス）．

34週を超える早産児や正期産児の蘇生において，陽圧換気がうまくいかず，気管挿管ができない特殊な状況であれば，LMAを推奨する（強い推奨，よき臨床上の基準）．

エビデンスの評価に関する科学的コンセンサス

気管挿管は新生児蘇生法を学ぶ上でも教える上でも最も難しい手技である．LMAは，フェイスマスク換気に代わる第一のエアウエイとして，あるいは気管挿管が困難な際の第二のエアウエイとして最近提案されている．ここでのPICOの課題は新生児蘇生の現場でLMAの有用性と有効性についてのエビデンスを検討することである．

469人を対象とした3件のRCTから，第一のエアウエイ（すなわち，陽圧換気を必要とする正期産児の蘇生において，フェイスマスクではなくLMAを選択するこ

と）について，LMAとフェイスマスクを比較した．

重大なアウトカムとしての
- バイタルサイン：2件の小さなRCTと1件の大きなquasi-RCT（準ランダム化比較試験）[99-101]から，フェイスマスクよりLMAは有益であった（OR 11.43, 95%CI 4.01〜32.58）（低いエビデンス：非常に深刻なバイアスのリスクによりグレードダウン）．
- LMAやフェイスマスクでの不成功後に気管挿管の必要性：同じRCT[99-101]から，フェイスマスクよりLMAがより有益であった（OR 0.13, 95%CI 0.05〜0.34）（低いエビデンス：非常に深刻なバイアスのリスクによりグレードダウン）．
- Apgarスコアの上昇：同じRCTにおいて，低いエビデンスを認めたが，Apgarスコアの上昇に関する報告は不十分であり除外した（低いエビデンス：非常に深刻なバイアスのリスクによりグレードダウン）．
- 脳損傷や長期転帰の指標では重要なアウトカムとなるエビデンスは認められなかった．

重要なアウトカムとしての
- 罹患率（胃の膨満，near termの食道逆流や嘔吐）：同じRCT[99-101]から，フェイスマスクとLMAに益は認められなかった（OR 5.76, 95%CI 0.7〜47.32）（低いエビデンス：不精確さ，非常に深刻なバイアスのリスクによりグレードダウン）．

40人を対象とした1件のRCT[102]から，陽圧換気を必要とする正期産児の蘇生において，第二のエアウエイとして（すなわち，マスク換気が不成功の際にLMAか気管挿管かを選択する状況として），LMAと気管挿管と比較した．

重大なアウトカムとしての
- バイタルの改善あるいは蘇生の成功：1つのRCT[102]で，LMAが気管挿管と同程度の効果であった（非常に低いエビデンス：不精確さ，バイアスのリスクによりグレードダウン）．
- LMAの不成功後の気管挿管の必要性：同じRCT[102]で，LMAが気管挿管と同程度の効果であった（非常に低いエビデンス：不精確さ，バイアスのリスクによりグレードダウン）．
- Apgarスコアの上昇：同じRCT[102]において，非常に低いエビデンスを認めたが，Apgarスコアの上昇に関する報告は不十分であり除外した（非常に低いエビデンス：不精確さ，バイアスのリスクによりグレードダウン）．
- 死亡率：同じRCT[102]から，LMAとマスク換気，気管挿管の間に益は認められなかった（非常に低いエビデンス：不精確さ，バイアスのリスクによりグレードダウン）．
- 第2のエアウエイとして，LMAをフェイスマスクや気管挿管チューブと比較しても，脳損傷や神経学的長期転帰が重大なアウトカムとなるエビデンスはなかった．

重要なアウトカムとしての
- 罹患率：同じRCT[102]から，LMAと気管挿管を比較した時にLMAのほうが組織損傷をより引き起こした（OR 2.43, 95%CI 0.51〜11.51）（非常に低いエビデンス：不精確さ，バイアスのリスクによりグレードダウン）．

患者にとっての価値とILCORの見解

これらの推奨を作成するにあたり，他の臨床条件（例えば，早産児）でより一層の検討が必要であると認識するとともに，新生児の人工換気に関するLMAの確かな安全性と実用性に対してある一定の評価をした．また，マスク換気が不成功，あるいは/さらに気管挿管がうまくいかない時に，代替のエアウエイとして高い意義があるとした．また正期産に近い早産児も推奨に含める合理的なエビデンスも存在する．

Knowledge Gaps（今後の課題）

- マスク換気との比較において，正期産児や早産児の第一のデバイスとしてLMAに有効性と安全性があるかの検討．またLMAの挿入技術，そのシミュレーションモデルや教授方法についても今後検討が必要である．

5　人工換気中・気管挿管中のモニタリング

1）モニタリング器具

(1) 人工換気中の呼吸機能の評価のための機器の使用

> **CQ：新生児に対して人工呼吸を行う際に，呼吸機能を評価するためのデバイスは有用か？**
>
> P 蘇生のために人工呼吸を受ける新生児
> I 圧力モニタリングの有無にかかわらず呼吸機能を評価するためのデバイスの使用
> C デバイスを使用しない場合
> O 生存から退院時点での神経学的転帰，脳室内出血，心拍が100/分を超える時間，気管支肺異形成，気胸

推奨と提案

出生時人工呼吸を受ける児に対する換気流量と換気量の

モニタリングは，実現可能な技術ではあるものの，より確からしい根拠が得られるまではルーチンには使用しないことを提案する（弱い推奨，低いエビデンス）．

出生時人工呼吸を受ける児に対するカプノグラフィーは，実現可能な技術ではあるものの，より確からしい根拠が得られるまではルーチンには使用しないことを提案する（弱い推奨，低いエビデンス）．

エビデンスの評価に関する科学的コンセンサス

出生時の児の蘇生ではしばしば人工呼吸を必要とする．人工呼吸に関して最新のガイドラインでは常に肺を膨張させるために固有の圧の推奨がある．最新の研究では過度な圧は特に早産児では深刻な肺損傷を引き起こすことが示されている．そして，いくつかの蘇生ガイドラインでは損傷の原因は圧より容量に基づいているとしている．また，呼気CO_2が測定できるということは十分な換気が行われている可能性が示唆されている．これらの変化量の両方を測定するための装置の開発が進んでいる．以下のPICOは蘇生中にその使用を推奨する妥当性を評価することを意図する．

① 換気流量と換気量のモニタリング

重大なアウトカムとしての

- 退院生存と頭蓋内出血：49名を登録した1件のパイロット研究によるRCT[103]では益は認められなかった（低いエビデンス：バイアスのリスク，不精確さによりグレードダウン）．
- 心拍が100/分以上になるまでの時間と神経学的後障害を持たない生存との関係：エビデンスは得られなかった．

重要なアウトカムとしての

- 気管支肺異形成と気胸：エビデンスは得られなかった．

② カプノグラフィー

重大なアウトカムとしての

- 退院生存と頭蓋内出血：48名を登録した1件のパイロット研究によるRCT[104]では益は認められなかった（低いエビデンス：バイアスのリスク，不精確さによりグレードダウン）．
- 心拍が100/分以上になるまでの時間と神経学的後障害を持たない生存との関係：エビデンスは得られなかった．

重要なアウトカムとしての

- 気管支肺異形成と気胸：48名を登録した1件のパイロット研究によるRCT[104]では益は認められなかった（低いエビデンス：バイアスのリスク，不精確さによりグレードダウン）．

患者にとっての価値とILCORの見解

われわれは新たなテクノロジーを採用するために，死亡および後障害よりも，もう少し合理的な評価項目とベンチマーク指標を取り入れ，今後PICOの見直しを考慮していかなければならない．人的要因は諸要因の1つであることを指摘することが重要であることを強調した．機器はケアを提供する人がその機器をどれぐらい上手くケアと整合させ組み込むことができるかによって有用となる．新たにわれわれはプロセスアウトカムを持つという他の観点が浮上した．しかし，それらは実際のパフォーマンスに影響を与えているか？　われわれは段階的なアプローチが必要ではないか？　どんな他のプロセスアウトカムを包括するべきか？　将来，われわれは機器のデザイン，警報の知らせかた（視覚的なのか，聴覚的なのか，色調や書体等）を検証する必要がある．もしこれらが治療であったならばわれわれはそのような検証に反対することを提案するであろう．

Knowledge Gaps（今後の課題）

- 新生児蘇生の転帰と新生児蘇生による反応性を改善するために換気流量と換気量のモニタリングとカプノグラフィーの役割を決定するための重要な臨床的評価項目を持った大規模研究が必要である．
- 新生児蘇生のタスクトレーニングのために換気流量と換気量のモニタリングを行うことがトレーニングの質および臨床的評価項目を改善するかどうか今後の研究とする必要がある．
- 蘇生チームに評価され，効果のある基本的な聴診または視覚と比較して連続的な換気流量と換気量のモニタリングと呼気CO_2濃度モニタリングが有用であるかを検証する特別な研究が必要である．

(2) 気管チューブ挿入位置確認のための呼気二酸化炭素（CO_2）検知器

3件の研究[105-107]では，呼気CO_2検知器は心拍のある新生児において，臨床的評価のみよりも，より早く，より確実に気管挿管を確認することができるが，心停止の際に偽陰性判定が報告されている[108]．一方，モデル肺においては有効性が示されている[109]．比色式CO_2検知器がアドレナリン，サーファクタント，アトロピンで汚染された場合に，偽陽性がみられる可能性がある[110]．新生児の呼気CO_2検知方法を推奨するために比較できる知見はない．

呼気CO_2検知器を臨床的評価に加えることは，心拍のある新生児の気管チューブの位置を確かめるために合

理的である．

6 循環補助

循環補助の項目では，最も効果的な胸骨圧迫をいかに提供するかについて焦点が当てられている．この検討の中において，両母指圧迫法と2本指法またはそれ以外の方法との比較も含まれる．CoSTR 2010では，それまでに報告されているエビデンスを評価した結果，出生時に新生児が重大な徐脈や心停止に陥っているのは，心原性ではなく低酸素に伴う2次性の変化であることから，圧迫・換気比は15：2でも30：2でもなく，3：1とした．

今回のレビューでは，この推奨を変更するような最新のエビデンスがあるかどうか検索をした．さらに，胸骨圧迫中の血流を反映したCPRの人間工学に関する重要な要因も検索した．以下に述べるエビデンスは，これらの調査結果を要約したものである．

1) 胸骨圧迫
(1) 胸骨圧迫と人工呼吸の比率（介入）

CQ：新生児の胸骨圧迫と人工呼吸の比で最適な組み合わせはどれか？
P 胸骨圧迫を受けている新生児
I 他の圧迫・換気比（5：1，9：3，15：2，同期等）
C 3：1の圧迫・換気比
O 生存，神経学的転帰，CPR中の組織灌流およびガス交換，継続的な循環回復までの時間，組織損傷，胸骨圧迫による疲労

推奨と提案

新生児蘇生では，3：1の圧迫・換気比を引き続き採用することを提案する（弱い推奨，非常に低いエビデンス）．

エビデンスの評価に関する科学的コンセンサス

出生時の新生児蘇生において圧迫・換気比は，3回圧迫して1回換気が推奨されている．新生児は，肺内が肺水で満たされた状態で出生する．そしてその多くが最初の数回の換気で肺胞膜を介して直接吸収されるという概念が知られている．新生児の自発呼吸が抑制されることで徐脈または心停止の危険に至っている場合の効果的な蘇生法は，仮死の病態から回復させるために十分な肺の換気と酸素化を行うことである．それゆえ新生児蘇生を行う上での焦点は，第一に換気を確立することで，循環のサポートは次の目標となる．このPICOは，この目標に到達するために，最適の圧迫・換気比を見つけることである．

動物実験にて，換気に対して圧迫回数を増やせば有利な点が増えるという報告は認められなかった（非常に低いエビデンス：非直接性，不精確さ，バイアスのリスクによりグレードダウン）：

- 短期間の生存率（2件のRCTが存在し，総数54頭のブタが対象であった）[111, 112]．
- CPR中のガス交換（2件のRCTが存在し，総数54頭のブタが対象であった）[111, 112]．
- 継続的な循環までの回復時間（2件のRCTが存在し，総数69頭のブタが対象であった）[111, 112]．
- 組織損傷のマーカー（肺/脳）（2件のRCTが存在し，総数54頭のブタが対象であった）[113, 114]．
- 神経学的転帰に対するエビデンスは認められなかった．

マネキンを用いた研究で，換気に対して圧迫回数を増やせば不利な点が増えることが示された（5：1，9：3，15：2）（非常に低いエビデンス：深刻な非直接性，深刻な不精確さ，深刻なバイアスのリスクによりグレードダウン）：

- 胸骨圧迫の疲労（適切な胸骨圧迫の深さおよび時間が経っても不適切な深さになりにくい）（1件のRCTが存在し，総数32人の蘇生プロバイダーが対象であった）[115]．
- 分時換気量（1件のRCTが存在し，総数32人の蘇生プロバイダーが対象であった）[115]．
- マネキンを用いた研究で，非同期の胸骨圧迫（120回圧迫：40回換気）のほうが，3：1（90回圧迫：30回換気）に比べて分時換気量が多かった（1件のRCTが存在し，1つの治療目的毎の5つの異なるセッションで2人の蘇生プロバイダーが対象であった）[116]．

患者にとっての価値とILCORの見解

他の圧迫・換気比が新生児にとって利点があるという明確なエビデンスがなく，今回は3：1の圧迫・換気比を推奨することが望ましいと考えた．

新生児仮死は，新生児の心血管系虚脱の主たる原因となるので，効果的な蘇生を行う上で換気に焦点が当たることが求められる．変更が必要と判断しうる新しいエビデンスがなく，蘇生アルゴリズムと教育プログラムの一貫性に価値を置いた．

全ての研究は，分娩後しばらく経過し，生後循環の確立した若い仔ブタで行われた（人間や，動物の胎内から胎外循環への移行モデルのデータは存在しない）．人間または動物で肺内に肺水がたまったモデルに関するエビデンスは存在しない．そのため，他のグループ（小児そしてBLSグループ）と検討する際，新生児独特の循環生理から圧迫・換気比は新生児独自の3：1が必要であることを明らかにする必要がある．このことに関して，同意をしない人が存在するかもしれない．しかし今回の声明では，その価値と優先性に関して，なぜわれわれが

3：1を採択したかを明記している．

Knowledge Gaps（今後の課題）

- 臨床的および適切な動物モデルを対象にした特異的な研究が必要である．
- 新生児のデータが必要である．
- 新生児仮死による呼吸原性心停止で，順行的な血流および冠動脈灌流を保つために連続的な胸骨圧迫の回数は何回必要なのであろうか？
- 新生児仮死による呼吸原性心停止で，胸骨圧迫をしている時にCO_2を正常域に保つために何回換気を行えばいいのだろうか？
- 非同期的な方法に関してのより多くの研究が必要である．
- 持続的な拡張を伴う十分な換気は，胸骨圧迫になりうるか？
- 効果を判定する上で，圧迫の中断にどのような限界があるのだろうか？

(2) 胸郭包み込み両母指圧迫法 vs 2本指圧迫法

CQ：新生児の胸骨圧迫法として胸郭包み込み両母指圧迫法と2本指圧迫法はどちらがよいか？
P 胸骨圧迫が必要な新生児
I 胸郭包み込み両母指圧迫法
C 2本指圧迫法
O 自己心拍再開（return of spontaneous circulation：ROSC），神経学的転帰，生存，CPR中の組織灌流・ガス交換，胸骨圧迫の疲労

推奨と提案

新生児における胸骨圧迫は，胸郭包み込み両母指圧迫法を提案する（弱い推奨，非常に低いエビデンス）．

胸骨圧迫の部位は，胸骨下1/3とすることを提案する（弱い推奨，非常に低いエビデンス）．

エビデンスの評価に関する科学的コンセンサス

新生児蘇生において，胸郭を母指以外の指で包み込むようにする胸郭包み込み両母指圧迫法（両母指法）と，胸骨下部に2本指を垂直に置く方法（2本指法）という2種類の異なる胸骨圧迫法が提案されている．このPICOはどちらの方法が有効であるが評価することを目的としている．

重大なアウトカムとしての持続的な循環への回復時間や神経学的損傷に関するデータは見つからなかった．

重大なアウトカムとしての

- CPR中の組織灌流とガス交換の改善：9件のRCT[117-125]と6件の観察研究[126-131]から，両母指法は2本指法に比べて高い血圧を発生させた（RCTは低いエビデンス：非直接性，不精確さによりグレードダウン，観察研究は低いエビデンス：非直接性，不精確さ，深刻なバイアスのリスクによりグレードダウン）．

重要なアウトカムとしての

- 胸骨圧迫の疲労：4件のRCTを認めた．そのうち2件で両母指法のほうが2本指法よりも疲労度が少なく[118,132]，残りの2件では疲労度に差は認めなかった[124,133]（低いエビデンス：非直接性，不精確さによりグレードダウン）．

新しい胸骨圧迫法：

- マネキンを用いて，母指人差し指法（Thumb and Index Finger：TIF法）と，両母指法，2本指法が比較された[134]．胸骨圧迫は，5分間の間のレート，手の位置，深さ，不完全なリコイル，過剰な圧迫，そしてCPR中の誤ったレートを記録し比較した．TIF法と両母指法は，2本指法に比べて5分以上も質の低下がなく"適切な胸骨圧迫"を提供することができた．
- 粘着グローブを用いて，新生児モデルを含む4つのグループで通常のCPRをマネキンに対して行い効果を比較した[135]．両母指法は，新生児グループで通常のやり方とグローブで両母指をくっつけたやり方で比較した．グローブ法の理論は，有効な圧迫と減圧をすることができるというものであった．胸骨圧迫の回数，圧迫と減圧の深さについて記録した．両方のグループで疲労度の差を認めなかった．粘着グローブ群のほうがより有効な圧迫ができるが疲労は軽減されないという結果を示した．

要旨：新しい母指人差し指法が両母指法に比べて有用であるというエビデンスは認めなかった．粘着グローブは，有効な圧迫を反映していたが，疲労は軽減されなかった．

他要因：

- CPRは骨折の原因となるか？
 Frankeら[136]は両母指法が肋骨骨折の原因となるか，過去10年間を後ろ向きに調査した．胸骨圧迫と胸部X線撮影を行った全ての児を対象とした．日齢の中央値は9であった．
 要旨：全てのケースで肋骨骨折は発症していなかった．

- 胸骨圧迫に最も適している位置

 幅の広い年齢の乳児を対象に4つの評価方法を用いて，胸骨下1/3に心臓があることが示された[137]．さらに胸骨下1/3で施行した胸骨圧迫法が，胸骨中1/3で施行した胸骨圧迫法に比べて，より高い血圧を認めた．平均4.4か月齢乳児のCT検査データとマネキンを用いて成人の母指が並列したサイズの計測データを用いて，左室は大部分が胸骨下部に存在することが示された[138]．胸骨圧迫する位置で機能評価の比較をしているデータは存在しなかった．胸骨下1/3が胸骨圧迫に最も適している位置と推定された[139]．

- 正期産児と早産児

 両母指圧迫法において，胸骨圧迫の位置は，正期産児と早産児で同じであると判断されていた．しかし1,500g未満の児では，両母指法および2本指法においては，正しくない位置であることが示された．胸部X線分析によると正期産児と早産児は，胸骨下1/3に心臓がある[140]．平均4.7か月齢を対象にした胸部CT検査結果とマネキンを用いて成人の母指を並列または重ね合わせた時のサイズデータによると，母指を並列にしたほうが胸骨圧迫の際の肺や肝臓等の他の臓器を圧迫する危険性が増すことが示された[141]．両母指法での疲労度について検討したマネキンスタディにおいて，母指重ね合わせ法のほうが母指並列法に比べて高い血圧と脈圧が出現したが，疲労度が高かった[142]．胸骨下1/3を圧迫した際に，他の臓器への影響があるかどうか調べるために，マネキン上に両母指（並列法）または2本指を置いて胸部CTを用いて計測した[143]．両母指法と2本指法はどちらも他臓器を圧迫した．しかし，両母指法のほうが，より臓器の圧迫は少なかった．Clementsらは，2本指胸骨圧迫において，乳頭ラインから剣状突起の位置をランドマークとする方法の精確性について検討を行った[144]．この方法を用いると，全ての乳児において腹部と剣状突起を圧迫してしまい，これ以外の方法で場所を決めるのが妥当であると結論づけた．

 要旨：依然，胸骨下1/3が新生児の心臓を圧迫するのに最適な位置であると考えられた．両母指重ね合わせ法は，並列法と比べてよい方法かもしれない．

患者にとっての価値とILCORの見解

なし．

Knowledge Gaps（今後の課題）

- 最も重大なアウトカムに関しての研究はなかった．
- よい移行モデルからのデータは認めなかった．
- 新生児のデータは非常に限られたものしか認めなかった．

(3) 胸骨圧迫の深さ

胸骨圧迫の深さは，胸郭の前後径の1/3が，それより深い圧迫よりも望ましい[145]．

胸郭の前後径の1/3が凹むように圧迫する．胸骨圧迫を行う場合は，適切な人工呼吸と組み合わせて行うべきである．

(4) 胸骨圧迫中の酸素濃度

CQ：胸骨圧迫中の100%酸素投与は転帰を改善するか？
- P 胸骨圧迫を受ける新生児
- I 換気ガスとして100%酸素
- C より低い酸素濃度
- O 生存，神経学的転帰，ROSCまでの時間，酸化損傷

推奨と提案

この疑問に答えるヒトでのデータは存在しなかった．動物実験において100%酸素の有効性は認められないが，胸骨圧迫の段階に至るまでは，ROSCを目標に低濃度酸素での有効な換気が試みられており，胸骨圧迫が必要になれば，酸素濃度を上げることが堅実であろう（よき行動規範）．自己心拍が再開すれば，すみやかに酸素濃度を下げるべきである（弱い推奨，非常に低いエビデンス）．

エビデンスの評価に関する科学的コンセンサス

新生児蘇生は歴史的にできるだけ早急に適切な酸素化を得ることに焦点が置かれてきた．近年，過剰酸素は毒性を持ちうることが認識されてきた．現在のガイドラインでは蘇生は低濃度酸素で開始し，パルスオキシメータの値によって必要に応じ酸素濃度を増量することを推奨している．しかし一旦蘇生が胸骨圧迫まで至ると酸素濃度を高濃度にすることが提案されている．このPICOはこの手技が正しいかどうか検討することを意図した．

重大なアウトカムとしての

- ROSC：8件の動物研究（ヒツジ/ブタ/ラット）から心肺蘇生中，100%酸素は21%酸素と比べ何ら益を認めなかった（低いエビデンス：非直接性によりグレードダウン）[146-153]．
- 生存率：9件のうち8件の動物研究（ヒツジ/ブタ/ラット）[146-153]から心肺蘇生中，100%酸素は21%酸素と比べ何ら益を認めなかった．しかし1件の研究[154]で100%酸素は21%酸素と比べ有利であった（非常に低いエビデンス：潜在的なバイアスのリスク，非一貫性，非直接性によりグレードダウン）．全ての研究を統合すると100%酸素 vs 21%酸素で80/100

(80％) vs 74/102（73％）で有意差なし．有意差のない8件の研究の合計は100％酸素 vs 21％酸素で70/77（91％）vs 71/79（90％），有意差のある1件の研究は100％酸素 vs 21％酸素で10/23（43％）vs 3/23（13％）（$p = 0.02$）であった．

- 神経学的転帰：4件の動物研究（ブタ/ラット/マウス）[148, 151, 154, 155]から，神経学的転帰は様々だった（非常に低いエビデンス：潜在的なバイアスのリスク，非一貫性，非直接性，不精確さによりグレードダウン）．ある研究では72時間での神経学的欠損，海馬の神経線維の虚血に差はなかった．
  またある研究では4時間の神経学的試験において100％酸素群で増悪を認めた．またある研究では100％酸素群で海馬のアポトーシスが多く認められた．
- 酸化損傷：10件の動物研究から，酸化損傷の結果は様々だった（非常に低いエビデンス：潜在的なバイアスのリスク，非一貫性，非直接性によりグレードダウン）[113, 114, 146, 149-153, 156, 157]．
  6件の研究（ブタ/マウス）[113, 114, 149-151, 154]では種々の酸化ストレスマーカーに有意差を認めず，3件の研究（ヒツジ/ラット）[146, 152, 156]では100％酸素群で酸化傷害が多く認められた．1件のブタの研究[157]では線条体と海馬のアポトーシスが100％酸素群で少なかったと報告している．

患者にとっての価値とILCORの見解

得られた動物実験の根拠のほとんどは，新生児の胸骨圧迫中，空気を使用することが可能であり，100％酸素を使用した蘇生は酸化傷害を増加させうることを示唆するが，ヒトにおける実行可能性を証明するデータを持ち合わせないこと，また動物実験でも短期的な心肺停止ではなく，さらに長時間の心肺停止において，空気の使用を評価した研究がないことに対する懸念が払拭できない．明らかな仮死の児に起きている低酸素傷害を予防すること，後続の高濃度酸素による傷害を予防することのバランスに価値を置いた．

これはかなり討議されたトピックだった．低血圧・徐脈の症例において，実験的なエビデンスからは，空気を使用すべきことは明白である．そこで今回根拠とは独立して推奨を作成した．もしかすると"根拠はないにもかかわらず，これらの理由から，…を推奨する"といえるかもしれない．トレーニングシナリオで胸骨圧迫実施の際，酸素濃度を上昇し忘れることは受講者によくある間違いである．しかしこれは深刻な間違いだろうか？ この非直接的な問題は推奨とは結びつかない．動物実験の低い根拠に留意せず，意識的な決断をした．ワークシート作成グループは，心肺停止の児に対し，酸素を投与することに価値を置いたといえるだろうか？ ILCORは（21％もしくは100％のいずれもという）中立的な推奨を作成し，各蘇生団体にどうするかを決定することを許容する選択を考慮した．われわれはデータを持たないが何らかの推奨を出す必要がある．

Knowledge Gaps（今後の課題）

仮死による重度の徐脈，もしくは心停止を上手く再現した動物モデル，または人の新生児における具体的，特異的な研究が必要である．

(5) 新生児心停止に対するフィードバック機器の使用

CQ：新生児に対して胸骨圧迫を行う際のフィードバック機器は有用か？
P 胸骨圧迫を受ける，心停止もしくは徐脈の状態の新生児
I 呼気CO_2モニター，パルスオキシメータ，自動圧迫フィードバック機器のようなフィードバック機器の使用
C 圧迫の効果を臨床的に評価すること
O 圧迫中断時間，ROSCまでの時間，循環の改善，生存，神経学的転帰

推奨と提案

胸骨圧迫を必要とする心停止もしくは徐脈の状態の新生児において，ROSCの検出のための呼気CO_2モニターやパルスオキシメータのようなフィードバック機器の単独の使用は，より確からしい根拠が得られるまでルーチンには行わないことを提案する（弱い推奨，非常に低いエビデンス）．

エビデンスの評価に関する科学的コンセンサス

現在新生児蘇生の成功を判断する手段は心拍の反応の評価である．CO_2モニターやパルスオキシメータといった機器がより鋭敏と示唆されている．このPICOはこの問題につき現在の根拠を究明することを意図した．

重大なアウトカムとしての

- 循環の改善，ROSCまでの時間の短縮，圧迫中断時間の短縮，生存率の増加，神経学的転帰の改善に関して，特定のデータを見い出せなかった．5件の小規模観察研究（2件の生後循環が確立した仔ブタモデル[158, 159]，2件の生後循環が確立した子イヌモデル[160, 161]，1件のヒトにおける研究[160]）では呼気CO_2がROSCの開始やその有無の関連を評価していた（非常に低いエビデンス：非直接性，バイアスのリスクによりグレードダウン）．
- 1件の仔ブタの研究[158]，および1件の子イヌの研

究[161]ではROSCは27〜28 mmHgの呼気CO_2値と関連した．これらの研究では心肺蘇生は心停止から5〜10分で開始された．
- 1件の仔ブタの研究[159]では60/分以上の心拍の存在は14 mmHgの呼気CO_2値と関連した（感度93%，特異度81%）．この研究では心肺蘇生は心停止直後から開始された．
- 1件のヒトの研究[162]では生後1週間〜10歳の幅広い年齢範囲であった．そのほとんどが院外心停止であった．自己心拍に至らなかった症例の全例で呼気CO_2値は15 mmHg以上に至らなかった．

■ 患者にとっての価値とILCORの見解

　いくつかの疑問が湧き起こった．ROSCを検出することが，回復への第一段階を認識するがゆえ，このROSCの検出が転帰を改善する転帰としてよいだろうか？ROSCの検出は，自身の行動が有効，または他の介入を考慮するかを判断する重要な手段である．機器の有効性を，重要な転帰として評価する必要があるのか？（自己心拍の検出の）患者に対する効果は重要なのか？　機器の測定は何を測定しようとしているのか？　人的要因の問題は？　蘇生実施者は機器を有効に使用できるか？　これが転帰に影響するか？　このような疑問が存在する．

■ Knowledge Gaps（今後の課題）

- 改善傾向を示す際，または蘇生中の新生児における換気流量と換気量のモニターとカプノグラフィーが果たす役割を決定するための重要な臨床的アウトカムを検出する大規模研究が必要である．
- 新生児蘇生トレーニングでのルーチンの換気流量と換気量のモニターの使用が，トレーニング効果や臨床経過を改善するか決定するためのさらなる研究が必要である．
- 換気流量と換気量や呼気CO_2レベルの持続的モニターが，蘇生チームに評価され，効果のある他の聴覚，視覚的な手段と対抗しうるものかを判断する研究が必要である．

2) 薬物投与

(1) アドレナリン

　蘇生においてアドレナリン投与は普及したものの，適正な人工呼吸と胸部圧迫が行われてもなお心拍が60/分未満である新生児に対するアドレナリン投与に関して，気管内投与と静脈内投与とを直接比較したRCTは存在しない．

　新生児の症例集積研究あるいは症例報告の限られたエビデンスによると，静脈路確保ができない時の0.003〜0.25 mg/kgのアドレナリン気管内投与によって，ROSC，心拍の増加がもたらされることが示されている[163,164]．しかし，これらの症例報告はアドレナリンの投与基準が曖昧なため，選択的，報告的バイアスがあると指摘されている．アドレナリン投与とその結果に対して厳格に定義された基準を用いた1編の症例報告からのエビデンスは，0.01 mg/kgの気管内アドレナリン投与は同じ量を静脈内投与した時よりも効果が少ないことを示している[3]．これは新生仔動物モデルから推定されるエビデンスとも一致している．すなわち，静脈内投与と同等のアドレナリン血中濃度，循環動態変化を達成するためには，気管内への高用量のアドレナリン投与（0.05〜0.1 mg/kg）が必要であることを示している[165,166]．成獣動物モデルから推定されるエビデンスは，気管内アドレナリン投与後のアドレナリン血中濃度は静脈内投与より明らかに低く[167,168]，ROSCを得るためには，0.05〜0.1 mg/kgの範囲の気管内投与量が必要である可能性を示している[169]．アドレナリンの気管内投与は静脈内投与よりも早く投与できるという意見もあるが，この仮説を評価した臨床研究は存在しない．2件の研究[163,164]は，アドレナリン気管内投与を気道確保と換気が確立する前に行い，不適切となった症例を報告している．入院中の小児心停止に関する1編の症例報告[170]は，経気管的に最初のアドレナリンを投与された乳児に生存者が多く認められたと報告しているが，最初のアドレナリン投与のために必要な時間は規定されていない．

　蘇生におけるアドレナリン投与の普及にもかかわらず，適正な人工呼吸と胸骨圧迫が行われても，なお心拍が60/分未満である新生児に対する理想的なアドレナリン投与量を評価した臨床研究は存在しない．1歳未満の乳児を含む小児の研究から推定されるエビデンスは，0.03 mg/kg以上の静脈内アドレナリン投与は何の効果ももたらさないことを示している[171,172]．対照的に，ヒストリカルコントロールを用いた1編の小児症例報告[173]では，2回の標準アドレナリン投与（0.01 mg/kg）に対して反応しなかった小児に対して高用量のアドレナリン投与（0.1 mg/kg）を行い，ROSCにおいて著明な効果を認めたことが示されている．5件の成人臨床研究のメタアナリシス[174]から推定されるエビデンスは，高用量のアドレナリン静脈内投与はROSCを増やすかもしれないが，生存退院に関しては何の効果ももたらさないことを示している．小児のRCTの二次解析[171]からのエビデンスは，高用量のアドレナリン静脈内投与（0.1 mg/kg）を受けた小児は死亡率が増えることを示している．さらに，2件の仔動物モデル[175,176]を用いたエビデンスは，0.1 mg/kgの静脈内アドレナリン投与は，ROSC後の死亡率を増やし，大脳皮質血流，心拍出量を減らすことを示唆している．

　新生児の低酸素・高CO_2血症性心停止において標準

量と高用量のアドレナリン気管内投与を比較した研究論文は存在せず、理想的なアドレナリンの気管内投与量は不明である。新生児の症例報告と動物モデルからのデータ[3,163]は、静脈内投与と同等のアドレナリン血中濃度、循環動態変化を達成するためには、気管内投与では高用量のアドレナリン（0.05～0.1 mg/kg）を必要とすることを示している。

適正な人工呼吸と胸骨圧迫を行っても心拍が60/分を超えなかった場合は、たとえ人間の新生児におけるエビデンスがなくても、アドレナリンを使用することは理にかなっている。そして、アドレナリンが必要とされた場合は、0.01～0.03 mg/kgの投与量で、できるだけ早く経静脈的に投与されるべきである。一方、適正な人工呼吸と胸骨圧迫を行っても心拍が60/分を超えなかった場合で、かつ、静脈路の確保ができなかった場合、気管内へのアドレナリン投与は理にかなっている。そして、アドレナリンが経気管的に投与される場合、0.01 mg/kgを静脈内投与した時と同等の効果を得るためには、より高用量（0.05～0.1 mg/kg）の投与が必要となる。高用量の静脈内投与は非合理的で、危険かもしれない。

（2）循環血液増量剤

胸骨圧迫に対する反応不良を含む、出血による貧血とショックを呈する新生児に対する循環血液増量剤の使用を支持する症例報告[177]がある。顔色不良と頻脈の多くは、胸骨圧迫を行うことなく、循環血液増量剤のみで改善した。循環血液量の減少を疑う徴候がない場合、胸骨圧迫とアドレナリン投与に反応しない蘇生中の循環血液増量剤投与効果のエビデンスは限られており[178]、有害性を示唆する動物実験[179,180]もある。

出血を伴う新生児で蘇生に反応しない場合は、晶質液あるいは赤血球液による早期の循環血液増量剤補充が適応となる。循環血液量減少のない新生児で人工呼吸、胸骨圧迫、アドレナリンに対して反応しない場合に、ルーチンに循環血液増量剤を投与することを支持するエビデンスは十分ではない。出血が潜在的に存在することもあるので、蘇生に反応しない児に対しては循環血液増量剤投与を試みてもよい。

（3）血管確保

多数の症例集積研究や症例報告によると、設備あるいは個人の技術的な問題により静脈路確保ができなかったか、あるいは他の血管確保法（特に静脈）が数分以内に成功すると思えない状況の蘇生中の新生児に対しては、骨髄路により水分や薬物の投与が成功したことが示されている[181,182]。

危篤状態の新生児蘇生の時に投与される水分と薬物を供給する一時的な骨髄路は、静脈路を確保することが困難であると考えられる場合で、確実な骨髄路をとることのできるスタッフがいる時には、適応となるかもしれない。

7 体温管理

出生後に低体温になった早産児が正常体温を保つ児より高い死亡率を持つことは1世紀以上前より知られていた[183]。

特に被侵襲性の高い早産児では、低体温と新生児死亡率や呼吸窮迫症候群、代謝障害、脳室内出血、遅発性敗血症等の疾患を罹患する率が相関することは長く認められてきた〔NRP 589「分娩室での体温維持」下記参照〕。特に出生時の中程度低体温（体温＜36℃）が死亡に対する独立危険因子であることが認められてきた[184,185]。

高体温（＞37.5℃）もまた正期産児・早産児において新生児死亡率と罹患率のリスクが増す。これらの関係は、早産児が体積に比して大きな体表面積を持ち、皮膚からの蒸発による体液喪失が大きいため、相対的熱損失のリスクが非常に高いという事実を反映する。ラップで包んだり、発熱性加温マットレスや、蘇生時の（換気）ガスを加温加湿したり、ポリエチレン・キャップを被せたり、分娩室（DR）の温度を上げたりして熱損失を最小化するための戦略が、効果を生み様々な成功を収めた。低体温を防止するためのこれらの介入の副作用は、より頻繁な高体温（体温＞37.5℃）である。

この章では、目的範囲に体温を維持することの重要性を見直した上で、分娩時に熱損失を最小化する介入法を検討し、低体温をどのぐらいの速さで正常な範囲に上げるべきか、また資源が限られた環境での低体温を回避する戦略を検討する。

1）体温の記録，維持，保温器具・環境，復温
（1）分娩室での体温維持

> **CQ：新生児を出生時から正常体温に保つことで合併症は減らせるか？**
> **P** 仮死のない新生児
> **I** 出生時から入院まで体温を正常体温（中心体温を36.5℃～≦37.5℃）まで保つこと
> **C** 低体温（＜36℃）または高体温（＞37.5℃）
> **O** 退院時生存，呼吸窮迫，生存入院，低血糖，頭蓋内出血，感染

推奨と提案

仮死のない新生児の入院時の体温は、全ての在胎週数の児の死亡率と有病率の強い予測因子である。入院時の体温は、医療の質の指標であると同時に結果の予測因子として

記録するべきである（強い推奨，中等度のエビデンス）．
　仮死のない新生児の体温は出生後入院を通して36.5〜37.5℃に維持することを推奨する（強い推奨，非常に低いエビデンス）．

エビデンスの評価に関する科学的コンセンサス

重大なアウトカムとしての

- 死亡率：36件の観察研究からは，入院時の低体温に伴う死亡率のリスク増加のエビデンスが存在する[184-219]（低いエビデンス：効果の大きさと用量依存性と1つの方向への効果から中等度のエビデンスにグレードアップ）．入院時の体温が36.5℃から1℃下がる毎に，死亡率のリスクが少なくとも28%増加し[184,185]，用量依存的効果が認められた[184,185,190,208]．1件の小さいRCT[220]では改善された体温処置で死亡，頭蓋内出血，壊死性腸炎と酸素依存性を含む有害事象の減少が示された（非常に低いエビデンス：非直接性，深刻な不精確さによりグレードダウン）．しかし，3件のRCT[221-223]では，著明に改善した温度調節で死亡率の有意な改善は示されなかった（低いエビデンス：非直接性，不精確さによりグレードダウン）．4件の観察研究[202,203,205,224]では改善された入院体温による死亡率の改善は認められなかったが，このアウトカムに対し検出力が不十分であった（非常に低いエビデンス：非直接性，不精確さによりグレードダウン）．
- 脳室内出血：8件の観察研究[190,197,208,225-229]は，早産児の低体温（体温<36℃）が脳室内出血の頻度を増す傾向を示し（非常に低いエビデンス：バイアスのリスク，非直接性によりグレードダウン），8件の観察研究[185,202,203,230-234]では低体温と脳室内出血の間に関係を見つけることができなかった（低いエビデンス：非直接性によりグレードダウン）．

重要なアウトカムとしての

- 呼吸問題：9件の観察研究[186,190,192,209,225,235-238]では低体温と呼吸器疾患の相関が示された（低いエビデンス）．1件の大規模RCT[221]では，入院時の体温の改善で肺出血が減少することを見い出した（OR 0.57, 95%CI 0.35〜0.94）（低いエビデンス：不精確さ，バイアスのリスクによりグレードダウン）．8件の観察研究[186,191,193,205,214,226,235,237]では，入院時体温維持の改善が呼吸予後の改善につながることが示された（非常に低いエビデンス）．これらのうちの2件では，入院時体温維持の改善によって呼吸サポートを減少しうることが示された[235,238]．2件の観察研究では，相関が認められなかった[185,202]（非常に低いエビデンス：非直接性，不精確さによりグレードダウン）．

深刻なアウトカムとしての

- 低血糖：低体温（<36℃）と低血糖の間の有意な関係を示す7件の観察研究[186,209,212,239-242]が存在した．そのうちの2件[186,241]では，過去の類似対照を使用して改善された正常体温で血糖管理が改善されたことが示された（非常に低いエビデンス：バイアスのリスク，非直接性によりグレードダウン）．
- 晩期敗血症：2件の観察研究[185,243]では入院時低体温と晩期敗血症との相関が示された（非常に低いエビデンス：バイアスのリスク，非直接性によりグレードダウン）．1件の観察研究[208]では多変量解析のあと，関連を見つけられなかった（低いエビデンス：バイアスのリスク，非直接性によりグレードダウン）．
- 入院するまでの生存：分娩室での低体温が入院時の生存に与える影響についての研究は見つからなかった．
- 入院時の高体温：新生児の入院時の高体温についての研究は見つからなかった．

患者にとっての価値とILCORの見解

　これらの推奨を作成する際に，われわれは現在低体温に対し介入することが予後を変える根拠が不足していることよりも，不注意な低体温が，死亡率に対し，明らかな用量効果があること，証拠が1つの方向に収束すること，広範な適用性，介入による呼吸予後の改善と強く関連することに高い価値を置いた．
　このタスクフォースは，このPICOを転帰的なものに変更すべきと感じている．
　未だ議論のある問題は，いくらかの乳児は内的因子のための低体温ではないだろうかということである．しかしながら，入院時の低体温が少なくとも最初の6か月は死亡率に影響を与えるというデータがある．低体温が医療の質と環境に関連があるかもしれないことが示唆された．

Knowledge Gaps（今後の課題）

　改善された入院時体温が死亡率や他の結果を改善するかを検討するさらなる研究が求められている．

(2) 分娩室での蘇生中の児の体温維持（介入）

> **CQ：早産児の蘇生時に，ラジアントウォーマに新たな保温方法を追加することは有用か？**
>
> P 病院分娩室でラジアントウォーマの下にいる早産児
> I 室温を上昇させること，温熱マットレスまたは別の手段
> C プラスチックラップだけ

○ NICU入院時低体温（＜36.0℃）

推奨と提案

病院分娩室でラジアントウォーマの下で処置を受ける32週未満の早産児では，NICU入院時の低体温（体温＜36.0℃）を防ぐために23〜25℃の環境温度，暖かいブランケット，皮膚乾燥せずに実施するプラスチックラッピング，キャップ，温熱マットレス等を組み合わせることを提案する（弱い推奨，非常に低いエビデンス）．

起こりうるリスクとしての，高体温（＞38.0℃）を回避することを提案する（弱い推奨，非常に低いエビデンス）．

エビデンスの評価に関する科学的コンセンサス

早産児の体温を維持するために種々の戦略が示唆されている．

これらの戦略のうちどれが最も有効であるかは知られていない．

このPICOは，最も効果的かもしれない戦略と技術を同定することを目的としている．

① 温熱+ラップ+ラジアントウォーマ vs プラスチック+ラジアントウォーマ

重大なアウトカムとしての

- NICUへの入院時の低体温（体温＜36.0℃）：32週未満の72例の早産児を対象とした1件のRCT[244]から，プラスチックラップとラジアントウォーマの使用への温熱マットレスの追加に益を見い出せなかった（RR 1.89, 95%CI 0.18〜19.95）（低いエビデンス：深刻なバイアスのリスクによりグレードダウン）．
32週未満の612例の早産児を対象とした4件の観察研究[224, 245-247]で温熱マットレスの追加に益が示された（OR 0.27, 95%CI 0.18〜0.42）（低いエビデンス：深刻なバイアスのリスクによりグレードダウン）．

重要なアウトカムとしての

- 入院時の高体温（体温＞38.0℃）：同じRCT[244]と426例の患者を含む4件の観察研究[224, 245, 247, 248]から温熱マットレスが有害性を示さないことを認めた（RR 3.78, 95%CI 0.86〜16.60）（OR 6.53, 95%CI 0.80〜53.30）（低いエビデンス：バイアスのリスクによりグレードダウン）．

② 環境温度26℃以上 + プラスチックラップ + ラジアントウォーマ vs プラスチックラップ+ラジアントウォーマ

重大なアウトカムとしての

- NICUへの入院時の低体温（体温＜36.0℃）：われわれは，単独でこの介入について述べている研究を見い出せなかった．

重要なアウトカムとしての

- 入院時の高体温（体温＞38.0℃）：29週未満の早産の40例の患者を含む1件の観察研究[249]から環境温度を26℃（OR 8.45, 95%CI 0.37〜182.58）以上に保つことが有害事象をきたさないことを見い出した（低いエビデンス：バイアスのリスクによりグレードダウン）．

③ 加熱・加湿されたガス+プラスチックラップ+ラジアントウォーマ vs プラスチックラップ+ラジアントウォーマ

重大なアウトカムとしての

- NICUへの入院時の低体温（体温＜36.0℃）：32週未満の早産203症例を対象とした1件のRCT[220]で益を見い出せなかった（RR 0.64, 95%CI 0.31〜1.35）（非常に低いエビデンス：深刻なバイアスのリスクによりグレードダウン）．
33週未満の早産112症例を対象とした1件の観察研究[250]から，プラスチックラップ+ラジアントウォーマの使用に対して加温加湿されたガスを用いることの益が見い出された（OR 0.20, 95%CI 0.08〜0.47）（低いエビデンス）．
入院時の高体温（体温＞38.0℃）という重要な結果に関しては，同じ観察研究で有害性は示されなかった（手術室は評価されていない）（低いエビデンス：深刻なバイアスのリスクによりグレードダウン）．

④ 体幹と頭部のプラスチックラップ+ラジアントウォーマ vs 体幹のみのプラスチックラップ+ラジアントウォーマ

重大なアウトカムとしての

- NICU入院時の低体温（体温＜36.0℃）：29週未満の早産100症例を対象とした1件のRCT[251]から，ラップの追加に益を見い出せなかった（RR 0.60, 95%CI 0.24〜1.53）（非常に低いエビデンス：深刻なバイアスのリスクによりグレードダウン）．
- 重要なアウトカムとしての入院時の高体温（体温＞38.0℃）については同じRCT[251]から，有害性は見い出せなかった（RR 0.33, 95%CI 0.01〜7.99）（低いエビデンス：深刻なバイアスのリスクによりグレードダウン）．

⑤ **介入の組み合わせ（環境温度23～25℃＋皮膚乾燥なしのプラスチックラップ＋キャップ＋保温マットレス＋ラジアントウォーマ）vs プラスチックラップ＋ラジアントウォーマ**

重大なアウトカムとしての

- 入院時の低体温（体温＜36.0℃）：35週未満の早産9,334症例を対象とした4件の観察研究[235, 237, 238, 252]から、介入を組み合わせて（すなわち環境温度23～25℃＋皮膚乾燥なしのプラスチックラップ＋キャップ＋保温マットレス＋ラジアントウォーマ）を使用することの益が示された（OR 0.40, 95%CI 0.35～0.46）（非常に低いエビデンス：深刻なバイアスのリスクによりグレードダウン）。

重要なアウトカムとしての

- 入院時の高体温（体温＞38.0℃）：8,985症例を対象とした3件の観察研究[235, 237, 252]から、介入を組み合わせて（すなわち環境温度23～25℃＋皮膚乾燥なしのプラスチックラップ＋キャップ＋保温マットレス＋ラジアントウォーマ）使用することの危険性は認められなかった（OR 1.12, 95%CI 0.82～1.52）（非常に低いエビデンス：深刻なバイアスのリスクによりグレードダウン）。

患者にとっての価値とILCORの見解

われわれは、多数の観察研究と一貫した効果の方向性に価値を置いた。

研究の多数が複数の戦略を使用したので、体温を維持することに効果的な特異的な介入を特定することができなかった。

3件の研究に由来する高体温に関する95%CI（0.80～53.30）が広いことから推定される潜在的な有害性の可能性だけで、推奨をそのように強くすべきかという懸念が存在した。多数の研究と効果の方向が一貫していることからこの強い推奨が作成された。

1件の温熱マットレスに関するRCTが高体温による安全性の問題の観点から中止されたことへの懸念が存在した。しかしながら、これは若干の不明なネガティブな（恐らくは環境の）効果を示唆し、副作用を示した唯一の少人数の研究である。そのために推奨と提案において、"組み合わせ"という言葉が決まる前に"以下を含む"という言葉を加えることも提案された。

Knowledge Gaps（今後の課題）

質の改善に関連した介入の組み合わせ（環境温度を上げる、暖かいブランケット、温熱マットレスとキャップ）がインファントウォーマとプラスチックラップの下にいる32週未満の早産児のNICUへの入院時の低体温（＜36.0℃）を減らすことに効果的であるが、各介入方法（環境温度を上げる、暖かいブランケット、温熱マットレスとキャップ）の貢献度はまだ確立していない。

(3) 意図しない低体温の新生児の保温（介入）

> **CQ：意図しない低体温の新生児は急速な復温と緩徐な復温とどちらがよいか？**
> P 入院時に低体温の新生児（体温＜36.0℃）
> I 急速な復温
> C 緩徐な復温
> O 死亡や短期と長期の神経学的転帰、出血、無呼吸と低血糖症状の発現や呼吸サポートの改善

推奨と提案

推定効果の信頼性があまりに低いので、意図しない低体温（＜36.0℃）の新生児に対して急速に復温（≧0.5℃/時間）するか緩徐に復温（＜0.5℃/時間）するかの推奨を作成するのは懐疑的である。

エビデンスの評価に関する科学的コンセンサス

新生児は、蘇生の間低体温になるリスクが高い。

これらの新生児を再加温するため、以前いくつかの教育では、ゆっくり復温するほうが、急速に復温するよりも無呼吸や不整脈のような合併症を回避することができるので好ましいと提案してきた。このPICOは、この問題に関する最近のエビデンスを再検討することを目的とする。

入院時低体温（＜36.0℃）の新生児に対する復温戦略について、2件のRCT[253, 254]と2件の観察研究[255, 256]が急速法（＞0.5℃/時間）と緩徐法（＜0.5℃/時間）を比較していた。

全ての研究は、古く（最も近い研究は、28年前に出版された）、異なる設定（2件は発展途上国で、2件は先進国）で実施された。

登録患者は、異なる基礎的特徴（出産後の日齢、在胎週数、院外出生/院内出生、低体温の程度）であった。多くの登録患者数や、エントリー基準や、ランダム化方法や、研究デザインと転帰尺度からみて研究の質は非常に低かった。

重大なアウトカムとしての

- 死亡率：急速復温戦略に対して、30例の患者を含む1件のRCT[253]では、益が見い出せず（RR 0.88, 95%CI 0.36～2.10）、99例の患者を含む2件の観察研究[255, 256]では益が示された（OR 0.23, 95%CI 0.06～0.83）（低いエビデンス：深刻なバイアスのリスクによりグレードダウン）。

- 痙攣/発作：30例の患者を含む1件のRCT[253]から緩徐な復温に対して急速な復温で益は見い出せなかった（RR 0.88, 95%CI 0.14〜5.42）（非常に低いエビデンス：深刻なバイアスのリスクによりグレードダウン）．
- 出血/肺出血：30例の患者を含む1件のRCT[253]と38例の患者を含む2件の観察研究[255]から緩徐な復温に対して急速な復温で益は見い出せなかった（RR 1.31, 95%CI 0.26〜6.76）（OR 0.16, 95%CI 0.02〜1.50）（非常に低いエビデンス：深刻なバイアスのリスクによりグレードダウン）．

重要なアウトカムとしての
- 呼吸サポートの必要性：56例の患者を含む1件の観察研究[256]から，より急速な復温戦略に対する緩徐な復温戦略に益が示された（OR 7.50, 95%CI 2.14〜26.24）（非常に低いエビデンス：深刻なバイアスのリスクによりグレードダウン）．
- 低血糖症状の発現：36例の患者を含む1件のRCT[254]と，56例の患者を含む1件の観察研究[256]から，緩徐な復温に対する急速な復温に益を見い出せなかった（各々RR 0.11, 95%CI 0.01〜1.81）（OR 0.21, 95%CI 0.01〜4.06）（非常に低いエビデンス：深刻なバイアスのリスク，非常に深刻な不精確さによりグレードダウン）．
- 無呼吸症状の発現：66例の患者を含む2件のRCT[253,254]から緩徐復温に対する急速な復温に益を見い出せなかった（RR 0.44, 95%CI 0.04〜4.32）（非常に低いエビデンス：深刻なバイアスのリスク，非常に深刻な不精確さによりグレードダウン）．

患者にとっての価値とILCORの見解

出生後，通常は短時間の医原性の低体温と治療目的で72時間の意図的に誘導された乳児の脳低温療法加温を区別することは重要であると考えられる．後者の復温は，通常，緩徐であることが勧められる．

Knowledge Gaps（今後の課題）

研究は，より均一な患児を対象として，在胎週数や出生後の日齢や，入院時の低体温の重症度を層別化して共通のアウトカムの測定法を用いて調査するべきである．

これらの因子に注意を払い多施設研究デザインに取り組むことで，低体温の新生児の復温戦略の基本的な決定をするのに有用なデータが得られるであろう．

2）資源の限られた環境下における分娩室での蘇生中の児の体温維持（介入）

(1) 資源の限られた環境下における分娩室での蘇生中の児の体温維持（介入）

> **CQ：資源の限られた環境で30週を超える児の蘇生または安定化中の低体温を防止する方法は何か？**
>
> P 資源の限られた環境で蘇生かつ/または安定化中の30週を超える児
> I 乾燥し，母児の皮膚と皮膚の接触，またはプラスチックで覆うこと
> C 乾燥し，母児皮膚接触しない，またはラジアントウォーマや保育器を使用すること
> O 低体温の防止

推奨と提案

プラスチックラップ：蘇生中かつ/または安定化する間に関しこの問題を調べるデータは存在しない．資源の限られた環境では生後1〜2時間の移行期に体温を保ち，低体温を予防するため，30週を超える新生児に対して体幹・四肢をコット・クリブで産着に包むことと比較し，皮膚を乾燥し，食品用の品質のラップで包み，産着に包むことを提案する（弱い推奨，非常に低いエビデンス）．

（母児の）皮膚と皮膚の接触：蘇生中かつ/または安定化する間に関し皮膚と皮膚の接触に関するデータは存在しない．資源の限られた環境では生後1〜2時間の移行期に体温を保ち，低体温を予防するため，30週を超える新生児に対して体幹・四肢をコット・クリブで産着に包むことや保育器への収容と比較し，（母児の）皮膚と皮膚の接触，またはカンガルーマザーケアで養育することを提案する（弱い推奨，非常に低いエビデンス）．

エビデンスの評価に関する科学的コンセンサス

資源の限られた環境で生後に体温を維持できるかは非常に重要な問題であり[257]，36.5℃を下回る場合，その低下に従い死亡率の増加につながる．さらに早産児においては正期産児と比べ12倍の死亡率となる．したがって低体温を避けることは死亡率を低下させるのに単純な介入と推定される．

① 皮膚乾燥は問わず産着に包んだ状態＋プラスチックラップと最初にラジアントウォーマ使用は問わないコット・クリブとの比較

重要なアウトカムとしての
- 蘇生中の正常体温または低体温予防：プラスチックバッグを使用した研究はみられなかった．生後1〜2

時間の移行期に関し，3件のRCT[258-260]から30週を超える新生児409人を対象に，最初にラジアントウォーマの使用は問わないコットと産着での包みと比較して皮膚乾燥後のプラスチックラップで低体温の減少を認め[258, 259]（RR 0.77，95％CI 0.65～0.90），一方皮膚乾燥の有無は問わないプラスチックラップで体温に有意差を認めなかった[260]（非常に低いエビデンス：バイアスのリスク，非一貫性，不精確さによりグレードダウン）．

② （母児の）皮膚と皮膚の接触と最初にラジアントウォーマの使用は問わないコット・クリブとの比較

生後1～2時間の移行期に関し，7件のRCT[261-267]から30週を超える新生児600人を対象に，最初にラジアントウォーマの使用は問わないコットと産着での包みと比較して母児の皮膚と皮膚の接触で低体温の減少[261, 263, 264, 267]または同等の体温[262, 265, 266]が示された（非常に低いエビデンス：バイアスのリスク，非一貫性，不精確さによりグレードダウン）．

③ 母児の皮膚と皮膚の接触と保育器

重要なアウトカムとしての

- 蘇生中の正常体温または低体温予防：プラスチックバッグを使用した研究は認められなかった．生後1～2時間の移行期に関し，2件のRCT[263, 268]から30週を超える新生児66人を対象に，保育器と比較して（母児の）皮膚と皮膚の接触で低体温が90％[268]または50％[263]減少することが示された（非常に低いエビデンス：バイアスのリスク，非一貫性，不精確さによりグレードダウン）．

患者にとっての価値とILCORの見解

プラスチックラップ：この提案を作成するのに，プラスチックでの低体温の減少を考慮した．しかしながらプラスチックが入手できないかもしれず，コストもかかり，不潔なプラスチックは感染につながるかもしれない．

（母児の）皮膚と皮膚の接触：この提案を作成するのに，無料，かつ効果的な介入を使用しての低体温予防に価値を置いた．

プラスチックラップでの閉鎖密封の質と安全性に関する問題が浮かび上がり，提案には食品用の品質の言葉が加えられた．また体温計が利用できるかという疑問も浮かび上がった．

Knowledge Gaps（今後の課題）

- 蘇生中の皮膚と皮膚の接触の実現実行性．
- プラスチックラップ使用の際の皮膚乾燥の有無．

- わが国では母児の皮膚と皮膚の接触を行う際の児の安全性を担保させるための体制整備が必要であろう．

8 蘇生後の管理

1) 体温管理

(1) 分娩時低体温または高体温の母体から出生した児の予後

CQ：分娩時に低体温または高体温の母体から出生した新生児では有害事象が増えるか？
- P 新生児
- I 分娩時に低体温または高体温の母体から出生した場合
- C 正常体温の母体から出生した場合
- O 新生児の有害事象（新生児死亡，新生児痙攣，および新生児の有害な神経学的障害）

推奨と提案

母体の高体温：分娩中の母体高体温は新生児の有害な転帰に関連していると考えられるが，母体の高体温の管理に関する推奨を作成するには，エビデンスが不十分である．

母体の低体温：母体低体温に対する推奨と提案を作成するには，エビデンスが不十分である．

エビデンスの評価に関する科学的コンセンサス

母体の高体温と新生児死亡率および罹患率との関連を示す観察研究は多数ある〔NRP 589「分娩室での体温維持」（→268頁）参照〕．しかし，これらの結果に対する機序は依然不明である．また，母体の低体温が新生児の転帰に及ぼす影響は不明のままである．このPICOは，この問題に対する解明を目的とする．

① 母体の高体温

重大なアウトカムとしての

- 死亡率：2件のランダム化されていない臨床研究[269, 270]で母体の高体温は新生児死亡率のリスクを上昇させることが認められた（低いエビデンス：バイアスのリスクによりグレードダウン）．

重要なアウトカムとしての

- 新生児痙攣：母体の高体温は，7件のランダム化されていない臨床研究[269-275]で新生児痙攣のリスクが上昇することが示された（低いエビデンス：バイアスのリスクによりグレードダウン）．
- 有害な神経学的所見（脳症）：4件のランダム化されていない臨床研究[276-279]で母体の高体温と関連して上昇することが示された（低いエビデンス：バイアス

②母体の低体温

重要な成果としての新生児の死亡率や重要な成果としての新生児痙攣や有害な神経学的所見（脳症）については，5件のランダム化されていない臨床研究[280-284]で，母体の低体温が有意にリスクを上げることは示されなかった．しかしこれらの研究は，死亡率，痙攣，または有害な神経学的転帰の成果を検討していなかった（非常に低いエビデンス：深刻な非直接性によりグレードダウン）．母親の正常体温を維持するため介入したあとの新生児アウトカムを調べた研究は存在しない．

患者にとっての価値とILCORの見解

これは，予後に対するPICOか？ 治療に対するPICOか？ が論議された．ワークシート担当者はRCTが目標とするアウトカムに焦点が合っていなかったので観察研究を用いた．低体温と低体温の原因を分けることが可能かという議論も存在した．

Knowledge Gaps（今後の課題）

- 母体体温を正常に維持するために介入したRCTは存在しない．
- 高体温の母体を正常体温にする介入が新生児の有害な転帰を減少させるか？（RCTはない）
- 低体温の母体を正常体温にする介入が新生児の有害な転帰を減少させるか？（重要・重大な転帰の報告は存在しない）

(2) 低体温療法

3件の大規模RCT[285-287]と2件の小規模RCT[288,289]で，脳障害を起こす可能性の高い正期産児（プロトコールで定義される）に対して，低体温療法（33.5〜34.5℃）を生後6時間以内に開始し，NICUでの他の治療と合わせることで，18か月後の死亡率と神経学的後遺症を有意に減らすことが示された．選択的頭部冷却法や全身冷却法はいずれも有効であることがわかっているが，両者を直接比較した研究はない．1件のRCT[290]では，冷却方法が選択的頭部冷却法か全身冷却法かにかかわらず，転帰に大きな差はなかった．

正期産もしくは正期産に近い児で，中等症から重症の低酸素性虚血性脳症の新生児に対しては，低体温療法を考慮するべきである．全身冷却法と選択的頭部冷却法は，いずれも適切な方法である．低体温療法は明確に定義されたプロトコールに則って，新生児集中治療と関連科による合同診療を行う能力のある施設で行うべきである．治療に際しては，RCTで使われたプロトコール（すなわち，生後6時間以内に開始し，72時間冷却し，少なくとも4時間はかけて復温する）に準ずるべきである．冷却による副作用の血小板減少には注意する．低体温療法を受けた児は長期フォローアップが必要である．CoSTR 2010では"低血圧"が副作用で示されていたが，その後のシステマティックレビューの検討では，低体温療法による"低血圧"のリスクは示されなかったため副作用の"低血圧"の項目は削除した．このレビューでは血小板減少については低体温療法により有意に増加していた．その他，凝固異常，主要臓器の梗塞や出血，肺高血圧にも注意が必要と考えられるが，統計学的に有意な増加ではなかった[291]．

2）血糖管理

低酸素性虚血後に低血糖である新生児は，転帰の悪化と関連しそうな特記すべき所見がない場合でも，脳損傷と後遺症の発生率が高い[292,293]．小児患者[294]では低酸素性虚血後の血糖値上昇は有害でないようである．動物実験でも血糖値上昇が有害でない[295]，あるいは神経保護的に作用する可能性が示唆されている[296]．しかし，これに関するRCTはない．

新生児仮死による低酸素性虚血のリスクが高い児では蘇生後には血糖を測定し，低血糖が認められれば，ブドウ糖の静脈内投与を含むすみやかな対応を考慮するべきである．

Knowledge Gaps（今後の課題）

明確な至適血糖値の範囲を特定するエビデンスは十分ではない．

9　蘇生の中断，他

1）蘇生の中断

懸命な蘇生を続けたあとに，心拍再開しない症例や徐脈で無呼吸の症例に対しどれぐらい蘇生を続けるか，蘇生を中断するかは重大な問題である．近年，このような症例の転帰はいくらか改善してきている．

(1) 分娩室での25週未満の早産児の評価と予後予測スコア

> **CQ：25週未満の超早産児で18〜22か月の生存を予測する分娩室での予後予測スコア評価方法はあるか？**
>
> P 25週未満の超早産児
> I 分娩室での予後予測スコア評価
> C 在胎週数単独の評価
> O 18〜22か月の生存の予測

2 蘇生の流れ

推奨と提案

25週未満の超早産児において，前向きに予後を予測するのに，既存する分娩室における予後予測スコアのいずれも，推定在胎週数のみの予後予測に勝って使用することを支持するエビデンスは存在しない．生後30日もしくは18～22か月における生存を予測するスコアは存在しない．

個別の症例で，25週未満の超早産児の生存を考慮する時には，在胎週数，絨毛膜羊膜炎の有無，新生児ケアのレベルを考慮することが望ましい．25週未満の超早産児の適切な蘇生が行えるかどうかは，地域の蘇生法委員会が定めた地域特有のガイドラインに影響を受ける．

エビデンスの評価に関する科学的コンセンサス

出生前の超早産児の予後評価は，在胎週数により判断されるのが一般的であった．最近，性別，出生前ステロイド使用の有無，多胎等の様々な因子を考慮したスコアリングシステムが，予後評価の精度を高めるために考案されてきている．このPICOは，これらの評価法を検証するために展開された．

25週未満の超早産児においては，在胎週数やその他の因子による予後予測評価法は確立していない．予後評価法は，出生体重，発育不全の程度，出生前ステロイド使用の有無，多胎，性別等の情報を加えることにより，その精度が上昇してきている[297-301]．しかし，この精度の高い評価法を用いた予後予測に関する前方視的研究は存在しない．

患者にとっての価値とILCORの見解

この推奨を作成するにあたり，改善してきた後方視的評価法の正確さや各地域の委員会の方針よりも，重要な予後を変更しうる普遍的，前方視的アプローチに関するエビデンスがないことに価値を置いた．出生前カウンセリングに関して，最も重要なデータは，陣痛発来時における児の生存に関する予後予測であり，生きて出生することや生きてNICUへ入院することではない．現実には，多くのこれらのデータが，出生前に両親や医療従事者に児の死亡や罹病に関する正確な評価をするために使用されている．

もし様々なデータを用いることで，これらの新生児の予後を改善することができるのなら，そのことは間違いなく好ましい．集中治療を行うかどうかの難しい決定に非常に正確な情報が建設的な影響を与えるだろうか？

在胎週数の不正確さと同様に絨毛膜羊膜炎の評価，行える治療レベルといった項目が含まれるよう治療指針を修正することで合意を得た．予後に関する以前の推奨において，体重を含めていたことに関する疑問も浮上した．しかしながら各委員会が独自の指針を作成することを許容するために，除外された．出生前ステロイド使用を治療指針に入れるべきかどうかも含めたこれ以上の因子（性別等）を加えると，リストは膨大なものとなるであろう．

Knowledge Gaps（今後の課題）

- 早期死亡，後期死亡といった死亡時期に関するデータが不十分，もしくは存在しない．
- 在胎週数以外の出生前の情報の欠如．
- 出生前および出生後の情報使用に関する制限された情報．
- 臨床により得られた結果（例えば，ある在胎週数以下で死亡率は普遍的であること），親の代理意思決定と生理学的限界の不一致．

(2) 10分以上Apgarスコア0点が持続する場合（転帰）

> **CQ：蘇生を行っているにもかかわらず，36週以上の児で10分以上Apgarスコア0点が持続する児の予後はどうなるか？**
>
> **P** 蘇生を行っているにもかかわらず，36週以上の児で10分以上Apgarスコア0点が持続する児
>
> **O** NICUへの生存入院，生後18～22か月での死亡もしくは神経学的後遺症の発生

推奨と提案

正期産児に近い児と正期産児において，生後10分でのApgarスコア0点は，死亡や罹病率を示す強い指標である．

10分間の蘇生が行われたにもかかわらず，生後10分でのApgarスコア0点の新生児で，自己心拍が確認できない場合は，蘇生を中止してもよいかもしれない．蘇生を続けるか，中止するかの判断は個別化する必要がある．

蘇生が適切であるか，低体温療法等の集中治療が受けられるか，分娩前の特殊な環境（受傷時期の確定等），家族の要望等の様々な因子を考慮する（弱い推奨，低いエビデンス）．

エビデンスの評価に関する科学的コンセンサス

出生後蘇生を試みて，どのくらいの期間，また心拍が確認できない場合蘇生を続けるべきなのか中止すべきなのか？ 等の議論が存在する．ROSCや長期生存が可能な場合の早すぎる蘇生の中止と，ROSCしても早期死亡や重度の神経障害が生じる可能性が高い場合の蘇生の過度の継続との間でバランスをとる必要がある．

Apgarスコア0点は，伝統的に生命反応が確認できないことを示す．推奨される出生後の蘇生期間は様々

第4章　新生児の蘇生

で，15分であったが，最近では出生後10分である．

以下の不確定要素について議論がある．①蘇生努力を10分間通して行うのか？　②Apgarスコア0点が指示すものは，単に生後10分でなく，10分間通しての蘇生のあとのものか？　③蘇生努力は10分間通して実施することが適切か？　近年，低体温療法トライアルの報告から，10分間Apgarスコア0点の症例から障害なき生存児が増加しているために，このガイドラインにおける10分間という時間について議論されている．

重大なアウトカムとしての

- 22か月までの死亡：8件の症例シリーズ報告を包括する6件の研究から，生後10分でのApgarスコア0点の在胎36週以上の新生児の129例中75例（58％）が，22か月齢までに死亡している（非常に低いエビデンス：バイアスのリスク，非一貫性，非直接性によりグレードダウン）[302-307]．
  RCT 3件の低体温療法から得られたコホート内観察研究を含む，2009年以降に実施された上記のRCT 3件と，RCT以外での低体温療法症例の観察報告から，生後10分でのApgarスコア0点の新生児90例中46例（51％）が月齢22か月までに死亡している（低いエビデンス：バイアスのリスクによりグレードダウン）[304, 305, 307]．
- 月齢22か月以上での死亡か中等度もしくは重度の神経学的障害：6件の研究では，生後10分でのApgarスコア0点の在胎36週以上の新生児の129例中106例（82％）が月齢22か月以上での死亡か中等度もしくは重度の神経学的障害を示した（非常に低いエビデンス：バイアスのリスク，非一貫性，不精確さ，非直接性によりグレードダウン）[302-307]．
  3件の低体温療法のRCTとRCT以外での低体温療法症例を含んだ2009年以降に行われた3件のコホート内観察研究では，生後10分でのApgarスコア0点の新生児の90例中68例（76％）が重篤な結果であった（非常に低いエビデンス：バイアスのリスク，非一貫性，不精確さ，非直接性によりグレードダウン）．
  これらの44例の生存例では，22例（50％）が重度もしくは中等度の障害なく生存している．56例の低体温療法を受けた新生児のうち，15例（27％）が重度もしくは中等度の障害なく生存している（非常に低いエビデンス：バイアスのリスクによりグレードダウン）[304, 305, 307]．
  中等度と重度障害を比べた研究は存在しない．蘇生法の内容を記載した研究は存在しない．

患者にとっての価値とILCORの見解

生後10分以上Apgarスコア0点の35週以上の新生児では，死亡や生後18～24か月での重度もしくは中等度の障害をきたす傾向が強い．

生後10分でのApgarスコア0点の69例の新生児で，成功裏に蘇生され，低体温と正常体温に振り分けられた症例と新たに加えられた低体温療法施行21例の検討では，低体温療法は以前までのコホート研究に比べ，予後が改善している．

90症例のうち，45例（50％）が死亡，22例（24％）が生後18～24か月での重度もしくは中等度の障害がなく生存している．しかし生後10分で心停止している新生児の，分娩室内での死亡数は不明である．

このトピックは長く活発な議論がなされた．24％の重度障害がない生存児が得られるのに，蘇生の中止を考慮すると言えるのかという疑問が浮上した．10分間は決定を下すのに十分な時間であるかは疑問である．蘇生が評価されないのに適切という言葉は使えないであろう．20％の生存の可能性があるのに何ができるのか？　全ての新生児が低体温療法を受けておらず，20％でないといえる．差し控えという言葉よりも中断と言ったほうがよいという人も存在した．適切という言葉は，議論の的であった．適切とは何を意味しているのか？　明確にできるのか？　蘇生者はこのような状況において，決断を下すにあたりエビデンスを用いず，自分の判断によることが多い．両親は，データを示しても蘇生の継続を望む傾向がある．継続か中止かの決定は，家族との相談に基づく必要がある．

生後10分でのApgarスコア0点は，どの週数においても障害発生の強い予測因子である．

Knowledge Gaps（今後の課題）

適切な10分間の蘇生にもかかわらず心停止の状態の新生児の予後に関する利用可能なエビデンスの最大の欠点は，以下に関するデータの欠如である．

- 研究に関与したセンターでの出生数または生後10分での心停止症例を積極的に蘇生しない搬送元の出生数（低体温療法研究では，多くの症例が搬送例であった）．
- 研究全体での出生数または生後10分での心停止症例を分娩室で蘇生したが，不成功になった搬送元の出生数．
- これらの新生児の蘇生の質と蘇生の長さに関するデータ．

この転帰に関する質問に答えるためには，国際的・前方視的に生後10分間の適切な蘇生のあとでの心停止もしくは心拍が60/分未満の症例に関する情報を登録する

ことが，唯一十分なエビデンスを与えるであろう．

(3) 34週を超える新生児でApgarスコアもしくは呼吸の有無による死亡もしくは障害発生の予測(予後)

> **CQ**：医療資源が限られている中，出生直後に人工呼吸を受ける34週を超える新生児で自発呼吸がなくROSCのみかApgarスコア1〜3点が5分を超えて続く場合の予後はどうなるか？
>
> **P** 医療資源が限られている中，出生直後に人工呼吸を受ける34週を超える新生児
>
> **O** 自発呼吸がなくROSCのみかApgarスコア1〜3点が5分を超えて続く場合の死亡・罹病・脳性麻痺の予測

推奨と提案

ILCORの検討では34週以上の新生児で生後20分の時点で自発呼吸がないか，Apgarスコアが1〜3点であれば，心拍があっても強い死亡の予測と有意な罹病率の上昇が示された．

しかしわが国の新生児医療において心拍が存在する状況での治療の中止・継続に対するコンセンサスは得られておらず，個々の事例に合わせ，家族の希望等を含めて慎重に対応を判断すべきであろう．

2) 予定帝王切開での人員の必要性

後ろ向き研究[308, 309]によれば，区域麻酔下の正期産帝王切開では正常経腟分娩に比較して，新生児蘇生でバッグ・マスク換気を受けるリスクが，やや高い．他の後ろ向き研究[310, 311]では，区域麻酔下の正期産帝王切開による出生は，新生児蘇生の間，気管挿管の必要性のリスクは正常経腟分娩に比較して増加しなかった．在胎34〜36週の出生児でのこの疑問に関する根拠はない．

リスクのない児が正期産で区域麻酔下に帝王切開で娩出される場合は，バッグ・マスク換気ができる人が立ち会うべきであるが，新生児への気管挿管ができる必要はない．

10 蘇生教育

1) 蘇生に関する知識と技能の維持および蘇生教育，評価に関する技法について

(1) 蘇生法トレーニングの受講頻度

> **CQ**：学生，専門職を含めた蘇生法トレーニングコースの受講生の訓練はどのくらいが適切か？
>
> **P** 学生，専門職を含めた蘇生法トレーニングコースの受講生
>
> **I** 頻繁に訓練を行う方法
>
> **C** それほど頻繁にトレーニングを行わない方法（1年あるいは2年に1回）
>
> **O** 死亡に影響する有害事象の防止，シナリオに対する行動，医学知識，心理的な影響，受講生の自信，教育コースに対する満足度等，全てのレベルにおける教育，臨床実践，臨床成績の改善

推奨と提案

トレーニングは短期間に繰り返す必要があり，1年に1回以上の頻度で行うことを提案する．受講生の必要性に応じて訓練を繰り返すことが，特定の行動や技能を育てる可能性がある（弱い推奨，非常に低いエビデンス）．

エビデンスの評価に関する科学的コンセンサス

新生児蘇生を成功させるための認知的，技術的，行動学的技能のトレーニングが様々な訓練頻度で行われてきたが，ある間隔でトレーニングを行うことが他の間隔でトレーニングするよりも有効であるとする根拠は少ない．

例えば，アメリカの新生児蘇生法教育プログラム運営委員会は新生児蘇生法トレーニングを受ける者は2年毎に1回プログラムを受講するとしているが，イギリスでは4年に1回で，どちらのトレーニング間隔が効果的かを実証する客観的根拠はない．直感的には，個々の受講生が異なった技能の最適な習得とその技能を維持するためには，異なったトレーニング間隔が必要であろうことは理解できる．このPICOは，最も効果的な新生児蘇生法教育の戦略は何かを探るものである．

このPICOに関して16件の研究が見い出され，そのうちの10件はRCT[312-321]，6件は観察研究[322-327]であった．

蘇生法トレーニングの受講頻度に関するエビデンスは，心理的な行動に関する研究（中等度のエビデンス：バイアスのリスクによりグレードダウン）以外は非常に低かった（非常に低いエビデンス：深刻なバイアスのリ

スク，非一貫性，不精確さによりグレードダウン）．メタ分析は研究間にあるトレーニングの頻度や，教育的介入とその結果の間の差が大きいため，結果には大きな制約がある．

重大なアウトカムとしての
- 患者の転帰：2件の研究[322, 326]は，気管挿管の成功について述べている．これらの研究には，航空業界のクルートレーニングにおける心理的行動教育の技法が含まれている他，Nishisakiらによる研究[326]には，シミュレーション基盤型教育の手法が採用されている（非常に低いエビデンス：非常に深刻なバイアスのリスク，非一貫性，不精確さによりグレードダウン）．

頻回にトレーニングを行っている受講生群とコントロール群の間には，1回で気管挿管が成功する場合（RR 0.879, 95%CI 0.58〜1.33）とそれ以外の回数で気管挿管が成功する場合（RR 0.87, 95%CI 0.65〜1.17）との間に有意な差は認められなかった．

重要なアウトカムとしての
- 有害事象の予防：Nishisakiの研究[326]は有害事象の防止と気道損傷についても検討しているが，両群間に有意差は認められなかった（RR 1.097, 95%CI 0.747〜1.612）．

- シミュレーション・トレーニングにおける行動
シミュレーションシナリオトレーニングにおいて，実証された評価方法，されていない評価方法を用いた受講生の行動に関して3件の報告がある[315, 318, 324]．全ての報告で，コントロール群に比べて介入群ではより頻繁にトレーニングが行われていた．トレーニングの初回受講から最初の再受講までの期間は1〜4か月であった．教育介入の方法は，挿管シミュレーターを用いた訓練[315]，講義と緊急コードトレーニングを交えた技能訓練[324]，ケースベーストレーニングの定期的な評価[318]，Kovacsら[315]，Stross[318]等研究により異なっているが，シミュレーションベースの訓練については，訓練間隔の多少にかかわらず有意な違いはなかった．

これらの研究の中で唯一Nadelの報告[324]だけがトレーニング間隔を短くしたほうがコントロール群に比べて行動を改善する傾向があったと報告している（RR 1.51, 95%CI 0.971〜2.35）（低いエビデンス：深刻なバイアスのリスク，非一貫性，不精確さによりグレードダウン）．

- 精神運動面に及ぼす影響
精神運動面に及ぼす影響に関しては，トレーナーもしくはシミュレーターを用いたトレーニングの頻度と精神運動面への影響に関する8件の報告[312, 313, 317, 318, 320, 324, 325, 327]があったが，O'Donnellらの報告[327]とStrossの報告[318]を除き精神運動面の改善に関する否定的な報告はなかった（中等度のエビデンス：バイアスのリスクによりグレードダウン）．トレーニングの初回受講から最初の追加訓練受講までの間隔には1週間から6か月までの幅があった．
精神運動面の行動トレーニングにおける教育介入の方法はそれぞれ異なっていて，胸骨圧迫の訓練（Nilesら[325]），新生児の気道確保の訓練（Ernstら[313]），もしくは心肺蘇生と気道確保双方[312, 317, 327]の特別な手技を身につけることに重点が置かれていた．Strossの報告[318]にはトレーニング教材の定期的な見直しと症例検討が含まれていた．Nadelらの報告[324]では，講義中心，技能訓練中心，演習中心の訓練について研究されていた．8件の研究が見い出され，RCTによる研究が1件[324]，二分量的データを用いた2件の観察研究[318, 327]が含まれていた．このRCTによる研究[324]は，コントロール群に比べて介入群のほうが精神運動面での行動の改善がみられたと報告している．いくつかの結果を報告したRCT[317]では，3か月毎に訓練を繰り返した群で用手換気の換気容量と胸骨圧迫の深さにおいて明らかな改善が認められたが，メタアナリシスの結果が（RR 1.38, 95%CI 0.87〜2.2）となった研究[318, 324, 327]では，介入群における精神運動面の行動に変化はみられなかった．

- 知識
5件の研究[314, 319, 321, 324, 327]で頻回のトレーニングと筆記試験もしくは口頭試験によって確認される医学知識の習得に関連性が認められた．
Nadel[324]，O'Donnell[327]，Turner[321]の研究では，補講を行ったほうがコントロール群よりも知識の持続が認められたが，Kaczorowski[314]，Su[319]の研究では差はなかった．これらの研究における教育的介入については，Suによる6か月での知識についての試験と模擬蘇生訓練と，Kaczorowski[314]による新生児蘇生法のビデオを視聴した群と実地トレーニングした群を比較している2件の研究を除きすでに述べられている．トレーニングコースの受講と最初の追加トレーニングとの間隔は1〜6か月であったが，5件の研究のうち量的データを用いているのは2件だけであった[321, 324]．2件の観察研究の結果を統計的に解析することはできず，メタアナリシスに用いられたのは2件だけであった．Nadelらの研究[324]では，短答式試験においては，より頻繁にトレーニングを受け

たほうが知識獲得に効果的であった（平均スコア 73 ± 11 vs 60 ± 10, $p = 0.0003$）。Turner らの研究[321] では，介入群のほうが 3 件の試験のうちの 2 件において，結果に明らかに改善が認められた（平均値スコア 7.1 vs. 6.2, 29.0 vs 25.8, 両群とも $p < 0.05$）。O'Donnell ら[327] は，介入群よりもコントロール群で有意に得点が低いことを示している（$p < 0.04$）（低いエビデンス：深刻なバイアスのリスク，非一貫性，不精確さによりグレードダウン）。

- 重要ではないアウトカムとしての受講生の自信 Montgomery ら[316] と Nadel らの研究[324] には受講生の自信獲得についてのあまり重要でない結果が含まれている．Montgomery らは毎月 6 分間の心肺蘇生訓練を行った受講生のほうがコントロール群の受講生よりも明らかに自信を感じていると述べている（RR 1.60, 95%CI 1.27〜2.01）．Nadel ら[324] は，リーダーシップと技術の両方が受講生の自信を改善すると述べている．

- より頻回にトレーニングを行うことを否定し，有害だったとする研究はなかった．出版によるバイアスを評価することは困難であった．

患者にとっての価値，ILCOR の見解

結論として，精神運動面の技能，知識の改善と受講生の自信を改善するには，より頻回にトレーニングを行う場合のほうがそうではない場合（1 年ないし 2 年毎に訓練を行う方法）と比べ効果的であると考える．

訓練の経費は議論されるべきだろうか？ 教育的介入自体が極めて困難であることから，費用に関して言及することは難しい．フォローアップのためのプログラムはより短く，より受講生の要望に焦点を当てて行う必要があるのではないか．何が患者にとって最善であろうか．適切な蘇生を受けられない子どもと家族にとって，費用とは何か？ 専門技術のトレーニングとは何か？ われわれはどのようにそれを達成するか？ 訓練回数を増やすことが予後を改善することにつながるかについては評価されていない．教育の改善にスタッフの時間を費やす価値があることを示すデータが必要である．

PICO において，知識や技能の低下に関する研究を見い出すことを避けている．

Knowledge Gaps（今後の課題）

いくつかの結果は重要ではあるものの，エビデンスは非常に低い．ランダム化の欠如，不適切なサンプルサイズと検定力分析による複数の主要評価項目の存在，盲検化の欠如，教育的介入がなされていないコントロール群，それによってトレーニングの有無の比較の結果，評価のための手段の不具合，明らかに異質な結果や介入方法等，深刻な方法論の欠陥がある．

どのくらいの頻度であれば，学習が生まれるのか，どのような教育的介入が最も効果的なのか，教育効果を測定するために必要な手段とは何かといった，優れた研究デザインで，重要な結果に関する鍵となる質問に答える（おそらくはクラスターランダム化された）臨床研究が必要である．

訓練の頻度が高い環境と低い環境では，頻回のトレーニングの必要性はどのように異なるのか．
- 経験の違いは考慮されたか
- 知識，技能，行動とは何か
- 患者の予後についての情報が欠けている
- コストの影響についての考察が欠けている
- 高頻度で短時間は効果的か
- 質の低下と向上に影響するのは
- それぞれの事情による制約を考慮するか
- （例えば BLS 等の）他の領域からの，この PICO に対する補強

(2) 新生児蘇生法のインストラクター

CQ：新生児蘇生法のインストラクターは訓練において学びを促す態度を示すことで研修効果を改善できるか？
P 新生児蘇生法のインストラクター
I 訓練において学びを促す態度を示すこと
C 一般的もしくは非特異的な訓練方法
O 予後の変化や全てのレベルでの教育や実践の改善

推奨と提案

蘇生法インストラクターの訓練には，客観的，構造化され，個々人を対象とした言葉もしくは文書による振り返りをタイミングよく含むことを提案する（弱い推奨，低いエビデンス）．

エビデンスの評価に関する科学的コンセンサス

世界中で何百万人という医療の専門家が分娩室における新生児蘇生の責任を担っている．彼らは必要な知識や技能，行動を習得するだけでなく，数十年間にもわたってそれを維持しなければならない．医療専門職を訓練によって変革するインストラクターの明確な役割と必要不可欠な技能は現在未確立であり，インストラクターが学習者に特定の技能を容易に獲得させるためにはどのようなことが必要なのか不明である．

蘇生法インストラクターの蘇生法教育についての総合的評価は，①インストラクターの行動を記録する客観的

指標，②そのインストラクターによって訓練された受講者の行動を評価する適当な客観的指標，③受講者によってどのように蘇生が行われ患者の転帰が改善したかに関する客観的指標が必要である．このPICOは，心構えを含め関連する文献によって新生児蘇生法のインストラクターに求められる準備を考察するものである．

重大なアウトカムとしての
- 患者の転帰の改善に関しては，客観的根拠が見当たらなかった．
- 実際の医療現場における学習者の行動の改善：構造化された振り返りと，学生の行動に関する標準化された精神科学的インタビューによって学生間でお互いにフィードバックすることが彼らの記録を改善した1件のRCT[328]が見い出された（非常に低いエビデンス：非直接性，バイアスのリスク，不精確さによりグレードダウン）．
- 教育現場における学習者の行動の改善：18人の救急インストラクターをランダムに2群に分け，193人の医学生を訓練した1件のRCT[329]が見い出された．この研究では，インストラクターによって訓練された学習者は，2日間のインストラクター教育訓練コースに参加したインストラクターによって教育されたグループと，教育訓練コースに参加しなかったインストラクターによって教育されたグループとの間で，技能の習得において若干の影響があったと報告している（非常に低いエビデンス：非直接性，バイアスのリスク，不精確さによりグレードダウン）．
- 全てのレベルにおける教育や実践の改善：271人が登録された5件のRCTが存在した[329-333]．いくつかの研究では，新しいインストラクター教育法の導入によって，インストラクターの行動に少なくとも一時的な悪化が認められた（低いエビデンス：非直接性，バイアスのリスクによりグレードダウン）．
- 予後の改善に関する明らかな根拠は見い出せなかった．

重要なアウトカムとしての
- インストラクターの行動の改善について，5件のRCT[329-333]と2件の観察研究[334,335]が存在したが，これらの研究からはインストラクターの行動改善に関して有意義な結果は認められなかった．これらの研究では，インストラクターの教育がインストラクターの行動に対して異なる結果をもたらすことが示されている．タイムリーに伝えられる文書もしくは言葉による建設的な振り返りは，しばしばインストラクターの行動に改善をもたらす一方で，インストラクター教育受講後に，少なくとも最初の段階では一時的な行動の悪化がみられている（非常に低いエビデンス：非直接性，バイアスのリスクによりグレードダウン）．

患者にとっての価値とILCORの見解

常識的には，事前に教育されたインストラクターの存在が学習者の興味をそそり，そのようなインストラクターの存在が，特定の技能習得を目的に行われる学習においては不可欠であることは明らかである．

教室のような伝統的な教育環境の専門知識を持つ専門家よりも，分娩室のようなリスクの高い現場で働く人間の行動を調べる経験を持つ専門家と協働することが必要である．

ILCORメンバーとワークシート作成者の審議：

このPICOの問いかけは，あまりに世界的で広範かもしれないが，おそらくわれわれは問題をより特定することが必要であろう．われわれは伝統的な方法論から離れて，特定の仕事に熟達するように訓練される産業界の教育方法を参考にする必要がある．インストラクターがどのように特定の作業を行うのかを知り，行動改善のためにどのように振り返るのかを知る必要がある．おそらくわれわれはインストラクターを練度の低い指導者としてきた．カリキュラムを開発する人たちは，この重大な事実を熟知する必要がある．われわれはどのように作業に習熟させるのか．それが一番必要とされている．

Knowledge Gaps（今後の課題）

- 最適なインストラクターとはどのように定義されるのか．
- そのようなインストラクターになるためにはどのような技能が必要か．
- インストラクター候補の選定に際し，インストラクターとしての基本技能の獲得とその技能の維持，インストラクターとしての技能を客観的，主観的に評価するため最適な方法とは？

(3) シミュレーション

学習方法，関連する様々な結果の判定，適切な計測ツールとしてのシミュレーションに関する統一された定義はない．従来の教育方法の補助としてのシミュレーションの利用は，実際の臨床現場[336,337]や蘇生シミュレーション[338,339]において，医療専門職のパフォーマンスを向上させる可能性がある．いくつかの研究では，臨床現場[340]もしくは他の評価手段を用いた場合[341]，従来の標準的なトレーニングとシミュレーション・トレーニングとの間に何らパフォーマンスの差を示さなかった．また，従来の方法と比較して，シミュレーション・トレーニングが劣った結果を報告した研究はない．

シミュレーションは蘇生教育の方法として利用されるべきであるが，最も効果的な介入や評価方法は依然として明らかにされていない．

(4) ブリーフィングとデブリーフィング

ブリーフィングとデブリーフィングに関する1件のRCT[342]と17件の他の研究は，効果的かつ安全な蘇生に必要な知識，技能，態度の習得においての改善を報告している．1件の研究[343]だけは行動に関して，ブリーフィングとデブリーフィングの効果がなかったと報告しているが，ブリーフィングとデブリーフィングの利用によるネガティブな効果を示した研究はない．JRCの検索ではさらに6件のRCT[122, 344-348]が発見され，いずれの報告においてもブリーフィング/デブリーフィングの実施が，必要な知識，技能の習得において効果があると報告している．1件の研究[348]は，構造化されたデブリーフィングが受講者，指導者ともに経験が乏しい場合に有効であると報告している．

模擬患者をケアする時や臨床現場の中での学習行動において，ブリーフィングとデブリーフィングの利用を推奨することは妥当である．

文 献

1. Ersdal HL, Mduma E, Svensen E, Perlman JM. Early initiation of basic resuscitation interventions including face mask ventilation may reduce birth asphyxia related mortality in low-income countries：a prospective descriptive observational study. Resuscitation 2012；83：869-73.
2. Perlman JM, Risser R. Cardiopulmonary resuscitation in the delivery room. Associated clinical events. Arch Pediatr Adolesc Med 1995；149：20-5.
3. Barber CA, Wyckoff MH. Use and efficacy of endotracheal versus intravenous epinephrine during neonatal cardiopulmonary resuscitation in the delivery room. Pediatrics 2006；118：1028-34.
4. Institute of Medicine. Standards for Systematic Reviews. 2011. Available at：http://www.iom.edu/Reports/2011/Finding-What-Works-in-Health-Care-Standards-for-Systematic-Reviews/Standards.aspx.
5. GRADE Handbook. 2013. Available at：http://www.guidelinedevelopment.org/handbook/.
6. Chapter 5：Defining the review questions and developing criteria for including studies. In：The Cochrane Collaboration. Higgins J, Green, S, eds. Cochrane Handbook for Systematic Reviews of Interventions. Version 5.1.0. 2011. Available at：http://handbook.cochrane.org/
7. 8.5 The Cochrane Collaboration's tool for assessing risk of bias；Chapter 8：Assessing risk of bias in included studies. In：The Cochrane Collaboration. Higgins J, Green, S, eds. Cochrane Handbook for Systematic Reviews of Interventions. Version 5.1.0. 2011. Available at：http://handbook.cochrane.org/.
8. Whiting PF, Rutjes AW, Westwood ME, et al. QUADAS-2：a revised tool for the quality assessment of diagnostic accuracy studies. Ann Intern Med 2011；155：529-36.
9. 5.2.1 Study limitations(risk of bias). In：GRADE Handbook. 2013. Available at：http://www.guidelinedevelopment.org/handbook/#h.m9385o5z3li7
10. GRADEpro Guideline Development Tool. Available at：http://www.guidelinedevelopment.org/
11. 5. Quality of evidence. In：GRADE Handbook. 2013. Available at：http://www.guidelinedevelopment.org/handbook/#h.9rdbelsnu4iy
12. 5.1 Factors determining the quality of evidence. In：GRADE Handbook. 2013. Available at：http://www.guidelinedevelopment.org/handbook/#h.9rdbelsnu4iy
13. Perlman J, Kattwinkel J, Wyllie J, Guinsburg R, Velaphi S, Nalini Singhal for the Neonatal ITFG. Neonatal resuscitation：in pursuit of evidence gaps in knowledge. Resuscitation 2012；83：545-50.
14. Chettri S, Adhisivam B, Bhat BV. Endotracheal Suction for Nonvigorous Neonates Born through Meconium Stained Amniotic Fluid：A Randomized Controlled Trial. J Pediatr 2015；166：1208-13. e1.
15. Lindner W, Vossbeck S, Hummler H, Pohlandt F. Delivery room management of extremely low birth weight infants：spontaneous breathing or intubation? Pediatrics 1999；103：961-7.
16. 國方徹也，桜井隼人，筧紘子．我が国の新生児蘇生体制の現状と課題の分析―2005年・2010年のアンケート調査と比較して．日本周産期・新生児医学会雑誌 2015；51：947-53.
17. Dawes GS. Foetal and Neonatal Physiology. Chicago：Year Book Medical Publishers；1968：149.
18. Kamlin CO, Dawson JA, O'Donnell CP, et al. Accuracy of pulse oximetry measurement of heart rate of newborn infants in the delivery room. J Pediatr 2008；152：756-60.
19. Owen CJ, Wyllie JP. Determination of heart rate in the baby at birth. Resuscitation 2004；60：213-7.
20. Dawson JA, Kamlin CO, Wong C, et al. Oxygen saturation and heart rate during delivery room resuscitation of infants <30 weeks' gestation with air or 100% oxygen. Arch Dis Child Fetal Neonatal Ed 2009；94：F87-91.
21. Altuncu E, Ozek E, Bilgen H, Topuzoglu A, Kavuncuoglu S. Percentiles of oxygen saturations in healthy term newborns in the first minutes of life. Eur J Pediatr 2008；167：687-8.
22. O'Donnell CP, Kamlin CO, Davis PG, Morley CJ. Obtaining pulse oximetry data in neonates：a randomised crossover study of sensor application techniques. Arch Dis Child Fetal Neonatal Ed 2005；90：F84-5.
23. Wang CL, Anderson C, Leone TA, Rich W, Govindaswami B, Finer NN. Resuscitation of preterm neonates by using room air or 100% oxygen. Pediatrics 2008；121：1083-9.
24. Dawson JA, Saraswat A, Simionato L, et al. Comparison of heart rate and oxygen saturation measurements from Masimo and Nellcor pulse oximeters in newly born term infants. Acta Paediatr 2013；102：955-60.
25. Katheria A, Rich W, Finer N. Electrocardiogram provides a continuous heart rate faster than oximetry during neonatal resuscitation. Pediatrics 2012；130：e1177-81.
26. Mizumoto H, Tomotaki S, Shibata H, et al. Electrocardiogram shows reliable heart rates much earlier than pulse oximetry during neonatal resuscitation. Pediatr Int 2012；54：205-7.
27. van Vonderen JJ, Hooper SB, Kroese JK, et al. Pulse oximetry measures a lower heart rate at birth compared with electrocardiography. J Pediatr 2015；166：49-53.
28. Kamlin CO, O'Donnell CP, Everest NJ, Davis PG, Morley CJ. Accuracy of clinical assessment of infant heart rate in the delivery room. Resuscitation 2006；71：319-21.
29. Vento M, Asensi M, Sastre J, Garcia-Sala F, Pallardo FV, Vina J. Resuscitation with room air instead of 100% oxygen prevents oxidative stress in moderately asphyxiated term neonates. Pediatrics 2001；107：642-7.
30. Saugstad OD, Rootwelt T, Aalen O. Resuscitation of asphyxiated newborn infants with room air or oxygen：an international controlled trial：the Resair 2 study. Pediatrics 1998；102：e1.
31. Davis PG, Tan A, O'Donnell CP, Schulze A. Resuscitation of newborn infants with 100% oxygen or air：a systematic review and meta-analysis. Lancet 2004；364：1329-33.
32. Rabi Y, Rabi D, Yee W. Room air resuscitation of the depressed

newborn : a systematic review and meta-analysis. Resuscitation 2007 ; 72 : 353-63.
33. Lakshminrusimha S, Russell JA, Steinhorn RH, et al. Pulmonary hemodynamics in neonatal lambs resuscitated with 21%, 50%, and 100% oxygen. Pediatr Res 2007 ; 62 : 313-8.
34. Solberg R, Andresen JH, Escrig R, Vento M, Saugstad OD. Resuscitation of hypoxic newborn piglets with oxygen induces a dose-dependent increase in markers of oxidation. Pediatr Res 2007 ; 62 : 559-63.
35. Solas AB, Kutzsche S, Vinje M, Saugstad OD. Cerebral hypoxemia-ischemia and reoxygenation with 21% or 100% oxygen in newborn piglets : effects on extracellular levels of excitatory amino acids and microcirculation. Pediatr Crit Care Med 2001 ; 2 : 340-5.
36. Presti AL, Kishkurno SV, Slinko SK, et al. Reoxygenation with 100% oxygen versus room air : late neuroanatomical and neuro-functional outcome in neonatal mice with hypoxic-ischemic brain injury. Pediatr Res 2006 ; 60 : 55-9.
37. Armanian AM, Badiee Z. Resuscitation of preterm newborns with low concentration oxygen versus high concentration oxygen. J Res Pharm Pract 2012 ; 1 : 25-9.
38. Kapadia VS, Chalak LF, Sparks JE, Allen JR, Savani RC, Wyckoff MH. Resuscitation of preterm neonates with limited versus high oxygen strategy. Pediatrics 2013 ; 132 : e1488-96.
39. Lundstrøm KE, Pryds O, Greisen G. Oxygen at birth and prolonged cerebral vasoconstriction in preterm infants. Arch Dis Child Fetal Neonatal Ed 1995 ; 73 : F81-6.
40. Rabi Y, Singhal N, Nettel-Aguirre A. Room-air versus oxygen administration for resuscitation of preterm infants : the ROAR study. Pediatrics 2011 ; 128 : e374-81.
41. Rook D, Schierbeek H, Vento M, et al. Resuscitation of preterm infants with different inspired oxygen fractions. J Pediatr 2014 ; 164 : 1322-6 e3.
42. Vento M, Moro M, Escrig R, et al. Preterm resuscitation with low oxygen causes less oxidative stress, inflammation, and chronic lung disease. Pediatrics 2009 ; 124 : e439-49.
43. Gungor S, Kurt E, Teksoz E, Goktolga U, Ceyhan T, Baser I. Oronasopharyngeal suction versus no suction in normal and term infants delivered by elective cesarean section : a prospective randomized controlled trial. Gynecol Obstet Invest 2006 ; 61 : 9-14.
44. Waltman PA, Brewer JM, Rogers BP, May WL. Building evidence for practice : a pilot study of newborn bulb suctioning at birth. J Midwifery Womens Health 2004 ; 49 : 32-8.
45. Simbruner G, Coradello H, Fodor M, Havelec L, Lubec G, Pollak A. Effect of tracheal suction on oxygenation, circulation, and lung mechanics in newborn infants. Arch Dis Child 1981 ; 56 : 326-30.
46. Al Takroni AM, Parvathi CK, Mendis KB, Hassan S, Reddy I, Kudair HA. Selective tracheal suctioning to prevent meconium aspiration syndrome. Int J Gynaecol Obstet 1998 ; 63 : 259-63.
47. Peng TC, Gutcher GR, Van Dorsten JP. A selective aggressive approach to the neonate exposed to meconium-stained amniotic fluid. Am J Obstet Gynecol 1996 ; 175 : 296-301 ; discussion 301-3.
48. Yoder BA. Meconium-stained amniotic fluid and respiratory complications : impact of selective tracheal suction. Obstet Gynecol 1994 ; 83 : 77-84.
49. Chishty AL, Alvi Y, Iftikhar M, Bhutta TI. Meconium aspiration in neonates : combined obstetric and paediatric intervention improves outcome. J Pak Med Assoc 1996 ; 46 : 104-8.
50. Falciglia HS. Failure to prevent meconium aspiration syndrome. Obstet Gynecol 1988 ; 71 : 349-53.
51. Fox WW, Gutsche BB, DeVore JS. A delivery room approach to the meconium aspiration syndrome(MAS). Immediate intubation, endotracheal suction, and oxygen administration can reduce morbidity and mortality. Clin Pediatr(Phila)1977 ; 16 : 325-8.
52. Gregory GA, Gooding CA, Phibbs RH, Tooley WH. Meconium aspiration in infants–a prospective study. J Pediatr 1974 ; 85 : 848-52.
53. Wiswell TE, Tuggle JM, Turner BS. Meconium aspiration syndrome : have we made a difference? Pediatrics 1990 ; 85 : 715-21.
54. Wiswell TE, Henley MA. Intratracheal suctioning, systemic infection, and the meconium aspiration syndrome. Pediatrics 1992 ; 89 : 203-6.
55. Ting P, Brady JP. Tracheal suction in meconium aspiration. Am J Obstet Gynecol 1975 ; 122 : 767-71.
56. Davis RO, Philips JB, 3rd, Harris BA, Jr., Wilson ER, Huddleston JF. Fatal meconium aspiration syndrome occurring despite airway management considered appropriate. Am J Obstet Gynecol 1985 ; 151 : 731-6.
57. Dooley SL, Pesavento DJ, Depp R, Socol ML, Tamura RK, Wiringa KS. Meconium below the vocal cords at delivery : correlation with intrapartum events. Am J Obstet Gynecol 1985 ; 153 : 767-70.
58. Hageman JR, Conley M, Francis K, et al. Delivery room management of meconium staining of the amniotic fluid and the development of meconium aspiration syndrome. J Perinatol 1988 ; 8 : 127-31.
59. Manganaro R, Mamì C, Palmara A, Paolata A, Gemelli M. Incidence of meconium aspiration syndrome in term meconium-stained babies managed at birth with selective tracheal intubation. J Perinat Med 2001 ; 29 : 465-8.
60. Rossi EM, Philipson EH, Williams TG, Kalhan SC. Meconium aspiration syndrome : intrapartum and neonatal attributes. Am J Obstet Gynecol 1989 ; 161 : 1106-10.
61. Suresh GK, Sarkar S. Delivery room management of infants born through thin meconium stained liquor. Indian Pediatr 1994 ; 31 : 1177-81.
62. McDonald SJ, Middleton P. Effect of timing of umbilical cord clamping of term infants on maternal and neonatal outcomes. Cochrane Database Syst Rev 2008 : CD004074.
63. Yamauchi Y, Yamanouchi I. Transcutaneous bilirubinometry in normal Japanese infants. Acta Paediatr Jpn 1989 ; 31 : 65-72.
64. Akaba K, Kimura T, Sasaki A, et al. Neonatal hyperbilirubinemia and mutation of the bilirubin uridine diphosphate-glucuronosyl-transferase gene : a common missense mutation among Japanese, Koreans and Chinese. Biochem Mol Biol Int 1998 ; 46 : 21-6.
65. Maruo Y, Nishizawa K, Sato H, Doida Y, Shimada M. Association of neonatal hyperbilirubinemia with bilirubin UDP-glucuronosyl-transferase polymorphism. Pediatrics 1999 ; 103 : 1224-7.
66. Baenziger O, Stolkin F, Keel M, et al. The influence of the timing of cord clamping on postnatal cerebral oxygenation in preterm neonates : a randomized, controlled trial. Pediatrics 2007 ; 119 : 455-9.
67. Hofmeyr GJ, Bolton KD, Bowen DC, Govan JJ. Periventricular/intraventricular haemorrhage and umbilical cord clamping. Findings and hypothesis. S Afr Med J 1988 ; 73 : 104-6.
68. Hofmeyr GJ, Gobetz L, Bex PJ, et al. Periventricular/intraventricular hemorrhage following early and delayed umbilical cord clamping. A randomized controlled trial. Online J Curr Clin Trials 1993 ; Doc No 110 : [2002 words ; 26 paragraphs].
69. Kinmond S, Aitchison TC, Holland BM, Jones JG, Turner TL, Wardrop CA. Umbilical cord clamping and preterm infants : a randomised trial. BMJ 1993 ; 306 : 172-5.
70. Kugelman A, Borenstein-Levin L, Riskin A, et al. Immediate versus delayed umbilical cord clamping in premature neonates born < 35 weeks : a prospective, randomized, controlled study. Am J Perinatol 2007 ; 24 : 307-15.
71. McDonnell M, Henderson-Smart DJ. Delayed umbilical cord clamping in preterm infants : a feasibility study. J Paediatr Child Health 1997 ; 33 : 308-10.
72. Mercer JS, McGrath MM, Hensman A, Silver H, Oh W. Immediate and delayed cord clamping in infants born between 24 and 32 weeks : a pilot randomized controlled trial. J Perinatol 2003 ; 23 : 466-72.
73. Mercer JS, Vohr BR, McGrath MM, Padbury JF, Wallach M, Oh W. Delayed cord clamping in very preterm infants reduces the incidence of intraventricular hemorrhage and late-onset sepsis : a randomized, controlled trial. Pediatrics 2006 ; 117 : 1235-42.

74. Oh W, Fanaroff AA, Carlo WA, et al. Effects of delayed cord clamping in very-low-birth-weight infants. J Perinatol 2011；31 Suppl 1：S68-71.
75. Rabe H, Wacker A, Hülskamp G, et al. A randomised controlled trial of delayed cord clamping in very low birth weight preterm infants. Eur J Pediatr 2000；159：775-7.
76. Strauss RG, Mock DM, Johnson KJ, et al. A randomized clinical trial comparing immediate versus delayed clamping of the umbilical cord in preterm infants：short-term clinical and laboratory endpoints. Transfusion 2008；48：658-65.
77. Aladangady N, McHugh S, Aitchison TC, Wardrop CA, Holland BM. Infants' blood volume in a controlled trial of placental transfusion at preterm delivery. Pediatrics 2006；117：93-8.
78. Committee on Obstetric Practice ACoO, Gynecologists. Committee Opinion No.543：Timing of umbilical cord clamping after birth. Obstet Gynecol 2012；120：1522-6.
79. Hosono S, Mugishima H, Fujita H, et al. Umbilical cord milking reduces the need for red cell transfusions and improves neonatal adaptation in infants born at less than 29 weeks' gestation：a randomised controlled trial. Arch Dis Child Fetal Neonatal Ed 2008；93：F14-9.
80. Katheria AC, Leone TA, Woelkers D, Garey DM, Rich W, Finer NN. The effects of umbilical cord milking on hemodynamics and neonatal outcomes in premature neonates. J Pediatr 2014；164：1045-50. e1.
81. March MI, Hacker MR, Parson AW, Modest AM, de Veciana M. The effects of umbilical cord milking in extremely preterm infants：a randomized controlled trial. J Perinatol 2013；33：763-7.
82. Harling AE, Beresford MW, Vince GS, Bates M, Yoxall CW. Does sustained lung inflation at resuscitation reduce lung injury in the preterm infant? Arch Dis Child Fetal Neonatal Ed 2005；90：F406-10.
83. Lindner W, Högel J, Pohlandt F. Sustained pressure-controlled inflation or intermittent mandatory ventilation in preterm infants in the delivery room? A randomized, controlled trial on initial respiratory support via nasopharyngeal tube. Acta Paediatr 2005；94：303-9.
84. Lista G, Boni L, Scopesi F, et al. Sustained lung inflation at birth for preterm infants：a randomized clinical trial. Pediatrics 2015；135：e457-64.
85. Lista G, Fontana P, Castoldi F, Cavigioli F, Dani C. Does sustained lung inflation at birth improve outcome of preterm infants at risk for respiratory distress syndrome? Neonatology 2011；99：45-50.
86. Klingenberg C, Sobotka KS, Ong T, et al. Effect of sustained inflation duration；resuscitation of near-term asphyxiated lambs. Arch Dis Child Fetal Neonatal Ed 2013；98：F222-7.
87. Vyas H, Milner AD, Hopkin IE, Boon AW. Physiologic responses to prolonged and slow-rise inflation in the resuscitation of the asphyxiated newborn infant. J Pediatr 1981；99：635-9.
88. te Pas AB, Siew M, Wallace MJ, et al. Effect of sustained inflation length on establishing functional residual capacity at birth in ventilated premature rabbits. Pediatr Res 2009；66：295-300.
89. Klöpping-Ketelaars WA, Maertzdorf WJ, Blanco CE. Effect of sustained inflations applied directly after cord clamping on lung function in premature newborn lambs. Acta Paediatr 1994；83：1017-21.
90. Tingay DG, Bhatia R, Schmölzer GM, Wallace MJ, Zahra VA, Davis PG. Effect of sustained inflation vs. stepwise PEEP strategy at birth on gas exchange and lung mechanics in preterm lambs. Pediatr Res 2014；75：288-94.
91. te Pas AB, Walther FJ. A randomized, controlled trial of delivery-room respiratory management in very preterm infants. Pediatrics 2007；120：322-9.
92. Boon AW, Milner AD, Hopkin IE. Lung expansion, tidal exchange, and formation of the functional residual capacity during resuscitation of asphyxiated neonates. J Pediatr 1979；95：1031-6.
93. Upton CJ, Milner AD. Endotracheal resuscitation of neonates using a rebreathing bag. Arch Dis Child 1991；66：39-42.
94. Dawson JA, Schmölzer GM, Kamlin CO, et al. Oxygenation with T-piece versus self-inflating bag for ventilation of extremely preterm infants at birth：a randomized controlled trial. J Pediatr 2011；158：912-8. e1-2.
95. Szyld E, Aguilar A, Musante GA, et al. Comparison of devices for newborn ventilation in the delivery room. J Pediatr 2014；165：234-9. e3.
96. Morley CJ, Davis PG, Doyle LW, Brion LP, Hascoet JM, Carlin JB. Nasal CPAP or intubation at birth for very preterm infants. N Engl J Med 2008；358：700-8.
97. Network SSGotEKSNNR, Finer NN, Carlo WA, et al. Early CPAP versus surfactant in extremely preterm infants. N Engl J Med 2010；362：1970-9.
98. Dunn MS, Kaempf J, de Klerk A, et al. Randomized trial comparing 3 approaches to the initial respiratory management of preterm neonates. Pediatrics 2011；128：e1069-76.
99. Singh R. Controlled trial to evaluate the use of LMA for neonatal resuscitation. J Anaesth Clin Pharmacol 2005；21：303-6.
100. Zhu XY, Lin BC, Zhang QS, Ye HM, Yu RJ. A prospective evaluation of the efficacy of the laryngeal mask airway during neonatal resuscitation. Resuscitation 2011；82：1405-9.
101. Feroze F, Masood N, Khuwaja A, Malik FI. Neonatal Resuscitation；the use of laryngeal mask airway. Professional Med J 2008；15：148-52.
102. Esmail N, Saleh M, Ali A. Laryngeal mask airway versus endotracheal intubation for Apgar score improvement in neonatal resuscitation. Egyptian Journal of Anesthesiology 2002；18：115-21.
103. Schmölzer GM, Morley CJ, Wong C, et al. Respiratory function monitor guidance of mask ventilation in the delivery room：a feasibility study. J Pediatr 2012；160：377-81. e2.
104. Kong JY, Rich W, Finer NN, Leone TA. Quantitative end-tidal carbon dioxide monitoring in the delivery room：a randomized controlled trial. J Pediatr 2013；163：104-8. e1.
105. Hosono S, Inami I, Fujita H, Minato M, Takahashi S, Mugishima H. A role of end-tidal CO_2 monitoring for assessment of tracheal intubations in very low birth weight infants during neonatal resuscitation at birth. J Perinat Med 2009；37：79-84.
106. Repetto JE, Donohue P-CP, Baker SF, Kelly L, Nogee LM. Use of capnography in the delivery room for assessment of endotracheal tube placement. J Perinatol 2001；21：284-7.
107. Roberts WA, Maniscalco WM, Cohen AR, Litman RS, Chhibber A. The use of capnography for recognition of esophageal intubation in the neonatal intensive care unit. Pediatr Pulmonol 1995；19：262-8.
108. Aziz HF, Martin JB, Moore JJ. The pediatric disposable end-tidal carbon dioxide detector role in endotracheal intubation in newborns. J Perinatol 1999；19：110-3.
109. Garey DM, Ward R, Rich W, Heldt G, Leone T, Finer NN. Tidal volume threshold for colorimetric carbon dioxide detectors available for use in neonates. Pediatrics 2008；121：e1524-7.
110. Hughes SM, Blake BL, Woods SL, Lehmann CU. False-positive results on colorimetric carbon dioxide analysis in neonatal resuscitation：potential for serious patient harm. J Perinatol 2007；27：800-1.
111. Solevåg AL, Dannevig I, Wyckoff M, Saugstad OD, Nakstad B. Extended series of cardiac compressions during CPR in a swine model of perinatal asphyxia. Resuscitation 2010；81：1571-6.
112. Solevåg AL, Dannevig I, Wyckoff M, Saugstad OD, Nakstad B. Return of spontaneous circulation with a compression：ventilation ratio of 15：2 versus 3：1 in newborn pigs with cardiac arrest due to asphyxia. Arch Dis Child Fetal Neonatal Ed 2011；96：F417-21.
113. Dannevig I, Solevåg AL, Saugstad OD, Nakstad B. Lung Injury in Asphyxiated Newborn Pigs Resuscitated from Cardiac Arrest - The Impact of Supplementary Oxygen, Longer Ventilation Intervals and Chest Compressions at Different Compression-to-Ventilation Ratios. Open Respir Med J 2012；6：89-96.
114. Dannevig I, Solevåg AL, Sonerud T, Saugstad OD, Nakstad B. Brain inflammation induced by severe asphyxia in newborn pigs

115. Hemway RJ, Christman C, Perlman J. The 3：1 is superior to a 15：2 ratio in a newborn manikin model in terms of quality of chest compressions and number of ventilations. Arch Dis Child Fetal Neonatal Ed 2013；98：F42-5.
116. Solevåg AL, Madland JM, Gjærum E, Nakstad B. Minute ventilation at different compression to ventilation ratios, different ventilation rates, and continuous chest compressions with asynchronous ventilation in a newborn manikin. Scand J Trauma Resusc Emerg Med 2012；20：73.
117. Christman C, Hemway RJ, Wyckoff MH, Perlman JM. The two-thumb is superior to the two-finger method for administering chest compressions in a manikin model of neonatal resuscitation. Arch Dis Child Fetal Neonatal Ed 2011；96：F99-F101.
118. Dorfsman ML, Menegazzi JJ, Wadas RJ, Auble TE. Two-thumb vs. two-finger chest compression in an infant model of prolonged cardiopulmonary resuscitation. Acad Emerg Med 2000；7：1077-82.
119. Houri PK, Frank LR, Menegazzi JJ, Taylor R. A randomized, controlled trial of two-thumb vs two-finger chest compression in a swine infant model of cardiac arrest[see comment]. Prehosp Emerg Care 1997；1：65-7.
120. Martin PS, Kemp AM, Theobald PS, Maguire SA, Jones MD. Do chest compressions during simulated infant CPR comply with international recommendations? Arch Dis Child 2013；98：576-81.
121. Martin PS, Kemp AM, Theobald PS, Maguire SA, Jones MD. Does a more "physiological" infant manikin design effect chest compression quality and create a potential for thoracic over-compression during simulated infant CPR? Resuscitation 2013；84：666-71.
122. Martin P, Theobald P, Kemp A, Maguire S, Maconochie I, Jones M. Real-time feedback can improve infant manikin cardiopulmonary resuscitation by up to 79%–a randomised controlled trial. Resuscitation 2013；84：1125-30.
123. Menegazzi JJ, Auble TE, Nicklas KA, Hosack GM, Rack L, Goode JS. Two-thumb versus two-finger chest compression during CRP in a swine infant model of cardiac arrest. Ann Emerg Med 1993；22：240-3.
124. Udassi S, Udassi JP, Lamb MA, et al. Two-thumb technique is superior to two-finger technique during lone rescuer infant manikin CPR. Resuscitation 2010；81：712-7.
125. Whitelaw CC, Slywka B, Goldsmith LJ. Comparison of a two-finger versus two-thumb method for chest compressions by healthcare providers in an infant mechanical model. Resuscitation 2000；43：213-6.
126. David R. Closed chest cardiac massage in the newborn infant. Pediatrics 1988；81：552-4.
127. Moya F, James LS, Burnard ED, Hanks EC. Cardiac massage in the newborn infant through the intact chest. Am J Obstet Gynecol 1962；84：798-803.
128. Thaler MM, Stobie GH. An Improved Technic of External Cardiac Compression in Infants and Young Children. N Engl J Med 1963；269：606-10.
129. Todres ID, Rogers MC. Methods of external cardiac massage in the newborn infant. J Pediatr 1975；86：781-2.
130. Dellimore K, Heunis S, Gohier F, et al. Development of a diagnostic glove for unobtrusive measurement of chest compression force and depth during neonatal CPR. Conf Proc IEEE Eng Med Biol Soc 2013；2013：350-3.
131. Park J, Yoon C, Lee JC, et al. Manikin-integrated digital measuring system for assessment of infant cardiopulmonary resuscitation techniques. IEEE J Biomed Health Inform 2014；18：1659-67.
132. Huynh TK, Hemway RJ, Perlman JM. The two-thumb technique using an elevated surface is preferable for teaching infant cardiopulmonary resuscitation. J Pediatr 2012；161：658-61.
133. Udassi JP, Udassi S, Theriaque DW, Shuster JJ, Zaritsky AL, Haque IU. Effect of alternative chest compression techniques in infant and child on rescuer performance. Pediatr Crit Care Med 2009；10：328-33.
134. Fakhraddin BZ, Shimizu N, Kurosawa S, Sakai H, Miyasaka K, Mizutani S. New method of chest compression for infants in a single rescuer situation：thumb-index finger technique. J Med Dent Sci 2011；58：15-22.
135. Udassi JP, Udassi S, Lamb MA, et al. Improved chest recoil using an adhesive glove device for active compression-decompression CPR in a pediatric manikin model. Resuscitation 2009；80：1158-63.
136. Franke I, Pingen A, Schiffmann H, et al. Cardiopulmonary resuscitation(CPR)-related posterior rib fractures in neonates and infants following recommended changes in CPR techniques. Child Abuse Negl 2014；38：1267-74.
137. Orlowski JP. Optimum position for external cardiac compression in infants and young children. Ann Emerg Med 1986；15：667-73.
138. You Y. Optimum location for chest compressions during two-rescuer infant cardiopulmonary resuscitation. Resuscitation 2009；80：1378-81.
139. Saini SS, Gupta N, Kumar P, Bhalla AK, Kaur H. A comparison of two-fingers technique and two-thumbs encircling hands technique of chest compression in neonates. J Perinatol 2012；32：690-4.
140. Phillips GW, Zideman DA. Relation of infant heart to sternum：its significance in cardiopulmonary resuscitation. Lancet 1986；1：1024-5.
141. Lee SH, Cho YC, Ryu S, et al. A comparison of the area of chest compression by the superimposed-thumb and the alongside-thumb techniques for infant cardiopulmonary resuscitation. Resuscitation 2011；82：1214-7.
142. Lim JS, Cho Y, Ryu S, et al. Comparison of overlapping(OP)and adjacent thumb positions(AP)for cardiac compressions using the encircling method in infants. Emerg Med J 2013；30：139-42.
143. Lee KH, Kim EY, Park DH, et al. Evaluation of the 2010 American Heart Association Guidelines for infant CPR finger/thumb positions for chest compression：a study using computed tomography. Resuscitation 2013；84：766-9.
144. Clements F, McGowan J. Finger position for chest compressions in cardiac arrest in infants. Resuscitation 2000；44：43-6.
145. Braga MS, Dominguez TE, Pollock AN, et al. Estimation of optimal CPR chest compression depth in children by using computer tomography. Pediatrics 2009；124：e69-74.
146. Lakshminrusimha S, Steinhorn RH, Wedgwood S, et al. Pulmonary hemodynamics and vascular reactivity in asphyxiated term lambs resuscitated with 21 and 100% oxygen. J Appl Physiol(1985)2011；111：1441-7.
147. Linner R, Werner O, Perez-de-Sa V, Cunha-Goncalves D. Circulatory recovery is as fast with air ventilation as with 100% oxygen after asphyxia-induced cardiac arrest in piglets. Pediatr Res 2009；66：391-4.
148. Lipinski CA, Hicks SD, Callaway CW. Normoxic ventilation during resuscitation and outcome from asphyxial cardiac arrest in rats. Resuscitation 1999；42：221-9.
149. Perez-de-Sa V, Cunha-Goncalves D, Nordh A, et al. High brain tissue oxygen tension during ventilation with 100% oxygen after fetal asphyxia in newborn sheep. Pediatr Res 2009；65：57-61.
150. Solevåg AL, Dannevig I, Nakstad B, Saugstad OD. Resuscitation of severely asphyctic newborn pigs with cardiac arrest by using 21% or 100% oxygen. Neonatology 2010；98：64-72.
151. Temesvári P, Karg E, Bódi I, et al. Impaired early neurologic outcome in newborn piglets reoxygenated with 100% oxygen compared with room air after pneumothorax-induced asphyxia. Pediatr Res 2001；49：812-9.
152. Walson KH, Tang M, Glumac A, et al. Normoxic versus hyperoxic resuscitation in pediatric asphyxial cardiac arrest：effects on oxidative stress. Crit Care Med 2011；39：335-43.
153. Yeh ST, Cawley RJ, Aune SE, Angelos MG. Oxygen requirement during cardiopulmonary resuscitation(CPR)to effect return of spontaneous circulation. Resuscitation 2009；80：951-5.
154. Matsiukevich D, Randis TM, Utkina-Sosunova I, Polin RA, Ten VS.

The state of systemic circulation, collapsed or preserved defines the need for hyperoxic or normoxic resuscitation in neonatal mice with hypoxia-ischemia. Resuscitation 2010；81：224-9.
155. Faa A, Iacovidou N, Xanthos T, et al. Hypoxia/reoxygenation-induced myocardial lesions in newborn piglets are related to interindividual variability and not to oxygen concentration. Clinics (Sao Paulo) 2012；67：503-8.
156. Markus T, Hansson S, Amer-Wåhlin I, Hellström-Westas L, Saugstad OD, Ley D. Cerebral inflammatory response after fetal asphyxia and hyperoxic resuscitation in newborn sheep. Pediatr Res 2007；62：71-7.
157. Mendoza-Paredes A, Liu H, Schears G, et al. Resuscitation with 100%, compared with 21%, oxygen following brief, repeated periods of apnea can protect vulnerable neonatal brain regions from apoptotic injury. Resuscitation 2008；76：261-70.
158. Berg RA, Henry C, Otto CW, et al. Initial end-tidal CO_2 is markedly elevated during cardiopulmonary resuscitation after asphyxial cardiac arrest. Pediatr Emerg Care 1996；12：245-8.
159. Chalak LF, Barber CA, Hynan L, Garcia D, Christie L, Wyckoff MH. End-tidal CO_2 detection of an audible heart rate during neonatal cardiopulmonary resuscitation after asystole in asphyxiated piglets. Pediatr Res 2011；69：401-5.
160. Bhende MS, Karasic DG, Menegazzi JJ. Evaluation of an end-tidal CO_2 detector during cardiopulmonary resuscitation in a canine model for pediatric cardiac arrest. Pediatr Emerg Care 1995；11：365-8.
161. Bhende MS, Karasic DG, Karasic RB. End-tidal carbon dioxide changes during cardiopulmonary resuscitation after experimental asphyxial cardiac arrest. Am J Emerg Med 1996；14：349-50.
162. Bhende MS, Thompson AE. Evaluation of an end-tidal CO_2 detector during pediatric cardiopulmonary resuscitation. Pediatrics 1995；95：395-9.
163. Jankov RP, Asztalos EV, Skidmore MB. Favourable neurological outcomes following delivery room cardiopulmonary resuscitation of infants < or = 750 g at birth. J Paediatr Child Health 2000；36：19-22.
164. O'Donnell AI, Gray PH, Rogers YM. Mortality and neurodevelopmental outcome for infants receiving adrenaline in neonatal resuscitation. J Paediatr Child Health 1998；34：551-6.
165. Crespo SG, Schoffstall JM, Fuhs LR, Spivey WH. Comparison of two doses of endotracheal epinephrine in a cardiac arrest model. Ann Emerg Med 1991；20：230-4.
166. Jasani MS, Nadkarni VM, Finkelstein MS, Mandell GA, Salzman SK, Norman ME. Effects of different techniques of endotracheal epinephrine administration in pediatric porcine hypoxic-hypercarbic cardiopulmonary arrest. Crit Care Med 1994；22：1174-80.
167. Mielke LL, Frank C, Lanzinger MJ, et al. Plasma catecholamine levels following tracheal and intravenous epinephrine administration in swine. Resuscitation 1998；36：187-92.
168. Roberts JR, Greenberg MI, Knaub MA, Kendrick ZV, Baskin SI. Blood levels following intravenous and endotracheal epinephrine administration. JACEP 1979；8：53-6.
169. Hornchen U, Schuttler J, Stoeckel H, Eichelkraut W, Hahn N. Endobronchial instillation of epinephrine during cardiopulmonary resuscitation. Crit Care Med 1987；15：1037-9.
170. Guay J, Lortie L. An evaluation of pediatric in-hospital advanced life support interventions using the pediatric Utstein guidelines：a review of 203 cardiorespiratory arrests. Can J Anaesth 2004；51：373-8.
171. Perondi MB, Reis AG, Paiva EF, Nadkarni VM, Berg RA. A comparison of high-dose and standard-dose epinephrine in children with cardiac arrest. N Engl J Med 2004；350：1722-30.
172. Patterson MD, Boenning DA, Klein BL, et al. The use of high-dose epinephrine for patients with out-of-hospital cardiopulmonary arrest refractory to prehospital interventions. Pediatr Emerg Care 2005；21：227-37.
173. Goetting MG, Paradis NA. High-dose epinephrine improves outcome from pediatric cardiac arrest. Ann Emerg Med 1991；20：22-6.
174. Vandycke C, Martens P. High dose versus standard dose epinephrine in cardiac arrest - a meta-analysis. Resuscitation 2000；45：161-6.
175. Berg RA, Otto CW, Kern KB, et al. A randomized, blinded trial of high-dose epinephrine versus standard-dose epinephrine in a swine model of pediatric asphyxial cardiac arrest. Crit Care Med 1996；24：1695-700.
176. Burchfield DJ, Preziosi MP, Lucas VW, Fan J. Effects of graded doses of epinephrine during asphxia-induced bradycardia in newborn lambs. Resuscitation 1993；25：235-44.
177. Kirkman HN, Riley HD, Jr. Posthemorrhagic anemia and shock in the newborn due to hemorrhage during delivery；report of 8 cases. Pediatrics 1959；24：92-6.
178. Wyckoff MH, Perlman JM, Laptook AR. Use of volume expansion during delivery room resuscitation in near-term and term infants. Pediatrics 2005；115：950-5.
179. Wyckoff M, Garcia D, Margraf L, Perlman J, Laptook A. Randomized trial of volume infusion during resuscitation of asphyxiated neonatal piglets. Pediatr Res 2007；61：415-20.
180. Mayock DE, Gleason CA. Cerebrovascular effects of rapid volume expansion in preterm fetal sheep. Pediatr Res 2004；55：395-9.
181. Ellemunter H, Simma B, Trawoger R, Maurer H. Intraosseous lines in preterm and full term neonates. Arch Dis Child Fetal Neonatal Ed 1999；80：F74-5.
182. Glaeser PW, Hellmich TR, Szewczuga D, Losek JD, Smith DS. Five-year experience in prehospital intraosseous infusions in children and adults. Ann Emerg Med 1993；22：1119-24.
183. Budin P. The Nursling. London：The Caxton Publishing Company；1907.
184. Mullany LC, Katz J, Khatry SK, LeClerq SC, Darmstadt GL, Tielsch JM. Risk of mortality associated with neonatal hypothermia in southern Nepal. Arch Pediatr Adolesc Med 2010；164：650-6.
185. Laptook AR, Salhab W, Bhaskar B, Neonatal Research N. Admission temperature of low birth weight infants：predictors and associated morbidities. Pediatrics 2007；119：e643-9.
186. S AA-EH, Badr-El Din MM, Dabous NI, Saad KM. Effect of the use of a polyethylene wrap on the morbidity and mortality of very low birth weight infants in Alexandria University Children's Hospital. J Egypt Public Health Assoc 2012；87：104-8.
187. Acolet D, Elbourne D, McIntosh N, et al. Project 27/28：inquiry into quality of neonatal care and its effect on the survival of infants who were born at 27 and 28 weeks in England, Wales, and Northern Ireland. Pediatrics 2005；116：1457-65.
188. Bateman DA, O'Bryan L, Nicholas SW, Heagarty MC. Outcome of unattended out-of-hospital births in Harlem. Arch Pediatr Adolesc Med 1994；148：147-52.
189. Bhoopalam PS, Watkinson M. Babies born before arrival at hospital. Br J Obstet Gynaecol 1991；98：57-64.
190. Boo NY, Guat-Sim Cheah I, Malaysian National Neonatal R. Admission hypothermia among VLBW infants in Malaysian NICUs. J Trop Pediatr 2013；59：447-52.
191. Buetow KC, Klein SW. Effect of Maintenance of "Normal" Skin Temperature on Survival of Infants of Low Birth Weight. Pediatrics 1964；34：163-70.
192. Costeloe K, Hennessy E, Gibson AT, Marlow N, Wilkinson AR. The EPICure study：outcomes to discharge from hospital for infants born at the threshold of viability. Pediatrics 2000；106：659-71.
193. Costeloe KL, Hennessy EM, Haider S, Stacey F, Marlow N, Draper ES. Short term outcomes after extreme preterm birth in England：comparison of two birth cohorts in 1995 and 2006 (the EPICure studies). BMJ 2012；345：e7976.
194. da Mota Silveira SM, Gonçalves de Mello MJ, de Arruda Vidal S, de Frias PG, Cattaneo A. Hypothermia on admission：a risk factor for death in newborns referred to the Pernambuco Institute of Mother and Child Health. J Trop Pediatr 2003；49：115-20.
195. Daga AS, Daga SR, Patole SK. Determinants of death among admissions to intensive care unit for newborns. J Trop Pediatr

1991 ; 37 : 53-6.

196. de Almeida MF, Guinsburg R, Sancho GA, et al. Hypothermia and early neonatal mortality in preterm infants. J Pediatr 2014 ; 164 : 271-5. e1.
197. García-Muñoz Rodrigo F, Rivero Rodríguez S, Siles Quesada C.[Hypothermia risk factors in the very low weight newborn and associated morbidity and mortality in a neonatal care unit]. An Pediatr(Barc)2014 ; 80 : 144-50.
198. Harms K, Osmers R, Kron M, et al.[Mortality of premature infants 1980-1990 : analysis of data from the Göttingen perinatal center]. Z Geburtshilfe Perinatol 1994 ; 198 : 126-33.
199. Hazan J, Maag U, Chessex P. Association between hypothermia and mortality rate of premature infants–revisited. Am J Obstet Gynecol 1991 ; 164 : 111-2.
200. Jones P, Alberti C, Julé L, et al. Mortality in out-of-hospital premature births. Acta Paediatr 2011 ; 100 : 181-7.
201. Kambarami R, Chidede O. Neonatal hypothermia levels and risk factors for mortality in a tropical country. Cent Afr J Med 2003 ; 49 : 103-6.
202. Kent AL, Williams J. Increasing ambient operating theatre temperature and wrapping in polyethylene improves admission temperature in premature infants. J Paediatr Child Health 2008 ; 44 : 325-31.
203. Lee HC, Ho QT, Rhine WD. A quality improvement project to improve admission temperatures in very low birth weight infants. J Perinatol 2008 ; 28 : 754-8.
204. Levi S, Taylor W, Robinson LE, Levy LI. Analysis of morbidity and outcome of infants weighing less than 800 grams at birth. South Med J 1984 ; 77 : 975-8.
205. Manani M, Jegatheesan P, DeSandre G, Song D, Showalter L, Govindaswami B. Elimination of admission hypothermia in preterm very low-birth-weight infants by standardization of delivery room management. Perm J 2013 ; 17 : 8-13.
206. Manji KP, Kisenge R. Neonatal hypothermia on admission to a special care unit in Dar-es-Salaam, Tanzania : a cause for concern. Cent Afr J Med 2003 ; 49 : 23-7.
207. Mathur NB, Krishnamurthy S, Mishra TK. Evaluation of WHO classification of hypothermia in sick extramural neonates as predictor of fatality. J Trop Pediatr 2005 ; 51 : 341-5.
208. Miller SS, Lee HC, Gould JB. Hypothermia in very low birth weight infants : distribution, risk factors and outcomes. J Perinatol 2011 ; 31 Suppl 1 : S49-56.
209. Zayeri F, Kazemnejad A, Ganjali M, Babaei G, Khanafshar N, Nayeri F. Hypothermia in Iranian newborns. Incidence, risk factors and related complications. Saudi Med J 2005 ; 26 : 1367-71.
210. Obladen M, Heemann U, Hennecke KH, Hanssler L.[Causes of neonatal mortality 1981-1983 : a regional analysis]. Z Geburtshilfe Perinatol 1985 ; 189 : 181-7.
211. Ogunlesi TA, Ogunfowora OB, Adekanmbi FA, Fetuga BM, Olanrewaju DM. Point-of-admission hypothermia among high-risk Nigerian newborns. BMC Pediatr 2008 ; 8 : 40.
212. Pal DK, Manandhar DS, Rajbhandari S, Land JM, Patel N, de LCAM. Neonatal hypoglycaemia in Nepal 1. Prevalence and risk factors. Arch Dis Child Fetal Neonatal Ed 2000 ; 82 : F46-51.
213. Shah S, Zemichael O, Meng HD. Factors associated with mortality and length of stay in hospitalised neonates in Eritrea, Africa : a cross-sectional study. BMJ Open 2012 ; 2.
214. Singh A, Yadav A, Singh A. Utilization of postnatal care for newborns and its association with neonatal mortality in India : an analytical appraisal. BMC Pregnancy Childbirth 2012 ; 12 : 33.
215. Sodemann M, Nielsen J, Veirum J, Jakobsen MS, Biai S, Aaby P. Hypothermia of newborns is associated with excess mortality in the first 2 months of life in Guinea-Bissau, West Africa. Trop Med Int Health 2008 ; 13 : 980-6.
216. Stanley FJ, Alberman EV. Infants of very low birthweight. I : Perinatal factors affecting survival. Dev Med Child Neurol 1978 ; 20 : 300-12.
217. Wyckoff MH, Perlman JM. Effective ventilation and temperature control are vital to outborn resuscitation. Prehosp Emerg Care 2004 ; 8 : 191-5.
218. Kalimba EM, Ballot DE. Survival of extremely low-birth-weight infants. South African Journal of Child Health 2013 ; 7 : 13-6.
219. Nayeri F, Nili F. Hypothermia at birth and its associated complications in newborns : a follow up study. Iranian J Publ Health 2006 ; 35 : 48-52.
220. Meyer MP, Payton MJ, Salmon A, Hutchinson C, de Klerk A. A clinical comparison of radiant warmer and incubator care for preterm infants from birth to 1800 grams. Pediatrics 2001 ; 108 : 395-401.
221. Reilly MC, Vohra S, Rac VE, et al. Randomized trial of occlusive wrap for heat loss prevention in preterm infants. J Pediatr 2015 ; 166 : 262-8. e2.
222. Vohra S, Frent G, Campbell V, Abbott M, Whyte R. Effect of polyethylene occlusive skin wrapping on heat loss in very low birth weight infants at delivery : a randomized trial. J Pediatr 1999 ; 134 : 547-51.
223. Vohra S, Roberts RS, Zhang B, Janes M, Schmidt B. Heat Loss Prevention(HeLP)in the delivery room : A randomized controlled trial of polyethylene occlusive skin wrapping in very preterm infants. J Pediatr 2004 ; 145 : 750-3.
224. Billimoria Z, Chawla S, Bajaj M, Natarajan G. Improving admission temperature in extremely low birth weight infants : a hospital-based multi-intervention quality improvement project. J Perinat Med 2013 ; 41 : 455-60.
225. Bartels DB, Kreienbrock L, Dammann O, Wenzlaff P, Poets CF. Population based study on the outcome of small for gestational age newborns. Arch Dis Child Fetal Neonatal Ed 2005 ; 90 : F53-9.
226. Carroll PD, Nankervis CA, Giannone PJ, Cordero L. Use of polyethylene bags in extremely low birth weight infant resuscitation for the prevention of hypothermia. J Reprod Med 2010 ; 55 : 9-13.
227. Gleissner M, Jorch G, Avenarius S. Risk factors for intraventricular hemorrhage in a birth cohort of 3721 premature infants. J Perinat Med 2000 ; 28 : 104-10.
228. Herting E, Speer CP, Harms K, et al. Factors influencing morbidity and mortality in infants with severe respiratory distress syndrome treated with single or multiple doses of a natural porcine surfactant. Biol Neonate 1992 ; 61 Suppl 1 : 26-30.
229. Van de Bor M, Van Bel F, Lineman R, Ruys JH. Perinatal factors and periventricular-intraventricular hemorrhage in preterm infants. Am J Dis Child 1986 ; 140 : 1125-30.
230. Audeh S, Smolkin T, Bental Y, et al. Does admission hypothermia predispose to intraventricular hemorrhage in very-low-birth-weight infants? Neonatology 2011 ; 100 : 373-9.
231. Dincsoy MY, Siddiq F, Kim YM. Intracranial hemorrhage in hypothermic low-birth-weight neonates. Childs Nerv Syst 1990 ; 6 : 245-8 ; discussion 8-9.
232. Levene MI, Fawer CL, Lamont RF. Risk factors in the development of intraventricular haemorrhage in the preterm neonate. Arch Dis Child 1982 ; 57 : 410-7.
233. Rong Z, Liu H, Xia S, Chang L. Risk and protective factors of intraventricular hemorrhage in preterm babies in Wuhan, China. Childs Nerv Syst 2012 ; 28 : 2077-84.
234. Szymonowicz W, Yu VY, Wilson FE. Antecedents of periventricular haemorrhage in infants weighing 1250 g or less at birth. Arch Dis Child 1984 ; 59 : 13-7.
235. DeMauro SB, Douglas E, Karp K, et al. Improving delivery room management for very preterm infants. Pediatrics 2013 ; 132 : e1018-25.
236. Harms K, Herting E, Kron M, Schill M, Schiffmann H.[Importance of pre- and perinatal risk factors in respiratory distress syndrome of premature infants. A logical regression analysis of 1100 cases]. Z Geburtshilfe Neonatol 1997 ; 201 : 258-62.
237. Lee HC, Powers RJ, Bennett MV, et al. Implementation methods for delivery room management : a quality improvement comparison study. Pediatrics 2014 ; 134 : e1378-86.

238. Russo A, McCready M, Torres L, et al. Reducing hypothermia in preterm infants following delivery. Pediatrics 2014；133：e1055-62.
239. Anderson S, Shakya KN, Shrestha LN, Costello AM. Hypoglycaemia：a common problem among uncomplicated newborn infants in Nepal. J Trop Pediatr 1993；39：273-7.
240. Lazić-Mitrović T, Djukić M, Cutura N, et al.［Transitory hypothermia as early prognostic factor in term newborns with intrauterine growth retardation］. Srp Arh Celok Lek 2010；138：604-8.
241. Lenclen R, Mazraani M, Jugie M, et al.［Use of a polyethylene bag：a way to improve the thermal environment of the premature newborn at the delivery room］. Arch Pediatr 2002；9：238-44.
242. Sasidharan CK, Gokul E, Sabitha S. Incidence and risk factors for neonatal hypoglycaemia in Kerala, India. Ceylon Med J 2004；49：110-3.
243. Mullany LC. Neonatal hypothermia in low-resource settings. Semin Perinatol 2010；34：426-33.
244. McCarthy LK, Molloy EJ, Twomey AR, Murphy JF, O'Donnell CP. A randomized trial of exothermic mattresses for preterm newborns in polyethylene bags. Pediatrics 2013；132：e135-41.
245. Chawla S, Amaram A, Gopal SP, Natarajan G. Safety and efficacy of Trans-warmer mattress for preterm neonates：results of a randomized controlled trial. J Perinatol 2011；31：780-4.
246. Ibrahim CP, Yoxall CW. Use of self-heating gel mattresses eliminates admission hypothermia in infants born below 28 weeks gestation. Eur J Pediatr 2010；169：795-9.
247. Singh A, Duckett J, Newton T, Watkinson M. Improving neonatal unit admission temperatures in preterm babies：exothermic mattresses, polythene bags or a traditional approach? J Perinatol 2010；30：45-9.
248. McCarthy LK, O'Donnell CP. Warming preterm infants in the delivery room：polyethylene bags, exothermic mattresses or both? Acta Paediatr 2011；100：1534-7.
249. Knobel RB, Wimmer JE, Jr., Holbert D. Heat loss prevention for preterm infants in the delivery room. J Perinatol 2005；25：304-8.
250. te Pas AB, Lopriore E, Dito I, Morley CJ, Walther FJ. Humidified and heated air during stabilization at birth improves temperature in preterm infants. Pediatrics 2010；125：e1427-32.
251. Doglioni N, Cavallin F, Mardegan V, et al. Total body polyethylene wraps for preventing hypothermia in preterm infants：a randomized trial. J Pediatr 2014；165：261-6. e1.
252. Pinheiro JM, Furdon SA, Boynton S, Dugan R, Reu-Donlon C, Jensen S. Decreasing hypothermia during delivery room stabilization of preterm neonates. Pediatrics 2014；133：e218-26.
253. Tafari N, Gentz J. Aspects of rewarming newborn infants with severe accidental hypothermia. Acta Paediatr Scand 1974；63：595-600.
254. Motil KJ, Blackburn MG, Pleasure JR. The effects of four different radiant warmer temperature set-points used for rewarming neonates. J Pediatr 1974；85：546-50.
255. Racine J, Jarjoui E. Severe hypothermia in infants. Helv Paediatr Acta 1982；37：317-22.
256. Sofer S, Yagupsky P, Hershkowits J, Bearman JE. Improved outcome of hypothermic infants. Pediatr Emerg Care 1986；2：211-4.
257. Probyn ME, Hooper SB, Dargaville PA, et al. Positive end expiratory pressure during resuscitation of premature lambs rapidly improves blood gases without adversely affecting arterial pressure. Pediatr Res 2004；56：198-204.
258. Belsches TC, Tilly AE, Miller TR, et al. Randomized trial of plastic bags to prevent term neonatal hypothermia in a resource-poor setting. Pediatrics 2013；132：e656-61.
259. Leadford AE, Warren JB, Manasyan A, et al. Plastic bags for prevention of hypothermia in preterm and low birth weight infants. Pediatrics 2013；132：e128-34.
260. Raman S, Shahla A. Temperature drop in normal term newborn infants born at the University Hospital, Kuala Lumpur. Aust N Z J Obstet Gynaecol 1992；32：117-9.
261. Fardig JA. A comparison of skin-to-skin contact and radiant heaters in promoting neonatal thermoregulation. J Nurse Midwifery 1980；25：19-28.
262. Christensson K, Siles C, Moreno L, et al. Temperature, metabolic adaptation and crying in healthy full-term newborns cared for skin-to-skin or in a cot. Acta Paediatr 1992；81：488-93.
263. Christensson K. Fathers can effectively achieve heat conservation in healthy newborn infants. Acta Paediatr 1996；85：1354-60.
264. Bystrova K, Widström AM, Matthiesen AS, et al. Skin-to-skin contact may reduce negative consequences of "the stress of being born"：a study on temperature in newborn infants, subjected to different ward routines in St. Petersburg. Acta Paediatr 2003；92：320-6.
265. Gouchon S, Gregori D, Picotto A, Patrucco G, Nangeroni M, Di Giulio P. Skin-to-skin contact after cesarean delivery：an experimental study. Nurs Res 2010；59：78-84.
266. Marín Gabriel MA, Llana Martín I, López Escobar A, Fernández Villalba E, Romero Blanco I, Touza Pol P. Randomized controlled trial of early skin-to-skin contact：effects on the mother and the newborn. Acta Paediatr 2010；99：1630-4.
267. Nimbalkar SM, Patel VK, Patel DV, Nimbalkar AS, Sethi A, Phatak A. Effect of early skin-to-skin contact following normal delivery on incidence of hypothermia in neonates more than 1800 g：randomized control trial. J Perinatol 2014；34：364-8.
268. Bergman NJ, Linley LL, Fawcus SR. Randomized controlled trial of skin-to-skin contact from birth versus conventional incubator for physiological stabilization in 1200- to 2199-gram newborns. Acta Paediatr 2004；93：779-85.
269. Petrova A, Demissie K, Rhoads GG, Smulian JC, Marcella S, Ananth CV. Association of maternal fever during labor with neonatal and infant morbidity and mortality. Obstet Gynecol 2001；98：20-7.
270. Alexander JM, McIntire DM, Leveno KJ. Chorioamnionitis and the prognosis for term infants. Obstet Gynecol 1999；94：274-8.
271. Greenwell EA, Wyshak G, Ringer SA, Johnson LC, Rivkin MJ, Lieberman E. Intrapartum temperature elevation, epidural use, and adverse outcome in term infants. Pediatrics 2012；129：e447-54.
272. Goetzl L, Manevich Y, Roedner C, Praktish A, Hebbar L, Townsend DM. Maternal and fetal oxidative stress and intrapartum term fever. Am J Obstet Gynecol 2010；202：363. e1-5.
273. Glass HC, Pham TN, Danielsen B, Towner D, Glidden D, Wu YW. Antenatal and intrapartum risk factors for seizures in term newborns：a population-based study, California 1998-2002. J Pediatr 2009；154：24-8. e1.
274. Lieberman E, Lang J, Richardson DK, Frigoletto FD, Heffner LJ, Cohen A. Intrapartum maternal fever and neonatal outcome. Pediatrics 2000；105：8-13.
275. Lieberman E, Eichenwald E, Mathur G, Richardson D, Heffner L, Cohen A. Intrapartum fever and unexplained seizures in term infants. Pediatrics 2000；106：983-8.
276. Badawi N, Kurinczuk JJ, Keogh JM, et al. Intrapartum risk factors for newborn encephalopathy：the Western Australian case-control study. BMJ 1998；317：1554-8.
277. Impey L, Greenwood C, MacQuillan K, Reynolds M, Sheil O. Fever in labour and neonatal encephalopathy：a prospective cohort study. BJOG 2001；108：594-7.
278. Impey LW, Greenwood CE, Black RS, Yeh PS, Sheil O, Doyle P. The relationship between intrapartum maternal fever and neonatal acidosis as risk factors for neonatal encephalopathy. Am J Obstet Gynecol 2008；198：49. e1-6.
279. Linder N, Fridman E, Makhoul A, et al. Management of term newborns following maternal intrapartum fever. J Matern Fetal Neonatal Med 2013；26：207-10.
280. Butwick AJ, Lipman SS, Carvalho B. Intraoperative forced air-warming during cesarean delivery under spinal anesthesia does not prevent maternal hypothermia. Anesth Analg 2007；105：1413-9, table of contents.
281. Fallis WM, Hamelin K, Symonds J, Wang X. Maternal and newborn

282. Horn EP, Schroeder F, Gottschalk A, et al. Active warming during cesarean delivery. Anesth Analg 2002；94：409-14, table of contents.
283. Woolnough M, Allam J, Hemingway C, Cox M, Yentis SM. Intra-operative fluid warming in elective caesarean section：a blinded randomised controlled trial. Int J Obstet Anesth 2009；18：346-51.
284. Yokoyama K, Suzuki M, Shimada Y, Matsushima T, Bito H, Sakamoto A. Effect of administration of pre-warmed intravenous fluids on the frequency of hypothermia following spinal anesthesia for Cesarean delivery. J Clin Anesth 2009；21：242-8.
285. Gluckman PD, Wyatt JS, Azzopardi D, et al. Selective head cooling with mild systemic hypothermia after neonatal encephalopathy：multicentre randomised trial. Lancet 2005；365：663-70.
286. Shankaran S, Laptook AR, Ehrenkranz RA, et al. Whole-body hypothermia for neonates with hypoxic-ischemic encephalopathy. N Engl J Med 2005；353：1574-84.
287. Azzopardi DV, Strohm B, Edwards AD, et al. Moderate hypothermia to treat perinatal asphyxial encephalopathy. N Engl J Med 2009；361：1349-58.
288. Eicher DJ, Wagner CL, Katikaneni LP, et al. Moderate hypothermia in neonatal encephalopathy：efficacy outcomes. Pediatr Neurol 2005；32：11-7.
289. Lin ZL, Yu HM, Lin J, Chen SQ, Liang ZQ, Zhang ZY. Mild hypothermia via selective head cooling as neuroprotective therapy in term neonates with perinatal asphyxia：an experience from a single neonatal intensive care unit. J Perinatol 2006；26：180-4.
290. Jacobs S, Hunt R, Tarnow-Mordi W, Inder T, Davis P. Cooling for newborns with hypoxic ischaemic encephalopathy. Cochrane Database Syst Rev 2007：CD003311.
291. Jacobs SE, Berg M, Hunt R, Tarnow-Mordi WO, Inder TE, Davis PG. Cooling for newborns with hypoxic ischaemic encephalopathy. Cochrane Database Syst Rev 2013；1：CD003311.
292. Salhab WA, Wyckoff MH, Laptook AR, Perlman JM. Initial hypoglycemia and neonatal brain injury in term infants with severe fetal acidemia. Pediatrics 2004；114：361-6.
293. Ondoa-Onama C, Tumwine JK. Immediate outcome of babies with low Apgar score in Mulago Hospital, Uganda. East Afr Med J 2003；80：22-9.
294. Klein GW, Hojsak JM, Schmeidler J, Rapaport R. Hyperglycemia and outcome in the pediatric intensive care unit. J Pediatr 2008；153：379-84.
295. LeBlanc MH, Huang M, Patel D, Smith EE, Devidas M. Glucose given after hypoxic ischemia does not affect brain injury in piglets. Stroke 1994；25：1443-7；discussion 8.
296. Hattori H, Wasterlain CG. Posthypoxic glucose supplement reduces hypoxic-ischemic brain damage in the neonatal rat. Ann Neurol 1990；28：122-8.
297. Medlock S, Ravelli AC, Tamminga P, Mol BW, Abu-Hanna A. Prediction of mortality in very premature infants：a systematic review of prediction models. PLoS One 2011；6：e23441.
298. Tyson JE, Parikh NA, Langer J, Green C, Higgins RD. Intensive care for extreme prematurity—moving beyond gestational age. N Engl J Med 2008；358：1672-81.
299. Manktelow BN, Seaton SE, Field DJ, Draper ES. Population-based estimates of in-unit survival for very preterm infants. Pediatrics 2013；131：e425-32.
300. Ambalavanan N, Carlo WA, Bobashev G, et al. Prediction of death for extremely low birth weight neonates. Pediatrics 2005；116：1367-73.
301. Bottoms SF, Paul RH, Mercer BM, et al. Obstetric determinants of neonatal survival：antenatal predictors of neonatal survival and morbidity in extremely low birth weight infants. Am J Obstet Gynecol 1999；180：665-9.
302. Casalaz DM, Marlow N, Speidel BD. Outcome of resuscitation following unexpected apparent stillbirth. Arch Dis Child Fetal Neonatal Ed 1998；78：F112-5.
303. Harrington DJ, Redman CW, Moulden M, Greenwood CE. The long-term outcome in surviving infants with Apgar zero at 10 minutes：a systematic review of the literature and hospital-based cohort. Am J Obstet Gynecol 2007；196：463. e1-5.
304. Kasdorf E, Laptook A, Azzopardi D, Jacobs S, Perlman JM. Improving infant outcome with a 10 min Apgar of 0. Arch Dis Child Fetal Neonatal Ed 2015；100：F102-5.
305. Laptook AR, Shankaran S, Ambalavanan N, et al. Outcome of term infants using apgar scores at 10 minutes following hypoxic-ischemic encephalopathy. Pediatrics 2009；124：1619-26.
306. Patel H, Beeby PJ. Resuscitation beyond 10 minutes of term babies born without signs of life. J Paediatr Child Health 2004；40：136-8.
307. Sarkar S, Bhagat I, Dechert RE, Barks JD. Predicting death despite therapeutic hypothermia in infants with hypoxic-ischaemic encephalopathy. Arch Dis Child Fetal Neonatal Ed 2010；95：F423-8.
308. Annibale DJ, Hulsey TC, Wagner CL, Southgate WM. Comparative neonatal morbidity of abdominal and vaginal deliveries after uncomplicated pregnancies. Arch Pediatr Adolesc Med 1995；149：862-7.
309. Atherton N, Parsons SJ, Mansfield P. Attendance of paediatricians at elective Caesarean sections performed under regional anaesthesia：is it warranted? J Paediatr Child Health 2006；42：332-6.
310. Gordon A, McKechnie EJ, Jeffery H. Pediatric presence at cesarean section：justified or not? Am J Obstet Gynecol 2005；193：599-605.
311. Parsons SJ, Sonneveld S, Nolan T. Is a paediatrician needed at all Caesarean sections? J Paediatr Child Health 1998；34：241-4.
312. Berden HJ, Willems FF, Hendrick JM, Pijls NH, Knape JT. How frequently should basic cardiopulmonary resuscitation training be repeated to maintain adequate skills? BMJ 1993；306：1576-7.
313. Ernst KD, Cline WL, Dannaway DC, et al. Weekly and consecutive day neonatal intubation training：comparable on a pediatrics clerkship. Acad Med 2014；89：505-10.
314. Kaczorowski J, Levitt C, Hammond M, et al. Retention of neonatal resuscitation skills and knowledge：a randomized controlled trial. Fam Med 1998；30：705-11.
315. Kovacs G, Bullock G, Ackroyd-Stolarz S, Cain E, Petrie D. A randomized controlled trial on the effect of educational interventions in promoting airway management skill maintenance. Ann Emerg Med 2000；36：301-9.
316. Montgomery C, Kardong-Edgren SE, Oermann MH, Odom-Maryon T. Student satisfaction and self report of CPR competency：HeartCode BLS courses, instructor-led CPR courses, and monthly voice advisory manikin practice for CPR skill maintenance. Int J Nurs Educ Scholarsh 2012；9.
317. Oermann MH, Kardong-Edgren SE, Odom-Maryon T. Effects of monthly practice on nursing students' CPR psychomotor skill performance. Resuscitation 2011；82：447-53.
318. Stross JK. Maintaining competency in advanced cardiac life support skills. JAMA 1983；249：3339-41.
319. Su E, Schmidt TA, Mann NC, Zechnich AD. A randomized controlled trial to assess decay in acquired knowledge among paramedics completing a pediatric resuscitation course. Acad Emerg Med 2000；7：779-86.
320. Sutton RM, Niles D, Meaney PA, et al. "Booster" training：evaluation of instructor-led bedside cardiopulmonary resuscitation skill training and automated corrective feedback to improve cardiopulmonary resuscitation compliance of Pediatric Basic Life Support providers during simulated cardiac arrest. Pediatr Crit Care Med 2011；12：e116-21.
321. Turner NM, Scheffer R, Custers E, Cate OT. Use of unannounced spaced telephone testing to improve retention of knowledge after life-support courses. Med Teach 2011；33：731-7.
322. Lubin J, Carter R. The feasibility of daily mannequin practice to improve intubation success. Air Med J 2009；28：195-7.
323. Mosley CM, Shaw BN. A longitudinal cohort study to investigate the retention of knowledge and skills following attendance on the Newborn Life support course. Arch Dis Child 2013；98：582-6.

324. Nadel FM, Lavelle JM, Fein JA, Giardino AP, Decker JM, Durbin DR. Teaching resuscitation to pediatric residents : the effects of an intervention. Arch Pediatr Adolesc Med 2000 ; 154 : 1049-54.
325. Niles D, Sutton RM, Donoghue A, et al. "Rolling Refreshers" : a novel approach to maintain CPR psychomotor skill competence. Resuscitation 2009 ; 80 : 909-12.
326. Nishisaki A, Donoghue AJ, Colborn S, et al. Effect of just-in-time simulation training on tracheal intubation procedure safety in the pediatric intensive care unit. Anesthesiology 2010 ; 113 : 214-23.
327. O'Donnell CM, Skinner AC. An evaluation of a short course in resuscitation training in a district general hospital. Resuscitation 1993 ; 26 : 193-201.
328. Naji SA, Maguire GP, Fairbairn SA, Goldberg DP, Faragher EB. Training clinical teachers in psychiatry to teach interviewing skills to medical students. Med Educ 1986 ; 20 : 140-7.
329. Breckwoldt J, Svensson J, Lingemann C, Gruber H. Does clinical teacher training always improve teaching effectiveness as opposed to no teacher training? A randomized controlled study. BMC Med Educ 2014 ; 14 : 6.
330. Boerboom TB, Jaarsma D, Dolmans DH, Scherpbier AJ, Mastenbroek NJ, Van Beukelen P. Peer group reflection helps clinical teachers to critically reflect on their teaching. Med Teach 2011 ; 33 : e615-23.
331. Litzelman DK, Stratos GA, Marriott DJ, Lazaridis EN, Skeff KM. Beneficial and harmful effects of augmented feedback on physicians' clinical-teaching performances. Acad Med 1998 ; 73 : 324-32.
332. Schum TR, Yindra KJ. Relationship between systematic feedback to faculty and ratings of clinical teaching. Acad Med 1996 ; 71 : 1100-2.
333. Skeff KM, Stratos G, Campbell M, Cooke M, Jones HW, 3rd. Evaluation of the seminar method to improve clinical teaching. J Gen Intern Med 1986 ; 1 : 315-22.
334. Lye P, Heidenreich C, Wang-Cheng R, Bragg D, Simpson D, Advanced Faculty Development G. Experienced clinical educators improve their clinical teaching effectiveness. Ambul Pediatr 2003 ; 3 : 93-7.
335. Regan-Smith M, Hirschmann K, Iobst W. Direct observation of faculty with feedback : an effective means of improving patient-centered and learner-centered teaching skills. Teach Learn Med 2007 ; 19 : 278-86.
336. Knudson MM, Khaw L, Bullard MK, et al. Trauma training in simulation : translating skills from SIM time to real time. J Trauma 2008 ; 64 : 255-63 ; discussion 63-4.
337. Wayne DB, Didwania A, Feinglass J, Fudala MJ, Barsuk JH, McGaghie WC. Simulation-based education improves quality of care during cardiac arrest team responses at an academic teaching hospital : a case-control study. Chest 2008 ; 133 : 56-61.
338. Schwid HA, Rooke GA, Michalowski P, Ross BK. Screen-based anesthesia simulation with debriefing improves performance in a mannequin-based anesthesia simulator. Teach Learn Med 2001 ; 13 : 92-6.
339. Kory PD, Eisen LA, Adachi M, Ribaudo VA, Rosenthal ME, Mayo PH. Initial airway management skills of senior residents : simulation training compared with traditional training. Chest 2007 ; 132 : 1927-31.
340. Shapiro MJ, Morey JC, Small SD, et al. Simulation based teamwork training for emergency department staff : does it improve clinical team performance when added to an existing didactic teamwork curriculum? Qual Saf Health Care 2004 ; 13 : 417-21.
341. Cherry RA, Williams J, George J, Ali J. The effectiveness of a human patient simulator in the ATLS shock skills station. J Surg Res 2007 ; 139 : 229-35.
342. Savoldelli GL, Naik VN, Park J, Joo HS, Chow R, Hamstra SJ. Value of debriefing during simulated crisis management : oral versus video-assisted oral feedback. Anesthesiology 2006 ; 105 : 279-85.
343. Blum RH, Raemer DB, Carroll JS, Dufresne RL, Cooper JB. A method for measuring the effectiveness of simulation-based team training for improving communication skills. Anesth Analg 2005 ; 100 : 1375-80, table of contents.
344. Bender J, Kennally K, Shields R, Overly F. Does simulation booster impact retention of resuscitation procedural skills and teamwork? J Perinatol 2014 ; 34 : 664-8.
345. Sawyer T, Sierocka-Castaneda A, Chan D, Berg B, Lustik M, Thompson M. The effectiveness of video-assisted debriefing versus oral debriefing alone at improving neonatal resuscitation performance : a randomized trial. Simul Healthc 2012 ; 7 : 213-21.
346. Shavit I, Peled S, Steiner IP, et al. Comparison of outcomes of two skills-teaching methods on lay-rescuers' acquisition of infant basic life support skills. Acad Emerg Med 2010 ; 17 : 979-86.
347. Weiner GM, Menghini K, Zaichkin J, Caid AE, Jacoby CJ, Simon WM. Self-directed versus traditional classroom training for neonatal resuscitation. Pediatrics 2011 ; 127 : 713-9.
348. Cheng A, Hunt EA, Donoghue A, et al. Examining pediatric resuscitation education using simulation and scripted debriefing : a multicenter randomized trial. JAMA Pediatr 2013 ; 167 : 528-36.

第5章

急性冠症候群

ACS: Acute Coronary Syndrome

第5章 急性冠症候群（ACS）

1 はじめに

1 ILCOR ACS タスクフォースの手順

　CoSTR 2015を作成した国際蘇生連絡委員会（International Liaison Committee on Resuscitation：ILCOR）のAcute Coronary Syndrome（ACS）タスクフォースはシンガポール，日本，オーストラリア，ニュージーランド，ギリシャ，ベルギー，フランス，米国，カナダとパナマから集められ，循環器専門医，救急医とプレホスピタルの医師が含まれていた．これら12名の専門家に5名のレビューアー（救急隊員とレジデント/フェロー）が追加され，ACSとST上昇型心筋梗塞（ST elevation myocardial infarction：STEMI）の初期管理に関する18のトピックが評価された．タスクフォースは，プレホスピタルと病院収容1時間以内，特に救急部門（ED）でのSTEMI（とACS）の診断と治療に関連したエビデンスを評価した．2012年（発表の3年前）からエビデンス評価のための会議を開催し，新しいエビデンスが発表されれば，そのつど，作成中の勧告内容を改善した．レビューの目的は，ACSが示唆される症状と徴候を呈する患者に最初に接触するヘルスケアプロバイダーのために，最新のエビデンスに基づいた科学と治療勧告についてのコンセンサス（CoSTR）を提供することにあった．

　ILCOR ACSタスクフォースはGrading of Recommendations Assessment, Development and Evaluation（GRADE）プロセスの導入に関して，会議開催時，オンラインや自発的に教育的なセッションに参加し相当な時間を費やした．ILCOR ACSタスクフォースは5回の会議（2012年10月オーストリア・ウィーン，2013年4月オーストラリア・メルボルン，2014年4月カナダ・バンフ，2014年11月米国・シカゴ，2015年1月/2月米国・ダラス）と9回（2014年6月～2015年1月）のウェブ会議を開催した．Scientific Evidence Evaluation and Review System（SEERS）ウェブサイトの活用はオフラインのエビデンスレビューとオンラインによる進捗状況の確認を容易にした．これはタスクフォース委員，タスクフォース共同座長，エビデンス評価委員と編集委員による定期的な確認・承認を可能にした．

　CoSTR 2015 ACSレビューのトピックスは過去の勧告と今後の課題や，入院後管理よりもむしろ病院前や救急部門での治療に最も関連する救急科学やホットトピックスのブレーンストーミングから生まれた．ILCOR ACSタスクフォースは，異なる能力と資源のシステムに対して治療のエビデンスを提供するために，STEMIケアシステムを集中的に検討した．トピックに関連したリスト作成後に，ILCOR ACSタスクフォースはトピックの優先順位に関して投票し，最終的に，CoSTR 2015 ACSレビューについてのトップ20を決定した．2つのトピックスは新しい研究成果がみつからなかったので延期され，最終的に18のトピックスが残った．

　一旦トピックスが決定されれば，ACSタスクフォースはそのトピックスについてCOIのない専門知識を有するタスクフォースメンバーに各トピックを割り当て

注意すべき用語
- Emergency department（ED）：本章では「救急部門」としているが，欧米のEDとわが国の「救急部」や「救急外来」の違いに留意しておく必要がある．欧米のEDには，比較的長時間（1日程度），経過観察を行う機能〔例えば胸痛観察室（chest pain observation unit）〕があり，わが国では入院として取り扱われる範囲の診療も行うことがある．
- 非ST上昇型ACS（NSTE-ACS）：NSTEMIおよび不安定狭心症（unstable angina：UA）を合わせた表現として用いられる．
- Door-to-balloon時間：再灌流療法までの時間としてdoor（病院の入口）からballoon〔経皮的冠動脈インターベンション（percutaneous coronary intervention：PCI）実施〕までが使われてきたが，「救急隊の接触」，「最初の医療従事者の接触（多くの場合，最初の医療従事者は救急隊である）」さらに「症状発現」から「再灌流達成」へと様々な表現が用いられる〔最初に医療従事者に接触することをFMC（first medical contact）という〕．

た．タスクフォースメンバーは各トピックの臨床疑問（Clinical Question：CQ）について patients：患者（傷病者），intervention：介入方法，comparator：比較対照，outcome：転帰（主要なアウトカム），すなわち PICO を定義することで問題解決を試みた．また，タスクフォースは ACS に必要なアウトカムに 9 段階のスケールを使用して患者にとって重要なアウトカムについてのコンセンサスに達した．7～9 点を重大なアウトカム〔死亡（9），頭蓋内出血（8）と緊急血行再建（7）〕，4～6 点は重要なアウトカム〔脳卒中（6），大出血（6），再梗塞（5）と再灌流時間（5）〕とした．この方法は各トピックに関して，一貫したアウトカムと重要性を提示することを可能にした．

AHA（アメリカ心臓協会），ACC（アメリカ心臓病学会），ESC（ヨーロッパ心臓病学会）そして日本循環器学会は，STEMI や NSTEMI（non-STEMI）の入院後の治療も含めた包括的なガイドラインを発表してきた．ACS 患者に関するより詳細な推奨事項については，これらのガイドラインを参照していただきたい．CoSTR 2015 および本ガイドラインでは，これらを補完する形で，病院前や救急部門での初期評価や治療に焦点を当てていることに留意していただきたい．

以下は CoSTR 2015 での ACS の診断および治療の推奨と提案について，前回の CoSTR 2010 からの重要な変更点についての要約である．

1）ACS の診断

- 病院前 12 誘導心電図（electrocardiogram：ECG）の推奨が再強調された．新しいエビデンスは病院前 12 誘導 ECG が STEMI の早期診断を容易にするだけではなく，病院前および病院収容後の迅速な再灌流療法の機会を提供し，死亡率の改善も示している（ACS 336）．
- コンピュータによる 12 誘導 ECG 自動解析は使用されるコンピュータのアルゴリズムに依存するため，未だ補助的手段である（ACS 559）．
- 医師以外の医療従事者による STEMI の 12 誘導 ECG 判読は，十分な判読成績が慎重にモニターされたプログラムによって維持される場合に提案される（ACS 884）．
- 病院前からの STEMI 通知による緊急冠動脈造影（CAG）の準備は，治療遅延を改善するだけでなく，死亡率を改善する新しいエビデンスにより提案される（ACS 873）．
- トロポニンを来院時と 2 時間後に測定するのみで ACS を除外診断しないことを推奨する．来院時と 2 時間後の高感度トロポニン I が陰性（99 パーセンタイル未満）で低リスク群に層別化されるか，もしくは来院時と 3～6 時間後のトロポニン I または T が陰性で非常に低いリスク群に層別化される場合に ACS（1 か月以内の ACS の発症や主要心血管イベント発生）を除外してもよい（ACS 737）．

2）ACS の初期治療

- STEMI が疑われる患者に対してプライマリー PCI を行う予定であれば，アデノシン二リン酸（ADP）受容体拮抗薬と未分画ヘパリンを投与するタイミングは，病院前，病院到着後のいずれでもよいことを提案する（ACS 335）（ACS 562）．
- STEMI 患者にプライマリー PCI を施行する際に未分画ヘパリンに代わるものとして病院前でエノキサパリンを使用してもよい．bivalirudin を未分画ヘパリンの代わりに使用することに関しては十分な根拠がない（ACS 568）．
- 正常酸素分圧の ACS 患者に対してルーチンに酸素を投与しないことを提案する（ACS 887）．

3）STEMI の再灌流療法

- 血栓溶解法を前提とした場合には，搬送時間が 30 分以上を要する時に病院前で血栓溶解薬の投与を推奨する（ACS 338）．
- PCI センターを利用できる地域では，救急隊は PCI センターに直接搬送することを提案する．PCI センターに搬送できない場合に病院前血栓溶解療法を提案する（ACS 341）．
- すぐに PCI 施行できる場合には，救急部門において血栓溶解薬のルーチン使用は推奨しない（ACS 882）．
- 個々の症例の，発症からの時間経過と PCI 実施までの遅延時間により再灌流療法（プライマリー PCI と血栓溶解療法のどちらを施行するか）を選択することを提案する（ACS 337）．
- プライマリー PCI を施行できない施設に STEMI 患者が来院した場合には，血栓溶解療法を施行せずにすみやかに PCI 可能施設に転院させることを推奨する．すみやかに PCI 可能施設に転院させることができない場合には，代替として血栓溶解療法を提案する（ACS 332）．
- プライマリー PCI を施行できない施設の救急部門で STEMI に対して血栓溶解療法を施行した場合には，心筋虚血が残存した場合に限り PCI を目的に転院搬送するのではなく，すみやかに〔3～6 時間以内（遅くとも発症 24 時間以内に）〕PCI センターへの転院を提案する（ACS 779）（ACS 334）．

第5章 急性冠症候群

4）自己心拍再開例に対する病院収容後再灌流療法の決定

- STEMIによる心原性心停止が疑われる院外心停止ROSC後の患者には緊急冠動脈造影（coronary angiography：CAG）を推奨する（ACS 340）．
- 心原性心停止が疑われる院外心停止自己心拍再開（return of spontaneous circulation：ROSC）後の昏睡患者では，12誘導ECGでST上昇の所見がなくとも緊急CAGを提案する（ACS 885）．

2 ACSの初期診療アルゴリズム（図1）

　虚血を示唆する胸部症状を有する患者が救急車を要請する場合や初期救急医療機関を受診する場合のいずれでも，中心となるコンセプトはACSの迅速な診断および，酸素，アスピリン，硝酸薬およびモルヒネを用いた治療の実行である．救急部門での病歴聴取と診察では緊急度と重症度を評価する．12誘導ECGは患者の初期トリアージで中心的役割を担う．STEMIと診断した場合には，循環器医と連携し再灌流療法を優先する．ST低

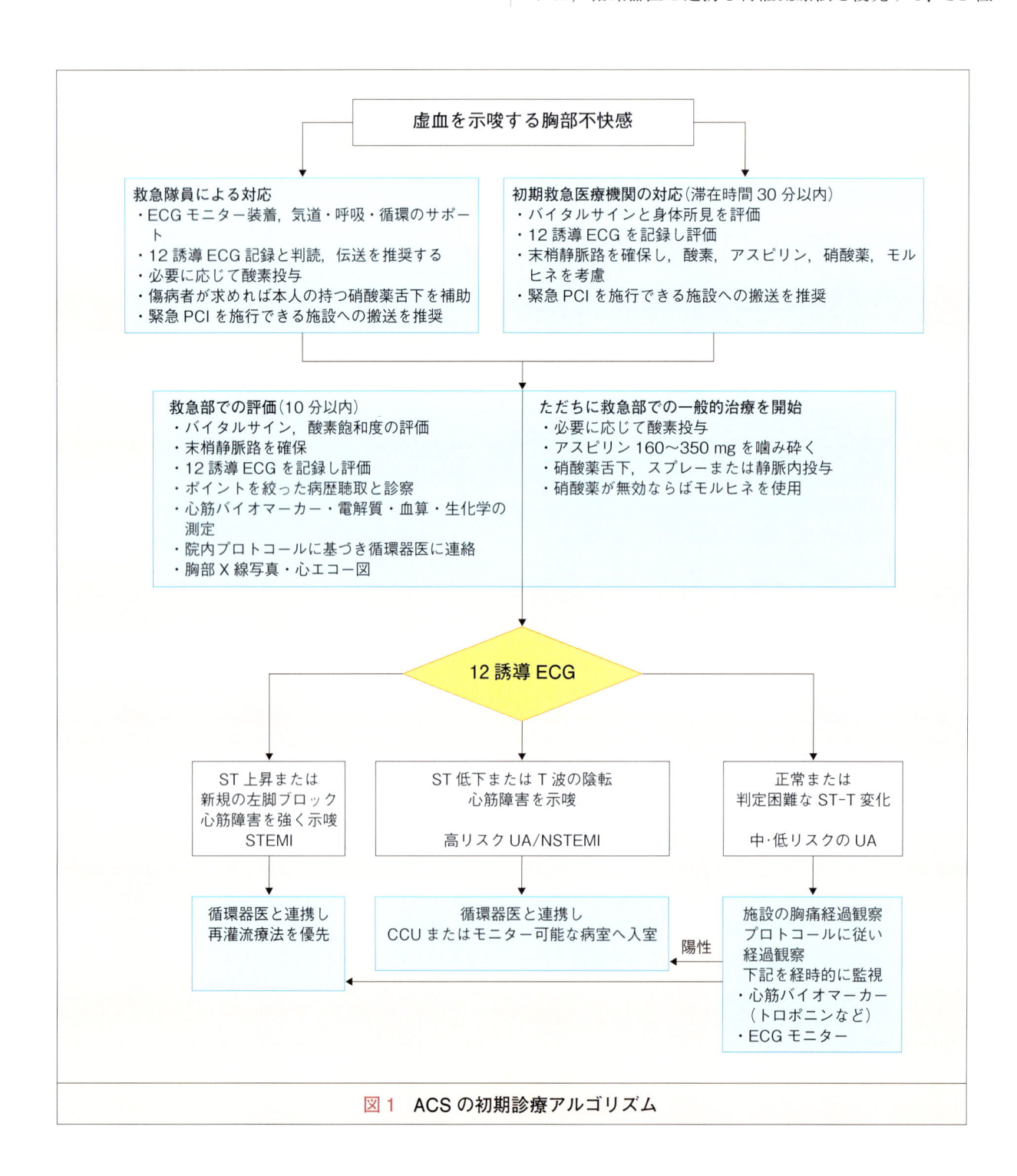

図1　ACSの初期診療アルゴリズム

下を認めた場合には，高リスクの不安定狭心症（UA）またはNSTEMIを疑い，循環器医と連携しCCUまたはそれに準じた病室への入院となる．これらの患者は，短期の心イベント（死亡，非致死的心筋梗塞，および緊急血行再建）発生のリスクが高く，薬物療法に加え早期にPCIを中心とした侵襲的治療が選択されることが多い．正常または判定困難なECG所見の患者では，各施設の胸痛観察プロトコールに従い，トロポニン等の心筋バイオマーカーおよび12誘導ECGの経時的な観察により，さらにリスクの層別化が可能になる．心エコーは，局所壁運動異常，左心機能および機械的合併症（左室自由壁破裂，心室中隔穿孔，乳頭筋断裂）の評価のみならず他の疾患（急性大動脈解離，急性肺塞栓，急性心膜炎等）との鑑別に有用である．胸部X線写真は，重症度評価や他の疾患との鑑別に有用であるが必須ではない．さらに，診断確定のために採血結果を待つことで再灌流療法が遅れてはならない．初期救急医療機関では，緊急PCIを施行できる施設への搬送は受診した時から30分以内とする．

3 ACS診断のための検査

ACSは，ST上昇を伴うまたは伴わない急性心筋梗塞（AMI）とUAを含む疾患概念を示している．世界保健機関（WHO）で定義された心筋梗塞の用語は，心筋虚血（虚血以外に原因が明らかでない）に一致する臨床的心筋壊死が明らかに存在する場合に用いられている．

(1) AMIの診断基準[1]

- 心筋特異性の高い心筋トロポニンが健常者の上限値の99パーセンタイルを超えて一過性に上昇し下降する急性変化を認めることが必須条件である．
- そして，以下の症状，ECG変化，または支持する画像所見の少なくとも1つを伴った心筋虚血が明らかであること
  - 虚血症状は，労作または安静時の胸部，上肢，顎，または心窩部不快感等様々な組み合わせを含む．狭心症の症状持続時間は20分未満であることが多く，20分以上持続する場合には心筋梗塞を強く疑う．症状は，しばしば広範囲で，局所的でなく，姿勢によらず，動作で影響を受けず，そして呼吸困難，冷汗，嘔気，または失神を伴うこともある．
  - 新規の虚血を示唆するECG変化は，新規のST-T変化または新規の左脚ブロック（LBBB），病的なQ波の出現を含む．
  - 画像所見は，新規の生存心筋の壊死を反映，または新規の局所壁運動の異常を呈する．

このACS診断の章では，STEMIの認識と診断における病院前12誘導ECGの重要性，そして低リスクの胸痛に対するACS除外診断のための心筋バイオマーカーの有用性に焦点を絞る．

(2) 12誘導ECG

救急部門と院外での12誘導ECGは，ACSの可能性のある患者の初期トリアージとマネージメントの開始に必須である．徴候と症状のみでは救急部門と病院前でAMIまたは心筋虚血を診断する感度は十分でないことはよく知られている．病院前12誘導ECGの記録と判読は，STEMIとそれ以外のハイリスクACS症例の早期認識において重要である．ILCOR ACSタスクフォースはその点を考慮し，STEMI認識のための病院前12誘導ECGの有用性に焦点を絞った．正確な認識と病院への事前通知は，院内での治療の遅れを最小限に防ぎ，患者の転帰を改善させる可能性がある．

病院前12誘導ECGでのSTEMIの認識に関する多くの研究では，医師による解析が絶対的な標準とされている．しかしながら，この方法は，現実問題として医師がいつも現場にいるとは限らず，ECG判読を誤る可能性が高くなる．病院前12誘導ECGは，医師の現場での解析，医師以外の経験を積んだ医療従事者の現場での解析，現場でのコンピュータ解析，現場から離れた場所にいる医師への伝送，という4つの方法で解析することができる．

この章では，STEMI認識に関する病院前12誘導ECGの有用性のエビデンス，病院への通知および/またはカテーテル検査室を起動するために使用された場合の価値，補助的なコンピュータ解析および/または院外での医師以外の医療従事者による解析の有用性のエビデンスをレビューする．

この科学のレビューは，病院前12誘導ECG記録とそれに続く通知が，患者の治療の遅れと転帰に与える影響に焦点を絞っている．コンピュータ解析の補助のある場合とない場合に医師以外の医療従事者がECG解析をする際の精度に関しても言及した．後者は，研究に含まれる対象が不均一であるため，診断能力を推定するのは不可能であり，研究を通して観察された感度と特異度に基づいて，罹患率を5%から20%まで任意に仮定した時の偽陽性（FP）と偽陰性（FN）を算出することで検討した．病院前に関する既存のエビデンスには，医療資源と地域のシステムに大きな相違があるため，そこで検討された治療戦略の実施を全ての地域のシステムに一般的な適応として勧告することを妨げている．また，異なる地域の診療システムにおける研究結果を直接比較することは困難である．ただし，用いられる治療戦略にかかわらず，それぞれのシステムで病院前12誘導ECG解析

第5章 急性冠症候群

での正確な診断とSTEMIの認識ができるように努力すべきである．それぞれのシステムにおける病院前12誘導ECGによるSTEMI診断の偽陽性率と偽陰性率を検討する際には，診断能力の感度と特異度をその地域の搬送症例におけるSTEMI罹患率と関連づけて考慮すべきである．その理由は，12誘導ECG判読での偽陰性例において治療が遅れることによる患者のリスクと，12誘導ECG解析での偽陽性例においてシステムが誤って起動されることで生じる不適切な医療資源の分配との効果的なバランスのために非常に重要であるからである．

1 病院前または救急部門でのSTEMIの12誘導ECGの判読

1) 病院前12誘導ECG

> CQ：病院前12誘導ECGの伝送または通知はSTEMIの転帰を改善するか？
> P 院外でSTEMIを疑われた成人患者
> I 病院前の12誘導ECGの伝送と通知
> C 12誘導ECGを記録しない，または伝送と通知をしないこと
> O 死亡，および治療までの時間（医療従事者との最初の接触から再灌流までの時間，または血栓溶解療法開始までの時間，または救急外来受診から再灌流までの時間，または血栓溶解療法開始までの時間）

推奨と提案

STEMIが疑われる成人患者には，病院前12誘導ECGを記録して病院へ事前通知することを推奨する（強い推奨，低いエビデンス）．

エビデンスの評価に関する科学的コンセンサス

重大なアウトカムとしてのPCIを受けたSTEMI患者の30日後死亡率について，9件の観察研究[2-10]があり，20,402名において病院前12誘導ECGを記録し病院へ通知する群が病院前12誘導ECG記録も通知もしない群と比較して有用であったことが示されており（RR 0.68, 95%CI 0.51～0.91），死亡率で32％の相対的減少である（低いエビデンス：バイアスのリスクによりグレードダウン，治療効果によりグレードアップ）（図2）．

重大なアウトカムとしての血栓溶解療法を受けたSTEMI患者の30日後死亡率について，2件の観察研

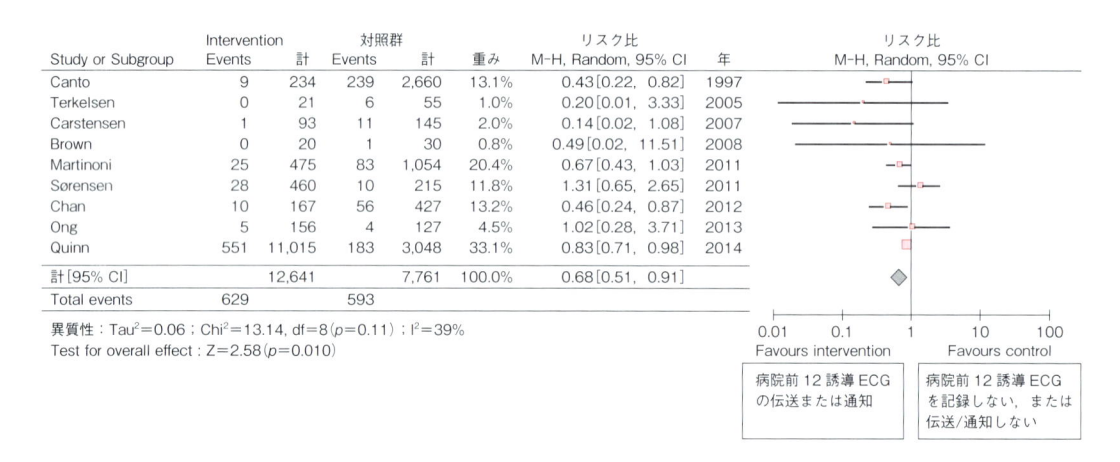

Study or Subgroup	Intervention Events	計	対照群 Events	計	重み	リスク比 M-H, Random, 95% CI	年
Canto	9	234	239	2,660	13.1%	0.43 [0.22, 0.82]	1997
Terkelsen	0	21	6	55	1.0%	0.20 [0.01, 3.33]	2005
Carstensen	1	93	11	145	2.0%	0.14 [0.02, 1.08]	2007
Brown	0	20	1	30	0.8%	0.49 [0.02, 11.51]	2008
Martinoni	25	475	83	1,054	20.4%	0.67 [0.43, 1.03]	2011
Sørensen	28	460	10	215	11.8%	1.31 [0.65, 2.65]	2011
Chan	10	167	56	427	13.2%	0.46 [0.24, 0.87]	2012
Ong	5	156	4	127	4.5%	1.02 [0.28, 3.71]	2013
Quinn	551	11,015	183	3,048	33.1%	0.83 [0.71, 0.98]	2014
計 [95% CI]		12,641		7,761	100.0%	0.68 [0.51, 0.91]	
Total events	629		593				

異質性：$Tau^2=0.06$；$Chi^2=13.14$, $df=8$ ($p=0.11$)；$I^2=39\%$
Test for overall effect：$Z=2.58$ ($p=0.010$)

図2 病院前12誘導ECGの記録および病院への通知の有無によるプライマリーPCIを受けたSTEMI患者の30日後死亡率（ランダム効果モデル）

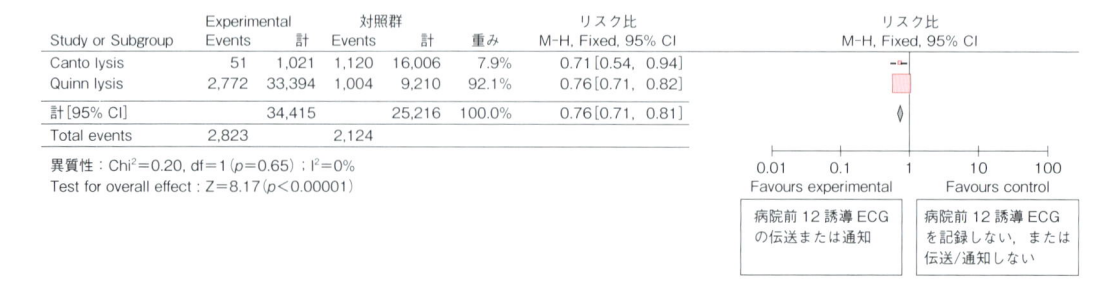

Study or Subgroup	Experimental Events	計	対照群 Events	計	重み	リスク比 M-H, Fixed, 95% CI
Canto lysis	51	1,021	1,120	16,006	7.9%	0.71 [0.54, 0.94]
Quinn lysis	2,772	33,394	1,004	9,210	92.1%	0.76 [0.71, 0.82]
計 [95% CI]		34,415		25,216	100.0%	0.76 [0.71, 0.81]
Total events	2,823		2,124			

異質性：$Chi^2=0.20$, $df=1$ ($p=0.65$)；$I^2=0\%$
Test for overall effect：$Z=8.17$ ($p<0.00001$)

図3 病院前12誘導ECGの記録および病院への通知の有無による血栓溶解療法を受けたSTEMI患者の30日後死亡率（固定効果モデル）

究[2, 10]があり，59,631名において病院前12誘導ECGを記録し病院へ通知する群が病院前12誘導ECG記録も通知もしない群と比較して有用であったことが示されており（RR 0.76, 95%CI 0.71〜0.81），死亡率で24％の相対的減少である（低いエビデンス：バイアスのリスクによりグレードダウン，治療効果によりグレードアップ）（図3）．

重要なアウトカムとしてのSTEMI患者に最初に医療従事者が接触してから再灌流までの時間，病院到着からバルーン拡張までの時間，病院到着から血栓溶解療法開始までの時間について，7件の観察研究[3, 5-7, 11-13]と14件の観察研究[2-4, 6-9, 11-17]と，そして3件の観察研究[2, 17, 18]があり，それぞれ病院前12誘導ECGを記録して病院へ通知することが再灌流までの時間を短縮することを示している（非常に低いエビデンス：バイアスのリスクによりグレードダウン）．しかし，治療効果を評価するには対象が不均一であったため，治療開始までの時間をまとめることができなかった．

患者にとっての価値とILCORの見解

この推奨の作成において，観察研究に内在するバイアスのリスクはあるものの，大規模な症例数（>80,000）での一致した死亡率の改善と再灌流までの時間短縮をより重視している．

Knowledge Gaps（今後の課題）

この問題は12誘導ECG判読の方法については特に配慮していない．STEMIの12誘導ECG診断の異なったシステム（補助的なコンピュータアルゴリズムの有無にかかわらず）の直接的な比較を見つけることはできなかった．

わが国において病院前12誘導ECG記録は十分に普及しているとはいえず，STEMIの専門的治療開始をより早めるためにも病院前12誘導ECG記録の活用・普及について検討することが望ましい．

2）医師以外の医療従事者によるSTEMIの判読

CQ：医師以外の医療従事者が12誘導ECGでSTEMIを認識できるか？
P 院外でSTEMIが疑われる成人患者
I 医師以外の医療従事者（例えば看護師や救急救命士）
C 医師
O 早期診断に許容できる偽陰性率と不要な緊急CAGを減らす偽陽性率における12誘導ECGによるSTEMIの認識精度

推奨と提案

院外でSTEMIが疑われる成人において，偽陽性率と偽陰性率が低いシステムでは，医師以外の医療従事者がSTEMIを認識するために12誘導ECG解析を行うことを提案する（弱い推奨，非常に低いエビデンス）．

エビデンスの評価に関する科学的コンセンサス

重要なアウトカムとしての偽陽性と偽陰性について，3件の観察研究[19-21]があり，1,360名の12誘導ECGにおいて有病率を5％と仮定すると（偽陽性の最大値を想定），偽陽性率は0.3〜30.5％であった．有病率を20％と仮定すると（偽陰性の最大値を想定），偽陰性率は4％を超えなかった（非常に低いエビデンス：バイアスのリスク，非一貫性によりグレードダウン）．感度は80〜99.6％で，特異度は68〜96.8％であった．

重要なアウトカムとしての偽陽性/全陽性については，9件の観察研究[19-26]があり，900名の12誘導ECGにおいて偽陽性/全陽性率は8〜40％であった（非常に低いエビデンス：バイアスのリスク，非一貫性によりグレードダウン）．

患者にとっての価値とILCORの見解

この推奨の作成において，STEMI患者の治療の遅れを最小限にすることと，間違って治療システムを立ち上げることによって生じるかもしれない医療資源の浪費を避けることのバランスを取るようにした．

医師が発症現場に不在の多くの病院前のシステムにおいて，高度にトレーニングされた救急救命士や看護師がSTEMIを正しく認識できるというエビデンスは知られている．強力な初期教育プログラム，継続したフィードバック，可能なら補助的なコンピュータ解析，および質の保証されたプログラムを有する組織化された病院前医療システムにおいて行われた結果であろう．

異なる研究方法や異なるゴールドスタンダードが使用された過去のデータをまとめて評価することは不可能である．様々な医療システムからのレポートにおいて医師以外の医療従事者によるSTEMIの12誘導ECG認識の信頼性は同等ではなかった．これは，医療従事者のトレーニングや個々の技量のレベルだけではなく，記録された12誘導ECGの質や所見も関連しているかもしれない．したがって，質をコントロールするためには，適切なトレーニングプログラムと慎重な維持管理をすることにより医療従事者の適切な診断正確性を保証する絶え間ない努力を医療システムが行わなければならない．この観点において，診断の成績や病院前および病院での12誘導ECG所見やカテーテル所見を，STEMI患者を

第5章　急性冠症候群

収容した病院がタイムリーにフィードバックすることが大切である．非常に高い有病率または非常に低い有病率は，感度や特異度の数値としては満足できるかもしれないが，許容できない偽陽性や偽陰性を導くかもしれないので，診断能力は常に地域のSTEMIの有病率と関連して考えなければならない．これは，経験豊富な医療従事者に12誘導ECG伝送を行うことや，コンピュータによる自動解析を用いて現場で12誘導ECG判読を行う他の選択肢と比較して，医師以外の医療従事者がSTEMIの判読をすることになる特別な医療システムにおける最適性を判断する上で重要な糸口を与えるかもしれない．

Knowledge Gaps（今後の課題）

医師以外の医療従事者による12誘導ECG診断のための初期および維持するための教育プログラムや特別な教育もしくは経験に基づく12誘導ECG診断能力の測定についての評価法を見つけることが今後の課題である．

3）コンピュータによる12誘導ECG自動解析

CQ：12誘導ECGのコンピュータ自動解析を使用すればSTEMIの認識は可能か？
P 院外でSTEMIが疑われる成人患者
I コンピュータによる12誘導ECG自動解析の使用
C 医師の12誘導ECG診断もしくは臨床的STEMI診断
O 早期診断に許容できる偽陰性と不必要な緊急CAGを減らす偽陽性における12誘導ECGによるSTEMIの認識精度

推奨と提案

コンピュータによる12誘導ECG自動解析は，コンピュータアルゴリズムの特異度が高い場合には，STEMIを認識する補助（注）として使用することを提案する（弱い推奨，非常に低いエビデンス）．

コンピュータによる12誘導ECG自動解析は，コンピュータアルゴリズムの感度が低く，偽陰性のリスクが高くなるので，STEMIを除外するために単独で使用しないように提案する（弱い推奨，非常に低いエビデンス）．

注：コンピュータによる12誘導ECG自動解析は補助として，あるいは医師または他の熟練した医療従事者による判読との組み合わせで使用可能である．このようにすることでコンピュータの自動解析によるSTEMIの認識が個別に検証されることになり，また，コンピュータの自動解析の結果だけでSTEMIが除外される事態を避けられる．

エビデンスの評価に関する科学的コンセンサス

重要なアウトカムとしての偽陽性および偽陰性について，2件のコホート研究[27, 28]があり，1,112名のSTEMI患者と12誘導ECGにおいてSTEMI有病率を5％と仮定すると（偽陽性の最大値を想定），STEMI診断の偽陽性率は0〜8.7％で，STEMI有病率を20％と仮定すると（偽陰性の最大値を想定），偽陰性率は4.4〜8.4％であることが示されている（感度0.58〜0.78，特異度0.91〜1）（非常に低いエビデンス：バイアスのリスク，非一貫性と不精確さによりグレードダウン）．

重要なアウトカムとしての偽陽性/全陽性について，6件の研究[8, 29-32]があり，1,949の12誘導ECGにおいてSTEMI診断の偽陽性/全陽性率は0〜42.9％であることを示している（非常に低いエビデンス：バイアスのリスク，非一貫性と不精確さによりグレードダウン）．

患者にとっての価値とILCORの見解

この推奨の作成においては，間違って治療システムを立ち上げることによって生じるかもしれない医療資源の浪費よりも，STEMI患者の治療の遅れを最小限にすることをより重視している．

しっかりとした初期教育プログラムと質を保証するプログラム，継続的なフィードバックがある場合には，コンピュータの自動解析による判読の補助とともに医療従事者が現場で判読することで12誘導ECGでのSTEMIの認識は最適化されるかもしれない．

パブリックコメントで指摘されたように，異なる独自の解析アルゴリズムや異なるゴールドスタンダードを用いているので，各々の研究を直接比較することやデータをまとめることは困難である．異なるアルゴリズムでは異なる結果が出ても不思議ではない．コンピュータ解析アルゴリズムは定期的にアップデートされるため，使用したものと同じアルゴリズムやバージョンでなければ，その有効性を変化させ，以前の研究を不適切とするかもしれない．最後に，最近のアルゴリズムは，使われ方や必要性によって，低い偽陽性または低い偽陰性となるよう改善されているものもある．そのため，そのようなコンピュータアルゴリズムを補助として使用するのを選択する場合は，各々のアルゴリズムの能力を注意深く考慮し，自分が使用する環境においてそれを評価することが大切である．

コンピュータによるECG解析の使用は，感度が0.58〜0.78で特異度が0.91〜1である種々の医療システムにおいて同様に有効性を得られなかった．これは，アルゴリズムの能力やSTEMIの異なる病型での異なる影響によるものかもしれないが，記録された12誘導ECGの質やトレーニングのレベルや12誘導ECGを記録する個々の技能に関係しているかもしれない．コンピュータ

アルゴリズムの能力的特徴は，病院前に比べて安定した患者のいる管理された院内とは，異なる可能性がある．そのため，それぞれの医療システムは，アルゴリズムが用いられる特定の環境下で任意の特定のアルゴリズムの能力を評価しなければならない．非常に高い有病率または非常に低い有病率は，感度や特異度の数値としては満足できるかもしれないが，許容できない偽陽性や偽陰性を導くかもしれないので，診断能力は常に地域のSTEMIの有病率と関連して考えなければならない．ECG診断のために経験豊富な医療従事者にECG伝送を行うという他の選択と比較して，この方法が最も適しているかどうかを判断する上で，これは重要な糸口を与えるかもしれない．

Knowledge Gaps（今後の課題）

異なるコンピュータアルゴリズムが比較されたことはない．非専門家による解析の補助として使用されるのに適した12誘導ECG解析アルゴリズムは決定されていない．

わが国では病院前での12誘導ECG記録は普及していない．また，STEMIの診断のための様々なコンピュータアルゴリズムの科学的な評価もされていない．

2　心筋バイオマーカーによるACS除外診断

心筋トロポニンは心筋虚血の診断に最も広く利用され，その有効性が確立された生化学検査であり，心筋梗塞の国際的診断基準に推奨される心筋バイオマーカーである[33]．心筋梗塞の診断のためには，myoglobin（ミオグロビン），brain natriuretic peptide（BNP：脳性ナトリウム利尿ペプチド），NT-proBNP，D-dimer（Dダイマー），C-reactive protein（C反応性蛋白），ischemia-modified albumin（虚血修飾アルブミン），pregnancy-associated plasma protein A（PAPP-A：妊娠関連血漿蛋白A），interleukin-6（インターロイキン-6）等，様々なバイオマーカーが候補として挙げられているが，症状から心筋虚血が疑われる患者を評価するための一次検査として，いずれかの項目を単独で利用することを支持するエビデンスは不十分である[34,35]．

AMIの診断には心筋バイオマーカーであるトロポニンの測定が含まれるため，多くの研究で様々な測定方法を用いて，AMIを診断するために異なる時間間隔での測定の有効性が検討されている．多くの循環器ガイドラインではAMI診断のための二回測定法が推奨されている．高感度トロポニン〔high sensitivity (hs)-cardiac troponin (cTn) T，I〕測定が可能となり，AMIを除外するために用いる場合のトロポニン測定の精度と検査特性は注目される領域である．

このエビデンス評価では，ACSの除外診断におけるトロポニンの使用に限定した．トロポニンはAMIの除外診断に有用であるが，AMI以外のACSでは，おそらくトロポニンは上昇しないため，トロポニンだけでACSを除外することは不可能である．しかしトロポニンを他の検査と組み合わせることにより30日以内の主要心事故の発生頻度が非常に低い（1%未満と定義）患者の一群を特定することができるかもしれないため，実質的にはACSを除外，または否定することが可能である．

救急部門を受診した胸痛患者の，30日以内の主要心事故発生の危険性が非常に低い患者の一群を早期に選別することにより，胸痛で入院する患者数を大幅に減らすことができるであろう．特定の間隔でのトロポニン測定は他の検査を併用してもしなくても，安全に帰宅できる非常に危険性の低い患者を選別することができるであろう．この非常に危険性の低い患者はおそらく冠動脈疾患の診断のためにさらなる検査が必要ではあるが，それらの検査は外来患者として行うことが可能である．

ここで評価されたエビデンスは，全て観察研究に基づいたものであり，RCTは見い出せなかった．研究の大多数で，ACSの診断におけるゴールドスタンダードは，しばしば一定期間（30日間，6か月，または1年）に記録された主要心事故の診断であった．救急部門における最も重要な使命の1つは，ACSを安全に除外し，適時の帰宅を促すことができる患者を見つけ出すことである．そのため，診断検査の価値を評価するための重要な指標は偽陰性の割合であり，ACSである全ての患者に対する偽陰性の割合である〔偽陰性/（偽陰性+真陽性）〕．偽陰性の発生率は，母集団における関連疾病の割合で決まる．そのために，ACS患者を対象とし，臨床的リスク分類法とトロポニン測定を併用することが，ACSの診断精度を向上することを示すためにエビデンスを評価した．重大なことは，胸痛を訴えて救急外来を受診した多くの患者でACSの診断が見過ごされた場合には，有害な結果が生じることである．

> **CQ：心筋バイオマーカーはACSを除外できるか？**
>
> P 心臓疾患が原因と考えられる胸痛で救急部門を受診する患者
> I 来院時，1・2・3・6時間後のトロポニン検査結果が陰性
> C トロポニン検査が陽性
> O ACSの除外

推奨と提案

ACSの診断を除外（注1）するため，来院時と2時間後のhs-cTnTとcTnIの測定のみで判断しないことを推奨する（強い推奨，非常に低いエビデンス）．

ACSの診断を除外するため，来院時と2時間後に測定

表1　主要心事故を除外するための高感度心筋トロポニンT（hs-cTnT）と重症度分類

文献	対象基準	症例数	方法	臨床スコア	偽陰性率	アウトカム
Aldous, 2011[36]	胸痛	939	来院時と2時間後のhs-cTnTがいずれも99パーセンタイル以下であり，上昇が20%以下	なし	2.5%	調整1年間の心イベント
Parsonage, 2014[37]	胸痛	764	来院時と2時間後のhs-cTnTがいずれも14 ng/L未満	なし	3.6%	30日以内の主要心事故

偽陰性率＝偽陰性/（偽陰性＋真陽性）

表2　主要心事故を除外するための高感度心筋トロポニンI（hs-cTnI）と重症度分類

文献	対象基準	症例数	方法	臨床スコア	偽陰性率	アウトカム
Cullen, 2014[38]	ACSを示唆する症状	1,635	来院時と2時間後のhs-cTnIがいずれも99パーセンタイル以下	Vancouver rule	0.9%	30日以内の主要心事故
Cullen, 2013[39]	ACSを示唆する症状が出現してから12時間未満	909	来院時と2時間後のhs-cTnIがいずれも99パーセンタイル以下	TIMIリスクスコア0または1	0.8%	30日以内の主要心事故
Cullen, 2013[39]	5分以上の胸部圧迫感	1,635	来院時と2時間後のhs-cTnIがいずれも99パーセンタイル以下	TIMIリスクスコア0または1	0.8%	30日以内の主要心事故
Cullen, 2013[39]	ACSを示唆する症状が出現してから12時間未満	909	来院時と2時間後のhs-cTnIがいずれも99パーセンタイル以下	TIMIリスクスコア0	0%	30日以内の主要心事故
Cullen, 2013[39]	5分以上の胸部圧迫感	1,635	来院時と2時間後のhs-cTnIがいずれも99パーセンタイル以下	TIMIリスクスコア0	0%	30日以内の主要心事故

偽陰性率＝偽陰性/（偽陰性＋真陽性）

したhs-cTnI陰性（注2）を，低リスク患者（Vancouver ruleやTIMIスコア0または1で規定した低リスク）で用いることを提案する（弱い推奨，低いエビデンス）．

ACSの診断を除外するため，来院時と3〜6時間に測定したcTnI陰性（注2）あるいはcTnT陰性（注2）を，超低リスク患者（Vancouver rule, TIMIスコア0，低リスクHEARTスコアまたは低リスクNorth American CP ruleで規定した低リスク）で用いることを提案する（弱い推奨，低いエビデンス）．

（注1）ACSの除外診断は，30日以内の主要心事故発生が1%未満と定める．
（注2）陰性値は99パーセンタイル以下

エビデンスの評価に関する科学的コンセンサス

(1) 高感度心筋トロポニンT（hs-cTnT）（表1）

重大なアウトカムとしての「ACSの診断を除外する」ことについて，1件の観察研究[36]があり，救急部門を胸痛で受診した939名の患者において来院時と2時間後のhs-cTnTがいずれも99パーセンタイル以下で，前値と比較した上昇度が20%以下であり，かつ臨床スコアリングを使用しない場合，調整1年間の心イベントを転帰として用いた偽陰性率〔偽陰性/（偽陰性＋真陽性）〕は2.5%であった（非常に低いエビデンス：深刻なバイアスのリスク，不精確さによりグレードダウン）．

重大なアウトカムとしての「ACSの診断を除外する」ことについて，1件の観察研究[37]があり，救急部門を胸痛で受診した764名の患者において来院時と2時間後のhs-cTnTがいずれも14 ng/L未満であり，臨床スコアリングを使用しない場合，30日以内の主要心事故を転帰として用いた偽陰性率は3.6%であった（非常に低いエビデンス：深刻なバイアスのリスク，不精確さによりグレードダウン）．

(2) 高感度心筋トロポニンI（hs-cTnI）（表2）

重大なアウトカムとしての「ACSの診断を除外する」ことについて，1件の観察研究[38]があり，ACSを疑う症状で救急部門を受診した1,635名の患者において，来院時と2時間後のhs-cTnIがいずれも99パーセンタイル以下であり，かつVancouver ruleに合致した場合，30日以内の主要心事故を転帰として用いた偽陰性率〔偽陰性/（偽陰性＋真陽性）〕は0.9%であった（非常に低いエビデンス：深刻なバイアスのリスク，不精確さに

表3 主要心事故を除外するための心筋トロポニンⅠとT（cTnI, cTnT）と重症度分類

文献	対象基準	症例数	方法	臨床スコア	偽陰性率	アウトカム
Aldous, 2011[36]	胸痛	939	来院時と2時間後のcTnIがいずれも0.056μg/L以下	なし	7.8%	調整1年間の心イベント
Cullen, 2014[38]	ACSを示唆する症状	1,635	来院時と2時間後のcTnIがいずれも99パーセンタイル以下	Vancouver rule	1.2%	30日以内の主要心事故
Xavier Scheuer-meyer, 2014[40]	ACSを示唆する症状	906	来院時と2時間後のcTnTがいずれも99パーセンタイル以下	Vancouver rule	0.8%	30日以内の主要心事故
Kelly, 2014[41]	10分以上の胸痛	840	来院時と2時間後のcTnIがいずれも99パーセンタイル以下	TIMIリスクスコア0	0%	30日以内の主要心事故
Mahler, 2013[42]	前胸部痛	1,005	来院時と3時間後のcTnIがいずれも99パーセンタイル以下	非体系的リスク評価が低リスク	2.3%	30日以内の主要心事故
Mahler, 2013[42]	前胸部痛	1,005	来院時と3時間後のcTnIがいずれも99パーセンタイル以下	HEARTスコアが低リスク	0.9%	30日以内の主要心事故
Mahler, 2013[42]	前胸部痛	1,005	来院時と3時間後のcTnIがいずれも99パーセンタイル以下	North American CPスコアが低リスク	0%	30日以内の主要心事故
Hess, 2012[43]	前胸部痛	2,718	来院時と3～6時間後のcTnIもしくはcTnTがいずれも99パーセンタイル以下	North American CPスコア0かつ60歳未満	1.1%	30日以内の主要心事故
Hess, 2012[43]	前胸部痛	2,718	来院時と3～6時間後のcTnIもしくはcTnTがいずれも99パーセンタイル以下	North American CPスコア0かつ50歳未満	0%	30日以内の主要心事故

偽陰性率＝偽陰性/(偽陰性+真陽性)

よりグレードダウン）．

重大なアウトカムとしての「ACSの診断を除外する」ことについて，1件の研究[39]があり，ACSを疑う症状で救急部門を受診した909名の患者において，来院時と2時間後のhs-cTnIがいずれも99パーセンタイル以下で，かつTIMIスコアが0または1である場合，30日以内の主要心事故を転帰として用いた偽陰性率は0.8%であった（非常に低いエビデンス：深刻なバイアスのリスク，非一貫性，不精確さによりグレードダウン）．

重大なアウトカムとしての「ACSの診断を除外する」ことについて，1件の観察研究[39]があり，胸部圧迫感が5分以上継続し，救急部門を受診した1,635名の患者において来院時と2時間後のhs-cTnIがいずれも99パーセンタイル以下で，かつTIMIスコアが0または1であった場合，30日以内の主要心事故を用いた偽陰性率は0.8%であった（非常に低いエビデンス：深刻なバイアスのリスク，不精確さによりグレードダウン）．

重大なアウトカムとしての「ACSの診断を除外する」ことについて，1件の観察研究[39]があり，症状からACSが疑われ救急部門を受診した909名の患者において来院時と2時間後のhs-cTnIがいずれも99パーセンタイル以下で，かつTIMIスコアが0であった場合，30日以内の主要心事故を用いた偽陰性率は0%であった（非常に低いエビデンス：深刻なバイアスのリスク，非一貫性，不精確さによりグレードダウン）．

重大なアウトカムとしての「ACSの診断を除外する」ことについて，1件の観察研究[39]があり，胸部圧迫感が5分以上継続し，救急部門を受診した1,635名の患者において来院時と2時間後のhs-cTnIがいずれも99パーセンタイル以下で，かつTIMIスコアが0であった場合に30日以内の主要心事故を用いた偽陰性率は0%であった（非常に低いエビデンス：深刻なバイアスのリスク，不精確さによりグレードダウン）．

(3) 心筋トロポニンⅠとT（cTnI, cTnT）（表3参照）

重大なアウトカムとしての「ACSの診断を除外する」ことについて，1件の観察研究[36]があり，胸痛で救急部門を受診した939名の患者において来院時と2時間後のcTnIが0.056μg/L以下であり，臨床スコアリングを用いない場合，調整1年間の心イベントを転帰として用いた偽陰性率〔偽陰性/(偽陰性+真陽性)〕は7.8%であった（非常に低いエビデンス：深刻なバイアスのリスク，不精確さによりグレードダウン）．

重大なアウトカムとしての「ACSの診断を除外する」

ことについて，1件の観察研究[38]があり，ACSを疑う症状で救急部門を受診した1,635名の患者を対象とし，来院時と2時間後のcTnIがいずれも99パーセンタイル以下であり，かつVancouver ruleに合致した場合，30日以内の主要心事故を転帰として用いた偽陰性率は1.2％であった（非常に低いエビデンス：深刻なバイアスのリスク，不精確さによりグレードダウン）．

重大なアウトカムとしての「ACSの診断を除外する」ことについて，1件の観察研究[40]があり，ACSを疑う症状で救急部門を受診した906名の患者において来院時と2時間後のcTnTが99パーセンタイル以下で，かつVancouver ruleに合致した場合，30日以内の主要心事故を転帰として用いた偽陰性率は0.8％であった（非常に低いエビデンス：深刻なバイアスのリスクによりグレードダウン）．

重大なアウトカムとしての「ACSの診断を除外する」ことについて，1件の観察研究[41]があり，10分以上継続する胸痛で救急部門を受診した840名の患者において来院時と2時間後のcTnIがいずれも99パーセンタイル以下であり，かつTIMIリスクスコアが0であった場合，30日以内の主要心事故を転帰として用いた偽陰性率は0％であった（非常に低いエビデンス：深刻なバイアスのリスクによりグレードダウン）．

重大なアウトカムとしての「ACSの診断を除外する」ことについて，1件の観察研究[42]があり，前胸部痛で救急部門を受診した1,005名の患者において来院時と3時間のcTnIがいずれも99パーセンタイル以下であり，非体系的リスク評価が低リスクであった場合，30日以内の主要心事故を転帰として用いた偽陰性率は2〜3％であった（非常に低いエビデンス：深刻なバイアスのリスクによりグレードダウン）．

重大なアウトカムとしての「ACSの診断を除外する」ことについて，1件の観察研究[42]があり，前胸部痛で救急部門を受診した1,005名の患者において，来院時と3時間のcTnIがいずれも99パーセンタイル以下であり，HEARTスコアが低リスクであった場合，30日以内の主要心事故を転帰として用いた偽陰性率は0.9％であった（非常に低いエビデンス：深刻なバイアスのリスクによりグレードダウン）．

重大なアウトカムとしての「ACSの診断を除外する」ことについて，1件の観察研究[42]があり，前胸部痛で救急部門を受診した1,005名の患者において来院時と3時間のcTnIがいずれも99パーセンタイル以下であり，North American CPスコアが低リスクであった場合，30日以内の主要心事故を転帰として用いた偽陰性率は0％であった（非常に低いエビデンス：深刻なバイアスのリスクによりグレードダウン）．

重大なアウトカムとしての「ACSの診断を除外する」ことについて，1件の観察研究[43]があり，前胸部痛で救急部門を受診し，トロポニン測定の指示のあった2,718名の患者において来院時と3〜6時間のcTnIまたはcTnTがいずれも99パーセンタイル以下であり，North American CPスコアが0で，年齢が60歳未満であった場合，30日以内の主要心事故を転帰として用いた偽陰性率は1.1％であった（非常に低いエビデンス：深刻なバイアスのリスクによりグレードダウン）．

重大なアウトカムとしての「ACSの診断を除外する」ことについて，1件の観察研究[43]があり，前胸部痛で救急部門を受診し，トロポニン測定の指示のあった2,718名の患者において来院時と3〜6時間のcTnIまたはcTnTがいずれも99パーセンタイル以下であり，North American CPスコアが0で，年齢が50歳未満であった場合，30日以内の主要心事故を転帰として用いた偽陰性率は0％であった（非常に低いエビデンス：深刻なバイアスのリスクによりグレードダウン）．

患者にとっての価値とILCORの見解

この推奨の作成において，患者にその後の主要心事故が生じる可能性が非常に低い場合に限り，入院を回避することにより医療資源の利用の抑制につながることを重視した．許容できるリスクを30日またはそれ以上の経過で，ACS，主要心事故または死亡の発生率1％未満と定めた．

Knowledge Gaps（今後の課題）

トロポニンと臨床リスクスコアを同時に評価し，胸痛患者のなかで救急部門から安全に帰宅させることができる患者を同定するための，さらなる研究を奨励する．

3 リスクの層別化

1）患者背景因子

(1) 病院到着の遅延

海外の多数の研究[44-77]で，高齢[45,48,53,56-62,65-68,72-76,78]，女性[44,47-50,53,56,58,59,62,63,65-72,74,75,79]，非白人[44,45,51,52,56-58,64,67,75-77]，低所得[44-46,54,55,74,75,78]，独居[44,56,62]の患者背景が病院到着の遅延（発症から受診までの時間）の独立した予測因子として報告されている．わが国で行われた，AMI患者連続1,410例を対象とした観察研究[80]では，女性のAMI患者では発症から入院までの時間が有意に長いことが報告されている．一方で，高齢，女性，非白人，独居のいずれも病院前の治療遅延とは無関係とする研究もある[50,54,57,61,62,73,77,78,81-92]．また，その他の研究[50,54,57,61,62,73,77,78]では，複数の患者背景因子の治療遅延予測能に関して一定した結果は得られていない．

3 ACS 診断のための検査

(2) 院内の治療遅延

多数の研究[45-47, 51, 56, 66, 76, 79, 93-103]で，高齢[45, 56, 66, 76, 93-96, 98, 99, 101]，女性[45, 47, 56, 66, 76, 79, 93-96, 98-102]，非白人[45, 51, 56, 76, 93, 96-98, 101-103]，低所得[45, 46]，および独居[56]が独立した院内治療遅延（door-to-balloon 時間：病院到着から初回バルーン拡張までの時間，door-to-needle 時間：病院到着から血栓溶解療法開始までの時間，および door-to-reperfusion 時間：病院到着から冠動脈再灌流までの時間）の予測因子であることが報告されている．一方で，高齢，女性，非白人および独居はいずれも院内治療遅延とは関連しなかったとする研究もある[86, 87, 92, 100, 104]．以上の患者背景と治療遅延に関するデータのほとんどは北アメリカで行われた研究の知見であり，社会保障制度や文化的な違いを考慮する必要がある．

高齢，人種，女性，低所得，独居等の様々な患者背景により，通報や受診の遅延や，院内での治療遅延が生じる．医療従事者は，患者の年齢，性別，経済状態，居住の状況にかかわらず，ACS を迅速に診断できるよう修練するべきである．

2) ACS 診断における病歴と身体所見の有用性

(1) 診断

いくつかの研究[105-118]で，12 誘導 ECG，心筋バイオマーカーや他の臨床検査との併用なしに，身体所見および症状単独では病院前または救急部門で ACS を除外または確定診断できなかったと報告している．ある症状は比較的有用であったが，エビデンスレベルの高い研究では，身体所見や症状による ACS 診断の感度は 92％以下であり（大半は 35～38％），特異度は 91％以下（28～91％）であった．その他の研究[61, 68, 90, 105-113, 116, 119-140]では，各種の身体所見および症状は，12 誘導 ECG，心筋バイオマーカーや他の臨床検査との併用なしに，病院前または救急部門で ACS の診断を行うには十分な感度および特異度を有していなかった．

(2) 予後および臨床的価値

身体所見や症状は，病院前の救急対応と冠動脈疾患のリスク層別化に有用であり，治療および検査施行の判断根拠として臨床的価値があることを示す多数の研究がある[61, 68, 90, 105-112, 114-117, 120-124, 126, 127, 129-138, 141, 142]．その他の研究[61, 65, 68, 90, 105-113, 120-124, 126-132, 134-138, 140, 141]で，左腕，右肩，または両腕に放散する胸痛，発汗やⅢ音，低血圧，嘔吐を伴う胸痛，（冠動脈疾患既往以外の）冠危険因子，高齢等の背景因子は，病院前の救急対処と冠動脈疾患リスクの層別化において ACS の診断を補助し，トリアージおよび治療や検査施行の判断根拠として臨床的意義があることが示唆された．さらに年齢，人種，性別等に関連した特徴的な症状の組み合わせがあることが示唆された[61, 68, 90, 105-108, 110-113, 122-124, 126-132, 134-138, 140, 141]．これらの症状の組み合わせには，トリアージや治療や検査施行の判断根拠としての臨床的価値が生じうる．あるメタアナリシス[119]では，触診による胸壁の圧痛は，AMI の除外診断に有用であることを示している．

所見や症状は単独では感度，特異度ともに不十分であり，他の検査結果なしには ACS の診断根拠とするべきではない．身体診察所見と症状は，他の重要な検査結果（心筋バイオマーカー，冠危険因子，12 誘導 ECG や他の検査）と組み合わせた場合は，病院前や救急部門でのトリアージおよび治療や検査施行の判断根拠として有用であろう．

3) ACS とニトログリセリン

ニトログリセリン使用後の胸痛の軽快は ACS の有無と関連するとはいえず[106, 116, 143-145]，ニトログリセリン使用後の胸痛の軽快を根拠に ACS の存在を正確に診断することはできない．

4 画像診断

1) 画像診断の精度

12 誘導 ECG で診断に足る所見がなく，心筋バイオマーカーは陰性であるが，病歴から ACS が疑われる場合，非侵襲的な画像検査（心臓 CT，心臓 MRI，心臓核医学検査，心エコー）を用いることが，それを用いない場合に比べて診断精度を上昇させるかについて，重要な報告がなされている．

胸痛を訴えて救急部門を受診した成人患者について，12 誘導 ECG で診断に足る所見がなく，心筋バイオマーカーが陰性の場合，心臓核医学検査を用いることによる ACS 診断の感度は 89％，特異度は 77％と報告されている[146]．胸痛で救急部門を受診した成人についてこれを支持するエビデンスが報告されている[147-150]．同様の対象で，64 列心臓 CT を行うことで，高い ACS 診断の感度（95％）と特異度（90％）が得られることが示され[151, 152]，他にも支持する研究[147, 153-155]がある．近年の多施設 RCT においても，心臓 CT を用いた評価は，用いなかった場合と比べて，ACS と診断するまでの時間が有意に短縮することが示され，さらにプラーク所見に着目することで診断精度が向上することが報告されている[156, 157]．同様の対象で，安静時心エコーによる ACS 診断の感度は 93％，特異度は 66％と報告されている[146]．これを支持するエビデンスが前向きコホート研究[150]でも示されている．同じ母集団を用いた前向き研究[148]で，運動負荷心エコーについて同様の推定がなされており，ACS 診断の特異度は 95％，陽性適中率は 81％と報告されている．胸痛で救急部門を受診し，12 誘導 ECG では

診断に足る所見がなく，心筋バイオマーカーが陰性の成人患者で，24時間以内にMRIを受けた場合，高いACS診断の感度（85%），特異度（84%）および陰性適中率（95%）が得られたことを示した研究[158,159]もある．

胸痛で救急部門を受診したが通常の初期評価（12誘導ECGや心筋バイオマーカー）で診断に至らない患者に，非侵襲的な検査（心臓CT，心臓MRI，心臓核医学検査，心エコー）の施行を考慮してよい．心臓CTや心臓核医学検査を用いる際に，放射線およびヨード造影剤に曝される危険性を考慮することは理にかなっている．

2）画像診断と転帰

ACSが疑われる患者に適切な非侵襲的な画像検査（心臓CT，心臓MRI，心臓核医学検査，心エコー）を用いて診断精度を上げることが，患者の転帰（生存率，救急部門滞在期間，病院入院率，コスト）の改善につながるのかについて，重要な報告がなされている．

初期評価（12誘導ECGや心筋バイオマーカー）でACSの診断に至らない救急部門の低リスク患者に，SPECT灌流イメージングを実施した場合，心血管イベント発生率の低下，コストの減少，さらに在院時間の短縮が得られたことを示す研究データがある[149,160]．胸痛で救急部門を受診した成人患者に24時間以内に64列心臓CTを施行すると，診断までの時間が短縮し，コストが下がり，在院時間が短縮し，重大な有害事象を予測し，救急部門からの安全な帰宅をもたらすことが報告されている[156,161-163]．しかしながら，1か月以内の短期予後に差は認めなかったとする報告がある[156]．胸痛で救急部門を受診したが，心筋バイオマーカーが陰性で，12誘導ECGでは診断に足る所見がない成人患者に心エコーを行うと，平均在院時間を短縮し，コストを下げ，心血管イベント発生率の低下が期待されることを報告した研究[164-168]もある．胸痛で救急部門を受診したが，12誘導ECGや心筋バイオマーカーでACSの診断に至らなかった低リスク患者に，薬物負荷心臓MRIを実施することで，30日後および1年後の心血管イベント発現率に差は認めなかったものの，コストを削減したことを報告した研究[169,170]もある．

特定の条件の限られた数の患者集団を対象とした研究によれば，救急部門を受診したACSが疑われる患者で，初期評価（12誘導ECGや心筋バイオマーカー）に異常がない場合には，非侵襲的検査（心臓CT，心臓核医学検査，あるいは負荷心エコー）による評価を考慮してよい．ある特定のグループでは，こうした非侵襲的検査はコストを削減し在院時間や診断までの時間を短縮し，将来の重大な心イベントの発生といった短期および長期の予後に関する情報を提供するかもしれない．しかし，死亡率に対する影響を評価するデータは不十分である．

Knowledge Gaps（今後の課題）

胸痛で救急部門を受診したが，ECG変化や血液学的陽性所見のない低～中等度リスク群の患者において，画像診断の有用性を支持する報告は近年増加している．画像診断は非侵襲的により早く，より高い精度で診断することの一助となり，その結果，病院滞在時間やコスト削減へとつながる可能性がある．しかしながら，長期予後を検討した報告は少なく，今後，さらなる報告が期待される．また，これら画像診断は胸痛観察室と組み合わせることでより有用なものとなり，わが国でも胸痛観察室の拡充が望まれる．

4　初期治療

血栓溶解療法またはプライマリーPCIによる再灌流療法は，STEMIの極めて重要な治療法である．過去10年間のSTEMIネットワークの発展は，迅速な再灌流療法へのアクセスを改善させ，死亡率の減少をもたらした[171]．

再灌流療法は，抗血栓療法を追加することで成功率が高くなり，抗血栓療法は医師により病院前で，医師の管理指導下で看護師により，そして地域の救急システムにおいて救命士により行われることが普及するかもしれない．抗血栓療法には，抗血小板薬（例えばアスピリン，ADP受容体拮抗薬）と抗凝固薬（例えば，未分画ヘパリン，エノキサパリン，bivalirudin）が含まれる．

STEMI患者でのアスピリン投与の有用性は高く，この領域では新しい重要な研究がないので，この臨床疑問は，2015年の改定で優先順位がつけられなかった．応急手当としてアスピリンを投与することは，CoSTR 2015ではFirst Aidタスクフォースにより検討された〔「第7章　ファーストエイド」（→424頁）参照〕．

一方，ADP受容体拮抗薬はSTEMI患者に強く推奨された．CoSTR 2015では院内使用については言及されなかったが，病院前での使用がレビューされた．これらの薬物の病院前投与と院内投与の比較報告は非常に少なく，今後の研究が求められているトピックである．ステント血栓症は重要でないアウトカムとして判断されたので，治療勧告を決める要因としては触れられていないが，事後検証によりステント血栓症の発症率が増加しているとのエビデンスがあり，治療の推奨を決める際に考慮された．

再灌流療法の補助療法としての抗血栓薬の併用は，ACC/AHAおよびESCによるSTEMIガイドライン[172,173]で一貫してエビデンスに基づき広く推奨されている．それにもかかわらず，STEMIの病院前診療，特にプライマリーPCIの治療戦略においては，抗血栓薬の補助療法を行うべきかどうかが重要な課題であり，この章の主題となっている．2つの関連した臨床疑問に関し

て，抗凝固薬の病院前投与のエビデンスを検討した．1つは病院前での投与と院内での投与を比較し，もう1つは異なる薬物の病院前投与を比較して検討した．興味深いことに，他の薬物も病院前で使用されていたのにもかかわらず，未分画ヘパリンのみが病院前投与と院内投与を直接比較することができた．抗凝固薬の病院前投与と院内投与を比較した有用性はRCTで積極的に認められている．今回の評価ではステント血栓症は重要でないアウトカムであったが，PCIの主要な合併症であり，事後検証でステント血栓症の発症率が増加しているとのエビデンスがあり，これは推奨と提案で考慮された．

STEMI患者への病院前での抗血小板薬および抗凝固薬治療に加えて，この章はACS患者への酸素投与も含まれる．酸素飽和度にかかわらず，酸素を投与することは過去に標準治療とされたが，ACS患者とROSC後，および慢性閉塞性肺疾患（chronic obstructive pulmonary disease：COPD）患者等にルーチンに酸素を投与することは最近では疑問視されている．このトピックに関する報告のほとんどが，比較的古く，STEMIへの再灌流療法以前（1970年代）のもので，普遍化することに限界がある．また，これらの研究は観察研究の結果が含まれており，研究を組み合わせて結論を導くことに限界がある．これらの多数の方法論に問題があるにもかかわらず，2010年にILCOR ACSタスクフォースは，ACS患者への酸素のルーチン投与は推奨しないと言及した．それが注意喚起となり，最近のACS患者に対する酸素投与の前向き研究が行われた．2010年以降にSTEMI患者への酸素投与に関する3件の前向き研究が開始された．この経過からACS患者に対する酸素投与のトピックは，2015年にGRADEを用いた評価により再度検討されCoSTR 2015に反映された．近い将来にエビデンスが追加されることを期待している．このCoSTR 2015の作成時に，これら3件のうち1件[174]しか研究論文は入手できなかった．

1　酸素，ニトログリセリン，鎮痛・鎮静

1）酸素

> **CQ：正常酸素飽和度を示すACS患者に酸素は必要か？**
> - P ACSが疑われ正常酸素飽和度を示す成人（プレホスピタル，救急部門，入院中のいずれかの状況）
> - I 酸素投与をしないこと
> - C ルーチンの酸素投与
> - O 死亡，梗塞サイズ，胸痛の改善，ECGの改善

推奨と提案

低酸素血症のない（注1）ACS患者（注2）に対しては，ルーチンに酸素投与を行うよりも投与を差し控えることを提案する（弱い推奨，非常に低いエビデンス）．

注1：最近の2試験ではSpO$_2$>93%もしくは93～96%．
注2：AMI患者のうち，MIの既往，高度のCOPD，呼吸不全，心原性ショック，中心性チアノーゼ，SpO$_2$<85%，その他の原因による呼吸困難を除外したもの．

エビデンスの評価に関する科学的コンセンサス

重大なアウトカムとしての死亡率について，4件のRCT[174-177]があり，871名において酸素をルーチン投与する群は酸素を投与しない群と比較して改善がみられなかったことを示している（OR 0.91, 95%CI 0.25～3.34）（非常に低いエビデンス：非直接性，異質性，バイアスのリスクによりグレードダウン）（図4）．

重要なアウトカムとしての梗塞サイズについては，3件のRCT[174, 175, 177]があり，713名において酸素をルーチン投与する群と比較して酸素を投与しない群で梗塞サイズはわずかに減少したことを示している（非常に低いエビデンス：バイアスのリスク，非一貫性，非直接性，不精確さによりグレードダウン）．4件目のRCTにおける梗塞サイズの増大を示唆するデータは，不完全な報告および確立していない方法[176]のため公式には活用されない．

重要なアウトカムとしての胸痛の改善について，2件のRCT[175, 178]があり，199名において酸素をルーチン投与する群と酸素を投与しない群で差がみられなかったことを示している（非常に低いエビデンス：バイアスのリスク，非一貫性，非直接性，不精確さによりグレードダウン）．

重要なアウトカムとしてのECGの改善については，RCTの報告はなかった．

患者にとっての価値とILCORの見解

この推奨の作成において，酸素のルーチン投与により死亡率の改善がなく有害である可能性が示されたため，その有害性を避けることを重視した．このトピックに関する3件のうち残り2件の試験の報告が待たれる．

これまで検討した試験では酸素濃度（4～8 L/分・マスクまたは経鼻カヌラ）よりも低濃度でルーチンに酸素投与したデータは確認されていない．

パルスオキシメータによる酸素飽和度の判読には注意を要し，患者や機器における不正確な結果を招く要素をできるだけ認識して修正する必要がある．

Knowledge Gaps（今後の課題）

ACS患者における酸素投与の利点と安全性に関する3件のうち残り2件の試験の結果が待たれる．

2）ニトログリセリン

救急部門と病院前で，ACSが疑われる患者へのニトログリセリンの使用は，使用しない時に比較して，臨床的転帰（胸痛の緩和，梗塞サイズ，ECGの改善，生存退院，1か月後の生存率等）を改善するかは，院内での研究から推測される．

再灌流療法時代の前に多数の研究がAMI患者にニトログリセリンの早期投与が有益であると示したにもかかわらず，救急部門や病院前に特化して評価された研究はない．集中治療室で治療を受けている患者を対象とした研究[179-181]では，発症から3時間以内に行われたニトログリセリン治療で梗塞サイズが大幅に縮小された．しかし，ニトログリセリンが血栓溶解薬の効果を減弱させることを示唆する研究[182,183]がある．NSTEMI患者を対象とした研究では，ニトログリセリン静脈内投与と比較してジルチアゼムで梗塞サイズの縮小が示された[184]．病院前または救急部門でニトログリセリン治療を開始することが有益または有害であるという十分なエビデンスはない．

禁忌〔低血圧，頻脈・徐脈（拍），勃起不全治療薬の服用等〕がない患者には，ニトログリセリンの早期投与を考慮することは理にかなっているが，ACSが疑われる患者に病院前または救急部門でニトログリセリンをルーチンに早期投与することを，支持あるいは否定するためのエビデンスは十分ではない．胸痛の寛解にニトログリセリンが有益なことがあるかもしれない．

Knowledge Gap（今後の課題）

ACSの病院前および救急部門におけるニトログリセリン静脈内投与の有益性および安全性に関するRCTが望まれる．

3）鎮痛・鎮静

病院前および救急部門でACSが疑われる患者への鎮痛薬および鎮静薬（NSAIDs，オピオイドやベンゾジアゼピンを含む）の使用は，使用しない時に比較して，胸痛の緩和，梗塞サイズ，ECGの改善，生存退院，30日後の生存率等の臨床的転帰を改善するかについては，十分なデータがない．

ある研究[185]で，高リスクNSTEMI患者へのモルヒネの静脈内投与は，死亡率および心筋梗塞発症率の増加に関連していることが示唆された．他の研究[186]では，コカインに関連する胸痛の緩和にニトログリセリンとロラゼパムの早期投与がニトログリセリン単独より効果的で安全であったと報告している．また，AMI患者でジアゼパムをプラセボと比較した時，頻脈や不安感の自己評価や他の症状というエンドポイントで何の効果も示さなかったという報告がある[187]．NSAIDsが投与された患者の症例対照研究とコホート研究を合わせた解析[188]と，Cox阻害薬とプラセボのRCTのメタアナリシス[189]では，NSAIDsの使用がAMIのリスクを増大させていた．そのリスクはrofecoxibで最も高く，セレコキシブ，naprosyn，イブプロフェン，ジクロフェナクではより低かった．ある研究[190]では，ACSを疑う患者へのNSAIDs（アスピリンを除く）の開始または継続が，有害事象を増大させることを示している．

モルヒネは，STEMI患者へ胸痛の緩和のために静脈内投与・点滴投与するべきである．モルヒネは，NSTEMIを疑う患者の胸痛の緩和のために注意深く使用することを考慮したほうがよいかもしれない．胸部違和感が持続している患者では，何らかの鎮痛を考慮したほうがよい．抗不安薬は，ACS患者へ不安を和らげるために投与してもよいが，ECGの改善，梗塞サイズの縮小，または死亡の減少を促すというエビデンスはない．NSAIDs（アスピリンを除く）は，ACSを疑う患者には有害かもしれず，投与するべきでない．NSAIDsを服用しているACSを疑う患者には，可能であれば服用を中断してもらうべきである．

STEMIに対するPCIの際に低用量セボフルラン吸入を用いて鎮静をすることでECGの改善や前壁梗塞で梗塞サイズの縮小がみられ[191]，大規模試験による検証が期待されている．

Knowledge Gaps（今後の課題）

広範な梗塞に対するPCI時の吸入麻酔薬の心保護効

Study or Subgroup	Experimental Events	計	対照群 Events	計	重み	オッズ比 M-H, Random, 95% CI
AVOID	10	223	4	218	36.2%	2.51 [0.78, 8.13]
Ranchord	2	68	1	68	18.4%	2.03 [0.18, 22.93]
Rawles	3	77	9	80	33.1%	0.32 [0.08, 1.23]
Ukholkina	0	79	1	58	12.3%	0.24 [0.01, 6.03]
計 [95% CI]		447		424	100.0%	0.91 [0.25, 3.34]
Total events	15		15			

異質性：$Tau^2=0.85$；$Chi^2=6.20$, df=3 ($p=0.10$)；$I^2=52$%
Test for overall effect：Z=0.14 ($p=0.89$)

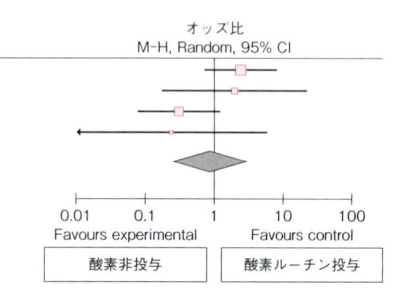

図4　酸素のルーチン投与と比較した非投与でのAMI患者の死亡率

果について検証が期待される．

2 アスピリン（アセチルサリチル酸）

血栓溶解療法前に投与するアスピリンが長期生存を増やした研究[192]がある．別の研究[193]では，病院前でアスピリンを投与することにより院内合併症の減少と7日後および30日後の死亡率減少を認めた．アスピリンは長期の死亡率を減少させることは明らかで，これは症状発現後4時間以内に投与された時に最も効果的である．ただ，症状発現4時間以内の投与とそれ以降の投与を比べて，差はなかったとする研究[194]もある．複数の研究[195,196]で早期アスピリン投与が有害である可能性よりも有益性が上回る結果が示された．

アスピリンアレルギーや消化管出血等の既往がなければ，ACS患者にはできるだけ早期にアスピリンを投与するべきである．

3 クロピドグレルやその他の血小板ADP受容体拮抗薬

1) クロピドグレル，プラスグレル，ticagrelor

CQ：ADP受容体拮抗薬は，病院前投与と病院到着後投与のどちらがよいか？
- P 院外でSTEMIが疑われる成人患者
- I 従来の治療に加えてのADP受容体拮抗薬（クロピドグレル，プラスグレル，ticagrelor）病院前投与
- C 病院到着後のADP受容体拮抗薬投与
- O 死亡，頭蓋内出血，血行再建，脳卒中，重大な出血，再梗塞

推奨と提案

STEMIが疑われる患者に対してプライマリーPCIが行われる予定であれば，ADP受容体拮抗薬を投与するタイミングは，病院前，病院到着後のいずれでもよいことを提案する（弱い推奨，非常に低いエビデンス）．現行の治療を変更させるに足る十分なエビデンスはない．

エビデンスの評価に関する科学的コンセンサス

重要なアウトカムとしての30日後の死亡率について，2,365名の患者において3件のRCT[197-199]があり，病院到着後のADP受容体拮抗薬投与に比較して，病院前投与のさらなる有用性は認められなかったことを示している（OR 1.58, 95%CI 0.90〜2.78）（非常に低いエビデンス：深刻なバイアスのリスク，非常に深刻な不精確さ，によりグレードダウン）（図5）．

重要なアウトカムとしての重大な出血について，2,365名の患者において3件のRCT[197-199]があり，病院到着後のADP受容体拮抗薬投与に比較して，病院前投与のさらなる有用性は認められなかったことを示している（OR 1.12, 95%CI 0.72〜1.74）（非常に低いエビデンス：深刻なバイアスのリスク，非常に深刻な不精確さ，によりグレードダウン）．

患者にとっての価値とILCORの見解

この推奨の作成において，明らかな利点がない限り，現行の病院到着前の治療方法が煩雑になるような推奨は行わないことを重視した．

死亡率と重大な出血の両方について病院前と病院到着後投与の間に差が認められなかった．ILCORはステント血栓症をアウトカムとして評価しなかったことを明記するが，1つの研究[199]では病院到着後よりも病院前投与でステント血栓症の割合が低かったと報告した．しかし，このエビデンスはPCIよりも手術的治療戦略が行われる患者については，経済性と臨床的な意義を評価できない．そのため，病院前にこれらの薬物を投与することの病院到着後投与に比べての相対的利益は，最大限によく見積もってもあまり大きくなく，患者由来のアウトカムを含んだ大規模のRCTにより，むしろ有害性をもって否定されるかもしれない．

Knowledge Gaps（今後の課題）

日本ではSTEMI患者への救急隊によるアスピリン投与は法的な課題となっている．ドクターカーやドクターヘリシステム下での病院前のアスピリン，クロピドグレル，プラスグレル投与に関するエビデンスの蓄積が必要である．その上でメディカルコントロール協議会による適切なプロトコールのもとでのSTEMI患者に対する病院前治療体制の構築が今後の課題である．

4 ヘパリン類

わが国では低分子ヘパリン製剤は，手術後の静脈血栓塞栓症の発症抑制，DIC（disseminated intravascular coagulation：播種性血管内凝固症候群）や体外循環時の凝固防止が適応であり，選択的Xa阻害薬も手術後の深部静脈血栓症の発症抑制が適応であり，ともにACSには適応外である．抗トロンビン薬bivalirudinは未承認であり，現時点ではわが国でACSに適応が認められているのは未分画ヘパリンのみである．本ガイドラインでは，わが国では適応外あるいは未承認の薬物についての海外での知見とそれに基づく推奨と提案について参考のため紹介するが，未分画ヘパリンの使用は，APTT（activated partial thromboplastin time：活性化部分トロンボプラスチン時間）等のモニタリングが必要であ

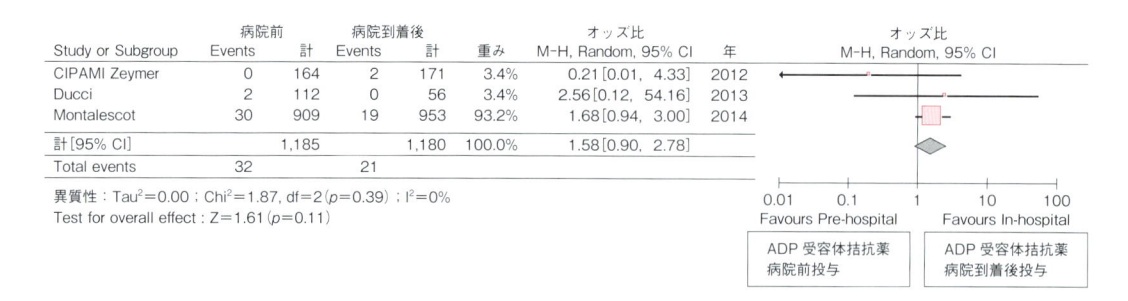

図5　病院前 vs 病院到着後での ADP 受容体拮抗薬投与による 30 日後死亡率

り，ヘパリン起因性血小板減少症の危険性があることを考えると，わが国でも ACS に対し，低分子ヘパリン製剤，抗 Xa 阻害薬，抗トロンビン薬が使用できるように今後検討されることが望まれる．

1) STEMI を PCI で治療する際の抗凝固薬投与

CQ：PCI を前提とした STEMI 患者への抗凝固薬投与は病院前投与と非投与のどちらがよいか？

- P 院外で STEMI が疑われプライマリーPCI のため搬送された成人患者
- I 病院前の抗凝固療法（例：bivalirudin，ダルテパリン，エノキサパリン，フォンダパリヌクス）
- C 病院前の抗凝固薬の非投与
- O 死亡，頭蓋内出血，血行再建術，大出血，脳卒中，再梗塞

推奨と提案

現在の方法を変更するにはエビデンスが不十分であるため，プライマリーPCI が予定される STEMI を疑う患者への未分画ヘパリンの投与は病院前でも病院到着後でもよいことを提案する（弱い推奨，非常に低いエビデンス）．

エビデンスの評価に関する科学的コンセンサス

重大なアウトカムとしての30日後死亡率について，1件の観察研究[200]があり，プライマリーPCI を受けた 1,702 名の STEMI 患者において，病院前での未分画ヘパリン投与が院内での未分画ヘパリン投与に比べ有益性がなかったことを示している（OR 1.07, 95%CI 0.595〜1.924）（非常に低いエビデンス：非常に深刻な非直接性，非常に深刻な不精確さによりグレードダウン）．

重大なアウトカムとしての脳卒中について，1件の観察研究[200]があり，プライマリーPCI を受けた 1,702 名の STEMI 患者において病院前での未分画ヘパリン投与が院内での未分画ヘパリン投与に比べ有益性がなかったことを示している（OR 0.25, 95%CI 0.034〜3.136）（非常に低いエビデンス：非直接性，不精確さによりグレードダウン）．

重大なアウトカムとしての心筋梗塞について，1件の観察研究[200]があり，プライマリーPCI を受けた 1,702 名の STEMI 患者において病院前での未分画ヘパリン投与が院内での未分画ヘパリン投与に比べ有益性がなかったことを示している（OR 0.979, 95%CI 0.366〜2.62）（非常に低いエビデンス：非直接性，不精確さによりグレードダウン）．

重大なアウトカムとしての大出血について，1件の観察研究[200]があり，プライマリーPCI を受けた 1,702 名の STEMI 患者において病院前での未分画ヘパリン投与が院内での未分画ヘパリン投与に比べ有益性がなかったことを示している（OR 0.699, 95%CI 0.466〜1.047）（非常に低いエビデンス：非直接性，不精確さによりグレードダウン）．

STEMI 患者に対して他の抗凝固薬を病院前に投与することについて院内投与と比べた直接のエビデンスは認められていない．

患者にとっての価値と ILCOR の見解

この推奨の作成において，不確かな有益性を求めるよりも病院前の治療方法に複雑さを加えないことを推奨することを重視した．

Knowledge Gaps（今後の課題）

わが国では病院前に救急隊が抗凝固療法を行うことは認められていないため，ドクターカーやドクターヘリシステムでの病院前でのエビデンスの蓄積が必要である．

CQ：PCI 施行を前提とした STEMI 患者に対する病院前の抗凝固薬の投与は，未分画ヘパリンと比較してどちらがよいか？

- P 院外で STEMI が疑われプライマリーPCI のため搬送された成人患者

- I 病院前の抗凝固薬投与（例：bivalirudin，ダルテパリン，エノキサパリン，フォンダパリヌクス）
- C 病院前の未分画ヘパリン投与
- O 死亡，頭蓋内出血，血行再建術，大出血，脳卒中，再梗塞

推奨と提案

病院前で診断されたSTEMI患者に対して病院前の未分画ヘパリンと比べて，病院前のbivalirudin投与は，現在の方法を変更するにはエビデンスが不十分であるため，治療法を変更しないことを提案する（弱い推奨，非常に低いエビデンス）．

STEMIに対するプライマリーPCIの併用療法として病院前のエノキサパリン投与を病院前の未分画ヘパリン投与の代替治療として行うことを提案する（弱い推奨，低いエビデンス）．

エビデンスの評価に関する科学的コンセンサス

(1) bivalirudin vs 未分画ヘパリン RCT

重大なアウトカムとしての30日後死亡率について，1件のRCT[201]があり，プライマリーPCIのため搬送された2,218名のSTEMI患者において病院前のbivalirudin投与が病院前の未分画ヘパリン投与に比べ有益性がなかったことを示している（OR 0.96, 95%CI 0.59〜1.56）（非常に低いエビデンス：バイアスのリスク，非直接性，不精確さによりグレードダウン）．

重要なアウトカムとしての脳卒中について，1件のRCT[201]があり，プライマリーPCIのために搬送された2,218名のSTEMI患者において病院前のbivalirudin投与が病院前の未分画ヘパリン投与に比べ有益性がなかったことを示している（OR 0.55, 95%CI 0.2〜0.5）（非常に低いエビデンス：バイアスのリスク，非直接性，不精確さによりグレードダウン）．

重要なアウトカムとしての再梗塞について，1件のRCT[201]があり，プライマリーPCIのために搬送された2,218名のSTEMI患者において病院前のbivalirudin投与が病院前の未分画ヘパリン投与に比べ有益性がなかったことを示している（OR 1.95, 95%CI 0.90〜4.22）（非常に低いエビデンス：バイアスのリスク，非直接性，不精確さによりグレードダウン）．

重要なアウトカムとしての大出血について，1件のRCT[201]があり，プライマリーPCIのために搬送された2,218名のSTEMI患者において病院前のbivalirudin投与が病院前の未分画ヘパリン投与に比べ有益性がなかったことを示している（OR 0.5, 95%CI 0.26〜0.96）（非常に低いエビデンス：バイアスのリスク，非直接性，不精確さによりグレードダウン）．

(2) bivalirudin vs 未分画ヘパリン観察研究

重大なアウトカムとしての30日後死亡率について，2件の観察研究[202, 203]があり，プライマリーPCIのために搬送された543名のSTEMI患者において病院前のbivalirudin投与が病院前の未分画ヘパリン投与に比べて有益性がなかったことを示している（OR 0.78, 95%CI 0.39〜1.56）（非常に低いエビデンス：非一貫性，非直接性，不精確さによりグレードダウン）．

重要なアウトカムとしての脳卒中および再梗塞について，1件の観察研究[203]があり，プライマリーPCIのために搬送された369名のSTEMI患者において，病院前のbivalirudin投与が病院前の未分画ヘパリン投与に比べて脳卒中に対しても（OR 0.86, 95%CI 0.12〜6.19），再梗塞に対しても（OR 0.86, 95%CI 0.17〜4.33）有益性がなかったことを示している（非常に低いエビデンス：非直接性，不精確さによりグレードダウン）．

重要なアウトカムとしての大出血について，2件の観察研究[202, 203]があり，プライマリーPCIのために搬送された543名のSTEMI患者において病院前のbivalirudin投与が病院前の未分画ヘパリン投与に比べて有益性があったことを示している（OR 0.39, 95%CI 0.2〜0.76）（非常に低いエビデンス：非直接性，不精確さによりグレードダウン）．

(3) エノキサパリン vs 未分画ヘパリン

重大なアウトカムとしての30日後死亡率については，1件のRCT[204]があり，プライマリーPCIのため搬送された910名のSTEMI患者において病院前のエノキサパリン投与が病院前の未分画ヘパリン投与に比べて有益性がなかったことを示している（OR 0.58, 95%CI 0.32〜1.08）（低いエビデンス：バイアスのリスク，不精確さによりグレードダウン）．

重要なアウトカムとしての脳卒中について，1件のRCT[204]があり，プライマリーPCIのため搬送された910名のSTEMI患者において病院前のエノキサパリン投与が病院前の未分画ヘパリン投与に比べて有益性がなかったこと示している（OR 3.08, 95%CI 0.32〜29.73）（低いエビデンス：バイアスのリスク，不精確さによりグレードダウン）．

重要なアウトカムとしての再梗塞について，1件のRCT[204]があり，プライマリーPCIのため搬送された910名のSTEMI患者において病院前のエノキサパリン投与が病院前の未分画ヘパリン投与に比べて有益性がなかったことを示している（OR 0.5, 95%CI 0.90〜4.22）（低いエビデンス：バイアスのリスク，不精確さによりグレードダウン）．

重要なアウトカムとしての大出血について，1件のRCT[204]があり，プライマリーPCIのため搬送された

910名のSTEMI患者において病院前のエノキサパリン投与が病院前の未分画ヘパリン投与に比べて有益性がなかったことを示している（OR 0.61, 95%CI 0.31〜1.20）（低いエビデンス：バイアスのリスク, 不精確さによりグレードダウン）.

患者にとっての価値とILCORの見解

bivalirudinに関するこの推奨を作成するにあたって, 相対的な有益性が明らかでない介入に新たな医療資源の分配を推奨しないことを重視した.

これらの推奨にあたりSTEMI患者に対する抗凝固薬の病院前投与について病院内投与と比べた検討を考慮することもまた重要である. これについては, 未分画ヘパリンのみが直接評価されているものの明らかな有益性の根拠はなく, 病院前で抗凝固薬投与を行うシステムは推奨されない. しかしながら, いくつかの地域でこれを日常的に行っていることを認識しており, ある薬物が他の薬物と比較して有益性があるか調べるためにCoSTR 2015でまとめている.

ステント血栓症は重要でないアウトカムとされているが, bivalirudinは急性ステント血栓症の危険性と強く関連している（RR 6.11, 95%CI 1.37〜27.24）[201]. この結果は病院内投与についての他の報告やPCI施行患者に対する本薬物のメタアナリシスの報告とも矛盾しない[205, 206]. 出血合併症を減少させる点でbivalirudin投与は未分画ヘパリン単独投与と比べた有益性が示されているが, 一貫したステント血栓症の増加によってこの有益性は疑問視されている. このステント血栓症のリスクは推奨と提案を行うにあたってタスクフォースによって考慮された.

Knowledge Gaps（今後の課題）

わが国では, 未分画ヘパリンも含め病院前の救急隊による抗凝固療法は認められていない.

またbivalirudinは国内未承認, エノキサパリンは下肢静脈血栓塞栓症の予防薬として承認されており, ともにSTEMIに対する承認薬ではない. わが国でも承認に向けたエビデンスの蓄積が求められる.

2）STEMIを血栓溶解療法で治療する際の抗凝固薬の併用

血栓溶解療法で治療されるSTEMI患者に, 多数の研究[207-223]が未分画ヘパリンよりエノキサパリン投与を支持している. しかし, エノキサパリンと未分画ヘパリンは同等であったとする研究[224-233]もある.

血栓溶解療法で治療されるSTEMI患者に, 未分画ヘパリンの代わりにエノキサパリンを投与することは理にかなっている. 病院前に血栓溶解療法で治療を開始されたSTEMI患者に, 未分画ヘパリンの代わりにエノキサパリンの追加投与を考慮してよい. エノキサパリンから未分画ヘパリンへの変更, あるいは未分画ヘパリンからエノキサパリンへの変更は, 出血の危険性が高くなるため行うべきではない.

ある研究[234]で, 血栓溶解療法で治療されるSTEMI患者に対するレビパリン投与は未分画ヘパリン投与と比べ臨床転帰を改善することが示された.

ダルテパリン（適応外）, nadroparin, レビパリン, パルナパリン（適応外）について支持も否定もしない（中立的な）結果のメタアナリシス[235, 236], 代用エンドポイントを用いたダルテパリン投与を支持する研究[237], およびnadroparin, パルナパリンについての中立的な結果の研究[238-240]がある.

ある研究[241]では血栓溶解療法で治療される患者にフォンダパリヌクスの投与が未分画ヘパリン投与に比べ臨床転帰で優位であることが示されたが, 転帰に有意な差異を認めなかった研究[242, 243]もある.

フィブリン特異性のない血栓溶解薬（ストレプトキナーゼ）で治療される入院患者でクレアチニン値が3.0 mg/dL未満の患者にフォンダパリヌクスの投与を考慮してよい.

複数の研究[244, 245]で, bivalirudinの投与によって転帰に有意な差異を認めなかったと報告している.

血栓溶解療法で治療されるSTEMI患者に対して, 未分画ヘパリンよりも, エノキサパリン以外の低分子ヘパリンやbivalirudin投与を推奨する十分なデータはない.

Knowledge Gaps（今後の課題）

わが国では, 未分画ヘパリンも含め病院前の救急隊による抗凝固療法は認められていない.

エノキサパリンは下肢静脈血栓塞栓症の予防薬として, レビパリンおよびパルナパリンは血液体外循環時の灌流血液の凝固防止薬として, ダルテパリンは血液体外循環時の灌流血液の凝固防止, 播種性血管内凝固症候群の治療薬として, フォンダパリヌクスは急性肺血栓塞栓症および急性深部静脈血栓症の治療薬として承認されているが, わが国ではSTEMIに対しての承認薬ではない.

nadroparin, bivalirudinは国内未承認であり, わが国ではSTEMIに対しての承認薬ではない. 日本でも承認に向けたエビデンスの蓄積が求められる.

3）非ST上昇型ACSに対する抗凝固薬

多数の研究[246-265]で, AMI患者に対する院内でのエノキサパリン（適応外）使用は未分画ヘパリンより出血合併症患者の増加を伴ったが, 複合エンドポイント（死亡, AMI, 血行再建）は改善した. RCT[266-269], メタアナリシス[207, 270, 271], 観察研究[215, 272-278]および追加研

究[279-283]で，エノキサパリンの院内患者への投与は未分画ヘパリンと比較して転帰の違いはなかった．あるRCT[284]や観察研究[285-287]，追加研究[288,289]で，フォンダパリヌクス（適応外）は院内でAMI患者に投与された場合，未分画ヘパリンに比べて出血が増加することなく複合エンドポイント（死亡，AMI，血行再建）は改善した．いくつかの研究[290-292]では，院内でのフォンダパリヌクスの投与は未分画ヘパリン投与に比べて転帰は改善しなかった．1件のRCT[284]で，侵襲的治療の一部として追加薬物の使用なしでフォンダパリヌクスを投与することはカテーテル内の血栓形成の増加につながる可能性が示された．多数の研究[293-320]で，病院内でのbivalirudinの投与は未分画ヘパリンに比べて主要心イベントの複合転帰に違いをもたらさなかったが，出血合併症は少なかった．PCI直前のbivalirudin投与は，未分画ヘパリンとGpⅡb/Ⅲa阻害薬併用投与と比べて死亡，再梗塞，緊急血行再建でみた転帰は同等で大出血のリスクは低かった[321,322]．また1年後の死亡，心筋梗塞，冠動脈再建も同等であった[323]．

　初期に保存的治療を予定する非ST上昇型ACS患者に，フォンダパリヌクスあるいはエノキサパリンは未分画ヘパリンの代替薬として理にかなっている．侵襲的治療を予定する非ST上昇型ACS患者に，エノキサパリン，未分画ヘパリンのどちらかを選択することは理にかなっている．bivalirudinは未分画ヘパリンの代替薬として考慮してよいが，優位性は示さない．フォンダパリヌクスはPCI治療で投与可能であるが，未分画ヘパリンを併用する必要があり，未分画ヘパリンの単独投与と比べ優位性はないようである．腎機能障害を伴う非ST上昇型ACS患者に，bivalirudinあるいは未分画ヘパリンの投与を考慮してよい．出血合併症のリスクが高いが，抗凝固療法が禁忌でない非ST上昇型ACS患者に対して，フォンダパリヌクスまたはbivalirudinの投与は理にかなっており，また未分画ヘパリンの投与を考慮してよい．病院前での非ST上昇型ACSに対する抗凝固薬の投与について支持あるいは否定するためのエビデンスは十分ではない．

Knowledge Gaps（今後の課題）

　わが国では，未分画ヘパリンも含め病院前の救急隊による抗凝固療法は認められていない．
　またbivalirudinは国内未承認，エノキサパリンは下肢静脈血栓塞栓症の予防薬，フォンダパリヌクスは急性肺血栓塞栓症および急性深部静脈血栓症の治療薬として承認されており，わが国においてはACSに対する承認薬ではない．わが国でも承認に向けたエビデンスの蓄積が求められる．

5 GpⅡb/Ⅲa阻害薬

　いくつかの大規模RCTとメタアナリシス[324-335]および小規模RCT[336,337]の全てで，GpⅡb/Ⅲa阻害薬がプラセボに比較して臨床成績の改善を示した．GpⅡb/Ⅲa阻害薬をより早く使用する治療戦略が，他の治療戦略より臨床成績の改善につながることが，多数の臨床試験で支持された[338-365]．一方で，結果に差がなかったとするいくつかの臨床研究[306,366-376]もある．いくつかの臨床研究[305,377-382]では，GpⅡb/Ⅲa阻害薬が標準治療に比較して臨床成績を改善することなく，むしろ出血合併症を起こして輸血を必要とした．GpⅡb/Ⅲa阻害薬を支持する研究も，効果が認められないまたは悪化させたとする研究では，いずれもGpⅡb/Ⅲa阻害薬による大量出血の発生率が多かった．わが国の報告[383]では，75歳未満，100 kg未満のSTEMIまたはUAの973例にabciximab 0.2 mg/kg初回投与後の持続投与（10 μg/分または0.125 μg/kg/分），0.25 mg/kg初回投与後の持続投与（10 μg/分または0.125 μg/kg/分）とプラセボ群で比較検討し，30日後の死亡，AMI，緊急血行再建の一次エンドポイントは，3群間に有意差はなく，用量依存性に出血合併症が増加した．

　STEMIまたはNSTEMI患者に病院前または救急部門でGpⅡb/Ⅲa阻害薬をルーチンに使用することを支持する十分なデータはない．高リスクのNSTEMI患者の一部には，PCIが予定されている状況下でabciximab，eptifibatide，tirofibanを使用することは容認されるかもしれない．ヘパリンとGpⅡb/Ⅲa阻害薬をルーチンに併用すると出血のリスクを高める．これに代わる抗凝固，抗血小板治療が考慮されるかもしれない．

Knowledge Gaps（今後の課題）

　わが国ではGpⅡb/Ⅲa阻害薬が使用できない．わが国でも承認に向けたエビデンスの蓄積が求められる．

5 再灌流療法に関する治療戦略

　様々な状況におけるSTEMIに対する最善の再灌流療法について示す．どの方法を選択するかは地域における病院前システムと利用可能なPCIセンターの有無に依存する．ここで記載される病院前システムには，病院前血栓溶解療法を安全に実施できる医師もしくは高度にトレーニングされた医療従事者が必要である．利用可能なPCIセンターがある地域とは，短時間でPCI施設に搬送可能な地域であり，STEMI患者は病院前でトリアージされてPCI施設へ直接搬送される．つまり地域の利

便性により再灌流療法（例えば，病院前か救急部門での血栓溶解療法，あるいは病院前血栓溶解療法か PCI 施設への直接搬送）が決まる．表4 に，再灌流療法を実施する状況，治療法とその比較を含めた本項の内容の理解を助けるためのシステマティックレビューの概要を示す．

それぞれの地域ではこれらの研究で認められた同じ利益を提供できる安全な方法を実施することを推奨する．現在の医療資源とシステムで，どの方法が最善策かを検討することを提案する．重要なことは，再灌流療法の適応と判断したら，診断後に可能な限り迅速に実施しなければならない．

病院前血栓溶解療法は長時間搬送を要する場合に有利である．搬送時間が短くなると，期待される有益性は失われる．これらの有益性は，病院前血栓溶解療法の適用に必要な医療資源と利用可能な代替治療法を比較考慮する必要がある．したがって，PCI が利用できるなら，PCI 施設への搬送時間が，治療法の選択に重要な決め手となる．いくつかのシステマティックレビューでは，地域の医療資源かシステムかに基づいて血栓溶解療法か PCI かを選択することに焦点が置かれている．

血栓溶解療法は未だ多くのシステムにおいて実施可能であるため，いくつかのレビューでは，ルーチンの CAG（適応があれば PCI も）をどの時間帯に実施するかについて，血栓溶解療法施行後に行うか，あるいは虚血がみられる時のみ救済的に PCI を実施するかについて検討された．これらの選択は PCI が同じ施設で，あるいは転院搬送が必要かによっても変わるかもしれない．

CoSTR 2010 では，STEMI に望まれる再灌流戦略として PCI を推奨したが，その利点は低い再梗塞率を反映しており，PCI の実施が限られる場合や，遅れる状況（地理的，資源，時間帯）[34]では，血栓溶解療法を実施後に CAG を行うための早期転院搬送が理にかなった選択肢かもしれない．PCI は，症例数の多い施設で経験ある術者によって実施されなければ，利点は不確かとなる．患者の搬送は，十分な患者監視や心停止を含む合併症への対応が可能な，良好に組織化された治療システムの中で行われるべきである．1つのレビューでは，発症早期例と発症から時間が経過した例のエビデンスを要約し，発症からの時間に基づいて PCI か血栓溶解療法かを具体的に述べている．勧告は PCI の遅れに対する治療体制を構築するために利用される．別の問題として，発症早期例や発症から時間が経過した症例への対応について，このレビューは判断の手掛かりにもなる．これらの勧告では，特殊な患者における状況を考慮する必要がある（性，年齢，併存疾患，梗塞部位）．血栓溶解療法の相対禁忌患者で再灌流による利益が少ない場合には低リスクの治療法選択が有益となる．

PCI の研究では，血栓溶解療法の禁忌患者，心原性ショックを呈した高リスク患者，大腿動脈穿刺が困難な患者は除外されている．血栓溶解療法が禁忌なために除外された患者やショックの患者では一般的にプライマリー PCI が行われる．血栓溶解療法が相対的あるいは絶対的に禁忌となる患者では，時間帯にかかわらずプライマリー PCI が必要になる．

表4　STEMI 患者における再灌流法の選択—2015 年におけるトピックス

トピックス	決定場所	再灌流療法	比較された再灌流療法
血栓溶解療法 （病院前 vs 救急部門）	病院前	病院前血栓溶解療法	救急部門血栓溶解療法
病院前トリアージ （PCI センター vs 病院前血栓溶解療法）	病院前	病院前血栓溶解療法	プライマリー PCI
救急部門血栓溶解療法＋PCI vs PCI 単独	救急部門 （PCI 可能施設）	救急部門血栓溶解療法＋（1〜4時間以内の）PCI	プライマリー PCI
開始が遅れる PCI vs 血栓溶解療法 （STEMI 発症からの時間で分類）	どこでも	プライマリー PCI	血栓溶解療法（時間依存）（図8，→316頁）
PCI センターへの転院 vs 救急部門血栓溶解療法＋必要時 PCI センターに転院	救急部門 （PCI 不可能施設）	救急部門血栓溶解療法＋必要時 PCI センターに転院	PCI センターへの転院
救急部門血栓溶解療法＋ルーチンに早期 CAG のため転院 vs 血栓溶解療法を施行せずに PCI センターに転院	救急部門 （PCI 不可能施設）	救急部門血栓溶解療法＋ルーチンに PCI センターへの転院	血栓溶解療法を施行せずに PCI センターに転院
救急部門血栓溶解療法後の早期 CAG のための転院 vs 必要時 PCI センターに転院	救急部門 （PCI 不可能施設）	救急部門血栓溶解療法＋ルーチンに PCI センターへの転院	救急部門血栓溶解療法＋必要時 PCI センターに転院

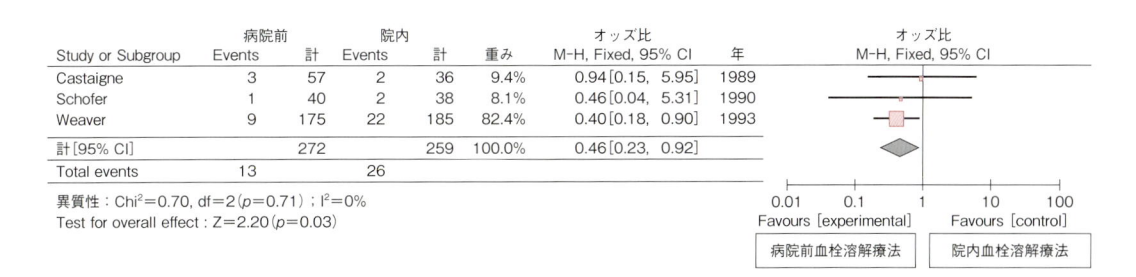

Study or Subgroup	病院前 Events	計	院内 Events	計	重み	オッズ比 M-H, Fixed, 95% CI	年
Castaigne	3	57	2	36	9.4%	0.94 [0.15, 5.95]	1989
Schofer	1	40	2	38	8.1%	0.46 [0.04, 5.31]	1990
Weaver	9	175	22	185	82.4%	0.40 [0.18, 0.90]	1993
計 [95% CI]		272		259	100.0%	0.46 [0.23, 0.92]	
Total events	13		26				

異質性：Chi^2=0.70, df=2 (p=0.71)；I^2=0%
Test for overall effect：Z=2.20 (p=0.03)

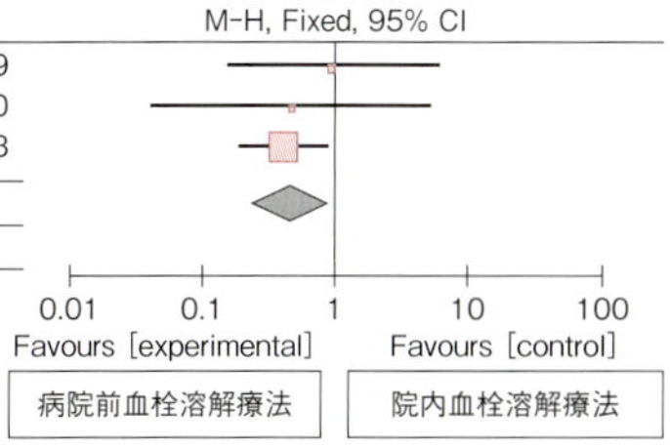

図6 病院前血栓溶解療法と院内血栓溶解療法の入院中死亡率の比較

1 病院前トリアージ

1) STEMIに対する再灌流療法の比較

CQ：STEMIに対する病院前血栓溶解療法は，救急部門での血栓溶解療法と比較しどちらがよいか？

- P 院外においてSTEMIが疑われる症例
- I 病院前における血栓溶解療法
- C 病院内での血栓溶解療法
- O 死亡，頭蓋内出血，重大出血，脳卒中，再梗塞

推奨と提案

STEMI患者に対して血栓溶解療法を選択した際に，搬送時間が通常30分以上を要する場合には，病院到着後の血栓溶解療法と比べて病院前での血栓溶解療法を推奨する．
そして，その病院前血栓溶解療法は医師の監視のもとに十分に確立されたプロトコール，包括的なトレーニングプログラム，質の保証されたプログラムで育成された有資格者によって施行されるべきである（強い推奨，中等度のエビデンス）．

エビデンスの評価に関する科学的コンセンサス

重大なアウトカムとしての入院中死亡について，3件のRCT[384-386]があり，531名の患者において院内血栓溶解療法と比較して病院前血栓溶解療法の利点が示されている（OR 0.46, 95%CI 0.23〜0.92）（中等度のエビデンス：非常に深刻な不精確さによりグレードダウン）（図6）．

重大なアウトカムとしての頭蓋内出血については2件のRCT[385,386]があり，438名の患者において院内血栓溶解療法と比較して病院前血栓溶解療法の有害性がないことが示されている（OR 2.14, 95%CI 0.39〜11.84）（低いエビデンス：バイアスのリスク，不精確さによりグレードダウン）．

重要なアウトカムとしての出血性合併症について，2件のRCT[385,386]があり，438名の患者において院内血栓溶解療法と比較して病院前血栓溶解療法に有害性がないことが示されている（OR 0.96, 95%CI 0.40〜2.32）（低いエビデンス：不精確さによりグレードダウン）．

その他のアウトカムとしての血行再建，再梗塞，虚血性脳卒中については，RCTからのエビデンスは認められなかった．

患者にとっての価値とILCORの見解

この推奨の作成において，合併症の頻度や病院前血栓溶解療法プログラム実施に要する医療資源よりも死亡率の低下を重視した．プライマリーPCIがより広く普及することで，PCIと病院前血栓溶解療法の比較に影響を与えている．このトピックに関しては次のシステマティックレビュー（→314頁）を参照のこと．

このエビデンスの元となった3件のRCTは全て20年以上前に行われたもので，これらの研究により死亡率に関する有益性が示されているので，さらなるRCTが実施されることはない．そこで，これらの初期研究を支持もしくは否定する最近の観察研究の有無を調査したところ過去5年間で1件の観察研究[387]が確認された．この研究ではバイアスリスクが確認された．しかし，その研究は過去の研究と同様の病院前血栓溶解療法の死亡率に関する有益性を示さなかったが，有害性も示さなかった．

病院前血栓溶解療法が真に有利となるのは搬送時間が30〜60分以上を要する場合である．

3件のRCTでは病院前治療と病院後治療の時間差は33〜52分であり，設定に相違が認められた．病院までの搬送時間は38〜60分であった．搬送時間が短縮することで血栓溶解療法に期待された利点は失われることになる．

これらの研究におけるシステムは医師の監視のもとに施行された十分に確立されたプロトコール，包括的なトレーニングプログラム，質の保証されたプログラムを用いて血栓溶解薬を投与する医師および病院前のプロフェッショナルを包括するものであった．

第5章 急性冠症候群

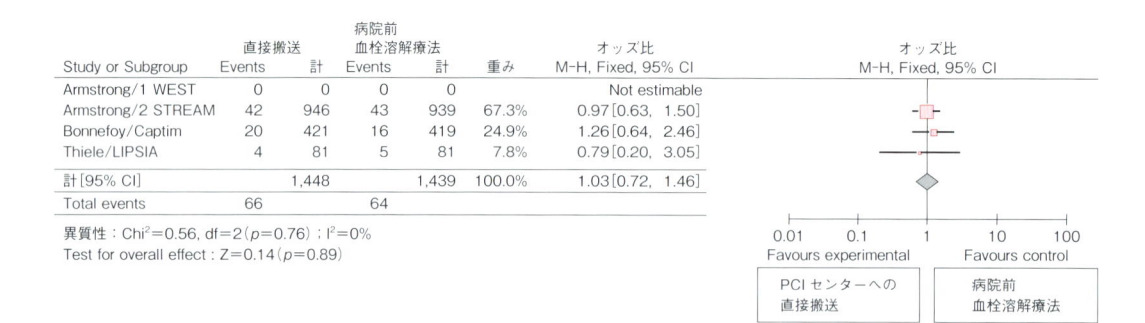

Study or Subgroup	直接搬送 Events	計	病院前血栓溶解療法 Events	計	重み	オッズ比 M-H, Fixed, 95% CI
Armstrong/1 WEST	0	0	0	0		Not estimable
Armstrong/2 STREAM	42	946	43	939	67.3%	0.97 [0.63, 1.50]
Bonnefoy/Captim	20	421	16	419	24.9%	1.26 [0.64, 2.46]
Thiele/LIPSIA	4	81	5	81	7.8%	0.79 [0.20, 3.05]
計 [95% CI]		1,448		1,439	100.0%	1.03 [0.72, 1.46]
Total events	66		64			

異質性: $Chi^2 = 0.56$, df = 2 ($p = 0.76$); $I^2 = 0\%$
Test for overall effect: $Z = 0.14$ ($p = 0.89$)

図7 PCIセンターへの病院前トリアージと病院前血栓溶解療法の30日後死亡率の比較

Knowledge Gaps（今後の課題）

ILCORにおいては病院前での血栓溶解療法を推奨しているものの、わが国では医師以外による血栓溶解薬の投与は認められていない。ドクターカー・ドクターヘリシステム下での、病院前における血栓溶解療法の有用性のエビデンス蓄積が求められる。

CQ：STEMI患者を救急隊が直接PCI可能施設へ搬送することと、病院前血栓溶解療法を施行することではどちらがよいか？
- P 院外における成人のSTEMIが疑われる患者
- I PCI施行可能施設への直接トリアージ・搬送
- C 病院前血栓溶解療法
- O 死亡、頭蓋内出血、重大出血

推奨と提案

PCI施行可能施設が存在する場合あるいはPCIが可能である地域ではPCI施行可能施設への直接トリアージ・搬送を提案する（弱い推奨、低いエビデンス）。PCIは血栓溶解療法と比較して死亡率に差が認められない（中等度のエビデンス）が、血栓溶解療法より有害事象が少なかった（低いエビデンス）。

エビデンスの評価に関する科学的コンセンサス

重大なアウトカムとしての30日後死亡率について、4件のRCT[228, 388-390]があり、2,887名のSTEMIにおいて病院前血栓溶解療法と比較して、PCI施行可能施設へのトリアージ・搬送は有意差を認めなかった（OR 1.03, 95%CI 0.72〜1.46）（中等度のエビデンス：不精確さによりグレードダウン）（図7）。

重大なアウトカムとしての1年後死亡率については2件のRCT[228, 391]があり、1,877名のSTEMI患者において病院前血栓溶解療法と比較してPCI施行可能施設への直接トリアージ・搬送は有意差を認めなかった（OR 0.88, 95%CI 0.60〜1.27）（中等度のエビデンス：不精確さによりグレードダウン）。

重大なアウトカムとしての頭蓋内出血について、4件のRCT[228, 388-390]があり、2,887名のSTEMI患者において病院前血栓溶解療法と比較してPCI施行可能施設への直接トリアージ・搬送は、有害事象が少ないことが示された（OR 0.21, 95%CI 0.05〜0.84）（中等度のエビデンス：不精確さによりグレードダウン）。

患者にとっての価値とILCORの見解

この推奨の作成において、生存率よりも有害事象の回避を重視した。

また、死亡率が両群間で差がないことから新たな適応に対してPCI施行施設を増やすことを推奨しない。一部の症例数の多い施設に患者を集約化することでよりよい臨床成績を上げることが認識されている。

Knowledge Gaps（今後の課題）

ILCORはPCI施行可能施設がない地域においてはPCI施行可能施設への直接トリアージ・搬送の代替治療として病院前血栓溶解療法を施行することを提案している。わが国では、医師のみが血栓溶解療法を施行できるので、ドクターカー、ドクターヘリ等による場合に限られる。

2 医療従事者が接触してからの再灌流療法の選択

1) STEMIに対するPCIと血栓溶解療法の比較

CQ：PCI開始が遅れる場合に、遅延したPCIと血栓溶解療法のどちらを優先すべきか？
- P 血栓溶解療法が施行可能な条件下に発症からの時間で層別化されたSTEMI
- I 遅延したPCI施行
- C 血栓溶解療法
- O 死亡、再梗塞、重大出血、頭蓋内出血の発生頻度

推奨と提案

発症から2時間以内のSTEMI患者においては，血栓溶解療法と比較してプライマリーPCIが60〜160分遅延する場合は血栓溶解療法を選択することを提案する（弱い推奨，低いエビデンス）．

発症から2〜3時間のSTEMI患者においては，プライマリーPCIまでの時間が60〜120分の遅延であれば，血栓溶解療法とプライマリーPCIのいずれを選択してもよいことを提案する（弱い推奨，低いエビデンス）．

発症から3〜12時間のSTEMI患者においては，プライマリーPCIの遅延が120分までの場合はプライマリーPCIを選択することを提案する（弱い推奨，非常に低いエビデンス）．

このエビデンスは発症後時間が経過してさらに遅延して来院した患者に対して区別するものではない．血栓溶解療法は発症から6時間が経過すると極めて効果がないこと，そして発症から6時間を過ぎて来院した場合にはプライマリーPCIまでの時間が遅れて（>120分）施行されたとしてもプライマリーPCIは理想的な治療手段と考えられる．プライマリーPCIまでの時間が非常に遅れる（>120分）ことが予想される場合には即座に血栓溶解療法を施行しその後に早期に（3〜24時間）ルーチンの血管造影および適応があればPCIを施行することは理にかなった治療と考えられる．

エビデンスの評価に関する科学的コンセンサス

以下の（1）〜（3）は表5と図8を参照．

（1）発症2時間以内のSTEMI患者について，血栓溶解療法と比較して60〜160分遅延するプライマリーPCIの場合

重大なアウトカムとしての30日後死亡率について，2件のRCT[392]があり，646名の患者において血栓溶解療法と比較して遅延したプライマリーPCIは有害であることが示されている（OR 2.6, 95%CI 1.2〜5.64）（低いエビデンス：非直接性，不精確さによりグレードダウン）．

重大なアウトカムとしての5年後死亡率について，1件のRCT[393]があり，449名の患者において血栓溶解療法と比較して遅延したプライマリーPCIは有害であることが示されている（OR 2.03, 95%CI 1.1〜4.08）（低いエビデンス：非直接性，不精確さによりグレードダウン）．

重要なアウトカムとしての再梗塞について，2件のRCT[392]があり，657名の患者において血栓溶解療法と比較して遅延したプライマリーPCIは有意差を認めなかった（OR 0.43, 95%CI 0.17〜1.1）（低いエビデンス：非直接性，不精確さによりグレードダウン）．

重要なアウトカムとしての重篤な出血について，1件のRCT[394]があり，455名の患者において血栓溶解療法と比較して遅延したプライマリーPCIは有意差を認めなかった（OR 0.33, 95%CI 0.01〜8.15）（低いエビデンス：非直接性，不精確さによりグレードダウン）．

（2）発症2〜6時間後のSTEMI患者について，血栓溶解療法と比較して60〜160分遅延するプライマリーPCIの場合

重大なアウトカムとしての30日後死亡率について，2件のRCT[392]があり，508名の患者において血栓溶解療法と比較して遅延したプライマリーPCIは有意差を認めなかった（1年後の死亡率 OR 0.85, 95%CI 0.42〜1.74）（低いエビデンス：非直接性，不精確さによりグレードダウン）．

重大なアウトカムとしての5年後死亡率について，1件のRCT[393]があり，1,367名の患者において血栓溶解療法と比較して遅延したプライマリーPCIは有意差を認めなかった（OR 0.99, 95%CI 0.55〜1.77）（低いエビデンス：非直接性，不精確さによりグレードダウン）．

重要なアウトカムである再梗塞について，2件のRCT[392]があり，511名の患者において血栓溶解療法と比較して遅延したプライマリーPCIは有意差を認めなかった（OR 0.4, 95%CI 0.13〜1.22）（低いエビデンス：非直接性，不精確さによりグレードダウン）．

重要なアウトカムである重篤な出血について，1件のRCT[394]があり，375名の患者において血栓溶解療法と比較して遅延したプライマリーPCIは有害であることが示されている（OR 8.18, 95%CI 1.01〜66.04）（低いエビデンス：非直接性，不精確さによりグレードダウン）．

（3）発症3〜12時間後のSTEMI患者について，血栓溶解療法と比較して60〜140分遅延するプライマリーPCIの場合

重大なアウトカムである30日後死亡率について，1件のRCT[395]があり，295名の患者において血栓溶解療法と比較して遅延したプライマリーPCI（血栓溶解療法と遅延したバルーン拡張までの平均の時間差は85±28分）は有益であることが示されている（OR 0.35, 95%CI 0.16〜0.79）（低いエビデンス：バイアスのリスク，非直接性，不精確さによりグレードダウン）．

血栓溶解療法とプライマリーPCIの30日後死亡率を比較した16件のRCTの再解析[396]ではプライマリーPCIに対して血栓溶解療法が容認される条件は患者背景ならびに来院までの遅れに依存することが明らかとなった（低いエビデンス：非直接性，不精確さによりグレードダウン）．予想される遅延は35分（リスクは低く4%）から5時間以上（リスクは高く18%）までの差がある．これらの解析から得られた結果をもとに実臨床の

第5章 急性冠症候群

表5 発症からの時間と治療の遅れに基づく最適な再灌流戦略

		発症からの時間		
		<2時間	2〜3時間	3〜6時間**
治療からの遅れ（分）	<60	PPCI	PPCI or FL*	PPCI
	60〜120	FL*	PPCI or FL*	PPCI
	>120	FL*	FL*	FL*

* 血栓溶解療法の場合には、3〜24時間以内に冠動脈造影を行うため、血栓溶解療法に引き続いてPCI施行可能施設へのすみやかな搬送が考慮されるべきである．
PPCI：プライマリーPCI，FL：血栓溶解療法．

** 発症から6時間以上経過している場合、治療の遅れにかかわらずPPCIが適切である．

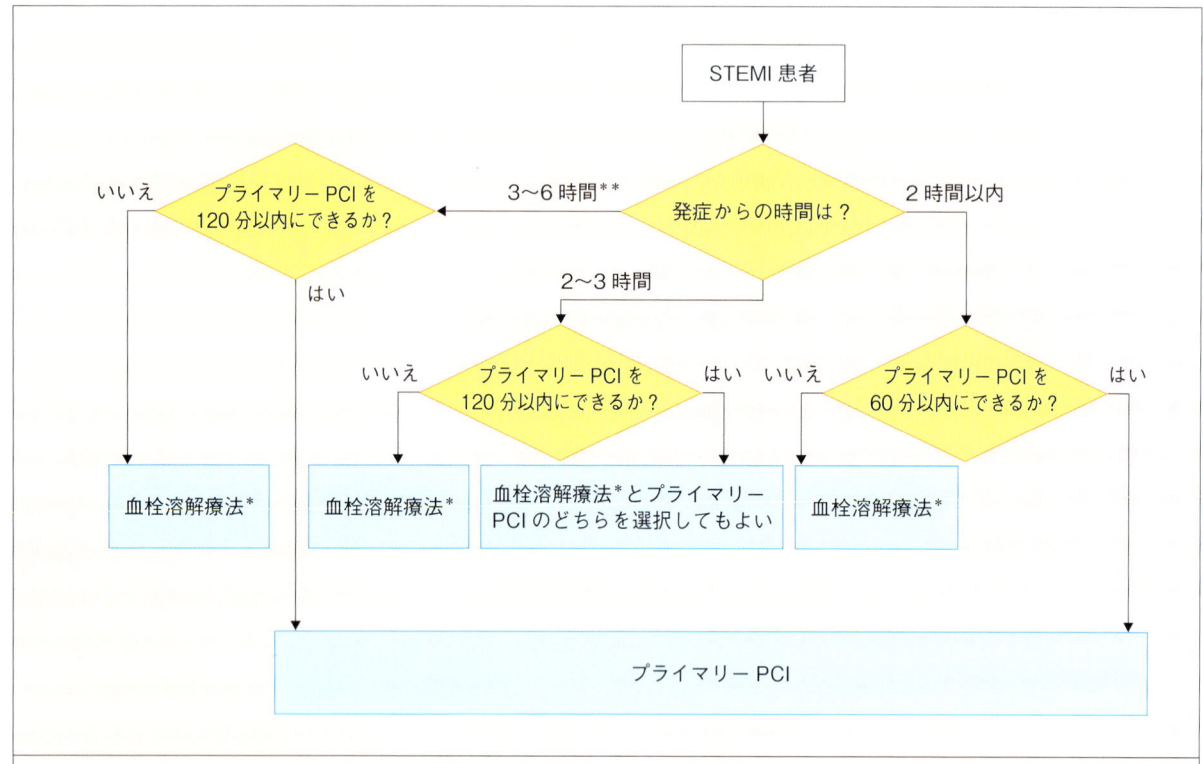

図8 発症時間から層別化した再灌流療法の選択

* 血栓溶解療法を選択した場合には3〜6時間（遅くとも24時間）以内にCAGを施行する．
** 発症6時間以上経過した場合にはプライマリーPCIを選択する．
- PCI (percutaneous coronary intervention)：経皮的冠動脈インターベンション
- 血栓溶解療法：表5参照
- CAG：冠動脈造影検査

運用に関しては次のように提案されている：65歳以上の患者でKillip 2以上ではプライマリーPCIを選択すべきである[397]．65歳以下の患者でKillip 1は遅延が35分を超えなければプライマリーPCIを選択すべきである．

このガイドラインではRCTだけを対象としているため、その研究は含まれていないが、National Registry of Myocardial Infarction（NRMI）レジストリーのプロペンシティスコア-マッチング解析を行った2つの観察研究[398,399]では、全般的にプライマリーPCIの遅延の上限は120分であった．

患者にとっての価値とILCORの見解

この推奨の作成において、死亡に関するエビデンスに最も重きを置いた．地域性や医療資源によってプライマリーPCIが施行可能であるかどうかでこの推奨の利用が限定される．

Knowledge Gaps（今後の課題）

患者背景による最大のPCIの遅れに対する血栓溶解療法との比較に関してはさらなるエビデンスが必要である．

Study or Subgroup	血栓溶解療法なし Events	計	血栓溶解療法後 Events	計	重み	オッズ比 M-H, Fixed, 95% CI	年	オッズ比 M-H, Fixed, 95% CI
Andersen	37	567	48	562	33.6%	0.75 [0.48, 1.17]	2003	
Dieker	1	25	2	23	1.5%	0.44 [0.04, 5.18]	2006	
Dobrzycki	10	201	18	200	12.8%	0.53 [0.24, 1.18]	2007	
Grines	6	71	8	66	5.7%	0.67 [0.22, 2.04]	2002	
Svensson	3	101	4	104	2.9%	0.77 [0.17, 3.51]	2006	
Vermeer	5	75	6	74	4.2%	0.81 [0.24, 2.78]	1999	
Widimsky	7	101	14	99	9.8%	0.45 [0.17, 1.17]	2000	
Widimsky	29	429	42	421	29.5%	0.65 [0.40, 1.07]	2003	
計 [95% CI]		1,570		1,549	100.0%	0.66 [0.50, 0.86]		
Total events	98		142					

異質性: $Chi^2=1.45$, $df=7$ ($p=0.98$); $I^2=0\%$
Test for overall effect: $Z=3.07$ ($p=0.002$)

Favours [TRANSFER TO PPC] — 血栓溶解療法を施行せずにPCI目的に転院搬送
Favours [ONSITE FL] — 血栓溶解療法後に残存する心筋虚血に対するPCIを目的に転院搬送

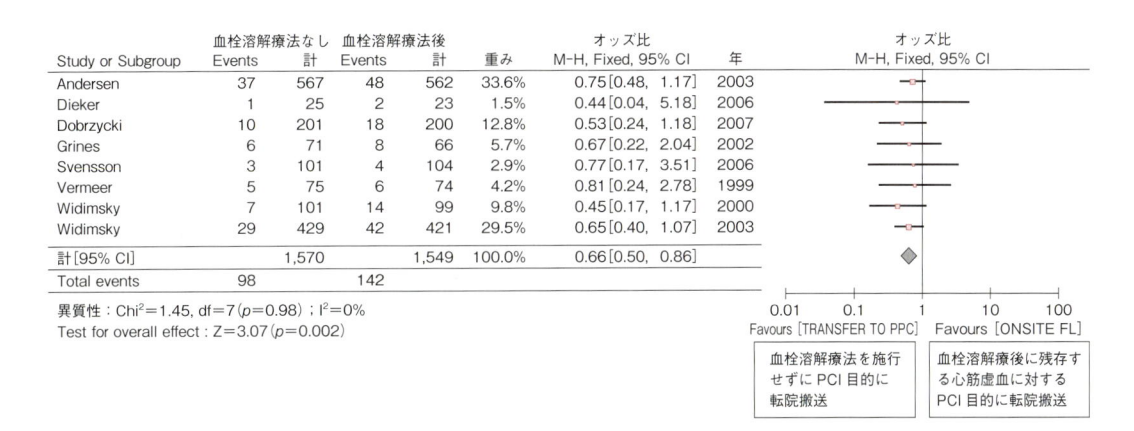

図9 救急部門において血栓溶解療法を施行せずにPCI目的に転院搬送することと血栓溶解療法施行後に残存する心筋虚血に対するPCIを目的に転院搬送することの30日後死亡率の比較

CQ：STEMIに対して血栓溶解療法を施行せずにPCIのために転院搬送する方針は，血栓溶解療法後に心筋虚血を認める時のみPCIのために転院させる方針と，どちらがよいか？

- P 救急部門（その施設ではPCIが施行不可能）におけるSTEMI患者
- I 血栓溶解療法施行せずにPCI可能施設への転院搬送
- C ただちに血栓溶解療法を施行し虚血症状を認める場合のみ24時間以内にPCI可能施設へ転院搬送（Rescue PCI）
- O 短期転帰，脳卒中，重大出血，再梗塞の頻度

推奨と提案

PCI施行不可能な救急外来に来院した成人のSTEMI患者に対しては病院において血栓溶解施行後に残存心筋虚血に対するPCIを目的に最初の24時間以内に転院搬送するよりも血栓溶解療法を施行せずにPCI施行可能施設への転院搬送することを推奨する（強い推奨，中等度のエビデンス）．

エビデンスの評価に関する科学的コンセンサス

重大なアウトカムである30日後死亡率について，8件のRCT[336, 342, 373, 395, 400-403]があり，3,119名の患者において救急部門における血栓溶解療法施行後に残存心筋虚血に対するPCIを目的に最初の24時間以内に転院搬送することと比較して，血栓溶解療法を施行せずにPCI施行可能施設へ転院搬送することの有益性が示された（OR 0.66, 95%CI 0.50〜0.86）（中等度のエビデンス：深刻なバイアスのリスクによりグレードダウン）（図9）．

重要なアウトカムである再梗塞について，8件のRCT[336, 342, 373, 395, 400-403]があり，3,119名の患者において救急部門における血栓溶解療法施行後に残存心筋虚血に対するPCIを目的に最初の24時間以内に転院搬送することと比較して，血栓溶解療法を施行せずにPCI施行可能施設へ転院搬送することの有益性が示された（OR 0.33, 95%CI 0.21〜0.51）（中等度のエビデンス：深刻なバイアスのリスクによりグレードダウン）．

重要なアウトカムである脳卒中について，8件のRCT[336, 342, 373, 395, 400-403]があり，3,119名の患者において救急部門における血栓溶解療法施行後に残存心筋虚血に対するPCIを目的に最初の24時間以内に転院搬送することと比較して，血栓溶解療法を施行せずにPCI施行可能施設へ転院搬送することの有益性が示された（OR 0.41, 95%CI 0.22〜0.76）（中等度のエビデンス：深刻なバイアスのリスクによりグレードダウン）．

重要なアウトカムである大出血について，2件のRCT[336, 402]があり，550名の患者において救急部門における血栓溶解療法施行後に残存心筋虚血に対するPCIを目的に最初の24時間以内に転院搬送することと比較して，血栓溶解療法を施行せずにPCI施行可能施設へ転院搬送することの有益性は示されなかった（OR 0.68, 95%CI 0.20〜2.29）（非常に低いエビデンス：深刻なバイアスのリスク，不精確さ，出版バイアスによりグレードダウン）．

患者にとっての価値とILCORの見解

この推奨の作成において，患者にとって大出血を増加させないことに加えて死亡，再梗塞，脳卒中が少ないことの有益性に重きを置いて作成した．

第5章 急性冠症候群

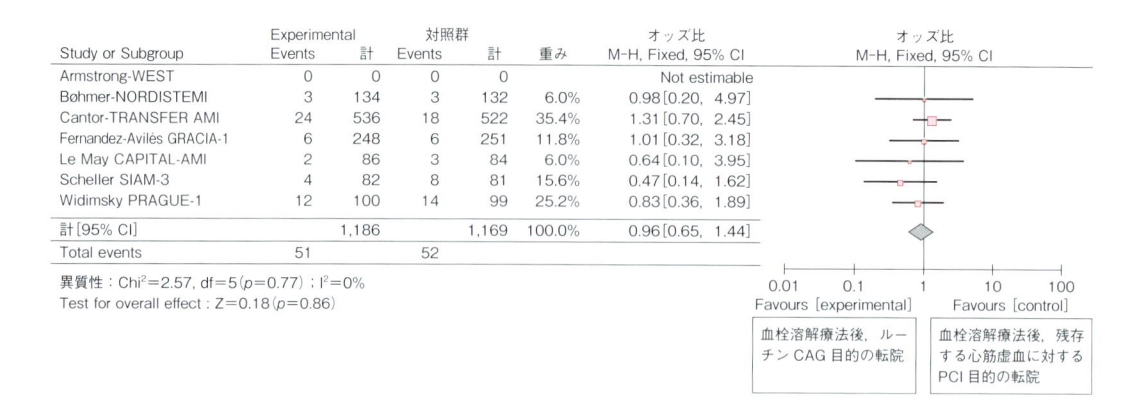

Study or Subgroup	Experimental Events	計	対照群 Events	計	重み	オッズ比 M-H, Fixed, 95% CI	オッズ比 M-H, Fixed, 95% CI
Armstrong-WEST	0	0	0	0		Not estimable	
Bøhmer-NORDISTEMI	3	134	3	132	6.0%	0.98 [0.20, 4.97]	
Cantor-TRANSFER AMI	24	536	18	522	35.4%	1.31 [0.70, 2.45]	
Fernandez-Avilés GRACIA-1	6	248	6	251	11.8%	1.01 [0.32, 3.18]	
Le May CAPITAL-AMI	2	86	3	84	6.0%	0.64 [0.10, 3.95]	
Scheller SIAM-3	4	82	8	81	15.6%	0.47 [0.14, 1.62]	
Widimsky PRAGUE-1	12	100	14	99	25.2%	0.83 [0.36, 1.89]	
計 [95% CI]		1,186		1,169	100.0%	0.96 [0.65, 1.44]	
Total events	51		52				

異質性：Chi² = 2.57, df = 5 (p = 0.77); I² = 0%
Test for overall effect: Z = 0.18 (p = 0.86)

Favours [experimental]：血栓溶解療法後、ルーチンCAG目的の転院
Favours [control]：血栓溶解療法後、残存する心筋虚血に対するPCI目的の転院

図10 救急部門において血栓溶解療法を施行後早期にCAG目的に転院搬送することと、血栓溶解療法施行後に残存する心筋虚血に対するPCIを目的に転院搬送することの、30日後死亡率の比較

CQ：STEMIに対して血栓溶解療法後にPCI可能な施設への転院搬送と、血栓溶解療法後に心筋虚血を認める時のみPCI可能な施設への転院搬送とでは、どちらがよいか？

- P 救急部門（PCI施行不可能な施設）に到着した成人のSTEMI患者で血栓溶解療法を受けた患者
- I 3～6時間後（24時間以内に）にルーチンでCAGのための転院搬送
- C 最初の24時間以内に心筋虚血が残存した場合に限りPCIを目的とした転院搬送（Rescue PCI）
- O 死亡、頭蓋内出血、大出血、脳卒中、再梗塞の頻度

推奨と提案

STEMI患者において病院到着後（プライマリーPCIがその施設で施行できない場合）すぐに救急部門で血栓溶解療法を施行し3～6時間（あるいは24時間以内）にルーチンでCAGを施行するために転院搬送するほうが、虚血症状が出現した場合のみCAGのために転院搬送するよりもよいと提案する（弱い推奨、中等度のエビデンス）。

エビデンスの評価に関する科学的コンセンサス

重大なアウトカムとしての30日後死亡率について、7件のRCT[228, 403-408]があり、2,355名の患者において病院到着後すぐに血栓溶解療法を開始し虚血症状が出現した時のみ24時間以内にPCI目的で転院搬送（Rescue PCI）する場合と比較して病院到着後すぐに血栓溶解療法を施行し3～6時間（あるいは24時間以内）にルーチンにCAG目的で転院搬送する場合では、両群間に有意差を認めなかった（OR 0.96, 95%CI 0.64～1.44）（中等度のエビデンス：不精確さによりグレードダウン）（図10）。

重大なアウトカムとしての1年後死亡率について、6件のRCT[228, 404, 405, 408-410]があり、2,275名の患者において病院到着後すぐに血栓溶解療法を開始し虚血症状が出現した時のみ24時間以内にPCI目的で転院搬送（Rescue PCI）する場合と比較して病院到着後すぐに血栓溶解療法を施行し3～6時間（あるいは24時間以内）にルーチンにCAG目的で転院搬送する場合では、両群間に有意差を認めなかった（OR 0.54, 95%CI 0.16～1.89）（中等度のエビデンス：不精確さによりグレードダウン）。

重大なアウトカムである頭蓋内出血について、6件のRCT[228, 404-408]があり、2,156名の患者において病院到着後すぐに血栓溶解療法を開始し虚血症状が出現した時のみ24時間以内にPCI目的で転院搬送（Rescue PCI）する場合と比較して病院到着後すぐに血栓溶解療法を施行し3～6時間（あるいは24時間以内）にルーチンにCAG目的で転院搬送する場合では、両群間に有意差を認めなかった（OR 0.71, 95%CI 0.34～1.44）（中等度のエビデンス：不精確さによりグレードダウン）。

重要なアウトカムである大出血について、6件のRCT[228, 404-408]があり、2,156名の患者において病院到着後すぐに血栓溶解療法を開始し虚血症状が出現した時のみ24時間以内にPCI目的で転院搬送（Rescue PCI）する場合と比較して、病院到着後すぐに血栓溶解療法を施行し3～6時間（あるいは24時間以内）にルーチンにCAG目的で転院搬送する場合では、両群間に有意差を認めなかった（OR 0.88, 95%CI 0.61～1.27）（中等度のエビデンス：不精確さによりグレードダウン）。

重要なアウトカムである脳卒中について、4件のRCT[403, 404, 406, 408]があり、798名の患者において病院到着後すぐに血栓溶解療法を開始し虚血症状が出現した時のみ24時間以内にPCI目的で転院搬送（Rescue PCI）する場合と比較して、病院到着後すぐに血栓溶解療法を

5 再灌流療法に関する治療戦略

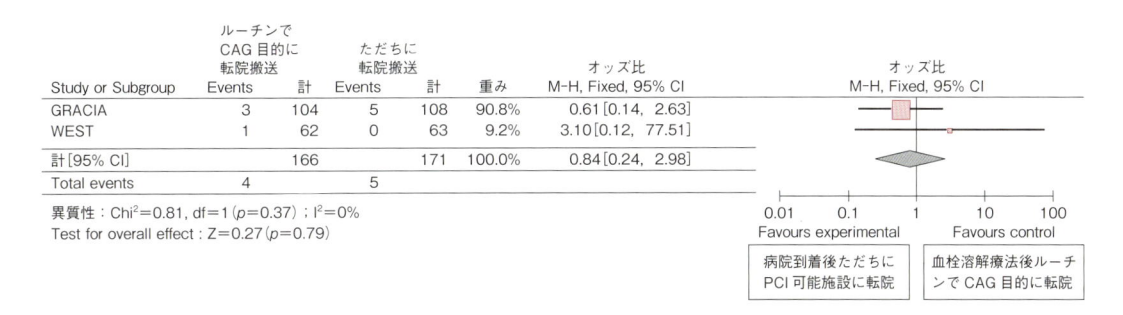

	ルーチンで CAG 目的に 転院搬送		ただちに 転院搬送			オッズ比
Study or Subgroup	Events	計	Events	計	重み	M-H, Fixed, 95% CI
GRACIA	3	104	5	108	90.8%	0.61 [0.14, 2.63]
WEST	1	62	0	63	9.2%	3.10 [0.12, 77.51]
計 [95% CI]		166		171	100.0%	0.84 [0.24, 2.98]
Total events	4		5			

異質性：Chi² = 0.81, df = 1 (p = 0.37); I² = 0%
Test for overall effect: Z = 0.27 (p = 0.79)

図 11 救急部門で血栓溶解療法を施行しルーチンで CAG 目的に転院搬送することと，病院到着後ただちに PCI 可能施設に転院搬送することの，30 日後死亡率の比較

施行し 3～6 時間（あるいは 24 時間以内）にルーチンに CAG 目的で転院搬送する場合では，両群間に有意差を認めなかった（OR 0.99, 95%CI 0.39～2.51）（中等度のエビデンス：不精確さによりグレードダウン）．

重要なアウトカムである再梗塞について，7 件の RCT[228, 403-408] があり，2,355 名の患者において病院到着後すぐに血栓溶解療法を開始し虚血症状が出現した時のみ 24 時間以内に PCI 目的で転院搬送（Rescue PCI）する場合と比較して病院到着後すぐに血栓溶解療法を施行し 3～6 時間（あるいは 24 時間以内）にルーチンに CAG 目的で転院搬送する場合は有益であった（OR 0.57, 95%CI 0.38～0.85）（中等度のエビデンス：バイアスのリスクによりグレードダウン）．

患者にとっての価値と ILCOR の見解

この推奨の作成において，30 日後死亡率や 1 年後死亡率，あるいは大出血や脳卒中においては両群間に有意差はないものの重要なアウトカムである再梗塞に関する有益性を重視した．しかしながら 24 時間以内に CAG のために転院搬送することがことさら難しいあるいは不可能であるという状況あるいは地域性があるかもしれない．こうした状況下では搬送の遅延あるいは困難さと比べると問題にならないほどの利益しかないかもしれない．

Knowledge Gaps（今後の課題）

現行のエビデンスでは血栓溶解後 3～24 時間後の PCI は再梗塞を減らすことが示されている．この時間内における最適な時間は明らかにはされていない．同様に PCI 可能施設への搬送が難しい場合または時間を要する場合に血栓溶解療法を選択した患者に対する血栓溶解療法後の最適な管理も明らかではない．

CQ：STEMI に対して血栓溶解療法を施行せずに PCI 可能な施設への転院搬送と，血栓溶解療法後にすみやかに PCI 可能な施設への転院搬送では，どちらがよいか？

- **P** PCI 施行不可能な病院の救急部門における成人の STEMI 患者
- **I** 即座に院内で血栓溶解療法を施行したのちにルーチンで 3～6 時間後（24 時間以内）の CAG のための転院搬送
- **C** 血栓溶解療法を施行せずに PCI 施行可能な施設への転院搬送
- **O** 30 日後死亡，脳卒中，大出血，再梗塞の頻度

推奨と提案

PCI 施行可能でない施設の救急部門に来院した STEMI 患者に対して血栓溶解療法を施行しルーチンで CAG のできる施設に転院搬送することは，ただちに PCI の可能な施設に転院搬送することの代替であることを提案する（弱い推奨，非常に低いエビデンス）．

エビデンスの評価に関する科学的コンセンサス

重大なアウトカムとしての 30 日後死亡率について，2 件の RCT[228, 411] があり，337 名の患者において病院到着後ただちに PCI 可能施設に転院搬送することと比較して，病院到着後ただちに血栓溶解療法を施行しルーチンで CAG 目的に転院搬送することは，有益性がないことを示している（OR 0.84, 95%CI 0.24～2.98）（非常に低いエビデンス：バイアスのリスク，不精確さ，非直接性によりグレードダウン）（図 11）．

重大なアウトカムとしての 30 日後死亡率について，1 件の観察研究[412] があり，1,714 名の患者において病院到着後ただちに PCI 可能施設に転院搬送することと比較して，病院到着後ただちに血栓溶解療法を施行しルーチンで CAG 目的に転院搬送することは，有益性がないこ

とを示している（OR 0.86, 95%CI 0.48～1.55）（非常に低いエビデンス：バイアスのリスク，深刻な不精確さによりグレードダウン）．

重大なアウトカムとしての頭蓋内出血について，2件のRCT[228,411]があり，337名の患者において病院到着後ただちにPCI可能施設に転院搬送することと比較して，病院到着後ただちに血栓溶解療法を施行しルーチンでCAG目的に転院搬送することは，有益性がないことを示している（OR 3.14, 95%CI 0.13～78.08）（非常に低いエビデンス：バイアスのリスク，不精確さ，非直接性によりグレードダウン）．

重要なアウトカムとしての再梗塞について，2件のRCT[228,411]があり，337名の患者において病院到着後ただちにPCI可能施設に転院搬送することと比較して，病院到着後ただちに血栓溶解療法を施行しルーチンでCAG目的に転院搬送することは，有益性がないことを示している（OR 2.11, 95%CI 0.51～8.64）（非常に低いエビデンス：バイアスのリスク，不精確さ，非直接性によりグレードダウン）．

重要なアウトカムとしての再梗塞について，1件の観察研究[412]があり，1,714名の患者において病院到着後ただちにPCI可能施設に転院搬送することと比較して，病院到着後ただちに血栓溶解療法を施行しルーチンでCAG目的に転院搬送することは，有益性がないことを示している（OR 2.2, 95%CI 0.73～6.61）（非常に低いエビデンス：バイアスのリスク，不精確さによりグレードダウン）．

重要なアウトカムとしての脳卒中について，2件のRCT[228,411]があり，416名の患者において病院到着後ただちにPCI可能施設に転院搬送することと比較して，病院到着後ただちに血栓溶解療法を施行しルーチンでCAG目的に転院搬送することは，有益性がないことを示している（OR 0.96, 95%CI 0.06～15.58）（非常に低いエビデンス：バイアスのリスク，不精確さ，非直接性によりグレードダウン）．

重要なアウトカムとしての脳卒中について，1件の観察研究[412]があり，1,714名の患者において病院到着後ただちにPCI可能施設に転院搬送することと比較して，病院到着後ただちに血栓溶解療法を施行しルーチンでCAG目的に転院搬送することは，有益性がないことを示している（OR 1.52, 95%CI 0.41～5.67）（非常に低いエビデンス：バイアスのリスク，不精確さによりグレードダウン）．

重要なアウトカムとしての大出血について，2件のRCT[228,411]があり，337名の患者において病院到着後ただちにPCI可能施設に転院搬送することと比較して，病院到着後ただちに血栓溶解療法を施行しルーチンでCAG目的に転院搬送することは，有益性がないことを示している（OR 1.33, 95%CI 0.32～5.47）（非常に低いエビデンス：バイアスのリスク，不精確さ，非直接性によりグレードダウン）．

重要なアウトカムとしての大出血について，1件の観察研究[412]があり，1,714名の患者において病院到着後ただちにPCI可能施設に転院搬送することと比較して，病院到着後ただちに血栓溶解療法を施行しルーチンでCAG目的に転院搬送することは，有益性がないことを示している（OR 0.65, 95%CI 0.26～1.63）（非常に低いエビデンス：バイアスのリスク，深刻な不精確さによりグレードダウン）．

患者にとっての価値とILCORの見解

この推奨はエビデンスに基づきどちらの治療法が適切であるかを述べたものである．

血栓溶解療法後ルーチンのCAGのために転院搬送することは，プライマリーPCI施行可能施設へ適切な時間帯に搬送することが不可能である場合には適切な治療法であると考える．逆にプライマリーPCI可能施設への搬送が即座に行える場合や血栓溶解療法にリスクがある患者の場合にはPCI可能施設へのすみやかな転院搬送が適切である．死亡率に関しての有益性はないが，もしPCI施設への直接搬送が遅れるのであれば，ルーチンの早期CAGのための搬送前に血栓溶解療法を行うことは合理的なオプションである．ILCORは，症例数の多いPCIセンターを少数にとどめることによってよりよい転帰が得られるであろうことを認識しているので，プライマリーPCI適応のために新たなPCI施設を追加しないことを提案している．

3　PCIと血栓溶解療法との組み合わせ

1）血栓溶解療法先行PCI（facilitated PCI）とプライマリーPCIの比較

> **CQ：STEMI患者に対する血栓溶解療法先行PCIはプライマリーPCIと比較しどちらがよいか？**
>
> P 救急部門におけるSTEMI患者について
> I 血栓溶解療法を施行したのちすぐにPCIを施行すること［血栓溶解療法先行PCI］
> C すぐにPCIのみを施行すること［プライマリーPCI］
> O 死亡，頭蓋内出血，再梗塞，直後の血行再建，大量出血

推奨と提案

STEMI患者においてはプライマリーPCI単独と比較して血栓溶解療法先行PCIをルーチンに施行することを推奨

6 薬物追加治療

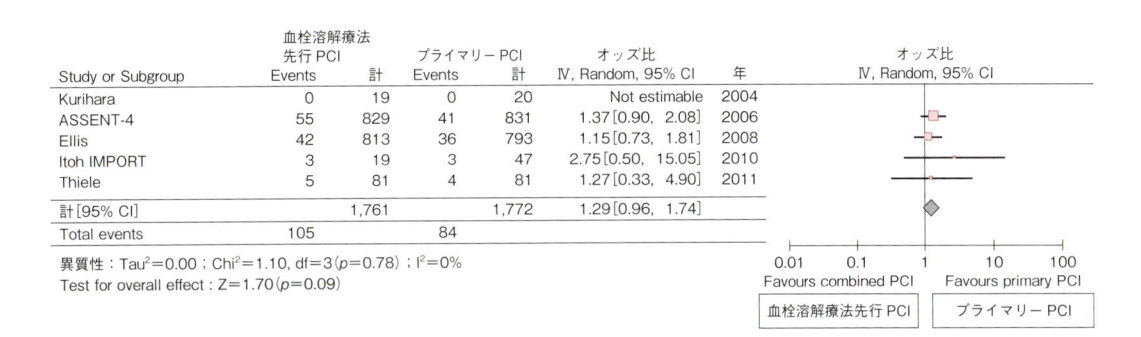

Study or Subgroup	血栓溶解療法先行PCI Events	計	プライマリーPCI Events	計	オッズ比 IV, Random, 95% CI	年
Kurihara	0	19	0	20	Not estimable	2004
ASSENT-4	55	829	41	831	1.37 [0.90, 2.08]	2006
Ellis	42	813	36	793	1.15 [0.73, 1.81]	2008
Itoh IMPORT	3	19	3	47	2.75 [0.50, 15.05]	2010
Thiele	5	81	4	81	1.27 [0.33, 4.90]	2011
計 [95% CI]		1,761		1,772	1.29 [0.96, 1.74]	
Total events	105		84			

異質性：Tau^2=0.00；Chi^2=1.10, df=3 (p=0.78)；I^2=0%
Test for overall effect：Z=1.70 (p=0.09)

図12　血栓溶解療法先行PCIとプライマリーPCIの30日後死亡率の比較

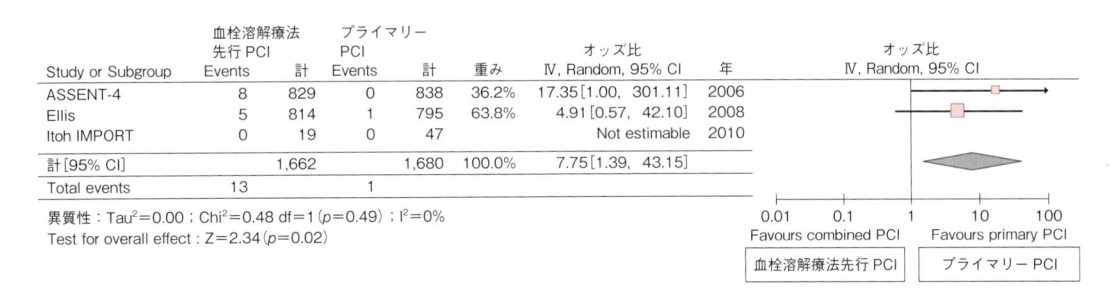

Study or Subgroup	血栓溶解療法先行PCI Events	計	プライマリーPCI Events	計	重み	オッズ比 IV, Random, 95% CI	年
ASSENT-4	8	829	0	838	36.2%	17.35 [1.00, 301.11]	2006
Ellis	5	814	1	795	63.8%	4.91 [0.57, 42.10]	2008
Itoh IMPORT	0	19	0	47		Not estimable	2010
計 [95% CI]		1,662		1,680	100.0%	7.75 [1.39, 43.15]	
Total events	13		1				

異質性：Tau^2=0.00；Chi^2=0.48 df=1 (p=0.49)；I^2=0%
Test for overall effect：Z=2.34 (p=0.02)

図13　血栓溶解療法先行PCIとプライマリーPCIの頭蓋内出血の比較

しない（強い推奨，中等度のエビデンス）．
　これらの研究では血栓溶解療法からPCIまでの時間は1〜4時間であった．

エビデンスの評価に関する科学的コンセンサス

　重大なアウトカムとしての30日後死亡率について，5件のRCT[350, 378, 413-415]があり，3,533名の患者においてプライマリーPCIと比較して血栓溶解療法先行PCIは有益性を示すことができなかった（OR 1.29, 95%CI 0.96〜1.74）（中等度のエビデンス：不精確さによりグレードダウン）（図12）．

　重大なアウトカムとしての頭蓋内出血について，3件のRCT[378, 413, 415]があり，3,342名の患者においてプライマリーPCIと比較して血栓溶解療法先行PCIは頭蓋内出血の頻度が高いという結果であった（OR 7.75, 95%CI 1.39〜43.15）（中等度のエビデンス：不精確さによりグレードダウン）（図13）．

　重要なアウトカムとしての非致死性心筋梗塞について，5件のRCT[350, 378, 413-415]があり，3,498名の患者においてプライマリーPCIと比較して血栓溶解療法先行PCIは有益性を示すことができなかった（OR 1.15, 95%CI 0.73〜1.81）（非常に低いエビデンス：バイアスのリスク，非一貫性，不精確さによりグレードダウン）．

　重要なアウトカムとしての血行再建については4件のRCT[378, 413-415]があり，3,360名の患者においてプライマリーPCIと比較して血栓溶解療法先行PCIは有益性を示すことができなかった（OR 1.16, 95%CI 0.91〜1.47）（低いエビデンス：非一貫性，不精確さによりグレードダウン）．

　重要なアウトカムとしての大量出血について，5件のRCT[350, 378, 413-415]があり，3,543名の患者においてプライマリーPCIと比較して血栓溶解療法先行PCIは大量出血の頻度が有意に高いという結果であった（OR 1.52, 95%CI 1.05〜2.20）（高いエビデンス）．

患者にとっての価値とILCORの見解

　この推奨の作成において，血栓溶解療法先行PCIに死亡に関しての有益な点はないことから，有害な点（頭蓋内出血，大量出血）を避けることに重きを置いた．

6 薬物追加治療

　心筋虚血や主要心イベントといった合併症を減らし長期生存を期待する目的で，ACS患者にいくつかの薬物追加治療〔抗不整脈薬，β遮断薬，アンジオテンシン変換酵素阻害薬（ACEI），HMG-CoA還元酵素阻害薬（スタチン）〕が提案されている．しかし，これらの治療の有用性を示すデータの大部分は入院後の患者を対象にし

1 抗不整脈薬の予防的投与

複数の研究[416-419]で，統計学的に有意ではないが抗不整脈薬の予防的な投与は，心室細動（VF）を減らすも生存退院は改善しないことが示された．これらの研究は異なった臨床プロトコールからなっており，多くは統計学的な検出力が不足していた．他のいくつかの研究[420-431]では心室性不整脈の抑制効果を認めなかった．また生存退院についても改善を認めなかった．いくつかの研究[424, 432-434]では不整脈が増悪し，有害である可能性が示された．多くの研究においてリドカインは予後を改善しないことが報告されている．複数の研究[416-419]でリドカインは不整脈を抑制するが，臨床的な有益性は示されなかった．中にはリドカインによる不整脈の抑制について中立的な研究[421, 423, 426-430, 434]もあるが，有害であることを示した研究[420, 433]もある．ある試験[435]では，ソタロールが心室頻拍（VT）を減少させるのに有用であることを示した．他の研究では，tocainide，ジソピラミド[422]，メキシレチン[425]，およびtocainamide[431]の使用に関しては中立的であった．ある試験[424]ではアミオダロンは有害であることを示し，別の試験[432]ではβ遮断薬を含む様々な薬物は有害であることを示した．

ACS患者には，抗不整脈薬の予防的投与をしないことは合理的である．

Knowledge Gaps（今後の課題）

ACSにおける抗不整脈薬の予防的投与の有効性はほとんど見い出されておらず，わが国でのRCTが望まれる．

2 β遮断薬

β遮断薬に関する研究はこれまで多数あるが，β遮断薬を投与する至適時期は様々である．病院前や救急部門（ACSが疑われて1時間以内）でのβ遮断薬投与に関するデータはほとんどない．

死亡率や梗塞サイズの減少，不整脈や再梗塞の予防にβ遮断薬の静脈内投与は有用性がないことが，いくつかの研究[436-443]で示された．ACSが疑われた早期にβ遮断薬投与すると不可逆性のイベントをきたすという研究は，これまでにはない．ある研究[437]では，低リスク（Killip I型）の患者群で6週間死亡率が有意に減少した．他の研究でも，早期のβ遮断薬静脈内投与によって死亡率[444, 445]や梗塞サイズ[446-448]が減少した．複数の研究[445, 447, 449, 450]では，早期のβ遮断薬投与により危険な不整脈の出現を予防した．一方，再梗塞の発症を予防したが，心原性ショックが増加した報告[445, 449]もある．1980年代早期に行われたβ遮断薬を投与した試験の多くは，症例数が少なく，信頼区間（CI）が広かった．1件の研究[451]だけが，β遮断薬の静脈内投与が早ければ梗塞サイズや死亡率が減少することを示した．発症6時間以内のKillip分類IまたはIIのSTEMI患者に対して，PCI前にメトプロロールをランダムに投与したMETOCARD-CNIC試験では，メトプロロール投与群では非投与群に比べて，発症後24時間において心イベントが増えることなく梗塞サイズの減少や左室駆出率の改善が認められた．症例は長期間（最低1年以上）追跡されており，6か月後の左室駆出率はメトプロロール投与群で高値を維持しており，35％以下の低心機能は明らかに少なかった．また植え込み型除細動器のクラスI適応症例は少なく，心不全による入院も少なかった[452, 453]．

ACS患者に，病院前や救急部門での初期評価の段階でβ遮断薬をルーチンに静脈内投与しないことは合理的である．禁忌がない限り，重篤な高血圧や頻脈のような特殊な状況下でβ遮断薬を静脈内投与するのは理にかなっているかもしれない．患者の状態が安定すれば，低用量のβ遮断薬の内服を開始することは合理的である．

Knowledge Gaps（今後の課題）

わが国ではACS超急性期におけるβ遮断薬の投与の有効性は定かではない．しかしMETOCARD-CNIC試験により心不全を合併していないか軽度であるSTEMIにおいて，PCI前のβ遮断薬の投与が，短期および長期において有効であることを示唆しており，日本人でも同様の結果が得られるか検証が必要である．

3 ACE阻害薬（ACEI）とアンジオテンシンII受容体拮抗薬（ARB）

多数の臨床研究でAMI患者でのACEIやアンジオテンシンII受容体拮抗薬（angiotensin II receptor blocker：ARB）の有用性は示されているが，病院前や救急部門の患者で直接試された試験はない．あるRCTで発症直後にACEIを投与した場合，低血圧が生じたが死亡率が低下した報告[454]がある．血栓溶解療法後のRCT[455-457]では，心不全発症率と死亡率の低下がみられた．また，発症1時間以内の再灌流療法のACEIの使用に何ら利点はなかった[456]．複数のメタアナリシス[458, 459]でもACEIの利点は明らかにされなかった．わが国のステント治療を行ったAMI患者の報告[460]では，24時間以内のARB投与群で，非投与群に比べ6か月後の血行再建術施行率が低かった．

ACEIやARBは入院後に使用した場合，AMI患者の

死亡率を低下させるが，病院前や救急部門でルーチンに使用するエビデンスは十分ではない．

4 HMG CoA 還元酵素阻害薬（スタチン）

病院前や救急部門で ACS が疑われる患者へのスタチンの使用が転帰（例えば，梗塞サイズ，12 誘導 ECG 変化，生存退院率，30 日後および 60 日後の死亡率等）を改善するデータはない．多数の研究[461-479]でも入院した ACS の患者に 24 時間以内に行われた高用量のスタチン投与は，短期的および長期的な主要心血管イベントの減少を示した．ACS 患者で入院中にスタチンを継続投与した場合や発症早期から導入した場合，入院後に中止した患者と比較して，短期的な死亡率や非致死的心筋梗塞の発症を減少させたと，いくつかの研究[480-489]が報告している．

いくつかの研究では，スタチン投与が PCI を施行した患者群において心筋壊死や炎症のマーカーを低下させた．一方，あるメタアナリシス[490]と他の研究[491, 492]では，30 日間の追跡期間で死亡および非致死的心筋梗塞に関しては差がなかった．ACS でのスタチンの早期治療開始のリスクまたは安全性に関しては報告がない．わが国のデータでは，入院後早期のスタチン投与は，プラーク体積[493]やステント再狭窄率[494]を低下させ，長期的な心血管イベントを改善させた[495]．また，PCI を受けた ACS を対象とした RCT において，発症 96 時間以内に開始したスタチンは 6 か月後の左室リモデリングと駆出率を改善した[496]．

スタチン治療は，使用禁忌（例えば薬物不耐等）がない限り，ACS の入院後早期に投与することは合理的である．すでにスタチン治療をされている ACS 患者にはこれを継続するべきである．

Knowledge Gaps（今後の課題）

救急部門における早期のスタチン投与が ACS 患者の転帰を改善するか否かを検討した前向き RCT はなく，今後の課題である．

7 ACS 診療に関するシステムへの介入

ACS 患者に対する治療の質を改善するためにいくつかのシステムが開発され，STEMI 患者の再灌流までの時間の遅れが短縮されてきた．その方法は，病院前および救急部門で，STEMI 患者の早期診断および迅速な治療を容易にするために，病院前 12 誘導 ECG 記録の使用と治療までの時間の短縮に焦点が絞られている（図 14）[497-499]．病院前 12 誘導 ECG 記録については「3 ACS 診断のための検査 1. 病院前または救急部門での STEMI の 12 誘導 ECG の判読 1）病院前 12 誘導 ECG」（→296 頁）を参照．

1 病院前通知による心臓カテーテル室の準備とカテーテルチームの招集

> CQ：STEMI 患者では病院前通知により心臓カテーテル室の準備とカテーテルチームを招集することで転帰を改善させるか？
> P 院外の成人 STEMI 患者
> I 病院前通知による心臓カテーテル室の準備とカテーテルチームの招集
> C 病院前通知による心臓カテーテル室の準備とカテーテルチームの招集をしない場合
> O 死亡，重大な出血，脳卒中，再梗塞

推奨と提案

プライマリーPCI が治療戦略として選択されるような状況においては，病院前通知による心臓カテーテル室の準備とカテーテルチームの招集を行うことを推奨する（強い推奨，非常に低いエビデンス）．

エビデンスの評価に関する科学的コンセンサス

閉塞した冠動脈の血流を再開させることは STEMI の治療の鍵となる．システムが原因での再灌流までの時間の遅延を最小限にするための方法がいくつか開発されている．病院前の STEMI が疑われる患者において，病院前に STEMI と正しく認識されるような 12 誘導 ECG 解析のための方策が用いられている．病院前での血栓溶解療法が認められていないか不適切な状況では，最も適切な治療が迅速に行われるような医療機関への搬送を含めた患者のトリアージに焦点が当てられるべきである．病院への事前通知とそれにより心臓カテーテル室を早期に準備することでより早い再灌流が可能となる．ここでは病院前通知により心臓カテーテル室の準備をすることが，STEMI 患者の安全と転帰改善につながるかに焦点を当てた．

重大なアウトカムとしての 30 日後死亡率について，6 件の観察研究[4, 6, 8, 500-502]があり，1,805 名の患者において病院前通知により心臓カテーテル室の準備とカテーテルチームの招集を実施しないことと比較して実施することの有益性が示されている（OR 0.41, 95%CI 0.30～0.56）（中等度のエビデンス：効果の程度が大きいことによりグレードアップ）（図 15）．

重要なアウトカムとしての大量出血について，1 件の観察研究[501]があり，188 名の患者において病院前通知により心臓カテーテル室の準備とカテーテルチームの招集を実施しないことと比較して実施することの有益性は

第5章 急性冠症候群

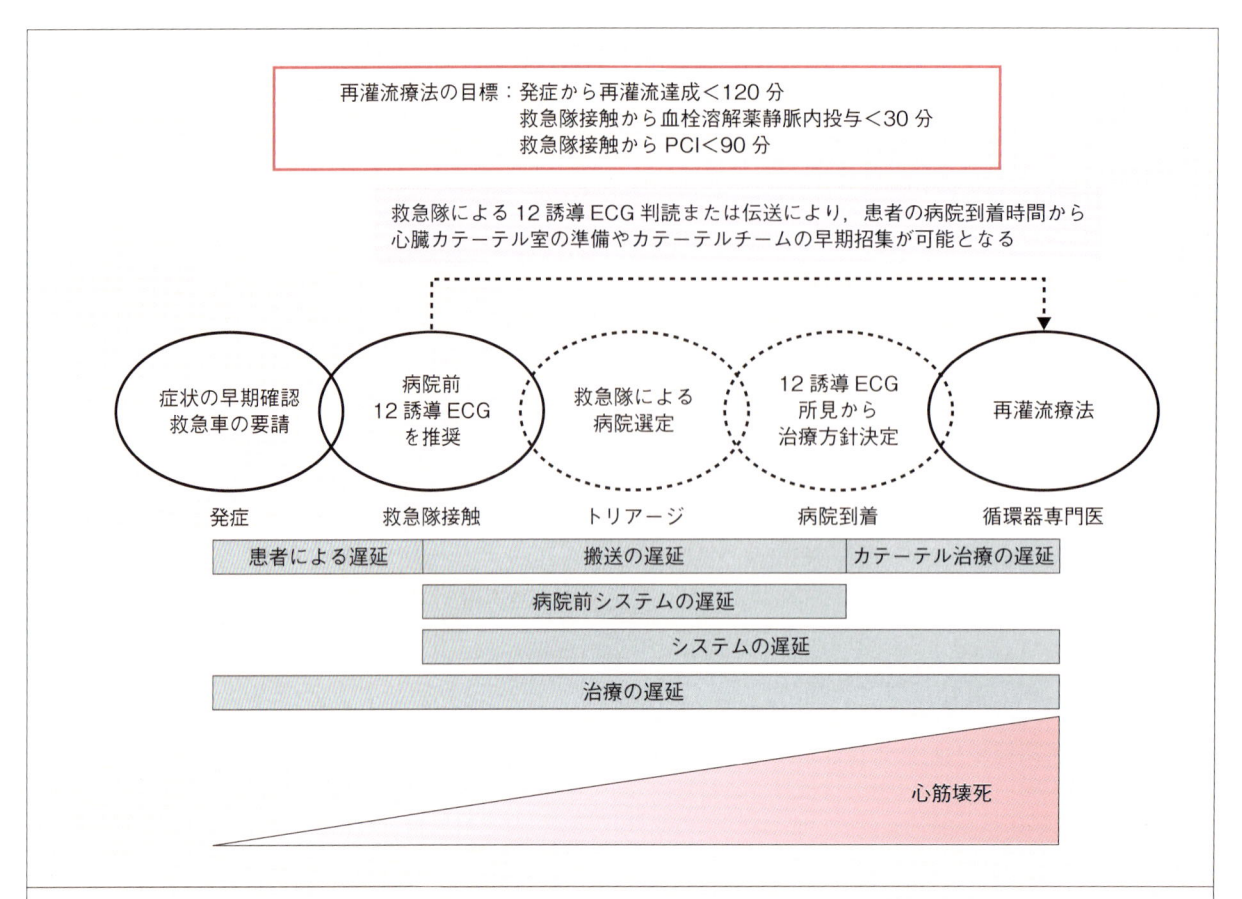

図14　STEMI患者に対する再灌流までの時間目標

発症から120分以内の再灌流達成を目標とする。そのためには患者が発症後、早期に救急車を要請するように啓発する必要がある。患者に最初に接触した医療従事者（救急隊）は、接触から30分以内の血栓溶解薬の静脈内投与もしくは接触から90分以内のPCIを目標とする。目標を達成するためには、救急隊が病院前12誘導ECGを記録しその所見を伝えるか、もしくは伝送することが推奨される。それによって発症から循環器医による再灌流療法までの2つの過程をスキップできる。すなわち、救急隊による病院選定および病院到着後の治療方針決定に要する時間を短縮することができる。
(Ting HH, et al：Circulation 2008；118：1066-1079. Ornato JP：Circulation 2007；116：6-9. Terkelsen CJ, et al：JAMA 2010；304：763-771.より引用・改変)

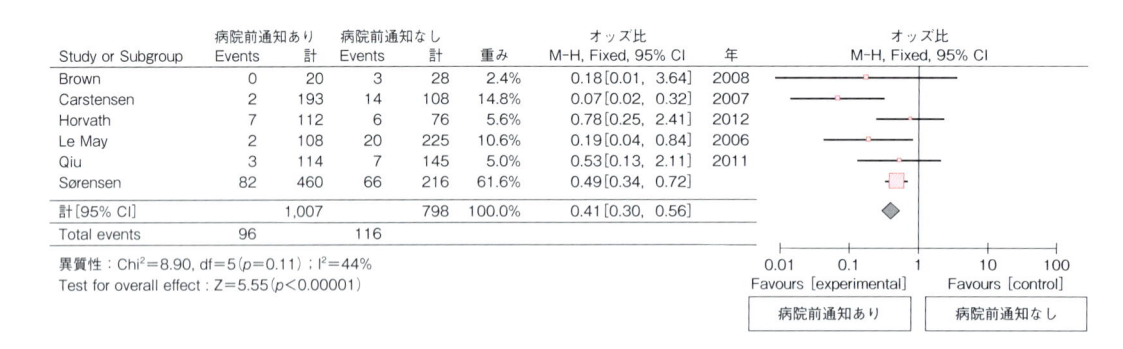

図15　STEMIの病院前通知による心臓カテーテル室の準備とカテーテルチームの招集の有無による30日後死亡率の比較

示されていない（OR 0.68, 95%CI 0.04〜10.68）（非常に低いエビデンス：不精確さによりグレードダウン）。

重要なアウトカムとしての非致死性脳卒中について、1件の観察研究[4]があり、301名の患者において病院前通知により心臓カテーテル室の準備とカテーテルチームの招集を実施しないことと比較して実施することの有益

性は示されていない（OR 0.06, 95%CI 0.00〜1.13）（非常に低いエビデンス：不精確さによりグレードダウン）。

重要なアウトカムとしての非致死性再梗塞について、3件の観察研究[4, 501, 502]があり、748名の患者において病院前通知により心臓カテーテル室の準備とカテーテルチームの招集を実施しないことと比較して実施することの有

益性は示されていない（OR 0.48, 95%CI 0.22～1.03）（非常に低いエビデンス：不精確さによりグレードダウン）．

患者にとっての価値とILCORの見解

この推奨の作成において，患者の転帰改善に対する効果を資源消費増大の可能性よりも重視した．

Knowledge Gaps（今後の課題）

どのような基準で病院前通知を行うかの基準作成を含めたシステムの構築が必要である．

2 その他の改善策

1）救急医によるカテーテルチームの招集

複数の研究[503, 504]は，救急医がカテーテルチームを招集する能力とdoor-to-balloon時間の短縮に関係があることを示唆した．いくつかの研究[504-515]は，救急医が心臓カテーテル室の準備を指示しカテーテルチームを招集することがdoor-to-balloon時間を有意に短縮（20～68分）させることを示した．これらの研究で誤って心臓カテーテル室を準備しカテーテルチームを招集した割合（偽陽性率）は，0～15％であった[504-515]．

Knowledge Gaps（今後の課題）

病院前や救急部門でのACSの有無の早期診断の正確な判断基準の構築が必要である．

2）呼び出し係に対する1回の連絡

ある研究[516]によると，救急部門から呼び出し係に1回連絡するだけでカテーテル治療専門医と心臓カテーテル室スタッフを呼び出す連絡体制は，再灌流療法までの時間を短縮した．このような効果を調査した研究は過去にはなかった．

3）チームへの迅速な結果説明（real-time data feedback）

いくつかの研究[511, 515-517]で，12誘導ECGの所見，door-to-balloon時間やPCIの結果等，そのつど迅速に救急隊員や救急部門および心臓カテーテルチームにフィードバックすることで，door-to-balloon時間を10～54分短縮した．これらの研究は，複数の要因が混在しており，結果の解釈には限界があった．

4）病院の方針

複数の研究[518, 519]が，早期再灌流療法に関する病院の方針とリーダーシップがSTEMI治療の改善に重要であることを示唆した．しかしながら，他にはこれを証明した研究はなかった．

プライマリーPCIを行えない施設において，すみやかにPCI施行可能な施設への転院を図ることは院内転帰改善には有用であり，door-in-door-out時間の目標を30分未満とすることは合理的である[172]．

5）ACSの診療に関わる多職種の連携（team-based approach）

Door-to-balloon時間が90分以内の目標を達成できている施設の調査[518]で，ACSの診療に関わる多職種の連携（早期再灌流達成のための標準化した院内プロトコールを持つこと）がSTEMI治療のシステムの改善につながることが示された．しかしながら，他にはこれを証明した研究はなかった．

6）カテーテル治療スタッフを20分以内に招集すること

ある研究[516]では，カテーテルチームを20分以内に招集する体制を整えるとdoor-to-balloon時間が短縮した．しかしながら，他にはこれを証明した研究はなかった．別の研究[515]は，このカテーテルチームを招集する改善策と他の方法を比較した．さらに別の研究[520]は，勤務時間帯（月～金曜日の午前8時～午後8時）と非勤務時間帯（平日午後8時～午前8時および週末）に来院した患者の転帰を比較した．そして，カテーテルチームが院内にいる時，すなわち平日の勤務時間帯に来院した患者では，平日夜間や週末に来院した患者と比較してdoor-to-balloon時間が短縮した．

7）ただちに招集可能なカテーテル治療専門医が待機していること

ある研究[516]では，ただちに招集可能なカテーテル治療専門医が待機しているとdoor-to-balloon時間が8.2分短縮したが，転帰については検討されていない．しかしながら，他にはこれを証明した研究はなかった．

STEMIが疑われる患者には，初期診療医により心臓カテーテル室の準備とカテーテルチームの招集が開始されなければならない．

病院はSTEMI治療のシステムを改善するために以下の対策を考慮してもよい．

- 心臓カテーテル室の準備とカテーテルチームの招集を1回の連絡で手配すること
- 心臓カテーテル室を20分以内で準備すること
- ただちに招集可能なカテーテル治療専門医を待機させること
- 救急隊員や救急部門および心臓カテーテルチームに結果を即時に説明すること
- 早期再灌流に関する病院の方針を示すこと
- チーム医療（ACSの診療に関わる多職種の連携）を

8 ROSC 後の PCI

　一般的に成人の STEMI と NSTEMI の治療に関するガイドラインは広く受け入れられている．これらのガイドラインの基となったエビデンスでは，院外心停止 ROSC 後の患者については特に述べられていない．

　特に長時間の蘇生処置を受けた患者や非特異的 ECG 変化の患者では，特別なエビデンスや医療資源の使用に関する適用事項がないため，これらの患者群の管理については，議論が分かれている．

　院外心停止の大部分の患者は原疾患として虚血性心疾患を有している．急性冠動脈閉塞がこれらの多くの患者の増悪因子として知られている．心停止後の冠動脈閉塞は，12 誘導 ECG において ST 上昇や左脚ブロックを高頻度に伴うが，これらの所見がない場合もある．実際に多くの大規模な観察研究において，院外心停止 ROSC 後の患者で ST 上昇がなくても急性冠閉塞がみられることが報告されている[521]．同様に，院外心停止 ROSC 後に ST 上昇が一過性に認められる場合には，常に急性冠動脈閉塞を伴うわけではない．

　CoSTR 2010 は，ST 上昇のある患者とない患者を合わせて，院外心停止 ROSC 後の全ての成人患者を調査し，検討した．

　実臨床では，ST 上昇を伴う ACS と伴わない ACS は臨床的に異なる症候群であり，STEMI ではプライマリーPCI に特別な時間目標を促す管理をガイドラインで推奨する一方で，ST 上昇を伴わない ACS（NSTE-ACS）では，より時間依存が少ない戦略が推奨されている．

　これらの理由から，このトピックに関するエビデンスレビューを，院外心停止後のそれぞれの患者群（ST 上昇および非 ST 上昇）に特化したガイダンスの必要性を反映させ分けて記載した．

1 STEMI

> **CQ：ST 上昇を伴う ROSC 後患者への PCI は転帰を改善させるか？**
> P 心停止 ROSC 後に 12 誘導 ECG で ST 上昇を呈する成人患者
> I 緊急 CAG 評価*を実施する
> C CAG をあとで入院中に実施するか，あるいは実施しない方針
> O 院内死亡，神経学的転帰

> * CAG 評価には冠動脈造影と，急性冠閉塞あるいは適応があれば有意狭窄に対する早期血行再建が含まれる

推奨と提案

　心原性が疑われる院外心停止 ROSC 後に 12 誘導 ECG で ST 上昇を呈した患者のうち限られた成人（注 1）において，CAG をあとで入院中に実施する，あるいは実施しない方針よりも緊急（注 2）CAG による評価を推奨する（強い推奨，非常に低いエビデンス）．

注 1：患者選択
　基となるエビデンスは選択バイアスのかかりやすい非無作為化の症例研究である．緊急 CAG 実施の決定は担当医の裁量に委ねられることが多く，患者の生存の見込みは PCI を実施するか否かで影響を受ける可能性が高い．男性，若年齢，初期心停止リズムが VF，目撃のある心停止，バイスタンダーによる CPR，昇圧薬や左室補助装置によるサポート等，多くの要因が CAG の実施に関連していた（表 6）．CAG の実施と関連性が低い患者背景は糖尿病，腎不全，心不全であった．

注 2：治療のための時間による目標管理
　緊急 CAG の時間による目標管理はエビデンスレビューの中で大きく変わってきている．一般的な STEMI 患者と同様に来院から再灌流までの時間を最小限にするよう管理する．患者群の複雑性や多様性は蘇生や管理を遅らせる可能性がある．

エビデンスの評価に関する科学的コンセンサス

　重大なアウトカムとしての院内死亡率について，15 件の観察研究[522-536]があり，3,800 名の心停止 ROSC 後の 12 誘導 ECG で ST 上昇を呈した患者において CAG をあとで入院中に実施するかあるいは実施しない方針と比較して緊急 CAG 評価を実施することの有益性が示されている（OR 0.35，95％CI 0.31〜0.41）（非常に低いエビデンス：深刻なバイアスのリスク，非一貫性によりグレードダウン，効果の程度が大きいことによりグレードアップ）（図 16）．

　重大なアウトカムとしての神経学的転帰について，9 件の観察研究[522-524, 527, 529-532, 534]があり，2,919 名の心停止 ROSC 後の ECG で ST 上昇を呈した患者において CAG をあとで入院中に実施するかあるいは実施しない方針と比較して緊急 CAG 評価を実施することの有益性が示されている（OR 2.54，95％CI 2.17〜2.99）（非常に低いエビデンス：深刻なバイアスのリスク，非一貫性によりグレードダウン，効果の程度が大きいことによりグレードアップ）．

患者にとっての価値と ILCOR の見解

　この推奨の作成において，医療資源の浪費よりも生存

8 ROSC後のPCI

表6 ST上昇を伴うROSC後にCAGが施行された症例研究における患者背景と交絡因子

	研究数	症例数	CAGあり	CAGなし/待機	リスク差（95%CI）	p
男性	8	1,828	0.76	0.64	0.12（0.0〜0.19）	0.0002
糖尿病	5	870	0.13	0.18	−0.05（−0.1〜0.00）	0.05
高血圧	5	817	0.37	0.43	−0.06（−0.12〜0.01）	0.09
腎不全	2	600	0.01	0.06	−0.04（−0.08〜0.00）	0.007
脳血管障害	2	600	0.05	0.13	−0.8（−0.18〜0.02）	0.12
初期調律VF	7	1,472	0.78	0.47	0.31（0.26〜0.35）	0.0001
目撃あり	5	1,026	0.88	0.83	0.05（0.01〜0.09）	0.02
バイスタンダーCPR	6	1,361	0.48	0.44	0.05（−0.01〜0.12）	0.10
低体温療法	3	711	0.66	0.56	0.09（0.02〜0.17）	0.01
左室補助（IABPなど）	2	339	0.25	0.01	0.25（0.18〜0.31）	<0.0001
血管収縮薬	3	771	0.31	0.13	0.18（0.12〜0.25）	<0.0001
心不全	3	739	0.20	0.39	−0.18（−0.24〜−0.12）	<0.0001

交絡因子は「CAGあり」と「CAGなし/待機実施」の群間でみられたもの，統計度数は95%CIとp値で示した．プラスのリスク差は早期CAGを施行した症例において，交絡因子がより高頻度であったことを表す．
VF：Ventricular Fibrillation（心室細動），CPR：Cardiopulmonary Resuscitation（心肺蘇生），IABP：Intra Aortic Balloon Pumping（大動脈内バルーンパンピング）．

Study or Subgroup	緊急CAG実施 Events	計	緊急CAG未実施 Events	計	重み	オッズ比 M-H, Fixed, 95% CI	年
Aurore	102	133	282	312	6.5%	0.35 [0.20, 0.61]	2011
Bro-Jeppesen	69	198	75	162	8.9%	0.62 [0.41, 0.95]	2012
Bulut	6	10	17	27	0.6%	0.88 [0.20, 3.90]	1999
Cronier	37	91	14	20	2.2%	0.29 [0.10, 0.83]	2011
Gräsner	74	154	373	430	16.9%	0.14 [0.09, 0.22]	2011
Hollenbeck	42	122	76	147	7.5%	0.49 [0.30, 0.80]	2013
Mooney	38	101	24	39	3.6%	0.38 [0.18, 0.81]	2011
Nanjayya	17	35	23	35	2.0%	0.49 [0.19, 1.29]	2012
Nielsen	176	479	320	507	32.5%	0.34 [0.26, 0.44]	2009
Reynolds	23	63	11	33	1.5%	1.15 [0.47, 2.79]	2009
Strote	17	61	91	179	5.5%	0.37 [0.20, 0.70]	2012
Tømte	69	145	20	29	2.9%	0.41 [0.17, 0.96]	2011
Waldo	27	84	19	26	3.3%	0.17 [0.07, 0.47]	2013
Werling	9	28	47	57	3.5%	0.10 [0.04, 0.29]	2007
Zanuttini	15	48	24	45	2.8%	0.40 [0.17, 0.93]	2012
計 [95% CI]		1,752		2,048	100.0%	0.35 [0.31, 0.41]	
Total events	721		1,416				

異質性：Chi^2=43.27, df=14(p<0.0001); I^2=68%
Test for overall effect : Z=13.99(p<0.00001)

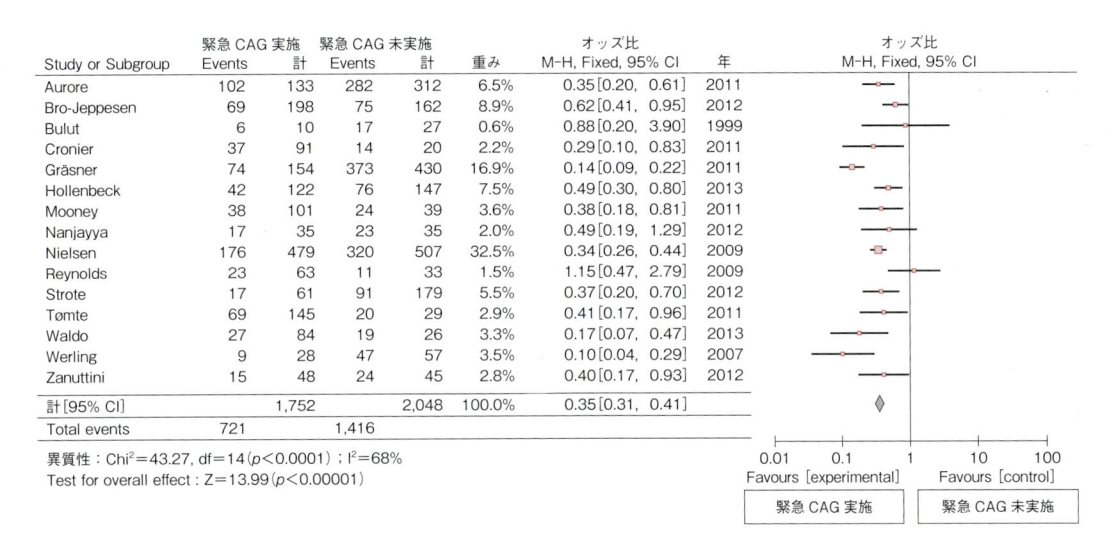

図16 心停止ROSC後の12誘導ECGでST上昇を呈する患者において，CAGをあとで入院中に実施するかあるいは実施しない方針と，緊急CAG評価を実施する場合の院内死亡率の比較

率や神経学的転帰に重きを置いた．エビデンスは限られた患者群における観察研究であり質が低かったが，有益性の強さは多くの研究で大きく，一貫していた．限られた患者に由来したエビデンスであるため，この勧告は全ての心停止ROSC後ST上昇患者にあてはめることはできない．しかし，これらの患者全員への体系化された迅速な評価と判断は正当化される．

緊急CAGを実施する能力が全ての医療施設に備わっているわけではない．これらの推奨は，特にプライマリーPCIが治療システムの一部として利用できる施設において意義がある．緊急CAGが，この患者群で神経学的に後遺症なく生存させるための包括的戦略の一部として，標準化された心停止後プロトコールに組み込まれるように提案する．現在，目標を決めた体温管理療法（TTM）が院外心停止ROSC後の患者に推奨されている．エビデンスレビューでは緊急CAG・PCIとTTM早期導入併用の有用性が示された．

2 STEMI 以外

CQ：ST 上昇を伴わない ROSC 後患者への PCI は転帰を改善させるか？

- P 12 誘導 ECG で ST 上昇を認めない ROSC 後の成人患者
- I 緊急 CAG 評価の実施
- C CAG をあとで入院中に実施するか，あるいは実施しない方針
- O 院内死亡，神経学的転帰

推奨と提案

心原性が疑われる院外心停止 ROSC 後に ECG で ST 上昇を認めない昏睡患者のうち限られた成人（注1）において，CAG をあとで入院中に実施する，あるいは CAG を実施しない方針よりも緊急（注2）CAG 評価の実施を提案する（弱い推奨，非常に低いエビデンス）．

注1：患者選択
基となるエビデンスは選択バイアスのかかりやすい非無作為化の症例研究であった．ST 上昇に関するレビューとは違って，ST 上昇を認めない研究の全てにおいて昏睡状態の患者だけが登録されていた．緊急 CAG 実施の決定は担当医の裁量に委ねられることが多い．年齢，CPR 時間，不安定な血行動態，初期心リズム，病院到着時の神経学的状況，心原性の可能性等，多くの要因が CAG 実施の決定に影響していた．

注2：治療のための時間による目標管理
エビデンスレビューの中で時間による目標管理は可変的であったが，一般的な STEMI 患者と同様に来院から再灌流までの時間を最小限にするよう管理されていた．患者群の複雑性や多様性は蘇生や管理を遅らせる可能性がある．

エビデンスの評価に関する科学的コンセンサス

重大なアウトカムとしての院内死亡率について，2件の観察研究[522, 527]があり，513名の患者において CAG をあとで入院中に実施する，あるいは実施しない方針と比較して緊急 CAG 評価を実施することの有益性が示されている（OR 0.51，95%CI 0.35～0.73）（非常に低いエビデンス：バイアスのリスクによりグレードダウン）（図17）．

重大なアウトカムとしての神経学的転帰（CPC 1または2）について，2件の観察研究[522, 527]があり，513名の患者において CAG をあとで入院中に実施する，あるいは実施しない方針と比較して緊急 CAG 評価を実施することの有益性が示されている（OR 1.96，95%CI 1.35～2.85）（非常に低いエビデンス：バイアスのリスクによりグレードダウン）．

患者にとっての価値と ILCOR の見解

この推奨の作成において，前述した STEMI への概要と同様な点を強調している．院外心停止後12誘導 ECG で ST 上昇を認めない ROSC 患者に行う緊急 PCI のエビデンスは，ST 上昇を呈した患者と比較して低い．検討された患者数は少なく，効果の程度はわずかであり，PCI を実施した患者の割合も少なかった．したがって弱い推奨度が妥当と考えられる．今回の勧告は，院外心停止でない一般的な NSTE-ACS 治療に関する大部分の既存ガイドラインからの新しい試みを意味している．

CAG 評価には冠動脈造影と，急性冠閉塞や適応があれば有意狭窄に対する早期血行再建が含まれる．

Knowledge Gaps（今後の課題）

ROSC 後の CAG が有利あるいは不利となる特定のサブグループを同定する詳細な研究が必要である．STEMI 以外では昏睡患者のエビデンスに限られているため，ROSC 後に NSTE-ACS と判断した覚醒患者に関しては，通常の NSTE-ACS の治療方針に従うことになる．今後はデータの蓄積による治療方針検討が必要である．

Study or Subgroup	緊急 CAG 実施 Events	計	緊急 CAG 未実施 Events	計	重み	オッズ比 M-H, Fixed, 95% CI
Bro-Jeppesen	28	82	79	162	43.3%	0.54 [0.31, 0.94]
Hollenbeck	42	122	77	147	56.7%	0.48 [0.29, 0.78]
計 [95% CI]		204		309	100.0%	0.51 [0.35, 0.73]
Total events	70		156			

異質性：Chi^2=0.12, df=1 (p=0.73)；I^2=0%
Test for overall effect：Z=3.62 (p=0.0003)

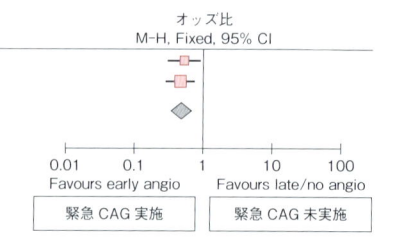

図17　心停止 ROSC 後の12誘導 ECG で ST 上昇を認めない患者において，CAG をあとで入院中に実施するかあるいは実施しない方針と，緊急 CAG 評価を実施する場合の院内死亡率の比較

文献

1. Mendis S, Thygesen K, Kuulasmaa K, et al. World Health Organization definition of myocardial infarction：2008-09 revision. Int J Epidemiol 2011；40：139-46.
2. Canto JG, Rogers WJ, Bowlby LJ, French WJ, Pearce DJ, Weaver WD. The prehospital electrocardiogram in acute myocardial infarction：is its full potential being realized? National Registry of Myocardial Infarction 2 Investigators. J Am Coll Cardiol 1997；29：498-505.
3. Terkelsen CJ, Lassen JF, Nørgaard BL, et al. Reduction of treatment delay in patients with ST-elevation myocardial infarction：impact of pre-hospital diagnosis and direct referral to primary percutanous coronary intervention. Eur Heart J 2005；26：770-7.
4. Carstensen S, Nelson GC, Hansen PS, et al. Field triage to primary angioplasty combined with emergency department bypass reduces treatment delays and is associated with improved outcome. Eur Heart J 2007；28：2313-9.
5. Martinoni A, De Servi S, Boschetti E, et al. Importance and limits of pre-hospital electrocardiogram in patients with ST elevation myocardial infarction undergoing percutaneous coronary angioplasty. Eur J Cardiovasc Prev Rehabil 2011；18：526-32.
6. Sørensen JT, Terkelsen CJ, Nørgaard BL, et al. Urban and rural implementation of pre-hospital diagnosis and direct referral for primary percutaneous coronary intervention in patients with acute ST-elevation myocardial infarction. Eur Heart J 2011；32：430-6.
7. Chan AW, Kornder J, Elliott H, et al. Improved survival associated with pre-hospital triage strategy in a large regional ST-segment elevation myocardial infarction program. JACC Cardiovasc Interv 2012；5：1239-46.
8. Brown JP, Mahmud E, Dunford JV, Ben-Yehuda O. Effect of prehospital 12-lead electrocardiogram on activation of the cardiac catheterization laboratory and door-to-balloon time in ST-segment elevation acute myocardial infarction. Am J Cardiol 2008；101：158-61.
9. Ong ME, Wong AS, Seet CM, et al. Nationwide improvement of door-to-balloon times in patients with acute ST-segment elevation myocardial infarction requiring primary percutaneous coronary intervention with out-of-hospital 12-lead ECG recording and transmission. Ann Emerg Med 2013；61：339-47.
10. Quinn T, Johnsen S, Gale CP, et al. Effects of prehospital 12-lead ECG on processes of care and mortality in acute coronary syndrome：a linked cohort study from the Myocardial Ischaemia National Audit Project. Heart 2014；100：944-50.
11. van de Loo A, Saurbier B, Kalbhenn J, Koberne F, Zehender M. Primary percutaneous coronary intervention in acute myocardial infarction：direct transportation to catheterization laboratory by emergency teams reduces door-to-balloon time. Clin Cardiol 2006；29：112-6.
12. Caudle JM, Piggott Z, Dostaler S, Graham K, Brison RJ. Impact of a rapid access protocol on decreasing door-to-balloon time in acute ST elevation myocardial infarction. CJEM 2009；11：29-35.
13. Nestler DM, White RD, Rihal CS, et al. Impact of prehospital electrocardiogram protocol and immediate catheterization team activation for patients with ST-elevation-myocardial infarction. Circ Cardiovasc Qual Outcomes 2011；4：640-6.
14. Wall T, Albright J, Livingston B, et al. Prehospital ECG transmission speeds reperfusion for patients with acute myocardial infarction. N C Med J 2000；61：104-8.
15. Swor R, Hegerberg S, McHugh-McNally A, Goldstein M, McEachin CC. Prehospital 12-lead ECG：efficacy or effectiveness? Prehosp Emerg Care 2006；10：374-7.
16. Dhruva VN, Abdelhadi SI, Anis A, et al. ST-Segment Analysis Using Wireless Technology in Acute Myocardial Infarction（STAT-MI）trial. J Am Coll Cardiol 2007；50：509-13.
17. Diercks DB, Kontos MC, Chen AY, et al. Utilization and impact of pre-hospital electrocardiograms for patients with acute ST-segment elevation myocardial infarction：data from the NCDR（National Cardiovascular Data Registry）ACTION（Acute Coronary Treatment and Intervention Outcomes Network）Registry. J Am Coll Cardiol 2009；53：161-6.
18. Karagounis L, Ipsen SK, Jessop MR, et al. Impact of field-transmitted electrocardiography on time to in-hospital thrombolytic therapy in acute myocardial infarction. Am J Cardiol 1990；66：786-91.
19. Feldman JA, Brinsfield K, Bernard S, White D, Maciejko T. Real-time paramedic compared with blinded physician identification of ST-segment elevation myocardial infarction：results of an observational study. Am J Emerg Med 2005；23：443-8.
20. Ducas RA, Wassef AW, Jassal DS, et al. To transmit or not to transmit：how good are emergency medical personnel in detecting STEMI in patients with chest pain? Can J Cardiol 2012；28：432-7.
21. Trivedi K, Schuur JD, Cone DC. Can paramedics read ST-segment elevation myocardial infarction on prehospital 12-lead electrocardiograms? Prehosp Emerg Care 2009；13：207-14.
22. Davis DP, Graydon C, Stein R, et al. The positive predictive value of paramedic versus emergency physician interpretation of the prehospital 12-lead electrocardiogram. Prehosp Emerg Care 2007；11：399-402.
23. Lee CH, Van Gelder CM, Cone DC. Early cardiac catheterization laboratory activation by paramedics for patients with ST-segment elevation myocardial infarction on prehospital 12-lead electrocardiograms. Prehosp Emerg Care 2010；14：153-8.
24. Young DR, Murinson M, Wilson C, et al. Paramedics as decision makers on the activation of the catheterization laboratory in the presence of acute ST-elevation myocardial infarction. J Electrocardiol 2011；44：18-22.
25. Dorsch MF, Greenwood JP, Priestley C, et al. Direct ambulance admission to the cardiac catheterization laboratory significantly reduces door-to-balloon times in primary percutaneous coronary intervention. Am Heart J 2008；155：1054-8.
26. Strauss DG, Sprague PQ, Underhill K, et al. Paramedic transtelephonic communication to cardiologist of clinical and electrocardiographic assessment for rapid reperfusion of ST-elevation myocardial infarction. J Electrocardiol 2007；40：265-70.
27. Bhalla MC, Mencl F, Gist MA, Wilber S, Zalewski J. Prehospital electrocardiographic computer identification of ST-segment elevation myocardial infarction. Prehosp Emerg Care 2013；17：211-6.
28. Clark EN, Sejersten M, Clemmensen P, Macfarlane PW. Automated electrocardiogram interpretation programs versus cardiologists' triage decision making based on teletransmitted data in patients with suspected acute coronary syndrome. Am J Cardiol 2010；106：1696-702.
29. de Champlain F, Boothroyd LJ, Vadeboncoeur A, et al. Computerized interpretation of the prehospital electrocardiogram：predictive value for ST segment elevation myocardial infarction and impact on on-scene time. CJEM 2014；16：94-105.
30. Squire BT, Tamayo-Sarver JH, Rashi P, Koenig W, Niemann JT. Effect of prehospital cardiac catheterization lab activation on door-to-balloon time, mortality, and false-positive activation. Prehosp Emerg Care 2014；18：1-8.
31. Youngquist ST, Shah AP, Niemann JT, Kaji AH, French WJ. A comparison of door-to-balloon times and false-positive activations between emergency department and out-of-hospital activation of the coronary catheterization team. Acad Emerg Med 2008；15：784-7.
32. van't Hof AW, Rasoul S, van de Wetering H, et al. Feasibility and benefit of prehospital diagnosis, triage, and therapy by paramedics only in patients who are candidates for primary angioplasty for acute myocardial infarction. Am Heart J 2006；151：1255. e1-5.
33. Thygesen K, Alpert JS, Jaffe AS, et al. Third universal definition of myocardial infarction. Circulation 2012；126：2020-35.
34. O'Connor RE, Bossaert L, Arntz HR, et al. Part 9：Acute coronary

syndromes：2010 International Consensus on Cardiopulmonary Resuscitation and Emergency Cardiovascular Care Science With Treatment Recommendations. Circulation 2010；122：S422-65.

35. Bossaert L, O'Connor RE, Arntz HR, et al. Part 9：Acute coronary syndromes：2010 International Consensus on Cardiopulmonary Resuscitation and Emergency Cardiovascular Care Science with Treatment Recommendations. Resuscitation 2010；81 Suppl 1：e175-212.

36. Aldous SJ, Richards AM, Cullen L, Than MP. Early dynamic change in high-sensitivity cardiac troponin T in the investigation of acute myocardial infarction. Clin Chem 2011；57：1154-60.

37. Parsonage WA, Greenslade JH, Hammett CJ, et al. Validation of an accelerated high-sensitivity troponin T assay protocol in an Australian cohort with chest pain. Med J Aust 2014；200：161-5.

38. Cullen L, Greenslade JH, Than M, et al. The new Vancouver Chest Pain Rule using troponin as the only biomarker：an external validation study. Am J Emerg Med 2014；32：129-34.

39. Cullen L, Mueller C, Parsonage WA, et al. Validation of high-sensitivity troponin I in a 2-hour diagnostic strategy to assess 30-day outcomes in emergency department patients with possible acute coronary syndrome. J Am Coll Cardiol 2013；62：1242-9.

40. Scheuermeyer FX, Wong H, Yu E, et al. Development and validation of a prediction rule for early discharge of low-risk emergency department patients with potential ischemic chest pain. CJEM 2014；16：106-19.

41. Kelly AM, Klim S. Prospective external validation of an accelerated (2-h) acute coronary syndrome rule-out process using a contemporary troponin assay. Int J Emerg Med 2014；7：42.

42. Mahler SA, Miller CD, Hollander JE, et al. Identifying patients for early discharge：performance of decision rules among patients with acute chest pain. Int J Cardiol 2013；168：795-802.

43. Hess EP, Brison RJ, Perry JJ, et al. Development of a clinical prediction rule for 30-day cardiac events in emergency department patients with chest pain and possible acute coronary syndrome. Ann Emerg Med 2012；59：115-25. e1.

44. Lefler LL, Bondy KN. Women's delay in seeking treatment with myocardial infarction：a meta-synthesis. J Cardiovasc Nurs 2004；19：251-68.

45. Moser DK, Kimble LP, Alberts MJ, et al. Reducing delay in seeking treatment by patients with acute coronary syndrome and stroke：a scientific statement from the American Heart Association Council on cardiovascular nursing and stroke council. Circulation 2006；114：168-82.

46. Alter DA, Naylor CD, Austin P, Tu JV. Effects of socioeconomic status on access to invasive cardiac procedures and on mortality after acute myocardial infarction. N Engl J Med 1999；341：1359-67.

47. Barakat K, Wilkinson P, Suliman A, Ranjadayalan K, Timmis A. Acute myocardial infarction in women：contribution of treatment variables to adverse outcome. Am Heart J 2000；140：740-6.

48. Berglin Blohm M, Hartford M, Karlsson T, Herlitz J. Factors associated with pre-hospital and in-hospital delay time in acute myocardial infarction：a 6-year experience. J Intern Med 1998；243：243-50.

49. Boccardi L, Verde M. Gender differences in the clinical presentation to the emergency department for chest pain. Ital Heart J 2003；4：371-3.

50. Bouma J, Broer J, Bleeker J, van Sonderen E, Meyboom-de Jong B, DeJongste MJ. Longer pre-hospital delay in acute myocardial infarction in women because of longer doctor decision time. J Epidemiol Community Health 1999；53：459-64.

51. Bradley EH, Herrin J, Wang Y, et al. Racial and ethnic differences in time to acute reperfusion therapy for patients hospitalized with myocardial infarction. JAMA 2004；292：1563-72.

52. Canto JG, Taylor HA, Jr., Rogers WJ, Sanderson B, Hilbe J, Barron HV. Presenting characteristics, treatment patterns, and clinical outcomes of non-black minorities in the National Registry of Myocardial Infarction 2. Am J Cardiol 1998；82：1013-8.

53. Cox JL, Lee E, Langer A, Armstrong PW, Naylor CD. Time to treatment with thrombolytic therapy：determinants and effect on short-term nonfatal outcomes of acute myocardial infarction. Canadian GUSTO Investigators. Global Utilization of Streptokinase and + PA for Occluded Coronary Arteries. CMAJ 1997；156：497-505.

54. Dracup K, McKinley SM, Moser DK. Australian patients' delay in response to heart attack symptoms. Med J Aust 1997；166：233-6.

55. Foraker RE, Rose KM, McGinn AP, et al. Neighborhood income, health insurance, and prehospital delay for myocardial infarction：the atherosclerosis risk in communities study. Arch Intern Med 2008；168：1874-9.

56. Gibler WB, Armstrong PW, Ohman EM, et al. Persistence of delays in presentation and treatment for patients with acute myocardial infarction：The GUSTO-I and GUSTO-III experience. Ann Emerg Med 2002；39：123-30.

57. Goff DC, Jr., Feldman HA, McGovern PG, et al. Prehospital delay in patients hospitalized with heart attack symptoms in the United States：the REACT trial. Rapid Early Action for Coronary Treatment (REACT) Study Group. Am Heart J 1999；138：1046-57.

58. Goldberg RJ, Gurwitz JH, Gore JM. Duration of, and temporal trends (1994-1997) in, prehospital delay in patients with acute myocardial infarction：the second National Registry of Myocardial Infarction. Arch Intern Med 1999；159：2141-7.

59. Goldberg RJ, Steg PG, Sadiq I, et al. Extent of, and factors associated with, delay to hospital presentation in patients with acute coronary disease (the GRACE registry). Am J Cardiol 2002；89：791-6.

60. Gorelik O, Almoznino-Sarafian D, Yarovoi I, et al. Patient-dependent variables affecting treatment and prediction of acute coronary syndrome are age-related. A study performed in Israel. Int J Cardiol 2007；121：163-70.

61. Grossman SA, Brown DF, Chang Y, et al. Predictors of delay in presentation to the ED in patients with suspected acute coronary syndromes. Am J Emerg Med 2003；21：425-8.

62. Gurwitz JH, McLaughlin TJ, Willison DJ, et al. Delayed hospital presentation in patients who have had acute myocardial infarction. Ann Intern Med 1997；126：593-9.

63. Jackson RE, Anderson W, Peacock WFt, Vaught L, Carley RS, Wilson AG. Effect of a patient's sex on the timing of thrombolytic therapy. Ann Emerg Med 1996；27：8-15.

64. Lee H, Bahler R, Chung C, Alonzo A, Zeller RA. Prehospital delay with myocardial infarction：the interactive effect of clinical symptoms and race. Appl Nurs Res 2000；13：125-33.

65. Leizorovicz A, Haugh MC, Mercier C, Boissel JP. Pre-hospital and hospital time delays in thrombolytic treatment in patients with suspected acute myocardial infarction. Analysis of data from the EMIP study. European Myocardial Infarction Project. Eur Heart J 1997；18：248-53.

66. Maynard C, Weaver WD, Lambrew C, Bowlby LJ, Rogers WJ, Rubison RM. Factors influencing the time to administration of thrombolytic therapy with recombinant tissue plasminogen activator (data from the National Registry of Myocardial Infarction). Participants in the National Registry of Myocardial Infarction. Am J Cardiol 1995；76：548-52.

67. McGinn AP, Rosamond WD, Goff DC, Jr., Taylor HA, Miles JS, Chambless L. Trends in prehospital delay time and use of emergency medical services for acute myocardial infarction：experience in 4 US communities from 1987-2000. Am Heart J 2005；150：392-400.

68. Meischke H, Larsen MP, Eisenberg MS. Gender differences in reported symptoms for acute myocardial infarction：impact on prehospital delay time interval. Am J Emerg Med 1998；16：363-6.

69. Oka RK, Fortmann SP, Varady AN. Differences in treatment of acute myocardial infarction by sex, age, and other factors (the Stanford Five-City Project). Am J Cardiol 1996；78：861-5.

70. Ostrzycki A, Sosnowski C, Borowiec-Kocanda A, et al. Pre-hospital

71. Ottesen MM, Dixen U, Torp-Pedersen C, Kober L. Prehospital delay in acute coronary syndrome–an analysis of the components of delay. Int J Cardiol 2004;96:97-103.
72. Ottesen MM, Kober L, Jorgensen S, Torp-Pedersen C. Determinants of delay between symptoms and hospital admission in 5978 patients with acute myocardial infarction. The TRACE Study Group. Trandolapril Cardiac Evaluation. Eur Heart J 1996;17:429-37.
73. Saczynski JS, Yarzebski J, Lessard D, et al. Trends in prehospital delay in patients with acute myocardial infarction (from the Worcester Heart Attack Study). Am J Cardiol 2008;102:1589-94.
74. Sari I, Acar Z, Ozer O, et al. Factors associated with prolonged prehospital delay in patients with acute myocardial infarction. Turk Kardiyol Dern Ars 2008;36:156-62.
75. Sheifer SE, Rathore SS, Gersh BJ, et al. Time to presentation with acute myocardial infarction in the elderly: associations with race, sex, and socioeconomic characteristics. Circulation 2000;102:1651-6.
76. Syed M, Khaja F, Rybicki BA, et al. Effect of delay on racial differences in thrombolysis for acute myocardial infarction. Am Heart J 2000;140:643-50.
77. Zerwic JJ, Ryan CJ, DeVon HA, Drell MJ. Treatment seeking for acute myocardial infarction symptoms: differences in delay across sex and race. Nurs Res 2003;52:159-67.
78. Dracup K, Moser DK. Beyond sociodemographics: factors influencing the decision to seek treatment for symptoms of acute myocardial infarction. Heart Lung 1997;26:253-62.
79. Jneid H, Fonarow GC, Cannon CP, et al. Sex differences in medical care and early death after acute myocardial infarction. Circulation 2008;118:2803-10.
80. Kaseda S, Kambara H, Kotoura H, et al. Gender differences in early clinical outcomes in patients with acute myocardial infarction: multicenter study (Report III). J Jpn Coron Assoc 2005;11:15-23.
81. Khraim FM, Carey MG. Predictors of pre-hospital delay among patients with acute myocardial infarction. Patient Educ Couns 2009;75:155-61.
82. Banks AD, Dracup K. Factors associated with prolonged prehospital delay of African Americans with acute myocardial infarction. Am J Crit Care 2006;15:149-57.
83. Banks AD, Dracup K. Are there gender differences in the reasons why African Americans delay in seeking medical help for symptoms of an acute myocardial infarction? Ethn Dis 2007;17:221-7.
84. Ben-Shlomo Y, Naqvi H, Baker I. Ethnic differences in healthcare-seeking behaviour and management for acute chest pain: secondary analysis of the MINAP dataset 2002-2003. Heart 2008;94:354-9.
85. Caldwell MA, Froelicher ES, Drew BJ. Prehospital delay time in acute myocardial infarction: an exploratory study on relation to hospital outcomes and cost. Am Heart J 2000;139:788-96.
86. Carrabba N, Santoro GM, Balzi D, et al. In-hospital management and outcome in women with acute myocardial infarction (data from the AMI-Florence Registry). Am J Cardiol 2004;94:1118-23.
87. Crawford SL, McGraw SA, Smith KW, McKinlay JB, Pierson JE. Do blacks and whites differ in their use of health care for symptoms of coronary heart disease? Am J Public Health 1994;84:957-64.
88. Johnson PA, Lee TH, Cook EF, Rouan GW, Goldman L. Effect of race on the presentation and management of patients with acute chest pain. Ann Intern Med 1993;118:593-601.
89. Khan MS, Jafary FH, Faruqui AM, et al. High prevalence of lack of knowledge of symptoms of acute myocardial infarction in Pakistan and its contribution to delayed presentation to the hospital. BMC Public Health 2007;7:284.
90. Kudenchuk PJ, Maynard C, Martin JS, Wirkus M, Weaver WD. Comparison of presentation, treatment, and outcome of acute myocardial infarction in men versus women (the Myocardial Infarction Triage and Intervention Registry). Am J Cardiol 1996;78:9-14.
91. Moser DK, McKinley S, Dracup K, Chung ML. Gender differences in reasons patients delay in seeking treatment for acute myocardial infarction symptoms. Patient Educ Couns 2005;56:45-54.
92. Neill J, Adgey J. Predictors of excess mortality after myocardial infarction in women. Ulster Med J 2008;77:89-96.
93. Angeja BG, Gibson CM, Chin R, et al. Predictors of door-to-balloon delay in primary angioplasty. Am J Cardiol 2002;89:1156-61.
94. De Luca G, Suryapranata H, Ottervanger JP, Antman EM. Time delay to treatment and mortality in primary angioplasty for acute myocardial infarction: every minute of delay counts. Circulation 2004;109:1223-5.
95. Lee DC, Pancu DM, Rudolph GS, Sama AE. Age-associated time delays in the treatment of acute myocardial infarction with primary percutaneous transluminal coronary angioplasty. Am J Emerg Med 2005;23:20-3.
96. Mehta RH, Bufalino VJ, Pan W, et al. Achieving rapid reperfusion with primary percutaneous coronary intervention remains a challenge: insights from American Heart Association's Get With the Guidelines program. Am Heart J 2008;155:1059-67.
97. Petersen LA, Wright SM, Peterson ED, Daley J. Impact of race on cardiac care and outcomes in veterans with acute myocardial infarction. Med Care 2002;40:I86-96.
98. Rathore SS, Curtis JP, Chen J, et al. Association of door-to-balloon time and mortality in patients admitted to hospital with ST elevation myocardial infarction: national cohort study. BMJ 2009;338:b1807.
99. Song YB, Hahn JY, Gwon HC, Kim JH, Lee SH, Jeong MH. The impact of initial treatment delay using primary angioplasty on mortality among patients with acute myocardial infarction: from the Korea acute myocardial infarction registry. J Korean Med Sci 2008;23:357-64.
100. Zahn R, Vogt A, Zeymer U, et al. In-hospital time to treatment of patients with acute ST elevation myocardial infarction treated with primary angioplasty: determinants and outcome. Results from the registry of percutaneous coronary interventions in acute myocardial infarction of the Arbeitsgemeinschaft Leitender Kardiologischer Krankenhausarzte. Heart 2005;91:1041-6.
101. Berger AK, Radford MJ, Krumholz HM. Factors associated with delay in reperfusion therapy in elderly patients with acute myocardial infarction: analysis of the cooperative cardiovascular project. Am Heart J 2000;139:985-92.
102. Schulman KA, Berlin JA, Harless W, et al. The effect of race and sex on physicians' recommendations for cardiac catheterization. N Engl J Med 1999;340:618-26.
103. Sedlis SP, Fisher VJ, Tice D, Esposito R, Madmon L, Steinberg EH. Racial differences in performance of invasive cardiac procedures in a Department of Veterans Affairs Medical Center. J Clin Epidemiol 1997;50:899-901.
104. Pelliccia F, Cartoni D, Verde M, et al. Comparison of presenting features, diagnostic tools, hospital outcomes, and quality of care indicators in older (>65 years) to younger, men to women, and diabetics to nondiabetics with acute chest pain triaged in the emergency department. Am J Cardiol 2004;94:216-9.
105. Goodacre SW, Angelini K, Arnold J, Revill S, Morris F. Clinical predictors of acute coronary syndromes in patients with undifferentiated chest pain. QJM 2003;96:893-8.
106. Goodacre S, Locker T, Morris F, Campbell S. How useful are clinical features in the diagnosis of acute, undifferentiated chest pain? Acad Emerg Med 2002;9:203-8.
107. Everts B, Karlson BW, Wahrborg P, Hedner T, Herlitz J. Localization of pain in suspected acute myocardial infarction in relation to final diagnosis, age and sex, and site and type of infarction. Heart Lung 1996;25:430-7.

108. McSweeney JC, Cody M, O'Sullivan P, Elberson K, Moser DK, Garvin BJ. Women's early warning symptoms of acute myocardial infarction. Circulation 2003；108：2619-23.
109. Panju AA, Hemmelgarn BR, Guyatt GH, Simel DL. The rational clinical examination. Is this patient having a myocardial infarction? JAMA 1998；280：1256-63.
110. Mant J, McManus RJ, Oakes RA, et al. Systematic review and modelling of the investigation of acute and chronic chest pain presenting in primary care. Health Technol Assess 2004；8：iii, 1-158.
111. Berger JP, Buclin T, Haller E, Van Melle G, Yersin B. Right arm involvement and pain extension can help to differentiate coronary diseases from chest pain of other origin：a prospective emergency ward study of 278 consecutive patients admitted for chest pain. J Intern Med 1990；227：165-72.
112. Jonsbu J, Rollag A, Aase O, et al. Rapid and correct diagnosis of myocardial infarction：standardized case history and clinical examination provide important information for correct referral to monitored beds. J Intern Med 1991；229：143-9.
113. Hargarten KM, Aprahamian C, Stueven H, Olson DW, Aufderheide TP, Mateer JR. Limitations of prehospital predictors of acute myocardial infarction and unstable angina. Ann Emerg Med 1987；16：1325-9.
114. Herlitz J, Hansson E, Ringvall E, Starke M, Karlson BW, Waagstein L. Predicting a life-threatening disease and death among ambulance-transported patients with chest pain or other symptoms raising suspicion of an acute coronary syndrome. Am J Emerg Med 2002；20：588-94.
115. Lee TH, Pearson SD, Johnson PA, et al. Failure of information as an intervention to modify clinical management. A time-series trial in patients with acute chest pain. Ann Intern Med 1995；122：434-7.
116. Henrikson CA, Howell EE, Bush DE, et al. Chest pain relief by nitroglycerin does not predict active coronary artery disease. Ann Intern Med 2003；139：979-86.
117. Lee TH, Rouan GW, Weisberg MC, et al. Clinical characteristics and natural history of patients with acute myocardial infarction sent home from the emergency room. Am J Cardiol 1987；60：219-24.
118. Body R, Carley S, Wibberley C, McDowell G, Ferguson J, Mackway-Jones K. The value of symptoms and signs in the emergent diagnosis of acute coronary syndromes. Resuscitation 2010；81：281-6.
119. Bruyninckx R, Aertgeerts B, Bruyninckx P, Buntinx F. Signs and symptoms in diagnosing acute myocardial infarction and acute coronary syndrome：a diagnostic meta-analysis. Br J Gen Pract 2008；58：105-11.
120. DeVon HA, Zerwic JJ. Symptoms of acute coronary syndromes：are there gender differences? A review of the literature. Heart Lung 2002；31：235-45.
121. Lau J, Ioannidis JP, Balk EM, et al. Diagnosing acute cardiac ischemia in the emergency department：a systematic review of the accuracy and clinical effect of current technologies. Ann Emerg Med 2001；37：453-60.
122. Antman EM, Fox KM. Guidelines for the diagnosis and management of unstable angina and non-Q-wave myocardial infarction：proposed revisions. International Cardiology Forum. Am Heart J 2000；139：461-75.
123. Boersma E, Pieper KS, Steyerberg EW, et al. Predictors of outcome in patients with acute coronary syndromes without persistent ST-segment elevation. Results from an international trial of 9461 patients. The PURSUIT Investigators. Circulation 2000；101：2557-67.
124. Canto JG, Shlipak MG, Rogers WJ, et al. Prevalence, clinical characteristics, and mortality among patients with myocardial infarction presenting without chest pain. JAMA 2000；283：3223-9.
125. Christenson J, Innes G, McKnight D, et al. A clinical prediction rule for early discharge of patients with chest pain. Ann Emerg Med 2006；47：1-10.
126. Cooke RA, Smeeton N, Chambers JB. Comparative study of chest pain characteristics in patients with normal and abnormal coronary angiograms. Heart 1997；78：142-6.
127. Culic V, Miric D, Eterovic D. Correlation between symptomatology and site of acute myocardial infarction. Int J Cardiol 2001；77：163-8.
128. Day LJ, Sowton E. Clinical features and follow-up of patients with angina and normal coronary arteries. Lancet 1976；2：334-7.
129. Eagle KA, Lim MJ, Dabbous OH, et al. A validated prediction model for all forms of acute coronary syndrome：estimating the risk of 6-month postdischarge death in an international registry. JAMA 2004；291：2727-33.
130. Goldberg R, Goff D, Cooper L, et al. Age and sex differences in presentation of symptoms among patients with acute coronary disease：the REACT Trial. Rapid Early Action for Coronary Treatment. Coron Artery Dis 2000；11：399-407.
131. Goldman L, Cook EF, Brand DA, et al. A computer protocol to predict myocardial infarction in emergency department patients with chest pain. N Engl J Med 1988；318：797-803.
132. Goldman L, Weinberg M, Weisberg M, et al. A computer-derived protocol to aid in the diagnosis of emergency room patients with acute chest pain. N Engl J Med 1982；307：588-96.
133. Grzybowski M, Zalenski RJ, Ross MA, Bock B. A prediction model for prehospital triage of patients with suspected cardiac ischemia. J Electrocardiol 2000；33 Suppl：253-8.
134. Khot UN, Jia G, Moliterno DJ, et al. Prognostic importance of physical examination for heart failure in non-ST-elevation acute coronary syndromes：the enduring value of Killip classification. JAMA 2003；290：2174-81.
135. Kogan A, Shapira R, Silman-Stoler Z, Rennert G. Evaluation of chest pain in the ED：factors affecting triage decisions. Am J Emerg Med 2003；21：68-70.
136. Lee TH, Cook EF, Weisberg M, Sargent RK, Wilson C, Goldman L. Acute chest pain in the emergency room. Identification and examination of low-risk patients. Arch Intern Med 1985；145：65-9.
137. López de Sá E, López-Sendón J, Anguera I, Bethencourt A, Bosch X, Proyecto de Estudio del Pronostico de la Angina I. Prognostic value of clinical variables at presentation in patients with non-ST-segment elevation acute coronary syndromes：results of the Proyecto de Estudio del Pronostico de la Angina(PEPA). Medicine 2002；81：434-42.
138. Milner KA, Funk M, Richards S, Vaccarino V, Krumholz HM. Symptom predictors of acute coronary syndromes in younger and older patients. Nurs Res 2001；50：233-41.
139. Thuresson M, Jarlov MB, Lindahl B, Svensson L, Zedigh C, Herlitz J. Symptoms and type of symptom onset in acute coronary syndrome in relation to ST elevation, sex, age, and a history of diabetes. Am Heart J 2005；150：234-42.
140. Ryan CJ, DeVon HA, Horne R, et al. Symptom clusters in acute myocardial infarction：a secondary data analysis. Nurs Res 2007；56：72-81.
141. Albarran J, Durham B, Gowers J, Dwight J, Chappell G. Is the radiation of chest pain a useful indicator of myocardial infarction? A prospective study of 541 patients. Accid Emerg Nurs 2002；10：2-9.
142. Herlihy T, McIvor ME, Cummings CC, Siu CO, Alikahn M. Nausea and vomiting during acute myocardial infarction and its relation to infarct size and location. Am J Cardiol 1987；60：20-2.
143. Diercks DB, Boghos E, Guzman H, Amsterdam EA, Kirk JD. Changes in the numeric descriptive scale for pain after sublingual nitroglycerin do not predict cardiac etiology of chest pain. Ann Emerg Med 2005；45：581-5.
144. Steele R, McNaughton T, McConahy M, Lam J. Chest pain in emergency department patients：if the pain is relieved by nitroglycerin, is it more likely to be cardiac chest pain? CJEM 2006；8：164-9.

145. Shry EA, Dacus J, Van De Graaff E, Hjelkrem M, Stajduhar KC, Steinhubl SR. Usefulness of the response to sublingual nitroglycerin as a predictor of ischemic chest pain in the emergency department. Am J Cardiol 2002；90：1264-6.
146. Ioannidis JP, Salem D, Chew PW, Lau J. Accuracy of imaging technologies in the diagnosis of acute cardiac ischemia in the emergency department：a meta-analysis. Ann Emerg Med 2001；37：471-7.
147. Gallagher MJ, Ross MA, Raff GL, Goldstein JA, O'Neill WW, O'Neil B. The diagnostic accuracy of 64-slice computed tomography coronary angiography compared with stress nuclear imaging in emergency department low-risk chest pain patients. Ann Emerg Med 2007；49：125-36.
148. Conti A, Sammicheli L, Gallini C, Costanzo EN, Antoniucci D, Barletta G. Assessment of patients with low-risk chest pain in the emergency department：Head-to-head comparison of exercise stress echocardiography and exercise myocardial SPECT. Am Heart J 2005；149：894-901.
149. Forberg JL, Hilmersson CE, Carlsson M, et al. Negative predictive value and potential cost savings of acute nuclear myocardial perfusion imaging in low risk patients with suspected acute coronary syndrome：a prospective single blinded study. BMC Emerg Med 2009；9：12.
150. Paventi S, Parafati MA, Luzio ED, Pellegrino CA. Usefulness of two-dimensional echocardiography and myocardial perfusion imaging for immediate evaluation of chest pain in the emergency department. Resuscitation 2001；49：47-51.
151. Vanhoenacker PK, Decramer I, Bladt O, Sarno G, Bevernage C, Wijns W. Detection of non-ST-elevation myocardial infarction and unstable angina in the acute setting：meta-analysis of diagnostic performance of multi-detector computed tomographic angiography. BMC Cardiovasc Disord 2007；7：39.
152. Athappan G, Habib M, Ponniah T, Jeyaseelan L. Multi-detector computerized tomography angiography for evaluation of acute chest pain-a meta analysis and systematic review of literature. Int J Cardiol 2010；141：132-40.
153. Hoffmann U, Bamberg F, Chae CU, et al. Coronary computed tomography angiography for early triage of patients with acute chest pain：the ROMICAT（Rule Out Myocardial Infarction using Computer Assisted Tomography）trial. J Am Coll Cardiol 2009；53：1642-50.
154. Hoffmann U, Nagurney JT, Moselewski F, et al. Coronary multi-detector computed tomography in the assessment of patients with acute chest pain. Circulation 2006；114：2251-60.
155. Rubinshtein R, Halon DA, Gaspar T, et al. Usefulness of 64-slice cardiac computed tomographic angiography for diagnosing acute coronary syndromes and predicting clinical outcome in emergency department patients with chest pain of uncertain origin. Circulation 2007；115：1762-8.
156. Hoffmann U, Truong QA, Schoenfeld DA, et al. Coronary CT angiography versus standard evaluation in acute chest pain. N Engl J Med 2012；367：299-308.
157. Puchner SB, Liu T, Mayrhofer T, et al. High-risk plaque detected on coronary CT angiography predicts acute coronary syndromes independent of significant stenosis in acute chest pain：results from the ROMICAT-II trial. J Am Coll Cardiol 2014；64：684-92.
158. Cury RC, Shash K, Nagurney JT, et al. Cardiac magnetic resonance with T2-weighted imaging improves detection of patients with acute coronary syndrome in the emergency department. Circulation 2008；118：837-44.
159. Kwong RY, Schussheim AE, Rekhraj S, et al. Detecting acute coronary syndrome in the emergency department with cardiac magnetic resonance imaging. Circulation 2003；107：531-7.
160. Fesmire FM, Hughes AD, Stout PK, Wojcik JF, Wharton DR. Selective dual nuclear scanning in low-risk patients with chest pain to reliably identify and exclude acute coronary syndromes. Ann Emerg Med 2001；38：207-15.
161. Goldstein JA, Gallagher MJ, O'Neill WW, Ross MA, O'Neil BJ, Raff GL. A randomized controlled trial of multi-slice coronary computed tomography for evaluation of acute chest pain. J Am Coll Cardiol 2007；49：863-71.
162. Hollander JE, Litt HI, Chase M, Brown AM, Kim W, Baxt WG. Computed tomography coronary angiography for rapid disposition of low-risk emergency department patients with chest pain syndromes. Acad Emerg Med 2007；14：112-6.
163. May JM, Shuman WP, Strote JN, et al. Low-risk patients with chest pain in the emergency department：negative 64-MDCT coronary angiography may reduce length of stay and hospital charges. AJR Am J Roentgenol 2009；193：150-4.
164. Nucifora G, Badano LP, Sarraf-Zadegan N, et al. Comparison of early dobutamine stress echocardiography and exercise electro-cardiographic testing for management of patients presenting to the emergency department with chest pain. Am J Cardiol 2007；100：1068-73.
165. Bholasingh R, Cornel JH, Kamp O, et al. Prognostic value of predischarge dobutamine stress echocardiography in chest pain patients with a negative cardiac troponin T. J Am Coll Cardiol 2003；41：596-602.
166. Buchsbaum M, Marshall E, Levine B, et al. Emergency department evaluation of chest pain using exercise stress echocardiography. Acad Emerg Med 2001；8：196-9.
167. Colon PJ, 3rd, Guarisco JS, Murgo J, Cheirif J. Utility of stress echocardiography in the triage of patients with atypical chest pain from the emergency department. Am J Cardiol 1998；82：1282-4, A10.
168. Colon PJ, 3rd, Cheirif J. Long-Term Value of Stress Echocardiography in the Triage of Patients with Atypical Chest Pain Presenting to the Emergency Department. Echocardiography 1999；16：171-7.
169. Miller CD, Hwang W, Hoekstra JW, et al. Stress cardiac magnetic resonance imaging with observation unit care reduces cost for patients with emergent chest pain：a randomized trial. Ann Emerg Med 2010；56：209-19. e2.
170. Miller CD, Hwang W, Case D, et al. Stress CMR imaging observation unit in the emergency department reduces 1-year medical care costs in patients with acute chest pain：a randomized study for comparison with inpatient care. JACC Cardiovasc Imaging 2011；4：862-70.
171. Fox KA, Steg PG, Eagle KA, et al. Decline in rates of death and heart failure in acute coronary syndromes, 1999-2006. JAMA 2007；297：1892-900.
172. O'Gara PT, Kushner FG, Ascheim DD, et al. 2013 ACCF/AHA guideline for the management of ST-elevation myocardial infarction：a report of the American College of Cardiology Foundation/American Heart Association Task Force on Practice Guidelines. Circulation 2013；127：e362-425.
173. Task Force on the management of STseamiotESoC, Steg PG, James SK, et al. ESC Guidelines for the management of acute myocardial infarction in patients presenting with ST-segment elevation. Eur Heart J 2012；33：2569-619.
174. Stub D, Smith K, Bernard S, et al. Air Versus Oxygen in ST-Segment-Elevation Myocardial Infarction. Circulation 2015；131：2143-50.
175. Rawles JM, Kenmure AC. Controlled trial of oxygen in uncomplicated myocardial infarction. Br Med J 1976；1：1121-3.
176. Ukholkina GB, Kostianov I, Kuchkina NV, Grendo EP, Gofman Ia B.［Effect of oxygenotherapy used in combination with reperfusion in patients with acute myocardial infarction］. Kardiologiia 2005；45：59.
177. Ranchord AM, Argyle R, Beynon R, et al. High-concentration versus titrated oxygen therapy in ST-elevation myocardial infarction：a pilot randomized controlled trial. Am Heart J 2012；163：168-75.
178. Wilson AT, Channer KS. Hypoxaemia and supplemental oxygen therapy in the first 24 hours after myocardial infarction：the role of pulse oximetry. J R Coll Physicians Lond 1997；31：657-61.
179. Bussmann WD, Passek D, Seidel W, Kaltenbach M. Reduction of

180. Charvat J, Kuruvilla T, al Amad H. Beneficial effect of intravenous nitroglycerin in patients with non-Q myocardial infarction. Cardiologia 1990；35：49-54.
181. Jugdutt BI, Warnica JW. Intravenous nitroglycerin therapy to limit myocardial infarct size, expansion, and complications. Effect of timing, dosage, and infarct location. Circulation 1988；78：906-19.
182. Ohlin H, Pavlidis N, Ohlin AK. Effect of intravenous nitroglycerin on lipid peroxidation after thrombolytic therapy for acute myocardial infarction. Am J Cardiol 1998；82：1463-7.
183. Nicolini FA, Ferrini D, Ottani F, et al. Concurrent nitroglycerin therapy impairs tissue-type plasminogen activator-induced thrombolysis in patients with acute myocardial infarction. Am J Cardiol 1994；74：662-6.
184. Gobel EJ, Hautvast RW, van Gilst WH, et al. Randomised, double-blind trial of intravenous diltiazem versus glyceryl trinitrate for unstable angina pectoris. Lancet 1995；346：1653-7.
185. Meine TJ, Roe MT, Chen AY, et al. Association of intravenous morphine use and outcomes in acute coronary syndromes：results from the CRUSADE Quality Improvement Initiative. Am Heart J 2005；149：1043-9.
186. Honderick T, Williams D, Seaberg D, Wears R. A prospective, randomized, controlled trial of benzodiazepines and nitroglycerine or nitroglycerine alone in the treatment of cocaine-associated acute coronary syndromes. Am J Emerg Med 2003；21：39-42.
187. Dixon RA, Edwards IR, Pilcher J. Diazepam in immediate post-myocardial infarct period. A double blind trial. Br Heart J 1980；43：535-40.
188. McGettigan P, Henry D. Cardiovascular risk and inhibition of cyclooxygenase：a systematic review of the observational studies of selective and nonselective inhibitors of cyclooxygenase 2. JAMA 2006；296：1633-44.
189. Kearney PM, Baigent C, Godwin J, Halls H, Emberson JR, Patrono C. Do selective cyclo-oxygenase-2 inhibitors and traditional non-steroidal anti-inflammatory drugs increase the risk of atherothrombosis? Meta-analysis of randomised trials. BMJ 2006；332：1302-8.
190. Gibson IR, Bonfield W. Novel synthesis and characterization of an AB-type carbonate-substituted hydroxyapatite. J Biomed Mater Res 2002；59：697-708.
191. Lavi S, Bainbridge D, D'Alfonso S, et al. Sevoflurane in acute myocardial infarction：a pilot randomized study. Am Heart J 2014；168：776-83.
192. Freimark D, Matetzky S, Leor J, et al. Timing of aspirin administration as a determinant of survival of patients with acute myocardial infarction treated with thrombolysis. Am J Cardiol 2002；89：381-5.
193. Barbash IM, Freimark D, Gottlieb S, et al. Outcome of myocardial infarction in patients treated with aspirin is enhanced by prehospital administration. Cardiology 2002；98：141-7.
194. Randomised trial of intravenous streptokinase, oral aspirin, both, or neither among 17,187 cases of suspected acute myocardial infarction：ISIS-2. ISIS-2(Second International Study of Infarct Survival)Collaborative Group. Lancet 1988；2：349-60.
195. Casaccia M, Bertello F, De Bernardi A, Sicuro M, Scacciatella P. [Prehospital management of acute myocardial infarct in an experimental metropolitan system of medical emergencies]. G Ital Cardiol 1996；26：657-72.
196. Quan D, LoVecchio F, Clark B, Gallagher JV, 3rd. Prehospital use of aspirin rarely is associated with adverse events. Prehosp Disaster Med 2004；19：362-5.
197. Zeymer U, Arntz HR, Mark B, et al. Efficacy and safety of a high loading dose of clopidogrel administered prehospitally to improve primary percutaneous coronary intervention in acute myocardial infarction：the randomized CIPAMI trial. Clin Res Cardiol 2012；101：305-12.
198. Ducci K, Grotti S, Falsini G, et al. Comparison of pre-hospital 600 mg or 900 mg vs. peri-interventional 300 mg clopidogrel in patients with ST-elevation myocardial infarction undergoing primary coronary angioplasty. The Load&Go randomized trial. Int J Cardiol 2013；168：4814-6.
199. Montalescot G, van't Hof AW, Lapostolle F, et al. Prehospital ticagrelor in ST-segment elevation myocardial infarction. N Engl J Med 2014；371：1016-27.
200. Zijlstra F, Ernst N, de Boer MJ, et al. Influence of prehospital administration of aspirin and heparin on initial patency of the infarct-related artery in patients with acute ST elevation myocardial infarction. J Am Coll Cardiol 2002；39：1733-7.
201. Steg PG, van't Hof A, Hamm CW, et al. Bivalirudin started during emergency transport for primary PCI. N Engl J Med 2013；369：2207-17.
202. Sejersten M, Nielsen SL, Engstrøm T, Jørgensen E, Clemmensen P. Feasibility and safety of prehospital administration of bivalirudin in patients with ST-elevation myocardial infarction. Am J Cardiol 2009；103：1635-40.
203. Hirschl MM, Mayr H, Erhart F, et al. Prehospital treatment of patients with acute myocardial infarction with bivalirudin. Am J Emerg Med 2012；30：12-7.
204. Montalescot G, Zeymer U, Silvain J, et al. Intravenous enoxaparin or unfractionated heparin in primary percutaneous coronary intervention for ST-elevation myocardial infarction：the international randomised open-label ATOLL trial. Lancet 2011；378：693-703.
205. Bangalore S, Toklu B, Kotwal A, et al. Anticoagulant therapy during primary percutaneous coronary intervention for acute myocardial infarction：a meta-analysis of randomized trials in the era of stents and P2Y12 inhibitors. BMJ 2014；349：g6419.
206. Cavender MA, Sabatine MS. Bivalirudin versus heparin in patients planned for percutaneous coronary intervention：a meta-analysis of randomised controlled trials. Lancet 2014；384：599-606.
207. Murphy SA, Gibson CM, Morrow DA, et al. Efficacy and safety of the low-molecular weight heparin enoxaparin compared with unfractionated heparin across the acute coronary syndrome spectrum：a meta-analysis. Eur Heart J 2007；28：2077-86.
208. Efficacy and safety of tenecteplase in combination with enoxaparin, abciximab, or unfractionated heparin：the ASSENT-3 randomised trial in acute myocardial infarction. Lancet 2001；358：605-13.
209. Antman EM, Louwerenburg HW, Baars HF, et al. Enoxaparin as adjunctive antithrombin therapy for ST-elevation myocardial infarction：results of the ENTIRE-Thrombolysis in Myocardial Infarction(TIMI)23 Trial. Circulation 2002；105：1642-9.
210. Antman EM, Morrow DA, McCabe CH, et al. Enoxaparin versus unfractionated heparin with fibrinolysis for ST-elevation myocardial infarction. N Engl J Med 2006；354：1477-88.
211. Eikelboom JW, Quinlan DJ, Mehta SR, Turpie AG, Menown IB, Yusuf S. Unfractionated and low-molecular-weight heparin as adjuncts to thrombolysis in aspirin-treated patients with ST-elevation acute myocardial infarction：a meta-analysis of the randomized trials. Circulation 2005；112：3855-67.
212. Theroux P, Welsh RC. Meta-analysis of randomized trials comparing enoxaparin versus unfractionated heparin as adjunctive therapy to fibrinolysis in ST-elevation acute myocardial infarction. Am J Cardiol 2003；91：860-4.
213. Armstrong PW, Chang WC, Wallentin L, et al. Efficacy and safety of unfractionated heparin versus enoxaparin：a pooled analysis of ASSENT-3 and -3 PLUS data. CMAJ 2006；174：1421-6.
214. Baird SH, Menown IB, McBride SJ, Trouton TG, Wilson C. Randomized comparison of enoxaparin with unfractionated heparin following fibrinolytic therapy for acute myocardial infarction. Eur Heart J 2002；23：627-32.
215. Fox KA, Antman EM, Montalescot G, et al. The impact of renal dysfunction on outcomes in the ExTRACT-TIMI 25 trial. J Am Coll Cardiol 2007；49：2249-55.
216. Gibson CM, Murphy SA, Montalescot G, et al. Percutaneous

217. Giraldez RR, Nicolau JC, Corbalan R, et al. Enoxaparin is superior to unfractionated heparin in patients with ST elevation myocardial infarction undergoing fibrinolysis regardless of the choice of lytic: an ExTRACT-TIMI 25 analysis. Eur Heart J 2007; 28: 1566-73.

216. coronary intervention in patients receiving enoxaparin or unfractionated heparin after fibrinolytic therapy for ST-segment elevation myocardial infarction in the ExTRACT-TIMI 25 trial. J Am Coll Cardiol 2007; 49: 2238-46.

218. Giraldez RR, Wiviott SD, Nicolau JC, et al. Streptokinase and enoxaparin as an alternative to fibrin-specific lytic-based regimens: an ExTRACT-TIMI 25 analysis. Drugs 2009; 69: 1433-43.

219. Zeymer U, Gitt A, Junger C, et al. Efficacy and safety of enoxaparin in unselected patients with ST-segment elevation myocardial infarction. Thromb Haemost 2008; 99: 150-4.

220. Mega JL, Morrow DA, Ostor E, et al. Outcomes and optimal antithrombotic therapy in women undergoing fibrinolysis for ST-elevation myocardial infarction. Circulation 2007; 115: 2822-8.

221. Morrow DA, Antman EM, Murphy SA, et al. Effect of enoxaparin versus unfractionated heparin in diabetic patients with ST-elevation myocardial infarction in the Enoxaparin and Thrombolysis Reperfusion for Acute Myocardial Infarction Treatment-Thrombolysis In Myocardial Infarction study 25 (ExTRACT-TIMI 25) trial. Am Heart J 2007; 154: 1078-84, 184. e1.

222. Sabatine MS, Morrow DA, Dalby A, et al. Efficacy and safety of enoxaparin versus unfractionated heparin in patients with ST-segment elevation myocardial infarction also treated with clopidogrel. J Am Coll Cardiol 2007; 49: 2256-63.

223. Sabatine MS, Morrow DA, Montalescot G, et al. Angiographic and clinical outcomes in patients receiving low-molecular-weight heparin versus unfractionated heparin in ST-elevation myocardial infarction treated with fibrinolytics in the CLARITY-TIMI 28 Trial. Circulation 2005; 112: 3846-54.

224. Ross AM, Molhoek P, Lundergan C, et al. Randomized comparison of enoxaparin, a low-molecular-weight heparin, with unfractionated heparin adjunctive to recombinant tissue plasminogen activator thrombolysis and aspirin: second trial of Heparin and Aspirin Reperfusion Therapy (HART II). Circulation 2001; 104: 648-52.

225. Sinnaeve PR, Alexander JH, Bogaerts K, et al. Efficacy of tenecteplase in combination with enoxaparin, abciximab, or unfractionated heparin: one-year follow-up results of the Assessment of the Safety of a New Thrombolytic-3 (ASSENT-3) randomized trial in acute myocardial infarction. Am Heart J 2004; 147: 993-8.

226. Wallentin L, Goldstein P, Armstrong PW, et al. Efficacy and safety of tenecteplase in combination with the low-molecular-weight heparin enoxaparin or unfractionated heparin in the prehospital setting: the Assessment of the Safety and Efficacy of a New Thrombolytic Regimen (ASSENT)-3 PLUS randomized trial in acute myocardial infarction. Circulation 2003; 108: 135-42.

227. Despotovic N, Loncar G, Nikolic-Despotovic M, Ilic M, Dimkovic S, Miric M. [Application of enoxaparin simultaneously with fibrinolysis in patients with acute myocardial infarction with ST-elevation]. Med Pregl 2009; 62: 13-6.

228. Armstrong PW, Committee WS. A comparison of pharmacologic therapy with/without timely coronary intervention vs. primary percutaneous intervention early after ST-elevation myocardial infarction: the WEST (Which Early ST-elevation myocardial infarction Therapy) study. Eur Heart J 2006; 27: 1530-8.

229. Sinnaeve PR, Huang Y, Bogaerts K, et al. Age, outcomes, and treatment effects of fibrinolytic and antithrombotic combinations: findings from Assessment of the Safety and Efficacy of a New Thrombolytic (ASSENT)-3 and ASSENT-3 PLUS. Am Heart J 2006; 152: 684. e1-9.

230. White HD, Braunwald E, Murphy SA, et al. Enoxaparin vs. unfractionated heparin with fibrinolysis for ST-elevation myocardial infarction in elderly and younger patients: results from ExTRACT-TIMI 25. Eur Heart J 2007; 28: 1066-71.

231. Dubois CL, Belmans A, Granger CB, et al. Outcome of urgent and elective percutaneous coronary interventions after pharmacologic reperfusion with tenecteplase combined with unfractionated heparin, enoxaparin, or abciximab. J Am Coll Cardiol 2003; 42: 1178-85.

232. Welsh RC, Chang W, Goldstein P, et al. Time to treatment and the impact of a physician on prehospital management of acute ST elevation myocardial infarction: insights from the ASSENT-3 PLUS trial. Heart 2005; 91: 1400-6.

233. Tatu-Chitoiu G, Teodorescu C, Dan M, et al. Efficacy and safety of a new streptokinase regimen with enoxaparin in acute myocardial infarction. J Thromb Thrombolysis 2003; 15: 171-9.

234. Yusuf S, Mehta SR, Xie C, et al. Effects of reviparin, a low-molecular-weight heparin, on mortality, reinfarction, and strokes in patients with acute myocardial infarction presenting with ST-segment elevation. JAMA 2005; 293: 427-35.

235. De Luca G, Marino P. Adjunctive benefits from low-molecular-weight heparins as compared to unfractionated heparin among patients with ST-segment elevation myocardial infarction treated with thrombolysis. A meta-analysis of the randomized trials. Am Heart J 2007; 154: 1085. e1-6.

236. Rubboli A, Ottani F, Capecchi A, Brancaleoni R, Galvani M, Swahn E. Low-molecular-weight heparins in conjunction with thrombolysis for ST-elevation acute myocardial infarction. A critical review of the literature. Cardiology 2007; 107: 132-9.

237. Frostfeldt G, Ahlberg G, Gustafsson G, et al. Low molecular weight heparin (dalteparin) as adjuvant treatment of thrombolysis in acute myocardial infarction-a pilot study: biochemical markers in acute coronary syndromes (BIOMACS II). J Am Coll Cardiol 1999; 33: 627-33.

238. Wallentin L, Bergstrand L, Dellborg M, et al. Low molecular weight heparin (dalteparin) compared to unfractionated heparin as an adjunct to rt-PA (alteplase) for improvement of coronary artery patency in acute myocardial infarction-the ASSENT Plus study. Eur Heart J 2003; 24: 897-908.

239. Quinlan DJ, Eikelboom JW. Low-molecular-weight heparin as an adjunct to thrombolysis in ST elevation myocardial infarction. Arch Intern Med 2009; 169: 1163-4.

240. Wang XK, Zhang Y, Yang CM, Wang Y, Liu GY. Use of unfractionated heparin and a low-molecular-weight heparin following thrombolytic therapy for acute ST-segment elevation myocardial infarction. Clin Drug Investig 2006; 26: 341-9.

241. Yusuf S, Mehta SR, Chrolavicius S, et al. Effects of fondaparinux on mortality and reinfarction in patients with acute ST-segment elevation myocardial infarction: the OASIS-6 randomized trial. JAMA 2006; 295: 1519-30.

242. Coussement PK, Bassand JP, Convens C, et al. A synthetic factor-Xa inhibitor (ORG31540/SR9017A) as an adjunct to fibrinolysis in acute myocardial infarction. The PENTALYSE study. Eur Heart J 2001; 22: 1716-24.

243. Peters RJ, Joyner C, Bassand JP, et al. The role of fondaparinux as an adjunct to thrombolytic therapy in acute myocardial infarction: a subgroup analysis of the OASIS-6 trial. Eur Heart J 2008; 29: 324-31.

244. White HD, Aylward PE, Frey MJ, et al. Randomized, double-blind comparison of hirulog versus heparin in patients receiving streptokinase and aspirin for acute myocardial infarction (HERO). Hirulog Early Reperfusion/Occlusion (HERO) Trial Investigators. Circulation 1997; 96: 2155-61.

245. White H. Thrombin-specific anticoagulation with bivalirudin versus heparin in patients receiving fibrinolytic therapy for acute myocardial infarction: the HERO-2 randomised trial. Lancet 2001; 358: 1855-63.

246. Antman EM, McCabe CH, Gurfinkel EP, et al. Enoxaparin prevents death and cardiac ischemic events in unstable angina/non-Q-wave myocardial infarction. Results of the thrombolysis in myocardial infarction (TIMI) 11B trial. Circulation 1999; 100: 1593-601.

247. Campos JV, Juarez Herrera U, Rosas Peralta M, et al. [Decrease of total hemorrhage with reduced doses of enoxaparin in high risk unstable angina. ENHNFAI study. (Enoxaparin vs non-fractionated heparin in unstable angina). Preliminary report]. Arch Cardiol

Mex 2002；72：209-19.
248. Cohen M, Demers C, Gurfinkel EP, et al. A comparison of low-molecular-weight heparin with unfractionated heparin for unstable coronary artery disease. Efficacy and Safety of Subcutaneous Enoxaparin in Non-Q-Wave Coronary Events Study Group. N Engl J Med 1997；337：447-52.
249. Cohen M, Theroux P, Borzak S, et al. Randomized double-blind safety study of enoxaparin versus unfractionated heparin in patients with non-ST-segment elevation acute coronary syndromes treated with tirofiban and aspirin：the ACUTE II study. The Antithrombotic Combination Using Tirofiban and Enoxaparin. Am Heart J 2002；144：470-7.
250. Goodman SG, Cohen M, Bigonzi F, et al. Randomized trial of low molecular weight heparin(enoxaparin)versus unfractionated heparin for unstable coronary artery disease：one-year results of the ESSENCE Study. Efficacy and Safety of Subcutaneous Enoxaparin in Non-Q Wave Coronary Events. J Am Coll Cardiol 2000；36：693-8.
251. Goodman SG, Fitchett D, Armstrong PW, Tan M, Langer A. Randomized evaluation of the safety and efficacy of enoxaparin versus unfractionated heparin in high-risk patients with non-ST-segment elevation acute coronary syndromes receiving the glycoprotein IIb/IIIa inhibitor eptifibatide. Circulation 2003；107：238-44.
252. Malhotra S, Bhargava VK, Grover A, Pandhi P, Sharma YP. A randomized trial to compare the efficacy, safety, cost and platelet aggregation effects of enoxaparin and unfractionated heparin(the ESCAPEU trial). Int J Clin Pharmacol Ther 2001；39：110-5.
253. Antman EM, Cohen M, Radley D, et al. Assessment of the treatment effect of enoxaparin for unstable angina/non-Q-wave myocardial infarction. TIMI 11B-ESSENCE meta-analysis. Circulation 1999；100：1602-8.
254. Antman EM, Cohen M, McCabe C, Goodman SG, Murphy SA, Braunwald E. Enoxaparin is superior to unfractionated heparin for preventing clinical events at 1-year follow-up of TIMI 11B and ESSENCE. Eur Heart J 2002；23：308-14.
255. Magee KD, Sevcik W, Moher D, Rowe BH. Low molecular weight heparins versus unfractionated heparin for acute coronary syndromes. Cochrane Database Syst Rev 2003：CD002132.
256. Petersen JL, Mahaffey KW, Hasselblad V, et al. Efficacy and bleeding complications among patients randomized to enoxaparin or unfractionated heparin for antithrombin therapy in non-ST-Segment elevation acute coronary syndromes：a systematic overview. JAMA 2004；292：89-96.
257. de Lemos JA, Blazing MA, Wiviott SD, et al. Enoxaparin versus unfractionated heparin in patients treated with tirofiban, aspirin and an early conservative initial management strategy：results from the A phase of the A-to-Z trial. Eur Heart J 2004；25：1688-94.
258. Diez JG, Medina HM, Cheong BY, O'Meallie L, Ferguson JJ. Safety of enoxaparin versus unfractionated heparin during percutaneous coronary intervention. Tex Heart Inst J 2009；36：98-103.
259. Fitchett DH, Langer A, Armstrong PW, Tan M, Mendelsohn A, Goodman SG. Randomized evaluation of the efficacy of enoxaparin versus unfractionated heparin in high-risk patients with non-ST-segment elevation acute coronary syndromes receiving the glycoprotein IIb/IIIa inhibitor eptifibatide. Long-term results of the Integrilin and Enoxaparin Randomized Assessment of Acute Coronary Syndrome Treatment(INTERACT)trial. Am Heart J 2006；151：373-9.
260. Fox KA, Antman EM, Cohen M, Bigonzi F. Comparison of enoxaparin versus unfractionated heparin in patients with unstable angina pectoris/non-ST-segment elevation acute myocardial infarction having subsequent percutaneous coronary intervention. Am J Cardiol 2002；90：477-82.
261. Goodman SG, Barr A, Sobtchouk A, et al. Low molecular weight heparin decreases rebound ischemia in unstable angina or non-Q-wave myocardial infarction：the Canadian ESSENCE ST segment monitoring substudy. J Am Coll Cardiol 2000；36：1507-13.
262. Spinler SA, Inverso SM, Cohen M, Goodman SG, Stringer KA, Antman EM. Safety and efficacy of unfractionated heparin versus enoxaparin in patients who are obese and patients with severe renal impairment：analysis from the ESSENCE and TIMI 11B studies. Am Heart J 2003；146：33-41.
263. Heer T, Juenger C, Gitt AK, et al. Efficacy and safety of optimized antithrombotic therapy with aspirin, clopidogrel and enoxaparin in patients with non-ST segment elevation acute coronary syndromes in clinical practice. J Thromb Thrombolysis 2009；28：325-32.
264. Klein W, Kraxner W, Hodl R, et al. Patterns of use of heparins in ACS. Correlates and hospital outcomes：the Global Registry of Acute Coronary Events(GRACE). Thromb Haemost 2003；90：519-27.
265. Santopinto J, Gurfinkel EP, Torres V, et al. Prior aspirin users with acute non-ST-elevation coronary syndromes are at increased risk of cardiac events and benefit from enoxaparin. Am Heart J 2001；141：566-72.
266. Blazing MA, de Lemos JA, White HD, et al. Safety and efficacy of enoxaparin vs unfractionated heparin in patients with non-ST-segment elevation acute coronary syndromes who receive tirofiban and aspirin：a randomized controlled trial. JAMA 2004；292：55-64.
267. Ferguson JJ, Califf RM, Antman EM, et al. Enoxaparin vs unfractionated heparin in high-risk patients with non-ST-segment elevation acute coronary syndromes managed with an intended early invasive strategy：primary results of the SYNERGY randomized trial. JAMA 2004；292：45-54.
268. Mahaffey KW, Ferguson JJ. Exploring the role of enoxaparin in the management of high-risk patients with non-ST-elevation acute coronary syndromes：the SYNERGY trial. Am Heart J 2005；149：S81-90.
269. Mitrovska S, Jovanova S. Low-molecular weight heparin enoxaparin in the treatment of acute coronary syndromes without ST segment elevation. Bratisl Lek Listy 2009；110：45-8.
270. Eikelboom JW, Anand SS, Malmberg K, Weitz JI, Ginsberg JS, Yusuf S. Unfractionated heparin and low-molecular-weight heparin in acute coronary syndrome without ST elevation：a meta-analysis. Lancet 2000；355：1936-42.
271. Le Nguyen MT, Spencer FA. Low molecular weight heparin and unfractionated heparin in the early pharmacologic management of acute coronary syndromes：a meta-analysis of randomized clinical trials. J Thromb Thrombolysis 2001；12：289-95.
272. Berkowitz SD, Stinnett S, Cohen M, Fromell GJ, Bigonzi F. Prospective comparison of hemorrhagic complications after treatment with enoxaparin versus unfractionated heparin for unstable angina pectoris or non-ST-segment elevation acute myocardial infarction. Am J Cardiol 2001；88：1230-4.
273. Bhatt DL, Lee BI, Casterella PJ, et al. Safety of concomitant therapy with eptifibatide and enoxaparin in patients undergoing percutaneous coronary intervention：results of the Coronary Revascularization Using Integrilin and Single bolus Enoxaparin Study. J Am Coll Cardiol 2003；41：20-5.
274. Denardo SJ, Davis KE, Tcheng JE. Effectiveness and safety of reduced-dose enoxaparin in non-ST-segment elevation acute coronary syndrome followed by antiplatelet therapy alone for percutaneous coronary intervention. Am J Cardiol 2007；100：1376-82.
275. Ferguson JJ, Antman EM, Bates ER, et al. Combining enoxaparin and glycoprotein IIb/IIIa antagonists for the treatment of acute coronary syndromes：final results of the National Investigators Collaborating on Enoxaparin-3(NICE-3)study. Am Heart J 2003；146：628-34.
276. Khoobiar S, Mejevoi N, Kaid K, et al. Primary percutaneous coronary intervention for ST-elevation myocardial infarction using an intravenous and subcutaneous enoxaparin low molecular weight heparin regimen. J Thromb Thrombolysis 2008；26：85-90.
277. Lopes RD, Alexander KP, Marcucci G, et al. Outcomes in elderly patients with acute coronary syndromes randomized to enoxapar-

278. White HD, Kleiman NS, Mahaffey KW, et al. Efficacy and safety of enoxaparin compared with unfractionated heparin in high-risk patients with non-ST-segment elevation acute coronary syndrome undergoing percutaneous coronary intervention in the Superior Yield of the New Strategy of Enoxaparin, Revascularization and Glycoprotein IIb/IIIa Inhibitors(SYNERGY)trial. Am Heart J 2006；152：1042-50.
279. Chen JL, Chen J, Qiao SB, et al. A randomized comparative study of using enoxaparin instead of unfractionated heparin in the intervention treatment of coronary heart disease. Chin Med J(Engl) 2006；119：355-9.
280. Cohen M, Mahaffey KW, Pieper K, et al. A subgroup analysis of the impact of prerandomization antithrombin therapy on outcomes in the SYNERGY trial：enoxaparin versus unfractionated heparin in non-ST-segment elevation acute coronary syndromes. J Am Coll Cardiol 2006；48：1346-54.
281. Collet JP, Montalescot G, Lison L, et al. Percutaneous coronary intervention after subcutaneous enoxaparin pretreatment in patients with unstable angina pectoris. Circulation 2001；103：658-63.
282. Mahaffey KW, Yang Q, Pieper KS, et al. Prediction of one-year survival in high-risk patients with acute coronary syndromes：results from the SYNERGY trial. J Gen Intern Med 2008；23：310-6.
283. Tricoci P, Lokhnygina Y, Berdan LG, et al. Time to coronary angiography and outcomes among patients with high-risk non ST-segment elevation acute coronary syndromes：results from the SYNERGY trial. Circulation 2007；116：2669-77.
284. Yusuf S, Mehta SR, Chrolavicius S, et al. Comparison of fondaparinux and enoxaparin in acute coronary syndromes. N Engl J Med 2006；354：1464-76.
285. Fox KA, Bassand JP, Mehta SR, et al. Influence of renal function on the efficacy and safety of fondaparinux relative to enoxaparin in non ST-segment elevation acute coronary syndromes. Ann Intern Med 2007；147：304-10.
286. Jolly SS, Faxon DP, Fox KA, et al. Efficacy and safety of fondaparinux versus enoxaparin in patients with acute coronary syndromes treated with glycoprotein IIb/IIIa inhibitors or thienopyridines：results from the OASIS 5(Fifth Organization to Assess Strategies in Ischemic Syndromes)trial. J Am Coll Cardiol 2009；54：468-76.
287. Mehta SR, Boden WE, Eikelboom JW, et al. Antithrombotic therapy with fondaparinux in relation to interventional management strategy in patients with ST- and non-ST-segment elevation acute coronary syndromes：an individual patient-level combined analysis of the Fifth and Sixth Organization to Assess Strategies in Ischemic Syndromes(OASIS 5 and 6)randomized trials. Circulation 2008；118：2038-46.
288. Budaj A, Eikelboom JW, Mehta SR, et al. Improving clinical outcomes by reducing bleeding in patients with non-ST-elevation acute coronary syndromes. Eur Heart J 2009；30：655-61.
289. Simoons ML, Bobbink IW, Boland J, et al. A dose-finding study of fondaparinux in patients with non-ST-segment elevation acute coronary syndromes：the Pentasaccharide in Unstable Angina(PENTUA)Study. J Am Coll Cardiol 2004；43：2183-90.
290. Joyner CD, Peters RJ, Afzal R, et al. Fondaparinux compared to enoxaparin in patients with acute coronary syndromes without ST-segment elevation：outcomes and treatment effect across different levels of risk. Am Heart J 2009；157：502-8.
291. Mehta SR, Granger CB, Eikelboom JW, et al. Efficacy and safety of fondaparinux versus enoxaparin in patients with acute coronary syndromes undergoing percutaneous coronary intervention：results from the OASIS-5 trial. J Am Coll Cardiol 2007；50：1742-51.
292. Mehta SR, Steg PG, Granger CB, et al. Randomized, blinded trial comparing fondaparinux with unfractionated heparin in patients undergoing contemporary percutaneous coronary intervention：Arixtra Study in Percutaneous Coronary Intervention：a Randomized Evaluation(ASPIRE)Pilot Trial. Circulation 2005；111：1390-7.
293. Antman EM, McCabe CH, Braunwald E. Bivalirudin as a replacement for unfractionated heparin in unstable angina/non-ST-elevation myocardial infarction：observations from the TIMI 8 trial. The Thrombolysis in Myocardial Infarction. Am Heart J 2002；143：229-34.
294. Bittl JA, Strony J, Brinker JA, et al. Treatment with bivalirudin(Hirulog)as compared with heparin during coronary angioplasty for unstable or postinfarction angina. Hirulog Angioplasty Study Investigators. N Engl J Med 1995；333：764-9.
295. Lincoff AM, Bittl JA, Harrington RA, et al. Bivalirudin and provisional glycoprotein IIb/IIIa blockade compared with heparin and planned glycoprotein IIb/IIIa blockade during percutaneous coronary intervention：REPLACE-2 randomized trial. JAMA 2003；289：853-63.
296. Lincoff AM, Bittl JA, Kleiman NS, et al. Comparison of bivalirudin versus heparin during percutaneous coronary intervention(the Randomized Evaluation of PCI Linking Angiomax to Reduced Clinical Events[REPLACE]-1 trial). Am J Cardiol 2004；93：1092-6.
297. Lincoff AM, Kleiman NS, Kereiakes DJ, et al. Long-term efficacy of bivalirudin and provisional glycoprotein IIb/IIIa blockade vs heparin and planned glycoprotein IIb/IIIa blockade during percutaneous coronary revascularization：REPLACE-2 randomized trial. JAMA 2004；292：696-703.
298. Stone GW, McLaurin BT, Cox DA, et al. Bivalirudin for patients with acute coronary syndromes. N Engl J Med 2006；355：2203-16.
299. Feit F, Manoukian SV, Ebrahimi R, et al. Safety and efficacy of bivalirudin monotherapy in patients with diabetes mellitus and acute coronary syndromes：a report from the ACUITY(Acute Catheterization and Urgent Intervention Triage Strategy)trial. J Am Coll Cardiol 2008；51：1645-52.
300. Feldman DN, Wong SC, Gade CL, Gidseg DS, Bergman G, Minutello RM. Impact of bivalirudin on outcomes after percutaneous coronary revascularization with drug-eluting stents. Am Heart J 2007；154：695-701.
301. Feldman DN, Wong SC, Bergman G, Minutello RM. Frequency and outcomes of provisional glycoprotein IIb/IIIa blockade in patients receiving bivalirudin during percutaneous coronary intervention. J Invasive Cardiol 2009；21：258-63.
302. Lansky AJ, Mehran R, Cristea E, et al. Impact of gender and antithrombin strategy on early and late clinical outcomes in patients with non-ST-elevation acute coronary syndromes(from the ACUITY trial). Am J Cardiol 2009；103：1196-203.
303. Lopes RD, Alexander KP, Manoukian SV, et al. Advanced age, antithrombotic strategy, and bleeding in non-ST-segment elevation acute coronary syndromes：results from the ACUITY(Acute Catheterization and Urgent Intervention Triage Strategy)trial. J Am Coll Cardiol 2009；53：1021-30.
304. Matar F, Donoghue C, Rossi P, et al. Angiographic and clinical outcomes of bivalirudin versus heparin in patients with acute coronary syndrome undergoing percutaneous coronary intervention. Can J Cardiol 2006；22：1139-45.
305. Stone GW, Ware JH, Bertrand ME, et al. Antithrombotic strategies in patients with acute coronary syndromes undergoing early invasive management：one-year results from the ACUITY trial. JAMA 2007；298：2497-506.
306. Stone GW, White HD, Ohman EM, et al. Bivalirudin in patients with acute coronary syndromes undergoing percutaneous coronary intervention：a subgroup analysis from the Acute Catheterization and Urgent Intervention Triage strategy(ACUITY)trial. Lancet 2007；369：907-19.
307. White HD, Chew DP, Hoekstra JW, et al. Safety and efficacy of switching from either unfractionated heparin or enoxaparin to bivalirudin in patients with non-ST-segment elevation acute coronary syndromes managed with an invasive strategy：results from the ACUITY(Acute Catheterization and Urgent Interven-

tion Triage strategY)trial. J Am Coll Cardiol 2008；51：1734-41.
308. White HD, Ohman EM, Lincoff AM, et al. Safety and efficacy of bivalirudin with and without glycoprotein IIb/IIIa inhibitors in patients with acute coronary syndromes undergoing percutaneous coronary intervention 1-year results from the ACUITY(Acute Catheterization and Urgent Intervention Triage strategY)trial. J Am Coll Cardiol 2008；52：807-14.
309. De Luca G, Cassetti E, Verdoia M, Marino P. Bivalirudin as compared to unfractionated heparin among patients undergoing coronary angioplasty：A meta-analyis of randomised trials. Thromb Haemost 2009；102：428-36.
310. Exaire JE, Butman SM, Ebrahimi R, et al. Provisional glycoprotein IIb/IIIa blockade in a randomized investigation of bivalirudin versus heparin plus planned glycoprotein IIb/IIIa inhibition during percutaneous coronary intervention：predictors and outcome in the Randomized Evaluation in Percutaneous coronary intervention Linking Angiomax to Reduced Clinical Events(REPLACE)-2 trial. Am Heart J 2006；152：157-63.
311. Gibson CM, Morrow DA, Murphy SA, et al. A randomized trial to evaluate the relative protection against post-percutaneous coronary intervention microvascular dysfunction, ischemia, and inflammation among antiplatelet and antithrombotic agents：the PROTECT-TIMI-30 trial. J Am Coll Cardiol 2006；47：2364-73.
312. Gibson CM, Ten Y, Murphy SA, et al. Association of prerandomization anticoagulant switching with bleeding in the setting of percutaneous coronary intervention(A REPLACE-2 analysis). Am J Cardiol 2007；99：1687-90.
313. Kastrati A, Neumann FJ, Mehilli J, et al. Bivalirudin versus unfractionated heparin during percutaneous coronary intervention. N Engl J Med 2008；359：688-96.
314. Kong DF, Topol EJ, Bittl JA, et al. Clinical outcomes of bivalirudin for ischemic heart disease. Circulation 1999；100：2049-53.
315. Lincoff AM, Steinhubl SR, Manoukian SV, et al. Influence of timing of clopidogrel treatment on the efficacy and safety of bivalirudin in patients with non-ST-segment elevation acute coronary syndromes undergoing percutaneous coronary intervention：an analysis of the ACUITY(Acute Catheterization and Urgent Intervention Triage strategY)trial. JACC Cardiovasc Interv 2008；1：639-48.
316. Singh S, Molnar J, Arora R. Efficacy and safety of bivalirudin versus heparins in reduction of cardiac outcomes in acute coronary syndrome and percutaneous coronary interventions. J Cardiovasc Pharmacol Ther 2007；12：283-91.
317. Rajagopal V, Lincoff AM, Cohen DJ, et al. Outcomes of patients with acute coronary syndromes who are treated with bivalirudin during percutaneous coronary intervention：an analysis from the Randomized Evaluation in PCI Linking Angiomax to Reduced Clinical Events(REPLACE-2)trial. Am Heart J 2006；152：149-54.
318. Steinberg DH, Shah P, Kinnaird T, et al. Bleeding risk and outcomes of Bivalirudin versus Glycoprotein IIb/IIIa inhibitors with targeted low-dose unfractionated Heparin in patients having percutaneous coronary intervention for either stable or unstable angina pectoris. Am J Cardiol 2008；102：160-4.
319. Miller CD, Blomkalns AL, Gersh BJ, et al. Safety and efficacy of bivalirudin in high-risk patients admitted through the emergency department. Acad Emerg Med 2009；16：717-25.
320. Direct thrombin inhibitors in acute coronary syndromes：principal results of a meta-analysis based on individual patients' data. Lancet 2002；359：294-302.
321. Kastrati A, Neumann FJ, Schulz S, et al. Abciximab and heparin versus bivalirudin for non-ST-elevation myocardial infarction. N Engl J Med 2011；365：1980-9.
322. Ndrepepa G, Neumann FJ, Deliargyris EN, et al. Bivalirudin versus heparin plus a glycoprotein IIb/IIIa inhibitor in patients with non-ST-segment elevation myocardial infarction undergoing percutaneous coronary intervention after clopidogrel pretreatment：pooled analysis from the ACUITY and ISAR-REACT 4 trials. Circ Cardiovasc Interv 2012；5：705-12.
323. Schulz S, Kastrati A, Ferenc M, et al. One-year outcomes with abciximab and unfractionated heparin versus bivalirudin during percutaneous coronary interventions in patients with non-ST-segment elevation myocardial infarction：updated results from the ISAR-REACT 4 trial. EuroIntervention 2013；9：430-6.
324. A comparison of aspirin plus tirofiban with aspirin plus heparin for unstable angina. Platelet Receptor Inhibition in Ischemic Syndrome Management(PRISM)Study Investigators. N Engl J Med 1998；338：1498-505.
325. Inhibition of the platelet glycoprotein IIb/IIIa receptor with tirofiban in unstable angina and non-Q-wave myocardial infarction. Platelet Receptor Inhibition in Ischemic Syndrome Management in Patients Limited by Unstable Signs and Symptoms(PRISM-PLUS)Study Investigators. N Engl J Med 1998；338：1488-97.
326. Randomised placebo-controlled trial of abciximab before and during coronary intervention in refractory unstable angina：the CAPTURE Study. Lancet 1997；349：1429-35.
327. Bosch X, Marrugat J. Platelet glycoprotein IIb/IIIa blockers for percutaneous coronary revascularization, and unstable angina and non-ST-segment elevation myocardial infarction. Cochrane Database Syst Rev 2001：CD002130.
328. Boersma E, Harrington RA, Moliterno DJ, et al. Platelet glycoprotein IIb/IIIa inhibitors in acute coronary syndromes：a meta-analysis of all major randomised clinical trials. Lancet 2002；359：189-98.
329. De Luca G, Suryapranata H, Stone GW, et al. Abciximab as adjunctive therapy to reperfusion in acute ST-segment elevation myocardial infarction：a meta-analysis of randomized trials. JAMA 2005；293：1759-65.
330. Kandzari DE, Hasselblad V, Tcheng JE, et al. Improved clinical outcomes with abciximab therapy in acute myocardial infarction：a systematic overview of randomized clinical trials. Am Heart J 2004；147：457-62.
331. Montalescot G, Barragan P, Wittenberg O, et al. Platelet glycoprotein IIb/IIIa inhibition with coronary stenting for acute myocardial infarction. N Engl J Med 2001；344：1895-903.
332. Ndrepepa G, Kastrati A, Mehilli J, et al. One-year clinical outcomes with abciximab vs. placebo in patients with non-ST-segment elevation acute coronary syndromes undergoing percutaneous coronary intervention after pre-treatment with clopidogrel：results of the ISAR-REACT 2 randomized trial. Eur Heart J 2008；29：455-61.
333. Van't Hof AW, Ten Berg J, Heestermans T, et al. Prehospital initiation of tirofiban in patients with ST-elevation myocardial infarction undergoing primary angioplasty(On-TIME 2)：a multicentre, double-blind, randomised controlled trial. Lancet 2008；372：537-46.
334. De Luca G, Gibson CM, Bellandi F, et al. Early glycoprotein IIb-IIIa inhibitors in primary angioplasty(EGYPT)cooperation：an individual patient data meta-analysis. Heart 2008；94：1548-58.
335. Kastrati A, Mehilli J, Neumann FJ, et al. Abciximab in patients with acute coronary syndromes undergoing percutaneous coronary intervention after clopidogrel pretreatment：the ISAR-REACT 2 randomized trial. JAMA 2006；295：1531-8.
336. Dobrzycki S, Kralisz P, Nowak K, et al. Transfer with GP IIb/IIIa inhibitor tirofiban for primary percutaneous coronary intervention vs. on-site thrombolysis in patients with ST-elevation myocardial infarction(STEMI)：a randomized open-label study for patients admitted to community hospitals. Eur Heart J 2007；28：2438-48.
337. Thiele H, Engelmann L, Elsner K, et al. Comparison of pre-hospital combination-fibrinolysis plus conventional care with pre-hospital combination-fibrinolysis plus facilitated percutaneous coronary intervention in acute myocardial infarction. Eur Heart J 2005；26：1956-63.
338. Bellandi F, Maioli M, Leoncini M, Toso A, Dabizzi RP. Early abciximab administration in acute myocardial infarction treated with primary coronary intervention. Int J Cardiol 2006；108：36-42.
339. Bolognese L, Falsini G, Liistro F, et al. Randomized comparison of upstream tirofiban versus downstream high bolus dose tirofiban or

abciximab on tissue-level perfusion and troponin release in high-risk acute coronary syndromes treated with percutaneous coronary interventions: the EVEREST trial. J Am Coll Cardiol 2006; 47: 522-8.
340. Cutlip DE, Ricciardi MJ, Ling FS, et al. Effect of tirofiban before primary angioplasty on initial coronary flow and early ST-segment resolution in patients with acute myocardial infarction. Am J Cardiol 2003; 92: 977-80.
341. De Luca G, Michael Gibson C, Bellandi F, et al. Benefits of pharmacological facilitation with glycoprotein IIb-IIIa inhibitors in diabetic patients undergoing primary angioplasty for STEMI. A subanalysis of the EGYPT cooperation. J Thromb Thrombolysis 2009; 28: 288-98.
342. Dieker HJ, van Horssen EV, Hersbach FM, et al. Transport for abciximab facilitated primary angioplasty versus on-site thrombolysis with a liberal rescue policy: the randomised Holland Infarction Study (HIS). J Thromb Thrombolysis 2006; 22: 39-45.
343. Emre A, Ucer E, Yesilcimen K, et al. Impact of early tirofiban administration on myocardial salvage in patients with acute myocardial infarction undergoing infarct-related artery stenting. Cardiology 2006; 106: 264-9.
344. Gabriel HM, Oliveira JA, da Silva PC, da Costa JM, da Cunha JA. Early administration of abciximab bolus in the emergency department improves angiographic outcome after primary PCI as assessed by TIMI frame count: results of the early ReoPro administration in myocardial infarction (ERAMI) trial. Catheter Cardiovasc Interv 2006; 68: 218-24.
345. Gibson CM, Kirtane AJ, Murphy SA, et al. Early initiation of eptifibatide in the emergency department before primary percutaneous coronary intervention for ST-segment elevation myocardial infarction: results of the Time to Integrilin Therapy in Acute Myocardial Infarction (TITAN)-TIMI 34 trial. Am Heart J 2006; 152: 668-75.
346. Gyongyosi M, Domanovits H, Benzer W, et al. Use of abciximab prior to primary angioplasty in STEMI results in early recanalization of the infarct-related artery and improved myocardial tissue reperfusion - results of the Austrian multi-centre randomized ReoPro-BRIDGING Study. Eur Heart J 2004; 25: 2125-33.
347. Lee DP, Herity NA, Hiatt BL, et al. Adjunctive platelet glycoprotein IIb/IIIa receptor inhibition with tirofiban before primary angioplasty improves angiographic outcomes: results of the TIrofiban Given in the Emergency Room before Primary Angioplasty (TIGER-PA) pilot trial. Circulation 2003; 107: 1497-501.
348. Maioli M, Bellandi F, Leoncini M, Toso A, Dabizzi RP. Randomized early versus late abciximab in acute myocardial infarction treated with primary coronary intervention (RELAx-AMI Trial). J Am Coll Cardiol 2007; 49: 1517-24.
349. Rakowski T, Zalewski J, Legutko J, et al. Early abciximab administration before primary percutaneous coronary intervention improves infarct-related artery patency and left ventricular function in high-risk patients with anterior wall myocardial infarction: a randomized study. Am Heart J 2007; 153: 360-5.
350. Thiele H, Scholz M, Engelmann L, et al. ST-segment recovery and prognosis in patients with ST-elevation myocardial infarction reperfused by prehospital combination fibrinolysis, prehospital initiated facilitated percutaneous coronary intervention, or primary percutaneous coronary intervention. Am J Cardiol 2006; 98: 1132-9.
351. van't Hof AW, de Vries ST, Dambrink JH, et al. A comparison of two invasive strategies in patients with non-ST elevation acute coronary syndromes: results of the Early or Late Intervention in unStable Angina (ELISA) pilot study. 2b/3a upstream therapy and acute coronary syndromes. Eur Heart J 2003; 24: 1401-5.
352. Xu L, Yang XC, Wang LF, et al. [Effect of pre-angiography use of tirofiban in patients with acute ST-elevation myocardial infarction treated by primary percutaneous coronary intervention]. Zhonghua Xin Xue Guan Bing Za Zhi 2006; 34: 983-6.
353. Zeymer U, Zahn R, Schiele R, et al. Early eptifibatide improves TIMI 3 patency before primary percutaneous coronary intervention for acute ST elevation myocardial infarction: results of the randomized integrilin in acute myocardial infarction (INTAMI) pilot trial. Eur Heart J 2005; 26: 1971-7.
354. Dery JP, Campbell ME, Mathias J, et al. Complementary effects of thienopyridine pretreatment and platelet glycoprotein IIb/IIIa integrin blockade with eptifibatide in coronary stent intervention: results from the ESPRIT trial. Catheter Cardiovasc Interv 2007; 70: 43-50.
355. Greenbaum AB, Harrington RA, Hudson MP, et al. Therapeutic value of eptifibatide at community hospitals transferring patients to tertiary referral centers early after admission for acute coronary syndromes. PURSUIT Investigators. J Am Coll Cardiol 2001; 37: 492-8.
356. Hassan AK, Liem SS, van der Kley F, et al. In-ambulance abciximab administration in STEMI patients prior to primary PCI is associated with smaller infarct size, improved LV function and lower incidence of heart failure: results from the Leiden MISSION! acute myocardial infarction treatment optimization program. Catheter Cardiovasc Interv 2009; 74: 335-43.
357. Heestermans AA, Van Werkum JW, Hamm C, et al. Marked reduction of early stent thrombosis with pre-hospital initiation of high-dose Tirofiban in ST-segment elevation myocardial infarction. J Thromb Haemost 2009; 7: 1612-8.
358. Dobrzycki S, Mezynski G, Kralisz P, et al. Is transport with platelet GP IIb/IIIa inhibition for primary percutaneous coronary intervention more efficient than on-site thrombolysis in patients with STEMI admitted to community hospitals? Randomised study. Early results. Kardiol Pol 2006; 64: 793-9; discussion 800-1.
359. Godicke J, Flather M, Noc M, et al. Early versus periprocedural administration of abciximab for primary angioplasty: a pooled analysis of 6 studies. Am Heart J 2005; 150: 1015.
360. Beeres SL, Oemrawsingh PV, Warda HM, et al. Early administration of abciximab in patients with acute myocardial infarction improves angiographic and clinical outcome after primary angioplasty. Catheter Cardiovasc Interv 2005; 65: 478-83.
361. Theroux P, Alexander J, Jr., Dupuis J, et al. Upstream use of tirofiban in patients admitted for an acute coronary syndrome in hospitals with or without facilities for invasive management. PRISM-PLUS Investigators. Am J Cardiol 2001; 87: 375-80.
362. Peterson ED, Pollack CV, Jr., Roe MT, et al. Early use of glycoprotein IIb/IIIa inhibitors in non-ST-elevation acute myocardial infarction: observations from the National Registry of Myocardial Infarction 4. J Am Coll Cardiol 2003; 42: 45-53.
363. Dudek D, Rakowski T, El Massri N, et al. Patency of infarct related artery after pharmacological reperfusion during transfer to primary percutaneous coronary intervention influences left ventricular function and one-year clinical outcome. Int J Cardiol 2008; 124: 326-31.
364. Rakowski T, Siudak Z, Dziewierz A, et al. Early abciximab administration before transfer for primary percutaneous coronary interventions for ST-elevation myocardial infarction reduces 1-year mortality in patients with high-risk profile. Results from EUROTRANSFER registry. Am Heart J 2009; 158: 569-75.
365. Gurbel PA, Galbut B, Bliden KP, et al. Effect of eptifibatide for acute coronary syndromes: rapid versus late administration–therapeutic yield on platelets (The EARLY Platelet Substudy). J Thromb Thrombolysis 2002; 14: 213-9.
366. Kastrati A, Mehilli J, Schlotterbeck K, et al. Early administration of reteplase plus abciximab vs abciximab alone in patients with acute myocardial infarction referred for percutaneous coronary intervention: a randomized controlled trial. JAMA 2004; 291: 947-54.
367. Keeley EC, Boura JA, Grines CL. Comparison of primary and facilitated percutaneous coronary interventions for ST-elevation myocardial infarction: quantitative review of randomised trials. Lancet 2006; 367: 579-88.
368. Stone GW, Grines CL, Cox DA, et al. Comparison of angioplasty with stenting, with or without abciximab, in acute myocardial infarction. N Engl J Med 2002; 346: 957-66.
369. van't Hof AW, Ernst N, de Boer MJ, et al. Facilitation of primary

coronary angioplasty by early start of a glycoprotein 2b/3a inhibitor: results of the ongoing tirofiban in myocardial infarction evaluation(On-TIME)trial. Eur Heart J 2004；25：837-46.
370. Leoncini M, Toso A, Maioli M, et al. Effects of tirofiban plus clopidogrel versus clopidogrel plus provisional abciximab on biomarkers of myocardial necrosis in patients with non-ST-elevation acute coronary syndromes treated with early aggressive approach. Results of the CLOpidogrel, upstream TIrofiban, in cath Lab Downstream Abciximab(CLOTILDA)study. Am Heart J 2005；150：401.
371. Pels K, Schroder J, Witzenbichler B, et al. Prehospital versus periprocedural abciximab in ST-elevation myocardial infarction treated by percutaneous coronary intervention. Eur J Emerg Med 2008；15：324-9.
372. Roe MT, Christenson RH, Ohman EM, et al. A randomized, placebo-controlled trial of early eptifibatide for non-ST-segment elevation acute coronary syndromes. Am Heart J 2003；146：993-8.
373. Svensson L, Aasa M, Dellborg M, et al. Comparison of very early treatment with either fibrinolysis or percutaneous coronary intervention facilitated with abciximab with respect to ST recovery and infarct-related artery epicardial flow in patients with acute ST-segment elevation myocardial infarction: the Swedish Early Decision(SWEDES)reperfusion trial. Am Heart J 2006；151：798. e1-7.
374. Hoekstra JW, Roe MT, Peterson ED, et al. Early glycoprotein IIb/IIIa inhibitor use for non-ST-segment elevation acute coronary syndrome: patient selection and associated treatment patterns. Acad Emerg Med 2005；12：431-8.
375. Tricoci P, Peterson ED, Chen AY, et al. Timing of glycoprotein IIb/IIIa inhibitor use and outcomes among patients with non-ST-segment elevation myocardial infarction undergoing percutaneous coronary intervention(results from CRUSADE). Am J Cardiol 2007；99：1389-93.
376. Brener SJ, Zeymer U, Adgey AA, et al. Eptifibatide and low-dose tissue plasminogen activator in acute myocardial infarction: the integrilin and low-dose thrombolysis in acute myocardial infarction (INTRO AMI)trial. J Am Coll Cardiol 2002；39：377-86.
377. Stone GW, Witzenbichler B, Guagliumi G, et al. Bivalirudin during primary PCI in acute myocardial infarction. N Engl J Med 2008；358：2218-30.
378. Ellis SG, Tendera M, de Belder MA, et al. Facilitated PCI in patients with ST-elevation myocardial infarction. N Engl J Med 2008；358：2205-17.
379. Giugliano RP, White JA, Bode C, et al. Early versus delayed, provisional eptifibatide in acute coronary syndromes. N Engl J Med 2009；360：2176-90.
380. Pannu R, Andraws R. Effects of glycoprotein IIb/IIIa inhibitors in patients undergoing percutaneous coronary intervention after pretreatment with clopidogrel: a meta-analysis of randomized trials. Crit Pathw Cardiol 2008；7：5-10.
381. Simoons ML. Effect of glycoprotein IIb/IIIa receptor blocker abciximab on outcome in patients with acute coronary syndromes without early coronary revascularisation: the GUSTO IV-ACS randomised trial. Lancet 2001；357：1915-24.
382. Stone GW, Bertrand ME, Moses JW, et al. Routine upstream initiation vs deferred selective use of glycoprotein IIb/IIIa inhibitors in acute coronary syndromes: the ACUITY Timing trial. JAMA 2007；297：591-602.
383. Nakagawa Y, Nobuyoshi M, Yamaguchi T, et al. Efficacy of abciximab for patients undergoing balloon angioplasty: data from Japanese evaluation of c7E3 Fab for elective and primary PCI organization in randomized trial(JEPPORT). Circ J 2009；73：145-51.
384. Castaigne AD, Hervé C, Duval-Moulin AM, et al. Prehospital use of APSAC: results of a placebo-controlled study. Am J Cardiol 1989；64：30A-3A；discussion 41A-2A.
385. Schofer J, Büttner J, Geng G, et al. Prehospital thrombolysis in acute myocardial infarction. Am J Cardiol 1990；66：1429-33.
386. Weaver WD, Cerqueira M, Hallstrom AP, et al. Prehospital-initiated vs hospital-initiated thrombolytic therapy. The Myocardial Infarction Triage and Intervention Trial. JAMA 1993；270：1211-6.
387. Zeymer U, Arntz HR, Dirks B, et al. Reperfusion rate and inhospital mortality of patients with ST segment elevation myocardial infarction diagnosed already in the prehospital phase: results of the German Prehospital Myocardial Infarction Registry(PREMIR). Resuscitation 2009；80：402-6.
388. Bonnefoy E, Lapostolle F, Leizorovicz A, et al. Primary angioplasty versus prehospital fibrinolysis in acute myocardial infarction: a randomised study. Lancet 2002；360：825-9.
389. Thiele H, Eitel I, Meinberg C, et al. Randomized comparison of prehospital-initiated facilitated percutaneous coronary intervention versus primary percutaneous coronary intervention in acute myocardial infarction very early after symptom onset: the LIPSIA-STEMI trial(Leipzig immediate prehospital facilitated angioplasty in ST-segment myocardial infarction). JACC Cardiovasc Interv 2011；4：605-14.
390. Armstrong PW, Gershlick AH, Goldstein P, et al. Fibrinolysis or primary PCI in ST-segment elevation myocardial infarction. N Engl J Med 2013；368：1379-87.
391. Sinnaeve PR, Armstrong PW, Gershlick AH, et al. ST-segment-elevation myocardial infarction patients randomized to a pharmaco-invasive strategy or primary percutaneous coronary intervention: Strategic Reperfusion Early After Myocardial Infarction (STREAM)1-year mortality follow-up. Circulation 2014；130：1139-45.
392. Westerhout CM, Bonnefoy E, Welsh RC, Steg PG, Boutitie F, Armstrong PW. The influence of time from symptom onset and reperfusion strategy on 1-year survival in ST-elevation myocardial infarction: a pooled analysis of an early fibrinolytic strategy versus primary percutaneous coronary intervention from CAPTIM and WEST. Am Heart J 2011；161：283-90.
393. Bonnefoy E, Steg PG, Boutitie F, et al. Comparison of primary angioplasty and pre-hospital fibrinolysis in acute myocardial infarction(CAPTIM)trial: a 5-year follow-up. Eur Heart J 2009；30：1598-606.
394. Steg PG, Bonnefoy E, Chabaud S, et al. Impact of time to treatment on mortality after prehospital fibrinolysis or primary angioplasty: data from the CAPTIM randomized clinical trial. Circulation 2003；108：2851-6.
395. Widimský P, Budesínský T, Voráč D, et al. Long distance transport for primary angioplasty vs immediate thrombolysis in acute myocardial infarction. Final results of the randomized national multicentre trial–PRAGUE-2. Eur Heart J 2003；24：94-104.
396. Tarantini G, Razzolini R, Napodano M, Bilato C, Ramondo A, Iliceto S. Acceptable reperfusion delay to prefer primary angioplasty over fibrin-specific thrombolytic therapy is affected(mainly)by the patient's mortality risk: 1 h does not fit all. Eur Heart J 2010；31：676-83.
397. Widimsky P. Primary angioplasty vs. thrombolysis: the end of the controversy? Eur Heart J 2010；31：634-6.
398. Pinto DS, Kirtane AJ, Nallamothu BK, et al. Hospital delays in reperfusion for ST-elevation myocardial infarction: implications when selecting a reperfusion strategy. Circulation 2006；114：2019-25.
399. Pinto DS, Frederick PD, Chakrabarti AK, et al. Benefit of transferring ST-segment-elevation myocardial infarction patients for percutaneous coronary intervention compared with administration of onsite fibrinolytic declines as delays increase. Circulation 2011；124：2512-21.
400. Andersen HR, Nielsen TT, Rasmussen K, et al. A comparison of coronary angioplasty with fibrinolytic therapy in acute myocardial infarction. N Engl J Med 2003；349：733-42.
401. Grines CL, Westerhausen DR, Jr., Grines LL, et al. A randomized trial of transfer for primary angioplasty versus on-site thrombolysis in patients with high-risk myocardial infarction: the Air Primary Angioplasty in Myocardial Infarction study. J Am Coll

Cardiol 2002 ; 39 : 1713-9.

402. Vermeer F, Oude Ophuis AJ, vd Berg EJ, et al. Prospective randomised comparison between thrombolysis, rescue PTCA, and primary PTCA in patients with extensive myocardial infarction admitted to a hospital without PTCA facilities : a safety and feasibility study. Heart 1999 ; 82 : 426-31.

403. Widimský P, Groch L, Zelízko M, Aschermann M, Bednár F, Suryapranata H. Multicentre randomized trial comparing transport to primary angioplasty vs immediate thrombolysis vs combined strategy for patients with acute myocardial infarction presenting to a community hospital without a catheterization laboratory. The PRAGUE study. Eur Heart J 2000 ; 21 : 823-31.

404. Scheller B, Hennen B, Hammer B, et al. Beneficial effects of immediate stenting after thrombolysis in acute myocardial infarction. J Am Coll Cardiol 2003 ; 42 : 634-41.

405. Fernandez-Avilés F, Alonso JJ, Castro-Beiras A, et al. Routine invasive strategy within 24 hours of thrombolysis versus ischaemia-guided conservative approach for acute myocardial infarction with ST-segment elevation (GRACIA-1) : a randomised controlled trial. Lancet 2004 ; 364 : 1045-53.

406. Le May MR, Wells GA, Labinaz M, et al. Combined angioplasty and pharmacological intervention versus thrombolysis alone in acute myocardial infarction (CAPITAL AMI study). J Am Coll Cardiol 2005 ; 46 : 417-24.

407. Cantor WJ, Fitchett D, Borgundvaag B, et al. Routine early angioplasty after fibrinolysis for acute myocardial infarction. N Engl J Med 2009 ; 360 : 2705-18.

408. Bøhmer E, Hoffmann P, Abdelnoor M, Arnesen H, Halvorsen S. Efficacy and safety of immediate angioplasty versus ischemia-guided management after thrombolysis in acute myocardial infarction in areas with very long transfer distances results of the NORDISTEMI (NORwegian study on DIstrict treatment of ST-elevation myocardial infarction). J Am Coll Cardiol 2010 ; 55 : 102-10.

409. Bednár F, Widimský P, Krupicka J, et al. Interhospital transport for primary angioplasty improves the long-term outcome of acute myocardial infarction compared with immediate thrombolysis in the nearest hospital (one-year follow-up of the PRAGUE-1 study). Can J Cardiol 2003 ; 19 : 1133-7.

410. Bagai A, Cantor WJ, Tan M, et al. Clinical outcomes and cost implications of routine early PCI after fibrinolysis : one-year follow-up of the Trial of Routine Angioplasty and Stenting after Fibrinolysis to Enhance Reperfusion in Acute Myocardial Infarction (TRANSFER-AMI) study. Am Heart J 2013 ; 165 : 630-7. e2.

411. Fernández-Avilés F, Alonso JJ, Peña G, et al. Primary angioplasty vs. early routine post-fibrinolysis angioplasty for acute myocardial infarction with ST-segment elevation : the GRACIA-2 non-inferiority, randomized, controlled trial. Eur Heart J 2007 ; 28 : 949-60.

412. Danchin N, Coste P, Ferriéres J, et al. Comparison of thrombolysis followed by broad use of percutaneous coronary intervention with primary percutaneous coronary intervention for ST-segment-elevation acute myocardial infarction : data from the french registry on acute ST-elevation myocardial infarction (FAST-MI). Circulation 2008 ; 118 : 268-76.

413. Itoh T, Fukami K, Suzuki T, et al. Comparison of long-term prognostic evaluation between pre-intervention thrombolysis and primary coronary intervention : a prospective randomized trial : five-year results of the IMPORTANT study. Circ J 2010 ; 74 : 1625-34.

414. Kurihara H, Matsumoto S, Tamura R, et al. Clinical outcome of percutaneous coronary intervention with antecedent mutant t-PA administration for acute myocardial infarction. Am Heart J 2004 ; 147 : E14.

415. Assessment of the S, Efficacy of a New Treatment Strategy with Percutaneous Coronary Intervention i. Primary versus tenecteplase-facilitated percutaneous coronary intervention in patients with ST-segment elevation acute myocardial infarction (ASSENT-4 PCI) : randomised trial. Lancet 2006 ; 367 : 569-78.

416. Koster RW, Dunning AJ. Intramuscular lidocaine for prevention of lethal arrhythmias in the prehospitalization phase of acute myocardial infarction. N Engl J Med 1985 ; 313 : 1105-10.

417. Bertini G, Giglioli C, Rostagno C, et al. Early out-of-hospital lidocaine administration decreases the incidence of primary ventricular fibrillation in acute myocardial infarction. J Emerg Med 1993 ; 11 : 667-72.

418. DeSilva RA, Hennekens CH, Lown B, Casscells W. Lignocaine prophylaxis in acute myocardial infarction : an evaluation of randomised trials. Lancet 1981 ; 2 : 855-8.

419. Wyman MG, Wyman RM, Cannom DS, Criley JM. Prevention of primary ventricular fibrillation in acute myocardial infarction with prophylactic lidocaine. Am J Cardiol 2004 ; 94 : 545-51.

420. Dunn HM, McComb JM, Kinney CD, et al. Prophylactic lidocaine in the early phase of suspected myocardial infarction. Am Heart J 1985 ; 110 : 353-62.

421. Wyse DG, Kellen J, Rademaker AW. Prophylactic versus selective lidocaine for early ventricular arrhythmias of myocardial infarction. J Am Coll Cardiol 1988 ; 12 : 507-13.

422. Allen-Narker RA, Roberts CJ, Marshall AJ, Jordan SC, Barritt DW, Goodfellow RM. Prophylaxis against ventricular arrhythmias in suspected acute myocardial infarction : a comparison of tocainide and disopyramide. Br J Clin Pharmacol 1984 ; 18 : 725-32.

423. Berntsen RF, Rasmussen K. Lidocaine to prevent ventricular fibrillation in the prehospital phase of suspected acute myocardial infarction : the North-Norwegian Lidocaine Intervention Trial. Am Heart J 1992 ; 124 : 1478-83.

424. Elizari MV, Martinez JM, Belziti C, et al. Morbidity and mortality following early administration of amiodarone in acute myocardial infarction. GEMICA study investigators, GEMA Group, Buenos Aires, Argentina. Grupo de Estudios Multicentricos en Argentina. Eur Heart J 2000 ; 21 : 198-205.

425. Campbell RW, Hutton I, Elton RA, Goodfellow RM, Taylor E. Prophylaxis of primary ventricular fibrillation with tocainide in acute myocardial infarction. Br Heart J 1983 ; 49 : 557-63.

426. Lie KI, Liem KL, Louridtz WJ, Janse MJ, Willebrands AF, Durrer D. Efficacy of lidocaine in preventing primary ventricular fibrillation within 1 hour after a 300 mg intramuscular injection. A double-blind, randomized study of 300 hospitalized patients with acute myocardial infarction. Am J Cardiol 1978 ; 42 : 486-8.

427. Sadowski ZP, Alexander JH, Skrabucha B, et al. Multicenter randomized trial and a systematic overview of lidocaine in acute myocardial infarction. Am Heart J 1999 ; 137 : 792-8.

428. MacMahon S, Collins R, Peto R, Koster RW, Yusuf S. Effects of prophylactic lidocaine in suspected acute myocardial infarction. An overview of results from the randomized, controlled trials. JAMA 1988 ; 260 : 1910-6.

429. Alexander JH, Granger CB, Sadowski Z, et al. Prophylactic lidocaine use in acute myocardial infarction : incidence and outcomes from two international trials. The GUSTO-I and GUSTO-IIb Investigators. Am Heart J 1999 ; 137 : 799-805.

430. Dunn HM, Kinney CD, Campbell NP, Shanks RG, Adgey AA. Prophylactic lidocaine in suspected acute myocardial infarction. Int J Cardiol 1984 ; 5 : 96-8.

431. Campbell RW, Achuff SC, Pottage A, Murray A, Prescott LF, Julian DG. Mexiletine in the prophylaxis of ventricular arrhythmias during acute myocardial infarction. J Cardiovasc Pharmacol 1979 ; 1 : 43-52.

432. Teo KK, Yusuf S, Furberg CD. Effects of prophylactic antiarrhythmic drug therapy in acute myocardial infarction. An overview of results from randomized controlled trials. JAMA 1993 ; 270 : 1589-95.

433. Hine LK, Laird N, Hewitt P, Chalmers TC. Meta-analytic evidence against prophylactic use of lidocaine in acute myocardial infarction. Arch Intern Med 1989 ; 149 : 2694-8.

434. Pharand C, Kluger J, O'Rangers E, Ujhelyi M, Fisher J, Chow M. Lidocaine prophylaxis for fatal ventricular arrhythmias after acute myocardial infarction. Clin Pharmacol Ther 1995 ; 57 : 471-8.

435. Lloyd EA, Charles RG, Gordon GD, et al. Beta-blockade by sotalol in

436. Metoprolol in acute myocardial infarction (MIAMI). A randomised placebo-controlled international trial. The MIAMI Trial Research Group. Eur Heart J 1985；6：199-226.
437. Al-Reesi A, Al-Zadjali N, Perry J, et al. Do beta-blockers reduce short-term mortality following acute myocardial infarction? A systematic review and meta-analysis. CJEM 2008；10：215-23.
438. Roberts R, Rogers WJ, Mueller HS, et al. Immediate versus deferred beta-blockade following thrombolytic therapy in patients with acute myocardial infarction. Results of the Thrombolysis in Myocardial Infarction (TIMI) II-B Study. Circulation 1991；83：422-37.
439. Yusuf S, Peto R, Lewis J, Collins R, Sleight P. Beta blockade during and after myocardial infarction : an overview of the randomized trials. Prog Cardiovasc Dis 1985；27：335-71.
440. Basu S, Senior R, Raval U, van der Does R, Bruckner T, Lahiri A. Beneficial effects of intravenous and oral carvedilol treatment in acute myocardial infarction. A placebo-controlled, randomized trial. Circulation 1997；96：183-91.
441. Freemantle N, Cleland J, Young P, Mason J, Harrison J. beta Blockade after myocardial infarction : systematic review and meta regression analysis. BMJ 1999；318：1730-7.
442. Murray DP, Murray RG, Rafiqi E, Littler WA. Does acute-phase beta-blockade reduce mortality in acute myocardial infarction by limiting infarct size? Int J Cardiol 1988；20：327-39.
443. Heidbuchel H, Tack J, Vanneste L, Ballet A, Ector H, Van de Werf F. Significance of arrhythmias during the first 24 hours of acute myocardial infarction treated with alteplase and effect of early administration of a beta-blocker or a bradycardiac agent on their incidence. Circulation 1994；89：1051-9.
444. Randomised trial of intravenous atenolol among 16 027 cases of suspected acute myocardial infarction : ISIS-1. First International Study of Infarct Survival Collaborative Group. Lancet 1986；2：57-66.
445. Hjalmarson A, Herlitz J, Holmberg S, et al. The Goteborg metoprolol trial. Effects on mortality and morbidity in acute myocardial infarction. Circulation 1983；67：I26-32.
446. Reduction of infarct size by the early use of intravenous timolol in acute myocardial infarction. International Collaborative Study Group. Am J Cardiol 1984；54：14E-5E.
447. Jurgensen HJ, Andersen MP, Bechsgaard P, et al. Effect of acute and long-term beta-adrenergic blockade with alprenolol in definite or suspected myocardial infarction. Study design, patient characteristics and conduct of the study. Acta Med Scand Suppl 1984；680：8-17.
448. Galcera-Tomas J, Castillo-Soria FJ, Villegas-Garcia MM, et al. Effects of early use of atenolol or captopril on infarct size and ventricular volume : A double-blind comparison in patients with anterior acute myocardial infarction. Circulation 2001；103：813-9.
449. Chen ZM, Pan HC, Chen YP, et al. Early intravenous then oral metoprolol in 45,852 patients with acute myocardial infarction : randomised placebo-controlled trial. Lancet 2005；366：1622-32.
450. Herlitz J, Edvardsson N, Holmberg S, et al. Goteborg Metoprolol Trial : effects on arrhythmias. Am J Cardiol 1984；53：27D-31D.
451. Herlitz J, Hjalmarson A, Swedberg K, Ryden L, Waagstein F. Effects on mortality during five years after early intervention with metoprolol in suspected acute myocardial infarction. Acta Med Scand 1988；223：227-31.
452. Pizarro G, Fernandez-Friera L, Fuster V, et al. Long-term benefit of early pre-reperfusion metoprolol administration in patients with acute myocardial infarction : results from the METOCARD-CNIC trial (Effect of Metoprolol in Cardioprotection During an Acute Myocardial Infarction). J Am Coll Cardiol 2014；63：2356-62.
453. Ibanez B, Macaya C, Sanchez-Brunete V, et al. Effect of early metoprolol on infarct size in ST-segment-elevation myocardial infarction patients undergoing primary percutaneous coronary intervention : the Effect of Metoprolol in Cardioprotection During an Acute Myocardial Infarction (METOCARD-CNIC) trial. Circulation 2013；128：1495-503.
454. ISIS-4 : a randomised factorial trial assessing early oral captopril, oral mononitrate, and intravenous magnesium sulphate in 58,050 patients with suspected acute myocardial infarction. ISIS-4 (Fourth International Study of Infarct Survival) Collaborative Group. Lancet 1995；345：669-85.
455. Di Pasquale P, Bucca V, Scalzo S, Cannizzaro S, Giubilato A, Paterna S. Does the addition of losartan improve the beneficial effects of ACE inhibitors in patients with anterior myocardial infarction? A pilot study. Heart 1999；81：606-11.
456. Kingma JH, van Gilst WH, Peels CH, Dambrink JH, Verheugt FW, Wielenga RP. Acute intervention with captopril during thrombolysis in patients with first anterior myocardial infarction. Results from the Captopril and Thrombolysis Study (CATS). Eur Heart J 1994；15：898-907.
457. van Gilst WH, Kingma JH. Early intervention with angiotensin-converting enzyme inhibitors during thrombolytic therapy in acute myocardial infarction : rationale and design of captopril and thrombolysis study. CATS investigators group. Am J Cardiol 1991；68：111D-5D.
458. de Kam PJ, Voors AA, van den Berg MP, et al. Effect of very early angiotensin-converting enzyme inhibition on left ventricular dilation after myocardial infarction in patients receiving thrombolysis : results of a meta-analysis of 845 patients. FAMIS, CAPTIN and CATS Investigators. J Am Coll Cardiol 2000；36：2047-53.
459. Voors AA, de Kam PJ, van den Berg MP, et al. Acute administration of angiotensin converting enzyme inhibitors in thrombolysed myocardial infarction patients is associated with a decreased incidence of heart failure, but an increased re-infarction risk. Cardiovasc Drugs Ther 2005；19：119-24.
460. Iwata A, Miura S, Imaizumi S, et al. Do valsartan and losartan have the same effects in the treatment of coronary artery disease? Circ J 2007；71：32-8.
461. Gonzálvez M, Ruiz Ros JA, Pérez-Paredes M, et al. [Effect of the early administration of pravastatin on C-reactive protein and interleukin-6 levels in the acute phase of myocardial infarction with ST segment elevation]. Rev Esp Cardiol 2004；57：916-23.
462. Nagay Hernandez S, Flores Molina JJ, Ilarraza Lomeli H, et al. [Influence of rosuvastatin in endothelial function and oxidative stress, in patients with acute coronary syndrome]. Arch Cardiol Mex 2008；78：379-83.
463. Nakamura T, Obata JE, Kitta Y, et al. Rapid stabilization of vulnerable carotid plaque within 1 month of pitavastatin treatment in patients with acute coronary syndrome. J Cardiovasc Pharmacol 2008；51：365-71.
464. Wright RS, Murphy JG, Bybee KA, Kopecky SL, LaBlanche JM. Statin lipid-lowering therapy for acute myocardial infarction and unstable angina : efficacy and mechanism of benefit. Mayo Clin Proc 2002；77：1085-92.
465. Patti G, Pasceri V, Colonna G, et al. Atorvastatin pretreatment improves outcomes in patients with acute coronary syndromes undergoing early percutaneous coronary intervention : results of the ARMYDA-ACS randomized trial. J Am Coll Cardiol 2007；49：1272-8.
466. Bauer T, Bohm M, Zahn R, et al. Effect of chronic statin pretreatment on hospital outcome in patients with acute non-ST-elevation myocardial infarction. J Cardiovasc Pharmacol 2009；53：132-6.
467. Kinlay S, Schwartz GG, Olsson AG, et al. High-dose atorvastatin enhances the decline in inflammatory markers in patients with acute coronary syndromes in the MIRACL study. Circulation 2003；108：1560-6.
468. Olsson AG, Schwartz GG, Szarek M, Luo D, Jamieson MJ. Effects of high-dose atorvastatin in patients > or =65 years of age with acute coronary syndrome (from the myocardial ischemia reduction with aggressive cholesterol lowering [MIRACL] study). Am J Cardiol 2007；99：632-5.

469. Saab FA, Eagle KA, Kline-Rogers E, Fang J, Otten R, Mukherjee D. Comparison of outcomes in acute coronary syndrome in patients receiving statins within 24 hours of onset versus at later times. Am J Cardiol 2004 ; 94 : 1166-8.
470. Waters DD, Schwartz GG, Olsson AG, et al. Effects of atorvastatin on stroke in patients with unstable angina or non-Q-wave myocardial infarction : a Myocardial Ischemia Reduction with Aggressive Cholesterol Lowering (MIRACL) substudy. Circulation 2002 ; 106 : 1690-5.
471. Bybee KA, Wright RS, Williams BA, Murphy JG, Holmes DR, Jr., Kopecky SL. Effect of concomitant or very early statin administration on in-hospital mortality and reinfarction in patients with acute myocardial infarction. Am J Cardiol 2001 ; 87 : 771-4, A7.
472. Bybee KA, Kopecky SL, Williams BA, Murphy JG, Scott Wright R. Reduced creatine kinase release with statin use at the time of myocardial infarction. Int J Cardiol 2004 ; 96 : 461-6.
473. Kanadasi M, Cayli M, Demirtas M, et al. The effect of early statin treatment on inflammation and cardiac events in acute coronary syndrome patients with low-density lipoprotein cholesterol. Heart Vessels 2006 ; 21 : 291-7.
474. Sakamoto T, Kojima S, Ogawa H, et al. Effects of early statin treatment on symptomatic heart failure and ischemic events after acute myocardial infarction in Japanese. Am J Cardiol 2006 ; 97 : 1165-71.
475. Thompson PL, Meredith I, Amerena J, Campbell TJ, Sloman JG, Harris PJ. Effect of pravastatin compared with placebo initiated within 24 hours of onset of acute myocardial infarction or unstable angina : the Pravastatin in Acute Coronary Treatment (PACT) trial. Am Heart J 2004 ; 148 : e2.
476. Kayikcioglu M, Can L, Kultursay H, Payzin S, Turkoglu C. Early use of pravastatin in patients with acute myocardial infarction undergoing coronary angioplasty. Acta Cardiol 2002 ; 57 : 295-302.
477. Teshima Y, Yufu K, Akioka H, et al. Early atorvastatin therapy improves cardiac function in patients with acute myocardial infarction. J Cardiol 2009 ; 53 : 58-64.
478. Shal'nev VI. [The effects of early application of simvastatin on C-reactive protein level, blood lipids, and the clinical course of acute coronary syndrome]. Klin Med (Mosk) 2007 ; 85 : 46-50.
479. Hulten E, Jackson JL, Douglas K, George S, Villines TC. The effect of early, intensive statin therapy on acute coronary syndrome : a meta-analysis of randomized controlled trials. Arch Intern Med 2006 ; 166 : 1814-21.
480. Heeschen C, Hamm CW, Laufs U, Snapinn S, Bohm M, White HD. Withdrawal of statins increases event rates in patients with acute coronary syndromes. Circulation 2002 ; 105 : 1446-52.
481. Chan AW, Bhatt DL, Chew DP, et al. Relation of inflammation and benefit of statins after percutaneous coronary interventions. Circulation 2003 ; 107 : 1750-6.
482. Cuculi F, Radovanovic D, Eberli FR, Stauffer JC, Bertel O, Erne P. The impact of statin treatment on presentation mode and early outcomes in acute coronary syndromes. Cardiology 2008 ; 109 : 156-62.
483. Daskalopoulou SS, Delaney JA, Filion KB, Brophy JM, Mayo NE, Suissa S. Discontinuation of statin therapy following an acute myocardial infarction : a population-based study. Eur Heart J 2008 ; 29 : 2083-91.
484. Fonarow GC, Wright RS, Spencer FA, et al. Effect of statin use within the first 24 hours of admission for acute myocardial infarction on early morbidity and mortality. Am J Cardiol 2005 ; 96 : 611-6.
485. Lenderink T, Boersma E, Gitt AK, et al. Patients using statin treatment within 24 h after admission for ST-elevation acute coronary syndromes had lower mortality than non-users : a report from the first Euro Heart Survey on acute coronary syndromes. Eur Heart J 2006 ; 27 : 1799-804.
486. Saab FA, Petrina M, Kline-Rogers E, et al. Early statin therapy in elderly patients presenting with acute coronary syndrome causing less heart failure. Indian Heart J 2006 ; 58 : 321-4.
487. Spencer FA, Fonarow GC, Frederick PD, et al. Early withdrawal of statin therapy in patients with non-ST-segment elevation myocardial infarction : national registry of myocardial infarction. Arch Intern Med 2004 ; 164 : 2162-8.
488. Kiyokuni M, Kosuge M, Ebina T, et al. Effects of pretreatment with statins on infarct size in patients with acute myocardial infarction who receive fibrinolytic therapy. Circ J 2009 ; 73 : 330-5.
489. Wright RS, Bybee K, Miller WL, Laudon DA, Murphy JG, Jaffe AS. Reduced risks of death and CHF are associated with statin therapy administered acutely within the first 24 h of AMI. Int J Cardiol 2006 ; 108 : 314-9.
490. Briel M, Schwartz GG, Thompson PL, et al. Effects of early treatment with statins on short-term clinical outcomes in acute coronary syndromes : a meta-analysis of randomized controlled trials. JAMA 2006 ; 295 : 2046-56.
491. Newby LK, Kristinsson A, Bhapkar MV, et al. Early statin initiation and outcomes in patients with acute coronary syndromes. JAMA 2002 ; 287 : 3087-95.
492. Li YH, Wu HL, Yang YH, Tsai HS, Chao TH. Effect of early versus late in-hospital initiation of statin therapy on the clinical outcomes of patients with acute coronary syndrome. Int Heart J 2007 ; 48 : 677-88.
493. Okazaki S, Yokoyama T, Miyauchi K, et al. Early statin treatment in patients with acute coronary syndrome : demonstration of the beneficial effect on atherosclerotic lesions by serial volumetric intravascular ultrasound analysis during half a year after coronary event : the ESTABLISH Study. Circulation 2004 ; 110 : 1061-8.
494. Iwata A, Miura S, Shirai K, et al. Lower level of low-density lipoprotein cholesterol by statin prevents progression of coronary restenosis after successful stenting in acute myocardial infarction. Intern Med 2006 ; 45 : 885-90.
495. Dohi T, Miyauchi K, Okazaki S, et al. Early intensive statin treatment for six months improves long-term clinical outcomes in patients with acute coronary syndrome (Extended-ESTABLISH trial) : a follow-up study. Atherosclerosis 2010 ; 210 : 497-502.
496. Ishida K, Geshi T, Nakano A, et al. Beneficial effects of statin treatment on coronary microvascular dysfunction and left ventricular remodeling in patients with acute myocardial infarction. Int J Cardiol 2012 ; 155 : 442-7.
497. Ting HH, Krumholz HM, Bradley EH, et al. Implementation and integration of prehospital ECGs into systems of care for acute coronary syndrome : a scientific statement from the American Heart Association Interdisciplinary Council on Quality of Care and Outcomes Research, Emergency Cardiovascular Care Committee, Council on Cardiovascular Nursing, and Council on Clinical Cardiology. Circulation 2008 ; 118 : 1066-79.
498. Ornato JP. The ST-segment-elevation myocardial infarction chain of survival. Circulation 2007 ; 116 : 6-9.
499. Terkelsen CJ, Sorensen JT, Maeng M, et al. System delay and mortality among patients with STEMI treated with primary percutaneous coronary intervention. JAMA 2010 ; 304 : 763-71.
500. Le May MR, Davies RF, Dionne R, et al. Comparison of early mortality of paramedic-diagnosed ST-segment elevation myocardial infarction with immediate transport to a designated primary percutaneous coronary intervention center to that of similar patients transported to the nearest hospital. Am J Cardiol 2006 ; 98 : 1329-33.
501. Horvath SA, Xu K, Nwanyanwu F, et al. Impact of the prehospital activation strategy in patients with ST-elevation myocardial infarction undergoing primary percutaneous revascularization : a single center community hospital experience. Crit Pathw Cardiol 2012 ; 11 : 186-92.
502. Qiu JP, Zhang Q, Lu JD, et al. Direct ambulance transport to catheterization laboratory reduces door-to-balloon time in patients with acute ST-segment elevation myocardial infarction undergoing primary percutaneous coronary intervention : the DIRECT-STEMI study. Chin Med J (Engl) 2011 ; 124 : 805-10.
503. Krumholz HM, Bradley EH, Nallamothu BK, et al. A campaign to improve the timeliness of primary percutaneous coronary inter-

504. Bradley EH, Herrin J, Elbel B, et al. Hospital quality for acute myocardial infarction: correlation among process measures and relationship with short-term mortality. JAMA 2006; 296: 72-8.
505. Khot UN, Johnson ML, Ramsey C, et al. Emergency department physician activation of the catheterization laboratory and immediate transfer to an immediately available catheterization laboratory reduce door-to-balloon time in ST-elevation myocardial infarction. Circulation 2007; 116: 67-76.
506. Lee CH, Ooi SB, Tay EL, et al. Shortening of median door-to-balloon time in primary percutaneous coronary intervention in Singapore by simple and inexpensive operational measures: clinical practice improvement program. J Interv Cardiol 2008; 21: 414-23.
507. Zarich SW, Sachdeva R, Fishman R, et al. Effectiveness of a multidisciplinary quality improvement initiative in reducing door-to-balloon times in primary angioplasty. J Interv Cardiol 2004; 17: 191-5.
508. Jacoby J, Axelband J, Patterson J, Belletti D, Heller M. Cardiac cath lab activation by the emergency physician without prior consultation decreases door-to-balloon time. J Invasive Cardiol 2005; 17: 154-5.
509. Kraft PL, Newman S, Hanson D, Anderson W, Bastani A. Emergency physician discretion to activate the cardiac catheterization team decreases door-to-balloon time for acute ST-elevation myocardial infarction. Ann Emerg Med 2007; 50: 520-6.
510. Kurz MC, Babcock C, Sinha S, Tupesis JP, Allegretti J. The impact of emergency physician-initiated primary percutaneous coronary intervention on mean door-to-balloon time in patients with ST-segment-elevation myocardial infarction. Ann Emerg Med 2007; 50: 527-34.
511. Lipton JA, Broce M, Lucas D, et al. Comprehensive hospital care improvement strategies reduce time to treatment in ST-elevation acute myocardial infarction. Crit Pathw Cardiol 2006; 5: 29-33.
512. Singer AJ, Shembekar A, Visram F, et al. Emergency department activation of an interventional cardiology team reduces door-to-balloon times in ST-segment-elevation myocardial infarction. Ann Emerg Med 2007; 50: 538-44.
513. Thatcher JL, Gilseth TA, Adlis S. Improved efficiency in acute myocardial infarction care through commitment to emergency department-initiated primary PCI. J Invasive Cardiol 2003; 15: 693-8.
514. Bradley EH, Roumanis SA, Radford MJ, et al. Achieving door-to-balloon times that meet quality guidelines: how do successful hospitals do it? J Am Coll Cardiol 2005; 46: 1236-41.
515. Huang RL, Donelli A, Byrd J, et al. Using quality improvement methods to improve door-to-balloon time at an academic medical center. J Invasive Cardiol 2008; 20: 46-52.
516. Bradley EH, Herrin J, Wang Y, et al. Strategies for reducing the door-to-balloon time in acute myocardial infarction. N Engl J Med 2006; 355: 2308-20.
517. Ward MR, Lo ST, Herity NA, Lee DP, Yeung AC. Effect of audit on door-to-inflation times in primary angioplasty/stenting for acute myocardial infarction. Am J Cardiol 2001; 87: 336-8, A9.
518. Bradley EH, Curry LA, Webster TR, et al. Achieving rapid door-to-balloon times: how top hospitals improve complex clinical systems. Circulation 2006; 113: 1079-85.
519. Holmboe ES, Bradley EH, Mattera JA, Roumanis SA, Radford MJ, Krumholz HM. Characteristics of physician leaders working to improve the quality of care in acute myocardial infarction. Jt Comm J Qual Saf 2003; 29: 289-96.
520. Sadeghi HM, Grines CL, Chandra HR, et al. Magnitude and impact of treatment delays on weeknights and weekends in patients undergoing primary angioplasty for acute myocardial infarction (the cadillac trial). Am J Cardiol 2004; 94: 637-40, A9.
521. Dumas F, Cariou A, Manzo-Silberman S, et al. Immediate percutaneous coronary intervention is associated with better survival after out-of-hospital cardiac arrest: insights from the PROCAT(Parisian Region Out of hospital Cardiac ArresT) registry. Circ Cardiovasc Interv 2010; 3: 200-7.
522. Hollenbeck RD, McPherson JA, Mooney MR, et al. Early cardiac catheterization is associated with improved survival in comatose survivors of cardiac arrest without STEMI. Resuscitation 2014; 85: 88-95.
523. Mooney MR, Unger BT, Boland LL, et al. Therapeutic hypothermia after out-of-hospital cardiac arrest: evaluation of a regional system to increase access to cooling. Circulation 2011; 124: 206-14.
524. Gräsner JT, Meybohm P, Lefering R, et al. ROSC after cardiac arrest–the RACA score to predict outcome after out-of-hospital cardiac arrest. Eur Heart J 2011; 32: 1649-56.
525. Cronier P, Vignon P, Bouferrache K, et al. Impact of routine percutaneous coronary intervention after out-of-hospital cardiac arrest due to ventricular fibrillation. Crit Care 2011; 15: R122.
526. Bulut S, Aengevaeren WR, Luijten HJ, Verheugt FW. Successful out-of-hospital cardiopulmonary resuscitation: what is the optimal in-hospital treatment strategy? Resuscitation 2000; 47: 155-61.
527. Bro-Jeppesen J, Kjaergaard J, Wanscher M, et al. Emergency coronary angiography in comatose cardiac arrest patients: do real-life experiences support the guidelines? Eur Heart J Acute Cardiovasc Care 2012; 1: 291-301.
528. Aurore A, Jabre P, Liot P, Margenet A, Lecarpentier E, Combes X. Predictive factors for positive coronary angiography in out-of-hospital cardiac arrest patients. Eur J Emerg Med 2011; 18: 73-6.
529. Nanjayya VB, Nayyar V. Immediate coronary angiogram in comatose survivors of out-of-hospital cardiac arrest–an Australian study. Resuscitation 2012; 83: 699-704.
530. Reynolds JC, Callaway CW, El Khoudary SR, Moore CG, Alvarez RJ, Rittenberger JC. Coronary angiography predicts improved outcome following cardiac arrest: propensity-adjusted analysis. J Intensive Care Med 2009; 24: 179-86.
531. Strote JA, Maynard C, Olsufka M, et al. Comparison of role of early (less than six hours) to later(more than six hours)or no cardiac catheterization after resuscitation from out-of-hospital cardiac arrest. Am J Cardiol 2012; 109: 451-4.
532. Tømte O, Andersen GØ, Jacobsen D, Drægni T, Auestad B, Sunde K. Strong and weak aspects of an established post-resuscitation treatment protocol-A five-year observational study. Resuscitation 2011; 82: 1186-93.
533. Waldo SW, Armstrong EJ, Kulkarni A, et al. Comparison of clinical characteristics and outcomes of cardiac arrest survivors having versus not having coronary angiography. Am J Cardiol 2013; 111: 1253-8.
534. Nielsen N, Hovdenes J, Nilsson F, et al. Outcome, timing and adverse events in therapeutic hypothermia after out-of-hospital cardiac arrest. Acta Anaesthesiol Scand 2009; 53: 926-34.
535. Werling M, Thorén AB, Axelsson C, Herlitz J. Treatment and outcome in post-resuscitation care after out-of-hospital cardiac arrest when a modern therapeutic approach was introduced. Resuscitation 2007; 73: 40-5.
536. Zanuttini D, Armellini I, Nucifora G, et al. Impact of emergency coronary angiography on in-hospital outcome of unconscious survivors after out-of-hospital cardiac arrest. Am J Cardiol 2012; 110: 1723-8.

第6章

脳神経蘇生

NR: Neuroresuscitation

第6章 脳神経蘇生

序文

　JRC蘇生ガイドライン2015における脳神経蘇生の章は、関連学会による脳神経蘇生（脳神経救急・集中治療）ガイドライン2015合同委員会が作業部会として検討し、ガイドライン編集委員会による査読を受けた。脳を含む全神経系を対象としたneurocritical careに関するガイドラインであることをより明確にするために、本章のタイトルを「神経蘇生」から「脳神経蘇生」に改めた。

　CoSTR 2015は2010と同様に二次救命処置に関する章の中で、心停止後の脳障害について検討している。これに従いJRC蘇生ガイドライン2015でも、「第2章 成人の二次救命処置（ALS）」（→125頁）でその内容を記載した。それ以外の脳神経蘇生領域のトピックについてはCoSTR 2015では検討されていないため、Grading of Recommendations Assessment, Development and Evaluation（GRADE）システムではなく、2010年と同様のエビデンスレビューに基づき作成した。従来のトピックについては2010年からの5年間に発表された論文を検索して追加し、作業部会で検討した。強い根拠がない限りJRC蘇生ガイドライン2010の推奨内容を踏襲した。さらに、いくつかの新しい重要なトピックについて検討を加えた。

　本章では、治療可能であるにもかかわらずその機会が見逃されやすい病態を主な対象とした。JRC蘇生ガイドライン2010で検討された急性意識障害、てんかん重積状態、頭蓋内圧亢進・脳浮腫、脳血管障害（脳卒中）、急性脳症、脳炎・髄膜炎、Guillain-Barré症候群、重症筋無力症、悪性症候群、暑熱環境による中枢神経障害、遷延性意識障害等を引き続き取り上げて更新した。新しい重要なトピックとして意識消失発作、critical illness neuromyopathy、crush症候群、頭部外傷、spinal emergencyに関する検討を加えた。脳卒中に関しては、わが国の「脳卒中治療ガイドライン2015」が公表されているが、主としてその内容は病院内の専門的治療に関するものである。JRC蘇生ガイドライン2015では、同ガイドラインとの整合性に留意しながらも、発症から病院前救護、救急部門での対応について「脳神経蘇生」の立場から重点的に検討した。脳卒中の中で一過性脳虚血発作を脳梗塞から独立させ、一過性神経発作（TNA）については便宜上この中で記載した。また、頭部外傷に関しては、わが国の「重症頭部外傷治療・管理のガイドライン 第3版」（2013）との整合性を保ちつつ、集中治療管理と血栓止血学的治療の新たな進歩に焦点をあてて検討した。

　以下、JRC蘇生ガイドライン2015における脳神経蘇生の重要な進歩、変更点を示す。

1) ALSにおける心拍再開（ROSC）後集中治療およびてんかん重積状態、特に非痙攣性てんかん重積状態（NCSE）において、てんかん発作の管理、持続脳波モニタリングの重要性を強調した。
2) 脳梗塞超急性期における血栓溶解療法のtime windowが発症後4.5時間まで延長されたことを反映した。
3) 脳梗塞超急性期における脳血管内治療に関して、2015年に発表された複数の重要論文を踏まえて、十分に条件を満たした場合においてのみ、rt-PA静脈内投与に加えて必要に応じたステント型血栓回収機器を用いた再開通療法を勧めた。
4) 重症頭部外傷による頭蓋内圧亢進に対する集中治療、血栓止血学的治療について、全身管理の観点から詳述した。
5) TNA例では、特に椎骨脳底動脈系脳梗塞の発症リスクに注意すべきことを強調した。

1 脳神経救急・集中治療を要する症候（成人）

1 急性意識障害

　意識障害には、意識清明度の障害である「意識レベル低下」と意識内容の障害である「意識変容」の2つの側面がある。意識レベルの障害は、上行性網様体賦活系（視床～橋上部）、大脳皮質（通常両側性）、心因性のいずれかの異常により生じる。

　救急外来受診患者のうち、急性意識障害を呈するものは4～10％程度存在する。その原因が神経系疾患であるものは、その約30％にすぎず、中毒、外傷、精神疾患、感染、内分泌代謝異常等多種の要因が関与している[1-3]。

一過性の意識消失の原因も様々であり，ある研究では神経調節性が8〜37%，心原性が4〜38%であり，中枢神経系の異常は3〜32%であった[4]．

意識障害の重症度評価にはGlasgow Coma Scale（GCS）が広く用いられており，外傷[5]，非外傷性昏睡[6,7]，脳卒中[8]，脳出血[9]，薬物による意識障害[10]，呼吸不全[11]等の多くの病態で，GCSによりその重症度を評価できるとされた．一方で，救急患者の評価に際してはGCSでの評価者間一致率が55〜74%と高くないことが示されており[12]，新たな試みとしてJapan Coma Scale（JCS）にGCSの運動スコアを加味したEmergency Coma Scale（ECS）がわが国から提唱され，ECSはGCSに比して評価者間一致率が高いことが示された[13,14]．一方，GCSは脳幹機能の評価が不十分であり，特に気管挿管例の評価が困難であることから，近年米国でFull Outline of UnResponsiveness (FOUR) Score (Coma Scale)が提唱され，神経系重症患者の評価指標として急速に普及した[15,16]．FOUR ScoreとGCSは救急患者の意識障害の程度に関しては同等の評価指標として用いることが可能であり[17]，ICU入室患者においてはFOUR Score (Coma Scale)がGCSよりも評価者間一致率で優れていることが報告されている[18,19]．FOUR Scoreは頭部外傷[20]，心停止後の予後指標としても有効であることが示されている[21]．

急性意識障害患者の原因病態鑑別においては医療面接（病歴聴取，問診）と身体所見が重要である．救急外来で，それぞれの所見が急性意識障害の診断につながった割合は，現病歴51%，投薬歴43%，身体所見41%であったのに対し，画像所見は16%にすぎなかった[2]．来院時血圧に着目した検討では，収縮期血圧が170 mmHg以上の意識障害患者では神経系の異常が原因である確率は90%であるのに対して，収縮期血圧90 mmHg未満の患者では4%以下であった[22]．また病院前の収縮期血圧高値である場合は，脳血管障害に起因する可能性が示された[23]．代謝性要因が疑われる昏睡患者では151 mmHg以下の収縮期血圧であることは中枢性病変の除外に有効であった[24]．

急性意識障害患者においては全身状態の安定化が優先されるが[25]，酸素投与の是非[26,27]といった基本的な点も含めて良質なエビデンスは乏しい．急性意識障害患者への診断的治療目的で欧米においてしばしば用いられるいわゆる"Coma Cocktail"（ブドウ糖，チアミン，フルマゼニル，ナロキソン）の投与には異論もある[28]．意識障害患者の中で，病院前でのブドウ糖の投与に反応し意識が改善した患者は7.4%と少ない[29]．また脳血管障害患者において高血糖は独立した予後不良因子である[30]．したがって，低血糖症に対する50%ブドウ糖の投与は，血糖測定後に行われるべきである[31]．英国のアルコール関連病態に関する診療ガイドラインでは，Wernicke脳症が疑われる例ではブドウ糖投与と同時もしくはブドウ糖投与前にチアミン投与を行うことが推奨された[32]．病歴等から急性薬物中毒が疑われる意識障害患者において，診断目的でのナロキソン投与が有効である可能性が示されたが[33]，実際にはナロキソン投与が有効な患者の割合は全意識障害患者の3.4%にすぎなかった[34]．ベンゾジアゼピン中毒が疑われる患者へのフルマゼニル投与は原因薬物の鑑別診断には有効であり[35]，痙攣誘発のリスクがある[36]が，メタアナリシスによればフルマゼニルの効果はリスクを上回り有効である[37]と思われる．

意識障害ではGCSの低下に伴い咽頭反射[38]，咳反射[39]の低下がみられ，肺炎のリスク[40]が増加することが示されている．外傷においてGCS合計点8以下の意識障害では気管挿管により死亡率が57.4%から35.6%に減少したという報告[41]等から，気管挿管が必須とされている[42]．薬物中毒でもGCS8以下では気管挿管にて誤嚥を回避できるかもしれない[43-45]．その他，非外傷性の昏睡患者においては病院前での気管挿管は必ずしも必要でないと思われる[46]．

- 急性意識障害の原因は頭蓋内病変によるとは限らず，全身状態の維持を最優先しつつ，全身にわたる原因を同時進行で検索することが合理的である．
- 意識障害例の重症度評価の精度向上のために，JCSとGCSに加えてECSあるいはFOUR Score (Coma Scale)の有効性と課題を検証することは理にかなっている．
- 急性意識障害の病態鑑別上，病歴と身体所見は画像診断と同等あるいはそれ以上に有用である．来院時収縮期血圧が170 mmHg以上の意識障害の原因は通常，神経系異常によるが，90 mmHg未満では通常，神経系以外の原因による，との判断は有益である．
- 急性意識障害では，簡易血糖測定により低血糖が確認された場合，50%ブドウ糖の投与を行うべきである．Wernicke脳症が疑われる急性意識障害（アルコール多飲，栄養障害，眼球運動障害が疑われる例）では，ブドウ糖投与と同時もしくはブドウ糖投与前にチアミン投与を行うことは有益である．
- オピオイド中毒と診断された患者に対して投与するナロキソンは，オピオイド中毒が疑われる急性意識障害に対しても投与を考慮してよい．薬物の影響が疑われる意識障害患者に対してフルマゼニルを投与することを考慮してよい．

Knowledge Gaps（今後の課題）

急性意識障害患者の診断，治療に関する高度のエビデンスは乏しく，今後の集積が待たれる．急性期における重症度評価，転帰に基づいた客観的な気管挿管の適応基

2 意識消失発作

　意識消失発作とは，突然に意識を消失し，その後は比較的すみやかに意識状態が回復する状態である．日常および救急診療の場で頻繁に遭遇する症状であり，都内大学病院では意識消失発作が全急病救急搬送のうち12.8%[47]を占めていた．意識消失発作では意識消失に起因する外傷を主訴に来院する場合も頻繁にみられ，原因が不明な転倒患者では意識消失発作の関与を疑う必要がある[48,49]．

　意識消失発作の大半は失神であり，次いで多い病態が痙攣・てんかん発作である[50,51]．前述の救急搬送統計では失神は意識消失発作症例の79%[47]を占めていた．神経内科外来一施設における検討でも意識消失発作の原因疾患は失神が37%，てんかんが12%であった[52]．意識消失発作例では原因疾患が確定できないケースも多いが[53,54]，消化管出血[55]，くも膜下出血[56]等の重篤な疾患を見逃さないよう注意を払う必要がある．

　意識消失発作をきたす失神の中でも多い病態は反射性（神経調節性）失神であり[57]，これは直接的に生命に問題を招くことはない．しかしながら心原性失神は心臓突然死の予兆である可能性があり，長期的な生命予後も不良であるため[53]，見逃さないように注意を要する．器質的中枢神経疾患を原因とする失神はまれである[55]．意識消失発作，失神の患者は脳卒中，一過性脳虚血発作を危惧して脳神経系の専門外来を受診される場合も多いが，その場合でも心血管系リスク評価を行うことが重要[58]である．意識消失発作では病因が確定診断できない場合も多く，発症以降に経過観察をする上でのリスク評価が重要である．このため様々な評価指標が考えられているが，広く確立された臨床判断指標はまだない[59-62]．

　意識消失発作の病因診断には詳細な医療面接（病歴聴取，問診）と身体所見が最重要であり[63]，さらにECG検査が心原性失神の鑑別のために必要である[2,64,65]．

　意識消失発作の代表的原因である失神とてんかんを鑑別する際にも病歴聴取が最も有効である[66-68]．発症時の状況がわからず失神とてんかんの鑑別が難しい場合も多いが，その場合には血中CK値[69,70]や，長時間のECG測定[71]，植え込み型ループレコーダー[72]記録等が有効かもしれない．

　意識消失発作の診断過程において，ルーチンでの頭部CT検査の必要性は低い[73,74]．意識消失発作に加えて神経学的異常を伴う，あるいは頭部外傷を伴う場合に頭部CT検査は有効であるかもしれない[75]．

- 意識消失発作の診断には病歴聴取と身体診察が重要である．
- 心原性失神を見逃さないためにECG検査は必須であり，全ての患者に行われるべきである．
- 意識消失発作の原因検索にルーチンの頭部CT検査は必ずしも必要ないが，神経学的異常所見やくも膜下出血を疑うような頭痛を伴う場合，頭頸部外傷を合併する場合には頭部CT検査が有効かもしれない．

Knowledge Gaps（今後の課題）

　わが国における意識消失発作の横断的な疫学調査はまだなく，今後の検討が必要である．意識消失発作患者のリスク評価のための判断ツールの確立が望まれる．

3 てんかん重積状態

1) 全身痙攣重積状態

　全身痙攣重積状態（generalized convulsive status epilepticus：GCSE）とその合併症による生命の危険は，抗てんかん薬の適切な使用により回避されうる．痙攣発作は2分以内に終わることが多く，多くの例で病院到着前に発作は止まっている[76]．2012年，Neurocritical Care Societyのガイドラインは，てんかん重積状態を「臨床的あるいは電気的てんかん活動が少なくとも5分以上続く場合，あるいはてんかん活動が回復なく反復し5分以上続く場合」と新たに定義した[77]．診断確定のためだけではなく，薬物治療効果や予後判定，非痙攣性てんかん重積状態合併の評価のために，脳波検査，特に持続脳波モニタリングが有用であることが示されている[78,79]．

　GCSEに関するシステマティックレビューでは，最も多い原因は脳血管障害と抗てんかん薬血中レベルの低下であり，原因が抗てんかん薬血中レベル低下あるいはアルコール依存症の場合の転帰は良好であったのに対し，脳血管障害，急性無酸素脳症，中枢神経系感染症の場合の予後は不良であった[80]．生命予後不良因子は，人工呼吸器装着，低酸素性虚血性脳損傷，脳血管障害，60歳以上の例であった[81]．GCSEの死亡率は3.45〜20%と報告されたが[81,82]，難治性GCSEの死亡率は48%に達する[83]．

　GCSEに対するlorazepam（わが国では錠剤のみ）4mgとジアゼパム10mgの静脈内投与の比較では，有効率（lorazepam 89%，ジアゼパム76%）および副作用発現率に有意差はなかった[84]．GCSEに対するジアゼパム0.15 mg/kgとフェニトイン18 mg/kgの併用，lorazepam 0.1 mg/kg，フェノバルビタール15 mg/kg，フェニトイン18 mg/kg（いずれも静脈内投与）の効果比較では，痙攣消失率は各々55.8%，64.9%，58.2%，43.6%で，lorazepamはフェニトインよりも有効であった[85]．小児GCSEに対するミダゾラム筋肉注射とジアゼパム静脈内投与の効果比較では，静脈路確保に要する時間を考慮すれば，ミダゾラム筋肉注射で治療開始までの

時間と痙攣消失までの時間がそれぞれ短縮され（2.8分 vs 7.4分, $p<0.001$）（7.3分 vs 10.6分, $p=0.006$），副作用は同等であった[86]．GCSEに対するジアゼパムとフェニトインの併用，フェノバルビタール単独（半数例で投与開始10分後に痙攣持続ありのためフェニトイン追加）の静脈内投与の効果比較では，痙攣持続時間，治療開始から痙攣終息までの時間はともに，フェノバルビタール単独群がジアゼパム・フェニトイン併用群よりも有意に優れており，有害事象に差はなかった[87]．GCSEに対するジアゼパム，lorazepam，フェニトインの静脈内投与の比較では，lorazepamとジアゼパムはプラセボよりも有効，またlorazepamはジアゼパムよりも有効かつ副作用は同等であった[88, 89]．

フェニトインのプロドラッグであるホスフェニトインは，フェニトインに比して副作用が大きく軽減されるが，フェニトインと同様に洞性徐脈（拍），高度刺激伝導障害例では投与禁忌である．Second-lineとして，呼吸器疾患や，低血圧症，不整脈等の循環動態が不安定な例にレベチラセタム静脈内投与またはバルプロ酸静脈内投与（わが国では内服のみ）の検討が行われている．

上記の治療で痙攣が終息しない難治性GCSEに対するペントバルビタール，プロポフォール，ミダゾラムの持続点滴による静脈内投与の比較では，ペントバルビタールは短期的治療不成功例，breakthrough seizure（治療開始後6時間以内の臨床的または脳波上のてんかん）および他剤への変更率が他剤よりも有意に少なかったが，低血圧症の合併を高率に認め，死亡率の低減には寄与しなかった[83]．ベンゾジアゼピンが無効な難治性GCSEに対するフェニトイン20 mg/kg静脈内投与とバルプロ酸20 mg/kg（わが国では錠剤のみ）静脈内投与の比較では，有効例（フェニトイン84％，バルプロ酸88％）および副作用発現率に有意差はみられず，使用しやすさと耐容性の点でバルプロ酸はフェニトインの代用となりうることが示された[90]．最近ようやく，わが国でもレベチラセタムの静脈内投与が可能となったが，難治性てんかん重積状態の治療，およびてんかん発作予防上，フェニトインと同様の安全性と効果が示されている[91, 92]．

近年，難治性GCSEに対してプロポフォール（適用外薬）が用いられることがあるが，プロポフォールには催痙攣作用があるのみならず，メタアナリシスの結果からプロポフォールによる死亡リスク増加，安全性への懸念が指摘されており[93]，高用量プロポフォール使用に伴う重篤な合併症であるpropofol infusion syndrome例の報告も急増しつつある[94]．しかし，プロポフォール使用が48時間以内であれば，propofol infusion syndromeのリスクは少ないとの報告もある[95]．難治性てんかん重積状態に対してケタミン静脈内投与に関する後ろ向き検討[96]や，小規模研究であるがlacosamide静脈内投与に関する前向き検討では比較的有効であった[97]．子癇によるGCSEの治療と予防には，硫酸マグネシウム投与の有効性が示されている[98]．

GCSEには多彩な全身合併症が続発しうるが，特に呼吸抑制がしばしばみられる．さらに抗てんかん薬による治療も呼吸抑制の原因となりうるため，全身管理の中でも，特に呼吸管理が肝要である．GCSE例に対する気管挿管の適応については，「肺胞低換気や気道閉塞による低酸素血症（$SaO_2<90％$），適切な抗てんかん薬治療にもかかわらず10分以上持続する痙攣発作，原因疾患の治療や検査上の必要性，抗てんかん薬投与による鎮静後の気道確保」とする研究がある[99]．気管挿管を行わずにマスクによる非侵襲的陽圧換気（NPPV）で呼吸管理を行うこともある．

GCSEに対するプレホスピタルケアに関しては，全身痙攣が5分以上持続あるいは反復した例に対してパラメディックによるlorazepam 2 mg静脈内投与，ジアゼパム5 mg静脈内投与の有効性と安全性がプラセボと比較された．病院到着時の痙攣発作消失率はlorazepam 59.1％，ジアゼパム42.6％で，プラセボ21.1％に比して有意に勝っていた．呼吸・循環系合併症（血圧低下，不整脈，気管挿管）の頻度はlorazepam 10.6％，ジアゼパム10.3％，プラセボ22.5％であった[100]．全身痙攣が5分以上持続する例に対してパラメディックによるミダゾラム筋肉注射（体重40 kg以上では10 mg，13～40 kgでは5 mg）とlorazepam静脈内投与（体重40 kg以上では4 mg，13～40 kgでは2 mg）の有効性と安全性の検討では，病院到着時の痙攣発作消失率はミダゾラム73.4％，lorazepam 63.4％，てんかん発作再発率はミダゾラム11.4％，lorazepam 10.6％であり，ミダゾラム筋肉注射はlorazepam静脈内投与と同等の効果であった[101]．

- 全身痙攣が持続あるいは反復している場合，患者に接触する前から全身痙攣が続いている場合は，全身痙攣重積状態（GCSE）と考えてただちに呼吸管理と抗てんかん薬投与を行うべきである．
- GCSEに対する第一選択薬として，ジアゼパム静脈内投与（呼吸抑制・血圧低下に注意しつつ，通常5～10 mgを1分以上かけて投与，3分毎に計20 mgまで反復可）が推奨される．静脈路確保困難な場合は，ミダゾラム筋肉注射は有効である．ジアゼパム初回投与時のみ筋肉注射を考慮してもよい．
- ビタミンB_1欠乏や低血糖が疑われるGCSE患者では，採血後にチアミン100 mg静脈内投与あるいはブドウ糖約20 g（50％ブドウ糖の場合は40 mL）静脈内投与を行うことは理にかなっている．
- ジアゼパムの効果持続は約30分のため，ジアゼパム投与5～10分後にフェニトインのプロドラッグであるホスフェニトインを体重換算表に従い静脈内投与

（22.5 mg/kg を 3 mg/kg/分または 150 mg/分のいずれか低いほうを超えない）するが，洞性徐脈，高度刺激伝導障害例では投与禁忌である．ホスフェニトインを使用できない場合は，フェニトイン静脈内投与（通常，250 mg を ECG モニターを監視しつつ 5 分以上かけて投与，状況により総量 15～20 mg/kg まで緩徐に静脈内投与）を行うが，フェノバルビタール静脈内投与（15～20 mg/kg を 10 分以上かけて緩徐に静脈内投与，ジアゼパム投与後にフェノバルビタールを併用する場合は呼吸抑制の頻度が高まりうることに注意），レベチラセタム静脈内投与も用いられる．

- 以上によっても痙攣が止まらない場合，ICU 管理下でのミダゾラム投与（0.2 mg/kg をゆっくり静脈内投与したのちに 0.1～0.5 mg/kg/時を持続静脈内投与）を考慮する．難治性 GCSE に対する安易なプロポフォール投与は推奨されない．子癇による GCSE 例に対しては，硫酸マグネシウム投与が適応となる．
- GCSE 例では，薬物治療効果や非痙攣性てんかん重積状態合併の評価，転帰判定のために持続脳波モニタリングが重要である．

Knowledge Gaps（今後の課題）

欧米で GCSE に対する第一選択薬である lorazepam 静脈内投与のわが国への導入，および GCSE に対する救急隊員による抗てんかん薬の病院前使用に関して検討される必要がある．GCSE に対する NPPV の有効性，安全性の確立が必要である．

心拍再開後の痙攣予防と治療については，「第 2 章 成人の二次救命処置」（→125 頁）を参照．

2）非痙攣性てんかん重積状態

非痙攣性てんかん重積状態（nonconvulsive status epilepticus：NCSE）は，主に複雑部分発作あるいは小発作の重積状態であり，amplitude-integrated EEG（aEEG）を含む持続脳波モニタリングの普及とともに認識されるようになった病態である．1999 年から 2010 年にかけての国際疾病分類統計を用いた最近の米国での検討では，てんかん重積状態例の入院は近年急増しており（56.4％増加），特に入院中のてんかん重積状態合併例，気管挿管例における増加が顕著であった[102]．したがって，てんかん重積状態（痙攣性，非痙攣性）は意識障害と並んで最も主要な神経症候であることが明らかになった．これは持続脳波モニタリングの普及による NCSE 検出機会の増加の関与が大きいものと考えられる．

NCSE 自体では明らかな痙攣発作はない（痙攣発作と非痙攣発作が混在することも多い）．NCSE は，多くを占める複雑部分発作型と欠神発作型に分類される．NCSE の古典的臨床像として凝視，反復性の瞬目・咀嚼・嚥下運動，自動症，意識変容等が知られていた．しかし 1990 年代以降のモニタリング技術の進歩により急性昏睡，認知症，高次脳機能障害（失語症，健忘症等），および遷延性昏睡，Klüver-Bucy 症候群も NCSE の新たな表現型であることが明らかにされた．脳血管障害（特に出血性脳血管障害，18～29％の例で非痙攣性てんかん），低（無）酸素・虚血後脳症をはじめとする急性脳症，中枢神経系の感染症，腫瘍，手術，外傷等が原因となるが，頭部画像上，責任病変がみられない例も多い．一方，てんかん発作時には，しばしば自律神経機能が障害されるが，その多くは消化器系や循環器系の軽微な自律神経障害である．症候として自律神経障害のみが目立つ場合，てんかんあるいは NCSE の診断はさらに見逃されやすい．

入院時に意識障害を伴ったてんかん重積状態患者連続 94 例を対象とした検討では，うち 24 例（25.5％）が NCSE であり，入院後に NCSE となった例も含めると 32 例（34.0％）であった[103]．ICU に入室した痙攣を伴わない昏睡例に持続脳波モニタリングを行った報告では，対象例 236 例中 19 例（8％）が NCSE であったが，昏睡の原因として十分に認識されていないことが指摘された[104]．1 か月以上にわたる GCS 合計点 7 以下の昏睡状態から覚醒した非外傷例 6 例の検討では，2 例で NCSE が認められ，1 例（症候性てんかん例）ではフェニトイン投与開始後に覚醒（NCSE 持続期間は推定約 2 週間），他の 1 例（ウイルス性脳炎例）ではカルバマゼピン投与開始後に覚醒（NCSE 持続期間は推定数か月）した[105]．537 例のビデオ脳波モニタリングを解析した検討では，持続ビデオ脳波モニタリング導入後で持続ビデオ脳波モニタリング導入前と比較し NCSE の診断率が有意に向上した（difference＝3.28 new diagnosis/month；$p＝0.002$)[106]．ルーチンの脳波検査で何ら異常を認めない場合でも，持続脳波モニタリングによって NCSE の診断に到達することも少なくない．重症例や ICU 入室例の NCSE の評価に少なくとも 48 時間の持続脳波モニタリングを行うことを Neurocritical Care Society ガイドラインは推奨している[77]．

ICU 入室例に持続脳波モニタリングを行った報告では，非痙攣性てんかん発作を呈した 49 例の死亡率は 33％（16 例）であり，特に重積状態となり NCSE を呈した 23 例の死亡率は 57％（13 例）に及んだ[107]．多変量解析の結果，死亡率に有意に寄与する因子はてんかん発作持続時間および診断までの遅れであった．これらの臨床像の解析から ICU において進行性のてんかん活動を疑うべき状況として，①全身痙攣，手術または神経学的損傷後の遷延性脳症，②急性意識障害および覚醒状態が混じる意識障害の変動，③顔面のミオクローヌスや眼振を伴う意識の障害，④突発性の凝視，失語，自動症，⑤そ

1 脳神経救急・集中治療を要する症候（成人）

の他の原因不明の急性行動異常が指摘されている．

難治性全身痙攣重積状態（難治性 GCSE）に至る頻度は NCSE 88％，GCSE 26％と NCSE で有意に高く，NCSE は GCSE よりも明らかに治療抵抗性であった[108]．

NCSE の臨床スペクトラムには，近年さらに広がりがみられ，脳梗塞後の NCSE に伴った Wernicke 失語が抗てんかん薬で改善した例[109]や，重症ウイルス性脳炎後の NCSE に伴い過換気後遷延性無呼吸発作を呈した例[110]が報告された．さらに NCSE（側頭葉てんかん重積状態）経過中の心静止合併例が相次いで報告された[111, 112]．さらに Epilepsy Monitoring Unit（EMU）における国際多施設共同系統的後ろ向き研究では，(1) モニタリング中の心肺停止イベントは総計 29 例で，内訳はてんかん患者の突然死（sudden, unexpected death in epilepsy：SUDEP）16 例，near SUDEP 9 例，他 4 例，(2) SUDEP 例でデータがある 10 例全例で，二次性全般化した強直間代性痙攣ののちに頻呼吸（18〜50 回/分），さらに 3 分以内に心肺機能障害，さらに心停止が続発していた[113]．SUDEP の病態には最終的に不整脈と低換気または低酸素症の関与が推定されているが，この報告は突然死，急性心停止の病態への NCSE の密接な関与を示すものといえる．

2013 年，てんかん関連臓器機能障害〔Epilepsy-related organ dysfunction（Epi-ROD），てんかん重積状態（痙攣性あるいは非痙攣性）による致死的あるいは高度機能障害を呈する各種臓器機能障害〕の概念が提唱され広く活用されるようになった[114, 115]．たとえ明らかな痙攣発作がなくとも，急性臓器機能障害，特に原因不明例の原因鑑別に NCSE を加えることと Epi-ROD の病態解明の重要性が強調された．

NCSE の治療は病型によっても異なる．脳神経蘇生において問題となる複雑部分発作重積状態の急性期治療に関する質の高いエビデンスはないが，GCSE の治療と同様にベンゾジアゼピン静脈内投与とこれに続くホスフェニトイン投与，難治性の場合はフェノバルビタール静脈内投与，レベチラセタム静脈内投与，あるいはバルプロ静脈内投与（わが国では錠剤のみ）を行うことをヨーロッパ神経学会ガイドラインは推奨している[116]．

NCSE をできるだけ早く発見し治療するために，最低限の鎮静により昏睡状態や気管挿管の期間を短縮するべきことが指摘されている[117]．

- てんかん重積状態（痙攣性，非痙攣性）は，意識障害と並んで最も高頻度な神経症候の 1 つであり，脳神経救急・集中治療の最も重要な課題である．
- 様々な急性意識障害（原因不明，意識レベル変動，顔面・四肢のミオクローヌス，眼振，眼球共同偏倚の合併等），急性意識消失発作，急性意識変容（同じ言動を反復，精神症候等），全身痙攣，突発性の凝視，自動症，急性認知障害，急性高次脳機能障害（失語症，健忘症等）を呈する例で原因が明らかでない場合は，NCSE の存在を疑って脳波検査，特に aEEG を含む持続脳波モニタリングを行い，専門医にコンサルテーションを行う．
- てんかん重積状態（痙攣性，非痙攣性）により心停止や呼吸停止を含む急性臓器障害が生じうることに留意する．
- NCSE 患者には基礎疾患の治療をできるだけ早期から行うべきである．複雑部分発作重積状態に対して GCSE の治療に準じた急性期治療を行うことは理にかなっている．

Knowledge Gaps（今後の課題）

欧米では，NCSE は神経学，特に critical care neurology の最重要な対象となっているが，わが国では症候性てんかん，特に NCSE の認識はいまだ十分ではない．

以下のことが望まれる．
- 専門医へのコンサルテーションの機会の増加
- 専門医が活用しやすい診断基準の作成
- 急性期治療に関する良質なエビデンスの集積
- 救急・集中治療の現場における持続脳波モニタリングの普及

4　頭蓋内圧亢進・脳浮腫症候

頭蓋内圧（intracranial pressure：ICP）亢進は，致命的な脳ヘルニアを引き起こす可能性があるため，脳神経蘇生における最も重要な神経症候の 1 つである．

疼痛，頭位変換，咳等は ICP 亢進を悪化させるため，適切な鎮痛鎮静が必要であり，鎮静やベッドアップ 30 度による頭位挙上が ICP を下げる効果が報告されている[118-120]．短時間の鎮静には，半減期が短く脳血流低下により ICP を減少させる効果もあるプロポフォールが有用である．

積極的治療を行う場合は，ICP モニタリング[121]を含めた全身管理が必要である[122]．ICP 測定値から相関係数として算出される圧反応性指数 PRx（pressure reactivity index）が脳血管自己調節機能を反映し，モニタリングとして有用である[123]．浸透圧利尿薬として，高張グリセロールは臨床試験で急性期の死亡を減少させた[124]．一方，マンニトールの反復投与は ICP を下げるが[125]，転帰に関して有意な効果を認めなかった[126]．マンニトール投与によって，血漿浸透圧が 320 mOsm/kgH$_2$O を超えると腎不全を引き起こす[127]．近年，ICP 亢進および脳浮腫に対する高張食塩液持続投与による効果が報告され[128]，小規模であるがマンニトールや生理食塩液との比較研究もみられる[129, 130]．副腎皮質ホルモ

ンに関しては，これまでに多く検討されたがメタアナリシスでは転帰に有意な差は生じなかった[131]．バルビツレート療法はICPを下げるが，神経学的機能転帰に有意な差はなかった[132]．ICP亢進に対する低体温療法および薬物を用いた体温管理は，有効性が十分に示されていない[133-136]．中大脳動脈閉塞による進行性脳浮腫に対する減圧開頭術は，大規模試験で有効性が認められた[137]．

- 頭蓋内圧（ICP）亢進例では，頭位挙上，鎮静，高張グリセロール等の浸透圧利尿薬投与を考慮し，増悪がみられる場合はICPモニタリングを含めた全身管理を行うことが合理的である．
- 脳ヘルニアの進行等でやむを得ない場合は，緊急避難的な軽度の過換気療法（30分以内，CO_2モニタリング下）や減圧開頭術等の侵襲的治療を行うことは理にかなっている．マンニトール使用時は，腎不全等の副作用を避けるため，血漿浸透圧を320 mOsm/kgH_2O以下に保持する．
- 脳浮腫およびICP亢進時に高張食塩液持続投与を考慮してもよい．副腎皮質ホルモンは，脳浮腫やICP亢進の治療には推奨されない．ICP亢進例の治療が困難な場合，バルビツレート療法や低体温療法あるいは薬物を用いた体温管理を考慮してもよい．
- 中大脳動脈閉塞による進行性脳浮腫に対して，適応（60歳以下，発症48時間以内，中大脳動脈領域梗塞が50%以上等）を満たせば減圧開頭術が合理的である．

Knowledge Gaps（今後の課題）

低体温療法，targeted temperature management（TTM）は，病院外心停止患者に対するRCTで有効性が示されているが，脳浮腫やICP亢進に対してはまだ十分なエビデンスがないため，高度のエビデンスの集積が必要である．

2 脳神経救急・集中治療を要する疾患と病態（成人）

1 脳血管障害

1）病院前救護

治療遅延が15分短縮される毎に，障害のない人生が1か月延びるとする報告があり[138]，発症早期に脳卒中を疑い，救急搬送システムにアクセスし，適切な病院前対応のプロトコールにより脳卒中の専門診療が可能な施設に搬送することが今後も重要な課題である．脳卒中の治療成績向上のため脳卒中スケールや搬送方法を含めた救急隊の活動の整備が進み，一般市民の脳卒中に対する認識や発症時の対応向上に関する報告が増えている．

（1）警告サインと認識・一般市民教育

アイルランドにおける一般市民の脳卒中危険因子および警告サインに対する認識は低く，住民の50%以上が認識していたのは言語障害54%のみであり，その他の症状についてはそれ以下であり，危険因子については高血圧症が75%で，その他はいずれも50%未満であった[139]．一過性脳虚血発作（transient ischemic attack：TIA）または軽症脳卒中患者を対象としたCOSTA studyでは，疾患に対する神経内科医からの情報提供の3か月後に脳卒中の正しい認識を持っていたのは26%もしくは37%であり，80～90%は高血圧症や肥満を危険因子と認識しており，危険因子の治療方法について知っていたのは40～91%であった[140]．

スイスの報告では，脳卒中の警告サインはよく認識されていたが，危険因子とTIAの認識は低かった．女性，高齢者，親戚や友人に患者がいる者は脳卒中警告サインについての認識が高かった．高齢者は緊急通報ではなく家庭医に連絡する傾向が強かった[141]．Stroke Warning Information and Faster Treatment（SWIFT）Studyでは，脳卒中に対する認識，発症から来院までの時間が人種間で差を認めた．また文書による情報提供の一般市民の行動改善に対する効果は証明されなかった[142]．軽症虚血性脳卒中またはTIA患者において，看護師主導の脳卒中予防教育により，脳卒中警告サインの認識，脳卒中時の治療を求める行動，医療の受け入れや健康管理行動，ダイエット習慣等の生活スタイルの改善が3か月間有意に継続した[143]．

脳卒中患者が退院する際に親戚や近隣住人へのポスターを配布するという一般市民への教育では，実施後4週間は脳卒中への認識が高まっていた[144]．一般市民への脳卒中症状と救急コール電話番号を書いたしおりとステッカーによる脳卒中教育により有意に病院前時間が短縮した[145]．

若年者と低教育レベルの一般市民において，脳卒中の症候と危険因子についての認識が低かった[146]．複合メディア活動により一般市民の脳卒中リスクファクターと発症時の救急要請については活動前に比べて有意に認識が高まったが，脳卒中警告症候については低いままであった[147]．脳卒中患者に対する退院時の脳卒中情報紙，退院3か月後までの電話等による教育的介入は脳卒中の認識向上や行動変化に有意な効果はなかった[148]．

182件の研究を分析した結果，教育等の脳卒中の知識向上や，年齢，性別，人種等の要因は治療開始までの時間短縮とは関係がなかった．治療開始までの時間を短縮する要因は脳卒中の重症度であり，半身麻痺，言語障

害等の高頻度の症状に関する知識向上ではなかった．また，自身の症状を脳卒中と認識できた患者は25～56%であった[149]．

(2) 救急医療サービス（EMS）システム

脳卒中疑い患者について，現場からの救急コールの段階から最優先レベルに上げることで，脳卒中ユニットまでの時間を短縮し，血栓溶解療法患者の割合を増やすことができる[150]．

病院前脳卒中対応システムは，一般市民による対応の教育的キャンペーンに続く，血栓溶解療法につなげるための重要な介入である[151]．

電話指導下の一般市民によるCincinnati Prehospital Stroke Scale（CPSS）実施の結果では，脳卒中症状は94%の感度と83%の特異度で検出されていた[152]．訓練を受けていない疑似通報者に対するCPSSの電話指導についての検討では，98%の疑似通報者がCPSSの評価を正確に実行できた[153]．

EMSからの事前情報は，病院到着後の脳卒中評価の遅延を減らした[154]．Unassisted TeleStroke Scale（UTSS）と映像・音声を用いた脳卒中の遠隔評価は実施可能であり信頼性がある[155,156]．病院前における遠隔コンサルテーションは病院によりよい情報を提供するが，通常の救急隊活動に対する優位性はなかった[157]．模擬患者による携帯電話等を用いた研究では,遠隔医療が有用とする報告[158,159]と有用性がないとするものがある[157]．

わが国では病院前脳卒中医療の標準化を意図してPSLS（Prehospital Stroke Life Support）ガイドブックが作成され，救急隊を教育し，活動を支援している[160]．

(3) 病院前脳卒中スケール

Faster Access to Stroke Therapies Studyで，感度においてMelbourne Ambulance Stroke Screen（MASS）はCPSSと同等で，Los Angeles Prehospital Stroke Screen（LAPSS）より優れ，特異度においてLAPSSと同等でCPSSより優れていた[161]．MASSを用いて脳卒中教育を受けた救急隊では,脳卒中同定の感度が78%から94%に改善した[162]．MASSの感度・特異度は導入後も高いレベルで維持されていた[163]．

CPSSトレーニングの前後において，救急隊によるCPSSの使用頻度または脳卒中/TIA同定の精度に差はなく，CPSSトレーニングによる現場時間短縮効果もなかった[164]．

Kurashiki Prehospital Stroke Scale（KPSS）とNIH Stroke Scale（NIHSS）は高い正の相関を示した[165,166]．遺伝子組み換え組織plasminogen activator（rt-PA）の適応となるNIHSS 5～22点の患者に対し，KPSS 3～9点は感度84%，特異度93%であった[165]．

トリアージプロトコルの使用により，rt-PAの使用率が9.5%から23.4%に増加した．また発症から治療までの時間の中央値が有意に短縮した[167]．MPSS（Maria Prehospital Stroke Scale）を病院前脳卒中スケールとして用いた搬送プロトコルにより，発症から血栓溶解療法までの時間が短縮された[168]．

CPSS, Face Arm Speech Test（FAST），LAPSS, MASSを比較した結果では，FASTとCPSSは感度が高く（95%），特異度は低かった（33%）．LAPSSとMASSの感度は低く（74%），特異度は高かった（84%）．全ての組み合わせにより感度が95%，特異度が83%となった[169]．

rt-PA投与を減少させる陰性独立予測因子は，右半球の脳卒中，発症から救急外来までの時間，Canadian Neurologic Scale scoreであった．空間無視はrt-PA投与の陽性予測因子でありrt-PA投与を倍に増加させた[170]．

脳卒中スクリーニングのFASTは，通信指令員（EMD）による電話での使用よりも，救急隊員による現場での使用のほうが有用であった[166]．

EMDによる電話によるCPSSの使用結果は，救急隊による現場での使用結果とよく一致していた[171]．Medical Priority Dispatch Systems（MPDS）の脳卒中プロトコルを用いたEMDとCPSSを用いた救急隊員の脳卒中同定の精度を比較した後ろ向き観察研究結果で，MPDS脳卒中プロトコルの感度は83%，CPSSの感度は44%であり，MPDS脳卒中プロトコルを用いたEMDのほうが高値を示した[172]．

8つの病院前脳卒中スクリーニングテスト：CPSS, LAPSS, MASS, Medic Prehospital Assessment for Code Stroke（Med PACS），Ontario Prehospital Stroke Screening Tool（OPSS），Recognition of Stroke in the Emergency Room（ROSIER），FASTに関する報告をまとめた結果システマティックレビューでは，脳卒中の見逃しが30%に達していた[173]．最適の操作性はLAPSSと思われた．LAPSSは，その最も低い陰性尤度比，厳しいスクリーニングテストのcriteria, 主観的な発語評価が含まれていないこと等により，よいスクリーニングテストになると考えられた[173]〔ファーストエイドプロバイダーによる脳卒中の認識については，「第7章ファーストエイド」（→420頁）を参照〕．

ヘリ搬送救急隊によるNIHSSの評価は，病院到着後の脳卒中チームによる評価と高い一致を示した[174]．

急性意識障害で高血圧症を有する患者は脳卒中の可能性が高い[23]．

救急隊が推定した脳卒中最終未発症確認時刻は，神経内科医の推定時刻と同等であった[175]．

(4) 搬送

救急車利用割合に人種間で差があり，発症後3時間以内の来院は男性に多かったが，言語との関連はなかった[176]．救急車で来院する患者は他の方法で来院する患者に比べて，発症から救急部門到着までの時間と救急部門到着からCT完了までの時間が有意に短かった[177]．

発症から来院までの時間に最も強く関連する要因は脳卒中の重症度であり，次いで救急車利用であった．発症後早期に来院する患者は血栓溶解療法の割合が高かったが，来院から血栓溶解療法までの時間（door-to-needle time）は延びていた[178]．1981〜2007年に出版された123件の研究より得られた65の異なる人口集団についての検討の結果，脳卒中，TIAまたは脳卒中様症状を認めた傷病者に対して，病院前では年率6％の遅延の減少を認め，救急外来到着から評価までについては遅延時間の有意な変化はなかった．病院前遅延が依然として治療遅延の最大の要因となっている[179]．

脳卒中急性期患者に対するドクターヘリの有用性に関するわが国の報告では，医師の現場派遣により，(1) くも膜下出血例で降圧薬，鎮静薬，鎮痛薬の使用により早期に血圧安定化と安静を図れたこと，(2) 虚血性脳血管障害例で血栓溶解薬が可能となる早期の搬送例数が増加したことが報告されている[180,181]．また，Austrian Stroke Unit Registry登録例の検討では，医師同乗のドクターヘリ搬送群の血栓溶解療法施行率は，医師同乗の救急車搬送群と比べても有意に優れていることが報告されている[182]．また，血栓溶解療法施行後のヘリ搬送は安全であったとする報告がある[183]．

脳卒中患者に対するNIHSSやCT画像の評価等の遠隔医療を用いた近隣の病院間搬送は，病院到着から血栓溶解療法までの時間を短縮し転帰を改善する[184]．

脳卒中センターを一極集中することにより血栓溶解療法の可能性が50％上がった[185]．急性期の虚血性脳卒中患者に対して地域の病院と脳卒中センター間で行われるrt-PA投与開始後の病院間搬送，いわゆるdrip and ship法について，米国ではrt-PAによって治療される虚血性脳卒中患者の4人に1人の割合で実施されている[186]．

CTを搭載した救急車を用いたSTEMO（脳卒中対応救急車）システムによる病院前血栓溶解療法は有害事象を増やすことなく血栓溶解療法までの時間を20分以上短縮することが可能であった[187,188]．

(5) 脳卒中患者の管理・治療

発症後24時間以内の虚血性脳卒中急性期患者の患側の中大脳動脈における平均脳血流速度を経頭蓋Doppler超音波検査にて測定した結果では，頭位を低くすることにより中大脳動脈平均血流速度は20人全ての患者で平均血圧の変化なしに有意に増加した（平均20％）[189]．

脳卒中急性期患者において年生存率は酸素投与群（100％，3L/分）と酸素非投与群で有意差はなく，7か月後のScandinavian Stroke Scaleスコアと Barthel Indexについても両者で有意差はなかった．また軽症・中等症例では，1年生存率は酸素投与群より酸素非投与群で有意に高く，重症例では両者に有意差はなかった[27]．

- 脳卒中による死亡と障害を減らすため，警告サインと危険因子について，市民の社会的状況に応じた認識改善に取り組むべきである．TIAは脳卒中に比べて緊急の対応が必要であるという認識が低く，認識を高めることが理にかなっている．脳卒中の知識や発作時の行動に関して，看護師主導の患者教育を考慮してもよい．
- 脳卒中の疑われる患者を最緊急として扱い，優先的に適切な医療機関へ搬送できる救急医療サービス（EMS）システムを整備すべきである．
- 電話による一般市民へのCPSSの口頭指導は脳卒中の早期判断に有用かもしれない．救急隊による病院前脳卒中評価において，CPSS，LAPSS，MASS，KPSS，MPSS等の病院前脳卒中スケールの使用が有益かもしれない．血糖値測定が可能であれば，LAPSS等の血糖値を含むスケールの使用が理にかなっているかもしれない．
- 救急搬送先の決定にあたっては，発症現場からの距離的要素のみならず，脳血管障害の急性期治療を専門的に行うことが可能な施設であることは有益かもしれない．
- 長距離搬送を必要とする脳卒中患者に対してドクターヘリの利用を考慮する．
- 病院間搬送に際し，遠隔医療の利用は有用かもしれない．
- 虚血性脳卒中に対するrt-PA投与開始後の病院間搬送であるdrip and ship法は，通常のrt-PAによる治療と同等に安全で有効かもしれない．
- 虚血性脳卒中急性期が疑われる患者に対して，頭部を挙上しないことは理にかなっているかもしれない．軽症・中等症の脳卒中患者では，低酸素血症の可能性がなければ，ルーチンの酸素投与を控えることは理にかなっているかもしれない．
- 軽症・中等症の脳卒中患者についても，病院前およびERでの対応の迅速化を図るべきである．

Knowledge Gaps（今後の課題）

市民の脳卒中危険因子と警告サインの認識は依然として高いとはいえず，改善のための具体的な対策についてもまだ不足している．病院前救護における脳卒中プロトコールの充実と地域を越えた標準化を今後積極的に進め，その効果について検証しなくてはならない．

脳卒中治療の遅延要因を検討するべきである．

救急隊による病院前脳卒中評価についてはより感度，特異度の高いスケールを開発すべきである．

ドクターヘリ等による脳卒中急性期患者搬送の有用性についての研究をさらに進める必要がある．ICP亢進が疑われる場合の搬送時の至適体位についての検討が望まれる．わが国におけるdrip and ship法の安全性と効果について今後検証を進めるべきである．

2) 病型確定前の初療

脳卒中の多くは急性期疾患であり，特に超急性期〜急性期の治療が転帰に及ぼす影響が大きい疾患である．脳卒中は症状だけからは病型鑑別が困難なことが多く，病型により特異的治療は異なることが多い．そのため，病型確定前に行うべき初期治療は何なのか，またより早く病型確定を行えるようにするためにはどのような初期診療体制を構築すべきか，を知ることは重要である．

患者が救急外来等に来院した段階では病型診断がついていないことがほとんどであり，多くの脳卒中では画像検査を経なければ病型診断をつけることは困難である．そのため病型確定前の急性期脳卒中患者の初期治療をどのように行うかは救急医療の大きな課題である．しかしながら脳卒中急性期初療に関して，呼吸管理や合併症管理等については比較対照試験が行われ難いことから，国際的にも新たなエビデンスは少なく過去のガイドラインが踏襲される部分が大きい[190]．

(1) 初療における医療体制

超急性期では治療可能な時間が限られているため，可及的すみやかな診断と治療開始が可能な体制の構築が求められる[191]．National Institute of Neurological Disorders and Stroke（NINDS）は救急外来において脳卒中患者の評価と診断を行うための時間設定を示しており[192]，脳卒中急性期患者を受け入れる医療機関は脳卒中の可能性のある患者を同定し評価するための適切なプロトコールを策定するべきであるとしている[193]．

Stroke Unit（SU）についてのメタアナリシスでは，くも膜下出血，ラクナ梗塞，深昏睡，発症前の日常生活動作が不良な場合を除く，脳卒中急性期患者の脳卒中治療における有用性が示されている[194-200]．

(2) 初療における検査

初期評価は脳卒中以外の重篤な疾患のそれと同様であり，気道確保，呼吸状態，循環状態の評価と安定化である．その後に神経学的評価をすみやかに行うべきであり，初療時の検査では脳卒中様の症状を呈する疾患，脳卒中の生じる病態，脳卒中の治療に影響しうる病態を調べるために血糖，血算，電解質，凝固機能，生化学検査等を遅滞なく検討するとされている[190]．

初療での神経診察は簡便かつ網羅的であるべきであり，NIH Stroke Scale（NIHSS）のような標準化されたスケールを用いることで脳卒中患者の同定，半定量的評価が容易になる[201-204]．

英国のprospective OXVASC（Oxford Vascular）studyに登録されたNIHSS 3点以下の軽症脳卒中の臨床像の解析から，軽症脳出血診断予測モデル"SCAN tool"が最近考案された．"SCAN tool"は，①発症時血圧≧180/110 mmHg，②発症時錯乱状態，③抗凝固薬使用の既往，④発症時嘔気または嘔吐の4項目からなり，その病型鑑別上の有用性が脳出血例で検証された．この結果，脳出血例の全例が少なくとも1つの項目を満たし，2つ以上の項目を有する例の42%は脳出血例であり，どの項目も有さない例では脳出血の可能性はほぼ除外できた（該当例の0.2%のみが脳出血例であった）[205]．

心疾患は脳卒中に合併する頻度が高く，心筋逸脱酵素の測定や12誘導ECGは全ての脳卒中急性期患者で実施すべきであるとされている[206-208]．また不整脈の合併，特に心房細動（atrial fibrillation：AF）は急性期に検出されることが多く，ECGモニターは急性期脳卒中患者でルーチンに実施すべきとされている[207-209]．

胸部X線検査は，急性心疾患や呼吸器疾患の合併の評価のために，特にrt-PAによる血栓溶解療法の対象患者では大動脈解離の除外診断のために，ルーチンに検査されるべきとされている[210]．多くの場合，急性脳卒中患者の治療開始のための初期検査として非造影CTだけでも十分な情報が得られる[190, 211]．MRI等の検査を実施することでrt-PA療法実施に遅延が生じる可能性があるが[212]，脳梗塞の検出や病型診断，発症機序の推定，治療方針の決定にMRI[213, 214]やマルチモードCT[215, 216]はより多くの情報をもたらすという点でCTよりも優れていることが示されている．

(3) 初療における身体管理

発症後24時間以内の脳卒中患者に100%酸素を入院後24時間投与しても，1年間の生存率は対照と差がなく，機能障害スコア等の改善度にも差がなかった[27]．しかし，有意ではないが重症の脳卒中では酸素投与群のほうが生存率はややよい傾向にあったため，重症の脳卒中患者に対する酸素投与について結論を出すにはさらなる研究が必要である[27]．一方，2014年の米国AHA/ASAの急性虚血性脳血管障害のガイドラインでは，急性虚血性脳血管障害患者において酸素飽和度94%以上を保つように推奨している[190, 217, 218]．脳卒中により脳ヘルニアを起こすような例では，人工呼吸器を装着しても転帰は不良である[219]が，意識障害や脳幹障害の患者では，気道閉塞の危険が大きいので，気管挿管を考慮するとされ

脳卒中急性期では血圧の上昇も低下も死亡率の増加と関連する[222, 223]．脳卒中発症初期の高血圧は転帰不良に関連する[224]．一方で，脳卒中急性期の血圧上昇は，脳卒中そのものに対するストレス，膀胱の充満，嘔気，痛み，以前から存在する高血圧，低酸素血症，ICP亢進等による二次的な影響で起こる可能性がある[225, 226]．血圧降下療法は，脳浮腫の軽減，出血性梗塞の減少，血管障害の進展防止や早期再発防止に有効である可能性がある[226]．一方で，過度の血圧降下は脳虚血部位での灌流低下を招き，神経所見の悪化につながる可能性もあるので，脳卒中の病型確定前に降圧を図るべきではないとする報告もあるが[226-228]，降圧による有意な副作用はなかったとする報告もある[229]．脳梗塞および脳出血を含んだ急性期脳卒中に対して降圧を図ったRCTでは，降圧群での3か月後死亡率の有意な低下がみられた[229]．

その一方で，急性期の低血圧は神経学的悪化や死亡等転帰不良と関連する[223, 230]．2014年の米国AHA/ASAの急性虚血性脳血管障害のガイドラインでは，著しい低血圧は輸液や昇圧薬等ですみやかに是正すべきであるとされている[190, 218]．

高血糖は血栓溶解療法施行を含む虚血性脳卒中患者の転帰不良因子である[231, 232]．高血糖の管理は死亡や合併症の低下につながる[233, 234]．血糖値が200 mg/dL以上の場合には治療を開始すべきとされている[150, 151]．一方で，低血糖は脳卒中類似の神経所見を呈することがあり，低血糖自体が脳障害を生じるので，迅速な是正が重要である[190]．

脳卒中急性期では呼吸器感染症，尿路感染症，皮膚損傷，転倒外傷等の合併症頻度が高い[235, 236]．合併症があると死亡率のみならず機能的転帰も悪くなるので[236]，合併症の認識と対策は脳卒中治療に有用である[235]．

急性期脳梗塞患者の入院24時間以内の発熱は，短期の死亡ORを増加させた（OR 2.20, 95%CI 1.59〜3.03, p <0.00001）[237]．

米国AHA/ASAの脳梗塞急性期治療ガイドラインでは，気道閉塞や誤嚥の危険性のある症例や，ICPが亢進している症例では，頭位を15〜30度に挙上すること，および体位変動の際には気道，酸素化および神経症状の変動を観察し，対処することが推奨されている[238]．経頭蓋Doppler超音波検査やNIRS等を用いて，体位が中大脳動脈の血流に及ぼす影響を検討した報告は散見されるが，いずれも小規模の検討に留まっており，転帰に関する検討はほとんどなされていない[189, 239-241]．4研究，183症例を対象とした体位と酸素飽和度のシステマティックレビューでは，呼吸器系の合併症がない急性期脳卒中患者では体位は酸素化に影響しないが，呼吸器系合併症がある場合には起座位が酸素化に有用であるのに対し，仰臥位は有害であるという限定的なエビデンスが得られた[242]．発症後7日以内の脳卒中症例129名の検討では，軽症例では座位で平均酸素飽和度が有意に高く，特定の体位をとった際に2分間以上持続して酸素飽和度が90%以下に低下する症例は呼吸器疾患合併例で有意に多かった[243]．

- 脳卒中急性期患者の初期治療においては，来院から60分以内に初期評価を完了し治療を開始できるような系統だったプロトコール策定が推奨される．脳卒中初療チームには医師，看護師，検査部門，放射線部門等が含まれるべきであり，かつ神経学的評価を適切に行える医師が含まれる体制が望ましい．多くの脳卒中急性期の患者については脳卒中専門病棟stroke unit（SU）で治療をすることが有益であるため，脳卒中急性期患者の搬入にSUを検討することは有益かもしれない．
- 脳卒中の病型確定前に，血算，血液生化学，凝固系検査等が実施されるべきである．
- 神経学的所見を含めた身体評価にあたっては，NIHSS等の脳卒中評価スケールを使用することが推奨される．
- 脳卒中患者は心疾患合併率が高いことから，初療段階でECG検査を行う．
- 大動脈解離や急性心疾患等の鑑別のために，急性脳卒中患者では胸部X線検査を実施するべきである．
- 急性脳卒中患者に対して，何らかの特異的治療を開始する前に画像診断を実施するべきであり，神経画像評価は神経画像診断に習熟した医師が行う．
- 多くの場合は非造影CTのみで脳卒中急性期治療を開始するための情報を得ることができるので，まず行うべきである．一方で，脳卒中の急性期治療の遅延が不利益とならない範囲で，MRIをCTの代替もしくは追加として実施することは，理にかなっている．
- 低酸素血症を呈する脳卒中急性期の患者には酸素投与が適応となる．一方，低酸素血症が明らかでない軽症から中等症の脳卒中患者に対して，ルーチンに酸素を投与することは勧められない．
- 意識障害の原因の1つが呼吸障害と考えられる脳卒中急性期の患者に対しては，気道確保や人工呼吸管理を行うことが望ましい．
- 脳卒中病型確定前の初療における高血圧に対する治療は，高血圧性脳症，くも膜下出血，高血圧性脳内出血が強く疑われる場合以外は病型診断が確定してから行うことは理にかなっているかもしれない．また降圧薬を使用する前に，痛み，嘔気，膀胱の充満等により血圧が上昇している可能性を検討することは有用かもしれない．
- 著しい低血圧やショック状態は，輸液，昇圧薬等ですみやかに是正すべきである．不整脈監視のための

ECGモニターを行うことは望ましく，低血圧の原因となる不整脈があれば治療すべきである．
- 高血糖または低血糖を是正するのは理にかなっている．
- 脳卒中患者では一般に呼吸器感染，尿路感染，褥瘡，転落・転倒等急性期合併症の頻度が高く，合併症があると死亡率のみならず機能的転帰も悪くなるので，合併症予防と治療に取り組むことは有益かもしれない．
- 脳卒中急性期の発熱に対し体温管理を行うことは理にかなっているかもしれない．
- 低酸素血症，気道閉塞，誤嚥あるいはICP亢進がある場合は，15～30度の頭位挙上は理にかなっているかもしれない．主幹動脈の閉塞や高度狭窄のある症例では，脳血流維持を目的として水平仰臥位をとることを考慮してもよい．

Knowledge Gaps（今後の課題）

病型確定前の初期検査に関しては，検査技術や治療の進歩とともに，実施すべき内容は変化する可能性がある．病型確定前の初期治療に関してはRCT等が容易ではない分野ではあるが，今後のエビデンスの集積が待たれる．

3）脳梗塞

日本人の死因第4位である脳卒中の死亡者数は年間約11万人であり，その60％は脳梗塞によるものであるため，脳梗塞は神経蘇生においては重要な疾患の1つである．脳梗塞はNINDS分類によれば，脳実質内小動脈病変が原因のラクナ梗塞と，頸部～頭蓋内の比較的大きな動脈のアテローム硬化が原因のアテローム血栓性脳梗塞，心疾患による心原性脳塞栓症，およびその他の4つに大別される[244]．最近の大規模国内登録調査Japan Multicenter Stroke Investigators'collaboration（J-MUSIC）によれば，ラクナ梗塞が38.8％，アテローム血栓性脳梗塞33.3％，心原性脳塞栓症21.8％，その他6.1％となっている[245]．

入院時の重症度スコアであるNIHSSの中央値は，心原性脳塞栓症が最も重症で高く14点，次いでアテローム血栓性脳梗塞6点，その他5点，ラクナ梗塞4点の順に軽症となっていく．また発症から来院に至る時間も日中活動期に発症しやすい心原性脳塞栓症が最も短く，ラクナ梗塞は軽症のため翌日受診や数日を経て受診することもある．重症例が多いこと，超急性期症例が多いことから，救急部門では心原性脳塞栓症の治療が問題となることが多い．

（1）内科的治療

発症3時間以内の脳梗塞患者に対するrt-PA（アルテプラーゼ）0.9 mg/kgの点滴静脈内投与（1時間）の臨床試験では，転帰良好群が有意に増加したが，一方で症候性頭蓋内出血の頻度が有意に増加した[246,247]．わが国では発症3時間以内の虚血性脳血管障害に対するrt-PA静脈内投与療法の第Ⅲ相オープン試験が0.6 mg/kgで行われ，海外の臨床試験と同等の有効性と安全性が確認されたため[248]，2005年10月からわが国でもrt-PAの脳梗塞への適応がこの用量で承認された．さらに発症3～4.5時間の脳梗塞患者に対するrt-PA静注療法の有効性と安全性が認められた（ECASS Ⅲ[249]およびSITS-ISTR[250]）ため，わが国でも2012年8月からは発症後4.5時間までにrt-PA治療開始時間が延長された．

発症48時間以内の脳梗塞にはアスピリン160～300 mg/日の内服投与が患者の転帰改善に有効であった[251]．

わが国ではアルガトロバン（選択的抗トロンビン薬），オザグレル（抗血小板薬），エダラボン（脳保護薬），また脳浮腫管理のために高張グリセロール（10％），等の薬物が繁用されている．これらの薬物のエビデンスと推奨に関しては，「脳卒中治療ガイドライン2015」[252]を参照のこと．

① 血栓溶解療法

- 発症4.5時間以内に治療可能な虚血性脳血管障害で慎重に適応判断された患者に対して，rt-PA（アルテプラーゼ）の静脈内投与による血栓溶解療法が強く勧められる．発症後4.5時間以内であっても，治療開始が早いほど良好な転帰が期待できるので，患者が来院したあと，少しでも早く（遅くとも1時間以内に）アルテプラーゼ静注療法を始めることが強く勧められる（door-to-needle time）．

② 抗血小板療法

- アスピリン160～300 mg/日の経口投与は，発症早期（48時間以内に開始）の脳梗塞患者の治療法として強く勧められる．

Knowledge Gaps（今後の課題）

脳梗塞に対するアルガトロバン，オザグレル，エダラボン，ヘパリン，高張グリセロール（10％），マンニトール（20％），低体温療法や解熱薬を用いた積極的な体温管理に関する質の高い臨床研究のさらなる集積が望まれる．なおワルファリンに代わる新規抗凝固薬（ダビガトラン，リバーロキサバン，アピキサバン，エドキサバン）が，2011年以降次々に臨床現場に登場しているが，これらの適応はいずれも非弁膜症性AF患者における虚血性脳卒中の発症抑制であり，脳卒中急性期の適応については今後の検討が求められている[253-256]．

第6章　脳神経蘇生

(2) 外科的治療

脳梗塞の急性期においては内科的治療が優先されることが多く，外科的治療が明らかに有効であるという病態は少ない．脳梗塞の外科的治療は血行再建とICP亢進に対する治療に大別される．

血行再建は，デバイス・手技の目覚ましい進歩により，脳血管内治療が中心となり，外科的治療の適応は減少した．緊急の頸部内頸動脈狭窄に対する頸動脈内膜剥離術[257-259]や，内頸動脈・中大脳動脈閉塞に対する頭蓋外-頭蓋内バイパス手術が有効とする報告はあるが[260-262]，治療を推奨する十分な根拠はない．

すでに脳梗塞を生じている場合は，血行再建の適応外となり，その後の脳浮腫とそれに続く脳ヘルニアに対する減圧開頭術が検討される．中大脳動脈領域を含む一側大脳半球梗塞において，3件の大規模試験の結果（French DECIMAL[137]，German DESTINY[263]，Dutch trial HAMLET[264]）から，減圧開頭術の有効性が示されている．減圧開頭術により，1年後の生存率とmodified Rankin Scaleの改善を認める[265]．また61歳以上の中大脳動脈閉塞による広範な脳梗塞例においても，重症後遺症を伴わない生存例を有意に増加させた[266]．小児における中大脳動脈領域の脳梗塞に関して，内科的治療が無効の際に，外減圧術は良好な転帰につながる可能性がある[267, 268]．

小脳梗塞では，CT上で脳幹部圧迫を認め，脳幹部圧迫により重症の意識障害を呈する場合は，減圧開頭術が行われる[269-272]．CT上で水頭症を認め，水頭症により中等度以上の意識障害を呈する場合には，脳室ドレナージ術が行われる[269, 272]．

- 中大脳動脈領域を含む一側大脳半球梗塞による進行性脳浮腫に対して，年齢が60歳以下で，進行性の意識障害を伴い，NIHSSが15以上で，脳梗塞が中大脳動脈領域の50％以上かMRI拡散強調像で145 cm³以上の容積がある場合は，発症48時間以内の硬膜形成を伴う減圧開頭術が合理的である．
- 小脳梗塞においては，CT上で脳幹部圧迫を認め，脳幹部圧迫により重症の意識障害を呈する場合は，減圧開頭術を考慮してもよい．CT上で水頭症を認め，水頭症により中等度以上の意識障害を呈する場合には，脳室ドレナージ術を考慮してもよい．

Knowledge Gaps（今後の課題）

脳梗塞の急性期血行再建に関して，有効性のさらなる検討が必要である．内科的治療や脳血管内治療が中心となる．減圧開頭術の長期成績[273]に関して，今後の良質なエビデンスの集積が待たれる．

(3) 脳血管内治療

脳血管内治療による再開通療法は，プロウロキナーゼ（proUK）（わが国では未承認）による比較試験[274]において局所線溶群において再開通率が有意に高く90日後の転帰もよい傾向を認めたものの，神経症候の悪化を伴う24時間以内の頭蓋内出血が多く，その有効性の確立には至らなかった．その後，わが国で実施されたウロキナーゼ（UK）を用いた比較試験において発症6時間以内の患者における90日後の転帰が良好な結果が得られた[275]が，3時間以内のrt-PA静脈内投与ほどの有効性を確立するには至らなかった．rt-PA静脈内投与療法の非再開通例を含む発症8時間以内の頭蓋内動脈閉塞患者に対する，塞栓回収・吸引器具による再開通療法の有効性が報告された[276-280]が，内科的治療との比較研究の結果，その優位性を示す結果が得られなかった[281-283]．その後，ステント型血栓回収器具の普及に伴い改めて比較研究が行われた結果，広範な虚血コアを認めない内頸動脈系閉塞による急性期脳梗塞患者に対して，rt-PA静脈内投与を含む最良の内科的治療に加え，発症よりおおむね6時間以内に治療開始が可能であれば，脳血管内治療の実施環境が整った施設においてステント式血栓回収器具を用いた再開通療法を行うことの有効性が示された[284-288]．

頭蓋内主幹動脈の動脈硬化性狭窄に伴う脳梗塞に対する頭蓋内血管用ステントを用いた脳血管内治療は，強力な薬物治療と比較して有効性が示されなかった[289]．

頸部主幹動脈の狭窄に伴う脳梗塞に対する脳血管内治療に関しては，慢性期症例に対するステント留置術の有効性は確立されているが[290, 291]，急性期脳梗塞に対する有効性を示すエビデンスは十分でない[292]．

- rt-PA静脈内投与療法の適応でないか，あるいは非開通症例で，内頸動脈系の近位頭蓋内動脈閉塞を伴い，広範な虚血コアを認めない発症早期の虚血性脳卒中症例に対して，脳血管内治療の実施環境が整った施設においては，発症よりおおむね6時間以内に治療開始が可能であれば，rt-PA静脈内投与に加えて必要に応じてステント型血栓回収器具を用いた再開通療法を行うことが勧められる．

Knowledge Gaps（今後の課題）

rt-PA静脈内投与療法の適応外あるいは非再開通例に対するステント型血栓回収器具を用いた再開通療法については，内科的治療単独との比較試験により有効性が証明されたが，吸引型血栓回収機器の評価を含めて今後も変化する可能性があることに留意する必要がある．また，rt-PA静脈内投与療法による再開通率は閉塞部位により差があり，頸部主幹動脈の狭窄病変の併存による頭蓋内血管閉塞等の病態も含め，閉塞血管や病態毎の血管内治療の効果に関しては，さらなる検討が必要である．発症時刻が不明な虚血性脳卒中に対する画像評価を利用した再開通療法，椎骨脳底動脈系の閉塞症に対する再開

通療法についての検討が必要である．

4) 一過性脳虚血発作（TIA）

TIA発症後90日以内の脳梗塞発症例のうち，約半数はTIA発症後48時間以内に発症しTIA発症後90日以内に脳卒中を発症する危険度は15～20％であった[293]．またTIA発症平均1日後に治療を受けた場合の90日以内の脳卒中発症率が2.1％と平均20日後に治療を受けた場合に比べて90日以内の脳卒中発症率が80％軽減され，入院期間の短縮や入院経費，さらに6か月後の後遺症軽減にも役立った（EXPRESS：The Early use of eXisting PREventive Strategies for Stroke study）[294]．TIAに24時間体制で対応できる専門病院において発症24時間以内にTIAあるいは軽症脳卒中と診断されただちに治療が開始された場合，90日以内の大きな脳卒中発症率が1.24％となり，治療しなかった場合の予測値に比べて79.2％軽減した（SOS-TIA）[295]．

TIA後の脳梗塞発症の危険度予測にはABCD^2 score（A＝age, B＝blood pressure, C＝clinical features (weakness/speech disturbance/other symptoms), D＝duration of symptoms, diabetes）が有効とされている[296]．

脳梗塞もしくはTIAの急性期再発防止には，アスピリン160～300 mg/日，慢性期再発防止にはアスピリン75～150 mg/日[251]あるいは75～325 mg/日[297]が有効であった．非弁膜症性AF（NVAF）を合併した脳梗塞，TIA例に対する再発防止にはワルファリンによる抗凝固療法（目標INR：70歳未満では2.0～3.0[298]，70歳以上では1.6～2.6[299]）が第一選択であり，アスピリンの再発防止効果は有意ではなかった．NVAFをもつTIA発症患者はすでにCHADS$_2$スコア2点以上に相当するため，再発予防のため新規抗凝固薬（ダビガトラン[300]，リバーロキサバン[254]，アピキサバン[255]，エドキサバン[256]）の投与が合理的であると考えられるが，TIA例への急性期投与のエビデンスはまだない．

TIA急性期には脳梗塞との治療的区別は事実上困難である．

英国のprospective, population-based incidence study（Oxfordshire Study）では，脳梗塞発症前90日以内に275例中59例に一過性神経発作（transient neurological attack：TNA）を発症し，59例中45例が回転性めまい，構音障害，複視等いずれか単独の脳幹症状を呈した[301]．TNAの頻度と予後を検討した研究では，年間60,535例中548例にTNA（focal TNA 282例，nonfocal TNA 228例，mixed TNA 38例）を発症し，脳梗塞発症のHRは，focal TNA 2.14, nonfocal TNA 1.56, mixed TNA 2.48であり，TNA症例の脳梗塞発症リスクは非常に高かった[302]．また内頸動脈系脳梗塞の場合は多くの例がTIAであり，TNA例はわずかであったのに対して，椎骨脳底動脈系脳梗塞例では逆に，ほとんどの例がTNAで，TIA例はわずかであった．わが国の検討では，椎骨脳底動脈系脳梗塞連続214例中56例（26.2％）にTNAを発症し，TNA群で有意にアテローム血栓性脳梗塞のリスクが高かった（40.0％ vs 21.5％, $p=0.009$）[303]．

- TIAを疑えば，可及的すみやかに発症機序を確定し，脳梗塞発症予防のために治療をただちに開始しなくてはならない．
- TIAの急性期（発症48時間以内）の再発防止には，アスピリン160～300 mg/日の投与が強く勧められる．
- 非心原性TIA急性期には非心原性脳梗塞急性期に準じた治療が合理的である．
- NVAFを中心とする心原性TIAの再発防止には，第一選択薬はワルファリンによる抗凝固療法（目標INR：70歳未満では2.0～3.0, 70歳以上では1.6～2.6）である．なお進行性の心原性TIA例の一部では，早期からのヘパリン使用を考慮してもよいが，その有用性は十分確立されていない．
- TNA例において，特に椎骨脳底動脈系脳梗塞の発症リスクに注意することは理にかなっている．

Knowledge Gaps（今後の課題）

TIAを脳梗塞から分離して行った研究が少なく，TIAの急性期治療・再発予防に特化した研究が必要である．新規抗凝固薬を用いたTIA急性期の治療については，心原性脳塞栓症の急性期治療と同様に今後の検証がまたれる．TNAに関する臨床研究が求められる．

5) 脳出血

脳出血は救急疾患であり，特に発症直後の数時間に起こりやすい血腫拡大や再出血が転帰に大きく影響するため，迅速な診断確定と治療開始が望まれる．特に脳出血の治療法は脳梗塞と大きく異なるため，CTあるいはMRIを迅速に行って脳出血と脳梗塞とを鑑別する必要がある．

(1) 内科的治療

脳出血急性期に血圧は概して上昇し，血腫拡大の危険因子となる．収縮期血圧が150～220 mmHgを呈する発症後6時間以内の脳出血患者を収縮期血圧180 mmHgと140 mmHgの異なる降圧目標値に割り振った臨床試験INTERACTでは，140 mmHgを目標とする群で急性期血腫拡大率が低い傾向にあり安全性に差を認めなかった[304]．引き続くINTERACT2（2,839例）では，140 mmHgを目標とする群で主要評価項目である発症

90日後の死亡または重度障害が少ない傾向にあり，また副次評価項目である90日後modified Rankin Scaleのシフト解析で有意に転帰良好であった[305]．血圧が170 mmHgを超える60例の脳出血患者にニカルジピンの静脈内投与を行い，140 mmHg以下，140～170 mmHg，170 mmHg以上の3群の目標を設定して血圧を管理した臨床研究ATACHでは，血腫の増大，血腫周囲の浮腫，3か月後の転帰に有意な差を認めなかった[306]．わが国で収縮期血圧180 mmHg超の脳出血患者211例に，120～160 mmHgを目標にニカルジピンの静脈内投与を行った観察研究SAMURAI-ICHで，急性期降圧の安全性が確認された[307]．そのサブ解析で，120～160 mmHgの目標のうちでも，より低いレベルへ降圧したほうが，転帰がよかった[308]．

急性期のICP亢進は望ましくないが，脳内出血に対するグリセロール，マンニトールの使用が転帰を改善するという十分なエビデンスはない．

ワルファリン等の抗凝固薬を服用中の患者の脳出血は，わが国の多施設共同観察研究でも脳出血患者全体の7％を占める[309]．PT-INRの是正手段のうち，ビタミンKの単独投与に比べて，プロトロンビン複合体（保険適用外）等の血液製剤との併用は，迅速にPT-INRを是正しその効果が持続する[310]．直接トロンビン阻害薬や活性化凝固第Ⅹ因子阻害薬等の非ビタミンK阻害経口抗凝固薬を服用中の患者の脳出血に対して，2015年12月末時点でわが国で使用可能な中和薬はまだない．脳出血発症時には抗凝固薬を休薬し，止血処置や適切な血圧管理を行う．

急性期の合併症対策のうち深部静脈血栓症や肺血栓塞栓症への予防として，弾性ストッキングのみでの効果は不十分であり[311]，間歇的空気圧迫法と併用することでストッキング単独よりも深部静脈血栓の発現率を有意に抑えた[312]．高度下肢麻痺を有する急性期脳卒中患者2,876例を対象に行われたCLOTS 3で，間歇的空気圧迫法によって30日以内の深部静脈血栓症発生が有意に抑制された[313]．

- 脳卒中急性期を疑う患者に対してCTあるいはMRIを迅速に行い，すみやかな診断確定，特に脳梗塞との鑑別を行うべきである．脳出血急性期の患者は，脳卒中専門病棟（Stroke Care Unit, Stroke Unit）を有する施設で専門医療スタッフによる治療を受けることが勧められる．
- 脳出血急性期の患者に対して，収縮期血圧140 mmHg未満を目標とした降圧治療は安全であり，かつ有益かもしれない．
- 脳出血患者のICP亢進に対し，高張グリセロールもしくはマンニトールの静脈内投与を考慮してもよい．
- ワルファリンを服用中に発症した脳出血急性期の患者には，ワルファリンを中止し，血液製剤（新鮮凍結血漿またはプロトロンビン複合体）とビタミンKを投与してPT-INR値を是正することが合理的である．
- 非ビタミンK阻害経口抗凝固薬を服用中に発症した脳出血急性期の患者には，抗凝固薬を中止し，適切な補液や降圧を図ることが，合理的である．
- 運動麻痺を伴う脳出血急性期の患者の深部静脈血栓症を予防するために，間歇的空気圧迫法が勧められる．

Knowledge Gaps（今後の課題）

脳出血急性期の内科的治療の具体的手段について良質なエビデンスが必要である．特に脳出血最大の危険因子である血圧の管理について降圧目標や降圧薬の選択に明確な指標は不十分であり，さらなる臨床研究の成果が待たれる．

（2）外科的治療

脳出血の外科的治療に関しては依然，手術適応，手術時期に関しては明確な指針はない．多施設大規模試験the International Surgical Trial in Intracerebral Haemorrhage（STICH）の結果より，テント上の脳出血において72時間以内の手術療法と保存的療法による成績で有意な差を認めなかったが，サブ解析にて脳表から1 cm以内の血腫に関して，96時間以内に手術をすることにより統計学的有意差を認めないものの，保存的治療に比べて転帰良好である傾向を示し，その一方で脳表から1 cmを超える深さの血腫，あるいはGCS合計点が8以下の患者は手術療法において転帰が悪い傾向がみられた[314]．この研究は，さらにデザインが更新されてSTICH ⅡとしてRCTが行われた．テント上で1 cm以内の深さで，脳室内に穿破のない血腫量10～100 mLで，発症48時間以内GCSのbest motor score 5あるいは6，best eye score 2以上の患者に関して12時間以内に手術を行った群と，保存的治療群での比較検討であったが，保存的治療に比較して転帰は有意ではなかった[315]．また，STICH Ⅱ以前の1985年から2012年に発表された8件のRCTのメタアナリシスにおいて，手術療法はGCSが9～12の重症例（OR 0.54, 95%CI 0.37～0.77）とICH発症8時間以内に手術療法に振り分けられた症例群（OR 0.59, 95%CI 0.42～0.84）に効果を認められた[316]．また，多施設RCTとして，定位的にrt-PAを血腫腔に注入し，吸引する低侵襲外科治療と保存的治療との比較試験であるMinimally Invasive Surgery plus tPA for Intracerebral Hemorrhage Evacuation（MISTIE）Ⅱにおいてこの治療法により，血腫は有意に減少し，血周囲の脳浮腫の容積も有意に減少し，血腫の除去

率と周囲の脳浮腫容積の減少率は正の相関を示した[317].

脳室内出血に関しては，今までと異なった治療法に関するRCTはない．

小脳出血に関しては，RCTはないものの以前より，最大径が3～4 cm以上の出血，出血量が7 cm³以上の出血で神経学的に症候が増悪している場合，または小脳出血が脳幹を圧迫し水頭症を生じている場合には手術が勧められるとの報告が欧米とわが国に多数ある．このため小脳出血に対するRCTはデザインしにくい状況である．傍正中小後頭下開頭と大きな後頭下開頭による異なる手術療法の比較に関するRCTでは，傍正中小後頭下開頭において転帰に差はないものの合併症が少ないことが示されている[318]．

視床出血および脳幹出血に関しての手術報告は限られている[319, 320]．

手術時期に関しては4時間以内に治療を開始する症例に再出血の危険性が増大すると指摘されており[321]，7～24時間以内の早期手術が最適であると報告されている[322]．

水頭症に関してはSTICH trialの全症例の23%，脳室内出血症例の55%に水頭症を認め，水頭症は転帰不良の予測因子であった[323]．

内視鏡手術や皮質下出血に対する吸引術等の低侵襲手術は血腫を多く除去でき，死亡率を下げるが機能的転帰の改善は示されていない[324-326]．

- 脳出血のほとんどの症例では外科治療の有用性は不確実である．
- 例外として，神経症状の悪化した小脳出血あるいは脳室圧迫による水頭症を伴うか，あるいは伴わなくても脳幹を圧迫する小脳出血は可及的すみやかに血腫除去を考慮．この時の処置としては血腫除去せずに脳室ドレナージのみは推奨されない．
- テント上血腫（視床出血を除く）において，GCSが9～12の重症例と脳出血発症後8時間以内の例で手術療法を行うことは有効かもしれない．
- 定位的あるいは内視鏡的な低侵襲の血腫除去の効果は，血栓溶解の有無にかかわらずその効果は不確実である．
- 超早期の開頭による手術は再出血のリスクを増大させるかもしれない．
- 意識レベルの低下に伴う水頭症症例の治療としての脳室ドレナージは理にかなっている．

Knowledge Gaps(今後の課題)

脳出血の外科的治療は，現在に至るまでその有効性は確立されていない．定位的あるいは内視鏡を使用した低侵襲な外科的手技を用いて，脳へのダメージを最小限にして血腫を溶解したり，脳室内血腫を排出する治療の研究が現在行われており，その結果が待たれる．

6) くも膜下出血
(1) 外科的治療

破裂脳動脈瘤によるくも膜下出血は，院外心停止や突然死の原因としても割合が高く，新しい治療法や知見が報告されているが，未だ致死率が高く，神経学的後遺症も高率に存在する．

わが国では治療されていない未破裂脳動脈瘤の破裂率は年0.95%であり，破裂は小さな動脈瘤でも発生するが，大きな動脈瘤ほど破裂の危険性が高い．前交通動脈，内頚動脈-後交通動脈分岐部の動脈瘤は中大脳動脈の動脈瘤より破裂率が約2倍高く，これらの部位の動脈瘤は比較的小さなものでも破裂率は年0.5%以上である．不正な突出（blebまたはdaughter sac）のある動脈瘤は，ないものに比較して約1.6倍の破裂率であった．その他，高齢者になるに従って大きな動脈瘤が多くなる[327]．

くも膜下出血の再出血は，発症24時間以内に多く発生し，特に発症早期に多い[328, 329]．このため発症直後はできるだけ安静を保ち，侵襲的な検査や処置は避けたほうがよいと指摘されている[330, 331]．再出血予防のためには，十分な鎮痛と鎮静が必要であり，積極的に降圧薬を投与する[332, 333]．

破裂脳動脈瘤は，診断の遅れが転帰の悪化につながるため，迅速で的確な診断と専門医による治療が必要であり，入院時に状態のよい患者においては早期手術がよい結果となるが，最もよい手術のタイミングについては，今後の検証を要すると考えられる[334]．

破裂脳動脈瘤に対する再出血予防処置としては，外科的治療（クリッピング術）あるいは脳血管内治療（コイル塞栓術）を行う．いずれの治療を選択するかは個々の施設における環境と症例によって判断するべきであるが，クリッピング術とコイル塞栓術のいずれも可能と判断された破裂脳動脈瘤患者に対するRCT（ISAT）の結果，術後1年の予後不良（要介助・死亡）例がクリッピング群の30.9%に対してコイル塞栓群では23.5%と有意に低く（ARR 7.4%）[335]，長期経過観察による5年後の死亡率もコイル塞栓術群において低い（RR 0.77）[336]結果が示された．また，本研究のサブグループ解析の結果，再治療はコイル塞栓術群に多い（HR 6.9）もののてんかんを呈する患者はコイル塞栓術群にて少なく[337, 338]，神経心理学的転帰に関するサブスタディの結果では12か月後の認知機能障害がコイル塞栓術群で少ない[337, 339]結果が示された．本研究に対しては，除外基準によって全症例（9,559例）に対する対象症例が2,143例（22.4%）と少ないことを念頭におく必要がある．また，動脈瘤頚部が大きくコイル留置の困難な脳動脈瘤に対する母血管形成器具（vascular reconstruction device：

VRD）を用いたコイル塞栓術の破裂脳動脈瘤における成績は不良である[340]．また，限定的な症例に動脈瘤の頸部に留置することで動脈瘤への血流を変更し動脈瘤の血栓化を促す flow diverter を用いた治療が試みられているが，その有効性は確立されていない[341]．

入院後の高血糖は転帰を悪くする因子であり，その適切なコントロール値については，今後の検討を要する[342]．インスリン強化療法は術後の感染率を下げるが，遅発性脳血管攣縮，神経学的転帰，生命転帰の改善にはつながらないとされた[343]．心合併症の転帰不良には血中トロポニン高値，CK-MB 高値と ST 低下が関連し，遅発性脳血管攣縮にはさらに心臓壁運動異常と BNP 高値が関与する[344]．

遅発性脳血管攣縮に対する hypervolemia・hemodilution・hypertension（いわゆる triple H）療法は，Hypertension のみが，脳血流量を増加させる可能性があることが，脳血流測定や心機能評価で証明された[345, 346]．アルブミンの 1.25 g/kg/日 ×7 日の投与は，0.625 g/kg/日×7 日の投与に比べて改善効果は有意ではない[347]．薬物による脳血管攣縮の予防については，スタチン薬投与，硫酸マグネシウム静脈内投与等の効果は認めなかった[348-350]．また，脳血管攣縮に対するエンドセリン拮抗薬の clazosentan が，開頭クリッピング術後，コイル塞栓術後に使用されたが有意な結果は見いだされなかった[351-353]．Nimodipine の内服だけが脳血管攣縮に対して，転帰を改善する[354, 355]が，わが国では未承認である．

- くも膜下出血の発症直後は，再出血を予防するために安静を保ち，侵襲的な検査や処置は避け，十分な鎮痛，鎮静，降圧を行うことが望ましい．破裂脳動脈瘤の治療においては再出血の予防が重要であり，開頭クリッピング術あるいはコイル塞栓術を行うべきである．
- 治療方針は個々の症例における重症度や年齢，全身合併症の有無ならびに動脈瘤の局在や形状等によって判断を行うが，コイル塞栓術によって効果的に治療が可能と判断される症例においては，積極的にコイル塞栓術を選択することは理にかなっている．

Knowledge Gaps（今後の課題）

破裂脳動脈瘤によるくも膜下出血は，転帰を悪化させる因子として，再出血と遅発性脳血管攣縮が重要である．再出血の予防としての開頭クリッピング術と血管内治療の選択等についてはさらなる検討が必要である．遅発性脳血管攣縮については確立した治療法がなく，今後の課題である．

7）その他の脳血管障害

(1) 脳動脈解離

① 内科的治療

脳主幹動脈壁に動脈解離が生じ，TIA や脳梗塞等の虚血性脳卒中を生じるのみならず，解離性脳動脈瘤の破綻によりくも膜下出血の原因にもなる注意すべき脳血管障害である．単独で発症する場合と大動脈解離が進展した結果として発症する場合がある．わが国の非外傷性脳動脈解離に関する指針として，SASSY-JAPAN 脳動脈解離ワーキンググループによる「脳動脈解離の診断と治療の手引き」[356]，SCAD-Japan による「脳動脈解離診療の手引き」[357]があるが，質の高いエビデンスは十分でない．AHA による脳卒中予防ガイドライン（2014）では，脳動脈解離による脳梗塞，TIA の二次予防の記載があるが，質の高いエビデンスはない[218]．なお，頸動脈解離リスクとなるカイロプラクティック等の頸部理学療法等についての AHA 注意勧告も公表されている[358]．

若年発症脳卒中や頭痛，頸部痛を伴う脳梗塞や TIA では，まず脳動脈解離を疑う．特に Wallenberg 症候群や前大脳動脈領域の脳梗塞等では，脳動脈解離の可能性を早急に除外するべきである．

頭頸部の動脈解離に関しては，欧米からの報告では頭蓋内血管ではまれであり，頭蓋外血管に多く，特に頸部内頸動脈の動脈解離が 76％を占めると報告されている[359]．一方，わが国における頭頸部動脈解離の現状は異なり，頭蓋内椎骨動脈解離が全体の 63％と多くを占め，出血発症例が多い傾向が報告されている[360]．脳動脈解離の連続 982 症例を検討した CADISP study では，内頸動脈解離 619 例に対して椎骨動脈解離 327 例であり，内頸動脈解離では椎骨動脈解離に比して，高齢，男性，最近の感染症罹患，頭痛の訴えが多く，発症 3 か月後の機能転帰が不良な傾向があった[361, 362]．脳動脈解離に対する治療はその病態毎に異なるので，病態毎に整理する必要がある．虚血発症の頸部の内頸動脈や椎骨動脈の解離においては，抗凝固療法あるいは抗血小板療法を中心とした保存的治療を行う[363-366]が，抗凝固療法と抗血小板療法との間に有意差は認めない[367]．Dreier らは急性期のヘパリン治療により狭窄が閉塞に進展した 5 例を報告し，抗凝固療法は壁内血腫を拡大させて脳虚血を悪化させる可能性を指摘している[368]．抗血小板療法と抗凝固療法の比較では，発症 3 か月後の脳卒中再発率と死亡率に有意差を認めなかった[369]．十分な保存的治療に対して抵抗性に進行する例や何らかの理由で抗凝固療法等が行えない頸部の動脈解離症例に対して，ステント留置による解離の修復の報告があるが，その有効性は明らかでない[367, 370]．

頭蓋内内頸動脈の解離は，くも膜下出血で発症し転帰不良であることが多い[359]．くも膜下出血で発症する場

2 脳神経救急・集中治療を要する疾患と病態（成人）

合には「チマメ状動脈瘤（blood blister-like aneurysm）」と呼ばれる形態をとることが多く，本病変の特徴とされる[371]．このような動脈瘤に対しては開頭クリッピング術は非常に困難であり[372]，脳血管内治療による治療も試みられているが，その有効性は確立されていない[371,373]．

頭蓋内椎骨動脈の解離は，くも膜下出血で発症する症例と非出血性に頭痛や虚血症状で発症する症例がある．出血発症例においては再出血率が高く転帰不良であり，24時間以内に再出血を生じることが多いため[359,374]，早期の治療が必要である．開頭手術または血管内治療によって罹患血管を母血管ごと閉塞することが望ましいとされる[375]．病変の解剖学的特性や側副血行等を考慮して治療法を選択するが，母血管を閉塞せずに頭蓋内ステントを利用して破裂部のみを閉塞，あるいはステントのみを留置する方法[373,376,377]については，その有効性は確立されていない．くも膜下出血で発症し，画像検査で解離部に瘤を形成する例では，抗血栓療法は禁忌とされる[356,378]．

虚血発症の頭蓋内脳動脈解離では，頻度は低いが，解離性脳動脈瘤破裂によるくも膜下出血のリスクから急性期抗凝固療法は控えるべきとされる[379,380]．経過中に脳動脈瘤が増大する症例に対しては外科的治療を考慮する場合がある[381]．

脳動脈解離によると考えられる脳梗塞では，血管狭窄の程度や動脈瘤形成等個々の症例に応じて治療法を選択する．虚血症状で発症した頭蓋外の頸動脈解離では，急性期に抗血栓療法（抗凝固療法または抗血小板療法）を考慮する．

虚血発症の頭蓋内動脈解離でも急性期に抗血栓療法を考慮してもよいが，解離性脳動脈瘤が疑われれば抗血栓療法は控えるべきである．

- 出血性脳動脈解離では，発症後の再出血リスクが高く，早期診断と治療が望ましい．非出血性脳動脈解離では，自然歴が不明であり保存的治療が選択されることが多いが，その場合MRIもしくは血管撮影等による経時的観察を行うことが望ましい．
- くも膜下出血で発症した脳動脈解離では，発症後再出血をきたすことが多く早期の診断および治療が望ましい．

Knowledge Gaps（今後の課題）

頭蓋内脳動脈解離はわが国において特徴的に多くみられるが，その自然歴や有効な治療法に関するエビデンスに乏しく，その集積が待たれる．

② 外科的・血管内治療

脳動脈解離の外科的・血管内治療に関しては以下の報告があるが，いずれも高度のエビデンスはなく，それらの有効性，適応は確立されていない．

虚血性脳卒中あるいは無症候性に発見された椎骨動脈解離に対して動脈瘤の増大等の理由で脳血管内治療を行った報告もあるが，非出血発症の椎骨動脈解離は発生後数か月間で安定し，晩期に破裂をきたすことは少ないとの報告もある[382,383]．くも膜下出血で発症した頭蓋内椎骨動脈解離は，発症24時間以内に再出血することが多いため，再出血防止のための観血的治療を早期に行うことが望ましいとされた[359,374]．出血性頭蓋内椎骨動脈解離例では，動脈瘤様の拡張部のみでなく母血管ごと罹患部を開頭あるいは経カテーテル的に閉塞することが必要とされた[375,384]．両側の椎骨動脈病変あるいは対側椎骨動脈の低形成等の理由で母血管閉塞が不可能な症例に対しては，頭蓋内-外バイパス術を併用した治療や広頸型脳動脈瘤塞栓術用の血管形成デバイス（vascular reconstructive device：VRD）を使用したコイル塞栓術が試みられている[385-387]．また動脈瘤頸部に留置することで動脈瘤への血流を変更し動脈瘤の血栓化を促すflow diverterの使用も試みられている[388]．頭蓋内内頸動脈近位に発生し，「チマメ状動脈瘤」と呼ばれる動脈瘤も内頸動脈の解離により生じると考えられており，短期間で動脈瘤形態が変化するとともに開頭手術による閉塞が困難とされる[371,389]．このような動脈瘤に対するコイル塞栓術やflow diverterを用いた治療の有効性は確立されていない[390-392]．椎骨脳底動脈より発生する部分血栓化巨大脳動脈瘤は，椎骨動脈または脳底動脈の解離が原因とされ，治療抵抗性で次第に増大する[393]．本病態に対する治療方法は確立されていない[394-396]．近年はflow diverterを用いた治療も試みられている[397]．

- 十分な保存的治療に対して抵抗性に進行する症例や保存的治療が行えない症例等に対して，ステント留置による解離の修復を行うことを考慮してもよい．
- 動脈瘤が経過中に増大する症例に対する外科的治療の有効性は十分確立されていない．

(2) 大動脈解離による脳血管障害

一般的に，大動脈解離による脳血管障害は突然発症し，頭部CT上有意な所見を示さない．そのため，脳梗塞急性期の治療としてrt-PAの適応を考える場合に，鑑別し除外しなければならない見逃されやすい病態の1つである．「Ⅱ．脳神経救急・集中治療を要する疾患と病態（成人）1. 脳血管障害 2）病型確定前の初療」（→355頁）を参照．

大動脈解離に伴って生じる脳神経症候は，意識障害と局所的神経障害に分けることができる．いずれも弓部分枝への解離の波及によって起こるが，意識障害は心筋虚血や大量出血による循環不全によって生じることもある．

脳梗塞は上行大動脈や大動脈弓部の急性大動脈解離の

6〜20％に合併する[398-400]．脳梗塞はほとんどの場合，腕頭動脈や左総頸動脈の狭窄や閉塞により生じるが，特に右側の動脈の閉塞によるものが多いとされている．急性大動脈解離症例の10〜55％には胸痛や背部痛がない[401]ことや12％で意識障害[398]を有するため，大動脈解離によらない脳卒中との鑑別が困難な場合がある．急性大動脈解離での血中Dダイマー値は，特異度は低いが，極めて感度が高く[402]，血漿Dダイマー値＜500 ng/mLは，急性大動脈解離の除外診断として利用できる[402, 403]．

近年，脳梗塞急性期の患者へのrt-PA使用により急性大動脈解離が悪化し，死亡に至った症例の報告が散見される．報告例は少ないが，これらの症例では低血圧に加えて意識障害と左片麻痺をきたしている場合が多い．rt-PA投与前に四肢の脈拍を確認すること[404]や胸部X線写真の撮影を施行すること[405]により大動脈解離を疑うことができる．

- 脳梗塞，TIAの症候で発症する大動脈解離，特に無痛性大動脈解離の存在を認識し，早期発見することが治療の第一歩である．急性大動脈解離では胸部単純X線上，上縦隔陰影拡大や大動脈外縁と石灰化との幅の開大（6 mm以上），血漿Dダイマーの上昇がみられるが，これらの所見は非特異的であり，循環器医と連携して心エコー検査，頸動脈エコー検査，あるいは胸部造影CT検査を行うことが推奨される．
- 急性大動脈解離超急性期治療で重要なことは降圧と鎮静である．降圧の目標は収縮期血圧100〜120 mmHgとされるが，目標血圧に関するエビデンスは十分ではない．大動脈解離を合併する脳梗塞ではrt-PA静注療法は行わないよう勧められる．

Knowledge Gaps（今後の課題）

大動脈解離による脳卒中は，症例数が少ないために研究は症例報告と症例集積にとどまり，いまだその実態が明らかでなく，病態や急性期治療に関するエビデンスの集積が待たれる．

「II. 脳神経救急・集中治療を要する疾患と病態（成人）1. 脳血管障害 7) その他の脳血管障害（1）脳動脈解離」（→362頁）の項を参照．

(3) 脳静脈・静脈洞閉塞症

脳静脈・静脈洞閉塞症は，若年発症脳卒中に多く，ISCVT研究では78％が50歳未満であった．危険因子には，血栓傾向としてAT III欠損症，Protein C，Protein S欠損症，抗リン脂質抗体症候群，経口避妊薬等も認める．妊娠関連脳卒中の約2％が脳静脈・静脈洞閉塞症とされる．さらにISCVT研究では7.4％が悪性腫瘍関連であった．

脳静脈・静脈洞閉塞症の原因として，脳器質的疾患だけでなく，遺伝性素因や後天的凝血学的異常，悪性腫瘍，血管炎，妊娠・産褥，感染症，内頸静脈へのカテーテル留置や経口避妊薬等が知られている[406]．特に経口避妊薬と脳静脈・静脈洞閉塞症との関連性は高い（OR 5.59, 95％CI 3.95〜7.91）．その他，第V因子遺伝子の変異（遺伝子多型であるFactor V Leidenは欧米で高頻度にみられ，ヘテロ接合体例でも深部静脈血栓症等の血栓性素因になるがわが国ではまれ）（OR 3.38, 95％CI 2.27〜5.05），プロトロンビン 20210 A突然変異（OR 9.27, 95％CI 5.85〜14.67），高ホモシステイン血症（OR 4.07, 95％CI 2.54〜6.52）等の関与が報告されている[407]．

臨床症状については，①Venous drainageの障害によるICP亢進による病態，②静脈還流障害による虚血，梗塞および出血による局所脳損傷の2つが主な病態生理[408]である．

臨床的特徴[408]としては，(1) 局所性または全般性痙攣の頻度が高いこと（40％前後），(2) 両側性の障害の頻度が高いこと，が挙げられる．時に発症から症状完成まで緩徐に経過しうるため，診断の遅れにつながることにも留意する．ISCVT研究では，発症48時間以内37％，48時間から30日まで56％，30日以上は7％であった．脳静脈・静脈洞閉塞症の症状は多彩であるが，頭痛は成人脳静脈・静脈洞閉塞症患者の75〜90％に認められる症状であり，数日の経過で増悪する[406, 409]．全身痙攣も一般的な症状であり，大脳半球や上矢状洞，脳表静脈の閉塞により発生する[410]．

若年者の頭痛，危険因子がない患者に発生した脳卒中様症候，脳静脈・静脈洞閉塞症に関する危険因子を有する患者のICP亢進症候，およびCT上の血管支配領域とは無関係の出血性梗塞では，脳静脈・静脈洞閉塞症を疑うべきである．頭痛を主訴に来院した患者で，臨床的に脳静脈・静脈洞閉塞症を疑う患者では，Dダイマーを用いた診断法は有用であり，Dダイマーが正常であれば脳静脈・静脈洞閉塞症は考えにくい[411]．一方，本症の6％にDダイマーが正常な症例があり，完全には否定できないとする意見もある[412]．

矢状静脈洞血栓症では，乳頭浮腫を伴う頭痛に加えて，脳虚血，出血により運動麻痺，痙攣も伴うことがある．横静脈洞血栓症では，基礎に存在することの多い中耳炎等を背景に，発熱，耳からの分泌物，耳痛にも注意する．

画像検査として，頭部CTは最も一般的な検査であるが，脳浮腫や脳内出血等の間接的な変化しか捉えられないことも多い．CT上，empty delta signやcord signのような直接的な所見が得られるのは約1/3の例で，その他の30％は異常所見がみられない[413, 414]．そのためMRIやMR静脈撮影等を組み合わせて診断する[415]．血管内治療に関するエビデンスは限られているが，血管内治療

の可能性も踏まえて脳血管造影を行うオプションも報告されている．

脳静脈・静脈洞閉塞症の治療に関しては，抗凝固薬（ヘパリン）の効果を検討した2報告がある[416, 417]．少ない症例数ながら，ヘパリン（未分画ヘパリン）静脈内投与がプラセボに比し有意に機能転帰ならびに生命転帰を改善し，頭蓋内出血を伴う症例でもヘパリンを使用したほうが転帰は良好であった．発症数日以内の急性期の症例で，側頭葉出血がなく，少なくとも24時間血腫の増大がない例では，抗凝固療法は安全に施行できた[418]．一方，de Bruijnらの低分子ヘパリンとプラセボの二重盲検試験の結果[417]では，3週間後の転帰不良は低分子ヘパリンで20％，プラセボで24％であり両者間に有意差を認めなかった．

血栓溶解療法については，全身的あるいはカテーテルを用いて局所的にUK，rt-PA等を投与し良好な結果を得たとする報告があるが，RCTによる検討はなく，その有効性，安全性は確立されていない．上矢状静脈洞血栓症例40例に対して局所血栓溶解療法を行った結果，重篤な出血性合併症は10％であった[419]．一方，UKを用いた局所血栓溶解療法は，重症脳静脈・静脈洞閉塞症に対して有効例があるとされたものの，出血性合併症が増加したとの報告[420]もあり，現段階では，抗凝固薬の使用によっても症候が増悪する場合や入院時に昏睡を呈し転帰不良と思われる場合等に，血栓溶解療法が選択肢の1つになる[421]．

経口抗凝固薬の開始時期や継続期間についてのコンセンサスはないが，発症早期から経口抗凝固薬を開始して，3〜12か月の使用〔目標PT-INR 2.5（2.0〜3.0）〕を継続することが推奨されている[422-424]．de Bruijnらは，ヘパリンを3週間投与後に経口抗凝固薬を10週間使用することを奨めている[417]．アンチトロンビンⅢ欠乏症や2回以上のエピソードがあって再発のリスクが高いと考えられる例では，経口抗凝固薬の内服を永続的に継続することが推奨されている[423]．一方で3〜6か月間の経口抗凝固薬に引き続き，抗血小板薬の内服を推奨する意見もあるが，エビデンスは十分でない[424]．

最近の報告では，脳静脈・静脈洞閉塞症による死亡率は，急性期で5.6％（0〜15.2％）であり，経過観察期間での死亡率は9.4％（0〜39％）であった[425]．死亡に影響する因子は，発症時の頭蓋内出血とてんかん発作の有無と関係する．ISCVT研究によると，てんかんは，頭蓋内出血を有する脳静脈・静脈洞閉塞症で55％の頻度で発症し，頭蓋内出血がない例（29％）と比較し有意に増加した．小規模ながら本症を短期間経過観察した研究[426, 427]によると，6か月の経過観察で一部もしくは完全に再開通した症例が報告されている．しかし，再開通と転帰の関連は不明である．一方，再発率は2.8％[425]であるが，いずれも症例数が十分ではなく，大規模な研究はない．

- 脳静脈・静脈洞閉塞症の治療は，抗凝固薬が第一選択となる．頭蓋内出血を伴う症例でもヘパリンの使用を考慮してもよい．
- 血栓溶解療法の有効性，安全性は確立されていないが，重症例あるいは抗凝固療法によって改善のみられない症例にUK，rt-PAによる局所血栓溶解療法を考慮してもよい．
- 頭蓋内出血を伴う例では，ヘパリンとrt-PAの併用は出血を助長する危険があるので併用するべきでない．

2　急性脳症

急性脳症に関する公式の定義はないが，中枢神経系に炎症，血管障害等の明確な病態が存在しない，あるいは疑われないにもかかわらず，広範な脳機能障害により意識障害，痙攣等が急激に出現した場合，急性脳症と呼ばれている．意識障害〔意識レベルの障害，意識変容（精神症状）〕，てんかん重積状態（痙攣性，非痙攣性）等重篤な神経症候がみられるにもかかわらず，頭部画像上，明らかな責任病変がみられずしばしば原因不明とされる症例が，実際には急性脳症に起因することが多い．心停止による低（無）酸素・虚血後脳症については「第2章 成人の二次救命処置」（→125頁），「第3章 小児の蘇生」（→217頁），「第4章 新生児の蘇生」（→273頁）の該当項目を参照のこと．

- 意識障害〔意識レベルの障害，意識変容（精神症状）〕，てんかん発作重積状態（痙攣性，非痙攣性）等重篤な神経症候がみられるにもかかわらず，頭部画像上，明らかな責任病変がみられない例では，急性脳症を鑑別診断に加える．

1）糖尿病関連脳症
（1）低血糖関連

強化インスリン療法による低血糖（<40 mg/dL）に関する研究では，強化インスリン療法施行523例中84例に低血糖が発症した．強化インスリン療法は低血糖発症の独立の危険因子であったが，死亡率の独立の危険因子ではなかった[428]．発症24時間以内の低血糖症例に対する10％ブドウ糖5 g（50 mL）静脈内投与と50％ブドウ糖5 g（10 mL）静脈内投与の効果比較では，転帰に有意差は認めなかった[429]．重症低血糖症に対するブドウ糖とグルカゴンの投与から回復するまでの時間を検討した報告では，回復時間はブドウ糖静脈内投与で1〜3分，グルカゴン筋肉内投与で8〜11分と有意にブドウ糖静脈内投与が短い[430]．

- 低血糖による意識障害の初期治療として，50％ブドウ糖5 g（10 mL）の静脈内投与は有用である．ブド

ウ糖の静脈内投与ができない場合にはグルカゴン1 mgの筋肉内投与を考慮してもよい．

(2) 高血糖関連

高血糖時の経口的水分摂取と経静脈的生理食塩液投与による血糖降下作用の比較では，それぞれ3.4 mmol/L，4.0 mmol/Lで有意差を認めなかった[431]．糖尿病ケトアシドーシス（DKA）に対するレギュラーインスリン（n＝34）と超速効型インスリン（インスリン グルリジン）（n＝34）の比較では，平均血糖値に有意差はなく同等の効果であったが，レギュラーインスリン（41%）が超速効型インスリン（インスリン グルリジン）（15%）よりも低血糖症（血糖＜70 mg/dL）のリスクが高かった[432]．DKAに対して超速効型インスリン（インスリンアスパルト）を1時間毎あるいは2時間毎に皮下投与した検討では，死亡率，全インスリン投与量，低血糖症発現率に有意差を認めなかった[433]．DKAに対する超速効型インスリン（インスリン リスプロ）皮下注（1～2時間毎）に関する検討では，レギュラーインスリン持続静注との比較でDKAから離脱までの時間はそれぞれ10～14.8時間，11～13.2時間と有意差を認めなかった[434]．

- 高血糖時の循環血液量減少の是正は，経口水分摂取が可能であれば経静脈的生理食塩液投与の代替とすることが可能かもしれない．
- 糖尿病ケトアシドーシスにおける高血糖を速効型インスリンもしくは超速効型インスリンにより是正することは有用である．

2）肝性脳症・高アンモニア血症性脳症

肝性脳症の治療には，肝性脳症そのものに対する治療と肝硬変症による合併症の治療がある．

(1) 非吸収性二糖類

ラクツロースは，プラセボと比較して有意に肝硬変症例に伴う肝性脳症の再発予防効果があった（46.6%，n＝300）[435]，（11% vs 28%，$p=0.02$）[436]．また，上部消化管出血と肝硬変を有する症例における肝性脳症の一次予防にも効果があった（3.2% vs 16.9%，$p<0.05$）[437]．一方，認知機能の改善にも寄与し[438]，心理テストに改善が認められた（2.9±0.9点 vs 0.8±1.3点）[439]．肝性脳症に対するビフィズス菌/フラクトオリゴ糖併用療法はラクツロース単独投与に比べ，血中アンモニアレベルがより低下し心理テストの結果を改善した[440]．

(2) 低吸収性抗生物質

rifaximin 550 mg（2回/日）は，プラセボ群と比較し肝性脳症発症のリスクを低下させた（HR rifaximin 0.42，$p<0.001$）[441]．rifaximinと非吸収性二糖類との比較では，肝性脳症改善効果は同等であった[442]．肝性脳症に対するrifaximinとラクツロースの比較では，rifaximinに入院期間短縮，入院費用節減，臨床症候改善の効果が認められた[443]．またrifaximinとラクツロースを比較した別の報告では，血中アンモニアレベル，精神症状，心理テストに対する効果は同等であった[444]．肝性脳症におけるラクツロース単独とrifaximinとラクツロース併用の比較では，後者で死亡率が低下し（23.8% vs 49.1%，$p<0.005$），入院期間が短縮された（5.8±3.4 vs 8.2±3.4日，$p=0.001$）[445]．肝性脳症に対するネオマイシンとプラセボの比較では，ネオマイシンに臨床症候改善効果は認めなかった[446]．肝性脳症に対するラクツロースとネオマイシン併用療法は，多くの例に耐容性がないとする報告もある[447]．肝性脳症に対するエリスロマイシンとネオマイシンの比較では，エリスロマイシン投与群で入院期間が短縮され（$p=0.032$），アラニンアミノトランスフェラーゼ濃度が低下した（$p=0.026$）[448]．

(3) L-オルニチン-L-アスパラギン酸塩

肝性脳症に対するL-オルニチン-L-アスパラギン酸塩とプラセボの比較では，平衡機能や心理テストに有意差はないが，L-オルニチン-L-アスパラギン酸塩投与群では血中アンモニアレベルは低下傾向（−15 μmol/L）にあった[449]．急性肝不全に対するL-オルニチン-L-アスパラギン酸塩（30 g/日，3日間静脈内投与）は，血中アンモニアレベルと死亡率に関してプラセボと有意差を認めなかった[450]．L-オルニチン-L-アスパラギン酸塩（20 g/日，5日間静脈内投与）が，プラセボと比較して肝性脳症に効果的であった[451]．

(4) 安息香酸ナトリウム

安息香酸ナトリウム（10 g/日）は肝性脳症に対してラクツロースと同等の効果があり，ラクツロースの代替療法として安全かつ有用であるとされた[452]．しかし肝硬変症例に対して安息香酸ナトリウム（10 g/日）はグルタミン負荷前後の血中アンモニアレベルを増加させた[453]．

(5) 分岐鎖アミノ酸

肝性脳症における分岐鎖アミノ酸は，他の肝性脳症の治療と比較して有効性は認められなかった[454]．肝性脳症の既往がある患者に対して分岐鎖アミノ酸サプリメントは肝性脳症の再発を抑制できなかった[455]．

(6) アセチル-L-カルニチン

肝性脳症に対するアセチル-L-カルニチンとプラセボの比較では，アセチル-L-カルニチンによりプロトロンビン時間，血清ビリルビン値，肝酵素AST値，血中ア

ンモニアレベルが低下し，血清アルブミン値と神経精神テスト結果の改善が認められた[456]．重症の肝性脳症におけるアセチル-L-カルニチンは，Everyday Memory Questionnaire（−23.9 vs 4.4, $p<0.001$），Logical Memory（22.3 vs 0.7, $p<0.001$），Trail Making Test（−7.5 vs −2.6, $p<0.001$）と認知機能を改善させた[457]．肝性昏睡に対する分岐鎖アミノ酸・アセチル-L-カルニチン併用投与は，分岐鎖アミノ酸単独投与と比べて GCS 合計点を 3.60 から 1.50 に改善させ，血中アンモニアレベルも 63.30 mEq/L から 27.00 mEq/L に低下させた[458]．

(7) フルマゼニル

肝硬変に伴う肝性脳症に対して，フルマゼニル静脈内投与はプラセボ投与と比較して神経症候と脳波を有意に改善した（フルマゼニル 27％ vs プラセボ 3％）[459]．

(8) その他

血管作動薬投与と内視鏡治療を受けた肝硬変に伴う食道静脈瘤に対する，早期経頸静脈肝内門脈大循環シャント（TIPS）と薬物療法（プロプラノロールまたはナドロール）・長期内視鏡的結紮術（EBL）併用の比較では，再出血および出血管理失敗例は，薬物療法＋EBL 併用群で 14 例，早期 TIPS 群で 1 例であった（$p=0.001$）．1年生存率は，薬物療法＋EBL 併用群で 50％，早期 TIPS 群で 96％であった（$p<0.001$）[460]．肝硬変に伴う肝性脳症に対する上部消化管内視鏡処置時の鎮静に関するプロポフォールとミダゾラムの比較では，プロポフォールは肝性脳症を増悪させることなく有意に早い覚醒を得た[461]．肝性脳症における Ravicti（グリセロールフェニル酪酸塩）は，有意に肝性脳症を抑制（21％ vs 36％, $p=0.02$）し，初回肝性脳症までの時間を改善し（HR＝0.56, $p<0.05$），入院期間（13 日 vs 25 日, $p=0.06$）を短縮した[462]．最近の RCT では，治療開始 24 時間後の改善率はポリエチレングリコール（PEG）で 84％，ラクツロースで 40％であり，PEG は肝性脳症の症候を急速に改善することが示された[463]．

- 肝性脳症に対してアンモニア等の腸管内有毒物質の産生・吸収を抑制できるラクツロースは第一選択薬として合理的である．アセチル-L-カルニチン，rifaximin，PEG も有効かもしれない．

3) 尿毒症性脳症

尿毒症性脳症の診断や治療に特異的な良質のエビデンスはない．

4) 肺性脳症

Acute hypercapnic respiratory failure に対する非侵襲的人工呼吸において cephalic mask と oronasal mask を比較した研究では，両群とも pH，PaCO$_2$，脳症スコア，呼吸数が有意に改善したが，両群間に有意差は認められなかった[464]．慢性閉塞性肺疾患（COPD）と hypercapnic encephalopathy 患者における Bilevel positive airway pressure-spontaneous/timed（BiPAP S/T）with average volume assured pressure support（AVAPS）は，conventional BiPAP S/T と比較し Glasgow Coma Scale（GCS）（$p=0.00001$），pCO$_2$（$p=0.03$），Maximum inspiratory positive airway pressure（IPAP）（$p=0.005$）を改善した[465]．

- Acute hypercapnic respiratory failure に対して cephalic mask や oronasal mask を用いた非侵襲的人工呼吸は有用である．

5) 敗血症性脳症・敗血症関連脳症

敗血症はしばしば急性で可逆性の精神症状に関連し，せん妄や昏睡が起こりやすい（敗血症 1,333 例中 307 例）[466]．GCS 合計点 15 で死亡率 16％，GCS 合計点 13～14 で死亡率 20％に対して，GCS 合計点 9～12 で死亡率 50％，GCS 合計点 3～8 で死亡率 63％に増加した[467]．敗血症性脳症に関する明確な定義はないが ICU 入室例の 8～70％の例でみられ，ICU で最も多い脳症である[468, 469]．細菌感染が脳へ直接波及した例を除外して，敗血症関連脳症（sepsis-associated encephalopathy：SAE）と呼ばれる．敗血症性脳症に対する治療は，感染症のコントロールであり，外科的ドレナージと適切な抗菌薬投与，臓器障害や代謝異常の管理等の支持的な治療にとどまる[470]．敗血症性脳症に対する特異的な治療に関して有効性が示された報告はない[471]．血漿濾過吸着透析（coupled plasma filtration adsorption）は，敗血症関連の神経学的合併症の軽減に寄与する可能性が前向き臨床研究により示唆された[472]．重症 SAE における遺伝子組み換え活性化プロテイン C の効果に関する検討では，SAE のバイオマーカーである S-100 B 蛋白質を GCS＜13 の群で減少させた[473]．

6) 膵性脳症

急性膵炎において膵性脳症は重篤な合併症である．その病態は十分に解明されておらず，リスク因子は多岐にわたるが，急性呼吸窮迫症候群や高血糖を伴う例は本症発症に関して高リスクであった[474]．低分子ヘパリンは，膵性脳症の予防や重症膵炎の生存率改善に有効であった[475]．急性重症膵炎に対する 20％ alanyl-glutamine dipeptide（1 日 100 mL，静脈内投与）の早期投与（入院当日）と第 5 病日からの投与の比較では，早期投与群で脳症の期間が短縮し（2.3±1.9 日 vs 9.5±11.0 日，$p<0.01$），死亡率も低下した（5.3％ vs 21.1％）[476]．

7) Wernicke 脳症

　Wernicke 脳症の頻度は，臨床研究では 0.04～0.13% と推測されたが，剖検例で 0.8～2.8% とより多く，見逃されている例が多いことが指摘された[477]．チアミン塩化物塩酸塩 100～250 mg/日による初期治療を行っても，臨床症候や死亡率を改善できず[478]，不可逆的な脳機能障害を残す可能性があり，またチアミン欠乏例に対するブドウ糖単独投与はその代謝異常を増悪させることがある[32]．Wernicke 脳症の発症予防目的で低血糖治療時にブドウ糖投与に先行してチアミン塩化物塩酸塩を投与しての検討では，ブドウ糖単独投与群と比べて呼吸回数，収縮期血圧，GCS，救急病棟の滞在期間に差は認めなかった[479]．

- Wernicke 脳症の初期治療としてチアミンの静脈内投与が行われる．低血糖治療時に Wernicke 脳症予防のためにルーチンでチアミンを先行投与することの効果は不明である．

8) 低ナトリウム血症関連脳症

　バソプレシン V_2 受容体拮抗薬が抗利尿ホルモン不適合分泌症候群による慢性低ナトリウム血症の治療薬として注目されている．

　トルバプタン 15 mg（必要に応じて 60 mg まで増量）経口投与は，day 4（$p<0.001$）と day 30（$p<0.001$）の時点で効果的に血清ナトリウム濃度を上昇させた[480]．心不全，肝硬変症，SIADH による euvolemic と hypervolemic hyponatremia に対するトルバプタンの効果に関するシステマティックレビューでは，トルバプタンは低ナトリウム補正には効果的（それぞれ 3.62 mmol/L vs 0.25 mmol/L, $p<0.001$）であるが，死亡率に有意差は認めなかった[481]．

　Euvolemic and hypervolemic hyponatremia に対するバソプレシン受容体拮抗薬とプラセボの比較では，バソプレシン受容体拮抗薬は血清ナトリウム濃度を急速に補正したが，高ナトリウム血症に陥ることなく浸透圧性脱髄等の副作用を認めなかった[482]．Conivaptan 40 mg と 80 mg の経口投与とプラセボの比較では，治療終了までの期間に血清ナトリウム濃度は conivaptan 40 mg で 6.8 mEq/L，80 mg で 8.8 mEq/L 上昇，プラセボで 1.2 mEq/L 上昇し，その上昇率は許容範囲内であった[483]．

　Euvolemic and hypervolemic hyponatremia における conivaptan 静注（1 日 1 回投与と 2 回投与）は，48 時間後の血清ナトリウム濃度を有意に上昇させた（それぞれ 3.46 mEq/L vs 6.22 mEq/L, $p=0.028$）[484]．慢性心不全の希釈性低ナトリウム血症における satavaptan の効果に関する DILIPO study では，血清ナトリウム濃度の上昇率は satavaptan 投与群で有意に高かった（61.0% vs 26.8%, $p=0.0035$）[485]．

- 抗利尿ホルモン不適合分泌症候群による低ナトリウム血症の治療薬としてバソプレシン V_2 受容体拮抗薬投与が理にかなっている．

9) 橋中心髄鞘崩壊症・橋外髄鞘崩壊症

　病理学的に病巣の拡がりは，橋中心髄鞘崩壊症（CPM）単独 50%，橋外髄鞘崩壊症（EPM）単独 40%，CPM・EPM 両者合併 60% であった[486]．特異的治療に関する大規模臨床試験はなく，副腎皮質ホルモン薬，免疫グロブリン，甲状腺刺激ホルモン放出ホルモン（TRH），浸透圧再低下療法等による少数例での報告にとどまる．近年の症例報告は，CPM 発症直後の例に対する浸透圧を再び低下させる治療により，不可逆的な脳障害を防ぎ病態を改善しうることが示されている（経鼻デスモプレシンと 5% ブドウ糖 2 L を投与し 12 時間で血清ナトリウム濃度を 132 mEq/L から 120 mEq/L にした）[487]．CPM・EPM の最善の治療は予防であり[488]，低ナトリウム血症の補正速度に関しては，1～2 mEq/L/時を超えず 8 mEq/L/日以下[489]，毎日 8 mEq/L/日以下[490]等が示されている[491]．

- CPM/EPM の治療は予防であり，低ナトリウム血症の補正速度は，1～2 mEq/L/時を超えず 8 mEq/L/日以下にすることが有用かもしれない．

10) 傍腫瘍性神経症候群

　傍腫瘍性神経症候群の治療は，腫瘍自体に対する治療と自己免疫に対する治療が行われているが，症例報告やケースシリーズ研究に限られている．抗 CD20 抗体であるリツキシマブ（375 mg/m^2）に関しては，傍腫瘍性神経症候群例のうち抗 Hu 抗体，抗 Yo 抗体陽性例の一部で有効性が示されている[492]．抗 HuD 抗体や抗 Yo 抗体陽性の Paraneoplastic Neurologic Disorders（PNDs）を有する患者にプレドニンとタクロリムス投与は，神経学的合併症の軽減に寄与する可能性が示唆された[493]．

11) 薬物関連脳症

　抗癌薬治療としてイホスファミド治療を受けている例で，イホスファミドによる脳症は 16%（$n=237$）に認められ，それらの例では有意に血清アルブミン値が低下していた[494]．イホスファミドによる脳症の治療は，メチレンブルー 50 mg を 4 時間毎に静脈内投与する．その後再度イホスファミドを投与する場合は，前投与としてメチレンブルー 50 mg を 6 時間毎に静脈内投与する[495]．急性リンパ球性白血病（ALL）の治療に際して，高用量のメトトレキサート点滴静脈内投与（1.5 g/m^2 を 2 週間毎投与，6 クール）による副作用として脳症が 1.4% の例に認められた（$n=1,395$）[496]．バルプロ酸による脳症では，カルニチンは血中アンモニアレベルを低下

させた[497].

12) 可逆性後(頭葉)白質脳症症候群

可逆性後白質脳症症候群（posterior reversible encephalopathy syndrome：PRES または reversible posterior leukoencephalopathy syndrome：RPLS）の原因に関する検討では，高血圧症61%，細胞毒性薬物19%，敗血症7%，子癇6%，多臓器不全1%であり，主な症候は痙攣74%，脳症28%，頭痛26%，視野障害20%であった[498]．子癇患者のPRESにおけるマグネシウムとマンニトール投与の比較では，マグネシウム投与群で神経学的改善が認められた（$p = 0.039$）[499]．

13) 心臓手術後の脳症

せん妄を呈する脳症は，冠動脈バイパス手術（CABG）後の神経系合併症として，脳血管障害に次いで多いが，その病態は明らかにされていない．5,034例のCABG手術例について検討した最近の報告では，脳症は304例（6%）の例でみられた[500]．脳症例の術後10.8年間における死亡リスクは高く，HRは1.65であった．

3　脳炎・髄膜炎

救急対応を要する神経疾患の1つに，中枢神経系感染症がある．本項では，その代表である単純ヘルペス脳炎，細菌性髄膜炎，結核性髄膜炎，および，これらの疾患との鑑別上重要であり，かつ重症化し救急対応を要する場合も多い抗NMDA（N-methyl-D-aspartate）受容体抗体脳炎について，その病態と治療の概略を示す．なお，中枢神経系感染症は発症頻度が少ないため，質の高いエビデンスが少ないことから，その治療はしばしばempiricにならざるを得ない．

1) 単純ヘルペス脳炎

単純ヘルペス脳炎（herpes simplex virus encephalitis：HSE）は，新生児では産道感染に基づく全身のウイルス血症の一部分として発症する．一方，小児や成人では，三叉神経節等に潜伏するウイルスが再活性化し，逆行性に神経を上行し脳炎を起こすと考えられている．HSEは世界中で起こり，地域性はない．わが国では年間100万人あたり3.5～3.9人が発症する[501, 502]と推計され，散発性に起こる脳炎の中で最も頻度が高く，かつ急速に重症化することも多い．

HSEの転帰に影響する因子として，前向き臨床研究では発症年齢や発症から治療開始時までの期間，および治療開始時の意識障害の程度等が報告され[503, 504]，多変量解析[505]を用いた検討では治療開始時の意識障害の程度と発症年齢が挙げられている．したがって，意識障害が高度になる前に治療を開始することが重要であり，本症を疑った段階で抗ウイルス薬を開始する．本症の第一選択薬はアシクロビルである．ビダラビンとアシクロビルを用いたRCTではビダラビン投与群と比較しアシクロビル投与群で有意に死亡率や後遺症率が低く，社会復帰率が高かった[503, 506]．アシクロビルの開発以後，アシクロビルに勝る治療薬は開発されていない．アシクロビルは未治療のHSEで約6～7割であった死亡率を19～28%まで低下させた．しかしHSEの死亡と高度後遺症を含めた転帰不良率は33～53%と未だ高く，社会復帰率も38～56%にとどまる[503, 506]．

PCR法による髄液からのウイルスの検出は標準的検査法として確立しているが，HSEの診断に必要な感度が$1.0～2.0×10^4$ コピー/髄液1 mL[507]に対して，conventional PCR法の検出感度が$10^2～10^5$ コピー/髄液1 mL[508]であることから，髄液からのウイルスの検出にはreal-time PCR法あるいはnested PCR法といった最小検出感度のより小さいPCR法を用いることが重要である．

PCR法により確定診断されたHSEの後ろ向き検討で，アシクロビルの投与期間が2～3週間に延長されているにもかかわらずHSEを再発した例が報告されている[509]ことを踏まえて，欧米のガイドライン[510, 511]では，アシクロビルの投与期間を従来の2週間投与から2～3週間へと延長している．PCR法によって病因確定診断がなされたHSEでは，PCR法によりウイルスが髄液から検出されないことを確認した上で治療を終了することが望ましいとするEuropean Consensus Statementが公表されている[512]．

- 臨床的にHSEが疑われた段階で，髄液PCR法等による病因確定診断を待たずに抗ウイルス療法を開始する．
- 第一選択であるアシクロビルは，成人や小児では，少なくとも10 mg/kg/8時間で2週間以上の投与が合理的である．
- 新生児では20 mg/kg/8時間で3週間の投与が合理的である．

Knowledge Gaps（今後の課題）

HSEではアシクロビルによる標準的な治療を行っているにもかかわらず，HSEの遷延あるいは再燃を認めることがある．免疫正常者においてはアシクロビル耐性株によるHSEは0.1～0.7%と極めてまれであるが，近年，新生児や成人でアシクロビル耐性株によるHSEも報告されている[513, 514]．このような場合にはホスカルネット等のチミジンキナーゼを介さない抗ウイルス薬の追加投与が必要である．一方，HSE再燃例では脳組織

でのウイルスの再活性化が示唆されており[515-517]，アシクロビルの投与量や投与期間の延長が考慮される．しかし，アシクロビルの2週間投与終了時点で神経所見の改善を認めなかった遷延経過を呈した症例の検討[518]では，抗ウイルス薬の追加延長を行うだけでは遷延経過を呈した例の半数が転帰不良であった．これらのことを踏まえ，アシクロビルによる加療に臨床的に不応性のHSE例も含めた診断と治療のアルゴリズムの構築，特に，転帰不良要因を有するHSEでの初回アシクロビルの投与量や投与期間の再検討が今後検討するべき課題であると考える．

また本症の転帰の点から，急性期の副腎皮質ホルモン薬の併用が有用であったとの報告[505]がある．欧州においてHSEにおける副腎皮質ホルモン薬併用の有用性に関する二重盲検比較試験[519]が完了しており結果の開示が待たれる．

2）細菌性髄膜炎

わが国における細菌性髄膜炎（bacterial meningitis：BM）の発生率は年間100万人あたり12.4と推計され，その約7割を小児が占める[501]．BMの転帰は，死亡率11～25％[520-522]，後遺症率15～34％[521-523]と，抗菌薬の進歩にもかかわらず未だ満足するべき成績ではない．

BMの発生を減少させるためにはワクチンの導入が最も有効である．英国での15歳以下の小児を対象とした疫学的検討[524]では，肺炎球菌性髄膜炎の頻度は1990年代から増加し，2006年には年間10万人あたり4.45に達したが2006年に沈降7価肺炎球菌結合型ワクチン（Pneumococcal conjugate vaccine：PCV7）が，2010年により広範に血清型をカバーする沈降13価肺炎球菌結合型ワクチン（PCV13）が導入され，2011年には年間10万人あたり2.03まで減少した．インフルエンザ菌性髄膜炎の頻度は，ヘモフィルスb型ワクチン（Haemophilus influenzae type b conjugate vaccine）が導入される前の1992年は年間10万人あたり6.72であったが，導入後の1994年には年間10万人あたり0.39まで減少し，2008年時点で年間10万人あたり0.28であったと報告されている．

わが国においても，肺炎球菌性髄膜炎に対して2009年にPCV7が，2013年にPCV13が導入され，インフルエンザ菌性髄膜炎に対して2008年にヘモフィルスb型ワクチンが導入され，さらに2013年4月からこれらのワクチン接種に関する公費負担が開始されたことから接種率が向上し，わが国における感染症法に基づく感染症発生動向調査（IDWR http://idsc.nih.go.jp/idwr/index.html）によると，5歳未満の肺炎球菌髄膜炎の発生が年間10万人あたり0.8（対2008～2010年比71％減少），インフルエンザ菌髄膜炎の発生率が年間10万人あたり0.6（対2008～2010年比92％減少）と劇的に減少している．また，わが国における小児科領域での大規模病院を対象とした全国疫学調査の結果[525]においても，これらのワクチンの導入によって肺炎球菌髄膜炎による入院が年間1,000入院あたり0.30から0.06と80％減少し，インフルエンザ菌髄膜炎による入院が年間1,000入院あたり0.66から0.08と88％減少したと報告されている．

BMの転帰を決定する最も重要な要因は，早期の診断と適切な抗菌薬の開始であり，時間単位の対応が求められる．BMは肺炎等の他の感染症と異なり，数時間で意識清明から昏睡になり死亡する劇症型と，数日単位で進行性に悪化する場合がある．髄液検査前に頭部画像検査を施行した患者の63％で初期治療までに6時間以上を要し，その群での死亡率が8.4倍増加したとの報告[526]を踏まえ，欧州のBMガイドラインでは，病院到着から60分以内に治療を開始することを推奨しており[527]，BMが疑われる場合には，躊躇せずに抗菌薬による治療を開始するべきである．

BMでは，患者の有するリスクと年齢階層別の起炎菌頻度，予想される起炎菌の抗菌薬に対する耐性化率を考慮した上で抗菌薬が選択される．しかし，起炎菌の頻度や耐性菌の割合は，地域により大きく異なるため，諸外国で公表されている診療指針をそのままあてはめることができない．わが国におけるBMの起炎菌の頻度や耐性菌の割合を踏まえた治療指針として，日本神経学会・日本神経治療学会・神経感染症学会の3学会合同によるBM診療ガイドライン[528]が2007年に公表され，2014年にその改訂版が公表された[529]．

わが国における市中感染BMの起炎菌は，6～49歳では肺炎球菌が最も多く，インフルエンザ菌と合わせると約3/4を占める．遺伝子型からみた肺炎球菌の耐性菌割合が90％[530]，ワクチンが導入された2009年以後のインフルエンザ菌のアンピシリン耐性割合が60％以上[531]と，耐性化が進んでいる．50歳以上の成人例および慢性消耗性疾患や免疫不全状態を有する成人例では，起炎菌として肺炎球菌の頻度が高いが，MRSAを含むブドウ球菌や，米国に比し検出率は少ないものの，リステリア菌によるBMも念頭におかなければならない．リステリア菌は新生児における主要起炎菌の1つであるが，高齢者でも主要起炎菌の1つとして常に考慮するべきである．このリステリア菌は第3世代セフェム系抗菌薬が無効であるため，初期抗菌薬の選択の点からも重要である．わが国における慢性消耗性疾患および宿主免疫不全を有するBM成人例の検討ではペニシリン非感受性肺炎球菌が23％，MRSAが10％を占めた．

わが国におけるBM例での抗菌薬治療選択に関するRCTはなく，疫学的背景を踏まえた経験的治療にならざるを得ない．現時点で合理的であると考えられる，細菌性髄膜炎診療ガイドライン2014における初期治療の

標準選択のためのフローチャートを図1に示す[529]．細菌性髄膜炎診療ガイドライン2014における抗菌薬一覧を表1（成人），表2（小児）に示す．

一方，成人BM 301例を対象として行われた前向き二重盲検の結果から，デキサメタゾンの投与が有意に転帰不良の軽減と死亡率の減少に寄与していたと報告されている[521]が，菌種別のサブ解析では肺炎球菌でのみ有意差を認め，その他の菌では有意差を認めなかった．2010年に報告されたBMに対するデキサメタゾン投与の有効性に関するRCTのメタアナリシス[532]や2013年のコクラン・システマティックレビューにおけるRCTのメタアナリシス[533]においても同様の結果であったが，これはデキサメタゾンの投与が髄膜炎菌やインフルエンザ菌で有害であるということを意味しない．2007年にベトナムで行われたRCTにおいても，BM確定診断例で1か月後の死亡が有意に少なかった[534]と報告されている．発展途上国では菌未確定のBM中に無治療の結核性髄膜炎が混在してしまうという問題があるが，先進国においてはデキサメタゾンの投与が死亡率や後遺症率の低減につながると考えられる[535]．

- BMの発生を減少させるためにはワクチンの導入が最も有効である．
- BMが疑われる場合にはすみやかに適切な抗菌薬による治療を開始するべきである．
- 起炎菌が未確定のBMでは，起炎菌が確定するまでは「細菌性髄膜炎診療ガイドライン2014」に示した初期治療の標準選択のためのフローチャートに従い治療を開始することが合理的である．
- 市中感染によるBMでは，抗菌薬の初回開始の10～20分前にデキサメタゾン0.15 mg/kgを投与し，以後6時間毎に同量投与を2～4日間繰り返すことが合理的である（ただし，頭部外傷や外科的侵襲に併発したBMに対するデキサメタゾンの併用に関しては有用なエビデンスはない）．

Knowledge Gaps（今後の課題）

わが国においても，2008年末から肺炎球菌とインフルエンザ菌に対するワクチンが順次承認され，2013年4月からこれらのワクチン接種に関する公費負担が開始された結果，ワクチン接種率の向上に伴い，小児でのBM患者数は減少傾向にある．肺炎球菌ワクチンでは，米国の報告[536]からワクチン接種率の向上に伴う集団免疫効果を介した老人での肺炎球菌性髄膜炎の減少が期待されるが，わが国の感染症発生動向調査（IDWR）では，ワクチン導入後のBMの発生数は定点あたり0.8～1.1人と横ばいである．これらのワクチン導入後に小児と成人を対象としたBM発生頻度に関する全国疫学調査は行われておらず，今後の検討課題であると考える．

3）結核性髄膜炎

わが国における結核性髄膜炎（tuberculous meningitis：TbM）の発生率は年間100万人あたり2.0と推計され，その15％を小児が占める[501]．TbMは肺外結核の約15％，全結核の0.5～1.0％を占める．抗結核薬による治療が行われている現在でも，死亡率は軽症例で約25％，HIV感染例では約61％と未だ転帰不良な疾患である[537]．

転帰影響要因として，治療開始までの期間，意識障害の程度が挙げられる[537, 538]．このため，本症を早期から疑うこと，疑った場合には確定診断を待たずに治療を開始することが重要である．治療では，結核菌に感受性があり，かつ髄液への移行が良好なイソニアジド（INH）とリファンピシン（RFP）の併用を中心とした多剤併用療法が主体となる．

2009年に英国感染症学会よりTbMのガイドライン[539]が公表された．従来の英国の治療指針ではINH，RFP，ピラジナミド（PZA）の3剤で開始し，必要であればエタンブトール（EB）またはストレプトマイシン（SM）を追加するとしていたが，今回のガイドラインでは，最初の2か月間はINH，RFP，PZA，EBの4剤で治療し，その後10か月間INHとRFPの2剤の継続治療に変更されている．このガイドラインがEBを第一選択に加えた理由として，EBによる視神経障害の出現率が，通常投与量では3％未満と比較的少数であることが明らかになったこと[540]，およびSMに対する耐性が世界的に広がっていること[541]が挙げられている．

TbM患者を対象として高用量のRFP（600 mg静脈内投与）とモキシフロキサシンの有用性を検討したRCTでは，通常量のINHとPZAに加えて高用量のRFPが投与された群での6か月後の死亡率が有意に低かったと報告されている．

TbMではしばしば血管炎を介して脳梗塞を発症することが知られているが，アスピリン150 mgの投与により脳梗塞の発生は有意ではないが減少し（OR 0.45, 95% CI 0.12～1.39），死亡率は有意に減少した（21.7% vs 43.4%, $p=0.02$）ことが報告されている[542]．

TbMに対する副腎皮質ホルモン薬の併用は長い間議論されてきたが，最近，RCTのメタアナリシスが報告[543]された．その結果，HIV陰性の小児と成人では，副腎皮質ホルモン薬併用群が未併用群より有意に転帰が良好であった．TbMにおける副腎皮質ホルモン薬の併用の有用性について経時的に脳MRI所見から検討した観察研究から，有意差を認めないものの水頭症や脳梗塞の発症抑制を介して転帰に影響を与えている可能性が示唆された[544]．

- TbMが疑われる場合にはすみやかに適切な抗結核薬による治療を開始するべきである．
- TbMに対しては，INH，RFP，PZA，およびEBの

第6章 脳神経蘇生

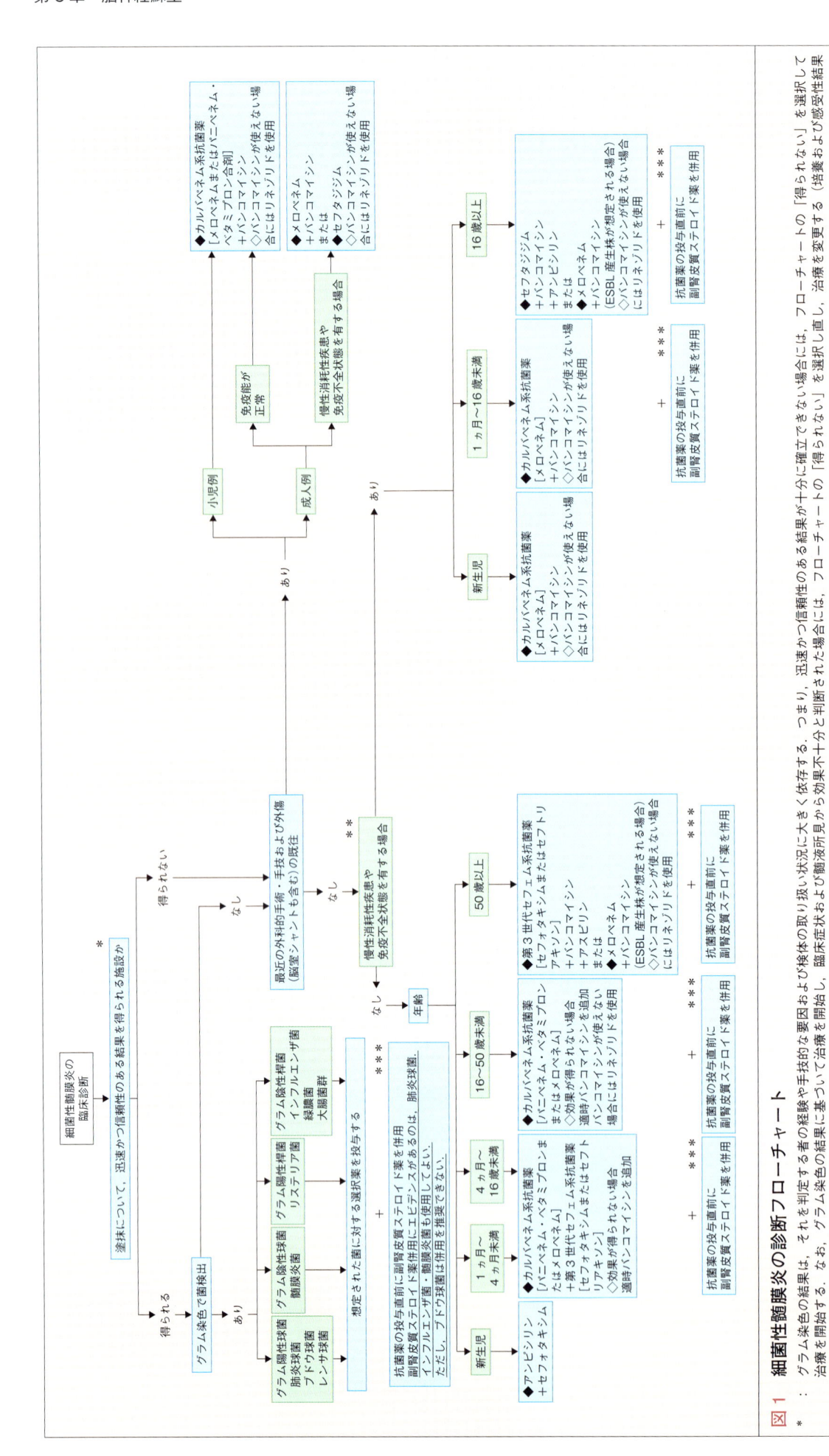

図1 細菌性髄膜炎の診断フローチャート

* : グラム染色の結果は、それを判定する者の経験や手技的な要因および検体の取り扱い状況に大きく依存する。つまり、迅速かつ信頼性のある結果が十分に確立できない場合には、フローチャートの「得られない」を選択して治療を開始する。なお、グラム染色の結果に基づいて治療を開始し、臨床症状および髄液所見から効果不十分と判断された場合には、フローチャートの「得られない」を選択し直し、治療を変更する(培養および感受性結果が得られるまで)。

** : 慢性消耗性疾患や免疫不全状態を有する患者:糖尿病、アルコール中毒、重篤な肝障害、慢性腎不全、悪性腫瘍術後、抗癌剤や免疫抑制薬の服用中、放射線療法中、先天性および後天性免疫不全症候群の患者。

*** : 副腎皮質ステロイド薬の併用や免疫不全状態を有する場合の投与方法:新生児を除く乳幼児・学童および成人の副腎皮質ステロイド薬の併用を推奨する。基本的には、抗菌薬の投与の10〜20分前に、デキサメタゾンを0.15 mg/kg・6時間毎(体重60 kgの場合、デキサメタゾン36 mg/日)、小児では2〜4日間、成人では4日間投与する。ただし、新生児および頭部外傷や外科的侵襲に併発した細菌性髄膜炎では、副腎皮質ステロイド薬の併用は推奨しない(ガイドラインの第7章-2の「副腎皮質ステロイド薬の併用」の項を参照)。

[日本神経治療学会、日本神経感染症学会(監):細菌性髄膜炎診療ガイドライン 2014. pp.xii-xiii, 南江堂, 2014 より許諾を得て転載]

表1 起炎菌が判明した場合の抗菌薬の標準的選択（成人）*

*薬剤選択指針：塗抹染色や培養検査で菌が判明したが，薬剤感受性が不明の場合は，その菌の耐性菌を考慮して薬剤を選択する．薬剤感受性試験によるMICあるいはPCR法による薬剤耐性遺伝子が判明したあとは，それに基づいて薬剤を選択する．

病原微生物	標準治療薬	第2選択薬
肺炎球菌	バンコマイシン＋第3世代セフェム	メロペネム パニペネム・ベタミプロン
ペニシリンGのMIC 　　≦0.06 μg/mL 　　≧0.12 μg/mL 　　セフトリアキソンまたはセフォタキシムのMIC 　　　＜1.0 μg/mL 　　　≧1.0 μg/mL	ペニシリンGまたはアンピシリン 第3世代セフェム バンコマイシン＋第3世代セフェム	第3世代セフェム メロペネム パニペネム・ベタミプロン メロペネム パニペネム・ベタミプロン
インフルエンザ菌		
アンピシリン感性 　BLNAR 　BLPACR	アンピシリン セフトリアキソン セフトリアキソン	セフトリアキソン メロペネム メロペネム
髄膜炎菌		
ペニシリンGのMIC 　　＜0.1 μg/mL 　　≧0.1 μg/mL	ペニシリンGまたはアンピシリン 第3世代セフェム	第3世代セフェム メロペネム
リステリア菌	アンピシリンまたはペニシリンG	ST合剤
B群レンサ球菌（GBS）	アンピシリンまたはペニシリンG	第3世代セフェム
大腸菌およびその他の腸内細菌科	第3世代セフェム	メロペネム アズトレオナム ST合剤 アンピシリン
ESBL産生株	メロペネム	
緑膿菌球	セフタジジム （セフェピム：髄膜炎の保険適用はない）	メロペネム アズトレオナム シプロフロキサシン
黄色ブドウ球菌		
メチシリン感性（MSSA）		セフェピム メロペネム バンコマイシン
メチシリン耐性（MRSA）	バンコマイシン	ST合剤 リネゾリド
表皮ブドウ球菌	バンコマイシン	リネゾリド
腸球菌属		
アンピシリン感性 　アンピシリン耐性 　アンピシリン・バンコマイシン耐性	アンピシリン＋ゲンタマイシン バンコマイシン＋ゲンタマイシン リネゾリド	

註）BLNAR：β-ラクタマーゼ陰性アンピシリン耐性インフルエンザ菌，BLPACR：β-ラクタマーゼ産生アモキシシリン/クラブラン酸耐性インフルエンザ菌，ESBL：基質特異性拡張型β-ラクタマーゼ産生株，MRSA：メチシリン耐性黄色ブドウ球菌

〔日本神経学会，日本神経治療学会，日本神経感染症学会（監）：細菌性髄膜炎診療ガイドライン2014．pp.xv，南江堂，2014より許諾を得て転載〕

表2 起炎菌が判明した場合の抗菌役の標準的選択（小児）*

*薬剤選択指針：塗抹染色や培養検査で菌が判明したが，薬剤感受性が不明の場合は，その菌の耐性菌を考慮して薬剤を選択する．薬剤感受性試験によるMICあるいはPCR法による薬剤耐性遺伝子が判明したあとは，それに基づいて薬剤を選択する．

起炎菌	標準治療薬	第2選択薬
B群レンサ球菌（GBS）	アンピシリン	第3世代セフェム
肺炎球菌	パニペネム・ベタミプロン	パニペネム・ベタミプロン＋バンコマイシン
ペニシリンGのMIC		
<0.1 μg/mL	アンピシリン	第3世代セフェム
≧0.1 μg/mL	パニペネム・ベタミプロン	パニペネム・ベタミプロン＋バンコマイシン
薬剤耐性遺伝子		
gPSSP	アンピシリン	第3世代セフェム
gPISP（pbp2x）	アンピシリン	第3世代セフェム
gPISP（pbp2b, 1a+2x, 2x+2b）	パニペネム・ベタミプロン	パニペネム・ベタミプロン＋バンコマイシン
gPRSP（pbp1a+2x+2b）	パニペネム・ベタミプロン	パニペネム・ベタミプロン＋バンコマイシン
ブドウ球菌属	バンコマイシン	
MRSA・MRSE	バンコマイシン	リネゾリド
MSSA		パニペネム・ベタミプロン またはメロペネムまたはセフォゾプラン
腸球菌属	アンピシリン＋ゲンタマイシン	
アンピシリン感性	アンピシリン＋ゲンタマイシン	
アンピシリン耐性	バンコマイシン＋ゲンタマイシン	リネゾリド
リステリア菌	アンピシリン±ゲンタマイシン	
髄膜炎菌	アンピシリン	
アンピシリンのMIC		
<0.1 μg/mL	アンピシリン	
≧0.1 μg/mL	セフトリアキソン	メロペネム
インフルエンザ菌	メロペネムまたはセフトリアキソン	メロペネム＋セフトリアキソン
アンピシリンのMIC		
<1.0 μg/mL	アンピシリン	
≧1.0 μg/mL	メロペネムまたはセフトリアキソン	メロペネム＋セフトリアキソン
薬剤耐性遺伝子		
gBLNAS	アンピシリン	
gBLPAR	セフォタキシムまたはセフトリアキソン	メロペネムまたはパニペネム・ベタミプロン またはドリペネム
gBLNAR・gBLPACR	メロペネムまたはセフトリアキソン	メロペネム＋セフトリアキソン
緑膿菌	メロペネム	セフタジジムまたはアズトレオナム
大腸菌	セフォタキシム	メロペネムまたはパニペネム・ベタミプロン
ESBL産生株大腸菌	メロペネムまたは パニペネム・ベタミプロン	

註）ESBL：基質特異性拡張型β-ラクタマーゼ産生株大腸菌，MRSA：メチシリン耐性黄色ブドウ球菌，MRSE：メチシリン耐性表皮ブドウ球菌，MSSA：メチシリン感性黄色ブドウ球菌

〔日本神経学会，日本神経治療学会，日本神経感染症学会（監）：細菌性髄膜炎診療ガイドライン2014. pp.xvi, 南江堂, 2014より許諾を得て転載〕

4剤併用療法で2か月，その後INHとRFPの併用で7～10か月間の投与が合理的である．
- TbMに合併する脳梗塞の発生抑制の点から，アスピリンの投与が考慮される．
- 重症度にかかわらずHIV非感染者では全例で副腎皮質ホルモン薬の併用が合理的である．

Knowledge Gaps（今後の課題）

2009年に英国感染症学会が公表したTbMの診療ガイドライン[539]では，INHの投与量が1日あたり5 mg/kg，体重60 kgにおいて300 mg/日と従来の治療指針に比べ比較的低用量が推奨されている．この用量ではたして十分なのかについては，今後の検証が必要である．

副腎皮質ホルモン薬の併用は前述のようにメタアナリ

シス[543]でHIV非感染者において有用との結果が得られた。しかし，留意点として，この解析データのうち，545例がベトナム人の成人例であることが挙げられる。つまり，解析対象の約半数がこの論文の症例[545]に依存している。なお，投与方法の実際については，前述の14歳以上を対象とした最も多数例の検討[545]では，デキサメタゾンを重症度に基づき1日あたり0.3〜0.4 mg/kg，1週間投与し，その後0.3〜0.2 mg/kg，0.2〜0.1 mg/kgと1週間ずつ漸減している。この投与方法についてはさらなる検討が必要であると考える。

4）抗NMDA受容体脳炎

本症は，卵巣奇形腫に関連した抗NMDA型グルタミン酸受容体（GluR）抗体による傍腫瘍性神経症候群として発症する脳炎として2007年にDalmauらによって報告[546]された。

わが国において本症はこれまで若年女性に好発する非ヘルペス性脳炎として報告され，わが国の全国調査によればその発生率は人口100万あたり0.33と推定されており，極めてまれな疾患である[547]。本症に関する報告はretrospectiveな多数例の解析[547-550]が主体である。本症の治療に関するRCTは報告されていない。

本症の臨床像は，感冒前駆，精神症状で発症し，痙攣重積や口舌ジスキネジア等の多彩な不随意運動を呈し，中枢性肺胞低換気から人工呼吸器装着に至る頻度が高く，その特異な臨床像から本症を疑うことは比較的容易である。本症では，急性期に全身麻酔薬によるコントロールを要する痙攣重積，中枢性呼吸障害，自律神経障害を基盤とした急激な血圧変動，さらに併発症として深部静脈血栓症や重篤な肺炎およびDIC（disseminated intravascular coagulation）等を呈する場合もあり，厳格な全身管理が求められる。

関連する腫瘍として卵巣奇形腫が有名である。卵巣奇形腫は一般に良性であることが多く，従来，婦人科的には，腫瘍が大きくなり占拠性病変になり機能障害が想定された場合や捻転等を呈した際に外科的処置の適応となっていた。しかし，本症では腫瘍のすみやかな切除が転帰の改善に貢献する[551, 552]と考えられている。

成人では腫瘍の合併を58%で認めるが，小児での腫瘍の合併はまれである[549]。卵巣奇形腫以外の関連する腫瘍として，縦隔等の奇形腫，肺腫瘍，乳腺腫瘍，精巣腫瘍，卵巣悪性腫瘍，胸腺癌，膵腫瘍が報告されている[550]。

副腎皮質ホルモンや血液浄化療法，免疫グロブリン製剤大量療法をfirst-lineの免疫療法として，リツキシマブやシクロホスファミドをsecond-lineの免疫療法として位置づけた時の抗NMDA受容体脳炎501患者の治療実態が報告されている。腫瘍切除もしくはfirst-lineの免疫療法が行われた472患者の約半数が治療4週以内に改善し，97%の発症2年後の転帰は良好であった。腫瘍切除もしくはfirst-lineの免疫療法が奏効しなかった残りの半数のうち57%でsecond-lineの免疫療法が行われ，second-lineの免疫療法が行われた群の発症2年後の転帰良好群の割合が78%であったのに対して，second-lineの免疫療法が行われなかった群の転帰良好群の割合は55%と有意に異なり，多変量解析においてもsecond-lineの免疫療法が転帰良好の因子として報告されている[550]。

- 腫瘍を合併した抗NMDA受容体脳炎では，すみやかな腫瘍切除が合理的である。
- 腫瘍の合併の有無にかかわらず，抗NMDA受容体脳炎では，すみやかにfirst-lineの免疫療法（副腎皮質ホルモンや血液浄化療法，免疫グロブリン製剤大量療法の併用）を開始することが合理的である。
- 抗NMDA受容体脳炎では，first-lineの免疫療法が奏効しなかった場合には，すみやかにsecond-lineの免疫療法（リツキシマブ，あるいはシクロホスファミド）を開始することが考慮される。

Knowledge Gaps（今後の課題）

抗NMDA受容体脳炎501患者の治療実態の報告では，2年の観察期間中に12%で抗NMDA受容体脳炎の再発を認めている。再発は非腫瘍合併群でより多く，second-lineまで免疫療法がなされた群でより少なく，初回のエピソードと比べてより軽症であったと報告されている[550]。Dalmauらは，再発例に対してfirst-line/second-lineの免疫療法の終了後にミコフェノール酸モフェチルやアザチオプリンを1年以上継続することを提案している[549]が，再発予防の指針については今後の症例を蓄積した上での検討が必要であると考える。

4 神経・筋疾患

1）Guillain-Barré症候群

Guillain-Barré症候群（GBS）は，自己免疫機序によると考えられる急性発症の炎症性多発根ニューロパチーであり，4週以内に極期に至る対称性の四肢運動麻痺と腱反射消失で特徴づけられる疾患である。また外眼筋麻痺，腱反射消失と失調を呈するFisher症候群等いくつかの臨床的亜型も知られている。その臨床経過は極期においても歩行可能な軽症例から後遺症が残存するあるいは死亡するような重症例まで多様である。現在急性期治療として一般的に行われている免疫グロブリン大量点滴静注療法（IVIg）や血液浄化療法が導入されたあとの調査においても，海外では人工呼吸器による管理を必要とするものが16.4〜23.1%，死亡率が4.1〜6.3%あり，1年後に歩行に介助を要するものが16.5〜19.7%あったとされており，重症例はまれではないとされる[553-555]。

わが国での転帰は海外に比べると良好で，症状固定時点の独歩不能が6%，死亡率0.3%と報告されている[556]．診断・治療全般にわたるわが国でのガイドラインが日本神経学会より2013年に出されている[557]が，ここでは急性期の管理を対象とする．

　GBSはその極期に呼吸筋麻痺や肺炎合併のために人工呼吸管理を要する場合がある．人工呼吸器を要することは年齢や治療開始の遅れとともに死に関連する危険因子とされている[558]．呼吸管理が必要となるかどうかを予測する因子としては，発症から7日以内の入院，咳や立位不能，肘や頭部の挙上不能，顔面や球麻痺がある等の項目が挙げられている[559]．呼吸機能についての具体的な因子としてはvital capacity（VC）＜20 mL/kg，最大吸気圧＜30cmH$_2$O，最大呼気圧＜40cmH$_2$Oまたはこれらの因子が経時的に30%以上減少する場合[560]等が挙げられている．またErasmus GBS respiratory insufficiency score（EGRIS）が提唱されており，脱力発症から入院までの日数（7日以上：0点，4～7日：1点，3日以下：2点），顔面および球麻痺の有無（いずれかが入院時にみられれば1点），四肢の筋力によるMRC（Medical Research Council）sum score（60～51：0点，50～41：1点，40～31：2点，30～21点：3点，20以下：4点）に基づいて0から7にスコア化し，人工呼吸器が必要となるのは0～2点がlow riskで1～6%，3～4がintermediate riskで19～30%，5～7がhigh riskで54～76%としている[561]．またpeak flow（PF）が250 L/分未満に低下するかが人工呼吸器を要するかの指標としている報告もあった[554]．肺胞低換気が進行すると，通常，挺舌が困難となってくる[562]．これらの指標はベッドサイドで測定できる項目からなっており，繰り返し測定することが重症化の予測に有用かもしれない．後ろ向きの検討であるが，GBSの死亡例を検討した研究で年齢と人工呼吸器管理がそのリスクであり，死亡はむしろ集中治療室での急性期治療を終えたあとの一般病棟で多いとされており，管理上注意を要する点である[563]．

　GBS患者において急激な血圧な変動，致死性不整脈といった自律神経症候がみられることがある．病態としては軸索障害型よりも脱髄型に多いとされるが[564]，GBSの自律神経症候について前向きに検討した大規模調査はなく，その頻度や危険因子について未だ確定的なものはない．90例のGBSの検討で34.4%に何らかの自律神経症状がみられ，自律神経症候の存在はまた人工呼吸器管理を要する危険因子となっていたことが報告されており[565]，まれではなく，重症化に注意を払うべき症候の可能性がある．症例報告レベルでは重症脱髄型GBSで突然の徐脈から心停止へ至った例があり[566]，自律神経障害は運動障害が高度な患者にみられることが多いとされるが，歩行可能な軽症患者に生じることもあり[567]，どのような患者において起こるかを予測することは現時点では困難で対応が難しい．収縮期血圧の高度な日内変動（85 mmHg以上）がみられた患者が特に危険な不整脈を続発しやすいことは示されている[568]．血圧の変動が大きい例では，吸引処置や体位変換でも急激な血圧低下を起こすことがあり注意が必要である[569]．一方で24例の検討ではあるが，内訳として起立性低血圧（35%），洞性頻脈（33.3%），高血圧症（33.3%），徐脈（8.8%），また神経因性膀胱も20.8%でみられたが，長期予後への影響は否定した報告もある[570]．

　IVIgと単純血漿交換療法（PE）はGBSの回復を早め後遺症の頻度を下げ効果は同等であることが示されている．また治療後一旦症状が改善したのち，治療効果が低下することで症状が再増悪する治療関連性変動がみられるが，これもIVIgとPEで差はないとされている[571]．IVIg，PE，PE+IVIg併用で治療効果に有意差はみられなかったことが報告されており，PE後にIVIgを行う根拠は乏しい．またIVIg後にPEを行うとその効果を減弱させる可能性がある[553, 571]．有害事象発生率も同等であるが，IVIgのほうが治療を完遂できる率が高かった．歩行が不可能な重症例では積極的に治療を考慮し[571]，反応がみられない例では再度治療を行うことを考慮してもよい[572]．実際には特別な準備や装置が不要でただちに施行できることから，最近では多くの施設でIVIgが第一選択として用いられる傾向にある．後ろ向き研究であるが，人工呼吸器管理を要するGBSではPEや免疫吸着法よりIVIg，さらに複数回のIVIgのほうが効果が勝ったとしたものがある[573]．またわが国とは用量設定が異なっているが，治療前の血清IgGに比して治療後のIgGの上昇（ΔIgGと称する）が少ない場合は予後不良に関係するとした報告があり[574]，繰り返しIVIgを行う症例の選択に参考になるかもしれない．副腎皮質ホルモンの単独投与は経口投与でも静脈内投与でも効果はなく，回復を遅らせる可能性がある[575]．GBSの一部 *Campylobacter jejuni* 感染例ないし抗GM1抗体陽性例ではメチルプレドニゾロンの併用が回復を早めることを示唆する報告がある[576]が，IVIgにメチルプレドニゾロンパルス療法を併用してもIVIg単独療法以上の効果は示されておらず[577]，GBS全体に推奨できる根拠はなく，日本神経学会のガイドラインでも推奨グレードのない「重症例に対する選択肢の1つ」として挙げられるにとどまっている．種々の自律神経症候への対症療法についてはまとまったものはなく，個々の症例ごとに対応を検討する必要がある．

- 全てのGBS患者の急性期，および呼吸器が装着された重症GBS患者においては，脈拍と血圧のモニタリングを行って，生命に関わる自律神経障害の出現がないかを監視する．酸素飽和度のモニターに加えて，

ベッドサイドでPF, VC等の呼吸機能を頻回に測定し, PF＜250 L/分, VC＜20 mL/kg以下の場合や進行性に30%以上の低下がみられる場合に気管挿管, 人工呼吸器管理を考慮する. 入院時のEGRISは参考になる可能性があるが, あくまで予測因子である. 自律神経症状がみられる症例では身体的な刺激や薬剤に過剰に反応する可能性があり, 慎重に管理を行う必要がある.

- 重症化が予測される, 発症から入院までが短期間の症例や, 顔面神経麻痺や球麻痺を伴う症例, 頸部筋力低下のみられる症例, 発症2週以内での歩行不能症例や症状が進行する症例, 2週以降4週での歩行不能症例に対してはIVIgあるいはPEを行う. またPEに代えて, 二重膜濾過法, 免疫吸着法を用いてもよい.

Knowledge Gaps（今後の課題）

軽症のGBSにおいて治療を行うべきかには十分なエビデンスがない. IVIg等の治療はより早期に行うほど治療効果は高いと考えられるため, 特に進行が急速な例では, 歩行不能等となるのを待たずに治療開始するべきというのは理にかなっており, 多くの施設では実際にはそのような方法が選択されている可能性がある. 日本神経学会ガイドラインでもそのような初期軽症例への治療もかなり認められるようになったが, この点についてのエビデンスの確立が望まれている.

臨床的に発症早期に軸索障害型, 脱髄型を適確に分ける指標がない. 免疫血清学的, または電気生理学的な指標の確立がGBSの治療選択, 予後予測をする上で有用かどうかについてのさらなる検討が望まれる.

2）重症筋無力症

重症筋無力症（myasthenia gravis：MG）は, 骨格筋の神経筋接合部が抗体を介して破壊される自己免疫疾患であり, 日内変動・易疲労性を伴う筋力低下を主症状とする. 日本神経学会の「重症筋無力症診療ガイドライン」が2014年に11年ぶりに改訂され, 大きな変更点として病型を胸腺腫非合併の50歳未満の早期発症MG（early onset MG：EOMG）, 胸腺腫非合併の50歳以上発症の後期発症MG（late onset MG：LOMG）, 胸腺腫関連MG（thymoma-associated MG：TAMG）の3つに分類したこと, IVIgが治療として公式に認められたことの2つが挙げられる[578]. およそ7割の患者で, アセチルコリン受容体（AChR）に対する自己抗体が証明され, 抗AChR抗体陰性患者の約1/3が筋特異性チロシンキナーゼ（MuSK）に対する自己抗体が陽性である. 筋無力症クリーゼは, 呼吸筋麻痺ないし球麻痺のために気道確保が必要となった状況で, わが国ではMG患者の10～15%が生涯に一度はクリーゼを経験する[579]. 抗MuSK抗体陽性MGは特に球症状が強く重症な傾向があり, クリーゼに陥る率も高いので注意が必要である[580].

筋無力症クリーゼ治療において十分なエビデンスレベルを持った質の高いエビデンスの臨床研究はなされていない. 一般には早期の気管挿管と人工呼吸が推奨されるが[581], BIPAP等の非侵襲的な換気法が挿管を避け換気が必要な期間を短くできる可能性も示されていたが, $PaCO_2$ 45～50 mmHg以下の段階に限定して導入すべきとされている[582]. 急速進行性, 唾液分泌が多い場合, もしくは, $PaCO_2$ 50 mmHg以上の高CO_2血症に陥っている場合には, 安全のために, 挿管を優先すべきである. また気管切開については, 呼吸筋クリーゼからは必ず離脱できるので, 気管切開術に伴うリスク, 縦隔感染のリスクも高まることも考えて, 極力避けることと明記されている[578].

クリーゼが疑われる, あるいは補助呼吸中の患者では, 抗コリンエステラーゼ薬を一時的に中止することが一般に推奨されている[581,583]. クリーゼ時の診断手段としてテンシロン®（エドロホニウム）を用いるべきではない[581]. これは過剰投与により"コリン性クリーゼ"をきたす可能性を除くためと, コリン作動性の気道分泌刺激を避けるためである. ただしこのような一般的な見解に対し, クリーゼ患者への治療法で, 抗コリンエステラーゼ薬, 副腎皮質ホルモン, PEの三者の間で差がなかったとする比較試験がなされている[584]. しかし抗MuSK抗体陽性MGでは, 抗コリンエステラーゼ薬で増悪する頻度が高いことが示されており特に注意が必要である[585].

PEはクリーゼ時に短期的改善をもたらす治療法として推奨されている[586]. IVIgもRCTでプラセボに比べて重症例ほど有効であることが示されている[587]. PEとIVIgとの比較では両者同等[588,589], ないしPEがやや優れているとするものもあるが[590], いずれの研究でも副作用はIVIgのほうが少ない. これらをもとにIVIgを第一選択として推奨する意見が近年では有力である[581,591,592]. PEやIVIgの効果は短期的なので, これらの開始後すみやかに大用量の副腎皮質ホルモン（プレドニゾロン1 mg/kg/日）を開始することが推奨されている[581].

- 筋無力症クリーゼは早期に認識し積極的な治療を行う必要があり, ICU管理が望ましい. 感染症対策, 電解質バランスの補正, MGを増悪させる薬物使用の中止等, 誘因の除去と補正が合理的である.
- 気道の状態, 痰の喀出や呼吸努力の状態等の臨床徴候を注意深く評価する. 血液ガスや酸素飽和量のモニターだけでは不十分であり, ベッドサイドで肺活量（VC）, 陰性吸気圧（NIF）等の呼吸機能を頻回に

評価し，VC＜20 mL/kg，もしくは，NIF＜30 cmH₂Oとなれば待機的気管挿管を考慮する．
- 非侵襲的人工呼吸に十分な経験がある施設ではこれを試みてもよい．
- 抗コリンエステラーゼ薬は中止する．特異的治療としてIVIgあるいはPEの施行が合理的である．同時に大用量プレドニゾロン投与を開始することが有益かもしれない．

Knowledge Gaps（今後の課題）

高齢発症MGの増加があり，胸腺合併例も多くなってきている．高齢発症では合併症を有しているケースも多く，薬物の副作用も発現しやすい等診療に際する問題点がある．PEおよびIVIgが有効であり，人工呼吸管理に陥ってしまった場合は，治療効果の発現がすみやかであるPEを選択することが多く，高齢者，循環動態の不安定な患者あるいは重症感染症合併例等では，身体的負担を考慮するとIVIgが使用しやすい．その選択については今後の検証が必要である．積極的に使用し患者QOLを重視し，ステロイド漸減を目指し免疫抑制剤の使用を早めに検討すべきである．非侵襲的人工呼吸の有用性は今後確かめられるべきであろう．

3) Critical illness neuromyopathy

Critical illness neuromyopathy（CINM）はICU患者の合併症として頻度が高く，高度の筋力低下と人工呼吸を必要とする疾患群である．CINMの発症危険因子には，systemic inflammatory response syndrome（SIRS）とmultiple organ failure（MOF）の重症度とその罹患期間，高血糖，カテコラミン使用，筋弛緩剤，ステロイド，女性，低アルブミン血症等が前向き研究で報告されている．

現時点では特異的な治療法は確立されておらず，最も有力な治療方法は，原疾患の治療と危険因子の回避である．これまでに，栄養療法，サプリメント療法，成長ホルモン療法，サイトカイン阻害薬治療とIVIg等が報告されているが，その有効性は確立されていない．その他に，electrical muscle stimulation（EMS）が重症患者におけるCINM発症を予防できる可能性を示唆した報告もある[593]．最近，インスリン治療が注目されており，surgical ICUの重症患者の血糖管理における強化インスリン療法（IIT）（80〜120 mg/dL）と従来型血糖管理（180〜200 mg/dL）を比較した前向きRCTでは，IIT群でCINMの発症率と死亡率が減少した[594]．その他の研究でも，重症患者に対してIITによる血糖管理は，CINM発症を抑制し，人工呼吸器装着期間，ICUの入院期間，死亡率を短縮/低下させた[595-598]．

- 重症患者に対する厳格な血糖コントロールはCINM発症を抑制し死亡率を低下させる．現時点では，CINMの最も有力な治療は原疾患の治療と危険因子の回避である．

Knowledge Gaps（今後の課題）

CINMに対する各種薬物の効果は十分なエビデンスをもって証明されていない．今後大規模RCTへの取り組みとその結果が期待される．

4) Crush症候群

阪神淡路大震災以来[599]，地震等で四肢，体幹が長時間にわたり圧挫を受けることでcrush症候群を引き起こすことは[600,601]広く知られるようになった．crush症候群は虚血再灌流による筋損傷のため高カリウム血症，急性腎不全を招く致死的病態であるが，初期症候として末梢神経障害によるしびれや痛みが重要である[602]．早期からの適切な輸液に引き続く透析を含めた集中治療管理が救命に必要である[603-605]．

- 長時間の圧挫部位の末梢にしびれ，麻痺がある場合はcrush症候群を疑う．
- crush症候群では救出直後の高カリウム血症による心停止への対処が必要である．
- 早期からの適切な輸液は腎保護に有効かもしれない．

5　悪性症候群

悪性症候群は，抗精神病薬をはじめとするドパミンD_2受容体遮断薬の投与，あるいは抗パーキンソン病薬を代表とするドパミン作動薬の急激な減量・中止に伴って生じる，発熱，意識障害，筋強剛，振戦，自律神経症候（頻脈，血圧上昇ないし変動，発汗過多）を呈する症候群である．検査所見では白血球増多，CK（クレアチンキナーゼ）上昇，ミオグロビン尿等の横紋筋融解の所見がみられる．放置すると急性腎不全，DIC等によって急速に死の転帰をとる可能性もある．原因薬物として，通常の抗精神病薬以外にも，スルピリド，チアプリド塩酸塩，制吐薬の他，近年広く使われるようになった非定型抗精神病薬でも発症しうる[606]．また，抗パーキンソン病薬の投与量に変化がなくとも，脱水，感染，著明なwearing off現象等が誘因となって発症することもあり注意が必要である．

悪性症候群の治療における十分なエビデンスは存在しない．無治療のヒストリカルコントロールとの比較では，ダントロレンナトリウム静脈内投与，ブロモクリプチン，アマンタジン等の有用性が示されているが[607,608]，最新のメタアナリシスでは，ダントロレンナトリウムの有効性は証明されていない[609]．RCTでステロイドパルス療法の有用性を示した研究があり注目される[610]．そ

の他ベンゾジアゼピン系薬物や電気痙攣療法の有用性が示唆されている[611].

- 薬物誘発性の場合には原因薬物の中止，抗パーキンソン病薬中止に伴う例では，レボドパ等の抗パーキンソン病薬の再開をまず行うべきである．十分量の輸液により急性腎不全への移行を未然に防ぐことが最も重要であり，支持療法として脱水・電解質異常の補正，高熱を呈する症例では全身の冷却，腎不全・循環不全等への適切な対処を行う．ブロモクリプチン，ダントロレンナトリウムの投与が考慮される．
- 軽症例では支持療法のみ，あるいはベンゾジアゼピン系薬物のみでのコントロールを考慮してもよい．その他，ステロイドパルス療法等も有用かもしれない．

Knowledge Gaps（今後の課題）

各種薬物の効果は十分なエビデンスをもって証明されていない．特に広く用いられているダントロレンナトリウムについては，無効もしくは有害を示唆する報告もあり，対照試験による効果の確認が待たれる．

6 暑熱環境による中枢神経障害

地球温暖化が問題となる中，世界的にみても熱中症の危険性が増加しつつある．重症例では中枢神経障害が多くみられ，十分な水分補給（輸液）による臓器虚血の回避とともに，早期の冷却による中枢神経系の不可逆的障害の予防が肝要である．

熱中症を含む高体温に関してAHAのガイドライン2010[612]に"heat injury"の記載があり，汗で失われた以上の水分補給の重要性と，経口糖質・電解質飲料や牛乳の効用が示されている．ヨーロッパ蘇生協議会（ERC）ガイドライン2010[613]では，軽症の熱ストレス（熱浮腫，熱失神，熱痙攣を含む）と中等症の熱疲労，最重症である熱射病が体温と症状によって分類され，初期症状，鑑別診断，治療法が示されている．わが国では，日本救急医学会から医療機関受診の必要性で3つに分けたⅠ～Ⅲ度の分類[614]が示されている．

1995年のシカゴでの熱波における58人のICU入室重症患者では，昏睡（57％），嗜眠（14％），見当識障害（10％），痙攣（16％），反射や筋トーヌスの異常等，100％に何らかの中枢神経の異常を認めたが，退院時に正常化したのは24％にすぎなかった[615]．2003年のフランスでの熱波における転帰調査から，高齢者では発症28日後の死亡率が58％にのぼり，来院時の高体温，臓器障害数が死亡率と関連した．また施設入所，長期降圧薬の使用，来院時の無尿，昏睡，心不全が転帰に影響した[616]．

病態に関し，意識障害（中枢神経障害）は熱そのものと脳虚血によって生じ，その程度は熱中症の重症度と一致する．健康成人男性の深部体温を0.8℃上げる程度の軽症高体温群では，脳血流量（CBF）は左室拡張期終末量と1回拍出量に比例して減少するが，重症群（2.0℃上昇）では左心系の変化は軽症群とそれほど変化なく，むしろ過換気に伴う血中CO_2の低下がCBF低下に直接影響していた[617]．

急性期のCTでは少数に脳浮腫が認められる程度[618]であるが，急性期MRIで小脳歯状核と脳梁膨大部に細胞障害性浮腫を認めた例[619]や1週間後のMRI拡散強調像で小脳・視床に対称性に限局性高信号域を認めた例[620]等多くの報告がある．急性期を過ぎると小脳の萎縮がみられ，四肢の運動失調，構音障害，眼振等の小脳症候，精神症状，高次脳機能障害，錐体路・錐体外路症候，脊髄障害等が後遺症の主体となる[621]．

数少ない剖検報告では，小脳における神経細胞脱落と白質のグリオーシス，細胞浸潤等がみられた[622]．

治療は，循環血液量の補正に加えて，体表冷却および冷却輸液，胃洗浄等による体内冷却が標準的に行われるが，血管内留置カテーテルに付属したバルーンの中に冷水を循環させることで直接血液を冷却する体内冷却法[623]がわが国でも2014年より保険適用となった．

熱中症の危険因子として，日常生活動作の低下，社会との接点が少ないこと，精神疾患，心血管疾患，呼吸器疾患の存在等が挙げられている[624]．

- 暑熱環境下あるいはその曝露後に起こった体調不良は，熱中症も考慮して診療にあたるべきである．意識があれば飲水させ，冷所で安静にし監視する必要がある．改善がない場合，または意識障害が出現する場合には医療機関へ搬送すべきである．医療機関において，意識障害のない頭痛，嘔吐・下痢等の消化器症状，四肢筋肉の痙攣や硬直等の症候には，安静・体表冷却と細胞外液による水分と電解質の補充が推奨される．
- 意識障害を認める場合には，肝機能，腎機能，脱水，DIC，感染症の有無を確認するとともに，深部体温が38℃以下になるまでは可及的すみやかな体表冷却および体内冷却を行う．
- 深部体温が40℃を超える高体温，意識障害，ショック（代謝性アシドーシス），DICを認める重症例では，呼吸・循環を含む全身管理とともに体内冷却を併用し，ICU管理を行うことが望ましい．
- 今後，特に都市部における高齢者，一人暮らし等社会的弱者が，熱波の襲来に伴い災害ともいえる数の熱中症となる危険性があるので，家族のみならず地域，行政による熱中症弱者の継続的な見守りができる体制を構築する必要がある．

Knowledge Gaps（今後の課題）

死因に関して熱中症そのものを原因とするか原疾患の悪化とするかという問題と同様に，中枢神経系の不可逆的障害が高体温によるものなのか，脱水やショックに伴う脳虚血によるものか，高サイトカイン血症に伴う脳症によるものかに関しては結論が出ていない．重症熱中症に対する血管内冷却装置の効果，DIC 治療，脳障害に対する低体温療法の適応に関しても，今後検証される必要がある．

7 頭部外傷

1) 重症頭部外傷による頭蓋内圧亢進に対する集中治療

(1) ICU におけるモニタリング

頭部外傷は先進国の若年層における死亡・後遺症罹患の原因の第一位である[625]．頭部外傷は，外傷の直接作用による神経組織損傷（一次性脳損傷）と，受傷後，一次性脳損傷の周囲に経時的に進行する二次的損傷に分類される[626]．近年，二次的損傷進展の背景にある主な病態，すなわち脳虚血や組織低酸素状態を代用的に観察するモニタリングの指標として，新たな生理学的パラメータが提唱されている．

外傷性脳損傷は個別性が強く，多様な病態であり，治療の適否を考察する際には，各々の病態に起因する多くの生理学的パラメータ同士の関わり合いを十分に理解しておく必要がある．基礎研究段階では明らかな神経保護効果が証明されながら，臨床研究において有効性が証明されないという translation の「失敗」に考察が加えられている．「外傷性脳損傷という複雑な病態」が，臨床研究において治療効果を十分に証明できなかった要因ではないかと推測されている所以である．

頭部外傷による頭蓋内圧（ICP）亢進に対する内科的治療の対象は二次性脳損傷である．二次性脳損傷の中でも，脳灌流および酸素化の不全により誘起される病態は進行性である．集中治療の要点は，脳虚血と組織低酸素の指標となる生理学的パラメータを追跡し，適宜修正を図ることにある．

① 神経学的検査

神経学的検査は，重症頭部外傷患者の管理においても，極めて重要な生理学的モニタリングである[627]．神経学的所見，特に GCS スコア等を用いた意識レベル評価を繰り返し行うことは最も重要である．その他対光反射，角膜反射，呼吸パターンの確認，運動機能評価も重要である[628]．多角的モニタリングが開発された現在も，神経学的評価は他のモニタリング以上に重要であることに変わりはない．

② 頭蓋内圧と脳灌流圧

重症頭部外傷の治療において，ICP と脳灌流圧（cerebral perfusion pressure：CPP）は，治療開始の閾値あるいは補正の指標として以前から重要な位置を占めてきた．ICP 値が 20 mmHg 以上を示す場合が ICP 亢進と定義され，米国 Traumatic Coma Data Bank（TCDB）の後ろ向き研究によれば，予後不良と強く相関することが証明されている[629, 630]．ICP 値を測定し，平均動脈圧（MAP）値から差し引くことで CPP 値が算出できる．この CPP 値を，ICP 値同様至適な範囲に維持することにより，良好な予後が期待できると考えられている[630]．

ICP 値単独を指標として補正する治療の指針は，外傷性脳損傷の転帰改善をもたらさない可能性がある（BEST TRIP trial）[631]．この研究では，全ての頭部外傷の病態を一律に解釈し，ICP 20 mmHg を単一の治療閾値として用いるよりも，個々の病態や患者特性に応じて，治療選択肢を適切に組み合わせたほうがよいとしている．各種モニタリングにより，複数のパラメータを用いると，ICP 値が正常値を示していても，脳組織低酸素や代謝不全を起こしている症例は少なからず存在し，ICP 値のみの補正が，他の指標の補正に優先される根拠はない．

ICP 値単独では不十分であるにしても，ICP 波形・頭蓋内コンプライアンス・脳血流自動調節能・脳血流検査・脳代謝検査等の指標と関連づけて治療指標として使用されること[632]により，よりよい治療判定の指標となることが十分に期待されている．

Brain Trauma Foundation（BTF）2007 年のガイドラインには，ICP モニタリングの適応について以下のように示されている[633]．

① 蘇生後の評価で重症頭部外傷（GCS 3〜8）であり，CT 異常所見を認める場合（血腫，脳挫傷，脳腫脹，脳ヘルニア，脳槽圧迫を CT 異常とする）
② 重症頭部外傷で CT 所見が正常であり，以下のうち 2 項目を含む場合（年齢 40 歳以上，片側または両側の異常肢位，収縮期血圧 90 mmHg 以下）
③ 減圧開頭術や急性脳内出血の除去等外科的処置の必要性が推測される場合[634]

ICP 値は，脳室内圧または脳実質圧測定によりモニター可能となる．

脳室ドレナージは ICP 亢進の際急速に脳脊髄液を排出することができるため，モニタリングと同時に治療効果も期待できる．

CPP 値は脳血流維持の指標として最も重要である[635]．また，CPP 値は脳血管における自動調節反応を誘発する因子でもある．以上のことから，ICP 値に CPP 値を加えて治療指標とした管理のほうが，ICP 値単独を治療指標とした管理よりも優れた転帰をもたらすと考えられ

ている[635]．至適CPPの維持は予後良好と強い相関がある．至適CPP値は，自動調節能の指標でもあるpressure reactivity indexを用いて算出できる[636]．

③ 脳血流(cerebral blood flow：CBF)

脳血流測定法には経頭蓋Doppler超音波検査(TCD)，温熱拡散フローメトリー，レザードップラー等がある．TCDは非侵襲的で頻用されるが，検者間の測定誤差が生じやすく，側頭骨の性状によって測定に限界がある．脳組織酸素分圧測定法として，頸静脈洞内静脈血サンプリング，脳組織酸素分圧直接測定($PbtO_2$)，近赤外分光法(NIRS)法，^{15}O-PET法がある[627]．

脳組織酸素分圧が$PbtO_2$値10 mmHg以下の場合，脳組織低酸素と定義される．これは重症頭部外傷後の転帰不良と強く関連する[637]．ICP/CPPのみを指標として治療した群よりも，$PbtO_2$を指標に加えて治療した群のほうが転帰が良好であった[638,639]．$PbtO_2$プローブの刺入位置は，患側と健側の測定値間に著しい格差があるという説もあり一定の見解はなく，患側に入れるという施設が多い[640]．近赤外分光法は非侵襲性のモニターであり脳血流自動調節能の指標として期待される[627]．頸静脈洞内静脈血サンプリングによる$SjvO_2$値は，$PbtO_2$値に比して脳全体の酸素飽和度を反映した指標となる．

④ 脳代謝モニタリング

マイクロダイアリシス法はベッドサイドで実施される脳代謝モニタリングとして期待されたが，現時点では研究目的の使用にとどまっている．マイクロダイアリシス法により測定された指標の変化は，他の指標(例えばICP値)等に比し，先行して変化することが知られる[641,642]．乳酸や酢酸値の推移から，嫌気性脳代謝と好気性脳代謝の相対的な変化について観察することができると考えられている．

⑤ 脳波測定

非痙攣性てんかんは重症頭部外傷患者の50%弱に発生するとされており，二次性脳損傷の増悪にも深く関わる[643]．異常波の形状は多様であり，痙攣発作の顕在化より前に捉えられることが多い[644]．近年では持続脳波測定の有用性が報告されている．

⑥ バイオマーカー

現時点では理想的なバイオマーカーは存在せず，いずれも神経細胞，神経膠細胞，ミクログリア細胞由来のマーカーとして分類されるものである．ApoE4 alleleは神経転帰不良と強い相関性を有した遺伝的因子であることが多くの基礎研究で示されている[645]．

(2) ICUにおける神経集中治療

重症頭部外傷に対する神経集中治療の目的は，二次性脳損傷の防止にある．適正な脳灌流を維持するため，ICP値とCPP値を正常化させ，脳低酸素を防ぎつつ，同時に合併症の対応と予防に努めることも重要である．

① 頭蓋内圧(ICP)の調節

従来ICP 20 mmHg以下，CPP 50～70 mmHgを治療指標とする判断が主流であった[646]．近年，ICP等の測定値単独を指標として使用する治療指針よりも，ICP亢進の原因となる個々の病態をより正確に把握し，治療対象を定めることが重視されている．

頭蓋内静脈血は，頭位挙上によって減少させることが可能である．特に頸部を正中位として頭位30～45度の際に最も効率よく静脈血が排出される．また，内頸静脈へのカテーテル留置は静脈還流が妨げられるので避ける．

頭蓋内動脈血は，過換気・平均動脈圧の調節・鎮静による脳代謝抑制・低体温等により減少させうる．過換気は血中二酸化炭素濃度($PaCO_2$)を低下させ毛細血管収縮を誘発する．その結果，脳血流が低下し，その後，脳血液量(cerebral blood volume：CBV)が減少する．高度な過換気($PaCO_2<28$ mmHg)では毛細血管収縮が強まり，脳血流が虚血レベルに低下するので注意が必要である．ICP亢進に対し，$PaCO_2$値を34～36 mmHgに設定することが好ましいが，無効な場合に28～32 mmHgまで低下させた報告もある．

$SjvO_2$や$PbtO_2$等のモニタリングを併用すれば，25～30 mmHgまで許容でき，有効であるとの報告もある．呼気終末CO_2($EtCO_2$)値の持続モニタリングが有用な場合もある[646]．過換気は可及的早期に漸減することが好ましく，特に受傷後24時間は漫然と行わない．長期の過換気は予後を改善しない[633,647]．

適切な鎮静は脳代謝を低下させ，脳血流を抑制することでICP降下が期待できる．バルビツレート療法が歴史的に行われてきたが，①ICP亢進に対する他の内科的治療が無効，②脳血流自動調節能が正常，③血行力学的に安定，④心機能が正常，⑤びまん性脳損傷がない等，の項目を満たす患者を対象とする[648,649]．

軽度低体温療法は，他の内科的治療法が無効な場合ICP亢進に対する治療の一選択肢である．体温35℃の軽度低体温を48時間～5日間実施した場合，転帰良好の報告がある[650,651]．軽度低体温療法では，復温の速度が重要であり急激に温度を上昇させない[652]．

脳脊髄液の排出は強いICP降下作用を有する．脳室ドレナージは圧測定デバイスと連結させICPモニターとして使用できる．

マンニトール等の高浸透圧利尿剤や高張食塩水には白質からの水分除去による脳浮腫の改善効果がある．マン

ニトールの予防的投与は低血圧や循環血液容量の低下をきたす恐れがあり行わない．高張食塩水によるICP降下作用はマンニトールに比べて長時間持続する．

頭部外傷によるICP亢進に対しステロイドは使用しない[633]．

減圧開頭術は元来，外傷性脳内出血のための開頭術として実施されていたが，適応が拡大し，びまん性脳腫脹に対する積極的なICP降下の方法として使用されるようになった[653]．DECRA trialの結果，ICP降下作用，重症びまん性脳損傷患者のICU入室期間の短縮が証明されたが転帰改善には至らなかった[654]．

② 脳灌流圧（CPP）の補正

CPPの補正はICP降下あるいはMAP上昇により得られる．収縮期血圧90 mmHg以上に維持し，低張輸液製剤や膠質輸液製剤を過剰投与することのないように気をつける[655]．MAP上昇が輸液負荷により得られなかった場合に昇圧剤を使用する．頭部外傷患者においてはドパミン製剤よりもノルアドレナリン製剤のほうがCPP/CBFの調整においてより効果的であるという研究がある[656]．

③ 脳組織酸素化の改善

頭部外傷後の急性肺障害（acute lung injury：ALI）を予防する目的で，1回換気量と呼吸回数を低めに設定する．$PbtO_2$値低下の独立因子である[657]．

④ 合併症の管理等

i) 体温管理

頭部外傷後急性期の高体温と持続期間は急性外傷性脳損傷の転帰と強い相関がある[658]．発熱予防により転帰が改善するかは明らかでない[659]．頭部外傷急性期の低体温療法により，ICP降下作用は確認されている[650]が，転帰の改善は現在のところ認められていない[136]．今後，冷却機器の開発により，精度の高い温度管理が可能となれば，異なる臨床研究結果をもたらす可能性もある．

ii) 痙攣

重症頭部外傷受傷後2年間の外傷後性痙攣の発生は約21％と報告されている[660]．痙攣発作はICP亢進，脳虚血増悪，脳代謝需要の上昇等をもたらし二次性脳損傷を増悪させる．非痙攣性てんかんが発生する場合もあり，脳代謝不全，遅発性ICP亢進，予後増悪をもたらす[643]．抗痙攣剤は，早期の外傷後性痙攣に対する予防効果があるが，遅発性外傷後性痙攣に対しては無効である[660-662]．早期外傷後性痙攣の危険因子は，穿通性脳損傷，陥没骨折，脳挫傷，硬膜下血腫・硬膜外血腫であり，抗痙攣剤は受傷後7日間投与する[662]．遅発性外傷後性痙攣の発生は，年齢，早期外傷後性痙攣の有無，脳波所見，によ

り発生を推測できる[661, 663]．

iii) 凝固異常

頭部外傷後1/3の患者に何らかの凝固異常が現れる[664]．しかし，新鮮凍結血漿の予防的投与は遅発性頭蓋内血腫等の発生を高め，死亡率を上昇させる[665, 666]．

iv) 高血糖

重症頭部外傷後の高血糖は死亡率上昇や長期転帰悪化と関連がある[667]．インスリン等による積極的血糖補正は必ずしも転帰改善と関係ない[667, 668]．110 mg/dL以下の厳密な血糖調整は脳組織における低血糖の発生率を高める現象が捉えられており注意が必要である[669]．

v) 栄養管理

重症頭部外傷後の患者は異化亢進状態にある．早期栄養補充を受けた患者は死亡率，感染罹患率ともに低下した．筋弛緩を受けていない患者においては，安静時需要の140％，筋弛緩患者では100％の栄養補給が必要である[646]．

vi) 内分泌異常

内分泌異常を認める場合がある．下垂体機能不全が最も多い[670]．尿崩症，塩類喪失症候群の頻度が高い．急性期の副腎皮質不全に対してはステロイド補充を行う．尿崩症により高ナトリウム血症となった場合，急激なナトリウム補正により脳浮腫が増悪することがあるため，補正は緩徐に行う[671]．

vii) 外傷後血管攣縮

外傷後血管攣縮の発生頻度は10〜15％であり，受傷後12時間から5日に生じたという[672]．血管攣縮の危険因子として脳挫傷，熱発の報告がある[673]．血管攣縮の診断にはTCD，CT血管造影（CTA），デジタルサブトラクション血管造影（DSA）が有用である．偽性脳動脈瘤の合併に十分注意しておく．外科的手術，血管内手術による治療が有効と考えられている[674]．

2) 頭部外傷に対する血栓止血学的治療

頭部外傷において，頭蓋内血腫の増大は重大な転帰の悪化をもたらす．初診時に会話可能であってもtalk and deteriorateと称される増悪を認め，死亡や重篤な後遺症に至ることもある．頭蓋内血腫増大の機序のうち，頭蓋内血管の破綻による場合は可及的すみやかな責任血管の外科的止血術が必要である．一方，脳挫傷に伴う脳実質内出血の場合，止血機構が正常に機能すれば，ICPがある程度上昇したタンポナーデ効果等も加味され，手術適応あるいは致命的な血腫量に至らず，保存的に治療

できる場合もあるが，遅発性外傷性脳出血（Delayed traumatic intra-cerebral hemorrhage：DTICH）として，数時間，時には数日にわたり血腫が増大することもある．DTICHや，外科的治療における止血困難や術後出血の背景には，頭部外傷における凝固線溶系の障害の存在があり，さらに，特に高齢者にみられる抗凝固薬，抗血小板薬を服用中の頭部外傷の問題がある．

i) 単独頭部外傷における血液凝固障害

頭部単独外傷症例ではPT-INR＞1.3あるいはaPTT＞34秒以上となる凝固障害が高率（頭部外傷症例17% vs 対照被験者6%）に認められる[675]．Abbreviated Injury Scale（AIS）3以上の頭部外傷患者の9%にPT-INR1.3以上の凝固障害が認められ，その危険因子として，年齢50歳以上，ショック指標（病院前）1以上，瞳孔異常の3項目中2項目以上が挙げられる．さらに凝固異常を呈する症例の死亡率は正常値症例の約8倍に上り[676]，脳挫傷に伴う48時間以内のCT上の脳出血の増大あるいは遅発性脳出血の出現に関しての検討では，72例の脳挫傷中37例（51%）にICH増大を認め，凝固異常群は正常群に比べ増大率が有意に高かった（80% vs 36%，$p=0.0004$）．単変量解析ではPT-INRとAISがICH増大と相関したが，多変量解析ではAISと血小板減少が有意であった．ICH増大例の死亡率は非増大例と比べ著しく高く（32% vs 8.6%），その他の死亡率に関与する因子としては年齢，頭部AIS，ISS（Injury Severity Score），Dダイマーが挙げられた[677]．ドイツの多施設外傷登録の15年間35,664例中，頭部単独鈍的外傷3,114例につき，凝固異常をPT比70%未満，血小板10万未満を基準とし，危険因子と予後について検討したところ，706例（22.7%）に基準を満たす凝固異常を認め，多変量解析では頭部AISとGCS（8以下），病院前と初療時の血圧低下，病院前輸液量2,000 mL以上等と相関が認められた．死亡率は凝固異常群で有意に高く（50.4% vs 17.3%）ICU滞在期間も長かった[678]．単独または多発外傷を含む凝固障害（PT-INR＞1.2 or PT≧37秒）の有無で転帰を比較すると凝固障害群のほうが，GOS不良，死亡率が有意に高く手術時間が長い[679]．頭部外傷における凝固障害の危険因子に関しては，GCS 8以下，ISS 16以上，脳浮腫，収縮期血圧90 mmHg未満，外傷性くも膜下出血，正中構造偏位が凝固障害の単独危険因子であった[680]．また，受傷後の低灌流を危険因子とする報告があり[8]，来院時の塩基欠乏6以上と相関する．その機序として，protein C活性系と血管内皮上のトロンボモジュリン活性が関与していると示唆している[681]．

重症頭部外傷においては，凝固系障害のみならず，線溶系亢進が生じることも報告され，その指標としてDダイマー[682]，FDP（フィブリノゲン分解産物），α_2プラスミノーゲン[683]が予後と相関するとされる．

ii) 頭部外傷に起因する凝固障害に対する治療選択

重症頭部外傷（GCS 4～12）に対するトラネキサム酸（tranexamic acid：TXA）投与群と非投与群では，血腫増大率と死亡率に関し，有意差は認められなかった[684]．

早期の予防的新鮮凍結血漿（FFP）投与は生理食塩水のコントロール群に比べ，DTICHの発生率，死亡率ともに高かった[665]．しかし，本研究ではFFP早期投与群のほうが来院時のICHの陽性率が高く，交絡因子のマッチングが不十分である．適応外の第Ⅶ因子（FⅦa因子）予防投与における，外傷性脳内血腫増大の抑制に関する研究では，有意差はないが80 μg/kg以上でプラセボより抑制される傾向があった[685]．

iii) 抗凝固薬，抗血小板薬内服症例の頭部外傷における止血

高齢者の外傷も年々増加しており，心疾患，静脈血栓症，脳梗塞等に対し，ワルファリンや非ビタミンK阻害経口抗凝固薬（Non-vitamin K antagonist oral anticoagulants：NOAC），抗血小板薬を内服中の頭部外傷が問題となる．これらにより頭蓋内血腫増大のリスクが増えると推測される．ワルファリン内服患者の頭部外傷患者に対し，超早期のFFP投与のプロトコール実施後は，実施前と比較して，血腫増大率，死亡率ともに軽減した[686]．この研究では，来院直後からAB型のFFPの解凍を開始，放射線科医師によるCT診断で外傷性脳内血腫を認めた場合，ただちに未交差AB型FFP 2単位と続いて適合型FFP 2単位，ビタミンKを追加するものである．ワルファリン投与中の頭部外傷患者に対し，適応外の遺伝子組み換えFⅦa因子を投与した群は非投与群に比べて，PT-INRが改善し，有意差はないが死亡率が改善傾向にあった[687]．わが国では未承認であるが，凝固第Ⅱ，第Ⅶ，第Ⅸ，第Ⅹ因子とアンチトロンビン プロテインC，プロテインSを凍結乾燥製剤としたprothrombin complex concentrate（PCC）の有用性について，ワルファリン内服中の患者に対しFFPと2013年に米国FDAで認可された4-factor PCCを前向きに比較したところ，INRの数値には差がないが，正常化に要する時間は4-factor PCCが有意に短く，手術までの時間が短縮された[688]．ただし，4-factor PCC投与症例がまだ十分ではない．

抗血小板薬内服中患者の頭部外傷に関する2つの単施設観察研究で，単独頭部外傷症例において，来院時血小板数10万/mm³未満では10万/mm³以上に比べ，死亡率8倍，17.5万/mm³未満は頭蓋内出血増大の予測因子である[689]．13.5万/mm³以下を頭蓋内出血増大リスクのカットオフ値（12.4倍），9.5万/mm³以下を開頭手術に

至るリスクとする報告もある[690]．アスピリン内服中の外傷性頭蓋内出血患者は，アスピリンの作用と頭部外傷の影響の双方から血小板機能障害をきたす．来院後4時間以内に濃厚血小板を投与すると血小板凝集能のうちアスピリン内服患者で障害されていたアラキドン酸誘導活性化凝集能は改善したが，内服群，非内服群に同等に認められたコラーゲン誘導活性化凝集能（頭部外傷自体に起因する）に変化は認められなかった[691]．アスピリンと同様，クロピドグレル内服患者も頭部外傷後の外傷性頭蓋内血腫の増大率が高く，神経症状の悪化に伴う反復CT検査と外科的介入の必要性が高い[692]．

NOAC服用中の症例に関する検討は，まだ少数例での報告のみである．

- 頭部外傷患者で，来院時にPT-INR 1.3以上，血小板数13.5万～17.5万/mm^{3}未満，ワルファリン内服中，抗血小板薬内服中の各因子は，頭蓋内血腫の増大リスクであり，早期にCTの再検査を行うことは理にかなっている．
- 発生した凝固・線溶系障害に対し，わが国で認可されているエビデンスの明らかな治療薬はないが，凝固因子の補充やワルファリンに対するFFP投与を考慮してもよい．

Knowledge Gaps（今後の課題）

外傷性頭蓋内出血に対するトラネキサム酸の効果についてRCTが進行中である[693]．また，DTICHや重症硬膜下血腫等の治療では，凝固線溶系の正常化が必須であるため，凝固因子製剤の開発，適応拡大が期待される．また，ワルファリンの代替となるNOACに対する拮抗薬の開発が注目されている．

8　Spinal emergency

脊椎脊髄損傷は，交通事故，墜落・転落，スポーツ等の外傷により起こるが，脊椎症，骨粗鬆症等の加齢変化や，先天異常・膠原病等の危険因子も影響する．急性脊髄損傷では，病院前から急性期にかけて，骨傷の不安定性に対する脊椎保護，バイタルサインの改善が重要な位置づけとなる．その上で，神経学的重症度の判断，内科的，外科的治療が展開される．まず，病院前からは頸椎カラーとバックボードによる全脊柱固定の状態で搬送される．わが国の全脊柱固定の要件は救急隊活動基準やJapan prehospital trauma evaluation and care（JPTEC）のプログラムで規定されているが，臨床的には意識変容，神経学的異常，中毒（アルコール，薬物等），脊椎自発痛と圧痛，四肢骨折の5項目のいずれか1項目を満たす場合は適応となる[694]．病院到着後の脊椎固定の解除基準は，コストや被曝の点から検討されている．神経学的軽症例については，前述の5項目のいずれかを認める場合に頸椎単純撮影の適応としていたが〔National Emergency X-Radiography Utilization Study Group（NEXUS）low-risk criteria[695]〕，頸椎単純撮影の頸椎損傷検出率は，Blackmoreらが推奨するリスク（受傷機転，神経学的所見，年齢，合併損傷により分類）別に検討すると，高リスク群で46％，中リスク群で37％，低リスク群では36％にとどまっている[696]．頸椎単純撮影はCTに比べて頸椎損傷の診断能力が不十分であり[697]，multidetector CTが単独のモダリティとして頸椎固定解除の判断に有用である[698]との研究がある．しかし，multidetector CTでも骨傷のない頸髄損傷や頸椎靱帯損傷を見落とす可能性があるのに対し，MRIは検出率が高く，初診後の不安定性や神経症状悪化に関し，陰性的中率100％をもって予測可能である[699]．

脊髄損傷の初期診療では脊椎固定と同時にバイタルサインの適正化が必要である．特に頸椎損傷の気道トラブルには十分な注意が必要で，呼吸筋麻痺をきたす高位頸髄損傷のみならず，C5～Th1の下位頸髄損傷においても，厳重な呼吸機能評価が必要であり，完全損傷では91％で気管挿管が実施され，不全損傷では38％で気管挿管が実施された[700]．不全損傷でも呼吸器合併症をきたした場合は，時機を逸せずに確実な気道確保が必要となる．気管挿管後の気管切開術の適応については，急性四肢麻痺の頸椎頸髄損傷は，Frankel A，BのC1～C3の損傷，Frankel A，Bで基礎疾患や合併外傷のあるC4～C6損傷症例，または複雑な観血的固定術を要する症例は一期的な気管切開を要するが，それ以外は抜管を試みることが可能である[701]．さらに人工呼吸器離脱の可能性についての多施設後ろ向き調査では，頸椎頸髄損傷症例であっても，62.6％が退院時には離脱していた．一方，43.3％を占める気管切開症例の呼吸器離脱率は53.7％であり，非施行例の離脱率85.6％を下回り，予防的気管切開が呼吸器離脱に有用とはいえない．脊髄損傷の重症度，胸部外傷の合併，人工呼吸器関連肺炎等の肺合併症，気管切開は呼吸器離脱困難となる予測因子であった[702]．

脊髄損傷急性期の薬物治療としてステロイド（メチルプレドニゾロン）の大量療法はNational Acute Spinal Cord Injury Study（NASCIS）による3つのRCTにより投与量，投与時期を限定して有効性が示された[703-707]．しかし，その後，研究計画の不備，再現性の問題，感染・高血糖等の副作用の点から疑問も呈され，米国のCervical Spine Research Society所属の脊椎外科医の調査では，2006年と2013年の間に大量ステロイド療法を使用する医師は33ポイント減少し[708]，英国でも救急施設の脊髄外科，脳神経外科医への調査でステロイドの使用は，それぞれ10施設中2施設，17施設中7施設に留

まった[709].

わが国では granulocyte colony-stimulating factor（GCSF）の急性期投与の検討が行われている．GCSF 投与群は 1 年後の American Spinal Cord Injury Association（ASIA）impairment scale（AIS）の motor score の改善例が非投与群に比較して有意に高く[710]，MPSS 大量療法との historical な比較でも ASIA grade が 2 段階以上改善した症例が有意に多かった[711]．

脊椎脊髄損傷の急性期手術，特に脊椎減圧手術の時期は現在でも一定の見解がない．北米の多施設症例登録では，24 時間以内に行われた減圧手術は，それ以降の手術例より AIS の最低 2 段階以上の改善を認め[712]，特に AIS が C，D の不全損傷例では C2〜L2 の全ての高位について muscle strength scale で平均 6.3 ポイントの運動機能改善を認めた．AIS が A，B の完全運動障害例では，機能の改善は有意ではないものの，在院日数が有意に低下している[713]．

頸椎頸髄損傷には椎骨動脈損傷を伴い小脳梗塞等を合併することがあるため注意が必要である．AIS が C，D，E（不全損傷〜無症候）では 10% 前後，AIS が A，B（完全運動麻痺）では 20% にみられ，診断には MRI の T2 強調画像での椎骨動脈の高信号，Time-of-flight 法の頸部 MRA が有用である．椎骨動脈損傷は，頸椎観血的整復固定術の際も考慮しなければならない[714]．その他の注意すべき合併症としての深部静脈血栓症について，3 か月以内の発生率が一般の罹患率より有意に高く[715]，ヘパリン等の予防投与を行っても発生率の有意な抑制は認められない[716]が，予防的な下大静脈フィルター挿入により肺血栓塞栓症の発生率は 0.2% vs 1.2% と低減し，過去の 5.8% の発生率と比べても減少している[717, 718]．

- 受傷後，意識変容，神経学的異常，脊椎部の自発痛・圧痛，四肢骨折（他部位の激痛），中毒（など知覚・運動・意識に影響する物質を摂取した状態）では，病院前から頸椎カラーと全脊柱固定を行い，来院後も脊椎固定の解除基準を満たすまで，固定を維持することが望ましい．

Knowledge Gaps（今後の課題）

脊髄保護療法として，様々な薬物や，体温管理等も試みられている．一方，幹細胞の臨床応用は，脊髄機能を回復の可能性を拡げた．ヒト ES 細胞を用いたラット脊髄損傷モデルの研究では，再ミエリン化，運動機能の改善がみられており，今後の臨床応用への発展が期待される[719-721]．

9　遷延性意識障害と脳死

1）遷延性意識障害

遷延性意識障害の同義語として遷延性植物状態（persistent vegetative state：PVS）がしばしば使用されるが，実際には minimally conscious state（MCS）も含まれる．非痙攣性てんかん重積状態（NCSE），精神的無反応状態（狭義の pseudo-coma），閉じ込め症候群（locked-in syndrome）等との鑑別が重要である．また病態として無動無言や失外套症候群を考える必要がある．1994 年，米国神経学会を含む 5 学会は合同で，PVS を睡眠覚醒周期があるが自分自身や周囲を認識している根拠がなく，刺激に対して合目的な反応がなく，脳幹と視床下部の自律神経機能は十分保持された状態等と規定した[722]．また外傷例では通常，PVS が 12 か月以上持続すると恒久的，非外傷例では 3 か月以上持続すると恒久的と判断できるとした[723]．MCS は，遷延する意識障害があるが，自己または周囲に対する認識を示す限定的ながら明瞭な根拠があり，PVS の基準を満たさない状態である[724]．MCS は PVS より意識回復の可能性が高く，遷延性意識障害の鑑別は倫理的，治療的に重要である[725]．以下，主に非外傷性の遷延性意識障害について記載する．

ICU に入室した痙攣を伴わない昏睡例に持続脳波モニタリングを行った報告では，対象例 236 例中 19 例（8%）が NCSE であったとされ，昏睡の原因として NCSE が十分に認識されていないことが指摘された[104]．

PVS 49 例の脳病理解剖所見に関する報告では，35 例が外傷性，14 例が非外傷性の脳障害であり，いずれも皮質下白質および視床に著明な障害がみられた[726]．急性脳障害から死亡までの期間は 1 か月〜8 年であった．非外傷例では 9 例（64%）で皮質のびまん性虚血を認め，全例で視床障害を認めた．PET を用いた PVS 10 例と正常対照 10 例の比較検討では，PVS では上行性網様体賦活系が代償的に機能亢進していることが示された[727]．MRI 拡散テンソル画像を用いた検討では，PVS 例で異方性（fractional anisotropy：FA）が大脳皮質と脳梁で低下しており，その程度は聴覚刺激による機能的 MRI を用いた機能評価と相関していた[728]．

PVS の成人例 603 例の解析では，生活自立まで回復する率は，PVS となって 1 か月経過した場合は 18%，3 か月経過では 12%，6 か月経過では 3% と低下していく[729]．発症 1 年後に意識回復が得られる率は，1 か月経過で 42%，3 か月経過で 27%，6 か月経過で 12% と低下していく．発症 1 年後に PVS が継続している割合は，1 か月経過で 19%，3 か月経過で 35%，6 か月経過で 57% と増加していく．視床障害をきたすと中枢性高体

温，発汗過剰，ナトリウム代謝と水代謝の障害が出現し，呼吸器易感染性等を介して転帰は不良であった．一方，1年後の死亡率は脳外傷例33％，非脳外傷例53％であった．長期転帰では，3年後の死亡率82％，5年後95％であった．

PVS 12例とMCS 39例の5年の追跡調査では，PVSからの回復例はなかったが，MCSでは13例（33％）が覚醒した[725]．12か月以上のPVSから意識を取り戻した5例に関しては，頭部外傷，くも膜下出血，無酸素脳症等が原因で，最長36か月後，最高齢61歳であった[729]．一方，PVS 50例の追跡（平均2年）調査では，2例が12か月以内に覚醒し，10例が1年以上経過してから覚醒したことから，長期PVSからの回復は例外的ではないとする指摘もある[730]．

遷延性意識障害の鑑別診断と予後予測について神経生理学的検査の有用性が報告されている．電気生理学的検査による検討では，昏睡に陥った早期の段階で体性感覚誘発電位によるPVSの予後判定がある程度可能と報告されている．1983〜2000年の文献41編のシステマティックレビューでは，体性感覚誘発電位が正常であった例で，その後覚醒したのは無酸素脳症で52％，脳内出血で38％，外傷性脳損傷で89％であった[731]．346例の昏睡例（非外傷性または外傷性）を12か月以上追跡した報告では，覚醒を予測する因子としては対光反射（estimated probability 79.7％）が最良で，遅発性聴覚誘発電位（N100），認知誘発電位（mismatch negativity：MMN）がこれに続いた．遷延性意識障害の鑑別，意識障害の程度や回復の評価，特に近年はNCSEの確定診断には，脳波検査が有用である．VS（vegetative state/unresponsive wakefulness syndrome）とMCSにおける波形の相違に関する検討では，VSではMCSと比較してδ波が増加しα波が減少したと報告している[732]．画像検査による検討では，遷延性意識障害（外傷性または非外傷性）を対象に，^{18}F FDG PETと機能的MRIによるMCSの鑑別と予後予測を検討した結果，MCSの鑑別では，^{18}F FDG PETの感度は93％，機能的MRIの感度は45％で，MCSの予後予測では，^{18}F FDG PETの感度は73％，機能的MRIの感度は56％であり，^{18}F FDG PETは遷延性意識障害の鑑別と予後予測に有用である[733]．

近年，遷延性意識障害例の意思疎通性に関する報告がみられる．PVS 5例，MCS 6例，閉じ込め症候群4例に対して聴性脳幹誘発電位を評価した報告では，MCSと閉じ込め症候群の全例，およびPVSの3例でⅢ波が認められた[734]．ただしPVSでⅢ波を認めた1例は，PVS発症後1か月以内の時点における評価であった．機能的MRIによる最近の検討では，PVS 23例とMCS 31例を対象に運動を想起させる課題を命じたところ，PVS 1例とMCS 3例で覚醒や認知を反映する結果が得られた[735]．

治療については，バクロフェン持続髄腔内投与で投与開始2週間後から意識の回復をみたとする5例の報告[736]がある．1か月以上持続するPVSあるいはMCS例15例に対し，催眠鎮静薬としてわが国でも頻用されるゾルピデム酒石酸塩10 mgを投与してComa Recovery Scale-Revisedにて評価した結果，1例のPVS例（6.7％）で臨床的に有意な改善がみられ，MCSまで改善したという報告[737]がある．また外傷性脳損傷例での検討ではあるが，頭部外傷後のPVSとMCS例184例に対して，アマンタジン（1回100 mgを1日2回，その後1日400 mgまで漸増）を投与してDisability Rating Scale（DRS）の機能的回復を評価した結果，有意にDRSスコアの改善がみられた[738]．その他，受傷後平均104日経過したPVS 8例に対してレボドパ・カルビドパを投与した結果，7例で平均31日後に覚醒したという報告[739]や，アポモルヒネを8例のPVSまたはMCS例に持続皮下投与した結果，投与開始24時間以降に7例で意識が完全に回復したという報告[740]がある．一方，発症後3か月を経過したPVS例20例に深部脳刺激（DBS）を行った報告では，7例がPVSから離脱し従命に反応するようになり，聴性脳幹反応や体性感覚誘発電位の波形改善が認められた[741]．PVSにspinal cord stimulationを行った1988年からの文献10編のシステマティックレビューでは，308例中51.6％に臨床的改善が認められた[742]．

- 遷延性意識障害の鑑別対象として，NCSEを含めた治療可能な可逆的病態の鑑別を行うべきである．MCSはPVSより意識回復の可能性が高く，その鑑別は重要である．
- PVSの生命転帰と機能転帰はともに不良であるが，まれに回復例もあるので，きめ細やかな全身管理が勧められる．遷延性意識障害例の一部は潜在的な意思疎通性を有するため，心理的な配慮を行うべきである．現時点では，遷延性意識障害からの回復に効果のある十分に確立した治療法はない．

Knowledge Gaps（今後の課題）

遷延性意識障害の治療について質の高いエビデンスが求められる．エビデンスが確立されるまでは，様々な治療を試みる際に，十分な経験がある専門家の助言が勧められる．

NCSEについては，「1 脳神経救急・集中治療を要する症候（成人）3.てんかん重積状態 2）非痙攣性てんかん重積状態」（→350頁）を参照．

心停止後の機能転帰については，「第2章 成人の二次救命処置」（→125頁）を参照．

2)脳死

脳死(全脳死)は,「脳幹を含む脳全体の全ての機能が不可逆的に停止した状態」と定義される.これは器質的脳障害により深昏睡および無呼吸をきたした症例の一部で起こり,それに対し行いうる全ての適切な治療をもってしても,回復の可能性がまったくないと判断されるような例である[743].1995年American Academy of Neurology (AAN)は,脳死の臨床的な基準[744]を,脳死と類似した状態になりうる症例(急性薬物中毒,低体温,代謝・内分泌障害)が除外されていることを前提条件として,①昏睡であり,②脳幹反射が消失し,③無呼吸であることとし,2010年にはエビデンスの検証が行われた[745].わが国では,1985年に厚生省の脳死に関する研究班による脳死判定基準,いわゆる竹内基準が提出された.これは脳死の概念としては全脳死を採用し,同じく全脳死の立場に立つ米国の基準に準拠するものであるが,脳死判定基準(竹内基準)における判定のための諸検査は後述のようにより厳密であり,上記に加えていわゆる平坦脳波が必須とされている[746].1997年の臓器移植法成立に伴い,法的脳死判定においては前記の脳死判定基準(竹内基準)に従うことと定められ,臨床現場での対応の指針として役立つような詳細が補足された「法的脳死判定マニュアル」も公表されている[747].2009年に臓器移植法が改正されて家族の同意のみでも臓器提供が可能となり,小児からの臓器提供も可能となったが,修正齢12週未満は虐待の可能性のある小児と同様に除外されている.

AANの定義以来,これを基にした数多くの研究がなされている.脳死患者を対象とした大規模な研究ではないが,9件の研究[748-756]によると,これらの基準を満たしたあとに神経学的改善を認めた症例はないとしている.

脳死基準を満たした患者でも,脳機能が残存しているかのような身体の動きがみられることがあり,約40〜50%の脳死患者で自発性もしくは反射性の運動反応がみられ,最も多いのは,足趾の波打つ動き,三重屈曲反応(脊髄自動反射)等であったとされている[757].また,顔面のミオキミア[758]や自然開眼[759],一過性の手指振戦[760],手指のjerkや足趾のうねるような屈曲運動,ラザロ徴候[758],下肢の反復性運動[761],その他様々な脊髄レベルの反射と考えられる運動が記載されている[762].対光反射がないにもかかわらず周期的に瞳孔が収縮・散大を繰り返すことがあるという報告もある[763].足底反射[764]は55%に認められ,32時間持続した報告[765]もある.一方,自発呼吸がないにもかかわらず人工呼吸器が高感度であるために自発呼吸があるかのように誤作動することがある.そのため無呼吸の確認は,人工呼吸器を外して行う必要がある[765,766].

228例の脳死患者を対象にした研究[767]によると,対象症例の30%が発症から24時間以内に,62%が3日以内に脳死の臨床的基準を満たした.無呼吸テストに関しては次の5件の研究がある.ある研究では10分間の100%酸素投与後に無呼吸テストを行った場合,7%が循環動態や酸素化障害のため無呼吸テストを行うことができず,3%が低酸素状態や低血圧となり中断した[767]が,のちに同じグループから,無呼吸テストへの神経集中治療医の参加,事前の十分な酸素化により,実施不能が4.3%,中断が1.6%まで減少したと報告された[768].一方,脳死基準を満たした20例に対して人工呼吸器を用いてCPAPモード(CPAP: continuous positive airway pressure, 10 cmH$_2$O, 酸素投与12 L/分)を併用することで,全ての患者に無呼吸テストを行うことができた[769].経皮的CO_2モニターは,$PaCO_2$>60 mmHgをよく反映する[770]が,無呼吸テストの有効性と安全性については十分なデータがない.また,動脈内にセンサーを留置する方法はコストが高く,経皮的CO_2モニターと比較しても利点がない[771].

脳死判定の補助検査について検討がなされているが[日本救急医学会,脳死判定における補助検査について,2015年5月29日][772],脳波はわが国の基準において必須であることに加えて,全脳死を脳死とするという定義からも実施が要求されるので,特別な位置づけとなる.脳波が残っていることは,脳の最も重要な機能である意識の座として大脳皮質活動が残存していることを意味する[773]ので,そのような状態を,「脳全体の全ての機能が停止した」と呼ぶことはできない[774,775].平坦脳波は脳死の十分条件ではないが,米国脳波学会の平坦脳波を示した1,665例中,回復がみられたのは薬物中毒の3例のみであり,脳死診断における特異性は十分に高いことが示された[776].

聴性脳幹反応(ABR)は橋から中脳にかけて存在する脳幹の聴覚伝導路の機能をみるものであり,脳幹機能の評価方法として有用である.わが国の脳死判定基準においてもその施行は必須ではないが,強く推奨されている.また体性感覚誘発電位(SEP)において,延髄楔状束核や内側毛帯起始部起源であることが示されたN18成分,P13/14成分(耳朶基準)は,延髄機能の客観的な評価方法として有用である[777].ABRとSEPの脳死診断における高い特異性が,130例のイタリアの脳死基準を満たした症例において示されている[778].

その他の補助検査では,脳血管撮影でのnon-filling現象(血流の途絶)の確認が古くから挙げられてきたが,近年その代替となる検査方法の研究が盛んである.脳死診断におけるMRIの有用性を検討した研究[779-782]がある.それによると,臨床症状と平坦脳波で脳死と判断した患者は,MRI画像で海綿静脈洞部における内頸動脈flow voidが消失し[780,781],MRAでも頭蓋内動脈の血流

が消失していた（感度100％，95％CI 84〜100）（特異度100％，95％CI 72.2〜100）[779]．

経頭蓋Doppler超音波検査（TCD）が，脳死診断の補助検査になるか否かを検討した2件の研究のメタアナリシス[783] では，脳死診断としての感度が95％（95％CI 92〜97）で，特異度が99％（95％CI 97〜100）であった．しかし脳死診断に用いるためには，特異度は100％でなければならず，現時点ではTCDでの脳血流停止所見は，脳血管撮影施行時期の決定に利用できるにとどまるが，ベッドサイドで実施可能な非侵襲的検査としての有用性が指摘されている[784]．一方，脳血管撮影に代わる脳血流測定法として脳血流単一光子放射断層撮影法（SPECT）がある．Munariらは，脳死患者に対して，脳血管撮影とSPECT検査を同時に行い，20例中19例で両方の検査で脳血流の停止を確認した[785]．しかし，1例でSPECTでは血流停止が確認できたが，脳血管撮影では一部に残存血流が存在していた．この症例では，48時間後の脳血管撮影で，頭蓋内血流の消失が確認できた．のちのメタアナリシスでは，脳死診断の感度が88.4％，特異度が100％とされ[786]，感度が高くない点，また脳幹の評価が解像度上困難であること等が課題とされている[787]．臨床的に脳死と診断された患者に対してCT血管撮影（CTA）を行った研究がある[788-799]．Quesnelらの研究[790]では，平坦脳波の患者21例中頭蓋内血管が造影されなかったのは11例であった（感度52.4％）．一方，脳血管撮影とCTAを比較した30例中13例で脳血管撮影上，脳死と診断されたが，CTAで頭蓋内血流を認めた[791]．このような不一致もあり，その脳死診断の感度は高くないことからも，Cochrane Systematic ReviewにおいてもCTAは脳死の補助診断としてしか位置づけられていない[800, 801]．

- 脳死判定にあたっては器質的脳障害の原疾患を確実に診断した上で，薬物の影響がないことを確認し，体温を正常に管理して行うべきである．
- 全脳死の立場を取る脳死判定基準では，脳波による平坦脳波（脳電気的無活動：ECI）の確認は必須であり，ABRの施行も合理的である．
- それ以外のSEP，脳血管撮影，MRI，TCD，脳血流SPECT，CTA，については脳死判定時に補助検査として用いることを考慮してもよいが，脳死判定基準として採用することを支持または否定するためのエビデンスは十分でない．
- 無呼吸テストを開始する前に100％酸素を10分以上投与し$PaO_2>200$ mmHgとしておくことは理にかなっており，無呼吸テスト実施中も適正な収縮期血圧（>90 mmHg）を保つ必要がある．

Knowledge Gaps（今後の課題）

脳死診断での補助検査の有用性と必要性について，今後のエビデンスの集積が待たれる．

文　献

1. Sathirapanya P, Smitasin N, Limapichart K, Setthawatcharawanich S, Phabphal K. A survey study of etiology of altered consciousness in the emergency department. J Med Assoc Thai 2009；92：1131-5.
2. Kanich W, Brady WJ, Huff JS, et al. Altered mental status：evaluation and etiology in the ED. Am J Emerg Med 2002；20：613-7.
3. Leong LB, Jian KH, Vasu A, Seow E. Prospective study of patients with altered mental status：clinical features and outcome. Int J Emerg Med 2008；1：179-82.
4. Linzer M, Yang EH, Estes NA, 3rd, Wang P, Vorperian VR, Kapoor WN. Diagnosing syncope. Part 1：Value of history, physical examination, and electrocardiography. Clinical Efficacy Assessment Project of the American College of Physicians. Ann Intern Med 1997；126：989-96.
5. Baxt WG, Moody P. The impact of advanced prehospital emergency care on the mortality of severely brain-injured patients. J Trauma 1987；27：365-9.
6. Sacco RL, VanGool R, Mohr JP, Hauser WA. Nontraumatic coma. Glasgow coma score and coma etiology as predictors of 2-week outcome. Arch Neurol 1990；47：1181-4.
7. Forsberg S, Hojer J, Ludwigs U. Prognosis in patients presenting with non-traumatic coma. J Emerg Med 2012；42：249-53.
8. Rordorf G, Koroshetz W, Efird JT, Cramer SC. Predictors of mortality in stroke patients admitted to an intensive care unit. Crit Care Med 2000；28：1301-5.
9. Tuhrim S, Dambrosia JM, Price TR, et al. Intracerebral hemorrhage：external validation and extension of a model for prediction of 30-day survival. Ann Neurol 1991；29：658-63.
10. Heard K, Bebarta VS. Reliability of the Glasgow Coma Scale for the emergency department evaluation of poisoned patients. Hum Exp Toxicol 2004；23：197-200.
11. Singanayagam A, Schembri S, Chalmers JD. Predictors of mortality in hospitalized adults with acute exacerbation of chronic obstructive pulmonary disease. Ann Am Thorac Soc 2013；10：81-9.
12. Gill MR, Reiley DG, Green SM. Interrater reliability of Glasgow Coma Scale scores in the emergency department. Ann Emerg Med 2004；43：215-23.
13. Takahashi C, Okudera H, Sakamoto T, Aruga T, Ohta T. The Emergency Coma Scale for patients in the ED：concept, validity and simplicity. Am J Emerg Med 2009；27：240-3.
14. Takahashi C, Okudera H, Origasa H, et al. A simple and useful coma scale for patients with neurologic emergencies：the Emergency Coma Scale. Am J Emerg Med 2011；29：196-202.
15. Wijdicks EF, Bamlet WR, Maramattom BV, Manno EM, McClelland RL. Validation of a new coma scale：The FOUR score. Ann Neurol 2005；58：585-93.
16. Kornbluth J, Bhardwaj A. Evaluation of coma：a critical appraisal of popular scoring systems. Neurocrit Care 2011；14：134-43.
17. Eken C, Kartal M, Bacanli A, Eray O. Comparison of the Full Outline of Unresponsiveness Score Coma Scale and the Glasgow Coma Scale in an emergency setting population. Eur J Emerg Med 2009；16：29-36.
18. Iyer VN, Mandrekar JN, Danielson RD, Zubkov AY, Elmer JL, Wijdicks EF. Validity of the FOUR score coma scale in the medical intensive care unit. Mayo Clin Proc 2009；84：694-701.
19. Gujjar AR, Jacob PC, Nandhagopal R, Ganguly SS, Obaidy A, Al-Asmi AR. Full Outline of UnResponsiveness score and Glasgow Coma Scale in medical patients with altered sensorium：interrater

reliability and relation to outcome. J Crit Care 2013;28:316. e1-8.
20. Okasha AS, Fayed AM, Saleh AS. The FOUR score predicts mortality, endotracheal intubation and ICU length of stay after traumatic brain injury. Neurocrit Care 2014;21:496-504.
21. Fugate JE, Rabinstein AA, Claassen DO, White RD, Wijdicks EF. The FOUR score predicts outcome in patients after cardiac arrest. Neurocrit Care 2010;13:205-10.
22. Ikeda M, Matsunaga T, Irabu N, Yoshida S. Using vital signs to diagnose impaired consciousness: cross sectional observational study. BMJ 2002;325:800.
23. Irisawa T, Iwami T, Kitamura T, et al. An association between systolic blood pressure and stroke among patients with impaired consciousness in out-of-hospital emergency settings. BMC Emerg Med 2013;13:24.
24. Forsberg S, Hojer J, Ludwigs U, Nystrom H. Metabolic vs structural coma in the ED-an observational study. Am J Emerg Med 2012;30:1986-90.
25. Stevens RD, Bhardwaj A. Approach to the comatose patient. Crit Care Med 2006;34:31-41.
26. Singhal AB, Benner T, Roccatagliata L, et al. A pilot study of normobaric oxygen therapy in acute ischemic stroke. Stroke 2005;36:797-802.
27. Ronning OM, Guldvog B. Should stroke victims routinely receive supplemental oxygen? A quasi-randomized controlled trial. Stroke 1999;30:2033-7.
28. Bartlett D. The coma cocktail: indications, contraindications, adverse effects, proper dose, and proper route. J Emerg Nurs 2004;30:572-4.
29. Hoffman JR, Schriger DL, Votey SR, Luo JS. The empiric use of hypertonic dextrose in patients with altered mental status: a reappraisal. Ann Emerg Med 1992;21:20-4.
30. Baird TA, Parsons MW, Phanh T, et al. Persistent poststroke hyperglycemia is independently associated with infarct expansion and worse clinical outcome. Stroke 2003;34:2208-14.
31. Browning RG, Olson DW, Stueven HA, Mateer JR. 50% dextrose: antidote or toxin? Ann Emerg Med 1990;19:683-7.
32. Thomson AD, Cook CC, Touquet R, Henry JA. The Royal College of Physicians report on alcohol: guidelines for managing Wernicke's encephalopathy in the accident and Emergency Department. Alcohol Alcohol 2002;37:513-21.
33. Yealy DM, Paris PM, Kaplan RM, Heller MB, Marini SE. The safety of prehospital naloxone administration by paramedics. Ann Emerg Med 1990;19:902-5.
34. Hoffman JR, Schriger DL, Luo JS. The empiric use of naloxone in patients with altered mental status: a reappraisal. Ann Emerg Med 1991;20:246-52.
35. Weinbroum A, Rudick V, Sorkine P, et al. Use of flumazenil in the treatment of drug overdose: a double-blind and open clinical study in 110 patients. Crit Care Med 1996;24:199-206.
36. Gueye PN, Hoffman JR, Taboulet P, Vicaut E, Baud FJ. Empiric use of flumazenil in comatose patients: limited applicability of criteria to define low risk. Ann Emerg Med 1996;27:730-5.
37. Ngo AS, Anthony CR, Samuel M, Wong E, Ponampalam R. Should a benzodiazepine antagonist be used in unconscious patients presenting to the emergency department? Resuscitation 2007;74:27-37.
38. Moulton C, Pennycook A, Makower R. Relation between Glasgow coma scale and the gag reflex. BMJ 1991;303:1240-1.
39. Moulton C, Pennycook AG. Relation between Glasgow coma score and cough reflex. Lancet 1994;343:1261-2.
40. Adnet F, Baud F. Relation between Glasgow Coma Scale and aspiration pneumonia. Lancet 1996;348:123-4.
41. Winchell RJ, Hoyt DB. Endotracheal intubation in the field improves survival in patients with severe head injury. Trauma Research and Education Foundation of San Diego. Arch Surg 1997;132:592-7.
42. Dunham CM, Barraco RD, Clark DE, et al. Guidelines for emergency tracheal intubation immediately after traumatic injury. J Trauma 2003;55:162-79.
43. Duncan R, Thakore S. Decreased Glasgow Coma Scale score does not mandate endotracheal intubation in the emergency department. J Emerg Med 2009;37:451-5.
44. Donald C, Duncan R, Thakore S. Predictors of the need for rapid sequence intubation in the poisoned patient with reduced Glasgow coma score. Emerg Med J 2009;26:510-2.
45. Montassier E, Le Conte P. Aspiration pneumonia and severe self-poisoning: about the necessity of early airway management. J Emerg Med 2012;43:122-3.
46. Nielsen K, Hansen CM, Rasmussen LS. Airway management in unconscious non-trauma patients. Emerg Med J 2012;29:887-9.
47. 鈴木昌, 堀進悟, 中村岩男, 他. 東京都内の救急部における循環器救急疾患の疫学的検討. 日本救急医学会雑誌 2004;15:169-74.
48. Parry SW, Frearson R, Steen N, Newton JL, Tryambake P, Kenny RA. Evidence-based algorithms and the management of falls and syncope presenting to acute medical services. Clin Med 2008;8:157-62.
49. Maung AA, Kaplan LJ, Schuster KM, Johnson DC, Davis KA. Routine or protocol evaluation of trauma patients with suspected syncope is unnecessary. J Trauma 2011;70:428-32.
50. Day SC, Cook EF, Funkenstein H, Goldman L. Evaluation and outcome of emergency room patients with transient loss of consciousness. Am J Med 1982;73:15-23.
51. Kenny RA, Bhangu J, King-Kallimanis BL. Epidemiology of syncope/collapse in younger and older Western patient populations. Prog Cardiovasc Dis 2013;55:357-63.
52. Fujinuma Y, Asahina M, Fukushima T, Katagiri A, Kuwabara S. Observation of 103 consecutive subjects referred neurological examination for transient consciousness loss[in Japanese]. The Autonomic nervous system 2009;46:589-94.
53. Soteriades ES, Evans JC, Larson MG, et al. Incidence and prognosis of syncope. N Engl J Med 2002;347:878-85.
54. Shen WK, Decker WW, Smars PA, et al. Syncope Evaluation in the Emergency Department Study(SEEDS): a multidisciplinary approach to syncope management. Circulation 2004;110:3636-45.
55. Bandinelli G, Cencetti S, Bacalli S, Lagi A. Disease-related syncope. Analysis of a community-based hospital registry. J Intern Med 2000;247:513-6.
56. Togha M, Sahraian MA, Khorram M, Khashayar P. Warning signs and symptoms of subarachnoid hemorrhage. South Med J 2009;102:21-4.
57. Brignole M, Menozzi C, Bartoletti A, et al. A new management of syncope: prospective systematic guideline-based evaluation of patients referred urgently to general hospitals. Eur Heart J 2006;27:76-82.
58. Cameron AC, Dawson J, Quinn TJ, et al. Long-term outcome following attendance at a transient ischemic attack clinic. Int J Stroke 2011;6:306-11.
59. Suzuki M, Hori S, Aikawa N. Application of the recent American practice resources for risk stratification system for patients presenting to a Japanese emergency department because of syncope. Int Heart J 2007;48:513-22.
60. Reed MJ, Newby DE, Coull AJ, Prescott RJ, Jacques KG, Gray AJ. The ROSE(risk stratification of syncope in the emergency department)study. J Am Coll Cardiol 2010;55:713-21.
61. Thiruganasambandamoorthy V, Hess EP, Alreesi A, Perry JJ, Wells GA, Stiell IG. External validation of the San Francisco Syncope Rule in the Canadian setting. Ann Emerg Med 2010;55:464-72.
62. Saccilotto RT, Nickel CH, Bucher HC, Steyerberg EW, Bingisser R, Koller MT. San Francisco Syncope Rule to predict short-term serious outcomes: a systematic review. CMAJ 2011;183:E1116-26.
63. Alboni P, Brignole M, Menozzi C, et al. Diagnostic value of history in patients with syncope with or without heart disease. J Am Coll Cardiol 2001;37:1921-8.
64. van Dijk N, Boer KR, Colman N, et al. High diagnostic yield and

65. Baron-Esquivias G, Martinez-Alday J, Martin A, et al. Epidemiological characteristics and diagnostic approach in patients admitted to the emergency room for transient loss of consciousness: Group for Syncope Study in the Emergency Room(GESINUR) study. Europace 2010;12:869-76.
66. Sheldon R, Rose S, Ritchie D, et al. Historical criteria that distinguish syncope from seizures. J Am Coll Cardiol 2002;40:142-8.
67. McKeon A, Vaughan C, Delanty N. Seizure versus syncope. Lancet Neurol 2006;5:171-80.
68. Benton TJ, Narayanan D. Differentiating seizure and convulsive syncope: the importance of history taking. Postgrad Med 2008;120:50-3.
69. Petramfar P, Yaghoobi E, Nemati R, Asadi-Pooya AA. Serum creatine phosphokinase is helpful in distinguishing generalized tonic-clonic seizures from psychogenic nonepileptic seizures and vasovagal syncope. Epilepsy Behav 2009;15:330-2.
70. Goksu E, Oktay C, Kilicaslan I, Kartal M. Seizure or syncope: the diagnostic value of serum creatine kinase and myoglobin levels. Eur J Emerg Med 2009;16:84-6.
71. Petkar S, Hamid T, Iddon P, et al. Prolonged implantable electrocardiographic monitoring indicates a high rate of misdiagnosis of epilepsy–REVISE study. Europace 2012;14:1653-60.
72. Roberto M, Martina R, Alice C, Diana S, Michele B, Andrea U. Additional diagnostic value of implantable loop recorder in patients with initial diagnosis of real or apparent transient loss of consciousness of uncertain origin. Europace 2014;16:1226-30.
73. Goyal N, Donnino MW, Vachhani R, Bajwa R, Ahmad T, Otero R. The utility of head computed tomography in the emergency department evaluation of syncope. Intern Emerg Med 2006;1:148-50.
74. Al-Nsoor NM, Mhearat AS. Brain computed tomography in patients with syncope. Neurosciences(Riyadh)2010;15:105-9.
75. Grossman SA, Fischer C, Bar JL, et al. The yield of head CT in syncope: a pilot study. Intern Emerg Med 2007;2:46-9.
76. Treatment of convulsive status epilepticus. Recommendations of the Epilepsy Foundation of America's Working Group on Status Epilepticus. JAMA 1993;270:854-9.
77. Brophy GM, Bell R, Claassen J, et al. Guidelines for the evaluation and management of status epilepticus. Neurocrit Care 2012;17:3-23.
78. Jaitly R, Sgro JA, Towne AR, Ko D, DeLorenzo RJ. Prognostic value of EEG monitoring after status epilepticus: a prospective adult study. J Clin Neurophysiol 1997;14:326-34.
79. Gelisse P, Thomas P, Engrand N, Navarro V, Crespel A.[Electroencephalography in status epilepticus: Glossary, protocol and interpretation]. Rev Neurol(Paris)2009;165:398-403.
80. Neligan A, Shorvon SD. Frequency and prognosis of convulsive status epilepticus of different causes: a systematic review. Arch Neurol 2010;67:931-40.
81. Koubeissi M, Alshekhlee A. In-hospital mortality of generalized convulsive status epilepticus: a large US sample. Neurology 2007;69:886-93.
82. Fountain NB. Status epilepticus: risk factors and complications. Epilepsia 2000;41 Suppl 2:S23-30.
83. Claassen J, Hirsch LJ, Emerson RG, Mayer SA. Treatment of refractory status epilepticus with pentobarbital, propofol, or midazolam: a systematic review. Epilepsia 2002;43:146-53.
84. Leppik IE, Derivan AT, Homan RW, Walker J, Ramsay RE, Patrick B. Double-blind study of lorazepam and diazepam in status epilepticus. JAMA 1983;249:1452-4.
85. Treiman DM, Meyers PD, Walton NY, et al. A comparison of four treatments for generalized convulsive status epilepticus. Veterans Affairs Status Epilepticus Cooperative Study Group. N Engl J Med 1998;339:792-8.
86. Portela JL, Garcia PC, Piva JP, et al. Intramuscular midazolam versus intravenous diazepam for treatment of seizures in the pediatric emergency department: a randomized clinical trial. Med Intensiva 2015;39:160-6.
87. Shaner DM, McCurdy SA, Herring MO, Gabor AJ. Treatment of status epilepticus: a prospective comparison of diazepam and phenytoin versus phenobarbital and optional phenytoin. Neurology 1988;38:202-7.
88. Prasad K, Al-Roomi K, Krishnan PR, Sequeira R. Anticonvulsant therapy for status epilepticus. Cochrane Database Syst Rev 2005:CD003723.
89. Prasad K, Krishnan PR, Al-Roomi K, Sequeira R. Anticonvulsant therapy for status epilepticus. Br J Clin Pharmacol 2007;63:640-7.
90. Agarwal P, Kumar N, Chandra R, Gupta G, Antony AR, Garg N. Randomized study of intravenous valproate and phenytoin in status epilepticus. Seizure 2007;16:527-32.
91. Swisher CB, Doreswamy M, Gingrich KJ, Vredenburgh JJ, Kolls BJ. Phenytoin, levetiracetam, and pregabalin in the acute management of refractory status epilepticus in patients with brain tumors. Neurocrit Care 2012;16:109-13.
92. Radic JA, Chou SH, Du R, Lee JW. Levetiracetam versus phenytoin: a comparison of efficacy of seizure prophylaxis and adverse event risk following acute or subacute subdural hematoma diagnosis. Neurocrit Care 2014;21:228-37.
93. Niermeijer JM, Uiterwaal CS, Van Donselaar CA. Propofol in status epilepticus: little evidence, many dangers? J Neurol 2003;250:1237-40.
94. Roberts RJ, Barletta JF, Fong JJ, et al. Incidence of propofol-related infusion syndrome in critically ill adults: a prospective, multicenter study. Crit Care 2009;13:R169.
95. Power KN, Flaatten H, Gilhus NE, Engelsen BA. Propofol treatment in adult refractory status epilepticus. Mortality risk and outcome. Epilepsy Res 2011;94:53-60.
96. Gaspard N, Foreman B, Judd LM, et al. Intravenous ketamine for the treatment of refractory status epilepticus: a retrospective multicenter study. Epilepsia 2013;54:1498-503.
97. Miro J, Toledo M, Santamarina E, et al. Efficacy of intravenous lacosamide as an add-on treatment in refractory status epilepticus: a multicentric prospective study. Seizure 2013;22:77-9.
98. Chien PF, Khan KS, Arnott N. Magnesium sulphate in the treatment of eclampsia and pre-eclampsia: an overview of the evidence from randomised trials. Br J Obstet Gynaecol 1996;103:1085-91.
99. Vissers R. In: Walls RM, ed. Manual of Emergency Airway Management. Philadelphia: Lippincott Williams & Wilkins;2008:183-6.
100. Alldredge BK, Gelb AM, Isaacs SM, et al. A comparison of lorazepam, diazepam, and placebo for the treatment of out-of-hospital status epilepticus. N Engl J Med 2001;345:631-7.
101. Silbergleit R, Durkalski V, Lowenstein D, et al. Intramuscular versus intravenous therapy for prehospital status epilepticus. N Engl J Med 2012;366:591-600.
102. Betjemann JP, Josephson SA, Lowenstein DH, Burke JF. Trends in Status Epilepticus-Related Hospitalizations and Mortality: Redefined in US Practice Over Time. JAMA Neurol 2015;72:650-5.
103. 吉村元, 高野真, 川本未知, 他. 救急現場におけるてんかん重積状態の臨床的特徴 非痙攣性てんかん重積状態 nonconvulsive status epilepticus の重要性について. 臨床神経学 2008;48:242-8.
104. Towne AR, Waterhouse EJ, Boggs JG, et al. Prevalence of nonconvulsive status epilepticus in comatose patients. Neurology 2000;54:340-5.
105. Nagayama M, Matsushima K, Nagayama T, Shinohara Y. Persistent but reversible coma in encephalitis. Neurocrit Care 2005;2:252-7.
106. Sutter R, Fuhr P, Grize L, Marsch S, Ruegg S. Continuous video-EEG monitoring increases detection rate of nonconvulsive status epilepticus in the ICU. Epilepsia 2011;52:453-7.

107. Young GB, Jordan KG, Doig GS. An assessment of nonconvulsive seizures in the intensive care unit using continuous EEG monitoring: an investigation of variables associated with mortality. Neurology 1996; 47: 83-9.
108. Mayer SA, Claassen J, Lokin J, Mendelsohn F, Dennis LJ, Fitzsimmons BF. Refractory status epilepticus: frequency, risk factors, and impact on outcome. Arch Neurol 2002; 59: 205-10.
109. 植木美乃, 寺田清人, 大塚晃, 神田益太郎, 秋口一郎. Wernicke失語を可逆的に増悪させた非けいれん性てんかん重積状態(Non-convulsive status epilepticus)の1例. 臨床神経学 2000; 40: 339-43.
110. 永山正雄.【神経内科疾患と自律神経】「過換気後遷延性無呼吸」と自律神経発作 非痙攣性てんかん重積状態の新たな表現型. 神経内科 2009; 71: 232-6.
111. Duncan JS, Sander JW, Sisodiya SM, Walker MC. Adult epilepsy. Lancet 2006; 367: 1087-100.
112. Cole AJ, Eskandar E, Mela T, Noebels JL, Gonzalez RG, McGuone D. Case records of the Massachusetts General Hospital. Case 18-2013: a 32-year-old woman with recurrent episodes of altered consciousness. N Engl J Med 2013; 368: 2304-12.
113. Ryvlin P, Nashef L, Lhatoo SD, et al. Incidence and mechanisms of cardiorespiratory arrests in epilepsy monitoring units (MORTEMUS): a retrospective study. Lancet Neurol 2013; 12: 966-77.
114. 永山正雄. 非痙攣性てんかん重積状態の臨床と病態. BRAIN and NERVE 2013; 65: 561-72.
115. 永山正雄, 梁成勲. 非痙攣性てんかん重積状態に関する諸問題 臨床と研究の進歩. BRAIN and NERVE 2015; 67: 553-62.
116. Meierkord H, Boon P, Engelsen B, et al. EFNS guideline on the management of status epilepticus in adults. Eur J Neurol 2010; 17: 348-55.
117. Jirsch J, Hirsch L. Nonconvulsive status epilepticus in critically ill and comatose patients in the intensive care unit. In: Kaplan P, Drislane F, eds. Nonconvulsive status epilepticus. New York: Demos Medical; 2008: 175-86.
118. Ng I, Lim J, Wong HB. Effects of head posture on cerebral hemodynamics: its influences on intracranial pressure, cerebral perfusion pressure, and cerebral oxygenation. Neurosurgery 2004; 54: 593-7; discussion 8.
119. Adembri C, Venturi L, Pellegrini-Giampietro DE. Neuroprotective effects of propofol in acute cerebral injury. CNS Drug Rev 2007; 13: 333-51.
120. Colton K, Yang S, Hu PF, et al. Intracranial pressure response after pharmacologic treatment of intracranial hypertension. J Trauma Acute Care Surg 2014; 77: 47-53; discussion
121. Carney N, Lujan S, Dikmen S, et al. Intracranial pressure monitoring in severe traumatic brain injury in latin america: process and methods for a multi-center randomized controlled trial. J Neurotrauma 2012; 29: 2022-9.
122. Bullock R, Chesnut RM, Clifton G, et al. Guidelines for the management of severe head injury. Brain Trauma Foundation. Eur J Emerg Med 1996; 3: 109-27.
123. Budohoski KP, Czosnyka M, de Riva N, et al. The relationship between cerebral blood flow autoregulation and cerebrovascular pressure reactivity after traumatic brain injury. Neurosurgery 2012; 71: 652-60; discussion 60-1.
124. Righetti E, Celani MG, Cantisani T, Sterzi R, Boysen G, Ricci S. Glycerol for acute stroke. Cochrane Database Syst Rev 2000: CD000096.
125. Manno EM, Adams RE, Derdeyn CP, Powers WJ, Diringer MN. The effects of mannitol on cerebral edema after large hemispheric cerebral infarct. Neurology 1999; 52: 583-7.
126. Bereczki D, Fekete I, Prado GF, Liu M. Mannitol for acute stroke. Cochrane Database Syst Rev 2007: CD001153.
127. Becker D, Vries J. The alleviation of increased intracranial pressure by the chronic administration of osmotic agents. In: Brock M, Dietz H, eds. Intracranial pressure. Berlin: Springer; 1972: 309-15.
128. Georgiadis AL, Suarez JI. Hypertonic saline for cerebral edema. Curr Neurol Neurosci Rep 2003; 3: 524-30.
129. Kerwin AJ, Schinco MA, Tepas JJ, 3rd, Renfro WH, Vitarbo EA, Muehlberger M. The use of 23.4% hypertonic saline for the management of elevated intracranial pressure in patients with severe traumatic brain injury: a pilot study. J Trauma 2009; 67: 277-82.
130. Ichai C, Payen JF, Orban JC, et al. Half-molar sodium lactate infusion to prevent intracranial hypertensive episodes in severe traumatic brain injured patients: a randomized controlled trial. Intensive Care Med 2013; 39: 1413-22.
131. Qizilbash N, Lewington SL, Lopez-Arrieta JM. Corticosteroids for acute ischaemic stroke. Cochrane Database Syst Rev 2002: CD000064.
132. Schwab S, Spranger M, Schwarz S, Hacke W. Barbiturate coma in severe hemispheric stroke: useful or obsolete? Neurology 1997; 48: 1608-13.
133. Den Hertog HM, van der Worp HB, Tseng MC, Dippel DW. Cooling therapy for acute stroke. Cochrane Database Syst Rev 2009: CD001247.
134. Shiozaki T, Hayakata T, Taneda M, et al. A multicenter prospective randomized controlled trial of the efficacy of mild hypothermia for severely head injured patients with low intracranial pressure. Mild Hypothermia Study Group in Japan. J Neurosurg 2001; 94: 50-4.
135. Puccio AM, Fischer MR, Jankowitz BT, Yonas H, Darby JM, Okonkwo DO. Induced normothermia attenuates intracranial hypertension and reduces fever burden after severe traumatic brain injury. Neurocrit Care 2009; 11: 82-7.
136. Clifton GL, Valadka A, Zygun D, et al. Very early hypothermia induction in patients with severe brain injury (the National Acute Brain Injury Study: Hypothermia II): a randomised trial. Lancet Neurol 2011; 10: 131-9.
137. Vahedi K, Vicaut E, Mateo J, et al. Sequential-design, multicenter, randomized, controlled trial of early decompressive craniectomy in malignant middle cerebral artery infarction (DECIMAL Trial). Stroke 2007; 38: 2506-17.
138. Meretoja A, Keshtkaran M, Saver JL, et al. Stroke thrombolysis: save a minute, save a day. Stroke 2014; 45: 1053-8.
139. Hickey A, O'Hanlon A, McGee H, et al. Stroke awareness in the general population: knowledge of stroke risk factors and warning signs in older adults. BMC Geriatr 2009; 9: 35.
140. Maasland L, Koudstaal PJ, Habbema JD, Dippel DW. Knowledge and understanding of disease process, risk factors and treatment modalities in patients with a recent TIA or minor ischemic stroke. Cerebrovasc Dis 2007; 23: 435-40.
141. Nedeltchev K, Fischer U, Arnold M, Kappeler L, Mattle HP. Low awareness of transient ischemic attacks and risk factors of stroke in a Swiss urban community. J Neurol 2007; 254: 179-84.
142. Boden-Albala B, Stillman J, Perez T, et al. A stroke preparedness RCT in a multi-ethnic cohort: design and methods. Contemp Clin Trials 2010; 31: 235-41.
143. Sit JW, Yip VY, Ko SK, Gun AP, Lee JS. A quasi-experimental study on a community-based stroke prevention programme for clients with minor stroke. J Clin Nurs 2007; 16: 272-81.
144. Tedim Cruz V, Araujo I, Alves I, Magano A, Coutinho P. Freeze the stroke: public awareness program for immediate detection of first symptoms. Stroke 2012; 43: 2510-2.
145. Muller-Nordhorn J, Wegscheider K, Nolte CH, et al. Population-based intervention to reduce prehospital delays in patients with cerebrovascular events. Arch Intern Med 2009; 169: 1484-90.
146. Kim YS, Park SS, Bae HJ, et al. Public awareness of stroke in Korea: a population-based national survey. Stroke 2012; 43: 1146-9.
147. Worthmann H, Schwartz A, Heidenreich F, et al. Educational campaign on stroke in an urban population in Northern Germany: influence on public stroke awareness and knowledge. Int J Stroke 2013; 8: 286-92.
148. Eames S, Hoffmann TC, Phillips NF. Evaluating stroke patients' awareness of risk factors and readiness to change stroke risk-

related behaviors in a randomized controlled trial. Top Stroke Rehabil 2014；21 Suppl 1：S52-62.
149. Teuschl Y, Brainin M. Stroke education：discrepancies among factors influencing prehospital delay and stroke knowledge. Int J Stroke 2010；5：187-208.
150. Berglund A, Svensson L, Sjostrand C, et al. Higher prehospital priority level of stroke improves thrombolysis frequency and time to stroke unit：the Hyper Acute STroke Alarm(HASTA)study. Stroke 2012；43：2666-70.
151. Baldereschi M, Piccardi B, Di Carlo A, et al. Relevance of prehospital stroke code activation for acute treatment measures in stroke care：a review. Cerebrovasc Dis 2012；34：182-90.
152. Liferidge AT, Brice JH, Overby BA, Evenson KR. Ability of laypersons to use the Cincinnati Prehospital Stroke Scale. Prehosp Emerg Care 2004；8：384-7.
153. Hurwitz AS, Brice JH, Overby BA, Evenson KR. Directed use of the Cincinnati Prehospital Stroke Scale by laypersons. Prehosp Emerg Care 2005；9：292-6.
154. Patel MD, Rose KM, O'Brien EC, Rosamond WD. Prehospital notification by emergency medical services reduces delays in stroke evaluation：findings from the North Carolina stroke care collaborative. Stroke 2011；42：2263-8.
155. Van Hooff RJ, De Smedt A, De Raedt S, et al. Unassisted assessment of stroke severity using telemedicine. Stroke 2013；44：1249-55.
156. Van Hooff RJ, Cambron M, Van Dyck R, et al. Prehospital unassisted assessment of stroke severity using telemedicine：a feasibility study. Stroke 2013；44：2907-9.
157. Liman TG, Winter B, Waldschmidt C, et al. Telestroke ambulances in prehospital stroke management：concept and pilot feasibility study. Stroke 2012；43：2086-90.
158. Gonzalez MA, Hanna N, Rodrigo ME, Satler LF, Waksman R. Reliability of prehospital real-time cellular video phone in assessing the simplified National Institutes Of Health Stroke Scale in patients with acute stroke：a novel telemedicine technology. Stroke 2011；42：1522-7.
159. Wu TC, Nguyen C, Ankrom C, et al. Prehospital utility of rapid stroke evaluation using in-ambulance telemedicine：a pilot feasibility study. Stroke 2014；45：2342-7.
160. 日本臨床救急医学会(監), 日本救急医学会, 日本神経救急学会(編集協力), PCEC・PSLS改訂小委員会(編). PSLSガイドブック2015. 東京：へるす出版；2015.
161. Bray JE, Martin J, Cooper G, Barger B, Bernard S, Bladin C. Paramedic identification of stroke：community validation of the melbourne ambulance stroke screen. Cerebrovasc Dis 2005；20：28-33.
162. Bray JE, Martin J, Cooper G, Barger B, Bernard S, Bladin C. An interventional study to improve paramedic diagnosis of stroke. Prehosp Emerg Care 2005；9：297-302.
163. Bray JE, Coughlan K, Barger B, Bladin C. Paramedic diagnosis of stroke：examining long-term use of the Melbourne Ambulance Stroke Screen(MASS)in the field. Stroke 2010；41：1363-6.
164. Frendl DM, Strauss DG, Underhill BK, Goldstein LB. Lack of impact of paramedic training and use of the cincinnati prehospital stroke scale on stroke patient identification and on-scene time. Stroke 2009；40：754-6.
165. Kimura K, Inoue T, Iguchi Y, Shibazaki K. Kurashiki prehospital stroke scale. Cerebrovasc Dis 2008；25：189-91.
166. Berglund A, Svensson L, Wahlgren N, von Euler M. Face Arm Speech Time Test use in the prehospital setting, better in the ambulance than in the emergency medical communication center. Cerebrovasc Dis 2014；37：212-6.
167. Gladstone DJ, Rodan LH, Sahlas DJ, et al. A citywide prehospital protocol increases access to stroke thrombolysis in Toronto. Stroke 2009；40：3841-4.
168. Atsumi C, Hasegawa Y, Tsumura K, et al. Quality assurance monitoring of a citywide transportation protocol improves clinical indicators of intravenous tissue plasminogen activator therapy：a community-based, longitudinal study. J Stroke Cerebrovasc Dis 2015；24：183-8.
169. Bergs J, Sabbe M, Moons P. Prehospital stroke scales in a Belgian prehospital setting：a pilot study. Eur J Emerg Med 2010；17：2-6.
170. Di Legge S, Fang J, Saposnik G, Hachinski V. The impact of lesion side on acute stroke treatment. Neurology 2005；65：81-6.
171. De Luca A, Giorgi Rossi P, Villa GF. The use of Cincinnati Prehospital Stroke Scale during telephone dispatch interview increases the accuracy in identifying stroke and transient ischemic attack symptoms. BMC Health Serv Res 2013；13：513.
172. Ramanujam P, Guluma KZ, Castillo EM, et al. Accuracy of stroke recognition by emergency medical dispatchers and paramedics–San Diego experience. Prehosp Emerg Care 2008；12：307-13.
173. Brandler ES, Sharma M, Sinert RH, Levine SR. Prehospital stroke scales in urban environments：a systematic review. Neurology 2014；82：2241-9.
174. Kesinger MR, Sequeira DJ, Buffalini S, Guyette FX. Comparing National Institutes of Health Stroke Scale among a stroke team and helicopter emergency medical service providers. Stroke 2015；46：575-8.
175. Curfman D, Connor LT, Moy HP, et al. Accuracy of emergency medical services-reported last known normal times in patients suspected with acute stroke. Stroke 2014；45：1275-9.
176. Smith MA, Lisabeth LD, Bonikowski F, Morgenstern LB. The role of ethnicity, sex, and language on delay to hospital arrival for acute ischemic stroke. Stroke 2010；41：905-9.
177. Morris DL, Rosamond W, Madden K, Schultz C, Hamilton S. Prehospital and emergency department delays after acute stroke：the Genentech Stroke Presentation Survey. Stroke 2000；31：2585-90.
178. Saver JL, Smith EE, Fonarow GC, et al. The "golden hour" and acute brain ischemia：presenting features and lytic therapy in >30,000 patients arriving within 60 minutes of stroke onset. Stroke 2010；41：1431-9.
179. Evenson KR, Foraker RE, Morris DL, Rosamond WD. A comprehensive review of prehospital and in-hospital delay times in acute stroke care. Int J Stroke 2009；4：187-99.
180. 猪口貞樹. 脳卒中のドクターヘリ搬送(陸上搬送との比較検討). 平成16年度厚生労働科学研究費補助金(医療技術評価総合研究事業)「新たな救急医療施設のあり方と病院前救護体制の評価に関する研究」(主任研究者　小濱啓次)分担研究「ドクターヘリの実態と評価に関する研究」(分担研究者　益子邦洋)報告書2005：27-40.
181. 山本拓史, 中尾保秋, 前川武男, 奥村徹, 前田稔. 脳卒中症例におけるドクターヘリの効果評価. In：平成16年度厚生労働科学研究費補助金(医療技術評価総合研究事業)「新たな救急医療施設のあり方と病院前救護体制の評価に関する研究」(主任研究者　小濱啓次)分担研究「ドクターヘリの実態と評価に関する研究」(分担研究者　益子邦洋)報告書, 2005, p.41.
182. Reiner-Deitemyer V, Teuschl Y, Matz K, et al. Helicopter transport of stroke patients and its influence on thrombolysis rates：data from the Austrian Stroke Unit Registry. Stroke 2011；42：1295-300.
183. Chalela JA, Kasner SE, Jauch EC, Pancioli AM. Safety of air medical transportation after tissue plasminogen activator administration in acute ischemic stroke. Stroke 1999；30：2366-8.
184. Martinez-Sanchez P, Miralles A, Sanz de Barros R, et al. The effect of telestroke systems among neighboring hospitals：more and better? The Madrid Telestroke Project. J Neurol 2014；261：1768-73.
185. Lahr MM, Luijckx GJ, Vroomen PC, van der Zee DJ, Buskens E. Proportion of patients treated with thrombolysis in a centralized versus a decentralized acute stroke care setting. Stroke 2012；43：1336-40.
186. Sheth KN, Smith EE, Grau-Sepulveda MV, Kleindorfer D, Fonarow GC, Schwamm LH. Drip and ship thrombolytic therapy for acute ischemic stroke：use, temporal trends, and outcomes. Stroke 2015；46：732-9.

187. Ebinger M, Lindenlaub S, Kunz A, et al. Prehospital thrombolysis : a manual from Berlin. J Vis Exp 2013 : e50534.
188. Ebinger M, Winter B, Wendt M, et al. Effect of the use of ambulance-based thrombolysis on time to thrombolysis in acute ischemic stroke : a randomized clinical trial. JAMA 2014 ; 311 : 1622-31.
189. Wojner-Alexander AW, Garami Z, Chernyshev OY, Alexandrov AV. Heads down : flat positioning improves blood flow velocity in acute ischemic stroke. Neurology 2005 ; 64 : 1354-7.
190. Adams HP, Jr., del Zoppo G, Alberts MJ, et al. Guidelines for the early management of adults with ischemic stroke : a guideline from the American Heart Association/American Stroke Association Stroke Council, Clinical Cardiology Council, Cardiovascular Radiology and Intervention Council, and the Atherosclerotic Peripheral Vascular Disease and Quality of Care Outcomes in Research Interdisciplinary Working Groups : the American Academy of Neurology affirms the value of this guideline as an educational tool for neurologists. Stroke 2007 ; 38 : 1655-711.
191. Marler JR, Tilley BC, Lu M, et al. Early stroke treatment associated with better outcome : the NINDS rt-PA stroke study. Neurology 2000 ; 55 : 1649-55.
192. 2005 American Heart Association Guidelines for Cardiopulmonary Resuscitation and Emergency Cardiovascular Care. Circulation 2005 ; 112 : IV-1-IV-203.
193. Asimos AW, Norton HJ, Price MF, Cheek WM. Therapeutic yield and outcomes of a community teaching hospital code stroke protocol. Acad Emerg Med 2004 ; 11 : 361-70.
194. Sulter G, Elting JW, Langedijk M, Maurits NM, De Keyser J. Admitting acute ischemic stroke patients to a stroke care monitoring unit versus a conventional stroke unit : a randomized pilot study. Stroke 2003 ; 34 : 101-4.
195. Evans A, Harraf F, Donaldson N, Kalra L. Randomized controlled study of stroke unit care versus stroke team care in different stroke subtypes. Stroke 2002 ; 33 : 449-55.
196. Ronning OM, Guldvog B, Stavem K. The benefit of an acute stroke unit in patients with intracranial haemorrhage : a controlled trial. J Neurol Neurosurg Psychiatry 2001 ; 70 : 631-4.
197. Fagerberg B, Claesson L, Gosman-Hedstrom G, Blomstrand C. Effect of acute stroke unit care integrated with care continuum versus conventional treatment : A randomized 1-year study of elderly patients : the Goteborg 70+ Stroke Study. Stroke 2000 ; 31 : 2578-84.
198. Kalra L, Evans A, Perez I, Knapp M, Donaldson N, Swift CG. Alternative strategies for stroke care : a prospective randomised controlled trial. Lancet 2000 ; 356 : 894-9.
199. Indredavik B, Bakke F, Slordahl SA, Rokseth R, Haheim LL. Stroke unit treatment improves long-term quality of life : a randomized controlled trial. Stroke 1998 ; 29 : 895-9.
200. Ronning OM, Guldvog B. Stroke units versus general medical wards, I : twelve- and eighteen-month survival : a randomized, controlled trial. Stroke 1998 ; 29 : 58-62.
201. Kothari R, Barsan W, Brott T, Broderick J, Ashbrock S. Frequency and accuracy of prehospital diagnosis of acute stroke. Stroke 1995 ; 26 : 937-41.
202. Goldstein LB, Samsa GP. Reliability of the National Institutes of Health Stroke Scale. Extension to non-neurologists in the context of a clinical trial. Stroke 1997 ; 28 : 307-10.
203. Kothari RU, Brott T, Broderick JP, Hamilton CA. Emergency physicians. Accuracy in the diagnosis of stroke. Stroke 1995 ; 26 : 2238-41.
204. Morgenstern LB, Lisabeth LD, Mecozzi AC, et al. A population-based study of acute stroke and TIA diagnosis. Neurology 2004 ; 62 : 895-900.
205. Lovelock CE, Redgrave JN, Briley D, Rothwell PM. The SCAN rule : a clinical rule to reduce CT misdiagnosis of intracerebral haemorrhage in minor stroke. J Neurol Neurosurg Psychiatry 2010 ; 81 : 271-5.
206. Christensen H, Fogh Christensen A, Boysen G. Abnormalities on ECG and telemetry predict stroke outcome at 3 months. J Neurol Sci 2005 ; 234 : 99-103.
207. Oppenheimer SM, Hachinski VC. The cardiac consequences of stroke. Neurol Clin 1992 ; 10 : 167-76.
208. Oppenheimer SM. Neurogenic cardiac effects of cerebrovascular disease. Curr Opin Neurol 1994 ; 7 : 20-4.
209. Vingerhoets F, Bogousslavsky J, Regli F, Van Melle G. Atrial fibrillation after acute stroke. Stroke 1993 ; 24 : 26-30.
210. Adams HP, Jr., Brott TG, Crowell RM, et al. Guidelines for the management of patients with acute ischemic stroke. A statement for healthcare professionals from a special writing group of the Stroke Council, American Heart Association. Circulation 1994 ; 90 : 1588-601.
211. Adams HP, Jr., Brott TG, Furlan AJ, et al. Guidelines for thrombolytic therapy for acute stroke : a supplement to the guidelines for the management of patients with acute ischemic stroke. A statement for healthcare professionals from a Special Writing Group of the Stroke Council, American Heart Association. Circulation 1996 ; 94 : 1167-74.
212. Kang DW, Chalela JA, Dunn W, Warach S. MRI screening before standard tissue plasminogen activator therapy is feasible and safe. Stroke 2005 ; 36 : 1939-43.
213. Keir SL, Wardlaw JM. Systematic review of diffusion and perfusion imaging in acute ischemic stroke. Stroke 2000 ; 31 : 2723-31.
214. Mullins ME, Schaefer PW, Sorensen AG, et al. CT and conventional and diffusion-weighted MR imaging in acute stroke : study in 691 patients at presentation to the emergency department. Radiology 2002 ; 224 : 353-60.
215. Kloska SP, Nabavi DG, Gaus C, et al. Acute stroke assessment with CT : do we need multimodal evaluation? Radiology 2004 ; 233 : 79-86.
216. Wintermark M, Reichhart M, Thiran JP, et al. Prognostic accuracy of cerebral blood flow measurement by perfusion computed tomography, at the time of emergency room admission, in acute stroke patients. Ann Neurol 2002 ; 51 : 417-32.
217. Treib J, Grauer MT, Woessner R, Morgenthaler M. Treatment of stroke on an intensive stroke unit : a novel concept. Intensive Care Med 2000 ; 26 : 1598-611.
218. Kernan WN, Ovbiagele B, Black HR, et al. Guidelines for the prevention of stroke in patients with stroke and transient ischemic attack : a guideline for healthcare professionals from the American Heart Association/American Stroke Association. Stroke 2014 ; 45 : 2160-236.
219. Berrouschot J, Rossler A, Koster J, Schneider D. Mechanical ventilation in patients with hemispheric ischemic stroke. Crit Care Med 2000 ; 28 : 2956-61.
220. Milhaud D, Popp J, Thouvenot E, Heroum C, Bonafe A. Mechanical ventilation in ischemic stroke. J Stroke Cerebrovasc Dis 2004 ; 13 : 183-8.
221. Hacke W, Krieger D, Hirschberg M. General principles in the treatment of acute ischemic stroke. Cerebrovasc Dis 1991 ; 1 : 93-9.
222. Vemmos KN, Spengos K, Tsivgoulis G, et al. Factors influencing acute blood pressure values in stroke subtypes. J Hum Hypertens 2004 ; 18 : 253-9.
223. Castillo J, Leira R, Garcia MM, Serena J, Blanco M, Davalos A. Blood pressure decrease during the acute phase of ischemic stroke is associated with brain injury and poor stroke outcome. Stroke 2004 ; 35 : 520-6.
224. Ahmed N, Wahlgren N. High initial blood pressure after acute stroke : factors influencing and implication to outcome. Cerebrovasc Dis 2000 ; 10 : 93.
225. Phillips SJ. Pathophysiology and management of hypertension in acute ischemic stroke. Hypertension 1994 ; 23 : 131-6.
226. Johnston KC, Mayer SA. Blood pressure reduction in ischemic stroke : a two-edged sword? Neurology 2003 ; 61 : 1030-1.
227. Powers WJ. Acute hypertension after stroke : the scientific basis for treatment decisions. Neurology 1993 ; 43 : 461-7.

228. Goldstein LB. Blood pressure management in patients with acute ischemic stroke. Hypertension 2004；43：137-41.
229. Potter JF, Robinson TG, Ford GA, et al. Controlling hypertension and hypotension immediately post-stroke（CHHIPS）：a randomised, placebo-controlled, double-blind pilot trial. Lancet Neurol 2009；8：48-56.
230. Leonardi-Bee J, Bath PM, Phillips SJ, Sandercock PA. Blood pressure and clinical outcomes in the International Stroke Trial. Stroke 2002；33：1315-20.
231. Alvarez-Sabin J, Molina CA, Ribo M, et al. Impact of admission hyperglycemia on stroke outcome after thrombolysis：risk stratification in relation to time to reperfusion. Stroke 2004；35：2493-8.
232. Leigh R, Zaidat OO, Suri MF, et al. Predictors of hyperacute clinical worsening in ischemic stroke patients receiving thrombolytic therapy. Stroke 2004；35：1903-7.
233. Pittas AG, Siegel RD, Lau J. Insulin therapy for critically ill hospitalized patients：a meta-analysis of randomized controlled trials. Arch Intern Med 2004；164：2005-11.
234. Levetan CS. Effect of hyperglycemia on stroke outcomes. Endocr Pract 2004；10 Suppl 2：34-9.
235. Davenport RJ, Dennis MS, Wellwood I, Warlow CP. Complications after acute stroke. Stroke 1996；27：415-20.
236. Johnston KC, Li JY, Lyden PD, et al. Medical and neurological complications of ischemic stroke：experience from the RANTTAS trial. RANTTAS Investigators. Stroke 1998；29：447-53.
237. Prasad K, Krishnan PR. Fever is associated with doubling of odds of short-term mortality in ischemic stroke：an updated meta-analysis. Acta Neurol Scand 2010；122：404-8.
238. Jauch EC, Saver JL, Adams HP, Jr., et al. Guidelines for the early management of patients with acute ischemic stroke：a guideline for healthcare professionals from the American Heart Association/ American Stroke Association. Stroke 2013；44：870-947.
239. Schwarz S, Georgiadis D, Aschoff A, Schwab S. Effects of body position on intracranial pressure and cerebral perfusion in patients with large hemispheric stroke. Stroke 2002；33：497-501.
240. Durduran T, Zhou C, Edlow BL, et al. Transcranial optical monitoring of cerebrovascular hemodynamics in acute stroke patients. Opt Express 2009；17：3884-902.
241. Elizabeth J, Singarayar J, Ellul J, Barer D, Lye M. Arterial oxygen saturation and posture in acute stroke. Age Ageing 1993；22：269-72.
242. Tyson SF, Nightingale P. The effects of position on oxygen saturation in acute stroke：a systematic review. Clin Rehabil 2004；18：863-71.
243. Rowat AM, Wardlaw JM, Dennis MS, Warlow CP. Patient positioning influences oxygen saturation in the acute phase of stroke. Cerebrovasc Dis 2001；12：66-72.
244. Special report from the National Institute of Neurological Disorders and Stroke. Classification of cerebrovascular diseases III. Stroke 1990；21：637-76.
245. Kimura K, Kazui S, Minematsu K, Yamaguchi T. Hospital-based prospective registration of acute ischemic stroke and transient ischemic attack in Japan. J Stroke Cerebrovasc Dis 2004；13：1-11.
246. Tissue plasminogen activator for acute ischemic stroke. The National Institute of Neurological Disorders and Stroke rt-PA Stroke Study Group. N Engl J Med 1995；333：1581-7.
247. del Zoppo GJ, Higashida RT, Furlan AJ, Pessin MS, Rowley HA, Gent M. PROACT：a phase II randomized trial of recombinant pro-urokinase by direct arterial delivery in acute middle cerebral artery stroke. PROACT Investigators. Prolyse in Acute Cerebral Thromboembolism. Stroke 1998；29：4-11.
248. Yamaguchi T, Mori E, Minematsu K, et al. Alteplase at 0.6 mg/kg for acute ischemic stroke within 3 hours of onset：Japan Alteplase Clinical Trial（J-ACT）. Stroke 2006；37：1810-5.
249. Hacke W, Kaste M, Bluhmki E, et al. Thrombolysis with alteplase 3 to 4.5 hours after acute ischemic stroke. N Engl J Med 2008；359：1317-29.
250. Ahmed N, Wahlgren N, Grond M, et al. Implementation and outcome of thrombolysis with alteplase 3-4.5 h after an acute stroke：an updated analysis from SITS-ISTR. Lancet Neurol 2010；9：866-74.
251. Collaborative meta-analysis of randomised trials of antiplatelet therapy for prevention of death, myocardial infarction, and stroke in high risk patients. BMJ 2002；324：71-86.
252. 日本脳卒中合同ガイドライン委員会. 脳卒中治療ガイドライン2015. 2015. Available at http://www.jsts.gr.jp/jss08.html
253. Connolly SJ, Ezekowitz MD, Yusuf S, et al. Dabigatran versus warfarin in patients with atrial fibrillation. N Engl J Med 2009；361：1139-51.
254. Patel MR, Mahaffey KW, Garg J, et al. Rivaroxaban versus warfarin in nonvalvular atrial fibrillation. N Engl J Med 2011；365：883-91.
255. Granger CB, Alexander JH, McMurray JJ, et al. Apixaban versus warfarin in patients with atrial fibrillation. N Engl J Med 2011；365：981-92.
256. Giugliano RP, Ruff CT, Braunwald E, et al. Edoxaban versus warfarin in patients with atrial fibrillation. N Engl J Med 2013；369：2093-104.
257. Meyer FB, Sundt TM, Jr., Piepgras DG, Sandok BA, Forbes G. Emergency carotid endarterectomy for patients with acute carotid occlusion and profound neurological deficits. Ann Surg 1986；203：82-9.
258. Walters BB, Ojemann RG, Heros RC. Emergency carotid endarterectomy. J Neurosurg 1987；66：817-23.
259. Aleksic M, Rueger MA, Lehnhardt FG, et al. Primary stroke unit treatment followed by very early carotid endarterectomy for carotid artery stenosis after acute stroke. Cerebrovasc Dis 2006；22：276-81.
260. Yoshimoto Y, Kwak S. Superficial temporal artery–middle cerebral artery anastomosis for acute cerebral ischemia：the effect of small augmentation of blood flow. Acta Neurochir（Wien）1995；137：128-37, discussion 37.
261. Nussbaum ES, Janjua TM, Defillo A, Lowary JL, Nussbaum LA. Emergency extracranial-intracranial bypass surgery for acute ischemic stroke. J Neurosurg 2010；112：666-73.
262. Horiuchi T, Nitta J, Ishizaka S, Kanaya K, Yanagawa T, Hongo K. Emergency EC-IC bypass for symptomatic atherosclerotic ischemic stroke. Neurosurg Rev 2013；36：559-64；discussion 64-5.
263. Juttler E, Schwab S, Schmiedek P, et al. Decompressive Surgery for the Treatment of Malignant Infarction of the Middle Cerebral Artery（DESTINY）：a randomized, controlled trial. Stroke 2007；38：2518-25.
264. Hofmeijer J, Amelink GJ, Algra A, et al. Hemicraniectomy after middle cerebral artery infarction with life-threatening Edema trial（HAMLET）. Protocol for a randomised controlled trial of decompressive surgery in space-occupying hemispheric infarction. Trials 2006；7：29.
265. Vahedi K, Hofmeijer J, Juettler E, et al. Early decompressive surgery in malignant infarction of the middle cerebral artery：a pooled analysis of three randomised controlled trials. Lancet Neurol 2007；6：215-22.
266. Juttler E, Unterberg A, Woitzik J, et al. Hemicraniectomy in older patients with extensive middle-cerebral-artery stroke. N Engl J Med 2014；370：1091-100.
267. Omay SB, Carrion-Grant GM, Kuzmik GA, et al. Decompressive hemicraniectomy for ischemic stroke in the pediatric population. Neurosurg Rev 2013；36：21-4；discussion 4-5.
268. Shah S, Murthy SB, Whitehead WE, Jea A, Nassif LM. Decompressive hemicraniectomy in pediatric patients with malignant middle cerebral artery infarction：case series and review of the literature. World Neurosurg 2013；80：126-33.
269. Rieke K, Krieger D, Adams H, Aschoff A, Meyding-Lamade U, Hacke W. Therapeutic strategies space-occupying cerebellar infarction based on clinical, neuroradiological and neurophysiological data. Cerebrovasc Dis 1993；3：45-55.
270. Jauss M, Krieger D, Hornig C, Schramm J, Busse O. Surgical and

medical management of patients with massive cerebellar infarctions : results of the German-Austrian Cerebellar Infarction Study. J Neurol 1999 ; 246 : 257-64.
271. Hornig CR, Rust DS, Busse O, Jauss M, Laun A. Space-occupying cerebellar infarction. Clinical course and prognosis. Stroke 1994 ; 25 : 372-4.
272. Neugebauer H, Witsch J, Zweckberger K, Juttler E. Space-occupying cerebellar infarction : complications, treatment, and outcome. Neurosurg Focus 2013 ; 34 : E8.
273. Juttler E, Schweickert S, Ringleb PA, Huttner HB, Kohrmann M, Aschoff A. Long-term outcome after surgical treatment for space-occupying cerebellar infarction : experience in 56 patients. Stroke 2009 ; 40 : 3060-6.
274. Furlan A, Higashida R, Wechsler L, et al. Intra-arterial prourokinase for acute ischemic stroke. The PROACT II study : a randomized controlled trial. Prolyse in Acute Cerebral Thromboembolism. JAMA 1999 ; 282 : 2003-11.
275. Ogawa A, Mori E, Minematsu K, et al. Randomized trial of intraarterial infusion of urokinase within 6 hours of middle cerebral artery stroke : the middle cerebral artery embolism local fibrinolytic intervention trial (MELT) Japan. Stroke 2007 ; 38 : 2633-9.
276. Smith WS, Sung G, Starkman S, et al. Safety and efficacy of mechanical embolectomy in acute ischemic stroke : results of the MERCI trial. Stroke 2005 ; 36 : 1432-8.
277. Smith WS, Sung G, Saver J, et al. Mechanical thrombectomy for acute ischemic stroke : final results of the Multi MERCI trial. Stroke 2008 ; 39 : 1205-12.
278. The penumbra pivotal stroke trial : safety and effectiveness of a new generation of mechanical devices for clot removal in intracranial large vessel occlusive disease. Stroke 2009 ; 40 : 2761-8.
279. Tarr R, Hsu D, Kulcsar Z, et al. The POST trial : initial post-market experience of the Penumbra system : revascularization of large vessel occlusion in acute ischemic stroke in the United States and Europe. Journal of neurointerventional surgery 2010 ; 2 : 341-4.
280. Saver JL, Jahan R, Levy EI, et al. Solitaire flow restoration device versus the Merci Retriever in patients with acute ischaemic stroke (SWIFT) : a randomised, parallel-group, non-inferiority trial. Lancet 2012 ; 380 : 1241-9.
281. Broderick JP, Palesch YY, Demchuk AM, et al. Endovascular therapy after intravenous t-PA versus t-PA alone for stroke. N Engl J Med 2013 ; 368 : 893-903.
282. Kidwell CS, Jahan R, Gornbein J, et al. A trial of imaging selection and endovascular treatment for ischemic stroke. N Engl J Med 2013 ; 368 : 914-23.
283. Ciccone A, Valvassori L, Nichelatti M, et al. Endovascular treatment for acute ischemic stroke. N Engl J Med 2013 ; 368 : 904-13.
284. Berkhemer OA, Fransen PS, Beumer D, et al. A randomized trial of intraarterial treatment for acute ischemic stroke. N Engl J Med 2015 ; 372 : 11-20.
285. Campbell BC, Mitchell PJ, Kleinig TJ, et al. Endovascular therapy for ischemic stroke with perfusion-imaging selection. N Engl J Med 2015 ; 372 : 1009-18.
286. Goyal M, Demchuk AM, Menon BK, et al. Randomized assessment of rapid endovascular treatment of ischemic stroke. N Engl J Med 2015 ; 372 : 1019-30.
287. Saver JL, Goyal M, Bonafe A, et al. Stent-retriever thrombectomy after intravenous t-PA vs. t-PA alone in stroke. N Engl J Med 2015 ; 372 : 2285-95.
288. Jovin TG, Chamorro A, Cobo E, et al. Thrombectomy within 8 hours after symptom onset in ischemic stroke. N Engl J Med 2015 ; 372 : 2296-306.
289. Derdeyn CP, Chimowitz MI, Lynn MJ, et al. Aggressive medical treatment with or without stenting in high-risk patients with intracranial artery stenosis (SAMMPRIS) : the final results of a randomised trial. Lancet 2014 ; 383 : 333-41.
290. Yadav JS, Wholey MH, Kuntz RE, et al. Protected carotid-artery stenting versus endarterectomy in high-risk patients. N Engl J Med 2004 ; 351 : 1493-501.
291. Brott TG, Hobson RW, 2nd, Howard G, et al. Stenting versus endarterectomy for treatment of carotid-artery stenosis. N Engl J Med 2010 ; 363 : 11-23.
292. Mocco J, Tawk RG, Jahromi BS, et al. Endovascular intervention for acute thromboembolic stroke in young patients : an ideal population for aggressive intervention? J Neurosurg 2009 ; 110 : 30-4.
293. Wu CM, McLaughlin K, Lorenzetti DL, Hill MD, Manns BJ, Ghali WA. Early risk of stroke after transient ischemic attack : a systematic review and meta-analysis. Arch Intern Med 2007 ; 167 : 2417-22.
294. Rothwell PM, Giles MF, Chandratheva A, et al. Effect of urgent treatment of transient ischaemic attack and minor stroke on early recurrent stroke (EXPRESS study) : a prospective population-based sequential comparison. Lancet 2007 ; 370 : 1432-42.
295. Lavallee PC, Meseguer E, Abboud H, et al. A transient ischaemic attack clinic with round-the-clock access (SOS-TIA) : feasibility and effects. Lancet Neurol 2007 ; 6 : 953-60.
296. Johnston SC, Rothwell PM, Nguyen-Huynh MN, et al. Validation and refinement of scores to predict very early stroke risk after transient ischaemic attack. Lancet 2007 ; 369 : 283-92.
297. Collaborative overview of randomised trials of antiplatelet therapy–I : Prevention of death, myocardial infarction, and stroke by prolonged antiplatelet therapy in various categories of patients. Antiplatelet Trialists' Collaboration. BMJ 1994 ; 308 : 81-106.
298. Hylek EM, Skates SJ, Sheehan MA, Singer DE. An analysis of the lowest effective intensity of prophylactic anticoagulation for patients with nonrheumatic atrial fibrillation. N Engl J Med 1996 ; 335 : 540-6.
299. Yasaka M, Minematsu K, Yamaguchi T. Optimal intensity of international normalized ratio in warfarin therapy for secondary prevention of stroke in patients with non-valvular atrial fibrillation. Intern Med 2001 ; 40 : 1183-8.
300. Diener HC, Connolly SJ, Ezekowitz MD, et al. Dabigatran compared with warfarin in patients with atrial fibrillation and previous transient ischaemic attack or stroke : a subgroup analysis of the RE-LY trial. Lancet Neurol 2010 ; 9 : 1157-63.
301. Paul NL, Simoni M, Rothwell PM. Transient isolated brainstem symptoms preceding posterior circulation stroke : a population-based study. Lancet Neurol 2013 ; 12 : 65-71.
302. Bos MJ, van Rijn MJ, Witteman JC, Hofman A, Koudstaal PJ, Breteler MM. Incidence and prognosis of transient neurological attacks. JAMA 2007 ; 298 : 2877-85.
303. Hoshino T, Nagao T, Mizuno S, Shimizu S, Uchiyama S. Transient neurological attack before vertebrobasilar stroke. J Neurol Sci 2013 ; 325 : 39-42.
304. Anderson CS, Huang Y, Wang JG, et al. Intensive blood pressure reduction in acute cerebral haemorrhage trial (INTERACT) : a randomised pilot trial. Lancet Neurol 2008 ; 7 : 391-9.
305. Anderson CS, Heeley E, Huang Y, et al. Rapid blood-pressure lowering in patients with acute intracerebral hemorrhage. N Engl J Med 2013 ; 368 : 2355-65.
306. Qureshi AI, Palesch YY, Martin R, et al. Effect of systolic blood pressure reduction on hematoma expansion, perihematomal edema, and 3-month outcome among patients with intracerebral hemorrhage : results from the antihypertensive treatment of acute cerebral hemorrhage study. Arch Neurol 2010 ; 67 : 570-6.
307. Koga M, Toyoda K, Yamagami H, et al. Systolic blood pressure lowering to 160 mmHg or less using nicardipine in acute intracerebral hemorrhage : a prospective, multicenter, observational study (the Stroke Acute Management with Urgent Risk-factor Assessment and Improvement-Intracerebral Hemorrhage study). J Hypertens 2012 ; 30 : 2357-64.
308. Sakamoto Y, Koga M, Yamagami H, et al. Systolic blood pressure after intravenous antihypertensive treatment and clinical outcomes in hyperacute intracerebral hemorrhage : the stroke acute

management with urgent risk-factor assessment and improvement-intracerebral hemorrhage study. Stroke 2013 ; 44 : 1846-51.
309. Toyoda K, Yasaka M, Nagata K, et al. Antithrombotic therapy influences location, enlargement, and mortality from intracerebral hemorrhage. The Bleeding with Antithrombotic Therapy(BAT) Retrospective Study. Cerebrovasc Dis 2009 ; 27 : 151-9.
310. Yasaka M, Sakata T, Minematsu K, Naritomi H. Correction of INR by prothrombin complex concentrate and vitamin K in patients with warfarin related hemorrhagic complication. Thromb Res 2002 ; 108 : 25-30.
311. Dennis M, Sandercock PA, Reid J, et al. Effectiveness of thigh-length graduated compression stockings to reduce the risk of deep vein thrombosis after stroke(CLOTS trial 1): a multicentre, randomised controlled trial. Lancet 2009 ; 373 : 1958-65.
312. Lacut K, Bressollette L, Le Gal G, et al. Prevention of venous thrombosis in patients with acute intracerebral hemorrhage. Neurology 2005 ; 65 : 865-9.
313. Dennis M, Sandercock P, Reid J, Graham C, Forbes J, Murray G. Effectiveness of intermittent pneumatic compression in reduction of risk of deep vein thrombosis in patients who have had a stroke(CLOTS 3): a multicentre randomised controlled trial. Lancet 2013 ; 382 : 516-24.
314. Mendelow AD, Gregson BA, Fernandes HM, et al. Early surgery versus initial conservative treatment in patients with spontaneous supratentorial intracerebral haematomas in the International Surgical Trial in Intracerebral Haemorrhage(STICH): a randomised trial. Lancet 2005 ; 365 : 387-97.
315. Mendelow AD, Gregson BA, Rowan EN, Murray GD, Gholkar A, Mitchell PM. Early surgery versus initial conservative treatment in patients with spontaneous supratentorial lobar intracerebral haematomas(STICH II): a randomised trial. Lancet 2013 ; 382 : 397-408.
316. Gregson BA, Broderick JP, Auer LM, et al. Individual patient data subgroup meta-analysis of surgery for spontaneous supratentorial intracerebral hemorrhage. Stroke 2012 ; 43 : 1496-504.
317. Mould WA, Carhuapoma JR, Muschelli J, et al. Minimally invasive surgery plus recombinant tissue-type plasminogen activator for intracerebral hemorrhage evacuation decreases perihematomal edema. Stroke 2013 ; 44 : 627-34.
318. Tamaki T, Kitamura T, Node Y, Teramoto A. Paramedian suboccipital mini-craniotomy for evacuation of spontaneous cerebellar hemorrhage. Neurol Med Chir(Tokyo) 2004 ; 44 : 578-82.
319. Morioka J, Fujii M, Kato S, et al. Surgery for spontaneous intracerebral hemorrhage has greater remedial value than conservative therapy. Surg Neurol 2006 ; 65 : 67-72 ; discussion -3.
320. Kanno T, Sano H, Shinomiya Y, et al. Role of surgery in hypertensive intracerebral hematoma. A comparative study of 305 nonsurgical and 154 surgical cases. J Neurosurg 1984 ; 61 : 1091-9.
321. Morgenstern LB, Demchuk AM, Kim DH, Frankowski RF, Grotta JC. Rebleeding leads to poor outcome in ultra-early craniotomy for intracerebral hemorrhage. Neurology 2001 ; 56 : 1294-9.
322. Wang YF, Wu JS, Mao Y, Chen XC, Zhou LF, Zhang Y. The optimal time-window for surgical treatment of spontaneous intracerebral hemorrhage : result of prospective randomized controlled trial of 500 cases. Acta Neurochir Suppl 2008 ; 105 : 141-5.
323. Bhattathiri PS, Gregson B, Prasad KS, Mendelow AD. Intraventricular hemorrhage and hydrocephalus after spontaneous intracerebral hemorrhage : results from the STICH trial. Acta Neurochir Suppl 2006 ; 96 : 65-8.
324. Wang WZ, Jiang B, Liu HM, et al. Minimally invasive craniopuncture therapy vs. conservative treatment for spontaneous intracerebral hemorrhage : results from a randomized clinical trial in China. Int J Stroke 2009 ; 4 : 11-6.
325. Morgan T, Zuccarello M, Narayan R, Keyl P, Lane K, Hanley D. Preliminary findings of the minimally-invasive surgery plus rtPA for intracerebral hemorrhage evacuation(MISTIE)clinical trial. Acta Neurochir Suppl 2008 ; 105 : 147-51.

326. Nishihara T, Morita A, Teraoka A, Kirino T. Endoscopy-guided removal of spontaneous intracerebral hemorrhage : comparison with computer tomography-guided stereotactic evacuation. Childs Nerv Syst 2007 ; 23 : 677-83.
327. Morita A, Kirino T, Hashi K, et al. The natural course of unruptured cerebral aneurysms in a Japanese cohort. N Engl J Med 2012 ; 366 : 2474-82.
328. Aoyagi N, Hayakawa I. Study on early re-rupture of intracranial aneurysms. Acta Neurochir(Wien) 1996 ; 138 : 12-8.
329. Fujii Y, Takeuchi S, Sasaki O, Minakawa T, Koike T, Tanaka R. Ultra-early rebleeding in spontaneous subarachnoid hemorrhage. J Neurosurg 1996 ; 84 : 35-42.
330. Komiyama M, Tamura K, Nagata Y, Fu Y, Yagura H, Yasui T. Aneurysmal rupture during angiography. Neurosurgery 1993 ; 33 : 798-803.
331. Saitoh H, Hayakawa K, Nishimura K, et al. Rerupture of cerebral aneurysms during angiography. AJNR Am J Neuroradiol 1995 ; 16 : 539-42.
332. Findlay JM. Current management of aneurysmal subarachnoid hemorrhage guidelines from the Canadian Neurosurgical Society. Can J Neurol Sci 1997 ; 24 : 161-70.
333. 佐藤光夫, 遠藤雄司, 佐藤正憲, 他. Brain Attack 最前線 急性期管理 破裂脳動脈瘤急性期の術前管理　3D-CTA による診断と徹底的な降圧. The Mt Fuji Workshop on CVD 2000 ; 18 : 196-8.
334. de Gans K, Nieuwkamp DJ, Rinkel GJ, Algra A. Timing of aneurysm surgery in subarachnoid hemorrhage : a systematic review of the literature. Neurosurgery 2002 ; 50 : 336-40 ; discussion 40-2.
335. Molyneux AJ, Kerr RS, Yu LM, et al. International subarachnoid aneurysm trial(ISAT) of neurosurgical clipping versus endovascular coiling in 2143 patients with ruptured intracranial aneurysms : a randomised comparison of effects on survival, dependency, seizures, rebleeding, subgroups, and aneurysm occlusion. Lancet 2005 ; 366 : 809-17.
336. Molyneux AJ, Kerr RS, Birks J, et al. Risk of recurrent subarachnoid haemorrhage, death, or dependence and standardised mortality ratios after clipping or coiling of an intracranial aneurysm in the International Subarachnoid Aneurysm Trial(ISAT): long-term follow-up. Lancet Neurol 2009 ; 8 : 427-33.
337. Ryttlefors M, Enblad P, Kerr RS, Molyneux AJ. International subarachnoid aneurysm trial of neurosurgical clipping versus endovascular coiling : subgroup analysis of 278 elderly patients. Stroke 2008 ; 39 : 2720-6.
338. Campi A, Ramzi N, Molyneux AJ, et al. Retreatment of ruptured cerebral aneurysms in patients randomized by coiling or clipping in the International Subarachnoid Aneurysm Trial(ISAT). Stroke 2007 ; 38 : 1538-44.
339. Scott RB, Eccles F, Molyneux AJ, Kerr RS, Rothwell PM, Carpenter K. Improved cognitive outcomes with endovascular coiling of ruptured intracranial aneurysms : neuropsychological outcomes from the International Subarachnoid Aneurysm Trial(ISAT). Stroke 2010 ; 41 : 1743-7.
340. Fargen KM, Hoh BL, Welch BG, et al. Long-term results of enterprise stent-assisted coiling of cerebral aneurysms. Neurosurgery 2012 ; 71 : 239-44 ; discussion 44.
341. Cruz JP, O'Kelly C, Kelly M, et al. Pipeline embolization device in aneurysmal subarachnoid hemorrhage. AJNR Am J Neuroradiol 2013 ; 34 : 271-6.
342. Kruyt ND, Biessels GJ, de Haan RJ, et al. Hyperglycemia and clinical outcome in aneurysmal subarachnoid hemorrhage : a meta-analysis. Stroke 2009 ; 40 : e424-30.
343. Bilotta F, Spinelli A, Giovannini F, Doronzio A, Delfini R, Rosa G. The effect of intensive insulin therapy on infection rate, vasospasm, neurologic outcome, and mortality in neurointensive care unit after intracranial aneurysm clipping in patients with acute subarachnoid hemorrhage : a randomized prospective pilot trial. J Neurosurg Anesthesiol 2007 ; 19 : 156-60.
344. van der Bilt IA, Hasan D, Vandertop WP, et al. Impact of cardiac

complications on outcome after aneurysmal subarachnoid hemorrhage : a meta-analysis. Neurology 2009 ; 72 : 635-42.
345. Dankbaar JW, Slooter AJ, Rinkel GJ, Schaaf IC. Effect of different components of triple-H therapy on cerebral perfusion in patients with aneurysmal subarachnoid haemorrhage : a systematic review. Crit Care 2010 ; 14 : R23.
346. Tagami T, Kuwamoto K, Watanabe A, et al. Effect of triple-h prophylaxis on global end-diastolic volume and clinical outcomes in patients with aneurysmal subarachnoid hemorrhage. Neurocrit Care 2014 ; 21 : 462-9.
347. Suarez JI, Martin RH, Calvillo E, et al. The Albumin in Subarachnoid Hemorrhage (ALISAH) multicenter pilot clinical trial : safety and neurologic outcomes. Stroke 2012 ; 43 : 683-90.
348. Kirkpatrick PJ, Turner CL, Smith C, Hutchinson PJ, Murray GD. Simvastatin in aneurysmal subarachnoid haemorrhage (STASH) : a multicentre randomised phase 3 trial. Lancet Neurol 2014 ; 13 : 666-75.
349. Dorhout Mees SM, Algra A, Vandertop WP, et al. Magnesium for aneurysmal subarachnoid haemorrhage (MASH-2) : a randomised placebo-controlled trial. Lancet 2012 ; 380 : 44-9.
350. Odom MJ, Zuckerman SL, Mocco J. The role of magnesium in the management of cerebral vasospasm. Neurol Res Int 2013 ; 2013 : 943914.
351. Tam AK, Ilodigwe D, Mocco J, et al. Impact of systemic inflammatory response syndrome on vasospasm, cerebral infarction, and outcome after subarachnoid hemorrhage : exploratory analysis of CONSCIOUS-1 database. Neurocrit Care 2010 ; 13 : 182-9.
352. Macdonald RL, Higashida RT, Keller E, et al. Clazosentan, an endothelin receptor antagonist, in patients with aneurysmal subarachnoid haemorrhage undergoing surgical clipping : a randomised, double-blind, placebo-controlled phase 3 trial (CONSCIOUS-2). Lancet Neurol 2011 ; 10 : 618-25.
353. Macdonald RL, Higashida RT, Keller E, et al. Randomized trial of clazosentan in patients with aneurysmal subarachnoid hemorrhage undergoing endovascular coiling. Stroke 2012 ; 43 : 1463-9.
354. Allen GS, Ahn HS, Preziosi TJ, et al. Cerebral arterial spasm–a controlled trial of nimodipine in patients with subarachnoid hemorrhage. N Engl J Med 1983 ; 308 : 619-24.
355. Dorhout Mees SM, Rinkel GJ, Feigin VL, et al. Calcium antagonists for aneurysmal subarachnoid haemorrhage. Cochrane Database Syst Rev 2007 : CD000277.
356. 高木誠. 脳動脈解離 (Cerebral artery dissection) の診断と治療の手引き. 若年者脳卒中診療の手引き. 循環器病研究委託費 12 指-2 若年世代の脳卒中の診断, 治療, 予防戦略に関する全国多施設共同研究. 大阪 : 国立循環器病センター内科脳血管部門 ; 2003 ; 85-90.
357. 松岡秀樹. 治療の現状と指針 I. 内科的治療 本邦の実態(後ろ向き登録研究などから). 脳動脈解離診療の手引き 循環器病研究委託費 18 公-5 (SCADS-Japan) 脳血管解離の病態と治療法の開発 (主任研究者 峰松一夫). 大阪 : 国立循環器病センター内科脳血管部門 ; 2007 ; 36-42.
358. Biller J, Sacco RL, Albuquerque FC, et al. Cervical arterial dissections and association with cervical manipulative therapy : a statement for healthcare professionals from the american heart association/american stroke association. Stroke 2014 ; 45 : 3155-74.
359. Flis CM, Jager HR, Sidhu PS. Carotid and vertebral artery dissections : clinical aspects, imaging features and endovascular treatment. Eur Radiol 2007 ; 17 : 820-34.
360. Tsukahara T, Minematsu K. Overview of spontaneous cervicocephalic arterial dissection in Japan. Acta Neurochir Suppl 2010 ; 107 : 35-40.
361. Debette S, Grond-Ginsbach C, Bodenant M, et al. Differential features of carotid and vertebral artery dissections : the CADISP study. Neurology 2011 ; 77 : 1174-81.
362. Engelter ST, Dallongeville J, Kloss M, et al. Thrombolysis in cervical artery dissection–data from the Cervical Artery Dissection and Ischaemic Stroke Patients (CADISP) database. Eur J Neurol 2012 ; 19 : 1199-206.
363. Lyrer P, Engelter S. Antithrombotic drugs for carotid artery dissection. Cochrane Database Syst Rev 2003 : CD000255.
364. Schievink WI. Spontaneous dissection of the carotid and vertebral arteries. N Engl J Med 2001 ; 344 : 898-906.
365. Norris JW. Extracranial arterial dissection : anticoagulation is the treatment of choice : for. Stroke 2005 ; 36 : 2041-2.
366. Bassi P, Lattuada P, Gomitoni A. Cervical cerebral artery dissection : a multicenter prospective study (preliminary report). Neurol Sci 2003 ; 24 Suppl 1 : S4-7.
367. Menon R, Kerry S, Norris JW, Markus HS. Treatment of cervical artery dissection : a systematic review and meta-analysis. J Neurol Neurosurg Psychiatry 2008 ; 79 : 1122-7.
368. Dreier JP, Lurtzing F, Kappmeier M, et al. Delayed occlusion after internal carotid artery dissection under heparin. Cerebrovasc Dis 2004 ; 18 : 296-303.
369. Kennedy F, Lanfranconi S, Hicks C, et al. Antiplatelets vs anticoagulation for dissection : CADISS nonrandomized arm and meta-analysis. Neurology 2012 ; 79 : 686-9.
370. Donas KP, Mayer D, Guber I, Baumgartner R, Genoni M, Lachat M. Endovascular repair of extracranial carotid artery dissection : current status and level of evidence. J Vasc Interv Radiol 2008 ; 19 : 1693-8.
371. Meling TR, Sorteberg A, Bakke SJ, Slettebo H, Hernesniemi J, Sorteberg W. Blood blister-like aneurysms of the internal carotid artery trunk causing subarachnoid hemorrhage : treatment and outcome. J Neurosurg 2008 ; 108 : 662-71.
372. Sim SY, Shin YS, Cho KG, et al. Blood blister-like aneurysms at nonbranching sites of the internal carotid artery. J Neurosurg 2006 ; 105 : 400-5.
373. Fiorella D, Albuquerque FC, Deshmukh VR, et al. Endovascular reconstruction with the Neuroform stent as monotherapy for the treatment of uncoilable intradural pseudoaneurysms. Neurosurgery 2006 ; 59 : 291-300 ; discussion 291-300.
374. Anxionnat R, de Melo Neto JF, Bracard S, et al. Treatment of hemorrhagic intracranial dissections. Neurosurgery 2003 ; 53 : 289-300 ; discussion 300-1.
375. Rabinov JD, Hellinger FR, Morris PP, Ogilvy CS, Putman CM. Endovascular management of vertebrobasilar dissecting aneurysms. AJNR Am J Neuroradiol 2003 ; 24 : 1421-8.
376. Ahn JY, Han IB, Kim TG, et al. Endovascular treatment of intracranial vertebral artery dissections with stent placement or stent-assisted coiling. AJNR Am J Neuroradiol 2006 ; 27 : 1514-20.
377. He M, Zhang H, Lei D, et al. Application of covered stent grafts for intracranial vertebral artery dissecting aneurysms. J Neurosurg 2009 ; 110 : 418-26.
378. Georgiadis D, Caso V, Baumgartner RW. Acute therapy and prevention of stroke in spontaneous carotid dissection. Clin Exp Hypertens 2006 ; 28 : 365-70.
379. Chen M, Caplan L. Intracranial dissections. Front Neurol Neurosci 2005 ; 20 : 160-73.
380. Engelter ST, Brandt T, Debette S, et al. Antiplatelets versus anticoagulation in cervical artery dissection. Stroke 2007 ; 38 : 2605-11.
381. 内藤功, 高玉真, 宮本直子, 嶋口英俊, 岩井丈幸.【非出血性解離性脳動脈瘤の治療方針】非出血性解離性椎骨動脈瘤の治療指針. 脳卒中の外科 2005 ; 33 : 406-13.
382. Nakagawa K, Touho H, Morisako T, et al. Long-term follow-up study of unruptured vertebral artery dissection : clinical outcomes and serial angiographic findings. J Neurosurg 2000 ; 93 : 19-25.
383. Ono H, Nakatomi H, Tsutsumi K, et al. Symptomatic recurrence of intracranial arterial dissections : follow-up study of 143 consecutive cases and pathological investigation. Stroke 2013 ; 44 : 126-31.
384. Yamaura A, Watanabe Y, Saeki N. Dissecting aneurysms of the intracranial vertebral artery. J Neurosurg 1990 ; 72 : 183-8.
385. Czabanka M, Ali M, Schmiedek P, Vajkoczy P, Lawton MT. Vertebral artery-posterior inferior cerebellar artery bypass using a radial artery graft for hemorrhagic dissecting vertebral artery aneurysms : surgical technique and report of 2 cases. J Neurosurg

2011 ; 114 : 1074-9.

386. Shin YS, Kim BM, Kim SH, et al. Endovascular treatment of bilateral intracranial vertebral artery dissecting aneurysms presenting with subarachnoid hemorrhage. Neurosurgery 2012 ; 70 : 75-81 ; discussion

387. Wakhloo AK, Mandell J, Gounis MJ, et al. Stent-assisted reconstructive endovascular repair of cranial fusiform atherosclerotic and dissecting aneurysms : long-term clinical and angiographic follow-up. Stroke 2008 ; 39 : 3288-96.

388. Narata AP, Yilmaz H, Schaller K, Lovblad KO, Pereira VM. Flow-diverting stent for ruptured intracranial dissecting aneurysm of vertebral artery. Neurosurgery 2012 ; 70 : 982-8 ; discussion 8-9.

389. Abe M, Tabuchi K, Yokoyama H, Uchino A. Blood blisterlike aneurysms of the internal carotid artery. J Neurosurg 1998 ; 89 : 419-24.

390. Park JH, Park IS, Han DH, et al. Endovascular treatment of blood blister-like aneurysms of the internal carotid artery. J Neurosurg 2007 ; 106 : 812-9.

391. Meckel S, Singh TP, Undren P, et al. Endovascular treatment using predominantly stent-assisted coil embolization and antiplatelet and anticoagulation management of ruptured blood blister-like aneurysms. AJNR Am J Neuroradiol 2011 ; 32 : 764-71.

392. Martin AR, Cruz JP, Matouk CC, Spears J, Marotta TR. The pipeline flow-diverting stent for exclusion of ruptured intracranial aneurysms with difficult morphologies. Neurosurgery 2012 ; 70 : 21-8 ; discussion 8.

393. Nagahiro S, Takada A, Goto S, Kai Y, Ushio Y. Thrombosed growing giant aneurysms of the vertebral artery : growth mechanism and management. J Neurosurg 1995 ; 82 : 796-801.

394. Lubicz B, Leclerc X, Gauvrit JY, Lejeune JP, Pruvo JP. Giant vertebrobasilar aneurysms : endovascular treatment and long-term follow-up. Neurosurgery 2004 ; 55 : 316-23 ; discussion 23-6.

395. Iihara K, Murao K, Yamada N, et al. Growth potential and response to multimodality treatment of partially thrombosed large or giant aneurysms in the posterior circulation. Neurosurgery 2008 ; 63 : 832-42 ; discussion 42-4.

396. van Oel LI, van Rooij WJ, Sluzewski M, Beute GN, Lohle PN, Peluso JP. Reconstructive endovascular treatment of fusiform and dissecting basilar trunk aneurysms with flow diverters, stents, and coils. AJNR Am J Neuroradiol 2013 ; 34 : 589-95.

397. Fischer S, Vajda Z, Aguilar Perez M, et al. Pipeline embolization device(PED) for neurovascular reconstruction : initial experience in the treatment of 101 intracranial aneurysms and dissections. Neuroradiology 2012 ; 54 : 369-82.

398. Hagan PG, Nienaber CA, Isselbacher EM, et al. The International Registry of Acute Aortic Dissection(IRAD) : new insights into an old disease. JAMA 2000 ; 283 : 897-903.

399. Cambria RP, Brewster DC, Gertler J, et al. Vascular complications associated with spontaneous aortic dissection. J Vasc Surg 1988 ; 7 : 199-209.

400. DeBakey ME, McCollum CH, Crawford ES, et al. Dissection and dissecting aneurysms of the aorta : twenty-year follow-up of five hundred twenty-seven patients treated surgically. Surgery 1982 ; 92 : 1118-34.

401. Fessler AJ, Alberts MJ. Stroke treatment with tissue plasminogen activator in the setting of aortic dissection. Neurology 2000 ; 54 : 1010.

402. Shimony A, Filion KB, Mottillo S, Dourian T, Eisenberg MJ. Meta-analysis of usefulness of d-dimer to diagnose acute aortic dissection. Am J Cardiol 2011 ; 107 : 1227-34.

403. Suzuki T, Distante A, Zizza A, et al. Diagnosis of acute aortic dissection by D-dimer : the International Registry of Acute Aortic Dissection Substudy on Biomarkers(IRAD-Bio) experience. Circulation 2009 ; 119 : 2702-7.

404. Wright V, Horvath R, Baird AE. Aortic dissection presenting as acute ischemic stroke. Neurology 2003 ; 61 : 581-2.

405. Flemming KD, Brown RD, Jr. Acute cerebral infarction caused by aortic dissection : caution in the thrombolytic era. Stroke 1999 ; 30 : 477-8.

406. Ferro JM, Canhao P, Stam J, Bousser MG, Barinagarrementeria F. Prognosis of cerebral vein and dural sinus thrombosis : results of the International Study on Cerebral Vein and Dural Sinus Thrombosis(ISCVT). Stroke 2004 ; 35 : 664-70.

407. Dentali F, Crowther M, Ageno W. Thrombophilic abnormalities, oral contraceptives, and risk of cerebral vein thrombosis : a meta-analysis. Blood 2006 ; 107 : 2766-73.

408. Saposnik G, Barinagarrementeria F, Brown RD, Jr., et al. Diagnosis and management of cerebral venous thrombosis : a statement for healthcare professionals from the American Heart Association/American Stroke Association. Stroke 2011 ; 42 : 1158-92.

409. Wasay M, Bakshi R, Bobustuc G, et al. Cerebral venous thrombosis : analysis of a multicenter cohort from the United States. J Stroke Cerebrovasc Dis 2008 ; 17 : 49-54.

410. Ferro JM, Correia M, Rosas MJ, Pinto AN, Neves G. Seizures in cerebral vein and dural sinus thrombosis. Cerebrovasc Dis 2003 ; 15 : 78-83.

411. Kosinski CM, Mull M, Schwarz M, et al. Do normal D-dimer levels reliably exclude cerebral sinus thrombosis? Stroke 2004 ; 35 : 2820-5.

412. Crassard I, Soria C, Tzourio C, et al. A negative D-dimer assay does not rule out cerebral venous thrombosis : a series of seventy-three patients. Stroke 2005 ; 36 : 1716-9.

413. Ameri A, Bousser MG. Cerebral venous thrombosis. Neurol Clin 1992 ; 10 : 87-111.

414. Casey SO, Alberico RA, Patel M, et al. Cerebral CT venography. Radiology 1996 ; 198 : 163-70.

415. Bousser MG. Cerebral venous thrombosis : diagnosis and management. J Neurol 2000 ; 247 : 252-8.

416. Einhaupl KM, Villringer A, Meister W, et al. Heparin treatment in sinus venous thrombosis. Lancet 1991 ; 338 : 597-600.

417. de Bruijn SF, Stam J. Randomized, placebo-controlled trial of anticoagulant treatment with low-molecular-weight heparin for cerebral sinus thrombosis. Stroke 1999 ; 30 : 484-8.

418. Wingerchuk DM, Wijdicks EF, Fulgham JR. Cerebral venous thrombosis complicated by hemorrhagic infarction : factors affecting the initiation and safety of anticoagulation. Cerebrovasc Dis 1998 ; 8 : 25-30.

419. Wasay M, Bakshi R, Kojan S, Bobustuc G, Dubey N, Unwin DH. Nonrandomized comparison of local urokinase thrombolysis versus systemic heparin anticoagulation for superior sagittal sinus thrombosis. Stroke 2001 ; 32 : 2310-7.

420. Stam J, Majoie CB, van Delden OM, van Lienden KP, Reekers JA. Endovascular thrombectomy and thrombolysis for severe cerebral sinus thrombosis : a prospective study. Stroke 2008 ; 39 : 1487-90.

421. Canhao P, Falcao F, Ferro JM. Thrombolytics for cerebral sinus thrombosis : a systematic review. Cerebrovasc Dis 2003 ; 15 : 159-66.

422. Albers GW, Amarenco P, Easton JD, Sacco RL, Teal P. Antithrombotic and thrombolytic therapy for ischemic stroke : American College of Chest Physicians Evidence-Based Clinical Practice Guidelines(8th Edition). Chest 2008 ; 133 : 630S-69S.

423. Einhaupl K, Bousser MG, de Bruijn SF, et al. EFNS guideline on the treatment of cerebral venous and sinus thrombosis. Eur J Neurol 2006 ; 13 : 553-9.

424. Sacco RL, Adams R, Albers G, et al. Guidelines for prevention of stroke in patients with ischemic stroke or transient ischemic attack : a statement for healthcare professionals from the American Heart Association/American Stroke Association Council on Stroke : co-sponsored by the Council on Cardiovascular Radiology and Intervention : the American Academy of Neurology affirms the value of this guideline. Stroke 2006 ; 37 : 577-617.

425. Dentali F, Gianni M, Crowther MA, Ageno W. Natural history of cerebral vein thrombosis : a systematic review. Blood 2006 ; 108 : 1129-34.

426. Stolz E, Trittmacher S, Rahimi A, et al. Influence of recanalization on outcome in dural sinus thrombosis : a prospective study. Stroke

2004；35：544-7.
427. Strupp M, Covi M, Seelos K, Dichgans M, Brandt T. Cerebral venous thrombosis：correlation between recanalization and clinical outcome–a long-term follow-up of 40 patients. J Neurol 2002；249：1123-4.
428. Arabi YM, Tamim HM, Rishu AH. Hypoglycemia with intensive insulin therapy in critically ill patients：predisposing factors and association with mortality. Crit Care Med 2009；37：2536-44.
429. Moore C, Woollard M. Dextrose 10% or 50% in the treatment of hypoglycaemia out of hospital? A randomised controlled trial. Emerg Med J 2005；22：512-5.
430. Carstens S, Sprehn M. Prehospital treatment of severe hypoglycaemia：a comparison of intramuscular glucagon and intravenous glucose. Prehosp Disaster Med 1998；13：44-50.
431. Arora S, Probst MA, Andrews L, et al. A randomized, controlled trial of oral versus intravenous fluids for lowering blood glucose in emergency department patients with hyperglycemia. CJEM 2014；16：214-9.
432. Umpierrez GE, Jones S, Smiley D, et al. Insulin analogs versus human insulin in the treatment of patients with diabetic ketoacidosis：a randomized controlled trial. Diabetes Care 2009；32：1164-9.
433. Umpierrez GE, Cuervo R, Karabell A, Latif K, Freire AX, Kitabchi AE. Treatment of diabetic ketoacidosis with subcutaneous insulin aspart. Diabetes Care 2004；27：1873-8.
434. Vincent M, Nobecourt E. Treatment of diabetic ketoacidosis with subcutaneous insulin lispro：a review of the current evidence from clinical studies. Diabetes Metab 2013；39：299-305.
435. Sharma BC, Sharma P, Agrawal A, Sarin SK. Secondary prophylaxis of hepatic encephalopathy：an open-label randomized controlled trial of lactulose versus placebo. Gastroenterology 2009；137：885-91, 891. e1.
436. Sharma P, Sharma BC, Agrawal A, Sarin SK. Primary prophylaxis of overt hepatic encephalopathy in patients with cirrhosis：an open labeled randomized controlled trial of lactulose versus no lactulose. J Gastroenterol Hepatol 2012；27：1329-35.
437. Wen J, Liu Q, Song J, Tong M, Peng L, Liang H. Lactulose is highly potential in prophylaxis of hepatic encephalopathy in patients with cirrhosis and upper gastrointestinal bleeding：results of a controlled randomized trial. Digestion 2013；87：132-8.
438. Prasad S, Dhiman RK, Duseja A, Chawla YK, Sharma A, Agarwal R. Lactulose improves cognitive functions and health-related quality of life in patients with cirrhosis who have minimal hepatic encephalopathy. Hepatology 2007；45：549-59.
439. Dhiman RK, Sawhney MS, Chawla YK, Das G, Ram S, Dilawari JB. Efficacy of lactulose in cirrhotic patients with subclinical hepatic encephalopathy. Dig Dis Sci 2000；45：1549-52.
440. Malaguarnera M, Gargante MP, Malaguarnera G, et al. Bifidobacterium combined with fructo-oligosaccharide versus lactulose in the treatment of patients with hepatic encephalopathy. Eur J Gastroenterol Hepatol 2010；22：199-206.
441. Bass NM, Mullen KD, Sanyal A, et al. Rifaximin treatment in hepatic encephalopathy. N Engl J Med 2010；362：1071-81.
442. Jiang Q, Jiang XH, Zheng MH, Jiang LM, Chen YP, Wang L. Rifaximin versus nonabsorbable disaccharides in the management of hepatic encephalopathy：a meta-analysis. Eur J Gastroenterol Hepatol 2008；20：1064-70.
443. Leevy CB, Phillips JA. Hospitalizations during the use of rifaximin versus lactulose for the treatment of hepatic encephalopathy. Dig Dis Sci 2007；52：737-41.
444. Paik YH, Lee KS, Han KH, et al. Comparison of rifaximin and lactulose for the treatment of hepatic encephalopathy：a prospective randomized study. Yonsei Med J 2005；46：399-407.
445. Sharma BC, Sharma P, Lunia MK, Srivastava S, Goyal R, Sarin SK. A randomized, double-blind, controlled trial comparing rifaximin plus lactulose with lactulose alone in treatment of overt hepatic encephalopathy. Am J Gastroenterol 2013；108：1458-63.
446. Strauss E, Tramote R, Silva EP, et al. Double-blind randomized clinical trial comparing neomycin and placebo in the treatment of exogenous hepatic encephalopathy. Hepatogastroenterology 1992；39：542-5.
447. Blanc P, Daures JP, Liautard J, et al.［Lactulose-neomycin combination versus placebo in the treatment of acute hepatic encephalopathy. Results of a randomized controlled trial］. Gastroenterol Clin Biol 1994；18：1063-8.
448. Romeiro FG, da Silva Yamashiro F, Americo MF, et al. Erythromycin versus neomycin in the treatment of hepatic encephalopathy in cirrhosis：a randomized double-blind study. BMC Gastroenterol 2013；13：13.
449. Schmid M, Peck-Radosavljevic M, Konig F, Mittermaier C, Gangl A, Ferenci P. A double-blind, randomized, placebo-controlled trial of intravenous L-ornithine-L-aspartate on postural control in patients with cirrhosis. Liver Int 2010；30：574-82.
450. Acharya SK, Bhatia V, Sreenivas V, Khanal S, Panda SK. Efficacy of L-ornithine L-aspartate in acute liver failure：a double-blind, randomized, placebo-controlled study. Gastroenterology 2009；136：2159-68.
451. Ahmad I, Khan AA, Alam A, et al. L-ornithine-L-aspartate infusion efficacy in hepatic encephalopathy. J Coll Physicians Surg Pak 2008；18：684-7.
452. Sushma S, Dasarathy S, Tandon RK, Jain S, Gupta S, Bhist MS. Sodium benzoate in the treatment of acute hepatic encephalopathy：a double-blind randomized trial. Hepatology 1992；16：138-44.
453. Efrati C, Masini A, Merli M, Valeriano V, Riggio O. Effect of sodium benzoate on blood ammonia response to oral glutamine challenge in cirrhotic patients：a note of caution. Am J Gastroenterol 2000；95：3574-8.
454. Als-Nielsen B, Koretz RL, Kjaergard LL, Gluud C. Branched-chain amino acids for hepatic encephalopathy. Cochrane Database Syst Rev 2003：CD001939.
455. Les I, Doval E, Garcia-Martinez R, et al. Effects of branched-chain amino acids supplementation in patients with cirrhosis and a previous episode of hepatic encephalopathy：a randomized study. Am J Gastroenterol 2011；106：1081-8.
456. Malaguarnera M, Gargante MP, Cristaldi E, et al. Acetyl-L-carnitine treatment in minimal hepatic encephalopathy. Dig Dis Sci 2008；53：3018-25.
457. Malaguarnera M, Vacante M, Motta M, et al. Acetyl-L-carnitine improves cognitive functions in severe hepatic encephalopathy：a randomized and controlled clinical trial. Metab Brain Dis 2011；26：281-9.
458. Malaguarnera M, Risino C, Cammalleri L, et al. Branched chain amino acids supplemented with L-acetylcarnitine versus BCAA treatment in hepatic coma：a randomized and controlled double blind study. Eur J Gastroenterol Hepatol 2009；21：762-70.
459. Goulenok C, Bernard B, Cadranel JF, et al. Flumazenil vs. placebo in hepatic encephalopathy in patients with cirrhosis：a meta-analysis. Aliment Pharmacol Ther 2002；16：361-72.
460. Garcia-Pagan JC, Caca K, Bureau C, et al. Early use of TIPS in patients with cirrhosis and variceal bleeding. N Engl J Med 2010；362：2370-9.
461. Riphaus A, Lechowicz I, Frenz MB, Wehrmann T. Propofol sedation for upper gastrointestinal endoscopy in patients with liver cirrhosis as an alternative to midazolam to avoid acute deterioration of minimal encephalopathy：a randomized, controlled study. Scand J Gastroenterol 2009；44：1244-51.
462. Rockey DC, Vierling JM, Mantry P, et al. Randomized, double-blind, controlled study of glycerol phenylbutyrate in hepatic encephalopathy. Hepatology 2014；59：1073-83.
463. Rahimi RS, Singal AG, Cuthbert JA, Rockey DC. Lactulose vs polyethylene glycol 3350–electrolyte solution for treatment of overt hepatic encephalopathy：the HELP randomized clinical trial. JAMA Intern Med 2014；174：1727-33.
464. Cuvelier A, Pujol W, Pramil S, Molano LC, Viacroze C, Muir JF. Cephalic versus oronasal mask for noninvasive ventilation in acute

hypercapnic respiratory failure. Intensive Care Med 2009 ; 35 : 519-26.
465. Briones Claudett KH, Briones Claudett M, Chung Sang Wong M, et al. Noninvasive mechanical ventilation with average volume assured pressure support(AVAPS)in patients with chronic obstructive pulmonary disease and hypercapnic encephalopathy. BMC Pulm Med 2013 ; 13 : 12.
466. Sprung CL, Peduzzi PN, Shatney CH, et al. Impact of encephalopathy on mortality in the sepsis syndrome. The Veterans Administration Systemic Sepsis Cooperative Study Group. Crit Care Med 1990 ; 18 : 801-6.
467. Eidelman LA, Putterman D, Putterman C, Sprung CL. The spectrum of septic encephalopathy. Definitions, etiologies, and mortalities. JAMA 1996 ; 275 : 470-3.
468. Streck EL, Comim CM, Barichello T, Quevedo J. The septic brain. Neurochem Res 2008 ; 33 : 2171-7.
469. Papadopoulos MC, Davies DC, Moss RF, Tighe D, Bennett ED. Pathophysiology of septic encephalopathy : a review. Crit Care Med 2000 ; 28 : 3019-24.
470. Maramattom BV. Sepsis associated encephalopathy. Neurol Res 2007 ; 29 : 643-6.
471. Iacobone E, Bailly-Salin J, Polito A, Friedman D, Stevens RD, Sharshar T. Sepsis-associated encephalopathy and its differential diagnosis. Crit Care Med 2009 ; 37 : S331-6.
472. Wratten ML. Therapeutic approaches to reduce systemic inflammation in septic-associated neurologic complications. Eur J Anaesthesiol Suppl 2008 ; 42 : 1-7.
473. Spapen H, Nguyen DN, Troubleyn J, Huyghens L, Schiettecatte J. Drotrecogin alfa(activated)may attenuate severe sepsis-associated encephalopathy in clinical septic shock. Crit Care 2010 ; 14 : R54.
474. Guo J, Huang ZW, Fan JY, Chen Y, He FQ.[Risk factor analysis of severe acute pancreatitis complicated by pancreatic encephalopathy]. Zhong Xi Yi Jie He Xue Bao 2008 ; 6 : 352-4.
475. Lu XS, Qiu F, Li YX, Li JQ, Fan QQ, Zhou RG. Effect of lower-molecular weight heparin in the prevention of pancreatic encephalopathy in the patient with severe acute pancreatitis. Pancreas 2010 ; 39 : 516-9.
476. Xue P, Deng LH, Xia Q, et al. Impact of alanyl-glutamine dipeptide on severe acute pancreatitis in early stage. World J Gastroenterol 2008 ; 14 : 474-8.
477. Sechi G, Serra A. Wernicke's encephalopathy : new clinical settings and recent advances in diagnosis and management. Lancet Neurol 2007 ; 6 : 442-55.
478. Cook CC. Prevention and treatment of Wernicke-Korsakoff syndrome. Alcohol Alcohol Suppl 2000 ; 35 : 19-20.
479. Merlin MA, Carluccio A, Raswant N, Dossantos F, Ohman-Strickland P, Lehrfeld DP. Comparison of Prehospital Glucose with or without IV Thiamine. West J Emerg Med 2012 ; 13 : 406-9.
480. Schrier RW, Gross P, Gheorghiade M, et al. Tolvaptan, a selective oral vasopressin V2-receptor antagonist, for hyponatremia. N Engl J Med 2006 ; 355 : 2099-112.
481. Nemerovski C, Hutchinson DJ. Treatment of hypervolemic or euvolemic hyponatremia associated with heart failure, cirrhosis, or the syndrome of inappropriate antidiuretic hormone with tolvaptan : a clinical review. Clin Ther 2010 ; 32 : 1015-32.
482. Rozen-Zvi B, Yahav D, Gheorghiade M, Korzets A, Leibovici L, Gafter U. Vasopressin receptor antagonists for the treatment of hyponatremia : systematic review and meta-analysis. Am J Kidney Dis 2010 ; 56 : 325-37.
483. Annane D, Decaux G, Smith N. Efficacy and safety of oral conivaptan, a vasopressin-receptor antagonist, evaluated in a randomized, controlled trial in patients with euvolemic or hypervolemic hyponatremia. Am J Med Sci 2009 ; 337 : 28-36.
484. Koren MJ, Hamad A, Klasen S, Abeyratne A, McNutt BE, Kalra S. Efficacy and safety of 30-minute infusions of conivaptan in euvolemic and hypervolemic hyponatremia. Am J Health Syst Pharm 2011 ; 68 : 818-27.

485. Aronson D, Verbalis JG, Mueller M, Krum H. Short- and long-term treatment of dilutional hyponatraemia with satavaptan, a selective arginine vasopressin V2-receptor antagonist : the DILIPO study. Eur J Heart Fail 2011 ; 13 : 327-36.
486. Gocht A, Colmant HJ. Central pontine and extrapontine myelinolysis : a report of 58 cases. Clin Neuropathol 1987 ; 6 : 262-70.
487. Oya S, Tsutsumi K, Ueki K, Kirino T. Reinduction of hyponatremia to treat central pontine myelinolysis. Neurology 2001 ; 57 : 1931-2.
488. Kumar S, Fowler M, Gonzalez-Toledo E, Jaffe SL. Central pontine myelinolysis, an update. Neurol Res 2006 ; 28 : 360-6.
489. Brown WD. Osmotic demyelination disorders : central pontine and extrapontine myelinolysis. Curr Opin Neurol 2000 ; 13 : 691-7.
490. Adrogue HJ, Madias NE. Hyponatremia. N Engl J Med 2000 ; 342 : 1581-9.
491. Martin RJ. Central pontine and extrapontine myelinolysis : the osmotic demyelination syndromes. J Neurol Neurosurg Psychiatry 2004 ; 75 Suppl 3 : iii22-8.
492. Shams'ili S, de Beukelaar J, Gratama JW, et al. An uncontrolled trial of rituximab for antibody associated paraneoplastic neurological syndromes. J Neurol 2006 ; 253 : 16-20.
493. Orange D, Frank M, Tian S, et al. Cellular immune suppression in paraneoplastic neurologic syndromes targeting intracellular antigens. Arch Neurol 2012 ; 69 : 1132-40.
494. David KA, Picus J. Evaluating risk factors for the development of ifosfamide encephalopathy. Am J Clin Oncol 2005 ; 28 : 277-80.
495. Dufour C, Grill J, Sabouraud P, et al.[Ifosfamide induced encephalopathy : 15 observations]. Arch Pediatr 2006 ; 13 : 140-5.
496. Dufourg MN, Landman-Parker J, Auclerc MF, et al. Age and high-dose methotrexate are associated to clinical acute encephalopathy in FRALLE 93 trial for acute lymphoblastic leukemia in children. Leukemia 2007 ; 21 : 238-47.
497. Lheureux PE, Hantson P. Carnitine in the treatment of valproic acid-induced toxicity. Clin Toxicol(Phila)2009 ; 47 : 101-11.
498. Fugate JE, Claassen DO, Cloft HJ, Kallmes DF, Kozak OS, Rabinstein AA. Posterior reversible encephalopathy syndrome : associated clinical and radiologic findings. Mayo Clin Proc 2010 ; 85 : 427-32.
499. Demir BC, Ozerkan K, Ozbek SE, Yildirim Eryilmaz N, Ocakoglu G. Comparison of magnesium sulfate and mannitol in treatment of eclamptic women with posterior reversible encephalopathy syndrome. Arch Gynecol Obstet 2012 ; 286 : 287-93.
500. Gottesman RF, Grega MA, Bailey MM, et al. Delirium after coronary artery bypass graft surgery and late mortality. Ann Neurol 2010 ; 67 : 338-44.
501. Kamei S, Takasu T. Nationwide survey of the annual prevalence of viral and other neurological infections in Japanese inpatients. Intern Med 2000 ; 39 : 894-900.
502. Wada-Isoe K, Kusumi M, Kai T, et al. Epidemiological study of acute encephalitis in Tottori Prefecture, Japan. Eur J Neurol 2008 ; 15 : 1075-9.
503. Whitley RJ, Alford CA, Hirsch MS, et al. Vidarabine versus acyclovir therapy in herpes simplex encephalitis. N Engl J Med 1986 ; 314 : 144-9.
504. Morawetz RB, Whitley RJ, Murphy DM. Experience with brain biopsy for suspected herpes encephalitis : a review of forty consecutive cases. Neurosurgery 1983 ; 12 : 654-7.
505. Kamei S, Sekizawa T, Shiota H, et al. Evaluation of combination therapy using aciclovir and corticosteroid in adult patients with herpes simplex virus encephalitis. J Neurol Neurosurg Psychiatry 2005 ; 76 : 1544-9.
506. Skoldenberg B, Forsgren M, Alestig K, et al. Acyclovir versus vidarabine in herpes simplex encephalitis. Randomised multicentre study in consecutive Swedish patients. Lancet 1984 ; 2 : 707-11.
507. Linde A, Klapper PE, Monteyne P, et al. Specific diagnostic methods for herpesvirus infections of the central nervous system : a consensus review by the European Union Concerted Action on Virus Meningitis and Encephalitis. Clin Diagn Virol 1997 ; 8 : 83-104.

508. Ando Y, Kimura H, Miwata H, Kudo T, Shibata M, Morishima T. Quantitative analysis of herpes simplex virus DNA in cerebrospinal fluid of children with herpes simplex encephalitis. J Med Virol 1993；41：170-3.
509. Raschilas F, Wolff M, Delatour F, et al. Outcome of and prognostic factors for herpes simplex encephalitis in adult patients：results of a multicenter study. Clin Infect Dis 2002；35：254-60.
510. Tunkel AR, Glaser CA, Bloch KC, et al. The management of encephalitis：clinical practice guidelines by the Infectious Diseases Society of America. Clin Infect Dis 2008；47：303-27.
511. Solomon T, Michael BD, Smith PE, et al. Management of suspected viral encephalitis in adults–Association of British Neurologists and British Infection Association National Guidelines. J Infect 2012；64：347-73.
512. Cinque P, Cleator GM, Weber T, Monteyne P, Sindic CJ, van Loon AM. The role of laboratory investigation in the diagnosis and management of patients with suspected herpes simplex encephalitis：a consensus report. The EU Concerted Action on Virus Meningitis and Encephalitis. J Neurol Neurosurg Psychiatry 1996；61：339-45.
513. Kakiuchi S, Nonoyama S, Wakamatsu H, et al. Neonatal herpes encephalitis caused by a virologically confirmed acyclovir-resistant herpes simplex virus 1 strain. J Clin Microbiol 2013；51：356-9.
514. Schulte EC, Sauerbrei A, Hoffmann D, Zimmer C, Hemmer B, Muhlau M. Acyclovir resistance in herpes simplex encephalitis. Ann Neurol 2010；67：830-3.
515. Valencia I, Miles DK, Melvin J, et al. Relapse of herpes encephalitis after acyclovir therapy：report of two new cases and review of the literature. Neuropediatrics 2004；35：371-6.
516. VanLandingham KE, Marsteller HB, Ross GW, Hayden FG. Relapse of herpes simplex encephalitis after conventional acyclovir therapy. JAMA 1988；259：1051-3.
517. Yamada S, Kameyama T, Nagaya S, Hashizume Y, Yoshida M. Relapsing herpes simplex encephalitis：pathological confirmation of viral reactivation. J Neurol Neurosurg Psychiatry 2003；74：262-4.
518. Taira N, Kamei S, Morita A, et al. Predictors of a prolonged clinical course in adult patients with herpes simplex virus encephalitis. Intern Med 2009；48：89-94.
519. Martinez-Torres F, Menon S, Pritsch M, et al. Protocol for German trial of Acyclovir and corticosteroids in Herpes-simplex-virus-encephalitis（GACHE）：a multicenter, multinational, randomized, double-blind, placebo-controlled German, Austrian and Dutch trial［ISRCTN45122933］. BMC Neurol 2008；8：40.
520. Durand ML, Calderwood SB, Weber DJ, et al. Acute bacterial meningitis in adults. A review of 493 episodes. N Engl J Med 1993；328：21-8.
521. de Gans J, van de Beek D. Dexamethasone in adults with bacterial meningitis. N Engl J Med 2002；347：1549-56.
522. van de Beek D, de Gans J, Spanjaard L, Weisfelt M, Reitsma JB, Vermeulen M. Clinical features and prognostic factors in adults with bacterial meningitis. N Engl J Med 2004；351：1849-59.
523. Saez-Llorens X, McCracken GH, Jr. Bacterial meningitis in children. Lancet 2003；361：2139-48.
524. Martin NG, Sadarangani M, Pollard AJ, Goldacre MJ. Hospital admission rates for meningitis and septicaemia caused by Haemophilus influenzae, Neisseria meningitidis, and Streptococcus pneumoniae in children in England over five decades：a population-based observational study. Lancet Infect Dis 2014；14：397-405.
525. Shinjoh M, Iwata S, Yagihashi T, et al. Recent trends in pediatric bacterial meningitis in Japan–a country where Haemophilus influenzae type b and Streptococcus pneumoniae conjugated vaccines have just been introduced. J Infect Chemother 2014；20：477-83.
526. Proulx N, Frechette D, Toye B, Chan J, Kravcik S. Delays in the administration of antibiotics are associated with mortality from adult acute bacterial meningitis. QJM 2005；98：291-8.
527. Chaudhuri A, Martinez-Martin P, Kennedy PG, et al. EFNS guideline on the management of community-acquired bacterial meningitis：report of an EFNS Task Force on acute bacterial meningitis in older children and adults. Eur J Neurol 2008；15：649-59.
528. 糸山泰人, 亀井聡, 細矢光亮, 他. 日本神経治療学会治療ガイドライン　細菌性髄膜炎の診療ガイドライン. 神経治療学　2007；24：69,71-132.
529. 日本神経学会, 日本神経治療学会, 日本神経感染症学会. 細菌性髄膜炎診療ガイドライン 2014. 東京：南江堂；2014.
530. Sakai F, Chiba N, Ono A, et al. Molecular epidemiologic characteristics of Streptococcus pneumoniae isolates from children with meningitis in Japan from 2007 through 2009. J Infect Chemother 2011；17：334-40.
531. Ubukata K, Chiba N, Morozumi M, Iwata S, Sunakawa K. Longitudinal surveillance of Haemophilus influenzae isolates from pediatric patients with meningitis throughout Japan, 2000-2011. J Infect Chemother 2013；19：34-41.
532. van de Beek D, Farrar JJ, de Gans J, et al. Adjunctive dexamethasone in bacterial meningitis：a meta-analysis of individual patient data. Lancet Neurol 2010；9：254-63.
533. Brouwer MC, McIntyre P, Prasad K, van de Beek D. Corticosteroids for acute bacterial meningitis. Cochrane Database Syst Rev 2013；6：CD004405.
534. Nguyen TH, Tran TH, Thwaites G, et al. Dexamethasone in Vietnamese adolescents and adults with bacterial meningitis. N Engl J Med 2007；357：2431-40.
535. Borchorst S, Moller K. The role of dexamethasone in the treatment of bacterial meningitis - a systematic review. Acta Anaesthesiol Scand 2012；56：1210-21.
536. Hsu HE, Shutt KA, Moore MR, et al. Effect of pneumococcal conjugate vaccine on pneumococcal meningitis. N Engl J Med 2009；360：244-56.
537. Misra UK, Kalita J, Roy AK, Mandal SK, Srivastava M. Role of clinical, radiological, and neurophysiological changes in predicting the outcome of tuberculous meningitis：a multivariable analysis. J Neurol Neurosurg Psychiatry 2000；68：300-3.
538. Kennedy DH, Fallon RJ. Tuberculous meningitis. JAMA 1979；241：264-8.
539. Thwaites G, Fisher M, Hemingway C, Scott G, Solomon T, Innes J. British Infection Society guidelines for the diagnosis and treatment of tuberculosis of the central nervous system in adults and children. J Infect 2009；59：167-87.
540. Donald PR, Maher D, Maritz JS, Qazi S. Ethambutol dosage for the treatment of children：literature review and recommendations. Int J Tuberc Lung Dis 2006；10：1318-30.
541. Anti-tuberculosis drug resistance in the World：Fourth Global Report. Geneva：World Health Organization；2008.
542. Misra UK, Kalita J, Nair PP. Role of aspirin in tuberculous meningitis：a randomized open label placebo controlled trial. J Neurol Sci 2010；293：12-7.
543. Prasad K, Singh MB. Corticosteroids for managing tuberculous meningitis. Cochrane Database Syst Rev 2008：CD002244.
544. Thwaites GE, Macmullen-Price J, Tran TH, et al. Serial MRI to determine the effect of dexamethasone on the cerebral pathology of tuberculous meningitis：an observational study. Lancet Neurol 2007；6：230-6.
545. Thwaites GE, Nguyen DB, Nguyen HD, et al. Dexamethasone for the treatment of tuberculous meningitis in adolescents and adults. N Engl J Med 2004；351：1741-51.
546. Dalmau J, Tuzun E, Wu HY, et al. Paraneoplastic anti-N-methyl-D-aspartate receptor encephalitis associated with ovarian teratoma. Ann Neurol 2007；61：25-36.
547. Kamei S, Kuzuhara S, Ishihara M, et al. Nationwide survey of acute juvenile female non-herpetic encephalitis in Japan：relationship to anti-N-methyl-D-aspartate receptor encephalitis. Intern Med 2009；48：673-9.
548. Dalmau J, Gleichman AJ, Hughes EG, et al. Anti-NMDA-receptor

548. encephalitis: case series and analysis of the effects of antibodies. Lancet Neurol 2008;7:1091-8.
549. Dalmau J, Lancaster E, Martinez-Hernandez E, Rosenfeld MR, Balice-Gordon R. Clinical experience and laboratory investigations in patients with anti-NMDAR encephalitis. Lancet Neurol 2011;10:63-74.
550. Titulaer MJ, McCracken L, Gabilondo I, et al. Treatment and prognostic factors for long-term outcome in patients with anti-NMDA receptor encephalitis: an observational cohort study. Lancet Neurol 2013;12:157-65.
551. Seki M, Suzuki S, Iizuka T, et al. Neurological response to early removal of ovarian teratoma in anti-NMDAR encephalitis. J Neurol Neurosurg Psychiatry 2008;79:324-6.
552. Florance NR, Davis RL, Lam C, et al. Anti-N-methyl-D-aspartate receptor(NMDAR)encephalitis in children and adolescents. Ann Neurol 2009;66:11-8.
553. Randomised trial of plasma exchange, intravenous immunoglobulin, and combined treatments in Guillain-Barré syndrome. Plasma Exchange/Sandoglobulin Guillain-Barré Syndrome Trial Group. Lancet 1997;349:225-30.
554. Gonzalez-Suarez I, Sanz-Gallego I, Rodriguez de Rivera FJ, Arpa J. Guillain-Barré syndrome: natural history and prognostic factors: a retrospective review of 106 cases. BMC Neurol 2013;13:95.
555. van Doorn PA, Ruts L, Jacobs BC. Clinical features, pathogenesis, and treatment of Guillain-Barré syndrome. Lancet Neurol 2008;7:939-50.
556. 荻野美恵子, 斉藤豊和, 有村公良, 他. Guillain-Barré症候群の全国調査―第3次調査を含めた最終報告. In：厚生省特定疾患対策研究事業 免疫性神経疾患に関する調査研究班 平成12年度研究報告書. 2001. p.99-101
557. 「ギラン・バレー症候群，フィッシャー症候群診療ガイドライン」作成委員会. ギラン・バレー症候群，フィッシャー症候群診療ガイドライン. 東京：南江堂；2013.
558. van den Berg B, Bunschoten C, van Doorn PA, Jacobs BC. Mortality in Guillain-Barré syndrome. Neurology 2013;80:1650-4.
559. Rajabally YA, Uncini A. Outcome and its predictors in Guillain-Barré syndrome. J Neurol Neurosurg Psychiatry 2012;83:711-8.
560. Lawn ND, Fletcher DD, Henderson RD, Wolter TD, Wijdicks EF. Anticipating mechanical ventilation in Guillain-Barré syndrome. Arch Neurol 2001;58:893-8.
561. Walgaard C, Lingsma HF, Ruts L, et al. Prediction of respiratory insufficiency in Guillain-Barré syndrome. Ann Neurol 2010;67:781-7.
562. Wijdicks Eelco FM. The Practice of Emergency and Critical Care Neurology + Selected Tables and Figures from the Practice of Emergency and Criticial Care Neurology: Oxford University Press; 2010.
563. Wong AH, Umapathi T, Shahrizaila N, et al. The value of comparing mortality of Guillain-Barré syndrome across different regions. J Neurol Sci 2014;344:60-2.
564. Kuwabara S, Yuki N. Axonal Guillain-Barré syndrome: concepts and controversies. Lancet Neurol 2013;12:1180-8.
565. Verma R, Chaudhari TS, Raut TP, Garg RK. Clinico-electrophysiological profile and predictors of functional outcome in Guillain-Barré syndrome(GBS). J Neurol Sci 2013;335:105-11.
566. Kanda T, Hayashi H, Tanabe H, Tsubaki T, Oda M. A fulminant case of Guillain-Barré syndrome: topographic and fibre size related analysis of demyelinating changes. J Neurol Neurosurg Psychiatry 1989;52:857-64.
567. Flachenecker P, Lem K, Mullges W, Reiners K. Detection of serious bradyarrhythmias in Guillain-Barré syndrome: sensitivity and specificity of the 24-hour heart rate power spectrum. Clin Auton Res 2000;10:185-91.
568. Pfeiffer G, Schiller B, Kruse J, Netzer J. Indicators of dysautonomia in severe Guillain-Barré syndrome. J Neurol 1999;246:1015-22.
569. Winer JB, Hughes RA. Identification of patients at risk of arrhythmia in the Guillain-Barré syndrome. Q J Med 1988;68:735-9.
570. Singh NK, Jaiswal AK, Misra S, Srivastava PK. Assessment of autonomic dysfunction in Guillain-Barré syndrome and its prognostic implications. Acta Neurol Scand 1987;75:101-5.
571. Hughes RA, Swan AV, van Doorn PA. Intravenous immunoglobulin for Guillain-Barré syndrome. Cochrane Database Syst Rev 2010：CD002063.
572. Winer JB. When the Guillain-Barré patient fails to respond to treatment. Pract Neurol 2009;9:227-30.
573. Witsch J, Galldiks N, Bender A, et al. Long-term outcome in patients with Guillain-Barré syndrome requiring mechanical ventilation. J Neurol 2013;260:1367-74.
574. Kuitwaard K, de Gelder J, Tio-Gillen AP, et al. Pharmacokinetics of intravenous immunoglobulin and outcome in Guillain-Barré syndrome. Ann Neurol 2009;66:597-603.
575. Hughes RA, Swan AV, van Doorn PA. Corticosteroids for Guillain-Barré syndrome. Cochrane Database Syst Rev 2010：CD001446.
576. Jacobs BC, van Doorn PA, Schmitz PI, et al. Campylobacter jejuni infections and anti-GM1 antibodies in Guillain-Barré syndrome. Ann Neurol 1996;40:181-7.
577. van Koningsveld R, Schmitz PI, Meche FG, Visser LH, Meulstee J, van Doorn PA. Effect of methylprednisolone when added to standard treatment with intravenous immunoglobulin for Guillain-Barré syndrome: randomised trial. Lancet 2004;363:192-6.
578. 「重症筋無力症診療ガイドライン」作成委員会. 重症筋無力症診療ガイドライン2014. 東京：南江堂；2014.
579. Murai H, Yamashita N, Watanabe M, et al. Characteristics of myasthenia gravis according to onset-age: Japanese nationwide survey. J Neurol Sci 2011;305:97-102.
580. Guptill JT, Sanders DB. Update on muscle-specific tyrosine kinase antibody positive myasthenia gravis. Curr Opin Neurol 2010;23:530-5.
581. Chaudhuri A, Behan PO. Myasthenic crisis. QJM 2009;102:97-107.
582. Seneviratne J, Mandrekar J, Wijdicks EF, Rabinstein AA. Noninvasive ventilation in myasthenic crisis. Arch Neurol 2008;65:54-8.
583. Jani-Acsadi A, Lisak RP. Myasthenic crisis: guidelines for prevention and treatment. J Neurol Sci 2007;261:127-33.
584. Berrouschot J, Baumann I, Kalischewski P, Sterker M, Schneider D. Therapy of myasthenic crisis. Crit Care Med 1997;25:1228-35.
585. Hatanaka Y, Hemmi S, Morgan MB, et al. Nonresponsiveness to anticholinesterase agents in patients with MuSK-antibody-positive MG. Neurology 2005;65:1508-9.
586. Gajdos P, Chevret S, Toyka K. Plasma exchange for myasthenia gravis. Cochrane Database Syst Rev 2002：CD002275.
587. Zinman L, Ng E, Bril V. IV immunoglobulin in patients with myasthenia gravis: a randomized controlled trial. Neurology 2007;68:837-41.
588. Gajdos P, Chevret S, Clair B, Tranchant C, Chastang C. Clinical trial of plasma exchange and high-dose intravenous immunoglobulin in myasthenia gravis. Myasthenia Gravis Clinical Study Group. Ann Neurol 1997;41:789-96.
589. Murthy JM, Meena AK, Chowdary GV, Naryanan JT. Myasthenic crisis: clinical features, complications and mortality. Neurol India 2005;53:37-40；discussion
590. Qureshi AI, Choudhry MA, Akbar MS, et al. Plasma exchange versus intravenous immunoglobulin treatment in myasthenic crisis. Neurology 1999;52:629-32.
591. Mandawat A, Kaminski HJ, Cutter G, Katirji B, Alshekhlee A. Comparative analysis of therapeutic options used for myasthenia gravis. Ann Neurol 2010;68:797-805.
592. Gilhus NE. Neuromuscular disease: acute treatment for myasthenia gravis. Nat Rev Neurol 2011;7:132-4.
593. Routsi C, Gerovasili V, Vasileiadis I, et al. Electrical muscle stimulation prevents critical illness polyneuromyopathy: a randomized parallel intervention trial. Crit Care 2010;14: R74.

594. van den Berghe G, Wouters P, Weekers F, et al. Intensive insulin therapy in critically ill patients. N Engl J Med 2001；345：1359-67.
595. Ess KC, Kamp CA, Tu BP, Gutmann DH. Developmental origin of subependymal giant cell astrocytoma in tuberous sclerosis complex. Neurology 2005；64：1446-9.
596. Hermans G, Wilmer A, Meersseman W, et al. Impact of intensive insulin therapy on neuromuscular complications and ventilator dependency in the medical intensive care unit. Am J Respir Crit Care Med 2007；175：480-9.
597. Hermans G, Schrooten M, Van Damme P, et al. Benefits of intensive insulin therapy on neuromuscular complications in routine daily critical care practice：a retrospective study. Crit Care 2009；13：R5.
598. Hermans G, De Jonghe B, Bruyninckx F, Van den Berghe G. Interventions for preventing critical illness polyneuropathy and critical illness myopathy. Cochrane Database Syst Rev 2014；1：CD006832.
599. Oda Y, Shindoh M, Yukioka H, Nishi S, Fujimori M, Asada A. Crush syndrome sustained in the 1995 Kobe, Japan, earthquake：treatment and outcome. Ann Emerg Med 1997；30：507-12.
600. Li T, Jiang X, Chen H, Yang Z, Wang X, Wang M. Orthopaedic injury analysis in the 2010 Yushu, China earthquake. Injury 2012；43：886-90.
601. Guner S, Guner SI, Isik Y, et al. Review of Van earthquakes form an orthopaedic perspective：a multicentre retrospective study. Int Orthop 2013；37：119-24.
602. Mabee JR. Compartment syndrome：a complication of acute extremity trauma. J Emerg Med 1994；12：651-6.
603. Shimazu T, Yoshioka T, Nakata Y, et al. Fluid resuscitation and systemic complications in crush syndrome：14 Hanshin-Awaji earthquake patients. J Trauma 1997；42：641-6.
604. Gunal AI, Celiker H, Dogukan A, et al. Early and vigorous fluid resuscitation prevents acute renal failure in the crush victims of catastrophic earthquakes. J Am Soc Nephrol 2004；15：1862-7.
605. Genthon A, Wilcox SR. Crush syndrome：a case report and review of the literature. J Emerg Med 2014；46：313-9.
606. Trollor JN, Chen X, Sachdev PS. Neuroleptic malignant syndrome associated with atypical antipsychotic drugs. CNS Drugs 2009；23：477-92.
607. Sakkas P, Davis JM, Janicak PG, Wang ZY. Drug treatment of the neuroleptic malignant syndrome. Psychopharmacol Bull 1991；27：381-4.
608. Rosenberg MR, Green M. Neuroleptic malignant syndrome. Review of response to therapy. Arch Intern Med 1989；149：1927-31.
609. Reulbach U, Dutsch C, Biermann T, et al. Managing an effective treatment for neuroleptic malignant syndrome. Crit Care 2007；11：R4.
610. Sato Y, Asoh T, Metoki N, Satoh K. Efficacy of methylprednisolone pulse therapy on neuroleptic malignant syndrome in Parkinson's disease. J Neurol Neurosurg Psychiatry 2003；74：574-6.
611. Strawn JR, Keck PE, Jr., Caroff SN. Neuroleptic malignant syndrome. Am J Psychiatry 2007；164：870-6.
612. Markenson D, Ferguson JD, Chameides L, et al. Part 13：First aid：2010 American Heart Association and American Red Cross International Consensus on First Aid Science With Treatment Recommendations. Circulation 2010；122：S582-605.
613. Soar J, Perkins GD, Abbas G, et al. European Resuscitation Council Guidelines for Resuscitation 2010 Section 8. Cardiac arrest in special circumstances：Electrolyte abnormalities, poisoning, drowning, accidental hypothermia, hyperthermia, asthma, anaphylaxis, cardiac surgery, trauma, pregnancy, electrocution. Resuscitation 2010；81：1400-33.
614. 日本救急医学会 熱中症に関する委員会. 熱中症診療ガイドライン 2015. 2015. Available at http://www.jaam.jp/html/info/2015/pdf/info-20150413.pdf
615. Dematte JE, O'Mara K, Buescher J, et al. Near-fatal heat stroke during the 1995 heat wave in Chicago. Ann Intern Med 1998；129：173-81.
616. Argaud L, Ferry T, Le QH, et al. Short- and long-term outcomes of heatstroke following the 2003 heat wave in Lyon, France. Arch Intern Med 2007；167：2177-83.
617. Nelson MD, Haykowsky MJ, Stickland MK, et al. Reductions in cerebral blood flow during passive heat stress in humans：partitioning the mechanisms. J Physiol 2011；589：4053-64.
618. Soar J, Deakin CD, Nolan JP, et al. European Resuscitation Council guidelines for resuscitation 2005. Section 7. Cardiac arrest in special circumstances. Resuscitation 2005；67 Suppl 1：S135-70.
619. Lee JS, Choi JC, Kang SY, Kang JH, Park JK. Heat stroke：increased signal intensity in the bilateral cerebellar dentate nuclei and splenium on diffusion-weighted MR imaging. AJNR Am J Neuroradiol 2009；30：E58.
620. Ookura R, Shiro Y, Takai T, Okamoto M, Ogata M. Diffusion-weighted magnetic resonance imaging of a severe heat stroke patient complicated with severe cerebellar ataxia. Intern Med 2009；48：1105-8.
621. Yaqub B, Al Deeb S. Heat strokes：aetiopathogenesis, neurological characteristics, treatment and outcome. J Neurol Sci 1998；156：144-51.
622. Bazille C, Megarbane B, Bensimhon D, et al. Brain damage after heat stroke. J Neuropathol Exp Neurol 2005；64：970-5.
623. Diringer MN. Treatment of fever in the neurologic intensive care unit with a catheter-based heat exchange system. Crit Care Med 2004；32：559-64.
624. Bouchama A, Dehbi M, Mohamed G, Matthies F, Shoukri M, Menne B. Prognostic factors in heat wave related deaths：a meta-analysis. Arch Intern Med 2007；167：2170-6.
625. Maas AI, Stocchetti N, Bullock R. Moderate and severe traumatic brain injury in adults. Lancet Neurol 2008；7：728-41.
626. Frattalone AR, Ling GS. Moderate and severe traumatic brain injury：pathophysiology and management. Neurosurg Clin N Am 2013；24：309-19.
627. Le Roux P. Physiological monitoring of the severe traumatic brain injury patient in the intensive care unit. Curr Neurol Neurosci Rep 2013；13：331.
628. Wijdicks EF, Rabinstein AA, Bamlet WR, Mandrekar JN. FOUR score and Glasgow Coma Scale in predicting outcome of comatose patients：a pooled analysis. Neurology 2011；77：84-5.
629. Anthony Marmarou, Randy L. Anderson, John D. Ward, et al. Impact of ICP instability and hypotension on outcome in patients with severe head trauma. Special Supplements 1991；75：S59-S66.
630. Hawthorne C, Piper I. Monitoring of intracranial pressure in patients with traumatic brain injury. Front Neurol 2014；5：121.
631. Chesnut RM, Temkin N, Carney N, et al. A trial of intracranial-pressure monitoring in traumatic brain injury. N Engl J Med 2012；367：2471-81.
632. Oddo M, Gasche Y.[Update on the management of severe traumatic brain injury]. Rev Med Suisse 2009；5：2506-10.
633. Bratton SL, Chestnut RM, Ghajar J, et al. Guidelines for the management of severe traumatic brain injury. VI. Indications for intracranial pressure monitoring. J Neurotrauma 2007；24 Suppl 1：S37-44.
634. Eisenberg HM, Gary HE, Jr., Aldrich EF, et al. Initial CT findings in 753 patients with severe head injury. A report from the NIH Traumatic Coma Data Bank. J Neurosurg 1990；73：688-98.
635. Rosner MJ, Rosner SD, Johnson AH. Cerebral perfusion pressure：management protocol and clinical results. J Neurosurg 1995；83：949-62.
636. Aries MJ, Czosnyka M, Budohoski KP, et al. Continuous determination of optimal cerebral perfusion pressure in traumatic brain injury. Crit Care Med 2012；40：2456-63.
637. Maloney-Wilensky E, Gracias V, Itkin A, et al. Brain tissue oxygen and outcome after severe traumatic brain injury：a systematic review. Crit Care Med 2009；37：2057-63.
638. Narotam PK, Morrison JF, Nathoo N. Brain tissue oxygen monitoring in traumatic brain injury and major trauma：outcome

analysis of a brain tissue oxygen-directed therapy. J Neurosurg 2009;111:672-82.
639. Nangunoori R, Maloney-Wilensky E, Stiefel M, et al. Brain tissue oxygen-based therapy and outcome after severe traumatic brain injury: a systematic literature review. Neurocrit Care 2012;17:131-8.
640. Purins K, Lewen A, Hillered L, Howells T, Enblad P. Brain tissue oxygenation and cerebral metabolic patterns in focal and diffuse traumatic brain injury. Front Neurol 2014;5:64.
641. Adamides AA, Rosenfeldt FL, Winter CD, et al. Brain tissue lactate elevations predict episodes of intracranial hypertension in patients with traumatic brain injury. J Am Coll Surg 2009;209:531-9.
642. Belli A, Sen J, Petzold A, Russo S, Kitchen N, Smith M. Metabolic failure precedes intracranial pressure rises in traumatic brain injury: a microdialysis study. Acta Neurochir (Wien) 2008;150:461-9; discussion 70.
643. Vespa PM, Miller C, McArthur D, et al. Nonconvulsive electrographic seizures after traumatic brain injury result in a delayed, prolonged increase in intracranial pressure and metabolic crisis. Crit Care Med 2007;35:2830-6.
644. Ronne-Engstrom E, Winkler T. Continuous EEG monitoring in patients with traumatic brain injury reveals a high incidence of epileptiform activity. Acta Neurol Scand 2006;114:47-53.
645. Diaz-Arrastia R, Baxter VK. Genetic factors in outcome after traumatic brain injury: what the human genome project can teach us about brain trauma. J Head Trauma Rehabil 2006;21:361-74.
646. Mangat HS. Severe traumatic brain injury. Continuum (Minneap Minn) 2012;18:532-46.
647. Muizelaar JP, Anthony Marmarou, John D. Ward, et al. Adverse effects of prolonged hyperventilation in patients with severe head injury: a randomized clinical trial. Journal of Neurosurgery 1991;75:731-9.
648. Lobato RD, Sarabia R, Cordobes F, et al. Posttraumatic cerebral hemispheric swelling. Analysis of 55 cases studied with computerized tomography. J Neurosurg 1988;68:417-23.
649. Nordstrom CH, Messeter K, Sundbarg G, Schalen W, Werner M, Ryding E. Cerebral blood flow, vasoreactivity, and oxygen consumption during barbiturate therapy in severe traumatic brain lesions. J Neurosurg 1988;68:424-31.
650. Jiang JY, Xu W, Li WP, et al. Effect of long-term mild hypothermia or short-term mild hypothermia on outcome of patients with severe traumatic brain injury. J Cereb Blood Flow Metab 2006;26:771-6.
651. Bouzat P, Francony G, Oddo M, Payen JF. [Therapeutic hypothermia for severe traumatic brain injury]. Ann Fr Anesth Reanim 2013;32:787-91.
652. Sadaka F, Veremakis C. Therapeutic hypothermia for the management of intracranial hypertension in severe traumatic brain injury: a systematic review. Brain Inj 2012;26:899-908.
653. Bohman LE, Schuster JM. Decompressive craniectomy for management of traumatic brain injury: an update. Curr Neurol Neurosci Rep 2013;13:392.
654. Cooper DJ, Rosenfeld JV, Murray L, et al. Decompressive craniectomy in diffuse traumatic brain injury. N Engl J Med 2011;364:1493-502.
655. Myburgh J, Cooper DJ, Finfer S, et al. Saline or albumin for fluid resuscitation in patients with traumatic brain injury. N Engl J Med 2007;357:874-84.
656. Johnston AJ, Steiner LA, Chatfield DA, et al. Effect of cerebral perfusion pressure augmentation with dopamine and norepinephrine on global and focal brain oxygenation after traumatic brain injury. Intensive Care Med 2004;30:791-7.
657. Mascia L, Zavala E, Bosma K, et al. High tidal volume is associated with the development of acute lung injury after severe brain injury: an international observational study. Crit Care Med 2007;35:1815-20.
658. Li J, Jiang JY. Chinese Head Trauma Data Bank: effect of hyperthermia on the outcome of acute head trauma patients. J Neurotrauma 2012;29:96-100.
659. Aiyagari V, Diringer MN. Fever control and its impact on outcomes: what is the evidence? J Neurol Sci 2007;261:39-46.
660. Temkin NR, Dikmen SS, Wilensky AJ, Keihm J, Chabal S, Winn HR. A randomized, double-blind study of phenytoin for the prevention of post-traumatic seizures. N Engl J Med 1990;323:497-502.
661. Temkin NR. Antiepileptogenesis and seizure prevention trials with antiepileptic drugs: meta-analysis of controlled trials. Epilepsia 2001;42:515-24.
662. Chang BS, Lowenstein DH. Practice parameter: antiepileptic drug prophylaxis in severe traumatic brain injury: report of the Quality Standards Subcommittee of the American Academy of Neurology. Neurology 2003;60:10-6.
663. Kirmani BF, Mungall D, Ling G. Role of intravenous levetiracetam in seizure prophylaxis of severe traumatic brain injury patients. Front Neurol 2013;4:170.
664. Harhangi BS, Kompanje EJ, Leebeek FW, Maas AI. Coagulation disorders after traumatic brain injury. Acta Neurochir (Wien) 2008;150:165-75; discussion 75.
665. Etemadrezaie H, Baharvahdat H, Shariati Z, Lari SM, Shakeri MT, Ganjeifar B. The effect of fresh frozen plasma in severe closed head injury. Clin Neurol Neurosurg 2007;109:166-71.
666. Anglin CO, Spence JS, Warner MA, et al. Effects of platelet and plasma transfusion on outcome in traumatic brain injury patients with moderate bleeding diatheses. J Neurosurg 2013;118:676-86.
667. Salim A, Hadjizacharia P, Dubose J, et al. Persistent hyperglycemia in severe traumatic brain injury: an independent predictor of outcome. Am Surg 2009;75:25-9.
668. Coester A, Neumann CR, Schmidt MI. Intensive insulin therapy in severe traumatic brain injury: a randomized trial. J Trauma 2010;68:904-11.
669. Oddo M, Schmidt JM, Carrera E, et al. Impact of tight glycemic control on cerebral glucose metabolism after severe brain injury: a microdialysis study. Crit Care Med 2008;36:3233-8.
670. Krahulik D, Zapletalova J, Frysak Z, Vaverka M. Dysfunction of hypothalamic-hypophysial axis after traumatic brain injury in adults. J Neurosurg 2010;113:581-4.
671. Santarsieri M, Kumar RG, Kochanek PM, Berga S, Wagner AK. Variable neuroendocrine-immune dysfunction in individuals with unfavorable outcome after severe traumatic brain injury. Brain Behav Immun 2015;45:15-27.
672. Shahlaie K, Boggan JE, Latchaw RE, Ji C, Muizelaar JP. Posttraumatic vasospasm detected by continuous brain tissue oxygen monitoring: treatment with intraarterial verapamil and balloon angioplasty. Neurocrit Care 2009;10:61-9.
673. Shahlaie K, Keachie K, Hutchins IM, et al. Risk factors for posttraumatic vasospasm. J Neurosurg 2011;115:602-11.
674. Armonda RA, Bell RS, Vo AH, et al. Wartime traumatic cerebral vasospasm: recent review of combat casualties. Neurosurgery 2006;59:1215-25; discussion 25.
675. Zehtabchi S, Soghoian S, Liu Y, et al. The association of coagulopathy and traumatic brain injury in patients with isolated head injury. Resuscitation 2008;76:52-6.
676. Epstein DS, Mitra B, Cameron PA, Fitzgerald M, Rosenfeld JV. Acute traumatic coagulopathy in the setting of isolated traumatic brain injury: Definition, incidence and outcomes. Br J Neurosurg 2014;1-5.
677. Allard CB, Scarpelini S, Rhind SG, et al. Abnormal coagulation tests are associated with progression of traumatic intracranial hemorrhage. J Trauma 2009;67:959-67.
678. Wafaisade A, Lefering R, Tjardes T, et al. Acute coagulopathy in isolated blunt traumatic brain injury. Neurocrit Care 2010;12:211-9.
679. Lemcke J, Al-Zain F, von der Brelie C, Ebenau M, Meier U. The influence of coagulopathy on outcome after traumatic subdural hematoma: a retrospective single-center analysis of 319 patients.

Blood Coagul Fibrinolysis 2014 ; 25 : 353-9.
680. Talving P, Benfield R, Hadjizacharia P, Inaba K, Chan LS, Demetriades D. Coagulopathy in severe traumatic brain injury : a prospective study. J Trauma 2009 ; 66 : 55-61 ; discussion 61-2.
681. Cohen MJ, Brohi K, Ganter MT, Manley GT, Mackersie RC, Pittet JF. Early coagulopathy after traumatic brain injury : the role of hypoperfusion and the protein C pathway. J Trauma 2007 ; 63 : 1254-61 ; discussion 61-2.
682. Chhabra G, Sharma S, Subramanian A, Agrawal D, Sinha S, Mukhopadhyay AK. Coagulopathy as prognostic marker in acute traumatic brain injury. J Emerg Trauma Shock 2013 ; 6 : 180-5.
683. Kushimoto S, Shibata Y, Yamamoto Y. Implications of fibrinogenolysis in patients with closed head injury. J Neurotrauma 2003 ; 20 : 357-63.
684. Yutthakasemsunt S, Kittiwatanagul W, Piyavechvirat P, Thinkamrop B, Phuenpathom N, Lumbiganon P. Tranexamic acid for patients with traumatic brain injury : a randomized, double-blinded, placebo-controlled trial. BMC Emerg Med 2013 ; 13 : 20.
685. Narayan RK, Maas AI, Marshall LF, Servadei F, Skolnick BE, Tillinger MN. Recombinant factor VIIA in traumatic intracerebral hemorrhage : results of a dose-escalation clinical trial. Neurosurgery 2008 ; 62 : 776-86 ; discussion 86-8.
686. Ivascu FA, Howells GA, Junn FS, Bair HA, Bendick PJ, Janczyk RJ. Rapid warfarin reversal in anticoagulated patients with traumatic intracranial hemorrhage reduces hemorrhage progression and mortality. J Trauma 2005 ; 59 : 1131-7 ; discussion 7-9.
687. DeLoughery EP, Lenfesty B, DeLoughery TG. The use of recombinant factor VIIa in warfarin patients with traumatic brain injury : a retrospective case-control study. Blood Coagul Fibrinolysis 2013 ; 24 : 317-20.
688. Yanamadala V, Walcott BP, Fecci PE, et al. Reversal of warfarin associated coagulopathy with 4-factor prothrombin complex concentrate in traumatic brain injury and intracranial hemorrhage. J Clin Neurosci 2014 ; 21 : 1881-4.
689. Schnuriger B, Inaba K, Abdelsayed GA, et al. The impact of platelets on the progression of traumatic intracranial hemorrhage. J Trauma 2010 ; 68 : 881-5.
690. Joseph B, Pandit V, Meyer D, et al. The significance of platelet count in traumatic brain injury patients on antiplatelet therapy. J Trauma Acute Care Surg 2014 ; 77 : 417-21.
691. Briggs A, Gates JD, Kaufman RM, Calahan C, Gormley WB, Havens JM. Platelet dysfunction and platelet transfusion in traumatic brain injury. J Surg Res 2015 ; 193 : 802-6.
692. Joseph B, Pandit V, Aziz H, et al. Clinical outcomes in traumatic brain injury patients on preinjury clopidogrel : a prospective analysis. J Trauma Acute Care Surg 2014 ; 76 : 817-20.
693. Dewan Y, Komolafe EO, Mejia-Mantilla JH, Perel P, Roberts I, Shakur H. CRASH-3 - tranexamic acid for the treatment of significant traumatic brain injury : study protocol for an international randomized, double-blind, placebo-controlled trial. Trials 2012 ; 13 : 87.
694. Domeier RM, Swor RA, Evans RW, et al. Multicenter prospective validation of prehospital clinical spinal clearance criteria. J Trauma 2002 ; 53 : 744-50.
695. Hoffman JR, Mower WR, Wolfson AB, Todd KH, Zucker MI. Validity of a set of clinical criteria to rule out injury to the cervical spine in patients with blunt trauma. National Emergency X-Radiography Utilization Study Group. N Engl J Med 2000 ; 343 : 94-9.
696. Bailitz J, Starr F, Beecroft M, et al. CT should replace three-view radiographs as the initial screening test in patients at high, moderate, and low risk for blunt cervical spine injury : a prospective comparison. J Trauma 2009 ; 66 : 1605-9.
697. Hunter BR, Keim SM, Seupaul RA, Hern G. Are plain radiographs sufficient to exclude cervical spine injuries in low-risk adults? J Emerg Med 2014 ; 46 : 257-63.
698. Raza M, Elkhodair S, Zaheer A, Yousaf S. Safe cervical spine clearance in adult obtunded blunt trauma patients on the basis of a normal multidetector CT scan-a meta-analysis and cohort study. Injury 2013 ; 44 : 1589-95.
699. Muchow RD, Resnick DK, Abdel MP, Munoz A, Anderson PA. Magnetic resonance imaging (MRI) in the clearance of the cervical spine in blunt trauma : a meta-analysis. J Trauma 2008 ; 64 : 179-89.
700. Hassid VJ, Schinco MA, Tepas JJ, et al. Definitive establishment of airway control is critical for optimal outcome in lower cervical spinal cord injury. J Trauma 2008 ; 65 : 1328-32.
701. Seidl RO, Wolf D, Nusser-Muller-Busch R, Niedeggen A. Airway management in acute tetraplegics : a retrospective study. Eur Spine J 2010 ; 19 : 1073-8.
702. Kornblith LZ, Kutcher ME, Callcut RA, et al. Mechanical ventilation weaning and extubation after spinal cord injury : a Western Trauma Association multicenter study. J Trauma Acute Care Surg 2013 ; 75 : 1060-9 ; discussion 1069-70.
703. Bracken MB, Collins WF, Freeman DF, et al. Efficacy of methylprednisolone in acute spinal cord injury. JAMA 1984 ; 251 : 45-52.
704. Bracken MB, Shepard MJ, Hellenbrand KG, et al. Methylprednisolone and neurological function 1 year after spinal cord injury. Results of the National Acute Spinal Cord Injury Study. J Neurosurg 1985 ; 63 : 704-13.
705. Bracken MB, Shepard MJ, Collins WF, et al. A randomized, controlled trial of methylprednisolone or naloxone in the treatment of acute spinal-cord injury. Results of the Second National Acute Spinal Cord Injury Study. N Engl J Med 1990 ; 322 : 1405-11.
706. Bracken MB, Shepard MJ, Holford TR, et al. Administration of methylprednisolone for 24 or 48 hours or tirilazad mesylate for 48 hours in the treatment of acute spinal cord injury. Results of the Third National Acute Spinal Cord Injury Randomized Controlled Trial. National Acute Spinal Cord Injury Study. JAMA 1997 ; 277 : 1597-604.
707. Bracken MB, Shepard MJ, Holford TR, et al. Methylprednisolone or tirilazad mesylate administration after acute spinal cord injury : 1-year follow up. Results of the third National Acute Spinal Cord Injury randomized controlled trial. J Neurosurg 1998 ; 89 : 699-706.
708. Schroeder GD, Kwon BK, Eck JC, Savage JW, Hsu WK, Patel AA. Survey of Cervical Spine Research Society members on the use of high-dose steroids for acute spinal cord injuries. Spine (Phila Pa 1976) 2014 ; 39 : 971-7.
709. Frampton AE, Eynon CA. High dose methylprednisolone in the immediate management of acute, blunt spinal cord injury : what is the current practice in emergency departments, spinal units, and neurosurgical units in the UK? Emerg Med J 2006 ; 23 : 550-3.
710. Inada T, Takahashi H, Yamazaki M, et al. Multicenter prospective nonrandomized controlled clinical trial to prove neurotherapeutic effects of granulocyte colony-stimulating factor for acute spinal cord injury : analyses of follow-up cases after at least 1 year. Spine (Phila Pa 1976) 2014 ; 39 : 213-9.
711. Kamiya K, Koda M, Furuya T, et al. Neuroprotective therapy with granulocyte colony-stimulating factor in acute spinal cord injury : a comparison with high-dose methylprednisolone as a historical control. Eur Spine J 2015 ; 24 : 963-7.
712. Fehlings MG, Vaccaro A, Wilson JR, et al. Early versus delayed decompression for traumatic cervical spinal cord injury : results of the Surgical Timing in Acute Spinal Cord Injury Study (STASCIS). PLoS One 2012 ; 7 : e32037.
713. Dvorak MF, Noonan VK, Fallah N, et al. The influence of time from injury to surgery on motor recovery and length of hospital stay in acute traumatic spinal cord injury : an observational Canadian cohort study. J Neurotrauma 2015 ; 32 : 645-54.
714. Torina PJ, Flanders AE, Carrino JA, et al. Incidence of vertebral artery thrombosis in cervical spine trauma : correlation with severity of spinal cord injury. AJNR Am J Neuroradiol 2005 ; 26 : 2645-51.
715. Chung WS, Lin CL, Chang SN, Chung HA, Sung FC, Kao CH.

Increased risk of deep vein thrombosis and pulmonary thromboembolism in patients with spinal cord injury: a nationwide cohort prospective study. Thromb Res 2014; 133: 579-84.

716. Agarwal NK, Mathur N. Deep vein thrombosis in acute spinal cord injury. Spinal Cord 2009; 47: 769-72.

717. Velmahos GC, Kern J, Chan LS, Oder D, Murray JA, Shekelle P. Prevention of venous thromboembolism after injury: an evidence-based report–part I: analysis of risk factors and evaluation of the role of vena caval filters. J Trauma 2000; 49: 132-8; discussion 139.

718. Velmahos GC, Kern J, Chan LS, Oder D, Murray JA, Shekelle P. Prevention of venous thromboembolism after injury: an evidence-based report–part II: analysis of risk factors and evaluation of the role of vena caval filters. J Trauma 2000; 49: 140-4.

719. Hall ED, Springer JE. Neuroprotection and acute spinal cord injury: a reappraisal. NeuroRx 2004; 1: 80-100.

720. Dietrich WD, 3rd. Therapeutic hypothermia for spinal cord injury. Crit Care Med 2009; 37: S238-42.

721. Keirstead HS, Nistor G, Bernal G, et al. Human embryonic stem cell-derived oligodendrocyte progenitor cell transplants remyelinate and restore locomotion after spinal cord injury. J Neurosci 2005; 25: 4694-705.

722. Medical aspects of the persistent vegetative state (1). The Multi-Society Task Force on PVS. N Engl J Med 1994; 330: 1499-508.

723. Practice parameters: assessment and management of patients in the persistent vegetative state (summary statement). The Quality Standards Subcommittee of the American Academy of Neurology. Neurology 1995; 45: 1015-8.

724. Giacino JT, Ashwal S, Childs N, et al. The minimally conscious state: definition and diagnostic criteria. Neurology 2002; 58: 349-53.

725. Luaute J, Maucort-Boulch D, Tell L, et al. Long-term outcomes of chronic minimally conscious and vegetative states. Neurology 2010; 75: 246-52.

726. Adams JH, Graham DI, Jennett B. The neuropathology of the vegetative state after an acute brain insult. Brain 2000; 123 (Pt 7): 1327-38.

727. Silva S, Alacoque X, Fourcade O, et al. Wakefulness and loss of awareness: brain and brainstem interaction in the vegetative state. Neurology 2010; 74: 313-20.

728. Newcombe VF, Williams GB, Scoffings D, et al. Aetiological differences in neuroanatomy of the vegetative state: insights from diffusion tensor imaging and functional implications. J Neurol Neurosurg Psychiatry 2010; 81: 552-61.

729. Medical aspects of the persistent vegetative state (2). The Multi-Society Task Force on PVS. N Engl J Med 1994; 330: 1572-9.

730. Estraneo A, Moretta P, Loreto V, Lanzillo B, Santoro L, Trojano L. Late recovery after traumatic, anoxic, or hemorrhagic long-lasting vegetative state. Neurology 2010; 75: 239-45.

731. Robinson LR, Micklesen PJ, Tirschwell DL, Lew HL. Predictive value of somatosensory evoked potentials for awakening from coma. Crit Care Med 2003; 31: 960-7.

732. Lehembre R, Marie-Aurelie B, Vanhaudenhuyse A, et al. Resting-state EEG study of comatose patients: a connectivity and frequency analysis to find differences between vegetative and minimally conscious states. Funct Neurol 2012; 27: 41-7.

733. Stender J, Gosseries O, Bruno MA, et al. Diagnostic precision of PET imaging and functional MRI in disorders of consciousness: a clinical validation study. Lancet 2014; 384: 514-22.

734. Perrin F, Schnakers C, Schabus M, et al. Brain response to one's own name in vegetative state, minimally conscious state, and locked-in syndrome. Arch Neurol 2006; 63: 562-9.

735. Monti MM, Vanhaudenhuyse A, Coleman MR, et al. Willful modulation of brain activity in disorders of consciousness. N Engl J Med 2010; 362: 579-89.

736. Sara M, Pistoia F, Mura E, Onorati P, Govoni S. Intrathecal baclofen in patients with persistent vegetative state: 2 hypotheses. Arch Phys Med Rehabil 2009; 90: 1245-9.

737. Whyte J, Myers R. Incidence of clinically significant responses to zolpidem among patients with disorders of consciousness: a preliminary placebo controlled trial. Am J Phys Med Rehabil 2009; 88: 410-8.

738. Giacino JT, Whyte J, Bagiella E, et al. Placebo-controlled trial of amantadine for severe traumatic brain injury. N Engl J Med 2012; 366: 819-26.

739. Krimchansky BZ, Keren O, Sazbon L, Groswasser Z. Differential time and related appearance of signs, indicating improvement in the state of consciousness in vegetative state traumatic brain injury (VS-TBI) patients after initiation of dopamine treatment. Brain Inj 2004; 18: 1099-105.

740. Fridman EA, Krimchansky BZ, Bonetto M, et al. Continuous subcutaneous apomorphine for severe disorders of consciousness after traumatic brain injury. Brain Inj 2010; 24: 636-41.

741. Yamamoto T, Katayama Y, Oshima H, Fukaya C, Kawamata T, Tsubokawa T. Deep brain stimulation therapy for a persistent vegetative state. Acta Neurochir Suppl 2002; 79: 79-82.

742. Della Pepa GM, Fukaya C, La Rocca G, Zhong J, Visocchi M. Neuromodulation of vegetative state through spinal cord stimulation: where are we now and where are we going? Stereotact Funct Neurosurg 2013; 91: 275-87.

743. Guidelines for the determination of death. Report of the medical consultants on the diagnosis of death to the President's Commission for the Study of Ethical Problems in Medicine and Biomedical and Behavioral Research. JAMA 1981; 246: 2184-6.

744. Practice parameters for determining brain death in adults (summary statement). The Quality Standards Subcommittee of the American Academy of Neurology. Neurology 1995; 45: 1012-4.

745. Wijdicks EF, Varelas PN, Gronseth GS, Greer DM. Evidence-based guideline update: determining brain death in adults: report of the Quality Standards Subcommittee of the American Academy of Neurology. Neurology 2010; 74: 1911-8.

746. 厚生科学研究費特別研究事業 脳死に関する研究班 昭和60年度研究報告書：脳死の判定指針および判定基準. 日医雑誌 1985；94：1949-72.

747. 平成22年度厚生労働科学研究費補助金厚生労働科学特別研究事業「脳死判定基準のマニュアル化に関する研究班」．法的脳死判定マニュアル．2011.

748. Ostermann ME, Young B, Sibbald WJ, Nicolle MW. Coma mimicking brain death following baclofen overdose. Intensive Care Med 2000; 26: 1144-6.

749. Richard IH, LaPointe M, Wax P, Risher W. Non-barbiturate, drug-induced reversible loss of brainstem reflexes. Neurology 1998; 51: 639-40.

750. Waters CE, French G, Burt M. Difficulty in brainstem death testing in the presence of high spinal cord injury. Br J Anaesth 2004; 92: 760-4.

751. Peter JV, Prabhakar AT, Pichamuthu K. In-laws, insecticide–and a mimic of brain death. Lancet 2008; 371: 622.

752. Stojkovic T, Verdin M, Hurtevent JF, Laureau E, Krivosic-Horber R, Vermersch P. Guillain-Barré syndrome resembling brainstem death in a patient with brain injury. J Neurol 2001; 248: 430-2.

753. Rivas S, Douds GL, Ostdahl RH, Harbaugh KS. Fulminant Guillain-Barré syndrome after closed head injury: a potentially reversible cause of an ominous examination. Case report. J Neurosurg 2008; 108: 595-600.

754. Friedman Y, Lee L, Wherrett JR, Ashby P, Carpenter S. Simulation of brain death from fulminant de-efferentation. Can J Neurol Sci 2003; 30: 397-404.

755. Joshi MC, Azim A, Gupta GL, Poddar BP, Baronia AK, Singh RK. Guillain-Barré syndrome with absent brainstem reflexes–a report of two cases. Anaesth Intensive Care 2008; 36: 867-9.

756. Kainuma M, Miyake T, Kanno T. Extremely prolonged vecuronium clearance in a brain death case. Anesthesiology 2001; 95: 1023-4.

757. Saposnik G, Basile VS, Young GB. Movements in brain death: a

systematic review. Can J Neurol Sci 2009 ; 36 : 154-60.
758. Saposnik G, Bueri JA, Maurino J, Saizar R, Garretto NS. Spontaneous and reflex movements in brain death. Neurology 2000 ; 54 : 221-3.
759. Santamaria J, Orteu N, Iranzo A, Tolosa E. Eye opening in brain death. J Neurol 1999 ; 246 : 720-2.
760. Araullo ML, Frank JI, Goldenberg FD, Rosengart AJ. Transient bilateral finger tremor after brain death. Neurology 2007 ; 68 : E22.
761. Jung KY, Han SG, Lee KH, Chung CS. Repetitive leg movements mimicking periodic leg movement during sleep in a brain-dead patient. Eur J Neurol 2006 ; 13 : e3-4.
762. Spittler JF, Wortmann D, von During M, Gehlen W. Phenomenological diversity of spinal reflexes in brain death. Eur J Neurol 2000 ; 7 : 315-21.
763. Shlugman D, Parulekar M, Elston JS, Farmery A. Abnormal pupillary activity in a brainstem-dead patient. Br J Anaesth 2001 ; 86 : 717-20.
764. Zubkov AY, Wijdicks EF. Plantar flexion and flexion synergy in brain death. Neurology 2008 ; 70 : e74.
765. Wijdicks EF, Manno EM, Holets SR. Ventilator self-cycling may falsely suggest patient effort during brain death determination. Neurology 2005 ; 65 : 774.
766. Willatts SM, Drummond G. Brainstem death and ventilator trigger settings. Anaesthesia 2000 ; 55 : 676-7.
767. Wijdicks EF, Rabinstein AA, Manno EM, Atkinson JD. Pronouncing brain death : Contemporary practice and safety of the apnea test. Neurology 2008 ; 71 : 1240-4.
768. Datar S, Fugate J, Rabinstein A, Couillard P, Wijdicks EF. Completing the apnea test : decline in complications. Neurocrit Care 2014 ; 21 : 392-6.
769. Levesque S, Lessard MR, Nicole PC, et al. Efficacy of a T-piece system and a continuous positive airway pressure system for apnea testing in the diagnosis of brain death. Crit Care Med 2006 ; 34 : 2213-6.
770. Vivien B, Marmion F, Roche S, et al. An evaluation of transcutaneous carbon dioxide partial pressure monitoring during apnea testing in brain-dead patients. Anesthesiology 2006 ; 104 : 701-7.
771. Lang CJ, Heckmann JG, Erbguth F, et al. Transcutaneous and intra-arterial blood gas monitoring–a comparison during apnoea testing for the determination of brain death. Eur J Emerg Med 2002 ; 9 : 51-6.
772. 脳死・臓器組織移植に関する委員会. 脳死判定における補助検査について. 2015. Available at http://www.jaam.jp/html/info/2015/pdf/info-20150529.pdf
773. Bernat JL. A defense of the whole-brain concept of death. Hastings Cent Rep 1998 ; 28 : 14-23.
774. Bennett DR. The EEG in determination of brain death. Ann N Y Acad Sci 1978 ; 315 : 110-20.
775. 園生雅弘. 脳死. 臨床神経生理学 2008 ; 36 : 47-55.
776. Silverman D, Saunders MG, Schwab RS, Masland RL. Cerebral death and the electroencephalogram. Report of the ad hoc committee of the American Electroencephalographic Society on EEG Criteria for determination of cerebral death. JAMA 1969 ; 209 : 1505-10.
777. Sonoo M, Tsai-Shozawa Y, Aoki M, et al. N18 in median somatosensory evoked potentials : a new indicator of medullary function useful for the diagnosis of brain death. J Neurol Neurosurg Psychiatry 1999 ; 67 : 374-8.
778. Facco E, Munari M, Gallo F, et al. Role of short latency evoked potentials in the diagnosis of brain death. Clin Neurophysiol 2002 ; 113 : 1855-66.
779. Karantanas AH, Hadjigeorgiou GM, Paterakis K, Sfiras D, Komnos A. Contribution of MRI and MR angiography in early diagnosis of brain death. Eur Radiol 2002 ; 12 : 2710-6.
780. Ishii K, Onuma T, Kinoshita T, Shiina G, Kameyama M, Shimosegawa Y. Brain death : MR and MR angiography. AJNR Am J Neuroradiol 1996 ; 17 : 731-5.
781. Matsumura A, Meguro K, Tsurushima H, et al. Magnetic resonance imaging of brain death. Neurol Med Chir (Tokyo) 1996 ; 36 : 166-71.
782. Lovblad KO, Bassetti C. Diffusion-weighted magnetic resonance imaging in brain death. Stroke 2000 ; 31 : 539-42.
783. Monteiro LM, Bollen CW, van Huffelen AC, Ackerstaff RG, Jansen NJ, van Vught AJ. Transcranial Doppler ultrasonography to confirm brain death : a meta-analysis. Intensive Care Med 2006 ; 32 : 1937-44.
784. Alexandrov AV, Sloan MA, Tegeler CH, et al. Practice standards for transcranial Doppler (TCD) ultrasound. Part II. Clinical indications and expected outcomes. J Neuroimaging 2012 ; 22 : 215-24.
785. Munari M, Zucchetta P, Carollo C, et al. Confirmatory tests in the diagnosis of brain death : comparison between SPECT and contrast angiography. Crit Care Med 2005 ; 33 : 2068-73.
786. Joffe AR, Lequier L, Cave D. Specificity of radionuclide brain blood flow testing in brain death : case report and review. J Intensive Care Med 2010 ; 25 : 53-64.
787. Sinha P, Conrad GR. Scintigraphic confirmation of brain death. Semin Nucl Med 2012 ; 42 : 27-32.
788. Dupas B, Gayet-Delacroix M, Villers D, Antonioli D, Veccherini MF, Soulillou JP. Diagnosis of brain death using two-phase spiral CT. AJNR Am J Neuroradiol 1998 ; 19 : 641-7.
789. Berenguer CM, Davis FE, Howington JU. Brain death confirmation : comparison of computed tomographic angiography with nuclear medicine perfusion scan. J Trauma 2010 ; 68 : 553-9.
790. Quesnel C, Fulgencio JP, Adrie C, et al. Limitations of computed tomographic angiography in the diagnosis of brain death. Intensive Care Med 2007 ; 33 : 2129-35.
791. Combes JC, Chomel A, Ricolfi F, d'Athis P, Freysz M. Reliability of computed tomographic angiography in the diagnosis of brain death. Transplant Proc 2007 ; 39 : 16-20.
792. Frampas E, Videcoq M, de Kerviler E, et al. CT angiography for brain death diagnosis. AJNR Am J Neuroradiol 2009 ; 30 : 1566-70.
793. Escudero D, Otero J, Marques L, et al. Diagnosing brain death by CT perfusion and multislice CT angiography. Neurocrit Care 2009 ; 11 : 261-71.
794. Greer DM, Strozyk D, Schwamm LH. False positive CT angiography in brain death. Neurocrit Care 2009 ; 11 : 272-5.
795. Bohatyrewicz R, Sawicki M, Walecka A, et al. Computed tomographic angiography and perfusion in the diagnosis of brain death. Transplant Proc 2010 ; 42 : 3941-6.
796. Rieke A, Regli B, Mattle HP, et al. Computed tomography angiography (CTA) to prove circulatory arrest for the diagnosis of brain death in the context of organ transplantation. Swiss Med Wkly 2011 ; 141 : w13261.
797. Welschehold S, Boor S, Reuland K, et al. Technical aids in the diagnosis of brain death : a comparison of SEP, AEP, EEG, TCD and CT angiography. Dtsch Arztebl Int 2012 ; 109 : 624-30.
798. Sawicki M, Bohatyrewicz R, Safranow K, et al. Computed tomographic angiography criteria in the diagnosis of brain death-comparison of sensitivity and interobserver reliability of different evaluation scales. Neuroradiology 2014 ; 56 : 609-20.
799. Karakus K, Demirci S, Cengiz AY, Atalar MH. Confirming the brain death diagnosis using brain CT angiography : experience in Tokat State Hospital. Int J Clin Exp Med 2014 ; 7 : 1747-51.
800. Taylor T, Dineen RA, Gardiner DC, Buss CH, Howatson A, Pace NL. Computed tomography (CT) angiography for confirmation of the clinical diagnosis of brain death. Cochrane Database Syst Rev 2014 ; 3 : CD009694.
801. Kramer AH, Roberts DJ. Computed tomography angiography in the diagnosis of brain death : a systematic review and meta-analysis. Neurocrit Care 2014 ; 21 : 539-50.

第7章

ファーストエイド

FA: First Aid

第7章 ファーストエイド

1 はじめに

　JRC蘇生ガイドライン2015で，初めて"ファーストエイド"の章を設けた．内容は，CoSTR 2015の"Part 9：First Aid"の和訳の紹介が中心である．CoSTR 2015で取り上げられた22のトピックスをそのまま本章でも取り上げており，わが国独自のものとして追加したトピックスはない．エビデンスの追加等もしておらず，できるだけ忠実に翻訳することに重点を置いている．

　ただし，次の点については，翻訳，記載を工夫した．

- CoSTR 2015の"推奨と提案"であっても，法的規制や教育体制の違い等により，推奨をそのままわが国で実践できるわけではない．そのため，ILCORの"推奨と提案"を記載したあとに，それをわが国の状況に即して必要に応じて修正したJRCとしての推奨を追記した．具体的には，ILCORによる"推奨と提案"の和訳は，「ILCORは……を推奨（提案）する」と記載しILCORの推奨であることを強調した．一方，JRCとしての推奨は，「わが国では……することを推奨（提案）する」等と記載した．
- これまで，"first aid"という英語には"応急手当"という日本語があてられることが多かった．ただ，"応急手当"という言葉には，心肺蘇生等心停止への対応も含む場合（広義の応急手当）[1]と，心停止への対応は含まない場合（狭義の応急手当）[2]とがある．一方，CoSTR 2015で使われる"first aid"は，概ね"狭義の応急手当"の意味で使われ，広義の意味では使われていない．さらに，CoSTR 2015の"first aid"には，これまでわが国で"応急手当"としていた範疇を大きく超えるものが含まれている．このため，本章では，"first aid"には，"応急手当"という日本語をあてず，"ファーストエイド"と記載した．
- CoSTR 2015における"first aid provider"という言葉は，"ファーストエイドプロバイダー"と記載した．ただ，わが国では，どのような者が"ファーストエイドプロバイダー"に相当する役割を持つかは明らかでない．今回，初めて"ファーストエイド"の章を設けたことをきっかけとして，今後，わが国においても，"ファーストエイドプロバイダー"に相当する者の位置づけが明確になされることを期待する．

1 ファーストエイドの定義

　2013年6月に初めて，ILCORのファーストエイドタスクフォースの会合が開催された．ILCOR加盟団体である各機関から指名され世界中から参集した委員が，タスクフォースを構成した．委員は，まず国際的に共有されるであろうファーストエイドの定義と目的について話し合った．タスクフォースは，"論文検索のための問題形式の立て方"，"エビデンスの評価の仕方"，"推奨と提案"も考慮して定義を検討した．

　ファーストエイドを，"急な病気やけがをした人を助けるためにとる最初の行動"と定義した．ファーストエイドはどのような状況においても誰によっても開始されうるものである．ファーストエイドプロバイダーとは，ファーストエイドの訓練を受け，次のことをすべき人と定義する．

- ファーストエイドの必要な事態を認識し，評価し，優先順位を付けること
- 適切な能力を用いてファーストエイドを行うこと
- ファーストエイドの限界を理解し，必要に応じて次に委ねること

　ファーストエイドの目的は，人の命を守り，苦痛を和らげ，それ以上の病気やけがの悪化を防ぎ，回復を促すことである．

　このファーストエイドに関するこれらの定義は，病気とけがを認識する必要があること，適切な技能の基礎を身に付けることが求められること，ただちに必要な手当を行うのと並行して，必要であれば救急医療サービスや他の医療従事者に委ねる必要があることを示している．ファーストエイドにおける評価と手当は，医学的に正しく，エビデンスに基づいた医療（エビデンスがない場合は専門家の医学コンセンサス）に沿う必要がある．ただし，ファーストエイドの範囲は，純粋に科学によってのみ決められるものではなく，受ける訓練と社会の規制に影響される．そのため，ファーストエイドの範囲は，国，州，地方により様々であり，ここでの推奨と提案は，環境，社会からの要望，規則に沿って改訂される必要がある．

　CoSTR 2015の評価プロセスで使われた定義と，CoSTR 2010での定義とで異なる点は，ファーストエイ

1 はじめに

ドを「器具なしか最低限の器具で行うことのできる評価と手当」と限定しなかったことである．タスクフォースは，ファーストエイドプロバイダー，特にバイスタンダーや一般市民が，多くの場合，器具を持っていないことをよく認識している．ただ，今やいくつかの国では，ファーストエイドのための補助的な器具として，安価でコンパクトなパルスオキシメータや血糖計測器等，従来のファーストエイドでは考えられなかったものが使用されつつあることにも気づいた．CoSTR 2015における推奨と提案では，「器具なしか最低限の器具」での手当という考えを残しつつ，その使用と管理の訓練を受けた人が器具を使用することで対応が向上するとも考えている．

タスクフォースは，ファーストエイドの教育を広めることで，誰もがファーストエイドを学ぶことができ，また学ぶべきであると強く信じている．

2 トピックスをどのように選択したか

2012年秋に，ILCORは，CoSTR 2015での国際エビデンス評価に一貫して携わるファーストエイドタスクフォースを承認し，2名の国際共同座長を任命した．

2013年春には，ILCORの各加盟団体がタスクフォースの各委員を指名した．共同座長に加え，11名のタスクフォースの委員が，ILCOR加盟団体である，アメリカ心臓協会（AHA），ヨーロッパ蘇生協議会（ERC），カナダ心臓脳卒中財団，オーストラリア蘇生協議会，インターアメリカ心臓財団，アジア蘇生協議会を代表して任命された．委員には，病院前医療ガイドライン作成を専門とする救急救命士，ファーストエイドのコース教育とカリキュラム作成の専門家，ファーストエイドエビデンス評価法とガイドライン作成の専門家に加えて，麻酔科学，集中治療医学，蘇生学，救急医学，循環器学，内科学，小児救急医学を専門とする医師を含めた．

CoSTR 2005とCoSTR 2010で評価したトピックスと課題，PICO〔patients：患者（傷病者），intervention：介入方法，comparator：比較対照，outcome：転帰（主要なアウトカム）〕形式で提起されたが解決していない過去の疑問，2010年以降提示された新しい疑問をレビューするために，2013年6月にタスクフォースは集まり，優先リストを作成した．賛否両論のあるもの，既知だが新たに科学的知見が加わったトピックス，これまでに評価されていないトピックスからレビューした．レビューの優先順位を作り，上位10題にPICOを割りあてた．作業が順調に進んだため，共同座長は，5つの新たなPICO，1つの派生したPICO，6つの以前にレビューしたPICOの，合計12のPICOを追加した．以前レビューしたPICOのうち，いくつかについては，文献検索が容易になるように検索用語を修正し，アウトカムを何にするかをグループコンセンサスで決めた．

ILCORから世界中の関連団体に対してボランティアとしての参加を呼びかけ，エビデンスのレビュアーを採用した．30人以上の個々のレビュアーは，基本的に希望や専門性によってトピックスを割りあてたが，直接の利益相反になる場合は割りあてを避けた．タスクフォースの1人がPICO責任者となって，それぞれのPICOに2人のレビュアーを割りあてることを基本とした．エビデンスのレビュアーには，ガイドラインとカリキュラムの作成経験のある救急救命士，専門看護師やファーストエイド教育専門家に加えて，救急医学，救急医療サービス，荒野医学，集中治療医学，循環器学，産業医学，中毒学，麻酔科学，小児救急医学，公衆衛生学と疫学を含む様々な専門を持つ医師と，専門的なエビデンス評価と方法論の専門家を含めた．

3 エビデンスの評価手順

2015年2月のILCOR 2015国際コンセンサスカンファレンスの前までに，6つの新しいPICOを含む，22のPICOについて，タスクフォースで結果を得ることができた．優先順位が低いためにCoSTR 2015のレビューから外れたトピックスには優先順位を付け，作業過程で出てきたいくつかの新たな疑問も加えて，今後の課題とした．

ファーストエイドの分野での研究はごくわずかであり，"推奨と提案"のほとんどは病院前か院内での研究結果からの推定で策定した．採用基準を満たすヒトでのデータがない場合を除き，動物実験，症例報告，症例検討といった質の低い文献は削除した．この厳格な規定によって，まず質の高いエビデンスの研究を採用したものの，ほとんどの研究は，ファーストエイドの実施環境との非直接性によりグレードダウンされる結果となった．

"今後の課題"については，エビデンスのレビュアーで検討し，それぞれの"推奨と提案"の後ろに要約した．この"今後の課題"が，これからの研究で解明されるのを期待している．推奨と提案を裏づけできるエビデンスに基づく医療が存在しないため，タスクフォースによる多くの推奨は，専門家の意見，これまで受け入れられてきた適切とされる対応，「害を及ぼさないこと」の原則に基づいて作成された．

4 レビューしたPICO

<病気に対するファーストエイド>
- 回復体位（FA 517）
- ショックの傷病者に最適な体位（FA 520）
- ファーストエイドでの酸素投与（FA 519）

- 呼吸困難を伴う喘息に対する気管支拡張薬の使用（FA 534）
- 脳卒中の認知*（FA 801）
- 胸痛に対するアスピリン：薬の使用†（FA 871）
- 胸痛に対するアスピリン：早期 vs 後期（FA 586）
- アナフィラキシーに対する2回目のアドレナリンの使用（FA 500）
- 低血糖への対応*（FA 795）
- 激しい消耗に関連した脱水と経口脱水補正（FA 584）

<けがに対するファーストエイド>
- 止血の方法（FA 530）
- 止血ドレッシング（FA 769）
- 止血帯の使用（FA 768）
- 曲がった骨折の直線化（FA 503）
- 開放性胸部外傷に対するファーストエイド*（FA 525）
- 頸椎の運動制限（FA 772）
- 脳震盪*（FA 799）
- 熱傷の冷却（FA 770）
- 熱傷に対する乾燥ドレッシングと湿潤ドレッシングの比較（FA 771）
- 化学物質による眼の傷害：洗浄（FA 540）
- 歯の脱落（外傷性の歯の完全脱臼）（FA 794）

<教育>
- ファーストエイドの訓練*（FA 773）

*これまでレビューしていないトピックスを示す
†既存のPICOから派生したトピックスを示す

2　病気に対するファーストエイド

　CoSTR 2015においてレビューした，病気に対するトピックスとして重要なものには，補助的な酸素使用，ショックに対する体位，回復体位，急な呼吸困難を伴う喘息に対する気管支拡張薬の使用，アナフィラキシーに対する2回目のアドレナリンの投与，および胸痛に対するアスピリンの投与がある．情報の専門家の支援によるILCORでの徹底的な文献検索と，より厳密なGRADE評価法によって，いくつかの推奨の追加と推奨の強さの変更を行うことができた．

- ファーストエイドプロバイダーによる補助的な酸素使用については，現在の対応の変更を支持するまでのエビデンスはなかった．
- 30〜60度の下肢の受動的な挙上には一時的（7分かそれ以下）な利点があるかもしれないことを示唆するいくつかのエビデンスがあるものの，ショックの傷病者への推奨体位は仰臥位のままとした（CoSTR 2010から修正）．
- 正常に呼吸しているものの反応がない傷病者の体位については推奨を変更した．側臥位と比較して，仰臥位には高度な気道確保が必要となる可能性が示されたので，側臥位を"回復"体位として使うことを推奨する（CoSTR 2010から修正）．
- 急な呼吸困難を伴う喘息に対して気管支拡張薬の吸入を補助することを推奨する（CoSTR 2010から変更なし）．
- ファーストエイドプロバイダーのアナフィラキシーを認識する能力については疑問が残るが，自動注射器によるアドレナリンの2回目の投与は，1回目の使用が症状を改善しない場合には利益がある．
- 自動注射器によるアドレナリンの使用では不注意による過量注射の機会が限定されるためかもしれないが，今回採用した研究に副作用の報告はなかった（CoSTR 2010から修正）．
- 胸痛に対するアスピリンの使用は過去にもレビューしてきたが，ILCORは，このトピックについて新しく実施されたGRADE評価法と急性心筋梗塞（acute MI）に使用される新薬の出現に照らし合わせ，再検討するべきであると合意した．そこで，まずアスピリンを急性心筋梗塞の傷病者に投与するべきかという本質的な課題をまずレビューし，次に，胸痛に対するアスピリンの早期（病院前）使用とアスピリンの後期（病院内）使用を比較するレビューを行った（CoSTR 2010から修正）．
- 脳卒中の認識を補助する脳卒中評価システムの使用は，新しくレビューしたトピックであり，ファーストエイドと公衆衛生に対して大きく影響するであろう知見も得られた．
このレビューにより，評価システムを用いた場合には，症状の出現から病院または救急部門到着までの時間を有意に短縮するとともに，そのような評価システムの使用によって治療が早期に開始された時，脳卒中による損傷の程度を減少させるかもしれないことがわかった（CoSTR 2015から新規）．
- 糖尿病における，軽度の症候性低血糖（低血糖）に対する糖を含む食品の使用も新たにレビューした．このレビューで取り上げた研究では，意識があり，飲み込むことができ，指示に従うことができる低血糖の症候を認める糖尿病の傷病者に対して，ブドウ糖タブレットと比較し，それと等容量のキャンディ，細長くしたドライフルーツ，ジュース，あるいは牛乳といった様々な糖を含む食品を投与している．糖を含む食品群は，低血糖の緩和に対して，ブドウ糖

タブレットほど効果的ではないと判断したが，これらの食品は，ブドウ糖タブレットが利用できない場合は，効果があり有用である可能性を示した（CoSTR 2015 から新規）．

1 回復体位

> CQ：正常に呼吸しているものの反応がない者への回復体位は有効か？
> P 病院外において呼吸があり反応のない成人
> I 側臥位の回復体位
> C 仰臥位
> O 全死亡，気道確保の必要性，誤嚥の発生，頸髄損傷の可能性，合併症，心停止の発生

推奨と提案

ILCORは，ファーストエイドプロバイダーが，正常に呼吸しているものの反応がない傷病者を仰臥位のままにせず，側臥位回復体位にすることを提案する（弱い推奨，非常に低いエビデンス）．

最適な回復体位を提案するエビデンスはほとんどない．

わが国においても，訓練を受けた者が，正常に呼吸しているものの反応がない傷病者を仰臥位のままにせず，側臥位回復体位にすることを提案する．

エビデンスの評価に関する科学的コンセンサス

CoSTR 2010 でのこのトピックに関する"推奨と提案"では，傷病者を回復体位へ動かすことが利益をもたらすというエビデンスはなかったと述べた．

頸髄損傷の疑われる傷病者を横向きに体位を変えなければならない場合，HAINES（High Arm IN Endangered Spine）体位（注）はより安全であるようだ[3]，とも述べた．広範囲の文献検索と GRADE 評価法の使用により，CoSTR 2010 にレビューされた研究のうちいくつかが，CoSTR 2015 のレビューから除外され，別に新しい研究が含まれることになった．改訂された CoSTR 2015 の推奨は，この厳しいエビデンス評価プロセスを反映したものである．

このレビューに含まれるいくつかの研究は，回復体位には仰臥位を超える利点はないことを示したが，気道開通の維持に関しては有意な利点を示す研究があった．タスクフォースは，どの回復体位に対しても，その優先されるアウトカムは気道開通の維持であろうと判断した．

注：傷病者の下になる腕を頭側に伸展し，その腕に頭部を乗せるようにした側臥位．

(1) 側臥位回復体位を仰臥位と比較

重大なアウトカムとしての誤嚥の発生について，142名の患者を対象とした1件の観察研究[4]は，左側臥位または仰臥位で発見された患者について，左側臥位である利点がない（RR 0.93, 95%CI 0.55〜1.58）ことを示した（非常に低いエビデンス：不精確さによりグレードダウン）．同じ観察研究では，132名の患者を対象として，右側臥位または仰臥位で発見された患者について，右側臥位であることに利点がない（RR 1.15, 95%CI 0.67〜1.96）ことを示した．

重大なアウトカムとしての気道確保の必要性について，気道確保が必要となる可能性を間接的に測定した研究だけを認めた．それは全気道容積とストライダースコアの計量を含んでいる．17名の患者を対象とした1件の観察研究[5]は全気道容積が増加することにより側臥位の利点を示した（MD 2.7, 95%CI 0.88〜4.52）（非常に低いエビデンス：バイアスのリスク，非直接性，不精確さによりグレードダウン）．30名の患者を対象とした1件の観察研究[6]は，ストライダースコアが減少することにより側臥位の利点を示した（MD −0.9, 95%CI −1.21〜−0.59）（非常に低いエビデンス：非直接性，不精確さによりグレードダウン）．

(2) HAINES 修正回復体位を側臥位回復体位と比較

重大なアウトカムとしての頸髄損傷の可能性について，2名の健康なボランティアを対象とした1件の観察研究[7]は，HAINES体位は頸髄全体で外側屈曲がより小さく（MD −17, 95%CI −21.39〜−12.62），上位頸髄で外側屈曲には差がなく（MD −4.5, CI −11.7〜2.7），下位頸髄で外側屈曲がより小さい（MD −12.5, 95%CI −21.52〜−3.47）ことを示した（非常に低いエビデンス：非直接性，不精確さによりグレードダウン）．また，外科的に頸椎の不安定性を作った10体の死体を対象とした1件の観察研究[8]は，HAINES回復体位と1992年のERCの側臥位回復体位の間で，線形移動において，内側/外側の動き（MD −1.1, 95%CI −5.17〜2.97），圧縮/伸延（MD −1.06, 95%CI −3.7〜1.58），前方/後方の動き（MD −0.24, 95%CI −2.96〜2.48）に関して差がないことを示した（非常に低いエビデンス：非直接性，不精確さによりグレードダウン）．

(3) 左側臥位を右側臥位と比較

重大なアウトカムとしての誤嚥の発生について，総数50名の患者を対象とした1件の観察研究[4]は，左側臥位または右側臥位で発見された患者について，左側臥位は右側臥位に比べて利点がない（RR 0.82, 95%CI 0.42〜−1.6）ことを示した（非常に低いエビデンス：不精確さによりグレードダウン）．

(4) 1992年のERCの回復体位を，以前の左側臥位，半腹臥位の英国蘇生協議会の回復体位と比較

重大なアウトカムとしての合併症について，6名の健康なボランティアを対象とした1件の観察研究[9]は，どちらの体位も，静脈閉塞（RR 5, 95%CI 0.29～86.44），静脈閉塞を伴う動脈不全（RR 5, 95%CI 0.29～86.44），左腕の不快感（RR 7, 95%CI 0.44～111.92）に関して差がないことを示した（非常に低いエビデンス：不精確さによりグレードダウン）．

(5) 1997年の英国蘇生協議会の回復体位を1992年のERCの回復体位と比較

重大なアウトカムとしての合併症について，100名の健康なボランティアを対象とした1件の観察研究[10]は，1992年のERCの回復体位で痛み/不快感がより小さい（RR 3.25, 95%CI 1.81～5.83）ことを示した（非常に低いエビデンス：バイアスのリスク，不精確さ，非直接性によりグレードダウン）．

(6) AHAの半腹臥位回復体位を1992年のERCの回復体位と比較

重大なアウトカムとしての合併症について，40名の健康なボランティアを対象とした1件の観察研究[11]は，片方あるいは両方の体位について調べ，AHAの回復体位で不快感がより小さい（RR 0.36, 95%CI 0.14～0.95）ことを示した（非常に低いエビデンス：バイアスのリスク，不精確さ，非直接性によりグレードダウン）．

(7) Morrison, Mirakhur, and Craig 回復体位を Rautek 回復体位と比較

重大なアウトカムとしての合併症について，20名の健康なボランティアを対象とした1件の観察研究[11]は，片方あるいは両方の体位について調べ，体位間で不快感に差がない（RR 1.25, 95%CI 0.47～3.33）ことを示した（非常に低いエビデンス：バイアスのリスク，不精確さ，非直接性によりグレードダウン）

(8) AHAの半腹臥位回復体位を Morrison, Mirakhur, and Craig 回復体位と比較

重大なアウトカムとしての合併症について，30名の健康なボランティアを対象とした1件の観察研究[11]は，片方あるいは両方の体位について調べ，体位間で不快感に差がない（RR 0.4, 95%CI 0.14～1.17）ことを示した（非常に低いエビデンス：バイアスのリスク，不精確さ，非直接性によりグレードダウン）．

(9) AHAの半腹臥位回復体位を Rautek 回復体位と比較

重大なアウトカムとしての合併症について，30名の健康なボランティアを対象とした1件の観察研究[11]は，片方あるいは両方の体位について調べ，体位間で不快感に差がない（RR 0.5, 95%CI 0.16～1.59）ことを示した（非常に低いエビデンス：バイアスのリスク，不精確さ，非直接性によりグレードダウン）．

(10) 1992年のERCの回復体位を Morrison, Mirakhur, and Craig 回復体位と比較

重大なアウトカムとしての合併症について，30名の健康なボランティアを対象とした1件の観察研究[11]は，片方あるいは両方の体位について調べ，体位間で不快感に差がない（RR 1.1, 95%CI 0.53～2.23）ことを示した（非常に低いエビデンス：バイアスのリスク，不精確さ，非直接性によりグレードダウン）．

(11) 1992年のERCの回復体位を Rautek 回復体位と比較

重大なアウトカムとしての合併症について，30名の健康なボランティアを対象とした1件の観察研究[11]は，片方あるいは両方の体位について調べ，体位間で不快感に差がない（RR 1.38, 95%CI 0.58～3.24）ことを示した（非常に低いエビデンス：バイアスのリスク，不精確さ，非直接性によりグレードダウン）．

重大なアウトカムとしての全死亡，あるいは重要なアウトカムとしての心停止の発生を扱う1つのエビデンスも確認できなかった．

患者にとっての価値とILCORの見解

低いエビデンスのために，最良の回復体位に関する推奨は困難であった．HAINES体位と標準的左側臥位の比較に関して，タスクフォースは2名の健康なボランティアが参加する研究よりも，外科的に頸椎の不安定性が作られた死体による研究の結果により価値を置いた．ILCORは，ファーストエイドプロバイダーが人を回復体位へ動かすべきでない状況（例えば骨盤や脊髄の損傷の存在）をガイドライン作成者が明確に示す必要性について議論した．

最後に，いつ傷病者を回復体位にすることが適切であるかを決める手助けとなる呼吸の質について議論した．本当は胸骨圧迫を開始しなければならない時に，ファーストエイドプロバイダーが，傷病者は呼吸をしていると誤認して回復体位にしてしまう状況を避けるため，「正常に呼吸している」という言葉を"推奨と提案"に含めることにした．

Knowledge Gaps（今後の課題）

- 不十分で時代遅れのエビデンスが得られたにすぎず，最良の回復体位に関してさらなる研究が必要である．
- どのような時にファーストエイドプロバイダーは傷

病者を回復体位にしてはならないか？

2　ショックの傷病者に最適な体位

> **CQ：ショックの傷病者をどのような体位にすべきか？**
> P ショックに対してファーストエイドを受ける成人と小児
> I 傷病者の体位の変換
> C 傷病者の体位の維持
> O 全死亡，合併症，心停止の発生，バイタルサイン，病院滞在期間

推奨と提案

ILCORは，ファーストエイドプロバイダーが，ショックの傷病者を立位でなく仰臥位にすることを提案する（弱い推奨，低いエビデンス）．

わが国においても，訓練を受けた者が，ショックの傷病者を仰臥位にすることを提案する．

ショックを適切に認識する訓練が必要である．

エビデンスの評価に関する科学的コンセンサス

CoSTR 2015でレビューされた多くのトピックスと同様に，良質な科学的研究が不足しているため，このPICOのレビューアーは，正常血圧のボランティアでの研究から，あるいは低血圧の集中治療中の傷病者で輸液反応性を測定するためにデザインされた研究からデータを推定しなければならなかった．研究された体位が様々であり，体位変換や体位維持の時間が一定ではなく，結果の解釈が困難であった．研究によって，同じ体位でも結果がしばしば異なっていた．ショックの兆候や症状を有する傷病者に最も適切な体位であるとファーストエイドタスクフォースが考えている基本体位は，仰臥位であることに変わりない．

適応基準および除外基準を適用し，1件のRCTと5件の観察研究をエビデンスの評価に含めた．重大なアウトカムとしてのバイタルサインについて，1件のRCTと5件の観察研究を認めた．

(1) P：正常血圧被験者，I：5分間60度に受動的下肢挙上，C：仰臥位

43名の被験者（12名の健常者と31名の心疾患患者）を対象とした1件の観察研究[12]は，収縮期血圧（SBP），拡張期血圧（DBP），心拍数（HR）に有意な変化を示さなかった（非常に低いエビデンス：非一貫性，非直接性，不精確さによりグレードダウン）．

(2) P：採血された正常血圧被験者，I：5分間45度に受動的下肢挙上，C：5分間の仰臥位

500 mL採血後の正常血圧被験者27名を対象とした1件の観察研究[13]は，受動的下肢挙上により平均動脈圧の有意な変化を示さず利点を認めなかったが，受動的下肢挙上により以下の項目において利点を示した（低いエビデンス：非一貫性，非直接性，不精確さによりグレードダウン）．

- 胸部バイオインピーダンス法での心係数の有意な増加（MD 0.8, 95%CI 0.75～0.85）
- 1回拍出量係数の有意な増加（MD 15.00, 95%CI 14.46～15.54）
- 心拍数の有意な減少（MD －3, 95%CI －3.56～－2.44）

採血されていない被験者では，受動的下肢挙上により心係数の有意な増加（MD 0.3, 95%CI 0.12～0.72）を示したが，平均動脈圧の有意な変化はなく，心拍数の有意な差はなかった．

(3) P：採血された正常血圧被験者，I：5分間の立位，C：5分間の仰臥位

500 mL採血後の正常血圧被験者27名を対象とした1件の観察研究[13]は，平均動脈圧の有意でない増加を示した（低いエビデンス：非一貫性，非直接性，不精確さによりグレードダウン）．

立位は仰臥位に比べて，心係数の統計学的に有意な減少（MD －0.3, 95%CI －0.38～－0.22），および心拍数の増加（MD 22, 95%CI 20.84～23.16）を示した．

(4) P：正常血圧被験者，I：3分間仰臥位に続く20秒60度に受動的下肢挙上，C：3分間仰臥位

10名の正常血圧被験者を対象とした1件の観察研究[14]は，受動的下肢挙上を加えた仰臥位により，心拍出量（MD 0.6, 95%CI 0.48～0.72）と1回拍出量（MD 7, 95%CI 2.93～11.07）の両方の有意な増加を認め，利点を示した（非常に低いエビデンス：非一貫性，非直接性，不精確さによりグレードダウン）．

(5) P：正常血圧被験者，I：3分間仰臥位に続く7分間60度に受動的下肢挙上，C：3分間仰臥位

10名の正常血圧被験者を対象とした1件の観察研究[14]は，平均動脈圧，心拍出量，心拍数に有意な差を示さなかった（非常に低いエビデンス：非一貫性，非直接性，不精確さによりグレードダウン）．

すなわち，20秒後にみられた受動的下肢挙上による心拍出量と1回拍出量の改善は7分後までに消失した．

第7章　ファーストエイド

(6) P：正常血圧被験者，I：1分間60度に受動的下肢挙上，C：仰臥位

125名の正常血圧被験者を対象とした1件の観察研究[15]は，1分間60度の受動的下肢挙上による心血管系の利点を示さなかった（非常に低いエビデンス：非一貫性，非直接性，不精確さによりグレードダウン）．

(7) P：低血圧患者，I：2分間45度に受動的下肢挙上，C：2分間半座位（45度に頭部挙上）

35名の低血圧被験者を対象とした1件のRCT[16]は，心拍数に差を認めなかったが，以下の項目において受動的下肢挙上の統計学的に有意な利点を示した（低いエビデンス：非一貫性，非直接性，不精確さによりグレードダウン）．

- 平均動脈圧の上昇（中央値の差7高い，CI評価できず）
- 収縮期血圧の上昇（中央値の差12高い，CI評価できず）
- 中心静脈圧の上昇（中央値の差2高い，CI評価できず）

(8) P：低血圧患者，I：2分間仰臥位，C：2分間半座位（45度に頭部挙上）

35名の低血圧被験者を対象とした1件のRCT[16]は，2分間仰臥位の患者の体位は45度頭部挙上の体位と比較して，平均動脈圧，収縮期血圧，心拍数に関して利点を示さなかった（低いエビデンス：非一貫性，非直接性，不精確さによりグレードダウン）．頭部挙上から仰臥位への体位変換で中心静脈圧の有意な上昇が報告された（中央値の差1高い，CI評価できず）．

(9) P：低血圧患者，I：2分間45度に受動的下肢挙上，C：2分間仰臥位

35名の低血圧被験者を対象とした1件のRCT[16]は，心拍数に差を認めなかったが，以下の項目において受動的下肢挙上の統計学的に有意な利点を示した（非常に低いエビデンス：非一貫性，非直接性，不精確さによりグレードダウン）．

- 平均動脈圧の上昇（中央値の差5高い，CI評価できず）
- 収縮期動脈圧の上昇（中央値の差8高い，CI評価できず）
- 中心静脈圧の上昇（中央値の差1高い，CI評価できず）．

(10) P：低血圧患者，I：4分間の45度受動的下肢挙上，C：4分間の仰臥位

15名の低血圧被験者を対象とした1件の観察研究[17]は，仰臥位と4分間の45度受動的下肢挙上で，平均動脈圧と心拍数に関して統計学的に有意な差はないことを示した（非常に低いエビデンス：非一貫性，非直接性，不精確さによりグレードダウン）．受動的下肢挙上から仰臥位への体位変換により，統計学的に有意な収縮期動脈圧の低下（MD −4，95%CI −16.88〜8.88）と拡張期動脈圧の低下（MD −3，95%CI −14.81〜8.81）がみられた．

(11) P：低血圧患者，I：4分間の45度受動的下肢挙上，C：4分間の仰臥位

15名の低血圧被験者を対象とした，1件の観察研究[17]は，4分間の45度受動的下肢挙上と4分間の仰臥位で，平均動脈圧と心拍数に関して統計学的に有意な差はないことを示した（非常に低いエビデンス：非一貫性，非直接性，不精確さによりグレードダウン）．収縮期動脈圧（MD 7，95%CI −10.89〜24.89）と拡張期動脈圧（MD 3.0，95%CI −8.47〜14.47）において，受動的下肢挙上の統計学的に有意な利点を見つけた．

重大なアウトカムとしての合併症，心停止の発生，全死亡，病院滞在期間を扱う1つのエビデンスも確認できなかった．

患者にとっての価値とILCORの見解

エビデンスのレビューは，ファーストエイドの現場において研究された異なる体位に関して，臨床的に差がないことを示唆している．仰臥位で外傷の証拠がないショックの傷病者に対して，受動的下肢挙上を行うことで，一過性（7分未満）だが，心拍数，平均動脈圧，心係数，あるいは1回拍出量を統計学的に有意に改善する可能性がある．この一過性の改善の臨床的意義ははっきりしないが，受動的下肢挙上による副作用を報告した研究はなかった．受動的下肢挙上による改善は短時間であり，その臨床的意義ははっきりしないためこの体位は推奨されないが，より高度な救急医療を待っている間のファーストエイドにおいては，一時的手段として適切な場合があるかもしれない．採用した研究では，受動的下肢挙上は30〜60度の挙上範囲で用いられたが，挙上の最適な角度は確認されなかった．

- このレビューで採用した研究での低血圧性ショックのカテゴリーは，敗血症性ショック，心原性ショック，循環血液量減少性ショックであった．
- ILCORは，これらの推奨を行うにあたり，ショックの傷病者をその体位に動かすことによって生じるリスクよりも，仰臥位，または受動的下肢挙上を合わせた仰臥位にすることでバイタルサインと心機能を改善させるかもしれない臨床的利点を重視した．

- ファーストエイドプロバイダーにとって病院外の場面で傷病者をトレンデレンブルグ体位にすることは不可能あるいは非実用的であるため，トレンデレンブルグ体位はこのレビューの評価から除外した．

Knowledge Gaps（今後の課題）

以下を評価するために，よくデザインされた研究が必要ある．
- 低血圧傷病者における体位変換の臨床効果
- 輸液に反応しない傷病者における体位変換の効果
- 体位変換の副作用

3 ファーストエイドでの酸素投与

CQ：息切れや低酸素血症を示す者に対して酸素を投与すべきか？

P 病院外で息切れ，呼吸困難や低酸素血症の兆候や症状を示す成人と小児
I 酸素投与
C 酸素非投与
O 退院時，30日後，60日後，180日後，かつ/または1年後の神経学的転帰良好を伴う生存，単なる生存；息切れ；症状寛解までの時間；治療のエンドポイント（例えば，酸素化と換気）

推奨と提案

推奨はない；効果の評価における信頼性が大変低いため，現行で実施されていることを変更するほどの推奨にはならない．

エビデンスの評価に関する科学的コンセンサス

酸素投与は慣例上，息切れ，呼吸困難や低酸素血症を呈する人に不可欠であると考えられている．特定の状況では，酸素投与は，病気の経過を複雑にしたり臨床上の転帰をむしろ悪化させたりする，副作用のおそれがあるかもしれない．このPICOにおいて，ILCORは，息切れ，呼吸困難や低酸素血症を持つ傷病者の転帰に関して，酸素非投与と比較した酸素投与の効果を明らかにしようとした．

今回のレビューの対象は，CoSTR 2010のレビューとは異なる．CoSTR 2015では，病院前での息切れ，呼吸困難や低酸素血症の症状と兆候を呈する成人と小児に焦点をあてた．さらに，ファーストエイドプロバイダーによる酸素投与から利点を得られるかもしれない，特有の医学的状態を特定することを試みた．酸素の使用について評価するにあたり，胸痛に対する使用は除いた．急性冠症候群により胸痛を訴える傷病者に対する酸素投与については，別個にACSタスクフォースによってレビューされ，「第5章 急性冠症候群」（→305頁）に記述されている．

重大なアウトカムとしての生存と治療のエンドポイント（死亡，補助換気の必要性，呼吸不全を合わせて評価）について，232名の慢性閉塞性肺疾患の急性増悪患者を対象とした1件の後ろ向き観察研究[18]は，酸素投与の利点を全く示さなかった（OR 1.4, 95%CI 0.6〜2.9）（非常に低いエビデンス：バイアスのリスク，非直接性，不精確さによりグレードダウン）．

重要なアウトカムとしての息切れについて，14名の呼吸困難と低酸素血症を伴う末期癌患者を対象とした1件のRCT[19]は，酸素投与の利点を示した（VASスコアのMD 20.5, 95%CI 27.6〜13.5）（非常に低いエビデンス：非一貫性，深刻な非直接性によりグレードダウン）．134名の低酸素血症を伴わない呼吸困難を呈する進行癌患者を対象とした1件のメタアナリシス[20]と4件のRCT[19,21-23]は，酸素投与の利点を示さなかった（standardized MD −0.09, 95%CI −0.22〜0.04, $p=0.16$）（低いエビデンス：非一貫性，非直接性によりグレードダウン）．

重要なアウトカムとしての酸素飽和度について，3件のRCT（中等度のエビデンス：非直接性によりグレードダウン）があり，1件は14名の呼吸困難と低酸素血症を伴う末期癌患者を対象とし（酸素飽和度のMD 8.6%, 95%CI 7.0〜10.3%）[19]，1件は6名の呼吸困難と低酸素血症を伴う患者を対象とし（酸素飽和度のMD 10.0%, 95%CI 6.3〜13.7%）[22]，もう1件は51名の呼吸困難を伴う進行癌患者を対象とした（酸素飽和度上昇の平均値は空気0.94%，酸素5.43%, $p<0.001$）[21]．これらの研究は全て酸素投与の利点を示した．

重要なアウトカムとしての初回再加圧後の減圧傷害からの完全回復について，登録データベースからの2,231名の減圧傷害患者を対象とした1件の後ろ向き観察研究[24]は，ファーストエイドとしての酸素投与の利点を示した（OR 1.5, 95%CI 1.2〜1.8）（非常に低いエビデンス：バイアスのリスク，非直接性によりグレードダウン）．

アウトカムとしての生存，神経学的転帰良好，症状寛解までの時間を扱う1つのエビデンスも確認できなかった．

患者にとっての価値とILCORの見解

このレビューにおいて，酸素投与は，以下の特有の状況において，何らかの利点があることを見い出した：

- 息切れ（呼吸困難）の症候と低酸素症の徴候を呈する進行癌の傷病者
- 減圧傷害の傷病者

酸素の使用は，酸素投与の特定の訓練を受けた人に限定されるべきである．

パブリックコメントでは，このレビューでの酸素飽和度の目標値を求められた．ILCORは酸素流量を評価しなかったが，レビューされた研究で低酸素血症を呈する傷病者は，正常な血中酸素濃度になるような量で酸素を投与されていた．

Knowledge Gaps（今後の課題）

- 酸素は，様々な病因に関わる息切れや呼吸困難を呈する全ての傷病者にとって利点があるか？
- 酸素の投与は，息切れや低酸素血症を呈する傷病者の生存率を改善するか？

4 呼吸困難を伴う喘息に対する気管支拡張薬の使用

CQ：喘息で呼吸困難のある者に対して気管支拡張薬を使用すべきか？

- P 病院前において呼吸困難のある喘息の成人と小児
- I 気管支拡張薬の使用
- C 気管支拡張薬の非使用
- O 症状寛解までの時間，日常生活に復帰するまでの時間，合併症，傷病者への有害事象，治療のエンドポイント（例えば，酸素化と換気），さらなる医療対応の必要性

推奨と提案

ILCORは，訓練を受けたファーストエイドプロバイダーが，喘息の呼吸困難に対して，気管支拡張薬の使用を補助することを提案する（弱い推奨，非常に低いエビデンス）．

わが国において，医療従事者でない者が，傷病者に気管支拡張薬を使用することには法的な課題がある．ただし，傷病者に，喘息発作時のかかりつけ医の指示について確認したり，傷病者がかかりつけ医の指示に基づいて傷病者に処方されている気管支拡張薬を使用することを補助することは可能である．

エビデンスの評価に関する科学的コンセンサス

喘息と気管支拡張薬の使用に関するCoSTR 2005のレビューでは，重篤な喘息の発生率および喘息による死亡例が増加しつつあることに言及し，喘鳴に対する気管支拡張薬の使用が安全かつ効果的であることを見い出した[25]．CoSTR 2005におけるエビデンスは病院前および病院内における研究から推定されたものであったが，死亡率を低下させるかもしれないという利点は，ファーストエイドの救助者が急な息切れを訴える喘息に対して気管支拡張薬の使用を補助する推奨に繋がった．

ファーストエイドを行う場面での気管支拡張薬の使用の形態には，傷病者の持っている気管支拡張薬を傷病者が吸入するのを手伝うことから，医療監督下にある組織化された対応チームとして気管支拡張薬を投与することまで幅広い．このレビューでは，気管支拡張薬の使用法の比較はせず，喘息の急性増悪に対して適用されたと考えられる全ての吸入気管支拡張薬の使用により傷病者の転帰が好転あるいは悪化したエビデンスを求めた．

適応基準と除外基準に合致させたあと，検索手順によって8件の二重盲検RCT[26-33]，2件の観察研究[34, 35]，そして1件のメタアナリシス[36]が見い出された．これらの研究は全て，医療環境（病院前救急医療サービスでの環境，救急部門，あるいは病院内での環境）において気管支拡張薬を投与したものであることへの留意が重要である．ファーストエイドを行う環境において，ファーストエイドプロバイダーによって行われた薬の使用に関する研究は皆無であったため，非直接性の点から全ての研究をグレードダウンした．

重大なアウトカムとしての症状寛解までの時間について，2件のRCTがあった．3か月～2歳まで28名を対象とした1件のRCT[26]は，治療薬（サルブタモールネブライザー）をプラセボと比較した時，呼吸数（MD 5.1，95%CI 0.45～9.75），喘鳴スコア（MD 0.8，95%CI 0.36～1.24），補助筋スコア（MD 0.85，95%CI 0.45～1.23），合計臨床スコア（MD 2.5，95%CI 1.06～3.94）の低下において利点を示した（非常に低いエビデンス：バイアスのリスク，不精確さ，非直接性によりグレードダウン）．18歳～41歳まで17名を対象としたもう1件のRCT[27]は，プラセボドライパウダー吸入製剤または緩効性β_2作動薬（サルメテロールドライパウダー吸入製剤）と比較して，即効性β_2アドレナリン作動薬（ホルモテロールあるいはサルブタモールドライパウダー吸入製剤）により治療した対象において，呼吸困難が主観的に改善するまでの時間を短縮させるという利点を示した（低いエビデンス：不精確さ，非直接性によりグレードダウン）．この研究では，プラセボまたは緩効性β_2作動薬治療群と比較して即効性β_2アドレナリン作動薬治療群において，ベースラインの症状に回復するまでの時間を短縮させることも証明された（MD不確定）．

重大なアウトカムとしての日常生活に復帰するまでの時間について，ヒトでの試験は見い出されなかった．

重要なアウトカムとしての合併症について，生後3か月～2歳までの28名を対象とした1件のRCT[26]は，吸入サルブタモール治療群とプラセボ治療群との間で平均心拍数に有意差を証明できなかった（MD 7，95%CI －9.6～23.6）（非常に低いエビデンス：バイアスのリスク，非直接性，不精確さによりグレードダウン）．

2 病気に対するファーストエイド

9〜16歳まで11名を対象とした2件目のRCT[28]は，サルブタモール計量エアゾールとプラセボを比較して，平均心拍数あるいは平均血圧に有意差を証明できなかった（非常に低いエビデンス：バイアスのリスク，不精確さ，非直接性によりグレードダウン）．プラセボ吸入日の6名に対して，サルブタモール吸入日に4名の患者の振戦を報告した．全ての振戦は「細かい」性質のものであった．平均33歳の患者100名を対象とした3件目のRCT[29]は，サルブタモール計量エアゾール1回投与群（T0）を，30分毎に4回量投与群（T30），60分毎に2回量投与群（T60）と比較して，カリウム値，収縮期血圧あるいは拡張期血圧，振戦，頭痛，神経過敏，脱力，動悸，口渇に有意差を証明できなかった（非常に低いエビデンス：バイアスのリスク，不精確さ，非直接性によりグレードダウン）．T30群の心拍数（BPM）は上昇したのに比べT0群の心拍数は減少し，T30群とT0群の間で心拍数変化の平均値に統計学的有意差を認めた（MD 9.2, 95%CI 3.51〜14.93）．平均年齢33.6歳の52名を対象とした観察研究[34]は，治療群（吸入isoetharine）とコントロール群との間で呼吸数と心拍数に有意差を証明できなかった（非常に低いエビデンス：バイアスのリスク，不精確さ，非直接性によりグレードダウン）．治療群のうち1名は頭痛を，コントロール群のうち2名は頭痛か嘔気を報告した（MD不確定）．

重要なアウトカムとしての傷病者への有害事象について，ヒトでの研究は見い出されなかった．

重要なアウトカムとしての治療のエンドポイント（例えば，酸素化と換気）について，1件のRCT[28]は，吸入サルブタモール計量エアゾールあるいはイソプロテレノール計量エアゾールをプラセボあるいは360分の時点と比較すると，60分の時点でのFEV₁%FVC〔努力性肺活量（FVC）に対する一秒量（FEV₁）のパーセンテージ〕が改善するという利点（MD不確定）を示した（非常に低いエビデンス：バイアス，不精確さ，非直接性によりグレードダウン）．平均8.3歳の134名を対象とした2件目のRCT[30]は，levosalbutamolとサルブタモールは，プラセボと比較して初回治療量後（第0日）に，一秒量を統計学的に有意に改善することを証明した（33.1%, 29.6% vs 17.8%, $p<0.05$）（非常に低いエビデンス：バイアスのリスク，不精確さ，非直接性によりグレードダウン）．100名の患者を対象とした3件目のRCT[29]は，サルブタモール計量エアゾールを30分毎に4回量（T0, 30, 60, 90）あるいは60分毎に2回量（T0, 60）を投与することにより，サルブタモール計量エアゾールをT0に1回投与した時と比較して，一秒量を統計学的に有意に改善することを証明した（MD不確定）（非常に低いエビデンス：深刻な非直接性，不精確さによりグレードダウン）．18〜41歳まで17名の患者を対象とした他のRCT[31]は，ホルモテロールドライパウダー吸入製剤あるいはサルブタモールドライパウダー吸入製剤による治療は，プラセボと比較して，より早く一秒量がベースラインの85%に回復することを証明した（それぞれ7.2分および6.5分 vs 34.7分）（非常に低いエビデンス：深刻な非直接性，不精確さによりグレードダウン）．またこの研究は，プラセボと比較してホルモテロール，サルブタモール，サルメテロールのいずれもドライパウダー吸入製剤が，60分時点における一秒量を増加することを証明することで，利点を示した（それぞれ46.2%, 42.2%, 41.2% vs 31.5%）（MD未確定）．

さらに7〜16歳まで26名の患者を対象としたRCT[32]は，一秒量がベースラインの95%に回復する時間の中央値が，プラセボの44分に対してホルモテロールドライパウダー吸入製剤で5分であるという利点を示した（MD未確定）（非常に低いエビデンス：バイアスのリスク，非常に深刻な非直接性，不精確さによりグレードダウン）．平均年齢10.3歳の17名の患者を対象としたRCT[33]は，ホルモテロールドライパウダー吸入製剤とサルブタモールドライパウダー吸入製剤がプラセボ吸入製剤よりも，一秒量がベースラインの90%に回復する時間の平均値を短縮させたことを証明した（それぞれ8.3分, 13.2分 vs 36.1分）（MD未確定）（非常に低いエビデンス：非常に深刻なバイアスのリスク，不精確さ，非常に深刻な非直接性によりグレードダウン）．1件のRCT[26]は，吸入サルブタモールにより治療された患者はプラセボにより治療された患者と比較して，動脈血酸素飽和度の上昇を示した（MD 1.6, 95%CI 0.28〜2.92）（非常に低いエビデンス：バイアスのリスク，非常に深刻な不精確さ，非直接性によりグレードダウン）．1件の観察研究[34]は，患者が吸入isoetharineにより治療された時に，プラセボにより治療された時と比較して，最大呼気流量のパーセント回復（%PEFR）の改善を証明した（MD 55.3, 95%CI 25.4〜85.2）（非常に低いエビデンス：バイアスのリスク，非直接性によりグレードダウン）．平均年齢43.7歳の208名を対象とした2件目の観察研究[35]は，既存対照と比較して病院前で吸入サルブタモールを投与された集団においては，治療後の最初のPEFRが120 L/分以下であるものが減少することを示した（RR 0.75, 95%CI 0.58〜0.98）（非常に低いエビデンス：バイアスのリスク，非直接性によりグレードダウン）．それに加え，救急部門到着時の患者の状態は，病院前吸入サルブタモール群ではプラセボ群ほど重篤ではなかった（RR 0.79, 95%CI 0.64〜0.98）．

優先順位の低いアウトカムとしてのさらなる医療対応が必要になるかについて，1件のRCT[29]は，サルブタモール計量エアゾールが早期に頻回に使用されることと，その後にサルブタモール計量エアゾール治療を受け

ることが少なくなることとが有意に関連するという利点を示した（非常に低いエビデンス：バイアスのリスク，非常に深刻な非直接性，不精確さによりグレードダウン）．研究開始の時に30分間隔あるいは60分間隔でサルブタモール計量エアゾールを受けた群は，一回量＋プラセボを受けた群と比較した場合，120分の研究終了ののちに引き続き気管支拡張薬を必要とした者が少なかった（それぞれ20.6％, 23.5％ vs 42.4％, $p<0.05$）．

1件の観察研究[35]では，病院前に吸入サルブタモールを投与された患者と投与されなかった患者を比較した時に，救急部門滞在期間に差異を証明できず，利点を示さなかった（非常に低いエビデンス：非常に深刻なバイアスのリスク，不精確さ，非直接性によりグレードダウン）．1件のメタアナリシス[36]では，吸入臭化イプラトロピウムと吸入サルブタモールで治療した患者は，吸入サルブタモールのみで治療した患者と比較して，臨床的転帰あるいは患者の処遇に差異を証明できなかった（非常に低いエビデンス：バイアスのリスク，不精確さ，非直接性によりグレードダウン）．

患者にとっての価値とILCORの見解

ILCORはこの推奨をするにあたって，起こりうる副作用のリスクよりも致命的な状況において死亡率を低下させる可能性に高い価値を置いた．今回のレビューは，急な呼吸困難を呈する喘息に対する気管支拡張薬の使用は，一秒量やPEFR等の効果指標を改善すると同時に，喘鳴，呼吸困難，呼吸数を低下させる効果があり，一方で副作用報告がほとんどないというエビデンスを見い出した．CoSTR 2005レビューと同様に，そして上記で言及したように，ファーストエイドを行う場面で気管支拡張薬を使用した研究で適応基準を満たすものはなかった．そのため，救急医療サービスおよび病院環境からの研究を使用した．これらの研究は呼吸困難を伴う喘息に対する気管支拡張薬の使用を支持するが，われわれの知見をファーストエイドの推奨に当てはめるには注意が必要である．

タスクフォースは，ファーストエイドプロバイダーが医療行政と地域の規制により気管支拡張薬の使用あるいは補助する資格に制限がありうることを認識している．この推奨は，ファーストエイドが行われる環境と実行できる範囲を考慮に入れ，ファーストエイドを行う団体によって適切に運用されなければならない．

Knowledge Gaps（今後の課題）

- 投与するに最適な気管支拡張薬は？
- 気管支拡張薬の最適な用量は？
- 気管支拡張薬はどのように投与されるべきか？
- 呼吸困難を訴える喘息に対する気管支拡張薬の病院前使用が死亡率を低下させるエビデンスはあるか？

5 脳卒中の認知

> **CQ：脳卒中が疑われる者に対して，脳卒中スコアリングシステムを使用すべきか？**
> P 急性期脳卒中が疑われる成人
> I 脳卒中スコアリングシステムやスケールの迅速な使用
> C 標準的なファーストエイドによる評価
> O 治療までの時間（例，ドアから薬剤），急性の傷害や病気の認識，神経学的状態良好での退院，神経学的転帰良好での生存，または一般市民の脳卒中症状の認知能力の向上

推奨と提案

ILCORは，ファーストエイドプロバイダーが，急性期脳卒中の疑われる人に対して，脳卒中評価システム（例えばFASTやCPSS）を使用することを推奨する（強い推奨，低いエビデンス）．

使用する脳卒中評価システムとしては，FASTやCPSSを提案する（弱い推奨，低いエビデンス）．

脳卒中認知の特異度を増すために，可能であれば血糖測定を含むLAPSS, OPSS, ROSIER（訳注1）のような脳卒中評価システムの使用を提案する（弱い推奨，低いエビデンス）．

血糖測定器がなければ，LAMS, MDPS（訳注2）よりもFASTかCPSSの脳卒中評価システムの使用を提案する（弱い推奨，低いエビデンス）．

可能な限り最新のエビデンスを見つけるために，2015年1月に文献検索が再実行された．2件の研究が加わり，"科学的コンセンサス"とGRADE表に組み込まれ，両方が"推奨と提案"を支持した．

わが国においても，訓練を受けた者が，急性期脳卒中が疑われる人に対して，脳卒中評価システムを使用することを推奨する．使用する脳卒中評価システムとしては，FASTやCPSSの使用を提案する（なお，わが国においては，医療従事者でない者が，傷病者の血糖を測定することには法的な課題がある）．

訳注1：CoSTR 2015においては『KPSS』を挙げているが誤った認識である可能性が高いため項目から削除した．
訳注2：CoSTR 2015においては『MASS』を挙げているが誤った認識である可能性が高いため項目から削除した．

エビデンスの評価に関する科学的コンセンサス

脳卒中評価システムは，脳卒中の可能性のある人を認知するために使われており，救急医療サービスや他のへ

2 病気に対するファーストエイド

ルスケアプロバイダーによって広まってきているが、多くの国では、ファーストエイドの講習の教育的構成要素にはなっていない．簡易な脳卒中評価システムは、一般市民の脳卒中症状への認知能力を向上させることで、脳卒中が認知され、診断され、根本的治療が行われるまでの遅れを最小限にすることを目的としており、いくつかの地域において一般市民向けの取り組みの中心となっている．このレビューは、脳卒中評価システムの使用に関連した転帰を評価し、ほとんどの脳卒中評価システムにおいて脳卒中認知までの時間が短縮され、脳卒中がより正確に認知され、脳卒中症状の一般市民による認知能力が向上したことを示した．

タスクフォースは、どの評価システムがファーストエイドの場面で最も役に立つのかを識別するために、各々のレビューされた脳卒中評価システムの相対的な感度と特異度を確認する必要性について議論した．ファーストエイドプロバイダーが使用する理想的な脳卒中評価システムとは、脳卒中の可能性のある傷病者を認知するための「大きな網をかける」ことができる、高い感度を持つものであろう．もし高い感度と特異度の両者を持つ脳卒中評価システムが、（救急医療サービス従事者のような）高度な訓練を受けた人々によって使われるなら、さらなる利点が得られるかもしれない．それゆえ、このレビューでは、様々なファーストエイドと病院外の場面での脳卒中の認知のためのガイドライン作成を支援するため、感度と特異度に基づいて、より望ましいであろう脳卒中評価システムを見い出した．

重大なアウトカムとしての治療までの時間について、6つの脳卒中評価システムについて調査した6件の研究を認めた．

1. 顔（顔面下垂：Face），腕（上肢の脱力：Arm），会話（会話困難：Speech），時間（911/救急医療サービスへ電話をかけるまでの時間：Time）（FAST）スケール（徴候発症から病院到着までの時間が3時間以内の患者数について評価）に関して、356名の患者を対象とした1件の観察研究[37]があった．スケールが適用された患者のうち48.2%が3時間以内に病院に到着したのに比べ、スケールが適用されなかった患者では14.6%であり、利点を示した（RR 3.3, 95%CI 2.29〜4.75）（中等度のエビデンス）．

2. 倉敷病院前脳卒中スケール（Kurashiki Prehospital Stroke Scale：KPSS）（徴候発症から病院到着までの時間が3時間以内の患者数について評価）に関して、430名の患者を対象とした1件の観察研究[38]があった．スケールが適用された患者のうち62.9%が3時間以内に病院到着したのに比べ、スケールが適用されなかった患者では52.3%であり、利点を示した（RR 1.2, 95%CI 1.01〜1.43）（非常に低いエビデンス：バイアスのリスクによりグレードダウン）．
同じ研究において、脳卒中スクリーニングスケールを適用した人々での発症から病院到着までの平均時間は2.1時間であったのに比べ、脳卒中スクリーニングスケールを適用しなかった人々では2.7時間であった（MD −0.6, 95%CI −2.45〜1.25）．

3. オンタリオ病院前脳卒中スケール（Ontario Prehospital Stroke Scale：OPSS）（徴候発症から病院到着までの時間が3時間以内の患者数について評価）に関して、861名の患者を対象とした1件の観察研究[39]があった．スケールが適用された患者のうち52.3%が3時間以内に病院到着したのに比べ、スケールが適用されなかった患者では47.2%であり、利点を示さなかった（RR 1.1, 95%CI 0.96〜1.28）（非常に低いエビデンス：バイアスのリスクのよりグレードダウン）．

4. ロサンゼルス病院前脳卒中スクリーン（Los Angeles Prehospital Stroke Screen：LAPSS）（徴候発症から救急部門到着までの時間について分単位での評価）に関して、1,027名の患者を対象とした1件の観察研究[40]があった．脳卒中スクリーニングスケールが適用された患者は発症から救急部門到着時間の中央値は356分であったのに比べ、脳卒中スクリーニングスケールが適用されなかった患者では359分であった（SMD 0.11, 95%CI 0.02〜0.24）（非常に低いエビデンス）．

5. シンシナティ病院前脳卒中スケール（Cincinnati Prehospital Stroke Scale：CPSS）（救急医療サービスの現場滞在時間について評価）に関して、308名の患者を対象とした1件の観察研究[41]があった．脳卒中スクリーニングスケールが適用された患者は現場滞在時間の平均値は17分であったのに比べ、脳卒中スクリーニングスケールが適用されなかった患者では19分であり、利点を示さなかった（MD −2.00, 95%CI −3.34〜0.66）（低いエビデンス：バイアスのリスクによりグレードダウン）．

6. 顔，腕，会話，時間，緊急対応（FASTER）プロトコール〔徴候発症から病院到着（ドア）までの時間について評価〕に関して、115名の患者を対象とした1件の観察研究[42]があった．脳卒中スクリーニングスケールが適用された患者での平均値は59分であったのに比べ、脳卒中スクリーニングスケールが適用されなかった患者では76分であり、利点を示さなかった（$p=0.180$）（非常に低いエビデンス：バイアスのリスクによりグレードダウン）．

重要なアウトカムとしての脳卒中の認知（治療に関する研究、脳卒中の確定診断または血栓溶解薬の投与として定義される転帰）について、4つの異なる脳卒中ス

ケールについて調査した4件の観察研究を認めた．

1. FAST（脳卒中または一過性脳虚血発作と確定診断された患者数について評価）に関して，356名の患者を対象とした1件の観察研究[37]から，スケールが適用された患者の48.2%が診断されたのに比べ，スケールが適用されなかった患者では14.6%であり，利点を示した（RR 3.3, 95%CI 2.29〜4.75）（中等度のエビデンス）．

2. KPSS（血栓溶解薬を投与された患者数について評価）に関して，430名の患者を対象とした1件の観察研究[38]から，スケールが適用された患者の13.7%が診断されたのに比べ，スケールが適用されなかった患者では14.4%であり，利点を示さなかった（RR 0.95, 95%CI 0.59〜1.53）（非常に低いエビデンス：バイアスのリスクによりグレードダウン）．

3. FASTERスケール（血栓溶解薬を投与された患者数について評価）に関して，34名の患者を対象とした1件の観察研究[42]から，スケールが適用された患者では19.1%が血栓溶解薬を投与されたのに比べ，スケールが適用されなかった患者では7.5%であり，利点を示した（RR 0.87, 95%CI 0.78〜0.98）（非常に低いエビデンス：バイアスのリスクによりグレードダウン）．

4. CPSS（血栓溶解薬を投与された患者数について評価）に関して，308名の患者を対象とした1件の観察研究[43]から，スケールが適用された患者の45.7%が血栓溶解薬を投与されたのに比べ，スケールが適用されなかった患者では2.1%であり，利点を示した（RR 22.2%, 95%CI 7.14〜69.1）（中等度のエビデンス）．

重要なアウトカムとしての脳卒中の認知（診断に関する研究，正確な脳卒中診断として定義される転帰）について，8件の異なる脳卒中スクリーニング評価システムを研究した，合計30,635名の患者を対象とした22の観察研究[37, 39-41, 44-61]から，それらの全ての脳卒中スクリーニングシステム全般の診断能力について感度0.41〜0.97および特異度0.13〜1.00を示した（低いエビデンス：バイアスのリスクによりグレードダウン）．これらの研究を，その脳卒中スケールが血糖測定を含むかどうかに基づいて，サブグループに分けた．血糖測定を含む脳卒中スケールの研究〔LAPSS, OPSS, ROSIER（Recognition of Stroke in the Emergency Room）〕では，統合した感度0.84（95%CI 0.82〜0.85），統合した特異度0.97（95%CI 0.97〜0.97）であり，血糖測定を含まない脳卒中スケールの研究〔FAST, Los Angeles Motor Scale（LAMS），CPSS, Medical Priority Dispatch System（MPDS）〕では統合した感度0.82（95%CI 0.81〜0.83），統合した特異度0.48（95%CI 0.46〜0.49）であった（訳

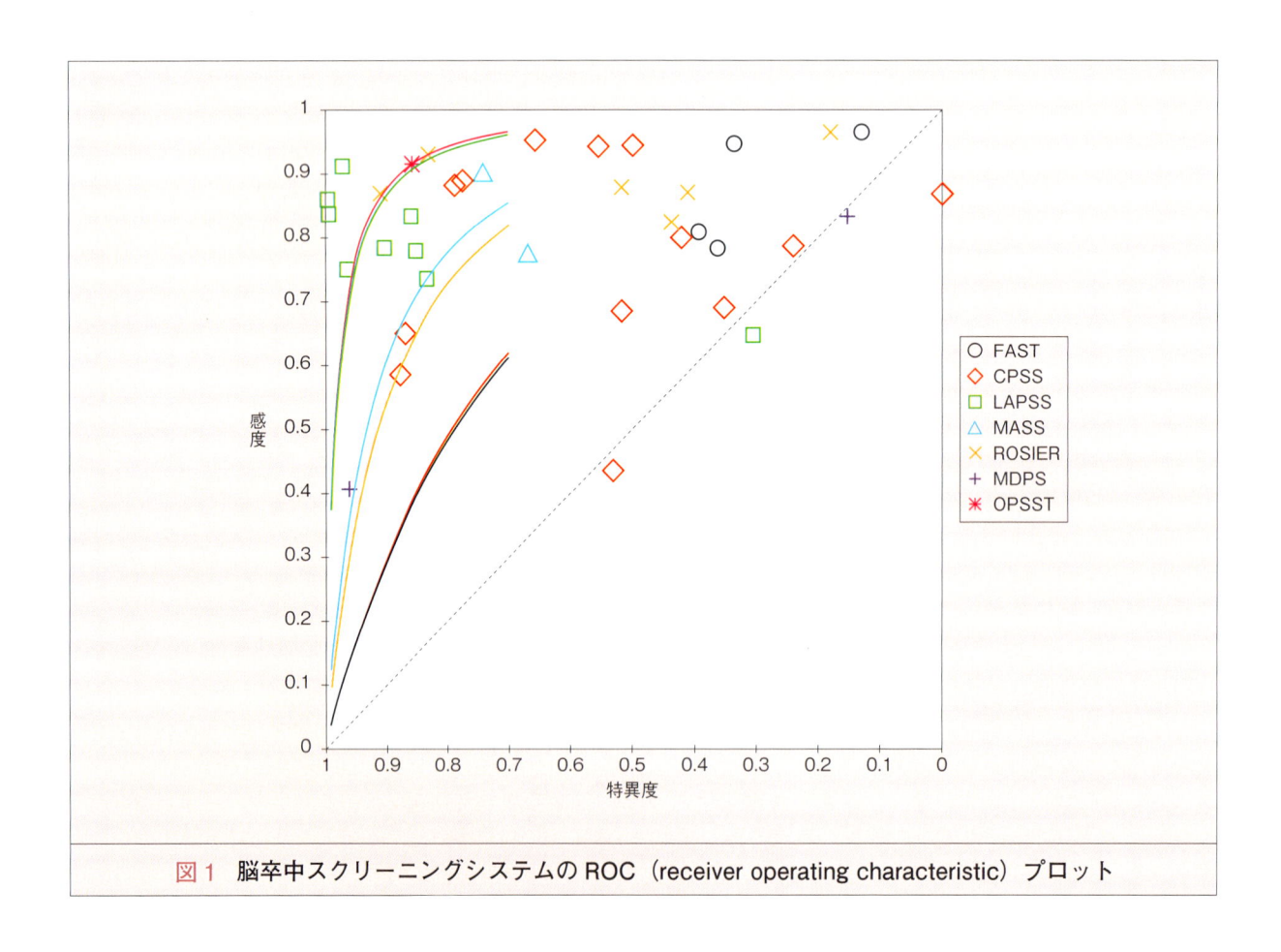

図1 脳卒中スクリーニングシステムのROC（receiver operating characteristic）プロット

CPSS	Study	TP	FP	FN	TN	感度(95% CI)	特異度(95% CI)
	Asimos 2014	460	360	203	194	0.69 [0.66, 0.73]	0.35 [0.31, 0.39]
	Bergs 2010	18	6	1	6	0.95 [0.74, 1.00]	0.50 [0.21, 0.79]
	Bray 2005	69	12	4	15	0.95 [0.87, 0.98]	0.56 [0.35, 0.75]
	Bray 2010	176	138	23	513	0.88 [0.83, 0.93]	0.79 [0.75, 0.82]
	De Lucas 2013	3,038	1,489	449	0	0.87 [0.86, 0.88]	0.00 [0.00, 0.00]
	Frendl 2009	42	45	19	48	0.69 [0.56, 0.80]	0.52 [0.41, 0.62]
	Kothari 1999	117	59	82	431	0.59 [0.52, 0.66]	0.88 [0.85, 0.91]
	Kothari 1999	32	16	17	106	0.65 [0.50, 0.78]	0.87 [0.80, 0.92]
	Ramanujam 2008	193	284	247	321	0.44 [0.39, 0.49]	0.53 [0.49, 0.57]
	Studnek 2013	147	175	39	55	0.79 [0.72, 0.85]	0.24 [0.19, 0.30]
	You 2013	63	75	3	143	0.95 [0.87, 0.99]	0.66 [0.59, 0.72]
	You 2013	99	39	12	134	0.89 [0.82, 0.94]	0.77 [0.70, 0.83]
	Z_POOLED	4,454	2,698	1,099	1,966	0.80 [0.79, 0.81]	0.42 [0.41, 0.44]

LAPSS	Study	TP	FP	FN	TN	感度(95% CI)	特異度(95% CI)
	Asimos 2014	522	293	283	127	0.65 [0.61, 0.68]	0.30 [0.26, 0.35]
	Bergs 2010	14	2	5	10	0.74 [0.49, 0.91]	0.83 [0.52, 0.98]
	Bray 2005	57	4	16	23	0.78 [0.67, 0.87]	0.85 [0.66, 0.96]
	Bray 2010	166	92	33	559	0.83 [0.78, 0.88]	0.86 [0.83, 0.88]
	Chen 2013	782	13	215	120	0.78 [0.76, 0.81]	0.90 [0.84, 0.95]
	Kidwell 2000	31	5	3	167	0.91 [0.76, 0.98]	0.97 [0.93, 0.99]
	Kidwell 2000	31	5	5	1,257	0.86 [0.71, 0.95]	1.00 [0.99, 1.00]
	Wojner-Alexandrov 2005	202	71	39	10,984	0.84 [0.79, 0.88]	0.99 [0.99, 0.99]
	Z_POOLED	1,805	485	599	13,247	0.75 [0.73, 0.77]	0.96 [0.96, 0.97]

MASS	Study	TP	FP	FN	TN	感度(95% CI)	特異度(95% CI)
	Bergs 2010	14	4	4	8	0.78 [0.52, 0.94]	0.67 [0.35, 0.90]
	Bray 2005	66	7	7	20	0.90 [0.81, 0.96]	0.74 [0.54, 0.89]

ROSIER	Study	TP	FP	FN	TN	感度(95% CI)	特異度(95% CI)
	Fothergill 2013	171	97	6	21	0.97 [0.93, 0.99]	0.18 [0.11, 0.26]
	Jiang 2014	323	203	48	141	0.87 [0.83, 0.90]	0.41 [0.36, 0.46]
	Nor 2005	153	15	23	152	0.87 [0.81, 0.92]	0.91 [0.86, 0.95]
	Nor 2005	94	10	7	49	0.93 [0.86, 0.97]	0.83 [0.71, 0.92]
	Whiteley 2014	203	62	43	48	0.83 [0.77, 0.87]	0.44 [0.34, 0.53]
	Yock_Corrales 2011	38	0	9	0	0.81 [0.67, 0.91]	Not estimable
	Z_POOLED	982	387	136	411	0.88 [0.86, 0.90]	0.52 [0.48, 0.55]

MDPS	Study	TP	FP	FN	TN	感度(95% CI)	特異度(95% CI)
	Buck 2009	26	32	38	775	0.41 [0.29, 0.54]	0.96 [0.94, 0.97]
	Ramanujam 2008	367	515	73	90	0.83 [0.80, 0.87]	0.15 [0.12, 0.18]

OPSST	Study	TP	FP	FN	TN	感度(95% CI)	特異度(95% CI)
	Chenkin 2009	291	34	27	202	0.92 [0.88, 0.94]	0.86 [0.80, 0.90]

図2 脳卒中評価システムのフォレストプロット

TP:真陽性,FP:偽陽性,FN:偽陰性,TN:真陰性.

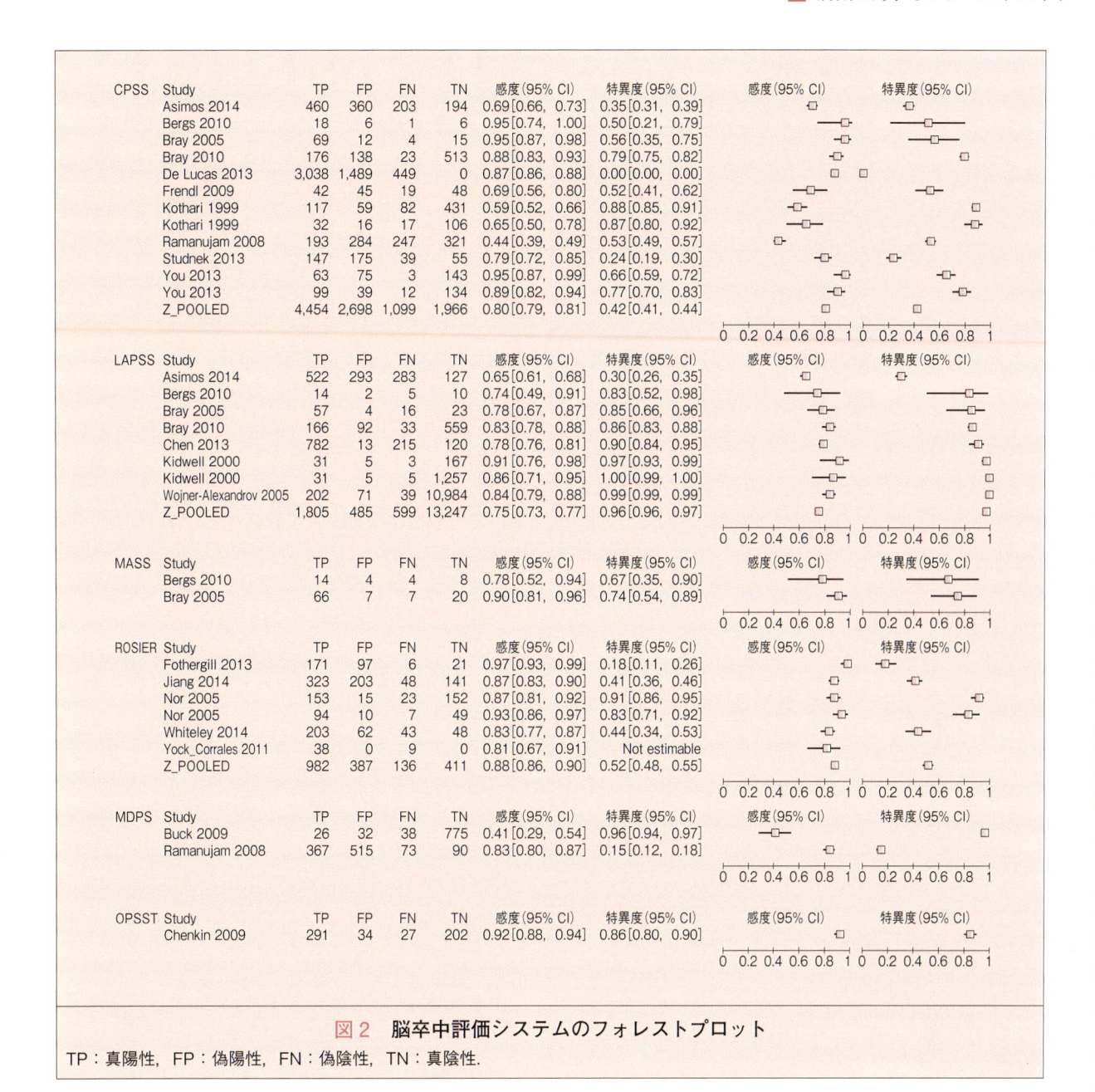

注3).

重要なアウトカムとしての一般市民による脳卒中症状の認知能力の向上について,72名の参加者(一般市民の数)を対象とした1件のヒトでの研究[62]があった.脳卒中スクリーニング評価システムの訓練を受ける前に脳卒中の症状を認知することができた参加者は76.4%(55/72)であったのに比べ,訓練直後では94.4%(68/72)(OR 5.25, 95%CI 1.67~16.52),訓練を受けた3か月後に脳卒中の症状を認知することができた参加者は96.9%(63/65)(OR 2.07, 95%CI 0.36~11.69)であり,利点を示した(非常に低いエビデンス:バイアスのリスクによりグレードダウン).

訳注3:CoSTR 2015においては,『KPSS』を,血糖測定を含む脳卒中スケールとして,『Melbourne Ambulance Stroke Screen(MASS)』を,血糖測定を含まない脳卒中スケールとして評価しているが,これらは誤った認識である可能性が高いため,その内容を一部削除した.ただし,統合した感度,特異度の値は原文のまま記載している.

患者にとっての価値とILCORの見解

ILCORはこの推奨をするにあたって,脳卒中の早期認知の利点に重きを置いた.早期認知は早期治療に通じ,重大な神経損傷の可能性を最小限にする.

ファーストエイドプロバイダーによる脳卒中評価のリスクは主として偽陽性であること(偽って陽性と判定される傷病者が増えること)に限られるので,ファーストエイドプロバイダーに脳卒中評価システムの訓練を行うことのメリットはリスクより大きい.システムやスケー

ルの導入コストは低いと評価される．

この文献のレビューにおいて，脳卒中評価システムは，特定の症状を探すことや血糖測定等の様々な要素を含んでいる．このレビューでは，血糖測定を含む脳卒中評価システムは，血糖測定を含まないシステムに比較して，脳卒中を正確に認知するための感度は同等で特異度は高いことがわかった．ファーストエイドプロバイダーが使う血糖測定器が，適切に校正されているとは限らない．血糖測定器の使用はファーストエイドの標準的な構成要素ではないけれども，血糖測定器は一般市民にも手に入る．

ファーストエイドで用いられる理想的な脳卒中評価システムとは，正確で，手順が少なく，すぐに理解し覚えやすく，最小限の時間で終えることができるものである．ファーストエイドプロバイダーのための国別ガイドラインを作成する際に，自分たちの地域に適している脳卒中評価システムとして，特異度は低いものの感度は等しく血糖測定を含まない簡易なものを用いるか，特異度が高い代わりに血糖測定を含むものを用いるか決める場合には，このレビューの結果は役立つだろう．

Knowledge Gaps（今後の課題）

ファーストエイドプロバイダーが脳卒中評価システムを正しく使うために必要な訓練の期間と様式を明らかにし，さらに，医療従事者と比べてファーストエイドプロバイダーがどのくらい正確にそのシステムを使用できるのかについて，より多くの研究が必要である．評価の正確性と，そのシステムが及ぼす生存率や退院時神経症候への効果を明らかにするための研究もまた必要である．将来的には，脳卒中評価システムの判定が陽性の場合，（地域の病院や小規模病院をバイパスして）特定の脳卒中センターへ直接搬送することの効果を調べることも必要だろう．

6　胸痛に対するアスピリン：薬の使用

> CQ：心筋梗塞を疑う者に対してアスピリンを使用すべきか？
> P 心筋梗塞を疑う胸痛を訴える成人
> I アスピリンの使用
> C アスピリンの非使用
> O 心血管死亡，合併症，副作用，心停止の発生，心機能的転帰，梗塞の大きさ，入院期間

推奨と提案

ILCORは，急性心筋梗塞が疑われる胸痛の成人に対して，アスピリンの使用を推奨する（強い推奨，高いエビデンス）．

わが国において，医療従事者でない者が，傷病者にアスピリンを内服させることには法的な課題がある．ただし，傷病者に，胸痛発作時のかかりつけ医の指示について確認したり，かかりつけ医の指示に基づいて傷病者が薬物を使用することの補助は可能である．なお，傷病者がすでにアスピリンを内服している場合，追加で投与する意義はない．

エビデンスの評価に関する科学的コンセンサス

胸痛は急性心筋梗塞によくある症状の1つである．アスピリン等の抗血小板薬はその対応で大きな役割を果たす．CoSTR 2010のファーストエイドの"推奨と提案"では，胸部不快感を伴った個人へのアスピリンの使用を推奨すると述べた．

CoSTR 2015では，2つのPICOを立て，1つは単にアスピリンの使用をレビューし，もう1つはその使用のタイミングについてレビューした．第一のPICOにより，急性心筋梗塞が疑わしい場面でのアスピリンの使用が利益をもたらすかどうかを検証した．続いて，第二のPICOで，ファーストエイドプロバイダーが，急性心筋梗塞を疑う胸痛に対して，発症数時間以内の早期にアスピリンを使用した場合と，その後に使用した場合とで転帰に違いがあるかどうかを検証した．同じPICOを原因不明の成人の胸痛に対するアスピリンの早期使用の有効性の検証にも使用した．

CoSTR 2015の第一のPICOは，急性心筋梗塞が疑わしい場面で，アスピリンの使用と非使用とで，アウトカムが変わるかをレビューしている．以前の"推奨と提案"で述べたことと大きな変化はない．

重大なアウトカムとしての心血管死亡（5週間後）について，急性心筋梗塞の患者17,187名を対象とした1件のRCT[63]は，アスピリン（162.5 mg，腸溶錠）使用の利点を示した（RR 0.79，95%CI 0.73～0.87）（高いエビデンス）．

重大なアウトカムとしての心血管死亡（3か月後）について，急性心筋梗塞の患者100名を対象とした1件のRCT[64]は，アスピリン（100 mg，カプセル）使用は利点のないことを示した（RR 0.83，95%CI 0.4～1.75）（非常に低いエビデンス：バイアスのリスク，非直接性，不精確さによりグレードダウン）．

重大なアウトカムとしての心血管死亡（28日後）について，急性心筋梗塞の患者1,705名を対象とした1件のRCT[65]は，アスピリン（300 mg，カプセル）使用は利点のないことを示した（RR 0.98，CI 0.81～1.19）（低いエビデンス：バイアスのリスク，非直接性によりグレードダウン）．

重大なアウトカムとしての心血管死亡（入院中）について，急性心筋梗塞の患者総数22,572名を対象とした1

件の観察研究[66]は，アスピリン（500 mg，経口または静脈内導入量：100 mg，推奨経口維持量）使用の利点を示した（RR 0.33, 95%CI 0.31〜0.35）（非常に低いエビデンス：バイアスのリスク，非直接性によりグレードダウン）．

重大なアウトカムとしての副作用（出血）について，急性心筋梗塞の患者16,981名を対象とした1件のRCT[63]は，アスピリン（162.5 mg，腸溶錠）使用による副作用（小出血）を示した（RR 1.25, 95%CI 1.04〜1.51）（高いエビデンス）．

重大なアウトカムとしての副作用（アレルギー反応）について，急性心筋梗塞が疑われる患者219名を対象とした1件の観察研究[67]は，アスピリン（使用量不明）使用による副作用（アレルギー反応）のないことを示した．（対照群がないためRRを計算できない）（非常に低いエビデンス：バイアスのリスク，不精確さによりグレードダウン）．

重大なアウトカムとしての合併症について，急性心筋梗塞の患者16,981名を対象とした1件のRCT[63]は，アスピリン（162.5 mg，腸溶錠）使用の利点を示した（RR 0.62, 95%CI 0.52〜0.73）（高いエビデンス）．急性心筋梗塞の患者100名を対象とした1件のRCT[64]は，アスピリン（100 mg，カプセル）使用の利点を示した（RR 0.11, 95%CI 0.05〜0.98）（非常に低いエビデンス：バイアスのリスク，不精確さ，非直接性によりグレードダウン）．

急性心筋梗塞の患者総数22,572名を対象とした1件の観察研究[66]は，アスピリン（500 mg，経口または静脈内導入量：100 mg，推奨経口維持量）使用は利点のないことを示した（RR 1.05, 95%CI 0.78〜1.42）（非常に低いエビデンス：バイアスのリスク，非直接性によりグレードダウン）．

重大なアウトカムとしての心停止の発生について，急性心筋梗塞の患者16,981名を対象とした1件のRCT[63]は，アスピリン（162.5 mg，腸溶錠）使用の利点を示した（RR 0.87, 95%CI 0.79〜0.96）（高いエビデンス）．

重要なアウトカムとしての梗塞の大きさについて，急性心筋梗塞の患者89名を対象とした1件のRCT[64]は，アスピリン（100 mg，カプセル）使用は利点のないことを示した（MD −161, 95%CI −445.57〜230.57）（非常に低いエビデンス：バイアスのリスク，不精確さ，非直接性によりグレードダウン）．

重要なアウトカムとしての心機能の転帰や入院期間を扱う1つのエビデンスも確認できなかった．

患者にとっての価値とILCORの見解

ILCORはこの推奨をするにあたって，出血のような副作用のリスクよりも死亡率の減少や急性心筋梗塞の合併症の減少に高い価値を置いた．

この問題に対するパブリックコメントでは，最適なアスピリン使用量と剤形についての提案を求められた．レビューのために選ばれた全ての論文が使用と非使用を比較し，異なる使用量を比較したわけではないため，アスピリンの様々な使用量に基づいた転帰の違いを評価するようにはPICOをデザインしなかった．このレビューに含まれた論文の研究デザインは均質ではなく，アスピリンの使用量と剤形（例えば，噛み砕けるか噛み砕けないか，腸溶錠か非腸溶錠か）は様々であり，アスピリン使用の最適量や剤形に関する推奨を作ることができなかった．入手できる限りにおいて，各研究で使われたアスピリンの使用量は"科学的コンセンサス"に明示した．

Knowledge Gaps（今後の課題）

- 急性心筋梗塞でない胸痛の傷病者に，アスピリンは安全に使用できるか？
- ファーストエイドプロバイダーによる，アスピリンの使用は安全か？
- 急性心筋梗塞後のアスピリン使用には，ゴールデンタイムがあることを示す高いエビデンスがあるか？

7　胸痛に対するアスピリン：早期 vs 後期

CQ：胸痛を訴える者へのアスピリン使用のタイミングはいつか？
P 病院外で胸痛を訴える成人
I アスピリンの早期使用
C アスピリンの遅い使用
O 心血管死亡，合併症，心停止の発生，心機能的転帰，梗塞の大きさ，入院期間，胸痛の解消

推奨と提案

ILCORは，ファーストエイドプロバイダーが，心筋梗塞を示唆する胸痛を訴える成人に対して，アスピリンを早期に使用することを提案する（弱い推奨，非常に低いエビデンス）．

病因が不明確な胸痛を訴える成人に対する，ファーストエイドプロバイダーによるアスピリンの早期使用に関するエビデンスはなかった．

わが国において，医療従事者でない者が，傷病者にアスピリンを内服させることには法的な課題がある．ただし，傷病者に，胸痛発作時のかかりつけ医の指示について確認したり，かかりつけ医の指示に基づいて傷病者が薬物を使用することの補助は可能である．なお，傷病者がすでにアスピリンを内服している場合，追加で投与する意義はない．

エビデンスの評価に関する科学的コンセンサス

CoSTR 2015 の PICO は，アスピリンの後期使用に対して早期使用がアウトカムを変えるかを尋ねており，CoSTR 2010 レビューの着目とは異なる表現である．CoSTR 2015 における推奨は，PICO の意図と，厳密な文献検索方法を用いて同定した研究を GRADE 評価プロセスによってレビューした結果により，CoSTR 2010 における推奨とは異なる．

このレビューでは，アスピリンの早期使用を，病院前あるいは心筋梗塞の発症から最初の数時間以内（すなわち，1件の研究では中央値 1.6 時間)[68] の使用と定義する．

重大なアウトカムとしての心血管死亡（第 7 病日）について，急性心筋梗塞に罹患した総計 2,122 名の患者を対象とした 2 件の観察研究[68,69]では，アスピリンの早期使用の利点を示した（RR 0.37, 95%CI 0.23〜0.62）（非常に低いエビデンス：バイアスのリスク，非直接性によりグレードダウン）．

重大なアウトカムとしての心血管死亡（第 30 病日）について，急性心筋梗塞に罹患した総計 2,122 名を対象とした 2 件の観察研究[68,69]では，アスピリンの早期使用の利点を示した（RR 0.45, 95%CI 0.3〜0.68）（非常に低いエビデンス：バイアスのリスク，非直接性によりグレードダウン）．

重大なアウトカムとしての心血管死亡（5 週後）について，急性心筋梗塞に罹患した 8,587 名の患者を対象とした 1 件の RCT[63] では，発症から 2 時間以内のアスピリン（162.5 mg, 腸溶錠）使用は利点がないことを示した（RR 0.92, 95%CI 0.76〜1.11）（低いエビデンス：非直接性によりグレードダウン）．

重大なアウトカムとしての心血管死亡（1 年後）について，急性心筋梗塞に罹患した 1,200 名の患者を対象とした 1 件の観察研究[68]では，アスピリン（160 mg, 経口薬）の早期使用の利点を示した（RR 0.47, 95%CI 0.29〜0.77）（非常に低いエビデンス：非直接性によりグレードダウン）．

重大なアウトカムとしての合併症について，急性心筋梗塞に罹患した総計 922 名を対象とした 1 件の観察研究[69]では，アスピリン（200 mg 以上，噛み砕ける剤形）の早期使用によって合併症発生率は増加しないことを示した（RR 0.61, 95%CI 0.46〜0.81）（非常に低いエビデンス：非直接性によりグレードダウン）．急性心筋梗塞に罹患した総計 1,200 名の患者を対象とした 1 件の観察研究[68]では，アスピリン（160 mg, 経口薬）の早期使用を受けた群では合併症（例えば再虚血）が増加することを証明した（RR 1.22, 95%CI 1.09〜1.37）（非常に低いエビデンス：バイアスのリスク，非直接性によりグレードダウン）．

重大なアウトカムとしての心停止の発生について，急性心筋梗塞患者 922 名を対象とした 1 件の観察研究[69]では，アスピリン（200 mg 以上，噛み砕ける剤形）の早期使用は利点がないことを示した（RR 0.82, 95%CI 0.56〜1.2）（非常に低いエビデンス：非直接性によりグレードダウン）．急性心筋梗塞に罹患した総計 1,200 名の患者を対象とした 1 件の観察研究[68]では，アスピリン（160 mg, 経口薬）の早期使用を受けた群では心停止発生率が増加することを証明した（RR 1.53, 95%CI 1.13〜2.09）（非常に低いエビデンス：バイアスのリスク，非直接性によりグレードダウン）．

重要なアウトカムとしての心機能的転帰，梗塞の大きさ，入院期間，あるいは重要性の低いアウトカムとしての胸痛の解消を扱う1つのエビデンスも確認できなかった．

患者にとっての価値と ILCOR の見解

ILCOR はこの推奨をするにあたって，合併症の起こりうるリスクを上回る，アスピリンの心筋梗塞による死亡率を減少させるという利点に高い価値を置いた．

タスクフォースは，ファーストエイドプロバイダーが心原性の胸痛と他の病因による胸部不快感を識別できるかという懸念について議論した．例えば，「心筋梗塞」や「心原性の胸痛」といった個々の病名や症状への対応について推奨する際には，どのような症状や徴候がそれに該当するかについてファーストエイドプロバイダーにわかるようにガイドラインや教材に明記しておくことがとても重要である．

Knowledge Gaps（今後の課題）

- アスピリンは，他の病因，とりわけ消化器疾患を原因とする胸痛を訴える傷病者に使用しても安全か？
- ファーストエイドプロバイダーが一回量のアスピリンを使用することは安全か？
- 罹患率と死亡率を減らす観点から，急性心筋梗塞発症後のアスピリンの使用にはゴールデンタイムがあることを示す，高いエビデンスはあるか？
- 傷病者が緊急経皮的冠動脈形成術（PCI）を受ける可能性があるなら，アスピリンの病院前使用は必要か？

8 アナフィラキシーに対する2回目のアドレナリンの使用

CQ：重篤なアナフィラキシーに対してアドレナリンを使用しても改善しない場合，もう一度アドレナリンを使用すべきか？

- P アドレナリンを必要とする重篤なアナフィラキシーを呈する成人と小児
- I 2回目のアドレナリンの使用
- C 1回のみの使用
- O 症状の消退，副作用，合併症

推奨と提案

ILCORは，1回目の使用で症状が改善しない重篤なアナフィラキシーの傷病者に対して，2回目の自動注射器を用いたアドレナリンの使用を提案する（弱い推奨，非常に低いエビデンス）．

わが国において，医療従事者でない者が，とりわけ当該傷病者に処方されたものでないアドレナリンの自動注射器（エピペン®）を使用することには（1回目か2回目かにかかわらず）法的な課題がある（注 参照）．

ただし，傷病者に，アナフィラキシーの際の，かかりつけ医の指示について確認したり，かかりつけ医の指示に基づいて傷病者がエピペン®を使用することを補助したりすることは回数にかかわらず可能である．いずれにしても，アナフィラキシー傷病者へ対応する際には，119番通報を急ぐ．

注：わが国において教職員については，学校現場等で児童生徒がアナフィラキシーショックに陥り生命が危険な状態である場合に，救命の現場に居合わせた教職員がエピペン®を自ら注射ができない本人に代わって注射することは，一定の要件を満たせば医師法違反とはならないとしている（厚生労働省医政局医事課長「医師法第17条の解釈について」平成25年11月27日）．また，保育士についても同様である（2015年3月改訂「保育所におけるアレルギー対応ガイドラインQ&A」厚生労働省）．

エビデンスの評価に関する科学的コンセンサス

CoSTR 2010における，アナフィラキシーに対するアドレナリンの2回目の使用の有効性に関するエビデンスの評価では，ファーストエイドとして，2回目の使用をルーチンとすることを推奨するにはエビデンスが不十分であると結論づけた．CoSTR 2015のレビューでは，より厳密な文献検索手順とGRADE評価法に基づいて，"推奨と提案"を改変する科学的エビデンスを加えた．

PICOを立てるにあたって，「アドレナリン1回目の使用で自他覚症状が改善しない重篤なアナフィラキシー傷病者に対して，2回目のアドレナリンを投与することの利点」に焦点を置いた．このレビューでは，研究にプロトコールとしてルーチンに2回目の投与を行ったと明示していない限りは，2回目以降のアドレナリン使用のデータがある場合，1回目の使用で反応がなかったためにアドレナリンが使用されたと推定した．

重大なアウトカムとしての症状の消退について，9件の観察研究[70-78]があり，初回量のアドレナリンで反応しない場合，2回目（または複数回）のアドレナリンの使用の利点を示した（RR 1.16, 95%CI 1.13〜1.20）（非常に低いエビデンス：バイアスのリスク，交絡によりグレードダウン）．

さらに，重大なアウトカムとしての症状の消退について，1件の観察研究[79]があり，救急隊がルーチンに2回のアドレナリンを投与する群と救急隊が1回のみアドレナリンを投与する群との間で反応が消退する割合に有意差を示さなかった（RR 0.97, 95%CI 0.9〜1.04）（非常に低いエビデンス：バイアスのリスクによりグレードダウン）．

重大なアウトカムとしての副作用，合併症を扱う1つのエビデンスも確認できなかった．

患者にとっての価値とILCORの見解

ILCORはこの推奨をするにあたって，生じる可能性がある副作用のリスクよりも，気道の障害，呼吸困難，循環不全のような生命を脅かす症状を消退させることに高い価値を置いた．

アナフィラキシーの傷病者へ対応するファーストエイドプロバイダーは，いかなる時も119番通報をすべきである．

このトピックに対するパブリックコメントと議論は，2回目の使用の用量と投与間隔，そして，アナフィラキシーを呈していない人に不注意によってアドレナリンを使用した場合に起こる副作用の可能性に集中した．このエビデンスのレビューでは，アドレナリンの使用間隔と適切な用量については評価しなかった．しかしながら，レビューした文献[73]は，2回目のアドレナリンを1回目の使用のあと10〜15分もしくはそれより早く投与するのがよいかもしれないと提案している．

副作用を示す研究はなかったが，選択バイアスのためにこうした副作用が認められなかったのかもしれない．間違った量のアドレナリンが投与されたり，静脈内のような誤った経路から投与された場合の副作用については以前に文献で報告されている．ファーストエイドプロバイダーは，自動注射器を使用することで，誤った用量のアドレナリンを投与してしまうことを最小限とすることができるかもしれない．

Knowledge Gaps（今後の課題）

CoSTR 2010では，「ファーストエイドプロバイダーは，アナフィラキシーの自他覚症状を適切に認識できるか」を明らかにしようとした．CoSTR 2015では，タスクフォースはこのPICOを取り扱わなかったので，「ファーストエイドプロバイダーは追加のアドレナリンを必要とするかどうかを判断できるか」という疑問が残っている．

- アドレナリンの使用間隔はどうあるべきか？
- 救急隊の現場では，自動注射器の用量（0.3 mg）より多い，標準的対応に推奨されている用量（0.5 mg）を使用することで，より効果的となり，追加投与の必要性は減るか？
- 初回の注射は，重篤な症状が発現する前のアナフィラキシー早期に行われるべきか？

9　低血糖への対応

CQ：低血糖の症候がある者に何を経口摂取させるべきか？

- P　症候性低血糖を呈する成人と小児
- I　糖を含む食品の投与
- C　ブドウ糖タブレットの標準用量（15〜20 g）
- O　症状が寛解するまでの時間，合併症のリスク（例えば誤嚥），血糖値，低血糖，病院滞在期間

推奨と提案

ILCORは，ファーストエイドプロバイダーが，意識があって低血糖の症候を認める傷病者に対して，ブドウ糖タブレットを摂取させることを推奨する（強い推奨，低いエビデンス）．

意識があって低血糖の症候を認める傷病者に，ブドウ糖タブレットを用意できない場合，Skittles™，Mentos™，角砂糖，ジェリービーンズ，オレンジジュース等の，糖を含む食品を用いることを提案する（弱い推奨，非常に低いエビデンス）．

低血糖の症候を認める傷病者に対して，ブドウ糖タブレットと比較し，全乳，コーンスターチ加水分解物，およびブドウ糖溶液，またはブドウ糖ジェルの推奨を行うにはエビデンスが不十分である．

わが国においても，意識があって低血糖の症候を認める傷病者に対して，ブドウ糖タブレットを摂取させることを推奨する．ブドウ糖タブレットを用意できない場合は，角砂糖，オレンジジュース等の，糖を含む食品を用いることを提案する．

ただし，誤嚥の危険があるため，意識がない場合，指示に従うことができない場合，飲み込むことができない場合は差し控え，119番通報を優先する．

エビデンスの評価に関する科学的コンセンサス

これは，CoSTR 2015の新しいトピックである．

ブドウ糖タブレットは，全てのファーストエイドの場面で簡単に手に入るわけではないので，タスクフォースは，症候性低血糖の管理に対し，ブドウ糖タブレットに比べて糖を含む食品（すなわち食材）の有効性を評価するためにレビューを行った．

このレビューのための文献検索により，様々な市販の糖を含む食品とブドウ糖タブレットを比較した5件の研究を確認した．"科学的コンセンサス"と"推奨と提案"に引用された商品名を書かれた市販品は，評価した研究に具体的に含まれていたもので，特にタスクフォースが支持しているわけではない．われわれの知る限りでは，確認した研究にはどの製品メーカーも貢献あるいは関与していない．検討した各製品の糖含有量を示した2つの表（表1，2）を，ガイドライン作成のために提供する．

(1) 糖を含む食品(I)を，ブドウ糖タブレット(C)と比較

重大なアウトカムとしての症状寛解までの時間について，4件の研究[80-83]では，ブドウ糖タブレットも，糖を含むどの形態の食品も10分以内に血糖を改善しなかった．

重要なアウトカムとしての低血糖（15分以内の症状寛解）について，糖を含む食品（ショ糖，果糖，オレンジジュース，ジェリービーンズ，Mentos™，牛乳）で治療された糖尿病患者502名とブドウ糖タブレット（15〜20 g）で治療された223名のデータを集めた3件のRCT[81-83]は，ブドウ糖タブレットに比べて糖を含む食品で治療された糖尿病患者の摂取後15分における症状寛解は緩慢であり（RR 0.89, 95%CI 0.83〜0.96），ブドウ糖タブレットに利点を示した（低いエビデンス：バイアスのリスク，不精確さによりグレードダウン）．

重要なアウトカムとしての血糖値（糖尿病患者で，20分で少なくとも20 mg/dLの血糖値の増加）について，糖を含む食品で治療された13名の糖尿病患者とブドウ糖タブレットで治療された9名による1件の観察研究[80]は，ブドウ糖タブレットに比べて糖を含む食品で治療された場合，治療開始20分後に血糖値が20 mg/dL上昇した糖尿病患者が少なく（RR 0.3, 95%CI 0.1〜0.85），ブドウ糖タブレットに利点を示した（非常に低いエビデンス：バイアスのリスク，不精確さによりグレードダウン）．

重大なアウトカムとしての症状寛解までの時間，重要なアウトカムとしての合併症（例えば誤嚥）のリスク，

表1 砂糖からの炭水化物約20gを含んだ主な食物糖と15分までに低血糖が改善した人数

食物，液体の種類	1商品あたりの炭水化物の量	20gの炭水化物に相当する量*	摂取15分以内の症状緩和
ブドウ糖タブレット	様々	様々	194/223（87.0%）
ショ糖（Skittles[TM]）[*1]	0.9 g/粒	20〜25粒	150/177（84.7%）
果糖（果実の皮，例：ストレッチ・アイランド）[*2]	10 g/1片	2片	111/165（67.3%）
オレンジ果汁（濃縮果汁還元，糖無添加）[*3]	1 g/10 mL	200 mL	35/50（70.0%）
ジェリービーンズ [*3]	1.1 g/粒	15〜20粒	33/45（73.3%）
Mentos[TM] [*4]	2.8 g/粒	5〜10粒	44/48（91.7%）
全乳 [*5]	21.75 g/pt [*6]	435 mL	報告なし

量が研究間で標準化されていなかったため*，評価した研究のものと異なる場合がある．
- [*1]：メーカーのラベルより
- [*2]：1件の研究ではFruit to Go[TM]（ケローナ，ブリティッシュコロンビア州，カナダ）の商品名の下にフルーツの果実の皮を使用していた．この果物の皮の栄養情報を見つけることができなかったため，別のブランド，ストレッチ・アイランド・チェリーフレーバー（ストレッチ・アイランド・フルーツCo，ラ・ホーヤ，カリフォルニア州）と置き換えた．http://www.stretchislandfruit.com/Products.aspx（2015年2月2日アクセス）
- [*3]：http://onlinelibrary.wiley.com/doi/10.1002/pdi.953/pdf
- [*4]：メーカーのラベルより
- [*5]：Brodows,1984.[80]
- [*6]：pt（pint）：1パイント＝1/8ガロン＝473 mL

表2 炭水化物15gに相当する食物糖

食物糖の種類	1商品あたりの炭水化物の量	15gの炭水化物に相当する量*	摂取15分以内の症状緩和
ブドウ糖タブレット	様々	様々	194/223（87.0%）
ブドウ糖溶液 [*1, 2]	1 g/10 mL	150 mL	5/6（83.3%）
ブドウ糖ジェル [*1, 3]	40％デキストロースジェル40gに15gのブドウ糖	15 g	2/6（33.3%）
コーンスターチ加水分解物 [*1, 4]	15 gコーンスターチ	15 g	4/5（80%）

- [*1]：ブドウ糖溶液，ブドウ糖ジェルおよび加水分解物は，1つの試験[83]で評価された．
- [*2]：ブドウ糖15 gを水150 mLに溶解．
- [*3]：Hypostop，ノボ・インダストリーズ．
- [*4]：2〜3％のブドウ糖，6％マルトース8％，89〜92％のオリゴ糖および多糖類，および0.15％のタンパク質を含むコーンスターチ加水分解物（Glucides 19[TM]，ロケットフレール，Lestrem，フランス）15 gを150 mLの水で希釈．

優先度の低いアウトカムとしての病院滞在期間について，ヒトでの研究は見つからなかった．

(2) ショ糖(I)を，ブドウ糖タブレット(C)と比較

重要なアウトカムとしての低血糖（15分以内の症状寛解）について，ショ糖で治療された糖尿病患者177名〔ショ糖キャンディ（Skittles[TM]）165名，ショ糖タブレット12名〕とブドウ糖タブレットで治療された171名のデータを集めた2件のRCT[81, 83]では，血糖値に対する効果に差はなかった（低いエビデンス：バイアスのリスク，不精確さによりグレードダウン）．ショ糖〔ショ糖キャンディ（Skittles[TM]）でもショ糖タブレットでも〕とブドウ糖タブレットは，摂取後15分における低血糖の症状を緩和させる点で同等であった（RR 0.99, 95%CI 0.91〜1.07）．

重要なアウトカムとしての血糖値〔15分後の血糖値（mmol/L）変動の平均〕について，ショ糖（水に溶解）で治療された糖尿病患者6名とブドウ糖タブレットで治療された6名による1件のRCT[83]は，摂取後15分における血糖値の平均の差（mmol/L）において，ショ糖（水に溶解）はブドウ糖タブレットより低く（MD −0.9, 95%CI −1.78〜−0.02），ブドウ糖投与に利点を示した（低いエビデンス：バイアスのリスク，不精確さによりグレードダウン）．同じ研究の第2の研究において，ショ糖（噛み砕いて食べる）で治療された糖尿病患者6名とブドウ糖タブレットで治療された6名とでは，摂取後15分における血糖値の平均の差（mmol/L）において，ショ糖（噛み砕いて食べる）とブドウ糖タブレットとの間で同等であり（MD 0.3, 95%CI −0.81〜1.41），利点を示さなかった．

重大なアウトカムとしての症状寛解までの時間，重要なアウトカムとしての合併症（例えば誤嚥）のリスク，優先度のより低いアウトカムとしての病院滞在期間について，ヒトでの研究は見つからなかった．

(3) 果糖(I)を，ブドウ糖タブレット(C)と比較

重要なアウトカムとしての低血糖（15分以内の症状緩和）について，果糖（Fruit to GO^{TM}）で治療された糖尿病患者165名とブドウ糖タブレットで治療された165名による1件のRCT[81]は，ブドウ糖タブレットに比べて果糖で治療された糖尿病患者の摂取後15分における症状寛解の頻度は低く（RR 0.77, 95%CI 0.68〜0.86），ブドウ糖に利点を示した（低いエビデンス：バイアスのリスク，不精確さによりグレードダウン）．

重大なアウトカムとしての症状寛解までの時間，重要なアウトカムとしての合併症（例えば誤嚥）のリスクと血糖値，優先度の低いアウトカムとしての病院滞在期間について，ヒトでの研究は見つからなかった．

(4) オレンジジュース(I)を，ブドウ糖タブレット(C)と比較

重要なアウトカムとしての低血糖（15分以内の症状寛解）について，オレンジジュースで治療された糖尿病患者50名とブドウ糖タブレットで治療された58名のデータを集めた2件のRCT[82,83]は，ブドウ糖タブレットに比べてオレンジジュースで治療された糖尿病患者の摂取後15分における症状寛解に差を示さなかった（RR 0.84, 95%CI 0.69〜1.02）（非常に低いエビデンス：バイアスのリスク，非一貫性，不精確さによりグレードダウン）．

重要なアウトカムとしての血糖値について，オレンジジュースで治療された糖尿病患者6名とブドウ糖タブレットで治療された6名による1件のRCT[83]は，ブドウ糖タブレットよりもオレンジジュース摂取後15分における血糖値の平均の差（mmol/L）は低く（MD −0.7, 95%CI −1.55〜−0.15），利点は示さなかった（非常に低いエビデンス：バイアスのリスク，不精確さによりグレードダウン）．オレンジジュースで治療された糖尿病患者8名とブドウ糖タブレットで治療された9名による1件の観察研究[80]は，ブドウ糖タブレットに比べてオレンジジュースで治療された糖尿病患者の，治療後20分における20 mg/dLの血糖値上昇の見込みに差を示さなかった（RR 0.48, 95%CI 0.18〜1.26）（非常に低いエビデンス：バイアスのリスク，不精確さによりグレードダウン）．

重大なアウトカムとしての症状寛解までの時間，重要なアウトカムとしての合併症（例えば誤嚥）のリスク，優先度の低いアウトカムとしての病院滞在期間について，ヒトでの研究は見つからなかった．

(5) ジェリービーンズ(I)を，ブドウ糖タブレット(C)と比較

重要なアウトカムとしての低血糖（15分以内の症状寛解）について，ジェリービーンズで治療された糖尿病患者45名とブドウ糖タブレットで治療された52名による1件のRCT[82]は，ジェリービーンズとブドウ糖タブレットで治療された糖尿病患者の，治療後15分における症状寛解に差を示さなかった（RR 0.85, 95%CI 0.69〜1.04）（非常に低いエビデンス：バイアスのリスク，不精確さによりグレードダウン）．

重大なアウトカムとしての症状寛解までの時間，重要なアウトカムとしての合併症（例えば誤嚥）のリスクと血糖値，優先度の低いアウトカムとしての病院滞在期間について，ヒトでの研究は見つからなかった．

(6) Mentos^{TM}(I)を，ブドウ糖タブレット(C)と比較

重大なアウトカムとしての低血糖（15分以内の症状寛解）について，Mentos^{TM}で治療された糖尿病患者48名とブドウ糖タブレットで治療された52名による1件のRCT[82]は，Mentos^{TM}とブドウ糖タブレットのどちらで治療された糖尿病患者においても，治療後15分における症状寛解に差を示さなかった（RR 1.06, 95%CI 0.92〜1.21）（非常に低いエビデンス：バイアスのリスク，不精確さによりグレードダウン）．

重大なアウトカムとしての症状寛解までの時間，重要なアウトカムとしての合併症（例えば誤嚥）のリスクと血糖値，優先度の低いアウトカムとしての病院滞在期間について，ヒトでの研究は見つからなかった．

(7) 牛乳(I)を，ブドウ糖タブレット(C)と比較

重要なアウトカムとしての血糖値（糖尿病患者で，20分で少なくとも20 mg/dLの血糖値の増加）について，全乳で治療された糖尿病患者5名とブドウ糖タブレットで治療された9名による1件の観察研究[80]は，全乳とブドウ糖タブレットのどちらで治療された糖尿病患者においても，治療後20分における20 mg/dLの血糖値上昇の見込みに差を示さなかった（RR 0.11, 95%CI 0.01〜1.62）（非常に低いエビデンス：バイアスのリスク，不精確さによりグレードダウン）．

重大なアウトカムとしての症状寛解までの時間，重要なアウトカムとしての合併症（例えば誤嚥）のリスクと低血糖，優先度の低いアウトカムとしての病院滞在期間について，ヒトでの研究は見つからなかった．

(8) ブドウ糖ジェル(I)を，ブドウ糖タブレット(C)と比較

重要なアウトカムとしての低血糖（15分以内の症状寛解）について，ブドウ糖ジェルで治療された糖尿病患者6名とブドウ糖タブレットで治療された6名による1

件のRCT[83]は，治療後15分における症状寛解に差を示さなかった（RR 0.5, 95%CI 0.14〜1.77）（非常に低いエビデンス：バイアスのリスク，不精確さによりグレードダウン）．

重大なアウトカムとしての症状寛解までの時間，重要なアウトカムとしての合併症（例えば誤嚥）のリスクと血糖値，優先度の低いアウトカムとしての病院滞在期間について，ヒトでの研究は見つからなかった．

(9) ブドウ糖溶液(I)を，ブドウ糖タブレット(C)と比較

重要なアウトカムとしての低血糖（15分以内の症状寛解）について，ブドウ糖溶液で治療された糖尿病患者6名とブドウ糖タブレットで治療された6名による1件のRCT[83]は，治療後15分における症状寛解に差を示さなかった（RR 1.25, 95%CI 0.64〜2.44）（非常に低いエビデンス：バイアスのリスク，不精確さによりグレードダウン）．

重大なアウトカムとしての症状寛解までの時間，重要なアウトカムとしての合併症（例えば誤嚥）のリスクと血糖値，優先度の低いアウトカムとしての病院滞在期間について，ヒトでの研究は見つからなかった．

(10) コーンスターチ加水分解物(I)を，ブドウ糖タブレット(C)と比較

重要なアウトカムとしての低血糖（15分以内の症状寛解）について，コーンスターチ加水分解物で治療された糖尿病患者5名とブドウ糖タブレットで治療された6名による1件のRCT[83]は，治療後15分における症状寛解に差を示さなかった（RR 1.20, 95%CI 0.59〜2.45）（非常に低いエビデンス：バイアスのリスク，不精確さによりグレードダウン）．

重大なアウトカムとしての症状寛解までの時間，重要なアウトカムとしての合併症（例えば誤嚥）のリスクと血糖値，優先度の低いアウトカムとしての病院滞在期間について，ヒトでの研究は見つからなかった．

採用した研究では，以下の糖を含む食品を評価した．

- Skittles[TM]：100 gあたり90 gまでの炭水化物，砂糖（ショ糖）コーンシロップ，一部水素添加した大豆油，濃縮還元果汁（ブドウ，イチゴ，レモン，ライム，オレンジ），クエン酸，デキストリン，天然および人工香料，ゼラチン，食用デンプン，着色料，アスコルビン酸
- Fruit to Go[TM]：リンゴの純粋な濃縮果汁，リンゴ，サクランボ，およびニワトコの濃縮果汁，野生のベリーの濃縮果汁（濃縮されたチェリー，ラズベリー，ブルーベリー，クランベリーとボイセンベリージュース，天然香料），シトラスペクチン，天然香料，レモンの濃縮果汁
- Mentos[TM]：一粒あたり2.8 gの炭水化物（ブドウ糖71%とオリゴ糖29%），100 gあたり91.6 gの炭水化物，100 gあたり69.3 gの糖，砂糖，ブドウ糖シロップ（トウモロコシ），再構成された果汁（イチゴ，オレンジ，レモン，2.5%），水素添加植物油（ココナッツオイル），酸（クエン酸），米デンプン，増粘剤（アラビアガム，ジェランガム），香料，光沢剤（カルナバワックス），乳化剤（脂肪酸のショ糖エステル），色素
- ブドウ糖ジェル：40%ブドウ糖ジェル（Hypostop，ノボ・インダストリーズ）40 gにブドウ糖15 g
- ブドウ糖溶液：ブドウ糖15 gを150 mLの水に溶解
- コーンスターチ加水分解物：ブドウ糖2〜3%，マルトース6〜8%，オリゴ糖と多糖類89〜92%，およびタンパク質0.15%を含むコーンスターチ加水分解物（Glucides 19[TM]，ロケットフレール社，Lestrem，フランス）15 gを150 mLの水で溶解．

患者にとっての価値とILCORの見解

ILCORはこの推奨をするにあたって，ブドウ糖タブレットは常に入手可能なわけではなく，糖を含む他の食品のほうが多くの場合より入手しやすいであろうと認識した．

4件の研究では，ほとんどの人は治療後10〜15分で症状が改善した．

元となる文献の再検索は，2015年1月に行われた．"推奨と提案"をその後変更させるような新しい研究は確認できなかった．

このレビューにより，タスクフォース内での議論やパブリックコメントを介して多くの的確な課題が浮かび上がった．他のキャンディや糖を含む他の食品を，表に記載されたものと置き換えることができないかといういくつかのコメントがあった．糖を含む他の食品やキャンディは低血糖の対処に有効かもしれないが，このレビューに記載された糖は，15〜20 gのブドウ糖と同等となる具体的な使用量（すなわち，キャンディの個数やオレンジジュースの量）で評価された，糖を含む特定の食品である．

研究で使用された量よりも多い量の糖を含む食品を与えることは有害かについて質問するコメントもあった．このレビューでは必要以上の糖を与えることの副作用を評価しなかったが，低血糖症状を呈した糖尿病の傷病者に必要以上の糖を与えることは目標血糖値の「オーバーシュート」につながり，何度も繰り返されると低血糖発作の再発と同様に有害かもしれないことがよく知られている．

特に意識状態が悪化している場合，低血糖症状を呈した糖尿病傷病者に経口的に糖を与えることの懸念が表明された．このタスクフォースの推奨は，意識があり，指

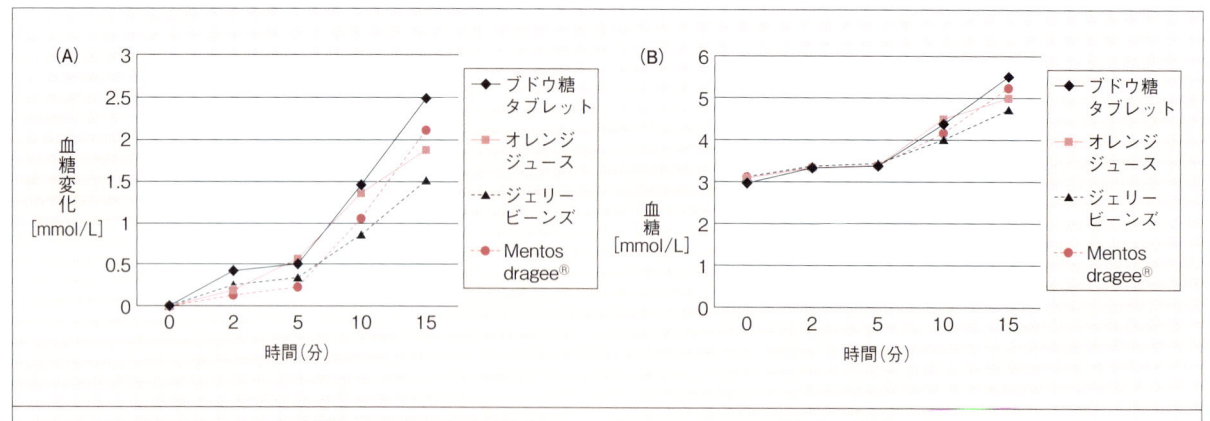

図3 4件の治療群のベースラインからの血糖値の変化

A：4件の治療群の時間経過とベースラインからの血糖の平均変化（10分後 $p=0.0341$，15分後 $p=0.005$，それぞれグループ間）．
B：4件の治療群の時間経過と平均血糖（10分後 $p=0.099$，15分後 $p=0.026$，それぞれグループ間）．

(McTavish L, Wiltshire E. Effective treatment of hypoglycemia in children with type 1 diabetes：a randomized controlled clinical trial. Pediatr Diabetes. 2011；12：381-387.[82] より)

示に従うことができ，飲み込むことができる低血糖症状を呈した傷病者に適用される．これらの基準に満たない場合には，誤嚥の危険性があり，経口摂取を差し控えなければならず，救急医療サービス（すなわち，9-1-1救助サービス，わが国では119）に通報する必要がある．

このトピックでは，繰り返し投与が必要であると判断するために，糖を含む食品を投与したあと，どれ位経てば低血糖症状は寛解するか，目安の提示を求められた．試験した全ての食品に含まれる糖において，血糖値は治療後10〜15分までには十分改善されなかった（図3）．

ブドウ糖ジェルおよびペーストは，量および吸収の点で経口ブドウ糖タブレットと完全に同じものではないため，このレビューでは対照群に含めなかった．代わりに，ブドウ糖タブレットに対する介入群として取り上げた．非常に少ない被験者による単一研究の知見として，経口ブドウ糖タブレットと比べて血糖上昇効果がないことが示された．タスクフォースは，ブドウ糖ジェルとペーストが（飲み込むことと比較して）頬粘膜や舌下から吸収されているかどうか，またブドウ糖タブレットと同等の量がどれくらいであるか決定するために，さらなる研究が必要だと確信している．新生児や小児において，ブドウ糖スプレー，ジェル，ペーストを評価した研究があることを認識しているが，ブドウ糖タブレットとの比較がないために，これらの研究はこのレビューから除外した．

Knowledge Gaps（今後の課題）

以下に関するさらなるエビデンスと良質にデザインされた研究が必要である．
- 様々な経口での低血糖対応に関連した合併症
- 様々な経口での低血糖対応による病院滞在期間
- 傷病者やプロバイダーが容易に入手できる他の形態の糖を含む食品（例えば，高果糖シロップ飲料やソーダポップ飲料）
- ブドウ糖ジェル，ペースト，スプレー
- 糖を含むゼラチン含有のスナック菓子（ジェリービーンズ，グミ，キャンディ），蜂蜜，加糖濃縮ミルク

10 激しい消耗に関連した脱水と経口脱水補正

CQ：脱水に対して，何を経口摂取させるべきか？
P 激しい消耗に関連した脱水を呈した成人と小児
I 経口糖質・電解質飲料の摂取
C 水の摂取
O 循環血液量/水分バランスの状態，バイタルサイン，高体温の進行，低ナトリウム血症の進行，さらなる医療対応の必要性，血糖値，傷病者満足度

推奨と提案

ILCORは，激しい消耗に関連した脱水に対して，3〜8％CE（経口糖質・電解質）飲料の使用を提案する．3〜8％CE飲料が手に入らなかったり，口に合わなければ，水分補給の代替として水，12％CE飲料，ココナッツ水，2％牛乳，お茶，お茶をベースとしたCE飲料，カフェインを加えた茶飲料でもよい（弱い推奨，非常に低いエビデンス）．

わが国においても，運動に関連した脱水に対して，3〜8％CE飲料の使用を推奨する．わが国では，経口補水液，スポーツドリンクとして市販されている．水1Lに，砂糖

2 病気に対するファーストエイド

大さじ4〜5杯，塩小さじ半分を入れたもの等でも代用できる．それらが手に入らなければ，牛乳，お茶等でもよい．

エビデンスの評価に関する科学的コンセンサス

このトピックのレビューはCoSTR 2010で行われ，高温環境や運動における発汗によって脱水となった傷病者に対する水分補給として，糖質・電解質飲料を推奨すると結論づけた．CoSTR 2015のレビューにおいては，GRADE評価法とともに大量の文献検索を行い，より多くの研究を対象とした．加えて，水と比べた様々な糖質・電解質濃度の代替の飲料も含めた．検討した研究の著者は，尿量が相対的に少ないということが，運動直後の水分補給期において血管内容量が増加していることの指標となると述べている．このことは生理学的に，運動後に単なる水を摂取した場合に血漿浸透圧とナトリウム濃度が低下することと関係しており，これらが低下することで尿の産生を刺激し，喉の渇きを抑え，ひいては脱水補正のプロセスを遅らせているというのである．単なる水に塩化ナトリウムを加えることで，尿量を減少させ，水分吸収量を増やすことが示された．そのため，このレビューでは，研究された補水液摂取後最初の数時間における尿量の低下は脱水補正に対し利点があると判断した．脱水補水量指数は実際に体重を回復させるためにどれくらいの補水液摂取量が使われたかを示し[84, 85]，この数値が低ければ，摂取された補水液の中でより多くの量が体重の回復に使われたことを反映している．

初回に検索された1,751の論文に対して，適用および除外基準を用い，12件の研究を採択した．この12件の研究のエビデンスサマリーを表3に示す．

(1) 12%糖質・電解質飲料（CE飲料）(I)を水（C）と比較

重大なアウトカムとしての循環血液量/水分バランスの状態について，30名を対象とした1件のRCT[86]は，運動2時間後の時点において補液が体内に留まっている割合（％）を増やすということにおいて，CE飲料の使用に利点を示した（MD 16.1, 95%CI 7.45〜24.75）（非常に低いエビデンス：バイアスのリスク，不精確さによりグレードダウン）．

重大なアウトカムとしてのバイタルサイン，高体温の進行，低ナトリウム血症の進行，重要なアウトカムとしての血糖値，さらなる医療対応の必要性，傷病者満足度について，エビデンスを認めなかった．

(2) 5〜8%CE飲料(I)を水（C）と比較

重大なアウトカムとしての循環血液量/水分バランスの状態について，対象数204の8件の研究は，5〜8%CE飲料は水と比較し15件中10件のアウトカムで全般的な利点を示し，15中5件のアウトカムで差を示さなかった（低いエビデンス：バイアスのリスク，不精確さによりグレードダウン）．

- 対象数38の1件の観察研究[87]は，補液後2時間の時点でCE飲料は水と比較し，体重減少（kg）において差はなかったが，脱水補正の割合（％）の増加（MD 8, 95%CI 6.09〜9.91）と血液量応答（％）の増加（MD 2.8, 95%CI 2.26〜3.34）で利点を示した（非常に低いエビデンス：不精確さによりグレードダウン）．

- 対象数18の1件のRCT[88]は，CE飲料は水と比較し，補液後4時間の時点で，脱水補正の割合（％）において利点を示さなかった（MD −1.6, 95%CI −11.12〜7.92）（中等度のエビデンス：不精確さによりグレードダウン）．

- 対象数54の2件のRCT[86, 89]は，CE飲料は水と比較し，補液後2時間の時点で補液が体内に留まっている割合（％）において差を示さなかった（非常に低いエビデンス：バイアスのリスク，不精確さによりグレードダウン）．

- 対象数44の2件のRCT[89, 90]は，3時間後に補液が体内に留まっている割合（％）を増やすという点において，CE飲料に利点を示した（MD 15.6, 95%CI 12.44〜18.8）（低いエビデンス：バイアスのリスク，不精確さによりグレードダウン）．

- 対象数26の1件の観察研究[91]は，3時間後に補液が体内に留まっている割合（％）を増やすという点において，CE飲料に利点を示した（MD 21.7, 95%CI 9.89〜33.51）（非常に低いエビデンス：不精確さによりグレードダウン）．

- 対象数26の1件の観察研究[92]は，4時間後に補液が体内に留まっている割合（％）を増やすという点において，CE飲料に利点を示した（MD 22, 95%CI 9.6〜34.4）（非常に低いエビデンス：不精確さによりグレードダウン）．

- 対象数22の1件のRCT[93]は，4時間後に補液が体内に留まっている割合（％）において，差はみられなかった（低いエビデンス：バイアスのリスク，不精確さによりグレードダウン）．

- 対象数20の1件のRCT[90]は，CE飲料は水と比較し，補液後1〜2時間（MD −175, 95%CI −206.37〜−143.63）と補液後2〜3時間（MD −41, 95%CI −64.27〜−17.73）の平均尿量（g）の減少において利点を示した（低いエビデンス：バイアスのリスク，不精確さによりグレードダウン）．

- 対象数38の1件の観察研究[87]は，補液後2時間の時点での平均尿量（mL）の減少においてCE飲料の利

第7章 ファーストエイド

表3 様々な補水飲料の有効性

飲料	PICOアウトカム	研究数(RCT/観察研究)	対象数	CEに利点	差なし	水に利点	総アウトカム数
12% CE飲料	循環血液量/水分バランスの状態	1 (1/0)	30	1			1
5〜8%CE飲料	循環血液量/水分バランスの状態	8 (5/3)	204	10	5		15
5〜8%CE飲料	バイタルサイン	3 (2/1)	86		5		5
5〜8%CE飲料	高体温	1 (1/0)	36		1		1
5〜8%CE飲料	低ナトリウム血症	1 (1/0)	18	3			3
5〜8%CE飲料	さらなる医療対応	1 (1/0)	18	3			3
5〜8%CE飲料	傷病者満足度	2 (1/1)	50		8		8
3〜4%CE飲料	循環血液量/水分バランスの状態	3 (3/0)	66	3			3
3〜4%CE飲料	傷病者の満足度	2 (2/0)	36	1	3		4
ココナッツ水	循環血液量/水分バランスの状態	3 (3/0)	60	3	1		4
ココナッツ水	傷病者の満足度	2 (2/0)	44	2	2	1	5
3% Na + ココナッツ水	循環血液量/水分バランスの状態	1 (1/0)	20	3			3
3% Na + ココナッツ水	傷病者満足度	1 (1/0)	20	1			1
ココナッツ水(濃縮)	循環血液量/水分バランスの状態	1 (1/0)	12	1	1		2
ココナッツ水(濃縮)	バイタルサイン	1 (1/0)	24		1		1
ココナッツ水(濃縮)	傷病者満足度	1 (1/0)	24			2	2
緑茶-4.2% CE	血糖値	1 (0/1)	48	1			1
レモンティー-CE	循環血液量/水分バランスの状態	1 (0/1)	26		2		2
レモンティー-CE	バイタルサイン	1 (0/1)	26		1		1
レモンティー-CE	傷病者満足度	1 (0/1)	26		2	4	6
中国茶-カフェイン	循環血液量/水分バランスの状態	1 (1/0)	20		4		4
2%牛乳	循環血液量/水分バランスの状態	1 (1/0)	22	2			2
2%牛乳+ Na/K	循環血液量/水分バランスの状態	1 (1/0)	22	2			2

点を示した(MD −160, 95%CI −198.15〜−121.85)(非常に低いエビデンス:不精確さによりグレードダウン).

- 対象数26の1件の観察研究[91]は,補液後3時間の時点での平均尿量(mL)の減少においてCE飲料の利点を示した(MD −465.3, 95%CI −700.73〜−229.87)(非常に低いエビデンス:不精確さによりグレードダウン).
- 対象数22の1件のRCT[93]は,補液後4時間の時点での平均尿量(mL)の減少において差を示さなかった(低いエビデンス:バイアスのリスク,不精確さによりグレードダウン).
- 対象数26の1件の観察研究[92]は,補液後4時間の時点での平均尿量(mL)の減少においてCE飲料の利点を示した(MD −277, 95%CI −458.26〜−95.74)(非常に低いエビデンス:不精確さによりグレードダウン).
- 対象数26の1件の観察研究[91]は,CE飲料補液後3時間の時点での血漿容積の変化(%)において差を示さなかった(非常に低いエビデンス:不精確さによりグレードダウン).
- 対象数26の1件の観察研究[92]は,CE飲料補液後4

2 病気に対するファーストエイド

時間の時点での血漿容積の変化（%）において利点を示した（MD 11，95%CI 9.42〜12.58）（非常に低いエビデンス：不精確さによりグレードダウン）．

重大なアウトカムとしてのバイタルサインについて，以下のエビデンスを認めた．

- 対象数26の1件の観察研究[92]は，CE飲料は水と比較し，補液後1時間および3時間の時点での心拍数において，有意な差を示さなかった（非常に低いエビデンス：不精確さによりグレードダウン）．
- 対象数36の1件のRCT[94]は，補液後20分の時点での心拍数（/分），呼吸数（/分）においてCE飲料に差を示さなかった（低いエビデンス：バイアスのリスク，不精確さによりグレードダウン）．
- 対象数24の1件のRCT[89]は，補液後3時間の時点での心拍数（/分）において，CE飲料に利点を示さなかった（MD 7，95%CI −0.02〜14.02）（低いエビデンス：バイアスのリスク，不精確さによりグレードダウン）．

重大なアウトカムとしての高体温の進行について，対象数24の1件のRCT[94]は，CE飲料は水と比較し，補液後の中心体温（℃）において，差を示さなかった（低いエビデンス：バイアスのリスク，不精確さによりグレードダウン）．

重大なアウトカムとしての低ナトリウム血症の進行（持久運動で起こりうる合併症）について，対象数18の1件のRCT[88]は，CE飲料は水と比較し，補液後2時間（MD 3，95%CI 2.08〜3.92），3時間（MD 3，95%CI 2.08〜3.92），4時間（MD 4，95%CI 3.08〜4.92）の時点で，血清ナトリウム値（mmol/L）の増加を示した（中等度のエビデンス：不精確さによりグレードダウン）．

重要なアウトカムとしてのさらなる医療対応の必要性について，エビデンスを認めなかった．

重要なアウトカムとしての傷病者満足度について，以下のエビデンスを認めた．

- 対象数26の1件の観察研究[88]は，CE飲料は水と比較し，補液後2，3，4時間の時点での腹部不快指数（1〜10）において差を示さず，補液後2，3，4時間の時点での胃の膨満指数（1〜10）において差を示さなかった（非常に低いエビデンス：不精確さによりグレードダウン）．
- 対象数24の1件のRCT[89]は，CE飲料は水と比較し，補液後2，3時間の時点での胃の不調指数（1〜5）において差を示さなかった（低いエビデンス：バイアスのリスク，不精確さによりグレードダウン）．

重要なアウトカムとしての血糖値について，エビデンスを認めなかった．

(3) 3〜4%CE飲料(I)を水(C)と比較

重大なアウトカムとしての循環血液量/水分バランスの状態について，以下のエビデンスを認めた．

- 対象数36の2件のRCT[84,85]は，CE飲料は水と比較し，脱水補水量指数において，差を示さなかった（低いエビデンス：バイアスのリスク，不精確さによりグレードダウン）
- 対象数66の3件のRCT[84-86]は，補液後2時間の時点での補液が体の中に留まっている割合（%）を増やすという点において，CE飲料の利点を示した（MD 8.97，95%CI 7.54〜10.4）（非常に低いエビデンス：バイアスのリスク，不精確さによりグレードダウン）．
- 対象数20の1件のRCT[85]は，補液を始めてから2時間たった時点での累積尿量（mL）の減少において，CE飲料の利点を示した（MD −174.5，95%CI −220.89〜−128.11）（低いエビデンス：バイアスのリスク，不精確さによりグレードダウン）．

重要なアウトカムとしての傷病者満足度について，以下のエビデンスを認めた．

- 対象数20の1件のRCT[85]は，補液後90分の時点での嘔気スコア（1〜5）において，CE飲料に差を示さなかった（低いエビデンス：バイアスのリスク，不精確さによりグレードダウン）．
- 対象数36の2件のRCT[84,85]は，CE飲料は水と比較し，2時間後の嘔気スコア（1〜5）において，差を示さなかった（低いエビデンス：バイアスのリスク，不精確さによりグレードダウン）．
- 対象数20の1件のRCT[85]は，CE飲料は水と比較し，補液後90分の時点での胃の不調スコア（1〜5）において，差を示さなかった（低いエビデンス：バイアスのリスク，不精確さによりグレードダウン）．
- 対象数36の2件のRCT[84,85]は，補液後2時間の時点での胃の不調スコア（1〜5）において，CE飲料の利点を示した（MD −0.3，95%CI −0.45〜0.16）（低いエビデンス：バイアスのリスク，不精確さによりグレードダウン）．

重大なアウトカムとしてのバイタルサイン，高体温の進行，低ナトリウム血症の進行，重要なアウトカムとしての血糖値，さらなる医療対応の必要性について，エビデンスを認めなかった．

(4) ココナッツ水(I)を水(C)と比較

重大なアウトカムとしての循環血液量/水分バランスの状態について，以下のエビデンスを認めた．

- 対象数36の2件のRCT[84,85]は，ココナッツ水は水と比較し，脱水補水量指数において，差を示さなかった（低いエビデンス：バイアスのリスク，不精

確さによりグレードダウン）．

- 対象数 60 の 3 件の RCT[84,85,89] は，補液後 2 時間の時点での補液が体内に留まっている割合（%）を増やすという点において，ココナッツ水の利点を示した（MD 5.81, 95%CI 4.35〜7.27）（非常に低いエビデンス：バイアスのリスク，不精確さによりグレードダウン）．
- 対象数 24 の 1 件の RCT[89] は，ココナッツ水は水と比較し，補液後 3 時間の時点での補液が体内に留まっている割合（%）において，差を示さなかった（非常に低いエビデンス：バイアスのリスク，不精確さによりグレードダウン）．
- 対象数 20 の 1 件の RCT[85] は，ココナッツ水は水と比較し，補液を始めてから 2 時間での累積尿量（mL）の減少において，利点を示した（MD −76.9, 95%CI −120.34〜−33.46）（低いエビデンス：バイアスのリスク，不精確さによりグレードダウン）．

重要なアウトカムとしての傷病者満足度について，以下のエビデンスを認めた．

- 対象数 20 の 1 件の RCT[85] は，ココナッツ水は水と比較し，補液後 90 分，2 時間の時点での嘔気スコア（1〜5）において差を示さなかった（低いエビデンス：バイアスのリスク，不精確さによりグレードダウン）．
- 対象数 20 の 1 件の RCT[85] は，補液後 90 分の時点での胃の不調スコア（1〜5）の減少において，ココナッツ水の利点を示した（MD −0.4, 95%CI −0.54〜−0.26）（低いエビデンス：バイアスのリスク，不精確さによりグレードダウン）．
- 対象数 44 の 2 件の RCT[85,89] は，補液後 2 時間の時点での胃の不調スコア（1〜5）の減少において，ココナッツ水の利点を示した（MD −0.41, 95%CI −0.55〜−0.28）（非常に低いエビデンス：バイアスのリスク，不精確さによりグレードダウン）．
- 対象数 24 の 1 件の RCT[89] は，ココナッツ水は水と比較して，補液後 3 時間の時点での胃の不調スコア（1〜5）の増加において，利点を示さなかった（MD 1.84, 95%CI 1.08〜2.6）（非常に低いエビデンス：バイアスのリスク，不精確さによりグレードダウン）．

重大なアウトカムとしてのバイタルサイン，高体温の進行，低ナトリウム血症の進行，重要なアウトカムとしての血糖値，さらなる医療対応の必要性について，エビデンスを認めなかった．

(5) 3%ナトリウムとココナッツ水の混合液(I)を水(C)と比較

重大なアウトカムとしての循環血液量/水分バランスの状態について，対象数 20 の 1 件の RCT[85] は，3%ナトリウムとココナッツ水の混合液は水と比較し，脱水補水量指数の減少（MD −0.7, 95%CI −0.81〜−0.59），補液後 2 時間の時点での補液が体の中に留まっている割合（%）の増加（MD 10.5, 95%CI 9.09〜11.91），補液後 2 時間の時点での尿量（mL）の減少（MD −150.3, 95%CI −187.39〜−113.21）において利点を示した（低いエビデンス：バイアスのリスク，不精確さによりグレードダウン）．

重要なアウトカムとしての傷病者満足度について，対象数 20 の 1 件の RCT[85] は，3%ナトリウムとココナッツ水の混合液は水と比較し，補液後 90 分の時点での嘔気（1〜5）の低さにおいて，利点を示した（MD −0.2, 95%CI −0.38〜−0.02）（低いエビデンス：バイアスのリスク，不精確さによりグレードダウン）．

重大なアウトカムとしてのバイタルサイン，高体温の進行，低ナトリウム血症の進行，重要なアウトカムとしての血糖値，さらなる医療対応の必要性について，エビデンスを認めなかった．

(6) 濃縮物から作ったココナッツ水(I)を水(C)と比較

重大なアウトカムとしての循環血液量/水分バランスの状態について，対象数 24 の 1 件の RCT[89] は，濃縮物から作ったココナッツ水は水と比較し，運動後 120 分の時点での補液が体内に留まる割合の平均値においては，差を示さなかった（MD 10.7, 95%CI −6.39〜27.79）が，運動後 180 分の時点では補液が体内に留まる割合の平均値は，ココナッツ水のほうが高かった（MD 17, 95%CI 0.86〜33.14）（非常に低いエビデンス：バイアスのリスク，不精確さによりグレードダウン）．

重大なアウトカムとしてのバイタルサインについて，対象数 24 の 1 件の RCT[89] は，濃縮物から作ったココナッツ水は水と比較し，運動後 180 分の時点での平均心拍数（/分）において，差を示さなかった（非常に低いエビデンス：バイアスのリスク，不精確さによりグレードダウン）．

重要なアウトカムとしての傷病満足度について，対象数 24 の 1 件の RCT[89] は，濃縮物から作ったココナッツ水は水と比較し，120 分後（MD 1.84, 95%CI 0.91〜2.77），180 分後（MD 1.47, 95%CI 0.6〜2.34）の胃の不調スコア（1〜5）の平均において，差を示さなかった（非常に低いエビデンス：バイアスのリスク，不精確さによりグレードダウン）．

重大なアウトカムとしての高体温の進行，低ナトリウム血症の進行，重要なアウトカムとしての血糖値，さらなる医療対応の必要性について，エビデンスを認めなかった．

(7) 緑茶をベースとした4.2％CE飲料(I)を水(C)と比較

重要なアウトカムとしての血糖値について，対象数48の1件の観察研究[95]は，緑茶をベースとした4.2％CE飲料は水と比較し，補液後2時間の時点での血糖値（mg/dL）の平均値の上昇を伴うことを示した（MD 6.9, 95％CI 1.59〜12.21）（非常に低いエビデンス：バイアスのリスク，不精確さによりグレードダウン）．

重大なアウトカムとしての循環血液量/水分バランスの状態，バイタルサイン，高体温の進行，低ナトリウム血症の進行，重要なアウトカムとしてのさらなる医療対応の必要性，傷病者満足度について，エビデンスを認めなかった．

(8) レモンティーをベースとした12％CE(t-CE)飲料(I)を水(C)と比較

重大なアウトカムとしての循環血液量/水分バランスの状態について，対象数26の1件の観察研究[92]は，t-CE飲料は水と比較し，補液後4時間の時点での補液が体内に留まる割合（％）の平均において，差を示さず（MD 6, 95％CI −5.15〜17.15），補液後4時間の時点での平均尿量（mL）においても差を示さなかった（非常に低いエビデンス：バイアスのリスク，不精確さによりグレードダウン）．

重大なアウトカムとしてのバイタルサインについて，対象数26の1件の観察研究[92]は，t-CE飲料は水と比較し，補液後60分の時点での平均心拍数（/分）において差を示さなかった（非常に低いエビデンス：バイアスのリスク，不精確さによりグレードダウン）．

重要なアウトカムとしての傷病者満足度について，対象数26の1件の観察研究[92]は，t-CE飲料は水と比較し，補液後120分の時点での腹部不快スコア（1〜10）の平均において差を示さず，補液後180分の時点での腹部不快スコアの増加において利点を示さず（MD 1.3, 95％CI 0.69〜1.91），補液後240分の時点での腹部不快スコアの増加において利点を示さなかった（非常に低いエビデンス：バイアスのリスク，不精確さによりグレードダウン）．また，補液後120分の時点での腹部膨満スコア（1〜10）の平均において差を示さず，補液後180分，240分の時点での腹部膨満スコア（1〜10）の平均において有意差を示さなかった．

重大なアウトカムとしての高体温の進行，低ナトリウム血症の進行，重要なアウトカムとしての血糖値，さらなる医療対応の必要性について，エビデンスを認めなかった．

(9) カフェインを加えた中国茶(I)を水(C)と比較

重大なアウトカムとしての循環血液量/水分バランスの状態について，対象数20の1件のRCT[90]は，カフェインを加えた中国茶は水と比較し，全身水分量の損失（％）の平均において差を示さず，補液後3時間の時点での補液が体内に留まる割合（％）の平均において差を示さず，補液後60〜120分，120〜180分の時点での平均尿量（g）に有意差はなかった（低いエビデンス：バイアスのリスク，不精確さによりグレードダウン）．

重大なアウトカムとしてのバイタルサイン，高体温の進行，低ナトリウム血症の進行，重要なアウトカムとしての血糖値，さらなる医療対応の必要性，傷病者満足度について，エビデンスを認めなかった．

(10) 牛乳（脂肪分2％）(I)を水(C)と比較

重大なアウトカムとしての循環血液量/水分バランスの状態について，対象数22の1件のRCT[93]は，牛乳（脂肪分2％）は水と比較し，補液後4時間の時点での補液が体内に留まる割合（％）の平均（MD 33, 95％CI 24.64〜41.36），尿量（mL）（MD −594, 95％CI −742.34〜−445.66）において，利点を示した（低いエビデンス：バイアスのリスク，不精確さによりグレードダウン）．

重大なアウトカムとしてのバイタルサイン，高体温の進行，低ナトリウム血症の進行，重要なアウトカムとしての血糖値，さらなる医療対応の必要性，傷病者満足度について，エビデンスを認めなかった．

(11) ナトリウムとカリウムを加えた牛乳（脂肪分2％）(I)を水(C)と比較

重大なアウトカムとしての循環血液量/水分バランスの状態について，対象数22の1件のRCT[93]は，Na^+/K^+濃度の高い牛乳（脂肪分2％）は水と比較し，補液後4時間の時点での補液が体内に留まる割合（％）の平均において利点を示し（MD 36, 95％CI 29.64〜42.36），尿量（mL）においても利点を示した（MD −655, 95％CI −773.26〜−536.74）（低いエビデンス：バイアスのリスク，不精確さによりグレードダウン）．

ILCORはこの飲み物は標準的な販売商品ではないことを認識している．

重大なアウトカムとしてのバイタルサイン，高体温の進行，低ナトリウム血症の進行，重要なアウトカムとしての血糖値，さらなる医療の必要性，傷病者満足度について，エビデンスを認めなかった．

患者にとっての価値とILCORの見解

ILCORはこの推奨をするにあたって，ファーストエイドプロバイダーが通常スポーツイベントやチャレンジイベントのファーストエイドステーションで活動しており，運動により引き起こされる脱水がよく発生することを認識している．ファーストエイドの場面では水分喪失

の正確な量や割合を決定することは困難であろう．

パブリックコメントでは，ウルトラマラソン参加中に水のみを摂取することによって起きる死亡の可能性について意見があった．このレビューでは運動に伴う低ナトリウム血症について特には記載しなかったが，採択された研究で報告された水分補給後のナトリウム濃度にも着目した結果，CE 飲料の経口補水は低ナトリウム血症の予防に役立っているかもしれないという意見で一致した．なお，全ての採択された研究は環境と時間をコントロールした上で運動を行っている．ウルトラマラソンのような極端なイベントはエビデンスの評価には含まれていない．

Knowledge Gaps（今後の課題）

ファーストエイドプロバイダーはどのように脱水補給に必要な補水液の量を決めることができるのだろうか？

3 けがに対するファーストエイド

CoSTR 2015 においてレビューした，けがに対するトピックスとして重要なものには，出血，曲がった骨折，開放性胸部外傷，熱傷（冷却と被覆），歯牙の脱落に対するファーストエイドがある．さらに 2 つ挙げれば，ファーストエイドプロバイダーによる頚椎の運動制限と脳震盪の認知が，重要なトピックスである．

ファーストエイドの場面での出血に対する正しい対応と止血手技の向上は，急な外傷での循環血液量の維持に欠かせない．3 つの PICO により，大量出血時の重要な手当に焦点をあてレビューを行った．

- 出血をコントロールするための，止血点止血法や四肢の挙上を支持するエビデンスは不十分であった．局所の冷却は，四肢の内出血の止血を助けるために提案するが，開放性出血で局所の冷却を支持するエビデンスはなかった（CoSTR 2010 から改訂）．
- 標準的なファーストエイドで用いる止血法（例，直接圧迫法）で，重度の外出血を止血できないか直接圧迫できない時に，止血ドレッシングの使用を支持する（CoSTR 2010 から改訂）．
- 同様に，標準的なファーストエイドで用いる止血法（例，直接圧迫止血法）でも重度の四肢からの出血を制御できない時には，戦場以外であっても，止血帯の使用を支持する（CoSTR 2010 から改訂）．

タスクフォースは，止血ドレッシングと止血帯の使用にはコストに関する問題と使用のための訓練について課題があることを認識している．しかしながら，外傷のマネージメントにおいて循環血液量を維持するという利点を考慮すれば，これらの費用はあまり高いものでなく許容されるべきものだろうと考えた．

- ファーストエイドの場面で，曲がった骨折を直線化することを支持するエビデンスはなく，これを推奨しなかった．疼痛を軽減し，安全に救出，搬送するためには骨折に対して副子を当て，さらなる損傷から傷病者を守る必要があると認識している（CoSTR 2010 から改訂）．
- ファーストエイドプロバイダーによる開放性胸部外傷への閉鎖ドレッシングや閉鎖器具の使用は，気づかないうちに緊張性気胸を引き起こす危険性を含む．これらの開放創は，閉鎖の危険を冒すよりも，むしろ出血を局所制御した上で，開放のままとすることを推奨した（CoSTR 2015 における新規）．
- 頚椎カラーの使用によって合併症がかえって増すという科学的なエビデンスが増えつつある．頚椎カラーを装着しようとする間の首の動きによって起こる二次的損傷の可能性を懸念し，ファーストエイドプロバイダーは頚椎カラーを使用しないことを提案（弱い推奨）する．ファーストエイドプロバイダーが脊髄損傷の高いリスク，あるいは低いリスクの基準を判別できない可能性があるので，タスクフォースは，頚椎運動制限または安定化の代替方法が必要となる可能性を認識しながらも，これらの対応を正式に検討しなかった．リスクの高い傷病者に対する頚椎運動制限は，訓練された救急隊，救助隊または医療従事者によってのみ最適に実施されうると考えている（CoSTR 2010 から修正）．
- 頭部外傷後の脳震盪の認識は，ファーストエイドにおいて古くから議論されてきた難しい課題である．医療従事者が使用するより高度なスコアリングシステムは複数存在したものの，脳震盪という重要な判断をファーストエイドプロバイダーが行うにあたって，適切で単純化された脳震盪スコアリングシステムは見つからなかった（CoSTR 2015 における新規）．
- 熱傷に対するファーストエイドの適切な実施は，その傷病者の最終的な転帰に重大な役割を果たす．熱傷部位を冷却することは，一般に広く普及しているファーストエイドの手技であるが，これは質の低い科学的エビデンスによって支持されているにすぎない．熱傷のより正しい冷却の仕方，冷却液の温度，冷却時間に関して，エビデンスは見つけられなかった．熱傷に対しては，凍るほどではない冷たい水やジェルパッドのような冷却用材を用いて，できるだけすみやかに積極的に冷却することを推奨した（CoSTR 2010 から改訂）．
- 熱傷に対する湿潤ドレッシングの使用を乾燥ドレッシングと比較したが，いずれの推奨にも至らなかった．乾燥ドレッシングとみなされるプラスチック

ラップと湿潤ドレッシングとを比較した研究はなかった．
- これまで，意識のある傷病者に対しては脱落歯をただちに再植することを広く推奨してきた．しかし，ファーストエイドプロバイダーにはそれを行う技術や意思がない場合がある．レビューでは，脱落歯の再植が行われるまでの間の短時間の保存溶液として，市販され家庭で入手可能な保存溶液を提案した（CoSTR 2015 からの新規）．

1　止血の方法

CQ：出血に対してどのように対処すべきか？
- P 出血している成人と小児
- I 局所の冷却の適用，四肢の挙上，そして/または，止血点止血法の適用
- C 直接圧迫止血法のみ
- O 全死亡，止血，大量出血，合併症，病院滞在期間

推奨と提案

ILCOR は，四肢の内出血に対して，止血に利点があるであろう局所の冷却を，単独で，あるいは局所圧迫とともに実施することを提案する（弱い推奨，非常に低いエビデンス）．

出血コントロールのための止血点止血法，外出血に対する局所の冷却，四肢の挙上については，推奨を策定できるほどの十分なエビデンスを認めなかった．

わが国においても，四肢の内出血に対して，局所の冷却を，単独で，あるいは局所圧迫とともに実施することを提案する．なお外出血に対しては，これまでどおりまず直接圧迫止血法を行うことを勧める．

エビデンスの評価に関する科学的コンセンサス

CoSTR 2015 において本レビューは，直接圧迫止血法を，局所の冷却（冷却パック等），四肢の挙上，止血点止血法のいずれかと比較した．局所の冷却を除く他の全ての処置に関する文献はなく，また病院でのこれらの結果をファーストエイドの場面へ一般化する時には，解釈に注意が必要で"推奨と提案"は限定された．

重大なアウトカムとしての死亡についてエビデンスを見つけられなかった．

重大なアウトカムとしての止血について，1件のRCT[96] では，経皮的冠動脈形成術（PCI）後に冷却パック（血管収縮）を使用した患者は，砂嚢（圧迫）と比較して，大腿血腫形成の減少に利点を示した（非常に低いエビデンス：バイアスのリスク，非直接性，不精確さによりグレードダウン）．この研究は，50 名の患者を対象に，大腿血腫形成において統計学的に有意な減少を報告したが，MD と CI を計算するための定量的データは提供されていなかった．冷却圧迫群で血腫の大きさが 180 分の時点で約 20 cm^2 減少したが，圧迫だけの群では約 10 cm^2 未満であったことを示すイラストが含まれていた．

重大なアウトカムとしての大量出血について，膝関節全置換術を受けた 80 名の患者を対象とした 1 件のRCT[97] では，冷却圧迫群において，計算された総出血量の MD は 610 mL（95％CI 415.6〜804.4），血管外漏出の MD は 357 mL（95％CI 184.6〜529.3）であった．（非常に低いエビデンス：バイアスのリスク，非直接性，不精確さによりグレードダウン）

重要なアウトカムとしての合併症について，1 件のRCT[97] では，冷却圧迫群（1/60 例）は冷却しない圧迫群（2/40 例）に比べて，深部静脈血栓症の発生という合併症において有意でない減少を示した（非常に低いエビデンス：バイアスのリスク，非直接性，不精確さによりグレードダウン）．

重大なアウトカムとしての病院滞在期間について，エビデンスを認めなかった．

患者にとっての価値と ILCOR の見解

ILCOR はこの弱い推奨をするにあたって，医療として止血が実施された場面の結果をファーストエイドの場面に応用することに十分に慎重に対応した．

このトピックに関するパブリックコメントでは，小児への局所の冷却の適用と低体温のリスクへの懸念が表明された．タスクフォースは，内出血（打撲傷や血腫等）の部分への局所の冷却は，比較的限定された外傷範囲に直接行われるので，低体温にはならないだろうと判断した（例えば，打撲へのインスタント冷却パック等）．

Knowledge Gaps（今後の課題）

ファーストエイドプロバイダーが，標準的に行ういくつかの止血法を比較するには文献が不足している．ファーストエイドの場面において，直接圧迫止血法に加えての，冷却，四肢の挙上，止血点止血法の相対的な効果を評価する研究が必要であり，これらの方法を他の対応と組み合わせる（例えば止血剤と止血帯）ことの効果を評価する研究も必要である．また，それらがファーストエイドプロバイダーにより実施できるかどうかを決めるために，止血点止血法によって出血をコントロールするには，どのくらいの圧力を必要とするかさらに調査する必要がある．

2 止血ドレッシング

> **CQ：重度の外出血には，止血ドレッシングを使用すべきか？**
> P 重度な外出血のある傷病者
> I 局所止血ドレッシングと標準的なファーストエイドとの併用
> C 標準的なファーストエイドのみ
> O 全死亡，バイタルサイン，止血，合併症，出血量，大出血，心停止の発生

推奨と提案

ILCORは，ファーストエイドプロバイダーが，ファーストエイドとして行う標準的な止血法（ドレッシング材を使用して，あるいは使用しないでの直接圧迫止血法を含む）でも重度の外出血を止血できない時には，止血ドレッシング（注）の使用を提案する（弱い推奨，非常に低いエビデンス）。

わが国においても，重度の外出血に対して直接圧迫止血法で止血できない時は，訓練を受けた者による止血ドレッシング（注）の使用も選択肢となりうる．ただし，止血ドレッシングに含まれる止血剤の取り扱い等には留意する．

注：ここでいう「止血ドレッシング」とは，カオリン等の止血剤を染み込ませた製材（ガーゼ，スポンジ，テープ，包帯等）のことである．

エビデンスの評価に関する科学的コンセンサス

止血ドレッシングは，手術や戦場での出血をコントロールするためによく使用される．初期の粉末状または粒状の止血剤は，創傷の中に直接ふりかけられ，組織損傷をさらに悪化させる可能性のある放熱反応を伴っていた．近年，これらの製品は改良され，現在では止血剤ドレッシングの副作用はより少なくなっていると考えられており，戦場以外でもこれらを使用する機会が増えつつある．

このレビューの目的は，止血ドレッシングの使用についての最近のエビデンスを評価し，ファーストエイドプロバイダーによる使用を安全に推奨できるか確認することである．

重大なアウトカムとしての全死亡について，26名の患者を対象とした1件のヒトでの症例集積研究[98]では，止血ドレッシングを用いた患者の7.7%（2/26）が死亡した（対照群なし）（非常に低いエビデンス：バイアスのリスク，非直接性によりグレードダウン）．また，7件の動物でのRCT[99-105]では，止血ドレッシングで治療された対象の29.1%（25/86）が死亡したのに比較し，止血ドレッシングで治療されなかった対象の65.8%（54/82）が死亡し，止血ドレッシングの利点が示された（RR 0.44, 95%CI 0.31～0.64）（非常に低いエビデンス：非直接性によりグレードダウン）．

重大なアウトカムとしての止血について，130名を対象とした4件のヒトでの症例集積研究[98, 106-108]では，参加者の90.8%（118/130）で止血が得られた（対照群なし）（非常に低いエビデンス：バイアスのリスク，非直接性，不精確さによりグレードダウン）．また，3件の動物での研究[104, 105, 109]では，止血ドレッシングで治療された対象の74.2%（23/31）で止血が得られたのに比べ，止血ドレッシングで治療されなかった対象では50%（13/26）に留まり，止血ドレッシングの利点が示された（RR 1.48, 95%CI 0.96～2.30）（非常に低いエビデンス：バイアスのリスク，非直接性，不精確さによりグレードダウン）．

重大なアウトカムとしての合併症について，96名を対象とした4件のヒトでの症例集積研究[98, 106-108]が確認され，止血ドレッシングによる合併症が3%（3/96）で発生したことが示された（対照群なし）（非常に低いエビデンス：非直接性，不精確さによりグレードダウン）．

重大なアウトカムとしての出血が止まるまでの時間について，1件のヒトでの症例集積研究[106]では，対象者の73%（25/34）で止血ドレッシングを用いたあと3分以内に止血が得られた（対照群なし）（非常に低いエビデンス：バイアスのリスク，非直接性，不精確さによりグレードダウン）．

患者にとっての価値とILCORの見解

ILCORはこの推奨をするにあたって，リスク（感染および/または熱傷を含む）よりも止血を得ることの利点により価値を置いた．治療のコストは中程度である．

このPICOは，止血ドレッシングに限って明らかにしたものであり，他の単独使用またはガーゼドレッシング前に使用する材料（顆粒等）には適用されない．ILCORが2015年1月に行った文献の再検索では，推奨と提案や推奨の強さを変える新しい研究は見つからなかった．

CoSTR 2010の推奨では，最適な止血剤がどれでどのような状態に使うのがよいか不明であるものの，標準的なファーストエイドで用いる止血法でも止血できないという危機的な状況においては止血剤の使用が合理的であるとした．CoSTR 2015では，直接圧迫止血法にガーゼドレッシングを併用する/しない，および/または止血帯といった他の止血法と比較し，止血ドレッシングを重度の出血の止血のためにいつ使用するべきかは，結論を出していない．しかし，止血帯を適用できない場所や，止血帯がなく標準的な止血法（ガーゼドレッシングの併用

あり/なしでの直接圧迫止血法）では止血できない重度の外出血に対して、止血ドレッシングの使用は、最も有用であろうと考える。止血ドレッシングを効果的に使用するために、ファーストエイドプロバイダーはその適切な使用について訓練を受ける必要がある。

Knowledge Gaps（今後の課題）

ファーストエイドプロバイダーが、出血を伴う創傷に止血ドレッシングを使用するにあたって、何を使うべきか、いつ使用すべきか、どれくらいのトレーニングを受ける必要があるか、どういった種類のトレーニングが必要か等を明らかにするためのさらなる研究が必要である。以下のような様々な疑問が未解決である。

- どの止血ドレッシングをファーストエイドプロバイダーは使用すべきか？
- ヒトを対象として、止血効果、止血するまでの時間、合併症について、止血ドレッシングと適切に行われた標準的なファーストエイドでの止血法とを、どのようにして比較するか？
- 止血ドレッシングと、ファーストエイドプロバイダーによる止血帯の使用とを、どのようにして比較するか？
- 標準的な止血法と比較して、止血ドレッシングの使用は、ヒトにおける死亡に差をもたらすか？

3　止血帯の使用

CQ：重度の四肢の外出血には、止血帯を使用すべきか？
P 重度の四肢の外出血をきたした成人と小児
I 止血帯の使用
C 止血帯の不使用
O 止血、全死亡、バイタルサイン、四肢の機能回復、合併症、出血量、心停止の発生

推奨と提案

ILCORは、ファーストエイドプロバイダーが、ファーストエイドとして行う標準的な止血法（ドレッシング材を使用して、あるいは使用しないでの直接圧迫止血法を含む）でも重度の外出血を止血できない時には、止血帯を使用することを提案する（弱い推奨、非常に低いエビデンス）。

わが国においても、訓練を受けた者は、標準的な止血法によっても重度の四肢からの出血を止血できない時には、止血帯を使用することを提案する。

エビデンスの評価に関する科学的コンセンサス

止血帯は、戦場における重度の四肢の外出血に対して、長年にわたって使用されている。即席のものや市販で入手できるものも含めて、いろいろなタイプの止血帯が使われてきた。最近まで戦場以外での止血帯の使用について、安全性と効果を立証するデータはほとんどなく、その使用には依然、議論がある。

CoSTR 2010においては、以下の質問に対してエビデンスをレビューした。

- 直接圧迫止血法で止血できない時、止血帯の使用は転帰を改善するか？
- どのような状況に止血帯を使用するのが適切であるか？

その当時、戦場以外でのファーストエイドプロバイダーによる止血帯使用に関する研究は見つけられなかった。そのため戦場での使用についてのエビデンスをレビューした。戦場以外での止血帯の使用については、直接圧迫止血法では不十分な時、もしくは実施できない時（例：多発外傷、創に手が届かない時、多数傷病者）に限って推奨した。さらに、特別にデザインされた止血帯は、即席のものより優れていることを確認したが、それらは適切な訓練を受けた者によって使用されるべきとした。止血帯を継続して安全に装着できる時間についてのエビデンスは不十分であった。

CoSTR 2015におけるレビューの目的は、病院外での重度の四肢の外出血に対する止血帯の使用と、標準的な止血法〔直接圧迫止血法等（ドレッシング材を使用した場合も含む）〕のみの場合とを比較した最近のエビデンスを検証することであった。評価した研究には、戦場からのものと戦場以外の病院前救急からのものがあり、市販用、即席のもの、不特定のタイプまで多種の止血帯が含まれた。どのタイプの止血帯（即席のもの、市販で入手できるもの）がよいか、どの特定のブランドの止血帯が効果的かについてのエビデンスは不明のままであった。このトピックに関する文献数は、継続して増えており、戦場以外での大規模な症例集積も出ているが、比較対照を伴うコントロール研究は不足している。

重大なアウトカムとしての止血について、比較群のある70名の患者を対象とした1件の研究[110]では、止血帯を使用した群で83％（35/42）に止血効果が認められたのに比較し、止血帯を使用しなかった群では61％（17/28）であり、止血帯の利点を示した（RR 10.54, 95%CI 6.55〜16.96）（低いエビデンス）。合計750名の患者を対象とした6件のヒトでの症例集積研究[62, 111-115]では、止血帯を使用した患者のうち74.7％（560/750）に止血効果を認めた（対照群がないので、MDは評価できなかった）（非常に低いエビデンス：バイアスのリスク、非直接性によりグレードダウン）。

重大なアウトカムとしての死亡について，比較群のある1,768名の患者を対象とした3件のヒトでの研究[110, 116, 117]では，止血帯を使用した群の12%（91/791）が死亡したのに対し，止血帯を使用しなかった群では9%（89/977）の患者が死亡し，差を示さなかった（RR 1.08, 95%CI 0.82〜1.43）（低いエビデンス：バイアスのリスクによりグレードダウン）．

903名の患者を対象とした7件のヒトでの症例集積研究[112-114, 118-121]では，止血帯を使用した患者の10%（92/903）が死亡した（非常に低いエビデンス：バイアスのリスクによりグレードダウン）．

重大なアウトカムとしてのバイタルサインについて，比較群のある1,642名を対象者とした3件のヒトでの研究[110, 116, 117]では，止血帯を使用したほうが心拍数の平均値が3拍/分多く（95%CI 0.21〜6.91），利点を示さなかった（低いエビデンス：バイアスのリスクによりグレードダウン）．

比較群のある284名を対象者とした2件のヒトでの研究[110, 116]では，止血帯を使用したほうが収縮期血圧の平均値が9mmHg低く（95%CI −14.13〜−3.43），利点を示さなかった（低いエビデンス：バイアスのリスク，不精確さによりグレードダウン）．

重大なアウトカムとしての合併症について，比較群のある165名の患者を対象とした1件のヒトでの研究[110]では，止血帯が使用された群で6%（4/67）に合併症が認められたのに比較し，止血帯が使用されなかった群では9%（9/98）に合併症が認められた（RR 0.19, 95%CI 0.06〜0.55）ことにおいて，止血帯使用の利点を示した（低いエビデンス：バイアスのリスク，不精確さによりグレードダウン）．

846名の患者を対象とした4件のヒトでの症例集積研究[113, 114, 118, 120]を検出したが，この研究では止血帯による合併症が患者の4.3%（36/846）に認められたことを示した（非常に低いエビデンス：バイアスのリスク，不精確さによりグレードダウン）．

患者にとっての価値とILCORの見解

ILCORはこの推奨をするにあたって，リスク（例えばコンパートメント症候群，神経麻痺，二次的切断）を上回る，止血効果の利点を高く評価した．止血帯に要するコストは中等度である．

評価された研究で使われた止血帯は，即席で作られたものから市販のものまで混在していた．止血帯を装着したままの最大時間は検討されなかった．

文献検索を2015年1月に再度実施し，2件の追加研究を"科学的コンセンサス"とGRADE表に加えた．1件[117]は戦場での使用から，1件[113]は戦場以外の病院前救急からの研究で，どちらも"推奨と提案"を支持した．

ILCORは，自分たちが使うタイプの止血帯の訓練を受け，止血帯を適切に迅速に使用するなら，止血帯の使用が最も効果的で安全であると考えている．止血帯が直接圧迫止血法の替わりに使われるような他の状況も検討した．その状況には，多数傷病者発生事故，安全の確保されていない現場，複雑あるいは時間のかかる搬送，損傷部位に手が届かない状況，どの部位から対処するか優先順位付けが必要な多発外傷者が該当すると考えた．

この検討での重要な発見は，止血帯の使用に伴う副作用の発現率は低く，止血成功率は高いことであった．しかしながら，止血帯の利用と生存率改善の間には関連性を見つけられなかった．

Knowledge Gaps（今後の課題）

出血に止血帯を使用するために，ファーストエイドプロバイダーにどの程度の訓練が必要か，どのタイプの訓練が必要かを知るためのさらなる研究が必要である．

焦点をあてるべき研究として，以下が挙げられる．

- 止血帯の使用，止血帯の非使用，二重の止血帯の比較研究
- 戦場以外での使用の研究
- 止血ドレッシングの同時使用のような交絡因子に対するコントロール研究
- 重度の外出血に対して，止血帯のタイプ間の比較，市販の止血帯間での比較，損傷程度，プロバイダーのタイプ，外科手術までの時間等を含んだ，前向き登録研究は有用であろう．
- 通信指令員によって口頭指導は可能か？

4　曲がった骨折の直線化

CQ：副子を当てる前に，骨折で曲がった四肢をまっ直ぐにすべきか？

- P 曲がった長管骨骨折に対してファーストエイドを受ける成人と小児
- I 副子を当てる前に骨折を整復すること
- C 発見時のままの状態で副子を当てること
- O 神経損傷，血管損傷，副子固定，疼痛，医療搬送までの時間

推奨と提案

推奨はない．ILCORは，ファーストエイドプロバイダーが曲がった骨折を直線化することについてのリスクと有益性についてエビデンスを見つけることができなかった．

わが国において，曲がった骨折を直線化するか否かにかかわらず，痛みを抑え，さらなる損傷を防ぐために，これ

までどおり副子を当てることを勧める.

エビデンスの評価に関する科学的コンセンサス

　四肢の変形骨折の病態,転帰は様々である.状況によっては,長管骨骨折の変形の程度により,四肢に副子を当てること,あるいは傷病者を動かすことができるかということに対して制限があるかもしれない.タスクフォースでは,副子固定や搬送を容易にするために,曲がって変形の強い骨折を愛護的に整復することがどのような転帰をもたらすかレビューした.ファーストエイドの手技による転帰を理解することは,ファーストエイドの訓練を推し進めるのに役立つと考える.

　曲がった骨折を直線化するか,発見時そのままの状態で副子固定を行うか,という疑問について,まず文献検索において458文献を検出した.タイトルと抄録により,採用基準(きちんとした治療を行う前の処置)と除外基準(院内設定,鎮痛薬の使用)を適用後,9件の研究をフルレビューした.フルレビューの結果,9件の研究全てが採用基準を完全には満たしていないために除外された.したがって,重大なアウトカムである神経損傷,血管損傷,副子固定について,あるいは,重要なアウトカムである疼痛について記述するエビデンスを見い出せなかった.

　曲がった長管骨骨折に対して,ファーストエイドの手技として直線化するのがよいのか悪いのかについては,神経血管損傷,疼痛,医療搬送の時間をアウトカムとした場合,エビデンスは見つけられなかった.

患者にとっての価値とILCORの見解

　さらなる損傷を防ぐというファーストエイドの原則に則り,また訓練と状況に応じて,ファーストエイドプロバイダーは,けがで傷ついた手足または傷病者を動かす必要が生じる.そうした状況でも,ファーストエイドプロバイダーは痛みを抑え,さらなる損傷が生じる可能性を減らし,安全かつすみやかに搬送できるように副子を当てる等して傷病者を守らなくてはならない.

Knowledge Gaps(今後の課題)

　倫理的,実務的な課題があるためにRCTが実施できないので,質の高い観察研究(整復するものと整復しないものとの間の比較)が重要である.今後の研究で何を転帰とするかを決める際には,それに関わる交絡因子を考慮することが重要である.整復は適切かどうか,いつ整復するのがよいか,最善の転帰を得るためにファーストエイドプロバイダーにどのような指導または訓練が必要か?

5　開放性胸部外傷に対するファーストエイド

> **CQ:開放性胸部外傷の創をどうすべきか?**
> **P** 病院外で開放性胸部外傷の対応を受ける成人と小児
> **I** 閉鎖ドレッシングまたは閉鎖器具の使用
> **C** 非閉鎖ドレッシング
> **O** 生存,呼吸停止,酸素飽和度,バイタルサイン,心肺停止の割合,治療上のエンドポイントの改善(酸素化と換気)

推奨と提案

　ILCORは,ファーストエイドプロバイダーが,開放性胸部外傷に対して,閉鎖ドレッシングまたは閉鎖器具を使用しないことを提案する(弱い推奨,非常に低いエビデンス).

　わが国においても,訓練を受けた者であっても,開放性胸部外傷に対して,閉鎖ドレッシングまたは閉鎖器具を使用しないことを提案する.

エビデンスの評価に関する科学的コンセンサス

　これはCoSTR 2015における新しいPICOである.病院外において,開放性胸部外傷への対処は難題である.最も憂慮すべき問題は,不適切に閉鎖ドレッシングまたは閉鎖器具を用いると緊張性気胸に至る可能性があることである.このPICOにおいて,開放性胸部外傷の対応を受けた人に対して,閉鎖式のものと非閉鎖式のものによる効果の比較をレビューした.閉鎖式とは傷口を完全に密封するもの,非閉鎖式とは開放創が外気と交通している状態を保つものである.このレビューでは,ヒトでの比較研究を見つけることができなかったので,動物での研究を含めた.

　重大なアウトカムとしての呼吸停止について,1件の動物での研究は,非閉鎖器具を使用することに利点を示した(RR 0.059, 95%CI 0.004〜0.874)[122](非常に低いエビデンス:バイアスのリスク,非直接性,不精確さのためグレードダウン).

　重大なアウトカムとしての酸素飽和度について,1件の動物での研究は,非閉鎖器具を使用することに利点を示した($p<0.05$, MDとCI評価できず)[122](非常に低いエビデンス:バイアスのリスク,非直接性,不精確さによりグレードダウン).

　重要なアウトカムとしての治療上のエンドポイント(1回換気量)について,1件の動物での研究は,1回換気量の増加(mL)において,非閉鎖器具を使用することに利点を示した(MD 34.7, 95%CI 28.8〜40.6)[122](非

常に低いエビデンス：バイアスのリスク，非直接性，不精確さによりグレードダウン）．

重要なアウトカムとしてのバイタルサインについて，前記と同じ動物での研究[122]は，心拍数の増加（/分）（MD −32.0, 95%CI −42.8〜21.2）と呼吸数の増加（呼吸数/分）（MD 3.0, 95%CI 1.5〜4.5）において，非閉鎖器具を使用することに利点を示した（非常に低いエビデンス：バイアスのリスク，非直接性，不精確さによりグレードダウン）．

最後に，重要なアウトカムとしてのバイタルサインについて，また同じ動物での研究[122]は，平均動脈圧の上昇（mmHg）において非閉鎖器具を使用することに利点は示さなかった（MD 4.6, 95%CI −0.4〜9.6）（非常に低いエビデンス：バイアスのリスク，非直接性，不精確さによりグレードダウン）．

重大なアウトカムとしての生存について，それを扱うエビデンスを確認することはできなかった．重要なアウトカムとしての心停止，呼吸停止の割合について，それを扱うエビデンスを確認することはできなかった．

患者にとっての価値とILCORの見解

ILCORはこの推奨をするにあたって，開放性胸部外傷に伴う他のリスクよりも，致命的な合併症である緊張性気胸の生じる可能性を避けることに高い価値を置いた．

パブリックコメントでは，たった1件の動物研究に基づいて提案することについての懸念が表明された．タスクフォースは，ファーストエイドの場面で閉鎖ドレッシングまたは閉鎖器具を用いることに伴って致命的な合併症である緊張性気胸が生じる可能性を考慮に入れた．また，この検討では，気胸と外気との間に交通を作って維持することが緊張性気胸に対する臨床上の対応として長い間受け入れられていることを認識した．さらに，現在行われている教育を幾分変更する必要があるものの，ファーストエイドの場面では開放性胸部外傷に対し，ドレッシングもシールもしないで外気に開放したままにしておくのが現状であり受け入れやすいと認識した．

タスクフォースでは，多くのドレッシング器材は，最初にあるいは時間とともに意図せず部分的または完全に閉塞をきたすかもしれず，これが重篤な合併症となる可能性を認識する必要があるということを議論した．

Knowledge Gaps（今後の課題）

- 病院外での開放性胸部外傷の傷病者に対して非閉鎖ドレッシングまたはチェストシールを当てることで，（院外または院内での）生存，心停止，呼吸肺停止の発生を改善するか？
- 非閉鎖式のチェストシールは非閉鎖ドレッシングと比較して効果に差があるか？
- 非閉鎖器具を使用することで救急隊への連絡や搬送は遅れるか？

6 頸椎の運動制限

CQ：頸椎損傷の疑いに対し，頸椎カラーを使うべきか？

- P 鈍的外傷による頸椎損傷の疑われる成人と小児
- I 頸椎の運動制限
- C 頸椎の運動制限なし
- O 神経損傷，合併症，全死亡，疼痛，傷病者快適度，脊椎の動き，病院滞在期間

推奨と提案

ILCORは，ファーストエイドプロバイダーは，頸椎カラーを使用しないことを提案する（弱い推奨，非常に低いエビデンス）．

わが国においても，訓練を受けた者であっても，頸椎カラーを使用しないことを提案する．

エビデンスの評価に関する科学的コンセンサス

30年以上にわたって，医療従事者は，頸椎損傷が疑われる傷病者に対して，傷病者が動くことによって生じるさらなる損傷を避ける目的で，ルーチンに頸椎カラーを装着してきた．しかしながら，負傷した傷病者に対する頸椎カラーの装着について臨床的な利点を示すよいエビデンスはなく，この対応は主に専門家のコンセンサスと伝統に基づいている．脊柱固定をトピックとしたCoSTR 2010では，ファーストエイドプロバイダーによる脊柱固定の利点を支持または反対する論文はなかったとした[3]．CoSTR 2015では，鈍的外傷による頸椎損傷の傷病者に頸椎カラーおよび/または砂嚢を使用することに焦点をあて，手に入る全てのエビデンスを評価した．

頸椎運動制限とは「頸椎の動きを減らすまたは制限すること」と定義した．この定義は，いくつかの国や団体で使用されている定義とは一致しないかもしれない．脊椎安定化とは，脊椎運動制限器具を装着する前に物理的に中立位に維持することと定義した．ここでの評価は，ファーストエイドプロバイダーにとって入手しやすい頸部固定器具（頸椎カラーと砂嚢＋テープを含む）に限り，脊柱固定用ボードは含めなかった．

(1)（半）硬性カラー（I）をカラーなし（C）と比較

重大なアウトカムとしての神経損傷について，5,138名のバイク衝突事故患者を対象とした1件の観察研究[123]は，神経損傷に差を示さなかった（論文によれば

有意差なし．しかしながら，処置群と対照群の平均値とSDが報告されていないため，MDとCIを評価できなかった）（非常に低いエビデンス：バイアスのリスク，不精確さによりグレードダウン）．

重大なアウトカムとしての合併症（頭蓋内圧）について，合計107名の患者を対象とした5件の観察研究[124-128]は，頸椎カラーの使用により，頭蓋内圧の上昇を示した（MD [mmHg] 4.69, 95%CI 1.95～7.43）（MD [mmH$_2$O] 20.48, 95%CI 5.62～35.33）（低いエビデンス）．また，42名の健康なボランティアを対象とした1件の観察研究[129]は，頸椎カラーの装着により，頭蓋内圧の上昇を示したことが明らかとなった．（MD [内頸静脈の断面積] 0.19, 95%CI 0.05～0.33）（非常に低いエビデンス：非直接性によりグレードダウン）．

重大なアウトカムとしての合併症（1回換気量）について，38名の患者を対象とした1件の観察研究[130]は，1回換気量の減少を示さなかった（処置群と対照群のSDが報告されていないため，CIを評価できなかった）（非常に低いエビデンス：バイアスのリスク，不精確さによりグレードダウン）．

重要なアウトカムとしての頸椎の動きについて，18名の頭部外傷小児を対象とした1件の観察研究[131]は，有意な屈曲制限を示さなかった（MD −2.20, 95%CI −7.75～3.35）（低いエビデンス）．また同じアウトカムについて，457名の死体または健康なボランティアを対象とした13の観察研究[132-144]は，屈曲（MD −12.50, 95%CI −13.13～−11.87），伸展（MD −0.91, 95%CI −1.18～−0.64），側屈（MD −1.99, 95%CI −2.33～−1.65），回旋（MD −4.73, 95%CI −5.16～−4.3），屈伸（MD −19.13, 95%CI −19.89～−18.36）において有意な減少を示した（非常に低いエビデンス：非直接性によりグレードダウン）．7件の追加研究[145-151]は，データの欠落により，最終解析に含まれなかった（処置群と対照群の平均値および/またはSDは報告されなかった）．

重要なアウトカムとしての傷病者快適度について，26名の健康なボランティアを対象とした1件の観察研究[150]は，傷病者快適度スコアに変化を示さなかった．（非常に低いエビデンス：非直接性，不精確さによりグレードダウン）．

重要なアウトカムとしての全死亡，疼痛，より重要度の低いアウトカムとしての病院滞在期間について，取り組んだエビデンスは確認できなかった．

(2) 軟性カラー(I)をカラーなし(C)と比較

重要なアウトカムとしての頸椎の動きについて，36名の死体または健康なボランティアを対象とした3件の観察研究[132, 139, 143]は，屈曲（MD −3.04, 95%CI −5.64～−0.4）と回旋（MD −9.07, 95%CI −14.17～−3.96）において有意な減少を示した（非常に低いエビデンス：非直接性によりグレードダウン）．同一の研究は，伸展，屈伸，側屈の制限において，有意差を示さなかった．

重大なアウトカムとしての神経損傷，合併症，重要なアウトカムとしての全死亡，疼痛，傷病者快適度，より重要度の低いアウトカムとしての病院滞在期間について，取り組んだエビデンスは確認できなかった．

(3) 砂嚢とテープ(I)を運動制限なし(C)と比較

重要なアウトカムとしての頸椎の動きについて，25名の健康なボランティアを対象とした1件の観察研究[132]では，屈曲（MD −35.60, 95%CI −38.69～−32.51），伸展（MD −6, 95%CI −9.53～−2.47），回旋（MD −73.30, 95%CI −75.99～−70.61），側屈（MD −19.40, 95%CI −21.62～−17.18）において有意な減少を示した（非常に低いエビデンス：非直接性によりグレードダウン）．

重大なアウトカムとしての神経損傷，合併症，重要なアウトカムとしての全死亡，疼痛，傷病者快適度，より重要度の低いアウトカムとしての病院滞在期間について，取り組んだエビデンスは確認できなかった．

患者にとっての価値とILCORの見解

さらなる損傷を予防するというファーストエイドの原則に照らし合わせると，頸椎カラーの装着による潜在的な利点は，頭蓋内圧の上昇や不必要に頸を動かすことによって生じる害を上回るものではない．

ILCORは，ファーストエイドプロバイダーが個々のリスクが高いか低いかを区別をすることができない可能性を認めている．ILCORはまた，特定の状況下における用手固定の潜在的な価値を認めるが，このことはこのレビューでは評価しなかった．

このレビューに関してのタスクフォースの議論の中では，エビデンスは主に健康なボランティアと死体を対象とした数少ない研究から得られたものではあるが，頭蓋内圧上昇等の有害事象の影響を示すエビデンスが増加しているという認識があった．さらに，ファーストエイドプロバイダーが頸椎外傷を伴う傷病者に頸椎カラーを装着する過程でさらなる損傷を生じる懸念があった．頸椎カラーの装着にはトレーニングと定期的な練習が適切に行われる必要があり，そのようなトレーニングは，全てのファーストエイドのコースのカリキュラムに入っていないかもしれない．もう1つの重要な論点は，ファーストエイドプロバイダーが損傷の高リスクと低リスクを識別できるかどうかであった．これらの懸念と科学的コンセンサスの結果としてファーストエイドプロバイダーは頸椎カラーをルーチンには使用しないことを提案した．

Knowledge Gaps（今後の課題）

用手による固定（動きを制限するために手/膝を使用），病院前の外傷傷病者，高リスク対低リスク傷病者，他の方法による物理的頸椎固定，実施と教育についてはさらなるエビデンスが必要である．頸椎カラーを装着することによってもたらされた副作用についてのレビューは，興味深いかもしれない．

7 脳震盪

CQ：頭部損傷の疑いに対し簡易脳震盪スコアリングシステムを使用すべきか？

- P 意識消失を伴わない頭部損傷が疑われる成人と小児
- I 簡易脳震盪スコアリングシステムの使用
- C スコアリングシステムなしでの標準的なファーストエイドの評価
- O 悪化しつつある傷病者を認識するまでの時間，神経学的転帰が不良となる可能性，神経学的転帰良好での30日生存，さらなる医療対応の必要性，医療搬送時間，軽微な頭部打撲傷とより重度な脳震盪を見分ける可能性

推奨と提案

推奨はない；ILCORは，簡易で，妥当性のある，単回式の脳震盪スコアリングシステムがあれば，ファーストエイドプロバイダーが頭部損傷の疑われる傷病者を認知し，医療機関へ紹介するのに役立つであろうと認識している．しかし，文献のレビューでは，ファーストエイドプロバイダーによるスコアリングシステムの使用に関するエビデンスを認めなかった．

わが国においても，スポーツ脳震盪評価システムが普及しつつあるが，そのエビデンスは不十分である．

エビデンスの評価に関する科学的コンセンサス

これはCoSTR 2015における新しいトピックである．

ファーストエイドプロバイダーは，しばしば脳震盪の特定が必要な場面に直面する．脳震盪を特定することは簡単ではない．もし脳震盪が見逃されると，脳震盪後の適切なアドバイスを受けることが遅れ，正式な評価と根本的治療の遅れにつながり，その結果は人生を変えるか，あるいは生命の危機的転帰に結びつく可能性がある．

タスクフォースは，ファーストエイドプロバイダーが簡易スコアリングシステムを使用して脳震盪を臨床初期に認識する効果があるかについて評価を試みた．

重大なアウトカムとしての軽微な頭部打撲傷とより重度な脳震盪（脳損傷）を見分けられる可能性について，19,408名の外傷登録患者を対象とした1件の観察研究[152]では，病院前Glasgow Coma Scale（GCS）スコアを再スコアリングする二次解析を行って，簡易運動スコアとGCSスコアとの間に，脳傷害特定についての有意差はないことを示した（非常に低いエビデンス：バイアスのリスク，非直接性によりグレードダウン）．

重要なアウトカムとしてのさらなる医療対応（脳外科的治療と緊急気管挿管）の必要性について，19,408名の外傷登録患者を対象とした1件の観察研究[152]では，病院前GCSスコアを再スコアリングする二次解析を行って，簡易運動スコアとGCSスコアとの間で，脳外科的治療（MD 0.04, 95%CI 0.01〜0.09）と緊急気管挿管の必要性（MD 0.05, 95%CI 0.01〜0.11）について有意差はないことを示した（非常に低いエビデンス：不精確さによりグレードダウン）．

重大なアウトカムとしての悪化しつつある傷病者を認知するまでの時間の変化，重要なアウトカムとしての神経学的転帰良好を伴う30日生存，神経学的転帰が不良となる見通しについてのエビデンスは，確認することができなかった．

患者にとっての価値とILCORの見解

脳震盪を適切に認知できなかった場合，診断的評価と治療のための紹介が遅れたり，紹介しなかったり，あるいは不適切に活動を許してしまったりして，転帰を悪化させる可能性がある．ILCORは，現在スポーツ医学で使用することが推奨されている脳震盪アセスメントツールを確認してはいるが，このツールは競技前と脳震盪後の2段階での評価を必要としており，標準的なファーストエイドでの使用は不適切であると考えた．

ILCORは，徹底的な検索手法で，まず1,837本の文献を得たが，その後に続くレビューでは，たった1つの論文の選択で終わった．

簡易運動スコアを支持する，病院前においての1つの科学論文の知見にもかかわらず，この単一論文（都市部でのレベル1外傷レジストリーから抽出した病院前のGCSスコアを3ポイント簡易運動スコアに計算し直して，4つの病院での転帰を比較した後ろ向き観察研究）は，PICOを正式には記述しておらず，それ自体，非常に弱いレベルの科学的エビデンスとした．

文献検索の中で確認された多くの研究は，脳震盪の重症度を分類するために成人・小児GCSを使用した．GCSは，病院前・病院の高度医療従事者によって使用されるツールとして作られたもので，通常はファーストエイドプロバイダーに使用されるものではない．タスクフォースは，GCSはファーストエイドプロバイダーが脳震盪を評価するために使用するツールとしては適切ではないと考える．

ILCORの検索と解析は，スコアリングシステムなしの標準的なファーストエイドと比較して，簡易スコアリングシステム〔例えば，スポーツ脳震盪評価ツール（Sport Concussion Assessment Tool：SCAT），GCS，AVPU（Alert：清明，responds to Voice：声への反応，responds to Pain：痛みへの反応，Unresponsive：無反応）スケール〕を使用することを支持または反対するエビデンスを確認することができなかった．ファーストエイドの現場で脳震盪を認知できないことによってもたらされるかもしれない深刻な結末を考慮すると，頭部傷害を負ったり，意識レベルの変化を伴う傷病者はただちに高度医療従事者や病院での評価を受ける必要がある，という考え方が認められると考えられた．

Knowledge Gaps（今後の課題）

- ファーストエイドの環境で評価するのに役立つ，臨床データによって支持された，脳震盪の明確な定義が必要である．
- 病院前環境で非医療専門家によって使用されるスコアリングシステムの効果に関わるRCTが必要である．
- 臨床現場でのSCATの効能とそれが非スポーツ環境で適用できるかどうかを評価するRCTが必要である．

8 熱傷の冷却

CQ：熱傷は積極的に冷却すべきか？

- P 熱損傷を受けた成人と小児
- I 熱傷部の積極的な冷却
- C 受動的な冷却
- O 疼痛，合併症，創傷治癒，さらなる医療対応の必要性，傷病者満足度，筋膜切開，熱傷の深さまたは広さ

推奨と提案

ILCORは，ファーストエイドプロバイダーが，熱傷に対して，積極的に冷却することを推奨する（強い推奨，低いエビデンス）．

わが国においても，熱傷に対して，積極的に冷却することを推奨する．

エビデンスの評価に関する科学的コンセンサス

熱による損傷のファーストエイドに関するエビデンスは限られる．このレビューでは，ヒトを対象とする研究で，いかなる方法であれ，局所の組織温度を低下させるために積極的に冷却した研究に焦点を当てた．熱による損傷部を冷却することで，熱傷の深さを浅くし，さらなる医療対応の必要性を減らし，熱傷の治癒までの時間を短縮させることを支持するエビデンスは限られていた．創汚染や創感染の可能性に関して，冷却がどのような影響を与えるのかは不明なままである．

適合基準および除外基準を適用し，探索手順によって1件の単盲検RCTと5件の観察研究を認めた．観察研究の1つは，データの非一貫性のために出版が取り下げられ，それによりエビデンスのレビューからも取り下げることになり合計5件の研究が残った[153-157]．

重大なアウトカムとしての疼痛について，1件のRCTと1件の観察研究を確認した．対象が24例の単独のRCT[153]では，I度熱傷に対して冷却の有無で比較し，接触痛の大きさの軽減において利点を示さなかった（MD不確定）（低いエビデンス：バイアスのリスクによりグレードダウン）．48例を対象とした前向き観察研究[154]では，同期電気ショックにより生じた熱傷を積極的に冷却した患者の，2時間後，4時間後，24時間後の痛みの軽減について，冷却しない患者と比較し，利点を示さなかった（MD不確定）（低いエビデンス：バイアスのリスクによりグレードダウン）．

重要なアウトカムとしての熱傷の深度について，1件のRCTと3件の観察研究を確認した．24例を対象とした単独のRCT[153]では，熱傷の冷却の有無で比較し，紅斑の量に差を示さなかった（MD不確定）（低いエビデンス：バイアスのリスクによりグレードダウン）．48名の患者を対象とした前向き観察研究[154]では，冷却群が非冷却群に比べて熱傷の発生率と深さの減少を示した（発生率12.5% vs 83.3%，RR 0.15, 95％CI 0.05～0.44）（低いエビデンス：バイアスのリスクによりグレードダウン）．695名の患者を対象とした後ろ向き観察研究[155]では，冷却すると浅在性熱傷が増え，冷却しないと深達性熱傷が増えることが報告された（深達性熱傷の発生率：冷却群33.2% vs 非冷却群48.5%，RR 0.68, 95％CI 0.55～0.85）（非常に低いエビデンス：バイアスのリスクによりグレードダウン）．268名の患者を対象とした3件目の観察研究[156]では，冷却群と対照群において皮膚移植の必要性によって評価された熱傷深度を軽減するような利点は認められなかった（9.4% vs 10.7%，RR 0.88, 95％CI 0.35～2.21）（非常に低いエビデンス：バイアスのリスクによりグレードダウン）．

重要なアウトカムとしてのさらなる医療対応の必要性について，3件の観察研究が確認された．268名の患者を対象とした1件の観察研究[156]では，熱湯による熱傷において，20分以上の冷却をした患者はそうではない患者と比べてさらなる医療対応（経過観察の通院日数や瘢痕治療の必要性を含む）の必要性が減少することはなかった（瘢痕管理20.8% vs 20.9%，RR 0.99, 95％CI

0.55〜1.78)(非常に低いエビデンス：バイアスのリスクによりグレードダウン)．125名の患者を対象とした他の観察研究[157]では，熱傷面積が体表面積の20%未満の患者において，ファーストエイドとしての水による熱傷部位の冷却と，平均在院日数の減少との関連を示した（10.3日 vs 5.3日）（非常に低いエビデンス：バイアスのリスク，非直接性，不精確さによりグレードダウン）．また同研究では，ファーストエイドとして水による熱傷部位の冷却を受けた患者において，在院日数が10日以内となる割合が高いことも示した（88.5% vs 67.2%，RR 1.32, 95%CI 1.09〜1.6）．この研究では十分な冷却時間は10分以上と定義された．244名の患者を対象とした3つ目の前向き観察研究[158]では，熱傷に対するファーストエイドとしての冷却の使用を40%から50%に増加させた地域・メディアによるキャンペーンが，入院を要する熱傷を減らすことと関連することを証明することにより，冷却の利点を示した（キャンペーン前64.4% vs キャンペーン後35.8%，RR 0.55, 95%CI 0.42〜0.73）（非常に低いエビデンス：非直接性，不精確さによりグレードダウン）．

重要なアウトカムとしての創傷治癒について，1件の観察研究が確認された．単一の観察研究[156]では，20分以上の冷却を受けた患者はそうでない患者に比べて再上皮化時間が短縮するという利点を示さなかった（MD不確定）（非常に低いエビデンス：バイアスのリスクによりグレードダウン）．

重大なアウトカムとしての合併症，優先度の低いアウトカムとしての傷病者の満足度，筋膜切開率については，ヒトによる研究は確認できなかった．

患者にとっての価値とILCORの見解

ILCORはこの推奨をするにあたって，感染や低体温症になる危険性よりも熱傷深度を軽減することに高い価値を置いた．

- 冷却の方法/温度：このレビューで評価された積極的な冷却方式は，ひんやりとした水，もしくは凍るほどではない冷たい水や器具（例えば，冷やしたプローブ，冷やしたジェルパッド）を含むが，特定の冷却温度や冷却方法を推奨するエビデンスはない．
- 冷却時間：レビューした文献は，可能な限り早く10分以上の積極的な冷却を行うべきであることを提案している．

広範囲熱傷や，特定の対象への冷却により低体温症に陥るリスクについても明確にできず，タスクフォース内での検討課題となった．

Knowledge Gaps（今後の課題）

- 熱傷範囲が十分に広い場合の冷却は，いつ低体温症のリスクを起こすのか？
- 熱傷を冷却する至適冷却温度は何度か？
- 至適冷却時間はどのくらいか？

9 熱傷に対する乾燥ドレッシングと湿潤ドレッシングの比較

CQ：熱傷に湿潤ドレッシングを使用すべきか？
- P 熱損傷を受けた成人と小児
- I 湿潤ドレッシングの使用
- C 乾燥ドレッシング
- O 合併症，疼痛，創傷治癒，さらなる医療対応の必要性，傷病者満足度，筋膜切開

推奨と提案

推奨はない；病院前での熱傷の被覆について，乾燥ドレッシングと比較し，湿潤ドレッシングに利点があることを示す十分なエビデンスはなかった．

エビデンスの評価に関する科学的コンセンサス

湿潤および乾燥ドレッシングを定義することはこのレビューにおいては困難であった．PICOの文言と熱傷に使用可能な現在入手可能な様々なドレッシング材を綿密に検討したのち，タスクフォースはこのPICOは，将来的に具体的なドレッシング材を比較するPICOに改訂することを考えると，恣意的に湿潤か乾燥かと分類するよりも有益であると考えた．

ファーストエイドの範囲において，湿潤ドレッシングと乾燥ドレッシングを直接評価した研究はない．全ての研究は医療従事者によって行われており，ファーストエイドにこの結果を当てはめるには注意が必要である．

重大なアウトカムとしての合併症（感染）について，104名の浅在性熱傷を対象とした1件のRCT[159]では，蜂蜜の塗布をスルファジアジン銀含浸ガーゼドレッシングと比較すると7日後の感染の治癒において利点を示した（RR 12.40, 95%CI 4.15〜37.00)（低いエビデンス：バイアスのリスク，不精確さ，非直接性によりグレードダウン）．2つ目のRCT[160]では，100人のⅡ度熱傷を対象として，蜂蜜の塗布と蒸して乾燥させたジャガイモの皮による被覆を比較し，7日後の感染治癒において利点を示した（ARR 0.90, 95%CI 0.74〜0.95）．また，262名の体表面積の15%以下のⅡ度熱傷を対象とした観察研究[161]では，外用非浸透性抗菌剤（ポリスポリン®，湿潤，n=102），外用浸透性抗菌剤（スルファジアジン銀，湿潤，n=58），ワセリンガーゼドレッシング（Xeroform™，乾燥 n=112）について感染率の違いを評価した（非常に低いエビデンス：バイアスのリスク，不精確さにより

グレードダウン).この研究では,スルファジアジン銀湿潤ドレッシングと乾燥 Xeroform ドレッシング材との比較,あるいはポリスポリン湿潤ドレッシングと乾燥 Xeroform ドレッシング材との比較においては,感染率に統計学的有意差は認められなかった.

重大なアウトカムとしての合併症(顆粒性肥厚組織,熱傷後拘縮,肥厚性瘢痕)について,1件のRCT[159]では,蜂蜜の塗布がスルファジアジン銀含浸ガーゼドレッシングと比較して利点を示した(RR 0.13, 95%CI 0.03～0.52)(低いエビデンス:バイアスのリスク,不精確さ,非直接性によりグレードダウン).

重要なアウトカムとしての創傷治癒について,1件のRCT[159]では,蜂蜜(湿潤)を(乾燥)スルファジアジン銀含浸ガーゼドレッシングと比較して利点を示した(低いエビデンス:バイアスのリスク,不精確さ,非直接性によりグレードダウン).この研究は104名の被験者を対象として,蜂蜜を塗布した時に治癒にかかる平均期間が減少したことを示した(MD －7.80, 95％CI －8.78～－6.63).さらに,100名の被験者を対象とする1件のRCT[160]では,蜂蜜の塗布(湿潤)が(乾燥)ジャガイモの皮の被覆に比べて治癒にかかる平均期間が減少したことを示した(MD －5.80, 95％CI －6.68～－4.92)(非常に低いエビデンス:バイアスのリスク,不精確さ,非直接性によりグレードダウン).

重要なアウトカムとしての疼痛,重要性のより低いアウトカムとしてのさらなる医療対応の必要性,傷病者満足度,筋膜切開について,エビデンスを同定することはできなかった.

患者にとっての価値と ILCOR の見解

このレビューに採用された研究は,病院外でのドレッシング材の使用を評価し,ドレッシング材を適用するまで冷却がなされたと仮定していた.熱傷に対するプラスチックラップの使用についてパブリックコメントが示された.プラスチックラップ(乾燥ドレッシング)は検索式に含まれていたが,湿潤ドレッシングと比較した研究は見つけることができなかった.

Knowledge Gaps(今後の課題)

病院前における熱傷ドレッシング材の使用についてさらなる研究が必要である.特に,どのようなドレッシング材がファーストエイドプロバイダーによる使用に最適なのかは明らかでない.

10 化学物質による眼の傷害:洗浄

CQ:化学物質が眼に入った場合,何で眼を洗うべきか?

- P 化学物質や他の未知の物質が眼に入った成人と小児
- I 等張生理食塩液,平衡塩溶液,他の市販の眼の洗浄液での洗浄
- C 水での洗浄
- O 組織の治癒,機能の回復,疼痛,合併症,日常的な活動を再開するまでの時間,曝露する前の状態への修復,症状寛解までの時間

推奨と提案

ILCOR は,ファーストエイドプロバイダーが,化学的な眼傷害に対して,大量のきれいな水で持続的に洗浄することを提案する(弱い推奨,非常に低いエビデンス).

化学物質以外の物が眼に入った時の洗浄について,洗浄溶液を水と比較した研究は認めなかった.

わが国においても,化学的な眼傷害に対して,大量のきれいな水(水道水で可)で持続的に洗浄することを推奨する.

エビデンスの評価に関する科学的コンセンサス

眼の傷害に関する CoSTR 2010 のレビューでは,未知の有害物質に曝露したあとの眼の洗浄について焦点をあて,特定の解毒剤が手に入らなければ大量の水で眼を洗うことを推奨した.CoSTR 2015 では,化学物質または他の物質による眼の傷害に対処するため,どのような溶液が水と比較できるかに着目し検討した.水を比較対象として用いたことで文献検索は非常に難しくなり,ヒトでの比較試験を見つけられなかった.そのため,あとから動物研究を検索対象に含めたところ,1件の比較動物研究が適応基準を満たした.

生理食塩液(I)を水(C)と比較

重大なアウトカムとしてのpH値について,1件の *in vivo* 動物観察研究[162]を認めた.この研究は,角膜にアルカリを投与したあとの前眼房の最大pHを調べるもので,16匹のウサギを4匹ずつ(8眼)の4つのグループに分けて2規定の水酸化ナトリウム(2N NaOH)を角膜に投与した.この研究では,以下のように水を用いる洗浄に利点(つまり,高いアルカリ性のpHを下げるということ)を示した(非常に低いエビデンス:非直接性,不精確さによりグレードダウン).

- 0.9％生理食塩液0.5 Lで洗浄した場合に,水道水0.5 Lで洗浄した場合よりも有意に高い最大pH(MD

第7章 ファーストエイド

0.62, 95%CI 0.25〜0.99）
- 0.9％生理食塩液 1.5 L で洗浄した場合に，水道水 0.5 L で洗浄した場合よりも有意に高い最大 pH（MD 0.57, 95%CI 0.035〜1.105）
- 0.9％生理食塩液 0.5 L で洗浄した場合に，水道水 1.5 L で洗浄した場合よりも有意に高い最大 pH（MD 0.5, 95%CI 0.119〜0.881）

0.9％生理食塩液 1.5 L を用いて洗浄した場合と，水道水 1.5 L を用いて洗浄した場合とでは，最大 pH に有意差はみられなかった（MD 0.45, 95%CI −0.09〜0.994）。

アウトカムとしての眼球穿孔，二次性緑内障のリスク，角膜の厚さ（腫脹），眼圧について扱ったエビデンスは見つけられなかった。

患者にとっての価値と ILCOR の見解

ILCOR はこの推奨をするにあたって，視力の維持に価値を置いた。ILCOR は，眼の傷害に関わる化学物質を同定する一助とするために地域の中毒センターに連絡することを推奨する。化学的眼傷害に伴う危険のために，医療の専門家は，迅速にその傷害を評価する必要がある。

パブリックコメントでは，ILCOR の推奨がたった 1 件の動物研究に基づき策定されたことへの懸念が示された。これは，妥当な懸念である。しかし，検討された動物研究は非常に低いエビデンスであるものの，角膜へのアルカリによる傷害は極度に腐食性の性質を持ち，大量の水で洗い流す必要があることを示したことは重要である。検討した研究は，生理食塩液 1.5 L または水 1.5 L による洗浄後 3 時間の時点で，アルカリによって損傷した角膜が持続的に高い pH レベルであることを示した。したがって，この唯一の研究を基に，われわれは，アルカリ溶液を原因とした角膜損傷に対して，医療の専門家が傷害を評価して眼の pH が正常に戻っていることを確定するまで，きれいな水もしくは水道水により持続的に洗浄することを改めて推奨する。

Knowledge Gaps（今後の課題）

以下のことを評価するためによくデザインされた研究が必要である。
- 市販の眼の洗浄用液を用いた洗浄と水道水による洗浄（対照試験）の研究
- 異なるタイプの市販の眼の洗浄用液と水道水との比較研究（洗浄時間を含めて）
- 一般市民のファーストエイドの場面での研究
- 交絡因子，例えば毒物の種類や他の物質を調整した研究

11 歯の脱落（外傷性の歯の完全脱臼）

CQ：脱落した永久歯は，どう保存すべきか？
P 永久歯が脱落した成人と小児
I 再植前に何らかの溶液中に脱落歯を保存
C 全乳中あるいは傷病者の唾液中に保存
O 再植の成功，歯の生着あるいは歯の生存能力，感染，疼痛，機能障害（食べること，話すこと），歯の色

推奨と提案

ILCOR はただちに再植することができない場合に，脱落歯を一時的に保存する液体として，牛乳よりも，ハンク平衡塩類溶液（HBSS），プロポリス，卵白，ココナッツ水，リセトラルを使用することを提案する（弱い推奨，非常に低いエビデンス）。

歯を保存する優先順位を表 4 に示す。

上記の液体が手に入らない場合は，生理食塩液よりも全乳の使用を提案する（弱い推奨，非常に低いエビデンス）。

脱落歯を保存する液体として，唾液を他の液体よりも支

表4 脱落歯の一時保存液，選択の順*，組成

一時保存液	組成
ハンク平衡塩類溶液（HBSS）	重炭酸イオンを豊富に含む塩類の集まり：塩化カルシウム 0.14 g/L，塩化カリウム 0.40 g/L，リン酸二水素カリウム 0.06 g/L，塩化マグネシウム六水和物 0.10 g/L，硫酸マグネシウム七水和物 0.10 g/L，塩化ナトリウム 8.00 g/L，炭酸水素ナトリウム 0.35 g/L，リン酸二水素ナトリウム 0.048 g/L，ブドウ糖 1.00 g/L，フェノールレッド 0.01 g/L
プロポリス	蜜蜂が木の蕾，樹液流，その他の植物から集めてくる樹脂の混合液
卵白	
ココナッツ水	若いグリーンココナッツの中に含まれている透明な液体
リセトラル	米から抽出される塩化ナトリウム，クエン酸ナトリウム，塩化カリウム
全乳	
生理食塩液	塩化ナトリウム（食塩）9.0 g/L：およそティースプーン半分の食卓塩を 240 mL の水道水に溶かす

＊：エビデンスのみに基づいては，どの液が歯の最長生存を示すかは決めることができなかった。この表の選択の順は，評価されたエビデンス，入手しやすさ，実行可能性に基づいている。

持または反対する十分なエビデンスは見い出せなかった.

わが国において、ハンク平衡塩類溶液（HBSS：組織培養液等として利用される）、プロポリス、卵白、ココナッツ水等のうちで入手しやすいのは卵白であろう．したがって、ただちに再植することができない場合には、卵白で脱落歯を一時的に保存することを提案する．それが入手できない場合には、牛乳を使用することを提案する．

エビデンスの評価に関する科学的コンセンサス

歯科領域では、脱落歯をただちに再植させることが、歯を生着する可能性を最大限にすると考えられている．現実的には、血液や尖っていることもある歯片に対する防御がないまま、この疼痛を伴う手当を行う能力や意思を持つファーストエイドプロバイダーはほとんどいないと思われる．そのため、脱落歯がただちに再植されないのであれば、次の優先順位は傷病者と脱落歯を再植が可能な専門家のところへすみやかに搬送することである．脱落歯を牛乳や唾液のような液体に一時保存することは、再植前の歯の生存期間を延長させると報告されている．このPICOは、全乳や唾液に代わる溶液の効果を評価するものである．

重要なアウトカムとしての感染、疼痛、機能障害、美容上の転帰について、エビデンスはなかった．

(1) 卵白(I)を牛乳(C)と比較

重大なアウトカムとしての生存状態（生存数または率）について、各研究10本ずつの抜歯を対象とした2件のRCT[163,164]を認めた．1件の研究[163]では利点を示し〔浸漬1時間後の細胞生存率 MD 91.80（95%CI 90.53〜93.07）、浸漬2時間後の細胞生存率 MD 90.00（95%CI 87.87〜92.13）〕、もう1件の研究[164]では利点を示さなかった〔浸漬1時間後の生存細胞率 MD −4.03（95%CI −10.39〜2.33）、浸漬3時間後の生存細胞率 MD 15.74（95%CI −9.76〜41.24）〕（非常に低いエビデンス：バイアスのリスク、非直接性、不精確さによりグレードダウン）．

(2) リセトラル(I)を牛乳(C)と比較

重大なアウトカムとしての生存状態について、抜歯20本を対象とした1件のRCT[165]では、単位面積あたりの生存細胞数において利点を示した〔MD 44.3（95%CI 12.82〜75.78）〕（非常に低いエビデンス：バイアスのリスク、非直接性、不精確さによりグレードダウン）．

(3) ココナッツ水(I)を牛乳(C)と比較

重大なアウトカムとしての生存状態について、抜歯30本を対象とした1件のRCT[166]では、浸漬45分後の単位面積あたりの生存細胞数において利点を示した〔MD 339.4（95%CI 331.65〜347.15）〕（非常に低いエビデンス：バイアスのリスク、非直接性、不精確さによりグレードダウン）．

(4) ラクトバチルス・ロイテリ菌液(I)を牛乳(C)と比較

重大なアウトカムとしての生存状態について、抜歯12本を対象とした1件の観察研究[167]では、単位面積あたりの平均生存細胞数の差は評価できなかった（中央値の差 116,000）（非常に低いエビデンス：バイアスのリスク、非直接性、不精確さによりグレードダウン）．

(5) 唾液のあとのハンク平衡塩類溶液(HBSS)(I)を唾液のあとの牛乳(C)と比較

重大なアウトカムとしての生存状態について、抜歯10本を対象とした1件の観察研究[168]では、30分後の細胞生存率がより低く（MDで1%低い）、60分後の細胞生存率がより高い（MDで2.4%高い）としているが、CIは算出できなかった（非常に低いエビデンス：バイアスのリスク、非直接性、不精確さによりグレードダウン）．

(6) 唾液(I)を唾液のあとの牛乳(C)と比較

重大なアウトカムとしての生存状態について、抜歯10本を対象とした1件の観察研究[168]では、細胞生存率が低い（30分後はMD 8.4%低い、60分後は2%低い）としているが、CIは算出できなかった（非常に低いエビデンス：バイアスのリスク、非直接性、不精確さによりグレードダウン）．

(7) イーグル培地(aMEM)(I)を唾液のあとの牛乳(C)と比較

重大なアウトカムとしての生存状態について、抜歯10本を対象とした1件の観察研究[168]では、細胞生存率が高い（30分後はMD 5%高い、60分後は12.5%高い）としているが、CIは算出できなかった（非常に低いエビデンス：バイアスのリスク、非直接性、不精確さによりグレードダウン）．

(8) EGCG（エピガロカテキン-3-ガリウム酸塩）(I)を牛乳(C)と比較

重大なアウトカムとしての生存状態について、抜歯20本を対象とした1件のRCT[169]では浸漬2時間後の細胞生存率において利点を示さなかった〔MD 0.1（95%CI −0.09〜0.28）〕（非常に低いエビデンス：バイアスのリスク、非直接性、不精確さによりグレードダウン）．

(9) 水道水(I)を牛乳(C)と比較

重大なアウトカムとしての生存状態について、1件の

観察研究[170]では，生存細胞のMDは評価できなかった（I群の平均生存率±SDが45.17±12.03%，C群の平均生存率±SDが90.59±3.77%）（非常に低いエビデンス：バイアスのリスク，非直接性，不精確さによりグレードダウン）．

(10) 10%プロポリス液(I)を牛乳(C)と比較

重大なアウトカムとしての生存状態について，抜歯10本を対象とした1件のRCT[164]では浸漬1時間後の細胞生存率（MD 14.73, 95%CI 9.53〜19.93）と浸漬3時間後の細胞生存率（MD 45.33, 95%CI 21.73〜68.93）において利点を示した（非常に低いエビデンス：バイアスのリスク，非直接性，不精確さによりグレードダウン）．

(11) 50%プロポリス液(I)を牛乳(C)と比較

重大なアウトカムとしての生存状態について，抜歯24本と10本を対象とした2件のRCT[164,171]では，浸漬45分後の単位面積あたりの生存細胞数（MD 1192290, 95%CI 720274.12〜1664305.28），浸漬1時間後の細胞生存率（MD 13.96, 95%CI 4.9〜23.02），浸漬3時間後の細胞生存率（MD 29.36, 95%CI 2.37〜56.35）において利点を示した（非常に低いエビデンス：バイアスのリスク，非直接性，不精確さによりグレードダウン）．

(12) 100%プロポリス(I)を牛乳(C)と比較

重大なアウトカムとしての生存状態について，抜歯24本を対象とした1件のRCT[171]では，浸漬45分後の単位面積あたりの生存細胞数（MD 1077710, 95%CI 266920.68〜1888499.32）において利点を示した（非常に低いエビデンス：バイアスのリスク，非直接性，不精確さによりグレードダウン）．

(13) 生理食塩液(I)を牛乳(C)と比較

重大なアウトカムとしての生存状態について，抜歯24本を対象とした1件のRCT[171]では浸漬45分後の1mLあたりの生存細胞数（MD −143540, 95%CI −210604.01〜−76475.99）において利点を示さなかった（非常に低いエビデンス：バイアスのリスク，非直接性，不精確さによりグレードダウン）を確認した．抜歯24本を対象とした1件のRCT[172]では，浸漬2時間後の歯1本あたりの生存細胞数（MD −161,000, 95%CI −362,186.91〜40,186.91）において利点を示さなかった（非常に低いエビデンス：非直接性と不精確さによりグレードダウン）．2件の観察研究[167,170]では，単位面積あたりの平均生存細胞数の差は評価できなかった（MD 376,000, 平均生存率はI群77.8±2.92%，C群90.59±3.77%）（非常に低いエビデンス：非直接性と不精確さによりグレードダウン）．

重大なアウトカムとしての生存状態（歯周組織の治癒）について，脱落歯25本を対象とした1件の観察研究[173]では，利点を示さなかった（RR 0.99, 95%CI 0.48〜2.04）（非常に低いエビデンス：バイアスのリスクと不精確さによりグレードダウン）．

重大なアウトカムとしての再植の成功（置換性吸収と置換性吸収に起因する抜歯）について，脱落歯25本を対象とした1件の観察研究[173]では，利点を示した〔置換性吸収のRR 1.07（95%CI 0.33〜3.46）で，置換性吸収に起因する抜歯のRR 0.89（95%CI 0.09〜8.50）〕（非常に低いエビデンス：バイアスのリスクと不精確さによりグレードダウン）．

(14) ハンク平衡塩類溶液(HBSS)(I)を牛乳(C)と比較

重大なアウトカムとしての生存状態について，抜歯10〜30本を対象とした4件のRCT[163-166]では，浸漬45分後の単位面積あたりの生存細胞数（MD 261.13, 95%CI 249.7〜272.56）[166]，浸漬45分後の細胞生存率（MD 64.2, 95%CI 32.59〜95.81）[165]，浸漬1時間後の細胞生存率（MD 93.4, 95%CI 91.81〜94.99）[163]，浸漬2時間後の細胞生存率（MD 89.8, 95%CI 87.95〜91.65）[163]，浸漬3時間後の細胞生存率（MD 25.59, 95%CI 1.13〜50.05）[164]において利点を示した（非常に低いエビデンス：バイアスのリスク，非直接性，不精確さによりグレードダウン）．3件の研究[164,169,171]では，浸漬45分後の単位面積あたりの生存細胞数（MD 22,090, 95%CI −64,812.53〜108,992.53）[171]，細胞生存率のMD 0.85（95%CI −9.31〜−7.61）[164]，MD 0.05（95%CI −0.16〜0.25）[169]において利点を示さなかった（非常に低いエビデンス：バイアスのリスク，非直接性，不精確さのリスクによりグレードダウン）．1件の研究[170]では，生存細胞のMDは評価できなかった（I群での平均生存率±SDが87.04±5.7%，C群での平均生存率±SDが90.59±3.77%）（非常に低いエビデンス：非直接性，不精確さによりグレードダウン）．

(15) 他人の唾液(I)を患者口腔内での保存(C)と比較

重大なアウトカムとしての生存状態（歯髄の治癒）について，脱落歯10本を対象とした1件の観察研究[174]では，利点を示さなかった（RR 1, 95%CI 0.08〜11.93）であり，利点を示さなかった（非常に低いエビデンス：バイアスのリスク，不精確さによりグレードダウン）．

(16) 生理食塩液(I)を唾液(C)と比較

重大なアウトカムとしての生存状態（歯髄と歯周靱帯の治癒）について，脱落歯24本と66本を対象とした2件の観察研究[174,175]では，利点を示さなかった（歯髄治癒がRR 0.6, 95%CI 0.18〜1.97，歯周靱帯治癒がRR 0.67, 95%CI 0.21〜2.15）（非常に低いエビデンス：バイアス

のリスク，不精確さによりグレードダウン）．

(17) 他人の口腔内での保存（I）を患者口腔内での保存（C）と比較

重大なアウトカムとしての生存状態（歯周靱帯の治癒）について，脱落歯18本を対象とした1件の観察研究[175]では，利点を示さなかった（RR 1, 95%CI 0.27〜3.96）（非常に低いエビデンス：バイアスのリスク，不精確さによりグレードダウン）．

(18) Dentosafe Box®（I）を牛乳（C）と比較

重大なアウトカムとしての生存状態（歯周組織の治癒）について，脱落歯24本を対象とした1件の観察研究[173]では，利点を示さなかった（RR 1.33, 95%CI 0.74〜2.40）（非常に低いエビデンス：バイアスのリスク，不精確性によりグレードダウン）．

重大なアウトカムとしての再植の成功（置換性吸収と置換性吸収に起因する抜歯）について，脱落歯24本を対象とした1件の観察研究[173]では，利点を示さなかった（置換性吸収がRR 0.40, 95%CI 0.06〜2.87で，置換性吸収に起因する抜歯がRR 1.00, 95%CI 0.11〜9.44）（非常に低いエビデンス：バイアスのリスク，不精確さによりグレードダウン）．

患者にとっての価値とILCORの見解

ILCORはこの推奨をするにあたって，脱落した歯が生き残るためには，できるだけすみやかな再植が必要であることを認識しているが，この手技はファーストエイドの現場では不可能かもしれない．再植への取り組みが，脱落歯に適した保存液を使用することによって遅れてはならないが，適切な保存液の使用は再植前の歯の生存に役立つかもしれない．

Knowledge Gaps（今後の課題）

- 脱落歯（抜歯ではない）に対して，歯の生存状態（細胞の生存状態ではない）と再植の成功を測定する観察研究が不足している．
- 将来のPICOとしては，歯を口腔内（歯槽内）におさめておくことと一時的に保存液に入れておくことの比較もできるかもしれない．
- ファーストエイドプロバイダーに歯の再植のトレーニングを行うことは，実現可能で効果的か？

4 教育

ファーストエイドにおける教育は，依然極めて科学的研究の少ないトピックである．CoSTR 2010におけるファーストエイドの教育に関するトピックの検討では，ファーストエイドの訓練を受ける人のスキル向上を評価やモニターする方法や，スキルと知識を維持するための訓練の具体的な頻度を支持もしくは推奨するエビデンスは見つからなかった[3]．タスクフォースは，「ファーストエイドの訓練の結果として，傷病者の転帰に関する利点を記載したエビデンスがあるか？」という基本的な問題を調査することにした．

多くの問題点が残っており，特に，ファーストエイドを指導する方法とスキルの維持を評価する方法に関する領域において，ぜひとも研究が必要とされる．

1 ファーストエイドの訓練

CQ：ファーストエイドの教育と訓練を普及すべきか？

- **P** ファーストエイドを受ける成人と小児
- **I** 訓練を受けたファーストエイドプロバイダーによる手当
- **C** 訓練を受けていない人による手当
- **O** 生存，急性のけがや病気の認識，さらなる病気やけが（有害事象）の防止，けがの寛解までの時間，有害事象の可能性（例，感染），徴候の寛解までの時間

推奨と提案

ILCORは，けがと病気の罹患率と死亡率を改善するために，ファーストエイドの教育と訓練が実施されることを提案する（弱い推奨，低いエビデンス）．

わが国においても，ファーストエイドの教育と訓練を，発展，普及させることを提案する．

エビデンスの評価に関する科学的コンセンサス

CoSTR 2015のレビューの過程において，ファーストエイドを，"急な病気やけがをした人を助けるためにとる最初の行動"と定義した．そのため，ファーストエイドの訓練は，ファーストエイドの実践にあたり必須の中心的要素である．タスクフォースは，個人やコミュニティの公式，非公式を問わずファーストエイドの訓練の効果を確かめることが重要であると考えた．

重大なアウトカムとしての外傷からの生存の増加について，1,341人の患者を対象とした1件の観察研究[176]では，訓練されたファーストエイドプロバイダーにより初期対応された患者のうちの死亡率9.8%（32/325）は，訓練されたファーストエイドプロバイダーの支援がなかった患者のうちの死亡率15.6%（158/1016）に比較して，減少を示した（OR 0.59, 95%CI 0.40〜0.89）（低いエ

重要なアウトカムとしての症状の寛解までの時間について，体表面積の20%以下の熱傷を負った125名を対象とした1件の観察研究[157]では，水で熱傷を冷却するファーストエイドを受けた患者のうち10日未満の入院で済んだのは88.5%で，何の手当も受けなかった患者での67.2%に比較して，ファーストエイドの訓練の利点を示した（RR 0.35, 95%CI 0.16～0.76）（非常に低いエビデンス：非直接性，不精確さによりグレードダウン）．

重要なアウトカムとしてのさらなるけがの防止について，熱傷ファーストエイドの一般市民向け教育キャンペーンの前後どちらかで手当された急性の熱傷患者244名（121名キャンペーン前，123名キャンペーン後）を対象とした1件の観察研究[158]では，入院での創処置や外科的処置を必要とする熱傷患者の割合は，キャンペーン前の64.5%（78/121）から，キャンペーン後の35.8%（44/123）へ減少し，熱傷ファーストエイドの利点を示した（OR 0.307, 95%CI 0.18～0.52）（非常に低いエビデンス：非直接性，不精確さのためグレードダウン）．

さらに，正式なあるいは高度な医学訓練を受けていないが，荒野環境で肩関節脱臼の整復を行った39名を対象とする1件の観察研究[177]では，ファーストエイドの訓練を受けていない個人による整復率（17/24, 70.8%）を，荒野でのファーストエイドまたはファーストレスポンダー訓練を受けた個人が同伴しているか，整復を行った時の整復率（11/15, 73%, OR 0.88, 95%CI 0.21～3.74）と比較し，統計的に有意な差を見い出すことができなかった（非常に低いエビデンス：バイアスのリスク，不精確さのためグレードダウン）．

重大なアウトカムとしての急性のけがや病気の認知，重要なアウトカムとしての有害事象の可能性について，改善を示した研究は全くなかった．

患者にとっての価値とILCORの見解

特定の損傷のための一般市民向け健康キャンペーンと一般外傷用のコースに基づく訓練の両者とも有効であるということが確認された．ファーストエイドの教育に関連した，他の正式なPICO形式は評価しなかったが，脳卒中評価システムのレビュー（前出）では，一般市民プロバイダーの脳卒中評価システムの訓練は，訓練直後では脳卒中の症状を判断する能力を改善させること（訓練を受けた一般市民では94.4%，訓練を受けない一般市民では76.4%），また，訓練3か月後でも，訓練を受けた一般市民プロバイダーのうち96.9%が脳卒中の症状を判断することができることを，付随的に発見した[62]．この研究は，このレビューでの推奨を支持し，特に特定の病気とけがに対するファーストエイドを目的とする一般市民向け健康キャンペーンは，コースに基づくファーストエイドの訓練と同様に，罹患率と死亡率の改善に良好な効果を及ぼすことを示した．

Knowledge Gaps（今後の課題）

ファーストエイドの個々の領域（例えば，緊急事態の認知，応援要請，直接圧迫止血法のような特定の技術）については，何が傷病者の健康の転帰に寄与するのかに関して研究されていない．今後のCoSTR 2015の検討において，ファーストエイドの教育方法とファーストエイドの現場の状況を比較すれば，訓練ガイドラインの作成に役立つと考えられる．さらに，ファーストエイドプロバイダーの初回訓練と，技能を維持するための再教育訓練との間隔を決める必要がある．傷病者の転帰の他に，公衆衛生的な転帰，および，訓練した/しないによるコスト分析は，教育資源に優先順位を付けるのに役立つかもしれない．このような問題を研究する機会は，新しい学習方法（例えば，ソーシャルメディアやオンライン等）が出現するにつれ重要になるであろう．

文　献

1. 文部科学省．消防庁．心肺蘇生等の応急手当に係る実習の実施に関する取組の推進について 平成26年8月13日. 2014. Available at：http://www.mext.go.jp/a_menu/kenko/anzen/__icsFiles/afieldfile/2014/09/09/1351843_01.pdf
2. 日本救急医療財団心肺蘇生法委員会．改訂3版救急蘇生法の指針 市民用・解説編：へるす出版；2006.
3. Markenson D, Ferguson JD, Chameides L, et al. Part 13：First aid：2010 American Heart Association and American Red Cross International Consensus on First Aid Science With Treatment Recommendations. Circulation 2010；122：S582-605.
4. Adnet F, Borron SW, Finot MA, Minadeo J, Baud FJ. Relation of body position at the time of discovery with suspected aspiration pneumonia in poisoned comatose patients. Crit Care Med 1999；27：745-8.
5. Litman RS, Wake N, Chan LM, et al. Effect of lateral positioning on upper airway size and morphology in sedated children. Anesthesiology 2005；103：484-8.
6. Arai YC, Fukunaga K, Hirota S, Fujimoto S. The effects of chin lift and jaw thrust while in the lateral position on stridor score in anesthetized children with adenotonsillar hypertrophy. Anesth Analg 2004；99：1638-41, table of contents.
7. Gunn BD, Eizenberg N, Silberstein M, et al. How should an unconscious person with a suspected neck injury be positioned? Prehosp Disaster Med 1995；10：239-44.
8. Del Rossi G, Dubose D, Scott N, et al. Motion produced in the unstable cervical spine by the HAINES and lateral recovery positions. Prehosp Emerg Care 2014；18：539-43.
9. Fulstow R, Smith GB. The new recovery position, a cautionary tale. Resuscitation 1993；26：89-91.
10. Doxey J. Comparing 1997 Resuscitation Council（UK）recovery position with recovery position of 1992 European Resuscitation Council guidelines：a user's perspective. Resuscitation 1998；39：161-9.
11. Rathgeber J, Panzer W, Günther U, et al. Influence of different types of recovery positions on perfusion indices of the forearm. Resuscitation 1996；32：13-7.
12. Kyriakides ZS, Koukoulas A, Paraskevaidis IA, et al. Does passive leg raising increase cardiac performance? A study using Doppler

13. Wong DH, O'Connor D, Tremper KK, Zaccari J, Thompson P, Hill D. Changes in cardiac output after acute blood loss and position change in man. Crit Care Med 1989；17：979-83.
14. Gaffney FA, Bastian BC, Thal ER, Atkins JM, Blomqvist CG. Passive leg raising does not produce a significant or sustained autotransfusion effect. J Trauma 1982；22：190-3.
15. Kamran H, Salciccioli L, Kumar P, et al. The relation between blood pressure changes induced by passive leg raising and arterial stiffness. J Am Soc Hypertens 2010；4：284-9.
16. Jabot J, Teboul JL, Richard C, Monnet X. Passive leg raising for predicting fluid responsiveness：importance of the postural change. Intensive Care Med 2009；35：85-90.
17. Boulain T, Achard JM, Teboul JL, Richard C, Perrotin D, Ginies G. Changes in BP induced by passive leg raising predict response to fluid loading in critically ill patients. Chest 2002；121：1245-52.
18. Wijesinghe M, Perrin K, Healy B, et al. Pre-hospital oxygen therapy in acute exacerbations of chronic obstructive pulmonary disease. Intern Med J 2011；41：618-22.
19. Bruera E, de Stoutz N, Velasco-Leiva A, Schoeller T, Hanson J. Effects of oxygen on dyspnoea in hypoxaemic terminal-cancer patients. Lancet 1993；342：13-4.
20. Uronis HE, Currow DC, McCrory DC, Samsa GP, Abernethy AP. Oxygen for relief of dyspnoea in mildly- or non-hypoxaemic patients with cancer：a systematic review and meta-analysis. Br J Cancer 2008；98：294-9.
21. Philip J, Gold M, Milner A, Di Iulio J, Miller B, Spruyt O. A randomized, double-blind, crossover trial of the effect of oxygen on dyspnea in patients with advanced cancer. J Pain Symptom Manage 2006；32：541-50.
22. Booth S, Kelly MJ, Cox NP, Adams L, Guz A. Does oxygen help dyspnea in patients with cancer？ Am J Respir Crit Care Med 1996；153：1515-8.
23. Ahmedzai SH, Laude E, Robertson A, Troy G, Vora V. A double-blind, randomised, controlled Phase II trial of Heliox28 gas mixture in lung cancer patients with dyspnoea on exertion. Br J Cancer 2004；90：366-71.
24. Longphre JM, Denoble PJ, Moon RE, Vann RD, Freiberger JJ. First aid normobaric oxygen for the treatment of recreational diving injuries. Undersea Hyperb Med 2007；34：43-9.
25. 2005 International Consensus on Cardiopulmonary Resuscitation and Emergency Cardiovascular Care Science with Treatment Recommendations. Section 2 Part 10：First Aid. Circulation 2005；112：III115-III25.
26. Bentur L, Canny GJ, Shields MD, et al. Controlled trial of nebulized albuterol in children younger than 2 years of age with acute asthma. Pediatrics 1992；89：133-7.
27. van der Woude HJ, Postma DS, Politiek MJ, Winter TH, Aalbers R. Relief of dyspnoea by beta2-agonists after methacholine-induced bronchoconstriction. Respir Med 2004；98：816-20.
28. Littner MR, Tashkin DP, Siegel SC, Katz R. Double-blind comparison of acute effects of inhaled albuterol, isoproterenol and placebo on cardiopulmonary function and gas exchange in asthmatic children. Ann Allergy 1983；50：309-16.
29. Karpel JP, Aldrich TK, Prezant DJ, Guguchev K, Gaitan-Salas A, Pathiparti R. Emergency treatment of acute asthma with albuterol metered-dose inhaler plus holding chamber：how often should treatments be administered？ Chest 1997；112：348-56.
30. Berger WE, Milgrom H, Skoner DP, et al. Evaluation of levalbuterol metered dose inhaler in pediatric patients with asthma：a double-blind, randomized, placebo- and active-controlled trial. Curr Med Res Opin 2006；22：1217-26.
31. Politiek MJ, Boorsma M, Aalbers R. Comparison of formoterol, salbutamol and salmeterol in methacholine-induced severe bronchoconstriction. Eur Respir J 1999；13：988-92.
32. Hermansen MN, Nielsen KG, Buchvald F, Jespersen JJ, Bengtsson T, Bisgaard H. Acute relief of exercise-induced bronchoconstriction by inhaled formoterol in children with persistent asthma. Chest 2006；129：1203-9.
33. Amirav I, Yacobov R, Luder AS. Formoterol turbuhaler is as effective as salbutamol diskus in relieving adenosine-induced bronchoconstriction in children. J Aerosol Med 2007；20：1-6.
34. Emerman CL, Shade B, Kubincanek J. A controlled trial of nebulized isoetharine in the prehospital treatment of acute asthma. Am J Emerg Med 1990；8：512-4.
35. Weiss SJ, Anand P, Ernst AA, Orgeron D, May WL. Effect of out-of-hospital albuterol inhalation treatments on patient comfort and morbidity. Ann Emerg Med 1994；24：873-8.
36. Osmond MH, Klassen TP. Efficacy of ipratropium bromide in acute childhood asthma：a meta-analysis. Acad Emerg Med 1995；2：651-6.
37. Harbison J, Hossain O, Jenkinson D, Davis J, Louw SJ, Ford GA. Diagnostic accuracy of stroke referrals from primary care, emergency room physicians, and ambulance staff using the face arm speech test. Stroke 2003；34：71-6.
38. Iguchi Y, Kimura K, Watanabe M, Shibazaki K, Aoki J. Utility of the Kurashiki Prehospital Stroke Scale for hyperacute stroke. Cerebrovasc Dis 2011；31：51-6.
39. Chenkin J, Gladstone DJ, Verbeek PR, et al. Predictive value of the Ontario prehospital stroke screening tool for the identification of patients with acute stroke. Prehosp Emerg Care 2009；13：153-9.
40. Wojner-Alexandrov AW, Alexandrov AV, Rodriguez D, Persse D, Grotta JC. Houston paramedic and emergency stroke treatment and outcomes study（HoPSTO）. Stroke 2005；36：1512-8.
41. Frendl DM, Strauss DG, Underhill BK, Goldstein LB. Lack of impact of paramedic training and use of the cincinnati prehospital stroke scale on stroke patient identification and on-scene time. Stroke 2009；40：754-6.
42. O'Brien W, Crimmins D, Donaldson W, et al. FASTER（Face, Arm, Speech, Time, Emergency Response）：experience of Central Coast Stroke Services implementation of a pre-hospital notification system for expedient management of acute stroke. J Clin Neurosci 2012；19：241-5.
43. You JS, Chung SP, Chung HS, et al. Predictive value of the Cincinnati Prehospital Stroke Scale for identifying thrombolytic candidates in acute ischemic stroke. Am J Emerg Med 2013；31：1699-702.
44. Asimos AW, Ward S, Brice JH, Rosamond WD, Goldstein LB, Studnek J. Out-of-hospital stroke screen accuracy in a state with an emergency medical services protocol for routing patients to acute stroke centers. Ann Emerg Med 2014；64：509-15.
45. Bergs J, Sabbe M, Moons P. Prehospital stroke scales in a Belgian prehospital setting：a pilot study. Eur J Emerg Med 2010；17：2-6.
46. Bray JE, Coughlan K, Barger B, Bladin C. Paramedic diagnosis of stroke：examining long-term use of the Melbourne Ambulance Stroke Screen（MASS）in the field. Stroke 2010；41：1363-6.
47. Bray JE, Martin J, Cooper G, Barger B, Bernard S, Bladin C. Paramedic identification of stroke：community validation of the melbourne ambulance stroke screen. Cerebrovasc Dis 2005；20：28-33.
48. Buck BH, Starkman S, Eckstein M, et al. Dispatcher recognition of stroke using the National Academy Medical Priority Dispatch System. Stroke 2009；40：2027-30.
49. Chen S, Sun H, Lei Y, et al. Validation of the Los Angeles pre-hospital stroke screen（LAPSS）in a Chinese urban emergency medical service population. PLoS One 2013；8：e70742.
50. De Luca A, Giorgi Rossi P, Villa GF, Stroke group Italian Society pre hospital emergency S. The use of Cincinnati Prehospital Stroke Scale during telephone dispatch interview increases the accuracy in identifying stroke and transient ischemic attack symptoms. BMC Health Serv Res 2013；13：513.
51. Fothergill RT, Williams J, Edwards MJ, Russell IT, Gompertz P. Does use of the recognition of stroke in the emergency room stroke assessment tool enhance stroke recognition by ambulance clinicians？ Stroke 2013；44：3007-12.

52. Jiang HL, Chan CP, Leung YK, Li YM, Graham CA, Rainer TH. Evaluation of the Recognition of Stroke in the Emergency Room (ROSIER) scale in Chinese patients in Hong Kong. PLoS One 2014 ; 9 : e109762.
53. Kidwell CS, Starkman S, Eckstein M, Weems K, Saver JL. Identifying stroke in the field. Prospective validation of the Los Angeles prehospital stroke screen (LAPSS). Stroke 2000 ; 31 : 71-6.
54. Kleindorfer DO, Miller R, Moomaw CJ, et al. Designing a message for public education regarding stroke : does FAST capture enough stroke? Stroke 2007 ; 38 : 2864-8.
55. Kothari RU, Pancioli A, Liu T, Brott T, Broderick J. Cincinnati Prehospital Stroke Scale : reproducibility and validity. Ann Emerg Med 1999 ; 33 : 373-8.
56. Nazliel B, Starkman S, Liebeskind DS, et al. A brief prehospital stroke severity scale identifies ischemic stroke patients harboring persisting large arterial occlusions. Stroke 2008 ; 39 : 2264-7.
57. Nor AM, Davis J, Sen B, et al. The Recognition of Stroke in the Emergency Room (ROSIER) scale : development and validation of a stroke recognition instrument. Lancet Neurol 2005 ; 4 : 727-34.
58. Ramanujam P, Guluma KZ, Castillo EM, et al. Accuracy of stroke recognition by emergency medical dispatchers and paramedics–San Diego experience. Prehosp Emerg Care 2008 ; 12 : 307-13.
59. Studnek JR, Asimos A, Dodds J, Swanson D. Assessing the validity of the Cincinnati prehospital stroke scale and the medic prehospital assessment for code stroke in an urban emergency medical services agency. Prehosp Emerg Care 2013 ; 17 : 348-53.
60. Whiteley WN, Wardlaw JM, Dennis MS, Sandercock PA. Clinical scores for the identification of stroke and transient ischaemic attack in the emergency department : a cross-sectional study. J Neurol Neurosurg Psychiatry 2011 ; 82 : 1006-10.
61. Yock-Corrales A, Babl FE, Mosley IT, Mackay MT. Can the FAST and ROSIER adult stroke recognition tools be applied to confirmed childhood arterial ischemic stroke? BMC Pediatr 2011 ; 11 : 93.
62. Wall HK, Beagan BM, O'Neill J, Foell KM, Boddie-Willis CL. Addressing stroke signs and symptoms through public education : the Stroke Heroes Act FAST campaign. Prev Chronic Dis 2008 ; 5 : A49.
63. Randomised trial of intravenous streptokinase, oral aspirin, both, or neither among 17,187 cases of suspected acute myocardial infarction : ISIS-2. ISIS-2 (Second International Study of Infarct Survival) Collaborative Group. Lancet 1988 ; 2 : 349-60.
64. Verheugt FW, van der Laarse A, Funke-Küpper AJ, Sterkman LG, Galema TW, Roos JP. Effects of early intervention with low-dose aspirin (100 mg) on infarct size, reinfarction and mortality in anterior wall acute myocardial infarction. Am J Cardiol 1990 ; 66 : 267-70.
65. Elwood PC, Williams WO. A randomized controlled trial of aspirin in the prevention of early mortality in myocardial infarction. J R Coll Gen Pract 1979 ; 29 : 413-6.
66. Frilling B, Schiele R, Gitt AK, et al. Characterization and clinical course of patients not receiving aspirin for acute myocardial infarction : results from the MITRA and MIR studies. Am Heart J 2001 ; 141 : 200-5.
67. Quan D, LoVecchio F, Clark B, Gallagher JV, 3rd. Prehospital use of aspirin rarely is associated with adverse events. Prehosp Disaster Med 2004 ; 19 : 362-5.
68. Freimark D, Matetzky S, Leor J, et al. Timing of aspirin administration as a determinant of survival of patients with acute myocardial infarction treated with thrombolysis. Am J Cardiol 2002 ; 89 : 381-5.
69. Barbash I, Freimark D, Gottlieb S, et al. Outcome of myocardial infarction in patients treated with aspirin is enhanced by pre-hospital administration. Cardiology 2002 ; 98 : 141-7.
70. Inoue N, Yamamoto A. Clinical evaluation of pediatric anaphylaxis and the necessity for multiple doses of epinephrine. Asia Pac Allergy 2013 ; 3 : 106-14.
71. Järvinen KM, Sicherer SH, Sampson HA, Nowak-Wegrzyn A. Use of multiple doses of epinephrine in food-induced anaphylaxis in children. J Allergy Clin Immunol 2008 ; 122 : 133-8.
72. Noimark L, Wales J, Du Toit G, et al. The use of adrenaline autoinjectors by children and teenagers. Clin Exp Allergy 2012 ; 42 : 284-92.
73. Korenblat P, Lundie MJ, Dankner RE, Day JH. A retrospective study of epinephrine administration for anaphylaxis : how many doses are needed? Allergy Asthma Proc 1999 ; 20 : 383-6.
74. Oren E, Banerji A, Clark S, Camargo CA, Jr. Food-induced anaphylaxis and repeated epinephrine treatments. Ann Allergy Asthma Immunol 2007 ; 99 : 429-32.
75. Banerji A, Rudders SA, Corel B, Garth AM, Clark S, Camargo CA, Jr. Repeat epinephrine treatments for food-related allergic reactions that present to the emergency department. Allergy Asthma Proc 2010 ; 31 : 308-16.
76. Rudders SA, Banerji A, Corel B, Clark S, Camargo CA, Jr. Multicenter study of repeat epinephrine treatments for food-related anaphylaxis. Pediatrics 2010 ; 125 : e711-8.
77. Tsuang A, Menon N, Setia N, Geyman L, Nowak-Wegrzyn AH. Multiple Epinephrine Doses in Food-Induced Anaphylaxis in Children. J Allergy Clin Immunol 2013 ; 131 : AB90.
78. Rudders SA, Banerji A, Katzman DP, Clark S, Camargo CA, Jr. Multiple epinephrine doses for stinging insect hypersensitivity reactions treated in the emergency department. Ann Allergy Asthma Immunol 2010 ; 105 : 85-93.
79. Ellis BC, Brown SG. Efficacy of Intramuscular Epinephrine for the Treatment of Severe Anaphylaxis : A Comparison of Two Ambulance Services with Different Protocols. Annals of Emergency Medicine 2013 ; 62 : S146.
80. Brodows RG, Williams C, Amatruda JM. Treatment of insulin reactions in diabetics. JAMA 1984 ; 252 : 3378-81.
81. Husband AC, Crawford S, McCoy LA, Pacaud D. The effectiveness of glucose, sucrose, and fructose in treating hypoglycemia in children with type 1 diabetes. Pediatr Diabetes 2010 ; 11 : 154-8.
82. McTavish L, Wiltshire E. Effective treatment of hypoglycemia in children with type 1 diabetes : a randomized controlled clinical trial. Pediatr Diabetes 2011 ; 12 : 381-7.
83. Slama G, Traynard PY, Desplanque N, et al. The search for an optimized treatment of hypoglycemia. Carbohydrates in tablets, solutin, or gel for the correction of insulin reactions. Arch Intern Med 1990 ; 150 : 589-93.
84. Saat M, Singh R, Sirisinghe RG, Nawawi M. Rehydration after exercise with fresh young coconut water, carbohydrate-electrolyte beverage and plain water. J Physiol Anthropol Appl Human Sci 2002 ; 21 : 93-104.
85. Ismail I, Singh R, Sirisinghe RG. Rehydration with sodium-enriched coconut water after exercise-induced dehydration. Southeast Asian J Trop Med Public Health 2007 ; 38 : 769-85.
86. Osterberg KL, Pallardy SE, Johnson RJ, Horswill CA. Carbohydrate exerts a mild influence on fluid retention following exercise-induced dehydration. J Appl Physiol (1985) 2010 ; 108 : 245-50.
87. González-Alonso J, Heaps CL, Coyle EF. Rehydration after exercise with common beverages and water. Int J Sports Med 1992 ; 13 : 399-406.
88. Wong SH, Williams C, Adams N. Effects of ingesting a large volume of carbohydrate-electrolyte solution on rehydration during recovery and subsequent exercise capacity. Int J Sport Nutr Exerc Metab 2000 ; 10 : 375-93.
89. Kalman DS, Feldman S, Krieger DR, Bloomer RJ. Comparison of coconut water and a carbohydrate-electrolyte sport drink on measures of hydration and physical performance in exercise-trained men. J Int Soc Sports Nutr 2012 ; 9 : 1.
90. Chang CQ, Chen YB, Chen ZM, Zhang LT. Effects of a carbohydrate-electrolyte beverage on blood viscosity after dehydration in healthy adults. Chin Med J (Engl) 2010 ; 123 : 3220-5.
91. Seifert J, Harmon J, DeClercq P. Protein added to a sports drink improves fluid retention. Int J Sport Nutr Exerc Metab 2006 ; 16 : 420-9.

92. Wong SH, Chen Y. Effect of a carbohydrate-electrolyte beverage, lemon tea, or water on rehydration during short-term recovery from exercise. Int J Sport Nutr Exerc Metab 2011；21：300-10.
93. Shirreffs SM, Watson P, Maughan RJ. Milk as an effective post-exercise rehydration drink. Br J Nutr 2007；98：173-80.
94. Hostler D, Bednez JC, Kerin S, et al. Comparison of rehydration regimens for rehabilitation of firefighters performing heavy exercise in thermal protective clothing：a report from the fireground rehab evaluation（FIRE）trial. Prehosp Emerg Care 2010；14：194-201.
95. Miccheli A, Marini F, Capuani G, et al. The influence of a sports drink on the postexercise metabolism of elite athletes as investigated by NMR-based metabolomics. J Am Coll Nutr 2009；28：553-64.
96. King NA, Philpott SJ, Leary A. A randomized controlled trial assessing the use of compression versus vasoconstriction in the treatment of femoral hematoma occurring after percutaneous coronary intervention. Heart Lung 2008；37：205-10.
97. Levy AS, Marmar E. The role of cold compression dressings in the postoperative treatment of total knee arthroplasty. Clin Orthop Relat Res 1993：174-8.
98. Cox ED, Schreiber MA, McManus J, Wade CE, Holcomb JB. New hemostatic agents in the combat setting. Transfusion 2009；49 Suppl 5：248S-55S.
99. Acheson EM, Kheirabadi BS, Deguzman R, Dick EJ, Jr., Holcomb JB. Comparison of hemorrhage control agents applied to lethal extremity arterial hemorrhages in swine. J Trauma 2005；59：865-74；discussion 874-5.
100. Alam HB, Uy GB, Miller D, et al. Comparative analysis of hemostatic agents in a swine model of lethal groin injury. J Trauma 2003；54：1077-82.
101. Arnaud F, Parreño-Sadalan D, Tomori T, et al. Comparison of 10 hemostatic dressings in a groin transection model in swine. J Trauma 2009；67：848-55.
102. Arnaud F, Teranishi K, Tomori T, Carr W, McCarron R. Comparison of 10 hemostatic dressings in a groin puncture model in swine. J Vasc Surg 2009；50：632-9, 639. e1.
103. Devlin JJ, Kircher S, Kozen BG, Littlejohn LF, Johnson AS. Comparison of ChitoFlex®, CELOX™, and QuikClot® in control of hemorrhage. J Emerg Med 2011；41：237-45.
104. Kheirabadi BS, Scherer MR, Estep JS, Dubick MA, Holcomb JB. Determination of efficacy of new hemostatic dressings in a model of extremity arterial hemorrhage in swine. J Trauma 2009；67：450-9；discussion 459-60.
105. Kozen BG, Kircher SJ, Henao J, Godinez FS, Johnson AS. An alternative hemostatic dressing：comparison of CELOX, HemCon, and QuikClot. Acad Emerg Med 2008；15：74-81.
106. Brown MA, Daya MR, Worley JA. Experience with chitosan dressings in a civilian EMS system. J Emerg Med 2009；37：1-7.
107. Ran Y, Hadad E, Daher S, et al. QuikClot Combat Gauze use for hemorrhage control in military trauma：January 2009 Israel Defense Force experience in the Gaza Strip--a preliminary report of 14 cases. Prehosp Disaster Med 2010；25：584-8.
108. Wedmore I, McManus JG, Pusateri AE, Holcomb JB. A special report on the chitosan-based hemostatic dressing：experience in current combat operations. J Trauma 2006；60：655-8.
109. Causey MW, McVay DP, Miller S, Beekley A, Martin M. The efficacy of Combat Gauze in extreme physiologic conditions. J Surg Res 2012；177：301-5.
110. Beekley AC, Sebesta JA, Blackbourne LH, et al. Prehospital tourniquet use in Operation Iraqi Freedom：effect on hemorrhage control and outcomes. J Trauma 2008；64：S28-37；discussion S37.
111. Guo JY, Liu Y, Ma YL, Pi HY, Wang JR. Evaluation of emergency tourniquets for prehospital use in China. Chin J Traumatol 2011；14：151-5.
112. King DR, van der Wilden G, Kragh JF, Jr., Blackbourne LH. Forward assessment of 79 prehospital battlefield tourniquets used in the current war. J Spec Oper Med 2012；12：33-8.
113. Kue RC, Temin ES, Weiner SG, et al. Tourniquet Use in a Civilian Emergency Medical Services Setting：A Descriptive Analysis of the Boston EMS Experience. Prehosp Emerg Care 2015；19：399-404.
114. Lakstein D, Blumenfeld A, Sokolov T, et al. Tourniquets for hemorrhage control on the battlefield：a 4-year accumulated experience. J Trauma 2003；54：S221-5.
115. Swan KG, Jr., Wright DS, Barbagiovanni SS, Swan BC, Swan KG. Tourniquets revisited. J Trauma 2009；66：672-5.
116. Passos E, Dingley B, Smith A, et al. Tourniquet use for peripheral vascular injuries in the civilian setting. Injury 2014；45：573-7.
117. Kragh JF, Jr., Nam JJ, Berry KA, et al. Transfusion for shock in US military war casualties with and without tourniquet use. Ann Emerg Med 2015；65：290-6.
118. Brodie S, Hodgetts TJ, Ollerton J, McLeod J, Lambert P, Mahoney P. Tourniquet use in combat trauma：UK military experience. J R Army Med Corps 2007；153：310-3.
119. Kragh JF, Jr., Littrel ML, Jones JA, et al. Battle casualty survival with emergency tourniquet use to stop limb bleeding. J Emerg Med 2011；41：590-7.
120. Kragh JF, Jr., Cooper A, Aden JK, et al. Survey of trauma registry data on tourniquet use in pediatric war casualties. Pediatr Emerg Care 2012；28：1361-5.
121. Tien HC, Jung V, Rizoli SB, Acharya SV, MacDonald JC. An evaluation of tactical combat casualty care interventions in a combat environment. J Am Coll Surg 2008；207：174-8.
122. Kheirabadi BS, Terrazas IB, Koller A, et al. Vented versus unvented chest seals for treatment of pneumothorax and prevention of tension pneumothorax in a swine model. J Trauma Acute Care Surg 2013；75：150-6.
123. Lin HL, Lee WC, Chen CW, et al. Neck collar used in treatment of victims of urban motorcycle accidents：over- or underprotection? Am J Emerg Med 2011；29：1028-33.
124. Davies G, Deakin C, Wilson A. The effect of a rigid collar on intracranial pressure. Injury 1996；27：647-9.
125. Hunt K, Hallworth S, Smith M. The effects of rigid collar placement on intracranial and cerebral perfusion pressures. Anaesthesia 2001；56：511-3.
126. Mobbs RJ, Stoodley MA, Fuller J. Effect of cervical hard collar on intracranial pressure after head injury. ANZ J Surg 2002；72：389-91.
127. Kolb JC, Summers RL, Galli RL. Cervical collar-induced changes in intracranial pressure. Am J Emerg Med 1999；17：135-7.
128. Raphael JH, Chotai R. Effects of the cervical collar on cerebrospinal fluid pressure. Anaesthesia 1994；49：437-9.
129. Stone MB, Tubridy CM, Curran R. The effect of rigid cervical collars on internal jugular vein dimensions. Acad Emerg Med 2010；17：100-2.
130. Dodd FM, Simon E, McKeown D, Patrick MR. The effect of a cervical collar on the tidal volume of anaesthetised adult patients. Anaesthesia 1995；50：961-3.
131. Treloar DJ, Nypaver M. Angulation of the pediatric cervical spine with and without cervical collar. Pediatr Emerg Care 1997；13：5-8.
132. Podolsky S, Baraff LJ, Simon RR, Hoffman JR, Larmon B, Ablon W. Efficacy of cervical spine immobilization methods. J Trauma 1983；23：461-5.
133. Tescher AN, Rindflesch AB, Youdas JW, et al. Range-of-motion restriction and craniofacial tissue-interface pressure from four cervical collars. J Trauma 2007；63：1120-6.
134. Zhang S, Wortley M, Clowers K, Krusenklaus JH. Evaluation of efficacy and 3D kinematic characteristics of cervical orthoses. Clin Biomech（Bristol, Avon）2005；20：264-9.
135. Horodyski M, DiPaola CP, Conrad BP, Rechtine GR, 2nd. Cervical collars are insufficient for immobilizing an unstable cervical spine injury. J Emerg Med 2011；41：513-9.

136. Conrad BP, Rechtine G, Weight M, Clarke J, Horodyski M. Motion in the unstable cervical spine during hospital bed transfers. J Trauma 2010；69：432-6.
137. Del Rossi G, Heffernan TP, Horodyski M, Rechtine GR. The effectiveness of extrication collars tested during the execution of spine-board transfer techniques. Spine J 2004；4：619-23.
138. Rosen PB, McSwain NE, Jr., Arata M, Stahl S, Mercer D. Comparison of two new immobilization collars. Ann Emerg Med 1992；21：1189-95.
139. Bednar DA. Efficacy of orthotic immobilization of the unstable subaxial cervical spine of the elderly patient：investigation in a cadaver model. Can J Surg 2004；47：251-6.
140. Evans NR, Hooper G, Edwards R, et al. A 3D motion analysis study comparing the effectiveness of cervical spine orthoses at restricting spinal motion through physiological ranges. Eur Spine J 2013；22 Suppl 1：S10-5.
141. DiPaola MJ, DiPaola CP, Conrad BP, et al. Cervical spine motion in manual versus Jackson table turning methods in a cadaveric global instability model. J Spinal Disord Tech 2008；21：273-80.
142. Fisher SV, Bowar JF, Awad EA, Gullickson G, Jr. Cervical orthoses effect on cervical spine motion：roentgenographic and goniometric method of study. Arch Phys Med Rehabil 1977；58：109-15.
143. Sandler AJ, Dvorak J, Humke T, Grob D, Daniels W. The effectiveness of various cervical orthoses. An in vivo comparison of the mechanical stability provided by several widely used models. Spine (Phila Pa 1976) 1996；21：1624-9.
144. Hughes SJ. How effective is the Newport/Aspen collar? A prospective radiographic evaluation in healthy adult volunteers. J Trauma 1998；45：374-8.
145. Gavin TM, Carandang G, Havey R, Flanagan P, Ghanayem A, Patwardhan AG. Biomechanical analysis of cervical orthoses in flexion and extension：a comparison of cervical collars and cervical thoracic orthoses. J Rehabil Res Dev 2003；40：527-37.
146. Askins V, Eismont FJ. Efficacy of five cervical orthoses in restricting cervical motion. A comparison study. Spine (Phila Pa 1976) 1997；22：1193-8.
147. Cline JR, Scheidel E, Bigsby EF. A comparison of methods of cervical immobilization used in patient extrication and transport. J Trauma 1985；25：649-53.
148. Ben-Galim P, Dreiangel N, Mattox KL, Reitman CA, Kalantar SB, Hipp JA. Extrication collars can result in abnormal separation between vertebrae in the presence of a dissociative injury. J Trauma 2010；69：447-50.
149. Burl MM. Effectiveness of Cervical Collars in Limiting Movement. Physiotherapy 1991；77：308-10.
150. Hamilton RS, Pons PT. The efficacy and comfort of full-body vacuum splints for cervical-spine immobilization. J Emerg Med 1996；14：553-9.
151. Richter D, Latta LL, Milne EL, et al. The stabilizing effects of different orthoses in the intact and unstable upper cervical spine：a cadaver study. J Trauma 2001；50：848-54.
152. Thompson DO, Hurtado TR, Liao MM, Byyny RL, Gravitz C, Haukoos JS. Validation of the Simplified Motor Score in the out-of-hospital setting for the prediction of outcomes after traumatic brain injury. Ann Emerg Med 2011；58：417-25.
153. Werner MU, Lassen B, Pedersen JL, Kehlet H. Local cooling does not prevent hyperalgesia following burn injury in humans. Pain 2002；98：297-303.
154. Yava A, Koyuncu A, Tosun N, Kiliç S. Effectiveness of local cold application on skin burns and pain after transthoracic cardioversion. Emerg Med J 2012；29：544-9.
155. Nguyen NL, Gun RT, Sparnon AL, Ryan P. The importance of immediate cooling-a case series of childhood burns in Vietnam. Burns 2002；28：173-6.
156. Cuttle L, Kravchuk O, Wallis B, Kimble RM. An audit of first-aid treatment of pediatric burns patients and their clinical outcome. J Burn Care Res 2009；30：1028-34.
157. Sunder S, Bharat R. Industrial burns in Jamshedpur, India：epidemiology, prevention and first aid. Burns 1998；24：444-7.
158. Skinner AM, Brown TL, Peat BG, Muller MJ. Reduced hospitalisation of burns patients following a multi-media campaign that increased adequacy of first aid treatment. Burns 2004；30：82-5.
159. Subrahmanyam M. Topical application of honey in treatment of burns. Br J Surg 1991；78：497-8.
160. Subrahmanyam M. Honey dressing versus boiled potato peel in the treatment of burns：a prospective randomized study. Burns 1996；22：491-3.
161. Heinrich JJ, Brand DA, Cuono CB. The role of topical treatment as a determinant of infection in outpatient burns. J Burn Care Rehabil 1988；9：253-7.
162. Kompa S, Redbrake C, Hilgers C, Wüstemeyer H, Schrage N, Remky A. Effect of different irrigating solutions on aqueous humour pH changes, intraocular pressure and histological findings after induced alkali burns. Acta Ophthalmol Scand 2005；83：467-70.
163. Khademi AA, Saei S, Mohajeri MR, et al. A new storage medium for an avulsed tooth. J Contemp Dent Pract 2008；9：25-32.
164. Ahangari Z, Alborzi S, Yadegari Z, Dehghani F, Ahangari L, Naseri M. The effect of propolis as a biological storage media on periodontal ligament cell survival in an avulsed tooth：an in vitro study. Cell J 2013；15：244-9.
165. Rajendran P, Varghese NO, Varughese JM, Murugaian E. Evaluation, using extracted human teeth, of Ricetral as a storage medium for avulsions-an in vitro study. Dent Traumatol 2011；27：217-20.
166. Gopikrishna V, Thomas T, Kandaswamy D. A quantitative analysis of coconut water：a new storage media for avulsed teeth. Oral Surg Oral Med Oral Pathol Oral Radiol Endod 2008；105：e61-5.
167. Caglar E, Sandalli N, Kuscu OO, et al. Viability of fibroblasts in a novel probiotic storage media. Dent Traumatol 2010；26：383-7.
168. Lekic PC, Kenny DJ, Barrett EJ. The influence of storage conditions on the clonogenic capacity of periodontal ligament cells：implications for tooth replantation. Int Endod J 1998；31：137-40.
169. Chen H, Huang B. (-)-Epigallocatechin-3-gallate：a novel storage medium for avulsed teeth. Dent Traumatol 2012；28：158-60.
170. Pileggi R, Dumsha TC, Nor JE. Assessment of post-traumatic PDL cells viability by a novel collagenase assay. Dent Traumatol 2002；18：186-9.
171. Martin MP, Pileggi R. A quantitative analysis of Propolis：a promising new storage media following avulsion. Dent Traumatol 2004；20：85-9.
172. Patel S, Dumsha TC, Sydiskis RJ. Determining periodontal ligament (PDL) cell vitality from exarticulated teeth stored in saline or milk using fluorescein diacetate. Int Endod J 1994；27：1-5.
173. Werder P, von Arx T, Chappuis V. Treatment outcome of 42 replanted permanent incisors with a median follow-up of 2.8 years. Schweiz Monatsschr Zahnmed 2011；121：312-20.
174. Andreasen JO, Borum MK, Jacobsen HL, Andreasen FM. Replantation of 400 avulsed permanent incisors. 2. Factors related to pulpal healing. Endod Dent Traumatol 1995；11：59-68.
175. Andreasen JO, Borum MK, Jacobsen HL, Andreasen FM. Replantation of 400 avulsed permanent incisors. 4. Factors related to periodontal ligament healing. Endod Dent Traumatol 1995；11：76-89.
176. Murad MK, Husum H. Trained lay first responders reduce trauma mortality：a controlled study of rural trauma in Iraq. Prehosp Disaster Med 2010；25：533-9.
177. Ditty J, Chisholm D, Davis SM, Estelle-Schmidt M. Safety and efficacy of attempts to reduce shoulder dislocations by non-medical personnel in the wilderness setting. Wilderness Environ Med 2010；21：357-61. e2.

第8章

普及・教育のための方策
EIT: Education, Implementation, and Teams

第8章 普及・教育のための方策

1 はじめに

　最新のエビデンスは，院内および院外における心停止例の救命率にかなりのばらつきがあること，それゆえに，より多くの命を救う相当の機会があることを示している[1-3]．心停止からの生存率を最大にするには，良質の科学，市民救助者と医療従事者への教育，および救命の連鎖[4]を機能させる必要がある．

1 EIT の CoSTR 2015 作成プロセス

　国際蘇生連絡協議会（ILCOR）の普及・教育のための方策（EIT）タスクフォースは，GRADE に基づいて，蘇生教育（チームワーク技能を含む）およびシステムレベルの普及に関連する，2015 年までに見直すべき重要な PICO〔patients：患者（傷病者），intervention：介入方法，comparator：比較対照，outcome：転帰（主要なアウトカム）〕の絞り込みに着手した．

　われわれの知る限り，これは健康分野における教育に関わる文献に Grading of Recommendations Assessment, Development and Evaluation（GRADE）が大規模に適応された最初の例である．エビデンスの詳細なレビュー，科学的ステートメントのコンセンサスおよび推奨と提案はタスクフォース内部で作成し，多くの最終的推奨と提案はタスクフォースのコンセンサスを反映している．若干の例でタスクフォースは合意に到達できず，投票（用語の基準決定には 50％ 以上の同意，エビデンスの質と調和しない推奨と提案には 70％ 以上の同意を要求）を必要とした．

　EIT タスクフォースは，GRADE アプローチに基づいたアウトカムの重要性のスコア化について，特に教育に関わる研究において，慎重に時間をかけて審議した．直接の患者アウトカムが測定できるような一般的な臨床研究とは異なり，マネキンを用いた研究を含む教育関連の研究では，参加者の学習成果をアウトカムとすることが

第8章内で頻用する用語に関する解説

- 心肺蘇生（CPR）：胸骨圧迫あるいは胸骨圧迫＋人工呼吸を行うこと．
- 一次救命処置（BLS）：CPR に加え，AED による電気ショック，異物除去を含む．
- 二次救命処置（ALS）：医療従事者が行う気管挿管，薬剤投与，マニュアル除細動器を用いた電気ショック等の救命処置．
- 傷病者と患者：主に，医療機関における医療の立場での見方の場合は患者，市民および救急隊の立場での見方では傷病者とした．
- 救急医療サービス（EMS）：わが国では消防機関の救急隊（救急救命士を含む）によって提供される病院前医療．警察機関や民間組織が担当している国や地域もある．
- 救命処置：BLS，ALS を合わせて，救命処置とした．
- 応急手当とファーストエイド：BLS を含め，市民が行う救命のための手当全てを応急手当とし，CoSTR で紹介されている first aid については，ファーストエイドとした．詳細は「第7章 ファーストエイド」参照（→409頁）．
- 心停止と心肺停止の使い分け：原則的に心停止を使用．特に呼吸原性の頻度が高い病態では心肺停止とした．
- 電気ショックと除細動：行為を示す場合は「電気ショック」，電気ショックの結果，細動を除くことができた結果や状態を「除細動」とした．機器の呼称は除細動器とした．
- 市民救助者／市民レスポンダー／ファーストレスポンダー：責任（医師の応招義務のような）は負わない善意のレスポンダーとしてソーシャルメディア等のテクノロジーを活用した応急手当駆けつけ制度に登録した市民救助者を市民レスポンダーとした．欧米で普及している，例えば警察機関や消防機関等が緊急通報に応じて応急手当に駆けつける役割ならびに責務を持つ公的な仕組みであるファーストレスポンダー制度とは区別した．
- バイスタンダー CPR 実施率：一般的には胸骨圧迫もしくは胸骨圧迫＋人工呼吸を行った場合にバイスタンダー CPR ありとされるが，本章では，総務省消防庁による応急手当実施率を用いた．応急手当実施率には人工呼吸のみを行った場合等も含まれており，バイスタンダー CPR 実施率よりも見かけ上高い値となる．

一般的である．教育関連のPICOに関するタスクフォースの十分な議論の結果，患者に関するアウトカムと臨床の場面における実際の技能を重大なアウトカムとし，学習効果のアウトカム（短期および長期保持）を重要とした．McGaghieのT1～T3シミュレーション研究[5]およびKirkpatrickの古典的プログラム評価モデル[6]の両者では，患者（およびシステム）に関するアウトカムについては，教育プログラムから学んだことをいかにそのトレーニング内で発揮できるかということよりも，いかに実際の臨床現場に反映し，実現するかを重視するという点で一致している．コース受講後，数週間から数か月後の間に救命処置の技能が低下していくという多数のエビデンスを踏まえ，学習効果を長期保持できるかというアウトカムは，トレーニング終了時の学習効果の評価よりも強固なアウトカムとした．同様に救命処置は，精神運動領域あるいはリーダーの役割およびチームワークの技能であり，「技能」は「知識」より高度なレベルのアウトカムと考えられる．発表された蘇生教育の研究とそれらの結果をGRADEに沿って分析することは，介入（非一貫性のためにグレードダウン）の不均一性や評価ツール（アウトカムの測定方法）の質等により，しばしば限界がある．メタアナリシスは，体系的なレビュー方法を維持するために，対象となる集団と介入方法，比較可能なアウトカムという特異的PICOが示された研究についてのみ行われた．

EITタスクフォースは，CoSTR 2010から15個のPICOを削減し，17個のPICOをレビューした．選定されたPICOを以下に示す．

一次救命処置（basic life support：BLS）のトレーニング

- ハイリスク集団へのBLSトレーニング（EIT 649）
- CPR指導方法（自己学習対伝統的教育）（EIT 647）
- AEDの使用法に関するトレーニング（EIT 651）
- 胸骨圧迫のみのCPRトレーニング（EIT 881）
- BLS再トレーニングのタイミング（EIT 628）
- 教育的資源の乏しい状況でのトレーニング（EIT 634）

二次救命処置（advanced life support：ALS）のトレーニング

- ALSトレーニングの参加前準備（EIT 637）
- チームおよびリーダーシップトレーニング（EIT 631）
- リアリティのあるマネキンを使ったトレーニング（EIT 623）
- ALS再トレーニングのタイミング（EIT 633）

普及

- トレーニングにおけるCPRフィードバック器具（EIT 648）
- 地域におけるガイドラインの普及（EIT 641）
- ソーシャルメディアテクノロジー（EIT 878）
- Cardiac arrest center（EIT 624）
- 蘇生システムの質の評価（EIT 640）
- 救命処置のデブリーフィング（EIT 645）
- 成人に対するmedical emergency team（MET）（EIT 638）

以上に加え，PADプログラムの効果（BLS 347），通信指令員による心停止の認識（BLS 740），通信指令員による口頭指導（BLS 359）の3つのPICOについては，BLSからEITに移動し，普及の章で取り扱った．

2 EIT CoSTR 2015における新しい治療勧告の要旨

CoSTR 2010以降，普及・教育のための方策にとって最も重要な新しいレビューまたは勧告の変更点は次のとおりである．

トレーニング

- トレーニングにおけるCPRフィードバック器具（直接フィードバックを提供する）の使用は，救命処置技能の習得に有用である．
- 1年ないし2年の再トレーニングサイクルは，救命処置の技能を維持するには十分ではない．最適な再トレーニングの間隔は明確でないが，心停止に遭遇する機会の多い救助者には，より頻回なトレーニングが有益かもしれない．

システムレベル

- 測定できないものを改善させることはできないため，できる限り，率先して質の評価と改善（quality improvement）を進めるシステムを導入するべきである．
- データに基づいて，救命処置の質に焦点を当てたデブリーフィングを行うことは，蘇生チームの質を改善する助けとなりうる．
- 地域のケアシステムとして，院外心停止傷病者は専門的なcardiac arrest centerへの搬送を考慮されるべきである．
- 院外心停止を疑う事案の発生時に，CPRを実施する意欲のあるバイスタンダーにその情報提供を行うための，科学技術とソーシャルメディアの活用が進歩してきた．

3 JRC蘇生ガイドライン2015におけるEITの特徴

JRC蘇生ガイドライン2015 EIT作業部会では，ILCOR

の17のPICOに加え，JRC蘇生ガイドライン2010をベースに，わが国の事情を鑑み，いくつかの重要なトピックスを追加した．

救命に影響するシステムの要因については，院外心停止の社会復帰率を高めるための方策，PADプログラムに関わるわが国におけるAED普及の現状と課題，口頭指導の現状と改善に向けた取り組みについてのトピックスを補強した．特に，院外心停止の社会復帰率を高めるための方策の中では，わが国の特徴としてJRC蘇生ガイドライン2010に記載した胸骨圧迫のみのCPRトレーニングの普及に加え，市民に対する心停止判断の教育，学校におけるBLS教育の普及について具体的に言及した．また，通信指令員を含めた口頭指導実施者に対する教育と継続的な質の改善（continuous quality improvement：CQI）の重要性についても触れた．

心停止に陥るリスクのある市民・院内患者の認識と予防の項では，突然の心停止の原因となりうる活動状況・影響する環境要因という項を追加した．特に，窒息，入浴関連死，熱中症，運動中の心停止等，防ぎうる心停止の原因となりうる要因を紹介し，心停止の予防の重要性を強調した．

救命処置に関する倫理と法の項では，アドバンス・ディレクティブの項を強化するとともに，バイスタンダーの救命処置への参加を促すための倫理的，法的課題について言及した．

2 教育効果を高めるための工夫

本章では成人と小児の心停止に対するBLSとALSについて触れる．新生児の心停止に対する蘇生教育とファーストエイドについては「第4章　新生児の蘇生」（→277頁），「第7章　ファーストエイド」（→453頁）を参照．

1 BLSトレーニング

BLSは心停止患者（傷病者）を治療する際の基礎である．院外心停止傷病者にとってのゴールは，地域社会の救命の連鎖の主な決定要因である，バイスタンダーCPR実施率を高め，迅速な電気ショックを実現することである．残念なことに，実際には心停止傷病者のほんの少数しかバイスタンダーCPRを享受しておらず，潜在的救助者にとってパニック，傷病者を傷つける恐れ，CPRを正確に行えないことへの懸念，身体的な制約，賠償責任あるいは感染への恐れ，あるいは場合によって傷病者の特性等の障壁を乗り越えることは困難である[7]．通信指令員の口頭指導を受けて行うCPR[8,9]に加え，最近受講したBLSトレーニング[7,10,11]はこのような障壁を乗り越えて，より多くの命を救うことに役立つかもしれない．推奨されるガイドラインが十分に遵守されていないことが低い生存率に関連しており，医療従事者にとって，実施されるCPRの質が重大な意味を持つ[12,13]．CPRの質が不十分となることはよくあること[14]ではあるが，防ぎうる有害事象であり，その発生の最小化を試みて質を向上させるプロセスが実行されるべきである．

ILCORのEITタスクフォースは，以下のPICOをBLSトレーニングのレビュー項目として選定した．
- CPR指導方法（自己学習対伝統的教育）（EIT 647）
- AEDの使用法に関するトレーニング（EIT 651）
- BLS再トレーニングのタイミング（EIT 628）

トレーニングにおけるCPRフィードバック器具の利用という追加PICOについても，臨床におけるフィードバック器具の利用〔「第2章　成人の二次救命処置」（→62頁）参照〕および質を改善する工程の一環としてのフィードバック器具の利用（EIT 640「蘇生システムの質の評価」）というPICOに加えて取り上げ，この章の後方に記載した（→489頁）．

地域内におけるBLSトレーニングの最適なデザインと普及に強い影響を与えるいくつかの論点がある．ILCORはEITについて，介入クエスチョンのためにGRADE方法論と提携した，生存率を高めるために比較的すぐに効果をもたらすかあるいは，さらなる研究を必要とする重要な今後の課題を見極めることができるPICOに焦点を当てた．

2015にILCORのEITタスクフォースが焦点を当てる選択をしたPICOは：
- ハイリスク集団へのBLSトレーニング（EIT 649）
- 胸骨圧迫のみのCPRトレーニング（EIT 881）
- 教育的資源の乏しい状況でのトレーニング（EIT 634）

JRC蘇生ガイドライン2015では，CoSTRに取り上げられた上記6つのPICOに加え，以下の2つのトピックスについてもBLSトレーニングの項の中で取り上げることとした．
- 胸壁を完全に戻す教育手法
- 乳児に対するBLSのトレーニング

1）ハイリスク集団へのBLSトレーニング

CQ：心停止のハイリスク集団に焦点を当てたトレーニングは有効か？
P 院外心停止のリスクが高い人々
I 救助者になりうる人（例：家族や介護者）に焦点を当ててトレーニングをすること
C 焦点を絞らない場合

O 退院時の神経学的転帰，自己心拍再開（return of spontaneous circulation：ROSC），バイスタンダーCPR の実施，CPR トレーニングを受けた人の数，CPR を実施したいという意欲

推奨と提案

心停止のハイリスク集団（の救助者になりえる人）は，トレーニングを受けようとする意欲があり，トレーニングを受けることで生じる不利益が少なく，潜在的利点が多いという事実を勘案し，そこに焦点を当てた BLS トレーニングの実施を推奨する（強い推奨，低いエビデンス）．

エビデンスの評価に関する科学的コンセンサス

院外心停止のハイリスク集団の救助者になりうる人（例：家族や介護者）への CPR トレーニングに関する 32 件の研究がある．これらの研究で使用した CPR トレーニングの方法とアウトカムの評価方法は様々であった．

要約すると，ハイリスク集団におけるトレーニング介入の利用を支持あるいは反論する，患者の転帰に関する十分なエビデンスは存在しなかった[15-25]．教育の成果に関するエビデンスは，救助者になりうる人たちは，トレーニングを受けたいという意欲があり[18,26-32]，他の人とともにトレーニングを受ける可能性があること[26,29,30,33-35]，自らトレーニングを探して行う可能性は低いが[18,34]，トレーニングによって十分役に立つ BLS の技能と（あるいは）知識を得ることができることを示唆している[17,26,28,29,33,36-45]．

重大なアウトカムとしての退院時の神経学的転帰と ROSC について 3 件の RCT[15,16,19]（低いエビデンス：バイアスのリスク，非直接的，不精確さによりグレードダウン）と 8 件の観察研究[17,18,20-25]（非常に低いエビデンス：バイアスのリスクによりグレードダウン）がある．研究方法の不均一性により，データの集積ができなかった．個々の研究では，特に成人の心停止患者に関しては，相当数で追跡調査が行われておらず，確信を持って生存率を推定するには不十分なイベント数であった．

二次アウトカムとしてのその後の院外心停止および生存率についてハイリスク患者を追跡した 3 件の RCT[15,16,19] があるが，これらのアウトカムを評価するのに十分な検出力を有しなかった．1 件目の研究[16] では，65 例の成人心疾患患者のうち 6 か月後に 4 例の院外死亡が報告された（対照群 2/24，CPR トレーニング群 2/41）．

より大規模な研究[19] では，追跡調査からの離脱が多くなりやすいが，ハイリスクな小児のうち両親や他の介護者がトレーニングを受けたあと 12 か月以内に 13 例の院外心停止事例が記録されていた．これらの小児では全例で蘇生に成功していたが，心停止事例の全てがトレーニング群であり，対照群では心停止事例が記録されていなかった．3 件目の RCT[15] では，トレーニング（CPR または AED と CPR）を受けた 7,001 例の成人ハイリスク患者のうち 71 例が自宅で院外心停止となり，その生存率は 12％であり，先行文献で示された自宅での院外心停止における生存率 2％と間接的に比較された．

8 件の観察研究[17,18,20-25] がある（非常に低いエビデンス：バイアスのリスクによりグレードダウン）．これらの研究の大半は，自己申告に基づく転帰に依存し，追跡調査からの脱落が多くなりやすいか，サンプル数が少なかった．1 件の研究[21] では，ハイリスクな小児に CPR トレーニングを提供している施設（13/28，46％）では，トレーニングを提供してない施設（0/24，0％）と比較して，院外心停止事例の生存率が高かった．しかし，いずれの群においても院外心停止となった小児の両親が，提供された CPR トレーニングを含む何らかの CPR トレーニングを受けていたかどうかは報告されていない．ハイリスク乳児の両親をトレーニングした 2 件の研究[17,24] がある．1 件目の研究[24] では，8 例の院外心停止事例で 75％の生存率が報告され，全員が神経学的転帰良好であり，2 件目の研究[17] では 7 例の院外心停止事例で 100％の生存率が報告されている．トレーニング後に異なる期間の追跡調査が行われた成人の心疾患患者を対象にした研究では，極めて少ない院外心停止事例しか報告されていなかった．1 件の非常に小規模な研究[25] では（$n=33$），心停止事例も死亡も報告されなかった．3 件の研究[18,22,23] では，トレーニング後の追跡調査期間中に 1 例の院外心停止事例が報告されたが死亡していた．そして 1 件の研究[20] では，97 例の院外心停止生存例の中で，トレーニング（CPR トレーニングあるいは AED と CPR トレーニング）を受けたのちに 14 例の院外心停止事例と 12 例の死亡が報告された．

重要なアウトカムとしてのバイスタンダー CPR の実施率について，2 件の RCT[16,19]（低いエビデンス：バイアスのリスク，不精確さによりグレードダウン）と，7 件の観察研究[17,18,21-25]（非常に低いエビデンス：バイアスのリスクによりグレードダウン）がある．不均一な研究の性質により，データの集積ができなかった．個々の研究では，特に成人の心停止患者に関しては，相当数で追跡調査が行われておらず，確信を持って生存率を推定するには不十分なイベント数であった．

2 件の RCT[16,19] では，院外心停止事例とバイスタンダー CPR を受けた患者の追跡調査をした．1 件の研究[16] では，4 例の成人心原性院外心停止の全例でバイスタンダー CPR は実施されていなかった（対照群 2 例，介入群 2 例）．他の 1 件の研究[19] では，ハイリスク乳児において 13 例の院外心停止事例を報告し，その全員がトレーニ

ングを受けた両親によりバイスタンダーCPRが実施されており，対照群では院外心停止が発生していなかった．

7件の観察研究[17, 18, 21-25]では，院外心停止事例の患者を追跡調査しバイスタンダーCPRが実施されていたか否かを特定した．1件の研究[21]では，ハイリスクな小児の両親にCPRトレーニングを提供している施設（28/41, 68％）では，トレーニングを提供してない施設（0/24, 0％）と比較してより高いバイスタンダーCPR実施率を示しているが，いずれの群においても両親がCPRのトレーニングを受けていたかどうかは報告されてない．2件の研究[17, 24]では，ハイリスクな乳児13例の院外心停止事例において100％のバイスタンダーCPR実施率を報告した（追加1例の心停止事例についてバイスタンダーCPR実施状況は不明）．2件の成人心疾患患者を対象とした小規模な研究では，1例の院外心停止事例の発生があり，トレーニングを受けた人が心停止発生時その場にいなかったか[22]，身体的にCPRの実施が不可能であった．より大規模な研究では，CPRトレーニングを受けた家族により4例の事例でCPRが実施され，うち3例で蘇生に成功した[23]．

重要なアウトカムとしてのCPRの実施率と維持について，3件のRCT[17, 26, 36]（中等度のエビデンス：バイアスのリスクによりグレードダウン）と12件の観察研究[28, 29, 33, 37-45]（非常に低いエビデンス：バイアスのリスクによりグレードダウン）がある．これらの研究では異なるCPRトレーニングの方法と評価方法を用いていたが，トレーニング直後にはCPR技能と（あるいは）知識を有していること[17, 28, 33, 36-45]，通常それらが短期間は維持されるが[26, 28, 40, 43]，しかし再トレーニングあるいは注意喚起がないと，時間が経つにつれて低下していくこと[39]を一貫して報告している．

重要なアウトカムとしてのトレーニングを受けた人の数について，2件のRCT[26, 34]（低いエビデンス：バイアスのリスク，非直接性によりグレードダウン）と4件の観察研究[29, 30, 33, 35]（非常に低いエビデンス：バイアスのリスクによりグレードダウン）がある．研究の不均一性により，データを集積できなかったが，全体としてデータは，家族と介護者が自らトレーニングの機会を探す可能性は低いが[18, 34]，トレーニングを受けると他の人とともにトレーニングを共有しうることを示唆した[26, 29, 30, 33]．

2件のRCT[26, 34]は，異なる視点で検証を行った．1件目の研究[26]では，トレーニングを受けた心疾患患者の家族がCPRトレーニングキットを共有する割合は，胸骨圧迫のみのCPRトレーニングを受けた群では平均2.0（SD±3.4）だったのに対して，標準的なCPRトレーニングを受けた群では1.2（SD±2.2）であった（$p = 0.03$）．2件目の研究[34]では，成人の心疾患患者は医師から，伝統的CPRトレーニングコースを受講するよう指示されるより，（簡易式の）CPRトレーニングキットを買うよう指示されたほうが従いやすかった（$p = 0.0004$）．ただし，ごく少数の人しか指示に従わなかった（12/77がCPRトレーニングキットを購入し，0/79が伝統的なCPRトレーニングコースを受講した）．

5件の観察研究[18, 29, 30, 33, 35]もまた，異なる方法を用いて検証を行った．1件の研究[35]では，190名の院外心停止の生存者を対象に調査を行い，101名中50名が回答し，20名の患者と71名の家族と友人がその後CPRトレーニングを受けた．1件の研究では，無料の大規模CPRトレーニングが提供され，的を絞った新規募集キャンペーン後に心疾患患者のトレーニング参加者数が増加した（5.6％から13.2％）．1件の研究[33]では，49％の人が家族と（または）友達とCPRのDVD教材を共有し，他の1件の研究[30]では，79％の人が少なくとも2人の家族/友達とキットを共有した．1件の研究[18]では，トレーニングを受けてない家族の18％だけが，21±6か月の追跡調査期間中に自らトレーニング受講を希望した．

重要なアウトカムとしてのCPRを実施したいという意欲について，2件のRCT[26, 31]（中等度のエビデンス：バイアスのリスクによりグレードダウン）と6件の観察研究[18, 27-30, 32]（非常に低いエビデンス：バイアスのリスクによりグレードダウン）がある．研究の不均一性によりデータの集積ができなかったが，全ての研究において，もし必要ならばCPRを実施したいという意欲があるという強い傾向がみられた．

2件のRCT[26, 31]（中等度のエビデンス：バイアスのリスクによりグレードダウン）のうち，1件目のRCT[26]は，胸骨圧迫のみのトレーニングを受けた群は，従来のCPRトレーニングを受けた群よりも，実際の現場でのCPR実施に前向きな傾向を報告した（34％ vs 28％, $p = 0.08$）．2件目の研究[31]は，もし必要なら大半が「ほぼ間違いなく」CPRを実施したいという意欲があることを報告した．

6件の観察研究[18, 27-30, 32]（非常に低いエビデンス：バイアスのリスクによりグレードダウン）のうち3件の研究[18, 27, 29]では，トレーニングを受けた人の大多数が，もし必要ならCPRを実施すると述べて（79～99％），1件[30]の研究では，不安なくCPRを実施することに大体自信があるかとの問いに対し，全ての者がどちらとも言えないと述べていた．1件の研究[28]では，トレーニングを受けた98％の者がトレーニングの1年後に，正確に応急手当（CPRを含む）が「できる」または「おそらくできる」と回答していた．他の1件の研究[32]では，トレーニング後6か月以内に，CPR実施の気安さがわずかに低くなることが指摘された．

患者にとっての価値とILCORの見解

　この推奨の作成に際して，家族や介護者によりCPRを実施される患者の潜在的利益，そしてこのグループのトレーニング受講と必要時に技能を実施したいという意欲に重きを置いた．関連する費用および再トレーニングなしには技能が維持されない可能性については重きを置かなかった．なぜなら心停止は生命を脅かすものであり，BLSトレーニングをすることで得られる利益は，可能性のある不利益や害に比べて高いと判断したためである．

Knowledge Gaps（今後の課題）

今後必要なことは，
- 質の高い研究．
- 重大な臨床アウトカムを報告するために十分なサンプル数を備えた研究．
- ハイリスクの患者家族へのCPRトレーニングの費用対効果に関する研究．
- 革新的なCPRトレーニングと従来のトレーニングの比較（または，トレーニングを行わないこととの比較）．
- CPR技能に対する評価の標準的/客観的方法の研究（リアルタイムのデータ収集）．

2) CPR指導方法（自己学習対伝統的教育）

> **CQ：ビデオやコンピュータ等による自己学習は有効か？**
> P BLSコースの受講者
> I ビデオあるいはコンピュータによる自己学習
> C インストラクターが指導する伝統的なトレーニング
> O 生存，実際の救命処置における技能，1年後の技能，コース終了時の技能，知識

推奨と提案

　同時にあるいは別の機会に実践練習を行う，ビデオと（あるいは）コンピュータを用いた自己学習は，インストラクターが指導するトレーニングの効果的な代替法となるかもしれないと提案する（弱い推奨，非常に低いエビデンス）．

エビデンスの評価に関する科学的コンセンサス

　重大なアウトカムとしての実際の救命処置における技能，または患者の生存率に言及する研究はなかった．
　重要なアウトカムとしての知識について，計370人の受講者を対象とした4件のRCT[46-49]があり，自己学習とインストラクターが指導するトレーニングとの間で差を認めなかった（コース終了時および2か月後から1年後まで，多肢選択式の質問を用いた）（低いエビデンス：深刻なバイアスのリスク，不精確さによりグレードダウン）．
　重要なアウトカムとしてのコース終了時の技能について，合計2,023人の受講者を対象とした9件のRCT[46, 50-57]ならびに1件のクラスターRCT[58]があり，インストラクターによるチェックリストを用いた総合的技能評価で，自己学習とインストラクターが指導するトレーニングとの間で差を認めなかった（RR 1.09, 95%CI 0.66～1.83）（非常に低いエビデンス：バイアスのリスク，非一貫性，不精確さによりグレードダウン）．
　重要なアウトカムとしての1年後の技能については，計234人の受講者を対象とした2件のRCT[49, 59]があり，インストラクターによるチェックリストを用いた総合的技能評価で，自己学習と伝統的な指導との間で差を認めなかった（RR 0.91, 95%CI 0.61～1.35）（低いエビデンス：バイアスのリスク，不精確さによりグレードダウン）．

患者にとっての価値とILCORの見解

　ビデオやコンピュータを用いた指導の提供方法，および研究間における評価方法の異質性にもかかわらず，自己学習とインストラクターが指導するトレーニングとの間でアウトカムの相違を認めなかったことを基にこの推奨を作成した．この推奨の作成に際して，自己学習での時間短縮および資源の節約がCPRトレーニングの増加に繋がる可能性に，より高い価値を置いた．
　実践練習のあり，なしに加え，コンピュータ対ビデオサポートという自己学習の介入におけるかなりの異質性，それらをまとめることの問題（すなわち，不完全にデザインされたコンピュータ中心の学習活動は，良質にデザインされたものとは大きく異なっている）を認識した上で，それらはGRADEプロセスの中で1つにまとめられている．それでもなおタスクフォースは，心停止に対応できる救助者の数を増やす可能性と，患者を時間内に適切な資機材を用いて救命できる可能性をもたらす重要なPICOであるという意見で一致した．

Knowledge Gaps（今後の課題）

- 自己学習の受講者は，伝統的なトレーニングの受講者と比較して，実際の救命処置において，より高い技能を有し，さらに患者のROSC率や生存退院率を改善させるか？
- ビデオあるいはコンピュータでの指導方法や異なる種類の自己学習教育は学習効果に影響を与えるかもしれない．

3）AED の使用法に関するトレーニング

CQ：AED の使い方の習得にはどのようなトレーニングが効果的か？
- P AED コースの受講者
- I 特定のトレーニング
- C 伝統的な講義/実習
- O 臨床の転帰，実際の救命処置における技能，1 年後の技能，コース終了時の技能，知識 AED の使用

推奨と提案

AED の技能を学ぶ市民救助者に対し，短時間のインストラクターによる指導と組み合わせた自己学習は，より長時間の伝統的なトレーニングの代替となりうると提案する（弱い推奨，低いエビデンス）。

AED の技能を学ぶ医療従事者に対し，自己学習（せいぜい 40 分程度）は，伝統的なトレーニングの代替としてよいと提案する（弱い推奨，低いエビデンス）。

エビデンスの評価に関する科学的コンセンサス

重大なアウトカムとしての実際の救命処置における技能あるいは患者の転帰を評価した研究はなかった。

この PICO に沿って検索された全ての研究は，いずれもマネキンを対象とした研究であり，全ての参加者は成人であった[5, 57, 58, 60-63]。これらの研究は，評価の標準的な方法としてマネキン中心のシナリオを使用し，エンドポイントとしてトレーニング 6 か月後における技能維持を超えたものはなかった。介入と対照，および評価の時期に相当な差異を認めた。2 件の研究[60, 62]を除いては，AED トレーニング単独の研究はなかった。他の全ての研究では，AED も含めた一連の BLS を対象としていた。

AED トレーニングの種類を説明するため 4 つの追加質問を設け，市民救助者と医療従事者の両群に対して，質問を次の 2 つに細分した。

（a）インストラクターによる指導のない（または最小限含む）自己学習 vs 伝統的なインストラクターが指導するコース

（b）インストラクターによる指導と自己学習の組み合わせ vs 伝統的なコース

① 市民救助者

重要なアウトカムとしての 2～6 か月後の技能維持について，インストラクターによる指導のない（もしくは最小限の）自己学習と，伝統的なインストラクターが指導するコースを比較した 4 件の研究[5, 57, 60, 62]があった（低いエビデンス：非直接性によりグレードダウン）。

調査した 2 つの DVD 中心の教育方法では，インストラクターが指導するトレーニングと比較した場合，コース直後に全体的な試験に合格する RR は，0.36（95%CI 0.25～0.53）および 0.35（95% CI 0.24～0.51）であった[60]。コンピュータ学習のみのコースをインストラクターが指導するトレーニングと比較すると，トレーニング 2 か月後に有意差を認めなかった[5]。30 分のビデオによる自己学習と 3～4 時間のインストラクターが指導するトレーニングの比較では，AED に関する技能（初回電気ショックおよび AED の配置までの時間）に有意差を認めなかった[57]。高齢者へのトレーニング（11 分間のビデオによる自己学習＋45 分間のマネキントレーニング＋最小限のインストラクターによる指導）は，対照群と比較して有意差を認めなかった。この研究はまた，代替的なトレーニングによる資源の節約を示唆している[62]。

重要なアウトカムとしてのコース終了 2 か月後の技能維持について，インストラクターによる指導と自己学習の組み合わせと伝統的なコースを比較した 2 件の研究があった（低いエビデンス：非直接性によりグレードダウン）。

- 45 分間の対話型コンピュータによるトレーニング＋45 分間のインストラクターが指導する実践的なトレーニングは，同じ時間で行う伝統的なトレーニングと同等の結果を得た[5]。
- 9 分間の DVD＋マネキントレーニング＋シナリオトレーニングは，伝統的なコースに比べて劣っており，全体的な試験に合格する RR はコース終了時には 0.55 であったが，2 か月後には 0.84 に増加した[60]。これは，コース終了時の短時間試験の，潜在的な学習効果を示しているかもしれない。

② 医療従事者

重要なアウトカムとしてのコース終了時と終了 2 週間後の技能について，インストラクターによる指導のない（もしくは最小限の）自己学習と，伝統的なインストラクターが指導するコースを比較した 3 件の研究があった（非常に低いエビデンス：非直接性，不精確さによりグレードダウン）。

自己学習単独のトレーニングは，伝統的なトレーニングと同じくらい優れているが，評価はコース終了時点に限定されていた[58]。群間で差を認めなかったが，（自己学習群で）時間的（および経済的）に大幅な節約が報告された[61]。しかし，サンプル数がとても少なかった。他の 1 件の研究[63]では，座学のみのトレーニングはより悪い結果を示したが，この研究は対照群が不十分なため欠陥がある。

重要なアウトカムとしてのコース終了時と終了 2 週間後の技能について，インストラクターによる指導と自己学習の組み合わせと伝統的なトレーニングを比較した 2

件の研究があった（低いエビデンス：非直接性によりグレードダウン）．技能はわずかに低下するもののトレーニング時間が短縮した．40分間のインストラクターが指導するスキルラボトレーニングは，AEDの操作ミスと関連があった[58]．他の1件の研究[61]は群間で差を認めなかったが，インストラクターによる指導と組み合わせた自己学習では，時間的（および経済的）に大幅な節約が報告された．しかしサンプル数がとても少なかった．

患者にとっての価値とILCORの見解

この推奨の作成に際して，CoSTR 2010において言及したように[10,11]，もしインストラクターが指導するトレーニングがない時には，自己学習（あるいはトレーニングなし＝"やってみる"）は，AEDを使用するための許容される実用的な選択肢であるとの実用本位の考えに価値を置いた．

（標準的な）BLSトレーニングという既成概念から離れたAEDのみの教育について行われた研究は，非常に少ない（2件の研究[60,62]のみが報告されている）．全てのデータは，BLSトレーニングという既成概念の研究から得られたものである．

CoSTR 2010は一般人および医療従事者はトレーニングなし[5,64,65]にAEDを使用することができ，また，トレーニングを受けていなくてもAEDを用いて電気ショックを実行することが可能であると言及した[66-68]．今回のシステマティックレビューでは，教育環境における特定のトレーニングが，臨床のアウトカムあるいは学習の成果に影響を与えるかどうかについて調査した．

当初は，単一のPICOに基づいて単一の科学的コンセンサスと推奨と提案を示すつもりであった．文献を吟味したところ，研究の対象および介入の種類に著しい異質性があったため，市民救助者と医療従事者に分けて推奨と提案を行った．

Knowledge Gaps（今後の課題）

- 一次アウトカムが臨床現場におけるAEDの使用であり，傷病者の転帰が考慮されている，適切な検出力のある研究が必要である．
- AEDに関するトレーニングの最適な時間は依然不明である．
- 短時間の再トレーニングの有効性と最適なタイミングが評価されるべきである．
- 小児/青少年をトレーニングする最適な方法を確定する必要がある．

4）胸骨圧迫のみのCPRトレーニング

> **CQ：胸骨圧迫のみのCPRトレーニングの普及は地域の救命率を改善するか？**
> P 心停止傷病者をケアしている地域社会（任意の設定）
> I 胸骨圧迫のみのCPRを教えること
> C 従来の（人工呼吸付の）CPRを教えること
> O 生存，バイスタンダーCPR，CPRを実施したいという意欲

推奨と提案

地域社会は市民に対し，成人の院外心停止を対象とした従来のCPRトレーニングの代替として，胸骨圧迫のみのCPRトレーニングを行ってよいと提案する（弱い推奨，非常に低いエビデンス）．

エビデンスの評価に関する科学的コンセンサス

重大なアウトカムとしての神経学的障害のない生存退院率について，同じ州単位のデータベースを用いたバイスタンダーCPRを受けている成人の生存退院率を検討した2件の観察研究（$n=1,767$）[69,70]がある（非常に低いエビデンス：深刻な不精確さによりグレードダウン）．1件の研究[69]は心原性心停止を，他の1件の研究[70]は非心原性心停止を報告した．研究は2件とも，神経学的に障害のない生存率に差がないことを示した（OR 1.41, 95%CI 0.92〜2.14）．

重大なアウトカムとしてのバイスタンダーCPR実施率について，1件の観察研究[69]があった（非常に低いエビデンス：深刻な不精確さ，深刻なバイアスのリスクによりグレードダウン）．この研究では，5年の研究期間にわたって従来のCPRより胸骨圧迫のみのCPRで，より高いバイスタンダーCPR実施率を示した（28.6% vs 34.3%）．

重要なアウトカムとしてのCPRを実施したいという意欲について，1件のRCTがあった（非常に低いエビデンス：非常に深刻なバイアスのリスク，非常に深刻な非直接性，深刻な不精確さによりグレードダウン）．入院した成人患者の家族がCPRを実施したいという意欲は，従来のCPRトレーニングキットを与えられた群（28%）より胸骨圧迫のみのCPRトレーニングキットを与えられた群（34%）で高かったが，統計学的有意差を認めなかった（OR 1.30, 95%CI 0.85〜1.98）[26]．

患者にとっての価値とILCORの見解

この推奨の作成に際して，胸骨圧迫のみのCPRが代替として提供される時，地域社会でバイスタンダーCPRを実施したいという意欲が高まるかもしれないこ

とを考慮に入れた[71-74].

したがって，地域社会が最適なCPRトレーニングの方策を決める時，現在のバイスタンダーCPRの実施率および院外心停止に関する地域の疫学や文化的背景といった要素を考慮に入れるべきである.

胸骨圧迫のみのCPRの教育は，CPR実施の障壁を克服すること，単純なため全ての市民救助者が実施できること，指導が容易なこと等いくつかの理由から提案されてきた．ILCORは，心停止には呼吸原性心停止（例えば，溺水あるいは小児の心停止）があり，その場合には胸骨圧迫のみのCPRは標準的CPRほど効果的ではないかもしれないことを認識し，地域社会は最適なCPRトレーニングの方策を決めるために，このシステマティックレビューに加え，地域における心停止の疫学やバイスタンダーCPRの実施率，文化的背景を考慮することを提案している.

わが国においては，JRC蘇生ガイドライン2010からCPRのさらなる普及を目的に，胸骨圧迫のみのCPRの教育を積極的に推進してきた．わが国における胸骨圧迫のみのCPRトレーニングの普及については，「5 普及と実践，チーム 2. 救命に影響するシステムの要因 1)院外心停止の社会復帰率を高めるための方策」(→479頁)を参照.

| Knowledge Gaps(今後の課題)

院外心停止傷病者の生存転帰とバイスタンダーCPR実施率に関する研究が必要である.

5) 胸壁を完全に戻す教育手法

胸骨圧迫の効果を最大限に発揮するためには，強く，速く，絶え間なく圧迫すると同時に，各圧迫後に胸壁を完全に戻すこと（圧迫解除）が重要である．胸骨圧迫後の完全な圧迫解除を達成するための，胸骨圧迫技法が検討されてきた.

1件の症例研究[75]によると，CoSTR 2005に準拠したCPRを行った場合，医療従事者の胸骨圧迫の46%において圧迫解除が不完全であった．院内において小児の心停止患者に実施された胸骨圧迫の胸壁の戻りを記録した研究[76]では，胸骨圧迫の50%において圧迫解除が不完全であったが，不完全な圧迫解除の割合はリアルタイムフィードバックを行うことにより減少した．院内で発生した小児の心停止患者に実施されたCPRを解析した研究[77]では，不完全な圧迫解除の発生率は23.4%であった.

マネキンモデルを用いた2件の研究[75,78]によれば，CPR中に手の付け根をわずかに引き上げ，胸骨から完全に離す3つの技法（すなわち，指2本を支点にする方法，指5本を支点にする方法，および，手を完全に浮かせる方法）を用いることで，不完全な圧迫解除は有意に減少した．さらにマネキンを用いた1件の研究[79]によれば，胸骨圧迫の速さが1分間に120回を超えると，胸壁を完全に戻すことが不完全になった.

実際のCPR中に完全に圧迫解除を行うための特定の技法についてのエビデンスは十分ではない．CPR教育に携わるインストラクターは，適切なテンポと深さの胸骨圧迫と完全な圧迫解除との両立は難しいという認識が必要であろう.

6) トレーニングにおけるCPRフィードバック器具

| CQ：トレーニングにおけるCPRフィードバック器具の使用は有効か？
| P BLSコースあるいはALSコースの受講者
| I CPRフィードバック器具を使用する
| C CPRフィードバック器具を使用しない
| O 患者（傷病者）の転帰，実際の救命処置における技能，1年後の技能，コース終了時の技能，知識

| 推奨と提案

トレーニングの間，圧迫のテンポ，圧迫の深さ，圧迫の解除，手の位置について直接的なフィードバックを提供するフィードバック器具の使用を提案する（弱い推奨，低いエビデンス）．フィードバック器具が利用できないならば，トレーニング中に音のガイダンス（例として音楽またはメトロノーム）を圧迫のテンポ改善を目的に使用することを提案する（弱い推奨，低いエビデンス）.

| エビデンスの評価に関する科学的コンセンサス

重大なアウトカムとしての実際の救命処置における患者（傷病者）の転帰および技能の改善について，フィードバック器具の使用を検討したエビデンスは存在しなかった.

重要なアウトカムとしての1年後の技能について，5件の研究[80-84]がある（低いエビデンス：不精確さ，非一貫性，バイアスのリスクによりグレードダウン）．これらの研究は，ある期間（6週〜12か月）後に課題を再テストするもので，フィードバック器具の使用に関わりなく技能の相当な衰えを示していた．メタアナリシスは不可能であった.

重要なアウトカムとしてのコース終了時の技能について，28件の研究があり，CPRの質にわずかな改善を示した[80-107]（低いエビデンス：バイアスのリスク，不精確さ，非直接性によりグレードダウン）．圧迫の深さ，圧迫のテンポ，圧迫の解除，圧迫の位置，圧迫中断時間，および換気がCPRの質の指標として使われた．研究の不均質性により，メタアナリシスは実施できなかった.

2 教育効果を高めるための工夫

フィードバック器具を使用しない場合と比較した，23件の直接的なフィードバックの研究[80-82, 84-97, 99, 103-107]があり，フィードバック器具の使用は，

- 圧迫の深さの平均値に対する効果はなかった（SMD −0.10, 95%CI −0.58〜0.39, $p=0.70$）．
- 正確な深さまで圧迫することができる受講者数が増加した（OR 3.47, 95%CI 2.55〜4.73, $p<0.001$）．
- 圧迫のテンポが100回/分に近づくことと関連し，正しいテンポで圧迫する受講者数が増加した（OR 4.10, 95%CI 2.81〜6.00, $p<0.001$）．
- 換気の量と回数は大部分の研究において改善した．
- 圧迫の手の位置は改善されなかった（OR 1.38, 95%CI 0.88〜2.15, $p=0.16$）が，圧迫解除は改善した（OR 1.63, 95%CI 1.10〜2.42, $p=0.02$）．

5件の研究[83, 100-102, 107]では，音のガイダンスが圧迫のテンポを改善させた（OR 1.72, 95%CI 1.13〜2.64, $p=0.01$）．1件の研究[100]では，圧迫の深さの平均値が統計学的に有意に減少したが，臨床的に意味のある差ではないかもしれない（39.3±9.5 mmから35.8±8.2 mm, $p<0.01$）．他の2件の研究[101, 102]では，十分な深さにまで圧迫ができない受講者の割合は有意でないものの増加した（OR 1.23, 95%CI 0.87〜1.74, $p=0.24$）．2件の新生児の研究では，胸骨圧迫のテンポと用手換気回数の遵守が改善したが，結果は特定の音節〔ラデツキー行進曲[83]とABBA（註釈：1970年代にヒットしたスウェーデンのポップ・ミュージックグループ）のSOS[107]〕に限られた．

重要なアウトカムとしての知識の改善について，フィードバック器具の使用を調べたエビデンスはなかった．

患者にとっての価値とILCORの見解

残念なことに，いくつかの音の研究では受講者が圧迫のテンポに集中したため，圧迫の深さが低下することが確認された．CPRの質に関するリアルタイムフィードバック器具の効果は，トレーニング終了時にのみ認められた．

これらの推奨に際して，経済的負担の可能性よりもCPRの質を向上させる可能性に価値を置いた．BLSインストラクターが使用することにより，これらのリアルタイムフィードバック器具は，トレーニング中に効果的なフィードバックを行う上で，受講者に正確な質の情報を提供できる[94]．

リアルタイムの直接的フィードバック器具は，技能（圧迫の深さ，圧迫のテンポ，手の位置および圧迫の解除）のフィードバックを即時に提供する．ガイダンスフィードバック器具は，圧迫のテンポを促すだけの音の器具である．

Knowledge Gaps（今後の課題）

- 異なる種類のフィードバックの有効性は知られていない．
- リアルタイムフィードバック器具を併用する際のインストラクターの役割は何か？
- リアルタイムフィードバックの換気技能に対する効果（現在利用できるテクノロジーによって制限される）は知られていない．
- 技能の維持，知識の到達，実際の救命処置における技能および患者（傷病者）の転帰に対するリアルタイムフィードバックの効果は知られていない．

7) BLS再トレーニングのタイミング

> **CQ：BLSの再トレーニングは，どれぐらいのタイミングで行うのが効果的か？**
>
> **P** BLSコースの受講者
> **I** 特定のタイミングでのアップデートまたは再トレーニング
> **C** 標準的なトレーニング（すなわち，12あるいは24か月毎）
> **O** 傷病者の転帰，実際の救命処置における技能，1年後の技能，コース終了時の技能，知識

推奨と提案

市民救助者に対するBLS再トレーニングの最適な間隔あるいは方法を推奨するための十分なエビデンスはない．

BLSトレーニング後3〜12か月以内に技能が衰えるエビデンス，および頻回のトレーニングがCPRの技能，救助者の自信とCPRを実施しようとする意欲を改善させるエビデンスがある．心停止に遭遇することがありうる個人は，より頻回の再トレーニングを考慮することを提案する（弱い推奨，非常に低いエビデンス）．

エビデンスの評価に関する科学的コンセンサス

重大なアウトカムとしての傷病者の転帰および実際の救命処置における技能について，公表されたエビデンスはない．

重要なアウトカムとしての初回トレーニング後3〜12か月の技能について，標準的なトレーニング（12〜24か月毎）と比較して，さらなるアップデートまたは再トレーニングの効果を確認した3件のRCT[80, 108, 109]と2件の観察研究[110, 111]がある（非常に低いエビデンス：バイアスのリスク，非一貫性，非直接性によりグレードダウン）．研究の異質性により集積研究ができなかった．2件の研究（1件のRCTと1件の観察研究）では，標準的BLSコースののち，頻回の，低用量トレーニング

（毎月6分間のトレーニングおよび2週間毎のビデオ視聴）の効果を評価し，CPRの技能（圧迫の深さ，40.3±6.6 mm vs 36.5±7.7 mm）[80]および電気ショックまでの時間（[平均値±SD] 60.0±12.9秒 vs 73.6±22秒）[111]に関する利点が示された．様々な種類の再トレーニングを行い，再トレーニング後5～6か月後に評価をした，他の2件のRCTと1件の観察研究では，胸骨圧迫の質あるいは電気ショックまでの時間に利点を示さなかった[108-110]．

重要なアウトカムとしての知識について，伝統的なBLS再トレーニングの追加後に自己申告による自信スコアの改善（96 vs 92，$p=0.038$）を示した1件のRCT[108]，および頻回の低用量トレーニング（2週間毎のビデオ視聴）後にCPRを実施しようすると意欲の増加（RR 0.62, 95%CI 0.40～0.96）を示した1件の観察研究[111]がある（非常に低いエビデンス：バイアスのリスク，非一貫性，非直接性によりグレードダウン）．

BLS技能の維持を評価した研究では，初回トレーニング後3～12か月以内のBLS技能（例えば，胸骨圧迫の質および電気ショックまでの時間）の急速な低下が示された[10, 11]．

患者にとっての価値とILCORの見解

この推奨に際して，より頻回のトレーニングの実行可能性および地域の実情に基づいて，BLS技能維持の重要度を決定する個人や団体のニーズに重きを置いた．

このPICOの文献検索は，市民救助者に焦点を絞ったが，結果は一般化できると考えられた．EITタスクフォースは，長い間，再トレーニングの特定の間隔を推奨するかどうかを議論したが，唯一のエビデンスは今のところ推奨されている12～24か月の再トレーニング期間より前にCPR技能が低下することであるので，関連する団体の裁量に委ねることとした．

Knowledge Gaps（今後の課題）

- より短いBLSコース間間隔の効果を評価するエビデンスは限られている．
- 頻回の，低用量のトレーニングはいくつかの裏づけがあり，BLSトレーニングを強化して技能の衰えを減らす可能性がある．このようなトレーニングの役目を確証するためにはさらなる研究が必要である．
- これまでの研究には，初回トレーニング，再トレーニングの時期と内容およびアウトカムに著しい不均一性がある．ガイドラインの発展には，BLSトレーニングおよびシミュレーション研究における統一した試験および報告を確実にする必要がある．

8）乳児に対するBLSのトレーニング

医療従事者，救急隊員等に対しては，小児の中でも1歳未満の乳児に対するBLSの方法を区別して啓発し，理解を促している．一方，市民が乳児の心停止に遭遇する確率は極めて低く，市民に対しては，BLS啓発方法を単純化し浸透を促すために，ことさら乳児に対するBLS（以下，乳児BLS）の各論を啓発しないこととしており，JRC蘇生ガイドライン2015もその方針を堅持する．

しかしながら，出産後の子どもをかかえた両親や，昨今の保育環境の変遷を鑑みて乳児保育に従事している保育士等に対しては，市民とはいえ乳児BLSを啓発する必要性が高まってきている．JRC蘇生ガイドライン2010においては，乳児BLSについて市民も医療従事者用を参照する形になっていたが，煩雑で参照し難い問題点があった．

市民に対して乳児BLSを啓発するにあたっては，
- 胸骨圧迫の際の2本指圧迫法〔「第3章 小児の蘇生 5 小児の一次救命処置 3. 背景となる考え方 7）乳児の胸骨圧迫：2本指圧迫法，胸郭包み込み両母指圧迫法」（→187頁）参照〕
- 人工呼吸の呼気吹き込み方法
- 人工呼吸が重要であることの強調〔「第3章 小児の蘇生 5 小児の一次救命処置 3. 背景となる考え方 19）胸骨圧迫のみのCPR」（→189頁）参照〕
- AEDも使用可能であること〔「第3章 小児の蘇生 5 小児の一次救命処置 3. 背景となる考え方 22）乳児に対するAED」（→190頁）参照〕
- 気道異物除去法（背部叩打と胸部突き上げ法）〔「第3章 小児の蘇生 5 小児の一次救命処置 3. 背景となる考え方 24）窒息に対する気道異物除去」（→190頁）参照〕

等を追加して指導する．

Knowledge Gaps（今後の課題）

- 乳児心停止に対するCPRの適切なトレーニング対象．
- 乳児心停止に対するCPR（呼気吹き込み法を含む）の効果的指導法．

9）教育的資源の乏しい状況でのトレーニング

> **CQ：限られた教育環境下では，どのようなトレーニングを行うのが有効か？**
> P 資源の乏しい教育環境におけるBLSまたはALSコースの受講者
> I 任意の教育的アプローチ
> C 他のアプローチ

- ○ 臨床の転帰，実際の救命処置における技能，コース終了1年後の技能，コース終了時から1年間の技能，コース終了時の技能，知識

推奨と提案

ILCORは，低収入の国においては代替の教育方法がBLSまたはALS教育のために合理的であると提案している（弱い推奨，非常に低いエビデンス）．

しかしわが国には適応できない．

最適な教育方法は，未だ決定されていない．

エビデンスの評価に関する科学的コンセンサス

重大なアウトカムとしての臨床の転帰および実際の救命処置における技能，重要なアウトカムとしての1年後の技能について，資源の乏しい状況でのエビデンスは認めなかった．

重要なアウトカムとしてのコース終了時および1年後の技能について，2件のRCT[112,113]がある（非常に低いエビデンス：深刻なバイアスのリスク，不精確さ，出版バイアスによりグレードダウン）．1件の研究[112]では，ALS再トレーニング3週間後における知識と技能の試験を3群で，すなわちマルチメディア（コンピュータを利用した学習），自己学習（読書）を伝統的なコース形式と比較した．もう1件の研究[113]では，受講者はトレーニング3か月後と6か月後に試験を受けた．この研究は，限定的な指導（指導者数に対してより大人数の受講者比率）とコンピュータを利用した自己学習の組み合わせと伝統的なコース形式のBLSトレーニングの比較であった．全てのトレーニング形式は，曖昧であったり，伝統的なコース形式と比べて複合的だが一定しない利点を有することが示された．

重要なアウトカムとしてのコース終了時の技能について，6件のRCT[112-117]と1件の観察研究[118]がある（1件は非常に低いエビデンス：深刻なバイアスのリスク，不精確さによりグレードダウン，4件は中程度のエビデンス：不精確さによりグレードダウン）．これらの研究は，BLSからALSまでの科目，受講者の範囲（救急救命士養成学校生，様々なトレーニング段階の医学生，看護職，その他の医療従事者等），トレーニングの時間およびトレーニング方法にかなりばらつきがあった．教育方法は伝統的なコース形式と，コンピュータを利用した学習，eラーニング，自己学習（読書），限定的な指導（指導者数に対してより大人数の受講者比率），デモンストレーション，デコンストラクション，フォーミュレーション，パフォーマンスからなる4段階の教育アプローチ，ビデオによる指導，ビデオを利用したグループ学習であった．研究は非常に低いエビデンス[112]（深刻なバイアスのリスク，不精確さによりグレードダウン）から中等度のエビデンス[114-117]（不精確さによりグレードダウン）に及ぶ．

アウトカムとしての技能について7件全ての研究[112-118]で，伝統的なコース形式に比べて曖昧なまたは最小限の利点が明らかとなったので，BLSあるいはALSの他のトレーニング方法を使用する将来の可能性を提案する．しかし研究の異質性により，この代替方法が何になるかは不明である（弱い推奨，低いエビデンス）．

重要なアウトカムとしての知識について，4件のRCTがある（2件[112,113]の非常に低いエビデンス：深刻なバイアスのリスク，不精確さ，出版バイアスによりグレードダウン，1件[116]の低いエビデンス：バイアスのリスク，不精確さによりグレードダウン，1件[114]の中等度のエビデンス：不精確さによりグレードダウン）．アウトカムとしての知識について，これらの研究では，シミュレーション（伝統的なコース形式），マルチメディア（コンピュータを利用した学習），自己学習（読書），限定的な指導（指導者数に対してより大人数の受講者比率），コンピュータを利用した自己学習等比較として用いられる教育方法が異なっていた．伝統的なコース形式とBLSまたはALSトレーニングの代替教育方法を比較した中で，いくつかの教育方法にわずかな知識面での利点を示す研究はあるが，伝統的な方法を越える一定の利点はなく，推奨またはエビデンスの質を強化する集積可能な研究はない．

全てのRCTで受講者が少ない．したがって代替の教育方法を使用する将来の可能性を提案する（弱い推奨，低いエビデンス）．

患者にとっての価値とILCORの見解

この推奨の作成に際して，低収入の国において医療従事者にBLSおよびALSトレーニングの受講を可能とさせるには，トレーニングの費用と受講のしやすさが大きな意味を持つであろうことを考慮に入れた．

このレビューにおいて確認されたBLSまたはALSの代替教育方法には，伝統的な教育形式よりも安価で少ない指導資源で実施しうるものがあり，低収入の国におけるBLSおよびALSトレーニングのより広範な普及を可能にするかもしれない．

資源の乏しい状況で研究された教育内容（例えばBLSとALS），受講者の職種，種々の教育方法は不統一であったため，単一のシステマティックレビューとしてまとめる作業は挑戦的とも言えた．統合されたエビデンスの質が高まるにしたがって，このPICOは教育内容，受講者の職種および教育方法をまたいだ細分化から利点を得られるかもしれない．

Knowledge Gaps（今後の課題）

- 教育的資源は，国によって様々である．教育的資源の乏しい状況における研究データから，どんなものにも当てはまる教育方法はない．したがって特定の資源の乏しい国や状況には，特有の教育方法が開発されて検証される必要がある．

2 ALSトレーニング

ALSトレーニングは1970年代中頃に確立された．以来，コースデザインを進化させ，多くの国々に普及し，世界中至る所で医療従事者を対象にトレーニングが行われている．残念なことに，継続的な教育なしにはコースで学んだ技能が数か月間で失われることが文献上示唆されている[7,10]．臨床現場から離れてトレーニングをする時間とコストの根拠を示せという管理者達からの重圧もますます高まっている．

この項では，ALSトレーニングに関連するトピックスおよび救命処置技能の習得と維持を補足できた基本的PICOを扱う．もし有効であり，臨床現場で活かしうるのであれば，これらの介入は医療従事者の技能を改善し救命に役立つ可能性を有する．

レビューされたPICOは，下記を含む．

- ALSトレーニングの参加前準備（EIT 637）
- リアリティのあるマネキンを使ったトレーニング（EIT 623）
- チームおよびリーダーシップトレーニング（EIT 631）
- ALS再トレーニングのタイミング（EIT 633）

1) ALSトレーニングの参加前準備

CQ：ALSトレーニングの参加前に準備をすると効果的か？

- P ALSトレーニングの受講者
- I 特定のトレーニング参加前準備（例えばeラーニングやプレテスト等）を含めること
- C そのような準備を行わない場合
- O 生存，実際の救命処置における技能，コース終了時の技能，1年後の技能，コース終了時から1年間の技能，知識

推奨と提案

効果推定の確信は非常に低いので，ALSコースの参加前準備に賛成もしくは反対となる特定の推奨を行うことは困難である．

エビデンスの評価に関する科学的コンセンサス

重要なアウトカムであるコース終了時の技能と知識に関して，合計572人を対象とした1件のRCT[119]があり，トレーニング参加前準備の1つの特定の形式に対し，利点を認めなかった（技能：SD -0.5，95％CI $-2.81 \sim 1.81$）（知識：合格率の差，1.8％，$p = 0.4$）（中等度のエビデンス：非直接性によりグレードダウン）．この研究は，トレーニング参加前準備の影響について，対面学習の部分に対するものなのか，あるいは全コース期間に対するものなのかと言う観点では評価していない（例：混合型学習プログラムの一部として使用された場合等）．

患者にとっての価値とILCORの見解

トレーニング参加前学習の定義に関しては無視しえない曖昧さが存在する．というのも，いくつかの，公表されたより大規模な研究は，混合型学習モデル（時間を短縮した対面学習と自発的eラーニングと組み合わせたもの）を用いて，伝統的な学習と同様な学習成果と実質的なコスト削減という結果を得た．最終的に，タスクフォースは，純粋にトレーニング参加前準備にのみ焦点を当て，混合型トレーニングプログラムに関する研究は除くこととした．

Knowledge Gaps（今後の課題）

- この領域では，特に資源の乏しい要件でのトレーニング参加前準備についてさらなる研究が必要である．
- この研究は，様々なグループにまたがって行われる必要がある．研究には，異なるコース，異なるコース受講者群（例：医師，看護師，救急隊員），そして異なるトレーニング参加前準備の方法（例：手引書，試験，自己学習）を含みうる．

2) チームおよびリーダーシップトレーニング

CQ：ALSトレーニングにおけるリーダーシップやチームトレーニングは有効か？

- P ALSトレーニングの受講者
- I 特別なリーダーシップあるいはチームトレーニングを組み込むこと
- C そのような特定のトレーニングがないこと
- O 患者の転帰，バイスタンダーCPRの質，実際の救命処置における技能，1年後の技能，コース終了時の技能，知識

推奨と提案

チームおよびリーダーシップトレーニングを医療従事者のALSトレーニングの一部として加えることを提案する

（弱い推奨，低いエビデンス）．

エビデンスの評価に関する科学的コンセンサス

重大なアウトカムとしての患者生存率について，RCTはないが，2件の観察研究[120, 121]がある（非常に低いエビデンス：バイアスのリスク，非直接性によりグレードダウン）．1件の研究[120]は，チームトレーニングを含む病院全体での模擬緊急コール（mock code program）導入後4年間での，小児心停止からの院内生存率の増加を示した．もう1件の研究[121]は，外科のチームトレーニングを導入したアメリカにある74病院で，そのようなプログラムを導入しなかった34病院と比べて，重症度を調整した手術死亡率の減少を示した．

重大なアウトカムとしての実際の救命処置における技能について，内科レジデント32人に蘇生チームリーダーの役割に焦点を合わせたシミュレーショントレーニングか，追加のないトレーニングを受講するようランダムに割りつけた1件のRCT[122]では，患者への実際の救命処置におけるCPRの質に影響を与えなかった（非常に低いエビデンス：バイアスのリスク，非直接性によりグレードダウン）．さらに2件の観察研究がある[123, 124]（非常に低いエビデンス：バイアスのリスク，非一貫性，非直接性，不精確さによりグレードダウン）．

重要なアウトカムとしての4か月〜1年後の技能（患者への処置）について，2件のRCT[125, 126]があり，チームあるいはリーダーシップトレーニングはCPRハンズオンタイム［注：胸骨圧迫を行っている時間〔除細動の時間（10秒間），換気に要する時間（10秒未満の場合）を含む〕］と様々な処置に着手するまでの時間を改善させたことを追跡評価で示した（非常に低いエビデンス：バイアスのリスク，非一貫性，不精確さによりグレードダウン）．

重要なアウトカムとしての4か月〜1年後の技能（チームワーク）について，1件のRCT[125]（低いエビデンス：バイアスのリスク，不精確さによりグレードダウン）と1件の観察研究[127]（非常に低いエビデンス：バイアスのリスクによりグレードダウン）があり，チームワークトレーニング受講群でチームワーク行動がより頻回に行われていたことを追跡評価で示した．

重要なアウトカムとしての4か月〜1年後の技能（リーダーとしての技能）について，1件のRCT[126]（中等度のエビデンス，バイアスのリスクによりグレードダウン）と1件の観察研究[128]（非常に低いエビデンス：バイアスのリスク，不精確さによりグレードダウン）があり，リーダーシップトレーニング受講者ではリーダーシップ行動がより頻回に行われていたことを追跡評価で示した．

重要なアウトカムとしてのコース終了時の技能（患者への処置）（様々な処置を完了するまでの時間で評価）について，8件のRCT[125, 126, 129-134]（低いエビデンス：バイアスのリスク，不精確さによりグレードダウン）と4件の観察研究[134-137]（非常に低いエビデンス：バイアスのリスク，非直接性によりグレードダウン）があり，チームあるいはリーダーシップトレーニングは，コース終了時にCPR hands-on timeと様々な処置に着手するまでの時間を改善させたことを示した．用量反応効果がみられた．

重要なアウトカムとしてのコース終了時の技能（チームワーク）（チームワークスコアで評価）について，6件のRCT[125, 129-131, 133, 138]（低いエビデンス：バイアスのリスク，不精確さによりグレードダウン）と3件の観察研究[127, 136, 139]（非常に低いエビデンス：バイアスのリスク，非直接性，非一貫性，不精確さによりグレードダウン）があり，チームワークトレーニング受講者は，コース終了時により頻回にチームワーク行動をとったことを示した．

重要なアウトカムとしてのコース終了時の技能（リーダーとしての技能）について，4件のRCT[126, 132, 134, 140]（低いエビデンス：バイアスのリスク，不精確さによりグレードダウン）と2件の観察研究[128, 137]（非常に低いエビデンス：非直接性，不精確さによりグレードダウン）があり，リーダーシップトレーニング受講者は，コース終了時により頻回にリーダーシップの行動をとったことを示した．

重要なアウトカムとしての知識に関して，エビデンスはない．

患者にとっての価値とILCORの見解

この推奨の作成に際して，潜在的な利点，無害なこと，チームおよびリーダーシップトレーニングの高い水準の受け入れに重きを置き，関連費用については優先しなかった．

提供されうるリーダーシップおよびチーム行動トレーニングには，多くの方法がある．かくして，分析された研究には，かなりの異質性があった．ALSトレーニングにおける直接指導以外に，リーダーシップ技能の上達に寄与する多様な方法が確認された．含めることができた医学的文献以外に数多くの研究があるが，これらは今回のPICOに直接の関係はないと考えられた．

Knowledge Gaps（今後の課題）

チームおよびリーダーシップトレーニングが患者の転帰に関連するという研究は欠落している．

3）リアリティのあるマネキンを使ったトレーニング

> **CQ：ALSトレーニングにおけるリアリティのあるマネキンの使用は有効か？**
> P ALSトレーニングの受講者
> I リアリティのあるマネキンを使った場合
> C 標準的マネキンを使った場合
> O 患者の転帰，実際の救命処置における技能，1年後の技能，コース終了時から1年間の技能，コース終了時の技能，知識

推奨と提案

トレーニングセンター/組織がリアリティのあるマネキンをすでに所有し，プログラムを維持するためのトレーニングを受けた職員，ならびに財源を有している場合には，その使用を提案する（弱い推奨，非常に低いエビデンス）．

リアリティのあるマネキンを所有していない場合には，教育環境における標準的ALSトレーニングに通常のマネキンの使用を提案する（弱い推奨，非常に低いエビデンス）．

エビデンスの評価に関する科学的コンセンサス

重要なアウトカムとしての1年後の技能について，合計86名を対象にした1件のRCT[141]があり，通常のマネキンを使ったトレーニングと比較してリアリティのあるマネキンを使ったトレーニングに利点を認めなかった（SMD 0，95%CI −0.42〜0.42）（低いエビデンス：非常に深刻なバイアスのリスクによりグレードダウン）．

重要なアウトカムとしてのコース終了時から1年間の技能について，合計47名を対象とした1件のRCT[142]があり，通常のマネキンを使ったトレーニングと比較してリアリティのあるマネキンを使ったトレーニングに利点を認めなかった（SMD 0.08，95%CI −0.49〜0.65）（非常に低いエビデンス：バイアスのリスク，不精確さによりグレードダウン）．

重要なアウトカムとしてのコース終了時の技能について，合計726名を対象とした12件のRCT[125, 141-151]があり，通常のマネキンを使ったトレーニングと比較してリアリティのあるマネキンを使ったトレーニングに中等度の利点を示した（SMD 0.60，95%CI 0.17〜1.03）（非常に低いエビデンス：バイアスのリスク，非一貫性，不精確さによりグレードダウン）．これは同様の傾向を示した，34人の被験者を対象とした1件の観察研究[152]によって支持された（SMD 0.50，95%CI −0.19〜1.18）（非常に低いエビデンス：非一貫性，不精確さによりグレードダウン）．

重要なアウトカムとしてのコース終了時の知識に関して，合計773人の被験者を対象とした8件のRCT[142-145, 150, 151, 153, 154]があり，通常のマネキンを使ったトレーニングと比較してリアリティのあるマネキンを使ったトレーニングに利点を認めなかった（SMD 0.15，95%CI −0.05〜0.34）（非常に低いエビデンス：バイアスのリスク，不精確さによりグレードダウン）．これは，リアリティのあるマネキンを使ったトレーニングに利点がないことを示した，34人の被験者を対象とした1件の観察研究[152]によって支持された（SMD 0.26，95%CI −0.42〜0.93）（非常に低いエビデンス：非一貫性，不精確さによりグレードダウン）．

患者にとっての価値とILCORの見解

これらの推奨の作成に際して，リアリティのあるマネキン（通常のマネキンと比較して）に対する自記式の参加者の嗜好に関する報告と，この嗜好がトレーニングをする意欲に与えると思われる影響を考慮に入れた[10]．学習者への持続する影響のエビデンスが不足していることと合わせ，コース終了時に技能を習得したという肯定的影響を考慮に入れた．また，リアリティのあるマネキンと通常のマネキンの相対的な費用も考慮に入れた．

リアリティのあるマネキンは，身体所見を表現し，バイタルサインを表示でき，コンピュータを通じて治療に対して生理学的に反応し，マネキンに対して手技を実施することも可能である（例，バッグマスク換気，気管挿管，静脈内留置針挿入）[155]．身体的なリアルさを考慮した場合，これらのリアリティのあるマネキンはさらに高額となるが，指導者等にとってはますます一般的になってきている．

このPICOに対する推奨と提案を決定することは，介入による利点がわずかでしかないため挑戦的であった．科学的なレビューの結果，リアリティのあるマネキンに利点があったが，わずかな利点が追加でかかる経費を正当化できたかどうかは明白ではない．

Knowledge Gaps（今後の課題）

今後の研究は，

- 教育の成果を向上させるためのリアリティのあるシミュレーションの適切な使い方を救命処置の指導者に教育するための方法を模索すべきである．
- 様々な異なる要素（マネキン，環境，感情移入等）が教育の成果に及ぼす効果を確定すべきである．
- ALSコースのシミュレーション教育におけるデブリーフィングの相対的重要性を確定すべきである．
- コース終了後も，臨床の転帰に対する影響を評価し，技能の成果を計測すべきである．
- 基本的な各アウトカムにおいて，望まれた効果を検知するために十分なサンプル数を有し十分な検出力のあるRCTを含むべきである．

4）ALS再トレーニングのタイミング

> **CQ：ALSの再トレーニングは，どれぐらいのタイミングで行うのが効果的か？**
>
> **P** ALSトレーニングコースの受講者
> **I** 特定のタイミングでのアップデートまたは再トレーニング
> **C** 標準的なトレーニング（すなわち12か月または24か月毎）
> **O** 患者の転帰，実際の救命処置における技能，コース終了時から1年間の技能；1年後の技能，コース終了時の技能，知識

推奨と提案

12〜24か月間隔の標準的な再トレーニングと比較し，より頻回のマネキンを使用した再トレーニングはALSコースの受講者が能力を維持するためによりよいかもしれないと提案する（弱い推奨，非常に低いエビデンス）．再トレーニングの最適な頻度と持続時間は未だ決定されていない．

エビデンスの評価に関する科学的コンセンサス

重要なアウトカムとしての1年後の技能について，多様な再トレーニング方法と独特のアウトカム計測を使用している4件の研究[156-159]があった．

再トレーニングは，コース7〜9か月後のシミュレーションで強化した効能促進（booster），市販のeラーニング・ツールの毎月の使用，コース目標あるいは患者管理の問題に関連する情報の3か月毎のメール送信，または6か月間職場での毎月のシミュレーションであった．

4件の研究でそれぞれ使われたアウトカム指標は，有効性が確認された処置技能とチームワーク行動評価ツール；あらかじめ確証された筆記試験と心停止シミュレーション試験（CASTest）の混合スコア；ツールの妥当性/信頼性にエビデンスが認められていない模擬心停止，胸骨圧迫および換気の技能；そしてあらかじめ確証された臨床技能ツール（CPT）と行動評価ツール（BAT）のスコア変化であった．

シミュレーションでの効能促進を使用した1件の研究[159]は，処置技能とチームワーク行動スコアにおいて再教育による利点を実証した（非常に低いエビデンス：非直接性，不精確さによりグレードダウン）．定期的なeラーニングとメール送信を使用した研究は，模擬心停止における技能を除いて再トレーニングの利点を示さなかった（非常に低いエビデンス：非直接性，不精確さによりグレードダウン）．マネキンによるシミュレーションを使用した，わずか1件の研究[158]だけが頻回の再トレーニングを標準的再トレーニング間隔と比較したリサーチクエスチョンに直接関連するものであった．本研究では，より少ない総時間の再トレーニング（4.5時間 vs 7.5時間）を使っても，CPTはより良好なスコアで，BATは同等のアウトカムを示した（低いエビデンス：不精確さによりグレードダウン）．

重要なアウトカムとしてのコース終了時以降と1年になる前の技能について，ビデオと自習型トレーニングを使用する1回の再トレーニングと，再トレーニングなしの1回2時間の体験型トレーニングを比較した1件の研究[160]があるが，再トレーニングの利点を示さなかった（非常に低いエビデンス：深刻なバイアス，非直接性，不精確さによりグレードダウン）．

重要なアウトカムとしての知識について，シミュレーションで強化された効能促進，ビデオと自己学習型のトレーニング，知識試験，模擬救命処置トレーニングあるいは前述したメール送信といった様々な再トレーニング方法を用いた4件の研究がある[156, 159-161]（非常に低いエビデンス：深刻なバイアス，非直接性と不精確さによりグレードダウン）．評価ツールは妥当性/信頼性のエビデンスが報告されていないものから，1件の研究[161]におけるよく記述された心理計測まで幅広かった．再トレーニングの利点は認めなかった．

患者にとっての価値とILCORの見解

この推奨の作成に際して，患者ケアに関わる標準的なALSトレーニングののち，技能がすみやかに衰えることを考慮した．マネキンを使用した勤務先での頻回で低用量のトレーニング形式の，再トレーニングは有望である[158]．日々の業務にこれらのセッションを組み込むことの潜在的コスト削減は，標準的な再トレーニングに職員を取られるよりも，再トレーニングの総時間の減少と同様に，重要かもしれない．救命処置に関するごく最近の文献は，「包括的で，まとめた」指導と比較して，「頻回，低用量」から学びが改善され，この形式を学習者が好むことを示している[162]．

結局，なされる質問は「トレーニングはどれくらいの頻度で行われるべきか？」である．未だ，この質問への最終的な解答はない．なぜならそれはトレーニングの種類に依存しているからである．例えば，異なる種類のマネキン使用は，短期的にはアウトカムの改善につながりうることを1件のシステマティックレビューは示している〔「2 教育効果を高めるための工夫 2. ALSトレーニング 3）リアリティのあるマネキンを使ったトレーニング」（→474頁）参照〕．しかしながら，公表された文献は不十分であるので，全体的な特定の時間間隔について，タスクフォースはコンセンサスに至らなかった．

Knowledge Gaps（今後の課題）

- 現在まで，このPICOを取り上げている研究は，一貫した質の高い評価手段を用いることなく，比較的低い質で，サンプルサイズも限られている．
- より大規模な多施設研究は，この重要な教育的な質問に答えるため，特にこのモデルの最適な再トレーニング時間と費用対効果を決定するために重要かもしれない．
- 初回再講習まで間隔が空いても，ALS技能の衰えを防ぐことができるか？
- 臨床での実践と技能維持の間の関係性は何か？

3 バイスタンダーの救助意欲

1 バイスタンダーの救助意欲に関与する要因

傷病者の生存率を改善するには迅速に心停止を認識し，通報し，CPRを開始する必要があり，それにはバイスタンダーの救助意欲を高めることが重要である．バイスタンダーの救助意欲は何に影響されるのであろうか？

17件の研究[73, 74, 163-177]では，バイスタンダーが救助を躊躇する救助者側の要因として，パニック状態に陥る，感染を心配する，CPRを行う自信がないといったことが挙げられ，傷病者側の要因として，救助者にとって見ず知らずの人である，外見が乱れている，薬物を乱用していそうである，出血している，嘔吐しているといったことが挙げられている．2件の研究[178, 179]では，死戦期呼吸を心停止の徴候と認識するように指導されていれば，バイスタンダーは心停止をより正しく判断できることが示された．14件の研究[31, 71, 163, 165, 167, 173-175, 180-185]によれば，トレーニングを受けた経験があればバイスタンダーがCPRを行う可能性は高く，特にそれが5年以内の場合には顕著であった．2件の研究[186, 187]では，ビデオによる自己学習を行うだけでも救助者はCPRの施行やAEDの使用に積極的になれることが示唆された．3件の研究[165, 168, 188]では，通信指令員が電話で口頭指導を行えばバイスタンダーがCPRを行う可能性が高くなることが示された．8件の研究[72-74, 166, 170, 173, 180, 189]によると，バイスタンダーは胸骨圧迫のみのCPRであれば比較的抵抗なく行うことができる．

救助意欲を高めるために，市民はあらかじめCPRのトレーニングを受けておくとよい．トレーニングでは死戦期呼吸が心停止の徴候であることを教え，成人でも小児でも胸骨圧迫からCPRを開始するように指導し，人工呼吸ができない場合やしたくない場合には胸骨圧迫のみのCPRを行うように促すべきである．通信指令員はバイスタンダーにCPRを口頭指導し，その際には死戦期呼吸等，異常な呼吸の判断についても指導するべきである．合わせて，実際の現場では心停止の判断を躊躇したり，判断に迷うケースがあること，そうした場合も，迅速に行動を起こす必要があること，判断に迷ったら胸骨圧迫，AEDの使用の開始を考慮すること，さらに非心停止傷病者に対して，胸骨圧迫を開始したとしても重篤なリスクは生じないこと〔「第1章 一次救命処置」（→33頁）参照〕，AEDは診断機能を有しており，非心停止例に対して誤って電気ショックを与える可能性が低いことを伝えることも，判断に迷った際に行動を促すために有用かもしれない．

4 BLS実施者に対する危険性

1 BLSおよびBLSトレーニングにおける危険性

BLSを施行するにあたり，救助者は自身の安全性を確保することが重要であり，BLSトレーニングでも受講生に危険があってはならない．ここではCPRおよび電気ショックに関連して救助者に発生する有害事象について述べる．ただし，CPRによる感染の危険については「第1章 一次救命処置」（→29頁）を参照されたい．

1）身体的影響

トレーニングではもちろん，実際のBLSでも救助者に重大な身体的有害事象が発生することはまれである．

大規模なpublic access defibrillation（PAD）プログラムに関する2件の研究[190, 191]で筋損傷を起こした事例が報告されている．1件の院内のMET（medical emergency team）要請に関する前向き観察研究[192]では，1,265件のMETコールに対応しBLSを施行した結果，5名に，胸骨圧迫の実施に伴う筋骨格系（4名は背部）の傷害が発生した．看護師やパラメディックを対象に行われた2件の質問紙調査[193, 194]でもCPRによる背部症状が高頻度で発生していた．現在推奨されている胸骨圧迫-換気比（30：2）より多い換気回数で行った3件の小規模なシミュレーション研究[195-197]では人工呼吸による過換気関連の症状が救助者に発生した．実際のBLSおよびBLSトレーニングで救助者や受講生に有害事象（心筋梗塞，気胸，胸痛，呼吸困難，神経損傷，アレルギー，めまい）が発生したという報告[198-202]が5件ある．救助者が胸骨切開の既往がある患者に胸骨圧迫を行った際に，胸骨固定用のワイヤーにより左手を負傷し

たという報告[203]がある．6名の医師（25〜40歳）を対象としたシミュレーション研究[204]と10名の医学生を対象とした研究[205]は胸骨圧迫を行うと救助者の酸素消費量が増えることを示し，その酸素消費量の増加は冠動脈疾患があれば心筋虚血の原因になりうると考察している．しかし，心臓リハビリテーションを受けている患者を対象とした小規模なRCT[206]では，BLSトレーニングで身体的な有害事象は発生しなかった．

ほとんどの状況でBLSトレーニングはもちろん，実際のBLSも安全に行われている．しかし，救助者はBLSを開始する前に自身の危険性と環境の危険性を考慮する．BLSトレーニングの受講者はプログラムで要求される身体活動の種類と程度について説明を受け，訓練中に胸痛や呼吸困難等の重大な症状を生じたらすぐに中断する．実際のBLSでも重大な症状を生じた救助者はBLSの中断を考慮する．

2）電気ショックの危険性

電気ショックを行って救助者自身や周りの者に害が及ぶことはまれである．PADに関する大規模なRCT[191]とファーストレスポンダーのAED使用に関する4件の前向き研究[207-210]によると，市民とファーストレスポンダーはAEDを安全に使用することができた．マネキンを用いたAEDの研究[211]では，市民は電気ショックを試みる際に3回に1回は放電時にマネキンに触れていた．同期電気ショックを行った患者43人を対象とした観察研究[212]では，ポリエチレン製手袋をつけた疑似救助者が胸骨圧迫を行うふりをして患者に接触した状態で放電した場合，疑似救助者に流れた電流は極めてわずかであった．電気ショックに関連した有害事象を調査したシステマティックレビュー[213]によると8件の文献で合計29件が報告されている．そのうち1997年以降に発表されたものは1件[214]で，BLS中に150Jの二相性波形による電気ショックが施行され，胸骨圧迫を行っていた救助者は放電を感じたが身体的に有害事象は起こらなかったという事例である．7件は偶発もしくは意図的な除細動器の誤使用によるもの[215-219]，1件は除細動器の故障によるもの[220]，4件はトレーニング中あるいは点検中に起こったもの[220, 221]であった．1件の症例集積研究[220]がBLS中に生じた14件の有害事象を報告しているが，いずれも重大なものではない．

植込み型除細動器（implantable cardioverter defibrillator：ICD）の放電時に患者に接触している人への危険性を評価するのは困難である．4件の症例報告[222-225]がICDの放電で救助者が受ける衝撃について記載している．ICDが放電すると救助者は明らかな衝撃を感じ，1件の報告[225]では末梢神経障害をきたす原因となった．

3件の動物実験[226-228]では，水に濡れた環境で除細動器を使用しても安全であった．濡れた環境で電気ショックを行って救助者が害を受けたという報告はない．

電気ショックに関連した危険性は従来考えられていたより少ない．用手的な胸骨圧迫中に電気ショックを行っても安全であるとするにはエビデンスが十分ではない．CPRや電気ショック（マニュアル除細動器あるいはAED）を行う際に救助者が手袋をつけるのは妥当であるが，手袋がないという理由で救助を遅らせたり，差し控えたりしてはならない．しかし，講習で救助者の安全性を強調することは理にかなっている．ICDの放電時に患者に接触していても安全であるとするにはエビデンスが十分ではない．BLS中の救助者がICDの放電により衝撃を受けることを防止する方法で推奨できるものはない．

救助者が害を受けたという報告はないが，濡れた環境でも電気ショックは安全に施行できるとするにはエビデンスが十分でない．

3）精神的な影響

PADに関する大規模な前向き試験[190]により，CPRやAEDの使用に関連した治療を要する精神的有害事象がいくつか報告されている．PADに関連したストレス反応についての前向き解析[164]では，緊急事態での対応において受けるストレスのレベルは低かった．

院内のMET要請に関する前向き観察研究[192]では，1,265件のMETコールに対応しBLSを施行した結果，精神的外傷を受けた職員は1名であった．BLSを試みたバイスタンダーに対して質問紙調査を行った2件の研究[229, 230]では，ほとんどの救助者がその経験を肯定的に捉えていた．BLSに関わった看護師を対象とした2件の質問紙調査[231, 232]は，受けたストレスの診断とその対策の重要性を強調している．

わが国でバイスタンダーの精神的な有害事象を検討調査した研究1件[233]が報告されており，バイスタンダーCPRが実施されて社会復帰した事案において，バイスタンダー18名に面接を行ったところ，18名中13名が何らかのストレス反応を経験していた．

日本臨床救急医学会からバイスタンダーをサポートする提言がなされている[234]．この中では，①BLS普及活動の前提として，BLSの実施者は身体的・精神的・社会的に保護される必要があること，②市民にとってBLSに関わることは非日常の体験であり，全ての人に心的ストレスが生じ，時に特別な対応を必要とする場合があること，消防機関者・行政等も含めBLS普及に関わる関係者および市民はそのような共通認識を持っておく必要があること，③バイスタンダーのストレス反応が遷延した場合の心的なサポート対策の具体例として，消防機関等が一次窓口となり傾聴すること，各地域で二次窓口

Knowledge Gaps（今後の課題）

- 胸骨圧迫をしながら行う電気ショックの安全性．
- ICD 植込み患者への CPR．
- バイスタンダーが受ける心的ストレスへの対策．

5 普及と実践，チーム

　蘇生に関わる研究は，方法，質，結果において不均一である．これまでの数十年間に行われてきた多くの研究は様々な異なる条件下で行われており，しばしば相反する知見を示し，比較を困難としてきた．しかし，蘇生に関わる学術協議会は，エビデンスに基づくガイドラインを策定し，関係諸団体に普及するよう求められている．これまでの複数回のガイドライン公開により，その普及は容易なものでも単純なものでもなく，定着するために数年以上を要することが示されてきた[235]．組織内でガイドラインを取り入れる際，ガイドラインの内容が実際の臨床の場で取り入れられるのに数年，そして医療従事者の行動が修正されるのにはさらに数年を要する等の遅れが生じるかもしれない[235-237]．こうしたことを踏まえると，臨床ガイドラインを公表するだけでは不十分であり，どのように普及していくかも議論しなければならない．

　知識を実践に移す最適の方策は不明のままである．教育，教材やインストラクターの準備や確保，除細動器のプログラム変更，組織間の調整変更，臨床医の同意，利益相反の確認，といった種々の時間的遅れをきたす要因のために，Resuscitation Outcomes Consortium の組織のメンバーに対する 2005 蘇生ガイドラインの普及は遅延した[237]．同様の普及の遅れはヨーロッパでもみられた[236]．

　この項では，院内および院外心停止治療を管理するシステムに関連した話題について述べる．これには，蘇生を普及するための発展したテクノロジーの利用，トレーニング時のフィードバックの適用，個々の患者（傷病者）とシステムレベル等が含まれる．

　また，この項は，ガイドラインに基づいたケアが普及すれば蘇生のアウトカムは改善し，また実際の質の測定は蘇生システムを改善するための必要な要素である，という前提のもとに述べられている．

1 普及と実践のための方策

1）地域におけるガイドラインの普及

> CQ：蘇生ガイドラインの普及は，心停止患者（傷病者）の転帰改善に効果的か？
>
> P あらゆる場面で，心停止患者（傷病者）に治療を提供する体制
> I 蘇生ガイドラインの普及
> C 蘇生ガイドラインを普及しない場合
> O 180 日後の神経学的転帰，生存退院，バイスタンダー CPR の質，ROSC

推奨と提案

　あらゆる状況での心停止患者（傷病者）に治療を提供する組織において，蘇生ガイドラインの普及を推奨する（強い推奨，非常に低いエビデンス）．

エビデンスの評価に関する科学的コンセンサス

　重大なアウトカムとしての 180 日後の神経学的転帰について，データは見つけられなかった．

　重大なアウトカムとしての生存退院率について，11 件の観察研究があった（非常に低いエビデンス：不精確さ，バイアスのリスク，非直接性によりグレードダウン）．7 件の研究[238-244]は蘇生ガイドラインの普及が生存率を改善することを示した（RR 1.25，95％CI 1.16〜1.35）．4 件の研究[235, 236, 245, 246]は中立的な結果を示した．

　重要なアウトカムとしての ROSC について，10 件の観察研究があった（非常に低いエビデンス：不精確さ，バイアスのリスク，非直接性によりグレードダウン）．7 件の研究[238-244]は，蘇生ガイドラインの普及が ROSC 率を改善することを示し（RR 1.15，95％CI 1.11〜1.20），3 件の研究[236, 245, 246]は中立的な結果を示した．

　重要なアウトカムとしての CPR の質について，4 件の観察研究[236, 239, 243, 244]があった．蘇生ガイドラインの普及が EMS の CPR のハンズオフタイム〔注：一連の救命処置の中で胸骨圧迫を行っていない時間の割合（電気ショックに関連する中断時間も含む）〕の比率を改善した（平均値 0.28 vs 0.42）（非常に低いエビデンス：不精確さ，バイアスのリスク，非直接性によりグレードダウン）．

患者にとっての価値と ILCOR の見解

　非常に低いエビデンスであるにもかかわらず強く推奨する理由は，心停止治療においては一刻を争う一連の処置を首尾よく行わなければならないこと，しかも，しば

しば，普段一緒に働いていない（潜在的に複数の機関または部門から集結した）治療提供者が一緒に治療にあたらなければならないことがあるという認識に高い価値を置いたからである：ガイドラインは協調した動きを容易にする可能性がある．非常に低いエビデンスにもかかわらず，効果の傾向は一致していて，統合したデータは統計学的に有意で，臨床的に意味がある．心停止は生命を脅かすものであり，利点の見込みは可能性のある危害と比べて高いので[247]，この推奨は正当化される．

CoSTR 2015 の大部分の著者が蘇生ガイドラインを書くことに関係していて，これが潜在的知的な利益相反と考えられるべきであると認める．

Knowledge Gaps（今後の課題）

- 蘇生ガイドラインの最適な治療構成は知られていない．
- 知識の変換のための最適な方法は知られていない．
- 実施のための最適な方法は知られていない．

2 救命に影響するシステムの要因

蘇生ガイドラインの普及と実践ならびに心停止患者（傷病者）の救命に影響する要因には，大きく分けて，システム要因と個別（個人とチーム）要因とがある．本項では，その両者について述べる．

1）院外心停止の社会復帰率を高めるための方策

院外心停止傷病者の社会復帰率を向上させるには，市民救助者の協力は不可欠である．

11 件の観察研究[31, 163, 165, 167, 173-175, 180-182, 248] は，市民救助者の救命意識はトレーニングの受講により向上し，バイスタンダーCPR の実施率も増加することを示している．わが国では消防機関，日本赤十字社等が中心となって，市民に対して様々な BLS 普及の取り組みを積極的に行っており，BLS トレーニングの受講者数は年間 230 万人程度と推定されている[249, 250]．こうした取り組みもあって，2013 年のバイスタンダーCPR の実施率は44.9％に達している[249]．

バイスタンダーCPR の実施率が増加しているとはいえ，院外心停止傷病者の社会復帰率は目撃のある心原性心停止であっても 10％以下である[249]．心停止現場に居合わせた市民による質の高い CPR 実施率を増加させるには，BLS トレーニングを体系的に普及する必要がある．

(1) BLS 実施率を高めるための工夫

ここでは，より多くの市民に BLS 技能の習得を促し，現場における BLS 実施率を高めるためのトレーニング方法について述べる．

① BLS トレーニング時間の短縮

わが国をはじめ多くの国で，BLS トレーニングの時間は 3〜4 時間が標準的である．インストラクターが指導する BLS トレーニングの時間は，受講者（市民救助者または医療従事者）の CPR 技能の習得および維持にどのような影響を与えるであろうか．

マネキンを用いた RCT[251] では，CPR に AED の学習を加えた 7 時間のインストラクターが指導するトレーニングが，4 時間のインストラクターが指導するトレーニングよりも，初期の CPR 技能の習得において優れており，さらに 4 時間のインストラクターが指導するトレーニングは，2 時間のトレーニングよりも技能の習得において優れていた．2 時間のトレーニング終了 6 か月後に中間評価を行った受講者の 12 か月後の CPR 技能は，中間評価を行わなかった 7 時間のトレーニング受講者と同等であった．この研究では他の 2 件の研究[252, 253]と同様に，トレーニング後 4〜12 か月間は，長時間の BLS トレーニング受講者において CPR の技能がより高く維持されるが，技能の劣化の速さはトレーニングの長さにかかわらず同等であることを示している．トレーニング後の技能評価や再トレーニングが行われる場合は，トレーニング時間による学習効果の差は重要ではないかもしれない．

わが国における市民救助者を対象とした RCT[254]によると，胸骨圧迫のみに単純化した 120 分のトレーニングでは，胸骨圧迫と人工呼吸の両方の習得を目的とした 180 分のトレーニングと比較して正確な胸骨圧迫を習得することが可能であった．またビデオによる事前学習の効果を検討した RCT[186] では，指導内容を胸骨圧迫のみの CPR と AED の使用法に限定すれば，60 分のトレーニングでも胸骨圧迫の手技と AED の使用方法を習得できることが示唆された．

トレーニング 6 か月後等に再トレーニングあるいは評価を行う場合には，伝統的なインストラクター指導によるBLS トレーニング時間（180 分）の短縮を考えることは妥当である．胸骨圧迫のみに限定すれば，胸骨圧迫と人工呼吸の両方の習得を目的としたトレーニング（180 分）と比較して短時間のトレーニング（60〜120分）であっても正確な胸骨圧迫の手技を習得できる．

CPR 技能の質を改善し維持するために，トレーニング 6 か月後等に簡単な再評価を行うことを考慮する．現時点で，インストラクター指導による BLS トレーニングの最適な時間を決定することはできない．新しい形式のトレーニングを行う場合は，目的が達成できているか否かの評価を行う．

BLS 再トレーニングのタイミングについては，「2 教育効果を高めるための工夫 1. BLS トレーニング 7）BLS 再トレーニングのタイミング」（→469 頁）参照．

② 胸骨圧迫のみのCPRトレーニングの普及

地域あるいは全国にBLSを普及するための方策を考える上で，その地域あるいは国全体のCPR実施率，文化的背景，院外心停止の疫学を考慮する必要がある〔「2 教育効果を高めるための工夫 1. BLSトレーニング 4) 胸骨圧迫のみのCPRトレーニング」（→467頁）参照〕．JRC蘇生ガイドライン2010では先駆的に，BLSトレーニング受講者のすそ野を広げることを目的に，伝統的なBLSトレーニングに加えて胸骨圧迫のみのCPRとAEDの使用方法に簡略・短時間化したBLSトレーニングの開催を提言した．これを受けて2011年から総務省消防庁は主たるトレーニング項目を胸骨圧迫およびAEDの取り扱いとした短時間の「救命入門コース」を開始した[255]．日本赤十字社，その他のBLS普及団体も，胸骨圧迫のみのCPRおよびAEDの使用方法に特化した短時間トレーニングを導入している．

総務省消防庁救急蘇生統計を用いた全国集計によれば，2005年から2012年にかけて，心停止現場における胸骨圧迫のみのCPRが急速に実施されるようになった．胸骨圧迫のみのCPR実施率の増加に伴い，標準的なCPRあるいは胸骨圧迫のみのCPRのいずれかが実施されていた割合は34.5％から47.4％に増加した．市民が行った胸骨圧迫のみのCPRによって社会復帰に至った傷病者数の推計値は人口1,000万人あたり0.6人から28.3人に増加し，いずれかのCPRの実施により社会復帰に至った数は人口1,000万人あたり9.0人から43.6人に増加していた．この研究では，市民救助者による胸骨圧迫のみのCPRの普及が，わが国における院外心停止後の社会復帰率の増加と関連している可能性が示唆された[256]．

市民によるCPR実施率は増加傾向にあるとはいえ，依然として50％以下にとどまっている．CPRの実施率をさらに増加させるために，胸骨圧迫のみのCPRトレーニングを市民への導入トレーニングとして積極的に展開することを提案する．

③ 市民に対する心停止判断の教育

BLSのアルゴリズムは，反応の確認から始まる．この中では，傷病者に反応がなく，呼吸がないか異常な呼吸（死戦期呼吸）が認められる場合は，心停止すなわちCPR実施の適応と判断し，ただちに胸骨圧迫を開始すると記載されている．一方，市民救助者あるいは市民救助者から通報を受けた通信指令員が心停止を認識することは非常に困難であることが報告されている〔「第1章 一次救命処置」（→20頁），本節「3）心停止傷病者に対する病院前医療体制の役割 （1）通信指令員による心停止の認識」（→483頁）参照〕．心停止現場近くにAEDが存在していたにもかかわらず，心停止直後の痙攣や死戦期呼吸を見たバイスタンダーが心停止の判断に迷い，CPRの実施やAEDの使用に至らなかった事例の検証に基づいて，心停止の判断に躊躇する，あるいは判断に迷った場合にはBLSを開始することの重要性が提言されている[257, 258]．

心停止の現場に遭遇した市民救助者がBLSを開始できない理由として，自分の判断に自信がないこと，救急隊をはじめとする専門家の判断に委ねるほうがよいと考えることに加えて，胸骨圧迫等を行うことで傷病者を傷つけないか不安に感じることが挙げられている．しかし，非心停止傷病者に対するCPRによる有害事象の調査によれば，臨床的に問題となるような内臓損傷は認められなかった〔「第1章 一次救命処置」（→33頁）参照〕．

市民にCPRやAEDの使用方法を指導する際には，実際の現場では心停止の判断に躊躇したり，判断に迷うケースがあることを想定して，迅速に行動を起こす必要があること，判断ができなかったり迷ったら胸骨圧迫とAEDの使用を開始する必要があることを伝えることが有用である．さらに非心停止傷病者に対して胸骨圧迫を開始したとしても重篤な傷害は生じていないという報告があること，AEDは診断機能を有しており非心停止例に対して誤って電気ショックを与える可能性が低いことを伝えることも，心停止の判断に迷った市民救助者にBLSの実施を促すために有用かもしれない．

Knowledge Gaps（今後の課題）

- このような情報を市民救助者に伝えることにより，バイスタンダーCPR実施率が増加するか否か？
- このような取り組みによって，非心停止傷病者に対してCPRが実施され，AEDが使用される割合が増え，有害事象が増えることがないか？

(2) BLSトレーニングの体系的な展開

現在のBLSトレーニングは受講希望者を主な対象として行われているが，この方法ではBLSの普及には限界がある．今までBLSトレーニングを受講していない人を含め国民にさらに広くBLSが普及するためには，各種BLS普及団体の努力に依存するだけでは不十分であり，BLSトレーニングを体系的に展開する必要がある．

わが国の行政指導による体系的なBLSトレーニングの展開には，運転免許取得時と学校教育への導入がある．前者は，日本赤十字社等の協力を得て1994年に開始された．自動車運転免許の初回取得時に3時間程度のBLSトレーニングは，現在も継続して実施されて年間150万人程度の運転免許取得を目指す市民が受講していることが報告されており，体系的な普及に役立っている[259]．

① 学校におけるBLS教育の普及

全ての国民がBLSを実施できる社会を実現するため

には，義務教育課程への導入が最も確実かつ実効性の高い方法である．

わが国では，1994年以降，中学校・高等学校の学習指導要領の中でBLS教育が明記され，徐々に広がりを見せている．しかし，現実には授業時間の確保が難しい，教師にBLS教育の指導経験が乏しい，資器材が不足している等が障害となり，必ずしもBLS教育の普及は進んでいない．2013年に日本学校保健会が行った調査では，児童に対してBLS教育を実施している小学校は2,250校（14.6％），生徒に実施した中学校は4,101校（56.9％），高等学校は1,997校（71.7％）にとどまっている[260]．これは，中学校・高等学校では学習指導要領に明記されているものの，十分な実技の習得を必須として求めているものではないこと，小学校においては学習指導要領に反映されていないことが一因と考えられる．学校への設置が急速に進んでいるAEDと組み合わせて，学校内での充実したBLSトレーニングを導入，展開することができれば，児童生徒を介して国民の認識も広がることが期待される．

前述のような障害を取り除くための試みはすでに始まっている[261]が，BLSトレーニングをすでに行っている学校においても，指導は学校教員ではなく，80％以上が外部（消防機関や日本赤十字社，医師会等）の講師によって行われている[260]．教育のプロフェッショナルである学校教員が，児童生徒を対象にしてBLS教育を行うための研修は，一般的な指導者養成講習会ではなく，短時間で指導のノウハウを提供する簡易研修でよいとする提言もある[262]．今後，学校におけるBLS教育をさらに普及するにあたって，全ての教員が質の高いCPRおよびAEDの技能と知識を習得し維持するための環境を整え，教員に対してBLS教育の指導法を研修する体制の構築が求められる．

BLSトレーニングを体系的に展開する手段として，学術団体，消防機関，日本赤十字社，その他のBLS普及団体が教育現場と連携して，充実したBLSトレーニングを小学校を含む学校教育に導入することは理にかなっている．学校におけるBLS教育は，今後，BLS普及の柱になると考えられる．

2）PAD（市民による電気ショック）プログラム
(1) PADプログラムの効果

> **CQ：PADプログラムは，有効か？**
> P 成人と小児の院外心停止
> I PADプログラム（注）を推進すること
> C （PADプログラムのない）これまでの救急医療サービス（EMS）体制の対応
> O 退院時，30日後，60日後，180日後（1年後）の神経学的転帰および生存，ROSC，初回電気ショックまでの時間，バイスタンダーCPRの実施，バイスタンダーのAEDの使用，CPR開始までの時間
>
> 注：PADプログラムとは，AEDの設置のみならず，AEDが適切に活用されるように，計画・管理することである．

推奨と提案

院外心停止傷病者に対するPADプログラムの導入を推奨する（強い推奨，低いエビデンス）．

エビデンスの評価に関する科学的コンセンサス

心停止傷病者の生存率は，目撃のある心停止の割合等の対象集団の特徴や，応答時間等のEMS体制の特徴によって影響を受け，地域によってかなり異なる可能性がある．心停止傷病者の転帰を改善するために，早期の電気ショックが重要であることは確立された概念である．このレビューで検討したのは2002～2013年に行われた関連する研究15件（RCT 1件，観察研究14件）である．この期間は，推奨されたバイスタンダーCPRの手法が変化した期間に重なる．いくつかの研究では，多重比較が行われ，心停止傷病者が重複して対象となっており，総合的な効果指標を示すのは困難である．

重大なアウトカムとしての1年後の神経学的転帰について，1,394名を対象として，PADによる転帰の改善を示した1件の観察研究[207]（未調整 OR 3.53, 95％CI 1.41～8.79）があった（非常に低いエビデンス：バイアスのリスクによりグレードダウン）．

重大なアウトカムとしての30日後の神経学的転帰について，182,119名を対象とした3件の観察研究があり，PADプログラムがあった群では，プログラムのない群に比べ，転帰が改善（3～37％の範囲から31.6～55％の範囲に）した[263-265]（非常に低いエビデンス：非一貫性，非直接性によりグレードダウン）．

重大なアウトカムとしての退院時の神経学的転帰について，1件のRCT[191]と3件の観察研究[207, 266, 267]があった（非常に低いエビデンス：バイアスのリスク，非一貫性，不精確さによりグレードダウン）．RCTの対象傷病者数は235名で，神経学的転帰（CPC 1または2）に関して有意差はなかった（RR 1.73, 95％CI 0.95～3.19）．観察研究の対象傷病者数は計4,581名で，PADプログラムがあった場合は，プログラムのない場合に比較して生存率が有意に高かった（4.1～50％ vs 1.4～14.8％）．また，1件の予備的観察研究[268]（対象傷病者数20名）で，PADプログラムがあった群は，プログラムのない群に比較して生存率が低かった（0％ vs 30.7％）．

30日後の生存率については，14,135名を対象とした3件の観察研究[263, 265, 269]があった（非常に低いエビデンス：非直接性によりグレードダウン）．PADプログラムがあった群では，プログラムのない群に比較して生存率が有意に高かった（37.2〜65.5% vs 23.3〜48.5%）．これらデータをメタアナリシスの手法に従って組み合わせると，総合的な評価指標としてのOR 1.63（95%CI 1.41〜1.88）となる．しかし，これには，研究の集団が明らかに不均一であるという制限や，一部の傷病者データが複数の文献に重複して報告されているという問題がある．

退院時の生存率について，1件のRCT[191]と9件の観察研究[207, 266, 267, 270-275]があった（非常に低いエビデンス：バイアスのリスク，非直接性，不精確さによりグレードダウン）．235名を対象としたRCTでは生存率の改善が認められた（調整後RR 2.0, 95%CI 1.07〜3.77）．観察研究の対象傷病者数は合計46,070名で，PADプログラムがある場合には，PADのない場合に比較して，生存率が高かった（4.4〜51% vs 1.4〜25.0%）．1件の予備的観察研究[268]（対象傷病者数20名）で，PADプログラムがあった群は，プログラムのない群に比較して生存率が低かった（0% vs 30.7%）．

患者にとっての価値とILCORの見解

この推奨を行うにあたり，電気ショックの遅れによる社会的な影響と，包括的なPADプログラムを作成する費用とのバランスに配慮した．RCT 1件，および，これを支持する多数の大規模な国際的観察研究の結果を重視した．これらの試験は，プログラムが転帰に及ぼす影響は，それが導入された環境や地域によって異なる可能性を示している．PADプログラムが最も効果をもたらすのは，人口密度の高い公共場所であろう．

Knowledge Gaps（今後の課題）

今後の課題として，以下の点が挙げられる．
- PADプログラムが効果を上げるための，地域またはプログラム自体の特徴．
- PADプログラムの費用対便益，費用対効果，費用対効用．
- 最適なPADの配置戦略．
- 胸骨圧迫のみのCPRと30：2のCPR，それぞれにおけるPADの効果．
- 心停止後治療を最適化した場合のPADプログラムの効果．
- ボランティアによって強化されたEMS体制がある場合の，あるいはAEDの設置場所等を知らせるためのソーシャルメディアツールがある場合のPADプログラムの効果．

(2) わが国におけるAED普及の現状と課題

わが国においては，2004年に非医療従事者によるAEDの使用が認められて以降，他国にない数のAEDの設置が進められ，全国的なAEDの普及が，院外心停止からの社会復帰率向上に寄与することが期待されている[263]．さらに，AEDの普及は，市民の救命処置全般への関心を高め，BLSトレーニングへの受講者増加の一因となっていることが考えられる．しかし，これまでに進められてきたAEDの設置は，十分に計画し，管理されてきたとはいい難い．今後は，効率的・効果的な設置を計画し，BLSトレーニングを普及させることで，緊急時にAEDが適切に使用されるような環境整備，管理を進める必要がある．

① AEDの設置基準について

現在，わが国では，AEDの設置についての法的な義務づけはなく，設置者の任意によって行われている．にもかかわらず，医療機関および消防機関のみならず，学校，駅，公共施設，商業施設等を中心に急速に普及し，市民が利用可能なAEDの販売台数（累計）は，2014年末までに，52万台となっている[276, 277]．

2012年には，日本循環器学会がAEDの戦略的配置に関する提言を行った[278]．2013年9月には，日本救急医療財団によってAEDの適正設置に関するガイドラインが策定され，厚生労働省から周知された[279]．こうした取り組みにより，AEDの適正な設置・配置が進むことが期待される．

さらに，近年，医療法に基づいて都道府県が策定する医療計画において，一事業と定められている「救急医療」の中でAED設置の拡大方針を示している地域は多く，地方自治体の施設等へのさらなる設置が想定される．

② AEDの保守管理について

AEDの電極パッドやバッテリーは経時的に劣化するため，日頃からの機器の確認と適切に消耗品を交換する必要がある．厚生労働省は，各都道府県に対して通知を発出し，AEDの適切な管理等の徹底を依頼している[280]．また，AED設置者に点検担当者の配置を求め，点検担当者にはAED本体のインジケータの日常的な確認と記録およびAED本体あるいは収納ケース等への表示ラベルの取りつけとこの記載を基にした適切な電極パッドやバッテリー交換の実施を求めている．しかしながら，国によるAED設置施設に対する調査では，維持管理が不適切となっているものが見受けられ[281]，さらなる管理体制の構築が求められている[282]．

③ AED の設置情報について

施設に設置している AED を有効に活用し，院外心停止傷病者の社会復帰率を高めるために，心停止の疑いのある人の近くにいる，意思があり BLS を実施できる人に，ソーシャルメディア等のテクノロジーを用いて AED の設置情報を提供することの効果が期待されている〔「5 普及と実践，チーム　2. 救命に影響するシステムの要因　3）心停止傷病者に対する病院前医療体制の役割（4）ソーシャルメディアテクノロジー」（→487頁）参照〕．設置された AED の効果的活用のためには，住民および消防機関に対して，利用条件等も含めた（例えば，休日は使用できない等）正確な AED の設置情報が提示されることが望ましい．現在，厚生労働省は AED の販売業者または賃貸業者を通じ，設置者に対し，AED 設置に係る情報の救急医療財団への登録を要請している．日本救急医療財団は，2015 年より新たな AED 設置情報の登録を開始し，AED 設置者の同意の下にホームページ上で公開している[283]．国はこれらの情報を消防機関において活用するよう，都道府県に要請している[284]．

3）心停止傷病者に対する病院前医療体制の役割

心停止傷病者の社会復帰率向上のためには，心停止の予防，早期認識と通報，質の高いバイスタンダー CPR の実施と AED の使用，救急救命士の適切な判断と処置内容の改善等，様々な観点からの病院前医療体制の整備やシステムの改善が必要である．消防機関が中心的に関わる課題として，通報を受けた通信指令員による心停止の認識および口頭指導に関するスキルの改善，通報から救急隊の現場到着までの応答時間短縮のための取り組み，口頭指導例における事後検証等が挙げられ，救急隊のみならず通信指令員も救急業務において重要な役割を果たすことから各地のメディカルコントロール（MC）において様々な方策が検討されつつある．

「口頭指導」とは，通信指令員や出場途上の救急隊員が，救急現場付近にいる通報者等に対して電話を通じて応急手当の指導を行うことである．

(1) 通信指令員による心停止の認識

① 早期アクセス—救急出動指令

通常，EMS 体制との最初の接触は，119 番通報を通じて行われる．正確かつ早期の心停止の認識は，(a) 優先度が高い出動隊への適切な指令，(b) CPR 口頭指導の提供，(c) 地域の AED を持って駆けつける市民救助者への対応要請を確実に行うために重要な意味がある．オランダでの観察研究では，通報時の最初のトリアージで心停止が認識されなかった場合の生存率は5％で，心停止が認識された場合の生存率 14％よりも低かった[285]．救急隊の出動を最適化することは，心停止からの転帰を改善させるための施策として経済的に最も優れた方法の1つと思われる．したがって，通信指令員が傷病者の心停止を認識し，適切に CPR の口頭指導を実施することは傷病者の転帰改善に重要な意味を持つ．

② 通信指令員による心停止の認識

> **CQ：通信指令員による心停止の認識率を高める方策はあるか？**
> P 成人や小児の院外心停止傷病者
> I 特定の症状が通信指令員に伝えられる場合
> C 特定の症状が通信指令員に伝えられない場合
> O 心停止認識の尤度

推奨と提案

通信指令員は，傷病者に反応がなく，正常でない呼吸をしているかどうか確認することを推奨する．傷病者に反応がなく，呼吸がないまたは正常でない場合は，通報時点で，その傷病者が心停止であるものとみなすことは理にかなっている（強い推奨，非常に低いエビデンス）．

通信指令員は，反応がなく，呼吸が正常でない状態を見分けるための教育を受けることを推奨する．この教育には，臨床症状やその表現方法が様々に異なる状況において，死戦期呼吸を正しく認識する方法，および死戦期呼吸の重要性を含めるべきである（強い推奨，非常に低いエビデンス）．

エビデンスの評価に関する科学的コンセンサス

重大なアウトカムとしての心停止の認識について，1件のクラスター RCT[286]（非常に低いエビデンス：バイアスのリスク，非直接性，不精確さによりグレードダウン）と，8件の前後比較観察研究[287-294]，9件の前向き単群観察研究[287, 295-302]，8件の後ろ向き単群観察研究[303-310]，および1件の症例対照研究[285]，計 26 件の観察研究があった（非常に低いエビデンス：バイアスのリスク，非直接性，不精確さによりグレードダウン）．これら 27 件の研究により，計 17,420 名の傷病者が対象となった．「心停止の認識」の定義が各研究によって異なっていたため，メタアナリシスは実施できなかった．

7件の観察研究[291, 292, 295, 303-306]では，通信指令プロトコールによる心停止の認識感度は 38〜96.9％であった．そのうち2件[303, 304]の研究では特異度は 99％を超えていた．

心停止の認識率は 18〜83％であった[296, 299]．研究対象の通信指令室の大多数は，反応がなく，呼吸をしていない，あるいは正常な呼吸をしていない傷病者を認識するための質問事項を記載した通信指令プロトコールを用い

ていた.

4件の前後比較研究[290-292, 294]は，通信指令プロトコールの新規導入やプロトコールの改定によって心停止認識の精度が増加することを示唆していた．

心停止認識の精度が増加したとする1件の報告[290]と，通信指令プロトコールの導入後には電話による口頭指導によるCPR実施率が高くなったとした3件の報告[291, 292, 294]があった．

また，痙攣のプロトコールを修正することで「心停止の可能性が高い」ことを認識する機会が増加したとする1件の報告[293]があった．

反応がなく，異常な呼吸をしていることを認識することは，通信指令員による心停止の認識における中心的事項である．通報者が異常な呼吸を表現する方法には様々なもの，例えば，呼吸困難，呼吸が不十分，喘ぐような呼吸，喘鳴がある，呼吸がうまくできない[296]，時々呼吸している，ほとんど呼吸していない，息遣いが荒い，苦しそうな，または雑音を伴った呼吸，ため息，あるいは奇妙な呼吸，等がある[285]．

1件の研究[287]では，おおよそ30％に死戦期呼吸が認められており，通信指令員が傷病者の呼吸状態を正確に認識することが困難であった．死戦期呼吸を呈することが心停止の認識を困難にしているとする10件の研究[287-289, 292, 296, 297, 299, 307, 309, 311]があり，そのうちの1件では，通報で心停止が見逃された場合の50％に死戦期呼吸が確認された[292]．これらの研究では，心停止の可能性がある傷病者を特定するために有用な用語として，"死んだ"，"死んでいる"，"冷たく固まっている"，"青い"，"灰色"，"青白い"等が紹介されている[301]．もっとも，これらの用語には文化の違いや言語翻訳の限界がつきまとう．

死戦期呼吸を認識する方法を通信指令員教育に追加することで，電話を通じた口頭指導によるCPRの実施率が向上したとする2件の前後比較研究[288, 289]，心停止の見逃しが減少することを示唆する1件の前後比較研究があった[311]．

3件の研究は，心停止を認識できない事例は反応と呼吸に関する特定の質問を省略する等，通信指令プロトコールに従わなかったこととの関連を示唆している[297, 298, 300]．

患者にとっての価値とILCORの見解

この推奨を行うにあたっては，不適切なCPRに起因する潜在的な有害性と必要な資源が増加することよりも，通信指令員による心停止の認識精度を上げることを重視した．こうした状況で，迅速で適切な対応を受ける心停止傷病者の数が増えることによる恩恵は，望ましくない効果に伴う不利益（心停止でない傷病者に胸骨圧迫を行う潜在的可能性と必要な資源の潜在的増加）を上回ると考える．これらの推奨は，主に観察研究（非常に低いエビデンス）に基づくものであることを付記する．

この問題に関する大規模で質の高いRCTを実施するのは困難であろう．これまでのエビデンスは，通信指令プロトコールが有効であること，および心停止の症状がどのように表現されるかや，心停止が強く疑われる傷病者（例えば，痙攣している）についての教育によって，心停止をより正確に認識できるようになる可能性を支持していると確信する．「痙攣している」，「呼吸がおかしい」，「胸が痛い」，「倒れた」，「様子が変だ」等，様々な状況において，隠れた心停止傷病者を遅滞なく認識するために最適化された通信指令プロトコールによって，心停止の早期認識がさらに改善すると考えている．

Knowledge Gaps（今後の課題）

RCTによる質の高いデータが不足している．以下のような研究がさらに必要である．

- 心停止に関連する通報者のキーワードの明確化．
- 通信指令やCPRの口頭指導開始までの時間を短縮するために，通信指令員が通信指令プロトコールの手順をスキップできるような特定の単語や表現があるか？
- 通信指令プロトコールの遵守や逸脱による影響．
- 正常でない呼吸と死戦期呼吸の意義を通信指令員が確実に認識できる最も適切な教育内容．
- 通信指令員のための訓練にとって最も適切な更新間隔．
- 通信指令員に臨床経験があるかないかで，心停止認識率に差があるか？

(2) 口頭指導の現状と改善に向けて

① 通信指令員による口頭指導

CQ：通信指令員によるCPRの口頭指導は有効か？

- P 成人や小児の院外心停止傷病者
- I 通信指令員がCPRの口頭指導を行う場合
- C 通信指令員がCPRの口頭指導を行わない場合
- O 退院時，30日後，60日後，180日後，1年後の神経学的転帰および生存，ROSC，バイスタンダーCPRの実施，初回電気ショックまでの時間，CPR開始までの時間，CPRのパラメータ

推奨と提案

通信指令員は院外での心停止が疑われる成人に対して，通報者に胸骨圧迫のみのCPRを指導することを推奨する

5 普及と実践，チーム

（強い推奨，低いエビデンス）．

エビデンスの評価に関する科学的コンセンサス

ほとんどの地域で，バイスタンダーCPR実施率は依然として低い．通信指令員が行う電話によるCPRの口頭指導は，バイスタンダーCPRの実施率を改善することが示されている．このレビューでは，1件のメタアナリシス[312]，3件のRCT[313-315]，および11件の観察研究[188,289,291,292,294,301,308,316-319]について検討した．

ほとんどの研究の対象は，成人の心原性心停止と推定される症例で，外傷による心停止や窒息による心停止は除外されていた[291,294,315-317]．

院外心停止傷病者全てを対象とした2件の研究[289,308]があったが，通信指令員によるCPRの口頭指導の効果は心原性心停止のサブグループに限定されていた[289]．

小児の心停止に対する電話によるCPRの口頭指導について検討した2件の研究[318,319]があった．

通信指令員によってCPRの口頭指導が行われている地域と，口頭指導が全く，またはまれにしか行われない地域を比較することによって，その生存率に与える影響を検討したいくつかの研究があった[188,289,291,292,294,301,308,317,318]．電話による口頭指導において，人工呼吸を伴ったCPRと胸骨圧迫のみのCPRを比較した研究もあった[313-316]．

重大なアウトカムとしての神経学的転帰について，2件のRCT[313,314]，2件のコホート研究[318,319]，および1件の前後比較研究[289]があった（非常に低いエビデンス：バイアスのリスク，非直接性，不精確さによりグレードダウン）．このうち4件では，電話による口頭指導は神経学的転帰に寄与しなかった[313,314,318,319]．質改善の取り組みの一環として通信指令員が胸骨圧迫のみのCPRを指導した前後比較研究では，12か月後の神経学的転帰が改善した（OR 1.81, 95%CI 1.2〜2.76）[289]．

重大なアウトカムとしての生存率について，3件のRCT[313-315]があった（非常に低いエビデンス：バイアスのリスク，非直接性，不精確さによりグレードダウン）．これら3件の研究を対象としたメタアナリシスでは，電話による口頭指導においては胸骨圧迫のみのCPRが，人工呼吸を伴ったCPRより優れており（NNT 41, 95%CI 20〜1,250）（RR 1.22, 95%CI 1.01〜1.46），両者の生存率の差（絶対値）は2.4%（95%CI 0.1〜4.9%）であった[312]．

また，6件の前後比較研究[188,289,291,292,294,316]があった．このうち1件[292]では，他の研究と異なり生存率が低下していたが，生存率を評価する統計学的検出力が不足していた．1件の研究[289]では，通信指令員が連続的な胸骨圧迫と死戦期呼吸に関する教育を受けることで，1年後の生存率が改善した（73例対象）（調整後OR 1.81, 95%CI 1.20〜2.76）．

さらに，5件のコホート研究[301,308,317-319]があった．1件の研究では，通信指令員に対して電話によるCPRの口頭指導の教育を行ったのちに，小児の院外心停止傷病者に対して電話によるCPRの口頭指導を実施した結果，口頭指導を実施しなかった群に比較して，30日後の生存率が改善した（調整後OR 1.46, 95%CI 1.05〜2.03）[318]．18歳未満の小児を対象とした2件目のコホート研究では，電話によるCPRの口頭指導を受けた群では，口頭指導を受けなかった群に比較して，30日後の生存率が高かった（口頭指導を受けなかった群の調整後OR 0.70, 95%CI 0.56〜0.88）[319]．

重大なアウトカムとしてのROSCについて，1件のRCT[314]と1件の前後比較研究[292]があった（非常に低いエビデンス：非直接性，不精確さによりグレードダウン）．どちらの研究も統計学的に有意な改善を認めなかった．

重要なアウトカムとしてのバイスタンダーCPRの実施率について，救急通報時の重症度判定プロトコール2種を比較した1件の研究[316]，電話によるCPRの口頭指導の有無で比較した3件の研究[188,292,320]，および様々な教育プログラムを比較した2件の研究[289,294]，計6件の前後比較研究があった．さらに，1件のコホート研究があった[318]（非常に低いエビデンス：非直接性，不精確さによりグレードダウン）．いずれの研究においても，電話によるCPRの口頭指導とバイスタンダーCPRの実施に強い関連が認められた．コホート研究では，電話による口頭指導により，胸骨圧迫（調整後OR 6.04, 95%CI 4.72〜7.72）と人工呼吸（調整後OR 3.10, 95%CI 2.44〜3.95）の実施が増加し，バイスタンダーCPRの実施率の増加（絶対値）は40.9%（95%CI 36.1〜45.5）であった[318]．

重要なアウトカムとしてのCPR開始までの時間について，4件の前後比較研究[188,289,291,294]と1件のコホート研究[317]があった（非常に低いエビデンス：バイアスのリスク，非直接性，不精確さによりグレードダウン）．いずれの研究においても統計学的に有意な改善はなかった．

重要なアウトカムとしてのCPRのパラメータ〔初期心電図（electrocardiogram：ECG）波形が心室細動/心室頻拍（ventricular fibrillation/ventricular tachycardia：VF/VT）である割合〕について，1件のRCT[315]と1件の前後比較研究[292]があった（非常に低いエビデンス：バイアスのリスク，非直接性，不精確さによりグレードダウン）．いずれの研究においても，統計学的に有意な改善はなかった．

患者にとっての価値と ILCOR の見解

これらの推奨を行うにあたって，心停止でない傷病者にCPRを行うことの弊害よりも，バイスタンダーCPRが開始されることを重視した．これらの推奨は様々な質のRCTや観察研究からのデータに基づいている．しかし，これらのエビデンスは，いずれも胸骨圧迫のみのCPRを用いた電話による口頭指導のプロトコールの有益性を認めており，ある意味での「用量効果」，すなわち，胸骨圧迫のみを指導することで，より早期からCPRが実施され，より多くの胸骨圧迫が実施されることを示唆している．

Knowledge Gaps（今後の課題）

- 通報者に対する電話によるCPRの指導の最適な手順は？
- 成人や小児の非心原性の心停止傷病者に対して，電話によるCPRの指導はどのような影響を及ぼすか？
- 通信指令員の職種（非医療従事者 vs パラメディックや看護師）はどのような影響を及ぼすか？
- 口頭指導の過程における各ステップ（救急担当指令員への転送，心停止の認識，関係部署への出動要請，CPR口頭指導の開始等）の所要時間の基準は？
- AEDの位置表示システムや，市民救助者の強化もしくは「同時出動指令」の効果・役割は何か？
- 言葉の壁がCPRの質に及ぼす影響は何か？
- 通信指令員の質や効果を高めるための初期訓練や訓練間隔，質改善プログラムを最適化するための最良の方法は？
- できるだけ多くの心停止傷病者に口頭指導を実施するための組織的アプローチは？

② 口頭指導実施者に対する教育と継続的な質の改善

わが国における口頭指導は，1999年に「口頭指導に関する実施基準」[321]が示され，主に心停止傷病者に対し実施されてきた．しかし，その内容は消防機関毎にばらつきがあり，より確実に心停止を認識し効果的な口頭指導を実施すべく，2013年に総務省消防庁から，全国に750以上ある消防本部に再度通知された[322]．本通知では，国の基準に準拠して，地域の実情に合わせた成人・小児の心停止事案に対する口頭指導プロトコールを策定すること，また実施された口頭指導の内容をMC体制のもとで事後検証し，通信指令員の継続的教育（continuous quality improvement：CQI）を行うよう求めている．

2013年の総務省消防庁救急蘇生統計では平均して院外心停止の45％程度に口頭指導が実施されている．しかし，未だ全ての傷病者に口頭指導プロトコールが実施されているわけではなく，その実施率は75％以上の消防本部もあれば10％程度にとどまる消防本部も報告されており，地域格差が存在する[289, 323-326]．

アメリカではNAEMD（全米救急指令員協会）における通信指令員の教育が多くの消防組織で行われており，2年毎に通信指令員個人と3年毎の施設のクオリティーアシュアランスに関わる審査を行い，資格の更新を図りながら通信指令室の質の向上を図っている[327]．

口頭指導を有効に機能させるために，通信指令員の口頭指導についてのCQIを消防組織および地域MC協議会において推進することが求められる．今後，全国の地域MC協議会・消防本部の各レベルで，口頭指導技術の質を保つためのCQIが実施できる体制を構築する必要がある．

③ 市民に対する口頭指導の周知とBLSトレーニングへの普及

これまで市民対象の講習等において，受講者は早期の119番通報の重要性を指導されることはあっても，電話を通じたCPRの口頭指導を受けられることは講習会で十分に説明されてこなかった．4件の研究[293, 299, 328, 329]は，CPR講習受講者に口頭指導開始のキーワードとなる，傷病者の反応，呼吸状態等，通報時に伝えるべき内容を指導することで実際の心停止の現場での処置を改善できると報告している．119番通報時に口頭指導を受けられること，不安な場合には早期に通報することを市民へ周知しておくことがバイスタンダーCPRの実施率向上に寄与するとも考えられ〔「3 バイスタンダーの救助意欲」（→476頁）参照〕，市民に対するBLSトレーニング等で口頭指導の存在と内容および口頭指導開始のキーワードについて具体例を教示し，受講者に周知しておくことは理にかなっている．

(3) 応答時間（覚知-現着時間）の短縮の効果

応答時間（救急通報から救急隊が現場に到着するまでの時間）は院外心停止傷病者の生存率に関する極めて重要な要素である．わが国では「覚知-現着時間」は，2013年では全国平均で8.5分と報告されているが，毎年，延長傾向にある[330]．さらに救急車の現場到着から傷病者接触までには数分を要する．また，心停止傷病者の虚脱から119番通報までに数分を要すると報告されている[331]．2件のメタアナリシス[332, 333]によれば，突然の心原性心停止傷病者の生存率と応答時間とには強い関連がある．この研究における調査対象地域の平均応答時間は5.7〜6.7分であり，応答時間が1分短縮すると院外心停止傷病者の生存率は0.4〜0.7％向上する可能性が示されている．応答時間が心停止傷病者の生存率に与える影響を調査することを目的とした1件の前後比較試験[334]によれば，平均応答時間を6.7分から5.3分に短縮した

ところ，全心停止傷病者の生存率が33％改善した．交通信号機をコントロールすることで救急車到達までの時間を短縮させ，1年後の生存率を改善させたという報告がある[335]．

総務省消防庁救急蘇生統計では，目撃のある心原性心停止の傷病者において，虚脱から救急隊員によるCPR開始までの時間が10〜15分であった場合の社会復帰率が4.5％であったのに対し，5〜10分であった場合の社会復帰率は7.8％であった．初期調律がVFであった傷病者の社会復帰率はそれぞれ14.4％，22.4％であった[330]．

このように心停止傷病者の社会復帰率を改善するために，必要な情報を通信指令員が的確に聴取する努力を継続し，病院前医療全体でも無灌流時間を減少させる取り組みを進めることは理にかなっている．

(4) ソーシャルメディアテクノロジー

CQ：ソーシャルメディア等のテクノロジーの利用は，心停止現場で有効か？

- P 院外心停止傷病者
- I ソーシャルメディア等のテクノロジーを使って市民レスポンダーに心停止疑い事案の発生したことを知らせること
- C ソーシャルメディア等のテクノロジーを使わない場合
- O 退院時の神経学的転帰，生存退院，入院，ROSC，バイスタンダーCPR実施，胸骨圧迫開始までの時間

推奨と提案

心停止の疑いのある人の近くにいる，意思がありCPRを実施できる人に，ソーシャルメディア等のテクノロジーを用いて情報提供することを提案する（弱い推奨，中等度のエビデンス）．

エビデンスの評価に関する科学的コンセンサス

重大なアウトカムについてのデータはなかった．重要なアウトカムとしてのバイスタンダーCPRについて1つのRCT[336]を認めた．この研究では，心停止が疑われる場所から500メートル圏内にいる市民レスポンダー〔注：あらかじめ，（責任は負わない）善意のレスポンダーとしてソーシャルメディア等のテクノロジーを活用した応急手当駆けつけ制度に登録した市民救助者〕に通知を発するスマートフォンを用い，介入群のバイスタンダーCPR率62％（傷病者188/305）に対し，対照群48％（傷病者172/360）であり，絶対差14％であった（95％CI 6〜21，$p<0.001$）．

最初のショックまでの時間については，1件の症例集積研究[337]（$n=76$）があった（非常に低いエビデンス：バイアスのリスク，非直接性によりグレードダウン）．この報告では，心停止が疑われる人から1,000m圏内にいる市民応答者にテキストメッセージを送信した場合，通報から初回ショックが行われるまでの時間の中央値が8分（IQR 6分35秒〜9分49秒）であった．同じ研究において，最初に到着したのが救急隊であった場合の通報から初回ショックまでの時間は，10分39秒（IQR 8分18秒〜13分23秒）であった．

ファーストレスポンダーの現場到着については，1件の症例集積研究[338]があった（非常に低いエビデンス：バイアスのリスク，非直接性によりグレードダウン）．これは，心停止の疑いのある人から500m圏内にいる市民レスポンダーにコンピュータによる電話とテキストメッセージを送信した場合，このシステムによって通知を受けた救助者が最初に現場に到着した場合が44.6％で，救急隊が到着した場合が55.4％であったと報告している．

患者にとっての価値とILCORの見解

この推奨を決めるにあたり，院外心停止に対してCPRやAED使用には時間的な利点があることと，EMS体制を最適化して応答時間を短縮することには限界があること，を重要視した．また，ほとんどのコミュニティーには意思がありBLSができる人が存在し，これらの斬新なテクノロジーが，それらの人々に院外心停止への対応をしてもらうよう導くことができると認識している．この推奨を支持するエビデンスは乏しいが，相対的な利点と害を比較して，推奨に値すると判断した．これらの介入の有効性を示す研究が必要である．

Knowledge Gaps（今後の課題）

- バイスタンダーに情報提供する場合としない場合で，退院時の神経学的転帰，生存退院率，入院率，ROSC等の臨床的に意義のあるアウトカムにどの程度の影響があるか？
- バイスタンダーに情報提供する場合としない場合で，バイスタンダーCPRの実施率や，最初の胸骨圧迫が開始されるまで時間にどの程度の影響があるか？

(5) 心停止傷病者に対する救急医療サービス体制の検証と課題

わが国では，2005年から，総務省消防庁の通知により，全国の消防組織で，院外心停止傷病者の蘇生記録の国際ガイドラインであるウツタイン様式に基づいた記録集計が行われ，病院前医療体制の検証が行われている．2013年の報告では，院外心停止傷病者の44.9％にバイスタンダーCPRが実施されていた[330]．しかし，MC体制の地域的な差異の影響は大きく，バイスタンダー

CPRありと判断する基準が地域によって異なる可能性がある上に[323]，CPRの質については十分に評価されていないのが実情である．

口頭指導中の記録を事後検証することにより，口頭指導がより適切に行われ，ROSCの可能性が高まることが報告されている[339]．石川県では，通信指令室内において継続的な事後検証の実施が口頭指導技術を改善することと救命率改善に結びつくことを報告した[289]．MC協議会による事後検証は，口頭指導も含めて行う必要がある．

4）病院前治療への医師の参加（ドクターカーおよびドクターヘリ）

わが国においても，地域あるいは施設の努力により，ドクターカーやドクターヘリが導入され，病院前の現場に経験ある医師が出向き，チームの一員として救命処置に参加する機会が増えている．しかし，ドクターカー，ドクターヘリに関する十分な検討は現在なされていない．

成人の心停止において，救命処置中に医師がいる場合，救急救命士のみの場合と比べ，よりガイドラインに準拠し[340, 341]，またより高度な蘇生手技をうまく実施できると報告されている[340, 342-345]．

個々のシステムで比較すると，4件の研究が，医師が蘇生チームの一員に加わると生存退院率が改善することを示唆したが[346-349]，10件の研究は生存あるいは生存退院率に差がないことを示唆し[340, 348, 350-356]，逆に1件の研究は医師が蘇生チームの一員となると，心停止患者の生存率がより低下したとしている[356]．医師が参加するシステムと参加しないシステムの間で心停止患者の転帰を間接的に比較した研究によると，医師がスタッフにいることとは無関係に，システム毎の相違があるため解析が困難としている[2]．

経験ある医師をEMS体制の一員として採用しているシステムから心停止患者の高い生存率が報告されており[343, 345, 357-359]，この生存率は医師以外のプロバイダーによるシステムよりも高いかもしれない[357, 358, 360, 361]．

その他の比較では，救急救命士が対応するシステムと医師が対応するシステムの間で生存率に差はなかった[362, 363]とする報告と，医師を含むEMS体制が対応すると心停止後に，生存して病院に到着する患者が多かったとする報告もある[364]．高度に訓練された救急救命士により組織的に運用されるシステムもまた高い生存率を報告している[2]．しかし，この課題に対応するRCTはない．

わが国ではドクターカー，ドクターヘリ等のシステムは，外傷等に対象を絞ると有用と報告されているものもある[365, 366]．

病院前におけるALSに医師を参加させることによって心停止患者の転帰が改善することを支持あるいは否定するためのエビデンスは十分でない．

外傷や急性疾病の病院前治療に経験ある医師が参加することは有用である可能性があり，地域の特性を踏まえて考慮してもよい．

Knowledge Gaps（今後の課題）

良好な転帰を得るために必要な訓練，臨床技能を維持するために必要な訓練と経験のレベル，医師以外と比べ医師が参加した場合の費用対効果等を決定するにはさらなるデータが必要である．

5）Cardiac arrest center

CQ：心停止患者（傷病者）を，cardiac arrest centerに搬送することは有効か？
- P 成人と小児の院外心停止患者（傷病者）
- I 専門的なcardiac arrest centerに搬送をすること
- C 搬送しない場合
- O 30日後，退院時の神経学的転帰，生存退院，入院，ROSC

推奨と提案

ILCORは院外心停止患者（傷病者）管理のためのより広い地域のケアシステムの一部として，院外心停止患者（傷病者）を，専門のcardiac arrest centerへ搬送することを考慮するべきであると提案している（弱い推奨，低いエビデンス）．

わが国には"cardiac arrest center"に該当する施設は定義されていない．

エビデンスの評価に関する科学的コンセンサス

このPICOに対するRCTはなかった．26件の観察研究をレビューした結果，院外心停止傷病者の生存転帰を救命救急センターへ搬送された場合とそれ以外の場合を比較した1件の前向き研究[367]があった．病院の様々な特性〔例えば類型（注：急性期 vs 慢性期，二次救急医療機関 vs 三次救急医療機関というような分類のこと），規模，立地と院外心停止受入数〕に基づく病院間における院外心停止傷病者の生存転帰を比較した10件の観察研究[368-377]があった．6件の観察研究[378-383]は，地域における蘇生後ケアシステム導入の前後で，院外心停止傷病者の生存転帰を比較していた．6件の観察研究[384-389]は，主なセンターに直接または間接的に搬送された症例に関し，病院への搬送時間に基づいて傷病者の生存転帰を比較した．1件の観察研究は，病院横断的に早期の冠動脈造影または再灌流と低体温療法を受けた患者群とそれ以外の患者群について，院外心停止患者の転帰を比較し

た．2件の観察研究[390,391]は，患者の生存転帰について報告がなく，それゆえ，以下のGRADE評価の対象とはならない．研究デザインと適応基準の異質性のためにメタアナリシスは行えなかった．

重大なアウトカムとしての神経学的転帰について，合計23,000例以上の傷病者を対象として，12件の観察研究[367,369,371,376,378,380-383,385-387]があった（非常に低いエビデンス：バイアスのリスク，非直接性によりグレードダウン）．30日後の神経学的転帰を調査した3件の研究[367,383,386]があった．他に退院時の神経学的転帰を報告した9件の研究[369,371,376,378,380-382,385,387]があった．神経学的障害を残さない生存率の改善と専門的なcardiac arrest centerへの傷病者搬送の間に関連があった．鍵となる調査では，救命救急センターに搬送された症例では，救命救急センター以外に搬送された場合よりも院外心停止傷病者の30日後の神経学的転帰良好（CPC≤2）の割合が高かった[367]（6.7% vs 2.8%，OR 2.47，95%CI 2.02〜3.01，$p<0.001$）．

重要なアウトカムとしての生存率について，120,000例以上の傷病者を対象として，21の研究があった．ただし，傷病者の生存率の違いに影響する病院因子において異質性を認めた（非常に低いエビデンス：バイアスのリスク，非直接性，非一貫性によりグレードダウン）．3件の研究[372,374,386]は30日後の生存率を調査し，120,000例以上の傷病者を対象として，18件の研究[368-373,376,377,379,381-385,387-389]は生存退院率を報告し，そして1件の研究[375]では4.6年後の生存率を報告した．

生存率とcardiac arrest centerへの搬送には関連があった．しかしながら，最も傷病者転帰に関連する特異的な病院因子は，これらの研究では一貫していなかった．

患者にとっての価値とILCORの見解

この推奨と提案をするに当たって，ILCORは，RCTによる証拠はないが，健康改善の施策として心筋梗塞，脳卒中，大きな外傷を含む他の重症患者（傷病者）のためにすでに行われているものと同様に，（専門の）cardiac arrest centerの整備が考慮されるだろうと認識する．

Knowledge Gaps（今後の課題）

- Cardiac arrest centerとcardiac arrest centerでない医療機関を比較して，受けることができる蘇生後ケアの正確な違いは何であるか？
- 様々な条件の下の患者（傷病者）搬送のための安全な行程時間または距離は，知られていない．
- Cardiac arrest centerが提供しなければならない基本的治療については定義される必要がある．
- 患者（傷病者）を受け入れた病院から地域のcardiac arrest centerへ二次搬送する場合の役割は何であるか？
- 標準的治療とcardiac arrest centerへの搬送とを比較するRCTを実施するための十分な臨床的な釣合いがあるか？
- わが国の救命救急センターはcardiac arrest centerの機能を果たすべきか？

6）蘇生システムの質の評価

> **CQ**：蘇生システムの質を評価することで心停止患者（傷病者）のアウトカムを改善させることができるか？
>
> **P** あらゆる状況で心停止患者（傷病者）に対応する組織
> **I** 蘇生システムの質を評価する場合
> **C** 蘇生システムの質を評価しない場合
> **O** 生存退院，実際の救命処置における技能，入院，システムレベルの変数

推奨と提案

心停止患者（傷病者）を治療する組織が，率先して，蘇生システムの質を評価し，改善の取り組みを行うことを提案する（弱い推奨，非常に低いエビデンス）．

エビデンスの評価に関する科学的コンセンサス

重大なアウトカムとしての院外心停止の生存退院率について，合計6,983人の傷病者を対象として，4件の観察研究[334,392-394]があった（非常に低いエビデンス：非直接性，不精確さ，非一貫性によりグレードダウン）．このうちの6,331人が1件の研究[334]で占められており，偏りがある．この異質性のために，効果を統合して算出することが妨げられ，個々の効果における信頼性が制限された．蘇生システムの質を計測することにより効果があると支持するには，個々の効果は弱そうである．

重大なアウトカムとしての院内心停止の生存退院率については，合計318人の患者を対象とした2件の観察研究[395,396]があった〔（2つの）データは統合できなかった〕（低いエビデンス：非直接性，不精確さ，非一貫性によりグレードダウン）．生存退院率の改善はなかった．1件の研究[396]は，神経学的転帰の軽度の改善を示した．また，合計105,003人の患者を対象として，3件の時間シリーズ観察研究があった[397-399]（非常に低いエビデンス：非直接性，不精確さ，非一貫性によりグレードダウン）．このうちの104,732人の患者が1件の研究[397]で占められており，偏っている．異質性が，統合した効果を算出することを妨げた．2件の研究[397,398]は，個々の効果は，蘇生システムの質を計測することにより効果があると弱く支持しそうである．残り1件の研究[399]は，効

果がないことを示している．

重要なアウトカムとしての胸骨圧迫の深さについて，合計990人の患者を対象として，3件の観察研究[392,395,396]があった（非常に低いエビデンス：バイアスのリスク，非一貫性によりグレードダウン）．異質性が，統合した効果を算出することを妨げており，個々の効果における信頼性が制限された．個々の効果は，蘇生システムの質を計測することにより効果があると弱く支持しそうである．

重要なアウトカムとしての胸骨圧迫のテンポについて，6件の観察研究があった．このうち4件の研究に合計1,020人の患者が含まれ，2件の研究では患者数は報告されていなかった[392-396,399]（非常に低いエビデンス：非直接性，不精確さ，非一貫性によりグレードダウン）．この異質性が，統合した効果を算出することを妨げており，個々の効果への信頼を制限している．3件の研究の個々の効果は，蘇生システムの質を計測することにより効果があると弱く支持しそうである．残り3件の研究は，効果がないことを示している．

重要なアウトカムとしての他のシステムの変数について，ヒトを対象とした1件の観察研究[334]があった（非常に低いエビデンス：バイアスのリスク，非一貫性によりグレードダウン）．この報告では，最適化する戦略を導入することで，AEDを持ってくる人の反応時間を6.7分から5.3分に短縮した．研究を通じて，効果の方向は一致しており，時折，効果サイズも大きく，統計学的に有意差を認めた．情報収集やフィードバックが患者に有害であるといういかなるエビデンスもなかった．

患者にとっての価値とILCORの見解

ILCORは，この推奨を決めるにあたり，救命の可能性と，計測できることだけが改善できるという考えを重要視した．蘇生システムの質の計測や改善のための介入に関連するコストは重要視しなかった．新しいガイドラインが承認され，現場の救助者が訓練を受けたとしても，現場で実際に行われる救命処置が，ガイドラインで示されたものや訓練を受けたものと一致するかについてはしばしば見過ごされる．臨床現場での行動を評価し，継続的に評価と改善を行うシステムを用いることによって，ガイドラインへのコンプライアンスを改善することができる．

Knowledge Gaps（今後の課題）

- 蘇生システムの質を計測する最も適切なアプローチを同定する必要がある．
- 地域社会や組織的な特徴による影響をより理解する必要がある．

7）救命処置のデブリーフィング

> **CQ：救命処置に関するブリーフィングやデブリーフィングは有効か？**
> P あらゆる状況下で心停止患者のケアをしている救助者
> I ブリーフィングやデブリーフィングを行うこと
> C ブリーフィングやデブリーフィングを行わない場合
> O 生存率，実際の救命処置における技能，救命処置の質（例えば，胸骨圧迫中断時間），知識

推奨と提案

成人と小児の院内心停止に対する救命処置終了後に，救助者に対し，データに基づいて，救命処置の質に焦点を当てたデブリーフィングを行うことを推奨する（強い推奨，低いエビデンス）．成人と小児の院外心停止後に対する救命処置終了後に，救助者に対し，データに基づいて，救命処置の質に焦点を当てたデブリーフィングを行うことを提案する（弱い推奨，非常に低いエビデンス）．

エビデンスの評価に関する科学的コンセンサス

ブリーフィングを単独の介入として比較したRCTや研究は存在しなかった．

2件の院内前後観察研究があった．1件[395]は成人で，もう1件[396]は小児で合計318人を対象として，2,494クールの胸骨圧迫を含むデータがあった．蘇生チームのメンバーに対してCPRの質を示す除細動器の記録を用いてデータによる，救命処置の質に焦点を当てたデブリーフィングプログラムを実施したところ，アウトカムが向上した．

重大なアウトカムとしての院内心停止の退院時の神経学的転帰について，1件の観察研究があり，デブリーフィングによって28.8％から50.0％に向上した（RR 1.73, 95% CI 1.04〜2.43）（非常に低いエビデンス：不精確さによりグレードダウン）．

重大なアウトカムとしての生存退院率について，1件の観察研究があり，17％から18.8％にわずかに向上した（RR 1.35, 95%CI 0.81〜2.1）（非常に低いエビデンス：非一貫性によりグレードダウン）．

重大なアウトカムとしてのROSCについて，1件の観察研究があり，デブリーフィングが54.7％から66.5％への増加に関与した（RR 1.25, 95%CI 1.06〜1.41）（低いエビデンス）．

重大なアウトカムとしての胸骨圧迫の深さとテンポが目標とする範囲内で行われるかについて，1件の観察研究があり，ともに向上した（RR 1.18, 95%CI 1.15〜1.21）（RR 1.25, 95%CI 1.21〜1.29）（中等度のエビデンス：効果の程度によりグレードアップ）．

院外における，これらのアウトカムに関しては，エビデンスが間接性により大幅にグレードダウンされるため，3件の生存率のアウトカムに対しては非常に低いエビデンスであり，2件の過程のアウトカムについては低いエビデンスであった．

患者にとっての価値とILCORの見解

院内心停止に対して異なる推奨を作成するにあたり，教育的介入に近いエンドポイントとして，CPRの質と短期間の生存の改善における一貫性と精確性に高い価値を置いた．導入の潜在的コストにより低い価値を置いた．

Knowledge Gaps（今後の課題）

- 院外心停止におけるデータに基づいた，救命処置の質に焦点を当てたデブリーフィングの利点は不明．
- データに基づいた，救命処置の質に焦点を当てたデブリーフィングで使用されている理想的な形式は不明．
- データに基づいた，救命処置の質に焦点を当てたデブリーフィングにおける客観的データの適切なソース（例えば，CPRの質の記録，ビデオ等）を定義する必要がある．
- データに基づいた，救命処置の質に焦点を当てたデブリーフィングの適切な期間は不明．
- イベントと，データに基づいた，救命処置の質に焦点を当てた，最も有効なデブリーフィングの間隔は定義の余地がある．

3 心停止に陥るリスクのある市民・院内患者の認識と予防

心停止に至った患者（傷病者）では，事前に警告徴候が出現していたにもかかわらず，それが認識されていなかった，あるいは治療されていなかった，ということがしばしば認められる．この項では，心停止を予知，認識，そして予防するための戦略について，教育の役割を含めて記述する．

1）見かけ上健康な小児と若年成人の突然の心停止

(1) 心停止リスクのある小児と成人の心臓関連症状

失神の性質と小児および若年成人の心臓突然死のリスクを特異的に調べた研究はない．1件の研究[400]では，失神や心臓突然死の家族歴，動悸，臥位で生じる失神，運動や感情ストレスに伴う失神は，QT延長症候群の患者において，より高率に発生していた．

高齢成人での2件の研究[401,402]によれば，失神前に吐気や嘔吐を伴わず，かつECG異常がある場合は，不整脈性失神の独立予測因子であることが示された．失神前の警告徴候が5秒未満であることと失神エピソードが2回未満であることがVTや房室（AV）ブロックによる失神の予測因子である．

1件の死後研究[403]により，説明のつかない溺水による死亡や有能な泳者の溺水による死亡はQT延長症候群かカテコラミン誘発性多形性VT（CPVT）の可能性があることが強く示唆された．2件の研究[404,405]により，QT延長症候群と痙攣表現型の関連が明らかになった．

(2) 心停止リスク因子のスクリーニング

2件の大規模前向きスクリーニング研究[406,407]では，見かけ上健康な小児と若年成人において心臓突然死の予測因子となりうる単独症状を特定することはできなかった．これらの研究のうち1件[406]で，心疾患スクリーニング目的の12誘導ECGに明確なエビデンスがあった．

わが国では学校心臓検診が小学校，中学校，高等学校のそれぞれ1年生全員に行われている．このシステムは全世界でわが国だけであり，このシステムによりわが国の児童・生徒は突然死から守られていることが報告されている[408]．学校心臓検診で確定的なQT延長症候群と診断される頻度は中学1年生で1,200人に1人程度である．わが国では症状出現前のQT延長症候群患児に対する症状出現予測が必要になっている[409]．

一方で，わが国の小・中学生の院外心停止について後ろ向き疫学調査を行った結果，心停止前に心疾患としてフォローアップを受けていた患者は48％であり，約半数の心停止は事前にスクリーニングされていないことが明らかとなった．心停止前にフォローアップを受けていない心疾患としては，冠動脈異常，CPVT，特発性VFといった，安静時ECGでは異常を呈しない患者が含まれていた[410]．

(3) 突然の心停止の前駆症状

心臓突然死患者の前駆症状を調査した9件の研究[411-419]によると，死に先立って，失神/失神前徴候，胸痛，および動悸を含む心臓症状を訴えていた患者が多かった．目撃のある心原性心停止と非心原性心停止患者の前駆症状を調査した1件の前向き観察研究[420]によると，心原性心停止と非心原性心停止ともに60％以上の患者で何らかの前駆症状を訴えていた．症状としては，呼吸困難が最も多く，心原性心停止においてはさらに胸痛，失神の順で続いた．

(4) 心疾患患者における突然の心停止のリスク因子

心臓病と診断されている患者を対象とした12件の研究[421-432]によれば，前駆症状のあるなしにかかわらず，失神（特に最近のものや反復するもの）は死の危険性を増加させる独立危険因子として確認された．労作時胸

痛，失神に関連する動悸はそれぞれ独立して，肥大型心筋症，冠動脈異常，WPW 症候群，および不整脈原性右室心筋症に関連していた．ブルガダ症候群による突然死に関する危険因子を検討した2件の研究[433, 434]によれば，失神/家族歴/電気生理検査陽性の3つのうち2つを有する群で高リスクであることが確認された．

(5) 突然の心停止リスクが高い家族のスクリーニング

突然の心停止の誘因となりうる心臓病を持つ患者の家族と心臓突然死の家族歴がある人を対象に系統的評価を行った5件の研究[421, 435-438]により，心臓突然死した人がいる家族では，その誘因となりうる心臓病に罹患している割合が高いことがわかった．

不整脈による失神の特徴的症状を示す小児と若年成人は，ECG，心エコーおよび運動負荷試験を含む専門家による心臓病の評価を受けることは理にかなっている．

不整脈による失神の特徴には以下のようなものがある．すなわち，仰臥位で生じる，運動中か運動後に生じる，前駆症状がないかあっても短い，反復性である，家族歴として突然死した者がいる，等である．さらに，胸膜炎では説明できない胸痛，失神に関連する動悸，痙攣発作（治療に抵抗性で，夜間に起こる，あるいは運動・失神・騒音によって誘発される），有能な泳者の溺水等で，不整脈の可能性を強く疑うことは理にかなっている．家族に心臓突然死した若年者がいる場合，あるいは心臓突然死のリスクが高い心臓疾患患者を持つ家族は，専門的医療機関において心臓突然死のリスクを系統的に評価することは理にかなっている．

▍Knowledge Gaps（今後の課題）

- 遺伝性心臓病がある，あるいは心臓突然死患者がいる親族に対して専門的心臓スクリーニングを行う医療機関についての有効性，要素，および患者選定の基準．
- 心臓突然死のリスクに潜在的に関連する心臓症状を特異的に調べた小児と若年者での転帰．
- 予期せず死亡をした若年者における，他の原因で死亡した若年者や対照群と比較した場合の警告サインの発生率．
- 明らかな脳疾患がなく治療抵抗性の痙攣性疾患がある小児の心機能評価．

2）突然の心停止の原因となりうる活動状況・影響する環境要因

心停止の発生は，激しい運動，感情や仕事に伴うストレス，食事や入浴等の生活習慣も誘因となると指摘されている．また環境要因，中でも気温が心停止発生と関係があるといわれている．800万人の人口を10年分蓄積した日本人のデータを利用し，心停止症例 28,000 件の症例を対象とした結果では，特に高齢で気温が18℃以下の場合に心停止リスクが大きいことが示された[439]．

(1) 窒息

厚生労働省平成25（2013）年人口動態調査では，窒息による死亡が 9,713 人発生しており，窒息による死亡率は年々増加傾向にある（6.0/人口10万人対）[440]．東京監察医務院の調査によると，2013年に東京都23区において検案を実施した不慮の外因死 1,176 例中，窒息は262例（22％）であり，1月に最も多く，男女差は認められなかった．大阪市で 2000～2007 年に異物による気道閉塞のために救急隊によって病院に搬送された約 2,300 人のデータによると，発生頻度は乳児が最も高く，次いで高齢者で高くみられており，二峰性の分布を示していた[441]．大阪府における 2005～2011 年の20歳以上の院外心停止症例の前向き観察研究によると，非心原性心停止 14,164 例中，窒息は 2,670 例（19％）であり，平均 77.9 歳，男女差はなく，6割が自宅内，3割が医療ケア施設内で発生していた．初期調律はショック非適応が95％以上を占め，1か月生存382例（14.3％），神経学的転帰良好72例（2.7％）であった[442]．

厚生労働省平成25（2013）年人口動態調査によると，窒息による死亡の原因の中で一番多いものは食物の誤嚥であった．高齢者では，加齢による咀嚼力・嚥下機能の低下，歯の欠損，脳血管障害等の疾患等が窒息のリスクとなり，小児では歯の発育，摂食機能の発達程度，食事中の行動等がリスクとなる．保護者や介護者はこのようなリスクを認識し，応急手当の知識と技能を習得した上で見守ることが望ましい．窒息をきたしやすい食物（餅，団子，ゼリー，豆類等）に関しては，提供そのものの回避，一口量のサイズを小さくする等の配慮が求められる．

(2) 入浴関連死

1998～2007 年の10年間に発生した268件の入浴関連死（浴槽内で発見された事例のみ）の病理解剖を実施した1件の法医学研究によると[443]，23.5％は偶発的溺水，71.2％が疾患死（虚血性心疾患，脳卒中，腎不全，癌等），5.2％は不詳の死と判定された．完全な解剖を実施した173例において，頻度の高い所見は心筋の虚血性変化55例，心肥大52例であった．脳出血は6例（くも膜下出血4例，脳内出血2例）であった．発見場所は自宅浴槽が86％，年齢は70％が70歳以上，年齢の男女差はなく，冬季に圧倒的に多く発生していた．

大阪府内の院外心停止約 11,000 人の心停止直前の活動を調査した1件の前向き観察研究によると，単位時間あたりの心停止発生頻度/1,000万人は，睡眠中 6.2，就

労中1.2,運動中10.1に対し,入浴中は54.5であり,入浴中の発生頻度は冬が夏の約11倍であった(8月9月：3/1,000万人/時,1月：34/1,000万人/時)[444].東京都監察医務院の調査によると,東京都23区の異状死のうち,死亡直前の行動が入浴中であった事例は1,400件を超え,異状死全検案件数の約1割にも達する.高齢者に多く,冬季に多く発生している[445].気温が低い時期の入浴は,脱衣所や浴室との温度差により心負荷がかかっていることが原因になっていることが示唆される.

入浴中の意識消失の原因として,①熱中症に陥り意識障害を起こし溺没するという説,②浴槽から出る,体を洗う等の動作により,血圧変動が大きくなり一過性脳虚血発作が起こるとする説,③入浴中は座位であること,高温環境で血管拡張をきたしやすいことから,低血圧が誘発されて神経調節性失神に至るという説,④不整脈が関与するという説等が示されている[446].

入浴関連死の予防対策として以下のことを考慮する.
① 冬季の入浴に際して,浴室,脱衣所や廊下をあらかじめ温める.
② 長時間の入浴や熱いお湯に肩までつかることを控え,半身浴とする[447].
③ 特に高齢,心疾患既往,てんかん既往等がある家族が入浴している時は,適宜声掛けを行う.
④ アルコール飲酒直後や睡眠導入剤等の薬物服用直後の入浴は避ける.
⑤ 浴室内に外部への通知や連絡が可能なシステム設置を検討する.

(3) 熱中症

診療報酬明細の調査では,熱中症は2010年以降,毎年30～40万人が発生し,2013年の入院数は約35,000名(65歳以上が45％),死亡者数は550名(65歳以上が86％)であった.熱中症の発生には気温に加え,湿度・風速・日射輻射も関係し,熱中症リスク指標として「暑さ指数(WBGT)」が熱中症の発生と対応する.若年男性のスポーツ,中壮年男性の労働による労作性熱中症は屋外での発症頻度が高いが重症例は少なく,減少傾向である.高齢者では男女ともに日常生活の中で起こる非労作性熱中症の発症頻度が高く,増加傾向である.独居,日常生活動作の低下,精神疾患,心疾患,悪性腫瘍,降圧薬・利尿薬・向精神薬の服用等が熱中症関連死のリスクとなる[448].

熱中症の予防として,空調による屋内環境の調整,塩分と水分が適切に配合された経口補水液や経口糖質電解質溶液の摂取が挙げられる〔「第7章 ファーストエイド」(→432頁)を参照〕.

意識障害を伴う重症熱中症に対しては,迅速に119番通報をすると同時に,空調のある屋内環境への移動,水の噴霧と送風を組み合わせた冷却を行う等の処置を開始する.

(4) 運動中の心停止(心臓震盪を除く)

運動中に発生する心停止は,多くの場合,公共の場で多数の人々の前で起こるため,メディアでも取り上げられ,それが市民に心停止の注意喚起を促すことにも繋がる.2005～2009年の5年間にわが国で発生した小・中学生の院外心停止58例について後ろ向き調査を行った報告によると,66％が運動に関連して発症していた.さらに学校敷地内での心停止に限ると,84％が運動に関連しており,VFの割合が高く,神経学的転帰良好例の割合が高い[410].わが国の18歳以上の院外心停止を対象として発症前の活動状況を調査した1件の前向き観察研究では,運動中の心停止の単位時間あたりの発生頻度は,10.1/1,000万人/時であり,目撃ありとVFの割合が高く,1か月後の社会復帰率は,他の活動時に比べて高かった[444].35～65歳の成人期を対象とした運動中の心停止の発生を検討した研究では,心停止の発生頻度は21.7/100万人/年であり(全体では555/100万人/年),特に男性で高かった.運動種別にみるとジョギング,バスケットボール,サイクリングの順に心停止が多く発生しており,運動中が76％,運動数時間後が24％であった[449].持久運動に関しては,アメリカで10年間に行われたマラソン大会(フルマラソンおよびハーフマラソン)参加者のべ1,090万人に関する報告では,心停止発生数は0.54/10万人で,フルマラソンでは1.01/10万人であった[450].

運動中の心停止は,目撃され,初期ECG波形がVFの割合が高く[444],PADプログラムが非常に有効な集団である.AEDの配備に加え,関連するスタッフへのBLSトレーニングの実施が有用と考えられる.

(5) 心臓震盪

前胸部への瞬時の衝撃による心室性不整脈(心臓震盪：commotio cordis)が報告されている.5件の後ろ向き研究[451-455]によると,心臓震盪は主にスポーツ時に発生し,若年男性に多く,野球,ソフトボール,ホッケー,フットボール,サッカー,ラクロスといった競技で頻度が高かった.心臓震盪の20％において,胸部衝撃後の数秒間は「歩く」「走る」「ボールを投げる」等の身体的な行動が可能であった.生存率はAEDの普及により改善傾向を示している[455,456].心臓震盪に伴う突然死を防ぐために,胸部プロテクターの使用等により運動中の胸部への衝撃リスクを回避すること,若年スポーツイベントにおいてもAEDを配備すること,スポーツチームがAEDを所有することは合理的である.

(6) アナフィラキシー

アナフィラキシーによる死亡患者164例のレビューを行った1件の後ろ向き研究[457]によると、アレルゲン曝露から心停止に至るまでの平均時間は、静脈内投与で5分、刺傷（蜂毒等）で15分、食物で30分であり、静脈内投与および刺傷ではショックの頻度が高く、食物由来ではショックよりも呼吸症状の頻度が高かった。食物由来のアナフィラキシーによる死亡および致死的症状を呈した症例に関する2件の後ろ向き研究[458,459]によると、若年者に多く、かつ喘息罹患率が高かった。

アナフィラキシーの再発予防は、特定の誘因の徹底回避である。アドレナリン自己注射器の処方と合わせて、症状の早期認知、緊急通報とアドレナリン自己注射器使用のタイミング、使用方法、発症時の緊急アクションプラン等を教育する必要がある。

自己注射可能なアドレナリンの投与については「第7章 ファーストエイド」（→427頁）参照。

(7) 偶発的低体温症

低体温症とは深部体温（直腸温、膀胱温、食道温、肺動脈温等）が35℃以下に低下した状態をさす。事故や不慮の事態に起因する低体温を、低体温麻酔のように意図的に低体温とした場合と区別するために、偶発的低体温症と呼ぶ。

わが国初の低体温症の全国調査報告（68医療機関から収集された418例）[460]によると、男女比は235：182（不明1、平均年齢70.4歳）、重症度は軽症：中等症：重症/26：143：160（不明89）、寒冷環境曝露：非曝露は316：88（不明14）、屋内発症：屋外発症は303：100（不明15）であった。寒冷曝露例は男性に多く、外因としてアルコールや外傷が多く、女性では薬物中毒等が原因であった。寒冷非曝露例では、原因不明の屋内発症が多く、日常生活に支障のある例が多かった。

今後、超高齢化、孤立社会が進行するわが国においては、屋内発症例の低体温症が増加する可能性が考えられる。日常生活の見守り、体調変化の気づき、持病の適切な管理、新たな疾病の早期発見と重症化前の早期治療に関して、家族、地域、行政等が協力する体制が必要であろう。

(8) 電撃、雷撃

電撃、雷撃も突然の心停止を生じうる原因の1つである。心臓を通る経路で通電した場合、VFが60％に生じる。

配電盤工事等の労災事故、凧や釣り竿の送電線への接触、家庭内で小児がテーブルタップをなめたりしても受傷するとされている。

水を介して受傷することも多く、川や海、浴室での防水機能が十分でない電気機器の使用を避けることは理にかなっている。

直接人体への落雷があった場合（直撃雷）、約8割が死亡するとされている。側撃雷（高い構造物に落雷した際、近くにある物体へと雷が飛び移る現象）により死亡するケースも比較的多いとされているので、木や建物の側に立つのは避け、屋内や車内等に退避することは理にかなっている[461]。

3) 成人に対する medical emergency team (MET)

> **CQ：早期警告スコア/response team/METは、院内心停止の発生と死亡を減少させるか？**
>
> P 院内の心停止あるいは呼吸停止のリスクを有する成人
> I 早期警告スコア/response teams/MET system の利用
> C 利用しない場合
> O 生存退院、院内心停止/呼吸停止の発症、退院時の神経学的転帰

推奨と提案

ILCORは、病院が院内心停止の発症や院内死亡を減少させるために、早期警告スコア/response teams/MET systemの導入を考慮することを提案している（弱い推奨、低いエビデンス）。

わが国でも主治医や当直医以外の特定のチームが患者の増悪に対応するシステムは普及しつつあるが、今後も検討を要する。

エビデンスの評価に関する科学的コンセンサス

重大なアウトカムとしての生存退院率について、2件のRCT[462,463]（低いエビデンス：バイアスのリスク、非一貫性によりグレードダウン）と、33件の観察研究[464-496]（非常に低いエビデンス：バイアスのリスク、非一貫性、非直接性によりグレードダウン）があった。2件のRCTのうち、1件の研究[462]では対照病院群（通常群）と介入病院群（MET導入群）の間に、調整を行わない場合の生存（$p=0.564$、発生率の群間差（/1,000入院）-0.093、$95\%CI -0.423\sim0.237$）と調整を行った場合の生存（$p=0.752$、OR 1.03、$95\%CI\ 0.84\sim1.28$）の両方において有意差を認めなかった。もう一方の研究[463]では、対照病棟と介入病棟（クリティカルケア支援サービスの導入）の間に、全患者（OR 0.70、$95\%CI\ 0.50\sim0.97$）と、マッチングさせた無作為抽出患者（OR 0.52、$95\%CI\ 0.32\sim0.85$）において有意差を示した。

死亡率について報告のある33件の観察研究によると、

5 普及と実践，チーム

介入によって統計学的に有意に悪い転帰を報告した研究はなかった．調整のない 15 件の研究[464-478]は有意な改善を示さなかった．調整のない 6 件の研究[479-484]は有意な改善を示した．調整のない 1 件の研究[485]は，死亡率に関して，MET で改善したと報告したが，有意性については言及していない．調整のない 1 件の研究[486]は，内科患者において有意な改善を示したが，外科患者に関しては有意な改善を示さなかった（内科と外科を統合した有意差は報告されていない）．調整のある 4 件の研究[487, 488, 494, 496]は，調整前と調整後の両方で有意な改善を示した．調整のある 2 件の研究[489, 490]は，調整前も調整後も有意な改善を示さなかった．調整のある 2 件の研究[491, 495]は，調整前に有意な改善を示したが，調整後は有意な改善を示さなかった．予期せぬ死亡率と全体の死亡率の両方を報告した 1 件の研究[493]では，調整前と調整後の両方において予期せぬ死亡率の有意な改善を示したが，全体の死亡率に関して，調整前と調整後で有意な改善を示さなかった．3 つの異なる期間に関して予期せぬ死亡率の介入後のデータを示した 1 件の前後比較研究[492]では，調整前に 3 期における有意な改善を示し，調整後は 2 期と 3 期における有意な改善を示した．

研究の異質性のためにデータの集積はできないが，MET サービスを導入した病院群では院内生存率を向上させることを示唆しており，また用量反応効果が，より実行力の高いシステムによって（例：高い MET コール率，MET チームへのシニア医療スタッフの参加），さらに効果的になることを示唆している．

重大なアウトカムとしての心停止/呼吸停止の院内発症率について，1 件の RCT[497]があった（低いエビデンス：バイアスのリスク，非直接性によりグレードダウン）．さらに 30 件の観察研究があった[464, 465, 468, 469, 471-474, 476-491, 493, 494, 498-501]（非常に低いエビデンス：バイアスのリスク，非一貫性，非直接性によりグレードダウン）．1 件の RCT[462]では，対照病院群と介入病院群の間には，調整を行わない場合〔$p=0.306$，発生率の群間差（/1,000 入院）-0.208，95％CI $-0.620 \sim 0.204$〕と調整を行った場合（$p=0.736$，OR 0.94，95％CI $0.79 \sim 1.13$）のいずれにおいても有意差がないことが報告されている．

心停止発症率について報告した 31 件の観察研究のうち，修正早期警告スコア（Modified Early Warning Score：MEWS）を使用した 1 件の前後比較研究[476]では，介入後に MEWS バンド 3～4 において有意に高い心停止発症率を認めたが，MEWS バンド 0～2 もしくは 5～15 では有意差がなく，全体の心停止発症率での有意差は報告されていない．調整のない 7 件の研究[468, 469, 472-474, 477, 478]は，MET システムの導入後に心停止発症率に有意な改善を示さなかった．調整のない 16 件の研究[464, 465, 471, 479, 480, 482, 483, 485-488, 491, 498-501]は，MET システムの導入後に心停止発症率に有意な改善を示した．

調整のある 5 件の研究[481, 484, 494, 496, 501]は，調整前と調整後の両方において MET システムの導入後に心停止発症率に有意な改善を示した．同じ時期の対照群を有する 1 件の研究[490]は，調整前と調整後の両方において MET システムの導入後に心停止発症率に有意な改善を示さなかった．調整のある 1 件の研究[489]は，調整前には病院全体および非 ICU の心停止発症率に有意な改善を示したが，調整後には非 ICU の心停止発症率にのみ有意な改善を示した．3 つの異なる期間に関して介入後の非調整の心停止データを示した 1 件の前後比較研究[493]では，2 期と 3 期における有意な改善を示した．

研究の異質性のためにデータの集積ができない．しかしながら，MET サービスを導入した病院群では心停止/呼吸停止の発症率を低下させることを示唆しており，また用量反応効果が，より実行力の高いシステムによって（例：高い MET コール率，MET チームへのシニア医療スタッフの参加），さらに効果的になることを示唆している．

患者にとっての価値と ILCOR の見解

この推奨は，システムのために生じうる実質的コストと比較して，院内心停止と死亡の予防といったアウトカムを高く評価したものである．このようなシステムは，以下のような事柄を含んだケアのシステムを提供すべきである．（a）患者増悪の徴候に関するスタッフ教育，（b）適切で定期的な患者のバイタルサインモニタリング，（c）患者増悪の早期発見のために，スタッフを支援するための明確な指針（コール基準，早期警告スコア等によって），（d）明確で，統一化された支援要請コールのシステム，（e）支援要請コールに対する臨床的な応答．これらを提供するための最善の方法は明らかにされていない[10]．医療機関は，システム介入を最適化し臨床的転帰を改善する最も意味のあるデータを収集するために，MET/アウトリーチ/rapid response system に関する観察と報告，研究の実施のための推奨ガイドラインであるウツタイン様式の科学的ステートメント[502]を利用するべきである．

Knowledge Gaps（今後の課題）

- Rapid Response System の"求心路"の理想的な要素は何か？　例えば，どのバイタルサイン，どの観察内容，さらに/あるいは，どの検査指標がよいのか，そしてその頻度は？
- 増悪する患者を認識するには，教育プログラムの理想的な要素は何か？

- 支援のレベルを上げるための理想的なメカニズムとは何か？（例：従来型のレベル上昇 vs 自動電子化によるレベル上昇）
- 遠心路（反応チーム）の理想的な構成は何か？

小児患者に対する MET については「第3章 小児の蘇生」（→180頁）参照.

4) 入院中の成人患者における心停止の予測

成人の入院患者で，何らかの特別な要因の存在が，それらがない場合と比べて心停止（あるいは他の転帰）の発生を予測しうるであろうか.

入院中の成人患者の心停止発生の予測に関しては，8件の研究[503-510]によると，心拍数，呼吸数，収縮期血圧，意識レベル，体温等の複数の生理学的変数の変化を組み合わせた MEWS を用いることで心停止の発生を予測できる可能性が示唆された.

入院中の成人患者の死亡の予測に関しては，20件の研究[509, 511-529]によると，特定の患者群における死亡を予測する際に，入院時に記録された患者の性別や年齢等の人口統計学的，生理学的，および/あるいは検査値の変数を組み合わせた値が役立つことが示唆された．また，15件の研究[503, 504, 523-525, 530-539]によると，一般病棟の成人患者で測定された生理学的変数の異常が死亡を予測することが示唆された．変数の最もよい組み合わせとカットオフ値はまだ特定されていない.

病院は，入院時および入院中に，重大な臨床症状の悪化，心停止，あるいは死亡のリスクが高い個人を特定するために，それぞれの病院の対象患者に対応したシステムを使用することが理にかなっている.

小児患者における心停止の予測については「第3章 小児の蘇生」（→181頁）参照.

6 救命処置に関する倫理と法

1 救命処置に関する倫理

1) 生命倫理の原則

「一次救命処置・二次救命処置（以下救命処置と略す）」も他の医療同様に生命倫理（バイオエシックス, bioethics）の4原則すなわち，①患者（傷病者）の自律尊重原則（respect for autonomy），②無危害原則（non-maleficence），③善行原則（beneficence），④正義原則（justice）[540]について十分に考慮しつつ行われるべきである.

自律尊重原則とは患者（傷病者）にとって最善の治療を追求する際に最も重視されるべきことは本人の自由意思すなわち自己決定に基づくというものである．患者（傷病者）に意思能力（competence）が備わっていることが前提条件となる．患者（傷病者）の意思能力が喪失した状態では，後述する事前指示（アドバンス・ディレクティブ, advance directive）があれば，それを尊重し，事前指示がない場合は患者（傷病者）の推定意思を尊重する．無危害原則とは患者（傷病者）に危害となりうる検査や治療等を行わないことである．また善行原則とは患者（傷病者）の最善の利益を常に考えることである．本人の意思を推定できない場合は患者（傷病者）にとって最善の利益と考えられる医療を選択する．正義原則とは，全ての人々に公正かつ平等に対応することであるが，救命処置においては，特に配分的正義が重要であり，個々の患者（傷病者）に費やすことができる資源の範囲，提供できる治療の限界について判断することも含まれる.

以上の生命倫理の原則に照らし合わせると，患者（傷病者）にとって救命処置が無益（futile）な場合，あるいは患者（傷病者）が救命処置を希望しない意思が明確な場合は，処置を開始すべきではない.

2) アドバンス・ディレクティブ

事前指示（アドバンス・ディレクティブ）とは意思能力が正常な人が，将来，意思能力を失った場合に備えて，治療に関する指示書（治療内容・代理判断者の指名等）を事前に書いておくことである．アドバンス・ディレクティブには書面によるリビング・ウィルや持続的代理決定委任状の他に口頭によるものや，DNAR（do not attempt resuscitation）指示，POLST（physician orders for life sustaining treatment：CPR等の医療処置に関する医師による指示書）等が含まれることもある.

アドバンス・ディレクティブが存在する場合，それらがない場合と比べてアウトカムを改善（事前に本人が希望した救命処置のみが行われる）するか検討がなされている．院外心停止（高齢者施設やホスピスを含む）に関する5件の研究[541-545]は，DNAR指示やPOLSTを行使することは，しない場合と比べてアウトカムが改善される〔事前に患者（傷病者）が望んでいない救命処置の実施率が低下する〕ことを示した．地域社会全体で容認されたアドバンス・ディレクティブを行使することによって，アウトカムが改善されるか検討した1件の研究[546]がある．この研究では，合計540人の死者のうち，実際に死が近づいた場合の98％において事前の指示どおりに処置が控えられていた．さらに，アドバンス・ディレクティブの存在により事前に患者（傷病者）が望んでいない救命処置の実施率が低下することが2件の研究[547, 548]により示された．18件の研究[549-566]では，心停止の成人に関して，リビング・ウィル等のアドバンス・

ディレクティブが存在しても，事前に患者（傷病者）が望んだ救命処置が実施される割合に変化はなかった．1件の研究[567]により，DNAR指示の存在が事前に患者（傷病者）が望んでいないCPRの実施率を低下させることが示された．なお，小児に特化して，これらの問題に取り組んだ研究はなかった．

アドバンス・ディレクティブの記述は詳細に記されるべきであるが，本人・家族および医療従事者にとって容易に理解できるものでなければならない．また，その内容は様々な医療現場において共有されなければならない．救命処置に関するアドバンス・ディレクティブの普及のためには，社会的規範や法に許容される範囲内で，その実施を制限することが正当化されるプロトコールを策定する等の体制整備も必要である．

3）わが国の現状

(1) アドバンス・ディレクティブに関する国民の認識と現状

救命処置は，倫理的な理念として自律，無危害，善行および配分的正義の原則に基づく行為であることが国際的に受け入れられているが，その優先順位や概念は国・地域の文化によって異なる．アメリカでは患者（傷病者）の自律が，ヨーロッパでは医療者の自律が優先される傾向にある．また，社会の利益が優先される地域もある．わが国では患者（傷病者）の意思が明確でない，あるいは書面や記録に残されていないことが多く，家族らの意向が尊重される傾向もみられる．

複数の報告や研究により，日本国民の7～9割が自身の延命治療に対しては消極的であることが示されている[568,569]．胸骨圧迫，電気ショック，人工呼吸等の救命処置を望まない国民（非医療従事者）の割合は，末期癌状態，重度の心臓病の場合，進行した認知症の場合でそれぞれ68.8％，70.4％，75.6％との報告もある[569]．一方，家族に延命治療が行われることを望まない割合は約5割にとどまることが示されている[570]．なお，実際に家族等と延命治療等の会話をしている国民の割合は39～42％であったが，全体の90％以上の人は終末期医療に関する意思を書面等の具体的記録として残していない状況にある[571]．

末期癌の状況で心臓や呼吸が止まった場合に，医療として救命処置を「すすめない」医師は82.4％，看護師は76.4％であった．「すすめる」医師は6.9％，看護師は5.4％であったが，施設介護職員では「すすめる」者が20.8％と他職種よりも多かった．また亡くなる患者（入所者）を担当する頻度が1か月に1名以上の医師・看護師では，救命処置を「すすめない」者が各々92.8％，86.1％とより多かった[569]．

救命救急センターに搬送された心停止患者（傷病者）の調査では，リビング・ウィルの有無が確認された126例のうち，29例（23％）で書面または家族からの口頭聴取によるリビング・ウィルを認めた[572]．

(2) CPR等の医療処置に関する医師による指示書（POLST）作成指針

これまでわが国ではPOLSTの具体例は提示されていなかったが，2015年に日本臨床倫理学会からPOLST（DNAR指示を含む）作成に関するガイダンス，書式の雛形が提示された．これ[573]は「生命を脅かす疾患に直面している患者」の医療処置に関する医師による指示書であり，患者の自律（autonomy）を尊重し，医療に関する意思決定プロセスをあらかじめ決めておくことにより，よりよい医療者−患者関係を築くことを基本理念としている．なお，日本版POLSTでは「終末期の患者」という文言は包括的定義ができないという理由で「生命を脅かす疾患に直面している患者」という用語が用いられている[574]．

わが国ではDNARを理由に一切の治療やケアが差し控えられたり中止されることがある一方で，救命の見込みが全くない状態でも患者本人の意思にかかわらず，救命処置が行われる場合もあり，問題視されている．POLSTは心停止時にCPRを行うか否か（DNARかどうか）のみならず，生命を脅かす疾患に直面している患者に対してどこまでの医療を行うかをあらかじめ決めておくものである．具体的には（a）苦痛緩和を最優先とする医療処置：原則として水分と栄養は経口的に補給し，症状を軽減するための酸素投与は必要に応じての投与にとどめ，苦痛軽減目的以外で病院に搬送することはなく（do not hospitalization：DNH），緩和ケア的処置（comfort measures）と呼ぶべきもの，（b）非侵襲的医療処置：（a）の緩和的処置に加え非侵襲的な医療行為（モニタリングおよび薬物投与）だけを行い，集中治療は行わないもの，（c）集中治療等の侵襲的医療も全て行うもの，という三段階に分けた指示およびその他の医療処置として，人工的水分・栄養補給*（artificial hydration and nutrition：AHN），抗菌薬や血液製剤の投与，透析等を実施するかどうか決めておくものである．POLSTの普及により，患者にとって無益と思われる終末期の医療処置を回避し納得いく最期を迎えてもらうことも可能となる．

患者の意思と尊厳を最重要視しつつ，家族らと医療チームの共通の理解のもとで本人にとって最適な医療を選択するための手段として，POLSTを用いることは妥当である．

注*：人工的水分・栄養補給とは経口による自然な摂取以外の手段で水分・栄養を補給する方法の総称で，次

のようなものがある：経腸栄養法（胃ろう栄養法，経鼻経管栄養法，間欠的口腔食道経管栄養法），非経腸栄養法（中心静脈栄養法，末梢静脈栄養法，持続皮下注射）[575]．

(3) 高齢者施設・医療機関における救命処置の開始と中止

わが国の医療環境はおしなべてよいものの，高齢化が急速に進む一方で，終末期医療に対する公的支出や政策が少なく，緩和ケアの専門家も少なく，個人負担も多いのが現状である．

① 高齢者施設

近年，わが国では高齢者施設からの救急搬送事例が増加している．東京都では2013年に全救急搬送の約3.7％を占め，2007年に比べて5,000件も増加している[576]．また，心停止患者（傷病者）の約10％が高齢者施設からの搬送であったとの調査報告がある[577, 578]．容体急変時の救命処置あるいは延命処置についての事前指示はないあるいは不明なことが多く，救急現場においてどこまでの医療を行うべきかを倫理的に判断することは極めて難しい．施設においてアドバンス・ディレクティブ（DNAR指示やPOLST）の明示や促進が望まれる[579, 580]．

② 医療機関

終末期医療に関する議論がなされる場合，とかく，「権利」「義務」「責任」という法的なアプローチが先行し，医療者側の「同意をとる」「免責」という，いわば患者・家族との対立型の応答に終始することが多いとされている[573]．しかし，本来，「法は倫理の最低限度」という基本原則（これだけは国家権力による強制力によってぜひとも守らせなければならない「最低限度の規範」だけが，法として定められるということ）[581]が貫かれるべきであり，法的なアプローチを先行させるのではなく，まずは倫理的問題として捉えるべきものである．

わが国では2014年に「救急・集中治療における終末期医療に関するガイドライン〜3学会からの提言〜」が日本救急医学会，日本循環器学会，日本集中治療医学会により策定された[582]．このガイドラインは2010年に発刊された日本救急医学会の「救急医療における終末期医療に関する提言」をもとにしたもので，ひとたび始められた集中治療が，最善の治療を行っても救命の見込みがなく，治療とはいえない患者の尊厳を損なうような措置が継続しているような状態に陥った場合には，集中治療の終末期と判断し，①withholding，すなわち現在の治療を維持するものの新たな治療は差し控えることや，②withdrawal，すなわち現在の治療を減量すること（全て減量する，または一部を減量あるいは中止する）や，③現在の治療を中止すること，あるいは上記のいずれかを条件つきで選択するという考え方が示された．ここでいう最善の治療とは，全ての治療を行うことを意味するのではなく，前述の生命倫理の4原則のうち②無危害原則と③善行原則とをさす概念とされている[583]．

このガイドラインで積極的治療の差し控え・減量・中止を行う際の倫理的な道筋が示された．さらに患者が救急・集中治療の終末期であるという判断やその後の対応は主治医個人でなく，主治医を含む複数の医師（複数科であることが望ましい）と看護師らとからなる医療チームの総意であることが重要とされ，その手順についても手順が明記された．

2010年の日本救急医学会の提言では，患者にリビング・ウィル等有効なアドバンス・ディレクティブがなく，家族ら（必ずしも真の家族だけとは限らない）の意思が延命処置に積極的である場合は，あらためて十分な説明を行った上で，家族らの意見を再確認し，それでもなお引き続き積極的な対応を希望している場合にはその意思に従うのが妥当で，死期を早めるような対応はすべきでない[584]と記載されていた．しかし，2014年の3学会合同ガイドラインでは，「患者の意思だけでなく，推定意思も判断材料として加えた上で，家族らの意思が延命措置に積極的である場合，少なくとも現状の処置を維持しつつ十分な説明を行った上で，継続して状況の理解を得る努力をする」と若干修正された．

このガイドラインにより，集中治療中止に対する倫理的な手順と考え方は示されたものの，救命処置や集中治療を開始する際の倫理的な手順が示されているわけではない．また，本ガイドラインは集中治療室等で治療されている急性重症患者を対象としたものであり，救急外来や救急初療室でこれから治療を開始する場合を想定したものではない[583]．具体的には高齢者や慢性疾患の終末期に対して救命処置や集中治療を開始するのか，どこまで行うかについての指針となりにくいという課題を残している．また，終末期の定義が一旦開始した集中治療に限定されており，終末期の普遍的な定義とされていない．終末期の普遍的な定義についても今後の重要な課題である．

わが国における終末期医療に関する多くのガイドライン[582, 585-587]は患者の意思や事前指示を尊重することを原則としており，家族らの意向を第一に尊重するものではない．しかし，患者の考えと家族らの希望には差があることもありうる．患者の意思がわからぬまま，家族らの希望のみが尊重されることもしばしば経験するが，もし患者の意思が延命処置を望まないものであったとするなら，患者の権利は侵害されることになる．また医療側の考える終末期と家族らの考えるそれとの間には大きな乖離がある．これらの点を考慮に入れた上で，常に患者の

最善の利益を最優先に考えた慎重な判断が求められる．救命処置の適応，開始，中止についての国民的なコンセンサスは曖昧で，医療界での議論も十分といえず，今後の重要な課題である[588]．

(4) 救急医療サービス体制における救命処置の開始と中断・中止
① 明らかに死亡している場合
傷病者が明らかに死亡していれば，救命処置の開始を考慮しない．すでに開始したのちに，明らかな死亡が判明した場合は，その時点で救命処置を中止してよい．ただし，"明らかな死亡"の判断は必ずしも容易でない．迷う場合は救命処置を開始，継続する．

"明らかな死亡"の標準的な判断基準として，総務省消防庁は救急隊員向けに，(1) 意識レベルがJCS 300であること，(2) 呼吸が全く感じられないこと，(3) 総頸動脈で脈拍が全く触知できないこと，(4) 瞳孔の散大が認められ，対光反射が全くないこと，(5) 体温が感ぜられず，冷感が認められること，(6) 死後硬直又は，死斑が認められること，の6項目の観察とECG等による確認事項を示し，判断に迷う場合にはメディカルコントロール（MC）の指導医師からの助言を受けることを求めている[589]．各地の消防本部やMC協議会は，この標準的な判断基準を基本とし地域の状況に合わせて活用している．

なお，救急隊員は，明らかに死亡している場合は傷病者を搬送しない[590]ことになっているが，家族が医療機関への不搬送を受け入れられない場合には，搬送を許容している[591]．

② 患者等が救命処置を希望しない場合
明らかに死亡している場合を除けば，救急隊員は，心停止を確認した場合，救命処置の開始を原則とする．患者等が救命処置を希望しないことが明確な場合や，主治医・かかりつけ医によるPOLSTがあった場合は，倫理的にその例外となりうるとも考えられるが，そのような状況を想定した，救急隊の具体的な対応を定めた全国的な規則や標準的な指針等は示されていない．そのため，地域の消防本部やMC協議会毎にその対応は異なる．救急通報による出動であること等を理由とし家族等を説得してでも救命処置を実施し搬送することを原則とする地域，主治医に連絡をとり中止の指示があればそれに基づいて救命処置の中止を許容する地域，MCの指導医師の助言をもとに救命処置の中止を決定する地域等がある．

③ 救命の可能性が著しく低い場合
これまでの知見から，蘇生に努めても救命の可能性が著しく低いことを病院前の段階で予見することが可能になりつつある．成人を対象とした前向き研究[592]は，「電気ショックの適応のないECGリズム，かつ救急隊員の非目撃心停止で現場でのROSCがない場合」をBLS中止の基準とした場合，生存率は0.5％（95％CI 0.2〜0.9）であることを報告している．その後の，わが国のウツタインデータによる報告を含む4件の研究[593-596]も，この指標は，現場における救命処置中断・中止の基準として有用ではないかと報告している．他の研究[597-600]は，現場でのROSCの有無，電気ショックの適否，目撃の有無，バイスタンダーCPRの有無，さらに救急隊の応答時間，傷病者の性別や年齢を含む人口統計的データ等が，生存を予見する有用な判断指標であると報告している．一方，救命処置の中断・中止基準が信頼できるのは，院内[601, 602]あるいは救急部門内[603]に限られるとする研究もある．

諸外国においては，救命の可能性がないか，また著しく低いことを理由として，病院前において救命処置を中断・中止する場合がある．わが国の救急隊は，このようなことを理由として救命処置を中断・中止することは基本的にない．ただ，これには倫理的，社会的な課題がないわけではない．例えば，救命処置が無益に終わることが高い確率で想定された時に，胸骨圧迫による多発肋骨骨折等身体を損傷する可能性のある処置を行うことは，生命倫理の原則である"無危害の原則"からは倫理的とはいえないのかもしれない．また，無益に終わることが予想されながら限りある医療資源を費やすことも（配分的）正義原則からは適切でないのかもしれない．

2 救命処置に関する法

1) 諸外国の法律「善きサマリア人の法」
「善きサマリア人の法」は，緊急に救助を行う人が報酬を期待せずに誠実に行った場合は責任を問わないという趣旨の法である[604]．バイスタンダーによる傷病者の救護を促進する意図があり，人命救助の行為のみに適応される[605]．アメリカ全州でこの法が制定されているが，この法で保護される対象は州によって異なる[604]．わが国において「善きサマリア人の法」に完全に一致する法律はなく，該当すると考えられる法規で代替できるともされるが，種々の解釈があり法的効力は確定されていない．

2) わが国の現状と課題
(1) 市民による救命処置と関連する法およびその解釈
① 市民の責務
救急の現場に遭遇した場合，居合わせた市民が，なんら救助の手立てをとることなく，ただ傍観しているだけでは，状況によっては非難を受けるかもしれない．その

観点からすれば，市民にとっても，倫理的には救命処置を実施する必要があるといえる．しかし，現行法においては，市民に救命処置を行う法的な義務があるとまではいえないと考えられている[606]．しかし医療法では，各都道府県が定めることが求められている医療計画において，応急手当に関する知識および技術の習得，必要に応じた傷病者に対する応急手当を市民に求めている．また横浜市や茨城県のように市民や県民の責務として，AED の設置や管理に関する救急条例[607] や学校や AED 設置施設に適切な AED の設置や応急手当の実施を求めた県 AED 条例[608] を定めた地域も存在する．

② 市民による救命処置の法的解釈

市民による救命処置は，基本的には法的に義務のない第三者が傷病者の身体に対する「急迫の危害」を逃れさせるために実施する関係であることから，民法第 698 条の「緊急事務管理」に該当するため，悪意または重過失がなければ，実施者である市民が傷病者等から責任を問われることはないと考えられている[606]．この規定が，上記の「善きサマリア人の法」の役割を果たしているとの考え方が多数を占めている．

さらに，刑法第 37 条では，緊急避難として，「自己又は他人の生命，身体，自由又は財産に対する現在の危難を避けるため，やむを得ずにした行為は，これによって生じた害が避けようとした害の程度を超えなかった場合に限り，罰しない」と規定されている．すなわち市民が救命処置を行っても緊急避難が成立して違法性が阻却される可能性は高いと考えられている．

このように救命処置の実施者である市民が民事，刑事の両面から，重過失がない限りは，その責任を問われることはないが，この 2 つの法は十分に周知されていない．このため，もし自分が救命処置をうまく実施できなければ，何らかの責任を問われるのではないかという懸念から実施を躊躇する市民は未だに多く，救命処置着手の遅れの一因と考えられている[609]．

③ 市民による AED の使用

救命の現場に居合わせた市民が AED を心停止傷病者に使用することは，「非医療従事者による自動体外式除細動器（AED）の使用のあり方検討会」（2004 年）において，反復継続性が認められず，医師法違反にはならないものとの解釈が示された．さらに，刑事・民事の責任についても，人命救助の観点からやむをえず行った場合には，関係法令の規定に照らして免責されるという解釈を示した．また，心停止傷病者に対し，業務の内容や活動領域の性格から一定の頻度で心停止傷病者への対応を行うことが想定されている者が AED を用いる場合は，①医師等を探す努力をしても見つからない等，医師等によるすみやかな対応を得ることが困難であること，②使用者が，対象者の意識，呼吸がないことを確認していること，③使用者が，AED の使用に必要なトレーニングを受けていること，④使用される AED が医療用具として薬事法上の承認を得ていることの 4 項目を医師法違反とならないための要件として示した．

わが国では急速に AED が普及したが，市民に目撃された心原性心停止例で市民により電気ショックが実施された率は 3.6％にすぎない[330]．これを改善させる取り組みが始まっており，茨城県は県民の救命率の向上のため，AED および CPR を普及促進するとともに，県民の自発的な応急手当の実施を促す目的で条例を公布している[608]．

(2) 医療従事者がバイスタンダーの場合の救命処置の法的解釈

飛行機等の乗り物内で傷病者が発生した場合，乗客として居合わせた医療従事者，とりわけ医師はその対応に当たることを期待される．上述の民法 698 条の規定に基づき，このような場合に医師の責任は問われないとされている[581]．実際はその対応をためらう医師は多い．医師 758 人を対象としたあるアンケート調査では飛行機・新幹線内で救助要請に応じると回答したのはわずかに 34％で，要請に応じた経験のある医師の約 25％は，今後は応じないと回答した．躊躇する原因として，医師の 89％が医療過誤に対する法的責任が不明瞭である点を問題にしている[610]．特に，救命できた高度の蓋然性，適切な処置を怠った等を理由に業務上過失致死傷罪，過失致死傷罪，あるいは重過失致死傷罪等で訴えられ，犯罪者扱いされることを危惧している．

(3) バイスタンダーの参加を促す法の整備

バイスタンダーの参加を促す法のあり方は国によって異なる．アメリカ・カナダでは「善きサマリア人の法」による免責が主流であるが，フランス・ドイツでは救護の義務化が主流とされる．わが国では，上述のとおり，刑事上，民事上の免責については現行法解釈で対応可能と示されているが，さらにバイスタンダーの救命処置への参加を促すために，「善意の行為」を促す倫理観の普及浸透，立法化が求められている．医療従事者がバイスタンダーの場合には，単に免責を求めるだけでは国民の支持を得ることはできず，合わせて「善意の行為」の範囲内での質の高い医療を提供できるような教育体制と救護の義務化が必要である．

文　献

1. Meaney PA, Bobrow BJ, Mancini ME, et al. Cardiopulmonary

resuscitation quality : [corrected]improving cardiac resuscitation outcomes both inside and outside the hospital : a consensus statement from the American Heart Association. Circulation 2013 ; 128 : 417-35.
2. Nichol G, Thomas E, Callaway CW, et al. Regional variation in out-of-hospital cardiac arrest incidence and outcome. JAMA 2008 ; 300 : 1423-31.
3. Perkins GD, Cooke MW. Variability in cardiac arrest survival : the NHS Ambulance Service Quality Indicators. Emerg Med J 2012 ; 29 : 3-5.
4. Nolan J, Soar J, Eikeland H. The chain of survival. Resuscitation 2006 ; 71 : 270-1.
5. Reder S, Cummings P, Quan L. Comparison of three instructional methods for teaching cardiopulmonary resuscitation and use of an automatic external defibrillator to high school students. Resuscitation 2006 ; 69 : 443-53.
6. Kirkpatrick D, Kirkpatrick J. Evaluating Training Programs : The Four Levels. 3rd ed. San Francisco, CA : Berrett-Koehler Publishers Inc. ; 2006.
7. Bhanji F, Mancini ME, Sinz E, et al. Part 16 : education, implementation, and teams : 2010 American Heart Association Guidelines for Cardiopulmonary Resuscitation and Emergency Cardiovascular Care. Circulation 2010 ; 122 : S920-33.
8. Perkins GD, Travers AH, Berg RA, et al. Part 3 : Adult basic life support and automated external defibrillation : 2015 International Consensus on Cardiopulmonary Resuscitation and Emergency Cardiovascular Care Science with Treatment Recommendations. Resuscitation 2015 ; 95 : e43-69.
9. Travers AH, Perkins GD, Berg RA, et al. Part 3 : Adult Basic Life Support and Automated External Defibrillation : 2015 International Consensus on Cardiopulmonary Resuscitation and Emergency Cardiovascular Care Science With Treatment Recommendations. Circulation 2015 ; 132 : S51-83.
10. Mancini ME, Soar J, Bhanji F, et al. Part 12 : Education, implementation, and teams : 2010 International Consensus on Cardiopulmonary Resuscitation and Emergency Cardiovascular Care Science With Treatment Recommendations. Circulation 2010 ; 122 : S539-81.
11. Soar J, Mancini ME, Bhanji F, et al. Part 12 : Education, implementation, and teams : 2010 International Consensus on Cardiopulmonary Resuscitation and Emergency Cardiovascular Care Science with Treatment Recommendations. Resuscitation 2010 ; 81 Suppl 1 : e288-330.
12. Stiell IG, Brown SP, Christenson J, et al. What is the role of chest compression depth during out-of-hospital cardiac arrest resuscitation? Crit Care Med 2012 ; 40 : 1192-8.
13. Abella BS, Sandbo N, Vassilatos P, et al. Chest compression rates during cardiopulmonary resuscitation are suboptimal : a prospective study during in-hospital cardiac arrest. Circulation 2005 ; 111 : 428-34.
14. Sutton RM, Wolfe H, Nishisaki A, et al. Pushing harder, pushing faster, minimizing interruptions... but falling short of 2010 cardiopulmonary resuscitation targets during in-hospital pediatric and adolescent resuscitation. Resuscitation 2013 ; 84 : 1680-4.
15. Bardy GH, Lee KL, Mark DB, et al. Home use of automated external defibrillators for sudden cardiac arrest. N Engl J Med 2008 ; 358 : 1793-804.
16. Dracup K, Guzy PM, Taylor SE, Barry J. Cardiopulmonary resuscitation (CPR) training. Consequences for family members of high-risk cardiac patients. Arch Intern Med 1986 ; 146 : 1757-61.
17. Dracup K, Doering LV, Moser DK, Evangelista L. Retention and use of cardiopulmonary resuscitation skills in parents of infants at risk for cardiopulmonary arrest. Pediatr Nurs 1998 ; 24 : 219-25 ; quiz 26-7.
18. Dracup K, Moser DK, Guzy PM, Taylor SE, Marsden C. Is cardiopulmonary resuscitation training deleterious for family members of cardiac patients? Am J Public Health 1994 ; 84 : 116-8.
19. Dracup K, Moser DK, Doering LV, Guzy PM, Juarbe T. A controlled trial of cardiopulmonary resuscitation training for ethnically diverse parents of infants at high risk for cardiopulmonary arrest. Crit Care Med 2000 ; 28 : 3289-95.
20. Eisenberg MS, Moore J, Cummins RO, et al. Use of the automatic external defibrillator in homes of survivors of out-of-hospital ventricular fibrillation. Am J Cardiol 1989 ; 63 : 443-6.
21. Higgins SS, Hardy CE, Higashino SM. Should parents of children with congenital heart disease and life-threatening dysrhythmias be taught cardiopulmonary resuscitation? Pediatrics 1989 ; 84 : 1102-4.
22. McDaniel CM, Berry VA, Haines DE, DiMarco JP. Automatic external defibrillation of patients after myocardial infarction by family members : practical aspects and psychological impact of training. Pacing Clin Electrophysiol 1988 ; 11 : 2029-34.
23. McLauchlan CA, Ward A, Murphy NM, Griffith MJ, Skinner DV, Camm AJ. Resuscitation training for cardiac patients and their relatives–its effect on anxiety. Resuscitation 1992 ; 24 : 7-11.
24. Pierick TA, Van Waning N, Patel SS, Atkins DL. Self-instructional CPR training for parents of high risk infants. Resuscitation 2012 ; 83 : 1140-4.
25. Sanna T, Fedele F, Genuini I, et al. Home defibrillation : a feasibility study in myocardial infarction survivors at intermediate risk of sudden death. Am Heart J 2006 ; 152 : 685 e1-7.
26. Blewer AL, Leary M, Esposito EC, et al. Continuous chest compression cardiopulmonary resuscitation training promotes rescuer self-confidence and increased secondary training : a hospital-based randomized controlled trial*. Crit Care Med 2012 ; 40 : 787-92.
27. Haugk M, Robak O, Sterz F, et al. High acceptance of a home AED programme by survivors of sudden cardiac arrest and their families. Resuscitation 2006 ; 70 : 263-74.
28. Komelasky AL. The effect of home nursing visits on parental anxiety and CPR knowledge retention of parents of apnea-monitored infants. J Pediatr Nurs 1990 ; 5 : 387-92.
29. Kliegel A, Scheinecker W, Sterz F, Eisenburger P, Holzer M, Laggner AN. The attitudes of cardiac arrest survivors and their family members towards CPR courses. Resuscitation 2000 ; 47 : 147-54.
30. Knight LJ, Wintch S, Nichols A, Arnolde V, Schroeder AR. Saving a life after discharge : CPR training for parents of high-risk children. J Healthc Qual 2013 ; 35 : 9-16 ; quiz7.
31. Moser DK, Dracup K, Doering LV. Effect of cardiopulmonary resuscitation training for parents of high-risk neonates on perceived anxiety, control, and burden. Heart Lung 1999 ; 28 : 326-33.
32. Schneider L, Sterz F, Haugk M, et al. CPR courses and semi-automatic defibrillators–life saving in cardiac arrest? Resuscitation 2004 ; 63 : 295-303.
33. Barr GC, Jr., Rupp VA, Hamilton KM, et al. Training mothers in infant cardiopulmonary resuscitation with an instructional DVD and manikin. J Am Osteopath Assoc 2013 ; 113 : 538-45.
34. Greenberg MR, Barr GC, Jr., Rupp VA, et al. Cardiopulmonary resuscitation prescription program : a pilot randomized comparator trial. J Emerg Med 2012 ; 43 : 166-71.
35. Pane GA, Salness KA. Targeted recruitment of senior citizens and cardiac patients to a mass CPR training course. Ann Emerg Med 1989 ; 18 : 152-4.
36. Brannon TS, White LA, Kilcrease JN, Richard LD, Spillers JG, Phelps CL. Use of instructional video to prepare parents for learning infant cardiopulmonary resuscitation. Proc (Bayl Univ Med Cent) 2009 ; 22 : 133-7.
37. Dracup K, Heaney DM, Taylor SE, Guzy PM, Breu C. Can family members of high-risk cardiac patients learn cardiopulmonary resuscitation? Arch Intern Med 1989 ; 149 : 61-4.
38. Khan JA, Shafquat A, Kundi A. Basic life support skills : assessment and education of spouse and first degree relatives of patients with coronary disease. J Coll Physicians Surg Pak 2010 ; 20 : 299-302.

39. Komelasky AL, Bond BS. The effect of two forms of learning reinforcement upon parental retention of CPR skills. Pediatr Nurs 1993；19：96-8, 77.
40. Long CA. Teaching parents infant CPR–lecture or audiovisual tape? MCN Am J Matern Child Nurs 1992；17：30-2.
41. Moore JE, Eisenberg MS, Cummins RO, Hallstrom A, Litwin P, Carter W. Lay person use of automatic external defibrillation. Ann Emerg Med 1987；16：669-72.
42. Messmer P, Meehan R, Gilliam N, White S, Donaldson P. Teaching infant CPR to mothers of cocaine-positive infants. J Contin Educ Nurs 1993；24：217-20.
43. Sharieff GQ, Hostetter S, Silva PD. Foster parents of medically fragile children can improve their BLS scores：results of a demonstration project. Pediatr Emerg Care 2001；17：93-5.
44. Sigsbee M, Geden EA. Effects of anxiety on family members of patients with cardiac disease learning cardiopulmonary resuscitation. Heart Lung 1990；19：662-5.
45. Wright S, Norton C, Kesten K. Retention of infant CPR instruction by parents. Pediatr Nurs 1989；15：37-41, 4.
46. Fabius DB, Grissom EL, Fuentes A. Recertification in cardiopulmonary resuscitation. A comparison of two teaching methods. J Nurs Staff Dev 1994；10：262-8.
47. Todd KH, Heron SL, Thompson M, Dennis R, O'Connor J, Kellermann AL. Simple CPR：A randomized, controlled trial of video self-instructional cardiopulmonary resuscitation training in an African American church congregation. Ann Emerg Med 1999；34：730-7.
48. Todd KH, Braslow A, Brennan RT, et al. Randomized, controlled trial of video self-instruction versus traditional CPR training. Ann Emerg Med 1998；31：364-9.
49. Nelson M, Brown CG. CPR instruction：modular versus lecture course. Ann Emerg Med 1984；13：118-21.
50. Chung CH, Siu AY, Po LL, Lam CY, Wong PC. Comparing the effectiveness of video self-instruction versus traditional classroom instruction targeted at cardiopulmonary resuscitation skills for laypersons：a prospective randomised controlled trial. Hong Kong Med J 2010；16：165-70.
51. Mancini ME, Cazzell M, Kardong-Edgren S, Cason CL. Improving workplace safety training using a self-directed CPR-AED learning program. AAOHN J 2009；57：159-67；quiz 68-9.
52. Cason CL, Kardong-Edgren S, Cazzell M, Behan D, Mancini ME. Innovations in basic life support education for healthcare providers：improving competence in cardiopulmonary resuscitation through self-directed learning. J Nurses Staff Dev 2009；25：E1-E13.
53. Einspruch EL, Lynch B, Aufderheide TP, Nichol G, Becker L. Retention of CPR skills learned in a traditional AHA Heartsaver course versus 30-min video self-training：a controlled randomized study. Resuscitation 2007；74：476-86.
54. Dracup K, Moser DK, Doering LV, Guzy PM. Comparison of cardiopulmonary resuscitation training methods for parents of infants at high risk for cardiopulmonary arrest. Ann Emerg Med 1998；32：170-7.
55. Batcheller AM, Brennan RT, Braslow A, Urrutia A, Kaye W. Cardiopulmonary resuscitation performance of subjects over forty is better following half-hour video self-instruction compared to traditional four-hour classroom training. Resuscitation 2000；43：101-10.
56. Lynch B, Einspruch EL, Nichol G, Becker LB, Aufderheide TP, Idris A. Effectiveness of a 30-min CPR self-instruction program for lay responders：a controlled randomized study. Resuscitation 2005；67：31-43.
57. Roppolo LP, Pepe PE, Campbell L, et al. Prospective, randomized trial of the effectiveness and retention of 30-min layperson training for cardiopulmonary resuscitation and automated external defibrillators：The American Airlines Study. Resuscitation 2007；74：276-85.
58. Roppolo LP, Heymann R, Pepe P, et al. A randomized controlled trial comparing traditional training in cardiopulmonary resuscitation(CPR)to self-directed CPR learning in first year medical students：The two-person CPR study. Resuscitation 2011；82：319-25.
59. Barrington KJ, Finer NN, Etches PC. Succinylcholine and atropine for premedication of the newborn infant before nasotracheal intubation：a randomized, controlled trial. Crit Care Med 1989；17：1293-6.
60. de Vries W, Turner NM, Monsieurs KG, Bierens JJ, Koster RW. Comparison of instructor-led automated external defibrillation training and three alternative DVD-based training methods. Resuscitation 2010；81：1004-9.
61. de Vries W, Schelvis M, Rustemeijer I, Bierens JJ. Self-training in the use of automated external defibrillators：the same results for less money. Resuscitation 2008；76：76-82.
62. Meischke HW, Rea T, Eisenberg MS, Schaeffer SM, Kudenchuk P. Training seniors in the operation of an automated external defibrillator：a randomized trial comparing two training methods. Ann Emerg Med 2001；38：216-22.
63. Miotto HC, Camargos FR, Ribeiro CV, Goulart EM, Moreira Mda C. Effects of the use of theoretical versus theoretical-practical training on CPR. Arq Bras Cardiol 2010；95：328-31.
64. Mattei LC, McKay U, Lepper MW, Soar J. Do nurses and physiotherapists require training to use an automated external defibrillator? Resuscitation 2002；53：277-80.
65. Gundry JW, Comess KA, DeRook FA, Jorgenson D, Bardy GH. Comparison of naive sixth-grade children with trained professionals in the use of an automated external defibrillator. Circulation 1999；100：1703-7.
66. Beckers SK, Fries M, Bickenbach J, et al. Retention of skills in medical students following minimal theoretical instructions on semi and fully automated external defibrillators. Resuscitation 2007；72：444-50.
67. Beckers S, Fries M, Bickenbach J, Derwall M, Kuhlen R, Rossaint R. Minimal instructions improve the performance of laypersons in the use of semiautomatic and automatic external defibrillators. Crit Care 2005；9：R110-6.
68. Mitchell KB, Gugerty L, Muth E. Effects of brief training on use of automated external defibrillators by people without medical expertise. Hum Factors 2008；50：301-10.
69. Bobrow BJ, Spaite DW, Berg RA, et al. Chest compression-only CPR by lay rescuers and survival from out-of-hospital cardiac arrest. JAMA 2010；304：1447-54.
70. Panchal AR, Bobrow BJ, Spaite DW, et al. Chest compression-only cardiopulmonary resuscitation performed by lay rescuers for adult out-of-hospital cardiac arrest due to non-cardiac aetiologies. Resuscitation 2013；84：435-9.
71. Cho GC, Sohn YD, Kang KH, et al. The effect of basic life support education on laypersons' willingness in performing bystander hands only cardiopulmonary resuscitation. Resuscitation 2010；81：691-4.
72. Lam KK, Lau FL, Chan WK, Wong WN. Effect of severe acute respiratory syndrome on bystander willingness to perform cardiopulmonary resuscitation(CPR)–is compression-only preferred to standard CPR? Prehosp Disaster Med 2007；22：325-9.
73. Shibata K, Taniguchi T, Yoshida M, Yamamoto K. Obstacles to bystander cardiopulmonary resuscitation in Japan. Resuscitation 2000；44：187-93.
74. Taniguchi T, Omi W, Inaba H. Attitudes toward the performance of bystander cardiopulmonary resuscitation in Japan. Resuscitation 2007；75：82-7.
75. Aufderheide TP, Pirrallo RG, Yannopoulos D, et al. Incomplete chest wall decompression：a clinical evaluation of CPR performance by EMS personnel and assessment of alternative manual chest compression-decompression techniques. Resuscitation 2005；64：353-62.
76. Niles D, Nysaether J, Sutton R, et al. Leaning is common during in-hospital pediatric CPR, and decreased with automated corrective

feedback. Resuscitation 2009；80：553-7.
77. Sutton RM, Niles D, Nysaether J, et al. Quantitative analysis of CPR quality during in-hospital resuscitation of older children and adolescents. Pediatrics 2009；124：494-9.
78. Aufderheide TP, Pirrallo RG, Yannopoulos D, et al. Incomplete chest wall decompression：a clinical evaluation of CPR performance by trained laypersons and an assessment of alternative manual chest compression-decompression techniques. Resuscitation 2006；71：341-51.
79. Lee SH, Kim K, Lee JH, et al. Does the quality of chest compressions deteriorate when the chest compression rate is above 120/min? Emerg Med J 2014；31：645-8.
80. Oermann MH, Kardong-Edgren SE, Odom-Maryon T. Effects of monthly practice on nursing students' CPR psychomotor skill performance. Resuscitation 2011；82：447-53.
81. Spooner BB, Fallaha JF, Kocierz L, Smith CM, Smith SC, Perkins GD. An evaluation of objective feedback in basic life support（BLS）training. Resuscitation 2007；73：417-24.
82. Mpotos N, Lemoyne S, Calle PA, Deschepper E, Valcke M, Monsieurs KG. Combining video instruction followed by voice feedback in a self-learning station for acquisition of Basic Life Support skills：a randomised non-inferiority trial. Resuscitation 2011；82：896-901.
83. Dold SK, Schmölzer GM, Kelm M, Davis PG, Schmalisch G, Roehr CC. Training neonatal cardiopulmonary resuscitation：can it be improved by playing a musical prompt? A pilot study. Am J Perinatol 2014；31：245-8.
84. Zapletal B, Greif R, Stumpf D, et al. Comparing three CPR feedback devices and standard BLS in a single rescuer scenario：a randomised simulation study. Resuscitation 2014；85：560-6.
85. Cheng A, Brown LL, Duff JP, et al. Improving cardiopulmonary resuscitation with a CPR feedback device and refresher simulations（CPR CARES Study）：a randomized clinical trial. JAMA Pediatr 2015；169：137-44.
86. Yeung J, Davies R, Gao F, Perkins GD. A randomised control trial of prompt and feedback devices and their impact on quality of chest compressions–a simulation study. Resuscitation 2014；85：553-9.
87. Fischer H, Gruber J, Neuhold S, et al. Effects and limitations of an AED with audiovisual feedback for cardiopulmonary resuscitation：a randomized manikin study. Resuscitation 2011；82：902-7.
88. Noordergraaf GJ, Drinkwaard BW, van Berkom PF, et al. The quality of chest compressions by trained personnel：the effect of feedback, via the CPREzy, in a randomized controlled trial using a manikin model. Resuscitation 2006；69：241-52.
89. Sutton RM, Niles D, Meaney PA, et al. "Booster" training：evaluation of instructor-led bedside cardiopulmonary resuscitation skill training and automated corrective feedback to improve cardiopulmonary resuscitation compliance of Pediatric Basic Life Support providers during simulated cardiac arrest. Pediatr Crit Care Med 2011；12：e116-21.
90. Wik L, Thowsen J, Steen PA. An automated voice advisory manikin system for training in basic life support without an instructor. A novel approach to CPR training. Resuscitation 2001；50：167-72.
91. Beckers SK, Skorning MH, Fries M, et al. CPREzy improves performance of external chest compressions in simulated cardiac arrest. Resuscitation 2007；72：100-7.
92. Perkins GD, Augré C, Rogers H, Allan M, Thickett DR. CPREzy：an evaluation during simulated cardiac arrest on a hospital bed. Resuscitation 2005；64：103-8.
93. Skorning M, Derwall M, Brokmann JC, et al. External chest compressions using a mechanical feedback device：cross-over simulation study. Anaesthesist 2011；60：717-22.
94. Dine CJ, Gersh RE, Leary M, Riegel BJ, Bellini LM, Abella BS. Improving cardiopulmonary resuscitation quality and resuscitation training by combining audiovisual feedback and debriefing. Crit Care Med 2008；36：2817-22.

95. Handley AJ, Handley SA. Improving CPR performance using an audible feedback system suitable for incorporation into an automated external defibrillator. Resuscitation 2003；57：57-62.
96. Skorning M, Beckers SK, Brokmann J, et al. New visual feedback device improves performance of chest compressions by professionals in simulated cardiac arrest. Resuscitation 2010；81：53-8.
97. Elding C, Baskett P, Hughes A. The study of the effectiveness of chest compressions using the CPR-plus. Resuscitation 1998；36：169-73.
98. Sutton RM, Donoghue A, Myklebust H, et al. The voice advisory manikin（VAM）：an innovative approach to pediatric lay provider basic life support skill education. Resuscitation 2007；75：161-8.
99. Isbye DL, Høiby P, Rasmussen MB, et al. Voice advisory manikin versus instructor facilitated training in cardiopulmonary resuscitation. Resuscitation 2008；79：73-81.
100. Oh JH, Lee SJ, Kim SE, Lee KJ, Choe JW, Kim CW. Effects of audio tone guidance on performance of CPR in simulated cardiac arrest with an advanced airway. Resuscitation 2008；79：273-7.
101. Rawlins L, Woollard M, Williams J, Hallam P. Effect of listening to Nellie the Elephant during CPR training on performance of chest compressions by lay people：randomised crossover trial. BMJ 2009；339：b4707.
102. Woollard M, Poposki J, McWhinnie B, Rawlins L, Munro G, O'Meara P. Achy breaky makey wakey heart? A randomised crossover trial of musical prompts. Emerg Med J 2012；29：290-4.
103. Khanal P, Vankipuram A, Ashby A, et al. Collaborative virtual reality based advanced cardiac life support training simulator using virtual reality principles. J Biomed Inform 2014；51：49-59.
104. Park CS, Kang IG, Heo SJ, et al. A randomised, cross over study using a mannequin model to evaluate the effects on CPR quality of real-time audio-visual feedback provided by a smartphone application. Hong Kong Journal of Emergency Medicine 2014；21：153-60.
105. Williamson LJ, Larsen PD, Tzeng YC, Galletly DC. Effect of automatic external defibrillator audio prompts on cardiopulmonary resuscitation performance. Emerg Med J 2005；22：140-3.
106. Mpotos N, Yde L, Calle P, et al. Retraining basic life support skills using video, voice feedback or both：a randomised controlled trial. Resuscitation 2013；84：72-7.
107. Roehr CC, Schmölzer GM, Thio M, et al. How ABBA may help improve neonatal resuscitation training：auditory prompts to enable coordination of manual inflations and chest compressions. J Paediatr Child Health 2014；50：444-8.
108. Woollard M, Whitfield R, Newcombe RG, Colquhoun M, Vetter N, Chamberlain D. Optimal refresher training intervals for AED and CPR skills：a randomised controlled trial. Resuscitation 2006；71：237-47.
109. Frković V, Šustić A, Zeidler F, Protić A, Deša K. A brief reeducation in cardio-pulmonary resuscitation after six months-the benefit from timely repetition. Signa vitae 2008；3：24-8.
110. Chamberlain D, Smith A, Woollard M, et al. Trials of teaching methods in basic life support（3）：comparison of simulated CPR performance after first training and at 6 months, with a note on the value of re-training. Resuscitation 2002；53：179-87.
111. Ahn JY, Cho GC, Shon YD, Park SM, Kang KH. Effect of a reminder video using a mobile phone on the retention of CPR and AED skills in lay responders. Resuscitation 2011；82：1543-7.
112. Delasobera BE, Goodwin TL, Strehlow M, et al. Evaluating the efficacy of simulators and multimedia for refreshing ACLS skills in India. Resuscitation 2010；81：217-23.
113. Meaney PA, Sutton RM, Tsima B, et al. Training hospital providers in basic CPR skills in Botswana：acquisition, retention and impact of novel training techniques. Resuscitation 2012；83：1484-90.
114. Jain A, Agarwal R, Chawla D, Paul V, Deorari A. Tele-education vs classroom training of neonatal resuscitation：a randomized trial. J Perinatol 2010；30：773-9.
115. Jenko M, Frangez M, Manohin A. Four-stage teaching technique and chest compression performance of medical students compared to conventional technique. Croat Med J 2012；53：486-95.

116. Li Q, Ma EL, Liu J, Fang LQ, Xia T. Pre-training evaluation and feedback improve medical students' skills in basic life support. Med Teach 2011；33：e549-55.
117. Shavit I, Peled S, Steiner IP, et al. Comparison of outcomes of two skills-teaching methods on lay-rescuers' acquisition of infant basic life support skills. Acad Emerg Med 2010；17：979-86.
118. Nilsson C, Sørensen BL, Sørensen JL. Comparing hands-on and video training for postpartum hemorrhage management. Acta Obstet Gynecol Scand 2014；93：517-20.
119. Perkins GD, Fullerton JN, Davis-Gomez N, et al. The effect of pre-course e-learning prior to advanced life support training：a randomised controlled trial. Resuscitation 2010；81：877-81.
120. Andreatta P, Saxton E, Thompson M, Annich G. Simulation-based mock codes significantly correlate with improved pediatric patient cardiopulmonary arrest survival rates. Pediatr Crit Care Med 2011；12：33-8.
121. Neily J, Mills PD, Young-Xu Y, et al. Association between implementation of a medical team training program and surgical mortality. JAMA 2010；304：1693-700.
122. Weidman EK, Bell G, Walsh D, Small S, Edelson DP. Assessing the impact of immersive simulation on clinical performance during actual in-hospital cardiac arrest with CPR-sensing technology：A randomized feasibility study. Resuscitation 2010；81：1556-61.
123. Nadler I, Sanderson PM, Van Dyken CR, Davis PG, Liley HG. Presenting video recordings of newborn resuscitations in debriefings for teamwork training. BMJ Qual Saf 2011；20：163-9.
124. Su L, Spaeder MC, Jones MB, et al. Implementation of an extracorporeal cardiopulmonary resuscitation simulation program reduces extracorporeal cardiopulmonary resuscitation times in real patients. Pediatr Crit Care Med 2014；15：856-60.
125. Thomas EJ, Williams AL, Reichman EF, Lasky RE, Crandell S, Taggart WR. Team training in the neonatal resuscitation program for interns：teamwork and quality of resuscitations. Pediatrics 2010；125：539-46.
126. Hunziker S, Bühlmann C, Tschan F, et al. Brief leadership instructions improve cardiopulmonary resuscitation in a high-fidelity simulation：a randomized controlled trial. Crit Care Med 2010；38：1086-91.
127. Garbee DD, Paige J, Barrier K, et al. Interprofessional teamwork among students in simulated codes：a quasi-experimental study. Nurs Educ Perspect 2013；34：339-44.
128. Gilfoyle E, Gottesman R, Razack S. Development of a leadership skills workshop in paediatric advanced resuscitation. Med Teach 2007；29：e276-83.
129. Chung SP, Cho J, Park YS, et al. Effects of script-based role play in cardiopulmonary resuscitation team training. Emerg Med J 2011；28：690-4.
130. Fernandez Castelao E, Russo SG, Cremer S, et al. Positive impact of crisis resource management training on no-flow time and team member verbalisations during simulated cardiopulmonary resuscitation：a randomised controlled trial. Resuscitation 2011；82：1338-43.
131. Fernandez R, Pearce M, Grand JA, et al. Evaluation of a computer-based educational intervention to improve medical teamwork and performance during simulated patient resuscitations. Crit Care Med 2013；41：2551-62.
132. Hunziker S, Tschan F, Semmer NK, et al. Hands-on time during cardiopulmonary resuscitation is affected by the process of teambuilding：a prospective randomised simulator-based trial. BMC Emerg Med 2009；9：3.
133. Jankouskas TS, Haidet KK, Hupcey JE, Kolanowski A, Murray WB. Targeted crisis resource management training improves performance among randomized nursing and medical students. Simul Healthc 2011；6：316-26.
134. Blackwood J, Duff JP, Nettel-Aguirre A, Djogovic D, Joynt C. Does teaching crisis resource management skills improve resuscitation performance in pediatric residents?*. Pediatr Crit Care Med 2014；15：e168-74.
135. DeVita MA, Schaefer J, Lutz J, Wang H, Dongilli T. Improving medical emergency team（MET）performance using a novel curriculum and a computerized human patient simulator. Qual Saf Health Care 2005；14：326-31.
136. Mäkinen M, Aune S, Niemi-Murola L, et al. Assessment of CPR-D skills of nurses in Göteborg, Sweden and Espoo, Finland：teaching leadership makes a difference. Resuscitation 2007；72：264-9.
137. Yeung JH, Ong GJ, Davies RP, Gao F, Perkins GD. Factors affecting team leadership skills and their relationship with quality of cardiopulmonary resuscitation. Crit Care Med 2012；40：2617-21.
138. Thomas EJ, Taggart B, Crandell S, et al. Teaching teamwork during the Neonatal Resuscitation Program：a randomized trial. J Perinatol 2007；27：409-14.
139. Sawyer T, Leonard D, Sierocka-Castaneda A, Chan D, Thompson M. Correlations between technical skills and behavioral skills in simulated neonatal resuscitations. J Perinatol 2014；34：781-6.
140. Cooper S. Developing leaders for advanced life support：evaluation of a training programme. Resuscitation 2001；49：33-8.
141. Lo BM, Devine AS, Evans DP, et al. Comparison of traditional versus high-fidelity simulation in the retention of ACLS knowledge. Resuscitation 2011；82：1440-3.
142. Settles J, Jeffries PR, Smith TM, Meyers JS. Advanced cardiac life support instruction：do we know tomorrow what we know today? J Contin Educ Nurs 2011；42：271-9.
143. Cheng Y, Xue FS, Cui XL. Removal of a laryngeal foreign body under videolaryngoscopy. Resuscitation 2013；84：e1-2.
144. Cherry RA, Williams J, George J, Ali J. The effectiveness of a human patient simulator in the ATLS shock skills station. J Surg Res 2007；139：229-35.
145. Conlon LW, Rodgers DL, Shofer FS, Lipschik GY. Impact of levels of simulation fidelity on training of interns in ACLS. Hosp Pract（1995）2014；42：135-41.
146. Coolen EH, Draaisma JM, Hogeveen M, Antonius TA, Lommen CM, Loeffen JL. Effectiveness of high fidelity video-assisted real-time simulation：a comparison of three training methods for acute pediatric emergencies. Int J Pediatr 2012；2012：709569.
147. Curran V, Fleet L, White S, et al. A randomized controlled study of manikin simulator fidelity on neonatal resuscitation program learning outcomes. Adv Health Sci Educ Theory Pract 2015；20：205-18.
148. Donoghue AJ, Durbin DR, Nadel FM, Stryjewski GR, Kost SI, Nadkarni VM. Effect of high-fidelity simulation on Pediatric Advanced Life Support training in pediatric house staff：a randomial trial. Pediatr Emerg Care 2009；25：139-44.
149. Finan E, Bismilla Z, Whyte HE, Leblanc V, McNamara PJ. High-fidelity simulator technology may not be superior to traditional low-fidelity equipment for neonatal resuscitation training. J Perinatol 2012；32：287-92.
150. Hoadley TA. Learning advanced cardiac life support：a comparison study of the effects of low- and high-fidelity simulation. Nurs Educ Perspect 2009；30：91-5.
151. Owen H, Mugford B, Follows V, Plummer JL. Comparison of three simulation-based training methods for management of medical emergencies. Resuscitation 2006；71：204-11.
152. Rodgers DL, Securro S, Jr., Pauley RD. The effect of high-fidelity simulation on educational outcomes in an advanced cardiovascular life support course. Simul Healthc 2009；4：200-6.
153. Campbell DM, Barozzino T, Farrugia M, Sgro M. High-fidelity simulation in neonatal resuscitation. Paediatr Child Health 2009；14：19-23.
154. King JM, Reising DL. Teaching advanced cardiac life support protocols：the effectiveness of static versus high-fidelity simulation. Nurse Educ 2011；36：62-5.
155. Cheng A, Lang TR, Starr SR, Pusic M, Cook DA. Technology-enhanced simulation and pediatric education：a meta-analysis. Pediatrics 2014；133：e1313-23.
156. Stross JK. Maintaining competency in advanced cardiac life support skills. JAMA 1983；249：3339-41.

157. Jensen ML, Mondrup F, Lippert F, Ringsted C. Using e-learning for maintenance of ALS competence. Resuscitation 2009；80：903-8.
158. Kurosawa H, Ikeyama T, Achuff P, et al. A randomized, controlled trial of in situ pediatric advanced life support recertification ("pediatric advanced life support reconstructed") compared with standard pediatric advanced life support recertification for ICU frontline providers*. Crit Care Med 2014；42：610-8.
159. Bender J, Kennally K, Shields R, Overly F. Does simulation booster impact retention of resuscitation procedural skills and teamwork? J Perinatol 2014；34：664-8.
160. Kaczorowski J, Levitt C, Hammond M, et al. Retention of neonatal resuscitation skills and knowledge：a randomized controlled trial. Fam Med 1998；30：705-11.
161. Su E, Schmidt TA, Mann NC, Zechnich AD. A randomized controlled trial to assess decay in acquired knowledge among paramedics completing a pediatric resuscitation course. Acad Emerg Med 2000；7：779-86.
162. Patocka C, Khan F, Dubrovsky AS, Brody D, Bank I, Bhanji F. Pediatric resuscitation training-instruction all at once or spaced over time? Resuscitation 2015；88：6-11.
163. Swor R, Khan I, Domeier R, Honeycutt L, Chu K, Compton S. CPR training and CPR performance：do CPR-trained bystanders perform CPR? Acad Emerg Med 2006；13：596-601.
164. Riegel B, Mosesso VN, Birnbaum A, et al. Stress reactions and perceived difficulties of lay responders to a medical emergency. Resuscitation 2006；70：98-106.
165. Axelsson A, Thoren A, Holmberg S, Herlitz J. Attitudes of trained Swedish lay rescuers toward CPR performance in an emergency. A survey of 1012 recently trained CPR rescuers. Resuscitation 2000；44：27-36.
166. Hubble MW, Bachman M, Price R, Martin N, Huie D. Willingness of high school students to perform cardiopulmonary resuscitation and automated external defibrillation. Prehosp Emerg Care 2003；7：219-24.
167. Swor RA, Jackson RE, Compton S, et al. Cardiac arrest in private locations：different strategies are needed to improve outcome. Resuscitation 2003；58：171-6.
168. Vaillancourt C, Stiell IG, Wells GA. Understanding and improving low bystander CPR rates：a systematic review of the literature. CJEM 2008；10：51-65.
169. Boucek CD, Phrampus P, Lutz J, Dongilli T, Bircher NG. Willingness to perform mouth-to-mouth ventilation by health care providers：a survey. Resuscitation 2009；80：849-53.
170. Caves ND, Irwin MG. Attitudes to basic life support among medical students following the 2003 SARS outbreak in Hong Kong. Resuscitation 2006；68：93-100.
171. Coons SJ, Guy MC. Performing bystander CPR for sudden cardiac arrest：behavioral intentions among the general adult population in Arizona. Resuscitation 2009；80：334-40.
172. Dwyer T. Psychological factors inhibit family members' confidence to initiate CPR. Prehosp Emerg Care 2008；12：157-61.
173. Jelinek GA, Gennat H, Celenza T, O'Brien D, Jacobs I, Lynch D. Community attitudes towards performing cardiopulmonary resuscitation in Western Australia. Resuscitation 2001；51：239-46.
174. Johnston TC, Clark MJ, Dingle GA, FitzGerald G. Factors influencing Queenslanders' willingness to perform bystander cardiopulmonary resuscitation. Resuscitation 2003；56：67-75.
175. Kuramoto N, Morimoto T, Kubota Y, et al. Public perception of and willingness to perform bystander CPR in Japan. Resuscitation 2008；79：475-81.
176. Omi W, Taniguchi T, Kaburaki T, et al. The attitudes of Japanese high school students toward cardiopulmonary resuscitation. Resuscitation 2008；78：340-5.
177. Savastano S, Vanni V. Cardiopulmonary resuscitation in real life：the most frequent fears of lay rescuers. Resuscitation 2011；82：568-71.
178. Perkins GD, Walker G, Christensen K, Hulme J, Monsieurs KG. Teaching recognition of agonal breathing improves accuracy of diagnosing cardiac arrest. Resuscitation 2006；70：432-7.
179. Bobrow BJ, Zuercher M, Ewy GA, et al. Gasping during cardiac arrest in humans is frequent and associated with improved survival. Circulation 2008；118：2550-4.
180. Donohoe RT, Haefeli K, Moore F. Public perceptions and experiences of myocardial infarction, cardiac arrest and CPR in London. Resuscitation 2006；71：70-9.
181. Hamasu S, Morimoto T, Kuramoto N, et al. Effects of BLS training on factors associated with attitude toward CPR in college students. Resuscitation 2009；80：359-64.
182. Parnell MM, Pearson J, Galletly DC, Larsen PD. Knowledge of and attitudes towards resuscitation in New Zealand high-school students. Emerg Med J 2006；23：899-902.
183. Lee MJ, Hwang SO, Cha KC, Cho GC, Yang HJ, Rho TH. Influence of nationwide policy on citizens' awareness and willingness to perform bystander cardiopulmonary resuscitation. Resuscitation 2013；84：889-94.
184. Enami M, Takei Y, Goto Y, Ohta K, Inaba H. The effects of the new CPR guideline on attitude toward basic life support in Japan. Resuscitation 2010；81：562-7.
185. Tanigawa K, Iwami T, Nishiyama C, Nonogi H, Kawamura T. Are trained individuals more likely to perform bystander CPR? An observational study. Resuscitation 2011；82：523-8.
186. Nishiyama C, Iwami T, Kawamura T, et al. Effectiveness of simplified chest compression-only CPR training program with or without preparatory self-learning video：a randomized controlled trial. Resuscitation 2009；80：1164-8.
187. Lynch B, Einspruch EL. With or without an instructor, brief exposure to CPR training produces significant attitude change. Resuscitation 2010；81：568-75.
188. Culley LL, Clark JJ, Eisenberg MS, Larsen MP. Dispatcher-assisted telephone CPR：common delays and time standards for delivery. Ann Emerg Med 1991；20：362-6.
189. Locke CJ, Berg RA, Sanders AB, et al. Bystander cardiopulmonary resuscitation. Concerns about mouth-to-mouth contact. Arch Intern Med 1995；155：938-43.
190. Peberdy MA, Ottingham LV, Groh WJ, et al. Adverse events associated with lay emergency response programs：the public access defibrillation trial experience. Resuscitation 2006；70：59-65.
191. Hallstrom AP, Ornato JP, Weisfeldt M, et al. Public-access defibrillation and survival after out-of-hospital cardiac arrest. N Engl J Med 2004；351：637-46.
192. Cheung W, Gullick J, Thanakrishnan G, et al. Injuries occurring in hospital staff attending medical emergency team (MET) calls-a prospective, observational study. Resuscitation 2009；80：1351-6.
193. Jones AY. Can cardiopulmonary resuscitation injure the back? Resuscitation 2004；61：63-7.
194. Jones AY, Lee RY. Cardiopulmonary resuscitation and back injury in ambulance officers. Int Arch Occup Environ Health 2005；78：332-6.
195. Thierbach AR, Piepho T, Kunde M, et al. Two-rescuer CPR results in hyperventilation in the ventilating rescuer. Resuscitation 2005；65：185-90.
196. Thierbach AR, Wolcke BB, Krummenauer F, Kunde M, Janig C, Dick WF. Artificial ventilation for basic life support leads to hyperventilation in first aid providers. Resuscitation 2003；57：269-77.
197. Walker GM, Liddle R. Prolonged two-man basic life support may result in hypocarbia in the ventilating rescuer. Resuscitation 2001；50：179-83.
198. Macauley CA, Todd CT. Physical disability among cardiopulmonary resuscitation students. Occup Health Nurs 1978；26：17-9.
199. Memon AM, Salzer JE, Hillman EC, Jr., Marshall CL. Fatal myocardial infarct following CPR training：the question of risk. Ann Emerg Med 1982；11：322-3.
200. Shimokawa A, Tateyama S, Shimizu Y, Muramatsu I, Takasaki M. Anterior interosseous nerve palsy after cardiopulmonary resusci-

tation in a resuscitator with undiagnosed muscle anomaly. Anesth Analg 2001；93：290-1, 2nd contents page.
201. Sullivan F, Avstreih D. Pneumothorax during CPR training：case report and review of the CPR literature. Prehosp Disaster Med 2000；15：64-9.
202. Kalica AR, Flores J, Greenberg HB. Identification of the rotaviral gene that codes for hemagglutination and protease-enhanced plaque formation. Virology 1983；125：194-205.
203. Steinhoff JP, Pattavina C, Renzi R. Puncture wound during CPR from sternotomy wires：case report and discussion of periresuscitation infection risks. Heart Lung 2001；30：159-60.
204. Lonergan JH, Youngberg JZ, Kaplan JA. Cardiopulmonary resuscitation：physical stress on the rescuer. Crit Care Med 1981；9：793-5.
205. Salzer J, Marshall C, Hillman EJ, Bullock J. CPR：A report of observed medical complications during training. Ann Emerg Med 1983；12：195.
206. Ingram S, Maher V, Bennett K, Gormley J. The effect of cardiopulmonary resuscitation training on psychological variables of cardiac rehabilitation patients. Resuscitation 2006；71：89-96.
207. Cappato R, Curnis A, Marzollo P, et al. Prospective assessment of integrating the existing emergency medical system with automated external defibrillators fully operated by volunteers and laypersons for out-of-hospital cardiac arrest：the Brescia Early Defibrillation Study(BEDS). Eur Heart J 2006；27：553-61.
208. Capucci A, Aschieri D, Piepoli MF. Improving survival with early defibrillation. Cardiology Review 2003；20：12-4.
209. Page RL, Joglar JA, Kowal RC, et al. Use of automated external defibrillators by a U.S. airline. N Engl J Med 2000；343：1210-6.
210. Jorgenson DB, Skarr T, Russell JK, Snyder DE, Uhrbrock K. AED use in businesses, public facilities and homes by minimally trained first responders. Resuscitation 2003；59：225-33.
211. Hosmans TP, Maquoi I, Vogels C, et al. Safety of fully automatic external defibrillation by untrained lay rescuers in the presence of a bystander. Resuscitation 2008；77：216-9.
212. Lloyd MS, Heeke B, Walter PF, Langberg JJ. Hands-on defibrillation：an analysis of electrical current flow through rescuers in direct contact with patients during biphasic external defibrillation. Circulation 2008；117：2510-4.
213. Hoke RS, Heinroth K, Trappe HJ, Werdan K. Is external defibrillation an electric threat for bystanders？ Resuscitation 2009；80：395-401.
214. Dickinson CL, Hall CR, Soar J. Accidental shock to rescuer during successful defibrillation of ventricular fibrillation–a case of human involuntary automaticity. Resuscitation 2008；76：489.
215. Misuse of "quick-look" defibrillator paddles. Health Devices 1988；17：68-9.
216. Cooper LT. Accidental defibrillation of the cranium. J Emerg Nurs 1994；20：91-2.
217. Montauk L. Lethal defibrillator mishap. Ann Emerg Med 1997；29：825.
218. Iserson KV, Barsan WG. Accidental "cranial" defibrillation. JACEP 1979；8：24-5.
219. Grumet GW. Attempted suicide by electrocution. Review and case report. Bull Menninger Clin 1989；53：512-21.
220. Gibbs W, Eisenberg M, Damon SK. Dangers of defibrillation：injuries to emergency personnel during patient resuscitation. Am J Emerg Med 1990；8：101-4.
221. Trimble C. Editorial：Blind defibrillation by basic EMTs. JACEP 1976；5：543-4.
222. Lechleuthner A. Electric shock to paramedic during cardiopulmonary resuscitation of patient with implanted cardiodefibrillator. Lancet 1995；345：253.
223. Clements PA. Hazards of performing chest compressions in collapsed patients with internal cardioverter defibrillators. Emerg Med J 2003；20：379-80.
224. Siniorakis E, Hardavella G, Arvanitakis S, Roulia G, Voutas P, Karidis C. Accidental shock to rescuer from an implantable cardioverter defibrillator. Resuscitation 2009；80：293-4.
225. Stockwell B, Bellis G, Morton G, et al. Electrical injury during "hands on" defibrillation-A potential risk of internal cardioverter defibrillators？ Resuscitation 2009；80：832-4.
226. Klock-Frezot JC, Ohley WJ, Schock RB, Cote M, Schofield L. Successful defibrillation in water：a preliminary study. Conf Proc IEEE Eng Med Biol Soc 2006；1：4028-30.
227. Schratter A, Weihs W, Holzer M, et al. External cardiac defibrillation during wet-surface cooling in pigs. Am J Emerg Med 2007；25：420-4.
228. Lyster T, Jorgenson D, Morgan C. The safe use of automated external defibrillators in a wet environment. Prehosp Emerg Care 2003；7：307-11.
229. Axelsson A, Herlitz J, Ekstrom L, Holmberg S. Bystander-initiated cardiopulmonary resuscitation out-of-hospital. A first description of the bystanders and their experiences. Resuscitation 1996；33：3-11.
230. Axelsson A, Herlitz J, Karlsson T, et al. Factors surrounding cardiopulmonary resuscitation influencing bystanders' psychological reactions. Resuscitation 1998；37：13-20.
231. Laws T. Examining critical care nurses' critical incident stress after in hospital cardiopulmonary resuscitation(CPR). Aust Crit Care 2001；14：76-81.
232. Gamble M. A debriefing approach to dealing with the stress of CPR attempts. Prof Nurse 2001；17：157-60.
233. 田島典夫, 高橋博之, 畑中美穂, 青木瑠里, 井上保介. バイスタンダーが一次救命処置を実施した際のストレスに関する検討. 日本臨床救急医学会雑誌 2013；16：656-65.
234. 日本臨床救急医学会バイスタンダーサポート検討特別委員会. バイスタンダーとして活動した市民の心的ストレス反応をサポートする体制構築に係る提案. 2015. Available at http://jsem.umin.ac.jp/about/baisuta_teigenn.pdf
235. Bigham BL, Koprowicz K, Rea T, et al. Cardiac arrest survival did not increase in the Resuscitation Outcomes Consortium after implementation of the 2005 AHA CPR and ECC guidelines. Resuscitation 2011；82：979-83.
236. Olasveengen TM, Vik E, Kuzovlev A, Sunde K. Effect of implementation of new resuscitation guidelines on quality of cardiopulmonary resuscitation and survival. Resuscitation 2009；80：407-11.
237. Bigham BL, Aufderheide TP, Davis DP, et al. Knowledge translation in emergency medical services：a qualitative survey of barriers to guideline implementation. Resuscitation 2010；81：836-40.
238. Aufderheide TP, Yannopoulos D, Lick CJ, et al. Implementing the 2005 American Heart Association Guidelines improves outcomes after out-of-hospital cardiac arrest. Heart Rhythm 2010；7：1357-62.
239. Rea TD, Helbock M, Perry S, et al. Increasing use of cardiopulmonary resuscitation during out-of-hospital ventricular fibrillation arrest：survival implications of guideline changes. Circulation 2006；114：2760-5.
240. Steinmetz J, Barnung S, Nielsen SL, Risom M, Rasmussen LS. Improved survival after an out-of-hospital cardiac arrest using new guidelines. Acta Anaesthesiol Scand 2008；52：908-13.
241. Garza AG, Gratton MC, Salomone JA, Lindholm D, McElroy J, Archer R. Improved patient survival using a modified resuscitation protocol for out-of-hospital cardiac arrest. Circulation 2009；119：2597-605.
242. Deasy C, Bray JE, Smith K, et al. Cardiac arrest outcomes before and after the 2005 resuscitation guidelines implementation：evidence of improvement？ Resuscitation 2011；82：984-8.
243. Kudenchuk PJ, Redshaw JD, Stubbs BA, et al. Impact of changes in resuscitation practice on survival and neurological outcome after out-of-hospital cardiac arrest resulting from nonshockable arrhythmias. Circulation 2012；125：1787-94.
244. Sayre MR, Cantrell SA, White LJ, Hiestand BC, Keseg DP, Koser S.

Impact of the 2005 American Heart Association cardiopulmonary resuscitation and emergency cardiovascular care guidelines on out-of-hospital cardiac arrest survival. Prehosp Emerg Care 2009；13：469-77.
245. Hung SW, Chen CC, Shih HC, et al. Are new resuscitation guidelines better? Experience of an Asian metropolitan hospital. Ann Acad Med Singapore 2010；39：569-7.
246. Robinson S, Swain AH, Hoyle SR, Larsen PD. Survival from out-of-hospital cardiac arrest in New Zealand following the 2005 resuscitation guideline changes. Resuscitation 2010；81：1648-51.
247. Andrews JC, Schünemann HJ, Oxman AD, et al. GRADE guidelines：15. Going from evidence to recommendation-determinants of a recommendation's direction and strength. J Clin Epidemiol 2013；66：726-35.
248. 西山知佳, 石見拓, 川村孝, 米本直裕, 平出敦, 野々木宏. 心肺蘇生講習会による受講者の救命意識の変化. 日本臨床救急医学会雑誌 2008；11：271-7.
249. 総務省消防庁. 救急蘇生統計. 平成26年版救急・救助の現況. In：総務省消防庁, ed. 2014.
250. 日本赤十字社. 救急法等講習実施状況（平成26年4月～平成27年3月）. 2015. Available at http://www.jrc.or.jp/about/pdf/150930_kyukyuhou_situation.pdf
251. Andresen D, Arntz HR, Grafling W, et al. Public access resuscitation program including defibrillator training for laypersons：a randomized trial to evaluate the impact of training course duration. Resuscitation 2008；76：419-24.
252. Yakel ME. Retention of cardiopulmonary resuscitation skills among nursing personnel：what makes the difference? Heart Lung 1989；18：520-5.
253. Gombeski WR, Jr., Effron DM, Ramirez AG, Moore TJ. Impact on retention：comparison of two CPR training programs. Am J Public Health 1982；72：849-52.
254. Nishiyama C, Iwami T, Kawamura T, et al. Effectiveness of simplified chest compression-only CPR training for the general public：a randomized controlled trial. Resuscitation 2008；79：90-6.
255. 消防庁. 応急手当の普及啓発活動の推進に関する実施要綱の一部改正. 2011.
256. Iwami T, Kitamura T, Kiyohara K, Kawamura T. Dissemination of Chest Compression-Only Cardiopulmonary Resuscitation and Survival After Out-of-Hospital Cardiac Arrest. Circulation 2015；132：415-22.
257. 日本不整脈学会. AEDで命を救うための緊急提言. Available at http://jhrs.or.jp/pub201209_01.html
258. さいたま市. 体育活動時等における事故対応テキスト～ASUKAモデル～. 2015. Available at http://www.city.saitama.jp/003/002/011/p019665.html
259. 警察庁交通局運転免許課. 運転免許統計 平成26年版. 2015.
260. 日本学校保健会. 平成25年度学校生活における健康管理に関する調査事業報告書 2013.
261. 日本臨床救急医学会学校へのBLS教育導入検討委員会. CPRの指導方法, 指導内容に関するコンセンサス案（ver. 100527）2010.
262. 学校へのBLS教育導入についての普及に関する小委員会. 心肺蘇生の指導方法, 指導内容に関するコンセンサス 2010（ver.110424）. Available at http://jsem.umin.ac.jp/about/schoolBLScons_110404.pdf
263. Kitamura T, Iwami T, Kawamura T, Nagao K, Tanaka H, Hiraide A. Nationwide public-access defibrillation in Japan. N Engl J Med 2010；362：994-1004.
264. Kitamura T, Iwami T, Kawamura T, et al. Nationwide improvements in survival from out-of-hospital cardiac arrest in Japan. Circulation 2012；126：2834-43.
265. Mitani Y, Ohta K, Yodoya N, et al. Public access defibrillation improved the outcome after out-of-hospital cardiac arrest in school-age children：a nationwide, population-based, Utstein registry study in Japan. Europace 2013；15：1259-66.
266. Berdowski J, Blom MT, Bardai A, Tan HL, Tijssen JG, Koster RW. Impact of onsite or dispatched automated external defibrillator use on survival after out-of-hospital cardiac arrest. Circulation 2011；124：2225-32.
267. Capucci A, Aschieri D, Piepoli MF, Bardy GH, Iconomu E, Arvedi M. Tripling survival from sudden cardiac arrest via early defibrillation without traditional education in cardiopulmonary resuscitation. Circulation 2002；106：1065-70.
268. Kuisma M, Castren M, Nurminen K. Public access defibrillation in Helsinki–costs and potential benefits from a community-based pilot study. Resuscitation 2003；56：149-52.
269. Iwami T, Kitamura T, Kawamura T, et al. Chest compression-only cardiopulmonary resuscitation for out-of-hospital cardiac arrest with public-access defibrillation：a nationwide cohort study. Circulation 2012；126：2844-51.
270. Culley LL, Rea TD, Murray JA, et al. Public access defibrillation in out-of-hospital cardiac arrest：a community-based study. Circulation 2004；109：1859-63.
271. Fleischhackl R, Roessler B, Domanovits H, et al. Results from Austria's nationwide public access defibrillation (ANPAD) programme collected over 2 years. Resuscitation 2008；77：195-200.
272. Rea TD, Olsufka M, Bemis B, et al. A population-based investigation of public access defibrillation：role of emergency medical services care. Resuscitation 2010；81：163-7.
273. Swor R, Grace H, McGovern H, Weiner M, Walton E. Cardiac arrests in schools：assessing use of automated external defibrillators (AED) on school campuses. Resuscitation 2013；84：426-9.
274. Weisfeldt ML, Sitlani CM, Ornato JP, et al. Survival after application of automatic external defibrillators before arrival of the emergency medical system：evaluation in the resuscitation outcomes consortium population of 21 million. J Am Coll Cardiol 2010；55：1713-20.
275. Weisfeldt ML, Everson-Stewart S, Sitlani C, et al. Ventricular tachyarrhythmias after cardiac arrest in public versus at home. N Engl J Med 2011；364：313-21.
276. 一般社団法人日本救急医療財団. AED設置登録情報の活用について（AED設置登録情報等に関する小委員会報告書）. 2015. Available at http://www.qqzaidan.jp/pdf_2/aedhoukoku.pdf
277. 坂本哲也. 平成26年度厚生労働科学研究費補助金「循環器疾患等の救命率向上に資する効果的な救急蘇生法の普及啓発に関する研究」研究報告書 2015.
278. 三田村秀雄, 高山守正, 石見拓, 他. AEDの具体的設置・配置基準に関する提言. 心臓 2012；44：392-402.
279. 一般社団法人日本救急医療財団. AEDの適正配置に関するガイドライン. 2013. Available at http://www.mhlw.go.jp/file/04-Houdouhappyou-10802000-Iseikyoku-Shidouka/0000024513.pdf
280. 厚生労働省医政局長・医薬食品局長. 自動体外式除細動器（AED）の適切な管理等の実施について. In：厚生労働省, ed. 2009.
281. 総務省行政評価局長. AEDの設置拡大, 適切な管理等について（あっせん）. 2013.
282. 厚生労働省医政局長, 厚生労働省医薬食品局長. 自動体外式除細動器（AED）の適切な管理等の実施について（再周知）. 2013.
283. 消防庁救急企画室長. 自動体外式除細動器（AED）設置登録情報の有効活用等について. In：消防庁, ed. 2015.
284. 消防庁救急企画室長. 自動体外式除細動器（AED）の更なる有効活用に向けた取組の推進について（通知）. In：消防庁, ed. 2014.
285. Berdowski J, Beekhuis F, Zwinderman AH, Tijssen JG, Koster RW. Importance of the first link：description and recognition of an out-of-hospital cardiac arrest in an emergency call. Circulation 2009；119：2096-102.
286. Weiser C, van Tulder R, Stöckl M, et al. Dispatchers impression plus Medical Priority Dispatch System reduced dispatch centre times in cases of out of hospital cardiac arrest. Pre-alert–a prospective, cluster randomized trial. Resuscitation 2013；84：883-8.
287. Bohm K, Rosenqvist M, Hollenberg J, Biber B, Engerström L, Svensson L. Dispatcher-assisted telephone-guided cardiopulmonary resuscitation：an underused lifesaving system. Eur J Emerg Med 2007；14：256-9.
288. Roppolo LP, Westfall A, Pepe PE, et al. Dispatcher assessments for

agonal breathing improve detection of cardiac arrest. Resuscitation 2009；80：769-72.
289. Tanaka Y, Taniguchi J, Wato Y, Yoshida Y, Inaba H. The continuous quality improvement project for telephone-assisted instruction of cardiopulmonary resuscitation increased the incidence of bystander CPR and improved the outcomes of out-of-hospital cardiac arrests. Resuscitation 2012；83：1235-41.
290. Heward A, Damiani M, Hartley-Sharpe C. Does the use of the Advanced Medical Priority Dispatch System affect cardiac arrest detection? Emerg Med J 2004；21：115-8.
291. Eisenberg MS, Hallstrom AP, Carter WB, Cummins RO, Bergner L, Pierce J. Emergency CPR instruction via telephone. Am J Public Health 1985；75：47-50.
292. Vaillancourt C, Verma A, Trickett J, et al. Evaluating the effectiveness of dispatch-assisted cardiopulmonary resuscitation instructions. Acad Emerg Med 2007；14：877-83.
293. Clawson J, Olola C, Scott G, Heward A, Patterson B. Effect of a Medical Priority Dispatch System key question addition in the seizure/convulsion/fitting protocol to improve recognition of ineffective (agonal) breathing. Resuscitation 2008；79：257-64.
294. Stipulante S, Tubes R, El Fassi M, et al. Implementation of the ALERT algorithm, a new dispatcher-assisted telephone cardiopulmonary resuscitation protocol, in non-Advanced Medical Priority Dispatch System (AMPDS) Emergency Medical Services centres. Resuscitation 2014；85：177-81.
295. Cairns KJ, Hamilton AJ, Marshall AH, Moore MJ, Adgey AA, Kee F. The obstacles to maximising the impact of public access defibrillation：an assessment of the dispatch mechanism for out-of-hospital cardiac arrest. Heart 2008；94：349-53.
296. Bång A, Herlitz J, Martinell S. Interaction between emergency medical dispatcher and caller in suspected out-of-hospital cardiac arrest calls with focus on agonal breathing. A review of 100 tape recordings of true cardiac arrest cases. Resuscitation 2003；56：25-34.
297. Dami F, Fuchs V, Praz L, Vader JP. Introducing systematic dispatcher-assisted cardiopulmonary resuscitation (telephone-CPR) in a non-Advanced Medical Priority Dispatch System (AMPDS)：implementation process and costs. Resuscitation 2010；81：848-52.
298. Hallstrom AP, Cobb LA, Johnson E, Copass MK. Dispatcher assisted CPR：implementation and potential benefit. A 12-year study. Resuscitation 2003；57：123-9.
299. Nurmi J, Pettilä V, Biber B, Kuisma M, Komulainen R, Castrén M. Effect of protocol compliance to cardiac arrest identification by emergency medical dispatchers. Resuscitation 2006；70：463-9.
300. Castrén M, Kuisma M, Serlachius J, Skrifvars M. Do health care professionals report sudden cardiac arrest better than laymen? Resuscitation 2001；51：265-8.
301. Bång A, Biber B, Isaksson L, Lindqvist J, Herlitz J. Evaluation of dispatcher-assisted cardiopulmonary resuscitation. Eur J Emerg Med 1999；6：175-83.
302. Clark JJ, Culley L, Eisenberg M, Henwood DK. Accuracy of determining cardiac arrest by emergency medical dispatchers. Ann Emerg Med 1994；23：1022-6.
303. Deakin CD, Evans S, King P. Evaluation of telephone-cardiopulmonary resuscitation advice for paediatric cardiac arrest. Resuscitation 2010；81：853-6.
304. Flynn J, Archer F, Morgans A. Sensitivity and specificity of the medical priority dispatch system in detecting cardiac arrest emergency calls in Melbourne. Prehosp Disaster Med 2006；21：72-6.
305. Garza AG, Gratton MC, Chen JJ, Carlson B. The accuracy of predicting cardiac arrest by emergency medical services dispatchers：the calling party effect. Acad Emerg Med 2003；10：955-60.
306. Ma MH, Lu TC, Ng JC, et al. Evaluation of emergency medical dispatch in out-of-hospital cardiac arrest in Taipei. Resuscitation 2007；73：236-45.
307. Lewis M, Stubbs BA, Eisenberg MS. Dispatcher-assisted cardiopulmonary resuscitation：time to identify cardiac arrest and deliver chest compression instructions. Circulation 2013；128：1522-30.
308. Kuisma M, Boyd J, Väyrynen T, Repo J, Nousila-Wiik M, Holmström P. Emergency call processing and survival from out-of-hospital ventricular fibrillation. Resuscitation 2005；67：89-93.
309. Hauff SR, Rea TD, Culley LL, Kerry F, Becker L, Eisenberg MS. Factors impeding dispatcher-assisted telephone cardiopulmonary resuscitation. Ann Emerg Med 2003；42：731-7.
310. Clawson J, Barron T, Scott G, Siriwardena AN, Patterson B, Olola C. Medical Priority Dispatch System breathing problems protocol key question combinations are associated with patient acuity. Prehosp Disaster Med 2012；27：375-80.
311. Bohm K, Stålhandske B, Rosenqvist M, Ulfvarson J, Hollenberg J, Svensson L. Tuition of emergency medical dispatchers in the recognition of agonal respiration increases the use of telephone assisted CPR. Resuscitation 2009；80：1025-8.
312. Hüpfl M, Selig HF, Nagele P. Chest-compression-only versus standard cardiopulmonary resuscitation：a meta-analysis. Lancet 2010；376：1552-7.
313. Hallstrom AP. Dispatcher-assisted "phone" cardiopulmonary resuscitation by chest compression alone or with mouth-to-mouth ventilation. Crit Care Med 2000；28：N190-2.
314. Rea TD, Fahrenbruch C, Culley L, et al. CPR with chest compression alone or with rescue breathing. N Engl J Med 2010；363：423-33.
315. Svensson L, Bohm K, Castrèn M, et al. Compression-only CPR or standard CPR in out-of-hospital cardiac arrest. N Engl J Med 2010；363：434-42.
316. Bray JE, Deasy C, Walsh J, Bacon A, Currell A, Smith K. Changing EMS dispatcher CPR instructions to 400 compressions before mouth-to-mouth improved bystander CPR rates. Resuscitation 2011；82：1393-8.
317. Rea TD, Eisenberg MS, Culley LL, Becker L. Dispatcher-assisted cardiopulmonary resuscitation and survival in cardiac arrest. Circulation 2001；104：2513-6.
318. Akahane M, Ogawa T, Tanabe S, et al. Impact of telephone dispatcher assistance on the outcomes of pediatric out-of-hospital cardiac arrest. Crit Care Med 2012；40：1410-6.
319. Goto Y, Maeda T, Goto Y. Impact of dispatcher-assisted bystander cardiopulmonary resuscitation on neurological outcomes in children with out-of-hospital cardiac arrests：a prospective, nationwide, population-based cohort study. J Am Heart Assoc 2014；3：e000499.
320. Eisenberg CA. Exploring the benefits and pitfalls of joint ventures. Top Health Care Financ 1985；12：47-55.
321. 消防庁次長．口頭指導に関する実施基準の制定及び救急業務実施基準の一部改正について．In：総務省消防庁, ed. 1999.
322. 消防庁次長．口頭指導に関する実施基準の一部改正等について．In：総務省消防庁, ed. 2013.
323. 総務省消防庁．ICT を活用した応急手当指導に関する研究報告書，平成 20 年 2 月．In：総務省消防庁, ed. 2008.
324. Fukushima H, Imanishi M, Iwami T, et al. Abnormal breathing of sudden cardiac arrest victims described by laypersons and its association with emergency medical service dispatcher-assisted cardiopulmonary resuscitation instruction. Emerg Med J 2015；32：314-7.
325. Fujie K, Nakata Y, Yasuda S, Mizutani T, Hashimoto K. Do dispatcher instructions facilitate bystander-initiated cardiopulmonary resuscitation and improve outcomes in patients with out-of-hospital cardiac arrest? A comparison of family and non-family bystanders. Resuscitation 2014；85：315-9.
326. Shimamoto T, Iwami T, Kitamura T, et al. Dispatcher instruction of chest compression-only CPR increases actual provision of bystander CPR. Resuscitation 2015；96：9-15.
327. Nordberg M. NAEMD (National Academy of Emergency Medical Dispatch) strives for universal certification. Emerg Med Serv 1999；28：45-6.

328. Clawson J, Olola C, Heward A, Patterson B, Scott G. Ability of the medical priority dispatch system protocol to predict the acuity of "unknown problem" dispatch response levels. Prehosp Emerg Care 2008；12：290-6.
329. Clawson J, Olola C, Heward A, Patterson B. Cardiac arrest predictability in seizure patients based on emergency medical dispatcher identification of previous seizure or epilepsy history. Resuscitation 2007；75：298-304.
330. 総務省消防庁. 平成26年版救急・救助の現況. 2014.
331. Iwami T, Nichol G, Hiraide A, et al. Continuous improvements in "chain of survival" increased survival after out-of-hospital cardiac arrests：a large-scale population-based study. Circulation 2009；119：728-34.
332. Nichol G, Detsky AS, Stiell IG, O'Rourke K, Wells G, Laupacis A. Effectiveness of emergency medical services for victims of out-of-hospital cardiac arrest：a metaanalysis. Ann Emerg Med 1996；27：700-10.
333. Nichol G, Stiell IG, Laupacis A, Pham B, De Maio VJ, Wells GA. A cumulative meta-analysis of the effectiveness of defibrillator-capable emergency medical services for victims of out-of-hospital cardiac arrest. Ann Emerg Med 1999；34：517-25.
334. Stiell IG, Wells GA, Field BJ, et al. Improved out-of-hospital cardiac arrest survival through the inexpensive optimization of an existing defibrillation program：OPALS study phase II. Ontario Prehospital Advanced Life Support. JAMA 1999；281：1175-81.
335. Tanaka Y, Yamada H, Tamasaku S, Inaba H. The fast emergency vehicle pre-emption system improved the outcomes of out-of-hospital cardiac arrest. Am J Emerg Med 2013；31：1466-71.
336. Ringh M, Rosenqvist M, Hollenberg J, et al. Mobile-phone dispatch of laypersons for CPR in out-of-hospital cardiac arrest. N Engl J Med 2015；372：2316-25.
337. Zijlstra JA, Stieglis R, Riedijk F, Smeekes M, van der Worp WE, Koster RW. Local lay rescuers with AEDs, alerted by text messages, contribute to early defibrillation in a Dutch out-of-hospital cardiac arrest dispatch system. Resuscitation 2014；85：1444-9.
338. Ringh M, Fredman D, Nordberg P, Stark T, Hollenberg J. Mobile phone technology identifies and recruits trained citizens to perform CPR on out-of-hospital cardiac arrest victims prior to ambulance arrival. Resuscitation 2011；82：1514-8.
339. 池田正樹, 兼古稔, 石川佳信. 口頭指導実施例の増加に向けた取り組みと成果. 日本臨床救急医学会雑誌 2009；12：478-84.
340. Olasveengen TM, Lund-Kordahl I, Steen PA, Sunde K. Out-of hospital advanced life support with or without a physician：effects on quality of CPR and outcome. Resuscitation 2009；80：1248-52.
341. Kirves H, Skrifvars MB, Vahakuopus M, Ekstrom K, Martikainen M, Castren M. Adherence to resuscitation guidelines during prehospital care of cardiac arrest patients. Eur J Emerg Med 2007；14：75-81.
342. Schneider T, Mauer D, Diehl P, Eberle B, Dick W. Quality of on-site performance in prehospital advanced cardiac life support (ACLS). Resuscitation 1994；27：207-13.
343. Arntz HR, Wenzel V, Dissmann R, Marschalk A, Breckwoldt J, Muller D. Out-of-hospital thrombolysis during cardiopulmonary resuscitation in patients with high likelihood of ST-elevation myocardial infarction. Resuscitation 2008；76：180-4.
344. Bell A, Lockey D, Coats T, Moore F, Davies G. Physician Response Unit–a feasibility study of an initiative to enhance the delivery of pre-hospital emergency medical care. Resuscitation 2006；69：389-93.
345. Lossius HM, Soreide E, Hotvedt R, et al. Prehospital advanced life support provided by specially trained physicians：is there a benefit in terms of life years gained? Acta Anaesthesiol Scand 2002；46：771-8.
346. Dickinson ET, Schneider RM, Verdile VP. The impact of prehospital physicians on out-of-hospital nonasystolic cardiac arrest. Prehosp Emerg Care 1997；1：132-5.
347. Soo LH, Gray D, Young T, Huff N, Skene A, Hampton JR. Resuscitation from out-of-hospital cardiac arrest：is survival dependent on who is available at the scene? Heart 1999；81：47-52.
348. Frandsen F, Nielsen JR, Gram L, et al. Evaluation of intensified prehospital treatment in out-of-hospital cardiac arrest：survival and cerebral prognosis. The Odense ambulance study. Cardiology 1991；79：256-64.
349. Sipria A, Talvik R, Korgvee A, Sarapuu S, Oopik A. Out-of-hospital resuscitation in Tartu：effect of reorganization of Estonian EMS system. Am J Emerg Med 2000；18：469-73.
350. Estner HL, Gunzel C, Ndrepepa G, et al. Outcome after out-of-hospital cardiac arrest in a physician-staffed emergency medical system according to the Utstein style. Am Heart J 2007；153：792-9.
351. Eisenburger P, Czappek G, Sterz F, et al. Cardiac arrest patients in an alpine area during a six year period. Resuscitation 2001；51：39-46.
352. Gottschalk A, Burmeister MA, Freitag M, Cavus E, Standl T. Influence of early defibrillation on the survival rate and quality of life after CPR in prehospital emergency medical service in a German metropolitan area. Resuscitation 2002；53：15-20.
353. Hampton JR, Dowling M, Nicholas C. Comparison of results from a cardiac ambulance manned by medical or non-medical personnel. Lancet 1977；1：526-9.
354. Schneider T, Mauer D, Diehl P, et al. Early defibrillation by emergency physicians or emergency medical technicians? A controlled, prospective multi-centre study. Resuscitation 1994；27：197-206.
355. Soo LH, Gray D, Young T, Skene A, Hampton JR. Influence of ambulance crew's length of experience on the outcome of out-of-hospital cardiac arrest. Eur Heart J 1999；20：535-40.
356. Yen ZS, Chen YT, Ko PC, et al. Cost-effectiveness of different advanced life support providers for victims of out-of-hospital cardiac arrests. J Formos Med Assoc 2006；105：1001-7.
357. Fischer M, Krep H, Wierich D, et al. [Comparison of the emergency medical services systems of Birmingham and Bonn：process efficacy and cost effectiveness]. Anasthesiol Intensivmed Notfallmed Schmerzther 2003；38：630-42.
358. Bottiger BW, Grabner C, Bauer H, et al. Long term outcome after out-of-hospital cardiac arrest with physician staffed emergency medical services：the Utstein style applied to a midsized urban/suburban area. Heart 1999；82：674-9.
359. Bjornsson HM, Marelsson S, Magnusson V, Sigurdsson G, Thornorgeirsson G. [Prehospital cardiac life support in the Reykjavik area 1999-2002]. Laeknabladid 2006；92：591-7.
360. Mitchell RG, Brady W, Guly UM, Pirrallo RG, Robertson CE. Comparison of two emergency response systems and their effect on survival from out of hospital cardiac arrest. Resuscitation 1997；35：225-9.
361. Lafuente-Lafuente C, Melero-Bascones M. Active chest compression-decompression for cardiopulmonary resuscitation. Cochrane Database Syst Rev 2004：CD002751.
362. Lewis RP, Stang JM, Fulkerson PK, Sampson KL, Scoles A, Warren JV. Effectiveness of advanced paramedics in a mobile coronary care system. JAMA 1979；241：1902-4.
363. Silfvast T, Ekstrand A. The effect of experience of on-site physicians on survival from prehospital cardiac arrest. Resuscitation 1996；31：101-5.
364. Fischer M, Kamp J, Garcia-Castrillo Riesgo L, et al. Comparing emergency medical service systems–a project of the European Emergency Data (EED) Project. Resuscitation 2011；82：285-93.
365. 阪本雄一郎, 益子邦洋, 松本尚, 横田裕行. Japan Trauma Data Bank (JTDB) のデータからみた外傷症例におけるドクターヘリ搬送の有用性についての検討. 日本臨床救急医学会雑誌 2010；13：356-60.
366. 荒田慎寿, 田原良雄, 小菅宇之, 他. ドクターカーによる病院前医療の有用性に関する検討. 日本救急医学会雑誌 2007；18：69-77.
367. Kajino K, Iwami T, Daya M, et al. Impact of transport to critical care medical centers on outcomes after out-of-hospital cardiac

368. Callaway CW, Schmicker R, Kampmeyer M, et al. Receiving hospital characteristics associated with survival after out-of-hospital cardiac arrest. Resuscitation 2010；81：524-9.
369. Callaway CW, Schmicker RH, Brown SP, et al. Early coronary angiography and induced hypothermia are associated with survival and functional recovery after out-of-hospital cardiac arrest. Resuscitation 2014；85：657-63.
370. Carr BG, Kahn JM, Merchant RM, Kramer AA, Neumar RW. Inter-hospital variability in post-cardiac arrest mortality. Resuscitation 2009；80：30-4.
371. Cudnik MT, Sasson C, Rea TD, et al. Increasing hospital volume is not associated with improved survival in out of hospital cardiac arrest of cardiac etiology. Resuscitation 2012；83：862-8.
372. Engdahl J, Abrahamsson P, Bång A, Lindqvist J, Karlsson T, Herlitz J. Is hospital care of major importance for outcome after out-of-hospital cardiac arrest? Experience acquired from patients with out-of-hospital cardiac arrest resuscitated by the same Emergency Medical Service and admitted to one of two hospitals over a 16-year period in the municipality of Göteborg. Resuscitation 2000；43：201-11.
373. Hansen M, Fleischman R, Meckler G, Newgard CD. The association between hospital type and mortality among critically ill children in US EDs. Resuscitation 2013；84：488-91.
374. Herlitz J, Engdahl J, Svensson L, Angquist KA, Silfverstolpe J, Holmberg S. Major differences in 1-month survival between hospitals in Sweden among initial survivors of out-of-hospital cardiac arrest. Resuscitation 2006；70：404-9.
375. Kjaergaard J, Bro-Jeppesen J, Rasmussen LS, et al.［Differences between hospitals in prognosis after resuscitated out-of-hospital cardiac arrest patients］. Ugeskr Laeger 2009；171：2169-73.
376. Lee SJ, Jeung KW, Lee BK, et al. Impact of case volume on outcome and performance of targeted temperature management in out-of-hospital cardiac arrest survivors. Am J Emerg Med 2015；33：31-6.
377. Stub D, Smith K, Bray JE, Bernard S, Duffy SJ, Kaye DM. Hospital characteristics are associated with patient outcomes following out-of-hospital cardiac arrest. Heart 2011；97：1489-94.
378. Bosson N, Kaji AH, Niemann JT, et al. Survival and neurologic outcome after out-of-hospital cardiac arrest：results one year after regionalization of post-cardiac arrest care in a large metropolitan area. Prehosp Emerg Care 2014；18：217-23.
379. Fothergill RT, Watson LR, Virdi GK, Moore FP, Whitbread M. Survival of resuscitated cardiac arrest patients with ST-elevation myocardial infarction（STEMI）conveyed directly to a Heart Attack Centre by ambulance clinicians. Resuscitation 2014；85：96-8.
380. Lick CJ, Aufderheide TP, Niskanen RA, et al. Take Heart America：A comprehensive, community-wide, systems-based approach to the treatment of cardiac arrest. Crit Care Med 2011；39：26-33.
381. Lund-Kordahl I, Olasveengen TM, Lorem T, Samdal M, Wik L, Sunde K. Improving outcome after out-of-hospital cardiac arrest by strengthening weak links of the local Chain of Survival；quality of advanced life support and post-resuscitation care. Resuscitation 2010；81：422-6.
382. Spaite DW, Bobrow BJ, Stolz U, et al. Statewide regionalization of postarrest care for out-of-hospital cardiac arrest：association with survival and neurologic outcome. Ann Emerg Med 2014；64：496-506. e1.
383. Tagami T, Hirata K, Takeshige T, et al. Implementation of the fifth link of the chain of survival concept for out-of-hospital cardiac arrest. Circulation 2012；126：589-97.
384. Davis DP, Fisher R, Aguilar S, et al. The feasibility of a regional cardiac arrest receiving system. Resuscitation 2007；74：44-51.
385. Heffner AC, Pearson DA, Nussbaum ML, Jones AE. Regionalization of post-cardiac arrest care：implementation of a cardiac resuscitation center. Am Heart J 2012；164：493-501. e2.
386. Kang MJ, Lee TR, Shin TG, et al. Survival and neurologic outcomes of out-of-hospital cardiac arrest patients who were transferred after return of spontaneous circulation for integrated post-cardiac arrest syndrome care：the another feasibility of the cardiac arrest center. J Korean Med Sci 2014；29：1301-7.
387. Mooney MR, Unger BT, Boland LL, et al. Therapeutic hypothermia after out-of-hospital cardiac arrest：evaluation of a regional system to increase access to cooling. Circulation 2011；124：206-14.
388. Spaite DW, Stiell IG, Bobrow BJ, et al. Effect of transport interval on out-of-hospital cardiac arrest survival in the OPALS study：implications for triaging patients to specialized cardiac arrest centers. Ann Emerg Med 2009；54：248-55.
389. Spaite DW, Bobrow BJ, Vadeboncoeur TF, et al. The impact of prehospital transport interval on survival in out-of-hospital cardiac arrest：implications for regionalization of post-resuscitation care. Resuscitation 2008；79：61-6.
390. Hartke A, Mumma BE, Rittenberger JC, Callaway CW, Guyette FX. Incidence of re-arrest and critical events during prolonged transport of post-cardiac arrest patients. Resuscitation 2010；81：938-42.
391. Martin-Gill C, Dilger CP, Guyette FX, Rittenberger JC, Callaway CW. Regional impact of cardiac arrest center criteria on out-of-hospital transportation practices. Prehosp Emerg Care 2011；15：381-7.
392. Olasveengen TM, Tomlinson AE, Wik L, et al. A failed attempt to improve quality of out-of-hospital CPR through performance evaluation. Prehosp Emerg Care 2007；11：427-33.
393. Clarke S, Lyon RM, Milligan DJ, Clegg GR. Resuscitation feedback and targeted education improves quality of pre-hospital resuscitation in Scotland. Emerg Med J 2011；28：A6.
394. Fletcher D, Galloway R, Chamberlain D, Pateman J, Bryant G, Newcombe RG. Basics in advanced life support：a role for download audit and metronomes. Resuscitation 2008；78：127-34.
395. Edelson DP, Litzinger B, Arora V, et al. Improving in-hospital cardiac arrest process and outcomes with performance debriefing. Arch Intern Med 2008；168：1063-9.
396. Wolfe H, Zebuhr C, Topjian AA, et al. Interdisciplinary ICU cardiac arrest debriefing improves survival outcomes*. Crit Care Med 2014；42：1688-95.
397. Bradley SM, Huszti E, Warren SA, Merchant RM, Sayre MR, Nichol G. Duration of hospital participation in Get With the Guidelines-Resuscitation and survival of in-hospital cardiac arrest. Resuscitation 2012；83：1349-57.
398. Rittenberger JC, Guyette FX, Tisherman SA, DeVita MA, Alvarez RJ, Callaway CW. Outcomes of a hospital-wide plan to improve care of comatose survivors of cardiac arrest. Resuscitation 2008；79：198-204.
399. Jiang C, Zhao Y, Chen Z, Chen S, Yang X. Improving cardiopulmonary resuscitation in the emergency department by real-time video recording and regular feedback learning. Resuscitation 2010；81：1664-9.
400. Colman N, Bakker A, Linzer M, Reitsma JB, Wieling W, Wilde AA. Value of history-taking in syncope patients：in whom to suspect long QT syndrome? Europace 2009；11：937-43.
401. Oh JH, Hanusa BH, Kapoor WN. Do symptoms predict cardiac arrhythmias and mortality in patients with syncope? Arch Intern Med 1999；159：375-80.
402. Calkins H, Shyr Y, Frumin H, Schork A, Morady F. The value of the clinical history in the differentiation of syncope due to ventricular tachycardia, atrioventricular block, and neurocardiogenic syncope. Am J Med 1995；98：365-73.
403. Tester DJ, Kopplin LJ, Creighton W, Burke AP, Ackerman MJ. Pathogenesis of unexplained drowning：new insights from a molecular autopsy. Mayo Clin Proc 2005；80：596-600.
404. Johnson JN, Hofman N, Haglund CM, Cascino GD, Wilde AA, Ackerman MJ. Identification of a possible pathogenic link between congenital long QT syndrome and epilepsy. Neurology 2009；72：224-31.

405. MacCormick JM, McAlister H, Crawford J, et al. Misdiagnosis of long QT syndrome as epilepsy at first presentation. Ann Emerg Med 2009；54：26-32.

406. Wilson MG, Basavarajaiah S, Whyte GP, Cox S, Loosemore M, Sharma S. Efficacy of personal symptom and family history questionnaires when screening for inherited cardiac pathologies：the role of electrocardiography. Br J Sports Med 2008；42：207-11.

407. Tanaka Y, Yoshinaga M, Anan R, et al. Usefulness and cost effectiveness of cardiovascular screening of young adolescents. Med Sci Sports Exerc 2006；38：2-6.

408. 日本循環器学会. QT 延長症候群（先天性・二次性）と Brugada 症候群の診療に関するガイドライン（2012 年改訂版）. 循環器病の診断と治療に関するガイドライン 2012. Available at http://www.j-circ.or.jp/guideline/pdf/JCS2013_aonuma_h.pdf

409. 大江透, 相澤義房, 新博次, 他. 循環器病の診断と治療に関するガイドライン（2005-2006 年度合同研究班報告）　QT 延長症候群（先天性・二次性）と Brugada 症候群の診療に関するガイドライン. Circulation Journal 2007；71：1205-53, 57-70.

410. Mitani Y, Ohta K, Ichida F, et al. Circumstances and outcomes of out-of-hospital cardiac arrest in elementary and middle school students in the era of public-access defibrillation. Circ J 2014；78：701-7.

411. Amital H, Glikson M, Burstein M, et al. Clinical characteristics of unexpected death among young enlisted military personnel：results of a three-decade retrospective surveillance. Chest 2004；126：528-33.

412. Basso C, Maron BJ, Corrado D, Thiene G. Clinical profile of congenital coronary artery anomalies with origin from the wrong aortic sinus leading to sudden death in young competitive athletes. J Am Coll Cardiol 2000；35：1493-501.

413. Corrado D, Basso C, Thiene G. Sudden cardiac death in young people with apparently normal heart. Cardiovasc Res 2001；50：399-408.

414. Drory Y, Turetz Y, Hiss Y, et al. Sudden unexpected death in persons less than 40 years of age. Am J Cardiol 1991；68：1388-92.

415. Kramer MR, Drori Y, Lev B. Sudden death in young soldiers. High incidence of syncope prior to death. Chest 1988；93：345-7.

416. Quigley F, Greene M, O'Connor D, Kelly F. A survey of the causes of sudden cardiac death in the under 35-year-age group. Ir Med J 2005；98：232-5.

417. Wisten A, Forsberg H, Krantz P, Messner T. Sudden cardiac death in 15-35-year olds in Sweden during 1992-99. J Intern Med 2002；252：529-36.

418. Wisten A, Messner T. Young Swedish patients with sudden cardiac death have a lifestyle very similar to a control population. Scand Cardiovasc J 2005；39：137-42.

419. Wisten A, Messner T. Symptoms preceding sudden cardiac death in the young are common but often misinterpreted. Scand Cardiovasc J 2005；39：143-9.

420. Nishiyama C, Iwami T, Kawamura T, et al. Prodromal symptoms of out-of-hospital cardiac arrests：a report from a large-scale population-based cohort study. Resuscitation 2013；84：558-63.

421. Nava A, Bauce B, Basso C, et al. Clinical profile and long-term follow-up of 37 families with arrhythmogenic right ventricular cardiomyopathy. J Am Coll Cardiol 2000；36：2226-33.

422. Brugada J, Brugada R, Brugada P. Determinants of sudden cardiac death in individuals with the electrocardiographic pattern of Brugada syndrome and no previous cardiac arrest. Circulation 2003；108：3092-6.

423. Elliott PM, Poloniecki J, Dickie S, et al. Sudden death in hypertrophic cardiomyopathy：identification of high risk patients. J Am Coll Cardiol 2000；36：2212-8.

424. Goldenberg I, Moss AJ, Peterson DR, et al. Risk factors for aborted cardiac arrest and sudden cardiac death in children with the congenital long-QT syndrome. Circulation 2008；117：2184-91.

425. Hobbs JB, Peterson DR, Moss AJ, et al. Risk of aborted cardiac arrest or sudden cardiac death during adolescence in the long-QT syndrome. JAMA 2006；296：1249-54.

426. Hulot JS, Jouven X, Empana JP, Frank R, Fontaine G. Natural history and risk stratification of arrhythmogenic right ventricular dysplasia/cardiomyopathy. Circulation 2004；110：1879-84.

427. Kofflard MJ, Ten Cate FJ, van der Lee C, van Domburg RT. Hypertrophic cardiomyopathy in a large community-based population：clinical outcome and identification of risk factors for sudden cardiac death and clinical deterioration. J Am Coll Cardiol 2003；41：987-93.

428. Priori SG, Napolitano C, Gasparini M, et al. Natural history of Brugada syndrome：insights for risk stratification and management. Circulation 2002；105：1342-7.

429. Spirito P, Autore C, Rapezzi C, et al. Syncope and risk of sudden death in hypertrophic cardiomyopathy. Circulation 2009；119：1703-10.

430. Sumitomo N, Harada K, Nagashima M, et al. Catecholaminergic polymorphic ventricular tachycardia：electrocardiographic characteristics and optimal therapeutic strategies to prevent sudden death. Heart 2003；89：66-70.

431. Dimitrow PP, Chojnowska L, Rudzinski T, et al. Sudden death in hypertrophic cardiomyopathy：old risk factors re-assessed in a new model of maximalized follow-up. Eur Heart J 2010；31：3084-93.

432. Peters S. Long-term follow-up and risk assessment of arrhythmogenic right ventricular dysplasia/cardiomyopathy：personal experience from different primary and tertiary centres. J Cardiovasc Med（Hagerstown）2007；8：521-6.

433. Conte G, C DEA, Sieira J, et al. Clinical characteristics, management, and prognosis of elderly patients with Brugada syndrome. J Cardiovasc Electrophysiol 2014；25：514-9.

434. Delise P, Allocca G, Marras E, et al. Risk stratification in individuals with the Brugada type 1 ECG pattern without previous cardiac arrest：usefulness of a combined clinical and electrophysiologic approach. Eur Heart J 2011；32：169-76.

435. Behr ER, Dalageorgou C, Christiansen M, et al. Sudden arrhythmic death syndrome：familial evaluation identifies inheritable heart disease in the majority of families. Eur Heart J 2008；29：1670-80.

436. Brothers JA, Stephens P, Gaynor JW, Lorber R, Vricella LA, Paridon SM. Anomalous aortic origin of a coronary artery with an interarterial course：should family screening be routine？ J Am Coll Cardiol 2008；51：2062-4.

437. Gimeno JR, Lacunza J, Garcia-Alberola A, et al. Penetrance and risk profile in inherited cardiac diseases studied in a dedicated screening clinic. Am J Cardiol 2009；104：406-10.

438. Tan HL, Hofman N, van Langen IM, van der Wal AC, Wilde AA. Sudden unexplained death：heritability and diagnostic yield of cardiological and genetic examination in surviving relatives. Circulation 2005；112：207-13.

439. Tanigawa-Sugihara K, Iwami T, Nishiyama C, et al. Association between atmospheric conditions and occurrence of out-of-hospital cardiac arrest- 10-year population-based survey in Osaka. Circ J 2013；77：2073-8.

440. 厚生労働省. 平成 25 年人口動態調査　不慮の事故の種類別にみた年次別死亡数及び率（人口 10 万対）. In：厚生労働省, ed. 2014.

441. Sakai T, Kitamura T, Iwami T, et al. Effectiveness of prehospital Magill forceps use for out-of-hospital cardiac arrest due to foreign body airway obstruction in Osaka City. Scand J Trauma Resusc Emerg Med 2014；22：53.

442. Kitamura T, Kiyohara K, Sakai T, et al. Epidemiology and outcome of adult out-of-hospital cardiac arrest of non-cardiac origin in Osaka：a population-based study. BMJ Open 2014；4：e006462.

443. Satoh F, Osawa M, Hasegawa I, Seto Y, Tsuboi A. "Dead in hot bathtub" phenomenon：accidental drowning or natural disease？ Am J Forensic Med Pathol 2013；34：164-8.

444. Nishiyama C, Iwami T, Nichol G, et al. Association of out-of-hospital cardiac arrest with prior activity and ambient temperature. Resuscitation 2011；82：1008-12.

445. 東京都監察医務院. 入浴中の死亡者数の推移. In 東京都福祉保健局,

ed. 2015.
446. Chiba T, Yamauchi M, Nishida N, Kaneko T, Yoshizaki K, Yoshioka N. Risk factors of sudden death in the Japanese hot bath in the senior population. Forensic Sci Int 2005；149：151-8.
447. 日本循環器学会．失神の診断・治療ガイドライン（2012年改訂版）．循環器病の診断と治療に関するガイドライン 2012. Available at http://www.j-circ.or.jp/guideline/pdf/JCS2012_inoue_h.pdf
448. 日本救急医学会．熱中症診療ガイドライン 2015. 2015. Available at http://www.jaam.jp/html/info/2015/pdf/info-20150413.pdf
449. Marijon E, Uy-Evanado A, Reinier K, et al. Sudden cardiac arrest during sports activity in middle age. Circulation 2015；131：1384-91.
450. Kim JH, Malhotra R, Chiampas G, et al. Cardiac arrest during long-distance running races. N Engl J Med 2012；366：130-40.
451. Maron BJ, Ahluwalia A, Haas TS, Semsarian C, Link MS, Estes NA, 3rd. Global epidemiology and demographics of commotio cordis. Heart Rhythm 2011；8：1969-71.
452. Maron BJ, Doerer JJ, Haas TS, Estes NA, Hodges JS, Link MS. Commotio cordis and the epidemiology of sudden death in competitive lacrosse. Pediatrics 2009；124：966-71.
453. Maron BJ, Poliac LC, Kaplan JA, Mueller FO. Blunt impact to the chest leading to sudden death from cardiac arrest during sports activities. N Engl J Med 1995；333：337-42.
454. 輿水健治．若年者の突然死　心臓震盪．蘇生 2009；28：87-94.
455. Maron BJ, Haas TS, Ahluwalia A, Garberich RF, Estes NA, 3rd, Link MS. Increasing survival rate from commotio cordis. Heart Rhythm 2013；10：219-23.
456. Maron BJ, Estes NA, 3rd. Commotio cordis. N Engl J Med 2010；362：917-27.
457. Pumphrey RS. Lessons for management of anaphylaxis from a study of fatal reactions. Clin Exp Allergy 2000；30：1144-50.
458. Sampson HA, Mendelson L, Rosen JP. Fatal and near-fatal anaphylactic reactions to food in children and adolescents. N Engl J Med 1992；327：380-4.
459. Bock SA, Munoz-Furlong A, Sampson HA. Fatalities due to anaphylactic reactions to foods. J Allergy Clin Immunol 2001；107：191-3.
460. 横田裕行，日本救急医学会熱中症に関する委員会．本邦における低体温症の実際　Hypothermia STUDY2011 最終報告．日本救急医学会雑誌 2013；24：377-89.
461. 日本大気電気学会．雷から身を守るには—安全対策Q&A— 改訂版：日本大気電気学会；2001.
462. Hillman K, Chen J, Cretikos M, et al. Introduction of the medical emergency team (MET) system: a cluster-randomised controlled trial. Lancet 2005；365：2091-7.
463. Priestley G, Watson W, Rashidian A, et al. Introducing Critical Care Outreach: a ward-randomised trial of phased introduction in a general hospital. Intensive Care Med 2004；30：1398-404.
464. Baxter AD, Cardinal P, Hooper J, Patel R. Medical emergency teams at The Ottawa Hospital: the first two years. Can J Anaesth 2008；55：223-31.
465. Campello G, Granja C, Carvalho F, Dias C, Azevedo LF, Costa-Pereira A. Immediate and long-term impact of medical emergency teams on cardiac arrest prevalence and mortality: a plea for periodic basic life-support training programs. Crit Care Med 2009；37：3054-61.
466. Hayani O, Al-Beihany A, Zarychanski R, et al. Impact of critical care outreach on hematopoietic stem cell transplant recipients: a cohort study. Bone Marrow Transplant 2011；46：1138-44.
467. Jones S, Mullally M, Ingleby S, Buist M, Bailey M, Eddleston JM. Bedside electronic capture of clinical observations and automated clinical alerts to improve compliance with an Early Warning Score protocol. Crit Care Resusc 2011；13：83-8.
468. Kenward G, Castle N, Hodgetts T, Shaikh L. Evaluation of a medical emergency team one year after implementation. Resuscitation 2004；61：257-63.
469. Lim SY, Park SY, Park HK, et al. Early impact of medical emergency team implementation in a country with limited medical resources: a before-and-after study. J Crit Care 2011；26：373-8.
470. Patel MS, Jones MA, Jiggins M, Williams SC. Does the use of a "track and trigger" warning system reduce mortality in trauma patients? Injury 2011；42：1455-9.
471. Rothberg MB, Belforti R, Fitzgerald J, Friderici J, Keyes M. Four years' experience with a hospitalist-led medical emergency team: an interrupted time series. J Hosp Med 2012；7：98-103.
472. Scherr K, Wilson DM, Wagner J, Haughian M. Evaluating a new rapid response team: NP-led versus intensivist-led comparisons. AACN Adv Crit Care 2012；23：32-42.
473. Shah SK, Cardenas VJ, Jr., Kuo YF, Sharma G. Rapid response team in an academic institution: does it make a difference? Chest 2011；139：1361-7.
474. Simmes FM, Schoonhoven L, Mintjes J, Fikkers BG, van der Hoeven JG. Incidence of cardiac arrests and unexpected deaths in surgical patients before and after implementation of a rapid response system. Ann Intensive Care 2012；2：20.
475. Snyder CW, Patel RD, Roberson EP, Hawn MT. Unplanned intubation after surgery: risk factors, prognosis, and medical emergency team effects. Am Surg 2009；75：834-8.
476. Subbe CP, Davies RG, Williams E, Rutherford P, Gemmell L. Effect of introducing the Modified Early Warning score on clinical outcomes, cardio-pulmonary arrests and intensive care utilisation in acute medical admissions. Anaesthesia 2003；58：797-802.
477. Vazquez R, Gheorghe C, Grigoriyan A, Palvinskaya T, Amoateng-Adjepong Y, Manthous CA. Enhanced end-of-life care associated with deploying a rapid response team: a pilot study. J Hosp Med 2009；4：449-52.
478. Rothschild JM, Woolf S, Finn KM, et al. A controlled trial of a rapid response system in an academic medical center. Jt Comm J Qual Patient Saf 2008；34：417-25, 365.
479. Al-Qahtani S, Al-Dorzi HM, Tamim HM, et al. Impact of an intensivist-led multidisciplinary extended rapid response team on hospital-wide cardiopulmonary arrests and mortality. Crit Care Med 2013；41：506-17.
480. Bellomo R, Goldsmith D, Uchino S, et al. A prospective before-and-after trial of a medical emergency team. Med J Aust 2003；179：283-7.
481. Buist MD, Moore GE, Bernard SA, Waxman BP, Anderson JN, Nguyen TV. Effects of a medical emergency team on reduction of incidence of and mortality from unexpected cardiac arrests in hospital: preliminary study. BMJ 2002；324：387-90.
482. Laurens N, Dwyer T. The impact of medical emergency teams on ICU admission rates, cardiopulmonary arrests and mortality in a regional hospital. Resuscitation 2011；82：707-12.
483. Moon A, Cosgrove JF, Lea D, Fairs A, Cressey DM. An eight year audit before and after the introduction of modified early warning score (MEWS) charts, of patients admitted to a tertiary referral intensive care unit after CPR. Resuscitation 2011；82：150-4.
484. Sabahi M, Fanaei SA, Ziaee SA, Falsafi FS. Efficacy of a rapid response team on reducing the incidence and mortality of unexpected cardiac arrests. Trauma Mon 2012；17：270-4.
485. Dacey MJ, Mirza ER, Wilcox V, et al. The effect of a rapid response team on major clinical outcome measures in a community hospital. Crit Care Med 2007；35：2076-82.
486. Sarani B, Palilonis E, Sonnad S, et al. Clinical emergencies and outcomes in patients admitted to a surgical versus medical service. Resuscitation 2011；82：415-8.
487. Beitler JR, Link N, Bails DB, Hurdle K, Chong DH. Reduction in hospital-wide mortality after implementation of a rapid response team: a long-term cohort study. Crit Care 2011；15：R269.
488. Konrad D, Jäderling G, Bell M, Granath F, Ekbom A, Martling CR. Reducing in-hospital cardiac arrests and hospital mortality by introducing a medical emergency team. Intensive Care Med 2010；36：100-6.
489. Chan PS, Khalid A, Longmore LS, Berg RA, Kosiborod M, Spertus JA. Hospital-wide code rates and mortality before and after

490. Bristow PJ, Hillman KM, Chey T, et al. Rates of in-hospital arrests, deaths and intensive care admissions: the effect of a medical emergency team. Med J Aust 2000; 173: 236-40.
491. Lighthall GK, Parast LM, Rapoport L, Wagner TH. Introduction of a rapid response system at a United States veterans affairs hospital reduced cardiac arrests. Anesth Analg 2010; 111: 679-86.
492. Howell MD, Ngo L, Folcarelli P, et al. Sustained effectiveness of a primary-team-based rapid response system. Crit Care Med 2012; 40: 2562-8.
493. Santamaria J, Tobin A, Holmes J. Changing cardiac arrest and hospital mortality rates through a medical emergency team takes time and constant review. Crit Care Med 2010; 38: 445-50.
494. Chen J, Ou L, Hillman KM, et al. Cardiopulmonary arrest and mortality trends, and their association with rapid response system expansion. Med J Aust 2014; 201: 167-70.
495. Salvatierra G, Bindler RC, Corbett C, Roll J, Daratha KB. Rapid response team implementation and in-hospital mortality*. Crit Care Med 2014; 42: 2001-6.
496. Chen J, Ou L, Hillman K, et al. The impact of implementing a rapid response system: a comparison of cardiopulmonary arrests and mortality among four teaching hospitals in Australia. Resuscitation 2014; 85: 1275-81.
497. Hillman K, Chen J, Cretikos M, et al. Introduction of the medical emergency team(MET)system: a cluster-randomised controlled trial. Lancet 2005; 365: 2091-7.
498. Benson L, Mitchell C, Link M, Carlson G, Fisher J. Using an advanced practice nursing model for a rapid response team. Jt Comm J Qual Patient Saf 2008; 34: 743-7.
499. Offner PJ, Heit J, Roberts R. Implementation of a rapid response team decreases cardiac arrest outside of the intensive care unit. J Trauma 2007; 62: 1223-7; discussion 7-8.
500. Moldenhauer K, Sabel A, Chu ES, Mehler PS. Clinical triggers: an alternative to a rapid response team. Jt Comm J Qual Patient Saf 2009; 35: 164-74.
501. DeVita MA, Braithwaite RS, Mahidhara R, Stuart S, Foraida M, Simmons RL. Use of medical emergency team responses to reduce hospital cardiopulmonary arrests. Qual Saf Health Care 2004; 13: 251-4.
502. Peberdy MA, Cretikos M, Abella BS, et al. Recommended guidelines for monitoring, reporting, and conducting research on medical emergency team, outreach, and rapid response systems: an Utstein-style scientific statement: a scientific statement from the International Liaison Committee on Resuscitation(American Heart Association, Australian Resuscitation Council, European Resuscitation Council, Heart and Stroke Foundation of Canada, InterAmerican Heart Foundation, Resuscitation Council of Southern Africa, and the New Zealand Resuscitation Council); the American Heart Association Emergency Cardiovascular Care Committee; the Council on Cardiopulmonary, Perioperative, and Critical Care; and the Interdisciplinary Working Group on Quality of Care and Outcomes Research. Circulation 2007; 116: 2481-500.
503. Jacques T, Harrison GA, McLaws ML, Kilborn G. Signs of critical conditions and emergency responses(SOCCER): a model for predicting adverse events in the inpatient setting. Resuscitation 2006; 69: 175-83.
504. Cretikos M, Chen J, Hillman K, Bellomo R, Finfer S, Flabouris A. The objective medical emergency team activation criteria: a case-control study. Resuscitation 2007; 73: 62-72.
505. Hodgetts TJ, Kenward G, Vlachonikolis IG, Payne S, Castle N. The identification of risk factors for cardiac arrest and formulation of activation criteria to alert a medical emergency team. Resuscitation 2002; 54: 125-31.
506. Fieselmann JF, Hendryx MS, Helms CM, Wakefield DS. Respiratory rate predicts cardiopulmonary arrest for internal medicine inpatients. J Gen Intern Med 1993; 8: 354-60.
507. Kause J, Smith G, Prytherch D, Parr M, Flabouris A, Hillman K. A comparison of antecedents to cardiac arrests, deaths and emergency intensive care admissions in Australia and New Zealand, and the United Kingdom–the ACADEMIA study. Resuscitation 2004; 62: 275-82.
508. Cuthbertson BH, Boroujerdi M, McKie L, Aucott L, Prescott G. Can physiological variables and early warning scoring systems allow early recognition of the deteriorating surgical patient? Crit Care Med 2007; 35: 402-9.
509. Subbe CP, Kruger M, Rutherford P, Gemmel L. Validation of a modified Early Warning Score in medical admissions. QJM 2001; 94: 521-6.
510. Churpek MM, Yuen TC, Huber MT, Park SY, Hall JB, Edelson DP. Predicting cardiac arrest on the wards: a nested case-control study. Chest 2012; 141: 1170-6.
511. Henry OF, Blacher J, Verdavaine J, Duviquet M, Safar ME. Alpha 1-acid glycoprotein is an independent predictor of in-hospital death in the elderly. Age Ageing 2003; 32: 37-42.
512. Neary WD, Prytherch D, Foy C, Heather BP, Earnshaw JJ. Comparison of different methods of risk stratification in urgent and emergency surgery. Br J Surg 2007; 94: 1300-5.
513. Barlow G, Nathwani D, Davey P. The CURB65 pneumonia severity score outperforms generic sepsis and early warning scores in predicting mortality in community-acquired pneumonia. Thorax 2007; 62: 253-9.
514. Sleiman I, Morandi A, Sabatini T, et al. Hyperglycemia as a predictor of in-hospital mortality in elderly patients without diabetes mellitus admitted to a sub-intensive care unit. J Am Geriatr Soc 2008; 56: 1106-10.
515. Asadollahi K, Hastings IM, Beeching NJ, Gill GV. Laboratory risk factors for hospital mortality in acutely admitted patients. QJM 2007; 100: 501-7.
516. Alarcon T, Barcena A, Gonzalez-Montalvo JI, Penalosa C, Salgado A. Factors predictive of outcome on admission to an acute geriatric ward. Age Ageing 1999; 28: 429-32.
517. Goel A, Pinckney RG, Littenberg B. APACHE II predicts long-term survival in COPD patients admitted to a general medical ward. J Gen Intern Med 2003; 18: 824-30.
518. Rowat AM, Dennis MS, Wardlaw JM. Central periodic breathing observed on hospital admission is associated with an adverse prognosis in conscious acute stroke patients. Cerebrovasc Dis 2006; 21: 340-7.
519. Jones AE, Aborn LS, Kline JA. Severity of emergency department hypotension predicts adverse hospital outcome. Shock 2004; 22: 410-4.
520. Duckitt RW, Buxton-Thomas R, Walker J, et al. Worthing physiological scoring system: derivation and validation of a physiological early-warning system for medical admissions. An observational, population-based single-centre study. Br J Anaesth 2007; 98: 769-74.
521. Kellett J, Deane B. The Simple Clinical Score predicts mortality for 30 days after admission to an acute medical unit. QJM 2006; 99: 771-81.
522. Prytherch DR, Sirl JS, Schmidt P, Featherstone PI, Weaver PC, Smith GB. The use of routine laboratory data to predict in-hospital death in medical admissions. Resuscitation 2005; 66: 203-7.
523. Smith GB, Prytherch DR, Schmidt PE, Featherstone PI. Review and performance evaluation of aggregate weighted 'track and trigger' systems. Resuscitation 2008; 77: 170-9.
524. Smith GB, Prytherch DR, Schmidt PE, et al. Should age be included as a component of track and trigger systems used to identify sick adult patients? Resuscitation 2008; 78: 109-15.
525. Smith GB, Prytherch DR, Schmidt PE, Featherstone PI, Higgins B. A review, and performance evaluation, of single-parameter "track and trigger" systems. Resuscitation 2008; 79: 11-21.
526. Olsson T, Terent A, Lind L. Rapid Emergency Medicine score: a new prognostic tool for in-hospital mortality in nonsurgical emergency department patients. J Intern Med 2004; 255: 579-87.
527. Prytherch DR, Sirl JS, Weaver PC, Schmidt P, Higgins B, Sutton

第8章 普及・教育のための方策

528. GL. Towards a national clinical minimum data set for general surgery. Br J Surg 2003;90:1300-5.
529. Goodacre S, Turner J, Nicholl J. Prediction of mortality among emergency medical admissions. Emerg Med J 2006;23:372-5.
530. Paterson R, MacLeod DC, Thetford D, et al. Prediction of in-hospital mortality and length of stay using an early warning scoring system: clinical audit. Clin Med 2006;6:281-4.
531. Buist M, Bernard S, Nguyen TV, Moore G, Anderson J. Association between clinically abnormal observations and subsequent in-hospital mortality: a prospective study. Resuscitation 2004;62:137-41.
532. Fuhrmann L, Lippert A, Perner A, Ostergaard D. Incidence, staff awareness and mortality of patients at risk on general wards. Resuscitation 2008;77:325-30.
533. Goldhill DR, McNarry AF. Physiological abnormalities in early warning scores are related to mortality in adult inpatients. Br J Anaesth 2004;92:882-4.
534. Harrison GA, Jacques T, McLaws ML, Kilborn G. Combinations of early signs of critical illness predict in-hospital death-the SOCCER study (signs of critical conditions and emergency responses). Resuscitation 2006;71:327-34.
535. Bell MB, Konrad D, Granath F, Ekbom A, Martling CR. Prevalence and sensitivity of MET-criteria in a Scandinavian University Hospital. Resuscitation 2006;70:66-73.
536. Gardner-Thorpe J, Love N, Wrightson J, Walsh S, Keeling N. The value of Modified Early Warning Score (MEWS) in surgical in-patients: a prospective observational study. Ann R Coll Surg Engl 2006;88:571-5.
537. Quarterman CP, Thomas AN, McKenna M, McNamee R. Use of a patient information system to audit the introduction of modified early warning scoring. J Eval Clin Pract 2005;11:133-8.
538. Goldhill DR, McNarry AF, Hadjianastassiou VG, Tekkis PP. The longer patients are in hospital before Intensive Care admission the higher their mortality. Intensive Care Med 2004;30:1908-13.
539. Goldhill DR, McNarry AF, Mandersloot G, McGinley A. A physiologically-based early warning score for ward patients: the association between score and outcome. Anaesthesia 2005;60:547-53.
540. Gao H, McDonnell A, Harrison DA, et al. Systematic review and evaluation of physiological track and trigger warning systems for identifying at-risk patients on the ward. Intensive Care Med 2007;33:667-79.
541. Beauchamp TL, Childress JF. Principles of Biomedical Ethics. 7 ed: Oxford University Press;2012.
542. Dunn PM, Schmidt TA, Carley MM, Donius M, Weinstein MA, Dull VT. A method to communicate patient preferences about medically indicated life-sustaining treatment in the out-of-hospital setting. J Am Geriatr Soc 1996;44:785-91.
543. Tolle SW, Tilden VP, Nelson CA, Dunn PM. A prospective study of the efficacy of the physician order form for life-sustaining treatment. J Am Geriatr Soc 1998;46:1097-102.
544. Lee MA, Brummel-Smith K, Meyer J, Drew N, London MR. Physician orders for life-sustaining treatment (POLST): outcomes in a PACE program. Program of All-Inclusive Care for the Elderly. J Am Geriatr Soc 2000;48:1219-25.
545. Schmidt TA, Hickman SE, Tolle SW, Brooks HS. The Physician Orders for Life-Sustaining Treatment program: Oregon emergency medical technicians' practical experiences and attitudes. J Am Geriatr Soc 2004;52:1430-4.
546. Hickman SE, Nelson CA, Moss AH, et al. Use of the Physician Orders for Life-Sustaining Treatment (POLST) paradigm program in the hospice setting. J Palliat Med 2009;12:133-41.
547. Hammes BJ, Rooney BL. Death and end-of-life planning in one midwestern community. Arch Intern Med 1998;158:383-90.
548. Patrick DL, Beresford SA, Ehreth J, et al. Interpreting excess mortality in a prevention trial for older adults. Int J Epidemiol 1995;24 Suppl 1:S27-33.
549. Johnson RF, Jr., Baranowski-Birkmeier T, O'Donnell JB. Advance directives in the medical intensive care unit of a community teaching hospital. Chest 1995;107:752-6.
550. Teno JM, Licks S, Lynn J, et al. Do advance directives provide instructions that direct care? SUPPORT Investigators. Study to Understand Prognoses and Preferences for Outcomes and Risks of Treatment. J Am Geriatr Soc 1997;45:508-12.
551. Schneiderman LJ, Kronick R, Kaplan RM, Anderson JP, Langer RD. Effects of offering advance directives on medical treatments and costs. Ann Intern Med 1992;117:599-606.
552. Teno JM, Stevens M, Spernak S, Lynn J. Role of written advance directives in decision making: insights from qualitative and quantitative data. J Gen Intern Med 1998;13:439-46.
553. Teno J, Lynn J, Wenger N, et al. Advance directives for seriously ill hospitalized patients: effectiveness with the patient self-determination act and the SUPPORT intervention. SUPPORT Investigators. Study to Understand Prognoses and Preferences for Outcomes and Risks of Treatment. J Am Geriatr Soc 1997;45:500-7.
554. Dobbins EH. End-of-life decisions: influence of advance directives on patient care. J Gerontol Nurs 2007;33:50-6.
555. Kish Wallace S, Martin CG, Shaw AD, Price KJ. Influence of an advance directive on the initiation of life support technology in critically ill cancer patients. Crit Care Med 2001;29:2294-8.
556. Morrell ED, Brown BP, Qi R, Drabiak K, Helft PR. The do-not-resuscitate order: associations with advance directives, physician specialty and documentation of discussion 15 years after the Patient Self-Determination Act. J Med Ethics 2008;34:642-7.
557. Becker LJ, Yeargin K, Rea TD, Owens M, Eisenberg MS. Resuscitation of residents with do not resuscitate orders in long-term care facilities. Prehosp Emerg Care 2003;7:303-6.
558. Danis M, Southerland LI, Garrett JM, et al. A prospective study of advance directives for life-sustaining care. N Engl J Med 1991;324:882-8.
559. Dull SM, Graves JR, Larsen MP, Cummins RO. Expected death and unwanted resuscitation in the prehospital setting. Ann Emerg Med 1994;23:997-1002.
560. Guru V, Verbeek PR, Morrison LJ. Response of paramedics to terminally ill patients with cardiac arrest: an ethical dilemma. CMAJ 1999;161:1251-4.
561. Weinick RM, Wilcox SR, Park ER, Griffey RT, Weissman JS. Use of advance directives for nursing home residents in the emergency department. Am J Hosp Palliat Care 2008;25:179-83.
562. Mirarchi FL. Does a living will equal a DNR? Are living wills compromising patient safety? J Emerg Med 2007;33:299-305.
563. Corke C, Milnes S, Orford N, Henry MJ, Foss C, Porter D. The influence of medical enduring power of attorney and advance directives on decision-making by Australian intensive care doctors. Crit Care Resusc 2009;11:122-8.
564. Hardin SB, Yusufaly YA. Difficult end-of-life treatment decisions: do other factors trump advance directives? Arch Intern Med 2004;164:1531-3.
565. Lerner EB, Billittier AJ, Hallinan K. Out-of-hospital do-not-resuscitate orders by primary care physicians. J Emerg Med 2002;23:425-8.
566. Mirarchi FL, Kalantzis S, Hunter D, McCracken E, Kisiel T. TRIAD II: do living wills have an impact on pre-hospital lifesaving care? J Emerg Med 2009;36:105-15.
567. Toller CA, Budge MM. Compliance with and understanding of advance directives among trainee doctors in the United Kingdom. J Palliat Care 2006;22:141-6.
568. Skrifvars MB, Hilden HM, Finne P, Rosenberg PH, Castren M. Prevalence of 'do not attempt resuscitation' orders and living wills among patients suffering cardiac arrest in four secondary hospitals. Resuscitation 2003;58:65-71.
569. 内閣府. 平成26年版高齢社会白書. In: 内閣府, ed. 2014.
570. 終末期医療に関する意識調査等検討会. 終末期医療に関する意識調査等検討会. 人生の最終段階における医療に関する意識調査報告書. In: 厚生労働省, ed. 2014.

570. 終末期医療のあり方に関する懇談会. 終末期医療のあり方に関する懇談会報告書. In：厚生労働省, ed. 2010.
571. 島田千穂, 中里和弘, 荒井和子, 他. 終末期医療に関する事前の希望伝達の実態とその背景. 日本老年医学会雑誌 2015；52：79-85.
572. 福田龍将. 院外心肺停止患者におけるDNAR. 日本救急医学会雑誌 2012；23：101-8.
573. 日本臨床倫理学会. 日本臨床倫理学会 日本版POLST（DNAR指示を含む）作成指針. 2015. Available at http://www.j-ethics.jp/workinggroup.htm
574. 箕岡真子.『蘇生不要指示のゆくえ』 医療者のためのDNARの倫理. 蘇生 2015；34：82-6.
575. 日本老年医学会. 高齢者ケアの意思決定プロセスに関するガイドライン 人工的水分・栄養補給の導入を中心として. 2012. Available at http://www.jpn-geriat-soc.or.jp/proposal/pdf/jgs_ahn_gl_2012.pdf
576. 東京消防庁. 老人施設における救急要請時に備えた事前対応要領及び救急車の適正利用について. 2014. Available at http://www.tfd.metro.tokyo.jp/lfe/kyuu-adv/tksei_rou_tenin.html
577. 中尾博之, 早原賢治, 吉田剛, 他. 救急医療と介護福祉の連携構築のために 神戸市における介護施設からのCPA症例搬送の検討. 日本臨床救急医学会雑誌 2008；11：428-33.
578. 山本俊郎, 鈴木範行, 伊巻尚平, 他. 横浜市における老人介護施設の増加が及ぼすCPA搬送への影響とその臨床的特徴. 日本臨床救急医学会雑誌 2008；11：385-91.
579. 横堀將司, 田村益己, 田中俊尚, 他. 東京都内救命救急センターにおける高齢者心肺停止患者収容の問題点. 日本臨床救急医学会雑誌 2010；13：25-30.
580. 森脇義弘, 田原良雄, 加藤真, 他. 高齢者の多い救護施設での心停止時の対応の準備, 盲目的高度救命処置回避に関する施設職員の意識. 日本臨床救急医学会雑誌 2009；12：564-72.
581. 樋口範雄. 行き倒れ患者や乗り物内の救急患者の診療. 医の倫理〜その考え方の変遷. Available at http://www.med.or.jp/doctor/member/kiso/d10.html
582. 日本救急医学会, 日本集中治療医学会, 日本循環器学会. 救急・集中治療における終末期医療に関するガイドライン〜3学会からの提言〜. 2014. Available at http://www.jaam.jp/html/info/2014/info-20141104_02.html
583. 日本救急医学会, 日本集中治療医学会, 日本循環器学会. 救急・集中治療における終末期医療に関するガイドライン〜3学会からの提言〜」Q&A集 2014.
584. 日本救急医学会 救急医療における終末期医療のあり方に関する検討委員会. 救急医療における 終末期医療に関する提言（ガイドライン）：へるす出版；2010.
585. 日本医師会. 終末期医療に関するガイドラインについて. 2008. Available at http://dl.med.or.jp/dl-med/teirekaiken/20080227_1.pdf
586. 厚生労働省医政局総務課. 終末期医療の決定プロセスに関するガイドライン. In：厚生労働省, ed. 2007.
587. 社団法人 全日本病院協会 終末期医療に関するガイドライン策定検討会. 終末期医療に関するガイドライン〜よりよい終末期を迎えるために〜 2009. Available at http://www.ajha.or.jp/topics/info/pdf/2009/090618.pdf
588. 救急蘇生法と法的問題. In：日本救急医療財団 心肺蘇生法委員会, ed. 救急蘇生法の指針, 改訂3版, 医療従事者用. 東京：へるす出版；2007：163-7.
589. 消防庁救急企画室長. 救急活動時における適正な観察の実施について. 2014.
590. 救急業務実施基準 第19条. In：総務省消防庁, ed. 2011.
591. 救急救助問題研究会. 消防実務質疑応答集 救急救助：ぎょうせい.
592. Morrison LJ, Visentin LM, Kiss A, et al. Validation of a rule for termination of resuscitation in out-of-hospital cardiac arrest. N Engl J Med 2006；355：478-87.
593. Richman PB, Vadeboncoeur TF, Chikani V, Clark L, Bobrow BJ. Independent evaluation of an out-of-hospital termination of resuscitation(TOR)clinical decision rule. Acad Emerg Med 2008；15：517-21.
594. Morrison LJ, Verbeek PR, Zhan C, Kiss A, Allan KS. Validation of a universal prehospital termination of resuscitation clinical prediction rule for advanced and basic life support providers. Resuscitation 2009；80：324-8.
595. Kajino K, Kitamura T, Iwami T, et al. Current termination of resuscitation(TOR)guidelines predict neurologically favorable outcome in Japan. Resuscitation 2013；84：54-9.
596. Fukuda T, Ohashi N, Matsubara T, et al. Applicability of the prehospital termination of resuscitation rule in an area dense with hospitals in Tokyo：a single-center, retrospective, observational study：is the pre hospital TOR rule applicable in Tokyo? Am J Emerg Med 2014；32：144-9.
597. Ong ME, Jaffey J, Stiell I, Nesbitt L. Comparison of termination-of-resuscitation guidelines for basic life support：defibrillator providers in out-of-hospital cardiac arrest. Ann Emerg Med 2006；47：337-43.
598. Morrison LJ, Verbeek PR, Vermeulen MJ, et al. Derivation and evaluation of a termination of resuscitation clinical prediction rule for advanced life support providers. Resuscitation 2007；74：266-75.
599. Bailey ED, Wydro GC, Cone DC. Termination of resuscitation in the prehospital setting for adult patients suffering nontraumatic cardiac arrest. National Association of EMS Physicians Standards and Clinical Practice Committee. Prehosp Emerg Care 2000；4：190-5.
600. Goto Y, Maeda T, Goto YN. Termination-of-resuscitation rule for emergency department physicians treating out-of-hospital cardiac arrest patients：an observational cohort study. Crit Care 2013；17：R235.
601. van Walraven C, Forster AJ, Parish DC, et al. Validation of a clinical decision aid to discontinue in-hospital cardiac arrest resuscitations. JAMA 2001；285：1602-6.
602. van Walraven C, Forster AJ, Stiell IG. Derivation of a clinical decision rule for the discontinuation of in-hospital cardiac arrest resuscitations. Arch Intern Med 1999；159：129-34.
603. McCullough PA, Thompson RJ, Tobin KJ, Kahn JK, O'Neill WW. Validation of a decision support tool for the evaluation of cardiac arrest victims. Clin Cardiol 1998；21：195-200.
604. American Heart Association. CPRと除細動 人間的側面. In：岡田和夫, 美濃部嶢, ed. BLSヘルスケアプロバイダー日本語版. 東京：中山書店；2004：205-11.
605. 樋口範雄. 医療の周りの法律について よきサマリア人法と応招義務. 日本放射線技術学会雑誌 2008；64：382-4.
606. 自治省消防庁救急救助課. 交通事故現場における市民による応急手当促進方策委員会報告書の概要. プレホスピタルケア 1994：83-6.
607. 横浜市救急条例. In：横浜市, ed.2008.
608. 茨城県AED等の普及促進に関する条例. 2013.
609. 漢那朝雄, 小林正直.【心肺蘇生後の問題点】救助者の心的ケア. 心臓 2014；46：677-81.
610. 埴田健一.「ドクターコール」に応じますか？―758人の意識調査と体験談―. 日経メディカル, 2007. Available at http://medical.nikkeibp.co.jp/leaf/mem/pub/report/200705/503125.html

補 遺

CoSTR 2015 の概要—Executive Summary

国際蘇生連絡委員会（ILCOR）は 2015 年 10 月 15 日に CoSTR 2015（第 1 部から第 9 部）を発表した．JRC 蘇生ガイドライン 2015 は第 3 部から第 9 部までの領域に脳神経蘇生を加えた 8 章で構成している．CoSTR の第 1 部が概要となっているため翻訳をして補遺として，ここに紹介する．第 2 部の内容は，CoSTR 作成の方法論である GRADE システムの紹介であるため，JRC 蘇生ガイドラインでは序文として解説を行った（→7 頁参照）．
CoSTR の原文は ILCOR ホームページからダウンロード可能である：http://www.ilcor.org/home/

Mary Fran Hazinski, Co-hair；Jerry P. Nolan, Co-hair；Richard Aicken；Farhan Bhanji；John E. Billi；Clifton W. Callaway；Maaret Castren；Allan R. de Caen；Jose Maria Ferrer；Judith C. Finn；Lana M. Gent；Russell E. Griffin；Sandra Iverson；Eddy Lang；Swee Han Lim；Ian K. Maconochie；William H. Montgomery；Peter T. Morley；Vinay M. Nadkarni；Robert W. Neumar；Nikolaos I. Nikolaou；Gavin D. Perkins；Jeffrey M. Perlman；Eunice M. Singletary；Jasmeet Soar；Andrew H. Travers；Michelle Welsford；Jonathan Wylie；David A. Zideman

1 蘇生科学の国際的コンセンサスへの道程

国際蘇生連絡委員会（ILCOR）は，1993 年に設立され，現在，American Heart Association（AHA），European Resuscitation Council, Heart and Stroke Foundation of Canada, Australian and New Zealand Committee on Resuscitation, Resuscitation Council of Southern Africa, InterAmerican Heart Foundation, Resuscitation Council of Asia の代表が参加している．

その使命は，心肺蘇生と救急心血管治療に関する世界の科学と情報を同定・レビューし，そのコンセンサスと推奨治療を提供することである．

救急心血管治療には，突然死を治療する上で循環，呼吸器系に影響を与える全ての対応が含まれており，ことに心臓突然死に対して力が注がれている．

この 2015 年コンセンサス出版のために，ILCOR は，国際的なレビューとコンセンサス推奨に応急処置（First Aid）を追加した．

1999 年に，AHA は蘇生科学の論文評価のための第 1 回 ILCOR 会議を主催し，これに基づいた共通の蘇生ガイドラインを作成した．この会議で推奨された内容は心肺蘇生と救急心血管治療の 2000 年国際ガイドラインとして出版された[1]．2000 年以降，ILCOR の構成組織からの研究者は 5 年ごとに蘇生科学の評価を行ってきた．

2010 年心肺蘇生と救急心血管治療に関する国際的コンセンサス（CoSTR）の結論と推奨内容は 2010 年末に出版された[2,3]．それ以降，ILCOR 会議や Web 会議（webinars）により，蘇生科学を特定し，評価を続けている．直近の国際コンセンサス会議は 2015 年 2 月にダラスで開催され，今回出版された内容は，ILCOR 作業部会，招聘研究者，および公開コメントにより作成された蘇生科学のコンセンサスと推奨治療である．

CoSTR には ILCOR によるエビデンス評価と潜在的または明らかな利益相反の管理を含み，さらに成人の一次救命処置 BLS〔BLS：CPR の質，自動体外式除細動器（AED）を含む〕，二次救命処置 ALS〔ALS：心拍再開（ROSC）後ケアを含む〕，急性冠症候群（ACS），小児の BLS と ALS（PLS），NCPR，普及・教育のための方策（EIT），ファーストエイドのそれぞれの作業部会報告を含む．

2015 年 CoSTR は，蘇生医学の全分野を網羅するものではなく，2010 年に評価された全てのトピックスについて，今回も再評価されているわけではない．この特別要約では，2015 年のエビデンス評価の経過でのエビデンス評価と推奨治療を特に挙げている．

さらに詳細なシステマティックレビューは CoSTR 2015 の個々の報告に含まれているため，全ての関連の参考文献は，ここでは引用していない．

レビューされた全てのトピックスと全ての推奨治療のリストは，付表に記載されている．

2 エビデンス評価の経過

2015 年のエビデンス評価プロセスは，BLS，ALS，ACS，小児 BLS および ALS，NCPR，EIT，および，今回初めて取り上げられたファーストエイドの 7 つの作業部会を構築して，2012 年に開始された．各作業部会は，米国医科学研究所による勧告[4]と，システマ

ティックレビューを評価する方法の基準（AMSTAR）[5]に基づき，詳細なシステマティックレビューを行った．作業部会はGRADE（Grading of Recommendations Assessment, Development and Evaluation）ワーキングGroup[6]によって提案されたエビデンス評価と勧告作成の方法を用いた．

各作業部会は，取り組むべき臨床的疑問を同定し優先順位をつけた〔PICO〔patients：患者（傷病者），intervention：介入方法，comparator：比較対照，outcome：転帰（主要なアウトカム）〕形式を使用〕[7]，そして報告すべき転帰を同定し優先順位をつけた．

情報科学者の支援を受けて，関連する論文の詳細な検索が3つのオンラインデータベース（MEDLINE, EMBASE, the Cochrane Library）のそれぞれで行われた．

詳細な算入基準と除外基準を使用することにより，論文をさらに厳選するためにスクリーニングされた．各臨床的疑問の担当者は，最先端のツールを使用して，選択された論文に対するバイアスのリスクを評価した．使用したツールは，無作為比較試験（RCT）のためのコクラン[8]，診断精度の研究に対する品質評価（QUADAS）-Ⅱ[9]，治療と診断に関する疑問についての観察研究のためのGRADEである[10]．

オンラインGRADEガイドライン作成ツールを使用して，エビデンス評価者は，重大な，または重要な転帰を支持するエビデンスの評価を容易にするために，エビデンスプロファイルテーブル[11]を作成した．エビデンスの質（または効果の推定値の信頼度）は，研究の方法論とバイアスのリスク，非一貫性，非直接性，不精確さ，出版バイアス，（時にはその他の考慮事項）[6]のGRADEの5つのコアドメインに基づいて，高，中，低，または非常に低い[12]に分類された．

これらのエビデンスプロファイルテーブルは，各転帰のためのエビデンスの要約を作成するために使用された（エビデンスの評価に関する科学的コンセンサス）．これらの提言は，エビデンスのレビュアーにより草案が作成され，その後，合意に達するまで作業部会で議論し，熟考された．

可能な限り，コンセンサスに基づく推奨と提案が作成された．これらの推奨事項（治療または診断試験について強くあるいは弱く，推奨するか，しないかのいずれか）は，エビデンスの全体的な評価，および推奨事項の基礎となる価値観や好みに関する作業部会からの提言が付記された（序文，→7頁参照）．

この概要では，GRADEによって推奨されている表現を用い，統一された．

弱い勧告は，"われわれは…提案する"，強い推奨では，"われわれは…推奨する"のように表現した．

2012年から2015年にかけて，39か国から250名のエビデンスレビュアーは，蘇生や応急処置の臨床的疑問に関する169のシステマティックレビューを完了した．ILCOR 2015年コンセンサス会議は，39か国を代表する232名の参加者が出席した．64％は米国以外から参加した．この参加により，最終版は正真正銘の国際コンセンサスプロセスに沿っていることになった．

このCoSTR 2015の出版物に含まれるシステマティックレビューの多くは，ILCOR 2015年コンセンサス会議のみならず毎月または半月毎に行われた作業部会Web会議で報告され，議論された．パブリックコメントは，作成過程で2回求められた．初期のフィードバックはPICOの疑問の具体的な文言と初期検索式について求められ，その後のフィードバックは最初のCoSTRの作成後に求められた[13]．合計492コメントが寄せられた．作成過程で，これらのパブリック・コメントは，エビデンスレビュアーと作業部会の再考のため利用できた．

AHAでの科学技術の専門家のサポートにより，科学的な提言と勧告を作成するためのwebベースの情報システムが構築された．

Scientific Evaluation and Evidence Review System（SEERS）として知られているオンラインプラットフォームが，作業部会とそれぞれのレビュアーの作業を支援するために開発された．SEERSは，パブリックコメントや提案を掲載するためにも使用された．

上述したように，2015年コンセンサス作成に実施された科学的レビューを可能な限り広く提供するために，完成したシステマティックレビューの一覧は補遺として掲載された．また，CoSTR 2015文書の各パートで，エビデンスの評価に関する科学的コンセンサスの概要から，SEERSサイト内の関連するシステマティックレビューへリンクが含まれている．このリンクは，3つの数字が続く3～4文字で識別される．これらのシステマティックレビューは新たな科学的エビデンスが出版されると更新される予定である．

この出版物は，最終的にすべてのILCOR構成組織と国際監修委員（この章の最初に名前が記載されている）で承認された．CoSTR出版受理決定に際しては，AHA科学諮問調整委員会とCirculation誌の編集者が査読を担当した．CoSTRはCirculation誌とResuscitation誌に電子版として同時に発表される．

3 潜在的な利益相反の管理

厳密な利益相反（COI）の管理方針が，CoSTR作成中の全経過において貫かれた．その詳細はCoSTRを参照されたい[14]．2010年のように，2015年の作成過程に

補遺

関係した全ての人において，企業との関係や，他の利益相反の可能性も含め開示されており，AHA は全体で 1,000 を超える COI 宣言を処理した．これらの開示を考慮に入れ，タスクフォース共同座長および委員，編集共同座長およびその他の指導的役職の割り振りを行った．AHA の COI 方針を遵守するため，各タスクフォースの編集委員の大半は，関連する利益相反がないことが必須とされた．システマティックレビューを行うエビデンスレビューアーを割り振りする際には，企業との関係についても利益相反の有無が検査された．

2010 年と同様に，2 つのスクリーン投影が 2015 年 ILCOR Consensus Conference の全てのセッションで使用された．そのうち 1 つのスクリーンには，発言者の COI が発表中，映されていた．出席者やタスクフォース委員が発言するときには常に発言者の関係性が映されていたので，すべての参加者は，スライドを第 2 のスクリーンに投影された中であっても，発言者の潜在的な利益相反を見ることができた．その他の全ての ILCOR 会議中および，全ての電話会議，web 会議中にも，関連する COI は，各会議の開始前に宣言され，さらにコメントをする前にも行われた．

4 生存改善のために科学を応用する

CoSTR からガイドラインへ

この出版物は，国際的な合意声明で，心肺蘇生と，どこでも行える応急処置および治療の推奨の科学的知見をまとめたものである．ILCOR 加盟団体は，この後，CoSTR と科学的に一致するガイドラインを発刊するが，それにあたって，地理的，経済的，実行するための体制の違いや，利用できる医学的機器や薬剤，訓練の難・易などの因子が考慮される．全ての ILCOR 構成員は，世界の心肺蘇生技術の較差を最小化すること，また蘇生効果や教育法，教育援助および訓練連携網の最適化をすることが任務として課せられている．

ILCOR 2015 年の Consensus Conference での推奨では，最近の様々な手法の安全性と効果を確認し，一方で，その他の方法の無効性を評価するとともに，科学的確証に基づき評価された新しい治療法を紹介している．今回の新しい治療法や，変更された治療の推奨は，過去のガイドラインに含まれている治療法が，安全でないあるいは無効であると言ってはいない．蘇生法の教育やその記憶の保持といった側面も，最終的な推奨と提案を作成する際には考慮する必要がある．

虚血性心疾患は，世界の死亡原因の第 1 位で[15]，米国では全死亡者の 3 人に 1 人が心疾患が原因で，毎年約 786,641 人が亡くなっている[16]．米国の 1 年間における救急隊員（EMS）が評価した院外心停止症例（OHCAs）数は約 326,200 人で，加えて 209,000 人の院内心停止症例（IHCAs）があると推定されている[16]．IHCAs の発生頻度は，欧州，北米，アジア，オーストラリアで大きな違いはない．しかし，OHCAs の発生頻度は，アジアにおいては人口 10 万人に対し 55 で，欧州の 86，北米の 103，オーストラリアの 113 と比較すると低値である[17]．一方，OHCAs で心原性と考えられる症例の頻度は，北米で人口 10 万人に対し 58 で，他の地域（欧州 35，アジア 32，オーストラリア 44）より高値となっている．しかしながら，ほとんどの傷病者は，治療介入なく院外で死亡していることが，本出版物で述べられている．

成人疾病者の突然心停止例を生存へと結びつけようという行動は，救命の連鎖と位置付けられている．救命の鎖として繋がっているものは，早期の緊急事態の認知と救命体制の始動，早期の心肺蘇生術，早期の除細動，早期の ALS，熟練した心停止後ケアである．特に幼児や小児における救命の連鎖の場合，心停止に至る原因の排除が重要で，その後，早期の心肺蘇生術，救命体制の始動，早期の ALS，熟練した心停止後ケアからなる．

5 蘇生に関する最新の知見 2010-2015

院外心停止後の生存率が改善しつつあることを示す良好なエビデンスがある[18-22]．特に，当初記録されたリズムが除細動可能である心室細動（VF）や無脈性心室頻拍（VT），目撃のある心停止ではよく当てはまるが，除細動非適応のリズムからの生存についても増加が報告されている[23]．このような生存率の向上は，より CPR の質に重点を置いてきたこと，心停止後や蘇生後の治療の質がより一定に保たれるようになったことによる．

各タスクフォースは，CoSTR 2010 の刊行以降の蘇生科学における重要な進歩について調べた．それらは以下に簡潔にまとめられている．進歩についての簡潔なリストに続けて，エビデンスのレビューの要約が各タスクフォースによりまとめられている．

BLS

成人の BLS において，エビデンスに基づいた推奨のうち最も重要なもののまとめを以下に示す．

- 通信指令員は，心停止の認識，通報者への CPR の口頭指導，救急対応システムの発動において極めて重

要な役割を担う[24-28].
- 水没時間は溺水者の予後予測において鍵となる予後因子となる[29-40].
- 質の高いCPRの基本的な指標は変わっていない．胸骨圧迫のテンポと深さを適切に保ち，圧迫と圧迫の間は胸壁が完全に戻るようにし，胸骨圧迫の中断を最小限にして，過度の換気を避ける．心停止データベースからの追加情報により，胸骨圧迫のテンポと深さについて最適な範囲が提案されている[41, 42].
- 早期除細動をもたらすPAD（市民による電気ショック）プログラムは，綿密な計画と調整のもと行われるのであれば，多くの命を救える可能性を持っている[43-55].

ALS

- ALSにおける最も重要な進展には，機械的CPR装置の効果，薬物治療，心停止中の高度気道確保器具の生存に関する追加研究が含まれている．さらに，タスクフォースはROSC後のケアや体温管理療法に関する研究を評価した．
- 機械的CPR装置を支持する研究を再びレビューした．3つの大規模な研究があり[56-58]，患者総計7,582例で，用手的な胸骨圧迫法と転帰において差がなかった．これらの装置は，ルーチンに用手胸骨圧迫法の代用として使用すべきではないが，質の高い胸骨圧迫が施行できない場合は，その役割を果たす可能性がある．
- 2010年のCoSTRにおけるexecutive summaryでは[2, 3]，心停止に対して薬物の有効性を示すエビデンスが不足していると記載している．今回の2015年のシステマティックレビューでは，高度気道確保器具[59-65]やアドレナリン使用[66-68]に関する大規模な観察研究を評価した．観察研究の元来のバイアスのため，それらのデータによって即，推奨には繋がらないが，高度気道確保器具やアドレナリンがCPR中に有用である否かを検証する大規模RCTにも匹敵するようなものである．
- ROSC後のケアは，実質的に心停止の生存を改善する可能性があり，恐らく2010年以降最も進展してきた分野であろう．最近の進歩によって，体温管理療法の効果，その施行時期や療法の理解が進んだ．また，酸素化や人工換気の調節，さらに心血管機能を至適化することへの認識も高まった．
- 体温管理療法の効果や施行時期は，2010年以降も多くの研究によって検討が続いている．1件の質の高い研究では33℃，36℃いずれの群でも有用性を示せなかった[69]．その他5件の研究では，冷水を用い病院前から開始された低体温の利点が証明できなかった[70-74]．これらの研究における非常に優れた転帰によって，ROSC後の患者は，体温管理療法を含んだ治療計画で治療されるべきであるという意見を強化するものである．しかし，一方で至適な目標体温，どのくらいで到達すべきか，あるいはどのくらいの期間体温をコントロールすべきかについては不明な点が残っている．

ACS

以下は，2010年ILCORレビューの時から急性冠症候群（ACS）の診断と治療における最重要のエビデンスに基づいた勧告である：

- ST上昇型心筋梗塞（STEMI）に対して病院到着前からカテーテル検査室を準備することは，治療の遅延を防ぎ，患者の死亡率を改善する．
- 緊急経皮的冠動脈インターベンション（プライマリーPCI）を実施予定のSTEMIが疑われる患者には，アデノシンニリン酸（ADP）受容体拮抗薬と未分画ヘパリン（UFH）を投与するタイミングは，病院到着前または入院後のいずれでもよい．
- 病院到着前のエノキサパリン投与は，STEMIに対するプライマリーPCIのための補助療法（UFHの代替法）として実施してもよい．しかし，その代替法として，病院到着前のビバリルジン投与には十分な根拠がない．
- 初診時と2時間後のトロポニンのみでACSを除外するべきではない．
- 来院時と2時間後のhs-cTnI（高感度心筋トロポニンI）が陰性（99パーセンタイル未満）で低リスク群に層別化されるか，もしくは来院時と3～6時間後の心筋トロポニンI（cTnI）または心筋トロポニンT（cTnT）が陰性で超低リスク群に層別化される場合にACS（1か月以内のACS発症や主要心血管イベント発生と定義）を除外してもよい．
- 正常酸素分圧のACS患者に酸素投与を控えることを推奨する．
- 一般的にSTEMIの再灌流療法において，プライマリーPCIは血栓溶解療法より優先される．しかし，その決定は，発症からの時間（早期来院患者），PCI実施までの予想時間（遅延），血栓溶解療法に対する相対的禁忌，およびその他の患者の因子を考慮して個々の症例で治療法を選択すべきである．
- PCIの実施できない病院の救急部門（ED）にSTEMI患者が来院した場合は，血栓溶解療法を施行せずにプライマリーPCIのできる病院へ迅速に搬送する．血栓溶解療法を実施したとしても，3～6時間以内

補遺

（遅くとも発症24時間以内）にPCIをできる病院に転院搬送する．
- 院外心原性心停止患者の自己心拍が再開した際に，心電図でST上昇を認める場合には，緊急冠動脈造影検査を考慮すべきであり，ST上昇を認めない場合でも緊急冠動脈造影検査を考慮してもよい．

PLS

小児蘇生学における2010年以降の最も重要な新たな発展は，小児院外心停止におけるROSC後の体温管理療法に関する研究成果の公表である．その他の新たな発展には，輸液療法と抗不整脈薬に関する旧来の推奨改訂が含まれる．これらを以下に要約する．

院外心停止後に意識のない状態が続く小児の治療においては，発熱を回避して，中等度低体温療法あるいは厳格な正常体温の維持がなされたときに，転帰が改善する[75]．

等張晶質液のボーラス輸液の制限は，特殊な状況下においては，小児敗血症性ショックの転帰を改善するかもしれない．発熱性疾患の小児において（ことに明らかな敗血症性ショックの兆候がない場合）は，患者評価を繰り返し行いつつ慎重な輸液療法が施行されるべきである[76]．

小児のショック抵抗性VF/無脈性VTに対するリドカインあるいはアミオダロンの使用は，短期的転帰を改善するが，それらの長期的転帰に効果に関しての情報は不足したままである[77]．

NCPR

新生児蘇生タスクフォースは，入院時の新生児の体温と，死亡率と有病率との間の相関について新たな情報を見い出し，胎便性羊水混濁をきたした活気のない児におけるルーチンの気管挿管の役割についてと，心拍測定に心電図を使うことについての新たなエビデンスを評価した．これらのトピックのシステマティックレビューから新たな推奨が生まれた．
- 仮死のない新生児の入院時の体温は，全ての在胎週数の児の死亡率と有病率の強い予測因子である．この理由から，入院時の体温は，医療の質の指標であると同時に結果の予測因子として記録するべきである[78-82]．

胎便性羊水混濁をきたした活気のない児に対して，吸引のための気管挿管をルーチンに行うか，行わないかに関して，ヒトにおけるエビデンスは不十分である[83]．

蘇生を必要とする児において，迅速かつ正確な心拍測定のためにECGモニターを使用してもよい[84-86]．

EIT

今回の普及・教育のための方策の勧告において，前回のCoSTR 2010のILCORレビューからの最も重要な新しいレビューまたは変更点は，トレーニングならびに継続的な質の向上に焦点をあてたケアシステムの重要性に関するものである．

トレーニング

技能の衰えを防ぐためのトレーニングは，より頻回に，より短時間（頻回の，低用量）で行うべきと，昨今は認識されている．しかし，このエビデンスは弱い．
- トレーニングセンター/組織が，プログラムを維持するためのトレーニングを受けた職員，ならびに財源を有している場合には，リアリティのあるマネキンを使用することは標準的なマネキンを使う場合よりも好まれるかもしれない．
- 心停止対応システム（院内および院外）における質の評価とフィードバックの重要性はよく認識されているが，支持するエビデンスは低い．CPRフィードバック器具（直接フィードバックする）はCPR技能の習得に有用である．
- 1年ないし2年の再トレーニングサイクルは，救命処置の技能を維持するには十分ではない．最適な再トレーニング間隔は未だ明確でないが，心停止に遭遇する機会の多い救助者には，より頻回なトレーニングが有益かもしれない．

システム

- 測定できないものを改善させることはできないため，できる限り，率先して質の評価と改善を進めるシステムを導入するべきである．
- データに基づいて救命処置の質に焦点をあてたデブリーフィングを行うことは，蘇生チームの質を改善する助けとなりうる．
- 地域のcardiac arrest centerにおける心停止患者（傷病者）の治療は，生存率の改善に関連するというエビデンスが（質は低い）増えている[87,88]．地域のケアシステムとして，院外心停止傷病者は専門的なcardiac arrest centerへの搬送を考慮されるべきである．
- 院外心停止を疑う事案の発生時に，CPRを実施する意欲のあるバイスタンダーにその情報提供を行うための，科学技術とソーシャルメディアの活用が進歩してきた．

FA

ファーストエイドタスクフォースは，病気に対するトピックスとして，脳卒中の評価，糖尿病患者の低血糖への対応などについてエビデンスをレビューし，けがに対するトピックスとして，開放性胸部外傷や重度の外出血への対応，脳震盪の識別などについて，レビューを行った．

- ILCOR 2015 のファーストエイドにおける「推奨と提案」において，最も重要で新しいものを挙げれば，それは脳卒中評価システムの使用についてである．これによって，ファーストエイドプロバイダーは，脳卒中をより早期に認知することが可能となり，その後の根本的治療が早期に実施できるようになる．脳卒中評価システムとして，FAST（Face Arm Speech Test）[89,90] と CPSS（シンシナティ病院前脳卒中スケール）[91] を推奨し，さらに，血糖測定を含めることによって脳卒中の認知の特異度を増すことが可能となる．
- ファーストエイドプロバイダーは，しばしば低血糖の徴候や症状に直面する．これに効果的に対応しなければ意識消失，けいれん発作のような重大な結果につながる．CoSTR 2015 では，意識があって飲み込むことができる患者にはブドウ糖タブレットを服用させることを推奨した．ブドウ糖タブレットをすぐに使用できない場合には，糖を含む様々な代替食品の使用を推奨する[92-94]．
- 開放性胸部外傷への対応についての推奨は，緊張性気胸[95] という致死的なリスクの回避を優先し，閉鎖ドレッシングや閉鎖器具，あるいは創を閉鎖する可能性のあるいかなるものも使用しないこととした．
- 重度の外出血への対応の推奨には，直接圧迫止血法，止血ドレッシング[96-99] と止血帯[100-106] の使用を挙げた．しかし，止血ドレッシング，止血帯を使用するには，その効果的な装着，使用方法について，確立された訓練によって学んでおく必要がある．
- 2015 ファーストエイドタスクフォースは，病院前でファーストエイドプロバイダーが使用できる脳震盪（軽微な外傷性脳損傷）の正確な識別と管理のための簡単な脳震盪スコアリングシステムの開発を推奨している．

6 2015 ILCOR Consensus on Science with Treatment Recommendations の要約

ここでは，CoSTR 2015 の鍵となるシステマティックレビューの要約を紹介する．これらの要約は，作業部会によってまとめられた．要約には限られた文献しか引用されていないことに注意してほしい．詳細な情報は，各作業部会によってまとめられた CoSTR 2015 の他のパートを参照してほしい．

BLS

2015 年の ILCOR コンセンサス会議では，BLS の実施に関する介入，診断，予後について議論された．この部分でまとめられた知識体系は，35 年にわたって様々な研究デザインや質で行われた 27 の RCT と 181 の観察研究に対する GRADE 評価から導かれた 23 のシステマティックレビューと 32 の推奨と提案からなっている．これらは，①早期のアクセスと心停止の予防，②早期かつ質の高い CPR，③早期の除細動，に分けられている．

早期のアクセスと心停止の予防

院外心停止傷病者への早期のアクセスは，目撃者が救急医療サービスに連絡することにはじまり，救急医療サービスの通信指令員が，心停止への救急対応システムを発動する．心停止の可能性の認識，緊急チームの出動，市民救助者が胸骨圧迫を行うための口頭指導といった通信指令員の役割により，多くの国で心停止からの生存が一貫して改善することが示されてきた．通信指令員は，異常な呼吸を伴った意識消失を認識できるよう教育されなくてはならない．この教育は，臨床症状や表現方法が様々に異なる状況において死戦期呼吸を認識する方法と，その重要性についてとを含むべきである．傷病者の意識がなく，異常な呼吸をしているか，呼吸がない場合は，通報の時点で傷病者が既に心停止であると考えるのが合理的である．このような評価のもと，通信指令員は，通報者に対して，院外心停止が疑われる成人に対して胸骨圧迫のみの CPR を行うよう口頭指導を行うべきである．

心停止の予防については 2 つのシステマティックレビューがある．1 つは，溺水者の捜索・救助活動に関して，もう 1 つは，オピオイド中毒による命に関わる緊急事態についての教育に関して，である．溺水者の捜索・救助活動の合理的で賢明な方法を支持するエビデンスをレビューすると，水没時間が予後因子となりうることが示された．一方で，溺水者の年齢，EMS の応答時間，水の種類（淡水か塩水か），水温，目撃の有無は，予後の予測に用いられるべきではない．2015 年のシステマティックレビューでは，救助者は，いかなる状況下でも，オピオイド中毒のリスクがある人には，ナロキソンの配布にかかわらずオピオイド中毒への対応の教育を検討すべきであることも示している．

補遺

早期かつ質の高いCPR

2010年のILCORのBLS推奨と提案と同じように，質の高いCPRの重要性が再度強調された．胸骨圧迫のテンポと深さを適切に保つこと，圧迫と圧迫の間は胸壁が完全に戻るようにすること，胸骨圧迫の中断を最小限にすること，過度の換気を避けることによりCPRの質の全ての要素の最適化を目指している．システマティックレビューでは，全ての救助者が，全ての心停止傷病者に胸骨圧迫をすべきであることの必要性を明らかに示した．人工呼吸の訓練を受けており，それを行う技術と意思がある場合は，人工呼吸を行うべきである．市民救助者は，心停止でない傷病者に危害を与えることを恐れずに，心停止を疑った場合はCPRを開始すべきである．

具体的な手技として，市民救助者も医療従事者も，胸骨の下半分の位置を，1分間に少なくとも100回（1分間に120回は超えない）のテンポで，約5cm（2インチ）の深さで圧迫すべきである．平均的な体格の成人では，胸骨圧迫の深さは6cm（2.4インチ）を超えないようにする．全ての救助者は，圧迫と圧迫の間は胸壁が完全に戻るように，胸に寄りかからないようにする必要がある．

救助者は1分間あたりの胸骨圧迫の回数が最大になるように，中断の頻度と期間を最小にしなくてはならない．高度な気道確保器具が使用されていない成人の傷病者へのCPRでは，人工呼吸を2回行うための胸骨圧迫の中断時間は10秒未満にすべきで，胸骨圧迫比率（全CPR時間に対する胸骨圧迫に費やす時間の比率）をできるだけ高く，少なくとも60％とすべきである．システマティックレビューに基づけば臨床におけるCPRでは，リアルタイムの視聴覚フィードバック装置は，心停止患者に対する包括的治療体制の一環として用いることを提案している．

CPRの手順として，胸骨圧迫と人工呼吸の比は30：2が推奨され，人工呼吸からでなく胸骨圧迫からCPRを開始し，2分毎に胸骨圧迫を中断して，心電図を確認する．

2015年のその他の注目点として，心停止の現場から病院までの搬送中に，質の高い，胸骨圧迫の中断を最小にするための治療バンドルを採用しているEMSシステムから発信されたエビデンスがある．これと同様のEMSシステム*で中断を最小限にする蘇生術†などの治療バンドルを採用している場合には，このような治療バンドルは目撃された電気ショック適応の院外心停止への通常のCPR以外の合理的な選択肢となる．

　*：同様のEMSシステムとは，緊急度に応じた出動指令システムと多段階出動システムを備えた都市部または郊外部のEMSシステムを指す．

　†：目撃のある電気ショック適応の院外心停止の中断を最小限にしたCPRでは，受動的酸素吸入とエアウエイの挿入，電気ショックを挟んだ200回の連続的胸骨圧迫を3サイクルまで行う．

タスクフォースは，EMSによる連続胸骨圧迫と通常の胸骨圧迫30回に人工呼吸2回のCPRとを比較した大規模研究が進行中であることに着目している（http://clinicaltrials.gov/ct2/show/NCT01372748）（訳注：Nichol G, N Engl J Med：2015：2203-2214）．この研究の結果が明らかになるまでは，現在のエビデンスに基づき，中断を最小限にした胸骨圧迫を含む治療バンドルを導入しているEMSシステムでは，目撃がある心停止で初期波形が電気ショック適応の成人にはその治療バンドルの使用を継続するのが合理的である．

早期除細動

CPRに加えて迅速な除細動を行うことは，病院内外における，心室細動の治療の第一選択である．CoSTR 2015は病院外において，医療従事者と同様に市民救助者によるAEDの使用についての臨床的有用性に関するエビデンスを強調している．

医療体制の観点からは，院外心停止患者に対するPADプログラム導入の世界的な重要性の確認が，2015年の主要な強調点の1つとして挙げられる．

個々の救助者の観点からは，CoSTR 2015は，心電図モニターのない心停止患者に対して短時間のCPRに続けて，除細動器が使用可能になり次第ECG解析と必要に応じて電気ショックを行うことを勧めている．脈拍チェックのタイミングに関しては，いかなる状況でも成人の心停止に対して電気ショック後には胸骨圧迫を再開しなくてはならない．次に生命の徴候を評価するまで2分間のCPRを継続するべきである．

ALS

ILCOR ALSタスクフォースによってレビューされたトピックは以下のようにまとめられた：①VF/無脈性VTに対する除細動戦略，②気道，酸素化および人工換気，③CPR中の循環補助，④CPR中の生理学的モニタリング，⑤CPR中の薬剤，⑥特殊な状況下の心停止，⑦ROSC後のケア．

システマティックレビューによって，エビデンスの質が低いかあるいは非常に低い場合は，ほとんどの場合弱い推奨になる．しかし，PICOの中には，エビデンスが低いが，ILCORの判断で，その介入に対し強い推奨をしているものがある．このことは，その介入が害にならないというコンセンサスが得られる場合，特に当てはまる．治療推奨に関しては，変更する有力な理由がなければ，以前の推奨のままで変えていない．推奨を変更した

6 2015 ILCOR Consensus on Science with Treatment Recommendations の要約

場合は，ILCOR の見解として，その理由を述べている．2010 年の ILCOR レビューから ALS 領域における最も重要な進展と推奨について以下に述べる．

VF/無脈性 VT に対する除細動戦略

この項目に関して，2010 年より大きな進展はない．ILCOR は以下を提案する：もし最初の除細動が成功しなかった場合で，その除細動器が高いエネルギーを出せるのであれば，次のショック時には出力エネルギーを増加させることは理にかなっている．

気道，酸素化および人工換気

ILCOR は，CPR 中の吸入気酸素濃度は可能な限り高い濃度を使用することを提案する．

CPR 中の気道管理に関して，高度な気道確保器具と従来のバッグ・マスク装置，あるいは CPR 中の最初の高度気道管理法として，声門上気道デバイスか気管チューブかの選択では，その効果に差がないことが示された．

ALS 中の呼気 CO_2 モニターの役割として，気管チューブの先端位置の持続的監視などが重要である．

CPR 中の循環補助

ILCOR は，従来の CPR に追加して，インピーダンス閾値装置をルーチンには使わないことを推奨する．しかし，active compression-decompression CPR とこの装置を併用することに関しては，コンセンサスが得られなかった．

自動式機械的 CPR 装置はルーチンには使用しないことを提案する．しかし，この種の装置は，高品質の胸骨圧迫が実施できない場合や蘇生プロバイダーの安全が脅かされる場合には，適当な代替手段であることが示唆されている．

初期の従来型の CPR が成功せず，ECPR が施行可能な状況である場合で，施行基準を満たす症例においては，ECPR を行うことは理にかなっている．

心停止中の生理学的モニタリング

CPR 中に臨床症状に加えて，生理学的反応のモニタリングと心電図モニタリングは二次救命処置中に，治療介入への指針として可能性を持っている．

しかし，現在までの研究成果では想定効果の報告しかなく，ILCOR は CPR 中に特別な生理学的な指標に関しては推奨をしない．

ILCOR は，心臓超音波検査に関して，それが CPR の手技を阻害せずに施行可能であれば，その施行を提案する．また，心臓超音波検査は心停止の原因診断の補助的検査となる可能性がある．

CPR 中の薬物治療

ILCOR は，心停止中の患者にアドレナリンの標準使用量（1 mg）を投与することを提案する．その理由は，短期的なアウトカム（ROSC と入院）で利点が観察されたこと，他方，生存退院や神経学的転帰における利害判断が現在のところ不確実であることを考慮した結果である．

ILCOR は，成人の難治性 VF/無脈性 VT の ROSC 率を改善する目的でアミオダロンの使用を提案する．

長期転帰に対する質の高いデータが出ていないので，以上の声明は現在のやり方を変更するものではない．

特殊な状況下における心停止

システマティックレビューでは，妊婦に対する二次救命処置での特殊な介入に関して，エビデンスレベルは質の低いものであった．

第 2 期の妊婦での心停止においては，緊急帝王切開術によって胎児を娩出させることを提案する．

比較研究がないため，タスクフォースは，中毒が原因の心停止に対する脂質懸濁液の静脈内投与に対する推奨をすることができなかった．

オピオイド中毒による呼吸停止例において，静脈内，筋肉内，皮下，骨髄あるいは経鼻的に，ナロキソンを投与することを推奨する．しかし，オピオイド中毒による心停止に対する標準の二次救命処置を変更することはない．

ROSC 後のケア

ILCOR は以下の推奨あるいは提案をする．

ROSC 後の成人において低酸素状態を避けることを推奨し，逆に高酸素状態を避けることを提案する．

ROSC 後の成人において，経皮的酸素飽和度や信頼できる酸素分圧が測定できるまでは，100％の吸入気酸素濃度を使用することを提案する．

ROSC 後の治療バンドルの一部として，$PaCO_2$ を生理学的範囲に調整することを提案する．

ROSC 後のケア時および治療バンドルの介入事項として，血行動態の目標（例えば，平均血圧，収縮期血圧）を考慮すべきであると提案する．

体温管理する場合，32〜36℃の間で，決めた温度帯を一定に維持することを推奨する．

成人で初期調律がショック適応のリズムで，ROSC 後も無反応のままの患者に対して，体温管理療法を施行することを推奨する．また，初期調律がショック非適応の患者の場合，体温管理療法の施行を提案する．

成人院内心停止例で，ROSC 後も無反応のままの患者に対して，初期調律の種類にかかわらず体温管理療法を施行することを提案する．

体温管理療法を行う場合は短くとも 24 時間は持続させることを提案する．

ROSC直後，病院前の大量冷却輸液の急速投与をルーチンに行わないことを推奨する．

32〜36℃の間の体温管理後の持続的昏睡患者に対して，発熱予防や治療することを提案する．

ROSC後の患者における痙攣の治療を推奨する．しかし，痙攣予防はルーチンには行わないことを提案する．

ROSC後の成人において，標準的な血糖管理を変えないことを提案する．

体温管理療法を受けたROSC後の昏睡患者において，臨床所見のみにより予後評価を行わないことを提案する．また，そのような患者において，転帰不良との間違った判定を少なくするために，鎮静薬や筋弛緩薬の効果が残存していると考えられる時は，臨床所見の観察を延長して行うことを提案する．

転帰不良を判定するには早くてもROSC後72時間をかけるよう提案する．また，鎮静薬や筋弛緩薬の残存が臨床症状に影響を与える場合は，その期間はさらに延長するべきであると提案する．

ROSC後の予後評価に際しては，単一の検査や症状でなく，臨床症状，神経電気生理学的諸検査，画像検査あるいは血液指標など，多元的な検査施行を提案する．

CPR後循環が保たれているが，死が免れないすべての症例を，臓器提供者として評価することを推奨する．

ACS

ACSタスクフォースは，院外および病院収容最初の数時間以内，特に救急部門（ED）におけるACSの診断と治療に関するエビデンスを評価した．

ACSタスクフォースにより評価されたトピックスは以下のとおりに分類される：
（1）ACSの診断，
（2）ACSの初期治療，
（3）STEMIの再灌流療法，
（4）ROSC後の再灌流療法の決定．

2010年のILCORでの評価以降のACSに関する最も重要な進展と勧告を以下に述べる．

ACSの診断

病院前で12誘導心電図（ECG）を記録することがSTEMIの早期診断とそれに引き続く早期再灌流療法に役立つだけでなく，死亡率の改善に対しても有効であるというエビデンスがある．成人のSTEMIが疑われる患者に対して，病院前12誘導ECGを記録し，病院へその結果を通知することをILCORは推奨する．

しっかりとした初期教育プログラムと継続的な管理，コンピュータ診断による判読の補助，質を保証するプログラムがある場合には，医師以外の職種によるECG判読が行われてもよい．コンピュータによるECG解釈は，医師やトレーニングを受けた医師でない医療従事者によるECG診断の補助として用いてもよい．このようにすることで，コンピュータ診断によるSTEMIの認識が個別に検証されることになり，また，コンピュータ診断だけでSTEMIが除外される事態を避けられる．病院前でSTEMIの認識がなされ，プライマリーPCIが再灌流療法として選択される場合には，病院前通知によるカテーテル室の準備とカテーテルチームを招集することで治療の遅延と死亡率を減少させることができる．

ACSを除外し，EDから安全に帰宅させるために心筋トロポニンを用いることに改めて注目した．来院時と2時間後の心筋トロポニン測定の結果のみでACSを除外することには強く反対する．MACE（将来のACS発症や1か月以内の主要心血管イベント発生）は来院時と2時間後の高感度心筋トロポニンIが陰性（99パーセンタイル未満）で低リスク群に層別化されるか，来院時と3〜6時間後の心筋トロポニンIまたは心筋トロポニンTが陰性で極めて低リスクに層別化される組み合わせにより除外される．

ACSの初期治療

STEMIが疑われ，プライマリーPCIが選択される患者に対しては，アデノシン二リン酸（ADP）受容体拮抗薬と未分画ヘパリンを投与するのは病院到着前，病院収容後のどちらでもよい．これらは病院前でも安全に投与でき，効果があることは示されているが，病院前でのルーチン投与を推奨するには有益性を支持する根拠が少ない．STEMIに対するプライマリーPCIの補助療法として，未分画ヘパリンの代わりにエノキサパリンを病院前で投与してもよい．STEMIであることが明らかな患者に対し未分画ヘパリンの代わりにbivalirudinを病院前で投与することを推奨するにはエビデンスが不十分である．

正常酸素分圧のACS患者に対しては酸素投与を控えることを提案する．この根拠としては，酸素投与により死亡率の改善が認められないことと，酸素投与を控えることにより梗塞サイズが縮小される可能性があることが挙げられる．ACSにおける酸素投与のエビデンスの多くは再灌流療法時代以前の研究に基づいており，近年では1件のRCTの結果が発表され，2件のRCTがその結果の発表を待たれている[107]．

STEMIの再灌流療法

STEMI診療のシステムの質についての判断は，地域の病院前システムの能力や，利用可能なPCIセンターの状況を含めた地域ごとの医療資源に依存する．STEMI患者に対する治療戦略として血栓溶解療法が選択さ

れる場合には，一般的には搬送時間が30分以上を要する場合に病院前での血栓溶解療法が病院到着後の血栓溶解療法に比べて望ましい．なぜならば，頭蓋内出血やその他の重大な出血を増やさず，死亡率の低下に寄与するためである．病院前で血栓溶解療法を行うには，十分に確立されたプロトコルと包括的なトレーニングのプログラムがあり，医学的な監視のもとに，質の保証されたプログラムで育成された有資格者が求められる．PCIは病院前での血栓溶解療法と比較して生存率の改善こそまだ証明されていないが，頭蓋内出血の頻度が低く，それゆえにPCI可能な施設への搬送が可能な地域では，病院前での血栓溶解療法を行うことよりもPCI可能な施設へ搬送するようにトリアージされることが望ましい．

　個々の症例にプライマリーPCIを行うか，血栓溶解療法を選択するかの判断をする際，発症からの時間経過，PCIを行うまでの時間的な遅延などの時間的な因子の他に，併存疾患，梗塞部位，梗塞サイズなどの患者側の要因も加味してなされることも重要である．心筋救済と生存率について検討した場合，血栓溶解療法は発症2～3時間以内に来院したSTEMI患者に最も効果が高い．発症から2時間未満の場合には，プライマリーPCIは来院から60分以内に施行できる場合にのみ好ましい．発症後2～3時間に来院し，プライマリーPCIが60～120分で施行される場合には，血栓溶解療法とプライマリーPCIは，いずれも選択できる．発症後3～6時間に来院し，プライマリーPCIが120分以内に行われる場合には，プライマリーPCIが再灌流療法として選択されるべきである．発症から6時間以上経過している場合には，施行までに時間を要する場合（120分以上）でもプライマリーPCIが最も望ましい治療選択となる．血栓溶解療法が選択された場合にはルーチンで早期（3～24時間以内）の冠動脈造影検査と適応がある場合にはPCIが行われるべきである．PCIを施行できない施設でSTEMI患者が救急部門（ED）に来た場合には，上述のような時間枠での診療が可能であればすみやかにPCI可能な施設へ転院搬送するべきである．こうすることで，院内での血栓溶解療法とrescue PCIのみを目的とした転院搬送を行うことと比べ，死亡率，再梗塞，脳卒中の発症の減少と関連し，重大な出血という有害事象を増加させていない．上述の時間枠の中でPCI施設への転院搬送ができない場合は，血栓溶解療法を行い，その後，3～6時間後（遅くとも24時間以内）にルーチンにカテーテル目的に転院搬送させることは，即時のPCI施設への転院搬送と同等の効果と安全性があるかもしれない．PCIが施行できない施設のEDで血栓溶解療法を行ったのち，3～6時間以内（遅くとも24時間以内）にルーチンでカテーテル目的に転院搬送することは，虚血がある場合のみに転院搬送することに比べ再梗塞を減らし，それゆえに選択されることが望まれる．プライマリーPCI単独と比べ，頭蓋内出血を含めた重大な出血を増やし，それ以上の利益もないために，血栓溶解療法直後（2時間以内）にPCIをルーチンに行うことは強く反対する．

ROSC後の再灌流療法の決定

　院外心停止（OHCA）患者の多くで虚血性心疾患がその背景にあり，急性の冠動脈閉塞がそれらの患者が心停止に至る主たる原因となっている．ROSC後の12誘導心電図でST上昇や左脚ブロックが見つかり明らかになる場合もあるが，これらの所見がないこともある．

　心停止からのROSC後も昏睡状態のままの患者において，12誘導心電図でSTEMIを認める場合には，患者はすみやかに心臓カテーテル室での評価が行われるべきである．これは緊急冠動脈造影検査が行われない場合や，入院中のいずれかの時期に遅れて行われた場合よりも，選ばれた患者で生存退院と神経学的に良好な転帰と関連していた．心原性が疑われるOHCAからのROSC後に昏睡が続く成人患者の一部には，ST上昇を認めなくとも選択的に冠動脈造影検査を考慮してもよい．

PLS

　ILCOR小児作業部会では，システマティックレビューを用いて21のPICOを評価した．これらは，心停止前のケア，心停止してからのBLSとALS，心停止後のケアのグループに分けられた．ILCOR小児作業部会の共同座長によって選ばれたエビデンスに基づいた推奨と提案のうち，最も重要なものをここに示した．

心停止前のケア
対応システムと評価

　ILCOR小児作業部会は，小児を診療しうる病院では小児のmedical emergency team（MET）/rapid response team（RRT）を活用することを提案した．小児早期警告システムの使用についても検討したが，エビデンスが限られており，推奨に至る一定の見解は得られなかった．

緊急気管挿管におけるアトロピン

　ILCOR小児作業部会は，緊急気管挿管におけるアトロピン使用について検討したが，エビデンスが限られており，推奨に至る一定の見解は得られなかった．

補遺

小児の拡張型心筋症や心筋炎の心停止前のケア

ILCOR 小児作業部会は，小児の拡張型心筋症や心筋炎の心停止前のケアについて検討したが，エビデンスが限られており，推奨に至る一定の見解は得られなかった．

ショックの心停止前のケア

等張晶質液のボーラス輸液の制限は，特殊な状況下においては，小児敗血症性ショックの転帰を改善するかもしれない．発熱性疾患の小児において，ことに明らかな敗血症性ショックの兆候がない場合は，患者評価を繰り返し行いつつ慎重な輸液療法が施行されるべきである[76]．

心停止中の一次救命処置

胸骨圧迫と人工呼吸の手順：CAB アプローチと ABC アプローチ

ILCOR 小児作業部会は，CAB アプローチと ABC アプローチを比較検討したが，エビデンスが限られており，推奨に至る一定の見解は得られなかった．各蘇生協議会がどちらかのアプローチを採用して異なるガイドラインを作成したとしても，作業部会としてはそれらに同意する．

胸骨圧迫の深さ

ILCOR 小児作業部会は，救助者が小児に対して胸骨圧迫をする際の深さとして，乳児では胸郭前後径の少なくとも1/3あるいは約1½インチ（4 cm）を，乳児を除く小児では胸郭前後径の少なくとも1/3，あるいは約2インチ（5 cm）を提案した．

胸骨圧迫のみの CPR と標準的 CPR（胸骨圧迫と人工呼吸）

ILCOR 小児作業部会は，院内および院外における小児の心停止においては，救助者は人工呼吸と胸骨圧迫を行うことを推奨する．なぜなら，小児の心停止の比較的多くが呼吸原性によって起こるからである．救助者が人工呼吸を施行することができない場合は，少なくとも胸骨圧迫だけは行うべきある．

心停止中の小児の二次救命処置

除細動エネルギー量

ILCOR 小児作業部会は，小児心停止における VF や無脈性 VT に対して，単相性あるいは二相性波形の初回の除細動エネルギー量としては，2～4 J/kg をルーチンに用いることとして提案した．2回目やそれ以降の除細動エネルギー量については，推奨の根拠となる十分なエビデンスはない．

CPR の質の指標としての侵襲的血圧モニタリングや呼気終末 CO_2 モニタリングの使用

ILCOR 小児作業部会は，CPR の質の指標としての侵襲的血圧モニタリングや呼気終末 CO_2 モニタリングの使用について検討したが，エビデンスが限られており，推奨に至る一定の見解は得られなかった．

心停止に対する血管収縮薬と抗不整脈薬の使用

ILCOR 小児作業部会は，心停止に対する血管収縮薬の使用について検討したが，エビデンスが限られており，推奨に至る一定の見解は得られなかった．

ILCOR 小児作業部会は，アドレナリン投与に関して，それによる長期転帰と神経学的転帰に対する効果がたとえ不確定であっても，ROSC 率と生存入院率などの短期転帰が優先されると考えた．小児に対する使用根拠が乏しいとはいえ，医療従事者は各蘇生協議会のガイドラインに基づいて，小児心停止に対してアドレナリンを投与し続ける現状に変化はないと合意した．

ショック抵抗性の VF/無脈性 VT に対するリドカインあるいはアミオダロンの使用は，短期予後を改善するが長期予後に関するデータに乏しい[77]．

ECMO（extracorporeal membrane oxygenation）を用いた蘇生

ILCOR 小児作業部会は，蘇生中あるいは蘇生後に，専門家，医療資源，医療体制において ECMO 管理を適正化できる環境下では，院内心停止に陥った小児の心疾患患者に対して ECMO の使用が考慮されることを，提案する．

心疾患をもたない小児の院内心停止の蘇生に対しては，ECMO のルーチンでの使用について推奨，否定に足る十分な根拠はないと考えている．

心停止中の予後判定

ILCOR 小児作業部会は，院内心停止の小児については，患者年齢が1歳未満，初期波形がショック適応といった，良好な転帰の予測因子を，予後判断の補助として使用することを提案する．

院外心停止の小児については，患者年齢が1歳以上，初期波形 VF/VT が，良好な転帰の予測因子であった．

心肺蘇生時間は，それ自体は有用ではない．重要なこととして，ILCOR 小児作業部会は，いまだ証明されていない転帰予測因子に固執することなく，蘇生中の予後予測と方針決定の指針となる複数の因子を総合して判断すべきであると考えている．

ROSC 後のケア

蘇生後の治療は持続的に ROSC が得られた時から始

6 2015 ILCOR Consensus on Science with Treatment Recommendations の要約

まる．院外心停止後に意識がない小児に対して，発熱を防ぎ，一定期間の中等度の低体温療法，あるいは正常体温に厳格に維持することで，転帰は改善する[75]．

ROSC 後の PaO_2 と換気

ILCOR 小児作業部会は ROSC 後に PaO_2 を測定し，患者の状況に適した値を目標値とすることを提案した．特定の患者データがない場合は，ROSC 後は正常酸素血症を目標とすることを提案した．ILCOR 小児作業部会は，ROSC 後に $PaCO_2$ を測定し，患者の状況に適した値を目標値とすることを提案する．特定の $PaCO_2$ の目標値を推奨する根拠に乏しい．

ROSC 後の輸液や血管作動薬/血管収縮薬

ILCOR 小児作業部会は，ROSC 後の小児に対しては，少なくとも年齢相当の5パーセンタイル値を超える収縮期血圧値を維持するように，輸液や血管作動薬/血管収縮薬を使用することを強く推奨した．

予後予測のための ROSC 後の脳波

ILCOR 小児作業部会は，小児の心停止後7日以内に行う脳波測定が，予後予測を補完しうることを提案する．小児の心停止後の予後予測のために脳波を単独で用いる事を推奨するには根拠が不十分であると判断した．

ROSC 後の予後予測因子

ILCOR 小児作業部会は，心停止後の小児の転帰を予測しようとする際に，複数の変数を使用すること，また ROSC 後のケア（低体温療法または体温管理療法，高体温回避，低血圧の防止・心機能の適正化）の発展が暫定的な転帰予測因子にどのような影響を与えるかは不確かであることに同意した．

NCPR

前回の CoSTR 公表以来，いくつかの新生児蘇生の問題が議論を呼んでいる．その代表例を以下に示す．

初期の安定化

心拍の ECG による評価

新生児蘇生の成功は，旧来，聴診による心拍増加の確認をもって判断されてきた．ECG が誕生後3分の心拍をより正確に測定できるとするデータがあるが，それが予後を変えるかどうか決定するデータはない．

臍帯遅延結紮と臍帯ミルキング

臍帯遅延結紮は，臍帯血量と心拍出量の増加，さらに新生児の血圧の安定化と関係があると考えられる．発表されている RCT は，サンプルサイズが小さく，極端に早期産の新生児や蘇生が必要な新生児の登録は非常に少ない．臍帯遅延結紮は，生後すぐの蘇生が必要ではない早産児に提案されるが，生後すぐに蘇生が必要な早産児に臍帯結紮をする方法を推奨するにはエビデンスが不十分である．

臍帯ミルキング（胎盤から胎児へ）に臍帯遅延結紮と似た有益な効果がある可能性を示すエビデンスがあり，臍帯遅延結紮に代わる迅速な選択肢となり得る可能性がある．しかし，ヒトにおける有益性のエビデンスが，特に非常に早期（28週以下）の新生児では，不十分である．臍帯ミルキングは個々の状況，また研究といった環境で考慮され，初期血圧，血液学的指標，頭蓋内出血を改善しうる．この手法は，蘇生が必要な新生児において研究されるべきである．

体温管理

体温維持

仮死のない新生児の入院時の体温は，全ての在胎週数の児の死亡率と有病率の強い予測因子である．入院時の体温は，医療の質の指標であると同時に結果の予測因子として記録するべきである．仮死のない新生児の体温は出生後入院を通して36.5〜37.5℃に維持することを推奨する．

病院分娩室でラジアントウォーマの下で処置を受ける32週未満の早産児では，NICU 入院時の低体温（体温 <36.0℃）を防ぐために23〜25℃の環境温度，暖かいブランケット，皮膚乾燥せずに実施するプラスチックラッピング，キャップ，温熱マットレス等を組み合わせることが効果的である．しかし，どの単独の方法の効果も確立されていない．

資源の限られた環境では，特に生後1〜2時間において，新生児の体温の維持が困難な場合があり，36.5℃を下回る場合，その低下に従い死亡率の増加につながる．さらに早産児においては正期産児と比べ12倍の死亡率となる．30週を超える新生児の皮膚が乾燥したら，新生児の脚，胴体，腕を食品用の品質のラップで包み，産着にくるむか，母児の皮膚と皮膚との接触，あるいはカンガルーマザーケアで養育する．皮膚と皮膚の接触やカンガルーマザーケアは，産着にくるんだり，コット・クリブ，あるいは保育器に置くより好ましい．

新生児の復温の進度

入院時に新生児が意図せず低体温（<36℃）な場合，迅速に復温（≧0.5℃/時間）するか緩徐に復温（<0.5℃/時間）するかどちらがより効果的で，より良好な予後につながるか決定するためのエビデンスが不十分である．

補遺

分娩室での呼吸補助

いくつかのRCTと動物実験から、出生直後に機能的残気量を確保するためのいくつかの人工呼吸戦略の考えられる効果について、追加の情報が得られている．

分娩室で呼吸のサポートを必要とする呼吸障害のある、自発呼吸のみられる早産児に対して、タスクフォースは、すぐに挿管して陽圧人工呼吸をするよりは持続的気道陽圧（CPAP）の初期利用が、副作用のリスクを低くして、児の呼吸努力を増大させるのに十分かもしれないと提案している．この研究に登録している児は出生前ステロイド投与を受けている可能性が高いことを留意することは重要である．したがって、この方法は、出生前ステロイド投与を受けていない児と在胎週数の少ないハイリスクの早産児で検討されるべきである．

出生直後に自発的呼吸のない早産児への持続的肺拡張の適用は、生後72時間時の気管挿管の必要性を低くするかもしれない．しかし、持続的肺拡張を行うための適切な方法や、その長期的効果については確立されていない．そのため、タスクフォースは、出生直後に自発呼吸のない早産児に対する（5秒以上の）初期持続的肺拡張をルーチンには行わないことを提案する．しかし持続的肺拡張について個々の臨床現場や研究のセッティングでは考慮してもよい．

液体で満たされた肺から空気で呼吸する肺になる際に、機能的残気量を確立する補助として、呼気終末陽圧（PEEP）を使用することは有益である．タスクフォースは、間欠的強制換気中にPEEPをかける効果と、PEEPを維持するための専用器具の価値についてのエビデンスを検討した．タスクフォースは、分娩室における蘇生での早産児に対して、自動膨張式バッグ、流量調節式バッグ、あるいはTピース蘇生装置を使って維持されるPEEPを使用することを提案する．データが不十分なため、正期産児への推奨はできない．どの器具の使用を支持するかについてのエビデンスも十分ではない．

胎便性羊水混濁を認めた活気のない児の気管内吸引の有無

出生前、分娩中、もしくは蘇生中に、胎便を吸引することは、重篤な胎便吸引症候群を引き起こしかねない．しかし、分娩中あるいは出生後の介入が予後に影響を与えるかどうかについては定かではない．ある無作為試験が出生時に活気のある児には吸引が不必要であることを示すまで[108]、25年以上にわたって、胎便性羊水混濁をきたした児に対して、気管挿管して気管内吸引することがルーチンに行われてきた．出生時に呼吸障害のある（すなわち、活気のない）児への気管内吸引は続けられてきたが、この処置には議論があり、有効性を示す非常に低いエビデンス（ヒストリカルコントロール）があるのみである．2015年のシステマティックレビューの結果、新生児蘇生タスクフォースは、胎便性羊水混濁をきたした児に対しては、たとえ活気のない児でもルーチンでの気管内吸引を支持する公表されたエビデンスは不十分であると結論づけた．これが人工呼吸を遅らせる可能性があるからである．

早期産児の蘇生を開始する際の酸素濃度

高濃度の吸入酸素は新生児の肺には毒性をもち得るので、正期産児に対しては通常21％（室内気）の酸素濃度から始める．現在、早産児の蘇生での適切な吸入酸素濃度についての議論が続いている．システマティックレビューの結果、新生児蘇生タスクフォースは、35週未満の早産児の蘇生開始時には、高い酸素濃度（65〜100％）ではなく、低酸素濃度（21〜30％）で用いることを推奨する．

循環補助：胸骨圧迫

胸骨圧迫の手法として、2本指法より両母指法を支持するエビデンスは、ヒトではなくマネキンを用いたデータに基づいているが、胸郭包み込み両母指圧迫法は2本指法と比べて、より高い血圧が得られ、疲労も少ない．結果として胸郭包み込み両母指圧迫法は2人で行うCPR中の新生児の胸骨圧迫により適した手法である．これらの胸骨圧迫でも、胸骨の下1/3を、胸骨圧迫と人工呼吸の比が3：1で行うべきである．この比は、動物モデルとマネキンを使った研究において、2人で行う15：2の比の小児CPRと比較して、より多く人工呼吸を行えることが示されている．タスクフォースは、窒息が新生児の循環虚脱の主要な原因であり、効果的な蘇生のためには人工呼吸に大きなウェイトを置く必要があることから、3：1の比が適当だと考える．

新生児のCPR中の酸素投与

動物実験において100％酸素の有益性は認められないが、胸骨圧迫の段階に至るまでは、ROSCを目標に低濃度酸素での有効な換気が試みられており、胸骨圧迫が必要になれば、酸素濃度を上げることが堅実であろう．自己心拍が再開すれば、すみやかに酸素濃度を下げるべきである．この疑問に答えるヒトでのデータが存在しないことに留意するのは重要である．

呼吸補助器具とCPRフィードバック装置

気管挿管は習得も実践も難しい手技であり、技術を維持することもまた難しい．469人を対象とした3件のRCTの検討結果から、タスクフォースは、34週を超える早産児や正期産児の蘇生においては、フェイスマスクでの人工呼吸や、気管挿管がうまくいかない場合に、ラ

リンゲアルマスクが，気管挿管の代替として使用し得ることを提案する．

換気流量と換気量のモニタリングやカプノグラフィーの使用は実現しやすいが，重要な転帰の改善に効果的であるというエビデンスがないため，より確からしいエビデンスが得られるまでは，出生時陽圧換気を受ける児に対してルーチンには使用しないことを提案する．

新生児の心停止中のCPRフィードバック装置の使用

心静止や徐脈の新生児では，タスクフォースは，より確からしいエビデンスが得られるまでは，ROSC検出のための呼気終末CO_2モニターやパルスオキシメータといったどのフィードバック器具もルーチンには使用しないことを提案する．

重大なアウトカムとしての，灌流の改善，ROSCまでの時間短縮，手を離す時間の減少，生存率の向上，神経学的転帰の改善については，データがなかった．

資源が限られた環境での低体温療法

タスクフォースは，発展途上国や資源が限られた環境における，中程度から重度の低酸素性虚血性脳症をきたした正常産児や正期産に近い児では，低体温療法を用いることを提案する．

冷却は，集学的治療が可能で，輸液，呼吸補助，パルスオキシメーター，抗菌薬，抗痙攣薬，病理学的検査を行う十分な設備が整った新生児ケア施設において，明確に定められた手順にしたがった上でのみ，考慮・開始・実施されるべきである．治療は先進国でのRCTで用いられたものと同一，すなわち6時間以内に冷却を始め，72時間は33〜34℃に厳格に体温管理し，復温は少なくとも4時間はかけて行うべきである．

予後予測
分娩室での25週未満の早産児の評価と予後予測スコア

25週未満の超早産児において，前向きに予後を予測するのに，既存する分娩室における予後予測スコアのいずれも，推定在胎週数のみの予後予測に勝って使用することを支持するエビデンスは存在しない．生後30日もしくは18〜22か月における生存を予測するスコアは存在しない．

個別の症例で，25週未満の超早産児の生存を考慮する時には，在胎週数，絨毛膜羊膜炎の有無，新生児ケアのレベルを考慮することが望ましい．25週未満の超早産児の適切な蘇生が行えるかどうかは，地域の蘇生法委員会が定めた地域特有ガイドラインに影響を受ける．

10分以上Apgarスコア0点が持続する場合

正期産児に近い児と正期産児において，生後10分でのApgarスコア0点は，死亡や罹病率を示す強い指標である．タスクフォースは，10分間の蘇生が行われたにもかかわらず，生後10分でのApgarスコア0点の新生児で，自己心拍が確認できない場合は，蘇生を中止してもよいかもしれないことを提案する．しかし，蘇生を続けるか，中止するかの判断は個別化する必要がある．蘇生が適切であるか，低体温療法等の集中治療が受けられるか，分娩前の特殊な環境（受傷時期の確定等），家族の要望等の様々な因子を考慮する．

生後10分以上Apgarスコア0点の35週以上の新生児では，死亡や生後18〜24か月での重度もしくは中等度の障害をきたす傾向が非常に強い．生後10分でのApgarスコア0点の69例の新生児で，成功裏に蘇生され，低体温と正常体温に振り分けられた症例と新たに加えられた低体温療法施行21例の検討では，低体温療法は以前までのコホート研究に比べ，予後が改善している．90症例のうち，45例（50％）が死亡，22例（24％）が生後18〜24か月での重度もしくは中等度の障害がなく生存している．しかし生後10分で心停止している新生児の，分娩室内で死亡数は不明である．

医療資源が限られている中での34週を超える新生児でApgarスコアもしくは呼吸の有無による死亡もしくは障害発生の予測

34週以上の新生児で生後20分の時点で自発呼吸がないか，Apgarスコアが1〜3点であれば，心拍があっても強い死亡の予測と有意な罹病率の上昇を示す．医療資源が限られている状況では，20分以上，心拍があっても自発呼吸がないかApgarスコアが1〜3点であれば呼吸補助を止めることは合理的であるかもしれないと提案する．重要な点として，検討した研究は，医療資源上，低体温療法が実施できないであろう状況では行われていなかった．

蘇生教育
頻度

タスクフォースは，トレーニングは繰り返す必要があり，1年に1回以上の頻度で行うことを提案する．この再トレーニングは，受講者の必要性に応じて，特定の作業や行動技術で構成され得る．

新生児蘇生法のインストラクター

タスクフォースは，蘇生法インストラクターの訓練には，客観的，構造化され，個々人を対象とした言葉もしくは文書による振り返りをタイミングよく含むことを提案する．重大なアウトカムの改善を示すエビデンスは見当たらなかった．いくつかのエビデンスによれば，インストラクターの訓練がいくつかの重要なアウトカムを改善した．

補遺

常識的に考えればインストラクターは受講者と接する前に適切な準備をするべきであるが, そうした指導は学習を促進するために必要な, 特定の技術を意図した個別の学習目標に基づかなくてはならないことは明白である.

EIT

EITタスクフォースは, EITの内容を主要な3項目:(1) BLSトレーニング,(2) ALSトレーニング,(3) 普及, に体系化した.

院内および院外における心停止例の救命率にかなりのばらつきがあること, それゆえに, より多くの命を救う相当の機会があることを示している[109-111]. 心停止からの生存率を最大にするには[112], 良質の科学, 市民救助者と医療従事者への教育, および救命の連鎖[113]を機能させる必要がある. 心停止患者（傷病者）に医療を提供する組織は, 所属する医療従事者に対し, エビデンスに基づいた教育訓練により, チームに求められるレベルに応じて, 医療従事者をチーム内でトレーニングする必要がある. 合わせて, そのような組織はデータに基づいた継続的な質の向上といったシステムレベルの評価と改善のプロセスを普及するべきである. CoSTR 2010以降, 普及・教育のための方策にとって最も重要な新しいレビューまたは勧告の変更点は次のとおりである.

BLSトレーニング

BLSは心停止患者（傷病者）ケアにとって非常に重要であるが, 残念なことに, 実際には心停止傷病者のほんの少数しかバイスタンダーCPRを享受していない. 通信指令員からの口頭指導[114]を受けて行うCPRに加え, 最近受講したBLSトレーニングが[115], 様々な障壁を乗り越えてより多くの命を救うことに役立つかもしれない. 推奨されるガイドラインが十分に遵守されていないことが低い生存率に関連しており, 医療従事者にとって, 実施されるCPRの質が重大な意味を持つ[116,117]. CPRの質が不十分となることはよくあることではあるが[118], 防ぎうる有害事象であり, その発生の最小化を試みて質を向上させるプロセスが実行されるべきである[119].

ビデオあるいはコンピュータを利用した教育は, さらに多くの救助者にCPRトレーニングを受けさせることを可能にするかもしれない. ビデオやコンピュータを利用した指導の提供方法, および様々な研究間における評価方法の異質性にも関わらず, ビデオやコンピュータを利用した自己学習（画面を見ながらトレーニングを行う場合, そうでない場合も含む）はインストラクターが指導するトレーニングよりも優れた方法であるかもしれないと提案する.

AEDの使用は正式なトレーニングを必要としないが, 教育プログラムを通してこれらの技能を強化しておくことは, 市民救助者にとって有益かもしれない. AEDの技能を学習する市民救助者に対し, 短時間のインストラクターによる指導を組み合わせた自己学習は, より長時間の伝統的なトレーニングの代替となりうると提案する. AEDの技能を学ぶ医療従事者に対し, 自己学習（40分程度）は伝統的なトレーニングの代替としてよいと提案する.

BLS技能は, 救命処置トレーニングの数週間から数か月以内, 蘇生団体が認証する現行の更新期間よりかなり前に低下することが知られている. 心停止に遭遇する機会の多い個人に対し, 技能を適切に維持するため, より頻回の再トレーニング受講を考慮し, 心停止に対処するため最善の態勢を整えておくことを提案する. 技能が衰えることの一部は, 初回コースあるいは再トレーニング時の不十分なトレーニングが関係しているかもしれない.

インストラクターはしばしば質の低い胸骨圧迫を認識できず, 実施される矯正的フィードバックの質が低下することがある. トレーニングの間圧迫のテンポ, 圧迫の深さ, 圧迫の解除, 手の位置について, 直接的なフィードバックを提供するフィードバック器具の利用を提案する. フィードバック器具が利用できないならば, トレーニング中に胸骨圧迫のテンポを改善する音声ガイダンス（例：音楽またはメトロノーム）の使用を提案する.

EITタスクフォースは, トレーニングを受けようとする意欲があり, トレーニングを受けることで生じる不利益が少なく, 潜在的利点が多いという事実を勘案し, リスクの高い市民の世話をしている個人（家族や介護者）へのBLSトレーニングを推奨する. 関連する費用および再トレーニングなしには技能が維持されない可能性については重きを置かなかった. なぜなら心停止は生命を脅かすものであり, 起こりうる害に比べて見込める利益は大きい.

地域社会は, 従来のCPRトレーニングの代替として, 成人院外心停止に対する胸骨圧迫のみのCPRをトレーニングとして提供してもよい. この推奨の作成に際して, 胸骨圧迫のみのCPRが代替として提供された場合, 地域社会でバイスタンダーCPRを実施したいという意欲が高まるかもしれないことを考慮に入れた[120-123]. 地域社会が最適なCPRトレーニングの方策を決める時に, 現在のバイスタンダーCPR実施率および院外心停止に関する地域の疫学や文化的背景といった要素を考慮に入れるべきである.

ALSトレーニング

継続的な教育なしにはALSコースで学んだ技能が数か月間で失われることが文献上示唆されている[115,124]. 臨床現場から離れてトレーニングをする時間とコストの根拠を示せという管理者からのますます増加する重圧に

6 2015 ILCOR Consensus on Science with Treatment Recommendations の要約

加え，教育現場における思慮深いエビデンスに基づく決定が必要とされている．

　主としてコース終了時における技能の改善を証明した研究に基づいて，トレーニングセンター/組織がリアリティのあるマネキンをすでに所有し，プログラムを維持するためのトレーニングを受けた職員，ならびに財源を有している場合には，その使用を提案する．リアリティのあるマネキンを所有していない場合には，教育環境における標準的ALSトレーニングに通常のマネキンの使用を提案する．これらの推奨の作成に際して，リアリティのあるマネキン（通常のマネキンと比較して）に対する自記式の参加者の嗜好に関する報告と，この嗜好がトレーニングをする意欲に与えると思われる影響を考慮にいれた[124]．学習者への持続する影響のエビデンスが不足していることと合わせ，コース終了時に技能を習得したという肯定的影響を考慮に入れた．またリアリティのあるマネキンと標準的マネキンの相対的な費用のことも考慮に入れた．

　チームおよびリーダーシップトレーニングを医療従事者のALSトレーニングの一部として加えることを提案する．この推奨の作成に際して，潜在的な利益，無害なこと，チームおよびリーダーシップトレーニングの高い水準の受け入れに重きを置き，関連費用については優先しなかった．

　EITタスクフォースは，12〜24か月間隔の標準的な再トレーニングと比較し，より頻回のマネキンを使用した再トレーニングはALSコースの受講者が能力を維持するためによりよいかもしれないと提案する．再トレーニングの最適な頻度と持続時間は未だ決定されていない．患者ケアに関わる標準的なALSトレーニングののち，技能がすみやかに衰えることを考慮した．マネキンを使用した頻回で低用量のトレーニング形式の，再トレーニングは有望である[125]．日々の業務にこれらのセッションを組み込むことの潜在的コスト削減は，標準的な再トレーニングに職員を取られるよりも，再トレーニングの総時間の減少と同様に，重要かもしれない．最近の研究は，「包括的で，まとめた」指導と比較して，「頻回，低用量」から学びが改善され，この形式を学習者が好むことを示している[126]．

普及

　新ガイドラインが公表された際に，いくつかの障壁により，ある組織内でその内容が実際の臨床の場に取り入れられ，そして医療従事者の行動が修正されるのにはさらに数年を要するなどの遅れが生じるかもしれない[127-132]．こうしたことを踏まえると，臨床ガイドラインを公表するだけでは不十分であり，どのように普及していくかも議論しなければならない．

　EITタスクフォースは，より広い地域のケアシステムの一部として，院外心停止患者（傷病者）を，専門のcardiac arrest centerへ搬送することを考慮するべきであると提案する．この推奨の作成に際して，RCTによる証拠はないが，健康改善の施策として心筋梗塞，脳卒中，大きな外傷を含む他の重症患者（傷病者）のためにすでに行われているもの同様に，（専門の）cardiac arrest centerの整備が考慮されるだろうと認識する．

　ソーシャルメディアなどのテクノロジーは，市民レスポンダーに心停止を認識させて，バイスタンダーCPRおよび除細動開始までの時間を短縮し，EMS到着前にそれらが達成されることを可能とするかもしれない．エビデンスは限られるが，心停止の疑いのある人の近くにいる，意思がありCPRを実施できる人に，ソーシャルメディアなどのテクノロジーを用いて情報提供することを提案する．この推奨の作成に際して，院外心停止に対してCPRやAED使用には時間的な利点があることと，EMS体制を最適化して応答時間を短縮することには限界があること，を重要視した．また，ほとんどのコミュニティーには意思がありBLSができる人が存在し，これらの斬新なテクノロジーが，それらの人々に院外心停止への対応をしてもらうよう導くことができると認識している．

　心停止を治療する組織における質の評価と質の改善策は，心停止の防止と転帰の改善に重大な影響があるかもしれないので，実施されるべきである．救命の可能性と，計測できることだけが改善できるという考えを重要視した．蘇生システムの質の計測や改善のための介入に関連するコストは，重要視しなかった．臨床現場での行動を評価し，継続的に評価と改善を行うシステムを用いることによって，ガイドラインへのコンプライアンスを改善することができる．

　質を改善する可能性のある行動の1つとして，蘇生チームの救命処置をチーム主体でデブリーフィングすることが挙げられる．成人と小児の院内心停止に対する救命処置終了後に，救助者に対し，データに基づいて，救命処置の質に焦点を当てたデブリーフィングを行うことは，その後の質の向上に役立つかもしれない．成人と小児の院外心停止に対する救命処置終了後に，救助者に対し，データに基づいて，救命処置の質に焦点を当てた，デブリーフィングを行うことも，役立つかもしれない．

　多くの命を救うというILCORの目標において，心停止の防止は重要なステップである．ILCORは，病院が院内心停止の発症や院内死亡を減少させるために，早期警告スコアあるいはRRT/MET systemを導入することを提案する．この推奨は，システムのために生じうる実質的コストと比較して，院内心停止と死亡の予防といったアウトカムを高く評価したものである．このようなシステムは以下のような事柄を含んだケアのシステムを提供す

補遺

べきである．(1) 患者増悪の徴候に関するスタッフ教育，(2) 適切で定期的な患者のバイタルサインモニタリング，(3) 患者増悪の早期発見のために，スタッフを支援するための明確な指針（コール基準，早期警告スコア等によって），(4) 明確で，統一化された支援要請コールのシステム，(5) 支援要請コールに対する臨床的な応答．これらを提供するための最善の方法は明らかにされていない[124]．

FA

病気に対するファーストエイド

CoSTR 2015 においてレビューした，病気に対するトピックスとして重要なものには，補助的な酸素使用，ショックに対する体位，回復体位，急な呼吸困難を伴う喘息に対する気管支拡張薬の使用，アナフィラキシーに対する2回目のアドレナリンの投与，および胸痛に対するアスピリンの投与がある．情報の専門家の支援による ILCOR での徹底的な文献検索と，より厳密な GRADE 評価法によって，いくつかの推奨の追加と推奨の強さの変更を行うことができた．

- ファーストエイドプロバイダーによる補助的な酸素使用については，現在の対応の変更を支持するまでのエビデンスはなかった．
- 30〜60度の下肢の受動的な挙上には一時的（7分かそれ以下）な利点があるかもしれないことを示唆するいくつかのエビデンスがあるものの，ショックの傷病者への推奨体位は仰臥位のままとした（CoSTR 2010 から修正）．
- 正常に呼吸しているものの反応がない傷病者の体位については推奨を変更した．側臥位と比較して，仰臥位には高度な気道確保が必要となる可能性が示されたので，側臥位を"回復"体位として使うことを推奨する（CoSTR 2010 から修正）．
- 急な呼吸困難を伴う喘息に対して気管支拡張薬の吸入を補助することを推奨する（CoSTR 2010 から変更なし）．
- ファーストエイドプロバイダーのアナフィラキシーを認識する能力については疑問が残るが，自動注射器によるアドレナリンの2回目の投与は，1回目の使用が症状を改善しない場合には利益がある．
- 自動注射器によるアドレナリンの使用では不注意による過量注射の機会が限定されるためかもしれないが，今回採用した研究に副作用の報告はなかった（CoSTR 2010 から修正）．
- 胸痛に対するアスピリンの使用は過去にもレビューしてきたが，ILCOR は，このトピックについて新しく実施された GRADE 評価法と急性心筋梗塞（MI）に使用される新薬の出現に照らし合わせ，再検討するべきであると合意した．そこで，まずアスピリンを急性心筋梗塞の傷病者に投与するべきかという本質的な課題をまずレビューし，次に，胸痛に対するアスピリンの早期（病院前）使用とアスピリンの後期（病院内）使用を比較するレビューを行った（CoSTR 2010 から修正）．
- 脳卒中の認識を補助する脳卒中評価システムの使用は，新しくレビューしたトピックであり，ファーストエイドと公衆衛生に対して大きく影響するであろう知見も得られた．
このレビューにより，評価システムを用いた場合には，症状の出現から病院または救急部門到着までの時間を有意に短縮するとともに，そのような評価システムの使用によって治療が早期に開始された時，脳卒中による損傷の程度を減少させるかもしれないことがわかった（CoSTR 2015 から新規）．
- 糖尿病における，軽度の症候性低血糖（低血糖）に対する糖を含む食品の使用も新たにレビューした．このレビューで取り上げた研究では，意識があり，飲み込むことができ，指示に従うことができる低血糖の症候を認める糖尿病の傷病者に対して，ブドウ糖タブレットと比較し，それと等容量のキャンディ，細長くしたドライフルーツ，ジュース，あるいは牛乳といった様々な糖を含む食品を投与している．糖を含む食品群は，低血糖の緩和に対して，ブドウ糖タブレットほど効果的ではないと判断したが，これらの食品は，ブドウ糖タブレットが利用できない場合は，効果があり有用である可能性を示した（CoSTR 2015 から新規）．

けがに対するファーストエイド

CoSTR 2015 においてレビューした，けがに対するトピックスとして重要なものには，出血，曲がった骨折，開放性胸部外傷，熱傷（冷却と被覆），歯牙の脱落に対するファーストエイドがある．さらに2つ挙げれば，ファーストエイドプロバイダーによる頸椎の運動制限と脳震盪の認知が，重要なトピックスである．

ファーストエイドの場面での出血に対する正しい対応と止血手技の向上は，急な外傷での循環血液量の維持に欠かせない．3つの PICO により，大量出血時の重要な手当に焦点をあてレビューを行った．

- 出血をコントロールするための，止血点止血法や四肢の挙上を支持するエビデンスは不十分であった．局所の冷却は，四肢の内出血の止血を助けるために提案するが，開放性出血で局所の冷却を支持するエビデンスはなかった（CoSTR 2010 から改訂）．
- 標準的なファーストエイドで用いる止血法（例，直接圧迫法）で，重度の外出血を止血できないか直接

6 2015 ILCOR Consensus on Science with Treatment Recommendations の要約

圧迫できない時に，止血ドレッシングの使用を支持する（CoSTR 2010 から改訂）．
- 同様に，標準的なファーストエイドで用いる止血法（例，直接圧迫止血法）でも重度の四肢からの出血を制御できない時には，戦場以外であっても，止血帯の使用を支持する（CoSTR 2010 から改訂）．

タスクフォースは，止血ドレッシングと止血帯の使用にはコストに関する問題と使用のための訓練について課題があることを認識している．しかしながら，外傷のマネージメントにおいて循環血液量を維持するという利点を考慮すれば，これらの費用はあまり高いものでなく許容されるべきものだろうと考えた．

- ファーストエイドの場面で，曲がった骨折を直線化することを支持するエビデンスはなく，これを推奨しなかった．疼痛を軽減し，安全に救出，搬送するためには骨折に対して副子を当て，さらなる損傷から傷病者を守る必要があると認識している（CoSTR 2010 から改訂）．
- ファーストエイドプロバイダーによる開放性胸部外傷への閉鎖ドレッシングや閉鎖器具の使用は，気づかないうちに緊張性気胸を引き起こす危険性を含む．これらの開放創は，閉鎖の危険を冒すよりも，むしろ出血を局所制御した上で，開放のままとすることを推奨した（CoSTR 2015 における新規）．
- 頸椎カラーの使用によって合併症がかえって増すという科学的なエビデンスが増えつつある．頸椎カラーを装着しようとする間の首の動きによって起こる二次的損傷の可能性を懸念し，ファーストエイドプロバイダーは頸椎カラーを使用しないことを提案（弱い推奨）する．ファーストエイドプロバイダーが脊髄損傷の高いリスク，あるいは低いリスクの基準を判別できない可能性があるので，タスクフォースは，頸椎運動制限または安定化の代替方法が必要となる可能性を認識しながらも，これらの対応を正式に検討しなかった．リスクの高い傷病者に対する頸椎運動制限は，訓練された救急隊，救助隊または医療従事者によってのみ最適に実施されうると考えている（CoSTR 2010 から修正）．
- 頭部外傷後の脳震盪の認識は，ファーストエイドにおいて古くから議論されてきた難しい課題である．医療従事者が使用するより高度なスコアリングシステムは複数存在したものの，脳震盪という重要な判断をファーストエイドプロバイダーが行うにあたって，適切で単純化された脳震盪スコアリングシステムは見つからなかった（CoSTR 2015 における新規）．
- 熱傷に対するファーストエイドの適切な実施は，その傷病者の最終的な転帰に重大な役割を果たす．熱傷部位を冷却することは，一般に広く普及しているファーストエイドの手技であるが，これは質の低い科学的エビデンスによって支持されているにすぎない．熱傷のより正しい冷却の仕方，冷却液の温度，冷却時間に関して，エビデンスは見つけられなかった．熱傷に対しては，凍るほどではない冷たい水やジェルパッドのような冷却用材を用いて，できるだけすみやかに積極的に冷却することを推奨した（CoSTR 2010 から改訂）．
- 熱傷に対する湿潤ドレッシングの使用を乾燥ドレッシングと比較したが，いずれの推奨にも至らなかった．乾燥ドレッシングとみなされるプラスチックラップと湿潤ドレッシングとを比較した研究はなかった．
- これまで，意識のある傷病者に対しては脱落歯をただちに再植することを広く推奨してきた．しかし，ファーストエイドプロバイダーにはそれを行う技術や意思がない場合がある．レビューでは，脱落歯の再植が行われるまでの間の短時間の保存溶液として，市販の入手可能な保存溶液と単純な家庭用媒体を提案した（CoSTR 2015 からの新規）．

教育

ファーストエイドにおける教育は，依然極めて科学的研究の少ないトピックである．CoSTR 2010 におけるファーストエイドの教育に関するトピックの検討では，ファーストエイドの訓練を受ける人のスキル向上を評価やモニターする方法や，スキルと知識を維持するための訓練の具体的な頻度を支持もしくは推奨するエビデンスは見つからなかった[133]．タスクフォースは，「ファーストエイドの訓練の結果として，傷病者の転帰に関する利点を記載したエビデンスがあるか？」という基本的な問題を調査することにした．

多くの問題点が残っており，特に，ファーストエイドを指導する方法とスキルの維持を評価する方法に関する領域において，ぜひとも研究が必要とされる．

将来の方向性

蘇生科学は急速に進化しつつある．医療従事者に，この分野の治療上の進歩を伝えるのに5年以上の時間をかけることは，患者にとって最善の利益とはならないであろう．

ILCOR のメンバーは新しい科学的な結果の検討を今後も続け，必要であれば，治療ガイドラインをアップデートする中間報告書を公表して，蘇生に係る医療従事者に最新の治療法を提供できるようにしたい．現在のわれわれの知識にあるギャップは，CPR のあらゆる面について質の高い研究を継続することによってのみ埋め

補遺

られるだろう．読者は是非，SEERS の web サイトにおいて情報をレビューし，蘇生やファーストエイドに関する最新の進歩や推奨について学んでほしい．

謝辞

CoSTR 2015 の作成にあたって，故 Ian Jacobs 教授は多大な貢献をされたことをここに記したい．Jacobs 教授は 2011 年から 2014 年 10 月 19 日まで，ILCOR を情熱と展望をもって導いた．

文　献

1. American Heart Association in collaboration with International Liaison Committee on Resuscitation. Guidelines 2000 for Cardiopulmonary Resuscitation and Emergency Cardiovascular Care. Circulation 2000；102(suppl)：I1-I384.
2. Hazinski MF, Nolan JP, Billi JE, et al. Part 1：Executive summary：2010 International Consensus on Cardiopulmonary Resuscitation and Emergency Cardiovascular Care Science With Treatment Recommendations. Circulation 2010；122：S250-75.
3. Nolan JP, Hazinski MF, Billi JE, et al. Part 1：Executive summary：2010 International Consensus on Cardiopulmonary Resuscitation and Emergency Cardiovascular Care Science With Treatment Recommendations. Resuscitation 2010；81 Suppl 1：e1-25.
4. Institute of Medicine. Standards for Systematic Reviews. 2011. Available at：http://www.iom.edu/Reports/2011/Finding-What-Works-in-Health-Care-Standards-for-Systematic-Reviews/Standards.aspx
5. Shea BJ, Hamel C, Wells GA, et al. AMSTAR is a reliable and valid measurement tool to assess the methodological quality of systematic reviews. J Clin Epidemiol 2009；62：1013-20.
6. GRADE Handbook. 2013. Available at：http://www.guidelinedevelopment.org/handbook/
7. Chapter 5：Defining the review questions and developing criteria for including studies. In：The Cochrane Collaboration. Higgins J, Green, S, eds. Cochrane Handbook for Systematic Reviews of Interventions. Version 5.1.0. 2011. Available at：http://handbook.cochrane.org/
8. 8.5 The Cochrane Collaboration's tool for assessing risk of bias：Chapter 8：Assessing risk of bias in included studies. In：The Cochrane Collaboration. Higgins J, Green, S, eds. Cochrane Handbook for Systematic Reviews of Interventions. Version 5.1.0. 2011. Available at：http://handbook.cochrane.org/
9. Whiting PF, Rutjes AW, Westwood ME, et al. QUADAS-2：a revised tool for the quality assessment of diagnostic accuracy studies. Ann Intern Med 2011；155：529-36.
10. 5.2.1 Study limitations(risk of bias). In：GRADE Handbook. 2013. Available at：http://www.guidelinedevelopment.org/handbook/#h.m9385o5z3li7
11. Evidence Prime Inc. GDT - Guideline Development Tool. Available at：http://www.guidelinedevelopment.org/
12. Schünemann HJ, Oxman AD, Brozek J, et al. Grading quality of evidence and strength of recommendations for diagnostic tests and strategies. BMJ 2008；336：1106-10.
13. ILCOR Scientific Evidence Evaluation and Review System (SEERS). 2015. Available at：https://volunteer.heart.org/apps/pico/Pages/default.aspx
14. Billi JE, Shuster M, Bossaert L, et al. Part 4：Conflict of interest management before, during, and after the 2010 International Consensus Conference on Cardiopulmonary Resuscitation and Emergency Cardiovascular Care Science With Treatment Recommendations. Circulation 2010；122：S291-7.
15. Lozano R, Naghavi M, Foreman K, et al. Global and regional mortality from 235 causes of death for 20 age groups in 1990 and 2010：a systematic analysis for the Global Burden of Disease Study 2010. Lancet 2012；380：2095-128.
16. Mozaffarian D, Benjamin EJ, Go AS, et al. Heart disease and stroke statistics–2015 update：a report from the American Heart Association. Circulation 2015；131：e29-322.
17. Berdowski J, Berg RA, Tijssen JG, Koster RW. Global incidences of out-of-hospital cardiac arrest and survival rates：Systematic review of 67 prospective studies. Resuscitation 2010；81：1479-87.
18. Chan PS, McNally B, Tang F, Kellermann A, Group CS. Recent trends in survival from out-of-hospital cardiac arrest in the United States. Circulation 2014；130：1876-82.
19. Wong MK, Morrison LJ, Qiu F, et al. Trends in short- and long-term survival among out-of-hospital cardiac arrest patients alive at hospital arrival. Circulation 2014；130：1883-90.
20. Wissenberg M, Lippert FK, Folke F, et al. Association of national initiatives to improve cardiac arrest management with rates of bystander intervention and patient survival after out-of-hospital cardiac arrest. JAMA 2013；310：1377-84.
21. Fothergill RT, Watson LR, Chamberlain D, Virdi GK, Moore FP, Whitbread M. Increases in survival from out-of-hospital cardiac arrest：a five year study. Resuscitation 2013；84：1089-92.
22. Lai H, Choong CV, Fook-Chong S, et al. Interventional strategies associated with improvements in survival for out-of-hospital cardiac arrests in Singapore over 10 years. Resuscitation 2015；89：155-61.
23. Kudenchuk PJ, Redshaw JD, Stubbs BA, et al. Impact of changes in resuscitation practice on survival and neurological outcome after out-of-hospital cardiac arrest resulting from nonshockable arrhythmias. Circulation 2012；125：1787-94.
24. Weiser C, van Tulder R, Stöckl M, et al. Dispatchers impression plus Medical Priority Dispatch System reduced dispatch centre times in cases of out of hospital cardiac arrest. Pre-alert–a prospective, cluster randomized trial. Resuscitation 2013；84：883-8.
25. Hüpfl M, Selig HF, Nagele P. Chest-compression-only versus standard cardiopulmonary resuscitation：a meta-analysis. Lancet 2010；376：1552-7.
26. Hallstrom AP. Dispatcher-assisted "phone" cardiopulmonary resuscitation by chest compression alone or with mouth-to-mouth ventilation. Crit Care Med 2000；28：N190-2.
27. Rea TD, Fahrenbruch C, Culley L, et al. CPR with chest compression alone or with rescue breathing. N Engl J Med 2010；363：423-33.
28. Svensson L, Bohm K, Castrèn M, et al. Compression-only CPR or standard CPR in out-of-hospital cardiac arrest. N Engl J Med 2010；363：434-42.
29. Kruus S, Bergström L, Suutarinen T, Hyvönen R. The prognosis of near-drowned children. Acta Paediatr Scand 1979；68：315-22.
30. Frates RC, Jr. Analysis of predictive factors in the assessment of warm-water near-drowning in children. Am J Dis Child 1981；135：1006-8.
31. Quan L, Wentz KR, Gore EJ, Copass MK. Outcome and predictors of outcome in pediatric submersion victims receiving prehospital care in King County, Washington. Pediatrics 1990；86：586-93.
32. Anderson KC, Roy TM, Danzl DF. Submersion incidents：a review of 39 cases and development of the submersion outcome score. Journal of Wilderness Medicine 1991；2：27-36.
33. Niu YW, Cherng WS, Lin MT, Tsao LY. An analysis of prognostic factors for submersion accidents in children. Zhonghua Min Guo Xiao Er Ke Yi Xue Hui Za Zhi 1992；33：81-8.
34. Mizuta R, Fujita H, Osamura T, Kidowaki T, Kiyosawa N. Childhood drownings and near-drownings in Japan. Acta Paediatr Jpn 1993；35：186-92.

（556 頁に続く）

付表

2015 CoSTR Part 1: Executive Summary: Writing Group Disclosures

Writing Group Member	Employment	Research Grant	Other Research Support	Speakers' Bureau/ Honoraria	Expert Witness	Ownership Interest	Consultant/ Advisory Board	Other
Mary Fran Hazinski	Vanderbilt	None	None	None	None	None	American Heart Association†	None
Jerry P. Nolan	Royal United Hospital, Bath	NIHR Programme Development Grant*; NIHR Health Technology Assessment Programme Grant*	None	None	None	None	None	None
Richard Aickin	Starship Children's Hospital	None	None	None	None	None	None	None
Farhan Bhanji	McGill University	None	None	None	None	None	None	None
John E. Billi	The University of Michigan Medical School	None	None	None	None	None	None	None
Clifton W. Callaway	University of Pittsburgh	NIH (NHLBI)†; NIH (NINDS)†	None	None	None	None	None	None
Maaret Castren	Karolinska Institutet	None	None	None	None	None	None	None
Allan R. de Caen	University of Alberta and Stollery Children's Hospital	None	None	None	None	None	None	None
Judith C. Finn	Curtin University	NHMRC (Australia)†	None	None	None	None	None	None
Swee Han Lim	Singapore General Hospital	None	None	None	None	None	None	None
Ian K. Maconochie	St. Mary's Hospital	None	None	None	None	None	None	None
Vinay M. Nadkarni	Children's Hospital Philadelphia	NIH/AHRQ†; Nihon-Kohden*; Zoll Foundation/ Corporation†; Laerdal Medical Corporation†	None	None	None	None	None	None
Robert W. Neumar	University of Michigan	MC3*; NIH/NHLBI†	None	None	None	None	None	None
Nikolaos I. Nikolaou	Konstantopouleio General Hospital	None	SANOFI*; AMGEN*	None	None	None	None	None
Gavin D. Perkins	Warwick Medical School and Heart of England NHS Foundation Trust	None	None	None	None	None	None	None
Jeffrey M. Perlman	Weill Cornell Medical College	None	None	None	None	None	None	None
Eunice M. Singletary	University of Virginia	None	None	None	None	None	None	None
Jasmeet Soar	Southmead Hospital	None	None	None	None	None	None	None
Michelle Welsford	Centre for Paramedic Education and Research, Hamilton Health Sciences Centre	None	None	None	None	None	None	None
Jonathan Wyllie	James Cook University Hospital	MRC*	None	None	None	None	None	None
David A. Zideman	Imperial College Healthcare NHS Trust	None	None	None	None	None	None	None

(つづく)

補遺

2015 CoSTR Part 1: Executive Summary: Writing Group Disclosures（つづき）

Writing Group Member	Employment	Research Grant	Other Research Support	Speakers' Bureau/ Honoraria	Expert Witness	Ownership Interest	Consultant/ Advisory Board	Other
Staff								
Jose Maria E. Ferrer	American Heart Association	None	None	None	None	None	None	None
Lana M. Gent	American Heart Association	None	None	None	None	None	None	None
Russell E. Griffin	American Heart Association	None	None	None	None	None	None	None
Consultants								
Sandra Iverson	St. Michael's Hospital	None	None	None	None	None	American Heart Association†	None
Eddy Lang	University of Calgary	None	None	None	None	None	American Heart Association†	None
William H. Montgomery	American Heart Association	None	None	None	None	None	American Heart Association†	None
Peter T. Morley	University of Melbourne	None	None	None	None	None	American Heart Association†	None
Andrew H. Travers	Emergency Health Services, Nova Scotia	None	None	None	None	None	American Heart Association†	None

This table represents the relationships of writing group members that may be perceived as actual or reasonably perceived conflicts of interest as reported on the Disclosure Questionnaire, which all members of the writing group are required to complete and submit. A relationship is considered to be "significant" if (a) the person receives $10,000 or more during any 12-month period, or 5% or more of the person's gross income; or (b) the person owns 5% or more of the voting stock or share of the entity, or owns $10,000 or more of the fair market value of the entity. A relationship is considered to be "modest" if it is less than "significant" under the preceding definition.

*Modest.
†Significant.

Appendix

CoSTR Evidence-Based PICO Worksheets: Master Appendix

Part	Task Force	PICO ID	Short Title	PICO Question	Evidence Reviewers
Part 3	BLS	BLS 343	Chest compression rate	Among adults and children who are in cardiac arrest in any setting (P), does any specific rate for external chest compressions (I), compared with a compression rate of about 100/min (C), change survival with neurologic/functional outcome at discharge, 30 days, 60 days, 180 days, and/or 1 year; survival only at discharge, 30 days, 60 days, 180 days, and/or 1 year; ROSC; CPR quality (O)?	Julie Considine, Nicolas Mpotos, Swee Lim
Part 3	BLS	BLS 345	Rhythm check timing	Among adults and children who are in cardiac arrest in any setting (P), does checking the cardiac rhythm immediately after defibrillation (I), compared with immediate resumption of chest compressions with delayed check of the cardiac rhythm (C), change survival with favorable neurologic/functional outcome at discharge, 30 days, 60 days, 180 days, and/or 1 year; survival only at discharge, 30 days, 60 days, 180 days, and/or 1 year; ROSC; recurrence of VF (O)?	Giuseppe Ristagno, Husein Lockhat
Part 3	BLS	BLS 346	Timing of CPR cycles	Among adults who are in cardiac arrest in any setting (P), does pausing chest compressions at another interval (I), compared with pausing chest compressions every every 2 minutes to assess the cardiac rhythm (C), change survival with favorable neurologic/functional outcome at discharge, 30 days, 60 days, 180 days, and/or 1 year; survival only at discharge, 30 days, 60 days, 180 days, and/or 1 year; ROSC; coronary perfusion pressure; cardiac output (O)?	Joshua Reynolds, Violetta Raffay

（つづく）

CoSTR Evidence-Based PICO Worksheets: Master Appendix（つづき）

Part	Task Force	PICO ID	Short Title	PICO Question	Evidence Reviewers
Part 3	BLS	BLS 347	Public-Access Defibrillation	Among adults and children who are in cardiac arrest outside of a hospital (P), does implementation of a public-access AED program (I), compared with traditional EMS response (C), change survival with favorable neurologic/functional outcome at discharge, 30 days, 60 days, 180 days, and/or 1 year; survival only at discharge, 30 days, 60 days, 180 days, and/or 1 year; ROSC; time to first shock; bystander CPR rates; bystander use of AED; time to commence CPR (O)?	Andrew Travers, Ian Drennan
Part 3	BLS	BLS 348	Check for circulation during BLS	Among adults and children who are in cardiac arrest in any setting (P), does interruption of CPR to check circulation (I), compared with no interruption of CPR (C), change survival with favorable neurologic/functional outcome at discharge, 30 days, 60 days, 180 days, and/or 1 year; survival only at discharge, 30 days, 60 days, 180 days, and/or 1 year; ROSC; chest compression fraction (O)?	Martin Botha, Andrea Scapigliati
Part 3	BLS	BLS 352	Passive ventilation technique	Among adults and children who are in cardiac arrest in any setting (P), does addition of any passive ventilation technique (eg, positioning the body, opening the airway, passive oxygen administration) to chest compression–only CPR (I), compared with just chest compression–only CPR (C), change survival with favorable neurologic/functional outcome at discharge, 30 days, 60 days, 180 days, and/or 1 year; survival only at discharge, 30 days, 60 days, 180 days, and/or 1 year; ROSC; bystander initiated CPR; oxygenation (O)?	Emmanuelle Bourdon, Volker Wenzel
Part 3	BLS	BLS 353	Harm From CPR to Victims Not in Cardiac Arrest	Among adults and children who are not in cardiac arrest outside of a hospital (P), does provision of chest compressions from lay rescuers (I), compared with no use of chest compressions (C), change survival with favorable neurologic/functional outcome at discharge, 30 days, 60 days, 180 days, and/or 1 year; harm (eg, rib fracture); complications; major bleeding; risk of complications (eg, aspiration); survival only at discharge, 30 days, 60 days, 180 days, and/or 1 year; survival to admission (O)?	Raul Gazmuri, Hermann Brugger
Part 3	BLS	BLS 357	Hand position during compressions	Among adults and children who are receiving chest compressions in any setting (P), does delivery of chest compressions on the lower half of the sternum (I), compared with any other location for chest compressions (C), change survival with favorable neurologic/functional outcome at discharge, 30 days, 60 days, 180 days, and/or 1 year; survival only at discharge, 30 days, 60 days, 180 days, and/or 1 year; ROSC; cardiac output; harm (eg, rib fracture); coronary perfusion pressure (O)?	Ian Drennan, Sung Phil Chung
Part 3	BLS	BLS 358	Minimizing pauses in chest compressions	Among adults and children who are in cardiac arrest in any setting (P), does minimization of pauses in chest compressions for cardiac rhythm analysis or ventilations (I), compared with prolonged pauses in chest compressions for rhythm analysis or ventilations (C), change survival with favorable neurologic/functional outcome at discharge, 30 days, 60 days, 180 days, and/or 1 year; survival only at discharge, 30 days, 60 days, 180 days, and/or 1 year; ROSC; time to first shock; CPR quality; rhythm control (O)?	Rudolph Koster, Tetsuya Sakamoto
Part 3	BLS	BLS 359	Dispatcher instruction in CPR	Among adults and children who are in cardiac arrest outside of a hospital (P), does the ability of a dispatch system to provide CPR instructions (I), compared with a dispatch system where no CPR instructions are ever provided (C), change survival with favorable neurologic/functional outcome at discharge, 30 days, 60 days, 180 days, and/or 1 year; survival only at discharge, 30 days, 60 days, 180 days, and/or 1 year; ROSC; delivery of bystander CPR; time to first shock; time to commence CPR; CPR parameters (O)?	Christian Vaillancourt, Michael Sayre
Part 3	BLS	BLS 360	EMS Chest Compression–Only Versus Conventional CPR	Among adults who are in cardiac arrest outside of a hospital (P), does provision of chest compressions with delayed ventilation by EMS (I), compared with chest compressions with early ventilation by EMS (C), change survival with favorable neurologic outcome; survival only at discharge, 30 days, 60 days, 180 days, and/or 1 year; ROSC; time to first shock; time to first compressions; CPR quality (O)?	David Stanton, Andrew Travers

（つづく）

補遺

CoSTR Evidence-Based PICO Worksheets: Master Appendix（つづき）

Part	Task Force	PICO ID	Short Title	PICO Question	Evidence Reviewers
Part 3	BLS	BLS 361	Feedback for CPR quality	Among adults and children who are in cardiac arrest in any setting (P), does real-time feedback and prompt device regarding the mechanics of CPR quality (eg, rate and depth of compressions and/or ventilations) (I), compared with no feedback (C), change survival with favorable neurologic outcome; survival only at discharge, 30 days, 60 days, 180 days, and/or 1 year; ROSC; bystander CPR rates; time to first compressions; time to first shock; CPR quality (O)?	Julie Considine, Joyce Yeung
Part 3	BLS	BLS 362	Compression ventilation ratio	Among adults and children who are in cardiac arrest in any setting (P), does delivery of CPR with another specific compression-ventilation ratio (I), compared with CPR that uses a 30:2 compression-ventilation ratio (C), change survival with favorable neurologic/functional outcome at discharge, 30 days, 60 days, 180 days, and/or 1 year; survival only at discharge, 30 days, 60 days, 180 days, and/or 1 year; ROSC; hands-off time (O)?	Bo Lofgren, Jason Buick
Part 3	BLS	BLS 363	CPR Before Defibrillation	Among adults and children who are in VF or pulseless VT (pVT) in any setting (P), does a prolonged period of chest compressions before defibrillation (I), compared with a short period of chest compressions before defibrillation (C), change survival with favorable neurologic/functional outcome at discharge, 30 days, 60 days, 180 days, and/or 1 year; survival only at discharge, 30 days, 60 days, 180 days, and/or 1 year; ROSC; rhythm control (O)?	Mohamud Daya, Jan-Thorsten Graesner
Part 3	BLS	BLS 366	Chest compression depth	Among adults who are in cardiac arrest in any setting (P), does a different chest compression depth during CPR (I), compared with chest compression depth to 5 cm (2 inches) (C), change survival with favorable neurologic/functional outcome at discharge, 30 days, 60 days, 180 days, and/or 1 year; survival only at discharge, 30 days, 60 days, 180 days, and/or 1 year; ROSC; CPR quality; coronary perfusion pressure; cardiac output; bystander CPR performance (O)?	Ahamed Idris, Koen Monsieurs
Part 3	BLS	BLS 367	Chest wall recoil	Among adults and children who are in cardiac arrest in any setting (P), does maximizing chest wall recoil (I), compared with ignoring chest wall recoil (C), change Survival with Favorable neurological/functional outcome at discharge, 30 days, 60 days, 180 days AND/OR 1 year, Survival only at discharge, 30 days, 60 days, 180 days AND/OR 1 year, ROSC, coronary perfusion pressure, cardiac output (O)?	Tyler Vadeboncoeur, Keith Couper
Part 3	BLS	BLS 372	Chest Compression–Only CPR Versus Conventional CPR	Among adults who are in cardiac arrest outside of a hospital (P), does provision of chest compressions (without ventilation) by untrained/trained laypersons (I), compared with chest compressions with ventilation (C), change survival with favorable neurologic/functional outcome at discharge, 30 days, 60 days, 180 days, and/or 1 year; survival only at discharge, 30 days, 60 days, 180 days, and/or 1 year; ROSC; bystander CPR performance; CPR quality (O)?	Andrew Travers, E. Brooke Lerner
Part 3	BLS	BLS 373	Analysis of rhythm during chest compression	Among adults and children who are in cardiac arrest in any setting (P), does analysis of cardiac rhythm during chest compressions (I), compared with standard care (analysis of cardiac rhythm during pauses in chest compressions) (C), change survival with favorable neurologic/functional outcome at discharge, 30 days, 60 days, 180 days, and/or 1 year; survival only at discharge, 30 days, 60 days, 180 days, and/or 1 year; ROSC; time to first shock; time to commence CPR; CPR quality (O)?	Alfredo Sierra, Kevin Nation
Part 3	BLS	BLS 661	Starting CPR	Among adults and children who are in cardiac arrest in any setting (P), does CPR beginning with compressions first (30:2) (I), compared with CPR beginning with ventilation first (2:30) (C), change survival with favorable neurologic/functional outcome at discharge, 30 days, 60 days, 180 days, and/or 1 year; survival only at discharge, 30 days, 60 days, 180 days, and/or 1 year; ROSC (O)?	Carl McQueen, Julie Considine
Part 3	BLS	BLS 740	Dispatcher recognition of cardiac arrest	Among adults and children who are in cardiac arrest outside of a hospital (P), does the description of any specific symptoms to the dispatcher (I), compared with the absence of any specific description (C), change the likelihood of cardiac arrest recognition (O)?	Manya Charette, Mike Smyth

（つづく）

CoSTR Evidence-Based PICO Worksheets: Master Appendix（つづき）

Part	Task Force	PICO ID	Short Title	PICO Question	Evidence Reviewers
Part 3	BLS	BLS 811	Resuscitation care for suspected opioid-associated emergencies	Adults and children with suspected opioid-associated cardio/respiratory arrest in the pre-hospital setting (P), does bystander naloxone administration (intramuscular or intranasal), in addition to standard CPR (I), compared with conventional CPR (I), compared with conventional CPR only (C), change survival with favorable neurologic/functional outcome at discharge, 30 days, 60 days, 180 days, and/or 1 year; survival only at discharge, 30 days, 60 days, 180 days, and/or 1 year; ROSC (O)?	Theresa Olasveengen, Aaron Orkin
Part 3	BLS	BLS 856	Drowning Search and Rescue	In adults and children who are submerged in water (P), does any particular factors in search and rescue operations (eg, duration of submersion, salinity of water, water temperature, age of victim) (I), compared with no factors (C), change Survival with Favorable neurological/functional outcome at discharge, 30 days, 60 days, 180 days AND/OR 1 year, Survival only at discharge, 30 days, 60 days, 180 days AND/OR 1 year, ROSC (O)?	Joost Bierens, Linda Quan
Part 3	BLS	BLS 891	Opioid overdose response education	Adults and children at risk of suspected cardio/respiratory arrest due to opioids in the prehospital setting (P), does opioid overdose response education with or without naloxone distribution (I), compared with no overdose response education or overdose prevention education only (C), change survival with favorable neurologic/functional outcome at discharge, 30 days, 60 days, 180 days, and/or 1 year; survival with favorable neurologic/functional outcome at discharge, 30 days, 60 days, 180 days, and/or 1 year; survival only at discharge, 30 days, 60 days, 180 days, and/or 1 year; ROSC (O)?	Aaron Orkin, Theresa Olasveengen
Part 4	ALS	ALS 428	Antiarrhythmic drugs for cardiac arrest	Among adults who are in cardiac arrest in any setting (P), does administration of antiarrhythmic drugs (eg, amiodarone, lidocaine, other) (I), compared with not using antiarrhythmic drugs (no drug or placebo) (C), change survival with favorable neurologic/functional outcome at discharge, 30 days, 60 days, 180 days, and/or 1 year; survival only at discharge, 30 days, 60 days, 180 days, and/or 1 year; ROSC (O)?	Katie Dainty, Thomas Pellis, Steve Lin
Part 4	ALS	ALS 431	Postresuscitation Seizure Prophylaxis	Among adults with ROSC after cardiac arrest in any setting (P), does seizure prophylaxis (I), compared with no prophylaxis (C), reduce the incidence of seizures, or improve survival with favorable neurologic/functional outcome at discharge, 30 days, 60 days, 180 days, and/or 1 year; survival only at discharge, 30 days, 60 days, 180 days, and/or 1 year (O)?	Romergryko Geocadin, William Stacey
Part 4	ALS	ALS 433	Steroids for Cardiac Arrest	Among adults who are in cardiac arrest in any setting (P), does corticosteroid or mineralocorticoid administration during CPR (I), compared with not using steroids (C), change survival with favorable neurologic/functional outcome at discharge, 30 days, 60 days, 180 days, and/or 1 year; survival only at discharge, 30 days, 60 days, 180 days, and/or 1 year; ROSC (O)?	Sarah Todhunter, Tonia Nicholson
Part 4	ALS	ALS 435	Cardiac Arrest Associated with Pulmonary Embolism	Among adults who are in cardiac arrest due to PE or suspected PE in any setting (P), does any specific alteration in treatment algorithm (eg, fibrinolytics, or any other) (I), compared with standard care (according to 2010 treatment algorithm) (C), change survival with favorable neurologic/functional outcome at discharge, 30 days, 60 days, 180 days, and/or 1 year; survival only at discharge, 30 days, 60 days, 180 days, and/or 1 year; ROSC (O)?	Wolfgang Wetsch, Bernd Boettiger
Part 4	ALS	ALS 436	Cardiac Arrest during Pregnancy	Among pregnant women who are in cardiac arrest in any setting (P), do any specific interventions (I), compared with standard care (usual resuscitation practice) (C), change survival with favorable neurologic/functional outcome at discharge, 30 days, 60 days, 180 days, and/or 1 year; survival only at discharge, 30 days, 60 days, 180 days, and/or 1 year; ROSC (O)?	Carolyn Zelop, Jill Mhyre

（つづく）

CoSTR Evidence-Based PICO Worksheets: Master Appendix（つづき）

Part	Task Force	PICO ID	Short Title	PICO Question	Evidence Reviewers
Part 4	ALS	ALS 441	Opioid toxicity	Among adults who are in cardiac arrest or respiratory arrest due to opioid toxicity in any setting (P), does any specific therapy (eg, naloxone, bicarbonate, or other drugs) (I), compared with usual ALS (C), change survival with favorable neurologic/functional outcome at discharge, 30 days, 60 days, 180 days, and/or 1 year; survival only at discharge, 30 days, 60 days, 180 days, and/or 1 year; ROSC (O)?	Allan Mottram, Fred Severyn, Mohammed Alhelail
Part 4	ALS	ALS 448	Oxygen dose after ROSC in adults	Among adults who have ROSC after cardiac arrest in any setting (P), does an inspired oxygen concentration titrated to oxygenation (normal oxygen saturation or partial pressure of oxygen) (I), compared with the use of 100% inspired oxygen concentration (C), change survival to 30 days with good neurologic outcome, survival to hospital discharge with good neurologic outcome, improve survival, survival to 30 days, survival to hospital discharge (O)?	Jasmeet Soar, Michael Donnino
Part 4	ALS	ALS 449	Organ donation	In adults and children who are receiving an organ transplant in any setting (P), do organs retrieved from a donor who has had CPR (I), compared with organs retrieved from a donor who did not have CPR (C), have improved immediate graft function (30 days), 1-year graft function, or 5-year graft function (O)?	Stephen West, Clifton Callaway
Part 4	ALS	ALS 450	Prognostication in Comatose Patients Treated with Hypothermic TTM	Among adults with ROSC who are treated with hypothermia (P), does any clinical variable when abnormal (eg, clinical exam, EEG, somatosensory evoked potentials [SSEPs], imaging, other) (I), compared with any clinical variable when normal (C), reliably predict death or poor neurologic outcome at discharge, 30 days, 60 days, 180 days, and/or 1 year; death only at discharge, 30 days, 60 days, 180 days, and/or 1 year (O)?	Claudio Sandroni, Eyal Golan
Part 4	ALS	ALS 459	$ETCO_2$ to predict outcome of cardiac arrest	Among adults who are in cardiac arrest in any setting (P), does any $ETCO_2$ level value, when present (I), compared with any $ETCO_2$ level below that value (C), change survival with favorable neurologic/functional outcome at discharge, 30 days, 60 days, 180 days, and/or 1 year; survival only at discharge, 30 days, 60 days, 180 days, and/or 1 year; ROSC (O)?	Brian O'Neil, Edison Paiva
Part 4	ALS	ALS 469	Confirmation of Correct Tracheal Tube Placement	Among adults who are in cardiac arrest, needing/with an advanced airway, in any setting (P), does use of devices (eg, 1. Waveform Capnography, 2. CO_2 Detection Device, 3. Esophageal detector device, or 4. Tracheal ultrasound) (I), compared with not using devices (C), change placement of the ET tube between the vocal cords and the carina, success of intubation (O)?	Sarah Heikal, Markus Skifvars
Part 4	ALS	ALS 470	Defibrillation Strategies for Ventricular Fibrillation (VF) or Pulseless Ventricular Tachycardia (pVT)	Among adults who are in ventricular fibrillation or pulseless ventricular tachycardia in any setting (P), does any specific defibrillation strategy (eg, 1. energy dose, or 2. shock waveform) (I), compared with standard management (or other defibrillation strategy) (C), change Survival with Favorable neurological/functional outcome at discharge, 30 days, 60 days, 180 days AND/OR 1 year, Survival only at discharge, 30 days, 60 days, 180 days AND/OR 1 year, ROSC, termination of arrhythmia (O)?	Giuseppe Ristagno, Charles Deakin
Part 4	ALS	ALS 479	Cardiac Arrest During Coronary Catheterization	Among adults who have a cardiac arrest in the cardiac catheterization laboratory (P), does any special intervention or change in care (eg, catheterization during CPR, cardiopulmonary bypass, balloon pump, different timing of shocks) (I), compared with standard resuscitation care (eg, CPR, drugs, and shocks according to 2010 treatment algorithm) (C), change survival with favorable neurologic/functional outcome at discharge, 30 days, 60 days, 180 days, and/or 1 year; survival only at discharge, 30 days, 60 days, 180 days, and/or 1 year; ROSC (O)?	Ian Drennan, Peter Kudenchuk
Part 4	ALS	ALS 493	Postresuscitation Antiarrhythmic Drugs	Among adults with ROSC after cardiac arrest in any setting (P), do prophylactic antiarrhythmic drugs given immediately after ROSC (I), compared with not giving antiarrhythmic drugs (C), change survival with favorable neurologic/functional outcome at discharge, 30 days, 60 days, 180 days, and/or 1 year; development of cardiac arrest; survival only at discharge, 30 days, 60 days, 180 days, and/or 1 year; recurrence of VF; incidence of arrhythmias (O)?	Thomas Pellis, Steve Lin

（つづく）

CoSTR Evidence-Based PICO Worksheets: Master Appendix（つづき）

Part	Task Force	PICO ID	Short Title	PICO Question	Evidence Reviewers
Part 4	ALS	ALS 570	Postresuscitation Hemodynamic Support	Among adults with ROSC after cardiac arrest in any setting (P), does titration of therapy to achieve a specific hemodynamic goal (eg, MAP greater than 65 mm Hg) (I), compared with no hemodynamic goal (C), change survival with favorable neurologic/functional outcome at discharge, 30 days, 60 days, 180 days, and/or 1 year; survival at discharge, 30 days, 60 days, 180 days, and/or 1 year (O)?	Michael Fries, Michael Parr
Part 4	ALS	ALS 571	Postresuscitation Ventilation Strategy	Among adults with ROSC after cardiac arrest in any setting (P), does ventilation to a specific $Paco_2$ goal (I), compared with no specific strategy or a different $Paco_2$ goal (C), change survival at discharge, 30 days, 60 days, 180 days, and/or 1 year; survival with favorable neurologic/functional outcome at discharge, 30 days, 60 days, 180 days, and/or 1 year (O)?	Asger Granfeldt, Bo Lofgren
Part 4	ALS	ALS 579	Impedance threshold device	Among adults who are in cardiac arrest in any setting (P), does use of an inspiratory ITD during CPR (I), compared with no ITD (C), change survival with favorable neurologic/functional outcome at discharge, 30 days, 60 days, 180 days, and/or 1 year; survival only at discharge, 30 days, 60 days, 180 days, and/or 1 year; ROSC (O)?	Peter Morley, Jasmeet Soar
Part 4	ALS	ALS 580	Glucose Control After Resuscitation	Among adults with ROSC after cardiac arrest in any setting (P), does a specific target range for blood glucose management (eg, strict 4–6 mmol/L) (I), compared with any other target range (C), change survival with favorable neurologic/functional outcome at discharge, 30 days, 60 days, 180 days, and/or 1 year; survival only at discharge, 30 days, 60 days, 180 days, and/or 1 year (O)?	Janice Zimmerman, Jonathon Sullivan
Part 4	ALS	ALS 656	Monitoring Physiological Parameters During CPR	Among adults who are in cardiac arrest in any setting (P), does the use of physiological feedback regarding CPR quality (eg, arterial lines, $ETCO_2$ monitoring, SpO_2 waveforms, or others) (I), compared with no feedback (C), change survival with favorable neurologic/functional outcome at discharge, 30 days, 60 days, 180 days, and/or 1 year; survival only at discharge, 30 days, 60 days, 180 days, and/or 1 year; ROSC; change in physiologic values by modifications in CPR (O)?	Amit Chopra, Natalie Wong
Part 4	ALS	ALS 658	Ultrasound during CPR	Among adults who are in cardiac arrest in any setting (P), does use of ultrasound (including echocardiography or other organ assessments) during CPR (I), compared with conventional CPR and resuscitation without use of ultrasound (C), change survival with favorable neurologic/functional outcome at discharge, 30 days, 60 days, 180 days, and/or 1 year; survival only at discharge, 30 days, 60 days, 180 days, and/or 1 year; ROSC (O)?	Katherine Berg, Lars Wiuff Andersen
Part 4	ALS	ALS 659	Epinephrine Versus Vasopressin	Among adults who are in cardiac arrest in any setting (P), does use of epinephrine (I), compared with vasopressin (C), change survival to 30 days with good neurologic outcome, survival to 30 days, survival to hospital discharge with good neurologic outcome, survival to hospital discharge, ROSC (O)?	Laurie Morrison, Clifton Callaway, Steve Lin
Part 4	ALS	ALS 713	Prognostication in Absence of TTM	Among adults who are comatose after cardiac arrest and are not treated with TTM (P), does any clinical finding when normal (eg, clinical exam, EEG, SSEPs, imaging, other) (I), compared with any clinical finding when abnormal (C), reliably predict death or poor neurologic outcome at discharge, 30 days, 60 days, 180 days, and/or 1 year; death only at discharge, 30 days, 60 days, 180 days, and/or 1 year (O)?	Claudio Sandroni, Tobias Cronberg
Part 4	ALS	ALS 714	SGAs Versus Tracheal Intubation	Among adults who are in cardiac arrest in any setting (P), does SGA insertion as first advanced airway (I), compared with insertion of a tracheal tube as first advanced airway (C), change survival with favorable neurologic/functional outcome at discharge, 30 days, 60 days, 180 days, and/or 1 year; survival only at discharge, 30 days, 60 days, 180 days, and/or 1 year; ROSC; CPR parameters; development of aspiration pneumonia (O)?	Jerry Nolan, Charles Deakin

（つづく）

CoSTR Evidence-Based PICO Worksheets: Master Appendix （つづき）

Part	Task Force	PICO ID	Short Title	PICO Question	Evidence Reviewers
Part 4	ALS	ALS 723	ECPR Versus Manual or Mechanical CPR	Among adults who are in cardiac arrest in any setting (P), does the use of ECPR techniques (including extracorporeal membrane oxygenation or cardiopulmonary bypass) (I), compared with manual CPR or mechanical CPR (C), change survival with favorable neurologic/functional outcome at discharge, 30 days, 60 days, 180 days, and/or 1 year; survival only at discharge, 30 days, 60 days, 180 days, and/or 1 year; ROSC (O)?	Mayuki Aibiki, Tzong-luen Wang
Part 4	ALS	ALS 778	SDE Versus HDE	In adult patients in cardiac arrest in any setting (P), does HDE (at least 0.2 mg/kg or 5 mg bolus dose) (I), compared with SDE (1 mg bolus dose) (C), change survival to 180 days with good neurologic outcome, survival to 180 days, survival to hospital discharge with good neurologic outcome, survival to hospital discharge, ROSC (O)?	Laurie Morrison, Clifton Callaway, Steve Lin
Part 4	ALS	ALS 782	Mechanical CPR Devices	Among adults who are in cardiac arrest in any setting (P), do automated mechanical chest compression devices (I), compared with standard manual chest compressions (C), change survival with favorable neurologic/functional outcome at discharge, 30 days, 60 days, 180 days, and/or 1 year; survival only at discharge, 30 days, 60 days, 180 days, and/or 1 year; ROSC (O)?	Steven Brooks, Laurie Morrison
Part 4	ALS	ALS 783	Basic Versus Advanced Airway	Among adults who are in cardiac arrest in any setting (P), does insertion of an advanced airway (tracheal tube or SGA) (I), compared with basic airway (bag-mask device with or without oropharyngeal airway) (C), change survival with favorable neurologic/functional outcome at discharge, 30 days, 60 days, 180 days, and/or 1 year; survival only at discharge, 30 days, 60 days, 180 days, and/or 1 year; ROSC; CPR parameters; development of aspiration pneumonia (O)?	Jerry Nolan, Jan-Thorsten Graesner
Part 4	ALS	ALS 784	Timing of Administration of Epinephrine	Among adults who are in cardiac arrest in any setting (P), does early epinephrine delivery by IV or IO route (eg, less than 10 minutes after the beginning of resuscitation) (I), compared with delayed timing of epinephrine delivery (eg, more than 10 minutes after the beginning of resuscitation) (C), change survival with favorable neurologic/functional outcome at discharge, 30 days, 60 days, 180 days, and/or 1 year; survival only at discharge, 30 days, 60 days, 180 days, and/or 1 year; ROSC (O)?	Tonia Nicholson, Michael Donnino
Part 4	ALS	ALS 788	Epinephrine Versus Placebo	Among adults who are in cardiac arrest in any setting (P), does the use of epinephrine (I), compared with placebo or not using epinephrine (C), change survival with favorable neurologic/functional outcome at discharge, 30 days, 60 days, 180 days, and/or 1 year; survival only at discharge, 30 days, 60 days, 180 days, and/or 1 year; ROSC (O)?	Laurie Morrison, Clifton Callaway, Steve Lin
Part 4	ALS	ALS 789	Epinephrine Versus Vasopressin in Combination With Epinephrine	Among adults who are in cardiac arrest in any setting (P), does use of both vasopressin and epinephrine (I), compared with using epinephrine alone (C), change survival with favorable neurologic/functional outcome at discharge, 30 days, 60 days, 180 days, and/or 1 year; survival only at discharge, 30 days, 60 days, 180 days, and/or 1 year; ROSC (O)?	Clifton Callaway, Laurie Morrison, Steve Lin
Part 4	ALS	ALS 790	Targeted Temperature Management	Among patients with ROSC after cardiac arrest in any setting (P), does inducing mild hypothermia (target temperature 32°C–34°C) (I), compared with normothermia (C), change survival with favorable neurologic/functional outcome at discharge, 30 days, 60 days, 180 days, and/or 1 year; survival only at discharge, 30 days, 60 days, 180 days, and/or 1 year (O)?	Joshua Reynolds, Katherine Berg
Part 4	ALS	ALS 791	Duration of TTM	In patients with ROSC after cardiac arrest in any setting (P), does induction and maintenance of hypothermia for any duration other than 24 hours (I), compared with induction and maintenance of hypothermia for a duration of 24 hours (C), change survival with favorable neurologic/functional outcome at discharge, 30 days, 60 days, 180 days, and/or 1 year; survival only at discharge, 30 days, 60 days, 180 days, and/or 1 year (O)?	Theodoros Xanthos, Lars Wiuff Andersen

（つづく）

■ 付表

CoSTR Evidence-Based PICO Worksheets: Master Appendix（つづき）

Part	Task Force	PICO ID	Short Title	PICO Question	Evidence Reviewers
Part 4	ALS	ALS 802	Timing of Induced Hypothermia	Among patients with return of pulses after cardiac arrest in any setting (P), does induction of hypothermia before some time point (eg, 1 hour after ROSC or before hospital arrival) (I), compared with induction of hypothermia after that time point (C), change survival with favorable neurologic/functional outcome at discharge, 30 days, 60 days, 180 days, and/or 1 year; survival only at discharge, 30 days, 60 days, 180 days, and/or 1 year (O)?	Theodoros Xanthos, Michael Cocchi
Part 4	ALS	ALS 808	Ventilation rate during continuous chest compression	Among adults with cardiac arrest with a secure airway receiving chest compressions (in any setting, and with standard tidal volume) (P), does a ventilation rate of 10 breaths/min (I), compared with any other ventilation rate (C), change survival with favorable neurologic/functional outcome at discharge, 30 days, 60 days, 180 days, and/or 1 year; survival only at discharge, 30 days, 60 days, 180 days, and/or 1 year; ROSC (O)?	Koen Monsieurs, Jasmeet Soar, Gino Vissers
Part 4	ALS	ALS 834	Lipid Therapy for Cardiac Arrest	In adult patients with cardiac arrest due to suspected drug toxicity (eg, local anesthetics, tricyclic antidepressants, others) (P), does administration of IV lipid (I), compared with no IV lipid (C), change survival with favorable neurologic/functional outcome at discharge, 30 days, 60 days, 180 days, and/or 1 year; survival only at discharge, 30 days, 60 days, 180 days, and/or 1 year; ROSC (O)?	Eric Lavonas, Mohammed Alhelail
Part 4	ALS	ALS 868	Seizure Treatment	Among adults with ROSC after cardiac arrest in any setting (P), does effective seizure treatment (I), compared with no seizure control (C), change survival with favorable neurologic/functional outcome at discharge, 30 days, 60 days, 180 days, and/or 1 year; survival only at discharge, 30 days, 60 days, 180 days, and/or 1 year (O)?	Romergryko Geocadin, William Stacey
Part 4	ALS	ALS 879	Prevention of Fever After Cardiac Arrest	Among adults with ROSC after cardiac arrest in any setting (P), does prevention of fever to maintain strict normothermia (I), compared with no fever control (C), change survival with favorable neurologic/functional outcome at discharge, 30 days, 60 days, 180 days, and/or 1 year; survival only at discharge, 30 days, 60 days, 180 days, and/or 1 year (O)?	Katherine Berg, Lars Wiuff Andersen
Part 4	ALS	ALS 889	Oxygen dose during CPR	In adults with cardiac arrest in any setting (P), does administering a maximal oxygen concentration (eg, 100% by face mask or closed circuit) (I), compared with no supplementary oxygen (eg, 21%) or a reduced oxygen concentration (eg, 40%–50%) (C), change survival with favorable neurologic/functional outcome at discharge, 30 days, 60 days, 180 days, and/or 1 year; survival only at discharge, 30 days, 60 days, 180 days, and/or 1 year; ROSC (O)?	Anthony Lagina, Jasmeet Soar
Part 5	ACS	ACS 332	ED Fibrinolysis and Transport Only for Rescue PCI Versus Transport for PCI	Among adult patients with STEMI in the ED (of a non–PCI-capable hospital) (P), does transfer to a PCI center (I), compared with immediate in-hospital fibrinolysis and only transfer for ischemia-driven PCI (rescue PCI) in first 24 hours (C), change short-term survival, stroke, major bleeding, reinfarction (O)?	Nikolaos Nikolaou, Abdulaziz Alali
Part 5	ACS	ACS 334	ED Fibrinolysis and Then Routine Early Angiography Versus Only Rescue PCI	Among adult patients with STEMI in the ED (of a non–PCI-capable hospital) who have received immediate in-hospital fibrinolysis (P), does routine transport for angiography at 3 to 6 hours (or up to 24 hours) (I), compared with only transfer for ischemia-driven PCI (rescue PCI) in first 24 hours (C), change death, intracranial hemorrhage, major bleeding, stroke, reinfarction (O)?	Michelle Welsford, Robert O'Connor
Part 5	ACS	ACS 335	Prehospital ADP-Receptor Antagonists in STEMI	Among adult patients with suspected STEMI outside of the hospital (P), does prehospital administration of an ADP-receptor antagonist (clopidogrel, prasugrel, or ticagrelor) in addition to usual therapy (I), compared with administration of an ADP-receptor antagonist in-hospital (C), change death, intracranial hemorrhage, revascularization, stroke, major bleeding, reinfarction (O)?	Karen Woolfrey, Daniel Pichel
Part 5	ACS	ACS 336	Prehospital ECG	Among adult patients with suspected STEMI outside of a hospital (P), does prehospital 12-lead ECG with transmission or notification (I), compared with no ECG or no transmission/notification (C), change death, or time to treatment (first medical contact–to–balloon time, first medical contact–to–needle time, door-to-balloon time, door-to-needle time) (O)?	Michelle Welsford, Abdulaziz Alali

（つづく）

CoSTR Evidence-Based PICO Worksheets: Master Appendix（つづき）

Part	Task Force	PICO ID	Short Title	PICO Question	Evidence Reviewers
Part 5	ACS	ACS 337	Delayed PCI Versus Fibrinolysis Stratified by Time From Symptoms	Among patients with STEMI stratified by time from symptom onset to presentation when fibrinolysis is readily available (P), does delayed PCI (I), compared with fibrinolysis (C), change mortality, reinfarction, major bleeding, intracranial hemorrhage (O)?	Anthony Scott, Hiroshi Nonogi
Part 5	ACS	ACS 338	Prehospital Fibrinolysis Versus ED Fibrinolysis	Among adults who are suspected of having STEMI outside of a hospital (P), does prehospital fibrinolysis (I), compared with in-hospital fibrinolysis(C), change death, intracranial hemorrhage, revascularization, major bleeding, stroke, reinfarction (O)?	Chris Ghaemmaghami, Darren Walters
Part 5	ACS	ACS 340	PCI After ROSC With ST Elevation	Among adult patients with ROSC after cardiac arrest with evidence of ST elevation on ECG (P), does emergency cardiac catheterization laboratory evaluation* (I), compared with cardiac catheterization later in the hospital stay or no catheterization (C), change hospital mortality and neurologically favorable survival (O)?	Darren Walters, Chris Ghaemmaghami
Part 5	ACS	ACS 341	Prehospital Triage to PCI Center Versus Prehospital Fibrinolysis	Among adult patients with suspected STEMI outside of a hospital (P), does direct triage and transport to a PCI center (I), compared with prehospital fibrinolysis (C), change death, intracranial hemorrhage, major bleeding (O)?	Michelle Welsford, Michael Longeway
Part 5	ACS	ACS 559	Computer-Assisted ECG STEMI Interpretation	Among adult patients with suspected STEMI outside of a hospital (P), does the use of computer-assisted ECG interpretation (I), compared with physician ECG interpretation and/or clinical diagnosis of STEMI (C), change identification of STEMI on an ECG with acceptable rates of FNs to allow earlier identification and FPs, minimizing unnecessary intervention (O)?	Chi Keong Ching, Catherine Patocka
Part 5	ACS	ACS 562	Prehospital Anticoagulants Versus None in STEMI	Among adult patients with suspected STEMI outside of hospital transferred for primary PCI (P), does any anticoagulant administered prehospital (eg, bivalirudin, dalteparin, enoxaparin, fondaparinux, UFH) (I), compared with no anticoagulant administered prehospital (C), change death, intracranial hemorrhage, revascularization, major bleeding, stroke, reinfarction (O)?	Farzin Beygui, Vincent Roule
Part 5	ACS	ACS 568	Prehospital Anticoagulants vs UFH for STEMI	Among adult patients with suspected STEMI outside of a hospital transferred for primary PCI (P), does any anticoagulants prehospital (eg: bivalirudin, dalteparin, enoxaparin, fondaparinux) (I), compared with UFH pre-hospital (C), change death, ICH, revascularization, major bleeding, stroke, reinfarction (O)?	Farzin Beygui, Vincent Roule
Part 5	ACS	ACS 737	Biomarkers to Rule Out ACS	In patients presenting to the ED with chest pain suspected to be of cardiac etiology (P), does a negative troponin test at presentation and 1, 2, 3, and 6 hours (I), compared with a positive test (C), exclude the diagnosis of ACS (O)?	Robert O'Connor, Michelle Welsford
Part 5	ACS	ACS 779	ED Fibrinolysis and Routine Early Angiography Versus Transport for PCI	Among adult patients with STEMI in the ED of a non–PCI-capable hospital (P), does immediate in-hospital fibrinolysis and routine transfer for angiography at 3 to 6 hours (or up to 24 hours) (I), compared with transfer to a PCI center (C), change 30-day mortality, stroke, major bleeding, reinfarction (O)?	Nikolaos Nikolaou, Farzin Beygui
Part 5	ACS	ACS 873	Prehospital STEMI Activation of the Catheterization Laboratory	Among adult patients with suspected STEMI outside of a hospital (P), does prehospital activation of catheterization laboratory (I), compared with no prehospital activation of the catheterization laboratory (C), change mortality, major bleeding, stroke, reinfarction (O)?	Karen Woolfrey, Daniel Pichel
Part 5	ACS	ACS 882	ED Fibrinolysis and Immediate PCI Versus Immediate PCI Alone	Among adults who are having STEMI in the ED (P), does fibrinolytic administration combined with immediate PCI (I), compared with immediate PCI alone (C), change death, intracranial hemorrhage, reinfarction, urgent target vessel revascularization, major bleeding (O)?	Hiroshi Nonogi, Anthony Scott
Part 5	ACS	ACS 884	Non-physician STEMI ECG interpretation	Among adult patients with suspected STEMI outside of a hospital (P), do nonphysicians (eg, nurses and paramedics) (I), compared with physicians (C), change identification of STEMI on an ECG with acceptable rates of FNs to allow earlier identification and FPs, minimizing unnecessary angiography (O)?	Chi Keong Ching, Catherine Patocka

（つづく）

CoSTR Evidence-Based PICO Worksheets: Master Appendix（つづき）

Part	Task Force	PICO ID	Short Title	PICO Question	Evidence Reviewers
Part 5	ACS	ACS 885	PCI After ROSC Without ST Elevation	Among adult patients with ROSC after cardiac arrest without evidence of ST elevation on ECG (P), does emergency cardiac catheterization laboratory evaluation (I), compared with cardiac catheterization later in the hospital stay or no catheterization (C), change hospital mortality and neurologically favorable survival (O)?	Chris Ghaemmaghami, Darren Walters
Part 5	ACS	ACS 887	Supplementary Oxygen in ACS	Among adult patients with suspected ACS and normal oxygen saturation in any setting (prehospital, emergency, or in-hospital) (P), does withholding oxygen (I), compared with routine supplementary oxygen (C), change death, infarct size, chest pain resolution, ECG resolution (O)?	Anthony Scott, Anthony Seto
Part 6	Peds	Peds 387	Post-ROSC TTM	Among infants and children who are experiencing ROSC after cardiac arrest in any setting (P), does the use of TTM (eg, therapeutic hypothermia) (I), compared with the use of normothermia (C), change survival to hospital discharge, ICU LOS (O)?	Ian Maconochie, Mark Coulthard
Part 6	Peds	Peds 394	Chest Compression Depth	In infants and children receiving chest compressions (in or out of hospital) (P), does the use of any specific chest compression depth (I), compared with the depth specified in the current treatment algorithm (C), change survival to 180 days with good neurologic outcome, survival to hospital discharge, complication rate, or intermediate physiological endpoints (O)?	Gabrielle Nuthall, Fernanda Sá
Part 6	Peds	Peds 397	Pediatric METs and RRTs	For infants and children in the in-hospital setting (P), does the use of pediatric METs/RRTs (I), compared with not using METs/RRTs (C), change cardiac or pulmonary arrest frequency outside of the intensive care unit (ICU), overall hospital mortality (O)?	Kee Chong Ng, Dianne Atkins
Part 6	Peds	Peds 405	Energy Doses for Defibrillation	Among infants and children who are in VF or pVT in any setting (P), does a specific energy dose or regimen of energy doses for the initial or subsequent defibrillation attempt(s) (I), compared with 2 to 4 J/kg (C), change survival with favorable neurologic/functional outcome at discharge, 30 days, 60 days, 180 days, and/or 1 year; survival to hospital discharge; ROSC; termination of arrhythmia (O)?	Robert Bingham, Stuart Dalziel
Part 6	Peds	Peds 407	ECPR for IHCA	In infants and children with IHCA (P), does the use of ECMO for resuscitation, also called ECPR (I), when compared with conventional resuscitative treatment (CPR without the use of ECMO) (C), change survival to 180 days with good neurologic outcome, survival to hospital discharge, or survival to intensive care discharge (O)?	Anne-Marie Guerguerian, Ericka Fink
Part 6	Peds	Peds 414	Chest Compression– Only CPR Versus Conventional CPR	Among infants and children who are in cardiac arrest in any setting (P), does compression-only CPR (I), compared with the use of conventional CPR (C), change neurologically intact survival at 1 year, survival to hospital discharge, improved ICU LOS, neurologically intact survival at 30 days (O)?	Jonathan Duff, Dominique Biarent
Part 6	Peds	Peds 424	Vasopressor Use During Cardiac Arrest	Among infants and children in cardiac arrest (P), does the use of no vasopressor (epinephrine, vasopressin, combination of vasopressors) (I), compared with any use of vasopressors (C), change survival to 180 days with good neurologic outcome, survival to hospital discharge, ROSC (O)?	Vinay Nadkarni, David Kloeck
Part 6	Peds	Peds 544	Post-ROSC Pa_{O_2}	Among infants and children with ROSC after cardiac arrest (in- or out-of-hospital setting) (P), does the use of a targeted Pa_{O_2} strategy (I), compared with a strategy of no targeted Pa_{O_2} (C), change ICU LOS, survival to 180 days with good neurologic outcome, survival to hospital discharge, survival to ICU discharge, survival to 6 months (O)?	Allan de Caen, Amelia Reis
Part 6	Peds	Peds 545	Fluid Resuscitation in Septic Shock	Among infants and children who are in septic shock in any setting (P), does the use of restricted volumes of resuscitation fluid (I1) when compared with nonrestricted volumes (C1), or the use of noncrystalloid fluids (I2) when compared with crystalloid fluids (C2), change survival to hospital discharge, need for mechanical ventilation or vasopressor support, complications, time to resolution of shock, hospital length of stay (LOS), ventilator-free days, total intravenous (IV) fluids administered (O)?	Richard Aickin, Peter Meaney

（つづく）

CoSTR Evidence-Based PICO Worksheets: Master Appendix（つづき）

Part	Task Force	PICO ID	Short Title	PICO Question	Evidence Reviewers
Part 6	Peds	Peds 709	Sequence of Chest Compressions and Ventilations: C-A-B Versus A-B-C	Among infants and children who are in cardiac arrest in any setting (P), does the use of a circulation-airway-breathing approach to initial management (I), compared with the use of an airway-breathing-circulation approach to initial management (C), change ROSC, survival to hospital discharge, survival to 180 days with good neurologic outcome, time to first compressions (O)?	Naoki Shimizu, Christoph Eich
Part 6	Peds	Peds 813	Post-ROSC Predictive Factors	Among infants and children with return of circulation (P), does the presence of any specific factors (I), compared with the absence of those factors (C), change survival to 180 days with good neurologic outcome; survival to 60 days with good neurologic outcome; survival only at discharge, 30 days, 60 days, 180 days, and/or 1 year; survival to 30 days with good neurologic outcome; survival to hospital discharge with good neurologic outcome (O)?	Thomaz Bittencourt Couto, Marc Berg
Part 6	Peds	Peds 814	Intra-Arrest Prognostic Factors	Among infants and children during cardiac arrest (P), does the presence of any specific intra-arrest prognostic factors (I), compared with the absence of these factors (C), change survival to 180 days with good neurologic outcome; survival to 60 days with good neurologic outcome; survival to hospital discharge with good neurologic outcome; survival to 30 days with good neurologic outcome; survival only at discharge, 30 days, 60 days, 180 days, and/or 1 year (O)?	Audrey Shibata, Steve Schexnayder
Part 6	Peds	Peds 815	Post-ROSC Ventilation: $Paco_2$ Goals	Among infants and children with ROSC after cardiac arrest in any setting (P), does ventilation to a specific $Paco_2$ target (I), compared with ventilation to no specific $Paco_2$ target (C), change survival with favorable neurologic outcome, survival to 180 days with good neurologic outcome, survival to 30 days with good neurologic outcome, the likelihood of a good quality of life after discharge from the hospital, survival to hospital discharge, survival to hospital discharge, survival to 30 days, survival to 60 days, survival to 6 months, survival to ICU discharge (O)?	Javier Urbano, Janice Tijssen
Part 6	Peds	Peds 818	PEWS	For infants and children in the in-hospital setting (P), does the use of a pediatric early warning score (I), compared with not using a pediatric early warning score (C), change overall hospital mortality, Cardiac arrest frequency outside of the ICU (O)?	Alexis Topjian, Antonio Rodriguez-Nunez
Part 6	Peds	Peds 819	Prearrest Care of Pediatric Dilated Cardiomyopathy or Myocarditis	For infants and children with myocarditis or dilated cardiomyopathy and impending cardiac arrest (P), does a specific approach (I), compared with the usual management of shock or cardiac arrest (C), change survival with favorable neurologic/functional outcome at discharge, 30 days, 60 days, 180 days, and/or 1 year; survival to hospital discharge; cardiac arrest frequency; ROSC (O)?	Graeme MacLaren, Ravi Thiagarajan
Part 6	Peds	Peds 820	Post-ROSC Fluid/Inotropes	In infants and children after ROSC (P), does the use of parenteral fluids and inotropes and/or vasopressors to maintain targeted measures of perfusion such as blood pressure (I), as compared with not using these interventions (C), change patient satisfaction; survival with favorable neurologic/functional outcome at discharge, 30 days, 60 days, 180 days, and/or 1 year; survival with favorable neurologic/functional outcome at discharge, 30 days, 60 days, 180 days, and/or 1 year; survival to hospital discharge; harm to patient (O)?	Melissa Parker, Takanari Ikeyama
Part 6	Peds	Peds 821	Atropine for Emergency Intubation	In infants and children requiring emergency tracheal intubation (P), does the use of atropine as a premedication (I), compared with not using atropine (C), change survival with favorable neurologic/functional outcome at discharge, 30 days, 60 days, 90 days, 180 days, and/or 1 year after event; the incidence of cardiac arrest; survival to hospital discharge; the incidence of peri-intubation shock or arrhythmias (O)?	Gene Ong, Jos Bruinenberg

（つづく）

CoSTR Evidence-Based PICO Worksheets: Master Appendix（つづき）

Part	Task Force	PICO ID	Short Title	PICO Question	Evidence Reviewers
Part 6	Peds	Peds 822	Post-ROSC EEG	For infants and children who have had cardiac arrests in the in-hospital or out-of-hospital setting (P), does any use of neuroelectrophysiology information (EEG) (I), compared with none (C), predict survival at 1 year with good neurologic outcome, survival to 180 days with good neurologic outcome, survival to 60 days with good neurologic outcome, survival to 6 months, survival to 30 days with good neurologic outcome, survival to hospital discharge with good neurologic outcome, survival with favorable neurologic outcome, survival to hospital discharge (O)?	Stuart Friess, Corsino Rey
Part 6	Peds	Peds 825	Amiodarone Versus Lidocaine for Shock-Resistant VF or pVT	In children and infants with shock-refractory VF or pVT (P), does amiodarone (I), compared with lidocaine (C), change survival to hospital discharge, ROSC, recurrence of VF, termination of arrhythmia, risk of complications (eg, need for tube change, airway injury, aspiration) (O)?	Dianne Atkins, Mary McBride, Brad Marino
Part 6	Peds	Peds 826	Invasive Blood Pressure Monitoring During CPR	In children and infants undergoing CPR (P), does using invasive hemodynamic monitoring to titrate to a specific systolic/diastolic blood pressure (I), compared with not using invasive hemodynamic monitoring to titrate to a specific systolic/diastolic blood pressure (C), change survival to hospital discharge, 60 days after event, 180 days after event with favorable neurologic outcome, or the likelihood of ROSC or survival to hospital discharge (O)?	Tia Raymond, Jonathan Egan
Part 6	Peds	Peds 827	$ETCO_2$ Monitoring During CPR	In infants and children in cardiac arrest (P), does adjustment of chest compression technique to achieve a specific $ETCO_2$ threshold (I), compared with not using $ETCO_2$ to adjust chest compression technique (C), change survival to 180 days with good neurologic outcome, the likelihood of survival to discharge, ROSC (O)?	Remigio Veliz, Monica Kleinman
Part 7	NRP	NRP 589	Temperature Maintenance in the Delivery Room—Prognosis	In nonasphyxiated babies at birth (P), does maintenance of normothermia (core temperature 36.5°C or greater and 37.5°C or less) from delivery to admission (I), compared with hypothermia (less than 36°C) or hyperthermia (greater than 37.5°C) (C), change survival to hospital discharge, respiratory distress, survival to admission, hypoglycemia, intracranial hemorrhage, or infection rate (O)?	Jonathan Wyllie, Jeffrey Perlman
Part 7	NRP	NRP 590	CPAP and IPPV—Intervention	In spontaneously breathing preterm infants with respiratory distress requiring respiratory support in the delivery room (P), does the use of CPAP (I), compared with intubation and IPPV (C), improve outcome (O)?	Tetsuya Isayama, Ben Stenson
Part 7	NRP	NRP 599	Maintaining Infant Temperature During Delivery Room Resuscitation—Intervention	Among preterm neonates who are under radiant warmers in the hospital delivery room (P), does increased room temperature, thermal mattress, or another intervention (I), compared with plastic wraps alone (C), reduce hypothermia (less than 36°C) on admission to neonatal intensive care unit (NICU) (O)?	Daniele Trevisanuto, Maria Fernanda de Almeida
Part 7	NRP	NRP 605	Thumb Versus 2-Finger Techniques for Chest Compression—Intervention	In neonates receiving cardiac compressions (P), does the use of a 2-thumb technique (I), compared with a 2-finger technique (C), result in return of spontaneous circulation (ROSC), improved neurologic outcomes, improved survival, improved perfusion and gas exchange during CPR, and decreased compressor fatigue (O)?	Myra Wyckoff, Lindsay Mildenhall
Part 7	NRP	NRP 618	Laryngeal Mask Airway—Intervention	In newborn infants at near term (greater than 34 weeks) or term who have indications for intermittent positive pressure for resuscitation (P), does use of a laryngeal mask as a primary or secondary device (I), compared with mask ventilation or endotracheal intubation (C), improve response to resuscitation or change outcome (O), including indicators of neonatal brain injury, achieving stable vital signs, increasing Apgar scores, long-term outcomes, reducing the need for subsequent intubation, or neonatal morbidity and mortality?	Edgardo Szyld, Enrique Udaeta
Part 7	NRP	NRP 734	Limited-Resource–Induced Hypothermia—Intervention	In term infants with moderate/severe hypoxic-ischemic encephalopathy managed in resource-limited countries (P), does therapeutic hypothermia to core temperature of approximately 33.5°C for 72 hours delivered by passive hypothermia and/or ice packs (I), versus standard therapy (C), improve the rates of death, neurodevelopmental impairments at 18 months to 2 years (O)?	Jeffrey Perlman

（つづく）

CoSTR Evidence-Based PICO Worksheets: Master Appendix（つづき）

Part	Task Force	PICO ID	Short Title	PICO Question	Evidence Reviewers
Part 7	NRP	NRP 738	Oxygen Delivery During CPR (Neonatal)—Intervention	In neonates receiving cardiac compressions (P), does 100% O_2 as the ventilation gas (I), compared with lower concentrations of oxygen (C), increase survival rates, improve neurologic outcomes, decrease time to ROSC, or decrease oxidative injury (O)?	Myra Wyckoff, Lindsay Mildenhall
Part 7	NRP	NRP 787	Delayed Cord Clamping in Preterm Infants Requiring Resuscitation (Intervention)	In preterm infants, including those who received resuscitation (P), does delayed cord clamping (greater than 30 seconds) (I), compared with immediate cord clamping (C), improve survival, long-term developmental outcome, cardiovascular stability, occurrence of intraventricular hemorrhage (IVH), necrotizing enterocolitis, temperature on admission to a newborn area, and hyperbilirubinemia (O)?	Masanori Tamura, Susan Niermeyer
Part 7	NRP	NRP 793	Maintaining Infant Temperature During Delivery Room Resuscitation—Intervention	In newborn infants (greater than 30 weeks of gestation) in low-resource settings during and/or after resuscitation/stabilization (P), does drying and skin-to-skin contact or covering with plastic (I), compared with drying and no skin-to-skin or use of radiant warmer or incubator (C), change body temperature (O)?	Sithembiso Velaphi, Hege Ersdal, Nalini Singhal
Part 7	NRP	NRP 804	Babies Born to Mothers Who Are Hypothermic or Hyperthermic in Labor—Prognosis	In newborn babies (P), does maternal hypothermia or hyperthermia in labor (I), versus normal maternal temperature (C), result in adverse neonatal effects (O)? Outcomes include mortality, neonatal seizures, and adverse neurologic states.	Henry Lee, Marilyn Escobedo
Part 7	NRP	NRP 805	Delivery Room Assessment for Less Than 25 Weeks and Prognostic Score	In extremely preterm infants (less than 25 weeks) (P), does delivery room assessment with a prognostic score (I), compared with gestational age assessment alone (C), change survival to 18 to 22 months (O)?	Steven Ringer, Steve Byrne
Part 7	NRP	NRP 806	Newborn Infants Who Receive PPV for Resuscitation, and Use of a Device to Assess Respiratory Function—Diagnostic	In newborn infants who receive PPV for resuscitation (P), does use of a device to assess respiratory function with or without pressure monitoring (I), compared with no device (C), change survival to hospital discharge with good neurologic outcome, IVH, time to heart rate greater than 100/min, bronchopulmonary dysplasia, pneumothorax (O)?	Helen Liley, Vishal Kapadia
Part 7	NRP	NRP 809	Sustained Inflations—Intervention	In term and preterm newborn infants who do not establish spontaneous respiration at birth (P), does administration of 1 or more pressure-limited sustained lung inflations (I), compared with intermittent PPV with short inspiratory times (C), change Apgar score at 5 minutes, establishment of FRC, requirement for mechanical ventilation in first 72 hours, time to heart rate greater than 100/min, rate of tracheal intubation, overall mortality (O)?	Jane McGowan, David Boyle
Part 7	NRP	NRP 849	Umbilical Cord Milking—Intervention	In very preterm infants (28 weeks or less) (P), does umbilical cord milking (I), in comparison with immediate umbilical cord clamping (C), affect death, neurodevelopmental outcome at 2 to 3 years, cardiovascular stability, ie, need for pressors, need for fluid bolus, initial mean blood pressure, IVH (any grade, severe grade), temperature on admission, hematologic indices (initial hemoglobin, need for transfusion), hyperbilirubinemia, need for phototherapy, or need for exchange transfusion (O)?	Marya Strand, Takahiro Sugiura
Part 7	NRP	NRP 858	Warming of Hypothermic Newborns—Intervention	In newborns who are hypothermic (temperature less than 36.0°C) on admission (P), does rapid rewarming (I), compared with slow rewarming (C), change mortality rate, short and long-term neurologic outcome, hemorrhage, episodes of apnea and hypoglycemia, or need for respiratory support (O)?	Cheo Yeo, Daniele Trevisanuto
Part 7	NRP	NRP 859	Resuscitation Training Frequency	For course participants including (a) trainees and (b) practitioners (P), does frequent training (I), compared with less frequent training (annual or biennial) (C), change all levels of education or practice, prevention of adverse outcomes, overall mortality, scenario performance, medical knowledge, psychomotor performance, provider confidence, course satisfaction (O)?	Chris Colby, Khalid Aziz

（つづく）

CoSTR Evidence-Based PICO Worksheets: Master Appendix（つづき）

Part	Task Force	PICO ID	Short Title	PICO Question	Evidence Reviewers
Part 7	NRP	NRP 860	Predicting Death or Disability of Newborns of Greater Than 34 Weeks Based on Apgar and/or Absence of Breathing—Prognosis	In newborn infants of greater than 34 weeks of gestation, receiving PPV at birth in settings where resources are limited (P), does presence of heart rate with no spontaneous breathing or Apgar scores of 1 to 3 at greater than 5 minutes predict mortality or morbidity or cerebral palsy (O)?	Sithembiso Velaphi, Nalini Singhal, Hege Ersdal
Part 7	NRP	NRP 862	Use of Feedback CPR Devices for Neonatal Cardiac Arrest—Diagnostic	In asystolic/bradycardic neonates receiving cardiac compressions (P), does the use of feedback devices such as end-tidal carbon dioxide ($ETCO_2$) monitors, pulse oximeters, or automated compression feedback devices (I), compared with clinical assessments of compression efficacy (C), decrease hands-off time, decrease time to ROSC, improve perfusion, increase survival rates, or improve neurologic outcomes (O)?	Lindsay Mildenhall, Takahiro Sugiura
Part 7	NRP	NRP 864	Oxygen Concentration for Resuscitating Premature Newborns—Intervention	Among preterm newborns (less than 37 weeks of gestation) who receive PPV in the delivery room (P), does the use of high O_2 (50%–100%) as the ventilation gas (I), compared with low concentrations of O_2 (21%–30%) (C), decrease mortality, decrease bronchopulmonary dysplasia, decrease retinopathy, decrease IVH (O)?	Gary Weiner, Douglas McMillan
Part 7	NRP	NRP 865	Intubation and Tracheal Suctioning in nonvigorous Infants Born Though MSAF Versus No Intubation for Tracheal Suctioning—Intervention	In nonvigorous infants at birth born through MSAF (P), does tracheal intubation for suctioning (I), compared with no tracheal intubation (C), reduce meconium syndrome or prevent death (O)?	Sithembiso Velaphi, Jeffrey Perlman
Part 7	NRP	NRP 867	Neonatal Resuscitation Instructors	In neonatal resuscitation instructors (P), does formal training on specific aspects of how to facilitate learning (I), compared with generic or nonspecific training (C), change clinical outcome, improve all levels of education or practice (O)?	Helen Liley, Louis Halamek
Part 7	NRP	NRP 870	T-Piece Resuscitator and Self-Inflating Bag—Intervention	In newborns (preterm and term) receiving ventilation (PPV) during resuscitation (P), does using a T-piece resuscitator with PEEP (I), compared with using a self-inflating bag without PEEP (C), achieve spontaneous breathing sooner and/or reduce the incidence of pneumothorax, bronchopulmonary dysplasia, and mortality (O)?	Yacov Rabi, Han Suk Kim
Part 7	NRP	NRP 895	Chest Compression Ratio—Intervention	In neonates receiving cardiac compressions (P), do other ratios (5:1, 9:3, 15:2, synchronous, etc) (I), compared with 3:1 compressions to ventilations (C), increase survival rates, improve neurologic outcomes, improve perfusion and gas exchange during CPR, decrease time to ROSC, decrease tissue injury, or decrease compressor fatigue (O)?	Qi Feng, Myra Wyckoff
Part 7	NRP	NRP 896	Apgar Score of 0 for 10 Minutes or Longer—Prognosis	In infants with a gestational age of 36 weeks or greater and an Apgar score of 0 for 10 minutes or longer, despite ongoing resuscitation (P), what is the rate of survival to NICU admission and death or neurocognitive impairment at 18 to 22 months (O)?	Ruth Guinsburg, Jane McGowan
Part 7	NRP	NRP 897	Outcomes for PEEP Versus No PEEP in the Delivery Room—Intervention	In preterm/term newborn infants who do not establish respiration at birth (P), does the use of PEEP as part of the initial ventilation strategy (I), compared with no PEEP (C), improve Apgar score at 5 minutes, intubation in the delivery room, chest compressions in the delivery room, heart rate greater than 100/min by 2 minutes of life, time for heart rate to rise above 100/min, air leaks, oxygen saturation/oxygenation, F_{IO_2} in the delivery room, mechanical ventilation in the first 72 hours, bronchopulmonary dysplasia, survival to discharge (O)?	Yacov Rabi, Colm O'Donnell
Part 7	NRP	NRP 898	ECG/EKG (I) in Comparison to Oximetry or Auscultation for the Detection of Heart Rate	In babies requiring resuscitation (P), does electrocardiography (ECG/EKG) (I), compared with oximetry or auscultation (C), measure heart rate faster and more accurately (O)?	Marya Strand, Hege Ersdal

（つづく）

CoSTR Evidence-Based PICO Worksheets: Master Appendix（つづき）

Part	Task Force	PICO ID	Short Title	PICO Question	Evidence Reviewers
Part 8	EIT	EIT 623	High-Fidelity Manikins in Training	Among participants undertaking ALS training in an education setting (P), does the use of high-fidelity manikins (I), compared with the use of low-fidelity manikins (C), change patient outcomes, skill performance in actual resuscitations, skill performance at 1 year, skill performance at time between course conclusion and 1 year, skill performance at course conclusion, cognitive knowledge (O)?	Adam Cheng, Andy Lockey
Part 8	EIT	EIT 624	Cardiac Arrest Centers	Adults and children in OHCA (P), does transport to a specialist cardiac arrest center (I), compared with no directed transport (C), change neurologically intact survival at 30 days, survival to hospital discharge with good neurologic outcome, survival to hospital discharge, hospital admission, ROSC (O)?	Judith Finn, Dion Stub
Part 8	EIT	EIT 628	Timing for BLS Retraining	Among students who are taking BLS courses (P), does any specific interval for update or retraining (I), compared with standard practice (ie, 12 or 24 monthly) (C), change patient outcomes, skill performance in actual resuscitations, skill performance at 1 year, skill performance at course conclusion, cognitive knowledge (O)?	Taku Iwami, Theresa Olasveengen
Part 8	EIT	EIT 631	Team and Leadership Training	Among students who are taking ALS courses in an educational setting (P), does inclusion of specific leadership or team training (I), compared with no such specific training (C), change patient outcomes, bystander CPR performance, skill performance in actual resuscitations, skill performance at 1 year, skill performance at course conclusion, cognitive knowledge (O)?	Koen Monsieurs, Elaine Gilfoyle
Part 8	EIT	EIT 633	Timing for Advanced Resuscitation Training	Among students who are taking ALS courses in an educational setting (P), does any specific interval for update or retraining (I), compared with standard practice (ie, 12 or 24 monthly) (C), change/improve patient outcomes, skill performance in actual resuscitations, skill performance between course completion and 1 year; skill performance at 1 year, skill performance at course conclusion, cognitive knowledge (O)?	Matthew Ma, Chih-wei Yang, Farhan Bhanji
Part 8	EIT	EIT 634	Resource-Limited Settings	Among students who are taking BLS or ALS courses in a resource-limited educational setting (P), does any educational approach (I), compared with other approaches (C), change clinical outcome, skill performance in actual resuscitations, skill performance at 1 year, skill performance at time between course conclusion and 1 year, skill performance at course conclusion, cognitive knowledge (O)?	David Kloeck, Traci Wolbrink
Part 8	EIT	EIT 637	Precourse Preparation for Advanced Life Support Courses	Among students who are taking ALS courses in an educational setting (P), does inclusion of specific precourse preparation (eg, eLearning and pretesting) (I), compared with no such preparation (C), change survival rates, skill performance in actual resuscitations, cognitive knowledge, skill performance at course conclusion, skill performance at 1 year, skill performance at time between course conclusion and 1 year (O)?	Andy Lockey, Mary Mancini, John Billi
Part 8	EIT	EIT 638	Medical Emergency Teams for Adults	Among adults who are at risk for cardiac or respiratory arrest in the hospital (P), does use of the Early Warning Score (EWS)/response teams/MET systems (I), compared with no such responses (C), change survival to hospital discharge, in-hospital incidence of cardiac/respiratory arrest, survival to hospital discharge with good neurologic outcome (O)?	Mary Mancini, Robert Frengley
Part 8	EIT	EIT 640	Measuring Performance of Resuscitation Systems	Among resuscitation systems caring for patients in cardiac arrest in any setting (P), does a performance measurement system (I), compared with no system (C), change survival to hospital discharge, skill performance in actual resuscitations, survival to admission, system-level variables (O)?	Blair Bigham, Robert Schultz
Part 8	EIT	EIT 641	Implementation of Guidelines in Communities	Within organizations that provide care for patients in cardiac arrest in any setting (P), does implementation of resuscitation guidelines (I), compared with no such use (C), change survival to 180 days with good neurologic outcome, survival to hospital discharge, bystander CPR performance, ROSC (O)?	Jon Rittenberger, Theresa Olasveengen, Patrick Ko

（つづく）

CoSTR Evidence-Based PICO Worksheets: Master Appendix（つづき）

Part	Task Force	PICO ID	Short Title	PICO Question	Evidence Reviewers
Part 8	EIT	EIT 645	Debriefing of Resuscitation Performance	Among rescuers who are caring for patients in cardiac arrest in any setting (P), does briefing or debriefing (I), compared with no briefing or debriefing (C), change survival, skill performance in actual resuscitations, improve quality of resuscitation (eg, reduce hands-off time), cognitive knowledge (O)?	Robert Greif, Dana Edelson
Part 8	EIT	EIT 647	CPR Instruction Methods (Self-Instruction Versus Traditional)	Among students who are taking BLS courses in an educational setting (P), does video or computer self-instructions (I), compared with traditional instructor-led courses (C), change survival, skill performance in actual resuscitations, skill performance at 1 year, skill performance at course conclusion, cognitive knowledge (O)?	Ming-Ju Hsieh, Matthew Ma, Judy Young
Part 8	EIT	EIT 648	CPR Feedback Devices in Training	Among students who are taking BLS or ALS courses in an educational setting (P), does CPR feedback device use (I), compared with no use of CPR feedback devices (C), change improve patient outcomes, skill performance in actual resuscitations, skill performance at 1 year, skill performance at course conclusion, cognitive knowledge (O)?	Joyce Yeung, Mary Ann McNeil
Part 8	EIT	EIT 649	Basic Life Support Training for High-Risk Populations	For people at high risk of OHCA (P), does focused training of likely rescuers (eg, family or caregivers) (I) compared with no such targeting (C), change survival with favorable neurologic outcome at discharge, ROSC, bystander CPR performance, number of people trained in CPR, willingness to provide CPR (O)?	Janet Bray, Marion Leary
Part 8	EIT	EIT 651	AED Training Methods	Among students who are taking AED courses in an educational setting (P), does any specific training intervention (I), compared with traditional lecture/practice sessions (C), change clinical outcome, skill performance in actual resuscitations, skill performance at 1 year, skill performance at course conclusion, cognitive knowledge, use of AEDs (O)?	Jan Breckwoldt, Henrik Fischer
Part 8	EIT	EIT 878	Social Media Technologies	For OHCA (P), does having a citizen CPR responder notified of the event via technology or social media (I), compared with no such notification (C), change survival to hospital discharge with good neurologic outcome, survival to hospital discharge, hospital admission, ROSC, bystander CPR rates, time to first compressions (O)?	Zuzana Triska, Steven Brooks
Part 8	EIT	EIT 881	Compression-Only CPR Training	Among communities that are caring for patients in cardiac arrest in any setting (P), does teaching compression-only CPR (I), compared with conventional CPR (C), change survival rates, bystander CPR rates, willingness to provide CPR (O)?	Jonathan Duff, Aaron Donoghue
Part 9	First Aid	FA 500	Second Dose of Epinephrine for Anaphylaxis	Among adults and children experiencing severe anaphylaxis requiring the use of epinephrine (P), does administration of a second dose of epinephrine (I), compared with administration of only 1 dose (C), change resolution of symptoms, adverse effects, complications (O)?	Athanasios Chalkias, Barbara Caracci, Emmy De Buck
Part 9	First Aid	FA 503	Straightening of an Angulated Fracture	Among adults and children who receive first aid for an angulated long bone fracture (P), does realignment of the fracture prior to splinting (I), compared with splinting as found (C), change neurologic injury, vascular injury, splinting, pain, time to medical transportation (O)?	Ryan Fringer, Catherine Patocka
Part 9	First Aid	FA 517	Recovery Position	Among adults who are breathing and unresponsive outside of a hospital (P), does positioning in a lateral, side-lying, recovery position (I), compared with supine position (C), change overall mortality, need for airway management, the incidence of aspiration, the likelihood of cervical spinal injury, complications, incidence of cardiac arrest (O)?	Janel Swain, S Seitz
Part 9	First Aid	FA 519	Oxygen Administration for First Aid	Among adults and children who exhibit symptoms or signs of shortness of breath, difficulty breathing, or hypoxemia outside of a hospital (P), does administration of supplementary oxygen (I), compared with no administration of oxygen (C), change survival with favorable neurologic/functional outcome at discharge, 30 days, 60 days, 180 days, and/or 1 year; survival only at discharge, 30 days, 60 days, 180 days, and/or 1 year; shortness of breath; time to resolution of symptoms; or therapeutic endpoints (eg, oxygenation and ventilation) (O)?	Michael Nemeth, Chih-Hung Wang
Part 9	First Aid	FA 520	Optimal Position for Shock	Among adults and children who receive first aid for shock (P), does positioning of the patient (I), compared with not positioning the patient (C), change overall mortality, complications, incidence of cardiac arrest, vital signs, hospital length of stay (O)?	Anthony Handley, Luis Lojero-Wheatley, Justin DeVoge

（つづく）

補遺

CoSTR Evidence-Based PICO Worksheets: Master Appendix（つづき）

Part	Task Force	PICO ID	Short Title	PICO Question	Evidence Reviewers
Part 9	First Aid	FA 525	First Aid Treatment for an Open Chest Wound	Among adults and children who are being treated for an open chest wound outside of a hospital (P), does occlusive bandage application or occlusive device (I), compared with a nonocclusive dressing (C), change or improve survival, respiratory arrest, oxygen saturation, vital signs, the rate of cardiac and respiratory arrests, improve therapeutic endpoints (oxygenation and ventilation) (O)?	Wei-tien Chang, Kyee Han
Part 9	First Aid	FA 530	Control of Bleeding	Among adults and children with bleeding (P), does application of localized cold therapy, elevation of extremity, and/or application of pressure over proximal pressure points (I), compared with direct pressure alone (C), change overall mortality, hemostasis, major bleeding, complications, hospital length of stay (O)?	Richard Bradley, Jae-Hyug Woo
Part 9	First Aid	FA 534	Bronchodilator Use for Asthma with Difficulty Breathing	Among adults and children in the prehospital setting who have asthma and are experiencing difficulty in breathing (P), does bronchodilator administration (I), compared with no bronchodilator administration (C), change time to resolution of symptoms, time to resumption of usual activity, complications, harm to patient, therapeutic endpoints (eg, oxygenation and ventilation), need for advanced medical care (O)?	Andrew MacPherson, Nathan Charlton, Ian Blanchard
Part 9	First Aid	FA 540	Eye Chemical Injury: Irrigation	Among adults and children who have a chemical or other unknown substance enter the conjunctival sac (P), does irrigation with isotonic saline, balanced salt solution, or other commercial eye irrigation solutions (I), compared with irrigation with water (C), change tissue healing, functional recovery, pain, complications, time to resumption of usual activity, restoration to the preexposure condition, time to resolution of symptoms (O)?	Ralph Shenefelt, L. Kristian Arnold, Janel Swain
Part 9	First Aid	FA 584	Exertional Dehydration and Oral Rehydration	Among adults and children with exertion-related dehydration (P), does drinking oral carbohydrate-electrolyte (CE) liquids (I), compared with drinking water (C), change volume/hydration status, vital signs, development of hyperthermia, development of hyponatremia, need for advanced medical care, blood glucose, patient satisfaction (O)?	Rita Herrington, Amy Kule, Jestin Carlson
Part 9	First Aid	FA 586	Aspirin for Chest Pain (Early vs. Late)	Among adults who are experiencing chest pain outside of a hospital (P), does early administration of aspirin (I), compared with later administration of aspirin (C), change cardiovascular mortality, complications, incidence of cardiac arrest, cardiac functional outcome, infarct size, hospital length of stay, chest pain resolution (O)?	Janel Swain, Thomas Evans
Part 9	First Aid	FA 768	Use of a Tourniquet	Among adults and children with severe external limb bleeding (P), does the application of a tourniquet (I), compared with not applying a tourniquet (C), change hemostasis, overall mortality, vital signs, functional limb recovery, complications, blood loss, incidence of cardiac arrest (O)?	Jan Jensen, Michael Reilly
Part 9	First Aid	FA 769	Hemostatic Dressings	In patients with severe external bleeding (P), does the application of topical hemostatic dressings plus standard first aid (I), compared with standard first aid alone (C), change overall mortality, vital signs, hemostasis, complications, blood loss, major bleeding, incidence of cardiac arrest (O)?	Jan Jensen, Richard Bradley
Part 9	First Aid	FA 770	Cooling of Burns	Among adults and children with thermal injuries (P), does active cooling of burns (I), compared with passive cooling (C), change pain, complications, wound healing, need for advanced medical care, patient satisfaction, rates of fasciotomy, depth or breadth of burn (O)?	Natalie Hood, Nathan Charlton
Part 9	First Aid	FA 771	Wet Compared With Dry Burn Dressings	Among adults and children with thermal injuries (P), does the use of a wet dressing (I), compared with dry dressing (C), change complications, pain, tissue healing, need for advanced medical care, patient satisfaction, rates of fasciotomy (O)?	Emmy De Buck, Ian Blanchard
Part 9	First Aid	FA 772	Cervical Spinal Motion Restriction	Among adults and children with suspected blunt traumatic cervical spinal injury (P), does cervical spinal motion restriction (I), compared with no cervical spinal motion restriction (C), change neurologic injury, complications, overall mortality, pain, patient comfort, movement of the spine, hospital length of stay (O)?	Tessa Dieltjens, Jeff Woodin

（つづく）

CoSTR Evidence-Based PICO Worksheets: Master Appendix（つづき）

Part	Task Force	PICO ID	Short Title	PICO Question	Evidence Reviewers
Part 9	First Aid	FA 773	First Aid Training	Among adults and children receiving first aid (P), does care from a trained first aid provider (I), compared with care from an untrained person (C), change increase survival rates, recognition of acute injury or illness, prevent further illness or injury (ie., harm), time to resolution of injury, the likelihood of harm (eg infection), time to resolution of symptoms (O)?	Jeffrey Pellegrino, Danita Koehler
Part 9	First Aid	FA 794	Dental Avulsion	Among adults and children with an avulsed permanent tooth (P), does storage of the tooth in any solution prior to replantation (I), compared with storage in whole milk or the patient's saliva (C), change success of reimplantation, tooth survival or viability, infection rate, pain, malfunction (eating, speech), color of the tooth (O)?	Nele Pauwels, Bryan Kitch
Part 9	First Aid	FA 795	Hypoglycemia Treatment	Among adults and children with symptomatic hypoglycemia (P), does administration of dietary forms of sugar (I), compared with standard dose (15–20 g) of glucose tablets (C), change time to resolution of symptoms, risk of complications (eg, aspiration), blood glucose, hypoglycemia, hospital length of stay (O)?	Jestin Carlson, Susanne Schunder-Tatzber
Part 9	First Aid	FA 799	Concussion	Among adults and children with suspected head injury without loss of consciousness (P), does use of a simple concussion scoring system (I), compared with standard first aid assessment without a scoring system (C), change time to recognition of the deteriorating patient, the likelihood of a poor neurologic outcome, survival to 30 days with good neurologic outcome, need for advanced medical care, time to medical transportation, or likelihood of differentiating between minor head contusion and more serious concussion (O)?	Richard Rusk, Christina Gruber
Part 9	First Aid	FA 801	Stroke Recognition	Among adults with suspected acute stroke (P), does the use of a rapid stroke scoring system or scale (I), compared with standard first aid assessment (C), change time to treatment (eg, door to drug), recognition of acute injury or illness, discharge with favorable neurologic status, survival with favorable neurologic outcome, or increased public/layperson recognition of stroke signs (O)?	Pascal Cassan, Jeffrey Ferguson, Daniel Meyran
Part 9	First Aid	FA 871	Aspirin for Chest Pain: Administration	Among adults experiencing chest pain due to suspected MI (P), does administration of aspirin (I), compared with no administration of aspirin (C), change cardiovascular mortality, complications, adverse effects, incidence of cardiac arrest, cardiac functional outcome, infarct size, hospital length of stay (O)?	Thomas Evans, Janel Swain

補遺

(536頁より続く)

35. Kyriacou DN, Arcinue EL, Peek C, Kraus JF. Effect of immediate resuscitation on children with submersion injury. Pediatrics 1994；94：137-42.
36. Graf WD, Cummings P, Quan L, Brutocao D. Predicting outcome in pediatric submersion victims. Ann Emerg Med 1995；26：312-9.
37. Al-Mofadda SM, Nassar A, Al-Turki A, Al-Sallounm AA. Pediatric near drowning：the experience of King Khalid University Hospital. Ann Saudi Med 2001；21：300-3.
38. Torres SF, Rodríguez M, Iolster T, et al.［Near drowning in a pediatric population：epidemiology and prognosis］. Arch Argent Pediatr 2009；107：234-40.
39. Quan L, Mack CD, Schiff MA. Association of water temperature and submersion duration and drowning outcome. Resuscitation 2014；85：790-4.
40. Kieboom JK, Verkade HJ, Burgerhof JG, et al. Outcome after resuscitation beyond 30 minutes in drowned children with cardiac arrest and hypothermia：Dutch nationwide retrospective cohort study. BMJ 2015；350：h418.
41. Idris AH, Guffey D, Pepe PE, et al. Chest compression rates and survival following out-of-hospital cardiac arrest. Crit Care Med 2015；43：840-8.
42. Hellevuo H, Sainio M, Nevalainen R, et al. Deeper chest compression - more complications for cardiac arrest patients? Resuscitation 2013；84：760-5.
43. Hallstrom AP, Ornato JP, Weisfeldt M, et al. Public-access defibrillation and survival after out-of-hospital cardiac arrest. N Engl J Med 2004；351：637-46.
44. Capucci A, Aschieri D, Piepoli MF, Bardy GH, Iconomu E, Arvedi M. Tripling survival from sudden cardiac arrest via early defibrillation without traditional education in cardiopulmonary resuscitation. Circulation 2002；106：1065-70.
45. Cappato R, Curnis A, Marzollo P, et al. Prospective assessment of integrating the existing emergency medical system with automated external defibrillators fully operated by volunteers and laypersons for out-of-hospital cardiac arrest：the Brescia Early Defibrillation Study (BEDS). Eur Heart J 2006；27：553-61.
46. Berdowski J, Blom MT, Bardai A, Tan HL, Tijssen JG, Koster RW. Impact of onsite or dispatched automated external defibrillator use on survival after out-of-hospital cardiac arrest. Circulation 2011；124：2225-32.
47. Kitamura T, Iwami T, Kawamura T, et al. Nationwide public-access defibrillation in Japan. N Engl J Med 2010；362：994-1004.
48. Iwami T, Kitamura T, Kawamura T, et al. Chest compression-only cardiopulmonary resuscitation for out-of-hospital cardiac arrest with public-access defibrillation：a nationwide cohort study. Circulation 2012；126：2844-51.
49. Mitani Y, Ohta K, Yodoya N, et al. Public access defibrillation improved the outcome after out-of-hospital cardiac arrest in school-age children：a nationwide, population-based, Utstein registry study in Japan. Europace 2013；15：1259-66.
50. Culley LL, Rea TD, Murray JA, et al. Public access defibrillation in out-of-hospital cardiac arrest：a community-based study. Circulation 2004；109：1859-63.
51. Fleischhackl R, Roessler B, Domanovits H, et al. Results from Austria's nationwide public access defibrillation (ANPAD) programme collected over 2 years. Resuscitation 2008；77：195-200.
52. Rea TD, Olsufka M, Bemis B, et al. A population-based investigation of public access defibrillation：role of emergency medical services care. Resuscitation 2010；81：163-7.
53. Weisfeldt ML, Sitlani CM, Ornato JP, et al. Survival after application of automatic external defibrillators before arrival of the emergency medical system：evaluation in the resuscitation outcomes consortium population of 21 million. J Am Coll Cardiol 2010；55：1713-20.
54. Weisfeldt ML, Everson-Stewart S, Sitlani C, et al. Ventricular tachyarrhythmias after cardiac arrest in public versus at home. N Engl J Med 2011；364：313-21.
55. Swor R, Grace H, McGovern H, Weiner M, Walton E. Cardiac arrests in schools：assessing use of automated external defibrillators (AED) on school campuses. Resuscitation 2013；84：426-9.
56. Perkins GD, Lall R, Quinn T, et al. Mechanical versus manual chest compression for out-of-hospital cardiac arrest (PARAMEDIC)：a pragmatic, cluster randomised controlled trial. Lancet 2015；385：947-55.
57. Rubertsson S, Lindgren E, Smekal D, et al. Mechanical chest compressions and simultaneous defibrillation vs conventional cardiopulmonary resuscitation in out-of-hospital cardiac arrest：the LINC randomized trial. JAMA 2014；311：53-61.
58. Wik L, Olsen JA, Persse D, et al. Manual vs. integrated automatic load-distributing band CPR with equal survival after out of hospital cardiac arrest. The randomized CIRC trial. Resuscitation 2014；85：741-8.
59. Takei Y, Enami M, Yachida T, Ohta K, Inaba H. Tracheal intubation by paramedics under limited indication criteria may improve the short-term outcome of out-of-hospital cardiac arrests with noncardiac origin. J Anesth 2010；24：716-25.
60. Hasegawa K, Hiraide A, Chang Y, Brown DF. Association of prehospital advanced airway management with neurologic outcome and survival in patients with out-of-hospital cardiac arrest. JAMA 2013；309：257-66.
61. McMullan J, Gerecht R, Bonomo J, et al. Airway management and out-of-hospital cardiac arrest outcome in the CARES registry. Resuscitation 2014；85：617-22.
62. Shin SD, Ahn KO, Song KJ, Park CB, Lee EJ. Out-of-hospital airway management and cardiac arrest outcomes：a propensity score matched analysis. Resuscitation 2012；83：313-9.
63. Wang HE, Szydlo D, Stouffer JA, et al. Endotracheal intubation versus supraglottic airway insertion in out-of-hospital cardiac arrest. Resuscitation 2012；83：1061-6.
64. Tanabe S, Ogawa T, Akahane M, et al. Comparison of neurological outcome between tracheal intubation and supraglottic airway device insertion of out-of-hospital cardiac arrest patients：a nationwide, population-based, observational study. J Emerg Med 2013；44：389-97.
65. Kajino K, Iwami T, Kitamura T, et al. Comparison of supraglottic airway versus endotracheal intubation for the pre-hospital treatment of out-of-hospital cardiac arrest. Crit Care 2011；15：R236.
66. Patanwala AE, Slack MK, Martin JR, Basken RL, Nolan PE. Effect of epinephrine on survival after cardiac arrest：a systematic review and meta-analysis. Minerva Anestesiol 2014；80：831-43.
67. Hagihara A, Hasegawa M, Abe T, Nagata T, Wakata Y, Miyazaki S. Prehospital epinephrine use and survival among patients with out-of-hospital cardiac arrest. JAMA 2012；307：1161-8.
68. Machida M, Miura S, Matsuo K, Ishikura H, Saku K. Effect of intravenous adrenaline before arrival at the hospital in out-of-hospital cardiac arrest. J Cardiol 2012；60：503-7.
69. Nielsen N, Wetterslev J, Cronberg T, et al. Targeted temperature management at 33 degrees C versus 36 degrees C after cardiac arrest. N Engl J Med 2013；369：2197-206.
70. Kim F, Olsufka M, Longstreth WT, Jr., et al. Pilot randomized clinical trial of prehospital induction of mild hypothermia in out-of-hospital cardiac arrest patients with a rapid infusion of 4 degrees C normal saline. Circulation 2007；115：3064-70.
71. Kämäräinen A, Virkkunen I, Tenhunen J, Yli-Hankala A, Silfvast T. Prehospital therapeutic hypothermia for comatose survivors of cardiac arrest：a randomized controlled trial. Acta Anaesthesiol Scand 2009；53：900-7.
72. Bernard SA, Smith K, Cameron P, et al. Induction of therapeutic hypothermia by paramedics after resuscitation from out-of-hospital ventricular fibrillation cardiac arrest：a randomized controlled trial. Circulation 2010；122：737-42.
73. Bernard SA, Smith K, Cameron P, et al. Induction of prehospital therapeutic hypothermia after resuscitation from nonventricular fibrillation cardiac arrest*. Crit Care Med 2012；40：747-53.
74. Kim F, Nichol G, Maynard C, et al. Effect of prehospital induction of mild hypothermia on survival and neurological status among

adults with cardiac arrest : a randomized clinical trial. JAMA 2014 ; 311 : 45-52.
75. Moler FW, Silverstein FS, Holubkov R, et al. Therapeutic hypothermia after out-of-hospital cardiac arrest in children. N Engl J Med 2015 ; 372 : 1898-908.
76. Maitland K, Kiguli S, Opoka RO, et al. Mortality after fluid bolus in African children with severe infection. N Engl J Med 2011 ; 364 : 2483-95.
77. Valdes SO, Donoghue AJ, Hoyme DB, et al. Outcomes associated with amiodarone and lidocaine in the treatment of in-hospital pediatric cardiac arrest with pulseless ventricular tachycardia or ventricular fibrillation. Resuscitation 2014 ; 85 : 381-6.
78. Mullany LC, Katz J, Khatry SK, LeClerq SC, Darmstadt GL, Tielsch JM. Risk of mortality associated with neonatal hypothermia in southern Nepal. Arch Pediatr Adolesc Med 2010 ; 164 : 650-6.
79. de Almeida MF, Guinsburg R, Sancho GA, et al. Hypothermia and early neonatal mortality in preterm infants. J Pediatr 2014 ; 164 : 271-5. e1.
80. Laptook AR, Salhab W, Bhaskar B, Neonatal Research N. Admission temperature of low birth weight infants : predictors and associated morbidities. Pediatrics 2007 ; 119 : e643-9.
81. Russo A, McCready M, Torres L, et al. Reducing hypothermia in preterm infants following delivery. Pediatrics 2014 ; 133 : e1055-62.
82. García-Muñoz Rodrigo F, Rivero Rodríguez S, Siles Quesada C. [Hypothermia risk factors in the very low weight newborn and associated morbidity and mortality in a neonatal care unit]. An Pediatr (Barc) 2014 ; 80 : 144-50.
83. Chettri S, Adhisivam B, Bhat BV. Endotracheal Suction for Nonvigorous Neonates Born through Meconium Stained Amniotic Fluid : A Randomized Controlled Trial. J Pediatr 2015 ; 166 : 1208-13. e1.
84. Katheria A, Rich W, Finer N. Electrocardiogram provides a continuous heart rate faster than oximetry during neonatal resuscitation. Pediatrics 2012 ; 130 : e1177-81.
85. Mizumoto H, Tomotaki S, Shibata H, et al. Electrocardiogram shows reliable heart rates much earlier than pulse oximetry during neonatal resuscitation. Pediatr Int 2012 ; 54 : 205-7.
86. van Vonderen JJ, Hooper SB, Kroese JK, et al. Pulse oximetry measures a lower heart rate at birth compared with electrocardiography. J Pediatr 2015 ; 166 : 49-53.
87. Søholm H, Wachtell K, Nielsen SL, et al. Tertiary centres have improved survival compared to other hospitals in the Copenhagen area after out-of-hospital cardiac arrest. Resuscitation 2013 ; 84 : 162-7.
88. Søholm H, Kjaergaard J, Bro-Jeppesen J, et al. Prognostic Implications of Level-of-Care at Tertiary Heart Centers Compared With Other Hospitals After Resuscitation From Out-of-Hospital Cardiac Arrest. Circ Cardiovasc Qual Outcomes 2015 ; 8 : 268-76.
89. Harbison J, Hossain O, Jenkinson D, Davis J, Louw SJ, Ford GA. Diagnostic accuracy of stroke referrals from primary care, emergency room physicians, and ambulance staff using the face arm speech test. Stroke 2003 ; 34 : 71-6.
90. Stroke warning signs and symptoms. Available at : http://www.strokeassociation.org/STROKEORG/WarningSigns/Stroke-Warning-Signs-and-Symptoms_UCM_308528_SubHomePage.jsp
91. Frendl DM, Strauss DG, Underhill BK, Goldstein LB. Lack of impact of paramedic training and use of the cincinnati prehospital stroke scale on stroke patient identification and on-scene time. Stroke 2009 ; 40 : 754-6.
92. Slama G, Traynard PY, Desplanque N, et al. The search for an optimized treatment of hypoglycemia. Carbohydrates in tablets, solutin, or gel for the correction of insulin reactions. Arch Intern Med 1990 ; 150 : 589-93.
93. Husband AC, Crawford S, McCoy LA, Pacaud D. The effectiveness of glucose, sucrose, and fructose in treating hypoglycemia in children with type 1 diabetes. Pediatr Diabetes 2010 ; 11 : 154-8.
94. McTavish L, Wiltshire E. Effective treatment of hypoglycemia in children with type 1 diabetes : a randomized controlled clinical trial. Pediatr Diabetes 2011 ; 12 : 381-7.
95. Kheirabadi BS, Terrazas IB, Koller A, et al. Vented versus unvented chest seals for treatment of pneumothorax and prevention of tension pneumothorax in a swine model. J Trauma Acute Care Surg 2013 ; 75 : 150-6.
96. Brown MA, Daya MR, Worley JA. Experience with chitosan dressings in a civilian EMS system. J Emerg Med 2009 ; 37 : 1-7.
97. Cox ED, Schreiber MA, McManus J, Wade CE, Holcomb JB. New hemostatic agents in the combat setting. Transfusion 2009 ; 49 Suppl 5 : 248S-55S.
98. Ran Y, Hadad E, Daher S, et al. QuikClot Combat Gauze use for hemorrhage control in military trauma : January 2009 Israel Defense Force experience in the Gaza Strip-a preliminary report of 14 cases. Prehosp Disaster Med 2010 ; 25 : 584-8.
99. Wedmore I, McManus JG, Pusateri AE, Holcomb JB. A special report on the chitosan-based hemostatic dressing : experience in current combat operations. J Trauma 2006 ; 60 : 655-8.
100. Beekley AC, Sebesta JA, Blackbourne LH, et al. Prehospital tourniquet use in Operation Iraqi Freedom : effect on hemorrhage control and outcomes. J Trauma 2008 ; 64 : S28-37 ; discussion S.
101. Guo JY, Liu Y, Ma YL, Pi HY, Wang JR. Evaluation of emergency tourniquets for prehospital use in China. Chin J Traumatol 2011 ; 14 : 151-5.
102. King DR, van der Wilden G, Kragh JF, Jr., Blackbourne LH. Forward assessment of 79 prehospital battlefield tourniquets used in the current war. J Spec Oper Med 2012 ; 12 : 33-8.
103. Kue RC, Temin ES, Weiner SG, et al. Tourniquet Use in a Civilian Emergency Medical Services Setting : A Descriptive Analysis of the Boston EMS Experience. Prehosp Emerg Care 2015 ; 19 : 399-404.
104. Lakstein D, Blumenfeld A, Sokolov T, et al. Tourniquets for hemorrhage control on the battlefield : a 4-year accumulated experience. J Trauma 2003 ; 54 : S221-5.
105. Swan KG, Jr., Wright DS, Barbagiovanni SS, Swan BC, Swan KG. Tourniquets revisited. J Trauma 2009 ; 66 : 672-5.
106. Wall PL, Welander JD, Singh A, Sidwell RA, Buising CM. Stretch and wrap style tourniquet effectiveness with minimal training. Mil Med 2012 ; 177 : 1366-73.
107. Stub D, Smith K, Bernard S, et al. Air Versus Oxygen in ST-Segment-Elevation Myocardial Infarction. Circulation 2015 ; 131 : 2143-50.
108. Wiswell TE, Gannon CM, Jacob J, et al. Delivery room management of the apparently vigorous meconium-stained neonate : results of the multicenter, international collaborative trial. Pediatrics 2000 ; 105 : 1-7.
109. Meaney PA, Bobrow BJ, Mancini ME, et al. Cardiopulmonary resuscitation quality : [corrected]improving cardiac resuscitation outcomes both inside and outside the hospital : a consensus statement from the American Heart Association. Circulation 2013 ; 128 : 417-35.
110. Nichol G, Thomas E, Callaway CW, et al. Regional variation in out-of-hospital cardiac arrest incidence and outcome. JAMA 2008 ; 300 : 1423-31.
111. Perkins GD, Cooke MW. Variability in cardiac arrest survival : the NHS Ambulance Service Quality Indicators. Emerg Med J 2012 ; 29 : 3-5.
112. Søreide E, Morrison L, Hillman K, et al. The formula for survival in resuscitation. Resuscitation 2013 ; 84 : 1487-93.
113. Nolan J, Soar J, Eikeland H. The chain of survival. Resuscitation 2006 ; 71 : 270-1.
114. Travers AH, Perkins GD, Berg RA, et al. Part 3 : Adult Basic Life Support and Automated External Defibrillation : 2015 International Consensus on Cardiopulmonary Resuscitation and Emergency Cardiovascular Care Science With Treatment Recommendations. Circulation 2015 ; 132 : S51-83.
115. Bhanji F, Mancini ME, Sinz E, et al. Part 16 : education, implementation, and teams : 2010 American Heart Association

Guidelines for Cardiopulmonary Resuscitation and Emergency Cardiovascular Care. Circulation 2010 ; 122 : S920-33.
116. Stiell IG, Brown SP, Christenson J, et al. What is the role of chest compression depth during out-of-hospital cardiac arrest resuscitation? Crit Care Med 2012 ; 40 : 1192-8.
117. Abella BS, Sandbo N, Vassilatos P, et al. Chest compression rates during cardiopulmonary resuscitation are suboptimal : a prospective study during in-hospital cardiac arrest. Circulation 2005 ; 111 : 428-34.
118. Wallace SK, Abella BS, Becker LB. Quantifying the effect of cardiopulmonary resuscitation quality on cardiac arrest outcome : a systematic review and meta-analysis. Circ Cardiovasc Qual Outcomes 2013 ; 6 : 148-56.
119. Sutton RM, Wolfe H, Nishisaki A, et al. Pushing harder, pushing faster, minimizing interruptions... but falling short of 2010 cardiopulmonary resuscitation targets during in-hospital pediatric and adolescent resuscitation. Resuscitation 2013 ; 84 : 1680-4.
120. Cho GC, Sohn YD, Kang KH, et al. The effect of basic life support education on laypersons' willingness in performing bystander hands only cardiopulmonary resuscitation. Resuscitation 2010 ; 81 : 691-4.
121. Lam KK, Lau FL, Chan WK, Wong WN. Effect of severe acute respiratory syndrome on bystander willingness to perform cardiopulmonary resuscitation(CPR)–is compression-only preferred to standard CPR? Prehosp Disaster Med 2007 ; 22 : 325-9.
122. Shibata K, Taniguchi T, Yoshida M, Yamamoto K. Obstacles to bystander cardiopulmonary resuscitation in Japan. Resuscitation 2000 ; 44 : 187-93.
123. Taniguchi T, Omi W, Inaba H. Attitudes toward the performance of bystander cardiopulmonary resuscitation in Japan. Resuscitation 2007 ; 75 : 82-7.
124. Mancini ME, Soar J, Bhanji F, et al. Part 12 : Education, implementation, and teams : 2010 International Consensus on Cardiopulmonary Resuscitation and Emergency Cardiovascular Care Science With Treatment Recommendations. Circulation 2010 ; 122 : S539-81.
125. Kurosawa H, Ikeyama T, Achuff P, et al. A randomized, controlled trial of in situ pediatric advanced life support recertification ("pediatric advanced life support reconstructed") compared with standard pediatric advanced life support recertification for ICU frontline providers*. Crit Care Med 2014 ; 42 : 610-8.
126. Patocka C, Khan F, Dubrovsky AS, Brody D, Bank I, Bhanji F. Pediatric resuscitation training-instruction all at once or spaced over time? Resuscitation 2015 ; 88 : 6-11.
127. Olasveengen TM, Vik E, Kuzovlev A, Sunde K. Effect of implementation of new resuscitation guidelines on quality of cardiopulmonary resuscitation and survival. Resuscitation 2009 ; 80 : 407-11.
128. Bigham BL, Koprowicz K, Rea T, et al. Cardiac arrest survival did not increase in the Resuscitation Outcomes Consortium after implementation of the 2005 AHA CPR and ECC guidelines. Resuscitation 2011 ; 82 : 979-83.
129. Bigham BL, Aufderheide TP, Davis DP, et al. Knowledge translation in emergency medical services : a qualitative survey of barriers to guideline implementation. Resuscitation 2010 ; 81 : 836-40.
130. Bigham BL, Koprowicz K, Aufderheide TP, et al. Delayed prehospital implementation of the 2005 American Heart Association guidelines for cardiopulmonary resuscitation and emergency cardiac care. Prehosp Emerg Care 2010 ; 14 : 355-60.
131. Aufderheide TP, Yannopoulos D, Lick CJ, et al. Implementing the 2005 American Heart Association Guidelines improves outcomes after out-of-hospital cardiac arrest. Heart Rhythm 2010 ; 7 : 1357-62.
132. Rea TD, Helbock M, Perry S, et al. Increasing use of cardiopulmonary resuscitation during out-of-hospital ventricular fibrillation arrest : survival implications of guideline changes. Circulation 2006 ; 114 : 2760-5.
133. Markenson D, Ferguson JD, Chameides L, et al. Part 13 : First aid : 2010 American Heart Association and American Red Cross International Consensus on First Aid Science With Treatment Recommendations. Circulation 2010 ; 122 : S582-605.

索 引

数字・欧文

ギリシャ・数字

β遮断薬 322
── 中毒 108

1回換気量 28
1回ショック法 199
2本指圧迫法 187, 264
12誘導ECG自動解析 298
100%酸素 54, 115, 250, 265

A

ABCアプローチ 186
ABCD² score 359
ABR 387
ACC 293
ACD-CPR 69
ACE阻害薬（ACEI） 322
ACS 292
── の初期診療アルゴリズム 294
activated partial thromboplastin time（APTT） 307
active compression-decompression CPR（ACD-CPR） 69
acute coronary syndrome（ACS） 292, 294
acute myocardial infarction（AMI） 295
ADP受容体拮抗薬，STEMI患者に対する 307
advanced life support（ALS） 14, 460 → ALSも見よ
AED 14, 31, 50, 460
──, 小児に対する 190
──, 乳児に対する 190
── の設置基準 482
── の設置情報 483
── の保守管理 482
── パッドの貼付位置 31
AF 96
AHA 293
AHN 497
Ai 227
AIS 385
ALS 14, 460
── 再トレーニング 475
── トレーニング 472
American Spinal Cord Injury Association（ASIA）impairment scale（AIS） 385
Apgarスコア 275
APLS 182
APTT 307
ARB 322
artificial hydration and nutrition（AHN） 497
ASIA impairment scale（AIS） 385
automated external defibrillator（AED） 14, 31, 50, 460 → AEDも見よ
autopsy imaging（Ai） 227
AVPUスケール 447

B

bacterial meningitis（BM） 370
basic life support（BLS） 14, 460 → BLSも見よ
BEST TRIP trial 380
bioethics 496
Bispectral Index（BIS） 135
bivalirudin, STEMI患者に対する 308
blood blister-like aneurysm 363
BLS 14, 460
──, 乳児に対する 470
── 教育 480
── 再トレーニング 469
── トレーニング 462
── トレーニングにおける危険性 476
── における危険性 476
── のアルゴリズム 17
── のアルゴリズム，医療用 49, 184
── のアルゴリズム，市民用 18
BM 370
brain natriuretic peptide（BNP） 299
breakthrough seizure 349
BTE 84
burst-suppression 134
BVM 53

C

C-reactive protein（C反応性蛋白） 299
CABアプローチ 186
CAFA装置 120
cardiac arrest center 488
cardiopulmonary resuscitation（CPR） 460 → CPRも見よ
CDE 181
CE 432
cerebral blood flow（CBF） 381
Cervical Spine Research Society 384
channelopathy 227
chest pain observation unit 292
Cincinnati Prehospital Stroke Scale（CPSS） 353, 421
CINM 378
CO中毒 109
Coma Cocktail 347
Coma Scale 347
comfort measures 497
commotio cordis 493
continuous aortic flow augmentation（CAFA）装置 120
continuous positive airway pressure（CPAP） 196, 258
continuous quality improvement（CQI） 462
coupled plasma filtration adsorption 367
CPM 368
CPP 380
CPR 50, 460
──, 開胸 69
──, 胸骨圧迫から開始 21
──, 胸骨圧迫のみの 30, 65, 189, 467
──, 小児の 185
──, 人工呼吸から開始 21
──, バイスタンダー 30
── 指導方法 465
── 装置，機械的 25, 66
── 中断間隔 82
── 中の換気モニタリング 61
── 中の酸素濃度 54
── 中の生理学的モニタリング 64
── 中の超音波検査 130
── 中の脈拍の確認 27
── 中のリアルタイムフィードバック 62
── の開始手順 21
── の開始手順，小児の 185
── の口頭指導 484
── ファースト 81
── フィードバック器具，トレーニングにおける 468
CPSS 353, 421
CQI 462
critical deterioration event（CDE） 181
critical illness neuromyopathy（CINM） 378
Crush症候群 378
C：V比 29

D

D-dimer（Dダイマー） 299
delayed traumatic intra-cerebral hemorrhage（DTICH） 383
disseminated intravascular coagulation（DIC） 307
do not attempt resuscitation（DNAR）指示 496
do not hospitalization（DNH） 497
door-to-balloon時間 325
door-to-needle時間 303
door-to-reperfusion時間 303
drip and ship法 354
DTICH 383
Dutch trial HAMLET 358

E

early goal-directed therapy（EGDT） 213
ECASS Ⅲ 357
ECG 82, 83, 249, 293
ECPR 79, 215
EGDT 213
electrocardiogram（ECG） 82, 83, 249, 293
electrographic seizures 134
Emergency Coma Scale（ECS） 347
emergency department（ED） 292
emergency medical service（EMS） 15, 460
Epi-ROD 351
Epilepsy Monitoring Unit（EMU） 351
epilepsy-related organ dysfunction 351
epileptiform activity 134

559

索引

EPM 368
Erasmus GBS Respiratory Insufficiency Score（EGRIS） 376
ESC 293
esophageal obturator airway（EOA） 55
EXPRESS 359
extracorporeal cardiopulmonary resuscitation 79
extracorporeal life support（ECLS） 79, 113
extracorporeal membrane oxygenation（ECMO） 215

F

facilitated PCI 320
FAST（Face Arm Speech Test） 353, 421
FASTERプロトコール 421
FEAST（Fluid Expansion as Supportive Therapy）トライアル 211
first aid provider 410
FRC 255
French DECIMAL 358
Full Outline of UnResponsiveness Score（FOUR Score） 347

G

generalized convulsive status epilepticus（GCSE） 348, 351
German DESTINY 358
Glasgow Coma Scale（GCS） 347
GpⅡb/Ⅲa阻害薬 311
graded volume resuscitation 214
Guillain-Barré症候群（GBS） 375

H

HDE 73
herpes simplex virus encephalitis（HSE） 369
High Arm IN Endangered Spine（HAINES）体位 413
HMG CoA還元酵素阻害薬 323
hs-cTnI 300
hs-cTnT 300

I

IABP 113
IAC-CPR 70
ICD患者 89
Impedance Threshold Device（ITD） 68
INTERACT 359
INTERACT 2 359
Intermittent Positive Pressure Ventilation（IPPV） 255
Interposed Abdominal Compression CPR（IAC-CPR） 70
intracranial pressure（ICP） 351, 380
ischemia-modified albumin 299
ITD 68
IVH 251, 252
IVIg 375

J・K

J-MUSIC 357
Japan Coma Scale（JCS） 347
Japan Multicenter Stroke Investigators' collaboration（J-MUSIC） 357
Japan prehospital trauma evaluation and care（JPTEC） 384
Kurashiki Prehospital Stroke Scale（KPSS） 353, 421

L

laryngeal mask airway（LMA） 53, 260
laryngeal tube（LT） 55
late onset MG（LOMG） 377
LBBB 295
load-distributing band 66
Los Angeles Prehospital Stroke Screen（LAPSS） 353, 421

M

MAS 251
medical emergency team（MET） 177, 494
——／RRTシステム 180
Melbourne Ambulance Stroke Screen（MASS） 353
MEWS 495
MG 377
Minimally Invasive Surgery plus tPA for Intracerebral Hemorrhage Evacuation（MISTIE）Ⅱ 360
mock code program 473
Modified Early Warning Score（MEWS） 495
monomorphic VT 97
MSAF 251
multiple organ failure（MOF） 378
myasthenia gravis（MG） 377
myoglobin 299

N

National Acute Spinal Cord Injury Study（NASCIS） 384
National Emergency X-Radiography Utilization Study Group（NEXUS）low-risk criteria 384
NCPRアルゴリズム 247
NCSE 350
near-infrared spectroscopy（NIRS） 206
Neonatal Intensive Care Unit（NICU） 246
neurocritical care 346
NEXUS low-risk criteria 384
NIH Stroke Scale（NIHSS） 353
NIV 181
non-maleficence 496
non-ST elevation myocardial infarction（NSTEMI） 295
nonconvulsive status epilepticus 350
North American CP rule 300
NSE 135, 141
NSTE-ACS 292
NT-proBNP 299

O・P

Ontario Prehospital Stroke Scale（OPSS） 421
Open-Chest CPR 69
Oxfordshire Study 359

$PaCO_2$ 116

PADプログラム 481
PALS 182, 191
PaO_2, 小児の 219
PAPP-A 299
PBLS 182
PCI 314, 326
PCPC 218
PE 376
PEA 50
Pediatric Advanced Life Support（PALS） 182, 191
Pediatric Basic Life Support（PBLS） 182
Pediatric Cerebral Performance Category Scale（PCPC） 218
Pediatric Early Warning Scores（PEWS） 180, 181
pediatric life support（PLS） 176
PEEP 257
persistent vegetative state（PVS） 385
physician orders for life sustaining treatment（POLST） 496
PLS 176
posterior reversible encephalopathy syndrome（PRES） 369
pregnancy-associated plasma protein A（PAPP-A） 299
Prehospital Stroke Life Support（PSLS） 353
pressure reactivity index 351, 381
propofol infusion syndrome 349
prospective, population-based incidence study 359
PRx 351
pulseless electrical activity（PEA） 50

Q・R

QT延長 98
QT延長症候群 491

rapid response team（RRT） 177
rectilinear biphasic 84
refibrillation 81
rescue PCI 318
respect for autonomy 496
return of spontaneous circulation（ROSC） 54
——後のPCI 326
——後の換気量設定 117
——後の血糖コントロール 127
——後の抗不整脈薬 120
——後の酸素投与量 115
——後の循環管理 118
——後のてんかん発作の予防 125
reversible posterior leukoencephalopathy syndrome（RPLS） 369
RLB 84

S

S-100B 136, 141
SAMURAI-ICH 360
SCAN tool 355
$ScvO_2$ 206
SDE 73
self-fulfilling prophecy 134
sepsis-associated encephalopathy（SAE） 367

sequential organ failure assessment（SOFA）スコア　214
SI　255
single shock strategy　199
SITS-ISTR　357
SOFA スコア　214
sotalol　97
SPECT 灌流イメージング　304
spinal emergency　384
Sport Concussion Assessment Tool（SCAT）　447
SSEP　133,139
ST elevation myocardial infarction（STEMI）　293
　―― の病院前通知　323
ST-T 変化　295
status epilepticus　134
STEMO システム　354
STICH　360
Stroke Warning Information and Faster Treatment（SWIFT）Study　352
sudden infant death syndrome（SIDS）　227
sudden, unexpected death in epilepsy（SUDEP）　351
Surviving Sepsis Campaign　213
sustained inflation　255
SWIFT Study　352
systemic inflammatory response syndrome（SIRS）　378

T・U

T ピース蘇生装置　259
talk and deteriorate　382
targeted temperature management（TTM）　121,131,221
team-based approach　325
The Early use of eXisting PREventive Strategies for Stroke study（EXPRESS）　359
the International Surgical Trial in Intracerebral Haemorrhage（STICH）　360
thymoma-associated MG（TAMG）　377
ticagrelor，STEMI 患者に対する　307
torsade de pointes（TdP）　98
transient ischemic attack（TIA）　352,359
transthoracic impedance（TTI）　89
Traumatic Coma Data Bank（TCDB）　380
TTM　121,131,221
tuberculous meningitis（TbM）　371

Unassisted TeleStroke Scale（UTSS）　353
unstable angina（UA）　295

V・W

Vancouver rule　300
vegetative state（VS）/unresponsive wakefulness syndrome　386
ventricular fibrillation（VF）の再発　81,86

Wernicke 脳症　368

和文

あ

アーチファクト除去装置　83
アスピリン　424
アトロピン　78
　――，小児に対する　203,213
アドバンス・ディレクティブ　496
アドレナリン　74,75
　――，CPR 中の　71
　――，アナフィラキシーに対する　427
　――，小児に対する　197,203
　――，新生児に対する　267
　―― のタイミング　72
　―― の用量　73
アナフィラキシー　427,494
　―― による心停止　111
アナフィラキシーショック　427
アミオダロン　76,97
　――，小児に対する　198,204
アルゴリズム
　――，ACS の初期診療　294
　――，BLS の　17
　――，NCPR　247
　――，医療用 BLS　49,184
　――，市民用 BLS　18
　――，小児の徐脈　203
　――，小児の頻拍　205
　――，徐脈の　92
　――，心停止　48,193
　――，頻拍の　93
アンジオテンシンⅡ受容体拮抗薬（ARB）　322
圧反応性指数（PRx）　351
暑さ指数（WBGT）　493

い

イオンチャネル異常　227
インストラクター，蘇生法の　279
インフルエンザ菌性髄膜炎　370
医療用 BLS アルゴリズム　49,184
移植臓器　142
意識消失発作　348
意識変容　346
意識レベル低下　346
一次救命処置（BLS）　14,460
　――，小児の　182
一次性脳損傷　380
一次分娩施設　246
一過性脳虚血発作（TIA）　352,359
一酸化炭素中毒　109

う

ウツタイン様式　487
運動中の心停止　493
運動負荷心エコー　303

え

エアポケット　103
エネルギー量　84
エノキサパリン，STEMI 患者に対する　308
エピペン　427
壊死性腸炎　253

お

オーバーシュート，目標血糖値の　431
オピオイド中毒　106
　―― の教育　107
オンタリオ病院前脳卒中スケール（OPSS）　421
応急手当　410
応答時間　486

か

カテーテルチーム　323,325
カテコラミン誘発性多形性 VT　491
カフ付きチューブ　194
カフなしチューブ　194
カルシウム拮抗薬　97,109
カルシウム投与　78
カンガルーマザーケア　272
下顎挙上（引き上げ）法　28,53
可逆性後（頭葉）白質脳症候群　369
家族性 QT 延長　98
過換気後遷延性無呼吸発作　351
回復体位　413
開胸 CPR　69
開放性胸部外傷　443
外傷後血管攣縮　382
角膜反射　132,138
拡張型心筋症　215
覚知-現着時間　486
活性化部分トロンボプラスチン時間　307
肝性脳症　366
冠動脈カテーテル中の心停止　112
乾燥ドレッシング　448
換気モニタリング，CPR 中の　61
換気量設定，ROSC 後の　117
間欠的陽圧人工呼吸　255
感染防護具　19
緩和ケア的処置　497
眼球前庭反射　138
眼傷害　449

き

気管支拡張薬　418
気管挿管中のモニタリング　261
気管チューブ　53,57,194
　―― サイズ　195
　―― 固定のための超音波検査　59
　―― の先端位置確認　58
気道異物　33
気道確保　28,53,193
気道確保下の換気　60
気道確保器具　53,55,58
機械的 CPR 装置　25,66
機能的残気量（FRC）　255
吸気圧　257
急性意識障害　346
急性冠症候群　292
急性劇症型心筋炎　215
急性心筋梗塞　295
急性脳症　365
救急医療サービス　15,460
救急医療における終末期医療に関する提言　498
救急・集中治療における終末期医療に関するガイドライン～3 学会からの提言～　498
救助意欲，バイスタンダーの　476

561

索引

救助者の交代　27
救命処置の中止　499
救命処置のデブリーフィング　490
救命入門コース　480
救命の連鎖　14, 178
虚血修飾アルブミン　299
胸郭インピーダンス法　59
胸郭包み込み両母指圧迫法　187, 264
胸郭の骨折　33
胸骨圧迫　18, 21
　──, 小児の　186
　──, 新生児の　263
　──, 電気ショック後　32
　──, 乳児の　187
　──, 腹臥位の　70
　──, ベッド上の　70
　── 中断時間　26
　── と人工呼吸の比　29
　── の解除　25
　── のテンポ　24
　── の部位　22
　── の深さ　23, 187
　── のみのCPR　30, 189, 467
　── のリスク　33
胸骨圧迫比率　26
胸腺腫関連 MG　377
胸痛観察室　292
胸部突き上げ　34
橋外髄鞘崩壊症（EPM）　368
橋中心髄鞘崩壊症（CPM）　368
近赤外分光法　206
筋無力症クリーゼ　377
緊急 CAG 評価　326

く

クロピドグレル　307
くも膜下出血　361
偶発の低体温症　34, 494
倉敷病院前脳卒中スケール（KPSS）　353, 421

け

外科的塞栓除去術　104
経胸壁インピーダンス　89
経口脱水補正　432
経口糖質・電解質溶液（CE）　432
経静脈ペーシング　89
経頭蓋 Doppler 超音波検査　356
経皮的機械的塞栓除去術　104
経皮ペーシング　89
軽症脳出血診断予測モデル　355
痙攣　273, 348
継続的な質の改善　462
頸椎運動制限　444
頸椎カラー　444
頸椎保護　34
警告サイン, 脳卒中の　352
血圧, 循環管理目標　118
血液浄化療法　375
血液分布異常性ショック　214
血管作動薬, 小児に対する　214
血管収縮薬　71
　──, 小児に対する　197
血行動態モニタリング, 小児の　200
血漿濾過吸着透析　367
血清カリウム値　103
血栓溶解療法　104, 304, 313

──, 脳梗塞の　357
血栓溶解療法先行 PCI　320
血糖コントロール
　──, ROSC 後の　127
　──, 小児の　222
結核性髄膜炎　371
減圧開頭術　380

こ

コカイン中毒　109
呼気 CO_2 検知器　262
呼気 CO_2 モニター　58
呼気終末 CO_2 値による心停止の予後評価　129
呼気終末 CO_2 モニタリング　201
呼気終末陽圧（PEEP）　257
呼吸管理, 小児の　217
呼吸窮迫　182
呼吸障害　182
呼吸不全　182
口咽頭エアウエイ　53
口頭指導　483
抗 NMDA 受容体脳炎　375
抗凝固薬　304
抗血小板薬　304
抗血小板療法, 脳梗塞の　357
抗血栓療法　304
抗不整脈薬　75
　──, ROSC 後の　120
　── の予防的投与　322
後期発症 MG　377
高 CO_2 血症　103
高アンモニア血症性脳症　366
高感度心筋トロポニン I（hs-cTnI）　300
高感度心筋トロポニン T（hs-cTnT）　300
高血糖, 脳症　366
高酸素症　115
高体温　379
　──, 母体の　273
高張輸液　79
高度肥満者の心停止　112
高度房室ブロック　92
高ビリルビン血症　253
高用量アドレナリン　73
拳ペーシング　89
昏睡患者　131, 137

さ

左脚ブロック（LBBB）　295
左方骨盤傾斜　105
再灌流療法　304
　──, STEMI に対する　313
再植, 歯の　450
再発した心室細動　86
細菌性髄膜炎　370
臍帯処置　252
臍帯早期結紮　252
臍帯遅延結紮　252
臍帯ミルキング　254
三環系抗うつ薬中毒　110
酸化損傷　266
酸素投与
　──, ACS 患者に対する　305
　──, ファーストエイドでの　417
酸素投与量, ROSC 後の　115
酸素濃度, CPR 中の　54
酸素濃度, 早産児　250

し

シアン中毒　110
シベンゾリン　97
ショック　182
　──, 小児の　208
　── の成功　81
シンシナティ病院前脳卒中スケール（CPSS）　353, 421
ジゴキシン中毒　111
止血　439
止血帯　441
止血点止血法　439
止血ドレッシング　440
市民救助者　460
市民による電気ショックプログラム　481
市民用 BLS アルゴリズム　18
市民レスポンダー　460
死後画像診断　227
死戦期呼吸　17
死戦期帝王切開　105
至適 CPP 値　381
脂質療法　107
自己学習　465
自己充足的予言　134, 223
自己心拍再開　54 → ROSC も見よ
自己膨張式バッグ　259
自動解析, 12 誘導心電図の　298
自動体外式除細動器　14 → AED も見よ
自律尊重原則　496
事前指示　496
持続的気道陽圧（CPAP）　196, 258
持続的肺拡張　255
失神　348
湿潤ドレッシング　448
受動的換気　60
受動的酸素吸入, CPR 中の　60
周産期センター　246
修正早期警告スコア　495
集中治療, ROSC 後の小児の　218
循環管理, ROSC 後の　118
循環管理, 小児の　220
循環血液増量剤　249, 268
循環補助装置　120
初回電気ショックエネルギー量　84
除細動　460
除細動器　87
除細動波形　84
除細動パッド, 粘着性　88
徐脈のアルゴリズム　92
小児　178
　── の CPR　185
　── の一次救命処置　182
　── の胸骨圧迫　186
　── の胸骨圧迫のみの CPR　189
　── の血管収縮薬　197
　── の血糖管理　222
　── の徐脈アルゴリズム　203
　── の浸透圧管理　222
　── の二次救命処置　182, 191
　── のバイタルサイン　181
　── の頻拍アルゴリズム　205
小児 MET/RRT システム　180
小児蘇生　176
小児早期警告スコア　180, 181
上気道吸引　251
上大静脈酸素飽和度　206

常温輸液　79
食道挿管検知器　58
食道閉鎖式エアウエイ　55
心エコー　304
心筋炎　215
心筋虚血　295
心筋梗塞　424
心筋トロポニン　299
心筋トロポニンⅠ　301
心筋トロポニンT　301
心筋バイオマーカー　299
心臓CT　304
心臓MRI　304
心臓核医学検査　304
心臓震盪　493
心タンポナーデによる心停止　113
心停止
　——，アナフィラキシーによる　111
　——，冠動脈カテーテル中の　112
　——，高度肥満者の　112
　——，心臓手術後の　113
　——，心タンポナーデによる　113
　——，致死的喘息による　111
　——，溺水による　100
　——，電解質異常による　114
　——，雪崩による　103
　——，妊婦の　105
　——，肺血栓塞栓症による　104
　——の判断　20,49
　——の予後評価，呼気終末CO_2値による　129
心停止アルゴリズム　48,193
心停止リスク因子のスクリーニング　491
心電図→ECGを見よ
心肺蘇生　50,460→CPRも見よ
神経調節性失神　348
神経特異エノラーゼ（NSE）　135,141
侵襲的モニタリング　201
浸透圧管理，小児の　222
浸透圧利尿薬　351
新生児
　——の胸骨圧迫　263
　——の区分　246
　——の蘇生　244
新生児痙攣　273
新生児集中治療室　246
新生児蘇生法のインストラクター　279
人工換気中のモニタリング　261
人工呼吸　28
人工的水分・栄養補給　497

す

スタチン　323
ステロイド投与，CPR中の　77
スポーツ脳震盪評価ツール　447
頭蓋内圧　351,380
頭蓋内出血　251,252
水没時間　101
膵性脳症　367

せ

正期産　248
正期産児　244,265
正期産帝王切開　277
正義原則　496
生命倫理　496
声門上気道デバイス　56,57

咳CPR　70
脊椎脊髄損傷　384
先天性QT延長　98
遷延性意識障害　385
遷延性植物状態　385
選択的頭部冷却法　274
全身痙攣重積状態　348
全身冷却法　274
全脳死　387
前胸部叩打　90
善行原則　496

そ

ソーシャルメディアテクノロジー　487
ソタロール（sotalol）　97
蘇生教育　277
蘇生の中断　274
蘇生法インストラクター　279
蘇生法トレーニング　277
早期警告スコア　494
早期除細動　16
早産児　248
臓器提供　142
側撃雷　494

た

ダルテパリン　308
多形性心室頻拍　98
体温管理，小児の　220
体温管理，新生児の　268
体温管理療法　121,131,221
　——の維持期間　122
体外循環補助による蘇生　113
体外循環補助を用いたCPR　79,215
胎便吸引症候群（MAS）　251
胎便性羊水混濁（MSAF）　251
大動脈解離　363
大動脈内バルーンパンピング　113
竹内基準　387
脱落歯　450
単回電気ショック　86
単形性心室頻拍　97
単純血漿交換療法（PE）　376
単純ヘルペス脳炎　369
単心室
　——，Fontan術後　207
　——，StageⅠ（第1期）手術後　206
　——，両方向性Glenn（BDG）術後　207
単相性波形　84
炭酸水素ナトリウム投与　78
短潜時体性感覚誘発電位（SSEP）　133,139

ち・つ

チームトレーニング　472
チェストシール　444
チマメ状動脈瘤　363
遅発性外傷性脳出血　383
窒息　492
中心部体温　103
超音波検査
　——，CPR中の　130
　——，気管チューブ固定のための　59
聴性脳幹反応（ABR）　387
直撃雷　494
直接圧迫止血法　439

通信指令員　483
通知，STEMI患者の　323

て

デブリーフィング　490
デューティーサイクル　70
デングショック症候群　208
てんかん関連臓器機能障害　351
てんかん重積状態　134,348
てんかん発作　348
　——の予防，ROSC後の　125
てんかん様活動　134
低温輸液　79
低血糖，脳症　365
低血糖への対応　428
低酸素血症　103
低酸素症　115
低酸素性虚血性脳症　274
低体温，母体の　274
低体温療法　121,131
　——のタイミング　123
低ナトリウム血症関連脳症　368
低分子ヘパリン製剤　307
帝王切開，死戦期　105
帝王切開，正期　277
溺水　34,100
電解質異常による心停止　114
電気ショック　86,199,460
　——の危険性　477
電気的カルディオバージョン　90
電極-患者インターフェイス　88
電撃　494

と

トルサードドポアント　98
ドクターカー　488
ドクターヘリ　488
ドナー　142
頭蓋内圧（ICP）　351,380
頭蓋内出血（IVH）　251,252
頭部外傷　380
頭部後屈あご先挙上法　28
糖尿病関連脳症　365
同期電気ショック　90
導電材　89
瞳孔反射　132,138

な・に

ナロキソン　106
難治性心室細動/心室頻拍　75
難治性全身痙攣重積状態　388,351
ニトログリセリン，ACS患者に対する　306
ニフェカラント　76,97
二次救命処置　14,460
　——，小児の　192
二次性脳損傷　380
二相性波形　84
入浴関連死　492
乳児　178
　——に対するBLS　470
　——の胸骨圧迫　187
乳児突然死症候群　227
乳頭間線　22
尿毒症性脳症　367
妊娠関連血漿蛋白A　299

索引

妊婦の心停止 105

ね・の

熱傷の冷却 447
熱中症 379, 493
粘着性除細動パッド 88

脳灌流圧（CPP） 380
脳血管障害 352
脳血管内治療 358
脳血流 381
脳梗塞 357
脳死 387
脳出血 359
脳静脈・静脈洞閉塞症 364
脳神経蘇生 346
脳震盪 446
脳震盪スコアリングシステム 446
脳性ナトリウム利尿ペプチド 299
脳卒中スコアリングシステム 420
脳卒中対応救急車（STEMO）システム 354
脳卒中の警告サイン 352
脳卒中の認知 420
脳損傷 380
脳動脈解離 362
脳波 134, 140
——, 小児の 223
脳波上てんかん発作 134
脳波評価システム 135
脳浮腫症候 351

は

バイオエシックス 496
バイスタンダー CPR 30, 460
バイスタンダーの救助意欲 476
バイタルサイン, 小児の 181
バソプレシン 74, 75, 197
バッグ・バルブ・マスク 53
パッドの貼付位置 31
パルス型二相性波形 85
歯の脱落 450
播種性血管内凝固症候群 307
肺気管支異形成 250
肺血栓塞栓症 104
肺性脳症 367
背部叩打 34
敗血症 208
敗血症関連脳症 367
敗血症性ショック 208
敗血症性脳症 367
発熱性加温マットレス 268
発熱の予防 124
反射性失神 348

ひ

比色式 CO_2 検知器 59
非 ST 上昇型 ACS（NSTE-ACS） 292
非痙攣性てんかん重積状態 350
非侵襲的人工呼吸 181
鼻咽頭エアウエイ 53
標準用量アドレナリン 73
病院前 12 誘導心電図 293, 296
病院前通知, STEMI 患者の 323
病院前トリアージ 313
病院前脳卒中スケール 353
頻拍, 狭い QRS 幅の 95
頻拍, 広い QRS 幅の 97
頻拍のアルゴリズム 93

ふ

ファーストエイド 410
——での酸素投与 417
——の訓練 453
ファーストエイドプロバイダー 410
ファーストレスポンダー 460
フィードバック, CPR 中の 62, 64
フィンガースイープ 34
フォンダパリヌクス 308
ブドウ糖 428
ブリーフィング 490
プライマリー PCI 304
プラスグレル 307
プロカインアミド 97
——, 小児に対する 204
不安定狭心症 295
負荷分散バンド 66
副子 442
復温 271
腹部突き上げ 34

へ・ほ

ヘパリン類 307
ベンゾジアゼピン中毒 108
ペーシング 89
ペースメーカ 89
平坦・低振幅脳波 135
閉鎖器具 443
閉鎖ドレッシング 443

ポリエチレン・キャップ 268
保育器 272
母児皮膚接触 272
母体の高体温 273
母体の低体温 274
傍腫瘍性神経症候群 368

ま・み

マグネシウム 76, 97
マニュアル除細動器 50
マネキン 474
マラリア 208

ミオクローヌス 133, 139
ミオグロビン 299
未熟児網膜症 251
未分画ヘパリン 307
脈拍の確認, CPR 中の 27

む・め・も

無危害原則 496
無脈性電気活動 50

眼の障害 449
免疫グロブリン大量点滴静注療法（IVIg） 375

模擬緊急コール 473

や・ゆ・よ

薬物追加治療 321
薬物負荷心臓 MRI 304

輸液, 敗血症性ショックの小児の 208

ヨーロッパ心臓病学会 293
予後予測, 新生児の 274
予定帝王切開 277
善きサマリア人の法 499
用手圧排 105
用手胸骨圧迫 66
羊水混濁 251

ら・り

ラジアントウォーマ 269
ラリンゲアルチューブ 55
ラリンゲアルマスクエアウエイ 53, 260
雷撃 494

リアリティのあるマネキン 474
リアルタイムフィードバック, CPR 中の 62
リーダーシップトレーニング 472
リズムコントロール, 心房細動における 96
リドカイン 76, 97
——, 小児に対する 198
流量調節式バッグ 260
輪状軟骨圧迫 54, 195
臨床的心筋壊死 295

る・れ・ろ

ルーチンケア 248

レートコントロール, 心房細動における 96

連続電気ショック 86

ロサンゼルス病院前脳卒中スクリーン（LAPSS） 353, 421